CIRURGIA PLÁSTICA

Estética e Reconstrutora

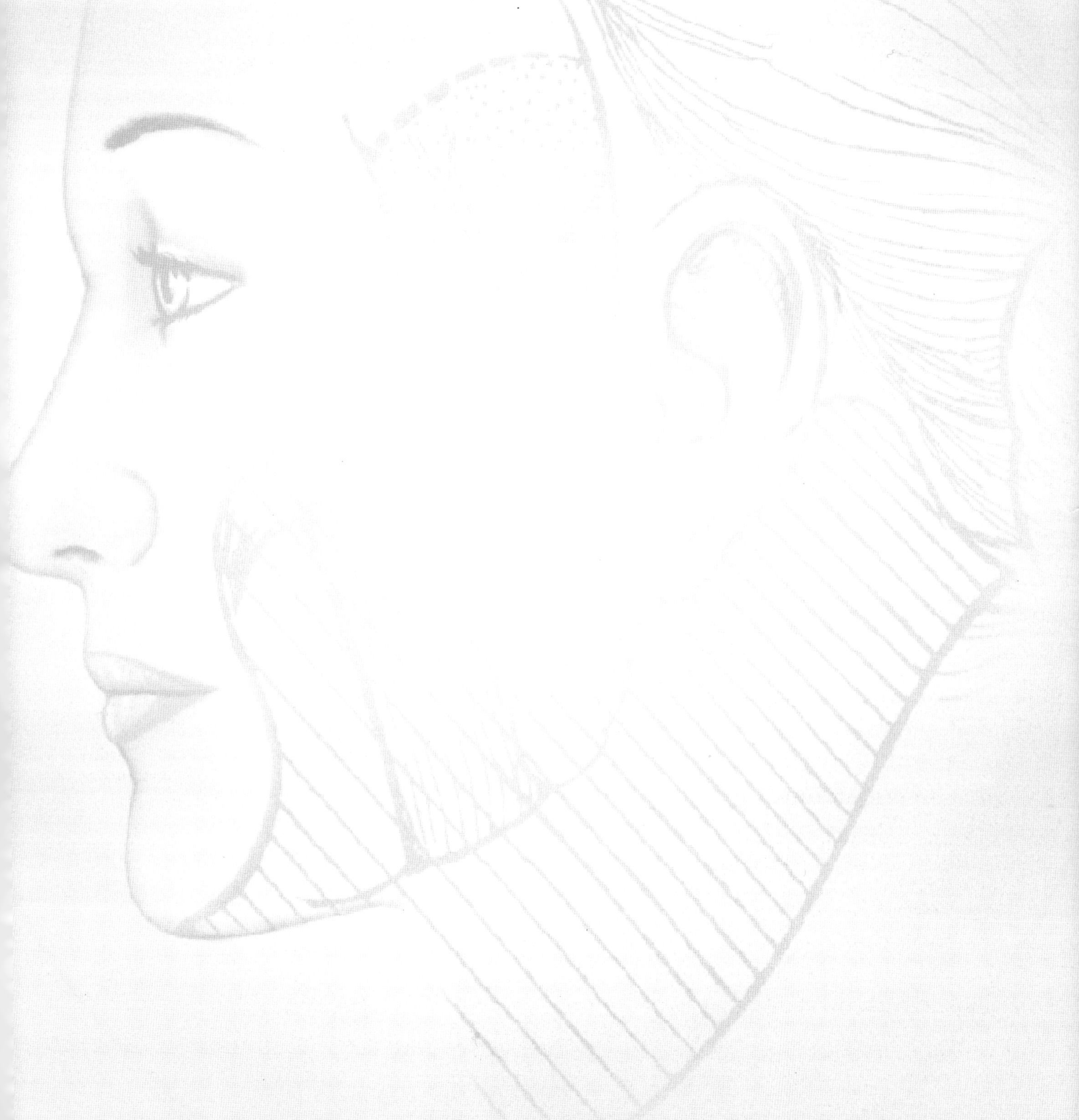

CIRURGIA PLÁSTICA

Estética e Reconstrutora

Gregory R. D. Evans, MD, FACS
The University of California
Irvine, California

(*105 Colaboradores*)

Ilustrações
Jan Redden

Coordenação da Revisão Técnica
Lydia Masako Ferreira
Professora Titular da Disciplina de Cirurgia Plástica da UNIFESP – EPM
Coordenadora da Pós-Graduação de Cirurgia Plástica da UNIFESP – EPM
Membro Titular da Sociedade Brasileira de Cirurgia Plástica

REVINTER

Cirurgia Plástica – Estética e Reconstrutora

ISBN 65-372-0002-6

Tradução:
NORMA SUELY DE OLIVEIRA FARIAS (Caderno zero ao Cap. 8)
Médica, SP

LUCIANA TEIXEIRA REGAZONI (Caps. 9 ao 48)
Tradutora, RJ

DANIELA REYS AUBAUT (Caps. 49 ao 88)
Tradutora, RJ

Nota: A medicina é uma ciência em constante evolução. À medida que novas pesquisas e experiências ampliam os nossos conhecimentos, são necessárias mudanças no tratamento clínico e medicamentoso. Os autores e o editor fizeram verificações junto a fontes que se acredita sejam confiáveis, em seus esforços para proporcionar informações acuradas e, em geral, de acordo com os padrões aceitos no momento da publicação. No entanto, em vista da possibilidade de erro humano ou mudanças nas ciências médicas, nem os autores e o editor nem qualquer outra parte envolvida na preparação ou publicação deste livro garantem que as instruções aqui contidas são, em todos os aspectos, precisas ou completas, e rejeitam toda a responsabilidade por qualquer erro ou omissão ou pelos resultados obtidos com o uso das prescrições aqui expressas. Incentivamos os leitores a confirmar as nossas indicações com outras fontes. Por exemplo e em particular, recomendamos que verifiquem as bulas em cada medicamento que planejam administrar para terem a certeza de que as informações contidas nesta obra são precisas e de que não tenham sido feitas mudanças na dose recomendada ou nas contra-indicações à administração. Esta recomendação é de particular importância em conjunto com medicações novas ou usadas com pouca freqüência.

REVISÃO TÉCNICA

REVISORES PRINCIPAIS:

LYDIA MASAKO FERREIRA (Coordenação da Revisão Técnica)
Professora Titular da Disciplina de Cirurgia Plástica da UNIFESP
Coordenadora da Pós-Graduação em Cirurgia Plástica da UNIFESP

MIGUEL SABINO NETO
Professor Adjunto da Disciplina de Cirurgia Plástica da UNIFESP
Coordenador do Setor de Reconstrução da Mama

ELVIO BUENO GARCIA
Professor Afiliado da Disciplina de Cirurgia Plástica da UNIFESP
Coordenador do Setor de Deformidades da Mama

IVONE DA SILVA DUARTE
Médica-Contratada da Disciplina de Cirurgia Plástica da UNIFESP
Coordenadora do Laboratório de Cultura de Células

MAX DOMINGUES PEREIRA
Professor Afiliado da Disciplina de Cirurgia Plástica da UNIFESP
Coordenador do Setor Craniomaxilofacial e do Setor de Pronto-Socorro

ALFREDO GRAGNANI FILHO
Professor Afiliado da Disciplina de Cirurgia Plástica da UNIFESP
Coordenador do Laboratório de Cultura de Células

BERNARDO HOCMAN
Professor Colaborador da Disciplina de Cirurgia Plástica da UNIFESP
Coordenador da Casa da Cirurgia Plástica da UNIFESP

MAURO KASUO IKEDA
Professor Colaborador da Disciplina de Cirurgia Plástica da UNIFESP
Coordenador do Setor de Cabeça e Pescoço

GAL MOREIRA DINI
Professor Afiliado da Disciplina de Cirurgia Plástica da UNIFESP
Coordenador do Setor de Cirurgia Plástica do Nariz

JOSÉ MÁRIO CAMELO NUNES
Professor Colaborador da Disciplina de Cirurgia Plástica da UNIFESP

ANTONIO CARMO GRAZIOSI
Mestrado em Cirurgia Plástica pela UNIFESP
Presidente da Sociedade Brasileira de Cirurgia Plástica – Regional São Paulo – 2006/2007

ANELISA BITTENCOURT CAMPANER
Professora Afiliada da Disciplina de Cirurgia Plástica da UNIFESP
Coordenadora do Laboratório de Cultura de Células

REGINA HAYAMI OKAMOTO
Professora Afiliada da Disciplina de Cirurgia Plástica da UNIFESP
Coordenadora do Setor de Queimaduras

LUIZ EDUARDO FELIPE ABLA
Professor Colaborador da Disciplina de Cirurgia Plástica da UNIFESP
Coordenador do Setor de Estética

ANA CAROLINA DEGAN
Aluna do Curso de Aperfeiçoamento da Disciplina de Cirurgia Plástica da UNIFESP

ANA PAULA POLATO
Preceptora dos Residentes da Disciplina de Cirurgia Plástica da UNIFESP (2003)

ANDRÉA FERNANDES DE OLIVEIRA
Preceptora dos Residentes da Disciplina de Cirurgia Plástica da UNIFESP (2005)
Aluna do Programa de Pós-Graduação em Cirurgia Plástica da UNIFESP

ADRIANA CRISTINA POZZOBON O. VIEIRA
Aluna do Programa de Pós-Graduação em Cirurgia Plástica da UNIFESP

CARLOS KOJI ISHIZUKA
Preceptor dos Residentes da Disciplina de Cirurgia Plástica da UNIFESP (2006)
Aluno do Programa de Pós-Graduação em Cirurgia Plástica da UNIFESP

DANIELA SANCHEZ DE FREITAS
Ex-Residente da Disciplina de Cirurgia Plástica da UNIFESP

DANIELLE DE ARAÚJO BATTISTONI
Aluna do Curso de Aperfeiçoamento da Disciplina de Cirurgia Plástica da UNIFESP

ELAINE KAWANO HORIBE
Aluna do Programa de Pós-Graduação em Cirurgia Plástica da UNIFESP

ELISA MAYUMI KOKUBA
Preceptora dos Residentes da Disciplina de Cirurgia Plástica da UNIFESP (2002)
Mestrado em Cirurgia Plástica pela UNIFESP

ÉRICA BARBOSA MANZANO
Ex-Residente da Disciplina de Cirurgia Plástica da UNIFESP

ÉRIKA MALHEIROS BASTOS
Mestrado em Cirurgia Plástica pela UNIFESP
Aluna do Programa de Pós-Graduação em Cirurgia Plástica da UNIFESP

FABIANA CRISTINA ZANATA FORTOUL
Ex-Residente da Disciplina de Cirurgia Plástica da UNIFESP

JULIANA BOTTAS PEREIRA
Ex-Residente da Disciplina de Cirurgia Plástica da UNIFESP

LIA FLEISSIG
Ex-Residente da Disciplina de Cirurgia Plástica da UNIFESP

MARCELO ALEXANDRE AVELAR
Preceptor dos Residentes da Disciplina de Cirurgia Plástica da UNIFESP (2006)
Aluno do Programa de Pós-Graduação em Cirurgia Plástica da UNIFESP

SABRINA RAMOS TOLEDO
Ex-Residente da Disciplina de Cirurgia Plástica da UNIFESP

GILBERTO CAIRO S. BIZUTTI
MARCELLO DI MARTINO
MATTHIAS WOLFGANG WEINSTOCK
RAFAEL DE ALMEIDA SANTOS
RODRIGO COSTA ALOE
CAROLINA PAIVA
GUSTAVO FERIANI
LUIS EDUARDO BARBOSA
MARIO GUILHERME CESCA ROCHA
THIAGO LINGUANOTTO BIASI
YONG JIN KIM
Residentes da Disciplina de Cirurgia Plástica da UNIFESP

LUIZ ROBERTO KOBUTI FERREIRA
Graduando em Medicina pela USP

REVISORES AUXILIARES:

IVAN DUNSHEE OLIVEIRA SANTOS
Professor Adjunto da Disciplina de Cirurgia Plástica da UNIFESP
Chefe da Disciplina de Cirurgia Plástica da UNIFESP
Coordenador do Setor de Tumores de Partes Moles

JOSÉ AUGUSTO CALIL
Professor Colaborador da Disciplina de Cirurgia Plástica da UNIFESP
Coordenador do Setor de MMII da Disciplina de Cirurgia Plástica da UNIFESP

FÁBIO XERFAN NAHAS
Professor Afiliado da Disciplina de Cirurgia Plástica da UNIFESP
Coordenador do Setor de Parede Abdominal da Disciplina de Cirurgia Plástica da UNIFESP

HEITOR F. DE CARVALHO GOMES
Professor Afiliado da Disciplina de Cirurgia Plástica da UNIFESP
Coordenador do Setor de Modelos Experimentais

CHRISTIANE STEPANOVICIUS SOBRAL
Professora Afiliada da Disciplina de Cirurgia Plástica da UNIFESP
Coordenadora do Laboratório de Cultura de Células

TESSIE M. KRENINSKI
Coordenadora do Setor de Pronto-Socorro da Disciplina de Cirurgia Plástica da UNIFESP
Preceptora dos Residentes da Disciplina de Cirurgia Plástica da UNIFESP (2004)

MURILO LOUZADA
Aluno do Curso de Aperfeiçoamento da Disciplina de Cirurgia Plástica da UNIFESP

JORGE MANUEL
Preceptor dos Residentes da Disciplina de Cirurgia Plástica da UNIFESP (2004)
Aluno do Curso de Aperfeiçoamento da Disciplina de Cirurgia Plástica da UNIFESP

GERUZA REZENDE PAIVA
Mestrado em Cirurgia Plástica pela UNIFESP

RÉGIS CRISTIANO MILANI
Mestrado em Cirurgia Plástica pela UNIFESP

ALFREDO DELGADO DURAN
Estagiário Diplomático de Cirurgia Plástica da UNIFESP

MARCUS VINICIUS JARDINI BARBOSAI
Mestrado e Doutorado em Cirurgia Plástica pela UNIFESP

ANDRÉA BUFONI FARAH
Mestrado em Cirurgia Plástica pela UNIFESP

ALEXANDRO KENJI KIMURA
Mestrado em Cirurgia Plástica pela UNIFESP

SAMUEL OKAZAKI
Aluno do 6° Ano de Graduação da UNIFESP

Título original:
Operative – Plastic Surgery

Livraria e Editora REVINTER Ltda.
Rua do Matoso, 170 – Tijuca
20270-131 – Rio de Janeiro – RJ
Tel.: (21) 2563-9700 – Fax: (21) 2563 9701
livraria@revinter.com.br / www.revinter.com.br

Para Brandon, Brodan e Ruth,
pela imortal paciência,
apoio e amor.

Prefácio

A diversa e respeitável história dos procedimentos cirúrgicos tem conduzido a uma variedade de técnicas que são comumente utilizadas nos dias de hoje para, efetivamente, corrigir defeitos ou deformidades. Na minha busca para aprender estes procedimentos da cirurgia plástica, uma das minhas frustrações foi a falta de um atlas de material que permitiria a assimilação eficiente da riqueza da criatividade do histórico cirúrgico e a impressão artística individual. No esforço para compensar a falta de um atlas deste material, este livro foi concebido. Os procedimentos cirúrgicos normalmente encontrados pelos cirurgiões plásticos novatos ou em treinamento foram identificados, e *experts* foram convidados para descrever os procedimentos ou reparos realizados rotineiramente. Em cada capítulo, os autores tentam sintetizar os incontáveis dados históricos e as técnicas em adição às suas próprias experiências pessoais. Obviamente, nem todos os defeitos e as suas reparações podem ser aplicados neste esboço. Contudo, tentamos organizar cada capítulo dentro de um formato-padrão que simplificará a familiaridade dos leitores com o livro.

O livro é composto de 88 capítulos, que são divididos em duas grandes áreas. A primeira envolve defeitos anatômicos específicos e inclui olhos, nariz, lábios, orelhas, mamas, períneo, extremidades inferiores e mão. A segunda grande área compreende procedimentos ou doenças específicas, como ritidectomia facial, fissura do lábio e palato, retirada de ossos e enxerto de cartilagens, reconstrução mandibular, reanimação facial e contratura de Dupuytren. Como retalhos similares podem ser indicados para múltiplos problemas, certos retalhos podem ser descritos em mais de um capítulo. O livro é projetado, contudo, para o leitor usar cada capítulo individualmente e, conseqüentemente, evitar a exigência de ler diversos capítulos para aprender o procedimento cirúrgico. Além disto, as variações na técnica aplicáveis ao defeito em questão são específicas para cada capítulo, porque cada defeito individual pode requerer alterações na elevação e colocação do retalho. As ilustrações têm sido representadas como uma linha de arte para auxiliar a interpretação das técnicas cirúrgicas.

A abordagem de cada capítulo segue a nossa para pacientes individuais. Isto inclui a avaliação do defeito, indicações e contra-indicações para a cirurgia, organização da sala e marcações dos pacientes. Em seguida, a seção de técnica cirúrgica supre o leitor com uma descrição passo a passo do procedimento. É nossa intenção que este método descritivo guie o cirurgião na direção do defeito ou da deformidade a ser corrigida. A abordagem do paciente no período pós-operatório é, também, proposta, assim como os requisitos para reabilitação. Finalmente, a seção de advertências mune o leitor com os pontos mais salientes captados em cada capítulo. Isto pode, também, produzir um sumário de procedimentos e uma lista de complicações resultantes do procedimento.

Seria negligência da minha parte não agradecer a Paul Manson, Nelson Goldberg, Randy Sherman, Geoffrey Robb, Stephen Kroll, Mark Schusterman, Michael Miller, Gregory Reece, Bonnie Baldwin, David Chang, Howard Langstein, Charles Butler, Bita Esmali, todos os cirurgiões, meus mentores e associados. Além disto, gostaria de agradecer aos colegas residentes e aos estudantes, com quem tenho trabalhado e aprendido muito. Estas interações encorajam constantemente a busca do conhecimento. Gostaria, ainda, de expressar a minha apreciação pelos autores colaboradores, cujo conhecimento contribuiu para a conclusão deste livro. Gostaria de agradecer aos pacientes com os quais tive o prazer de interagir. A confiança e a honestidade deles mantiveram a minha humildade e encorajaram-me a permanecer nos cuidados profissionais da saúde. Finalmente, gostaria de agradecer especialmente às pessoas mais importantes da minha vida, a minha família. O apoio inesquecível, o amor e o entusiasmo revigoram o meu espírito para encontrar a cada dia um renovado nível de estímulo.

Acredito que este livro possa ajudar no desenvolvimento dos cuidados operatórios da cirurgia plástica. Contudo, deve servir, somente, como um guia inicial e não um modo de substituição das demais indagações contínuas sobre o conhecimento.

Gregory R. D. Evans

Colaboradores

GHADA Y. AFIFI, MD
Assistant Professor
Division of Plastic Surgery
Loma Linda University Medical Center and Children's Hospital,
Loma Linda, California
Newport Beach, California
Capítulo 42, *Correção da Fenda Labial Unilateral*
Capítulo 43, *Reparo da Fenda Palatina*

EUGENIO A. AGUILAR III, MD, FACS
Clinical Assistant Professor
Division of Plastic Surgery
Clinical Assistant Professor
Department of Otolaryngology
University of Texas Health Science
Center at Houston
President
ERMOSA Centre for Plastic, Reconstructive and Aesthetic Surgery, Houston, Texas
Capítulo 29, *Perda Traumática Total ou Parcial da Orelha*

MICHAEL F. ANGEL, MD, FACS, FACA
Associate Professor
Chief of Division of Plastic Surgery
University of Mississippi Medical Center
Jackson, Mississippi
Capítulo 7, *Enxerto de Pele*

BONNIE J. BALDWIN, MD
Consulting Surgeon
Department of Plastic Surgery
The University of Texas M. D. Anderson Cancer Center
Houston, Texas
Capítulo 57, *Reconstrução Mamária com Retalho TRAM*
Capítulo 68, *Reconstrução Vaginal Utilizando o Retalho do Reto Abdominal*
Capítulo 70, *Reconstrução Vaginal Utilizando o Retalho do Grácil*

ELISABETH K. BEAHM, MD
Clinical Associate
Department of Surgery
University of Chicago
Section of Plastic and Reconstructive Surgery
University of Chicago Hospitals
Chicago, Illinois
Capítulo 76, *Reconstrução da Perna e Pé Utilizando Retalhos do Grácil e Reto Abdominal*

MICHAEL S. BECKENSTEIN, MD
Birmingham, Alabama
Capítulo 55, *Reconstrução das Mamas com Implantes e Expansores de Tecido*

BRADLEY P. BENGTSON, MD
Associate Professor and Assistant Program Director
Division of Plastic and Reconstructive Surgery
Grand Rapids Area Medical Education Consortium
Plastic Surgery Associates
Grand Rapids, Michigan
Capítulo 58, *Reconstrução Areolopapilar*

NITIN BHATIA, MD
Baylor College of Medicine
Houston, Texas
Capítulo 10, *Enxertos de Cartilagem Costal*

KEITH BRANDT, MD, FACS
Clinical Associate Professor of Surgery
Division of Plastic and Reconstructive Surgery
Department of Surgery
Washington University School of Medicine
Attending Staff
Barnes-Jewish Hospital
St. Louis Children's Hospital
St. Louis, Missouri
Capítulo 80, *Reparo de Nervos*
Capítulo 81, *Reimplante*

MICHAEL J. BREINER, MD
Southwest Virginia Center for Cosmetic, Plastic, and Reconstructive Surgery
Roanoke, Virginia
Capítulo *17, Elevação da Sobrancelha*

BURTON D. BRENT, MD
Reconstructive Plastic Surgery
Woodside, California
Capítulo *39, Correção da Microtia*

RICHARD E. BROWN, MD, FACS
Springfield Clinic
Clinical Associate Professor and Hand Fellowship Director
Division of Plastic Surgery
Southern Illinois University School of Medicine
Springfield, Illinois
Capítulo *78, Reparo do Tendão Extensor*
Capítulo *79, Reparo do Tendão do Flexor*

IVAN G. CAMILLERI, MD, FRCS
Specialist Registrar in Plastic Surgery
New Castle, United Kingdom
Capítulo *19, Blefaroplastia*

BERNARD W. CHANG, MD
Director, Center for Plastic and Reconstructive Surgery
Mercy Medical Center
Baltimore, Maryland
Capítulo *54, Mastopexia*

DAVID W. CHANG, MD
Assistant Professor
Department of Plastic Surgery
The University of Texas M. D. Anderson Cancer Center
Houston, Texas
Capítulo *75, Reconstrução do Pé Utilizando o Retalho Plantar*

MICHAEL E. CIARAVINO, MD
Houston, Texas
Capítulo *53, Mastoplastia Redutora*

NORMAN CLARK, MD, DMD
Section of Plastic and Reconstructive Surgery
Center for Craniomaxillofacial, Aesthetic (Cosmetic), Hand, and Reconstructive Surgery
Department of Surgery
New Jersey Medical School
Newark, New Jersey
Capítulo *46, Abordagem das Fraturas Mandibulares*
Capítulo *47, Abordagem às Fraturas Maxilofaciais Superiores*

BENJAMIN E. COHEN, MD, FACS
Cohen & Cronin Clinic Association
Academic Chief of Plastic Surgery Residency Program
St. Joseph Hospital
Houston, Texas
Capítulo *53, Mastoplastia Redutora*

VICTOR COHEN, MD
Research Fellow
Division of Plastic Surgery
Baylor College of Medicine
Houston, Texas
Capítulo *83, Excisão de Lesões Císticas*
Capítulo *86, Fraturas do Metacarpo*
Capítulo *87, Fraturas Falangianas*

WILLIAM A. CRAWLEY, MD, DDS
Associate Professor
Plastic and Reconstructive Surgery
The Johns Hopkins School of Medicine
Baltimore, Maryland
Capítulo *50, Cirurgia Ortognática*

HOWARD D. EDINGTON, MD
Associate Professor of Surgery
Plastic and Reconstructive Surgery, Surgical Oncology
Department of Surgery
University of Pittsburgh Medical Center
Pittsburgh, Pennsylvania
Capítulo *51, Dissecção Axilar*

GREGORY R. D. EVANS, MD, FACS
Professor of Surgery
Chair, Division of Plastic Surgery
The University of California, Irvine, California
Capítulo *1, Introdução*
Capítulo *6, Princípios de Microcirurgia*
Capítulo *19, Blefaroplastia*
Capítulo *30, Reconstrução do Couro Cabeludo*
Capítulo *33, Retalho Radial de Antebraço*
Capítulo *34, Retalho do Músculo Reto do Abdômen*
Capítulo *56, Reconstrução Mamária com Retalho Miocutâneo do Latíssimo Dorsal*
Capítulo *61, Utilização do Retalho Glúteo para Úlceras por Pressão*
Capítulo *62, Utilização do Retalho Posterior da Coxa para Úlceras por Pressão*
Capítulo *69, Reconstrução Perineal Utilizando o Retalho do Reto Abdominal*
Capítulo *71, Retalho do Grácil para Reconstrução Perineal e Reconstrução na Incontinência Anal*

GREGORY M. FEDELE, MD
Clinical Assistant Professor of Surgery
Division of Plastic and Reconstructive Surgery
University of Pittsburgh Medical Center
Pittsburgh, Pennsylvania
Capítulo *14, Abdominoplastia*

JAMES W. FERRARO, DDS, MD, FACS
Ohio Plastic Surgeons, Inc.
Associate Clinical Professor
Division of Plastic Surgery
Ohio State University
Columbus, Ohio
Capítulo *22 Genioplastia*

THOMAS J. FRANCEL, MD
Associate Clinical Professor of Surgery
St. Louis University
Chief of Plastic Surgery
St. John's Mercy Medical Center, St. Louis, Missouri
Capítulo *3, Fechamento das Feridas*

JEFFREY FRIEDMAN, MD
Assistant Professor
Division of Plastic Surgery
Baylor College of Medicine
Assistant Clinical Professor
Division of Plastic Surgery
The University of Texas M. D. Anderson Cancer Center
Houston, Texas
Capítulo *4, Material de Sutura*
Capítulo *56, Reconstrução Mamária com Retalho Miocutâneo do Latíssimo Dorsal*
Capítulo *73, Retalho do Sóleo para Reconstrução da Parte Inferior da Perna*

DAVID W. FURNAS, MD
Clinical Professor and Chief
Division of Plastic Surgery
UCI Medical Center
The University of California
Irvine, California
Orange, California
Capítulo *40, Otoplastia para Orelhas Proeminentes, Criptotia ou Orelha de Stahl*

J. WILLIAM FUTRELL, MD
Professor and Chairman
Division of Plastic Surgery
University of Pittsburgh
Pittsburgh, Pennsylvania
Capítulo *51, Dissecção Axilar*

GIULIO GHERARDINI, MD, PhD
Clinical Assistant Professor
Department of Plastic Surgery
University of Rome
Rome, Italy
Capítulo *10, Enxertos de Cartilagem Costal*
Capítulo *20, Técnicas Básicas na Rinoplastia*
Capítulo *44, Retalho Faringiano*
Capítulo *62, Utilização do Retalho Posterior da Coxa para Úlceras por Pressão*

PETER GIESSWEIN, MD
Assistant Professor
Division of Plastic Surgery
University of Mississippi School of Medicine
Jackson, Mississippi
Capítulo *7, Enxerto de Pele*

DANIEL GOLDBERG, MD
Assistant Professor
Case Western Reserve University
Cleveland, Ohio
Capítulo *60, Reconstrução da Parede Torácica*

LAWRENCE J. GOTTLIEB, MD
Professor of Clinical Surgery
Section of Plastic and Reconstructive Surgery
University of Chicago Hospitals
Chicago, Illinois
Capítulo *67, Construção e Reconstrução Peniana*

MARK S. GRANICK, MD, FACS
Professor and Chief
Division of Plastic Surgery
MCP-Hahnemann University
Philadelphia, Pennsylvania
Capítulo *32, Parotidectomia*

MICHAEL P. GRANT, MD, PhD
Resident in Plastic, Maxillofacial, and Reconstructive Surgery
Division of Plastic, Maxillofacial, and Reconstructive Surgery
Department of Surgery
Division of Oculoplastic Surgery
Wilmer Ophthalmological Institute
The Johns Hopkins Hospital
Baltimore, Maryland
Capítulo *48, Reconstrução dos Defeitos Orbitais*
Capítulo *49, Lesões do Complexo Naso-Orbitoetmoidal*

ALI GÜRLEK, MD
Associate Professor of Plastic and Reconstructive Surgery
Department of Plastic Surgery
Inönü University School of Medicine
Turgut Özal Medical Center
Kampüs/Malatya, Turkey
Capítulo *61, Utilização do Retalho Glúteo para Úlceras por Pressão*

ROBERT A. HARDESTY, MD, FACS
Professor and Chief
Division of Plastic Surgery
Loma Linda University Medical Center and Children's Hospital
Loma Linda, California
Capítulo *42, Correção da Fenda Labial Unilateral*
Capítulo *43, Reparo da Fenda Palatina*

PHILIP HAWNER, MD
Chief Resident
Division of Plastic Surgery
University of Mississippi School of Medicine
Jackson, Mississippi
Capítulo *7, Enxerto de Pele*

DAVID A. HIDALGO, MD, FACS
Associate Professor of Surgery
Cornell University Medical College
New York, New York
Capítulo *16, Ritidectomia – Técnicas Extensas de SMAS e SMAS-Ectomia*

LARRY H. HOLLIER, MD
Department of Plastic Surgery
Baylor College of Medicine
Houston, Texas
Capítulo *11, Cartilagem Auricular*
Capítulo *12, Cartilagem Septal*

CHERYL HUANG, MD
The University of San Diego Medical Center
San Diego, California
Capítulo *30, Reconstrução do Couro Cabeludo*

JOSEPH P. HUNSTAD, MD, FACS
The Hunstad Center for Cosmetic Plastic Surgery
Charlotte, North Carolina
Capítulo *13, Lipoaspiração dos Quadris e Coxas*

NICHOLAS T. ILIFF, MD
Associate Professor of Ophthalmology and Plastic Surgery
Division of Plastic, Maxillofacial, and Reconstructive Surgery
Department of Surgery
Division of Oculoplastic Surgery
Wilmer Ophthalmological Institute
The Johns Hopkins Hospital
Baltimore, Maryland
Capítulo *48, Reconstrução dos Defeitos Orbitais*
Capítulo *49, Lesões do Complexo Naso-Orbitoetmoidal*

PETER C. INNIS, MD
Assistant Professor
Department of Orthopedic Surgery
Johns Hopkins Medical School
Baltimore, Maryland
Greater Chesapeake Hand Specialists
Lutherville, Maryland
Capítulo *88, Fraturas e Luxações do Carpo*

IAN T. JACKSON, MD, DSc, FACS, FRCS, FRACS
Director, Craniofacial and Reconstructive Surgery
Institute for Craniofacial and Reconstructive Surgery
Affiliated with Providence Hospital
Southfield, Michigan
Capítulo *5, Retalhos Locais*

SANDEEP S. JEJURIKAR, MD
Good Samaritan Hospital
Downers Grove, Illinois
Capítulo *67, Construção e Reconstrução Peniana*

ASHTON A. KAIDI, MD
Clinical Faculty
Division of Plastic Surgery
Loma Linda University Medical Center
Loma Linda, California
Newport Beach, California
Capítulo *43, Reparo da Fenda Palatina*

ANDREW KHOO, MD
Senior Registrar
Department of Plastic and Reconstructive Surgery
Singapore General Hospital
Singapore
Capítulo *71, Retalho do Grácil para Reconstrução Perineal e Reconstrução na Incontinência Anal*

W. JOHN KITZMILLER, MD, FACS
Associate Professor
Division of Plastic, Reconstructive, and Hand Surgery
University of Cincinnati College of Medicine
University Hospital Group
Cincinnati, Ohio
Capítulo *64, Dissecção Inguinal e Linfadenectomia Regional*

STEPHEN R. KLAPPER, MD
Department of Ophthalmology
Cullen Eye Instituto
Baylor College of Medicine
Houston, Texas
Capítulo *23, Reconstrução da Pálpebra*

MICHAEL KLEBUC, MD
Division of Plastic Surgery
Baylor College of Medicine
Houston, Texas
Capítulo *56, Reconstrução Mamária com Retalho Miocutâneo do Latíssimo Dorsal*

STEPHEN S. KROLL, MD
Professor and Surgeon
Department of Plastic Surgery
The University of Texas M. D. Anderson Cancer Center
Houston, Texas
Capítulo *27, Conserto de Defeitos do Lábio com os Retalhos de Abbe e Estlandler*
Capítulo *28, Conserto de Defeitos do Lábio com o Retalho de Karapandzic*

HOWARD N. LANGSTEIN, MD
Assistant Professor
Department of Plastic Surgery
The University of Texas M. D. Anderson Cancer Center
Houston, Texas
Capítulo *38, Retalho Ósseo Escapular*
Capítulo *72, Reconstrução da Perna Proximal Utilizando o Retalho do Gastrocnêmio*

LAURENCE A. LEVINE, MD
Affiliated Urologist
Rush Presbyterian St. Luke's Hospital
Chicago, Illinois
Capítulo *67, Construção e Reconstrução Peniana*

SEAN LILLE, MD
Mayo Clinic
Scottsdale, Arizona
Capítulo *26, Fraturas Nasais – Redução*

ROBERT F. LOHMAN, MD

Assistant Professor
Section of Plastic Surgery
Department of Surgery
University of Chicago
Chicago, Illinois
Capítulo 6, *Princípios de Microcirurgia*
Capítulo 69, *Reconstrução Perineal Utilizando o Retalho do Reto Abdominal*

CHARLES D. LONG, MD, FACS

Assistant Professor
Division of Plastic Surgery
MCP-Hahnemann University
Philadelphia, Pennsylvania
Capítulo 32, *Parotidectomia*

MICHAEL T. LONGAKER, MD

John Marquis Converse Professor of Plastic Surgery Research
New York University School of Medicine
New York, New York
Capítulo 41, *Correção do Contorno Facial na Atrofia Hemifacial Utilizando a Transferência de Tecido Livre Microvascular*

EDWARD A. LUCE, MD

Kiehn-DesPrez Professor of Plastic Surgery
Case Western Reserve University
Professor and Chief
Division of Plastic and Reconstructive Surgery
University Hospitals of Cleveland
Cleveland, Ohio
Capítulo 31, *Linfadenectomia Cervical – Radical e Modificada*

KEVIN MAGUIRE, MD

Westerly, Rhode Island
Capítulo 76, *Reconstrução da Perna e Pé Utilizando Retalhos do Grácil e Reto Abdominal*

PAUL N. MANSON, MD

Professor and Chief
Division of Plastic, Maxillofacial, and Reconstructive Surgery
Department of Surgery
The Johns Hopkins Hospital
Baltimore, Maryland
Capítulo 48, *Reconstrução dos Defeitos Orbitais*
Capítulo 49, *Lesões do Complexo Naso-Orbitoetmoidal*

JEFFREY L. MARSH, MD

Professor
Division of Plastic and Reconstructive Surgery
Department of Surgery
Washington University
School of Medicine
Director, Cleft Palate and Craniofacial Deformities Institute
Appoline Blair St. Louis Children's Hospital
St. Louis, Missouri
Capítulo 8, *Enxertos Ósseos Cranianos*

MICHAEL H. MAYER, MD, FACS

Attending Physician
Legacy Portland Hospitals
Portland, Oregon
Capítulo 25, *Retalho Nasolabial*

FREDERICK J. MENICK, MD

Tucson, Arizona
Capítulo 24, *Retalho Frontal para Reconstrução Nasal*

HENRY A. MENTZ, MD, FACS, FICS

Aesthetic Center for Plastic Surgery
Associate Clinical Professor
Division of Plastic Surgery
St. Joseph Hospital
Associate Clinical Professor
Division of Plastic Surgery
Baylor College of Medicine
Houston, Texas
Capítulo 15, *Ritidectomia em Múltiplos Planos*

MICHAEL J. MILLER, MD, FACS

Associate Professor of Plastic Surgery
Department of Plastic Surgery
The University of Texas M. D. Anderson Cancer Center
Houston, Texas
Capítulo 63, *Tratamento Cirúrgico do Linfedema Pós-Mastectomia*
Capítulo 75, *Reconstrução do Pé Utilizando o Retalho Plantar*

ALI M. MOSHARRAFA, MD

Phoenix, Arizona
Capítulo 44, *Retalho Faringiano*

SCOTT W. MOSSER, MD

Plastic Surgery Resident
Case Western Reserve University Medical School
Cleveland, Ohio
Capítulo 4, *Material de Sutura*

HENRY W. NEALE, MD, FACS

Professor and Chairman
Division of Plastic, Reconstructive, and Hand Surgery
University of Cincinnati College of Medicine
Chairman, Division of Plastic, Reconstructive and Hand Surgery
University Hospital Group
Cincinnati, Ohio
Capítulo 64, *Dissecção Inguinal e Linfadenectomia Regional*

PETER C. NELIGAN, MB, BCh, FRCSI, FRCSC, FACS

Associate Professor and Chairman
Division of Plastic Surgery
University of Toronto
Wharton Chair in Reconstructive Plastic Surgery
The University Health Network
Toronto, Ontario, Canada
Capítulo 65, *Reconstrução Inguinal Utilizando o Tensor da Fáscia Lata*
Capítulo 66, *Reconstrução Inguinal Utilizando o Reto Femoral*

DAVID T. NETSCHER, MD
Associate Professor
Division of Plastic Surgery
Baylor College of Medicine
Chief, Plastic Surgery Section
Veterans Affairs Medical Center
Assistant Chief, Hand Surgery Section
Texas Children's Hospital
St. Luke's Episcopal Hospital
Houston, Texas
Capítulo 83, *Excisão de Lesões Císticas*
Capítulo 86, *Fraturas do Metacarpo*
Capítulo 87, *Fraturas Falangianas*

MICHAEL W. NEUMEISTER, MD, FRCSC
Assistant Professor
Institute for Plastic and Reconstructive Surgery
Southern Illinois University School of Medicine
Springfield, Illinois
Capítulo 78, *Reparo do Tendão Extensor*
Capítulo 79, *Reparo do Tendão do Flexor*

SCOTT D. OATES, MD
Assistant Professor
Division of Plastic and Reconstructive Surgery
University of Texas-Houston Medical School
Houston, Texas
Capítulo 85, *Infecções*

LISA OTTO, BS
Department of Plastic Surgery
The University of Texas M. D. Anderson Cancer Center
Houston, Texas
Capítulo 56, *Reconstrução Mamária com Retalho Miocutâneo do Latíssimo Dorsal*

JAMES R. PATRINELY, MD, FACS
Clinical Associate Professor
Division of Plastic Surgery
Baylor College of Medicine
Department of Ophthalmology
Cullen Eye Institute
Baylor College of Medicine
Department of Head and Neck Surgery
The University of Texas M. D. Anderson Cancer Center
Houston, Texas
Capítulo 19, *Blefaroplastia*
Capítulo 23, *Reconstrução da Pálpebra*

JASON N. POZNER, MD
Fort Lauderdale, Florida
Capítulo 18, *Elevação Endoscópica da Fronte*

OSCAR M. RAMIREZ, MD, FACS
Clinical Assistant Professor
The Johns Hopkins University School of Medicine
University of Maryland School of Medicine
Baltimore, Maryland
Director
Esthetique International
Timonium, Maryland
Capítulo 18, *Elevação Endoscópica da Fronte*

GREGORY P. REECE, MD, FACS
Associate Professor and Associate Surgeon
Division of Plastic Surgery
The University of Texas M. D. Anderson Cancer Center
Houston, Texas
Capítulo 60, *Reconstrução da Parede Torácica*
Capítulo 68, *Reconstrução Vaginal Utilizando o Retalho do Reto Abdominal*
Capítulo 70, *Reconstrução Vaginal Utilizando o Retalho do Grácil*

GEOFFREY L. ROBB, MD, FACS
Professor and Chairman
Department of Plastic Surgery
University of Texas M. D. Anderson Cancer Center
Houston, Texas
Capítulo 35, *Reconstrução Microneurovascular para a Reanimação Facial*

BRADLEY C. ROBERTSON, MD, DDS
Associate Professor and Chief of Plastic, Maxillofacial, and Reconstructive Surgery
The University of Maryland
R. Adams Cowley Shock Trauma Center
Baltimore, Maryland
Capítulo 50, *Cirurgia Ortognática*

ROD J. ROHRICH, MD, FACS
Professor and Chairman
Holder of the Crystal Charity Ball Distinguished Chair of Plastic Surgery
Department of Plastic Surgery
University of Texas Southwestern Medical Center
Dallas, Texas
Capítulo 11, *Cartilagem Auricular*
Capítulo 12, *Cartilagem Septal*

ROBERT C. RUSSELL, MD, FRACS, FACS
Doctors Hospital
Heartland Plastic Surgery Center
Springfield, Illinois
Capítulo 26, *Fraturas Nasais – Redução*

ERIC SANTAMARIA, MD
Clinical Fellow, Microsurgery and Extremity Reconstruction
Department of Plastic and Reconstructive Surgery
Chang Gung Memorial Hospital
College of Medicine, Chang Gung University
Taipei, Taiwan, Republic of China
Capítulo 36, *Retalho Osteosseptocutâneo da Fíbula*

LUIS R. SCHEKER, MD
Kleinert, Kutz and Associates Hand Care Center
Louisville, Kentucky
Capítulo 77, *Lesões do Leito Ungueal*

SALEH M. SHENAQ, MD, FACS
Professor and Chief
Division of Plastic Surgery
Baylor College of Medicine
Houston, Texas
Capítulo 37, *Crista Ilíaca*

RANDY SHERMAN, MD
Professor and Chief
Division of Plastic and Reconstructive Surgery
University of Southern California School of Medicine
Los Angeles, California
Capítulo 74, *Reconstrução da Perna Utilizando Retalhos do Latíssimo Dorsal e do Grácil*

KENNETH C. SHESTAK, MD, FACS
Associate Professor of Plastic Surgery
Division of Plastic and Reconstructive Surgery
Department of Surgery
Magee-Womens Hospital
University of Pittsburgh School of Medicine
Pittsburgh, Pennsylvania
Capítulo 2, *Anestesia*
Capítulo 14, *Abdominoplastia*

JOHN V. SHUFFLEBARGER, MD
The Christine M. Kleinert Institute for Hand, and Microsurgery, Inc.
Louisville, Kentucky
Department of Surgery
University of Massachusetts Medical Center
Worcester, Massachusetts
Capítulo 77, *Lesões do Leito Ungueal*

JOHN W. SIEBERT, MD
Associate Professor of Surgery
New York University School of Medicine
New York, New York
Capítulo 41, *Correção do Contorno Facial na Atrofia Hemifacial Utilizando a Transferência de Tecido Livre Microvascular*

SHERI SLEZAK, MD, FACS
Plastic Surgery
The University of Maryland
Baltimore, Maryland
Capítulo 52, *Mastoplastia de Aumento*

MARK SMITH, MD
Junior Faculty Associate
The University of Texas M. D. Anderson Cancer Center
Houston, Texas
Capítulo 63, *Tratamento Cirúrgico do Linfedema Pós-Mastectomia*

RAJIV SOOD, MD
Associate Professor of Surgery
Section of Plastic Surgery, Hand, and Microsurgery
Indiana University School of Medicine
Chief
Section of Plastic Surgery
Wishard Memorial Hospital
Indianapolis, Indiana
Capítulo 82, *Dedo em Gatilho*

CHARLES N. S. SOPARKAR, MD, PhD
Plastic Eye Surgery Associates
Houston, Texas
Capítulo 19, *Blefaroplastia*
Capítulo 23, *Reconstrução da Pálpebra*

SCOTT L. SPEAR, MD, FACS
Georgetown University Hospital
Washington, DC
Capítulo 55, *Reconstrução das Mamas com Implantes e Expansores de Tecido*

SAMUEL STAL, MD, FACS
Chief, Section of Plastic Surgery
Medical Director of Craniofacial Team
Texas Children's Hospital
Houston, Texas
Capítulo 10, *Enxertos de Cartilagem Costal*
Capítulo 20, *Técnicas Básicas na Rinoplastia*
Capítulo 44, *Retalho Faringiano*

JAMES M. STUZIN, MD, FACS
Miami, Florida
Capítulo 16, *Ritidectomia – Técnicas Extensas de SMAS e SMAS-Ectomia*

JOHN F. TEICHGRAEBER, MD, FACS
Texas Pediatric Surgical Associates
Houston, Texas
Capítulo 9, *Enxertos de Crista Ilíaca e Ósseo Costal*

SIMON TRULEK, MS
Baylor College of Medicine
Houston, Texas
Capítulo 62, *Utilização do Retalho Posterior da Coxa para Úlceras por Pressão*

JAMES E. VOGEL, MD
Assistant Professor
Division of Plastic Surgery
Department of Surgery
The Johns Hopkins University School of Medicine
Baltimore, Maryland
Capítulo 21, *Restauração do Cabelo – A Arte do Transplante de Cabelo*

DAVID J. WAINWRIGHT, MD, FRCSC, FACS
Associate Professor
Division of Plastic and Reconstructive Surgery
The University of Texas Health Science Center at Houston
Houston, Texas
Capítulo 84, *Fasciectomia e Fasciotomia Palmar na Moléstia de Dupuytren*

ANNE M. WALLACE, MD
Assistant Clinical Professor
Divisions of Plastic Surgery and General Surgery
University of California, San Diego
San Diego, California
Capítulo 59, *Ginecomastia*

ROBERT L. WALTON, MD, FACS
Professor
Department of Surgery
University of Chicago
Chief, Section of Plastic and Reconstructive Surgery
University of Chicago Hospitals
Chicago, Illinois
Capítulo 76, *Reconstrução da Perna e Pé Utilizando Retalhos do Grácil e Reto Abdominal*

FU-CHAN WEI, MD, FACS
Professor and Chairman
Department of Plastic and Reconstructive Surgery
Chang Gung Memorial Hospital
College of Medicine, Chang Gung University
Taipei, Taiwan, Republic of China
Capítulo *36, Retalho Osteosseptocutâneo da Fíbula*

E. F. SHAW WILGIS, MD
Associate Professor of Plastic and Orthopaedic Surgery
Chief, Division of Hand Sugery
Union Memorial Hospital
Baltimore, Maryland
Capítulo *88, Fraturas e Luxações do Carpo*

PETER D. WITT, MD
Associate Professor, Surgery
Chief, Pediatric Plastic Surgery
University of Kansas Medical Center
Sutherland Institute
Kansas City, Kansas
Capítulo *45, Faringoplastia do Esfíncter para a Disfunção Velofaringiana*

ESER YUKSEL, MD
Division of Plastic Surgery
Baylor College of Medicine
Houston, Texas
Capítulo *37, Crista Ilíaca*

JOZEF ZOLDOS, MD, DDS
Assistant Professor
Division of Plastic Surgery
University of Kentucky
Lexington, Kentucky
Capítulo *51, Dissecção Axilar*

Sumário

PARTE IV – CIRURGIA ESTÉTICA FACIAL

PARTE V – CIRURGIA DE RECONSTRUÇÃO FACIAL

PARTE VI – CIRURGIA DA CABEÇA E PESCOÇO

PARTE VII – FISSURAS CRANIOFACIAIS

PARTE VIII – CIRURGIA MAXILOFACIAL

PARTE IX – CIRURGIA DE MAMA E TRONCO

Capítulo 1

Introdução

Gregory R. D. Evans

A arte da cirurgia plástica é a restauração da forma e da função com a finalidade de melhorar não somente a estética, mas também a qualidade de vida. A palavra "plástica" é derivada do grego *plastikos* ("corte para modelar"). Embora o termo "plástico" tenha sido usado por Desault em 1798, foi a publicação de Zeis, *Handbuch der plastischen Chirurgie,* em 1838 que popularizou o termo.

> The longer you look back, the further you can look forward (Quanto mais para trás você olha, mais longe você pode olhar para a frente).
> – Churchill

A restauração dos tecidos tem sua origem no antigo Egito, com o primeiro manuscrito bem documentado, escrito em 1600 a.C. em 30 centímentros de largura e 22 metros de extensão de pergaminho, o Papiro Ebers. Este documento descreveu múltiplos procedimentos cirúrgicos para restaurar estruturas perdidas da expressão facial, tais como o nariz e as orelhas, numa tentativa de restaurar características socialmente aceitáveis.

A responsabilidade civil e penal do médico foi desenvolvida durante o período assírio, com o código de Hamurabi. A *ameaça* de amputação da mão foi um grande incentivo para o sucesso da restauração da forma e função. Questões legais atuais representam uma ameaça muito menor do que a antiga punição física, e a filosofia do "acima de tudo, não provocar danos" tem sido mantida atualmente através das práticas médicas correntes.

O Sushruta Samhita (cerca de 600 a.C.) da antiga Índia descreveu 15 procedimentos cirúrgicos para restaurar orelhas mutiladas ou com fissuras. Registros adicionais indicam a rinoplastia precoce e a reparação de defeitos nasais através de tecidos da face. Era contra os princípios dos sacerdotes hindus contaminar-se através do contato com tecido ferido ou "doente". Assim, a cirurgia reparadora foi relegada para os membros das classes sociais inferiores.

A transformação da Idade do Bronze para a Idade do Ferro é exemplificada através da *Ilíada e Odisséia* de Homero. Isto coincide com a transformação da prática da medicina através de sacerdotes ou membros das castas inferiores, para um treinamento mais formalizado. Hipócrates (460 a 370 a.C.) acreditava que a guerra era a única escola apropriada para um cirurgião. Ele discutiu no *Corpus Hippocraticum* (400 a.C.) a patologia e o tratamento das cicatrizes (queimaduras) na tentativa de prevenir deformidades e moldar os tecidos para obter resultados mais aceitáveis.

Celsus (25 a.C. a 50 d.C.) descreveu detalhadamente a cirurgia plástica do nariz, lábios, pálpebras, e orelhas. Provavelmente, ele foi o precursor do retalho em ilha, e sua técnica incluiu a reparação tecidual através do uso de transplantes de continuidade para cobrir as deformidades quadrilaterais e triangulares.

Após a invasão dos bárbaros, os vestígios da medicina grega e romana e a cirurgia plástica permaneceram nas escolas islâmicas. A Idade Média (476-1453 d.C. a 1438) foi destituída de inovação, e a Igreja medieval se opôs aos cirurgiões. Com o advento da imprensa escrita no século 15, foi possível a realização de livros sobre a reparação tecidual que incluíam ilustrações médicas.

O período do século 14 até o século 16 marcou o renascimento na medicina e cirurgia plástica. O Renascimento produziu muitos cirurgiões talentosos, incluindo Guido Lanfranchi, Guy de Chauliac e a família Brancas. Contudo, foi deixado para Gaspare Tagliacozzi (1545 a 1599) colocar a pedra angular da cirurgia plástica moderna. Professor da Universidade de Bolonha e cirurgião-chefe do Grão Duque de Toscana, ele produziu o primeiro registro de cirurgia plástica em seu tratado de 1597, *De curtorum chirurgia per insitionem:* " Restauramos, reparamos e fazemos na totalidade aquelas partes da face que a natureza tem dado mas que a *fortuna* tem levado embora..."

Com os tratados de Tagliacozzi, a cirurgia plástica adentrou na era moderna. Nos séculos seguintes, os cirurgiões continuaram a restaurar a forma e a função. Em 1794, uma carta descrevendo a tradicional reconstrução nasal indiana de Cowasjee, um *grande avanço com* o exército *inglês* na guerra de 1792 foi escrita para o Sr. Urban, o editor da *Gentleman's*. A transferência do retalho frontal com suprimento sangüíneo de padrão axial trouxe os conceitos de transferência tecidual para o mundo ocidental.

Com a utilização do éter por Morton em 1846, a cirurgia entrou na idade contemporânea. Surgiram métodos mais confiáveis para o fechamento das feridas. Retalhos de pedículos locais foram lentamente substituídos por transplantes de tecido mais confiáveis. Um desses métodos foi o desenvolvimento de retalhos livres microcirúrgicos, e a primeira série clínica foi realizada em 1964 por Nakayama, que transferiu segmentos intestinais ao esôfago cervical de 21 pacientes. Um outro aumento nos registros clínicos ocorreu em 1971 com Antia e Buch, McLean e Buncke, Daniel, Taylor e O'Brien. Nessa época, intestino, pele, músculo e osso passaram a estar disponíveis para construções imediatas, em tempo cirúrgico único.

Essas técnicas consagradas, desenvolvidas ao longo dos 5.000 anos precedentes, têm nos permitido abordar os pacientes sistematicamente. Essa abordagem sistemática, juntamente com as considerações a respeito dos pacientes, foram usadas para esboçar os capítulos deste livro. Na abordagem do paciente, o cirurgião deve primeiro considerar a avaliação da deformidade. Quais são os fatores pré-operatórios mais importantes no tratamento do problema em questão? Como a influência do tratamento médico ou adjuvante afeta os esforços para tratar do defeito? Qual é a patologia da deformidade? Qual o papel que o trauma exerce na reparação cirúrgica? Qual é a correta relação entre as áreas doadora e a receptora?

A segunda consideração é a indicação cirúrgica. Quando a técnica operatória será indicada, e quando as técnicas alternativas deverão ser usadas ? A terceira consideração são as contra-indicações. Quais são as contra-indicações aos procedimentos operatórios? Quais defeitos não são passíveis de fechamento ou reparação?

A organização da sala cirúrgica deve também ser considerada. O que é necessário para realizar o planejamento cirúrgico? Que artifícios se empregam para fazer o procedimento correr tranqüilamente? Como o paciente deve ser posicionado? Quando essas considerações já tiverem sido avaliadas, devem ser realizadas as marcações para a intervenção cirúrgica no paciente. Como o paciente deve ser marcado para realizar o planejamento cirúrgico? As marcações do paciente são dependentes de sua posição? As alterações do tônus muscular, provocadas pela anestesia, afetam a marcação cirúrgica? A sexta consideração é a técnica operatória. Quais são os procedimentos que devem ser seguidos passo a passo para corrigir o defeito ou a deformidade?

Finalmente, os cuidados pós-operatórios e os detalhes dos curativos devem ser revisados. O curativo deve ser oclusivo? Imobilizações, fitas ou suturas são necessárias? Quais são os cuidados após as suturas cirúrgicas? Que tipo de reabilitação é necessária? São necessárias talas? Se o monitoramento do retalho é necessário, que tipo deve ser usado? Qual é o tempo ideal para a retirada de gazes e drenos? Como os materiais devem ser utilizados? Faz-se necessária uma terapia ocupacional ou fisioterapia? Além disso, devemos aprender com o procedimento. Se ocorrem complicações, como podemos modificar nossa técnica operatória para evitar potenciais dificuldades? A duração da cirurgia foi apropriada?

"Nem para si mesmo, nem para a satifação de algum desejo material ou ganho, mas unicamente para a salvação da humanidade em sofrimento," diz o Sushruta Samhita. Três mil anos depois, mantém-se a mesma filosofia. Nós evoluímos da transferência dos retalhos locais e "pediculados" para os conhecimento da angiogênese e da fisiologia da modelagem tecidual. A despeito de nossos esforços, nossa habilidade para modificar tecidos permanece de certa forma primitiva e ainda requer uso do tecido doador autógeno. O que existe pela frente? À frente existe um futuro brilhante com idéias e conceitos que estamos só começando a explorar, tais como a pesquisa de transplantes e a engenharia tissular. Talvez no futuro a abordagem de nossos pacientes possa incluir a fabricação e a manufatura de materiais biodegradáveis para correção do defeito ou deformidade.

Leituras Selecionadas

Absolon KB, Rogers W, Aust JB. Some historical developments of the surgical therapy of tongue cancer from the seventeenth to the nineteenth century. *Am J Surg* 1962;104:686.

Antia NH, Buch VI. Transfer of an abdominal dermo-fat graft by direct anastomosis of blood vessels. *Br J Plast Surg* 1971;24:15.

Ariyan S. The pectoralis major for single-stage reconstruction of the difficult wounds of the orbit and pharyngoesophagus. *Plast Reconstr Surg* 1983;72:468.

Ariyan S. The pectoralis major myocutaneous flap: a versatile flap for reconstruction in the head and neck. *Plast Reconstr Surg* 1979;63:73.

Ariyan S, Chicarill ZN. Cancer of the upper aerodigestive system. In: McCarthy JG, ed. *Plastic Surgery*. Philadelphia: WB Saunders Co., 1990:3412-3478.

Ariyan S, Krizek TJ. Reconstruction after resection of head and neck cancer. Cine Clinics. Clinical Congress of the American College of Surgeons, Dallas, October 1977.

Bakamjian VY. A two-stage method for pharyngoesophageal reconstruction with a primary pectoral skin flap. *Plast Reconstr Surg* 1965;36:173.

Bhishagratna KK. *An English Translation of the Sushruta Samhita Based on Original Sanskrit Text*. 3 vols. Calcutta: Bose, 1916.

Daniel RK, Taylor GI. Distant transfer of an island flap by microvascular anastomoses. *Plast Reconstr Surg* 1973;52:111.

Desault PJ. *Oeuvres chirurgicales on exposé de la doctrine et de la plastique.* Vol. 2. Paris: Megegnon, 1798.

Erol ÖO, Spira M. Utilization of a composite island flap employing omentum in organ reconstruction: an experimental investigation. *Plast Reconstr Surg* 1981;68:561-570.

Hirase Y, Valauri FA, Buncke HJ. Prefabricated sensate myocutaneous and osteomyocutaneous free flaps: an experimental model. Preliminary report. *Plast Reconstr Surg* 1988;82:440-445.

Hussl H., Russell RC, Zook EG, Eriksson E. Experimental evaluation of tissue: revascularization using a transferred muscular-vascular pedicle. *Ann Plast Surg* 1986;17:299-305.

Hyakusoku H, Okubo M, Umeda TA, Fumiiri M. A prefabricated hair-bearing island flap for lip reconstruction. *Br J Plast Surg* 1987;40:37-39.

Itoh Y. An experimental study of prefabricated flaps using silicone sheets, with reference to the vascular patternization process. *Ann Plast Surg* 1992;28:140-146.

Jurkiewicz MJ. Vascularized intestinal graft for reconstruction of the cervical esophagus and pharynx. *Plast Reconstr Surg* 1965;36:509.

Khouri RK, Koudsi B, Reddi H. Tissue transformation into bone in vivo. *JAMA* 1991;266:1953-1955.

Khouri RK, Tark KC, Shaw WW. Prefabrication of flaps using an arteriovenous bundle and angiogenesis factors. *Surg Forum* 1992;15:597-599.

Khouri RK, Upton J, Shaw WW. Prefabrication of composite free flaps through staged microvascular transfer: an experimental and clinical study. *Plast Reconstr Surg* 1991;87:108-115.

Kim WS, Vacanti CA, Upton J, Vacanti JP. Bone defect repair with tissue-engineered cartilage. *Plast Reconstr Surg* 1994;94:580-584.

Langer R, Vacanti CA. Tissue engineering. *Science* 1993;260: 920-926. Review.

McLean DH, Bunke HJ. Auto transplant of omentum to a large scalp defect with microsurgical revascularization. *Plast Reconstr Surg* 1972;49:268.

Mulliken JB, Glowacki J. Induced osteogenesis for repair and construction in the craniofacial region. *Plast Reconstr Surg* 1980;65:553-560.

Nakayama K, Yamamoto K, Tamiya T, et al. Experience with free autografts of the bowel with a new venous anastomosis apparatus. *Surgery* 1964;55:796-802.

O'Brien BM, MacLeod AM, Milly GD, et al. Successful transfer of a large island flap from the groin to the foot by microvascular anastomoses. *Plast Reconstr Surg* 1973;52:271.

Özgentas HE, Shenaq S, Spira M. Prefabrication of a secondary TRAM flap. *Plast Reconstr Surg* 1995;95:441-449.

Serafin D, Rios AV, Georgiade N. Fourteen free groin flap transfers. *Plast Reconstr Surg* 1976;57:707-715.

Stark GB, Hong C, Futrell JW. Enhanced neovascularization of rat tubed pedicle flaps with low perfusion of the wound margin. *Plast Reconstr Surg* 1987;80:814-824.

Tagliacozzi G. *De curtorum chirurgia per insitionem.* Venice: Gaspare Bindoni, 1597.

Tzuyao S. Experimental study of tissue graft vascularization by means of vascular implantation and subcutaneous burying. *Plast Reconstr Surg* 1984;73:403-410.

Upton J, Ferraro N, Healy G, et al. The use of prefabricated fascial flaps for lining of the oral and nasal cavities. *Plast Reconstr Surg* 1994;94:573-579.

Vacanti CA, Langer R, Schloo B, Vacanti JP. Synthetic polymers seeded with chondrocytes provide a template for new cartilage formation. *Plast Reconstr Surg* 1991;88:753-759.

Zeis E. *Handbuch der plastischen Chirurgie (Nebsteiner Vorrede von J. F. Dieffenbach).* Berlin: Reimer, 1838.

Parte

I

Princípios

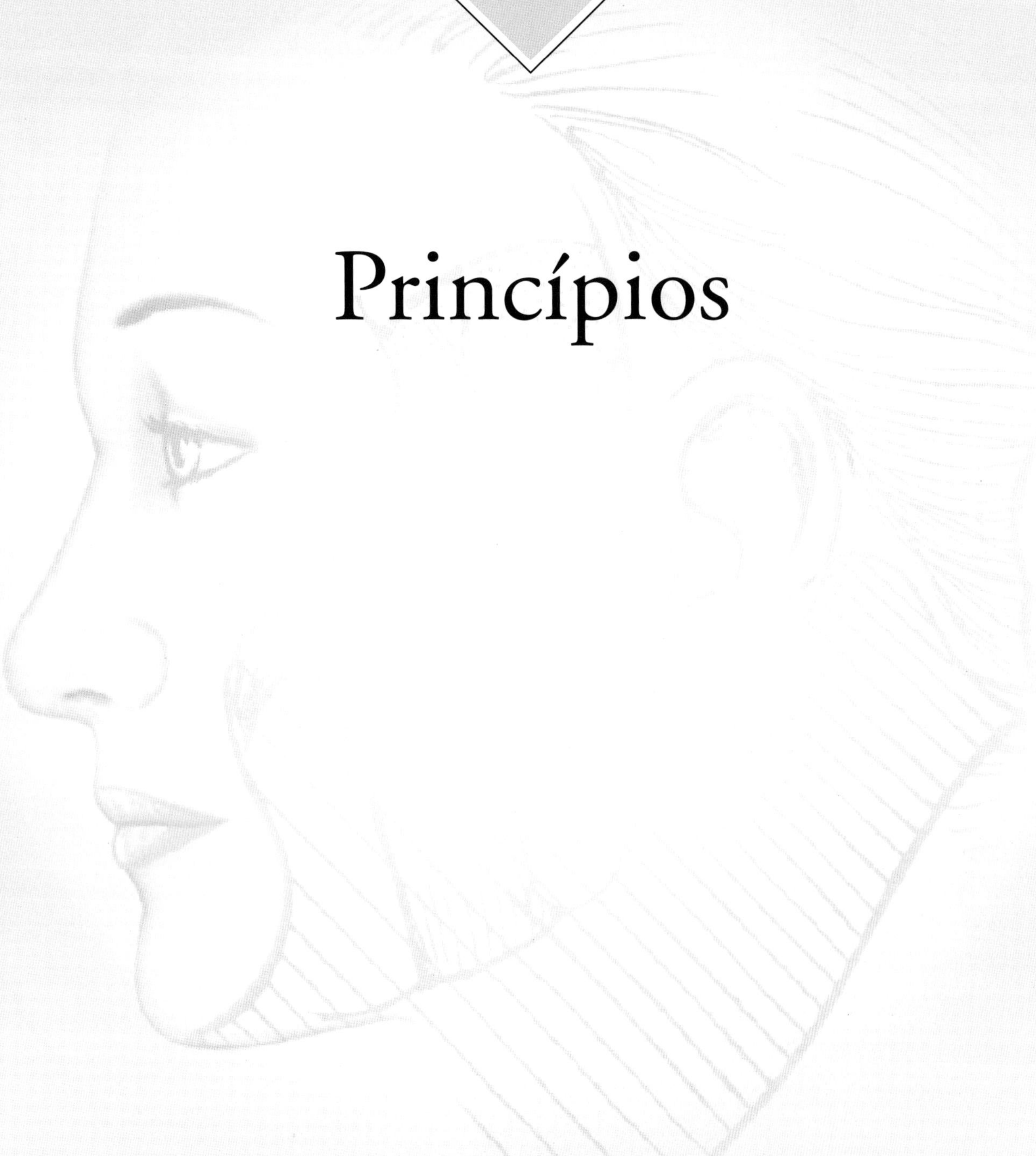

Capítulo 2

Anestesia

Bloqueio dos Nervos Locais

Kenneth C. Shestak

Obviamente, existe uma forte tendência a direcionar todos os procedimentos cirúrgicos sem risco à vida a um nível de administração ambulatorial. Talvez o alicerce dessa tendência seja o campo da cirurgia da mão, em que a cirurgia ambulatorial tem sido o método mais difundido. A habilidade para realizar cirurgias ambulatoriais em cirurgia da mão está diretamente relacionada à habilidade em anestesiar regionalmente os membros superiores, evitando, por meio disso, a anestesia geral e seus potenciais efeitos adversos na grande maioria dos pacientes.

A anestesia regional tem muitas vantagens. Estas incluem menor interferência e distúrbios na homeostasia geral do organismo quando comparada com a anestesia geral. Isto é particularmente importante para pacientes com problemas médicos significativos envolvendo os sistemas cardiovascular, respiratório, ou renal. Esse tipo de anestesia pode ser feito rapidamente, e é útil em situações de emergência nas quais um paciente pode ter se alimentado recentemente e, por essa razão, pode ter um risco aumentado durante a anestesia geral por complicações relacionadas à regurgitação do conteúdo do estômago com subseqüente aspiração. Claramente, a morbidade pós-operatória, incluindo atelectasias e outras complicações relacionadas à anestesia geral, é muito menos freqüente com a anestesia regional. Existe uma redução correspondente nos cuidados pós-operatórios necessários, tanto de enfermagem quanto do ponto de vista médico.

A anestesia regional, sob a forma de um bloqueio axilar ou bloqueio do antebraço, permite que o paciente permaneça acordado durante a cirurgia. Tal anestesia impede que qualquer impulso aferente do local da cirurgia alcance o sistema nervoso central, prevenindo assim a vasoconstrição, enquanto alivia a dor.

Através do uso de agentes anestésicos de longa ação e através da adição de epinefrina numa razão de 1: 200.000, a duração dos bloqueios anestésicos regionais nos membros superiores pode ser prolongada significativamente. E esta pode ser ainda estendida pela administração contínua de anestésico.

Os agentes anestésicos locais são usados na criação e obtenção de bloqueios regionais. Essas drogas são classificadas em dois tipos: os ésteres e as amidas, estas últimas usadas em maior escala. O mais importante do grupo das amidas é, naturalmente, a lidocaína (xilocaína); contudo, a bupivacaína (marcaína) pode proporcionar um prolongamento significativo da anestesia. Uma lista de agentes anestésicos é apresentada na Tabela 2-1.

Esses agentes anestésicos locais são injetados dentro dos tecidos, onde são incorporados à corrente sangüínea após a absorção. Eles produzem um bloqueio temporário da condução nervosa através da interferência com os canais de sódio, prevenindo dessa forma o desenvolvimento de um

TABELA 2-1. AGENTES ANESTÉSICOS LOCAIS

Ésteres	*Amidas*
Cocaína	Lidocaína (Xilocaína)
Procaína (Novocaína)	Mepivacaína (Carbocaína)
Tetracaína (Pontocaína)	Prilocaína (Citanest)
Cloroprocaína (Nesacaína)	Bupivacaína (Marcaína)
Benzocaína (Americaína)	Etidocaína (Duranest)

potencial de ação. Após atingirem os tecidos corporais, os ésteres são quebrados pela pseudocolinesterase plasmática, mas as amidas são metabolizadas no fígado. Os anestésicos locais, quando usados em dosagens clínicas normais, têm efeitos nocivos mínimos nos nervos, pele e gordura. Existe uma neurotoxicidade insignificante, que é exemplificada pela completa recuperação da função após a realização dos bloqueios regionais. Esse retorno à função normal ocorre dentro de algumas horas. A adição de epinefrina numa razão de 1:200.000 (5 μg por ml) retarda a absorção vascular de forma a prolongar o efeito anestésico na área dos nervos bloqueados e diminuir os picos dos níveis sangüíneos.

A dose total de epinefrina deve ser mantida abaixo de 0,25 mg para evitar uma reação sistêmica, e a epinefrina não deve ser usada em pacientes com doença isquêmica vascular. Uma discussão detalhada da farmacocinética dos anestésicos locais está além do escopo deste capítulo, mas as características dos agentes anestésicos comumente usados, incluindo as dosagens normais, são listadas na Tabela 2-2.

Respostas alérgicas aos anestésicos locais são raras. Se elas ocorrem, são quase sempre relacionadas ao uso de um composto de éster. Naturalmente, uma *história cuidadosa* deve ser obtida *de cada paciente*, esclarecendo algum efeito adverso prévio envolvendo os agentes anestésicos locais, e incluindo alergias a qualquer outro tipo de droga.

AVALIAÇÃO DO DEFEITO

Esse tipo de anestesia é ideal para quase todos os procedimentos cirúrgicos das extremidades superiores, em pacientes cooperativos.

INDICAÇÕES

A anestesia regional para a cirurgia das extremidades superiores é o procedimento de escolha na maioria dos pacientes. Tais anestésicos regionais podem ser empregados ao nível do plexo braquial, mas os bloqueios que anestesiam todo o membro são mais comumente realizados na forma de um bloqueio axilar. Adicionalmente, os bloqueios podem ser realizados ao redor do cotovelo ou no antebraço, incluindo bloqueios do nervo ulnar, nervo mediano, nervo radial e nervos cutâneos antebraquiais, lateral e medial. Outro bloqueio regional comumente administrado é o bloqueio do punho. Os bloqueios ao nível do punho são muito úteis para anestesiar a região palmar e a região de inervação do nervo mediano em cirurgias que envolvem tanto o nervo mediano (liberação do túnel do carpo) como o nervo ulnar (liberação do canal de Guyon). Finalmente, o bloqueio mais comumente usado na mão é o bloqueio digital, que produz a anestesia em apenas um dedo. Esse método de anestesia é valioso, e é o tipo de anestesia mais comum em procedimentos cirúrgicos de emergência na mão.

CONTRA-INDICAÇÕES

As contra-indicações para a anestesia regional incluem pacientes não-cooperativos, infecção no sítio proposto para a administração do bloqueio e a impossibilidade para posicionar a mão ou o braço de forma a permitir a realização segura do bloqueio.

ORGANIZAÇÃO DA SALA E MATERIAIS

A sala para a cirurgia da mão inclui uma mesa cirúrgica com apoio para o braço ou mão fazendo aproximadamente um ângulo de 90° com o corpo, o foco cirúrgico, um torniquete pneumático de braço e assentos móveis em ambos os lados do membro. Deve haver também um lugar para armazenar os agentes anestésicos e materiais estéreis, tais como luvas, gorros, seringas, agulhas e cânulas. As agulhas mais comumente usadas são de 1,5 cm e 3,8 cm de extensão e calibre 22 ou 25. As seringas necessárias são de 5 cm^3, 10 cm^3, 20 cm^3, e 50 cm^3.

TABELA 2-2. CARACTERÍSTICAS DAS DROGAS ANESTÉSICAS COMUMENTE USADAS

Nome genérico (Nome comercial)	*Concentrações (mg%)* Infiltração	*Concentrações (mg%)* Bloqueio nervoso	*Dose máxima[a] (mg/kg)*	*Duração aproximada (h)*
Procaína (Novocaína)	0,75	1,5-3,0	10-14	0,75-1,50
Cloroprocaína (Nesacaína)	0,75	1,5-3,0	12-15	Curta ação
Lidocaína (Xilocaína)	0,50	1,0-2,0	8-11	1,5-3,0
Mepivacaína (Carbocaína)	0,50	1,0-2,0	8-11	Média duração
Tetracaína (Pontocaína)	0,05	0,15-0,20	2	
Bupivacaína (Marcaína)	0,25	0,25-0,50	2,5-3,5	3,0-10,0
Etidocaína (Duranest)	0,50	0,5-1,0	4,0-5,5	Longa ação
Ropivacaína (Naropin)	0,25	0,25-0,50	2,5-3,5	

[a]Dose mais alta com o uso de epinefrina a 1:200.000.

BLOQUEIOS ESPECÍFICOS

Bloqueio Axilar

A técnica mais comum para produzir a anestesia regional da extremidade superior é o bloqueio axilar, que bloqueia os nervos principais ao nível do terço distal da artéria axilar. A artéria e os nervos principais são superficiais, permitindo uma anestesia consistente da extremidade com a infiltração do agente anestésico.

Anatomia

Ao nível do terço distal da artéria axilar, as ramificações do plexo braquial formam três nervos maiores. Usando a artéria axilar como ponto de referência da área imediatamente abaixo da dobra do ombro no lado medial do úmero, o nervo mediano situa-se anterior e superficialmente, o nervo ulnar situa-se posterior e superficialmente e o nervo radial situa-se em profundidade (Figura 2-1). A artéria e a veia são fechadas em suas próprias subdivisões do revestimento fascial, o qual envolve inteiramente o plexo braquial. Os nervos axilares e musculocutâneos emergem do plexo ao nível do processo coracóide, e não são rotineiramente anestesiados durante a realização do bloqueio axilar.

Técnica

A descrição original da técnica do bloqueio axilar foi feita por Hirshel em 1911. Subseqüentemente a isso, todas as técnicas foram realizadas com o braço em abdução de 90°, com o úmero localizado numa posição de pequena rotação externa.

As técnicas mais comuns são a técnica de punção arterial; a técnica de parestesia; e a técnica perivascular, que é a técnica de infiltração acima e abaixo da artéria sem puncionar a artéria ou produzir parestesias.

Uma vez que os nervos a serem anestesiados situam-se ao redor da artéria axilar, foi desenvolvida uma técnica na qual punciona-se deliberadamente a artéria com uma agulha de calibre 22 enquanto se aspira o sangue com a seringa. A agulha é avançada através da artéria, e a injeção é realizada somente quando não se pode aspirar mais sangue. Nesse ponto, 40 a 50 ml de lidocaína ou bupivacaína são injetados dentro da bainha que envolve o plexo. É imperativo manter pressão digital na área da punção arterial para prevenir a formação de hematomas, os quais, se presentes, podem interferir com a produção de um bloqueio satisfatório.

Na técnica de parestesia, a agulha é usada para explorar a região justa-anterior e justaposterior à artéria axilar. É relativamente fácil produzir parestesias dos nervos mediano e ulnar, visto que eles são superficiais, mas é mais difícil produzir parestesias do nervo radial. Após as parestesias serem percebidas, aproximadamente 10 ml de agente anestésico local são injetados em torno de cada nervo.

Atualmente, a técnica mais comum para se obter um bloqueio axilar é a abordagem perivascular (Figura 2-2). Nesse método, a penetração da bainha axilar através da injeção da agulha é notada quando um clique é sentido justamente acima e justamente abaixo da artéria. Aproximada-

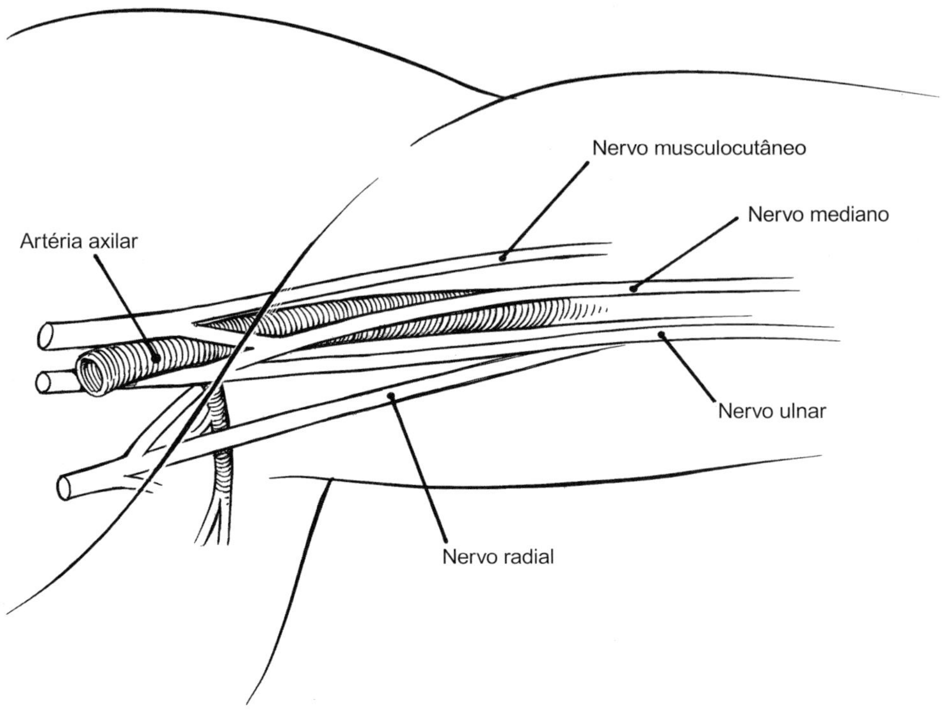

Figura 2-1. Bloqueio axilar. Os nervos mediano, ulnar e radial podem ser localizados usando-se a artéria axilar como ponto de referência na área imediatamente abaixo da dobra do ombro no lado medial do úmero.

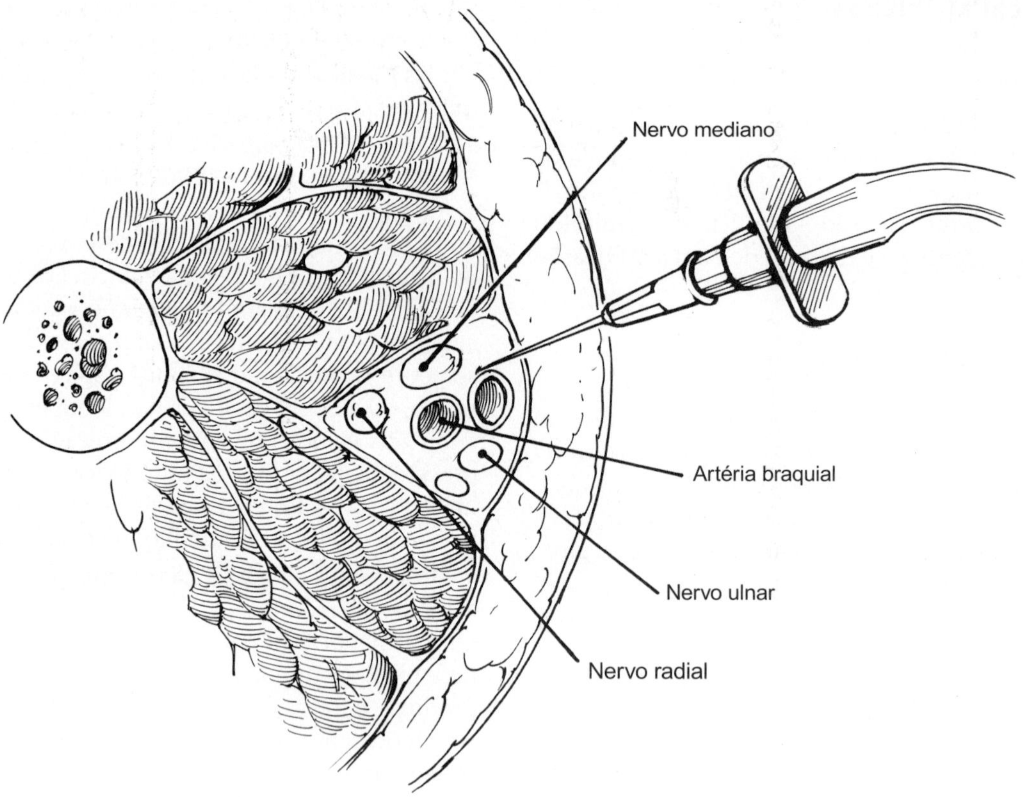

Figura 2-2. Técnica de bloqueio axilar: abordagem perivascular. Injeção de agente anestésico dentro do revestimento acima e em seguida abaixo da artéria axilar.

mente 40 ml de agente anestésico são injetados dentro da bainha, e novamente é aplicada pressão digital após a conclusão da injeção. Então o braço é aduzido, e essa manobra, aliada à pressão digital, promove a migração central e proximal da solução anestésica. Esse bloqueio é relativamente simples e é facilmente obtido com a experiência.

Precauções

A técnica não pode ser usada quando não é possível abduzir o braço. Quando se usa a técnica de parestesia, existe a preocupação a respeito da neurite em seguida à injeção, especialmente quando a epinefrina é adicionada ao anestésico local.

Com essas considerações em mente, o bloqueio axilar continua sendo a técnica de escolha para a anestesia regional das extremidades superiores.

BLOQUEIOS EM TORNO DO COTOVELO

Os bloqueios em torno do cotovelo não são freqüentemente realizados, uma vez que existe uma significativa justaposição da distribuição dos nervos ulnar, mediano e radial, e a variação dessa distribuição necessita de múltiplos bloqueios. Por essa razão, em vez de realizar os bloqueios múltiplos ao nível do cotovelo, é mais fácil conseguir uma anestesia do braço completo com um bloqueio axilar.

Talvez o bloqueio mais útil em torno do cotovelo é o bloqueio do nervo ulnar quando existe uma necessidade de manipular o 5º dedo. Os bloqueios individuais dos nervos do cotovelo são mais freqüentemente usados para complementar um bloqueio axilar. Finalmente, o diagnóstico dos bloqueios nervosos do cotovelo são úteis na avaliação das lesões patológicas dos nervos, tais como neuromas, ou para investigar síndromes de dor do antebraço, pulso e mão.

Bloqueio do Nervo Ulnar

Técnica

O nervo ulnar passa da região posterior do braço para a região anterior do antebraço pelo cotovelo, e, ao fazê-lo, atravessa o sulco entre o olécrano e o epicôndilo medial. Ele pode ser facimente palpado nesse nível, e é facilmente anestesiado com a colocação de 5 ml de lidocaína a 2% administrada através de uma agulha de 1,5 cm, de calibre 25.

Precauções

É imperativo evitar a injeção do anestésico local diretamente dentro do nervo ulnar, que é bastente superficial.

Bloqueio do Nervo Mediano

Técnica

O nervo mediano é póstero-medial à artéria braquial justamente acima da dobra da flexão do cotovelo. O nervo é prontamente bloqueado com a injeção de 5 ml de lidocaína a 2% medialmente à artéria, no nível paralelo a uma linha desenhada entre os dois côndilos. As parestesias podem ser produzidas antes da injeção do anestésico local.

Bloqueio do Nervo Radial

Técnica

O nervo radial percorre a face lateral da parte superior do braço no intervalo entre os músculos braquial e braquiorradial. O nervo é bloqueado numa largura de dois dedos acima desse intervalo, usando-se uma agulha de 3,8 cm e calibre 25. As parestesias devem ser identificadas, e, uma vez obtidas, é feita a infusão de 5 a 10 ml de lidocaína a 2%.

Os nervos cutâneo antebraquial medial e lateral (CAM e CAL) podem ser bloqueados distalmente ao cotovelo. O primeiro (CAM) percorre lateralmente a veia basílica medial, e o último (CAL) percorre medialmente a veia cefálica. Aproximadamente 3 a 5 ml de anestésico local podem ser injetados nessa localização, ou, alternativamente, um anel de anestésico local subcutâneo pode ser injetado distal à dobra de flexão do cotovelo.

BLOQUEIOS DO PUNHO

Os bloqueios do punho são muito úteis e freqüentemente usados em cirurgia da mão. Eles são seguros, bem tolerados pelo paciente e de realização simples.

Bloqueio do Nervo Mediano

Anatomia

A anestesia do nervo mediano é essencial na realização da liberação do túnel do carpo. O nervo é facialmente acessível para a infiltração do anestésico local, seja lidocaína ou bupivacaína.

O nervo é derivado do feixe medial do plexo braquial. Ele percorre a face anterior do braço e, em seguida, o plano

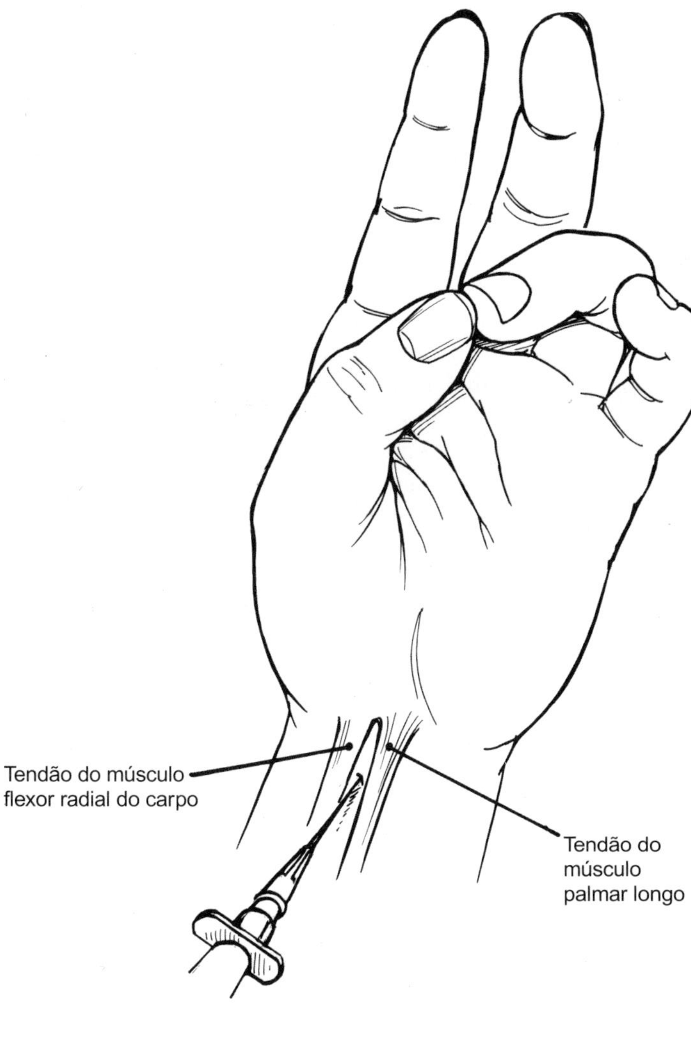

Figura 2-3. Bloqueio do nervo mediano. Injeção de anestésico local ao longo do nervo, lateralmente ao tendão do músculo palmar longo.

entre o flexor superficial dos dedos e o flexor profundo dos dedos, na parte superior do antebraço. Aproximadamente no terço distal do antebraço, o nervo torna-se relativamente superficial. Justamente acima da dobra da flexão do punho, ele aloja-se numa posição entre o flexor radial do carpo (FRC) e o palmar longo (PL). Nesse nível, ele pode ser anestesiado pela infiltração de anestésico local.

Técnica

Rotineiramente, pede-se ao paciente que confronte a ponta do dedo anular com a ponta do dedo polegar. Isso possibilita a localização cuidadosa e precisa do tendão do PL. O tendão do PL situa-se no lado ulnar do nervo mediano. O anestésico local pode ser injetado lateralmente a esse ponto de referência, ao longo do nervo (Figura 2-3). Uma injeção ao nervo no nível do túnel do carpo também pode ser realizada (Figura 2-4). Uma solução de lidocaína a 2% é habitualmente usada. A ramificação cutânea palmar do nervo mediano começa aproximadamente 6 cm proximal à dobra da flexão do punho, no lado radial do nervo. Essa ramificação também pode ser anestesiada com a infiltração do anestésico local na prega proximal à dobra de flexão do punho. Uma agulha de 4 cm e calibre 25 é inserida entre os tendões do FRC e o PL, usando-se uma solução de lidocaína a 2% sem epinefrina (Figura 2-3). Ao primeiro sinal de parestesia, 5 ml de anestésico local são lentamente injetados. É imperativo não injetar o anestésico local diretamente no nervo, mas preferivelmente ao redor dele. Essa infiltração produz a anestesia do próprio nervo mediano e do feixe do cutâneo palmar, com uma duração de aproximadamente 2 horas. Se um efeito prolongado é desejado, o cirurgião pode infiltrar bupivacaína na região.

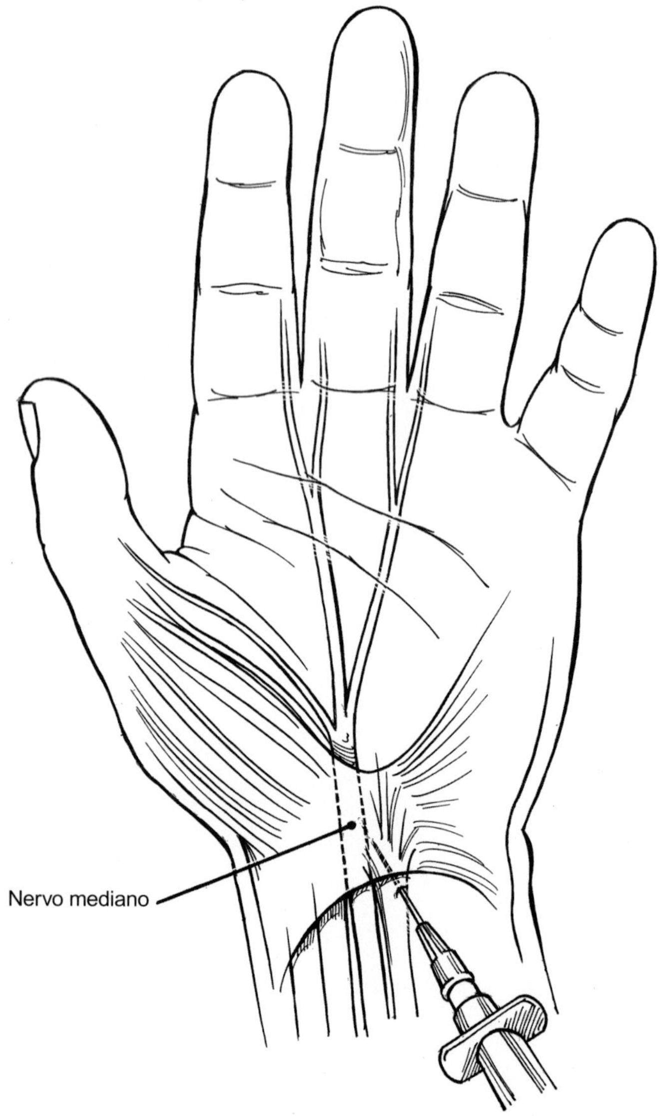

Figura 2-4. Bloqueio do nervo mediano. Injeção do anestésico local no túnel do carpo com penetração ulnar ao tendão do músculo palmar longo.

Bloqueio do Nervo Ulnar

Anatomia

O nervo ulnar é também superficial na sua posição: situa-se lateralmente ao tendão do flexor ulnar do carpo, o qual se insere dentro do osso pisiforme (Figura 2-5). O osso pisiforme é facilmente palpado no punho. A artéria ulnar situa-se lateralmente ao nervo ulnar (Figura 2-5), e o cirurgião *não deve injetar* anestesia local dentro da artéria. A ramificação sensorial dorsal do nervo ulnar sai 6 cm proximal ao punho, passando acima da face ulnar do antebraço.

Técnica

O osso pisiforme é palpado na face palmar do punho, e o paciente é solicitado a fletir e desviar o punho em direção à ulna, permitindo a identificação precisa do tendão do flexor ulnar do carpo (FUC). Em seguida, uma agulha de 4 cm e calibre 25, numa seringa contendo solução de lidocaína a 2%, é passada justamente na posição radial ao tendão do FUC, até as parestesias serem sentidas. Nesse ponto, a agulha é ligeramente retirada para não se injetar diretamente no nervo, e 5 ml de lidocaína são injetados lentamente (Figura 2-5). Para se obter um bloqueio da ramificação sensorial dorsal do nervo ulnar, uma dose adicional de 5 ml de lidocaína é injetada 6 cm proximal à dobra de flexão do punho nas faces dorsal e ulnar do antebraço no tecido subcutâneo.

Bloqueio do Nervo Radial

Anatomia

O nervo radial é um nervo puramente sensorial, após dar origem ao nervo interósseo posterior no antebraço proximal. Ele percorre a face volar do antebraço profundamente ao músculo braquiorradial e emerge através desse músculo, 8 a 10 cm proximal ao punho. Em seguida, passa na posição radial e dorsal 6 cm proximal à dobra de flexão do punho (Figura 2-6)

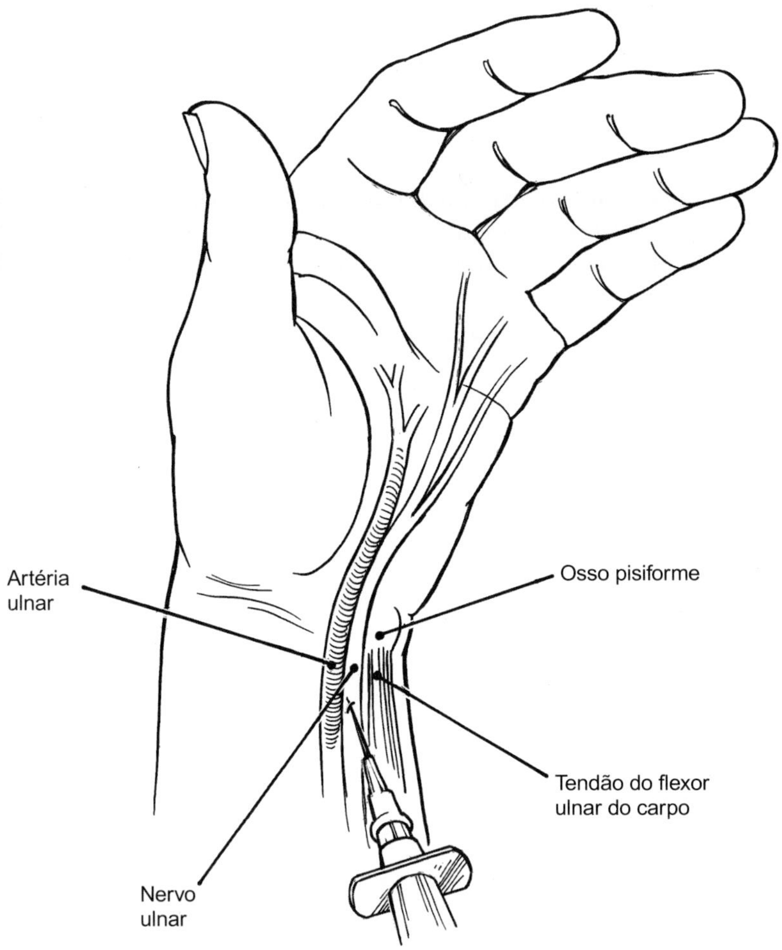

Figura 2-5. Bloqueio do nervo ulnar. Injeção proximal à dobra da flexão do punho e radial ao tendão flexor ulnar do carpo.

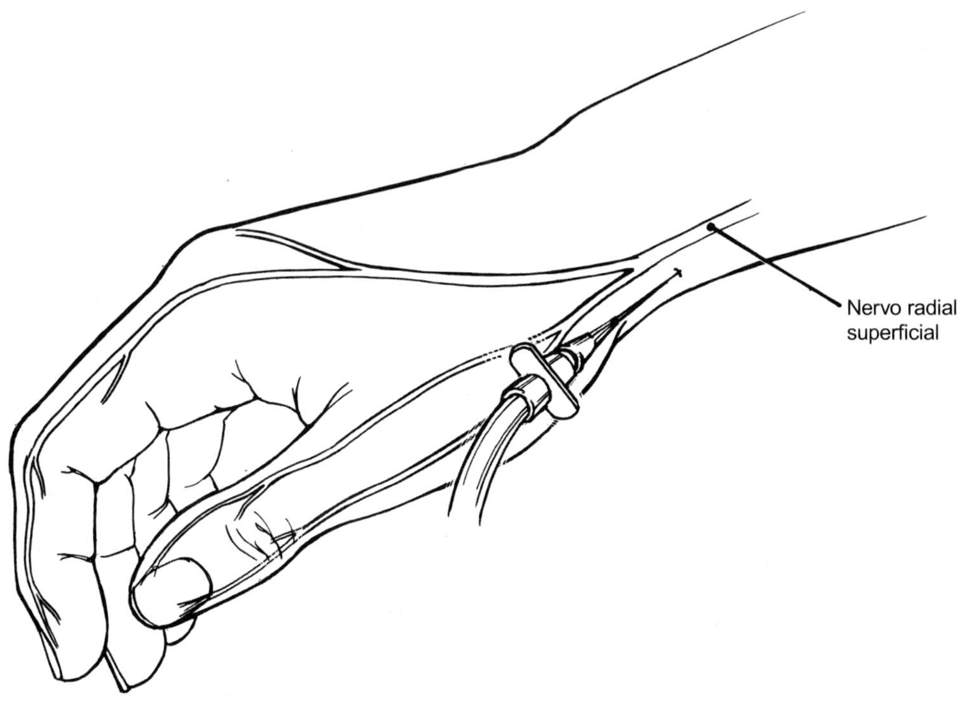

Figura 2-6. Bloqueio do nervo radial. Injeção subcutânea ao longo da face radial do antebraço 5 cm proximal à dobra da flexão do punho.

para fornecer a inervação sensorial na face dorsorradial da mão e dedos radiais (do polegar ao 4º dedo).

Técnica

O nervo radial é prontamente bloqueado no nível do punho através da infltração de 5 a 8 ml de solução de lidocaína a 2% no tecido subcutâneo, 6 cm proximal à dobra de flexão do pulso nas faces radial e dorsorradial do antebraço.

Bloqueio do Nervo Digital

Talvez o bloqueio de nervo mais freqüentemente usado para a cirurgia de mão seja o bloqueio do nervo digital. É fácil de administrar, bem tolerado pelo paciente e inestimável para muitos procedimentos de emergência realizados no dedo. É prudente *nunca* injetar agentes anestésicos locais contendo epinefrina quando se realiza esse bloqueio.

Anatomia

Cada dedo é inervado por meio de quatro ramificações de nervos. Duas destas percorrem a face palmar do dedo e são comumente denominados nervos digitais. Elas originam-se tanto do nervo mediano (polegar, indicador e dedos médios e face radial do dedo anular) como do nervo ulnar (lado ulnar do dedo anular e dedo mínimo na porção proximal da palma). As ramificações sensoriais dorsais correspondentes aos dedos originam-se tanto do nervo radial dorsal quanto do nervo ulnar dorsal (Figura 2-7).

Técnica

Há duas técnicas usadas para se realizar a anestesia dos nervos digitais oriundos tanto do nervo ulnar como do mediano.

Quando se inicia com a superfície dorsal da pele como referência, prefiro inserir uma agulha de calibre 25 ao nível da prega interdigital, a dois terços do caminho em direção à palma. A agulha é inserida aproximadamente a 2 cm de profundidade, e 3 a 4 ml de lidocaína a 2% são injetadas (Figura 2-8A). A mesma manobra é realizada no lado contralateral do dedo. Em seguida, mais anestésico local é injetado no subcutâneo acima do dorso da base do dedo, desde o local da primeira injeção até o local da segunda injeção (Figura 2-8B).

Uma alternativa para se injetar ao nível da prega interdigital a fim de se realizar um bloqueio dos nervos digitais é começar a injeção no dorso da mão, na parte distal da mão no nível correspondente à dobra palmar distal em qualquer lado do raio metacárpico. Uma agulha de 4 cm e calibre 25 é introduzida através da pele dorsal da mão. Uma pequena quantidade de solução de lidocaína a 2% é injetada no tecido subcutâneo, e a agulha é aprofundada em direção à pele palmar. O contato com a derme no lado palmar produzirá desconforto: nesse momento, a agulha é ligeiramente retirada, e 3 ml de solução de lidocaína são injetados em um dos lados do raio metacárpico; em seguida, o procedimento é repetido no outro lado do metacarpo. Novamente, faz-se também necessário injetar anestésico local dentro do tecido subcutâneo, sobre todo o dorso, para bloquear os nervos sensoriais dorsais.

Anestesia Regional Intravenosa

A anestesia regional intravenosa, também conhecida como bloqueio de Bier, é uma técnica muito simples, sendo cada vez mais usada para procedimentos de cirurgia de mão e para procedimentos de redução de fraturas.

Técnica

Um torniquete duplo é colocado na parte superior do braço, e cada um dos compartimentos é cuidadosamente checado. Um acesso endovenoso é obtido no braço a ser anestesiado, usando-se uma cânula plástica de intracath de calibre 20 ou 22, e cuidadosamente fixado. O braço é elevado e exsanguinado com o enfaixamento de Esmarch, da ponta dos dedos para o torniquete; essa exsanguinação deve ser completa. Após essa manobra, o torniquete proximal é inflado. Em seguida, a infusão intravenosa de lidocaína sem epinefrina é iniciada, usando-se uma solução de lidocaína a 0,5%. Uma

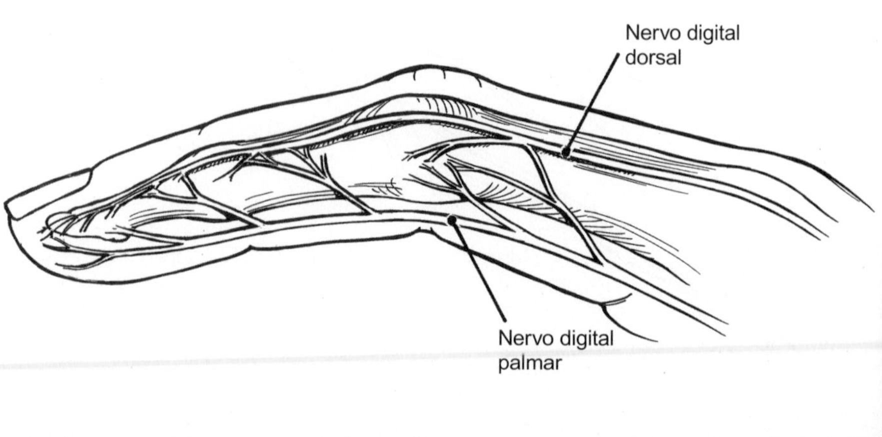

Figura 2-7. Bloqueio do nervo digital. Anatomia do nervo digital dorsal e palmar.

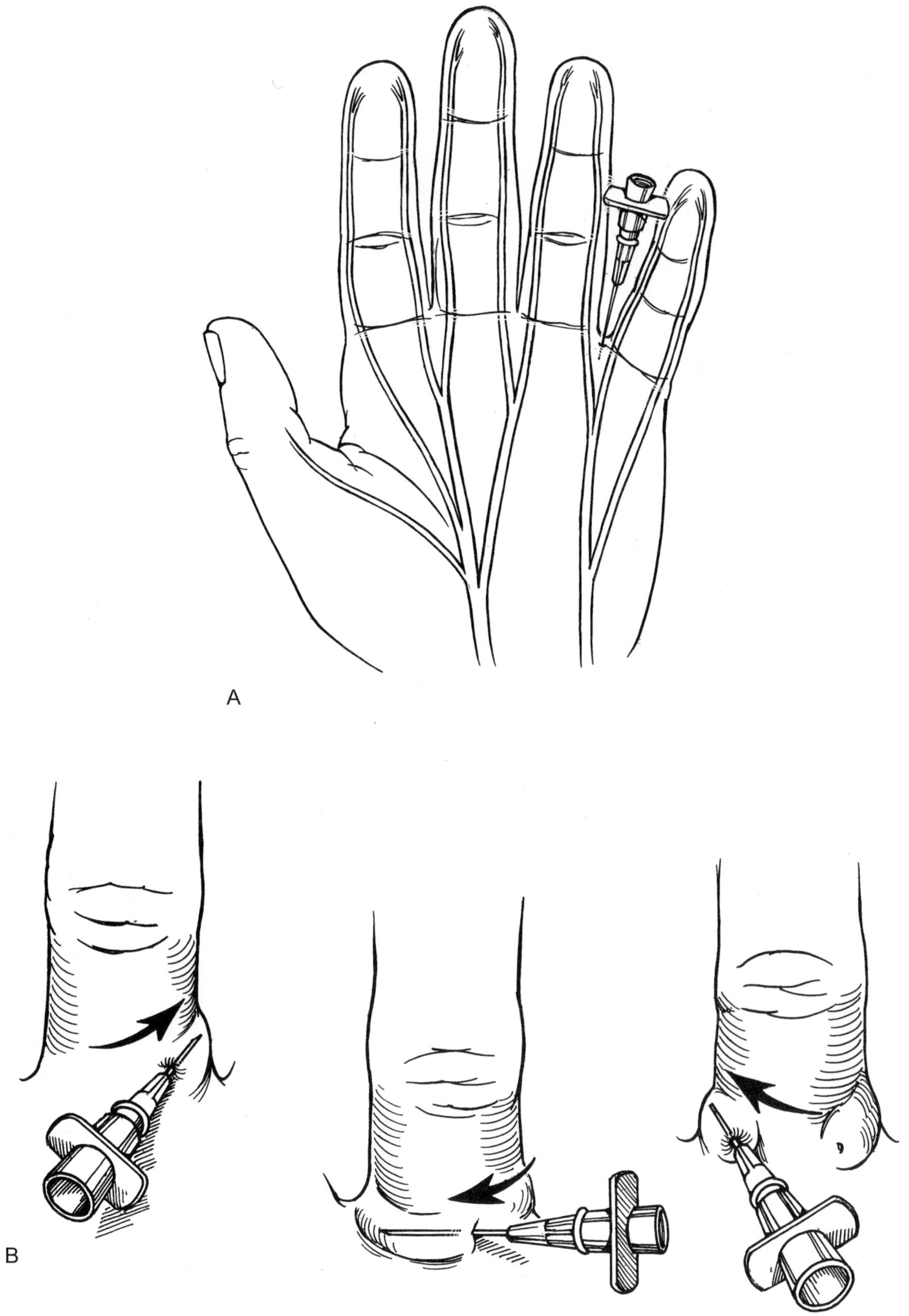

Figura 2-8. Técnica de bloqueio do nervo digital. A, uma agulha de calibre 25 é inserida. A aproximadamente dois terços do trajeto entre a prega interdigital e a palma, e 3 a 4 ml de uma solução de lidocaína são injetados. B, anestésico local adicional é injetado no subcutâneo do dorso da base do dedo, do sítio da primeira injeção para o sítio da segunda injeção.

dose de 3 mg/kg é administrada através do cateter. A anestesia da extremidade é percebida aproximadamente 4 minutos após a infusão. O torniquete proximal é mantido até o paciente sentir desconforto (usualmente 20 a 30 minutos), e em seguida o manguito distal do torniquete é inflado. O manguito proximal é desinflado quando se está absolutamente certo de que o manguito distal está estável. O manguito distal pode permanecer inflado cerca de 40 minutos sem produzir desconforto significativo.

Na conclusão do procedimento, o torniquete é liberado por curtos intervalos de aproximadamente 15 segundos, e em seguida inflado novamente. Esse procedimento é repetido quatro vezes se o procedimento foi menor do que 10 minutos de duração, três vezes se o procedimento foi menor do que 20 minutos e duas vezes se foi menor do que 40 minutos de duração. Isso previne que um grande volume de lidocaína entre na circulação do paciente. Cinqüenta por cento do anestésico local é ainda retido nos tecidos por 30 minutos. Se uma anestesia adicional for necessária dentro dos 30 minutos após a deflação do torniquete, pode-se administrar lidocaína adicional na metade da dose original.

As vantagens deste procedimento são ser muito mais fácil de se realizar e ser mais seguro e efetivo para os pacientes cirúrgicos ambulatoriais. O rápido retorno da função motora ocorre após a retirada do torniquete, possibilitando ao cirurgião avaliar os movimentos das articulações e tendões em caso de tenólise.

As desvantagens dessa técnica incluem potencial dor causada pelo torniquete, especialmente se o procedimento durar mais de uma hora. Outros problemas potenciais incluem a deficiência de anestesia após a deflação do manguito, deficiência do relaxamento muscular, problemas de equipamento e problemas com a retirada do torniquete.

Anestesia de Bloqueio de Campo

Esse tipo de anestesia tem aplicação limitada na cirurgia de mão, mas é valioso para certos procedimentos, incluindo a liberação do túnel do carpo, a liberação do dedo em gatilho e a retirada do compartimento do segundo extensor na tenossinovite de de Quervain. Para a cirurgia dessas três condições, uma anestesia do tipo bloqueio de campo é efetiva e facilita a recuperação rápida quando esses procedimentos são realizados sob sedação.

Anatomia

A liberação do túnel do carpo é realizada fazendo-se uma incisão ulnar e paralela à dobra a flexão tenar. O ligamento transverso do carpo é liberado do arco palmar superficial para o ligamento volar do carpo. A incisão característica varia de 3 a 5 cm de comprimento.

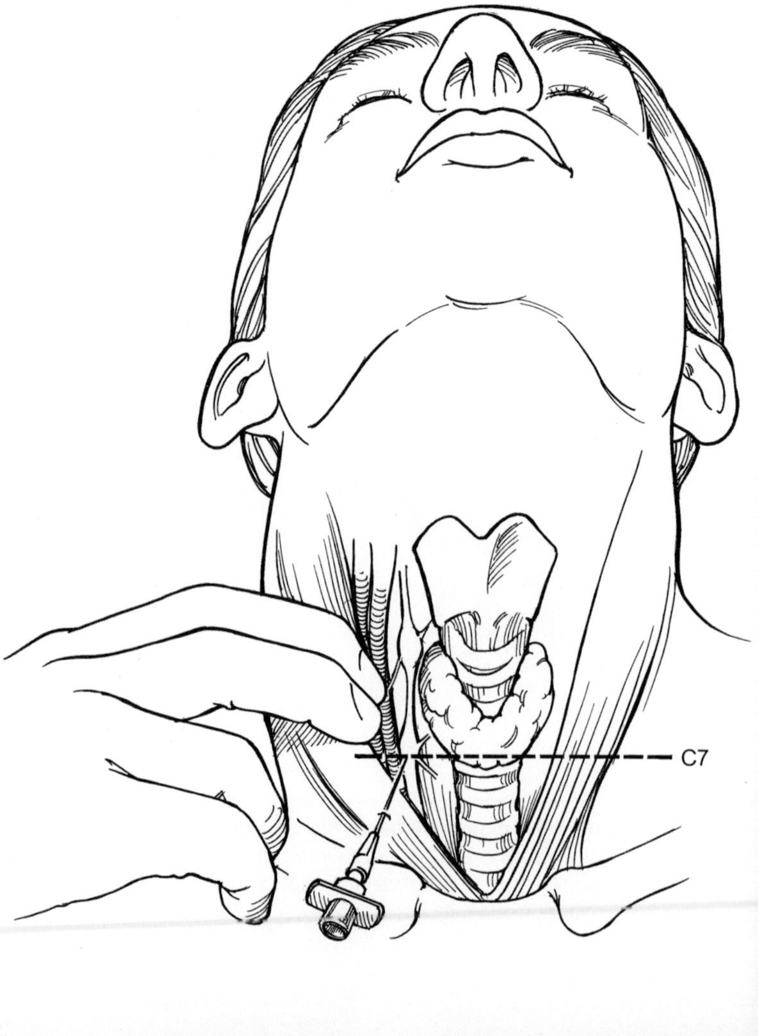

Figura 2-9. Bloqueio do gânglio estrelado. Uma agulha de calibre 22 e 3,8 cm é inserida dois dedos acima e lateral à junção esternoclavicular até que o sétimo processo transverso seja contactado; a seringa é retirada 2 mm, e 10 a 15 ml de lidocaína a 1% são injetados.

Técnica

Usando-se lidocaína a 1% sem epinefrina, injetam-se 2 ml proximalmente à dobra da flexão do punho após a administração de sedação intravenosa. Em seguida, mais 8 ml de lidocaína a 1% são injetados no tecido celular subcutâneo, tanto imediatamente abaixo da derme como imediatamente acima da fáscia palmar na linha da incisão planejada. Isso proporciona uma excelente anestesia da mão, e a operação pode ser realizada com a assistência de um torniquete no antebraço ou no braço.

Bloqueio do Gânglio Estrelado

Esse é um bloqueio especial projetado para interromper a inervação simpática da extremidade, o qual é usado para tratar as fases precoces de uma síndrome da dor reflexa. Isso pode ser útil no tratamento da distrofia dos reflexos simpáticos. Se o bloqueio inicial é bem-sucedido, bloqueios repetidos provavelmente serão também bem-sucedidos.

Técnica

A técnica mais comumente usada é a abordagem paratraqueal, na qual o paciente é colocado na posição supina. A junção esternoclavicular é palpada e o músculo esternocleidomastóideo é deslocado lateralmente. Uma agulha de 4 cm e calibre 22 é inserida dois dedos acima e lateralmente à junção do esternocleidomastóideo, até o sétimo processo transverso ser contactado (Figura 2-9). Após a aspiração, a seringa é retirada 2 mm, e 10 a 15 ml de solução de lidocaína a 1% são injetados. O desenvolvimento da síndrome de Horner é observado dentro de poucos minutos. O aumento da temperatura da pele e a ausência de edema são evidências de que o estímulo simpático foi bloqueado.

CURATIVOS

Não são necessários curativos especiais. Contudo, gazes estéreis devem estar disponíveis para manter a pressão no sítio da infiltração ou infusão anestésica local.

ASPECTOS PARTICULARES DOS CUIDADOS PÓS-OPERATÓRIOS

A realização da cirurgia sob anestesia regional resulta rotineiramente num rápido retorno da função motora e sensorial da mão. Esse tipo de anestesia não interfere com nenhum tipo de curativo ou tala necessária, com o posicionamento do braço e da mão ou com terapia subseqüente.

ADVERTÊNCIAS

A utilização dessa forma de anestesia requer conhecimento da anatomia e experiência em realizar os respectivos bloqueios. Essas habilidades são adquiridas durante o treinamento dos cirurgiões de mão.

Leituras Selecionadas

Adams JP, Dealy EJ, Kenmore PI. Intravenous regional anesthesia in hand surgery. *J Bone Joint Surg* 1964;46A:811-816.

Adrani J. *Nerve Blocks: A Manual of Regional Anesthesia for Practitioners of Medicine.* Springfield, IL: Charles C Thomas, 1954.

Bier A. Über einen leg local Anesthetic in den Gleidmassen zu erzeugen. *Arch Klin Chir* 1908;86:1007-1016.

Graham WP III. Intravenous regional anesthesia for outpatient operations on the upper extremity. 1970; *Industrial Med* 39:213-214.

Winnie AP. Ramamurthy S, Durrani Z. Diagnostic and therapeutic nerve blocks: recent advances in techniques. In: Bonica JJ, ed. *Advances in Neurology.* Vol 4. New York: Raven Press, 1974.

Winnie AP, Tay CH, Patel KP, et al. Pharmacokinetics of local anesthetics during plexus blocks. *Anesth Analg* 1977;56:852-861.

Ramamurthy S, Hickey R. Anesthesia. In: Green DP, ed. *Operative Hand Surgery.* New York: Churchill Livingstone, 1993.

Capítulo

3

Fechamento das Feridas

Thomas J. Francel

A cirurgia plástica e reconstrutiva empenha-se em obter o fechamento primário da ferida como uma conseqüência de todas as cirurgias. O sucesso da cicatrização de uma ferida depende da avaliação cuidadosa do defeito, do planejamento correto do fechamento da ferida, da escolha ideal da área doadora, do sucesso das técnicas cirúrgicas para se obter o fechamento primário e dos cuidados pós-operatórios. O planejamento deve levar em consideração a viabilidade do tecido, sendo necessário conhecimento profundo das indicações e contra-indicações das intervenções cirúrgicas propostas. As feridas crônicas devem ser transformadas em feridas cirúrgicas agudas sempre que tecnicamente possível. Todos os tecidos contaminados, gravemente lesados, ou os tecidos desvitalizados, devem ser excisados até o nível onde haja tecidos saudáveis e bem irrigados, que possibilitem a cicatrização primária. A atenção cuidadosa para os detalhes deverá resultar em uma ferida cicatrizada, mesmo nas situações mais difíceis.

AVALIAÇÃO DO DEFEITO

A avaliação inicial da ferida requer determinações objetivas, bem como subjetivas. Os registros objetivos incluem a largura, o comprimento e a profundidade da ferida. A exposição das estruturas vitais ou áreas fibrosadas são dados importantes para se obter, e a documentação da localização exata da ferida ajuda a determinar as opções de reconstrução. Os sinais sistêmicos de envolvimento (p. ex., aumento da temperatura corporal, contagem de leucócitos no sangue, velocidade de hemossedimentação) ou evidência de contaminação bacteriana local (resultados de culturas positivas) podem demandar adiamento na intervenção a fim de diminuir as complicações.

Os dados subjetivos incluem a secreção oriunda da ferida (p. ex., secreção fina ou espessa), envolvimento de tecidos locais (p. ex., enduração, eritema, edema, dermatite), sinais distantes (p. ex., linfangite, linfedema ou linfadenopatia). A secreção da ferida deve ser cuidadosamente inspecionada objetivando sinais característicos (p. ex., a supuração esverdeada de odor adocicado na infecção por *Pseudomonas,* ou a secreção aquosa e fina da contaminação crônica estafilocócica), os quais podem impedir a cicatrização adequado da ferida.

INDICAÇÕES PARA O FECHAMENTO CIRÚRGICO

Se o ambiente local é adequado (*i. e.*, todos os tecidos mortos podem ser removidos, a infecção controlada, a enduração resolvida e o eritema corrigido), o fechamento da ferida é indicado. A correção dos sinais sistêmicos de infecção e da desnutrição aumentará as chances de sucesso do fechamento. O planejamento exato e preciso é necessário para se obter uma ferida fechada. Uma simples pérola: o fechamento completo da ferida deve acontecer no seu modo mais simples e apropriado para as condições específicas do defeito.

As soluções antibióticas aplicadas sob pressão (SACP) devem ser generosamente usadas quando se considera o fechamento de feridas (agudas ou crônicas). A técnica pode ser tão simples como uma irrigação de antibiótico com uma seringa ou cateter ou pode requerer sistemas mais avançados comumente utilizados em salas de cirurgia. Esse tipo de irrigação tem sido o método de maior sucesso para reduzir a quantidade de bactérias antes do fechamento definitivo da ferida. A vancomicina (1 g/l) é a escolha do autor para a irrigação antibiótica. A seleção do antibiótico depende da contaminação bacteriana (p. ex., a canamicina é usada para a contaminação com gram-negativos). A terapêutica antibiótica intravenosa peri-operatória diminuirá também as complicações do fechamento cirúrgico da ferida.

Fechamento Primário Tardio

O fechamento primário tardio pode ser tentado se os tecidos locais forem flexíveis e abundantes. Essas técnicas não devem ser utilizadas com tecidos lesados por radioterapia. A vantagem dessa técnica é o uso de tecido similar sem cicatriz adicional. Tecnicamente, isso é realizado pela excisão de todo tecido de granulação para diminuir a contaminação. O tecido de granulação pode ser visualizado pela colocação de azul de metileno na cavidade ou com o uso de uma mistura de peróxido e azul de metileno para permitir o tingimento de todas as frestas. A remoção completa de todos os tecidos corados reduz com sucesso a colonização bacteriana da ferida.

As superfícies da ferida são suturadas para se obter cicatrização primária entre tecidos viáveis e bem irrigados (Figura 3-1). Se a liberação local do tecido é realizada para aliviar a tensão, drenos a vácuo devem ser colocados (Figura 3-2). O fechamento primário tardio pode ser uma das poucas indicações para a expansão tecidual intra-operatória. Uma vez que a ferida inicial é pequena e os tecidos locais são flexíveis, a tração e o relaxamento intermitentes podem ser usados para fechar o defeito. Essa técnica é ideal para o fechamento de incisões de fasciotomia por causa da diminuição progressiva do edema na extremidade.

Enxertos de Pele

Se a deformidade é muito grande para o fechamento primário após o debridamento, e se não existem deformidades no contorno, o enxerto de pele pode ser usado para se reparar a ferida (Figura 3-3). O tecido de granulação é curetado para diminuir a colonização, e um enxerto de pele de espessura parcial é retirado. O mesmo deve ser fenestrado e não-expandido se uma grande quantidade de fluido for esperada no leito da ferida. Enxertos de pele de espessura total são indicados para a cabeça e pescoço e sobre as articulações para diminuir contraturas e manter a flexibilidade aos movimentos. O enxerto de pele deve também ser considerado quando for necessário fechar uma ferida antes de uma cirurgia secundária para corrigir a deformidade de contorno (p. ex., expansão do tecido).

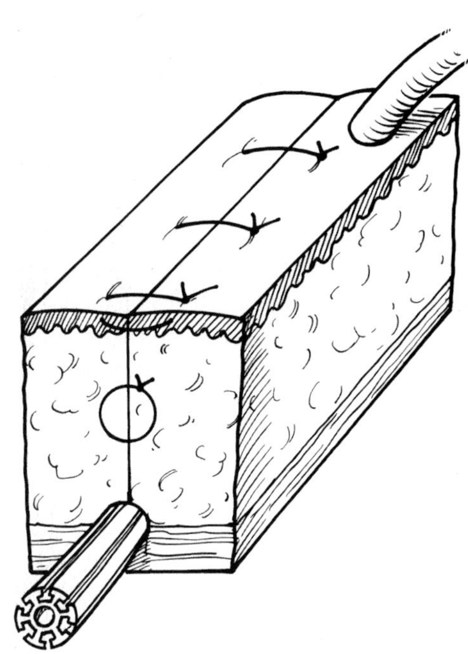

Figura 3-2. Liberações amplas são necessárias para se obter fechamento primário em defeitos maiores. Nesses casos, a drenagem a vácuo é a opção do autor.

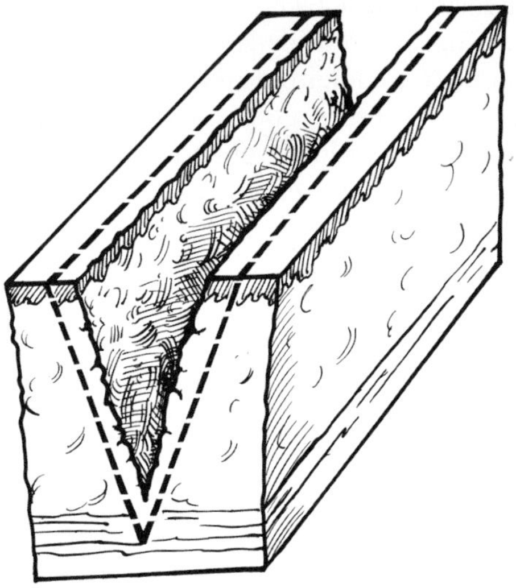

Figura 3-1. O fechamento primário da ferida aguda envolve incisões para remover o tecido contaminado ou desvitalizado e o fechamento por planos.

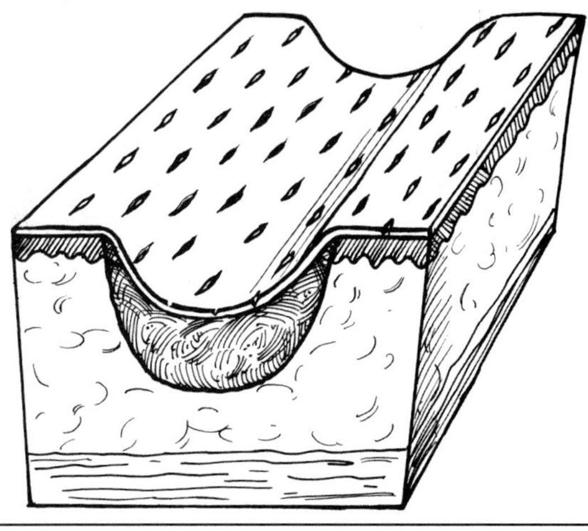

Figura 3-3. A cicatrização secundária de algumas feridas preenche os defeitos do contorno. A ferida pode ser fechada subseqüentemente com um enxerto de pele de espessura parcial.

CONTRA-INDICAÇÕES PARA O FECHAMENTO CIRÚRGICO DAS FERIDAS

Ignorar as contra-indicações resultará numa alta taxa de erro ou insucesso, independentemente do quão bem planejada ou precisa for a técnica cirúrgica. Essas contra-indicações podem ser processos sistêmicos ou locais e podem ser absolutas ou relativas. As contra-indicações sistêmicas tendem a ser relativas e incluem: (1) candidato à cirurgia complicado por outras doenças, (2) uso de esteróides, (3) diabetes descontrolado (níveis de glicose sangüínea acima de 250 mg/dl), (4) desnutrição (nível sérico de albumina menor do que 2,5 g/dl ou nível de transtiretina menor do que 17), (5) limitação secundária a processos neurológicos e (6) sepse. Algumas contra-indicações, tais como a sepse e a desnutrição, não devem adiar intervenções cirúrgicas se estruturas vitais estiverem expostas (p. ex., enxerto vascular artificial, mediastino), porque o adiamento da cirurgia pode ser fatal. As contra-indicações devem ser reduzidas por meio de tratamentos rápidos, e o atraso moderado da cirurgia aumentará as chances de sucesso.

As contra-indicações locais incluem: (1) presença de tecido necrótico, (2) feridas com alto grau de contaminação (contagem de bactérias maior do que 10^6/g), (3) contaminação mínima por organismos específicos (contagens de estreptococos e espécies de *Pseudomonas* de 10^3 /g), (4) infecção fúngica, (5) celulite, (6) fibrose, (7) flexibilidade diminuída do tecido e (8) ausência de resistência do tecido local. A celulite deve ser tratada com antibioticoterapia apropriada. As infecções por fungos devem ser tratadas, seja localmente (solução de nistatina ou anfotericina B), ou de forma sistêmica (anfotericina B ou fluconazol). A contaminação da ferida é melhorada com terapias locais (p. ex., sulfadiazina de prata, ácido acético, solução de Dakin, solução de iodo-povidona, irrigação com álcool, terapia com água destilada). O debridamento tópico através de curativos hidrofílicos ou o debridamento cirúrgico podem ser necessários. O tecido necrótico que permanecer na ferida deverá ser agressivamente debridado, pois tais tecidos abrigam organismos que impedem o sucesso do fechamento da ferida. A baixa flexibilidade e resistência dos tecidos são melhoradas com o adiamento e a correção do ambiente local da ferida.

Se as contra-indicações persistem, a cicatrização da ferida por segunda intenção pode resultar em uma ferida fechada. É necessário critério para conduzir a cicatrização secundária e a ferida deverá ser avaliada periodicamente para corrigir seu ambiente e melhorar o crescimento do tecido de granulação. O ressecamento da ferida deve ser evitado para impedir danos ao tecido local e o exsudato deve ser removido para controle de infecção. Isso pode ser feito com curativos simples (salinos úmido-a-úmido, salinos úmido-a-seco) ou materiais mais sofisticados (p. ex., colóides, alginato de cálcio), dependendo da ferida e da preferência do cirurgião. A contaminação da ferida pode ser reduzida pelo uso intermitente de soluções antibacterianas locais. A escolha da solução depende dos organismos infectantes, e a terapêutica deve ser prescrita pelo médico. Muitas soluções potentes (peróxido, iodo-povidona, solução de Dakin) são tão prejudiciais ao crescimento dos fibroblastos quanto a própria proliferação das bactérias. Essas soluções devem ser usadas apenas por curtos períodos para diminuir a colonização. Se não houver sucesso, deve ser iniciado um tratamento mais cuidadoso e menos tóxico aos fibroblastos (antibióticos locais, sulfadiazina de prata). Se a contaminação for leve, soluções de 0,25N são menos danosas aos fibroblastos e diminuem a contagem bacteriana local. Os equipamentos de irrigação pressurizada ou esponjas de sucção controladas também podem ser benéficos. A irrigação deve continuar até a cicatrização completa da ferida, ou até a ferida estar preparada para o fechamento definitivo.

As abrasões parciais são mais bem tratadas não-cirurgicamente. Se grandes áreas da derme são ainda viáveis, é apropriada a iniciação de antibioticoterapia tópica, permitindo que a derme restante reepitelize o defeito. Muitas abrasões profundas da face cicatrizam surpreendentemente bem sem intervenção cirúrgica, e o debridamento precoce e agressivo e os retalhos podem deixar uma grande deformidade. Se um corpo estranho está presente na ferida, a sua remoção antes da reepitelização pode eliminar marcas, assim como evitar a necessidade de abrasão secundária da derme ou excisão.

TÉCNICAS LOCAIS

Retalhos Cutâneos

A cobertura com retalhos é indicada quando existir uma deformidade de contorno e nas áreas em que a aparência cosmética é importante. Muitos retalhos cutâneos têm sido descritos e são úteis quando as deformidades envolvem pele e tecido celular subcutâneo.

Retalhos Locais ao Acaso

Os retalhos locais ao acaso são indicados para pequenos defeitos com tecidos maleáveis ao redor. A pele em boas condições e próxima à deformidade é utilizada. Se a flacidez do tecido é paralela ao defeito da ferida, um retalho de avanço pode ser realizado. Esses retalhos movem-se diretamente na direção do defeito e incluem retalhos de pedículo simples ou duplo e retalhos de avanço em VY (Figura 3-4). Quando a linha de tensão da pele é perpendicular à ferida, são nacessários retalhos de transposição. Esses retalhos giram sobre um ponto pivô no qual o raio é a linha de maior tensão. Os desenhos disponíveis incluem rotação (semicircular), transposição (retângulo, bilobar, Z-plastia) e retalhos de interpolação (frontal, ilhados).

Retalhos Maiores

Defeitos maiores necessitam de um planejamento cuidadoso para se obter cicatrização primária. Se os defeitos são grandes mas os fatores locais são favoráveis, o montante de tecido local que pode ser usado com sucesso para fechar a ferida pode ser aumentado através de um retalho de padrão

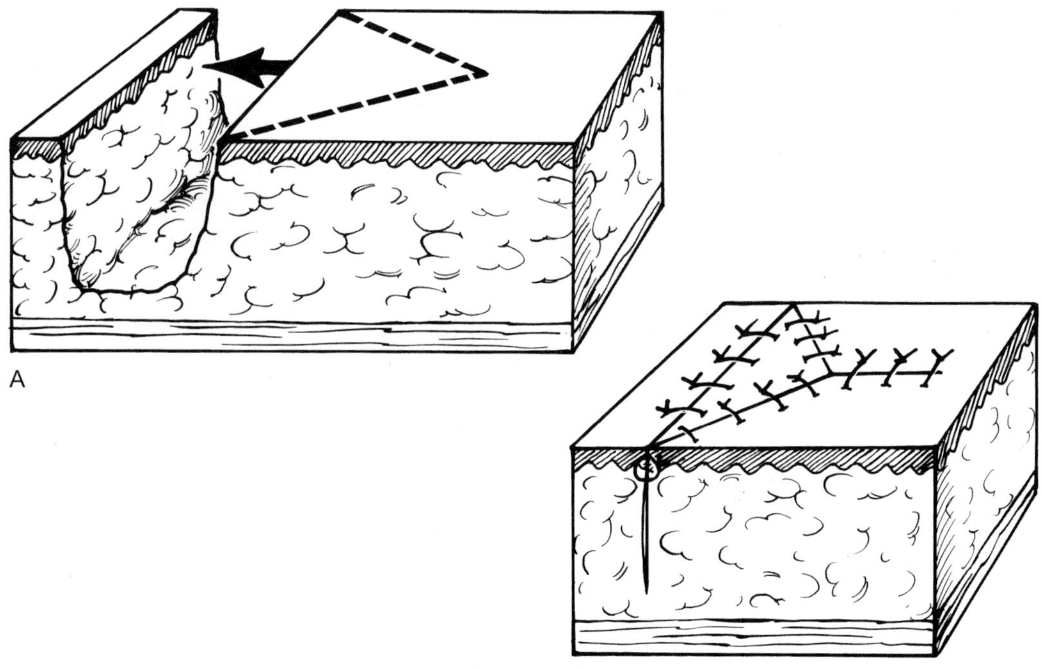

Figura 3-4. Defeitos maiores devem ser fechados ocasionalmente com um retalho local, tal como um retalho em avanço VY (A). Os retalhos em avanço VY requerem rotineiramente um fechamento em camadas (B).

axial. Os retalhos baseados em um padrão vascular axial seguem um vaso dominante, aumentando a pele disponível e o tecido mole para transferência. Tais retalhos podem tornar-se maiores através da incorporação da fáscia. Os retalhos fasciocutâneos são robustos porque utilizam o padrão longitudinal dos vasos proeminentes da fáscia profunda. Essa anatomia tem permitido que retalhos longos sejam usados, especialmente na reconstrução de extremidades, em que retalhos finos e flexíveis são uma necessidade.

Retalho Autonomizado

O retalho autonomizado é usado também para realizar retalhos mais longos com melhor circulação. A autonomização é realizada através da incisão da pele e tecido celular subcutâneo em três lados do retalho e em seguida ressuturando, com ou sem descolamento. O fenômeno da autonomização é a reação do retalho à hipóxia local, na qual os retalhos desenvolvem uma melhor circulação longitudinal. Esses retalhos são práticos somente na reconstrução de uma ferida estável crônica, porque aproximadamente 3 semanas são necessárias para completar o condicionamento hipóxico. Os retalhos fasciais requerem um tempo menor de autonomização e podem ser utilizados 10 dias após o procedimento inicial de autonomização.

Expansão Tecidual

O uso da expansão do tecido para fechamento da ferida é ideal porque substitui o defeito com tecido de textura e cor similares e minimiza a morbidade da área doadora. A expansão do tecido possibilita a criação de retalhos expandidos usando o conceito de autonomização, assim como a rica vascularização da cápsula que se desenvolve ao redor do implante. Devido a essa rica vascularização, a cápsula é usualmente mantida, se possível. Para ganho adicional na mobilidade e comprimento do retalho, pode-se realizar a capsulotomia perpendicular ao arco de rotação. Freqüentemente, uma área receptora delgada na face requer capsulectomia e adelgaçamento do retalho expandido para adequar-se à conformação da área receptora (p. ex., reconstrução da orelha).

Como todo procedimento, a expansão do tecido tem suas limitações e contra-indicações. Infelizmente, a expansão do tecido não pode ser usada em feridas contaminadas, agudas ou instáveis. As feridas devem ser estáveis e cicatrizadas, e os tecidos adjacentes, flexíveis e maleáveis. É necessário enorme colaboração do paciente. O procedimento exige no mínimo duas operações, bem como múltiplas visitas ao consultório para a expansão. O efeito emocional da imagem corporal do paciente devido à distorção excessiva não deve ser negligenciado: essa questão pode ser debilitante e pode potencialmente impedir a completa expansão.

Várias decisões devem ser tomadas quando se planeja a expansão do tecido como opção reconstrutiva, incluindo o número e o tipo (tamanho e configuração) do expansor, a escolha de dispositivos para injeção integrados ou remotos, plano de localização no tecido, o tipo e a localização das incisões. Como uma regra geral, é preferível um expansor grande a múltiplos expansores pequenos. A exceção a essa regra podem ser as expansões realizadas circunferencialmente para se obter expansão de áreas pilosas (p. ex., couro cabeludo). O tamanho do expansor tecidual deve ser estimado tendo como sua base aproximadamente duas vezes a área da superfície da deformidade. Os expansores retangulares criam a maior área da superfície disponível nos tecidos para reconstrução. Os formatos alongados são preferíveis nos defeitos de extremidades; contornos anatômicos ou arredondados são úteis na reconstrução das mamas. Os dispositivos para injeção podem ser remotos (*i. e.*, subcutâneos ou externos) ou integrados; dispositivos distantes são mais apropriados se o tecido mole que reveste o expansor for excessivo. O dispositivo pode ser colocado numa área mais delgada para evitar falhas.

Como os expansores teciduais são geralmente usados para aumentar a pele e tecido celular subcutâneo, eles são usualmente colocados na profundidade do plano subcutâneo (Figura 3-5). As exceções incluem a reconstrução da mama (abaixo do músculo peitoral maior para diminuir complicações), couro cabeludo (plano subgaleal para evitar trauma aos folículos pilosos) e extremidades (plano subfascial para criar longos retalhos fasciocutâneos). As incisões para colocação do expansor são usualmente feitas fora das margens da lesão, o que permite que a incisão seja feita na pele normal, sem violar a pele que será transferida para cobrir o defeito.

Retalhos Miocutâneos

As deformidades profundas podem necessitar do volume obtido através de retalhos miocutâneos. Além de acrescentar tecido, o músculo tem muitas outras propriedades benéficas, incluindo a maleabilidade e a capacidade de preencher

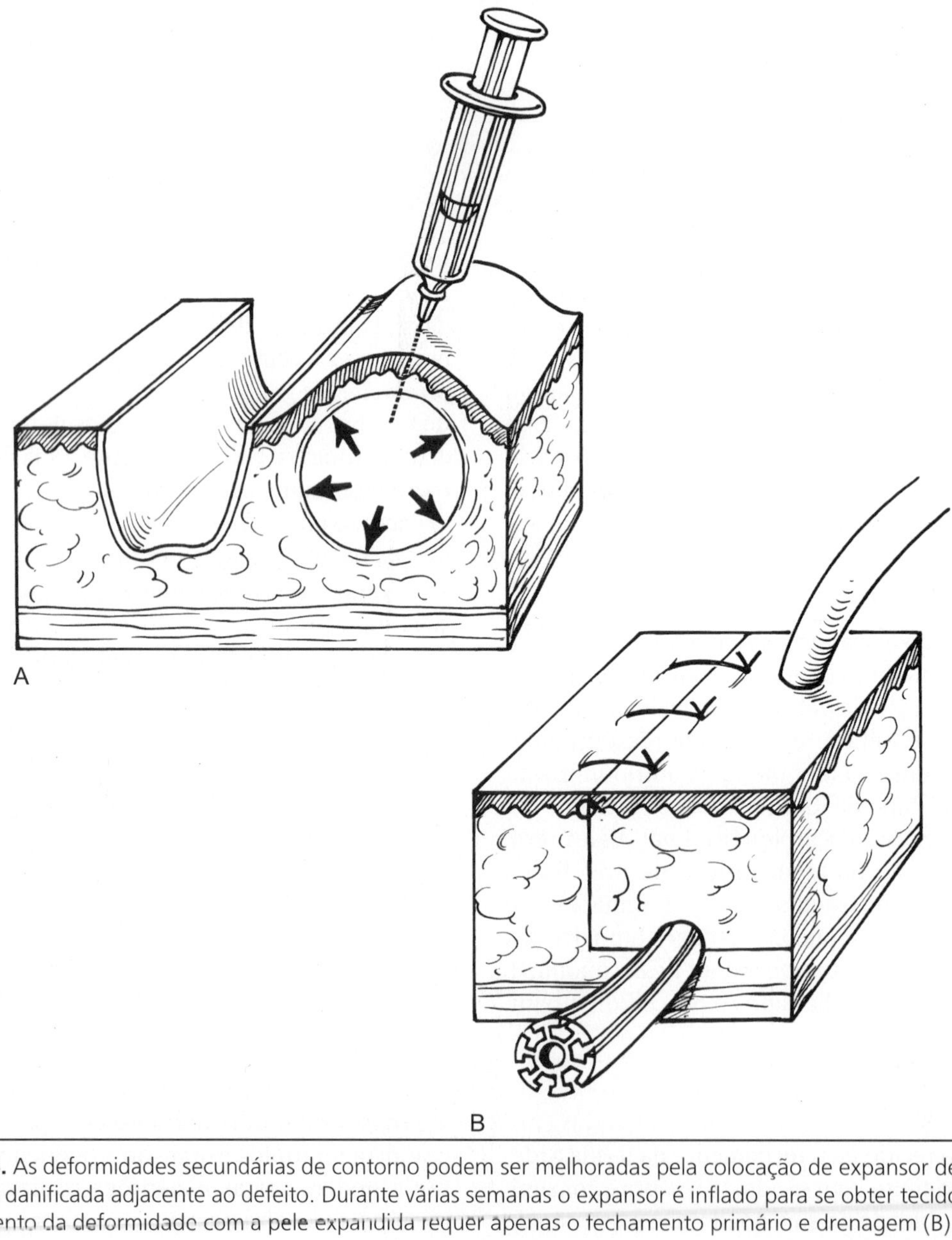

Figura 3-5. As deformidades secundárias de contorno podem ser melhoradas pela colocação de expansor de tecido sob a pele não danificada adjacente ao defeito. Durante várias semanas o expansor é inflado para se obter tecido (A). O fechamento da deformidade com a pele expandida requer apenas o fechamento primário e drenagem (B).

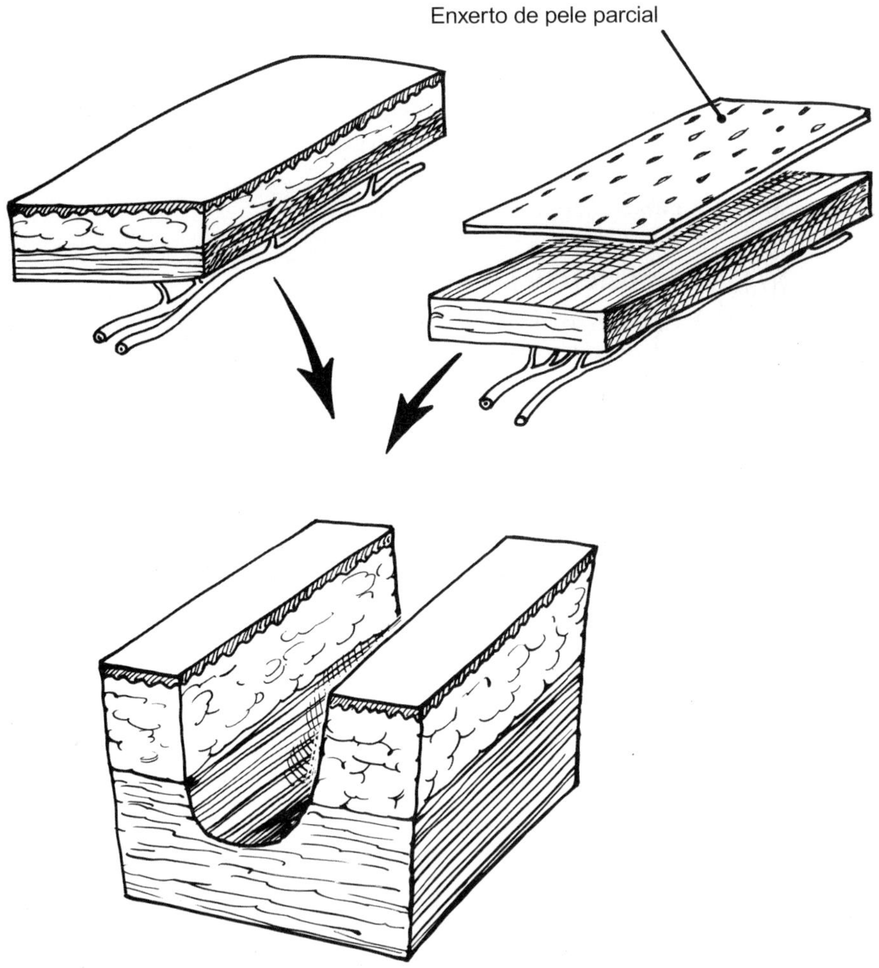

Figura 3-6. Os músculos sem pele podem também ser usados para completar outros defeitos do contorno, com a recolocação da porção cutânea através de enxerto de pele parcial.

o espaço morto dos defeitos e com contornos irregulares (Figura 3-6). O músculo também possui maior capacidade para resistir a uma ferida "não-favorável", com maior aporte de antibióticos, oxigênio e leucócitos. O omento possui também a habilidade para a angiogênese e pode ser o tecido mais apropriado para feridas graves.

Uma das vantagens de retalhos musculares é a habilidade para transferência da pele baseada em vasos perfurantes miocutâneos. Isso pode suprir as necessidades de tecido mole e ajudar na monitoração da viabilidade do retalho após a rotação. A quantidade de pele que deve ser incorporada com o músculo depende do defeito a ser coberto. Uma grande quantidade de pele pode ser conduzida com o músculo latíssimo dorsal, mas o defeito terá uma grande concavidade secundária à escassez de tecido mole. O defeito da área doadora nas costas não será tão severo se o sítio doador puder ser fechado primariamente. O uso de um enxerto de pele parcial para cobrir um retalho de músculo pode também ser benéfico se o músculo tiver volume suficiente para preencher o defeito e a incorporação de uma porção cutânea resultar em uma concavidade de má aparência. Um enxerto de pele parcial colocado sobre um retalho muscular deve cicatrizar rapidamente, devido à excelente vascularização, com rápida integração, protegendo o músculo subjacente (Figura 3-6).

Os retalhos musculares locais são disponíveis em todo o tronco e extremidades. As limitações dos retalhos de pedículos locais incluem o arco de rotação disponível, proximidade com a "zona do dano", isquemia local e tecido irradiado.

TÉCNICAS A DISTÂNCIA

Uma área doadora distante de tecido saudável pode ser utilizada se o tecido local estiver exposto a infecção, edema, trauma ou radiação. Evitar danos adicionais em uma região tecidual já deficiente, através da transferência de tecido local, é uma indicação para a utilização de tecido distante para reconstrução. Isso é especialmente válido em uma extremidade superior, onde a dissecção de um músculo pode debilitar ainda mais a extremidade.

Retalhos Pediculados

Os retalhos pediculados a distância têm sido usados especialmente na reconstrução de extremidades para evitar seu enfraquecimento ou a interferência em um suprimento vascular já limitado ou traumatizado. Os retalhos pediculados a

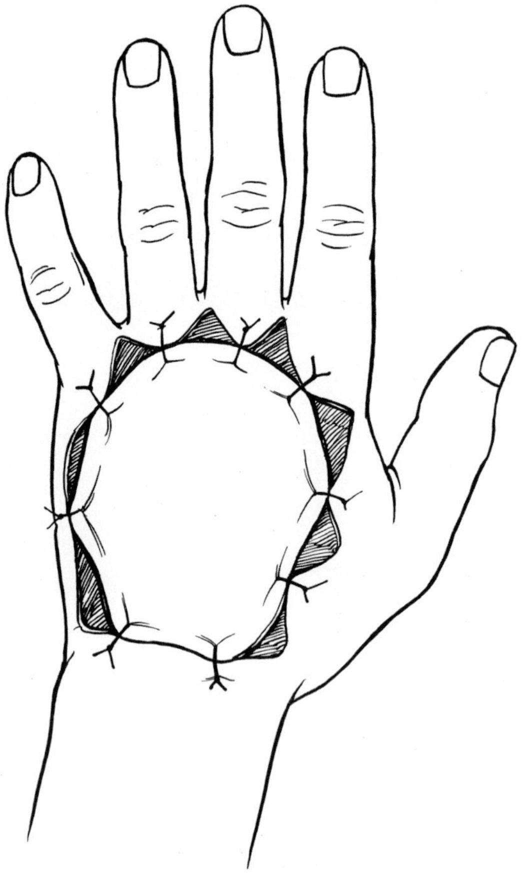

Figura 3-7. Pontos de aproximação são freqüentemente usados em retalhos para aumentar a vascularização e para criar maior área de superfície para promover a drenagem e diminuir o edema.

distância são usualmente cutâneos, porque a vascularização do músculo pode desencorajar as condições de hipóxia requeridas para a divisão segura do pedículo. Os retalhos pediculados cutâneos também podem ser bastante delgados, para corresponder aos tecidos finos das extremidades. Eles são, de uma forma usual, estabelecidos ao acaso, mas podem ter um padrão vascular axial. As regiões de retalhos distais mais freqüentemente usadas incluem o abdômen, o peito (ao caso), e a virilha, fundamentadas na artéria ilíaca circunflexa superficial (axial). A chave para o sucesso estético da reconstrução é adelgaçar o retalho para a espessura apropriada, no processo inicial do retalho. A vascularização do retalho não é interrompida se essa diminuição de volume é realizada inicialmente e não ao mesmo tempo em que a divisão do pedículo é feita. Maximizar a área da superfície na inserção através de pontos de aproximação também possibilita uma melhor revascularização (Figura 3-7).

A divisão do pedículo é usualmente realizada 3 semanas após a cirurgia inicial para possibilitar o condicionamento à hipóxia. A divisão parcial do pedículo pode ser realizada para testar a vascularização do retalho. Outros métodos para testar a circulação incluem a administração de tintura de fluoresceína (20 ml de uma solução a 5%), Doppler com imagem colorida e Doppler a *laser* com imagem colorida. A experiência do cirurgião é provavelmente o parâmetro mais importante para determinar a viabilidade do retalho no período da divisão do pedículo. Se o cirurgião pensa que a circulação pode não ser mantida, a divisão do pedículo pode ser feita em estágios ao longo de 1 semana.

Transferências de Tecidos

Com taxas de sucesso de aproximadamente 90 a 95%, as transferências microcirúrgicas de tecidos livres são freqüentemente usadas para o fechamento da ferida, em parte porque possibilitam a seleção de uma área doadora mais adequada, desprezando as limitações da rotação. Eles podem ser projetados para transferir tecidos similares (fasciocutâneos) ou aproveitar vantagens de propriedades especiais para a cicatrização da ferida (músculo, omento). A pré-fabricação pode também ser usada para se obter a maior quantidade do tecido "perfeito" a ser colocado no defeito do tecido mole. Os defeitos de ossos longos podem também ser reconstruídos por meio da transferência microcirúrgica do osso disponível (p. ex., fíbula, escápula, rádio parcial) com excelentes taxas de cicatrização comparada com os enxertos de ossos não-vascularizados (Figura 3-8).

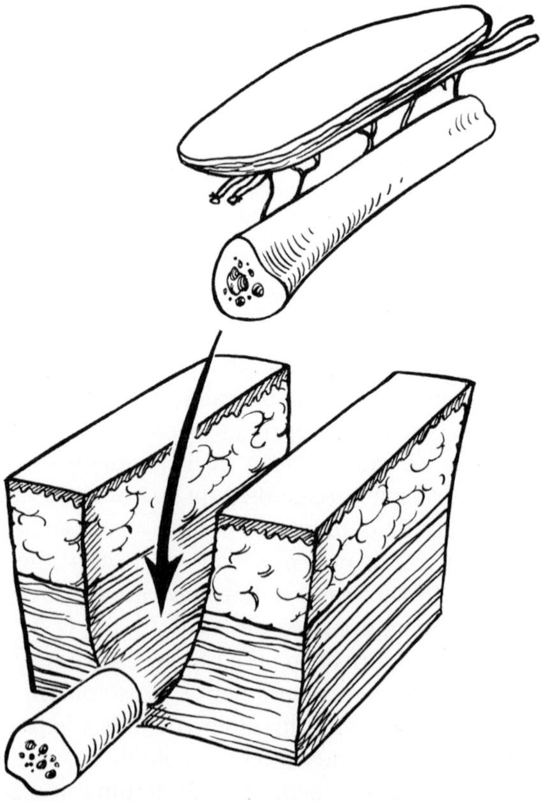

Figura 3-8. Se o osso é necessário, o retalho microcirúrgico, incluindo o osso e segmentos cutâneos, pode ser usado para reconstruir deformidades ósseas e recobrir deformidades cutâneas.

ADVERTÊNCIAS

As feridas cirúrgicas agudas bem perfundidas cicatrizam com um mínimo de complicações. Um cirurgião reparador deve realizar um debridamento agudo do defeito para favorecer fundamentalmente uma cicatrização primária, entre as margens cobertas da lesão, e o retalho interposto. As opções reconstrutivas devem sempre incluir o procedimento com a menor morbidade da área doadora que sofrerá a menor perda de tecido (tecido mole, osso) e a correção das deformidades do contorno. As contra-indicações para o fechamento da ferida cirúrgica devem ser corrigidas com cuidados locais para suprimir infecções e realizar o debridamento apropriado.

Leituras Selecionadas

Chang N, Mathes SJ. Comparison of the effect of bacterial inoculation in musculocutaneous and random pattern flaps. *Plast Reconstr Surg* 1982;70:1-10.

Ger R. The technique of muscle transposition in the operative treatment of traumatic and ulcerative lesions of the leg. *J Trauma* 1971;11:502-510.

Kamal K, Powell RJ, Sumpio BE. The pathobiology of diabetes mellitus: implications for surgeons. *J Am Coll Surg* 1996;183:271-289.

Lindsey D, Nava C, Marti M. Effectiveness of penicillin irrigation in control of infection in sutured lacerations. *J Trauma* 1982;22:186-189.

Lineaweaver W, Howard R, Soucy D, et al. Topical antimicrobial toxicity. *Arch Surg* 1985;120:267-270.

Lineaweaver W, McMorris S, Soucy D, et al. Cellular and bacterial toxicities of topical antimicrobials. *Plast Reconstr Surg* 1985;75:394-396.

Madden JE, Edlich RF, Schauerhamer R, et al. Application of fluid dynamics to surgical wound irrigation. *Curr Top Surg Res* 1971;3:85-93.

Mathes SJ, Feng LJ, Hunt TK. Coverage of the infected wound. *Ann Surg* 1983;198:420-429.

Russell RC, Graham DR, Feller AM, et al. Experimental evaluation of the antibiotic carrying capacity of a muscle flap into a fibrotic cavity. *Plast Reconstr Surg* 1988;81:162-170.

Symposium on wound management. *Surg Clin North Am,* 1984;64:623-835.

Capítulo 4

Material de Sutura

Jeffrey Friedman ◆ Scott W. Mosser

Escolher o tipo de fechamento em uma ocasião específica demanda um completo conhecimento do funcionamento dos materiais disponíveis. Ter essa apreciação da resistência e da debilidade dos vários materiais de sutura complementa também esta tarefa. O uso dos materiais de sutura para fechar várias feridas remonta a 5000 a.C., com o relato do fechamento de feridas cruentas com materiais naturais. O surgimento de materiais de sutura sintéticos nos anos 1940 e de material absorvível sintético no início dos anos 70 ofereceu uma rica expansão de opções ao especialista em fechamento de feridas. O cirurgião deve ser bem informado sobre esses materiais a fim de obter vantagens de suas diferenças específicas, uma vez que o tipo de fechamento é agora uma parte integral do procedimento como qualquer outra. Isso é ainda mais verdadeiro no campo da cirurgia plástica e reconstrutiva, na qual o resultado visual do fechamento da ferida pode ter uma importância igual ao resultado funcional.

AVALIAÇÃO DOS MATERIAIS DE SUTURA

Os diversos materiais de sutura são freqüentemente descritos em termos de como eles se relacionam com a sutura teoricamente ideal. Isso se refere ao fio de sutura que, uma vez analisada cada uma das suas qualidades, simboliza o epítome dessa qualidade. O fio de sutura ideal deve apresentar resistência à tensão e segurança no nó, ser de fácil manuseio, provocar a menor resposta inflamatória, ser resistente às infecções e finalmente reabsorver quando a resistência da ferida compensar dano cirúrgico. Infelizmente, alguns dos fatores que contribuem para essas características podem ser mutuamente excludentes, e, portanto, um material de sutura particular pode apresentar somente algumas poucas características desse padrão ideal. Cada uma dessas características é descrita separadamente, mas a determinação final de um material apropriado de sutura repousa em uma avaliação cuidadosa das necessidades especiais de cada fechamento individual (Tabela 4-1).

Força Tênsil

A força tênsil de um fio de sutura é a quantidade de peso necessária para quebrar uma sutura dividida pela sua secção transversa. Para cada componente, esse número é constante (Tabela 4-2). A partir desse valor, as resistências dos fios de suturas são determinadas pelas taxas da Farmacopéia dos Estados Unidos (FEU), dada em valores #-0. Uma vez que as taxas da FEU referem-se à quebra da resistência, duas suturas 3-0 de diferentes materiais podem ter diâmetros muito diferentes. O aço, por exemplo, que é o material com a maior força tênsil, terá o menor diâmetro de todos os fios de sutura com taxas 2-0 e será mais fino do que uma sutura de fio de seda 2-0. Após os metais, os materiais sintéticos têm a maior força tênsil, e finalmente as fibras naturais (isto é, seda, categute) têm a menor força de todos os materiais.

O conceito de uma força tênsil ideal é bastante subjetivo. Enquanto uma sutura de alta força tênsil é desejável para assegurar o adequado fechamento da ferida, o diâmetro do material a ser usado deve também ser considerado. Sob certas circunstâncias, uma sutura com fio mais grosso do que o necessário poderá deixar uma cicatriz maior e mais visível, enquanto sob diferentes condições uma sutura com fio mais fino pode cortar o tecido edemaciado ao invés de segurá-lo. No final, em suturas cutâneas sob a tensão normal de fechamento final, utilizar uma sutura de diâmetro menor é muito mais importante cosmeticamente do que usar uma sutura

TABELA 4-1. QUALIDADES DAS SUTURAS NÃO-ABSORVÍVEIS

Material	*Configuração*	*Resistência tênsil*	*Reatividade*	*Manuseio*	*Segurança do nó*
Algodão	Torcida	Boa	Alta	Bom	Baixa
Seda	Trançada	Boa	Alta	Bom	Baixa
Náilon					
Monofilamento	Monofilamento	Alta	Baixa	Pobre	Alta
Etilon					
Dermalon					
Surgamida					
Trançado	Trançada	Alta	Média	Bom	Satisfatória
Nurolon					
Polipropileno	Monofilamento	Satisfatória	Baixa	Pobre	Alta
Prolene					
Surgilene					
Dermaene					
Polibutester	Monofilamento	Alta	Alta	Satisfatório	Baixa
Novafil					
Poliéster					
Não-revestido	Trançada	Alta	Média	Bom	Satisfatória
Mersilene					
Dacron					
Poliviolene					
Revestido	Trançada	Alta	Alta	Bom	Satisfatória
Ethibond					
Poidek					
Tri-Cron	Trançada	Alta	Média	Pobre	Satisfatória
Tevdek					
Aço inoxidável	Monofilamento	Alta	Baixa	Pobre	Pobre

mais grossa com um limiar mais alto de quebra. Sob essas condições de tensão mínima da pele, as suturas mais finas são usualmente adequadas. Colocar uma tensão maior na sutura com um fio mais grosso pode causar trauma significativo e, até, necrose tissular.

TABELA 4-2. RESISTÊNCIA RELATIVA AO MATERIAL DE SUTURA

	Não-absorvível	*Absorvível*
Aumento da resistência ↑	Aço	
	Poliéster	Ácido poliglicólico
	Náilon (monofilamento)	Poliglactin 910
	Náilon (trançado)	
	Polipropileno	
	Seda, algodão	
		Categute, colágeno

(Adaptada, com permissão, de Bennett RG. Selection of wound closure materials. Amer Acad Derm. 18(4):619, 1988.)

Configuração

Um fio de sutura pode ter uma configuração tanto de monofilamento como de multifilamento. O fio de sutura de multifilamento pode ainda ser classificado como torcido ou trançado. Uma vez que os fio de suturas de monofilamento têm uma superfície lisa que passa facilmente através do tecido, eles causam mínima quantidade de trauma e parecem ser mais resistentes à adesão de bactérias. Embora os materiais trançados sejam mais facilmente manuseáveis, mais simples para se fazer nó e tenham uma resistência maior dos nós, eles têm a habilidade de aglomerar fragmentos e bactérias através do processo de capilaridade. Isso pode predispor à contaminação local da ferida e possivelmente à infecção da ferida. Os fios de suturas trançados, tais como poliglactin 910 (Vicryl), ácido poliglicólico (Dexon) e seda, devem geralmente ser evitados em áreas altamente contaminadas.

Segurança do Nó

Vários fatores definem as características da segurança do nó para uma dada sutura. Isso é mais bem compreendido como uma medida da força necessária para causar o deslizamento de um nó, o que é proporcional ao coeficiente de fricção e à distensibilidade da sutura. As suturas trançadas são as melhores nesse aspecto, uma vez que elas tendem a ter um coeficiente de fricção mais alto do que as suturas de monofilamento ou as suturas de multifilamento. As taxas de segurança do nó do fio de seda, por exemplo, estão entre as mais altas, enquanto o náilon e o polipropileno têm menor segurança e requerem mais empenho para segurá-lo.

Elasticidade

A tendência de um fio de sutura para retornar ao seu comprimento original após a distensão é a elasticidade do material. Essa qualidade é desejável porque suturas se distenderão em feridas edematosas. Conforme o edema local diminui, essas suturas retornam ao tamanho normal enquanto a tensão na ferida se mantém. As suturas não-elásticas, por outro lado, tenderão a romper tecidos edematosos em vez de ceder a tensão adicional. Isso pode resultar em uma deiscência da ferida se o edema é grave. O náilon é um dos componentes sintéticos mais elásticos, enquanto os metais, tais como o aço, são muito inelásticos.

Memória

Pode ser difícil compreender a diferença entre elasticidade e memória. A memória é a tendência de um material de sutura retornar à sua configuração original e é similar à firmeza do material. As suturas com maior memória tendem a ser menos maleáveis e são geralmente mais difíceis de manusear. Uma vez que materiais com altas taxas de memória podem tender a relaxar ao longo do tempo e os nós se desfazem mais facilmente, a tensão do nó é inversamente proporcional à memória do material de sutura. Muitos dos materiais sintéticos de monofilamento (*i. e.*, polipropileno) têm um alto grau de memória.

Reatividade

Com o desenvolvimento do material de sutura sintético, a disponibilidade de materiais não-reativos para fechamento da ferida tem aumentado consideravelmente. A reatividade, simplesmente dita, é o grau no qual a resposta inflamatória é ativada como resultado da presença do material de sutura. Usualmente, isso é medido após a redução da fase inflamatória da cicatrização da ferida, normalmente de 2 a 7 dias. Tipicamente, após 2 dias, a inflamação presente no ambiente local da ferida é predominantemente o resultado do tipo de corpo estranho presente. A relativa reatividade do tecido a diferentes materiais de sutura absorvíveis pode ser vista na Tabela 4-3. De uma forma geral, os materiais naturais são mais reativos do que os materiais sintéticos.

Absorção de Fluidos e Capilaridade

A absorção de fluidos e a capilaridade são qualidades similares. A absorção de fluidos é literalmente a quantidade de fluido retido através de uma sutura por unidade de peso, enquanto a capilaridade é a medida da tendência do fluido de atravessar ao longo de uma sutura. Embora a absorção do fluido possa revelar um pouco mais do que a tendência do material de sutura para permanecer seco, acredita-se que a capilaridade esteja bem correlacionada com a adesão e a proliferação de bactérias, no caso de a sutura tornar-se contaminada. Isso porque a capilaridade implica a existência de frestas dentro das quais as bactérias podem ser abrigadas distantes do sistema imunológico. As suturas de multifilamento têm a mais alta capilaridade e demonstram maior incidência de contaminação do que as suturas de monofilamento.

TABELA 4-3. REATIVIDADE DO TECIDO RELACIONADA COM SUTURA

Aumento de reatividade ↑	*Não-absorvível*	*Absorvível*
		Categute
	Seda, algodão	
	Poliéster (revestido)	Poliglactin 910
	Poliéster (não-revestido)	Ácido poliglicólico
	Náilon	
	Polipropileno	

(Adaptado, com permissão, de Bennett RG. Selection of wound closure materials. Amer Acad Derm. 18(4):619, 1988.)

Custo

Embora as suturas sintéticas custem em geral mais do que o material natural, a consideração do custo de uma sutura é largamente baseada no preço das agulhas usadas. Isso é particularmente verdadeiro no caso em que as agulhas cortantes (também chamadas de "agulhas de precisão") são desejadas. Essas agulhas são feitas de uma liga mais forte e são duas vezes mais afiadas. Os fios de suturas feitos com essas agulhas são cerca de duas vezes mais caros do que os fios de suturas do mesmo tamanho feitos com agulhas não-cortantes.

Visibilidade

Finalmente, a visibilidade da sutura pode ser de importância, tanto no intra-operatório como no pós-operatório. Muitos fios de suturas são de coloração escura para facilitar a visibilidade no intra-operatório ou ajudar na sua remoção (*i. e.*, fios de suturas roxos no couro cabeludo em um paciente com cabelos escuros). Outros fios de suturas são também de monofilamento claro (usados no fechamento da pele para serem menos notados) ou trançados. Os fios de suturas trançados são usualmente visíveis mesmo se incolores, pois tornam-se saturados com sangue no intra-operatório e podem, conseqüentemente, tornar-se escuros ao longo do tempo. Houve relatos de fios de suturas coloridos "tatuando" a derme no fechamento subcuticular. Por essa razão, recomendamos somente fios absorvíveis incolores para fechamento da derme e subderme.

INDICAÇÕES E CONTRA-INDICAÇÕES PARA TIPOS DE SUTURA E ABSORÇÃO

O papel das suturas varia nas diferentes fases da cicatrização da ferida. A cicatrização da ferida é dividida em três fases. Na fase inflamatória, a inflamação inicial é associada com enduração ao redor da ferida e edema. Durante esse período de 4 a 5 dias, a ferida cirúrgica depende exclusivamente das suturas para manter a oposição das bordas dos tecidos e a segurança do fechamento. Durante a fase proliferativa (5 a 42 dias), os fibroblastos começam a produzir colágeno, o que contribui para o rápido ganho na resistência da tensão da ferida. A despeito do crescimento da resistência da ferida, a sutura que está ainda no lugar tem um importante papel em impedir a retração das bordas. A perda da integridade da sutura durante o período precoce dessa fase (através da dissolução, por exemplo) pode resultar em um alargamento das cicatrizes em áreas de maior tensão. Isso é particularmente verdadeiro nas costas, joelhos e região dos ombros. Finalmente, durante a fase de remodelação (ou maturação), que dura de 42 dias até 1 ano pós-operatório, a ferida continua a ganhar resistência, enquanto as fibras de colágeno tornam-se mais ainda ligadas. Nessa fase, a maioria das suturas absorvíveis já se dissolve e tem pouca influência na cicatrização.

A idéia de uma sutura ser "absorvível" pode realmente ser um tanto arbitrária, dependendo do tempo estabelecido para esse processo ocorrer. Embora exista uma significativa evidência de que os fios de náilon e de seda se dissolvem lentamente ao longo de um número de anos, é geralmente aceito que uma sutura absorvível é aquela que perde mais da metade de sua tensão dentro de 60 dias. Alguns materiais de sutura têm uma taxa de absorção muito mais rápida. Por exemplo, o categute perde metade de sua força tênsil dentro de 7 dias, e após 2 semanas contribui muito pouco para a integridade da ferida. Tais suturas devem ser úteis quando se faz necessária a oposição de extremidades a curto prazo, sob tensão mínima. Essas suturas são particularmente úteis quando sua remoção não é desejável (*i. e.*, paciente que não adere ao seguimento, relutância do paciente ou crianças com feridas em áreas inconspícuas). Um sumário das várias taxas de dissolução de suturas de materiais absorvíveis pode ser encontrado na Tabela 4-4.

Em alguns casos, é desejável uma sutura absorvível cuja força tênsil se prolonga por semanas. Isso porque a perda da tensão da sutura deve ser equivalente ou mais lenta do que o ganho na resistência da ferida através do depósito e modelação de colágeno. A escolha desse tipo de material é freqüentemente dependente da tensão inerente nas bordas da ferida. Após o procedimento, a resistência da pele recupera 5% da sua resistência original dentro de 1 semana, aproximadamente 50% dentro de 4 semanas e 80% dentro de 6 semanas. Mesmo após a maturação do colágeno ser completa (6 meses a 1 ano do pós-operatório), a ferida recupera somente 80% de sua resistência original. Por essa razão, essa taxa de reparação deve ser mantida em mente quando se escolhe um componente absorvível que é colocado sob quantidade significativa de tensão.

A degradação enzimática das suturas ocorre através de mecanismos tanto proteolíticos quanto hidrolíticos. Todos os materiais de sutura natural são absorvidos através de um processo proteolítico, o qual, como notado acima, é associado a um maior grau de resposta inflamatória. Isso ocorre porque a degradação proteolítica resulta em uma quantidade significativa de fragmentos de sutura que devem ser processados e digeridos pelas células fagocitárias. Os materiais sintéticos, tais como ácido poliglicólico e poliglactin 910, são degradados através do processo de hidrólise, os quais não parecem estimular a fagocitose mononuclear e, portanto, resultam em menor inflamação.

TABELA 4-4. PROPRIEDADES DOS MATERIAIS DE SUTURA ABSORVÍVEIS

Material	*Fonte*	*Meia-vida aproximada*	*Reatividade*	*Segurança do nó*	*Memória*	*Absorção*
Categute plano	Submucosa intestinal (carneiro) ou serosa (gado)	5-6 d	Alta	Pobre	Baixa	Não-previsível (12 sem)
Categute (crômico) tratado	Submucosa intestinal (carneiro) ou serosa (gado)	14 d	Média	Regular	Baixa	Não-previsível (14-80 d)
Poliglactin 910 (Vicril)	Sintético	2-3 sem	Baixa	Regular	Baixa	Previsível (80 dias)
Ácido poliglicólico (Dexon)	Sintético	2-3 sem	Baixa	Bom	Baixa	Previsível (90 dias)
Poligliconato (Maxon)	Sintético	4 sem	Baixa	–	–	–
Polidioxanone (PDS)	Sintético	4 sem	Baixa	Pobre	Alta	Previsível (180 dias)

Traços Epiteliais e Formação de Cistos

As células epiteliais que estão envolvidas em uma sutura de pele formam um grupamento cilíndrico e crescem ao longo da sutura a partir das bordas da pele. Se essas células progenitoras epiteliais se estabelecerem ao longo das linhas de sutura, elas continuarão a se desenvolver após a sutura ser removida, queratinizando assim o trajeto da sutura. Essa queratinização resulta em inflamação e formação de cicatrizes pontuais. A formação de traços é especialmente problemática para suturas em espessura total mantidas nas pálpebras por mais de 2 ou 3 dias. Nesses casos, a formação precoce de traços pode formar um túnel que permanece patente após a remoção da sutura, necessitando de intervenção cirúrgica para correção. Embora a migração epitelial comece dentro de 48 horas, muitas suturas podem geralmente ser removidas até o oitavo dia do pós-operatório, com resultante regressão do epitélio e traços que não são notados. Uma vez que muitos materiais de sutura absorvíveis permanecem na pele por mais de 8 dias, as suturas absorvíveis têm um alto risco de formação de uma linha epitelial se não forem removidas. Por essa razão, o cirurgião plástico deve estar atento para essa questão ou planejar a remoção das suturas finais da pele que não foram colocadas como um fechamento subcuticular. Os protocolos gerais para o tempo de remoção da sutura são listados na Tabela 4-5.

Uma cicatrização em "caminho de estrada de ferro" implica a formação de cicatrizes pontuais no traço epitelial e fileiras paralelas de cicatrizes mais abaixo de cada fio da sutura. Isso resulta de um processo de necrose do tecido celular subcutâneo e da pele, abaixo da sutura externa. Geralmente, isso pode ser prevenido por meio de suturas frouxas o suficiente para permitir a variação do edema e de remoção das suturas dentro de um período razoável de tempo.

O seguimento do pós-operatório deve ser próximo, pois, se surgir um evento de complicação do fechamento da ferida, o problema pode ser prontamente solucionado. Isso pode reduzir ainda mais a necessidade de procedimentos corretivos. Os cistos de sutura podem ser drenados e cicatrizados, enquanto qualquer sutura infectada deve ser removida, a fim de se alcançar prontamente a resolução da infecção.

Agulhas

Até o presente momento, não existe nomenclatura padrão para os diferentes tipos de agulha. Cada companhia de fios de sutura tem seus próprios grupos de números de modelos para descrever seus produtos. Então é mais útil compreender as maiores variáveis entre os diversos tipos de agulhas e tornar-se familiarizado com a sua utilidade em situações específicas.

TABELA 4-5. TEMPO ÓTIMO DE REMOÇÃO DA SUTURA DO SÍTIO DO CORPO

Área corporal	*Dias para remoção*
Pálpebra	3-5
Face	5-7
Lábio	5-7
Mãos/pés	10-14
Tronco	7-10
Mama	7-10

As agulhas são vinculadas aos fios de suturas através de um processo de montagem, por meio do qual o cilindro de metal da parte de trás de agulha é moldado ao redor do material de sutura. Esse método de produção da agulha tem resultado em um menor trauma do tecido comparado com métodos anteriores, *i. e.*, usando a agulha com a linha enfiada diretamente na localização da sutura. Embora uma agulha pré-montada tenha um diâmetro um pouco maior do que o próprio material de sutura, o efeito é ainda superior a puxar dois fios de linha da sutura diretamente do tecido em uma agulha montada. Contudo, deve-se considerar essa diferença de diâmetros e tomar cuidado para escolher um fio de sutura e agulha de tamanho apropriado a fim de evitar um microtrauma indesejável.

As agulhas são classificadas com base nas qualidades de força e resistência. A força é a habilidade para resistir materialmente aos dobramentos, enquanto a resistência está na habilidade para resistir às quebras durante os dobramentos. As agulhas mais caras são feitas de ligas metálicas, as quais são superiores em ambos os aspectos, e, embora custem mais caro, pode-se economizar dinheiro ao longo do tempo quando se evita a perda de corte ou a quebra de agulhas inferiores.

Embora existam inúmeras variações, as agulhas podem basicamente ser classificadas em três tipos. As agulhas atraumáticas são cônicas em sua forma, com muito pouca tendência para a sutura atravessar o tecido pós-operatoriamente. As agulhas de corte ou de corte reverso têm secção transversal piramidal, com a base da pirâmide de fora (corte) ou dentro (corte reverso) da curva da agulha, como visto na Figura 4-1. As agulhas de corte reverso são usadas mais freqüentemente em fechamentos de pele do que as agulhas de corte, uma vez que a superfície do lado de dentro da curva cria um traço que diminui a probabilidade de a sutura lesar o tecido. Contudo, somente as agulhas cônicas devem ser usadas na sutura de cartilagens porque as agulhas de corte tendem a romper a cartilagem, aumentando as chances de fraturas nesses pontos.

TÉCNICAS E CONSIDERAÇÕES ESPECÍFICAS

O conceito de um fechamento ideal da ferida segue um número básico de princípios para se alcançar um resultado ótimo. A aproximação precisa da ferida pode requerer a marcação da pele antes que o processo seja iniciado, ou, no caso de um retalho grande, segurar temporariamente o fechamento com pontos de reparo para assegurar alinhamento apropriado. Para pequenos fechamentos, nos quais a região cirúrgica não é marcada, um único gancho pode ser

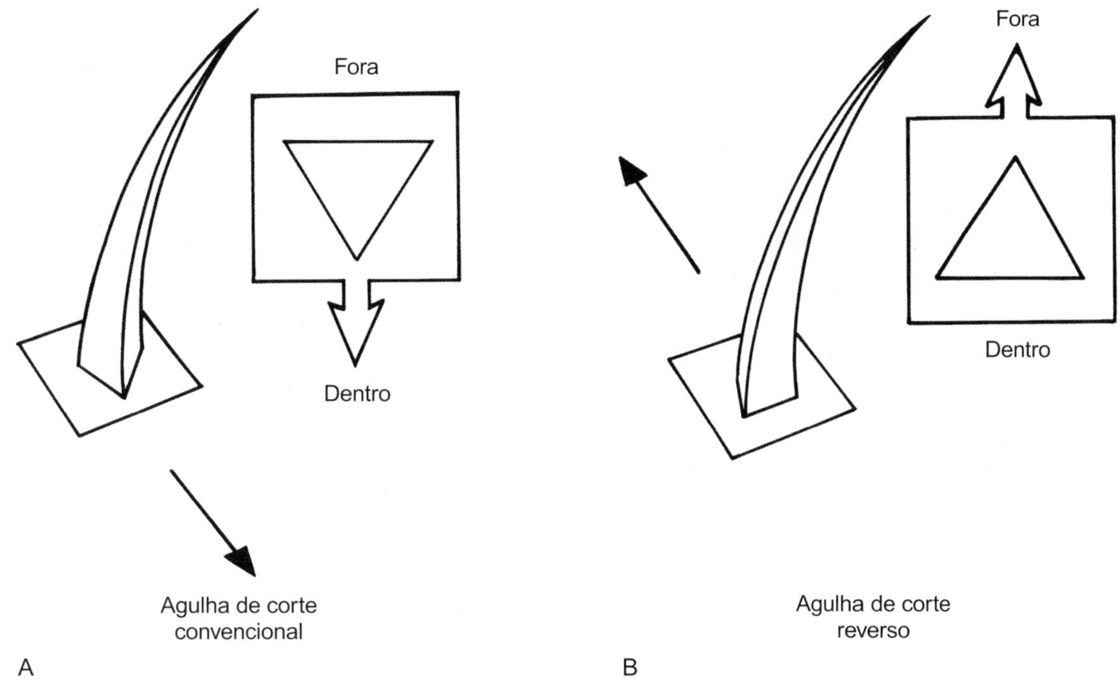

Figura 4-1. Agulhas em uso. A, corte e B, corte reverso. As agulhas de corte reverso criam um trecho ao longo da extremidade da pele que diminui a probabilidade de as suturas serem removidas através da margem da pele.

utilizado para distender as margens da pele e alinhar as borda da ferida.

Uma vez que a derme reticular é uma das regiões em que o depósito de colágeno contribui significativamente para a aparência final da cicatriz, a tensão nas camadas da pele deve ser reduzida ao máximo. As suturas devem ser localizadas de forma a tensionar as camadas mais profundas. Se uma sutura absorvível é usada sob tensão, esta deve ser capaz de manter a tensão durante todo o período inicial de cicatrização. Do contrário, a deposição do colágeno pode aumentar ainda mais a migração das margens da ferida, resultando em uma cicatriz mais larga. O fechamento final ideal da pele produz a coaptação das extremidades da pele com pouca eversão das margens, indicando tensão mínima nas camadas mais superficiais.

As margens da ferida devem ser evertidas ao máximo. Sem a eversão inicial, a modelagem da cicatriz será contraída para baixo, deixando uma depressão no sítio de fechamento.

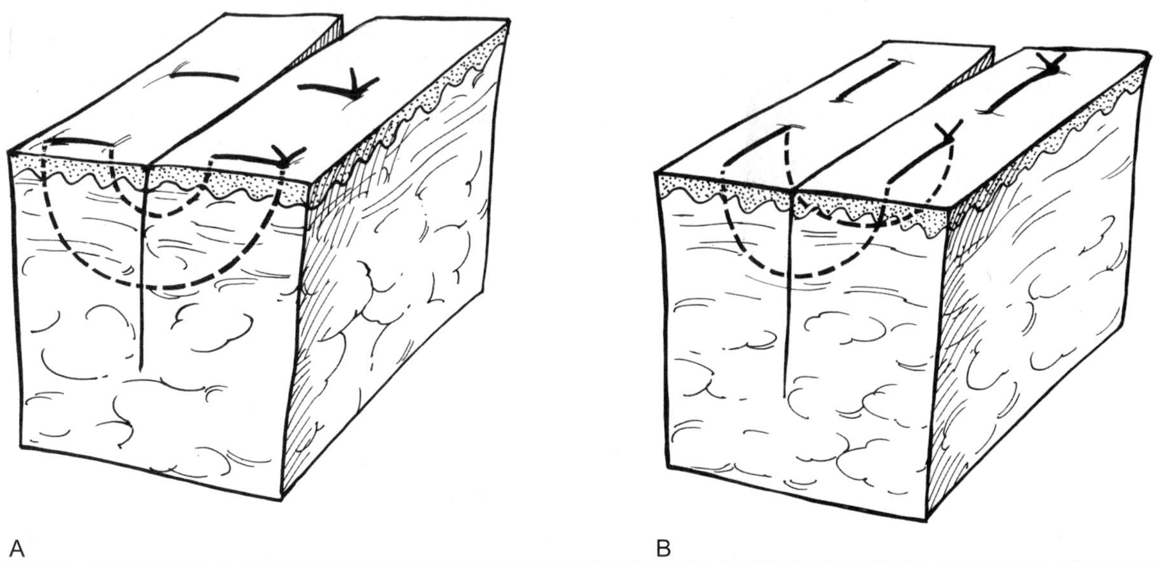

Figura 4-2. Ponto de colchão. A, vertical e B, suturas horizontais. Embora ambos os métodos permitam a eversão das extremidades de pele, a técnica horizontal produz maior eversão e é usada em áreas de uso particular (mãos, pés).

A eversão das extremidades da pele é facilmente concluída com suturas em colchão, tanto verticais como horizontais (Figura 4-2). Isso torna-se especialmente problemático no fechamento de mão, em que uma depressão palmar pode ser uma região de coleção de umidade e de desconforto.

O desconforto pós-operatório pode também ser derivado de irregularidades da superfície abaixo da cicatriz. Isso ocorre tipicamente como um resultado da não-inversão de nós de suturas absorvíveis em profundidade suficiente, em um fechamento subcuticular. Todos os nós dos pontos profundos à pele devem ser invertidos. Suturas contínuas podem significar tempo ganho, desde que suas extremidades estejam seguras. Preferimos não fazer os nós no final dos fechamentos intradérmicos, mas, em vez disso, a finalização da sutura é conduzida através da pele e fixada com uma fita adesiva (p. ex., Steri-Strips).

No passado, o fechamento intradérmico era um ponto perpendicular, com a saída do fio em um ponto, e entrada no mesmo ponto na outra margem da pele. Achamos que o fechamento é mais seguro se, em vez da entrada do ponto atravessando diretamente a derme até o lado oposto, a entrada for escolhida um pouco proximal (Figura 4-3). Os pontos perpendiculares diretos não seguram as extremidades da ferida tão bem quanto o padrão.

Outros Métodos de Fechamento das Feridas

Em complemento às suturas das feridas, tanto os grampos como as fitas adesivas se tornaram úteis para efetuar um fechamento. Embora os grampos sejam vistos como um método grosseiro de fechamento quando usados em cirurgia plástica, eles são aceitáveis quando usados para assegurar a eversão da extremidade da pele, quando algum espaço entre a pele e o grampo é deixado para tolerar o edema da ferida, e eles são removidos mais cedo. Existem duas larguras de grampos disponíveis; a largura regular é usada mais para fechamentos de pele, e grampos mais largos podem ser usados para fechamentos de couro cabeludo.

As fitas adesivas estéreis podem ser um caminho útil e rápido para fechar simples excisões. Contudo, elas são usadas normalmente em conjunto com suturas, para oferecer suporte adicional na primeira ou segunda semana do pós-operatório. Um adesivo local, tal como tintura de benjoim, é um meio efetivo para se prolongar a propriedade da fita adesiva e é usualmente eficaz se mantido fora da ferida. Em certas ocasiões, os pacientes podem demonstrar alergia às fitas adesivas, resultando em irritação e inflamação local da pele. Mais freqüentemente, contudo, as lesões de pele das

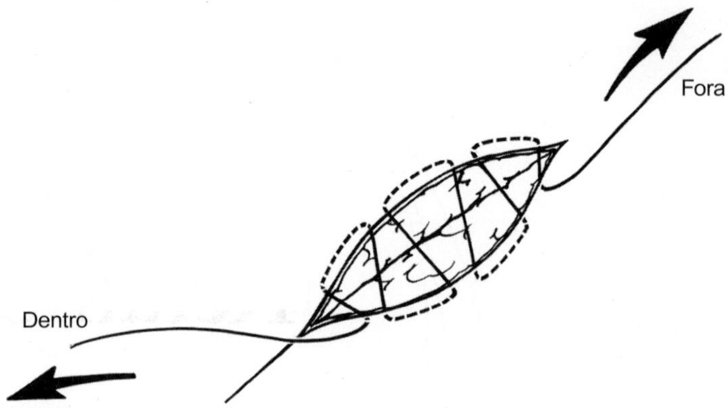

Figura 4-3. Método ideal de fechamento subcuticular. O método demonstra a necessidade de se fazer uma volta completa em cada sutura. A sutura pode ser amarrada no final de cada uma das pontas com nós escondidos ou colocados fora. Os fios de suturas podem também ser segurados com fita adesiva.

fitas adesivas têm forma de bolhas, o que ocorre como resultado do edema na área onde a fita adesiva é aplicada. Se um edema significativo for esperado ao longo dos primeiros dias, a fita adesiva deve ser colocada frouxa, ou mesmo evitar.

Leituras Selecionadas

Bennett RG. Selection of wound closure materials. *Amer Acad Derm* 1988;18:619.

Cohen M. *Mastery of Plastic and Reconstructive Surgery.* New York: Little, Brown, 1994:7.

Craig PH, Williams JA, Davis KW, et al. A biologic comparison of polyglactin 910 and polyglycolic acid synthetic absorbable sutures. *Surg Gynecol Obstet* 1975;141:1.

Edlich RF, Becker DG, Thacker JG, Rodeheaver GT. Scientific basis for selecting staple and tape skin closures. *Clin Plast Surg* 1990;17:571.

Herrmann JB. Tensile strength and knot security of surgical suture materials. *Amer Surg* 1971;37:209.

Katz AR, Mukherjee DP, Kaganov AL, Gordon S. A new synthetic monofilament absorbable suture made from polytrimethylene carbonate. *Surg Gynecol Obstet* 1985;161:213.

Moy RL, Lee A, Zalka A. Commonly used suture materials in skin surgery. *Am Fam Physician* 1991;44:2123.

Ray JA, Doddi N, Regula D, et al. Polydioxanone (PDS), a novel monofilament synthetic absorbable suture. *Surg Gynecol Obstet* 1981;153:497.

Swanson NA, Tromovitch TA. Suture materials, *1980s:* properties, uses, and abuses. *Int J Dermatol* 1982;21:373.

United States Pharmacopeia. 22nd ed., Rockville, MD: United States Pharmacopeial Convention, 1990.

Capítulo

5

Retalhos Locais

Ian T. Jackson

Neste capítulo, os elementos básicos de transferência da pele local são considerados, notadamente de transposição, rotação, avanço e variações (p. ex., retalho rombóide em ilha, Limberg, Z-plastia). Em todas essas técnicas, o mecanismo de substituição da pele é uma mistura de transposição e rotação, com predominância, em certas situações, de um ou de outro.

AVALIAÇÃO DA DEFORMIDADE

A deformidade é determinada pela histologia da lesão e por sua posição. Um princípio básico é de que a excisão não deve ser comprometida pelo desenho do possível ou provável método de reconstrução. Assim, uma ressecção adequada deve ser realizada usando-se um desenho baseado no retalho proposto, ou ela deve ser alterada subseqüentemente pela mesma razão. Obviamente, a primeira consideração é se o fechamento primário é possível. Se não, o defeito é posicionado de maneira a possibilitar que o retalho local seja tirado de uma área que permita o fechamento primário da área doadora. Adicionalmente, todas as linhas de sutura devem constituir linhas de tensão mínima quando possível, particularmente em áreas de importância funcional ou estética, p. ex., lábios ou nariz. Obviamente, as características físicas do defeito devem ser consideradas, p. ex., com ou sem pêlos, o que é importante em relação aos pêlos nos homens; a cor da pele; a textura, tal como na pele da área malar em comparação à pele da região inferior da face. A profundidade da deformidade deve também ser considerada: a falha nessa consideração e na realização de um retalho de adequada espessura pode conduzir a deformidade do contorno.

Em resumo, não é somente uma deformidade que necessita ser coberta – é uma área anatômica específica que requer a melhor reconstrução funcional e estética possível.

INDICAÇÕES

A transferência do tecido local é indicada sempre que possível, uma vez que esse tipo de reconstrução produz os melhores resultados e causa ao paciente a menor inconveniência em termos de cicatrização e de curativos.

Os retalhos geralmente cicatrizam muito mais rápido do que os enxertos de pele, permitindo uma reconstrução adequada praticamente instantânea. Existem cicatrizes e edema do retalho, mas, se bem desenhado, a pele é de uma cor e textura semelhantes às da área circundante.

Quando alguma estrutura interna ou tecido não-enxertável devem ser cobertos, p. ex., osso, cartilagem ou cérebro, os retalhos são indicados. Esse é também o caso de áreas funcionais, p. ex., articulações, especialmente se existe uma abertura dentro da articulação. A anatomia também dita a reconstrução do retalho de modo significativo, *i. e.*, defeitos que não se fecham na pálpebra, lábio, nariz e áreas similares.

O meio local pode não ser apropriado para enxertos devido a danos prévios (p. ex., pós-trauma ou, mais significativamente, pós-terapia de radiação). A vascularização do retalho é essencial para a cicatrização primária.

A decisão sobre se um retalho ou um enxerto deverá ser usado pode ser difícil, mas na maioria dos casos o bom-senso dita a escolha. Em uma situação inversa, quando a radiação deve ser aplicada após a excisão, um retalho é a cobertura de escolha. Isso tem se tornado o costume em nossos próprios pacientes que após a radioterapia têm recorrência da doença. É feita a ressecção, cobre-se a área com um retalho, e os mesmos recebem ainda a dose completa da radioterapia. Isso tem provado ser uma excelente estratégia em casos que eram vistos previamente como perdidos do ponto de vista terapêutico.

CONTRA-INDICAÇÕES

As contra-indicações podem ser anatômicas; por exemplo, quando a cobertura com uma pele fina é necessária. Nessa situação (p. ex., pálpebra superior), um enxerto de pele total é o tratamento de escolha quando somente a cobertura da pele é necessária. Em pequenos defeitos da margem alar, os enxertos compostos são freqüentemente a reconstrução de escolha. Isso também tem sido usado na reconstrução dos defeitos da orelha em situações especiais, p. ex., quando uma orelha muito pequena deve ser aumentada e existe uma orelha contralateral de tamanho normal. Quando o defeito é muito grande para um enxerto local (p. ex., couro cabeludo ou fronte), o defeito é enxertado e mais tarde pode-se excisar a área enxertada previamente e cobri-la com um tecido local pré-expandido.

Na pálpebra inferior com uma lamela interna intacta, a reconstrução de escolha pode ser um enxerto de pele total retirado da área pré-auricular.

Em algumas áreas funcionais (p. ex., a palma da mão), um enxerto de pele pode ser melhor do que um retalho grosso e pode requerer pouca ou nenhuma sutura secundária.

Em raras instâncias, quando existe dúvida sobre a completa ressecção da malignidade, um enxerto de pele pode ser usado, mais tarde realizando-se a ressecção e reconstrução definitiva.

MONTAGEM DA SALA DE OPERAÇÃO

Para realizar o retalho, não há uma organização especial de sala. É sempre melhor que o cirurgião esteja ocupando uma posição de forma a ter uma grande exposição do local da cirurgia. Se a região da cabeça e do pescoço está envolvida, a área total deve ser exposta – não há espaço para campo fechado. Sabendo-se disso, deve-se ter concentração na área, a enfermeira deve estar perto e os instrumentos devem estar à mão. Os cirurgiões variam em relação à preferência de operar por cima ou por baixo quando a face é a área de ação. Um conselho válido a respeito das pálpebras: operar por baixo a pálpebra inferior e por cima a pálpebra superior. Nesta última situação, perceba a pálpebra superior como a inferior e reconstrua, sempre que possível, de maneira similar. Esse critério simples facilita grandemente a reconstrução da pálpebra superior.

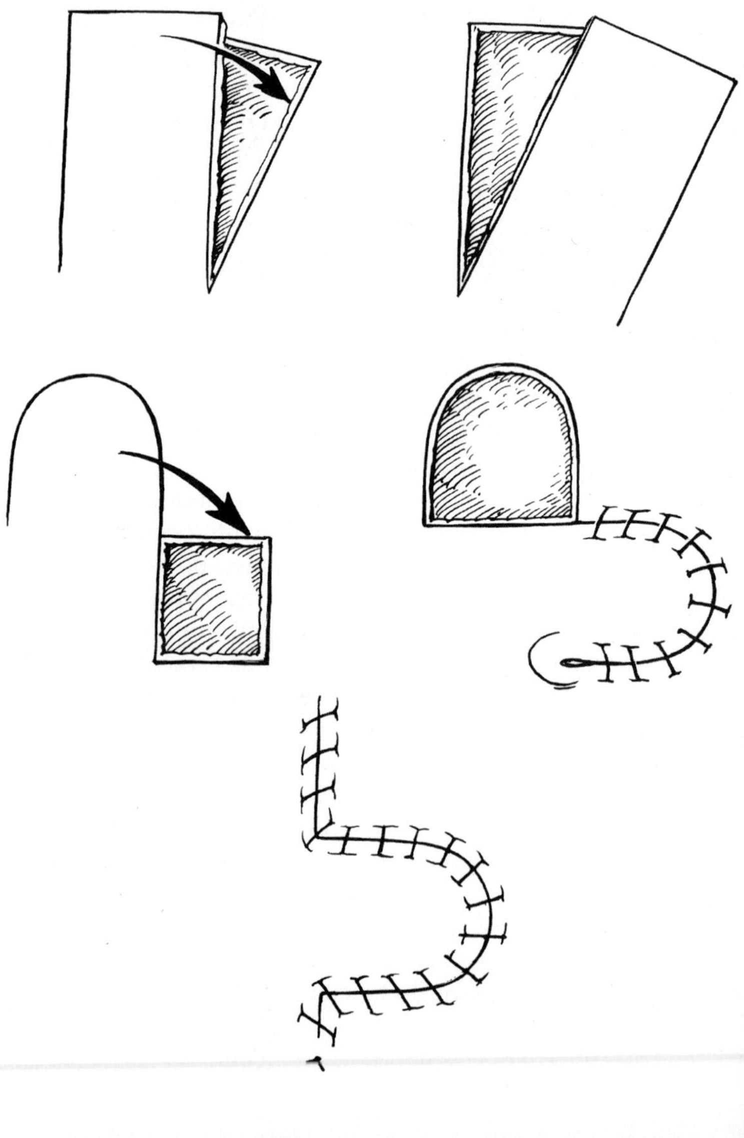

Figura 5-1. Transposição de retalhos.

MARCAÇÃO DO PACIENTE

Na cirurgia de retalho local, as marcações podem ser feitas com um marcador comercialmente disponível ou uma caneta de marcar Echoff, que é semelhante a uma caneta de escrever. O azul de Bonney é usado como a "tinta". (Receita do azul de Bonney: 5 g de verde brilhante, 5 g de violeta de genciana e 600 ml de uma solução a 70% de álcool isopropil; adicionar água destilada até completar 1 litro.) Essa mistura permite o desenho de uma linha muito fina e precisa; ela não sai com água e é excelente para fotografar, porque é vista com nitidez.

CURATIVOS

Nos retalhos faciais, os curativos raramente são usados. As linhas de sutura podem ser cobertas com fita Micropore; o líquido adesivo (Mastisol) é usado para fazer melhor aderência da fita. Os curativos faciais são feios e desnecessários. Ocasionalmente, um curativo sob pressão é usado no couro cabeludo, *i. e.*, uma gaze vaselinada sobre a linha de sutura, esponjas, esparadrapos macios e esparadrapos elásticos.

DRENOS

Os drenos raramente são usados. Ocasionalmente, em retalhos pequenos, um pequeno pedaço de luva ou uma banda de uma borracha é fixada com uma sutura e removida em 24 horas. Em retalhos grandes, os pequenos drenos a vácuo podem ser usados; eles requerem freqüentes mudanças dos tubos a vácuo e, de novo, são removidos em 24 horas. Ocasionalmente, p. ex., em retalhos do couro cabeludo, existe um recurso para drenos maiores de sucção, os quais são removidos quando a drenagem diminui abaixo de 25 ml em 24 horas.

DESENHO DO RETALHO

Transposição

Isso deve ser pensado como uma variedade da rotação, com o retalho movendo-se sobre uma área de pele intacta (Figura 5-1). O pré-planejamento é crucial para todos os retalhos, quer eles sejam locais ou distantes. O defeito a ser criado é desenhado, e, dependendo da forma da lesão que vai ser retirada, pode ser circular, quadrada ou retangular. Mesmo nas melhores mãos, o tamanho e a configuração não são sempre exatos, e remodelação do retalho é necessária. A pele da vizinhança é testada para extensibilidade prendendo-a entre o dedo indicador e o polegar para avaliar a quantidade máxima que pode ser tomada que ainda permita fechamento primário da região doadora. Um retalho de dimensões adequadas é então desenhado. Um conselho útil: em caso de dúvida, faça o retalho maior do que você pensa ser necessário. O plano deve ser pré-testado através do uso de uma gaze das mesmas dimensões do retalho. Estabilize a base da gaze com o polegar e o dedo indicador e transponha o retalho de gaze. A transposição segue um arco de rotação,

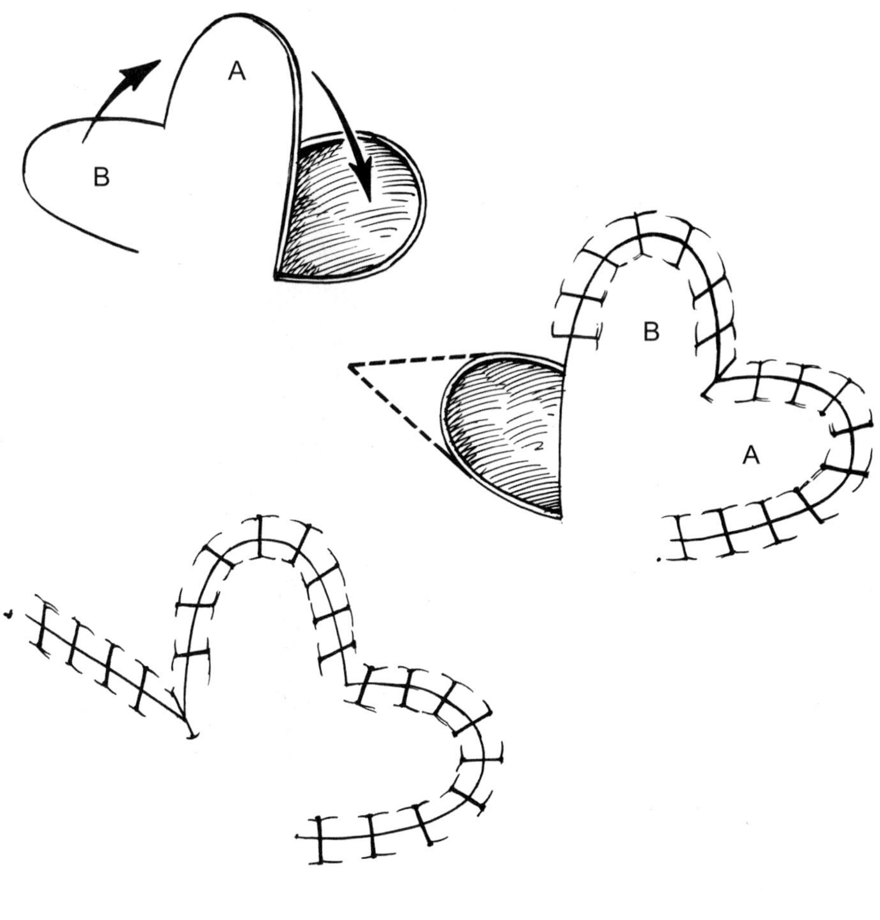

Figura 5-2. Retalho bilobulado.

e, assim, se não houve bom planejamento, o retalho pode ter ficado muito curto. Por essa razão, um ensaio de transposição com gaze é importante, porque sempre indicará se a dimensão do retalho está adequada. Os objetivos são obter um retalho que se acomode dentro do defeito sem tensão em qualquer área e um defeito doador que possa ser fechado confortavelmente.

O retalho bilobulado (Figura 5-2) é o tipo do retalho de transposição com um elemento de rotação adicionado. Isso permite um retalho de uma área mais firme para reconstruir o defeito, usando-se um segundo retalho de uma área com excesso de pele para fechar o primeiro defeito do retalho. O segundo defeito do retalho é fechado diretamente. Esse retalho é particularmente útil no nariz.

Rotação

Na rotação, o retalho move-se ao redor de uma circunferência sem nenhuma pele intervindo entre o retalho e o defeito (Figura 5-3). Se esse conceito é usado, a área de máxima extensibilidade da pele deve ser avaliada movimentando-se a pele ao redor, com os dedos. O defeito é criado como um pedaço em cunha do círculo, que pode ser fechado pela rotação da pele liberada. Como resultado da fixação da base, a extremidade distal do retalho tende a se encurtar na rotação, e, se o planejamento não é exato, haverá dificuldades em se obter o fechamento. Para se prevenir isso, o arco do círculo é desenhado além da base do defeito em cunha e um ensaio de rotação deve ser novamente feito com gaze. O erro mais comum, como mencionado acima, é a subestimação do comprimento da extremidade principal do retalho, que resulta em uma pós-reconstrução do defeito superiormente e lateralmente e que pode requerer o avanço da pele local ou uma sutura firme. Nenhuma dessas situações é elegante ou desejável. Não deve existir defeito na área doadora, embora ocasionalmente possa existir um excesso de pele em torno do retalho. Isso ocorre usualmente no final da parte posterior do retalho e pode requerer uma excisão em V fora do arco de rotação.

Quando existe um defeito que não fechará facilmente, um corte na extremidade mais posterior do retalho pode ser

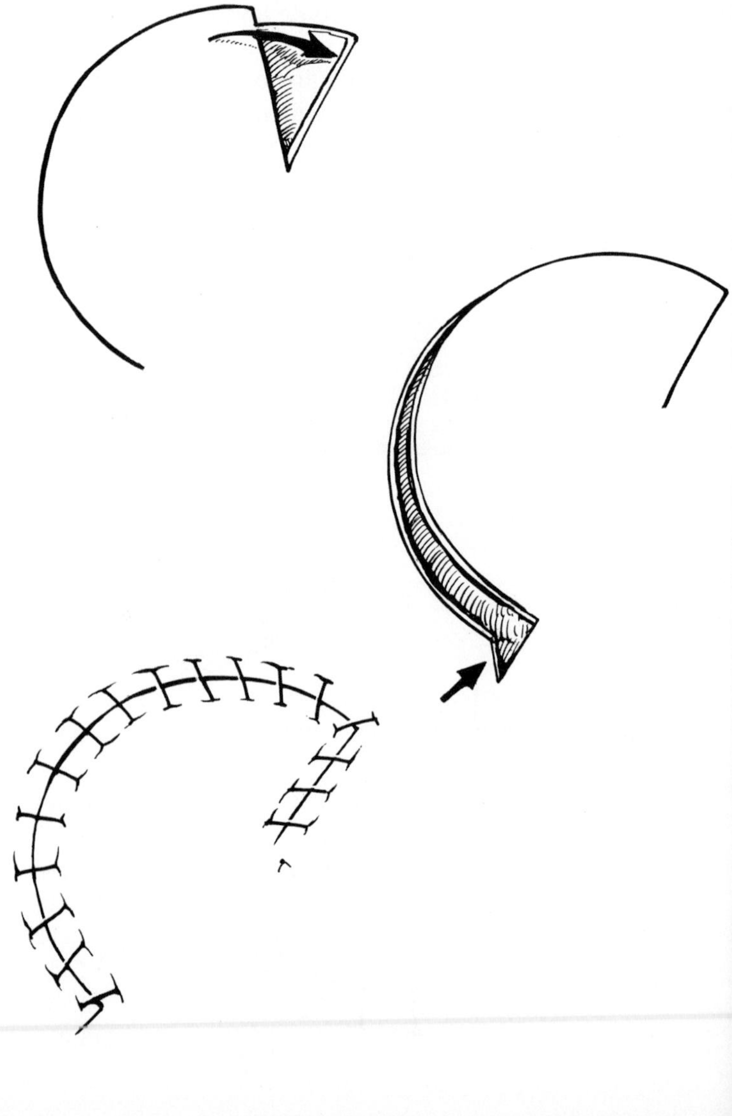

Figura 5-3. Retalho em rotação.

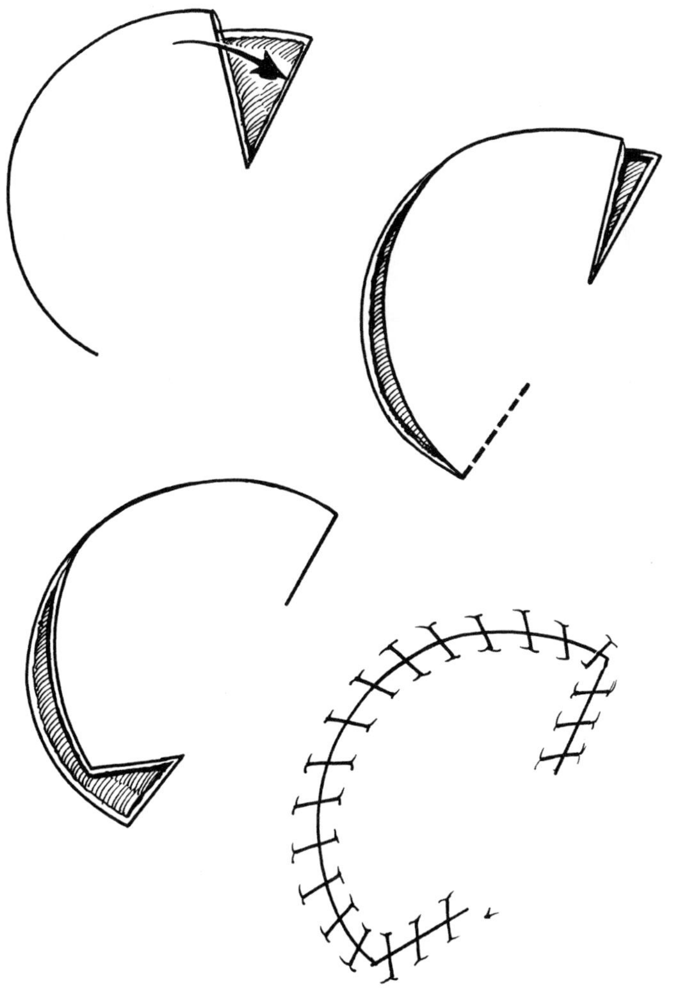

Figura 5-4. Retalho em rotação para grande deformidade.

usado (Figura 5-4). Cuidados devem ser tomados para assegurar que esse procedimento não coloque, de nenhuma maneira, em risco o suprimento sangüíneo do retalho.

Limberg/Rombóide

O conceito de rombóide é muito elegante; o retalho é basicamente um retalho transposicional com um planejamento geométrico (Figura 5-5). Uma outra variação é o retalho de Dufourmentel, no qual existe uma pequena variação da geometria, mas o princípio é quase exatamente o mesmo.

Como dito previamente, o planejamento é tudo; ele influencia o sucesso do procedimento e também o resultado cosmético. As cicatrizes em lugar errado não são aprovadas.

A deformidade da área doadora planejada tem a forma de um rombóide com ângulos de 60 e de 30 graus. Uma linha estendida lateralmente do ângulo de 60 graus formará dois ângulos de 60 graus, um em cada lado; essa linha deve ser o comprimento das linhas de excisão planejadas. Na sua extremidade, uma linha paralela é desenhada para qualquer que seja a extremidade escolhida; assim, existem dois retalhos rombóides possíveis. Similarmente, no outro lado do defeito rombóide existem também dois retalhos rombóides possíveis.

Agora é necessário decidir se o defeito resultante da elevação do retalho pode ser fechado; isso é novamente decidido pela avaliação da extensibilidade da pele, esticando-a entre o dedo indicador e o polegar. Se a pele não é adequada, o rombóide é reajustado para permitir o fechamento. Quando o defeito rombóide é criado, o retalho rombóide é levantado, completamente dissecado e usado para fechar o defeito; esse procedimento é uma mistura de rotação e transposição.

Quando o retalho é suturado na posição, a deformidade secundária é quase automaticamente fechada. Naturalmente, isso requer uma sutura.

Rombóide Duplo

Em algumas situações, o defeito a ser criado é maior em seu eixo longitudinal: é possível usar dois retalhos rombóides, opostos (Figura 5-6). Em cada um dos dois ângulos de 60 graus do lado de fora, existem dois retalhos rombóides disponíveis, e o rombóide mais conveniente pode ser escolhido. É importante escolher o mesmo desenho do retalho em cada ângulo de 60 graus. Como descrito previamente, os retalhos são transferidos para cobrir a deformidade e as margens da área doadora.

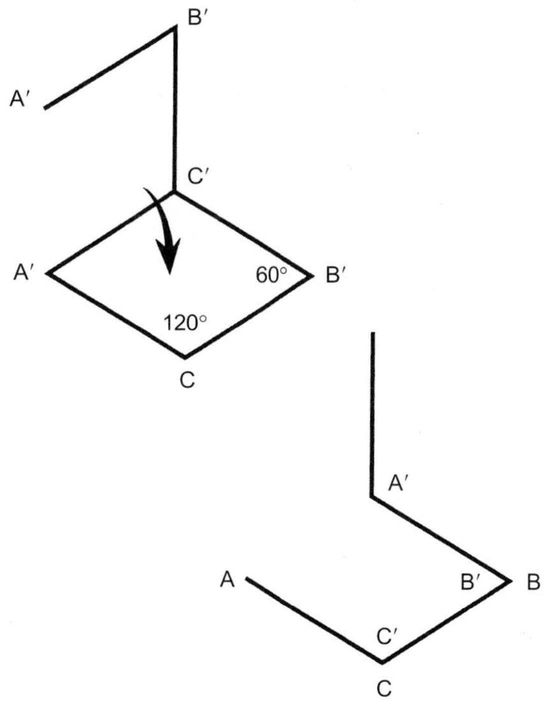

Figura 5-5. Retalho rombóide.

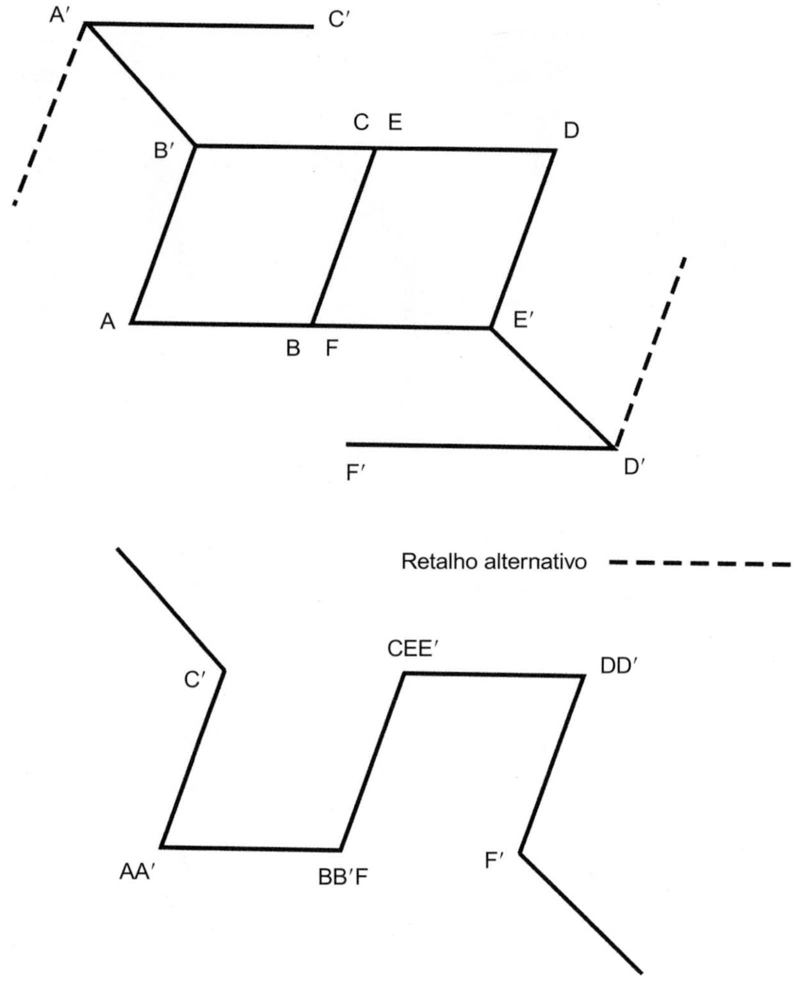

Figura 5-6. Retalho rombóide duplo.

Rombóide Triplo

Em alguns defeitos grandes (p. ex., nas costas e couro cabeludo), um desenho em hexágono pode ser usado para a ressecção. Essa figura é em seguida dividida em três rombóides (Figura 5-7). Como resultado, existem três ângulos de 60 graus, cada um com a possibilidade de dois retalhos rombóides. O melhor método de fechamento depende da extensibilidade da pele, a qual é avaliada novamente através do estiramento, e três retalhos rombóides são desenhados, todos semelhantes na forma e posição. A ressecção é completada, e os retalhos são rodados para a posição. Os defeitos doadores são fechados primariamente. A desvantagem dessa técnica engenhosa é a extensa cicatriz produzida; contudo, ela geramente fica bem coaptada. A grande vantagem é que é evitada a necessidade de um enxerto de pele e cicatriz associada.

Retalho em Avanço

Os retalhos em avanço não são usados comumente, uma vez que eles dependem da disponibilidade de uma quantidade considerável de pele na base do retalho planejado (Figura 5-8). Assim, a avaliação pré-retalho é extremamente importante, incluindo a medida da frouxidão cutânea com os dedos. A frouxidão cutânea glabelar permite que esse retalho seja desenhado para cobertura da ponta do nariz. O defeito é criado, com a largura do retalho suficiente para uma boa cobertura; o retalho é elevado para a área da perda cutânea, e um teste de avanço é realizado. Se a cobertura não é possível, realiza-se a dissecção da base e lateral à base, tomando-se cuidado para mantê-la em plano profundo. Quando a cobertura é concluída, o excesso triangular de pele lateral da base do retalho é submetido a excisão.

Retalho em Ilha

Os retalhos em ilhas podem ser por transposição ou do tipo em avanço.

Tipo em Transposição

No tipo em transposição do retalho em ilha, um segmento da pele é transposto para uma deformidade de mesmo tamanho e forma (Figura 5-9). O retalho tem um pedículo subcutâneo, o qual pode ou não pode ser baseado em um vaso conhecido. O pedículo é dissecado, e em seguida um túnel é feito até a deformidade e o retalho é transposto. A área doa-

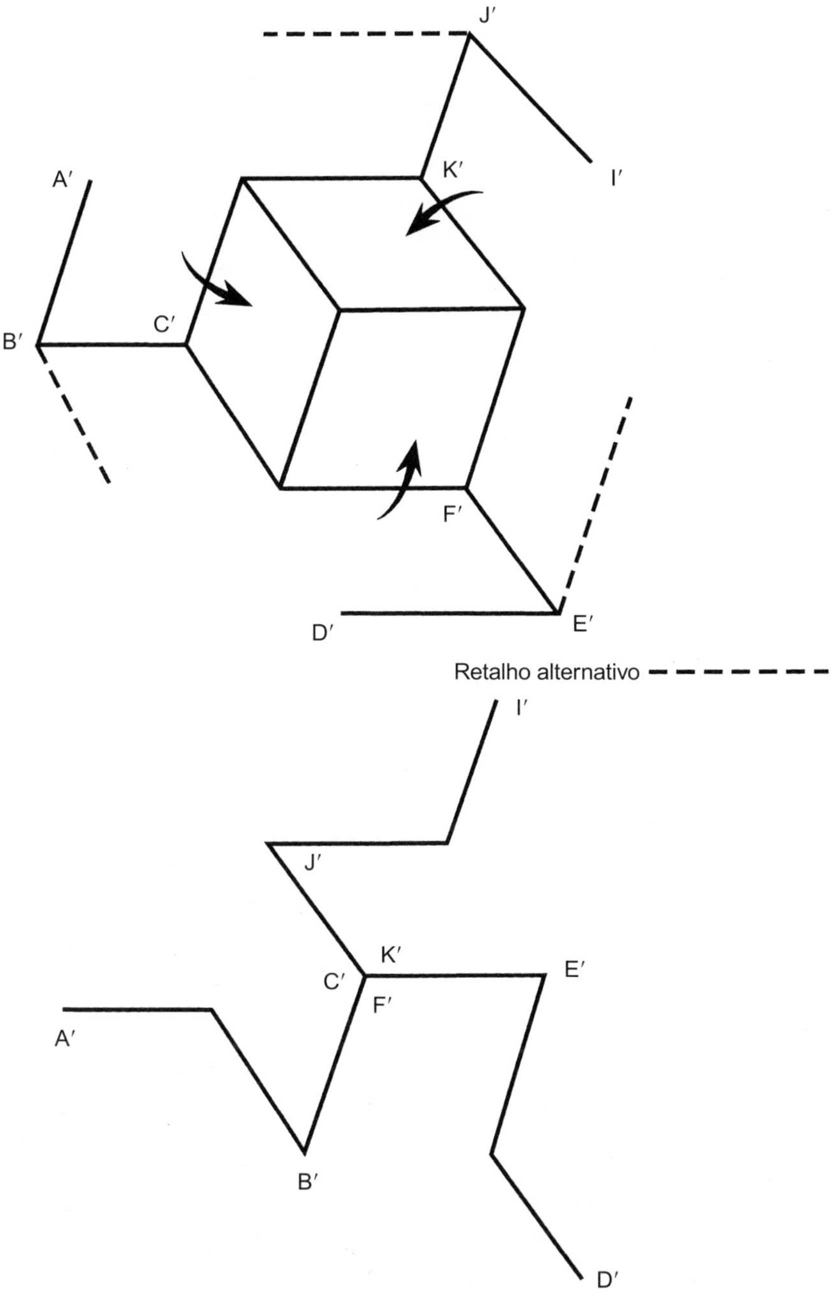

Figura 5-7. Retalho rombóide triplo.

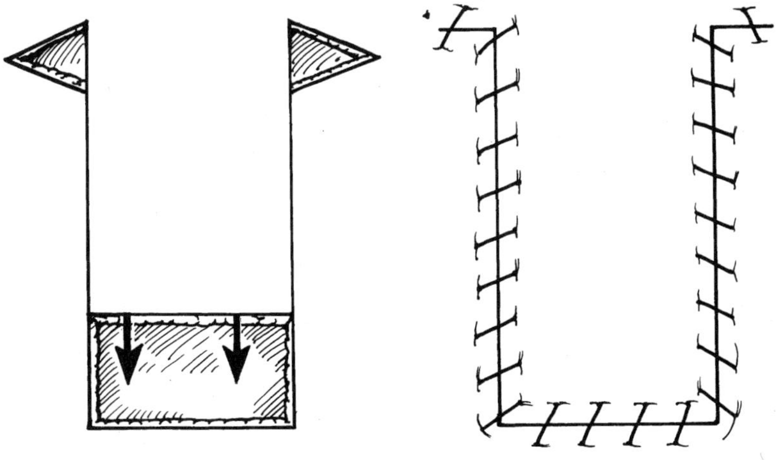

Figura 5-8. Retalho em avanço.

dora é suturada. Essa é uma reconstrução elegante, mas a ilha fica freqüentemente abaulada e requer mais tarde um adelgaçamento. Em uma deformidade grave, a pele total é retirada, o tecido celular subcutâneo é excisado em nível apropriado e a pele é reaplicada como um enxerto de pele total.

Tipo em Avanço

Esse retalho é baseado no tecido celular subcutâneo ou em fibras musculares, tais como aquelas no lado lateral do nariz (Figura 5-10). O retalho é triangular ou em forma de cunha. O pedículo é dissecado até o retalho mover-se suficientemente para fechar o defeito; no nariz, os músculos são dissecados lateralmente e é obtido um arco surpreendentemente bom de movimento. A área doadora é fechada diretamente.

Z-Plastia

A Z-plastia não é um método para fechar deformidade, mas um mecanismo para aumentar o comprimento de uma cicatriz pós-excisional (Figura 5-11), que é especialmente importante nas áreas das articulações. O método depende do tecido disponível lateralmente. Planejamento cuidadoso e compreensão da técnica são essenciais. O ângulo da ponta do retalho Z-plastia determina a quantidade de tecido a ser transportado; um ângulo estreito resulta em uma pequena quantidade de tecido, enquanto um ângulo largo resulta em uma grande quantidade de tecido. Um ângulo estreito tem potencialmente uma vascularização pobre, e um ângulo largo tem uma boa vascularização: na prática, o meio-termo é recomendável. Um retalho de 60 graus é o objetivo sempre que possível.

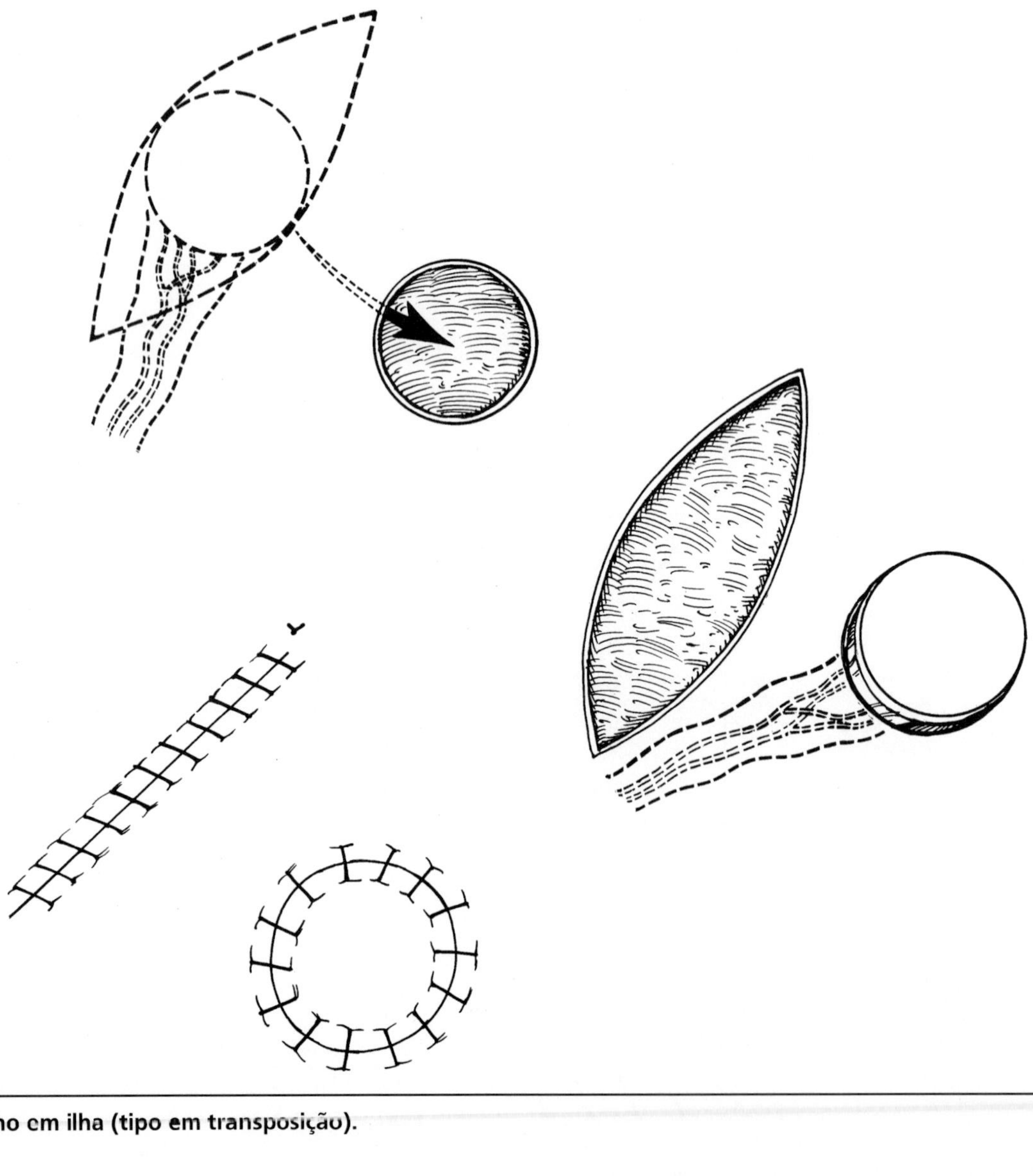

Figura 5-9. Retalho em ilha (tipo em transposição).

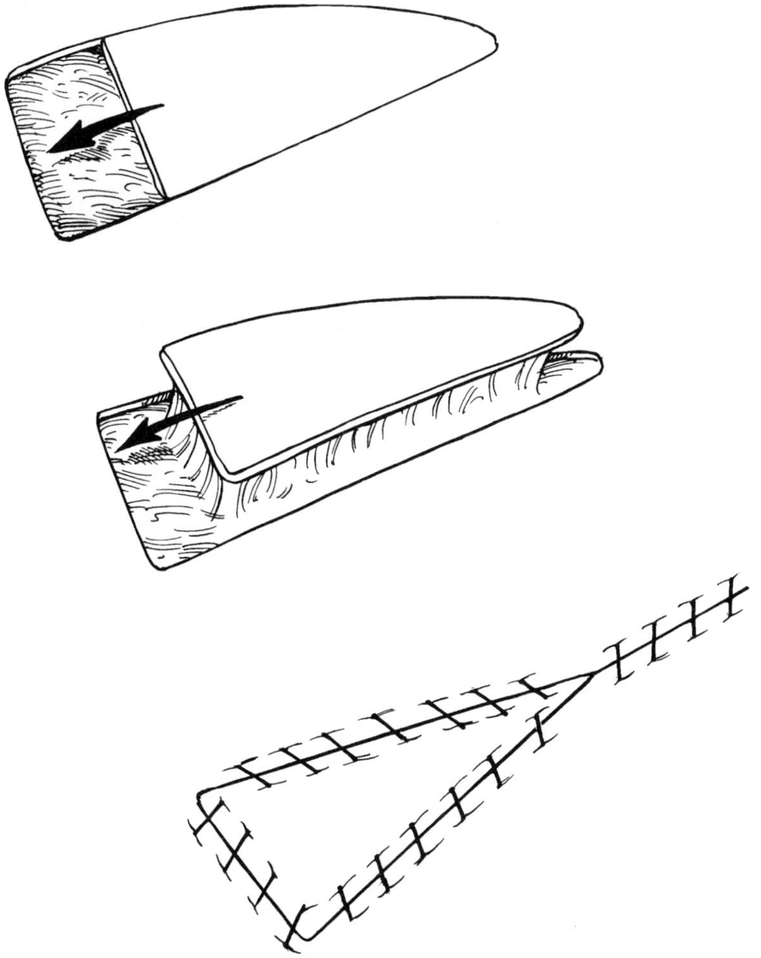

Figura 5-10. Retalho em ilha (tipo em avanço).

Felizmente, a vascularização dos retalhos na Z-plastia é raramente um problema, a menos que existam muitas cicatrizes de traumas prévios ou se a rotação é mal planejada. Com esse desenho, um comprimento adequado é obtido na maioria das situações. Existem fórmulas para se calcular isso; contudo, elas são de pouco ou nenhum valor prático.

Pode ser necessário usar uma simples Z-plastia ou múltiplas Z-plastias. Nesse último caso, o desenho deve ser planejado cuidadosamente para assegurar o fechamento sem tensão. Além disso, um " truque" de desenho para aumentar a vascularização e a quantidade de pele transposta é curvar externamente as extremidades dos retalhos. Quando esses pequenos retalhos estiverem sendo elevados, é aconselhável incluir alguma gordura subcutânea. Isso pode não ajudar a vascularização, mas torna o retalho mais substancial. Também é sensato dissecar os retalhos largamente; a menos que isso seja feito, a rotação adequada não ocorre.

Quando existe preocupação sobre o desenho de uma Z-plastia, um retalho pode ser cortado e transposto; o sangue estampado produzirá o tamanho, a forma e a posição do outro retalho. Isso pode ser feito para Z-plastia simples ou múltiplas.

Esses retalhos podem ser muito pequenos, como os dos dedos ou face, ou grandes, como os dos membros, tronco ou região do pescoço.

CUIDADOS PÓS-OPERATÓRIOS

É muito importante reassegurar aos pacientes que eles podem molhar as suturas, que eles podem tomar um banho ou ducha e lavar os cabelos com seu xampu normal. Obviamente, uma esfregação rigorosa não é aconselhada. A exposição ao ar fresco também é desejável. Essas instruções freqüentemente vêm como uma surpresa para os pacientes, que quase sempre acham que não devem lavar a sutura em cicatrização. Nos membros superiores ou inferiores, a imobilização pode ser aconselhada; isso é feito com curativos-padrão e esparadrapo, estabilizados com um gesso e tala grossa. Este último é aplicado para manter a área operada em uma posição de relaxamento.

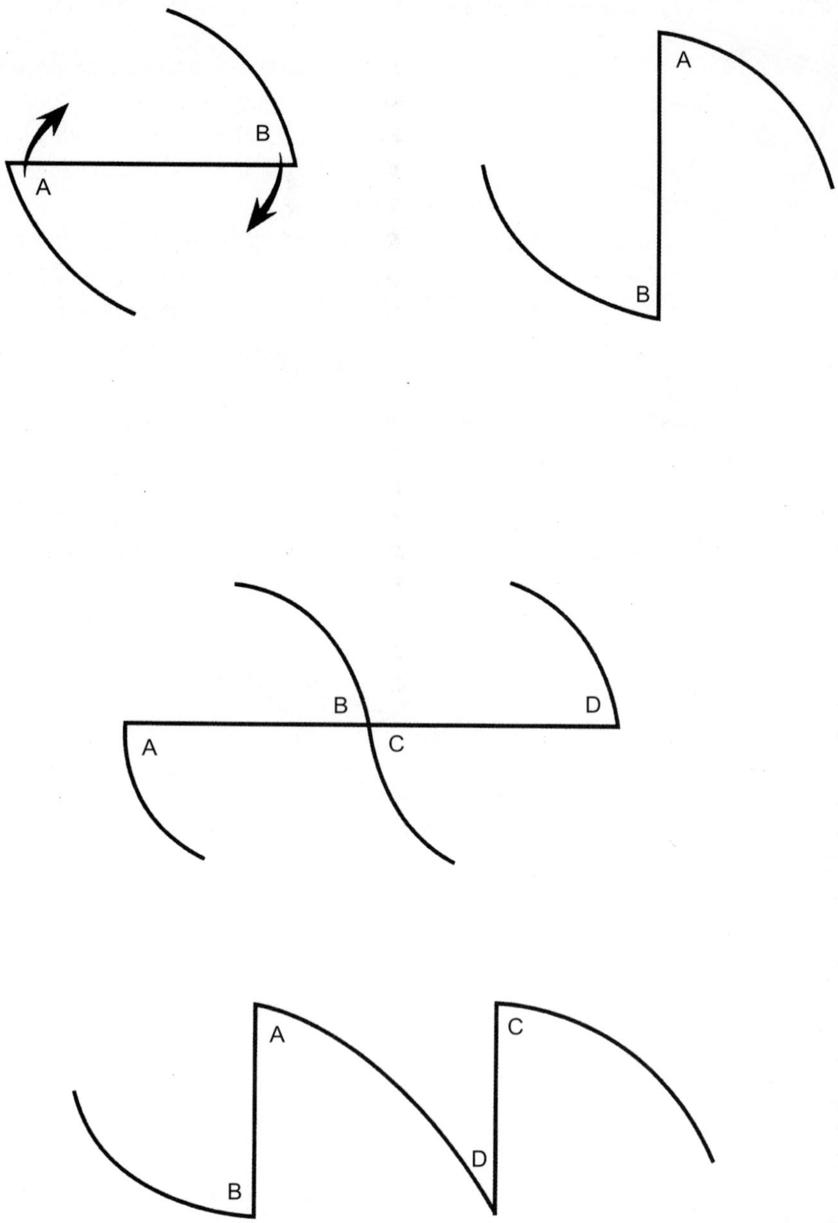

Figura 5-11. Retalhos em Z-plastia (simples e múltiplos).

ADVERTÊNCIAS

Os pontos principais dessas técnicas de transferência de tecido local são aplicáveis para todos os retalhos em todas as áreas. A teoria por trás dos retalhos deve ser conhecida e apreciada. O planejamento é cuidadosamente concebido e em seguida testado antes que alguma incisão seja feita. Após a criação do defeito, o retalho a cobrir é novamente testado; somente após isso, o retalho ou retalhos são elevados e movidos para o defeito. Se existe alguma dificuldade no fechamento, a situação deve ser reconsiderada e o problema solucionado. Nunca usar um retalho que é inadequado: mudar o desenho ou colocar o retalho de volta e usar um enxerto de pele. A discrição é uma excelente virtude em uma cirurgia de retalho! Somente com essa abordagem cuidadosa, as reconstruções são obtidas satisfatoriamente tanto em termos de fechamento do defeito quanto de estética. Com frequência, o primeiro é obtido à custa do último.

Leituras Selecionadas

Emmett AJJ, O'Rourke MGE. *Malignant Skin Tumors.* Edinburgh: Churchill Livingstone, 1982.

Fisher J, Gingrass MK. In: Georgiade GS, Riefkohl R, Levin LS, eds. *Plastic, Maxillofacial and Reconstructive Surgery,* 3rd ed. Baltimore: Williams & Wilkins, 1997.

Jackson IT. Basic principles of skin flaps. In: Jackson IT, ed. *Local Flaps in Head and Neck Reconstruction.* St. Louis: CV Mosby, 1985.

Weinzweig N, Weinzweig J. Basic principles and techniques in plastic surgery. In: Cohen M, ed. *Mastery of Plastic and Reconstructive Surgery,* Vol 1. Boston: Little, Brown, and Company, 1994.

Capítulo 6

Princípios de Microcirurgia

Gregory R. D. Evans ♦ Robert F. Lohman

AVALIAÇÃO DO DEFEITO

A seleção apropriada do retalho requer uma avaliação cuidadosa do defeito. O cirurgião deve inicialmente formular uma lista dos tecidos necessários para a reconstrução mais eficiente e mais durável. O defeito usualmente envolve alguma combinação de pele, tecido subcutâneo, mucosa, músculo, fáscia, tendão ou osso. Os retalhos neurossensoriais devem ser considerados quando da reconstrução da mão, superfície plantar do pé e defeitos potenciais em torno da boca. Os defeitos envolvendo a cavidade oral podem requerer também um volume de tecido mole para facilitar a deglutição e a fala, ou a recolocação da mucosa para proteger as estruturas vitais subjacentes do pescoço. A reconstrução dos músculos pode ser necessária se uma função importante tiver sido danificada. A reconstrução da fáscia pode ser necessária para a integridade estrutural ou para facilitar o deslizamento do tendão acima das superfícies expostas. Finalmente, os defeitos dos ossos que resultam em diminuição funcional significativa devem ser restaurados.

Diversos fatores influenciam o planejamento da reconstrução. Os aspectos sistêmicos e locais da cicatrização da ferida devem ser considerados. Feridas irradiadas e feridas em pacientes sob quimioterapia são notoriamente difíceis de cicatrizar. A doença vascular periférica, o fumo e o diabetes também provocam efeitos adversos para a cicatrização da ferida. Nesses pacientes de alto risco, os esforços agressivos de reconstrução, freqüentemente envolvendo a transferência de tecido livre, são freqüentemente as melhores opções. Embora seja verdade que a transferência de tecido livre é menos tolerante ao erro cirúrgico do que muitos dos retalhos mais tradicionais, a taxa de complicação é freqüentemente mais alta em retalhos pediculados, graças ao suprimento vascular menos confiável e menos tolerante. As complicações da ferida podem conduzir ao atraso do início da terapia adjuvante e à hospitalização mais prolongada. Assim, a transferência de tecido microcirúrgico para a cobertura da lesão nesses pacientes de alto risco oferece uma reconstrução altamente confiável e em um tempo cirúrgico menor. Visto que as complicações e o retardo da cicatrização são minimizados, os pacientes podem retornar mais rapidamente ao valioso tempo com a família.

INDICAÇÕES

A seleção do retalho pode ocorrer somente após o defeito ser identificado, os fatores que influenciam a cicatrização da ferida serem considerados e a disponibilidade de tecido ser avaliada. Tecidos disponíveis para reconstrução podem ser locais, regionais ou distantes. Os retalhos locais podem ser adequados para muitos defeitos pequenos ou para aqueles que requerem somente pele, mas raramente são adequados para defeitos mais complexos. Os retalhos local e regional são freqüentemente pouco confiáveis devido à presença de cicatrizes ou irradiação prévia. Quando os tecidos local e regional são insatisfatórios, a transferência de um tecido livre distante deve ser considerada.

Nós consideramos que a transferência de um tecido livre é o método de escolha em muitas situações de reconstrução. O uso de retalhos microcirúrgicos para a reconstrução da mama permite a moldagem do tecido, a variação de posição na parede do tórax e a possibilidade de escultura do retalho para atingir a simetria. Após a ressecção na cabeça e pescoço, os retalhos livres permitem a reconstrução simultânea da pele, mucosa e ossos, com resultados funcionais de bom a excelente. As feridas complicadas envolvendo fístula e osteorradionecrose demandam o uso de transferência de tecido livre. O esôfago cervical pode também ser substituído imediatamente após ressecção, levando à deglutição mais precoce e minimizando a perda de peso. As grandes feridas de extremidades, que envolvem vasos sangüíneos, nervos e ossos podem também ser restauradas com técnicas microcirúrgicas, permitindo resultados funcionais de bom a excelente. Como resultado, a preservação de membros é atualmente o padrão de tratamento, exceto em algumas circunstâncias. O uso da transferência de tecido livre tem expandido os horizontes da cirurgia ablativa. Atualmente, os tumores podem ser ressecados sem o medo de se criar uma ferida "grande demais" para ser fechada.

A transferência de tecido livre não deve permanecer no ápice da escala de reconstrução, ou deve ser usada somente quando o tecido local ou regional é indisponível. Deve ser considerada sempre que a ferida for complexa e for necessária a composição de tecidos múltiplos, ou quando a variação no desenho geométrico for necessária. O retalho microcirúrgico é indicado quando for necessária uma cicatrização confiável da ferida, na presença de fatores de risco para má cicatrização.

CONTRA-INDICAÇÕES

A reconstrução microcirúrgica de um dado defeito pode ser contra-indicada por razões relacionadas ao cirurgião ou ao paciente. O cirurgião e a equipe de apoio que ajudam na cirurgia e pós-operatórios devem ter experiência com retalhos microcirúrgicos. Quando se tomar um caso sob circunstâncias difíceis, é melhor ser prudente e adiar a reconstrução até que esses problemas estejam sob controle.

Extremos de idade, seja jovem ou idoso, não são contra-indicações para a microcirurgia; contudo, a estabilização do quadro clínico pode ser necessária em pacientes com doenças crônicas. Doença coronariana e diabetes não afetam adversamente a perviedade dos vasos. Entretanto, pode ser esperado um retardo da cicatrização. A aterosclerose é mais prevalente nesses pacientes, e a angiografia pré-operatória pode ser indicada. A doença de Buerger, a síndrome de Raynaud, a esclerodermia e outras doenças do colágeno aumentam o risco potencial de trombose e falência do retalho. As úlceras venosas ou varizes superficiais devem alertar o cirurgião para potenciais dificuldades de drenagem que poderiam comprometer a sobrevida do retalho.

A nicotina, encontrada em cigarros, adesivos ou gomas de mascar, é um vasoconstritor potente e conduz a uma taxa aumentada de falência do retalho. Contudo, a falência do retalho livre em fumantes crônicos que tenham parado de fumar no período pré-operatório não é aumentada quando comparada com não-fumantes. A prorrogação na cicatrização da ferida, em ambos os sítios, doador e receptor, deve contudo ser esperada. As extensões de pele ao acaso adjacentes ao retalho são menos confiáveis em fumantes, e isso deve ser considerado em qualquer tipo de reconstrução do retalho.

A transferência de tecido livre é desafiadora em pacientes com anemia falciforme. A fim de otimizar a perviedade vascular, recomendamos: (1) transfusões pré-operatórias e pós-operatórias, (2) uso liberal de anticoagulantes e (3) manutenção do volume adequado de sangue e oxigenação. A consulta pré-operatória com um hematologista pode ser valiosa.

Os retalhos livres eletivos são contra-indicados na gravidez. A gravidez provoca um aumento na massa de hemácias do sangue, diminuindo o volume do plasma, ocorrendo também um aumento na atividade dos fatores de coagulação e estase venosa dos membros inferiores, como resultado do efeito de massa exercido pelo útero. Todos esses fatores de risco combinados fazem com que os retalhos tenham um alto risco de perda, o que é inaceitável.

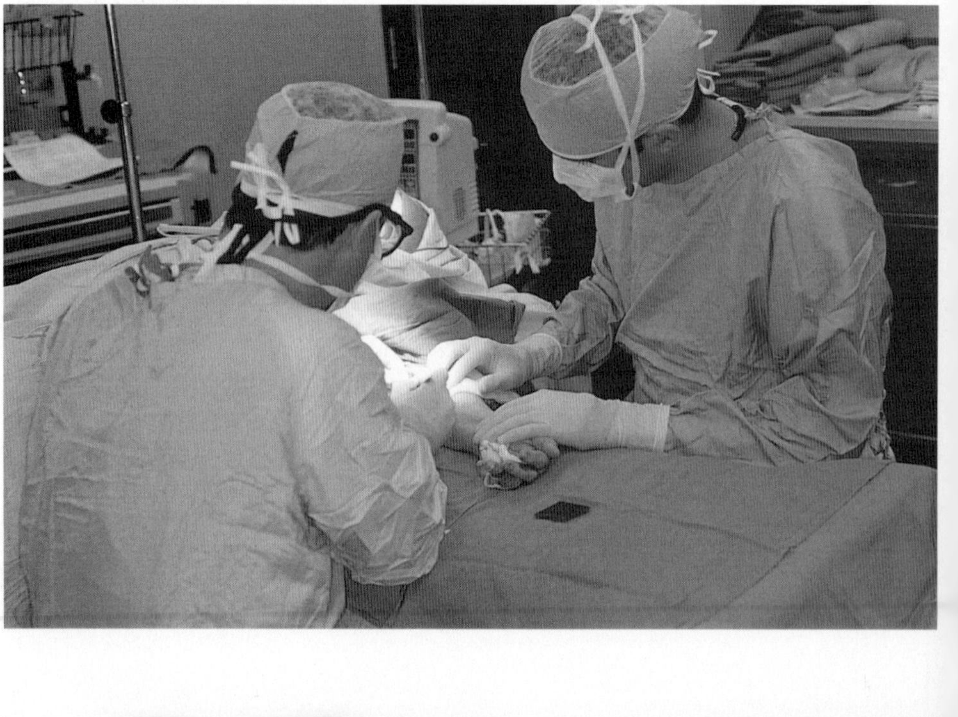

Figura 6-1. Mesa cirúrgica com cirurgião e assistente sentados.

Os corticosteróides, a ciclosporina e a quimioterapia para o câncer não afetam a perviedade vascular da anastomose; contudo, a cicatrização da ferida pode ser retardada. A transferência de tecido livre deve ser adiada até que a contagem absoluta de neutrófilos esteja acima de 1, usualmente 3 a 4 semanas após a administração de quimioterapia. A quimioterapia pós-operatória pode começar cerca de 2 semanas após a transferência de tecido livre, desde que o processo de cicatrização esteja ocorrendo normalmente.

A irradiação causa uma progressiva proliferação subendotelial, complacência reduzida e modificações ateroscleróticas nos vasos sangüíneos. Embora muitos autores relatem que não há aumento na perda do retalho quando são usados vasos receptores irradiados, uma técnica rígida deve ser empregada. A hidratação do paciente de cabeça e pescoço é requerida no período pós-operatório. O colapso da veia jugular interna, devido à perda de líquidos, cria um potencial trombogênico que é menos tolerado no paciente irradiado. Uma boa regra é adiar a cirurgia após a radioterapia em 1 semana para cada semana do tratamento com irradiação.

A radioterapia pós-operatória pode começar aproximadamente 2 semanas após a transferência de tecido livre, quando a cicatrização da ferida já tiver feito progressos. O edema do retalho e as mudanças da radiação aguda são bem tolerados por retalhos livres, mas os efeitos da irradiação a longo prazo são atualmente desconhecidos.

Como resultado dos avanços na anestesia e nos cuidados pós-operatórios, a transferência de tecido livre é agora de rotina em pacientes seriamente doentes; contudo, a seleção permanece importante. No grupo eletivo, os pacientes capazes de suportar ressecções maiores geralmente vão tolerar uma reconstrução microcirúrgica. A transferência de tecido livre de emergência deve ser usada com cautela até que o paciente esteja adequadamente estabilizado. Embora alguns advoguem operações "mínimas" para pessoas idosas, para os cronicamente doentes ou para pacientes severamente lesados, a transferência de tecido microvascular bem executada pode de fato reduzir complicações pós-operatórias e acelerar a recuperação desses pacientes. Conseqüentemente, não somos adeptos da filosofia de que uma forma menor de reconstrução é sempre melhor. A solução correta para uma dada situação requer a união compatível do tecido doador ao defeito, ao mesmo tempo em que há diminuição das complicações e do número de cirurgias.

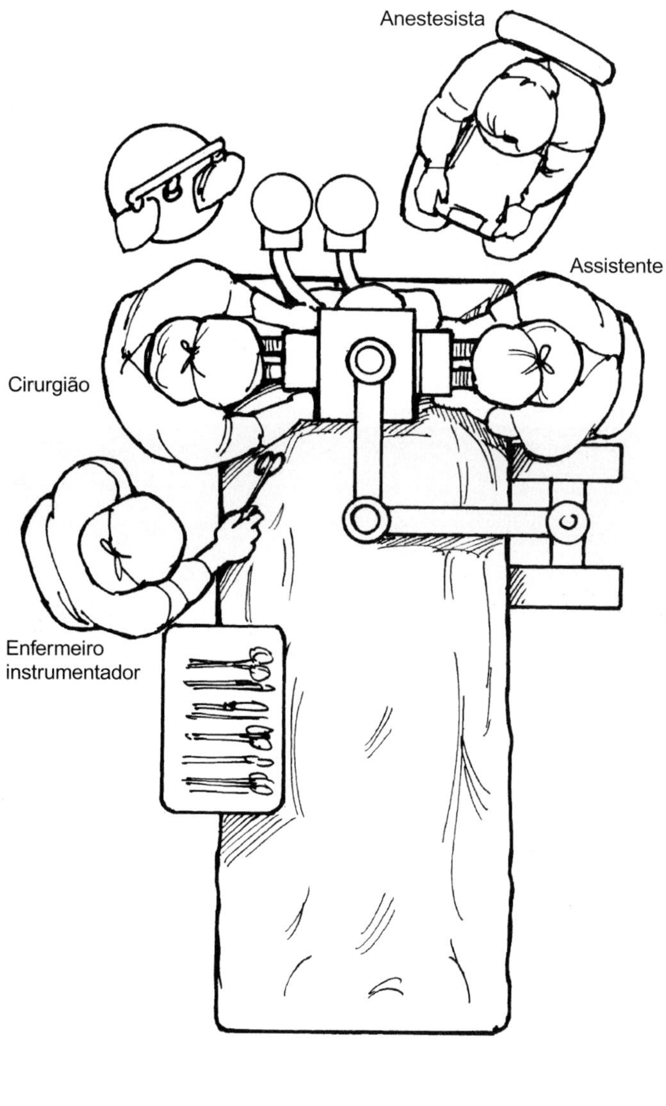

Figura 6-2. Cirurgião e assistente de pé em cada lado do microscópio cirúrgico enquanto realizam reconstrução em cabeça e pescoço.

MONTAGEM DA SALA

É imperativo que o paciente seja mantido aquecido durante a cirurgia microvascular. Os sistemas de aquecimento de ar (ex., Bair Hugger) são ideais e mantêm a temperatura do paciente, enquanto a temperatura na sala de operação pode ser ajustada. Áreas de superfície expostas causam rápido resfriamento, o que pode levar a um vasoespasmo, redução da função capilar periférica e falência do retalho. Se possível, o paciente deve ser posicionado para permitir a obtenção simultânea do retalho e a preparação do defeito. *Compressas de espuma* e de gel são usadas liberalmente para a proteção da pele. Um braço ou perna não-envolvidos devem sempre estar disponíveis para potenciais enxertos de veia a pele.

Lentes de aumento permitem ao cirurgião ver mais claramente as estruturas que não são visíveis a olho nu. Com o aumento de magnitude, a profundidade do foco e do tamanho do campo diminui concomitantemente, e mais luz é requerida para melhorar a visualização. Ambos os microscópios montados de piso e de teto são disponíveis e também apropriados à maioria dos casos. A cirurgia de membro superior e de mão é tradicionalmente realizada com o cirurgião sentado e o membro bem posicionado na mesa. A mesa deve permitir que os pulsos e os cotovelos do cirurgião fiquem em uma superfície sólida, enquanto as costas e o pescoço ficam eretos (Figura 6-1). A microcirurgia do pé pode usualmente ser conduzida com o cirurgião sentado; contudo, mama, cabeça, pescoço e mais outros tipos de reconstrução são tecnicamente mais fáceis com o cirurgião de pé. Nessas situações, um cirurgião sentado tem dificuldades de movimentar os pulsos e cotovelos na mesa (Figura 6-2). O microscópio em ambas as situações deve ser posicionado de forma a permitir ao assistente o fácil acesso ao paciente.

O microscópio consiste em uma fonte de luz, uma cabeça que contém as lentes objetivas, e as peças oculares. Mais comumente, as peças oculares com um aumento de 10X são usadas. Há uma escala dióptrica positiva e negativa nas peças oculares para ajuste individual de até 3.0 na escala dióptrica. Devem-se usar as lentes de contato ao utilizar o microscópio, se houver necessidade de correção de mais do que 2 ou 3 graus. As peças oculares freqüentemente tornam-se mal ajustadas quando o microscópio é movido ou limpado. Se ocorrerem dificuldades no foco do microscópio, deve-se checar se todas as peças oculares estão apropriadamente encaixadas na cabeça do microscópio.

As lentes objetivas determinam o comprimento focal do microscópio. Os comprimentos focais-padrão variam de 150 a 400 mm. Uma lente de 200 mm é apropriada na maioria das vezes. Os controles para ajustar o foco e o aumento e a posição das lentes objetivas nos eixos X e Y são colocados no chão ou em um aparato manual estéril. Inicialmente, o foco é ajustado com o ajuste de microscópio de alta potência. Isso assegura que o campo permaneça focado em todos os níveis de aumento.

As lupas geralmente produzem um aumento de 2,5X a 8X e são úteis para estruturas de 2 a 3 mm de diâmetro. O comprimento do foco é fixo (freqüentemente é de 48 centímetros), e o foco é mantido pelo ajuste da cabeça do cirurgião. Muitas lupas são disponíveis com óticas de campo largo, que ajudam a prevenir "forma de cone" do campo operatório. As operações de retalhos livres e muitas reconstruções de nervos podem ser conduzidas efetivamente sob uma lupa de aumento. Contudo, essa técnica requer experiência considerável, e, quando disponível, o microscópio usualmente é suprido de ótica e iluminação melhores (Figura 6-3).

Os fios microcirúrgicos variam de 8-0 (45 μm de diâmetro) a 11-0 (14 μm de diâmetro). Os diâmetros das agulhas variam de 30 a 150 μm. O corpo da agulha é plano para melhorar a estabilidade enquanto se segura no porta-agulha. As agulhas Ethicon são codificadas para a forma, o diâmetro e o comprimento do círculo. O código da forma inclui BV (círculo de três quartos), BVH (metade do círculo), ST (forma reta) e V (cônica). O primeiro número é o diâmetro da agulha em mícrons, e o segundo número é o comprimento do círculo em milímetros. Por exemplo, um BV 75-3 será um círculo de três quartos, com uma agulha reta de 75 μm de diâmetro e um comprimento do círculo de 3 mm. O fio de sutura com agulha cortante é rotulado pelo diâmetro da agulha com seu arco, e é descrito em graus (Figura 6-4).

A solução de papaverina (60 mg/30 ml de solução salina normal injetável) é comumente usada por seu efeito vasodilatador local. Para a irrigação geral e para assistir a remoção de um coágulos intraluminares, usamos uma solução de heparina (50.000 ou 5.000 U em 500 ml de uma solução de Ringer lactato). Uma bolsa pressurizada dessa solução é colocada na cabeceira da mesa e conectada a uma agulha romba através de equipo estéril (Figura 6-5). Isso permite a irrigação contínua com a solução sem a necessidade de reencher seringas ou bulbos.

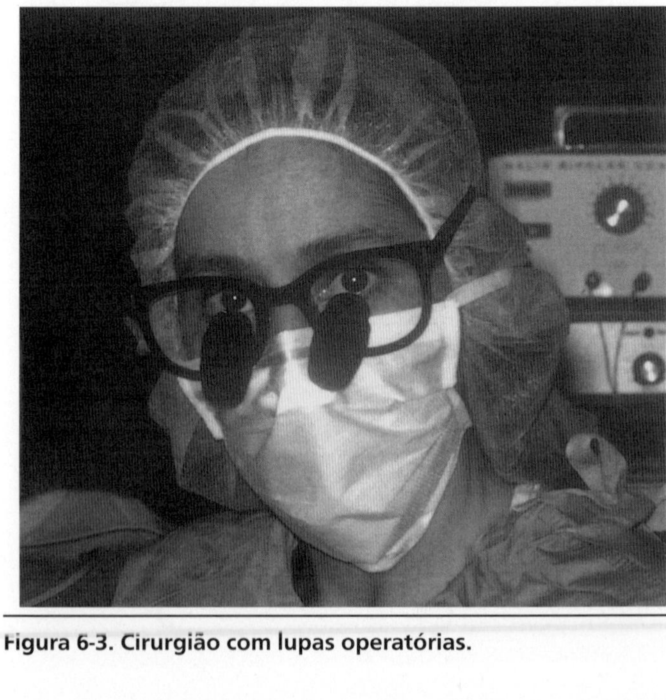

Figura 6-3. Cirurgião com lupas operatórias.

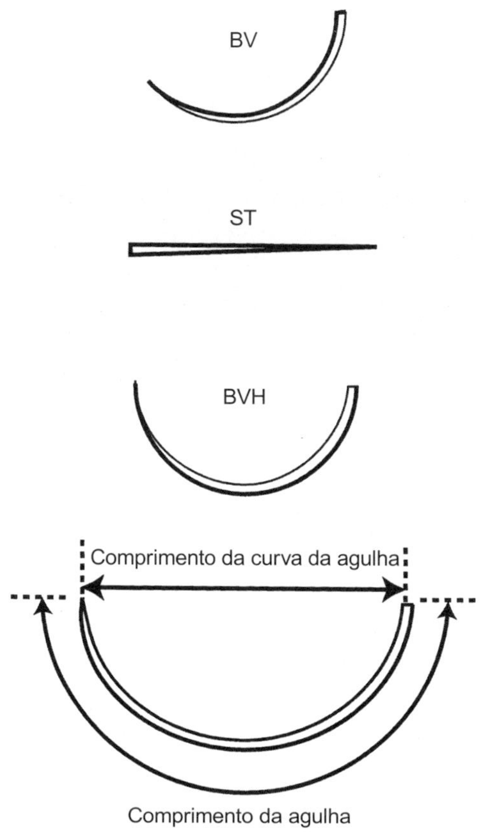

Figura 6-4. Agulhas microcirúrgicas com códigos.

MARCAÇÕES

As incisões devem ser planejadas e marcadas tanto para a coleta do retalho quanto sobre os vasos receptores. Para a reconstrução em cabeça e pescoço, preferimos usar a artéria carótida externa e a veia jugular interna como vasos receptores. Se esses não estão prontamente visíveis, uma incisão é usualmente planejada ao longo da borda anterior do músculo esternocleidomastóideo. Os vasos doadores podem ser conduzidos para o defeito através de um túnel, ou, se existe uma ponte de pele entre a incisão no pescoço e o defeito, ela pode ser aberta. Os cotos das ramificações sacrificados da artéria carótida externa ou da artéria facial também podem ser usados.

Para a reconstrução imediata da mama, os vasos toracodorsais são usualmente visíveis na axila. Uma anastomose término-terminal pode ser realizada bem próxima à ramificação do m. serrátil, permitindo o uso posterior do grande dorsal se houver necessidade, caso falhe a primeira. Para a reconstrução tardia da mama, os vasos toracodorsais podem ser explorados usando-se a porção axilar da incisão da mastectomia. Uma abordagem alternativa é usar os vasos mamários internos, os quais podem ser encontrados fazendo-se uma incisão transversa no segundo ou terceiro espaço intercostal, justamente lateral ao esterno. Ao contrário dos vasos toracodorsais, os vasos mamários internos são geralmente livres de cicatrizes no procedimento tardio e após a irradiação. Contudo, esses vasos, especialmente a veia, podem ser pequenos e friáveis.

Para a reconstrução dos membros superiores, os vasos receptores mais comuns são a artéria radial ou ulnar ou suas ramificações correspondentes. Estas são expostas através de incisões longitudinais diretamente acima dos vasos apropriados. Nas extremidades inferiores, os vasos poplíteos são abordados por uma incisão em Z na fossa poplítea que se estende medialmente à linha média da panturrilha. Uma incisão entre o tibial anterior e o extensor digital longo permite a exposição da artéria tibial anterior, e para os defeitos distais da perna ou pés a artéria tibial posterior pode ser exposta no maléolo medial. Os vasos receptores podem ser selecionados tanto proximal quanto distalmente à zona da lesão. Os vasos no campo de irradiação devem ser evitados quando possível, levando-se em consideração o uso dos enxertos de veias de vasos distantes não-irradiados.

TÉCNICAS OPERATÓRIAS

Anastomose Arterial

A preparação começa pela "limpeza" da artéria doadora com tesouras de pontas afiadas. Se o vaso é danificado, ou uma placa está presente no final do vaso, deve-se voltar para uma área que está sadia. Os tecidos adventícios e periadventícios devem ser excisados com precisão enquanto o vaso é segurado por um assistente (Figura 6-6). Isso impede que segmentos de adventícia se interponham entre os vasos doadores e receptores, o que é altamente trombogênico. Todas as ramificações laterais devem ser seladas com cautério bipolar ou

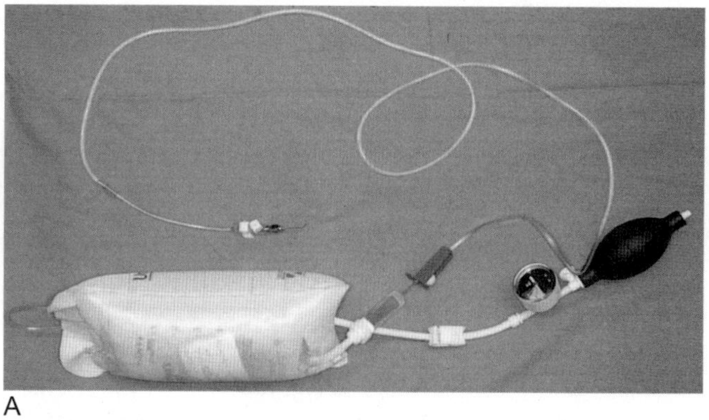

A

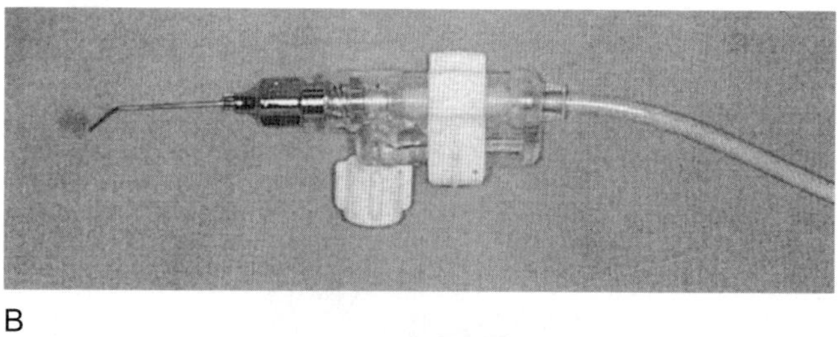

B

Figura 6-5A e B. A heparina é introduzida através de uma bolsa intravenosa pressurizada dentro do aparato para irrigação do vaso local.

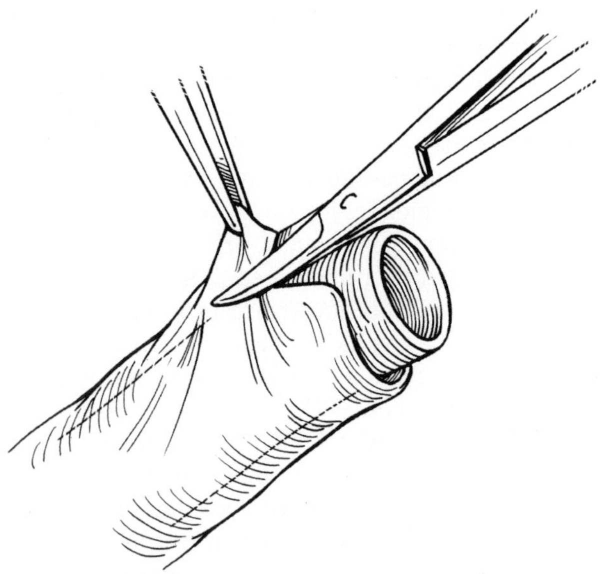

Figura 6-6. Limpeza dos vasos microvasculares na preparação para a anastomose.

clampes vasculares. Os coágulos intraluminares são removidos por meio de irrigação com uma solução salina heparinizada (Figura 6-7). A artéria é dilatada pela inserção de porta-agulhas microcirúrgico rombo ou dilatadores de vasos paralelos ao eixo longitudinal do vaso (Figura 6-8). Deve-se ter cuidado para evitar a dilatação do vaso exatamente no mesmo ponto repetidamente. Em vez disso, o dilatador ou o porta-agulha deve ser rodado alguns graus. Uma falha nesse procedimento pode criar uma parede de vaso muito frágil. Após o vaso ser dilatado, ele é irrigado com heparina. Um clampe microvascular é em seguida colocado nos vasos doadores. Após a colocação dos grampos, os vasos são novamente irrigados com heparina. Isso não somente ajuda a remover o coágulo, como também impede sua acumulação enquanto o fluxo sangüíneo é interrompido durante a anastomose. Os grampos não devem induzir defeitos estruturais nos vasos (a pressão dos grampos deve ser menor do que 30 mmHg).

Os vasos receptores são preparados de uma maneira similar. Se os vasos receptores tiverem sido submetidos a irradiação prévia, a preparação requer cuidados extremos. Os vasos radiados são frágeis, ateroscleróticos e fibróticos. Pode ser difícil reconhecer a junção entre a adventícia e a média. Se a média é danificada durante a preparação, o vaso ficará debilitado e predisposto a vazamento e trombose. A íntima dos vasos irradiados pode fraturar durante a preparação, possibilitando a elevação e a separação da parte subjacente da média, o que é altamente trombogênico (Figura 6-9).

Quando possível, as anastomoses artérias término-laterais são preferidas. A principal vantagem dessa técnica é que o fluxo sangüíneo distal é preservado. Se uma anastomose término-lateral é planejada, a arteriotomia do vaso receptor pode ser feita com tesoura microcirúrgica ou perfurador ou *Punch*. Nós preferimos fazer uma pequena incisão na artéria com uma lâmina de pele e em seguida inserir um *Punch* aórtico de 2,5 mm para completar a arteriotomia (Figura 6-10). Isso cria um furo circunferencial. Se arteriotomias maiores ou menores são requeridas, ou se a geometria precisar ser modificada, as microtesouras são mais apropriadas. As discrepâncias de tamanho entre os vasos doadores e receptores são de pouca importância com a técnica término-lateral. O fluxo sangüíneo é estancado nos vasos receptores com fitas vasculares. Um clampe no vaso doador pode ou não ser necessário nessa instância (Figura 6-11). Em contraste, uma anastomose término-terminal é intolerante para discrepâncias de tamanho. As discrepâncias de tamanho até 1,5:1 podem ser equalizadas através da dilatação seletiva dos vasos menores, enquanto discrepâncias acima de 3:1 podem ser superadas através de espatulação, a qual envolve um corte longitudinal nos vasos pequenos, aumentando efetivamente a circunferência. As discrepâncias maiores requerem a interposição de enxerto de veia, ou a excisão em cunha longitudinal de uma extremidade da parede arterial para diminuir o diâmetro do vaso mais largo (Figura 6-12). As taxas de permeabilidade para anastomoses término-lateral e término-terminal são equivalentes. As anastomoses término-laterais são realizadas através da colocação de dois fios, um em cada extremidade da circunferência do vaso. As suturas podem ser corridas e amarradas no lado oposto. Alternativamente, os pontos podem

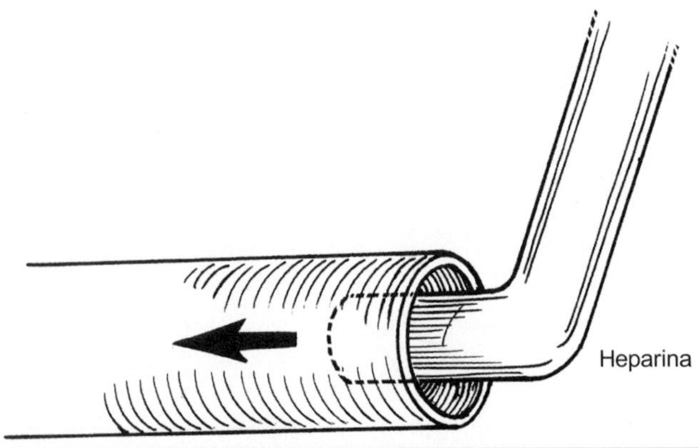

Figura 6-7. Irrigação de heparina dentro dos vasos microvasculares; cabo para bolsa pressurizada na Figura 6-5A.

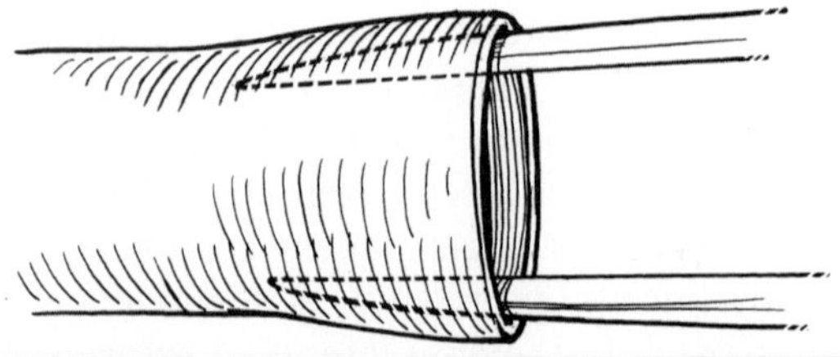

Figura 6-8. Dilatação do vaso com o uso de instrumentos microvasculares.

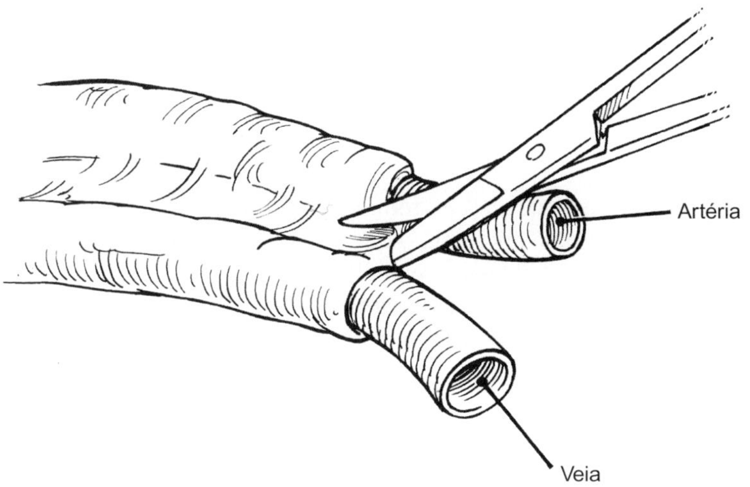

Figura 6-9. Preparação de vasos receptores através da dissecção da adventícia.

ser interrompidos. Deve-se ter o cuidado de assegurar que os pontos contínuos sejam firmes.

A anastomose término-terminal é mais fácil para realizar com as extremidades do vasos posicionados em clampes duplos que as aproximem. As técnicas de suturas contínua ou interrompida podem ser usadas e resultam em taxas de permeabilidade equivalentes (Figura 6-13). Se as suturas contínuas são usadas, dois fios de náilon 9-0 ou 10-0 são inicialmente colocados em 180 graus nas extremidades opostas da anastomose. A parede posterior é usualmente mais difícil para suturar e é completada primeiro. Uma vez completada, o grampo é rodado, permitindo a visibilidade da parede ante-

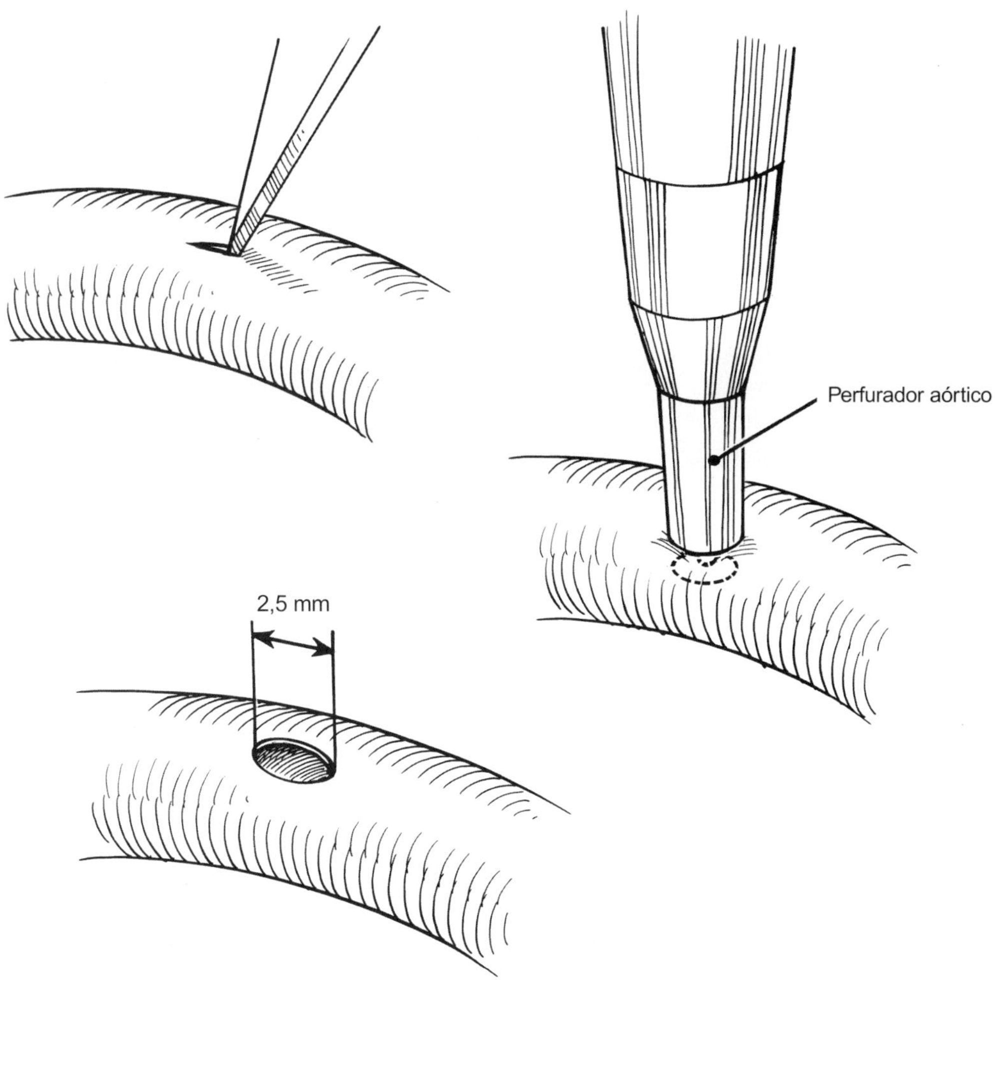

Figura 6-10. Arteriotomia término-lateral com perfurador aórtico de 2,5 mm.

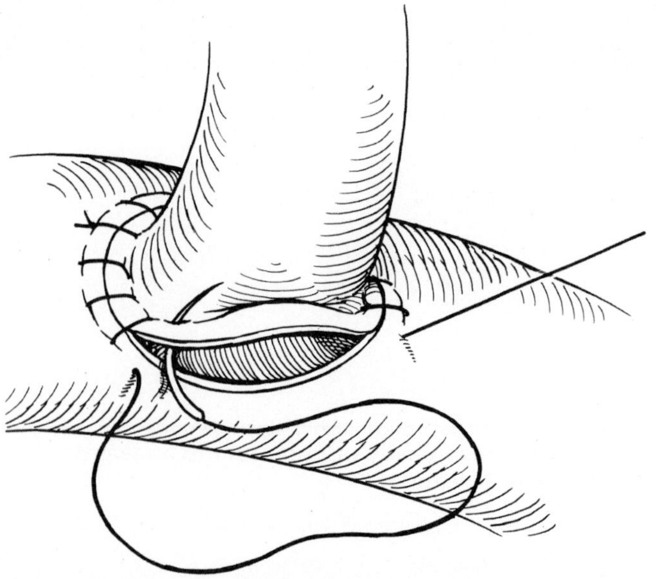

Figura 6-11. Anastomose término-lateral.

rior, a qual é em seguida suturada. Qualquer brecha entre as artérias causará sangramento na linha de sutura e trombose. Deve-se ter o cuidado de evitar o estreitamento da anastomose com essa técnica, e a técnica de espatulação para dilatar vasos pode ser necessária. Alternativamente, uma técnica interrompida pode ser usada. Tradicionalmente, três pontos são colocados em 120 graus entre si e fixados com longos fios de sutura para servir de reparo. Os pontos iniciais podem também ser colocados a 180 graus entre eles. As brechas entre os pontos são suturadas se necessário. Os dois últimos pontos não são fixados até que ambos estejam no lugar, o que possibilita uma inspeção final da parede posterior da íntima antes do fechamento da anastomose. A técnica interrompida é mais prudente para vasos pequenos e irradiados.

Independentemente da técnica usada, cada sutura deve entrar no vaso perpendicular ao seu eixo e incluir todas as três camadas da parede. As técnicas inadequadas levantam retalhos de íntima, enfraquecendo e potencializando o desenvolvimento de pseudo-aneurismas. As agulhas devem ser colocadas eqüidistantes uma da outra e da extremidade do vaso. Pontos em pouca quantidade conduzem ao sangramento e à formação de trombos, enquanto muitos podem resultar em aumento de dano para o endotélio. Na prática clínica, o número ótimo de pontos necessários para a anastomose é o que é suficiente para "realizar o trabalho" sem sangramentos nos vasos.

Anastomose Venosa

A despeito da reputação de dificuldade, a anastomose venosa é mais fácil do que a do lado arterial. Usualmente, veias largas e múltiplas estão presentes e a anastomose término-terminal pode ser feita sem nos preocuparmos com a diminuição da drenagem venosa distal. As abordagens técnicas para a anastomose venosa são essencialmente as mesmas para a arterial.

Grampeamento

Para vasos de 1,5 a 2,0 mm, as taxas de permeabilidade são equivalentes para anastomoses suturadas à mão e anastomoses grampeadas. As extremidades do vaso devem ser evertidas dentro do aparelho, o que diminui o comprimento disponível. A flexibilidade é minimizada para corrigir as discrepâncias de tamanho, e o equipamento de sutura mecânica ocasionalmente é muito volumoso para caber em espaços pequenos. Nós achamos que o aparelho grapeador ajusta-se bem na

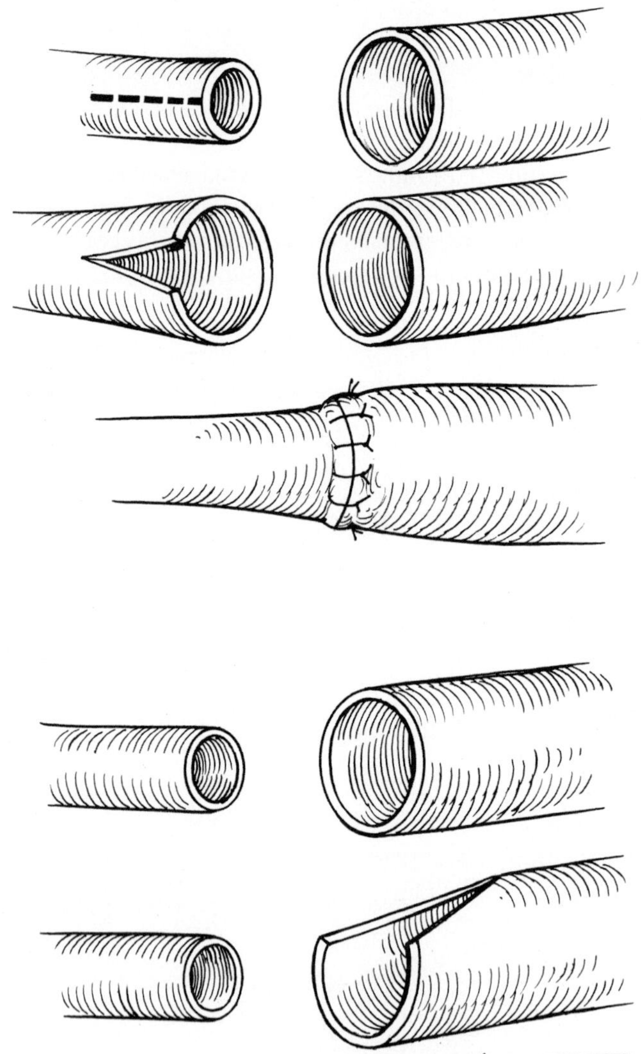

Figura 6-12. Corrigindo discrepâncias do tamanho do vaso, espatulação ou ressecção da borda longitudinal.

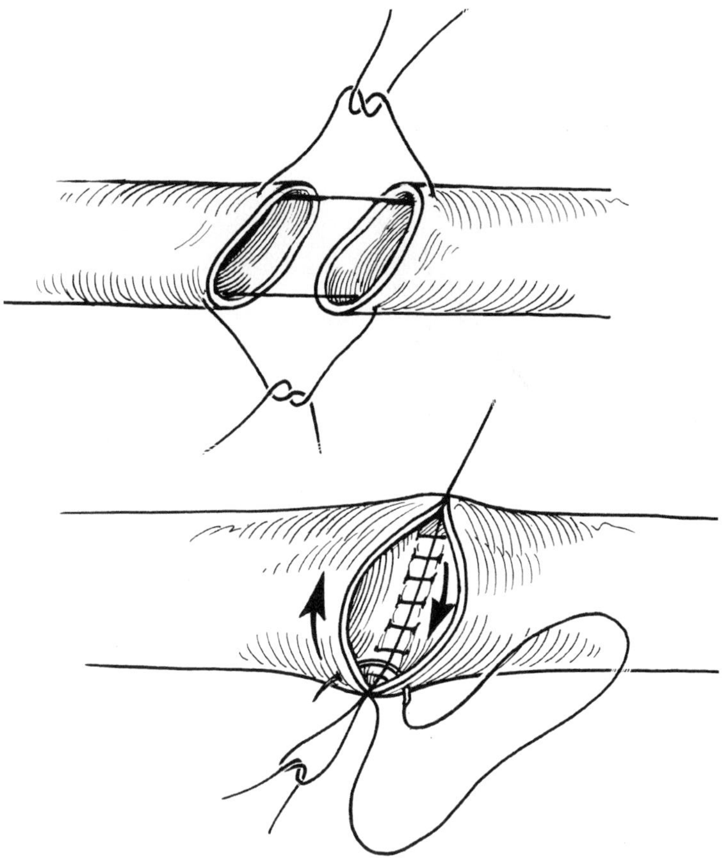

Figura 6-13. Anastomose término-terminal.

axila durante a reconstrução de mama e que seu uso pode ser mais aplicável para as veias, pois ele tende a dilatar o local da anastomose. Os grampeadores não têm sido geralmente empregados para artérias e não são apropriados para vasos irradiados (Figura 6-14).

Enxertos de Veias

Quando o comprimento do pedículo é inadequado, os enxertos de veias são necessários. Podem ser criados laços entre o sistema venoso e o arterial para possibilitar a perfusão e a maturação antes da anastomose dos vasos doadores à extremidade das veias selecionadas. Alternativamente, os enxertos de veia podem ser anastomosados com o retalho, transferindo todo o complexo para os vasos receptores. Os enxertos de veia criam duas anastomoses adicionais, com o potencial para trombose. A despeito dessa complexidade adicional, a taxa de permeabilidade parece não ser alterada com o uso de enxertos de veias. Cuidados devem ser tomados para não torcer os enxertos de veias enquanto se realiza a anastomose; marcar um dos lados com tintura antes da dissecção pode eliminar esse problema (Figura 6-15). As próteses e aloenxerto não têm sido úteis devido à permeabilidade pobre e ao potencial para a degeneração da parede do vaso.

Anticoagulação

Um estudo recente internacional de cirurgiões microvasculares determinou que o regime anticoagulante mais comum inclui a heparina ou dextrana no intra-operatório, e a aspirina ou dextrana no pós-operatório. A heparina intralúmen foi administrada em 84% das cirurgias de retalho, e a dextrana foi administrada sistemicamente em 60% das cirurgias. Nenhuma monoterapia foi provada como sendo superior. Parece, contudo, que os anticoagulantes locais, especialmente a irrigação com heparina, melhora a permeabilidade da anastomose microvascular. A menos que exista evidência de anastomose trombótica na sala de operação, nós não usamos anticoagulante sistêmico adicional. Se a trombose ocorre, administramos um bolo de heparina (3.000 a 5.000 U) seguido de uma infusão de heparina de 100 a 300 U/h durante 5 dias. Não temos evidência de que esse protocolo seja benéfico. Talvez mais importante do que a seleção de um anticoagulante deva ser a seleção mais apropriada dos vasos receptores para a anastomose. Escolher vasos largos com fluxo corrente pode reduzir as complicações associadas com a trombose microcirúrgica. As técnicas de cuidado cirúrgico e o posicionamento do pedículo evitam a compressão e a tensão e podem freqüentemente ser mais efetivos do que usar anticoagulantes para compensar uma técnica inadequada.

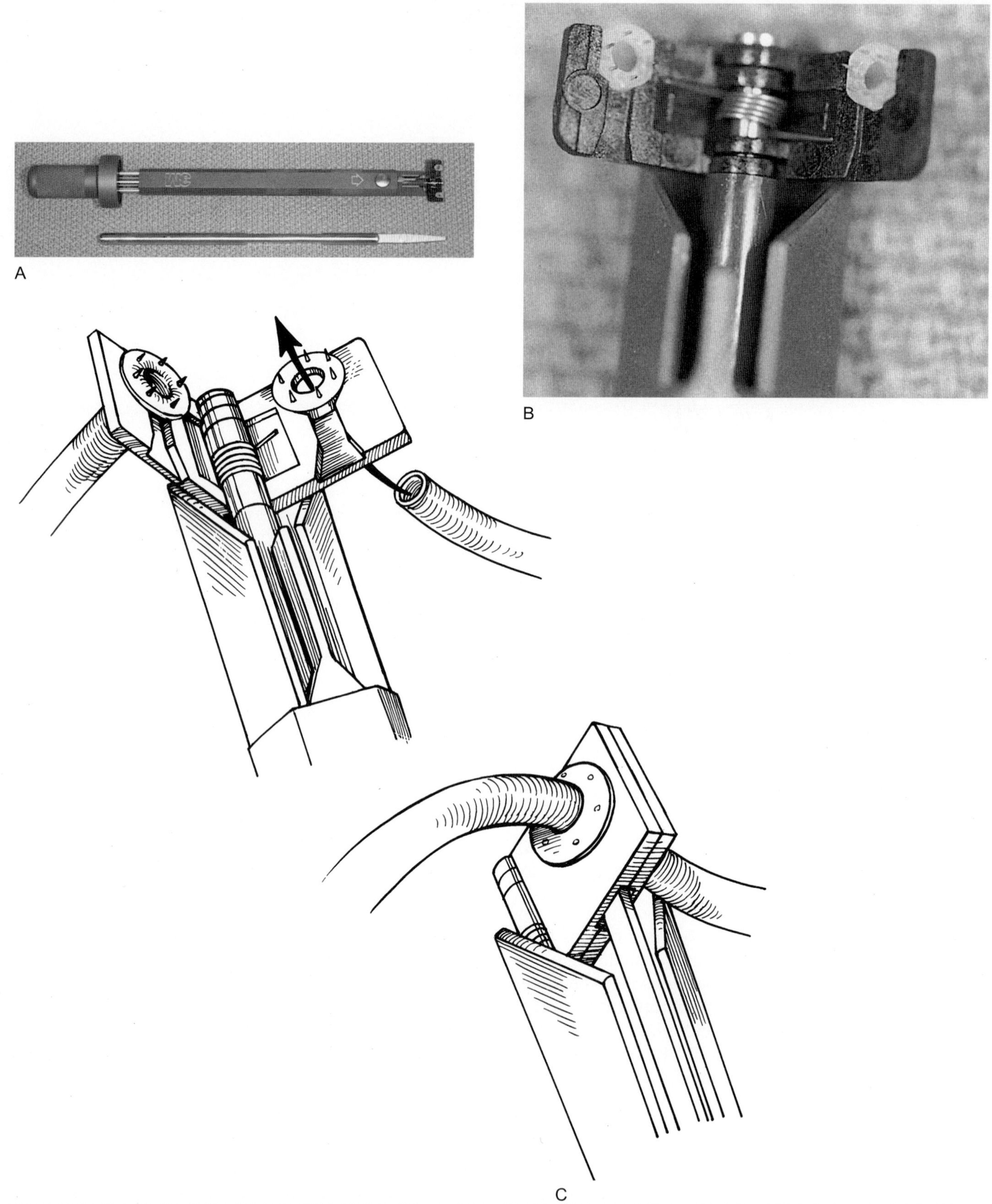

Figura 6-14A, B e C. Equipamento acoplado 3M usado para anastomose término-terminal. O vaso é evertido e o aparelho fechado, assegurando a anastomose.

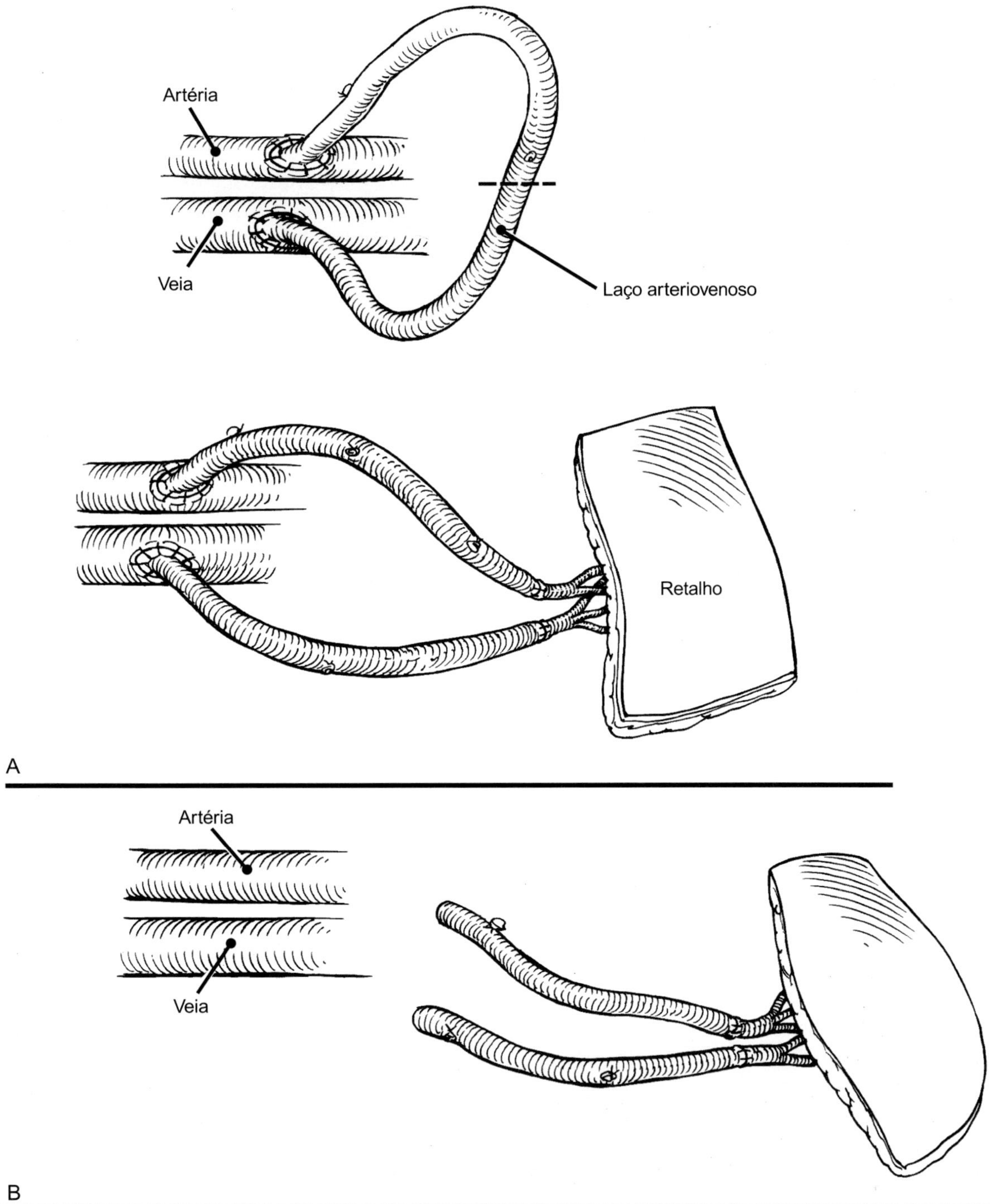

Figura 6-15. Utilização de enxertos de veias. Duas técnicas são demonstradas. A, o laço arteriovenoso é realizado para vasos receptores antes da inserção do retalho. B, a anastomose do laço venoso é realizada em "costas da mesa" antes de ser transferida para os vasos receptores.

Terapias com Sanguessugas

A palavra "sanguessuga" *(Leech)* é derivada da palavra do inglês antigo *laece*, que significa médico. A sanguessuga é um excelente instrumento para tratamento da congestão venosa, e é indicada para retalhos com fluxo adequado mas drenagem limitada, a despeito de uma anastomose venosa *pérvia* ou *patente*. A sanguessuga pode consumir até 6 ml de sangue numa refeição e descomprimir o retalho congestionado até que ocorra aumento dos capilares e melhore a drenagem venosa. A bactéria *Aeromonas (Pseudomonas) hydrophila* está presente no sistema digestivo da sanguessuga; assim, os pacientes devem ser tratados com antibióticos profiláticos (um aminoglicosídeo ou uma cefalosporina de terceira geração). Após se saciar, a sanguessuga usualmente cai; se não, uma solução de álcool a 70% pode ser aplicada. As sanguessugas não devem ser arrancadas do paciente porque seus dentes podem permanecer na ferida. A aplicação de sanguessuga não deve substituir a reexploração da anastomose venosa se a perviedade vascular está em questão.

CURATIVOS

Nós preferimos minimizar os curativos após a transferência de tecido livre uma vez que o retalho inteiro é facilmente visível para inspeção. A inspeção clínica freqüente deve ser encorajada e facilitada ao máximo possível pela equipe de enfermagem. Não existe vantagem particular em curativos largos e volumosos, que podem encobrir porções do retalho e, como resultado, atrasar a detecção de uma mudança na coloração do retalho, que pode ser indicativa de um problema de anastomose.

Após a reconstrução da mama com grandes retalhos miocutâneos transverso do músculo reto do abdômen (TRAM), o uso de sutiãs pós-cirúrgicos ou esportivos pode ser iniciado por ocasião da alta hospitalar. Isso possibilita maior facilidade para deambular e impede que o peso das mamas reconstruídas provoque a tensão das incisões ou possivelmente o estiramento do pedículo vascular. Nós, tipicamente, não usamos curativos nos retalhos usados na reconstrução da cabeça e pescoço. Para os retalhos de extremidades, as talas são empregadas durante 5 a 7 dias, seguidas de fisioterapia motora para manter ou melhorar a movimentação. A extremidade deve ser elevada no período pós-operatório para ajudar na redução do edema. As talas devem ser desenhadas para possibilitar a fácil inspeção do retalho, evitando a compressão do mesmo.

CUIDADOS PÓS-OPERATÓRIOS

A trombose vascular conduzindo à perda do retalho é rara, ocorrendo em 1 a 3% dos casos. As complicações relacionadas com a trombose do retalho ocorrem dentro das primeiras 24 a 48 horas, embora a perda do retalho possa ocorrer vários dias ou semanas após a cirurgia. Os fracassos precoces são freqüentemente relacionados com as imperfeições anastomóticas (p. ex., vazamento, retalhos da íntima), hematoma próximo ao pedículo ou problemas com a posição do pedículo (p. ex., torção, dobras, compressão). Uma grande quantidade de técnicas de monitoração tem sido desenvolvida para predizer a isquemia inicial do retalho e detectar a falência do retalho. Essas técnicas ajudam mas não substituem as observações clínicas, que constituem o padrão ouro da avaliação pós-operatória do retalho. Se ocorre oclusão do fluxo arterial ou venoso, um retalho livre pode ainda ser salvo através da exploração e revisão da microanastomose. A taxa de sucesso da recuperação de um retalho cirúrgico aproxima-se de 80%, mas é inversamente proporcional ao intervalo de tempo entre o início da isquemia e seu reconhecimento clínico. Se a circulação não pode ser restabelecida dentro de 8 a 12 horas, a recuperação de um retalho livre é usualmente impossível. Por essa razão, se a viabilidade do retalho é em última análise questionável, a pronta exploração operatória é necessária. É preferível explorar uma anastomose do que esperar pela perda total do retalho, o que requer uma reconstrução alternativa.

Na Universidade do Texas, no M.D. Anderson Cancer Center, em Houston, usualmente monitoramos os retalhos livres através da inspeção clínica e de uma sonda Doppler portátil. Após a conclusão da anastomose, uma perfurante cutânea é identificada com a sonda Doppler e marcada com um ponto preciso. Uma vez que o paciente chega na sala de recuperação, o cirurgião e os enfermeiros escutam os sinais do Doppler juntos, para não haver confusão em relação à interpretação dos sinais ou à localização. O retalho é monitorado a cada hora durante os primeiros 2 dias pela equipe de enfermagem. As características do pulso, observadas no Doppler, cor, tempo de reperfusão, e a temperatura subjetiva do retalho são registrados. Se existir alguma mudança no caráter do pulso, na cor ou na temperatura do retalho, ou se o preenchimento de capilaridade se torna rápido (menor do que 1,5 a 2,0 segundos) ou lento (menor do que 3 a 4 segundos), o cirurgião é notificado. O refluxo rápido e a congestão do retalho são especialmente importantes, porque esses são os preditores mais sensíveis da trombose venosa. Um pulso arterial forte persistirá durante horas após a oclusão venosa.

Se um adequado sinal do Doppler não pode ser detectado através da pele na sala de cirurgia, a despeito da perfusão adequada; se o retalho é coberto por um enxerto de pele; ou se o retalho é completamente encoberto e a inspeção é impossível, uma alternativa é o uso do aparelho de Doppler implantável (Cook-Swartz). Um pequeno transdutor montado em um *cuff* de Gortex é suturado ao redor da drenagem venosa proximal à anastomose. O caráter do pulso do Doppler é monitorado continuamente, e o transdutor pode ser conectado a um computador para calcular o fluxo total dentro do retalho. Ocasionalmente, interferências dos vasos adjacentes podem ser ouvidas, mas a distância do transdutor pode ser ajustada para corrigir isso. O fio percutâneo conectando o *cuff* de Gortex à máquina Doppler pode ser removida por uma tração suave após 2 a 3 semanas.

ADVERTÊNCIAS

Existe pouca chance de perda quando se explora um retalho bem-perfundido, mas pode-se ter uma perda se um retalho em isquemia permanece não-explorado. Por essa razão, o limiar para retornar à sala de operação para avaliar a anastomose microvascular deve ser baixo. Se existe alguma questão sobre o não-funcionamento de uma anastomose, a exploração operatória é indicada.

A melhor técnica de monitoração do retalho é a observação clínica. Qualquer retalho que aparece congestionado ou frio, ou tiver o reenchimento capilar alterado à inspeção clínica, deve ser avaliado na sala de operação. A exploração deve ser conduzida mesmo diante de fortes ou imutáveis sinais ao Doppler.

É mais fácil ser um microcirurgião de sucesso se ele evita a *micro*cirurgia verdadeira. Os retalhos devem ser desenhados para se obter vantagens dos maiores vasos receptores e doadores. A importância desse princípio não pode ser demasiadamente enfatizada.

Leituras Selecionadas

Belker AM. Principles of microsurgery. *Urol Clin North Am* 1994;21:487-504.

Bengtson BP, Schusterman MA, Baldwin BJ, et al. Influence of prior radiotherapy on the development of postoperative complications and success of free tissue transfers in head and neck cancer reconstruction. *Am J Surg* Oct 1993;166:326-330.

Colen LB, Gonzales FP, Buncke JH. The relationship between the number of sutures and the strength of microvascular anastomoses. *Plast Reconstr Surg* 1979;64:325.

Khouri R. Practice patterns and outcome data in a prospective survey of 495 microvascular free flaps. American Society of Reconstructive Microsurgery, January 12, 1996; Tucson, Az. Abstract.

Krizek TJ, Tani T, Desprez JD, Kiehn CL. Experimental transplantation of composite grafts by microsurgical vascular anastomoses. *Plast Reconstr Surg* 1965;36:38-546.

Kroll SS, ed. *Reconstructive Plastic Surgery for Cancer.* St Louis: Mosby CV, 1996.

Mackinnon SE, Dellon AL. *Surgery of the Peripheral Nerve.* New York: Thieme, 1988.

Manktelow RT. Functioning microsurgical muscle transfer. *Hand Clin* 1988;4:289.

Miller MJ, Schusterman MA, Reece GP, Kroll SS. Interposition vein grafting in head and neck reconstructive surgery. *J Reconstr Microsurg* 1993;9:245-252.

Nakayama K, Yamamoto K, Tamiya T, et al. Experience with free autografts of the bowel with a new venous anastomosis apparatus. *Surgery* 1964;55:796-802.

Neligan PC. Monitoring techniques for the detection of flow failure in the postoperative period. *Microsurgery* 1993;14:162-164.

Reus WF, Colen LB, Straker DJ. Tobacco smoking and complications in elective microsurgery. *Plast Reconstr Surg* 1992;89:490-493.

Schusterman MA, Horndeski G. Analysis of the morbidity associated with immediate microvascular reconstruction in head and neck cancer patients. *Head Neck* 1991;13:51-55

Shaw WM, Ahn CY. Microvascular free flaps in breast reconstruction. *Clin Plast Surg* 1992;19:917-926.

Shestak K, Myer EN, Ramasastry SS, et al. Vascularized free-tissue transfer in head and neck surgery. *Am J Otolaryngol* 1993;14: 148-154.

Wells MD, Manktelow RT, Boyd JB, Bowen V. The medical leech: an old treatment revisited. *Microsurgery* 1993;14:183-186.

Yajima H, Tamai S, Mizumoto S, et al. Vascular complications of vascularized composite tissue transfer: outcome and salvage techniques. *Microsurgery* 1993;14:473-478.

Parte

II

Coleta de Tecidos

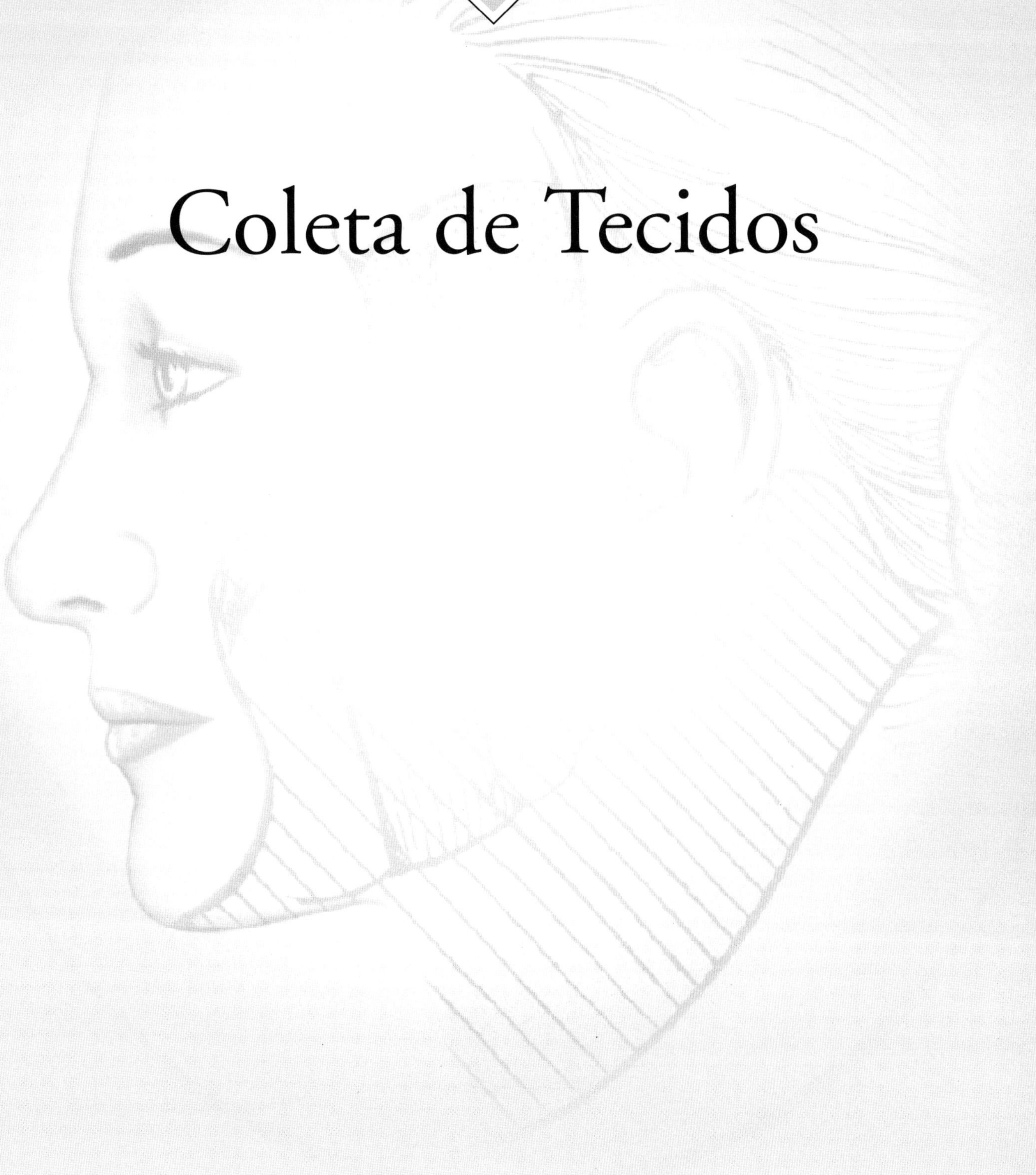

Capítulo 7

Enxerto de Pele

Michael F. Angel ◆ Peter Giesswein ◆ Philip Hawner

Um enxerto é definido como qualquer tecido livre que é transplantado. Sabe-se há séculos que a pele tomada de uma parte do corpo e colocada em alguma outra parte sobrevive. Contudo, relatos dessa técnica eram esporádicos, e só após Reverdin (1869) ter apresentado sua bem-sucedida experiência com enxertos de pele, o interesse mundial foi despertado. Nas décadas que se seguiram, muitos investigadores realizaram contribuições à compreensão da fisiologia do enxerto, assim como ao desenvolvimento do instrumental e de aparelhos.

AVALIAÇÃO DA LESÃO

A pele é o maior órgão do corpo. Ela é composta de epiderme e derme. Na derme encontram-se as glândulas sebáceas, enquanto as glândulas sudoríparas e os folículos pilosos têm sua origem na gordura adjacente à derme.

A pele varia em espessura de acordo com a localização. Em algumas áreas tais como as pálpebras e a região retro-auricular, a pele é muito fina, enquanto em outras áreas (p. ex., dorso e as nádegas), ela é espessa.

Os enxertos de pele são classificados como de espessura total (*i. e.*, a pele total, incluindo a epiderme e a derme) ou de espessura parcial (*i. e.*, epiderme e parte da derme). Os enxertos parciais são ainda divididos em finos ou espessos (Figura 7-1).

Os enxertos de pele cicatrizam através de uma série de estágios. Inicialmente, o enxerto deve aderir ao leito receptor; isso é mediado através de uma cola natural do corpo, a fibrina. Se o leito está infectado, a fibrina é degradada, com subseqüente perda de transplante. Durante as primeiras 24 a 48 horas após a cirurgia, o enxerto recebe fluido do leito (embebição plasmática). Em 48 horas, ocorre a conexão entre os vasos sangüíneos preexistentes no enxerto e os do leito (inosculação). Esse processo continua nos dias subseqüentes, tempo no qual novos vasos sangüíneos são formados (angiogênese). O enxerto continua a ser remodelado durante os meses que se seguem.

INDICAÇÕES E CONTRA-INDICAÇÕES

A primeira decisão a ser tomada é se o enxerto de pele é a escolha apropriada. A fim de maximizar a sobrevivência do enxerto, o leito receptor deverá estar limpo, bem-vascularizado e sem exposição de estruturas vitais. Se o enxerto de pele for a escolha correta para um problema específico, as próximas decisões são o tipo de enxerto (espessura total *versus* parcial) e a seleção da área doadora.

Os enxertos de espessura total têm diversas características. Durante a retirada do tecido, apresentam maior contração que os enxertos parciais (contração primária) por causa da elasticidade das fibras elásticas do enxerto. Isso é facilmente superado durante a cirurgia: um enxerto de espessura total pode ser esticado até o tamanho que tinha antes de ser tirado da área doadora. Ao longo dos meses seguintes, os enxertos de espessura total não são mais propensos à contração (contração secundária); por essa razão, o tamanho dos enxertos de espessura total fica estável ao longo do tempo. Uma vez que existe mais tecido presente nos enxertos de espessura total, as funções das glândulas sebáceas e sudoríparas retornam mais rápido do que nos enxertos de espessura parcial. Conseqüentemente, os enxertos de espessura total requerem um processo menos prolongado de lubrificação exógena. Os enxertos de espessura total são também menos propensos a tornarem-se hi-

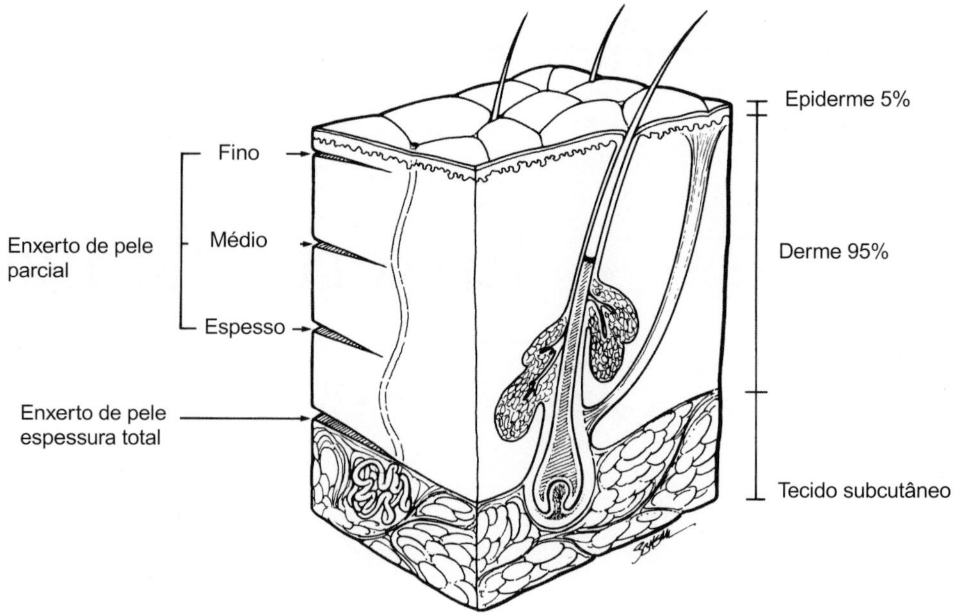

Figura 7-1. Diagrama esquemático de um corte transversal da pele. A composição de vários enxertos de pele é mostrada. Note-se que a espessura da pele varia de acordo com a localização anatômica.

perpigmentados que os enxertos de espessura parcial. Uma outra vantagem dos enxertos de espessura total é que a área doadora pode ser suturada primariamente. As desvantagens desses enxertos são as limitações das áreas doadoras, a quantidade de material para enxerto limitada, e a cicatrização é menos completa do que em enxertos parciais.

As vantagens dos enxertos parciais são maior integração e maior disponibilidade de material para enxerto. Contudo, quanto mais delgado o enxerto, maior será a contração secundária e maior a hiperpigmentação ao longo do tempo.

TÉCNICAS EM ENXERTO DE PELE

Se um enxerto de espessura total na face é necessário, existem várias áreas doadoras potenciais: as regiões retroauricular ou supraclavicular e a pálpebra superior. Essas áreas doadoras podem ser satisfatoriamente suturadas, e a cor da pele será semelhante. Se a lesão se localiza fora da cabeça e do pescoço, a região inguinal, as nádegas e os braços são boas áreas para enxertos de espessura total.

Teoricamente, os enxertos de espessura parcial podem ser retirados de qualquer lugar. Contudo, se a quantidade de tecido é pequena, deve-se tentar obter o enxerto de uma área menos visível (*i. e.*, as nádegas ou parte superior das coxas), uma vez que a área doadora, que cicatriza por segunda intenção, é freqüentemente visível anos mais tarde.

Os enxertos de espessura total são retirados usando-se uma lâmina nº 10 ou 15. A lâmina faz a incisão da pele e é rodada num ângulo e elevada, deixando uma pequena quantidade de derme na base; uma técnica similar é usada durante a mastoplastia de redução. Qualquer excesso de gordura é então ressecado (Figura 7-2). As margens cutâneas da pele são em seguida descoladas para sutura; dependendo da tensão, suturamos usando fio 3-0 ou 4-0, pontos subdérmicos.

O enxerto é emagrecido, removendo-se qualquer tecido não-viável e fazendo-se debridamentos. Em seguida, o enxerto é envolvido numa compressa molhada com solução salina e colocado em uma cuba. A área receptora deve ser debridada. Nós observamos que nas grandes feridas pintar a área com azul de metileno ajuda no debridamento.

Os enxertos de espessura parcial podem ser retirados de várias formas. Um enxerto pequeno pode ser retirado usando-se uma lâmina Weck manual, calibrada para a retirada de enxertos, que são de 0,020, 0,025 e 0,030 centímetro de espessura (Figura 7-3).

Mais comumente, um dermátomo elétrico é usado (p. ex., Brown Zimmer). A largura é selecionada de acordo com o tamanho necessário. Em seguida, a espessura do enxerto deve ser estabelecida. A despeito desse ajuste, a distância entre a lâmina e o instrumento deve sempre ser checada através da colocação de uma lâmina Bard Parker nº 15 entre a lâmina e a peça (Figura 7-4), que se aproxima de 0,036 centímetro.

Antes de se retirar o enxerto, a pele deve ser limpa e lubrificada com óleo mineral. O dermátomo Zimmer, contudo, não necessita de óleo, mas somente da pele limpa e úmida. O dermátomo é posicionado exercendo uma pressão sobre a pele. O dermátomo é vagarosamente avançado enquanto o assistente ajuda com uma tração contrária (Figura 7-5).

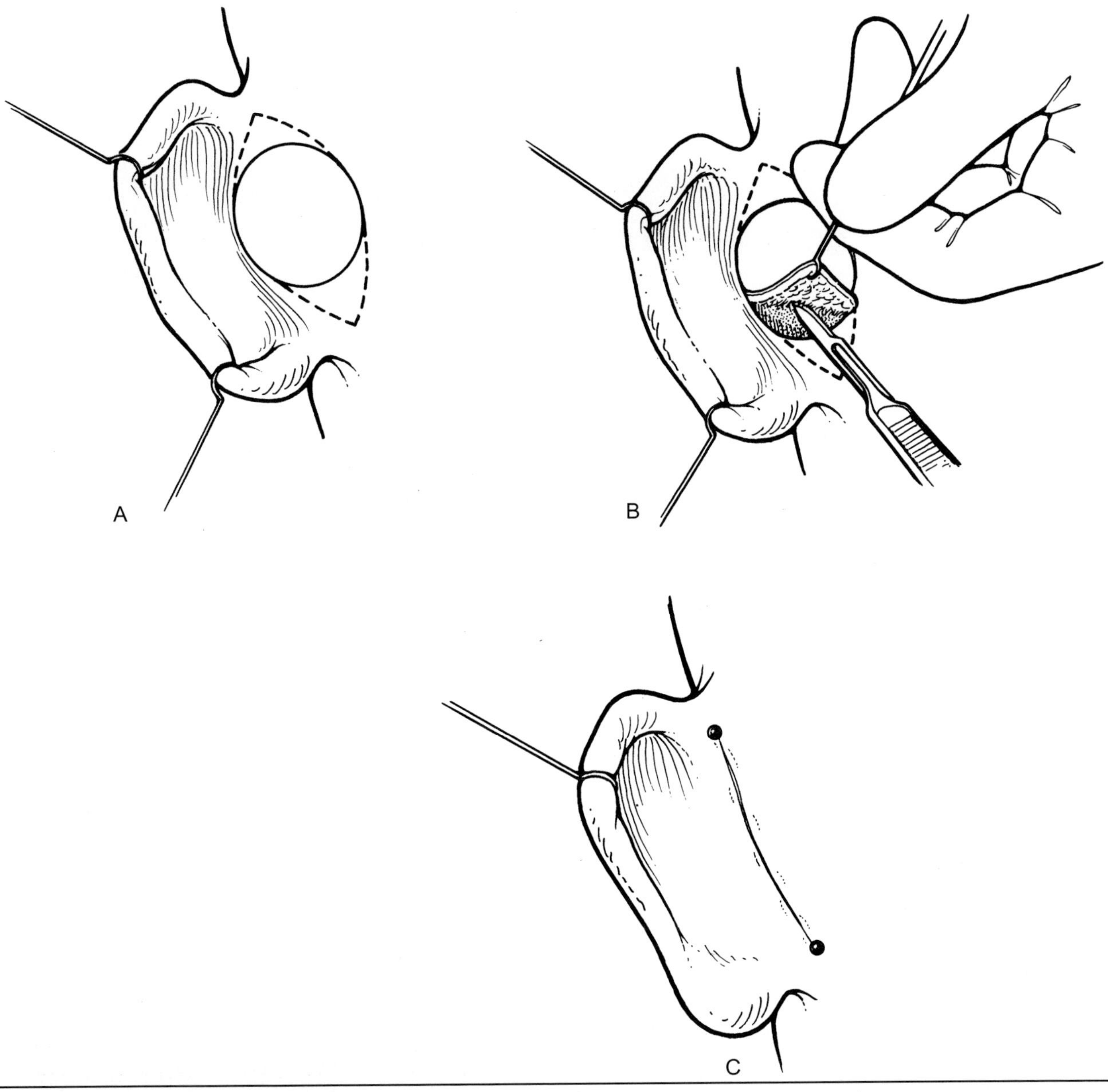

Figura 7-2. Esquema para mostrar a retirada do enxerto de pele de espessura total. A, molde é usado para traçar o defeito. B, o enxerto é retirado com bisturi. C, a área doadora é suturada.

Uma vez que o enxerto é retirado, ele é colocado numa compressa umedecida com solução salina. Se se quer limitar o tamanho da coleta do enxerto, ele pode ser em malha (Figura 7-6). Uma compressa umedecida com uma solução de epinefrina a 1:100.000 é colocada na área doadora, a menos que exista uma contra-indicação. Após 10 minutos, as impressões do sangue no chumaço podem ser usadas para localizar áreas que devem ser cauterizadas.

Até o presente, não existe forma ideal para tratar a área doadora. Para pequenas áreas, o Op-Site é útil porque faz diminuir a dor; contudo, a principal desvantagem é que maior quantidade de exsudato pode se acumular na área doadora nas 24 h que se seguem, o que pode levar a uma infecção da ferida. Temos tentado outros materiais para curativos sem muito sucesso, e assim, na maioria dos pacientes na nossa prática, a área doadora é coberta com gaze Xeroform, possibilitando um meio seco.

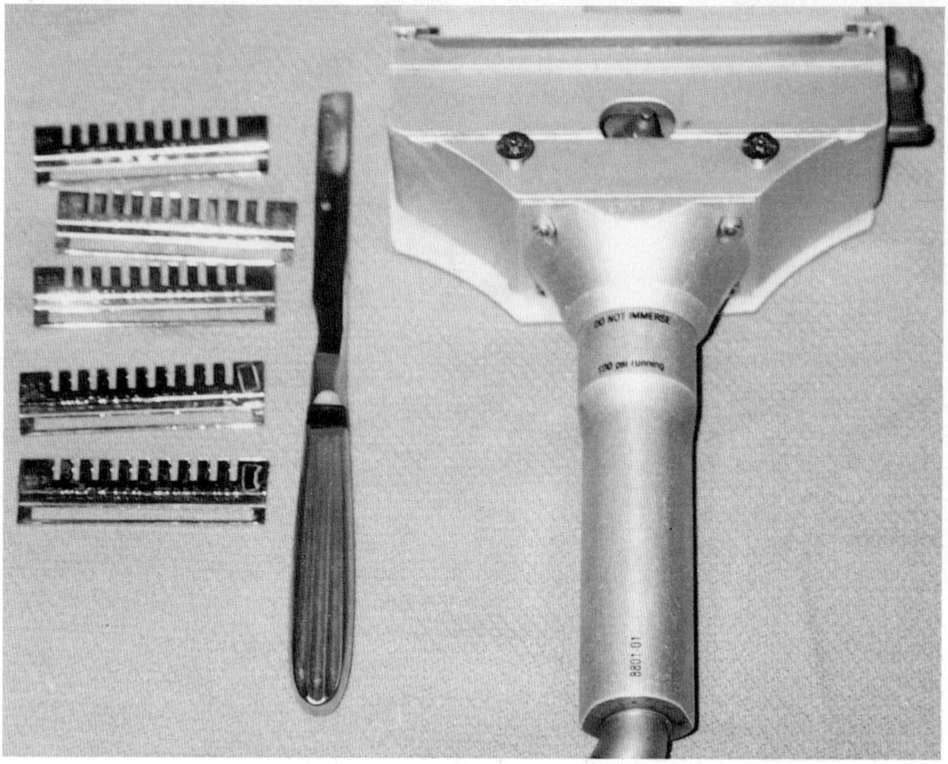

Figura 7-3. Fotografia de lâmina Weck (E) e dermátomo (D). Os acessórios para a lâmina Weck são calibrados para se obter uma determinada espessura do tecido 0,020 a 0,030 centímetro.

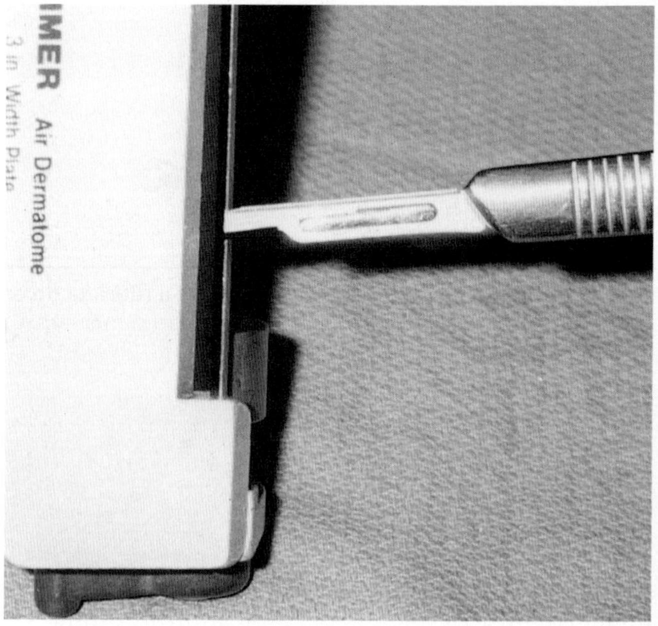

Figura 7-4. Na retirada do enxerto de pele com dermátomo, uma lâmina n° 15 é usada para evitar que o enxerto retirado seja muito espesso.

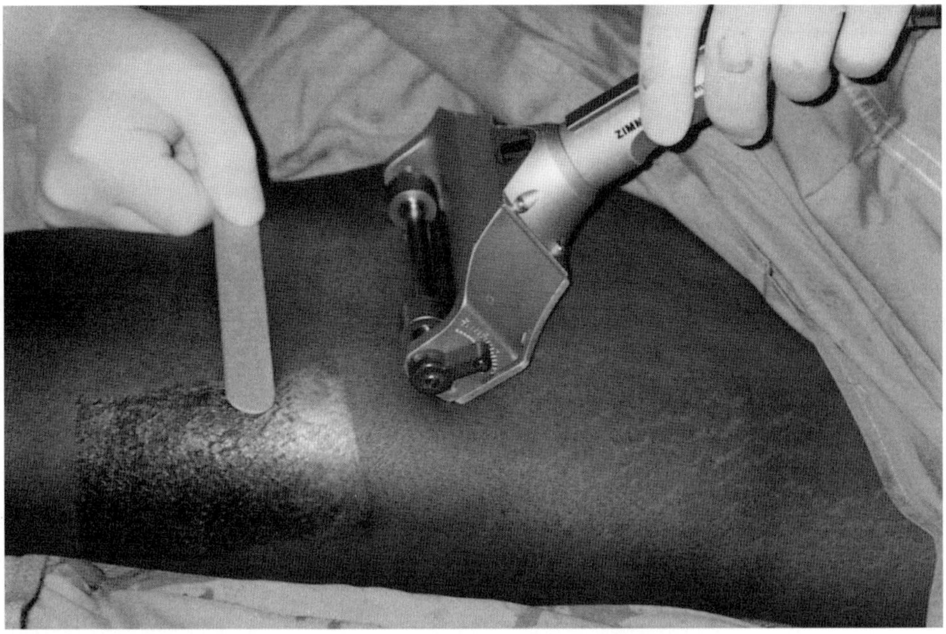

A

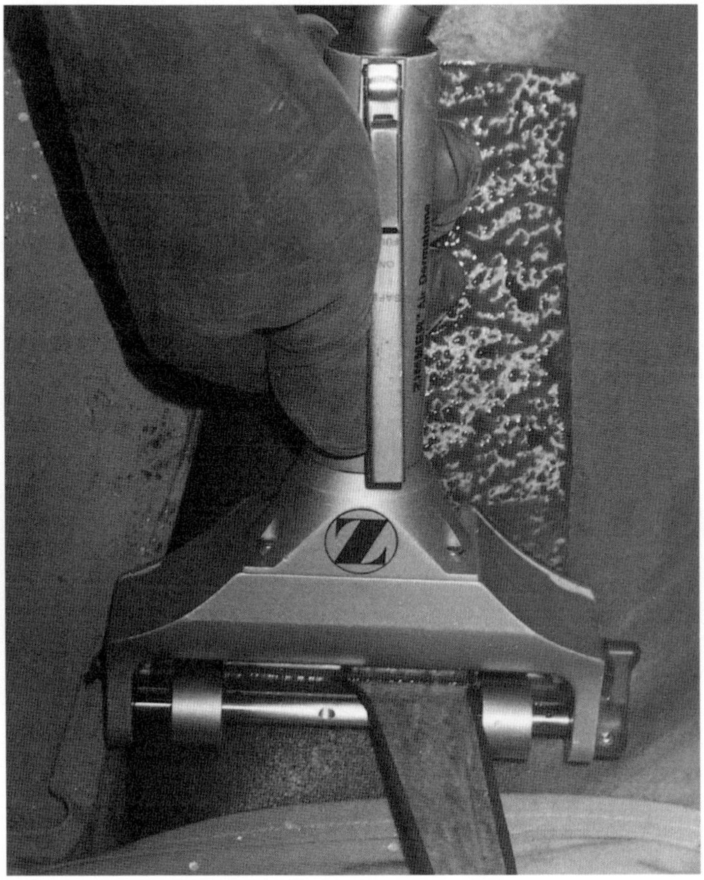

B

Figura 7-5. Obtenção de enxerto de pele de espessura total com dermátomo. O assistente ajuda na contratração (A) enquanto o cirurgião avança lentamente o dermátomo com pressão constante (B).

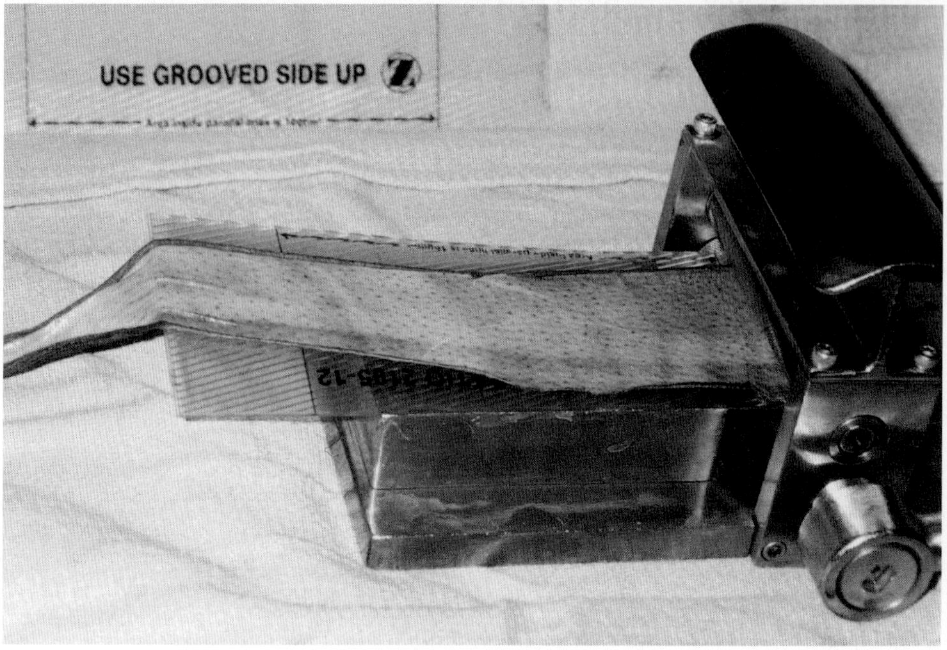

Figura 7-6. O enxerto de pele é colocado com o lado da derme para cima sobre o aparelho e passado através da máquina para se obter a malha desejada.

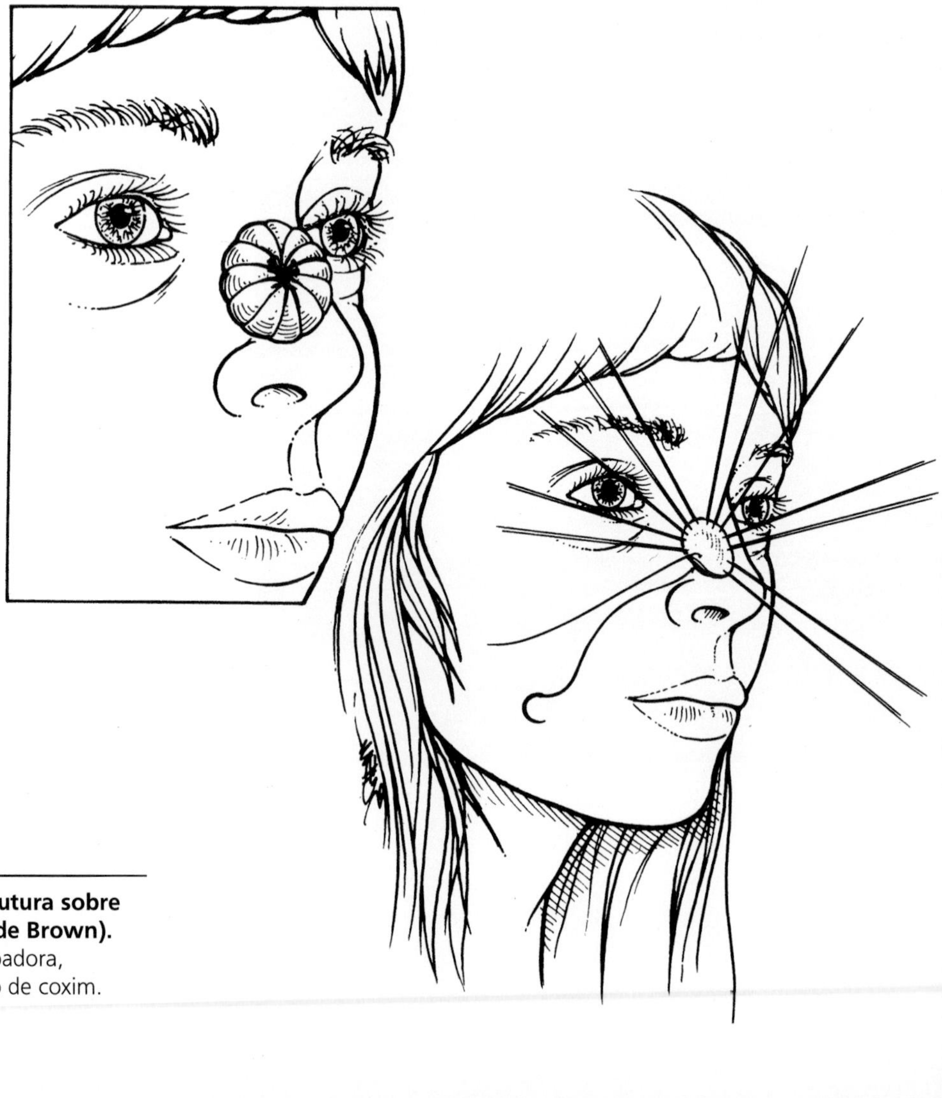

Figura 7-7. Esquema mostrando o uso de sutura sobre coxim curativo de contenção (ou curativo de Brown). Após o posicionamento do enxerto na área doadora, Xeroform e algodão são usados para a criação de coxim. É uma técnica útil em lesões côncavas.

CUIDADOS PÓS-OPERATÓRIOS

O enxerto deve aderir ao leito. Nas lesões profundas, é freqüentemente útil inverter as extremidades da ferida. O enxerto pode ser fixado através de Steri-Strips, grampos ou suturas. Cada modalidade tem suas vantagens e desvantagens. Na lesão convexa, em extremidades e couro cabeludo, curativos de contenção "almofadas" (ou curativos de Brown) não são necessários. A compressão pode ser obtida somente com o enfaixamento. Curativos de contenção "almofadas" (ou curativos de Brown), contudo, são úteis nos defeitos côncavos e áreas onde enfaixamentos circunferenciais não são possíveis (Figura 7-7).

A remoção do curativo é uma questão discutível. Os proponentes da remoção precoce notam que a retenção de sangue ou a infecção são as maiores razões para a perda do enxerto. Por essa razão, observar o enxerto no primeiro dia do pós-operatório possibilita a avaliação e a drenagem do fluido. Contudo, outros notam que a fixação intra-operatória é melhor do que uma conduta ao lado do leito. A nossa conduta é remover e trocar curativos 4 dias após a cirurgia e mudar os curativos mais cedo nas áreas contaminadas.

ADVERTÊNCIAS

Embora a técnica do enxerto de pele seja ocasionalmente relegada ao integrante mais novo da equipe cirúrgica, pode ocorrer morbidade significativa, com a perda parcial ou total do enxerto de pele. A atenção para o detalhe, a hemostasia adequada, a prevenção de cisalhamentos e a colocação de um enxerto de pele em um leito não-contaminado conduzem a melhores resultados e evoluções.

Leituras Selecionadas

Brunn JB, McDonell F. Massive repairs with thick split skin grafts, emergency "dressing" with homografts in burns. *Ann Surg* 1942;115:658.

Burleson R, Eiseman B. Nature of the bond between partial thickness skin and wound granulations. *Surgery* 1972;72:315.

Feldman DL. Which dressing for split thickness skin graft donor sites? *Ann Plast Surg* 1991;27:288.

Hauben DJ, Baruchin A, Mahler D. On the history of the free skin graft. *Ann Plast Surg* 1982;9:242.

Padgett EC. *Skin Grafting*. Springfield, IL: Charles C. Thomas, 1942:34-68.

Ponten B. Grafted skin–observation on innervation and other qualities. *Acta Chir Scand* 1960;7(suppl):257.

Robson MC, Krizek TJ. Predictive skin graft survival. *J Trauma* 1973;13:213.

Rudolph R, Klein L. Healing process in skin grafts. *Surg Gynecol Obstet* 1973;136:641.

Smahel J. The healing of skin grafts. *Clin Plast Surg* 1977;4:409.

Tapper JC, Vanepet J, Olley JF. The mesh skin graft. *Plast Reconstr Surg* 1927;34:287.

Vistnes LM. Grafting of skin. *Surg Clin North Am* 1977;57:939.

Capítulo 8

Enxertos Ósseos Cranianos

Jeffrey L. Marsh

AVALIAÇÃO DO DEFEITO

Os enxertos autógenos de ossos da calota craniana tornaram-se uma ferramenta importante no armamentário dos cirurgiões da região craniofacial, tanto para o aumento quanto para a restauração de defeitos congênitos ou adquiridos. O entusiasmo pela técnica ao longo da década passada seguiu uma curva em forma de sino. Inicialmente considerada uma manobra esotérica e perigosa de cirurgiões craniofaciais, o enxerto autólogo da calota craniana foi sendo popularizado como uma técnica "simples" e "segura" que poderia ser realizada por qualquer cirurgião. Além disso, a preferência por enxertos da calota para a reconstrução óssea craniofacial foi aumentada através de uma hipotética superioridade de enxertos ósseos baseados em origem embriológica, *i. e.*, membranosa e endocondral. Experiências desfavoravéis com relação ao sistema nervoso central, publicadas e conhecidas por relatos orais, induziram alguns cirurgiões a reconsiderar os enxertos da calota craniana. A documentação de que a arquitetura do enxerto de osso, e não a sua origem embriológica, é um fator crítico na reabsorção óssea subseqüentemente rebaixou a "singularidade" dos sítios craniofaciais para enxertos da abóbada. Apesar disso, esses enxertos autógenos de calota craniana permanecem uma técnica válida para o, cirurgiões que trabalhem rotineiramente com cabeça e pescoço. Com a adequada consideração das necessidades das áreas receptoras e técnicas de obtenção, os enxertos autólogos da calota craniana são procedimentos úteis nos quais os benefícios superam os riscos. Como com muitos aspectos da cirurgia craniofacial, as primeiras assim como também as mais recentes publicações de Paul Tessier, MD, são as melhores referências no assunto de enxertos de osso craniano.

INDICAÇÕES

Os enxertos da calota craniana são usados para aumento do esqueleto craniofacial e preenchimento de defeitos ósseos. Os aumentos podem ser feitos para hipoplasia mínima, tais como no achatamento mandibular ou maxilar, ou hipoplasia moderada, tais como a retrusão maxilar perinasal secundária a fenda labial ou palatina. Os defeitos ósseos podem ser congênitos na sua origem, tais como a fissura alveolar da fenda labial completa, ou o zigoma hipoplásico, ou aplásico da síndrome de Treacher-Collins, ou podem ser adquiridos através de trauma craniofacial (Figura 8-1A, B) ou de cirurgia ablativa. As necessidades da área receptora dominam a decisão de se realizar um enxerto de calota craniana. Essas necessidades incluem a integridade estrutural, o tamanho, a forma e a fixação do enxerto.

Integridade Estrutural

A integridade estrutural do enxerto de calota craniana requerida para a área receptora determina se o enxerto é total ou parcial. Um enxerto total da calota craniana propociona uma peça de osso relativamente fina, sólida e rígida. Tal enxerto é útil para a sustentação de partes moles contraídas ou hipoplásicas, p. ex., reconstrução nasal e malar. Os enxertos de pele total, contudo, são, pela sua própria natureza, curvos e podem ser difíceis para se modelar por causa da sua fragilidade. Se um enxerto mais maleável e mesmo mais delgado é desejado, a macroanatomia única da calota permite a obtenção de um enxerto parcial. Os enxertos parciais são úteis para aumento do contorno superficial, p. ex., irregularidades na margem da órbita e na fronte, e reconstrução da parede da órbita, p. ex., fraturas tipo *blow-out* e descontinuidades congênitas. A integridade estrutural de um enxerto

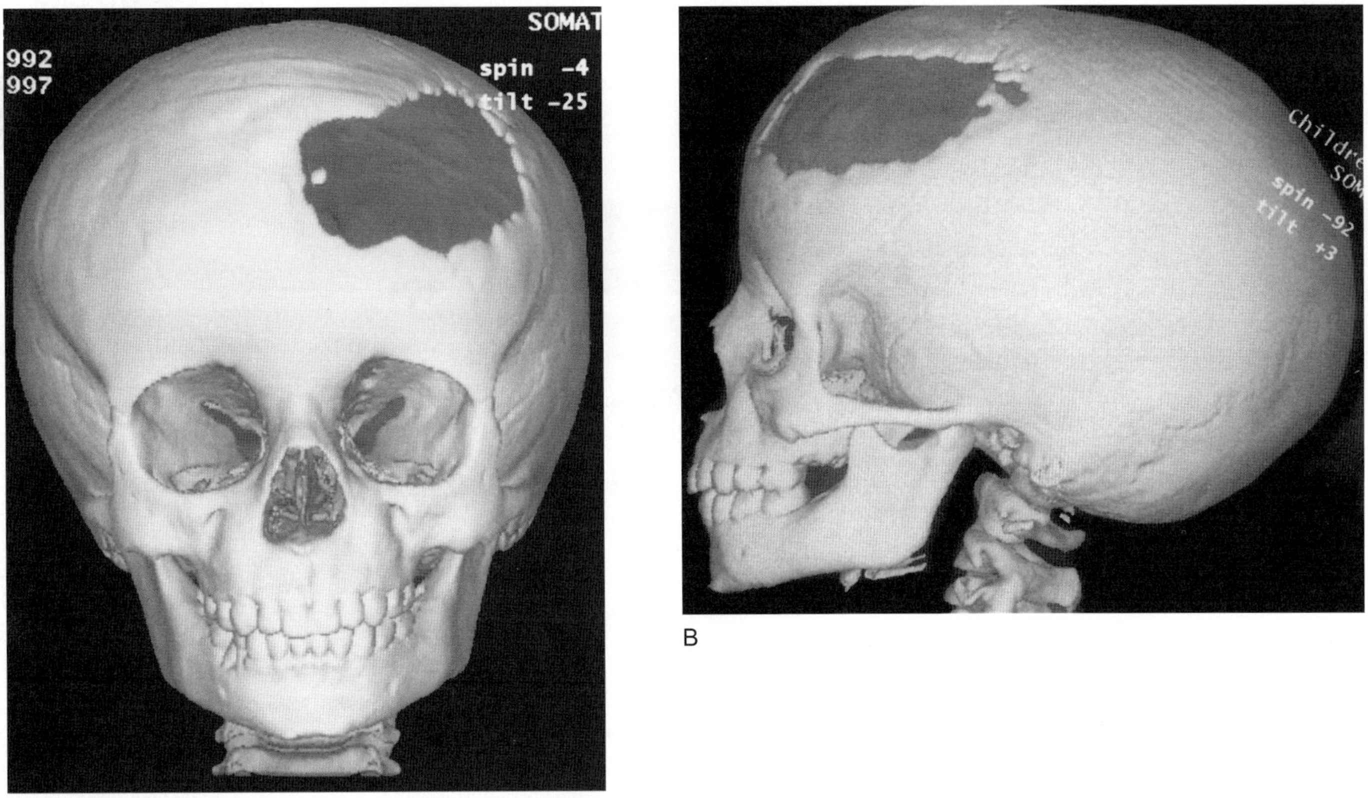

B

A

Figura 8-1. Imagens de reconstrução tridimensional da superfície óssea em uma tomografia computadorizada, frontal (A) e lateral esquerda (B), de um crânio feminino de 5 anos de idade 1 ano após uma perda traumática parcial do osso frontal esquerdo. O defeito foi coberto com um retalho de rotação de espessura total de couro cabeludo com um enxerto de pele de espessura parcial do local doador.

parcial de calota craniana depende do método de obtenção. Os enxertos parciais obtidos *in situ* freqüentemente têm microfraturas que facilitam a moldagem, sendo vantagem em alguns casos, mas limitam a integridade estrutural.

Tamanho

O tamanho do enxerto desejado determina, em algum grau, a escolha dos meios de obtenção do enxerto e a sua espessura. Um enxerto de espessura total é necessariamente obtido por uma craniectomia: seu tamanho é limitado somente pela inserção endocraniana do seio sagital e transversal, assim como pela inserção da dura nas suturas da calota. Os enxertos parciais, usualmente, são restritos aos limites dos ossos cranianos separados; *i. e.*, a calota craniana não se separa bem através das suturas. Um enxerto parcial pode ser coletado *in situ* ou como uma craniectomia total que é separada na mesa. Pequenos enxertos, menores do que 4 cm por 4 cm, e enxertos estreitos retangulares, com um máximo de largura de cerca de 4 cm, podem ser freqüentemente retirados *in situ*. Se um enxerto parcial craniano maior, retirado com integridade estrutural, é desejado, é preferível a coleta de enxerto total com separação posterior para minimizar microfraturas e perfurações.

Forma

A forma do enxerto desejado determina, em algum grau, o local de obtenção do enxerto, os meios de obtenção e a escolha da espessura do enxerto. Se um enxerto total da calota craniana de forma específica é desejado, então a curvatura da superfície da área da qual o enxerto é obtido torna-se importante. Um modelo metálico semi-rígido pode transferir informação sobre o tamanho e a forma espacial da área receptora para o sítio doador. Quando é feita a retirada parcial da calota craniana, a modelação mecânica do osso pós-coleta torna-se mais exeqüível para produzir uma configuração espacial desejada (Figura 8-2B).

Grau de Fixação

O grau de fixação necessário na área receptora pode afetar a escolha do enxerto craniano. Se o enxerto deve somente repousar, sem probabilidade de deslocamento até que a

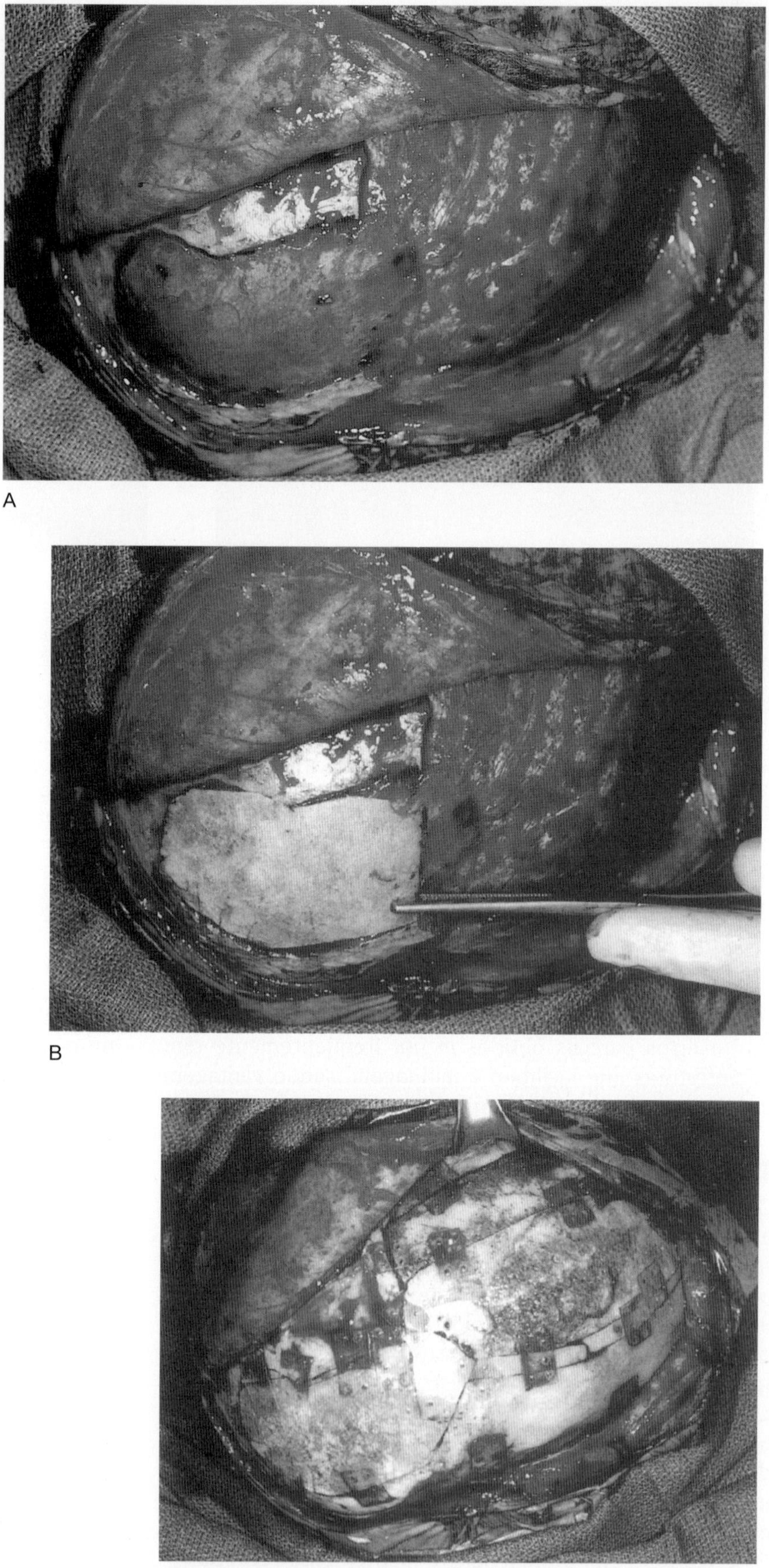

A

B

C

Figura 8-2. Fotografias intra-operatórias de uma cranioplastia da calota craniana autógena de espessura parcial. A, uma incisão preexistente ao longo da margem inferior do retalho de rotação do couro cabeludo foi aberta, expondo o defeito pós-traumático. A dura-máter foi liberada das margens do defeito, as margens do osso foram reavivadas até o osso bem vascularizado, e o modelo do defeito foi desenhado em um filme de raios X estéril. O molde foi colocado adjacente à margem posterior do defeito e a craniectomia marcada e realizada. B, o osso em espessura total foi dividido na mesa combinando-se o uso de uma serra sagital, um cinzel ou um osteótomo. A tábua externa foi modelada com uma pinça de curvar ossos para se encaixar na área receptora. C, a tábua interna foi devolvida à área doadora e uma faixa adicional da calota craniana foi colhida e dividida para completar a reconstrução. Os enxertos foram fixados aos defeitos pós-traumáticos das áreas receptora e doadora e entre si com placas biodegradáveis (Lactosorb).

cicatrização da ferida a curto prazo seja completada, um largo espectro de técnicas de fixação será possivel: uma loja de partes moles, suturas, fios de aço, parafusos ou placas com parafusos. Tais enxertos podem ser de espessura parcial ou mesmo total da calota craniana. Se o enxerto for numa área de movimento, p. ex., na dura (Figura 8-2C) ou na mandíbula, ou se o enxerto deve sustentar um volume de partes moles, p. ex., dorso nasal, a fixação rígida somente com parafusos ou combinada com placas é preferida. Os enxertos que são expostos a forças ativas parecem sobreviver melhor se forem de espessura total.

CONTRA-INDICAÇÕES

Existem contra-indicações relativas e absolutas para a obtenção de osso da calota craniana. Qualquer paciente que tenha um risco aceitável de anestesia para algum tipo de cirurgia craniofacial é um candidato à coleta do osso total da calota craniana, com ou sem a separação na mesa. As contra-indicações para uma coleta parcial incluem: déficits ou danos neurológicos prévios, díploe insuficiente (bebês e crianças pequenas) ou díploe obliterado (como em algumas formas de craniossinostose, especialmente as síndromes com craniossinostose).

MONTAGEM DA SALA

A retirada do osso da calota craniana não requer uma montagem especial da sala. A sala de operação é organizada para o procedimento reconstrutivo principal, com uma mesa disponível para a separação *ex vivo* do osso, se necessário.

MARCAÇÕES NO PACIENTE

O acesso cirúrgico para a retirada do enxerto craniano depende dos procedimentos associados. Se o paciente requer a elevação do couro cabeludo para cranioplastia ou acesso do esqueleto facial, a incisão do couro cabeludo, que usualmente é bicoronal, é suficiente para a retirada do osso do crânio com mobilização adicional do couro cabeludo. Se o procedimento primário não requer uma incisão no couro cabeludo, uma incisão linear em "T" ou "H" é feita para exposição direta do sítio doador. O padrão e o tamanho da incisão dependem do tamanho da retirada: linear para pequena, "T" para intermediária e "H" ou bicoronal para grandes. Depois que o cirurgião faz a incisão na pele, o couro cabeludo é levantado ou no plano subperiostal ou areolar frouxo, dependendo da facilidade da dissecção, da idade do paciente (a dissecção subperiostal é mais hemorrágica em bebês e crianças pequenas do que em adultos) e da preferência do cirurgião. As margens dos defeitos ósseos são identificadas e as partes moles suprajacentes são incisadas com cautério, faca, cureta pontuda, ou descolados. A dura ou tecido endocraniano é liberado das margens com uma cureta ou descolado (isso é freqüentemente feito pelo cirurgião plástico sozinho, mas pode ser feito pelo neurocirurgião, especialmente se o enxerto de espessura total é planejado). O defeito é desenhado num filme estéril de raios X. O molde é transferido para a área doadora e traçado no osso com corante apropriado (Figura 8-2A).

TÉCNICA OPERATÓRIA

Métodos de Retirada do Enxerto

Dois métodos de retirada são disponíveis: a craniectomia e a coleta *in situ*. A coleta de osso total, *i. e.*, craniectomia, tem sido praticada há mais de um século por neurocirurgiões para ganhar acesso ao conteúdo intracraniano. Tais enxertos ósseos, quando não-vascularizados, ou retalhos, quando anexos ao músculo (usualmente o temporal), são então recolocados na conclusão do procedimento intracraniano para reconstruir o crânio. A colocação ectópica dos enxertos cranianos parciais ou totais não-vascularizados, ou retalhos osteomusculares ou osteoperiostais por cirurgiões craniofaciais ao longo das duas últimas décadas, é uma extensão lógica da experiência neurocirúrgica. A *retirada in situ* necessariamente se refere aos enxertos cranianos parciais em que a tábua externa do crânio é separada da tábua interna, removendo-a sem de preferência penetrar na tábua interna.

Métodos de Delaminação

Diversos métodos de delaminação têm sido preconizados. A calota craniana madura é uma estrutura trilamelar consistindo em duas lâminas corticais, tábuas internas e externas e uma cavidade medular interposta, o díploe. Essa macroanatomia permite a delaminação em duas tábuas através do díploe, obtendo-se, numa separação ideal, o dobro da quantidade de osso cortical. A técnica de delaminação depende do método de coleta em si, *i. e.*, craniectomia ou *in situ*, e da preferência do cirurgião.

Se o enxerto é coletado em espessura total, *i. e.*, craniectomia, o método de delaminação não traz morbidade ao paciente. Enxertos estreitos, de até 4 cm em largura, podem ser separados com um cinzel ou osteótomo (Figura 8-3A, B). Para enxertos maiores, é preferível separar o díploe com uma longa serra sagital ao redor de todo o perímetro, seguido pelo uso de um cinzel ou osteótomo para completar a porção central inacessível à lâmina. Esse método minimiza a possibilidade de microfraturas, fenestração e fragmentação. O enxerto deve ser seguro com pinças de segurar ossos de modo que a mínima abertura entre as hastes seja apropriada para a espessura do osso. A região a ser separada não deve ser comprimida fortemente pelos clampes ósseos, pois eles impedirão a delaminação.

Se um enxerto ósseo parcial é desejado, o método de delaminação implica potencial morbidade ao paciente. A percussão do crânio tem o potencial para danos indiretos ao sistema nervoso central (SNC), e instrumentos cortantes

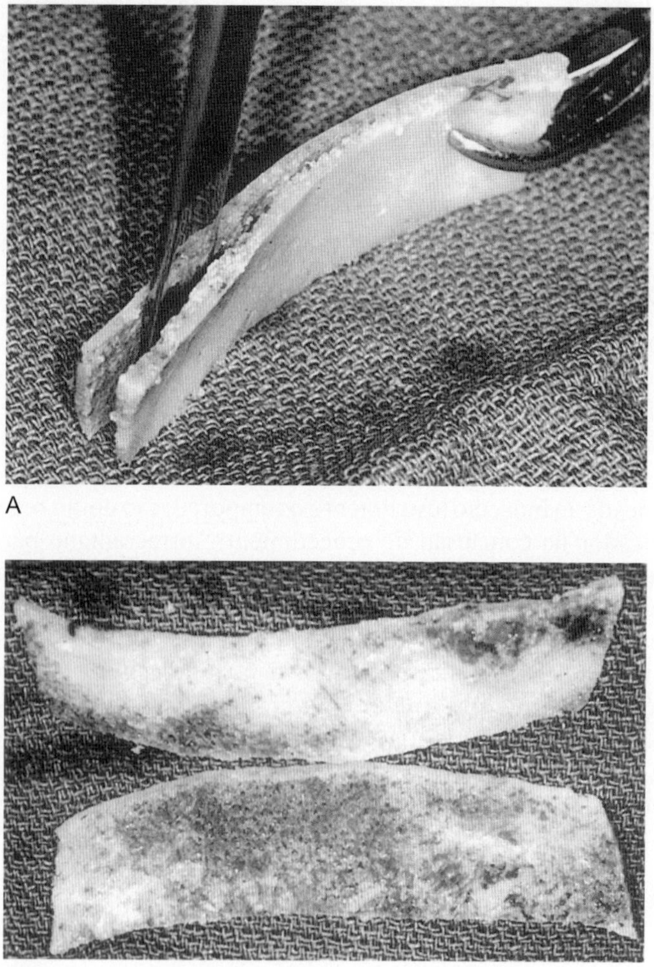

A

B

Figura 8-3. Técnica de delaminação pós-craniectomia. O díploe de um enxerto de espessura total da calota craniana foi entalhado com uma serra sagital. A, a divisão é completada com um cinzel ou um osteótomo. B, resultam dois enxertos sólidos, sem microfraturas ou lacunas.

podem penetrar a dura, vasos sangüíneos e o próprio cérebro. Devido a essas possibilidades, o enxerto deverá ser obtido, preferencialmente, da calota craniana sobrejacente ao hemisfério cerebral não-dominante. O conhecimento da anatomia da calota craniana pode diminuir a morbidade. A espessura da calota craniana em indivíduos normais varia com a idade do paciente e o local do crânio; variação com o peso, raça e o gênero também tem sido descrita. A retirada *in situ* parece mais segura em adultos normais nas áreas mais espessas, proporcionando um enxerto que preencha as necessidades da área receptora para tamanho, forma e integridade do enxerto. Os enxertos *in situ* são mais perigosos em crianças devido às suas calotas cranianas adelgaçadas. Os enxertos *in situ* são quase sempre contra-indicados em indivíduos com craniossinostose, devido à freqüente obliteração do díploe, convertendo a calota craniana em uma fina monocamada de osso cortical sem a delineação das tábuas interna e externa.

A retirada *in situ* do enxerto craniano parcial requer a separação da tábua externa ao longo do perímetro do enxerto e a entrada no espaço do díploe para permitir a separação das lâminas externa e interna. O perímetro pode ser marcado com uma serra, sagital ou alternada, ou uma broca; o espaço diplóico pode ser atingido com uma serra paralela à superfície da tábua externa, ou um cinzel, ou um osteótomo. É preferível usar uma broca com ponta em forma de azeitona para expor o díploe através da remoção de 3 a 5 mm da tábua externa em torno do perímetro marcado do enxerto desejado. Uma lâmina de um cinzel ou osteótomo é então colocada paralela à calota craniana a ser retirada e introduzida dentro do díploe com uma série de batidas suaves. O cinzel ou osteótomo continua em torno do perímetro do enxerto, entrando gradualmente e aumentando as distâncias do osso delaminado. Um cinzel de 5 a 10 mm ou um osteótomo com a lâmina orientada levemente para fora é usado para minimizar a chance de penetração da tábua interna. Mesmo com os cuidados na retirada *in situ*, não é infreqüente uma pequena porção de coleta de osso total na porção central do enxerto, porque a tábua interna rompe-se como resultado da ação mecânica do cinzel ou osteótomo. Além disso, a coleta *in situ* resulta freqüentemente em um enxerto com microfraturas e, às vezes, macrofraturas. Devido à possível morbidade do SNC e ao comprometimento da integridade estrutural do enxerto, raramente realizamos a retirada de enxerto ósseo parcial *in situ*. Nossa principal indicação para uma separação das tábuas ósseas *in situ* é a necessidade de um pequeno enxerto que requer uma forma curva, tal como para o tratamento de uma fratura orbital tipo *blowout*. Alguns cirurgiões usam osteótomos especialmente desenhados para a obtenção de osso da calota craniana; não possuímos experiência com tais instrumentos.

Defeito da Área Doadora

Os cuidados locais com a área doadora dependem do método de retirada, do tamanho da deformidade e da localização da deformidade. O sucesso de uma retirada de enxerto ósseo parcial *in situ* não requer nenhum cuidado especial posterior na área doadora. Como experimentos animais têm demonstrado comprometimento na regeneração óssea quando a cera de osso é colocada em tais defeitos, não utilizamos freqüentemente a mesma para controlar sangramento difuso. A não ser focalmente para controlar sangramentos localizados.

A retirada óssea através da craniectomia requer a reconstrução da área doadora ou com a tábua interna recolocada, em caso do enxerto parcial, ou com materiais autógenos ou aloplásticos. O material autógeno preferido é um enxerto parcial da calota craniana. Isso é usualmente obtido com a retirada de uma segunda peça de calota craniana de enxerto total adjacente à área doadora inicial que tenha o mesmo tamanho. A segunda peça é delaminada na mesa e em seguida a tábua externa é recolocada na área mais visível do defeito, e a tábua interna é colocada na área menos visi-

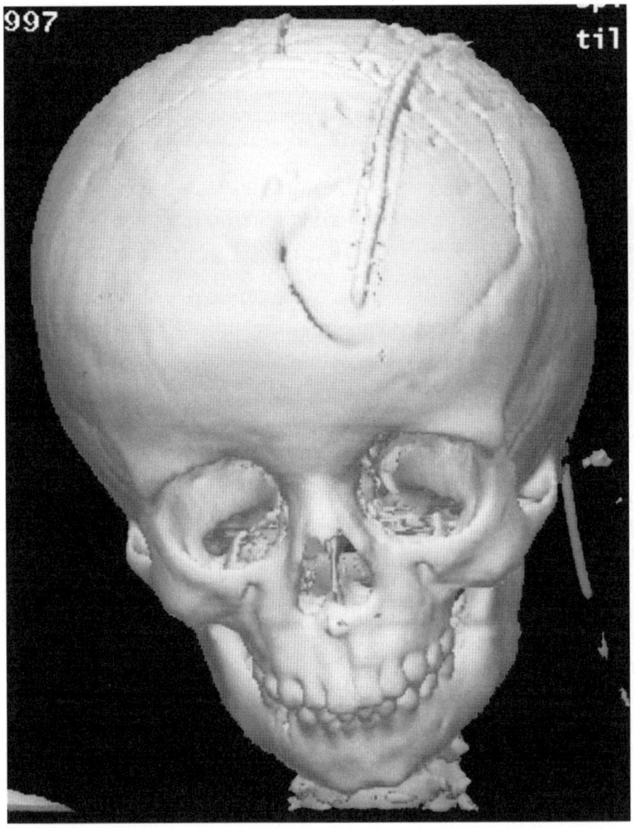

A

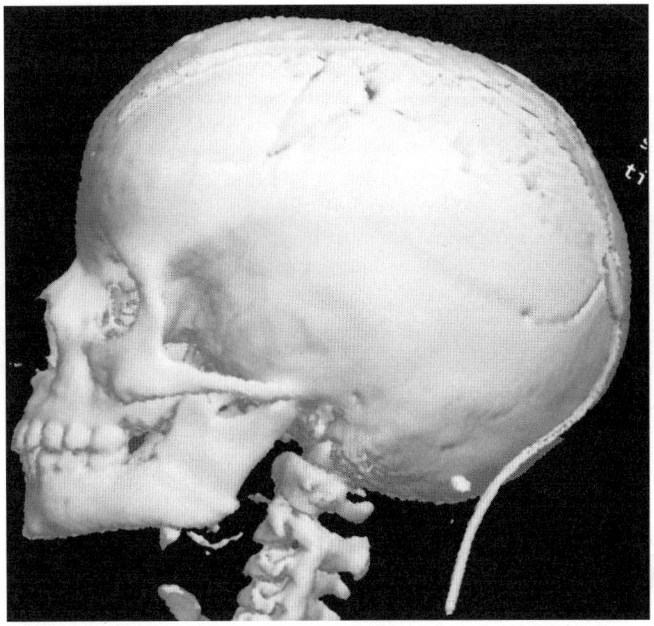

B

Figura 8-4. Imagens de reconstrução tridimensional da superfície óssea por uma tomografia computadorizada, frontal (A) e lateral esquerda (B), imediatamente após a reconstrução de calota craniana de espessura parcial. Um dreno de sucção fechada, que foi removido no quinto dia pós-operatório, pode ser observado no espaço areolar frouxo.

vel (Figura 8-4A, B). Alguns cirurgiões usam enxerto parcial de costela para reconstruir tais defeitos; não utilizamos esse procedimento por causa do contorno ruim, espessura fina do enxerto e reabsorção freqüente. Outros cirurgiões preconizam material aloplástico, p. ex., metil metacrilato ou pó de hidroxiapatita. Embora geralmente preferimos materiais autógenos aos materiais aloplásticos para a cranioplastia, existe alguma indicação dos materiais aloplásticos no paciente clinicamente debilitado.

A quantidade teórica de osso que pode ser retirada da calota craniana sem deixar defeito na área doadora excede 50% da mesma. Isso implica que toda a calota craniana pode ser dividida em duas lâminas sólidas (uma tábua interna e outra externa). Na realidade, a presença de suturas impede a delaminação perfeita da hemicalvária inteira. Ambas as áreas doadora e receptora podem ser reconstruídas com enxertos expandidos, possibilitando que a calota craniana possa ser reconstruída com uma área doadora menor.

CUIDADOS PÓS-OPERATÓRIOS

Não existem cuidados pós-operatórios especiais para a retirada da calota craniana. Se um dreno tiver sido usado, ele é removido quando a drenagem for menor do que 15 ml/dia. Trauma da cabeça, acidental ou provocado, é proibido por 6 semanas no pós-operatório. Se o paciente é criança ou um indivíduo mais idoso que não possa seguir orientação, e se a cranioplastia e a área doadora combinadas constituem mais do que um oitavo da calota craniana, utilizamos no pós-operatório um capacete protetor (usualmente um capacete de ciclista, barato) quando o paciente estiver andando. Se o paciente pratica esportes competitivos, permitimos retornar às competições 2 semanas após, orientando a usar um equipamento protetor da cabeça durante 6 semanas completas no pós-operatório.

ADVERTÊNCIAS

1. Aprender a técnica de um profissional experiente. A literatura documenta que a morbidade é associada com a inexperiência do profissional.
2. Não dar golpes na cabeça como se removem pedras de uma pedreira. O uso de instrumentos elétricos com uma delaminação suave deve minimizar a morbidade.
3. A fixação rígida do enxerto, na área receptora e doadora, facilita a integração óssea.

Leituras Selecionadas

Origem Embriológica do Osso

Hardesty RA, Marsh JL. Craniofacial onlay bone grafting: a prospective evaluation of graft morphology, orientation, and embryonic origin. *Plast Reconstr Surg* 1990;85:5-14.

Zins JE, Whitaker LA. Membranous versus endochondral bone: implications for craniofacial reconstruction. *Plast Reconstr Surg* 1983;72:778-784.

Coleta de Osso da Calota Craniana

Hendel PM. The harvesting of cranial bone grafts: a guided osteotome. *Plast Reconstr Surg* 1985;76:642-644.
Tessier P. Autogenous bone grafts taken from the calvarium for facial and cranial applications. *Clin Plast Surg* 1982;9:531-538.
Tessier P. Discussion: complications associated with the harvesting of cranial bone grafts. *Plast Reconstr Surg* 1995;95:14-20.
Zins JE, Weinzweig N, Hahn J. A simple fail-safe method for the harvesting of cranial bone. *Plast Reconstr Surg* 1995;96:1444-1447.

Complicações da Coleta de Osso da Calota Craniana

Jackson IT, Adham M, Bite U, Marx R. Update on cranial bone grafts in craniofacial surgery. *Ann Plast Surg* 1987;18:37-40.
Kline RM, Wolfe SA. Complications associated with the harvesting of cranial bone grafts. *Plast Reconstr Surg* 1995;95:5-13.
Young VL, Schuster RH, Harris LW. Intracerebral hematoma complicating split calvarial bone-graft harvesting. *Plast Reconstr Surg* 1990;86:763-765.

História da Cranioplastia Autógena

Conley J. Use of composite flaps containing bone for major repairs in the head and neck. *Plast Reconstr Surg* 1972;49:522-526.
Hurwitz DJ. Long-term results of vascularized cranial bone grafts. *J Craniofac Surg* 1994;5:237-241.
McCarthy JG, Zide BM. The spectrum of calvarial bone grafting: introduction of the vascularized calvarial bone flap. *Plast Reconstr Surg* 1984;74:10-18.
Pensler JM, McCarthy JG. The calvarial donor site: an anatomic study in cadavers. *Plast Reconstr Surg* 1985;75:648-651.
Posnick JC, Goldstein JA, Waitzman AA. Surgical correction of the Treacher-Collins malar deficiency: quantitative CT scan analysis of long-term results. *Plast Reconstr Surg* 1993;92:12-22.
Psillakis JM, Nocchi VL, Zanini SA. Repair of large defect of frontal bone with free graft of outer table of parietal bones. *Plast Reconstr Surg* 1979;64:827-830.
Santoni-Rugiu P. Repair of skull defects by outer table osteoperiostal free grafts. *Plast Reconstr Surg* 1969;43:157-161.
Van der Meulen JCH, Hauben DJ, Vaandrager JM, Birgenhager-Frenkel DH. The use of a temporal osteoparietal flap for the reconstruction of malar hypoplasia in Treacher-Collins syndrome. *Plast Reconstr Surg* 1984;74:687-693.
Watson Jones R. The repair of the skull defects by a new pedicle bone-graft operation. *BMJ* 1933;1:780.

Capítulo 9

Enxertos de Crista Ilíaca e Ósseo Costal

John F. Teichgraeber

As áreas doadoras mais freqüentes de osso autógeno na cirurgia reconstrutora são o crânio, a crista ilíaca e as costelas. O objetivo deste capítulo é detalhar o uso e a obtenção do osso ilíaco e dos enxertos de costela.

■ CRISTA ILÍACA

A crista ilíaca é uma excelente área doadora de grandes quantidades de osso tanto cortical quanto esponjoso. Ambas as cristas anterior e posterior são utilizadas para os enxertos ósseos. A abordagem anterior é a técnica mais comumente utilizada por cirurgiões reconstrutores e é ressaltada neste capítulo.

INDICAÇÕES

O osso autógeno da crista ilíaca é utilizado na reconstrução de pequenos defeitos da mandíbula (p. ex., menores de 2,5 cm) e em situações nas quais o osso esponjoso seja necessário, tal como nas fendas que exigem a colocação de enxerto no osso alveolar. O osso autógeno também é utilizado quando se exige uma quantidade significativa de osso ao redor da órbita ou da maxila, ou em casos em que o osso craniano não está disponível.

TÉCNICA

Inicialmente, o tipo e tamanho do enxerto ósseo devem ser determinados. O paciente é colocado em decúbito elevado, e a espinha ilíaca ântero-superior é marcada. Uma incisão de 6 cm é marcada ao longo da margem medial da crista (Figura 9-1). A ramificação cutânea lateral do nervo espinhal T-12 corre diagonalmente cruzando o ponto médio da crista ilíaca anterior, enquanto a ramificação cutânea lateral ílio-hipogástrico corre na sua margem posterior. A agulha Colorado é utilizada para se realizar a incisão na parede abdominal e assim expor a aponeurose do músculo oblíquo externo. Uma grande loja subcutânea é dissecada para permitir a obtenção do enxerto ósseo. A aponeurose do M. oblíquo externo é incisada ao longo da crista ilíaca sobre a sua extremidade medial ou lateral, deixando a maioria da sua inserção na crista ilíaca intocada.

Nos casos em que se requer somente o osso esponjoso é utilizada uma serra oscilante para fazer uma janela óssea de 2 cm por 4 cm logo inferiormente à crista ilíaca na fossa ilíaca. São utilizadas goivas ósseas para obter-se o osso necessário. O Gelfoam® é condicionado na área doadora, e a placa óssea é fixada de novo no lugar utilizando-se fio de aço de calibre 28.

Nos casos em que osso cortical e esponjoso são necessários, a mesma grande loja subcutânea é dissecada. Dependendo da forma do osso cortical necessária, a aponeurose é incisada lateralmente ou medialmente (Figura 9-2). O osso é então marcado com azul de metileno e cortado com uma serra oscilante. São utilizados osteótomos ortopédicos pesados para remover o osso. As goivas ósseas são utilizadas para colher o osso esponjoso. O Gelfoam® é condicionado na área doadora. Um dreno de sucção nº 10 é colocado na cavidade subperiosteal. A aponeurose é fechada com sutura de poligliconato 2-0 (Monocryl), e o resto da ferida é fechado por planos, utilizando-se Monocryl 3-0 e 3-0 subcuticular. Finalmente, uma solução de bupivacaína a 0,25% é injetada na ferida como anestesia cirúrgica pós-operatória e é aplicado um curativo adesivo. O dreno de sucção é removido após 2 dias consecutivos com menos de 50 ml de drenagem.

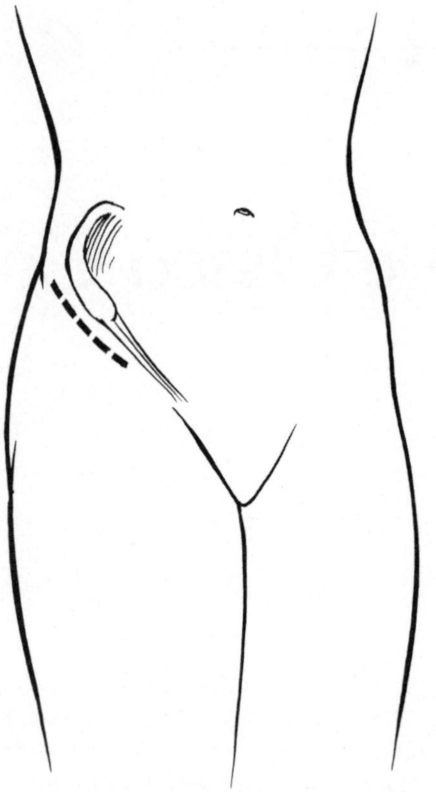

Figura 9-1. A incisão na crista ilíaca é realizada 2 cm abaixo da crista.

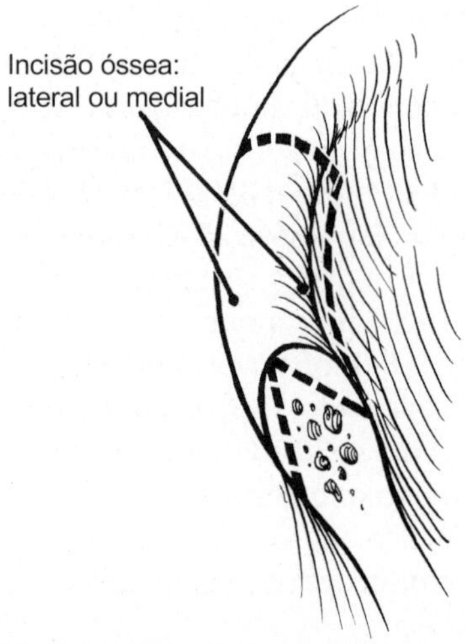

Figura 9-2. A crista ilíaca é separada abaixo da crista, seja medialmente ou lateralmente.

PRECAUÇÕES E COMPLICAÇÕES

As complicações associadas com os enxertos do osso ilíaco são problemas da área doadora, que incluem parestesia na distribuição de T-12 e dor precoce na deambulação. Entretanto, o osso ilíaco ainda é a área doadora de escolha para casos em que são exigidas quantidades significativas de osso esponjoso e cortical.

■ ENXERTOS DE COSTELA

INDICAÇÕES

Os enxertos de costela, costais ou costocondrais, são utilizados na reconstrução nasal e total de orelha, casos selecionados de reconstrução craniana e reconstrução do esqueleto maxilofacial, particularmente na reconstrução de mandíbula. A abordagem da área doadora varia de acordo com o material necessário e o sexo do paciente. Esta parte do capítulo enfatiza diversas abordagens para a coleta de enxertos de costela.

TÉCNICA

A anatomia do tórax ósseo revela que a cartilagem dos sete pares de costelas superiores se articula diretamente com o esterno, enquanto a oitava costela pode ou não ser parte da sincondrose. As oitava, nona e décima costelas geralmente articulam-se entre si através de uniões fibrosas. As costelas flutuantes (onze e doze) não são ligadas à caixa das costelas (Figura 9-3).

O paciente é posicionado em decúbito elevado, e a oitava costela é identificada. No paciente do sexo masculino, uma incisão de 4 cm é realizada a 4 cm da ponta da oitava costela na dobra da pele a meia distância entre a oitava e nona costelas (Figura 9-3). Uma agulha Colorado é utilizada para se incisar a pele e dissecar através do tecido subcutâneo até o músculo oblíquo externo. A mobilidade da pele da parede torácica permite a tração da incisão 8 a 10 cm em todas as direções. A incisão é tracionada anteriormente com as extremidades de dois retratores Army-Navy até que a ponta anterior da nona costela é identificada. A superfície anterior é incisada até o pericôndrio, e a união fibrosa com a nona costela é cortada. A ponta da oitava costela é apreendida com uma pinça de Brown e liberada dos músculos intercostais. O periósteo e o pericôndrio são deixados intactos (na junção costocondral, se a cartilagem é necessária), e a dissecção subpericondral torna-se extrapericondral e depois subperiosteal sobre a costela óssea. Um mínimo de 2 cm de osso é obtido com um cortador de osso.

Em casos em que se exigem grandes quantidades de osso costal, a oitava costela é preferível. Também é utilizada em pacientes selecionados do sexo feminino em que a incisão inframamária é empregada para a obtenção do enxerto. Uma incisão de 6 a 8 cm é realizada abaixo da mama, e a dis-

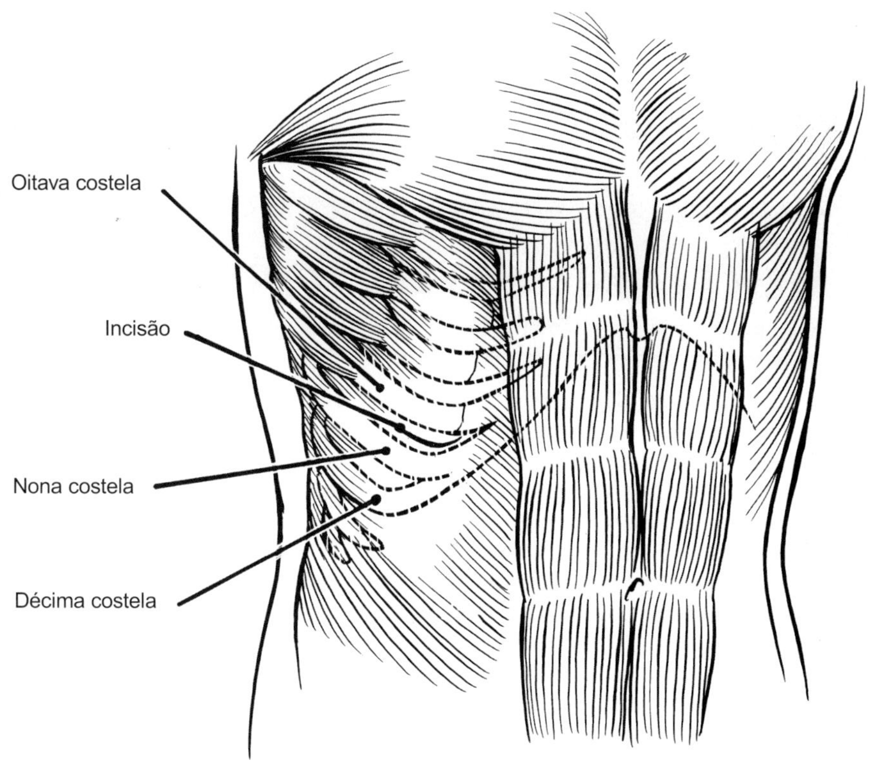

Figura 9-3. A incisão é feita entre a oitava e nona costelas.

secção é direcionada inferiormente à oitava costela. Na maioria dos pacientes que requerem reconstrução nasal, a nona costela é utilizada como área doadora, ao passo que em pacientes que apenas necessitem de uma pequena quantidade de cartilagem a décima costela é utilizada. A décima costela é obtida através de uma incisão de 2 cm posicionada 2 cm distalmente à sua união fibrosa com a nona costela.

Depois que a hemostasia é obtida, o paciente é avaliado com relação a pneumotórax. A ferida é preenchida com soro fisiológico, e o anestesiologista ventila os pulmões do paciente. Uma manobra de Valsalva positiva indica lesão pleural se bolhas de ar emanarem da ferida. Um cateter de borracha vermelha nº 19 é inserido na cavidade pleural, que é fechada com uma sutura contínua de poliglactina (Vicryl) 3-0. O oblíquo externo é fechado com Monocryl 3-0, e o tecido subcutâneo, com Monocryl 4-0. Antes de fechar a ferida, o cateter é conectado à sucção da parede e removido. A pele é fechada após injeção de solução de bupivacaína a 0,25%, com Monocryl 3-0 intradérmico e Steri-Strips. Um curativo adesivo é colocado sobre a ferida. Um filme de raios X pós-operatório do torax é obtido na sala de recuperação.

PRECAUÇÕES E COMPLICAÇÕES

Além do pneumotórax, a única outra complicação na obtenção dos enxertos de costela é a dor à inspiração profunda, que pode durar até 1 semana.

Leituras Selecionadas

Burget G. Costal cartilage for nasal reconstruction: harvesting through a small incision. *Perspect Plast Surg* 1993;7:129.

Gibson T. Cartilage grafts. *Br Med Bull* 1965;21:153.

Laurie SW, Kaban LB, Mulliken JB, Murray JE. Donor-site morbidity after harvesting rib and iliac bone. *Plast Reconstr Surg* 1984;73:933.

Mowlem R. Bone grafting. *Br J Plast Surg* 1963;16:293.

Wolfe SA, Kawamoto HK. Taking the iliac-bone graft. *J Bone Joint Surg Am* 1978;60:411.

Capítulo 10

Enxertos de Cartilagem Costal

Giulio Gherardini ◆ Nitin Bhatia ◆ Samuel Stal

AVALIAÇÃO DO DEFEITO

A cartilagem é uma forma especializada de tecido conjuntivo com propriedades únicas que a tornam uma fonte ideal de material para enxerto nos defeitos nasais e faciais. A cartilagem é avascular e necessita do tecido vizinho para suporte nutricional; ela apresenta um índice metabólico muito baixo, igual a 0,2% a 1% do índice metabólico de outros tecidos humanos; é geralmente aceita como um tecido imunologicamente privilegiado. Em geral, os enxertos de cartilagem são utilizados para diversos propósitos. Ao se avaliar o defeito a ser preenchido com a cartilagem costal, alguns fatores devem ser levados em consideração. O comprimento do defeito pode se estender de 6 a 7 cm; um defeito maior exigiria enxertos múltiplos ou enxertos ósseos (geralmente vascularizados). Grandes enxertos de cartilagem costal também são difíceis de serem retirados e apresentam morbidade aumentada nas áreas doadora e receptora. A rigidez e firmeza da cartilagem costal pode ser utilizada para aumento estrutural, como em correção de deformidades do tipo nariz em sela ou para fornecer rigidez estrutural à traquéia e pálpebra. Entretanto, a cartilagem costal não pode ser considerada um substituto dos enxertos ósseos quando um apoio estrutural significativo for necessário. Os enxertos de cartilagem costal podem ser utilizados como enxertos por aposição para corrigir deformidades faciais traumáticas, congênitas ou deformidades cirurgicamente provocadas e como espaçadores para manter a mobilidade da articulação temporomandibular.

INDICAÇÕES

Os enxertos de cartilagem costal são a melhor escolha quando grandes quantidades de material são necessárias. Casos tais como grande reconstrução nasal, reconstrução total da orelha, restauração do contorno e aumento da hipoplasia maxilar demandam o uso de cartilagem costal. A cartilagem costal também é o material de escolha quando é necessário um apoio semi-rígido. Pacientes com fenda labial bilateral freqüentemente apresentam pontas nasais deprimidas com ausência da espinha nasal e do septo caudal. Após o aumento dos tecidos moles da columela, a cartilagem costal pode ser utilizada para alargar o septo e apoiar a ponta. A cartilagem da costela pode ser utilizada como um enxerto por aposição para o contorno malar ou maxilar em locais onde os enxertos ósseos normalmente sofreriam absorção significativa. A cartilagem da costela é do tipo hialino e, como toda cartilagem, mantém suas características originais quando transplantada. O estresse funcional não é necessário para a sobrevivência do volume dos enxertos de cartilagem costal, apesar de dever-se tomar cuidado para modelar o enxerto apropriadamente. A seleção de uma costela adequada ajuda de modo a facilitar a modelagem do enxerto com sucesso. Por exemplo, a sétima cartilagem costal é relativamente reta e se adapta bem ao aumento do dorso nasal, enquanto a oitava é mais apropriada para a posição maxilar.

Os enxertos ósseos costais podem ser incluídos com o transplante de cartilagem quando um enxerto ósseo também é necessário. Esse tipo é especialmente útil para os pacientes nos quais outras áreas já foram utilizadas, ou em crianças cuja cartilagem septal não deve ser retirada. O local doador é escolhido de acordo com a preferência do paciente e do cirurgião, a presença de incisões ou cicatrizes prévias e o tipo de reconstrução a ser realizada. Para a reconstrução nasal, a maioria dos cirurgiões prefere o lado direito para retirar a cartilagem; para outras reconstruções, qualquer dos lados é utilizado.

A cartilagem apresenta uma variedade de diferenças com o enxerto de osso, apesar de ambos apresentarem funções coincidentes. Em geral, os enxertos cartilaginosos são fáceis de se modelar e não requerem um estresse funcional para a retenção de volume. O suprimento vascular de um enxerto de cartilagem não precisa ser tão desenvolvido quanto aquele para o enxerto ósseo, e a cartilagem apresenta um índice de reabsorção mais baixo. As áreas doadoras de cartilagem freqüentemente causam menos morbidade do que as áreas doadoras de osso. Os enxertos de cartilagem, entretanto, apresentam uma tendência à distorção, menos resistência e suporte, uma possível migração e possibilidade de absorção se exposta a pressão ou infecção. Em geral, os enxertos craniais ou de costela são preferidos para os casos de hipoplasia grave ou deformidade tipo nariz em sela (mais de 3 a 4 cm necessários), ou na reconstrução total do nariz, quando um suporte estrutural rígido é necessário. Nesse caso, os enxertos ósseos podem ser fixados ao osso nasal proximal com fios de aço. Os enxertos cartilaginosos são preferidos para aumentar a projeção da ponta, criar a concavidade *supratip* e um contorno com duplo ângulo.

CONTRA-INDICAÇÕES

As complicações nas áreas doadoras, especificamente as deformidades na parede do tórax e escoliose, são descritas na literatura como ocorrendo após a retirada dos enxertos de cartilagem costal. As deformidades ósseas preexistentes da parede do tórax constituem uma contra-indicação relativa ao uso do enxerto. Recentemente, tem-se prestado atenção à idade do paciente na época da retirada da cartilagem. As deformidades torácicas parecem ser menos freqüentes se a cartilagem for retirada de pacientes com mais de 10 anos de idade, provavelmente porque a sétima costela possui a maior capacidade de crescimento. Entretanto, a pouca idade não é uma contra-indicação à retirada dos enxertos de cartilagem costal. A idade avançada (acima dos 60 anos) é acompanhada de vários graus de calcificação das cartilagens. Essa condição é uma contra-indicação relativa ao uso dessa área doadora, porque as características estruturais do enxerto da cartilagem (p. ex., força, baixo índice de reabsorção) tornam-se similares àquelas dos enxertos ósseos, e existe um risco crescente de morbidade pós-operatória. Outras contra-indicações ao enxerto de cartilagem da costela incluem as contra-indicações gerais à cirurgia.

POSIÇÃO DO PACIENTE E PREPARO DA SALA

O paciente é colocado deitado numa posição supina na mesa de operação com uma toalha enrolada ou um apoio para o ombro debaixo do meio das costas para promover a extensão do tórax. Uma rotação de 15 graus do tórax oposto ao lado doador é preferível. O cirurgião se posiciona no lado direito do paciente, e o assistente se posiciona no lado oposto. São observadas medidas pré-operatórias gerais: não é permitida nenhuma alimentação sólida por pelo menos 6 horas antes da operação. A anestesia geral é preferível.

TÉCNICA OPERATÓRIA

O melhor local para retirar a cartilagem da costela é na parede inferior do tórax, especificamente a sincondrose da vértebras 7ª, 8ª e 9ª (Figura 10-1). As costelas inferiores são marcadas na parede do tórax. Após a palpação, 5 a 7 ml de lidocaína (solução a 0,5%) com 1:200.000 de epinefrina são injetados na área para minimizar a perda de sangue, e uma incisão de 2 a 3 cm é feita ântero-lateralmente (6 cm da linha mediana), dependendo da cartilagem escolhida (geralmente a costela de número oito). Alternativamente, a incisão pode ser localizada no nível do sulco inframamário, especialmente se a operação é realizada numa mulher adulta. Como a pele da parede do tórax é bastante móvel, uma grande quantidade de cartilagem pode ser exposta movendo-se os afastadores. Geralmente, um afastador auto-estático é utilizado (Figura 10-2). A incisão é aprofundada ao nível do pericôndrio, e a remoção total ou subtotal da cartilagem costal é realizada. Para a excisão subtotal, uma lâmina de Beaver nº 66 ou uma lâmina nº11 pode ser utilizada para criar uma incisão de ângulo reto para remover os 75% externos da cartilagem (Figura 10-3). Uma outra possibilidade é utilizar um elevador dental em vez de um elevador de Joseph para dissecar o pericôndrio, antes da remoção total da cartilagem. A quantidade

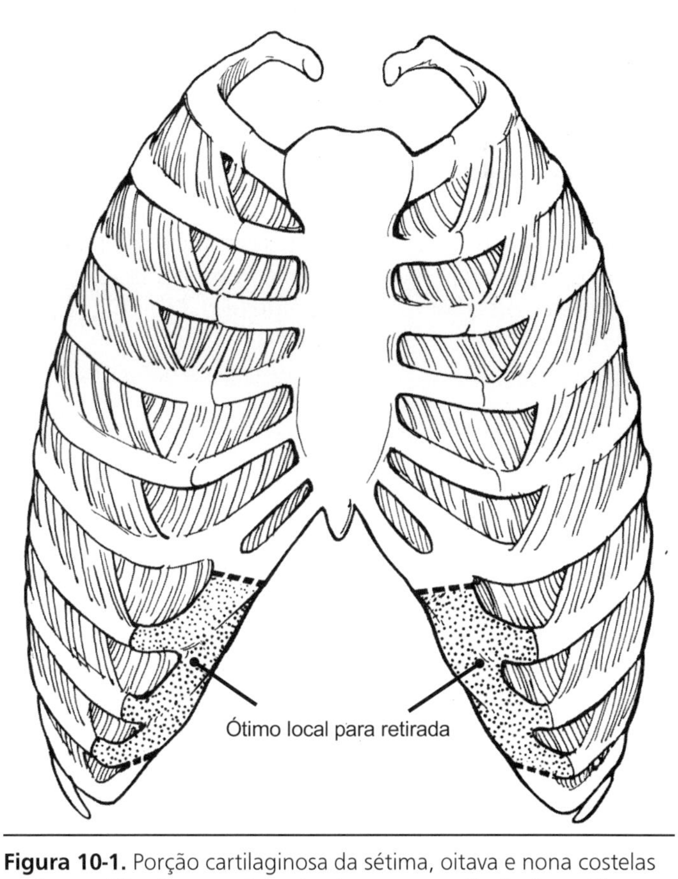

Figura 10-1. Porção cartilaginosa da sétima, oitava e nona costelas pode ser utilizada como área doadora para a retirada de cartilagem.

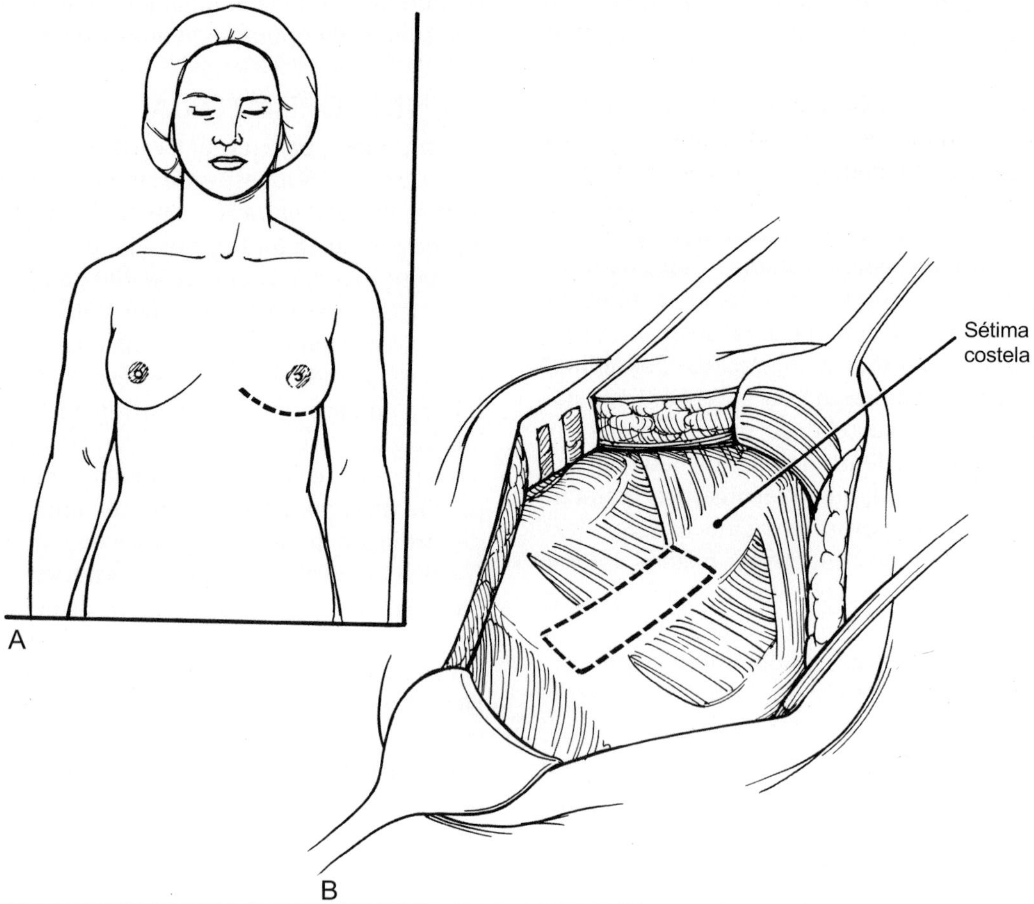

Figura 10-2. A, cartilagem é exposta através da incisão no eixo longo da costela. B, afastador autêntico auxilia na exposição e retirada da costela.

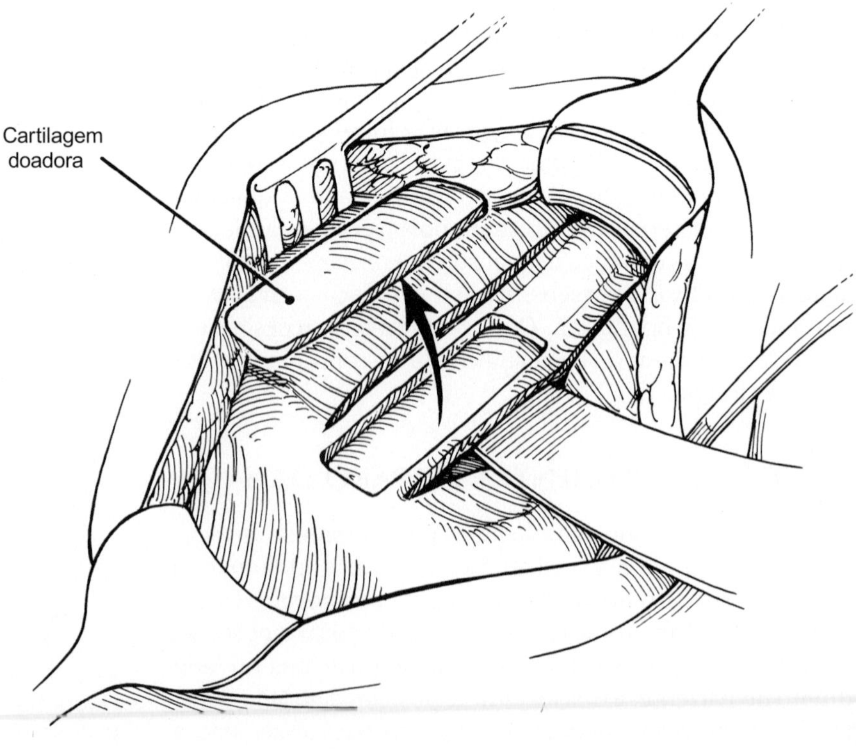

Figura 10-3. A dissecção é completada com a lâmina n° 11. Aproximadamente 75% da cartilagem pode ser removida.

apropriada de cartilagem é removida e a ferida é fechada anatomicamente em três planos sem dreno. Um curativo com leve pressão é útilizado.

A porção anterior da cartilagem é excisada com uma lâmina nº 11, e a porção média é utilizada conforme necessário. Os excessos de cartilagem devem ser guardados, já que podem ser utilizados como enxertos por aposição para a cartilagem alar. Quando comprimidos num amassador de cartilagem tipo Cottle, esses pedaços de cartilagem fazem excelente camuflagem em áreas estáticas. Dificuldades maiores ocorrem quando a cartilagem da costela é utilizada para grandes defeitos no dorso nasal. O desvio desses enxertos ocorre freqüentemente mesmo após a modelagem apropriada. Essa abordagem subtotal à retirada da cartilagem leva de 20 a 25 minutos do início ao fim. Um segundo cirurgião deve criar e atuar na área receptora enquanto a retirada estiver em processo.

CUIDADO PÓS-OPERATÓRIO E EVOLUÇÃO

A morbidade pós-operatória é geralmente mínima. Os pacientes recebem antibióticos intravenosos por ocasião da cirurgia e continuam a tomar antibióticos orais por 1 semana. A dor pós-operatória pode ser controlada com morfina imediatamente após a cirurgia, e um analgésico contendo codeína é prescrito por 2 ou 3 dias. Normalmente, o paciente é liberado para casa no mesmo dia ou é mantido no hospital por 1 dia. É permitida a atividade total após 4 semanas.

PRECAUÇÕES

A técnica para a retirada da cartilagem da costela descrita aqui é relativamente fácil de se realizar, fornece um material importante para a cirurgia estética facial e reconstrutora e causa pouca morbidade da área doadora. A única complicação séria é o pneumotórax. Esse risco é particularmente alto quando é necessário remover quase totalmente a cartilagem costal, tal como para uma reconstrução da orelha. É observada atelectasia em algumas vezes, devido à dor pós-operatória. Alguns autores sugerem a infiltração de uma solução de bupicavaína a 0,25% no final do procedimento para minimizar a dor. É aconselhável a retirada de um segmento de cartilagem maior do que o necessário, já que ele deve ser esculpido, e quantidades iguais são removidas de ambos os lados (secção cruzada contrabalançada) para prevenir o encurvamento e a inclinação.

Leituras Selecionadas

Abrahams M, Duggan TC. The mechanical characteristics of costal cartilage. In: Kenedi RM, ed. *Biomechanics and Related Bioengineering Topics.* Proceedings of Science and Plastic Surgery Symposium held in Glasgow, Scotland, June 1963. London: Pergamon Press, 1965:285.

Bujia J, Alsalameh S, Naumann A, et al. Humoral immune response against minor collagens type IX and XI in patients with cartilage graft resorption after reconstructive surgery. *Ann Rheum Dis* 1994;53:229.

Converse JM. The absorption and shrinkage of maternal ear cartilage used as living homografts: follow-up report of 21 of Gillies' patients. In: Converse JM, ed. *Reconstructive Plastic Surgery.* 2nd ed. Philadelphia: WB Saunders, 1997:308.

Gibson T, Davis WB. The distortion of autogenous cartilage grafts: its cause and prevention. *Br J Plast Surg* 1957;10:257.

Gibson T, Davis WB, Curran RC. The long-term survival of cartilage homografts in man. *Br J Plast Surg* 1958;11:177.

Herdon CH, Chase SW. Experimental studies in the transplantation of whole joints. *J Bone Joint Surg* 1952;34:564-578.

Horton CE, Matthews MS. Nasal reconstruction with autologous rib cartilage: a 43-year follow-up. *Plast Reconstr Surg* 1992;89:131.

Kruger E. Absorption of human rib cartilage grafts transplanted to rabbits after preservation by different methods. *Br J Plast Surg* 1964;17:254.

Lester CW. Tissue replacement after subperichondrial resection of costal cartilage: two case reports. *Plast Recontr Surg* 1959;23:49.

Muhlbauer WD, Schmidt-Tintemann U, Glaser M. Long-term behavior of preserved homologous rib cartilage in the correction of saddle nose deformity. *Br J Plast Surg* 1971;24:325.

Ohara K, Nakamura K, Ohta EO. Chest wall deformities and thoracic scoliosis after costal cartilage graft harvesting. *Plast Reconstr Surg* 1997;93:1030.

Ortiz-Monasterio F, Olmedo A, Oscoy LO. The use of cartilage grafts in primary aesthetic rhinoplasty. *Plast Reconstr Surg* 1981;67:597.

Peck GC. The onlay graft for nasal tip projection. *Plast Reconstr Surg* 1983;71:27.

Schuller DE, Baradach J, Krause CJ. Irradiated homologous costal cartilage for facial contour restoration. *Arch Otolaryngol* 1977;103:12.

Sheen JH, Sheen AP. *Aesthetic Rhinoplasty.* Vol 1. St. Louis: CV Mosby, 1987:514.

Skouteris CA, Sotereanos GC. Donor site morbidity following harvesting of autogenous rib grafts. *J Oral Maxillofac Surg* 1989;47:808.

Stal S, Netseher D, Spira M. Cartilage grafting. In: Russell R, ed. *Instructional Courses.* St. Louis: Mosby-Year Book, 1991:43-60.

Capítulo 11

Cartilagem Auricular

Rod J. Rohrich ♦ Larry H. Hollier

INDICAÇÕES E CONTRA-INDICAÇÕES

A orelha não é geralmente a primeira escolha como área doadora de enxerto de cartilagem por diversas razões, nem todas as quais são verdadeiras. Um do motivo é a cicatriz na área doadora. Mesmo quando o enxerto é retirado pela via anterior, a cicatriz é bem oculta, desde que a incisão seja localizada na margem da concavidade conchal. Uma outra razão é a quantidade de cartilagem disponível. Embora nenhum local doador possa fornecer tanta cartilagem quanto a área costal, a orelha pode fornecer uma quantidade surpreendentemente grande de enxerto (Figura 11-1). Além disso, sua forma é bem apropriada para vários aspectos da reconstrução nasal, incluindo a reconstrução das cartilagens laterais, margem da asa e ponta do nariz.

A morbidade é mínima com a retirada da cartilagem auricular. Isso a distingue da retirada da cartilagem costal, que pode ser acompanhada de dor pós-operatória significativa e, ocasionalmente, pneumotórax. A retirada da cartilagem septal pode causar sangramento, perfuração septal sintomática e outros distúrbios do fluxo aéreo.

O maior problema com a cartilagem da orelha é a flacidez inerente à sua estrutura. Isso torna sua escolha pouco apropriada quando é necessário um apoio estrutural significativo.

MARCAÇÕES E TÉCNICA

Se um enxerto para reconstrução da cartilagem alar ou um enxerto isolado para ponta nasal for necessário, é preferível uma abordagem anterior. A pele é primeiramente infiltrada com uma solução de lidocaína a 1% com epinefrina 1:100.000. Isso propicia a hemostasia e hidrodissecção parcial do próprio plano de dissecção.

A incisão é feita 3 a 5 mm dentro da cavidade conchal (Figura 11-2). Para ocultar a cicatriz e para preservar a margem de apoio da concavidade conchal. Uma tesoura pequena é então utilizada para elevar a pele anterior da cartilagem. A cartilagem a ser utilizada é então incisada na sua espessura total com um bisturi, e a pele posterior é dissecada da cavidade conchal (Figura 11-3). A retirada do enxerto é completada com uma incisão na cartilagem medialmente. É realizada hemostasia, e a incisão é fechada com uma sutura contínua utilizando categute simples 5-0.

Quando um enxerto maior for necessário, tal como para um aumento do dorso nasal, é preferível o acesso posterior (Figura 11-4). Esse acesso facilita a visualização de toda a cavidade conchal. Novamente, a pele posterior é infiltrada com uma solução de lidocaína a 1% com epinefrina 1:100.000. Para preservar a margem da concha em pelo menos 3 mm, pode ser útil marcar a incisão proposta da cartilagem. Para isso, uma seringa de tuberculina com uma agulha de calibre 25 é preenchida com azul de metileno, e de um ponto 3 mm para o interior da margem da cavidade conchal a agulha é transfixada e passada na espessura total da cartilagem no sentido ântero-posterior, liberando uma pequena quantidade de corante (Figura 11-5). Isso é feito ao longo da incisão proposta.

A incisão posterior na pele é realizada ao longo do ângulo escafoconchal, e a pele é dissecada da cartilagem em direção ao sulco auriculocefálico. Utilizando as marcações previamente feitas, uma incisão é feita na cartilagem em toda a espessura (Figura 11-6). A dissecção anterior é então completada com uma tesoura. A retirada é completada através de incisão medial na cartilagem, tomando-se um grande cuidado para não perfurar a pele anterior. A hemostasia é

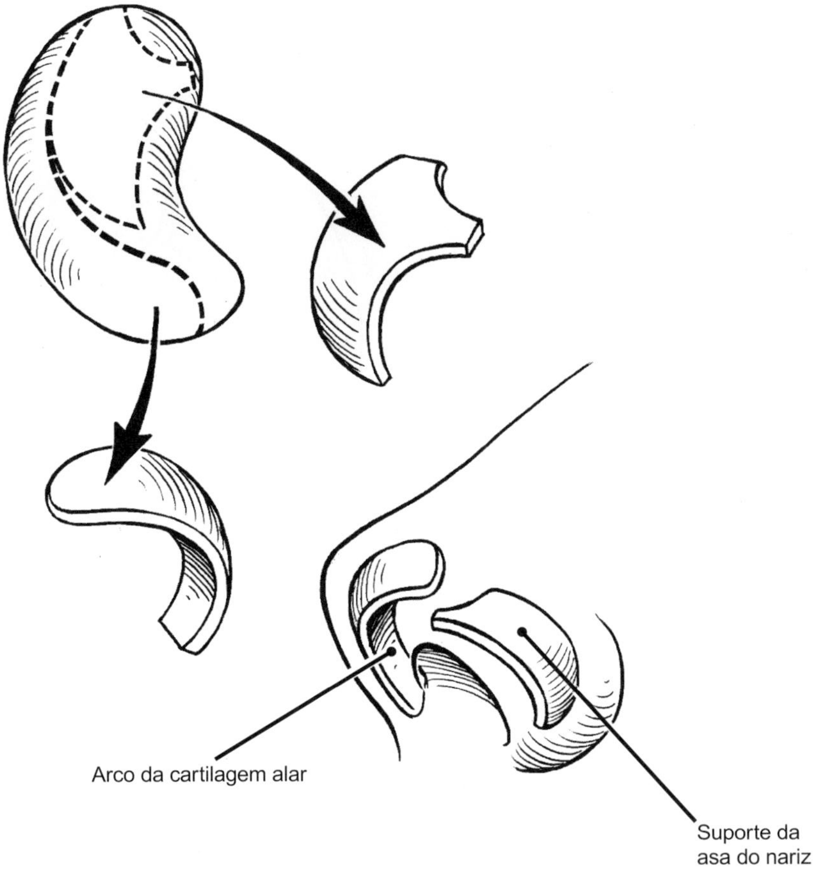

Figura 11-1. A cartilagem da concha pode fornecer grande volume de enxerto para reconstrução nasal.

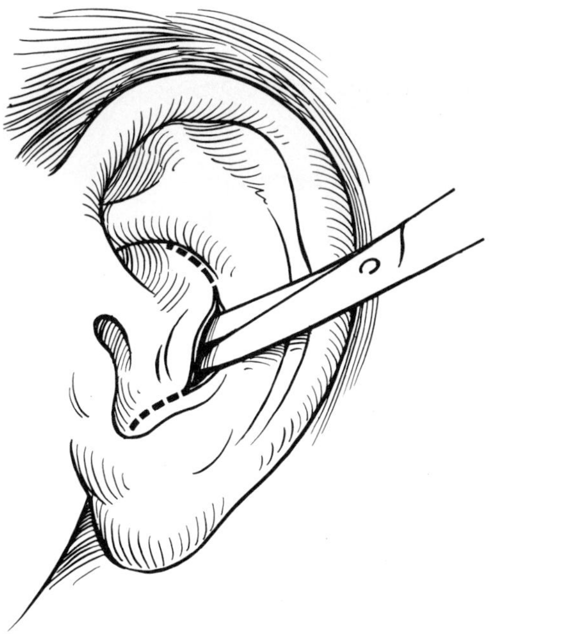

Figura 11-2. A incisão anterior é localizada dentro da margem da cavidade conchal.

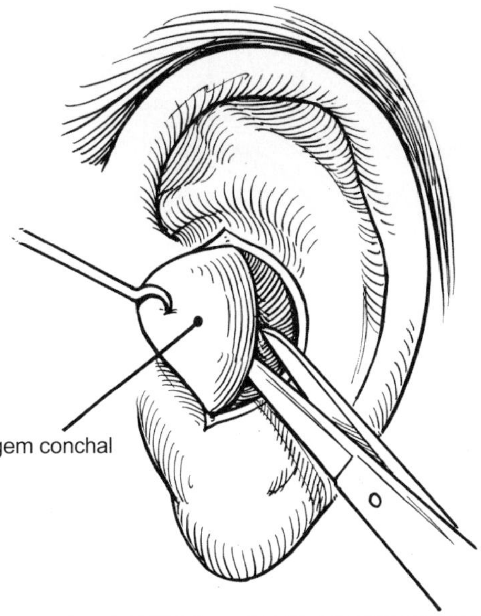

Figura 11-3. Utilizando gancho na cartilagem conchal para tração, a pele auricular posterior é dissecada livremente.

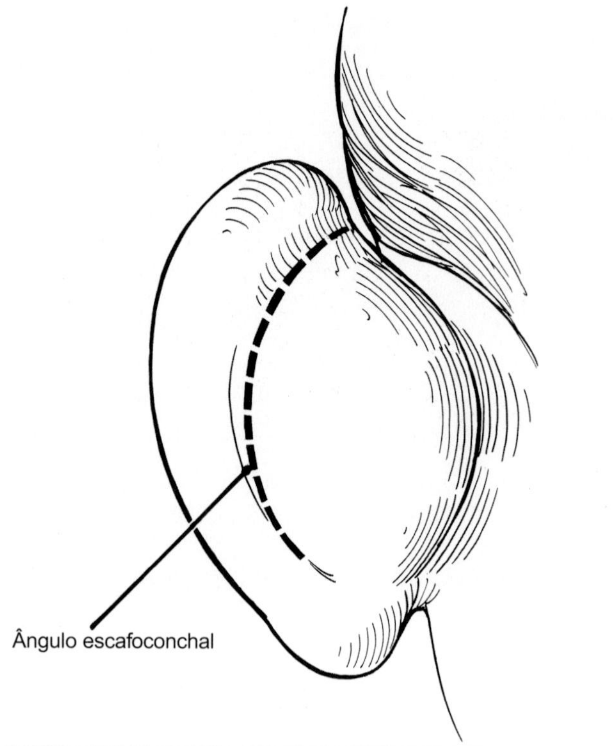

Figura 11-4. A incisão para via de acesso posterior é realizada no ângulo escafoconchal.

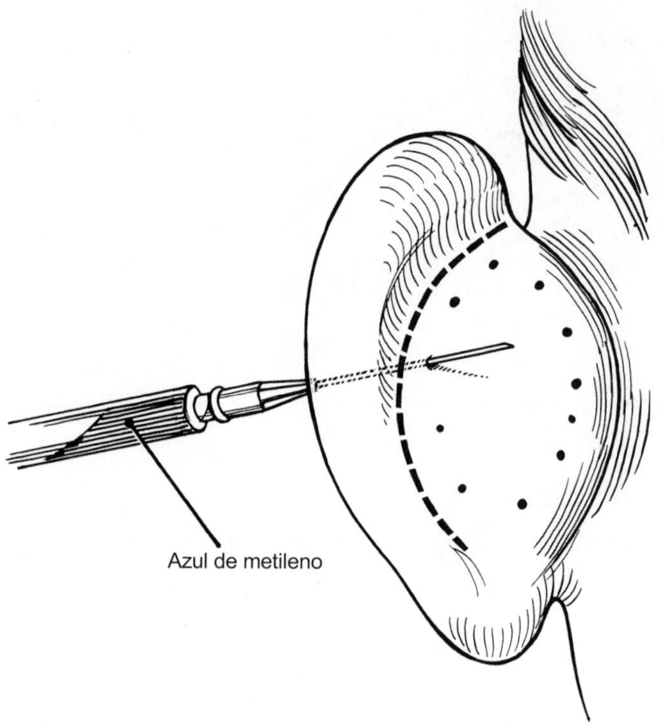

Figura 11-5. Uma agulha de calibre 25 é passada na direção ântero-posterior para marcar o local da incisão proposta, mantendo a margem da concavidade conchal.

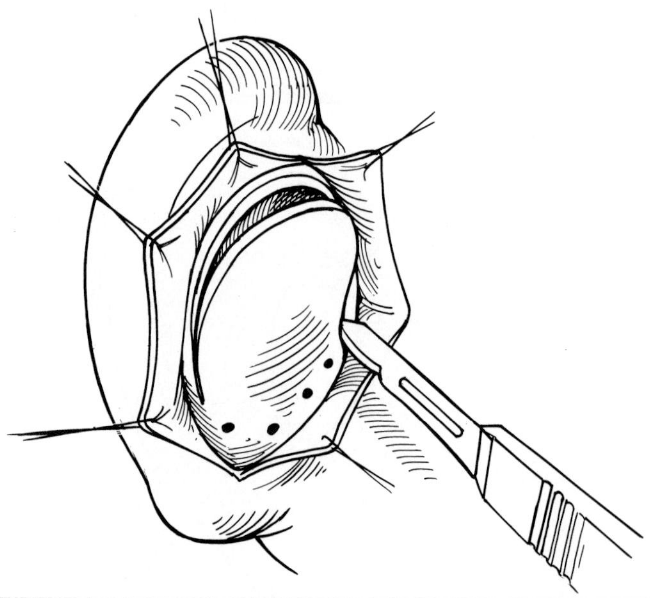

Figura 11-6. A cartilagem conchal é incisada na linha pontilhada.

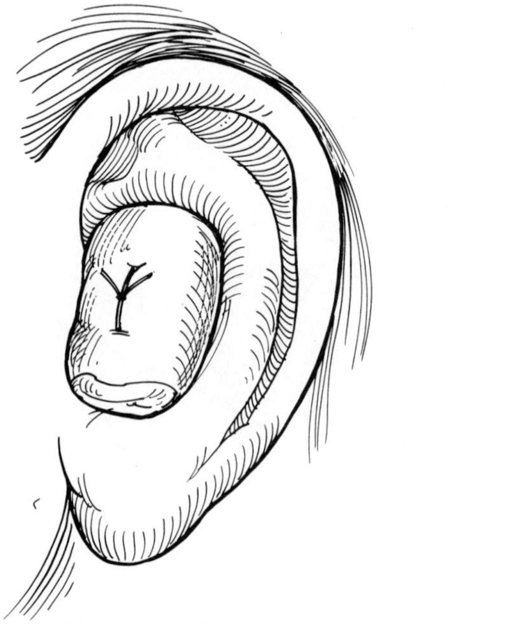

Figura 11-7. A compressa de gaze é suturada na cavidade conchal e segura com suturas transfixadas através da pele auricular anterior e posterior para diminuir o espaço morto.

realizada e o fechamento da pele é feito com uma sutura contínua de categute 5-0 simples.

Em todos os casos nos quais a cartilagem da orelha é removida, um curativo de algodão dentro de uma gaze de malha fina é utilizado para obliterar o espaço morto criado e prevenir a formação de hematoma. Este é fixado com uma sutura de categute cromado de 3-0 passada através da pele anterior e posterior (Figura 11-7). Esta é removida em 3 dias.

CONSIDERAÇÕES PÓS-OPERATÓRIAS E PRECAUÇÕES

É necessário cuidado pós-operatório muito pequeno ao sítio doador. O único problema maior é a formação de hematoma dentro do espaço morto criado, mas isso deve ser prevenido com um curativo compressivo. Se o hematoma for percebido no pós-operatório precoce, deve ser cuidadosamente espremido, e deve-se aplicar compressão adequada. Se isso não for realizado, é possível reabsorção da cartilagem adjacente e distorção no formato da orelha.

Problemas devido à falta de apoio auricular não são geralmente vistos, mesmo quando grandes enxertos são colhidos, desde que a margem da cavidade conchal tenha sido preservada.

Leituras Selecionadas

Burget GC, Menick FJ. *Aesthetic Reconstruction of the Nose.* St. Louis: Mosby, 1994.

Falces E, Gorney M. Use of ear cartilage grafts for nasal tip reconstruction. *Plast Reconstr Surg* 1972;50:147-152.

Gorney M. The ear as a donor site: anatomic and technical guidelines. In: Tanzer RD, Edgerton MD, eds. *Symposium on Reconstruction of the Auricle.* St. Louis: CV Mosby, 1974:106.

Guyuron B. Simplified harvesting of the ear cartilage graft. *Aesth Plast Surg* 1986;10:29-41.

Juri J, Juri C, Elias JC. Ear cartilage grafts to the nose. *Plast Reconstr Surg* 1979;63:377-382.

Pereira MD, Andrews JM, Martins DM, et al. Total en bloc reconstruction of the alar cartilage using autogenous ear cartilage. *Plast Reconstr Surg* 1995;95:168-172.

Pereira MD, Marques AF, Ishida LC, et al. Total reconstruction of the alar cartilage en bloc using the ear cartilage: a study in cadavers. *Plast Reconstr Surg* 1995;96:1045-1052.

Rohrich RJ. Harvesting cartilage grafts in rhinoplasty. In: Gunter JP, Rohrich RJ, eds. *Course Syllabus for 1996 Dallas Rhinoplasty Symposium.* University of Texas Southwestern Medical Center, 1996:369-374.

Snively SL. Plastic surgery of the ear. *Sel Read Plast Surg* 1994;7:1-22.

Capítulo

12

Cartilagem Septal

Rod J. Rohrich ◆ Larry H. Hollier

INDICAÇÕES E CONTRA-INDICAÇÕES

O septo tem se tornado local preferido para a retirada de enxerto autógeno de cartilagem em rinoplastia. A cartilagem do septo possui diversas vantagens. Uma é a proximidade do local doador com o campo operatório. A necessidade do emprego de enxerto é mais comum durante os procedimentos estéticos e reconstrutivos na face, e o septo pode ser removido sem a necessidade de um campo operatório separado. Além disso, quando retirado corretamente, não há morbidade significativa no local doador. Na verdade, se a retirada é realizada numa área desviada do septo, as vias aéreas do paciente podem ser melhoradas no pós-operatório. Conseqüentemente, a identificação pré-operatória de desvios do septo nasal e obstrução das vias aéreas é importante. O paciente deve ser submetido a um exame nasal cuidadoso com espéculo, preferencialmente após o uso de uma solução de fenilefrina na mucosa nasal. Além disso, qualquer história de trauma nasal ou sintomas das vias aéreas, tais como alergias ou rinite vasomotora, devem ser investigados. Isso pode alterar significativamente o plano operatório e a escolha do tipo de enxerto.

As opções do local doador devem ser discutidas com o paciente. Comumente, são empregadas a concha da orelha e a cartilagem da costela. Devido ao fato de a retirada da costela estar associada a dor pós-operatória significativa e uma cicatriz perceptível, a cartilagem costal é geralmente escolhida somente se um grande volume de material for necessário ou se um apoio estrutural necessário do enxerto excede as capacidades do septo. Cartilagem conchal é uma escolha razoável, particularmente na reconstrução nasal, e pode ser modelada em enxertos para ponta do nariz, substituições das cartilagens alares, e para as margens. Entretanto, esses enxertos fornecem um suporte mínimo e não devem ser utilizados se esta for a indicação.

MARCAÇÕES E TÉCNICA

O septo cartilaginoso tem um formato quadrangular e é limitado por três ossos: a lâmina perpendicular do etmóide, o vômer e a crista nasal da maxila (Figura 12-1). O acesso para dissecção pode ser obtido através de qualquer uma das três abordagens, incluindo incisão subseptal hemitransfixante, incisão de Killian, ou a técnica aberta (Figura 12-2). Nós preferimos a incisão subseptal hemitransfixante, a menos que procedimentos nasais concomitantes necessitem de abordagem aberta. Com uma incisão subseptal transfixante completa (bilateral), 2 a 3 mm de projeção de ponta podem ser perdidos, especialmente se a dissecção for realizada até a espinha nasal anterior, e o acesso adicional proporcionado pela transfixação completa não é significativo. A abordagem aberta para a retirada septal utiliza uma incisão infracartilaginosa e transcolumelar (Figura 12-2), mas pode ser associada a edema prolongado da ponta, e a visualização adicional proporcionada não é necessária para a retirada do septo.

Após a exposição através da incisão subseptal hemitransfixante, a dissecção é realizada abaixo do pericôndrio, na extremidade caudal da cartilagem septal para baixo até a espinha nasal anterior. Isso é mais bem realizado utilizando-se um elevador de Cottle (Figura 12-3). O plano de dissecção pode ser difícil de se estabelecer inicialmente, mas pode ser verificado pela cor azulada da cartilagem exposta. Se essa cor não é aparente, o plano de dissecção deve ser realizado mais profundamente através de incisão com um bisturi. Planos superficiais a esse são mais difíceis de dissecar, e o cirurgião corre o risco de lesar a mucosa sobrejacente. A cartilagem quadrangular deve ser exposta continuando posteriormente sobre o vômer e a lâmina perpendicular do etmóide. A dissecção na junção entre as porções ósseas e cartilaginosas do septo deve ser feita muito cuidadosamente, porque o pericôndrio e o periósteo são geralmente mui-

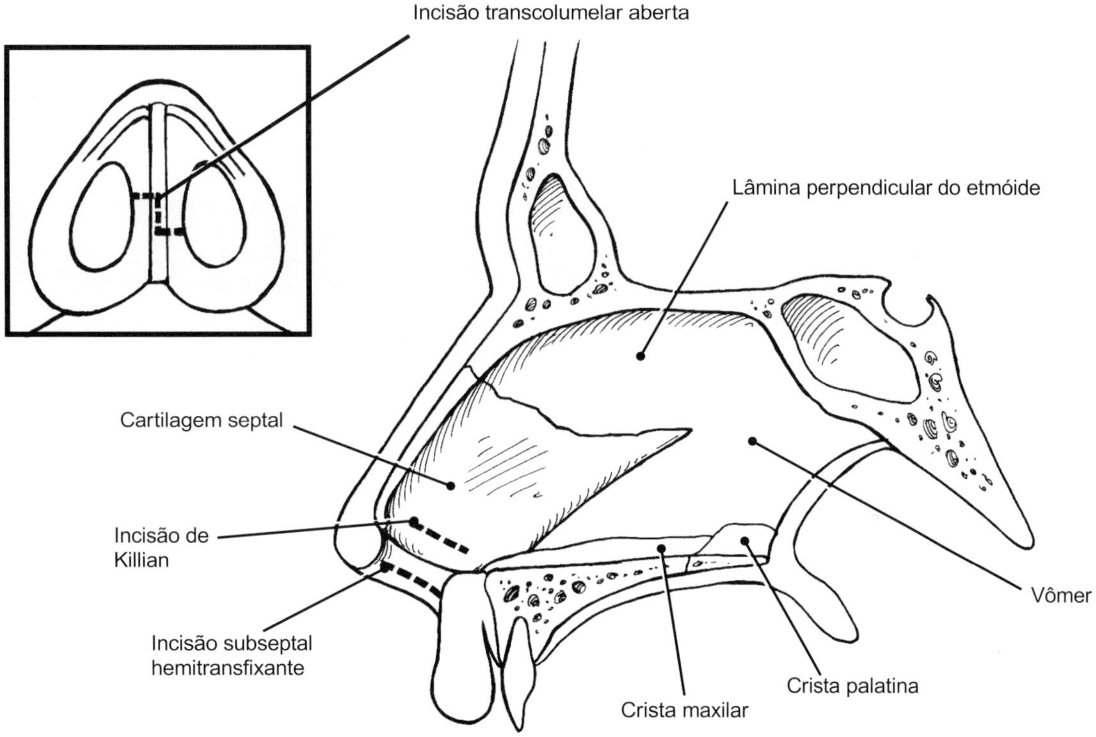

Figura 12-1. O septo cartilaginoso é limitado pela lâmina perpendicular do etmóide, vômer e crista nasal do maxilar. As incisões para abordagem do septo incluem incisão subseptal hemitransfixante, incisão de Killian e incisão aberta.

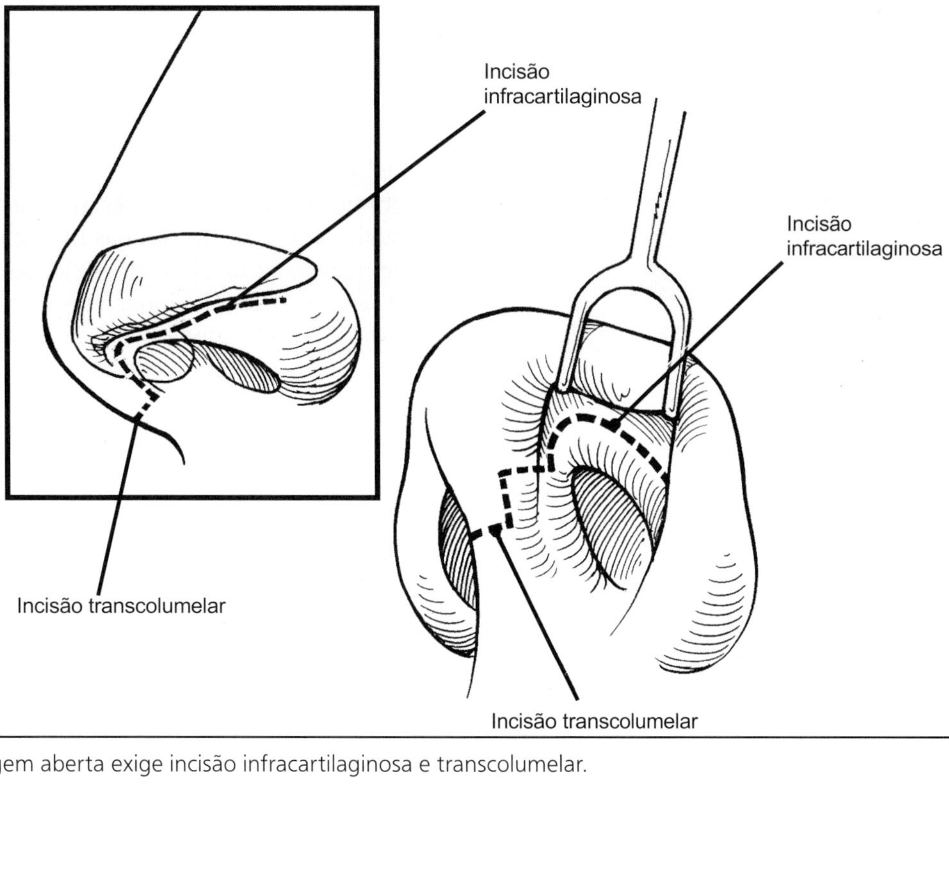

Figura 12-2. A abordagem aberta exige incisão infracartilaginosa e transcolumelar.

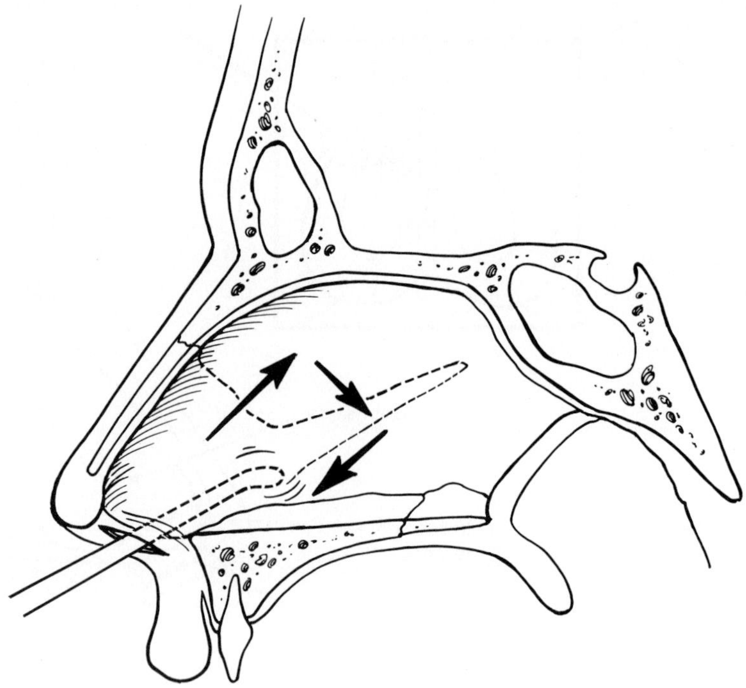

Figura 12-3. O elevador de Cottle é utilizado para dissecar o mucopericôndrio da cartilagem septal. Começa a dissecção posteriormente na junção da cartilagem-vômer ajuda a prevenir o rompimento do mucopericôndrio.

to aderentes e propensos a se rasgarem. Pode ser útil dissecar a junção vômer-cartilagem no sentido posterior para anterior (Figura 12-3). Deve-se tomar um cuidado especial na junção da cartilagem com a crista nasal da maxila. É geralmente mais fácil dissecar dois túneis, um subpericondrial (superior) e outro subperiosteal (inferior), conectando-se os dois com uma dissecção cortante (Figura 12-4).

Através de um pequeno corte de espessura total na cartilagem aproximadamente 10 mm acima e paralelo à margem caudal do septo, o lado contralateral é dissecado de forma idêntica (Figura 12-5). Para facilitar a visualização, pode ser utilizado um espéculo longo tipo Vienna, com as pontas elevando os retalhos mucopericondriais (Figura 12-6). Isso permite um acesso simultâneo a ambos os lados do septo.

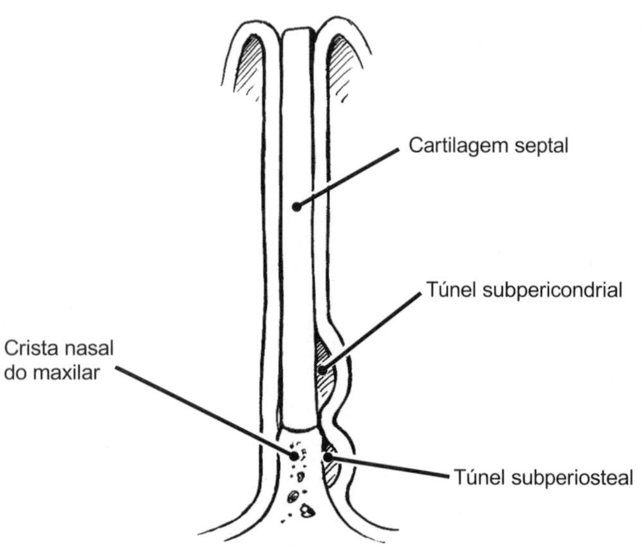

Figura 12-4. Dois túneis separados para dissecção – subpericondrial (superior) e subperiosteal (inferior) – também previnem o rompimento do mucopericôndrio sobrejacente.

A seguir, a incisão da cartilagem previamente realizada é estendida posterior e anteriormente paralela ao assoalho nasal. Anteriormente, o corte se dirige 90 graus num ponto 10 mm abaixo do septo dorsal e paralelo a esse. Tesouras anguladas de septo colocadas paralelas ao dorso nasal são utilizadas para completar o corte na lâmina perpendicular do etmóide (Figura 12-7). As conexões da cartilagem ao septo ósseo podem ser fraturadas utilizando-se o elevador de Cottle (Figura 12-8). O enxerto é então removido com uma pinça hemostática. Qualquer esporão ósseo remanescente deve ser removido com fórceps de Takahashi. Permanecerão 10 mm da cartilagem dorsal e caudal para suporte (Figura 12-9). Se for necessário um enxerto menor, deve-se deixar um suporte maior, permitindo uma retirada de enxerto no futuro. Qualquer material de enxerto não-utilizado deve ser reposicionado entre os retalhos mucopericondriais para uso futuro.

Se não foi feito nenhum orifício nos retalhos durante a retirada do enxerto, um pequeno orifício deve ser feito inferiomente em um dos lados para facilitar a drenagem. *Splints* septais são utilizados e suturados anteriormente com náilon 3-0 (Figura 12-10). Não é utilizado nenhum tampão nasal. Se o tampão nasal for considerado absolutamente necessário, um material não-aderente deve ser utilizado e removido precocemente.

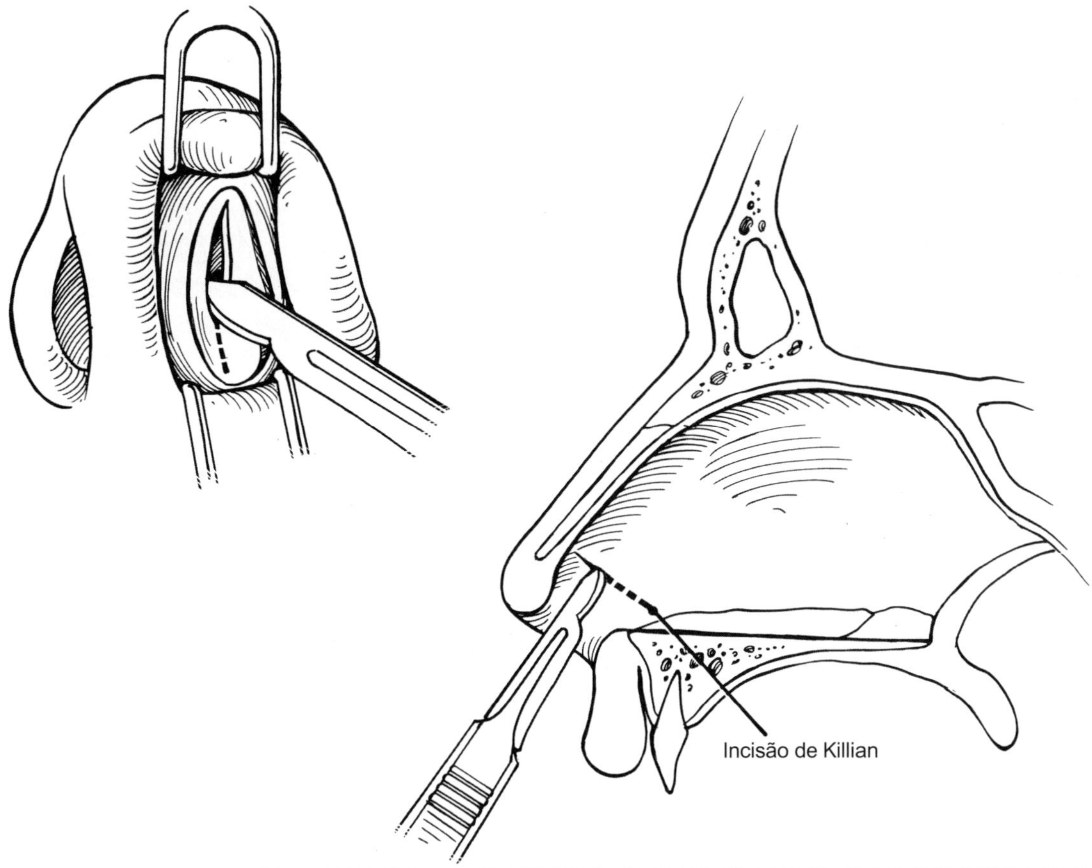

Figura 12-5. Incisão de espessura total de aproximadamente 1 cm acima da margem caudal é utilizada para acessar o lado contralateral do septo.

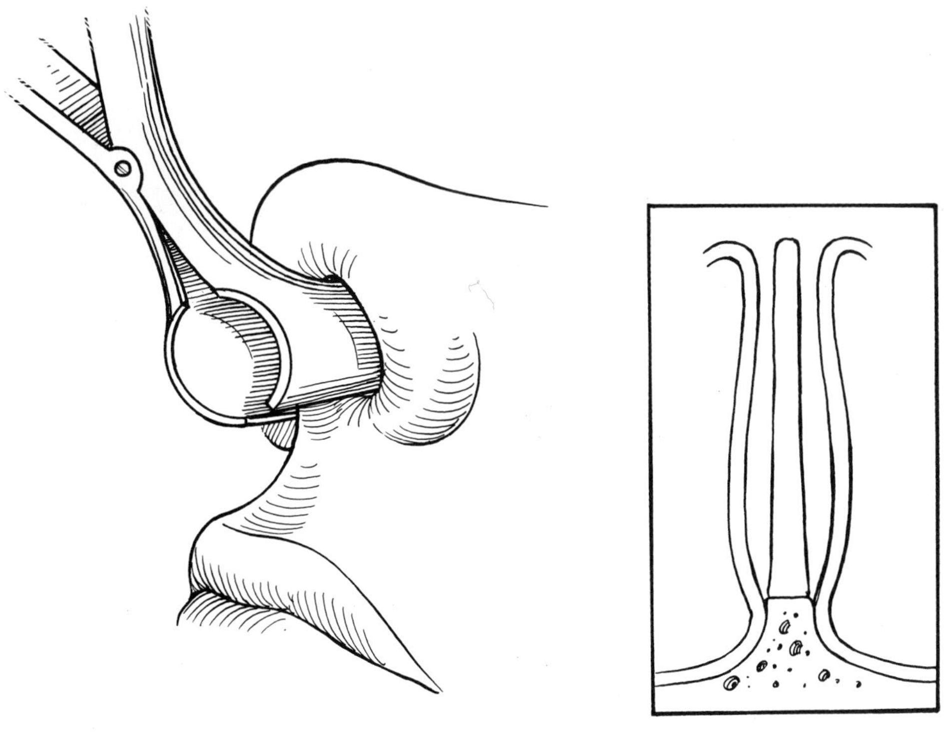

Figura 12-6. O espéculo nasal tipo Vienna é utilizado para visualizar ambos os lados do septo dissecado.

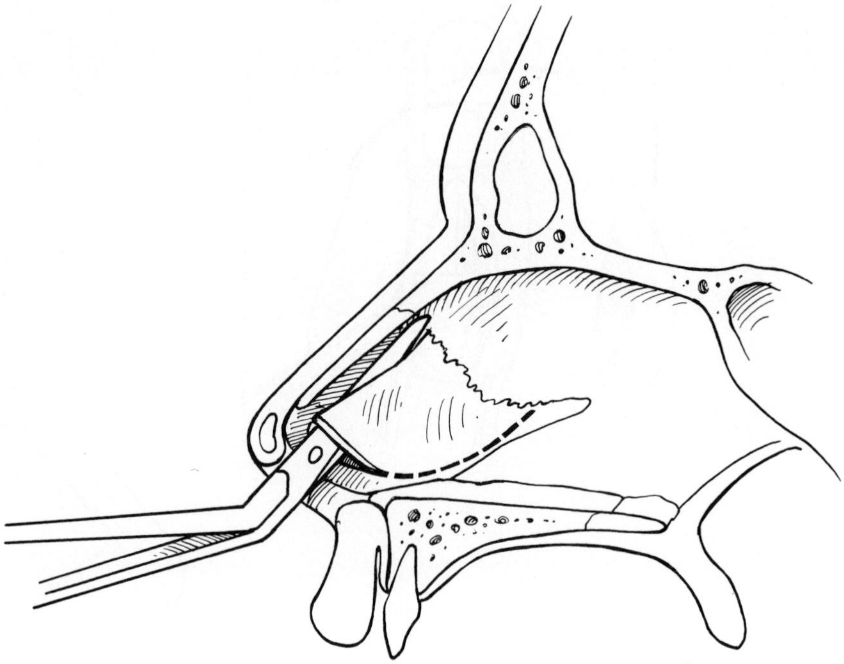

Figura 12-7. Tesouras anguladas de septo são utilizadas para completar o corte superior através da lâmina perpendicular do etmóide.

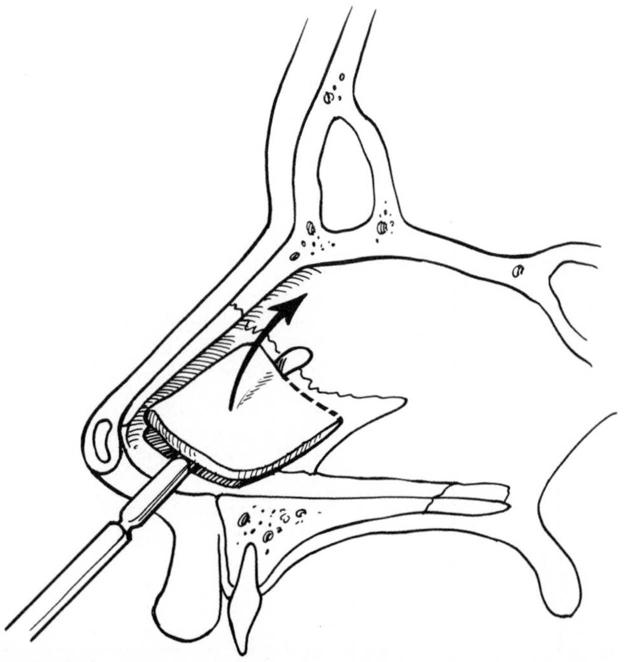

Figura 12-8. O elevador de Cottle é utilizado para fraturar o septo cartilaginoso das conexões ósseas.

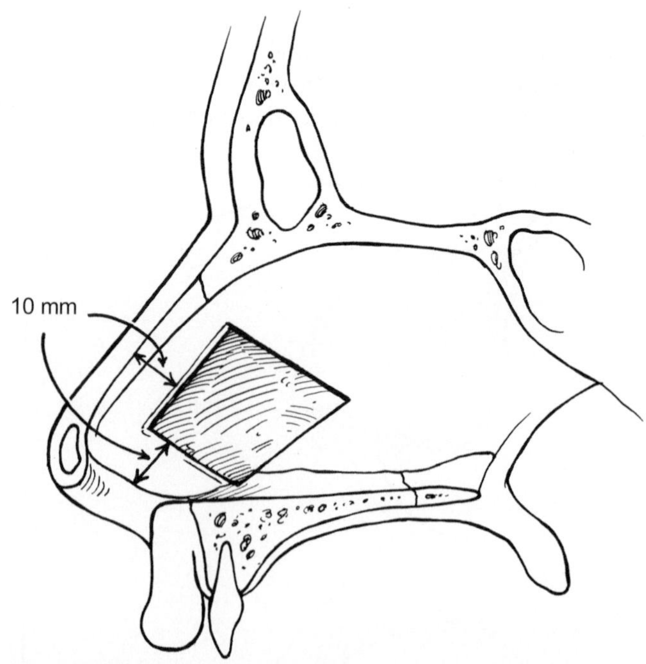

Figura 12-9. Estrutura cartilaginosa em L remanescente, de aproximadamente 10 mm de largura, para manutenção do suporte.

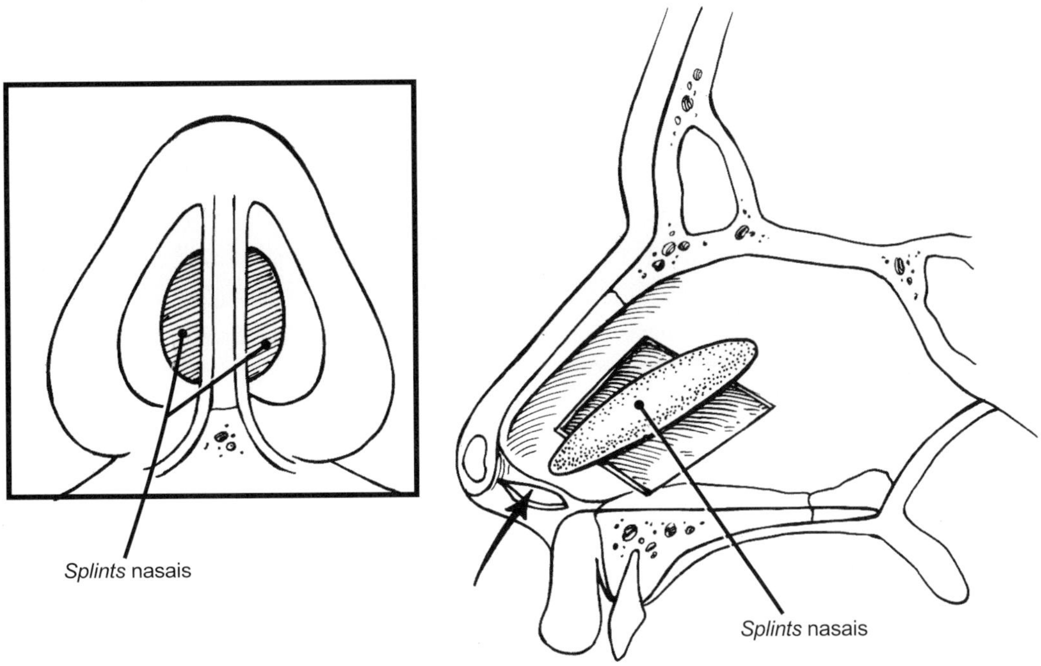

Figura 12-10. Os *splints* nasais de silastic previnem a formação de sinéquias e mantêm os retalhos mucopericondriais justapostos.

CONSIDERAÇÕES PÓS-OPERATÓRIAS E PRECAUÇÕES

Os *splints* nasais são removidos 1 semana após a cirurgia. Os pacientes são instruídos a não assoar o nariz durante esse tempo para evitar hemorragia. Qualquer sangramento que não pare com a elevação da cabeça e pressão deve ser avaliado pelo cirurgião. O sangramento é geralmente relacionado à hipertensão, mas pode ocasionalmente exigir uma intervenção operatória para hemostasia.

Uma outra complicação pós-operatória é a perfuração septal. Os pacientes geralmente queixam-se de crostas dentro do nariz (causadas por distúrbio do fluxo aéreo) ou de sons anormais com a respiração nasal. Geralmente, as menores perfurações tendem a ser mais sintomáticas do que as maiores. Apesar de haver vários métodos descritos para corrigir essas perfurações, é muito mais fácil evitá-las no momento da retirada da cartilagem.

Talvez a complicação mais desastrosa da retirada septal seja a deformidade em sela do nariz resultante de apoio septal residual inadequado. Isso não deve acontecer quando um suporte em L de 10 mm permanece. Suportes menores podem ser inadequados.

Leituras Selecionadas

Gunter JP, Rohrich RJ. Augmentation rhinoplasty: onlay grafting using shaped autogenous septal cartilage. *Plast Reconstr Surg* 1990;86:39.

Gunter JP, Rohrich RJ. External approach to secondary rhinoplasty. *Plast Reconstr Surg* 1987;80:161.

McCarthy JG, Wood-Smith D. Rhinoplasty. In: McCarthy JG, ed. *Plastic Surgery*. Philadelphia: WB Saunders, 1990.

Peer LA. Cartilage grafting. *Br J Plast Surg* 1955;7:250.

Rohrich RJ. Harvesting cartilage grafts in rhinoplasty. In: Gunter JP, Rohrich RJ, eds. *Course Syllabus for 1996 Dallas Rhinoplasty Symposium*. University of Texas Southwestern Medical Center at Dallas, 1996:369-374.

Zalzal GH, Cotton RT, McAdams AJ. Cartilage grafts–present status. *Head Neck Surg* 1986;8:363-374.

Parte

III

Cirurgia de Contorno Corporal

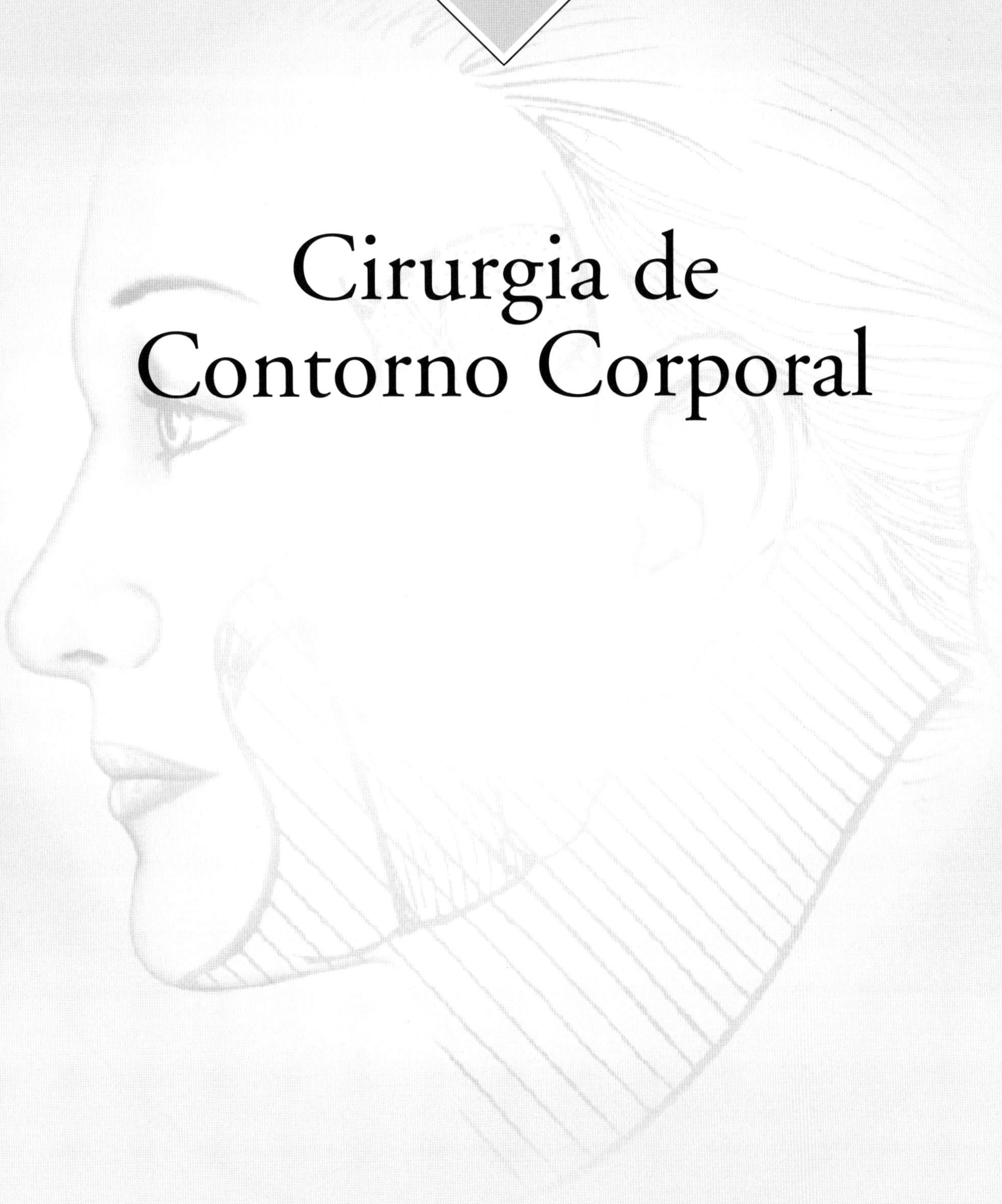

Capítulo 13

Lipoaspiração dos Quadris e Coxas

Joseph P. Hunstad

Com o advento da lipectomia assistida por sucção com cânula fechada (a técnica de Illouz), o contorno dos quadris e coxas passou por uma revolução. Os procedimentos excisionais não foram mais necessários para se conseguir um contorno corporal adequado. As dermolipectomias excisionais, que resultavam em grandes cicatrizes e alta morbidade pós-operatória, foram, na maior parte dos casos, substituídas pela lipoaspiração, que permitiu o contorno de muitas áreas do corpo sem o estigma cirúrgico (grandes cicatrizes) e com um alto grau de segurança e um tempo de recuperação relativamente curto.

A popularidade mundial da lipoaspiração é decorrente da sua segurança e eficácia. O conceito simples e objetivo de aspiração de gordura a vácuo, utilizando-se cânulas adequadas, representa uma grande descoberta na cirurgia de contorno corporal.

Conforme originalmente concebida e realizada, a lipoaspiração resultava ou levava a perda sangüínea significativa. A ressuscitação perioperatória vigorosa, incluindo a transfusão autóloga de sangue, era freqüentemente necessária. As normas sugeriam a administração de fluidos por via intravenosa parenteral que era três vezes o volume do aspirado, a fim de compensar perdas para o terceiro espaço e perdas sangüíneas! Para cada 1,5 l de remoção de gordura, 1 U de sangue autólogo era administrada. Conforme o volume de remoção de gordura aumentava, simultaneamente crescia a necessidade de infusão de sangue adicional (p. ex., 2 a 2,5 l de remoção de gordura exigia 2 U de sangue autólogo; 3 l de remoção de gordura exigia 3 U de sangue autólogo). A lipoaspiração, como originalmente realizada utilizando a "técnica seca", representava um trauma fisiológico ao paciente e era associada a uma perda significativa de sangue e convalescença pós-operatória prolongada. Havia um limite absoluto na quantidade de gordura que poderia ser removida devido à ocorrência de perda concomitante de sangue. O limite absoluto de remoção de gordura era de aproximadamente 3 a 4 l, mesmo com uma transfusão autóloga de sangue de 3 U.

Inovações significativas ocorreram subseqüentemente, diminuindo a perda de sangue associada à lipoaspiração. A "técnica seca" deu espaço à "técnica úmida". A técnica úmida (Hetter) envolvia o conceito de "hidrotomia" (Illouz), e soluções hipotônicas contendo epinefrina eram utilizadas. A técnica úmida consiste na infiltração de soluções salinas contendo epinefrina na gordura que será aspirada. Quando um volume apropriado desse fluido é infiltrado, uma perda de sangue significativamente menor ocorre durante a lipoaspiração. À medida que as vantagens da técnica úmida se tornaram rapidamente aparentes, os volumes de infiltração de soluções contendo epinefrina aumentaram. À medida que os volumes de infiltração dessas soluções continuavam a aumentar, o processo evoluiu para a "técnica superúmida" (Fodor).

Finalmente, à medida que maiores volumes da solução eram infiltrados, criando uma sensação firme e túrgida ao tecido *(o estado tumescente)*, a "técnica tumescente" veio à tona. A vantagem dessa evolução no volume de solução infiltrada é evidente ao exame da perda sangüínea. Para a técnica seca, 200 a 400 ml de sangue são perdidos por litro de lipoaspiração. Quando a técnica úmida é utilizada, a perda de sangue diminui para aproximadamente 100 a 300 ml/l. Quando a técnica tumescente é utilizada, uma redução dramática na perda de sangue é percebida; especificamente, 6 ou 7 ml de sangue são perdidos por litro aspirado. Quando isso é extrapolado, somente 11 ml do sangue total são perdidos por litro de gordura pura removida (Figura 13-1). Quando empregada apropriadamente, a técnica tumescente

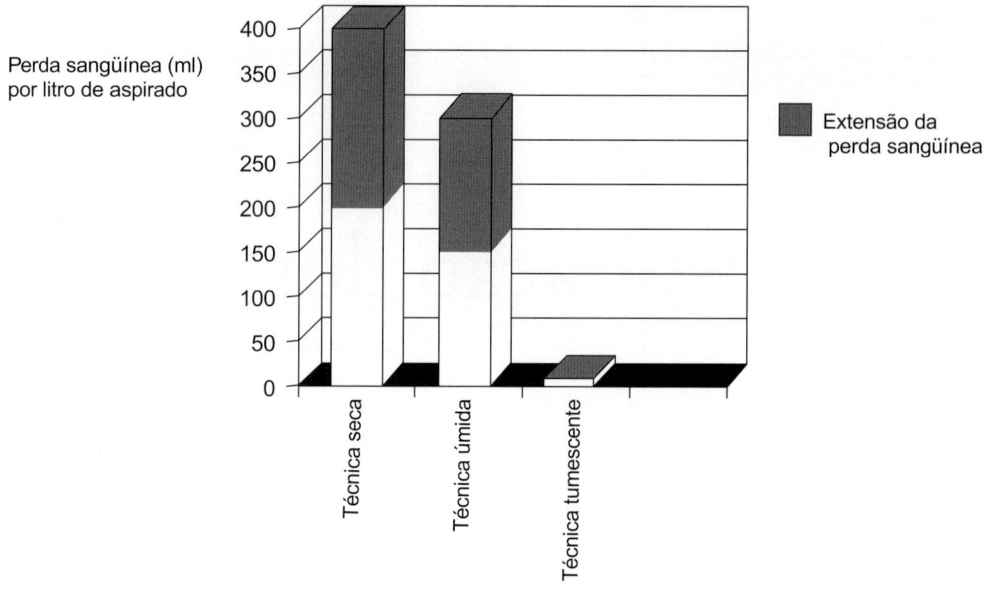

Figura 13-1. Perda de sangue associada com várias técnicas de lipoaspiração. A técnica tumescente permite um decréscimo dramático na perda de sangue durante a lipoaspiração: 6 a 7 ml de sangue são perdidos por litro de aspirado, o que significa que 11 ml do sangue total são perdidos por litro de gordura pura removida.

pode praticamente assegurar que virtualmente todos os procedimentos de lipoaspiração podem ser realizados *com segurança*, com uma perda mínima de sangue, evitando a necessidade de transfusão.

A técnica tumescente é a infiltração de grandes volumes de solução contendo lidocaína e epinefrina diluídas. O fluido é infiltrado sob pressão para alcançar uma sensação firme, túrgida ou rígida. Para se obter os benefícios máximos da lipoaspiração tumescente, sugere-se que o estado intumescido seja produzido.

O fluido de infiltração padrão contém entre 250 e 500 mg de lidocaína por litro. Realizamos um estudo com pacientes voluntários hígidos que avaliou a infiltração padrão tumescente de lidocaína com 35 mg/kg. O fluido infiltrado era

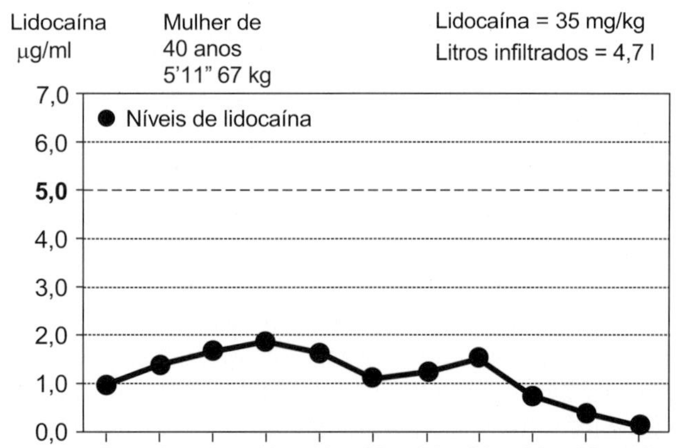

Figura 13-2. Níveis de lidocaína sérica após a administração de fluido de infiltração contendo lidocaína a 35 mg/kg sem a realização de lipoaspiração.

uma solução de lidocaína a 0,05% e epinefrina na proporção de 1:100.000 injetado na gordura sem realizar a lipoaspiração. Os achados desse estudo documentaram um nível significativo de segurança. O nível máximo de lidocaína no plasma nunca excedeu 2 μg/ml, que é significativamente abaixo do nível de 3 a 5 μg/ml quando os primeiros sinais de toxicidade de lidocaína ocorrem (Figura 13-2). Isso foi repetido com o mesmo resultado, apoiando o uso seguro da técnica tumescente com a administração de lidocaína em 35 mg/kg.

AVALIAÇÃO DA DEFORMIDADE E INDICAÇÕES PARA A CIRURGIA

Ao se considerar o contorno dos quadris e coxas, a indicação primária para o procedimento num paciente saudável é a preocupação acerca do excesso de adiposidade localizada nessas áreas. Mulheres com idade entre 25 e 50 anos solicitam muito freqüentemente a lipoaspiração dos quadris e coxas. Entretanto, o procedimento pode ser indicado tanto para pacientes do sexo masculino quanto feminino, desde os últimos anos da adolescência até a faixa dos 60 anos ou mais.

Uma determinação do quanto da deformidade é resultante de excesso de gordura é muito importante. Em pacientes cujas estruturas musculares e ósseas contribuem significativamente para essas deformidades, a lipoaspiração pode oferecer somente um benefício limitado. Entretanto, para a maioria dos pacientes, a lipoaspiração pode oferecer uma melhora significativa porque o preenchimento dessas áreas é geralmente atribuível ao excesso de gordura. Um exame físico deve ser conduzido para avaliar a espessura da camada de gordura em áreas do corpo que incomodam o paciente. O tônus da pele também deve ser considerado, porque quando o volume de gordura é removido, a elasticidade e a retração da pele são importantes para diminuir as irregularidades de contorno e a flacidez da pele.

As incisões (locais de acesso) para infiltração e lipoaspiração devem ser explicadas para o paciente antes da cirurgia, de forma que ele concorde em ter uma cicatriz permanente nesses locais (Figura 13-3). Usamos esquemas de contorno do corpo descrevendo os locais de entrada das cânulas e as áreas do quadril e coxas a serem tratados (Figura 13-3).

A incisão na região patelar pode ser utilizada para a sucção das regiões medial superior e inferior do joelho, e também pode ser utilizado para a aspiração das regiões medial e anterior da coxa. A incisão na região púbica deve ser escondida dentro da roupa de banho e pode ser utilizada para acesso à parte interna da coxa e à parte anterior da coxa. A incisão na "região" trocantérica, apesar de utilizada menos freqüentemente, é mais bem indicada para tratar a gordura dos culotes e região inferior dos glúteos. A incisão na prega do glúteo é realizada para acessar a parte posterior medial da coxa, a região infraglútea, o culote e a gordura na parte ínfero-posterior da coxa (Figura 13-3). Uma discussão clara com o paciente acerca desses locais de acesso acompanhada por desenhos anatômicos é bastante útil e diminuirá as preocupações pós-operatórias do paciente.

O teste de pinçamento digital é útil para determinar a quantidade de adiposidade em excesso que está presente e estimar a quantidade de gordura que pode ser removida (Figura 13-4). É importante demonstrar ao paciente o que pode e o que não pode ser realizado. Esse teste demonstra o volume corrente de gordura presente. Mostrar ao paciente a quantidade de gordura a ser deixada no local lhe dá uma idéia do resultado final. Quando as coxas e quadris são avaliados, eles devem ser examinados circunferencialmente, e a avaliação inclui a gordura pré-patelar, a parte média do joelho, a parte interna da coxa, a parte anterior da coxa, a parte lateral da coxa (comumente referida como culote), a gordura infraglúteo, a parte posterior interna da coxa e a parte posterior da coxa. Essas áreas devem ser cuidadosamente avaliadas e revistas porque são todas a aspiração (Figura 13-5).

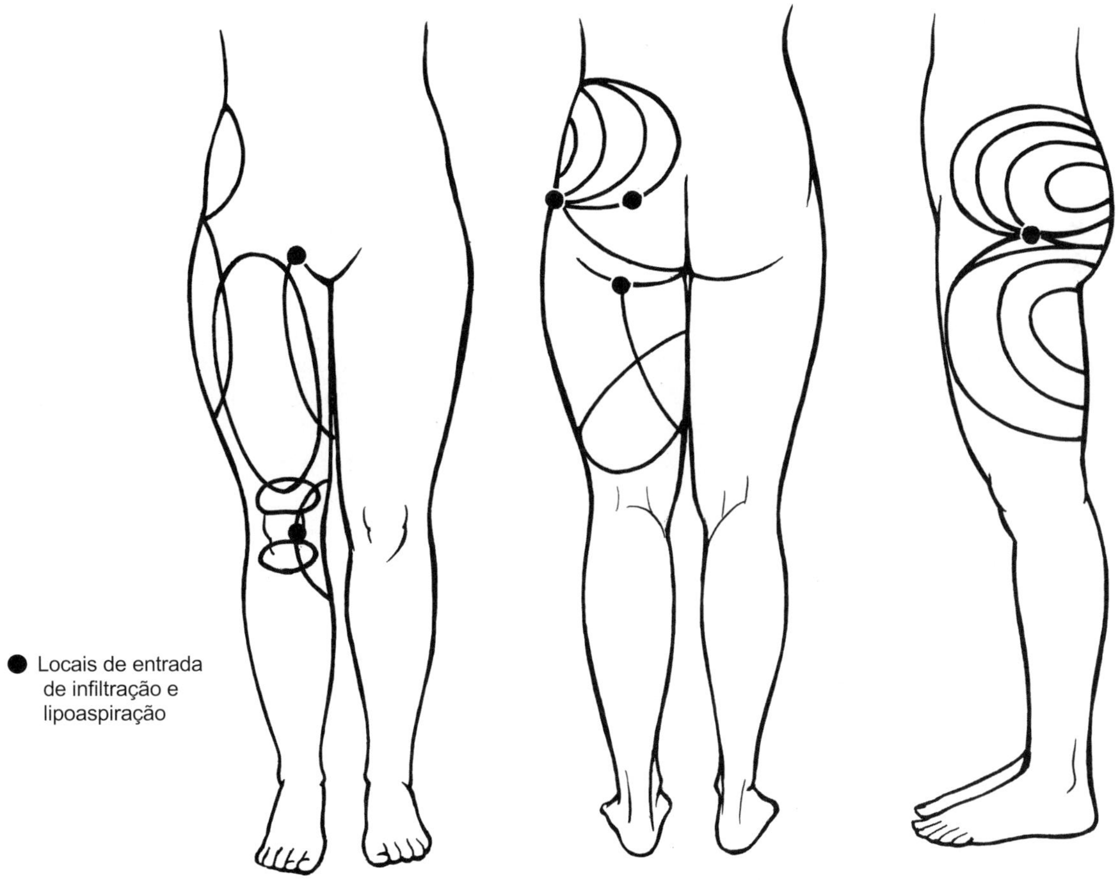

Figura 13-3. Diagrama do contorno do corpo utilizado para ilustrar áreas de lipoaspiração e contorno do corpo propostos e locais de acesso propostos. As figuras são feitas e revistas com o paciente durante a consulta, o que permite a participação e o comprometimento do paciente.

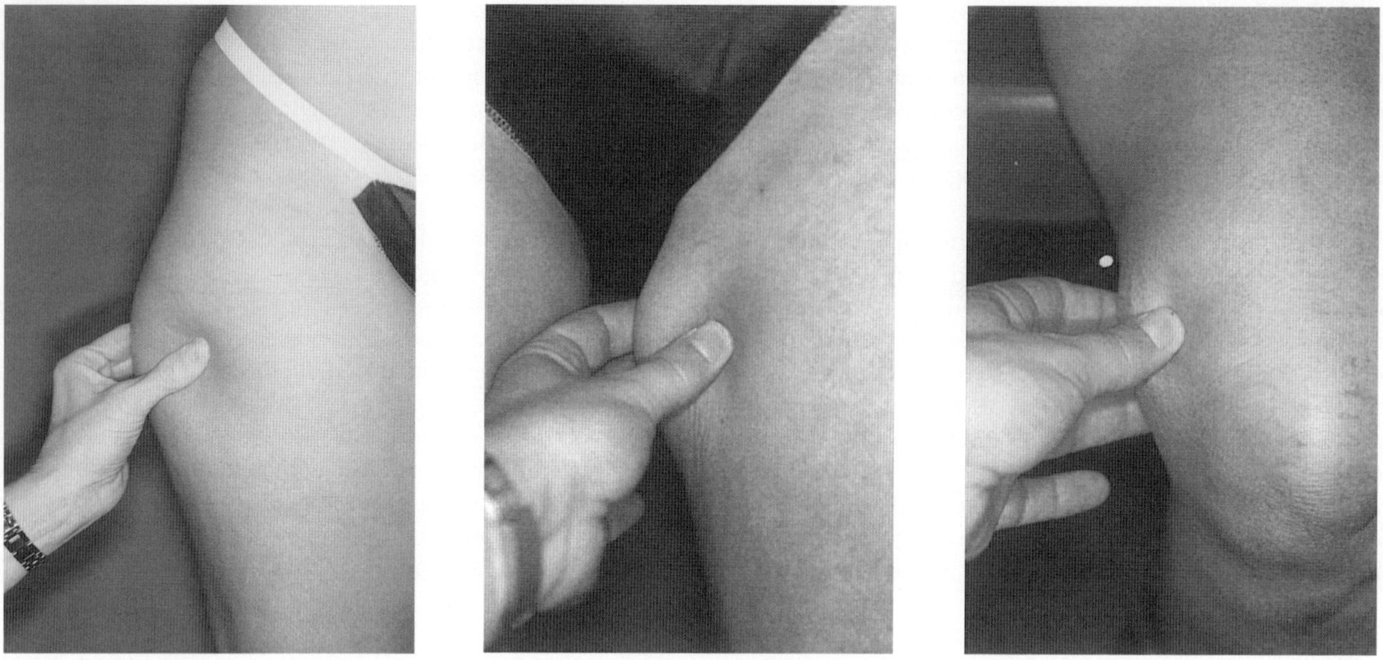

A B C

Figura 13-4. Pinça bidigital, mostrando a quantidade de adiposidade em excesso que pode estar presente. Este teste é usado para determinar a gordura em excesso no culote e na região lateral da coxa (A), região medial da coxa (B) e região medial do joelho (C).

A aspiração na área infraglútea deve ser realizada apenas *superficialmente* se for realizada uma sucção profunda com uma cânula grande neste ponto. Se for realizada uma sucção profunda com uma cânula grande neste ponto, as estruturas de suporte dos glúteos serão enfraquecidas e a nádega desenvolverá uma ptose, que é geralmente unilateral e difícil de se corrigir.

As partes posterior e anterior da coxa sempre foram consideradas áreas tabus para a lipoaspiração. Entretanto, ao se utilizar a infiltração tumescente e cânulas de pequeno diâmetro, essas áreas podem ser efetivamente aspiradas, com complicações mínimas de ondulação e irregularidade, para se conseguir um resultado adequado da sucção circunferencial.

Um paciente que demonstra celulite significativa (p. ex., covinhas da pele de tiras musculocutâneas e adiposidade intermediária em excesso) deve ser avisado de que a lipoaspiração não é especificamente destinada para tratar a celulite. Entretanto, através de cuidadosa lipoaspiração com cânulas finas, facilitada pela infiltração tumescente, alguma melhora pode ser alcançada nesses pacientes.

O tônus da pele da parte interna da coxa deve ser revisto em todos os pacientes. Se utilizada uma cânula de grande diâmetro (maior do que 4 mm), a elasticidade da pele nessa região pode ser prejudicada após a lipoaspiração, e os pacientes podem ficar insatisfeitos com a redundância pós-operatória da pele. Os pacientes com pouca elasticidade da pele devem ser avisados antes da cirurgia de que os procedimentos de levantamento da parte interna da coxa podem ser necessários para se conseguir um revestimento cutâneo mais firme. As especificidades do procedimento, incluindo o custo e a recuperação pós-operatória, devem ser explicadas.

A história do paciente deve ser considerada para se determinar alergias a drogas (especialmente quando se prescrevem medicações pós-operatórias), experiências anteriores e preocupações no que se refere à anestesia, medicações diárias ou habituais (particularmente aquelas com propriedades anticoagulantes, p. ex., aspirina) e saúde geral, com ênfase específica no sistema cardiopulmonar. Apesar de o tabagismo não ser uma contra-indicação absoluta à cirurgia de lipoaspiração, os médicos devem enfatizar os efeitos negativos do monóxido de carbono e da nicotina no suprimento de sangue e na cicatrização de feridas e oferecer os seus serviços para ajudar os pacientes a parar de fumar.

As considerações anestésicas também devem ser discutidas com o paciente. A técnica tumescente é um método de anestesia e pode ser utilizada como o único meio de anestesia (particularmente para pequenas áreas ou retoques). A infiltração tumescente combinada à sedação intravenosa pode ser útil em virtualmente todos os tipos de lipoaspiração. Nossa preferência corrente é a infiltração tumescente realizada em conjunto com a anestesia geral. Trabalhamos com um pequeno grupo de anestesiologistas que entendem bem a técnica tumescente.

Quando se indica a lipoaspiração ultra-sônica, a técnica tumescente é um componente integral dos procedimentos. Devido ao fato de a energia ultra-sônica ser transmitida mais efetivamente através de um meio fluídico, atingir o *estado tumescido* é importante antes de se iniciar a lipoaspira-

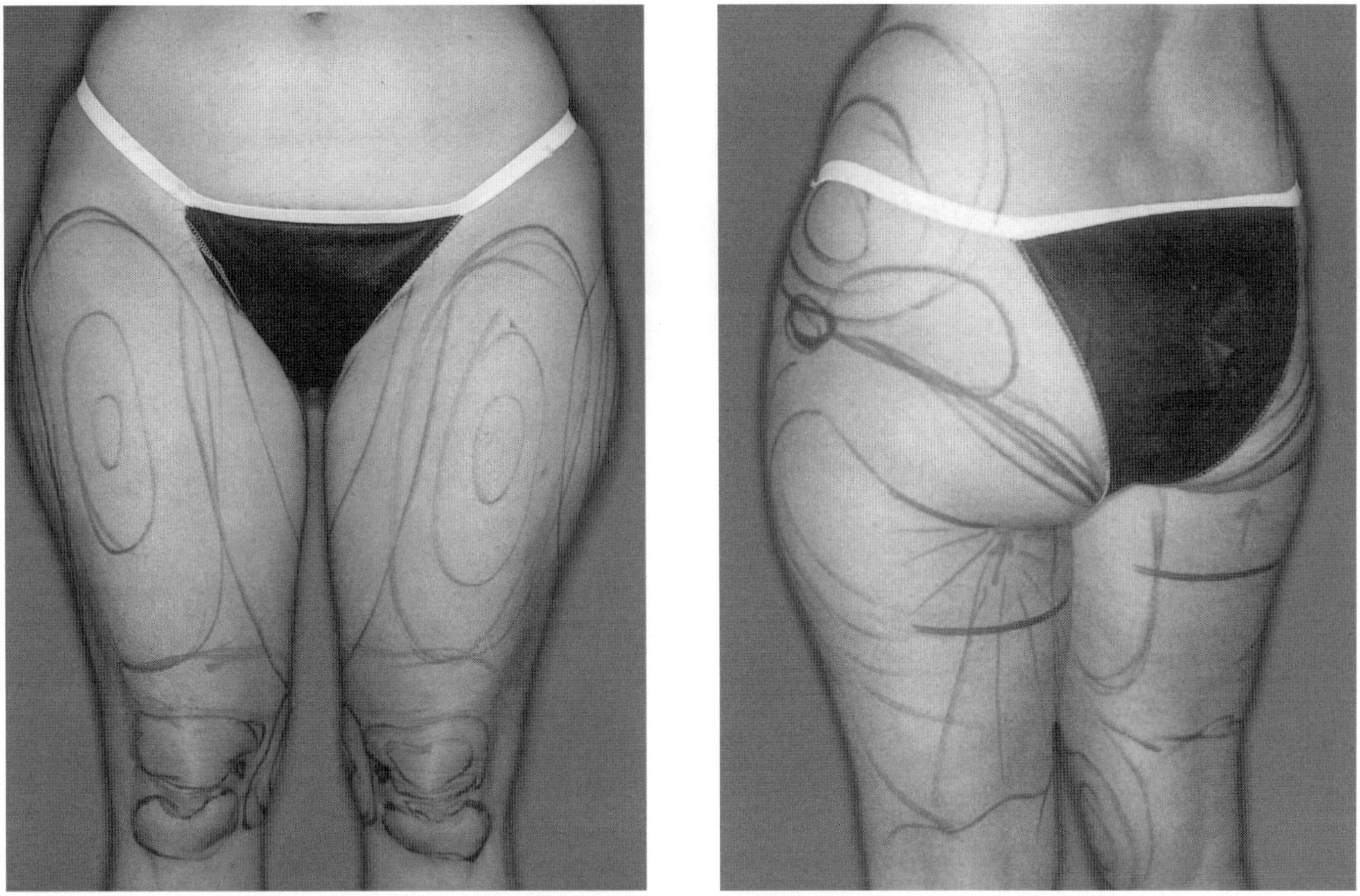

A B

Figura 13-5. Avaliação pré-operatória para o paciente que se submete à lipoaspiração dos flancos, coxas, joelhos e parte inferior das nádegas circunferenciais. A, a gordura é percebida na parte medial do joelho e partes superior e inferior da patela. A gordura é topograficamente descrita na parte medial e anterior da coxa. A zona superior da patela é área de perigo em potencial porque pode ser superaspirada, levando a uma depressão. A avaliação pré-operatória deve determinar os volumes a serem removidos em diversas áreas e volumes de gordura a serem deixados no local. B, visão posterior oblíqua, demonstrando gordura nos flancos, uma área de perigo em potencial na área lateral dos glúteos, e gordura do culote, parte inferior das nádegas e parte posterior da coxa. A gordura infraglútea é mais bem acessado com a incisão da prega glútea (seta).

ção ultra-sônica. A técnica tumescente e a lipoaspiração ultra-sônica parecem ser parceiros lógicos.

CONTRA-INDICAÇÕES

As contra-indicações à lipoaspiração tumescente dos quadris e coxas incluem uma objeção às cicatrizes nos locais de acesso necessárias para o procedimento. Alguma modificação nestes locais de acesso pode geralmente ser realizada para tranqüilizar as preocupações dos pacientes. Com o uso de cânulas de pequeno diâmetro, as aberturas podem ser de até 3 mm, o que é pouco aparente. Se a lipoaspiração ultra-sônica está sendo considerada, os locais de acesso se tornam significativamente maiores (aproximadamente 8 a 12 mm) porque são necessários os recursos de proteção da pele.

Os pacientes que estão tomando medicamentos anticoagulantes que interfiram na hemostasia (p. ex., aspirina, antiinflamatórios não-esteróides) devem suspender por um mínimo de 10 dias (preferencialmente 2 semanas) antes da cirurgia. Para pacientes com um histórico de trombose venosa profunda, distúrbios da válvula cardíaca ou outras condições que exijam anticoagulação contínua, a lipoaspiração é provavelmente contra-indicada. A lipoaspiração tumescente é geralmente reservada para os pacientes que são da classe ASA I ou II, uma designação da Sociedade Americana de Anestesiologia. Para pacientes da classe III ou superior, sugere-se uma consulta entre o anestesiologista e o médico assistente do paciente.

Os pacientes que se submetem à sedação ou anestesia geral necessitam de alguém para os acompanhar após a cirurgia. Eles devem ser acompanhados e levados para casa e cuidados por um adulto responsável por pelo menos 24 horas após a cirurgia, não podendo dirigir ou operar qualquer máquina por pelo menos 24 horas após a cirurgia. Os pacientes devem aceitar essas condições para a sua própria segurança. O cuidado noturno com o paciente em clínica ou internação em hospital pode ser útil, particularmente quando um grande volume de lipoaspiração foi realizado e o paciente mora fora da cidade.

Os pacientes devem ser conscientizados e concordar com as exigências de convalescença pós-operatória. Com certeza, haverá um número de dias ou semanas até que o paciente retorne a um grau relativo de normalidade. Eles devem permanecer nesse período de convalescença pós-operatória e ser realistas no que concerne ao retorno a uma vida normal.

PREPARAÇÃO DA SALA

As exigências de preparação da sala são específicas para a lipoaspiração tumescente. A mesa da sala de operação deve estar centralizada na sala, com a equipe de anestesia na direção da cabeça do paciente. Deve haver um espaço amplo em cada lado do paciente e no pé da mesa, de forma que o cirurgião e o assistente possam transitar livremente em volta do paciente. A mesa de instrumental deve apresentar o material necessário, incluindo vários diâmetros e comprimentos de cânulas de lipoaspiração, alças e tubos. É necessário dispor de instrumental básico para suturar os locais de entrada. O aparelho de lipoaspiração pode ser posicionado dentro da sala de operação ou numa sala adjacente para reduzir o barulho. Apesar de isso requerer um sistema de tubos de lipoaspiração maior, pode ser uma economia de espaço significativa em salas de operação menores. Se a técnica da seringa for utilizada, são necessárias as seringas de Toomey de 60 cm^3, travas e cânulas de seringa. Se a lipoaspiração ultra-sônica for utilizada, serão necessários o aparelho ultra-sônico, os cabos elétricos, transdutores, alça, cânulas e protetores de pele.

Formulação de Fluido Tumescente

A fórmula original descrita para a técnica tumescente (segundo Klein) é baseada numa solução salina normal (Tabela 13-1). A solução salina é ácida (pH em torno de 5), assim o bicarbonato de sódio é adicionado para neutralizar esse líquido. Ao se mudar a solução com soro fisiológico para solução de Ringer lactato (pH médio em torno de 6,5), evita-se a necessidade de se adicionar bicarbonato de sódio. Uma outra vantagem da solução de Ringer lactato é que, por litro, ela contém 45 mEq de sódio a menos do que a salina normal, o que é importante na administração de fluido pós-operatório. A solução de Ringer lactato é considerada mais "fisiológica" para células de gordura, o que é importante quando se realiza a aplicação de enxerto de gordura.

Uma modificação adicional tem sido a de aquecer o fluido a 38°C a 40°C, o que se provou eficaz em minimizar a perda de temperatura corporal e melhorar o conforto do paciente durante e após a cirurgia (Tabela 13-1).

MARCAÇÕES NO PACIENTE

As marcações no paciente são realizadas no período pré-operatório, com o paciente em pé. Sem as marcações pré-operatórias cuidadosas, o resultado pós-operatório para o paciente é imprevisível e pode resultar num alto índice de reoperação. O paciente deve rever as suas próprias marcações num espelho. Quando concorda com as marcações e a localização dos locais de entrada, o paciente se torna um participante ativo no processo de tomada de decisão – comprometido no processo. Por se tornar um participante envolvido na operação, o paciente assume maior responsabilidade no resultado final e vivencia uma grande satisfação no resultado geral.

A "zona de aderência" é uma região ao nível do trocanter maior que separa a raiz da coxa e regiões do culote na parte lateral da coxa (Figura 13-6). É uma depressão de fáscia superficial que se torna aderente ao trocanter e define uma transição bastante distinta entre a gordura da raiz da coxa e a gordura do culote: é um ponto-chave a ser marcado e também pode ser utilizado como um local eficaz de entrada para se chegar a ambas as áreas (Figura 13-6). Desse ponto, a gordura da raiz da coxa é identificada superiormente; a gordura do culote ou da parte lateral da coxa é definida inferiormente. Com o paciente em pé e o cirurgião sentado, o paciente é então marcado topograficamente, delineando-se

TABELA 13-1. COMPARAÇÃO ENTRE AS FÓRMULAS DE INFILTRAÇÃO ORIGINAL (KLEIN) E RECOMENDADA (HUNSTAD) PARA LIPOASPIRAÇÃO TUMESCENTE

Fórmula tumescente (Klein)		*Fórmula tumescente modificada (Hunstad)*†	
Solução normal salina*	1.000 ml	Solução de Ringer lactato‡	1.000 ml
Lidocaína a 1%	50 ml	Lidocaína a 1%	20-50 ml
Epinefrina a 0,1% (1:1.000)	1 ml	Epinefrina a 0,1% (1:1.000)	1 ml
Bicarbonato de sódio a 8,4%	8,4 ml		

Concentrações finais para ambas as fórmulas: lidocaína, 0,05%; epinefrina, 1:1.000 000.
*Cloreto de sódio a 0,9%.
†Aquecido a 38°C-40°C.
‡Solução de Ringer lactato é recomendada porque é mais fisiológica, possui um pH neutro (6,5), contém 45 mEq/L menos de sódio do que a salina normal (pH 5), e a solução é aquecida para manter a temperatura corporal *core*.

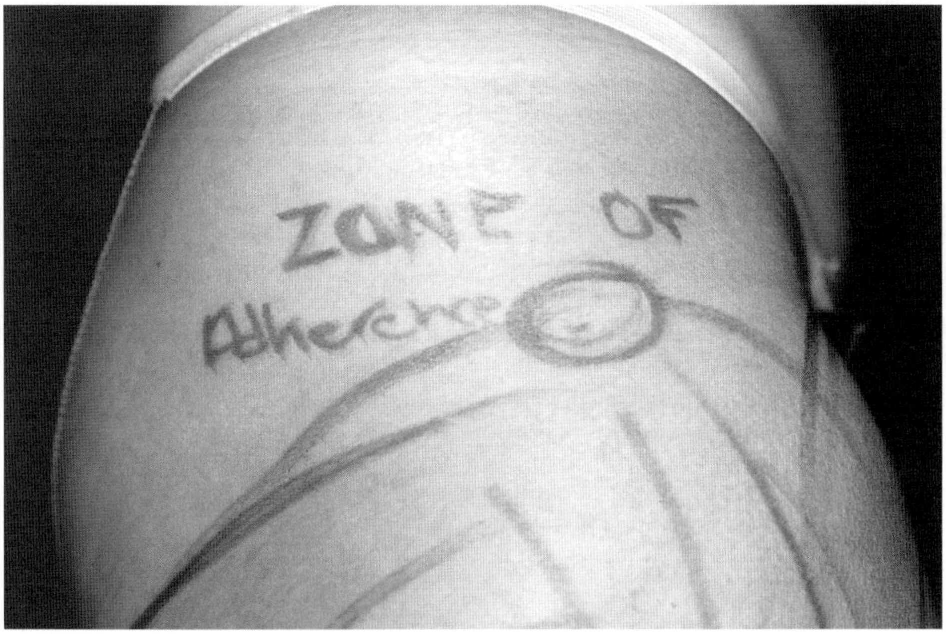

Figura 13-6. A "zona de aderência" é um marco divisório que separa as regiões do flanco ou raiz da coxa e do culote na parte lateral da coxa.

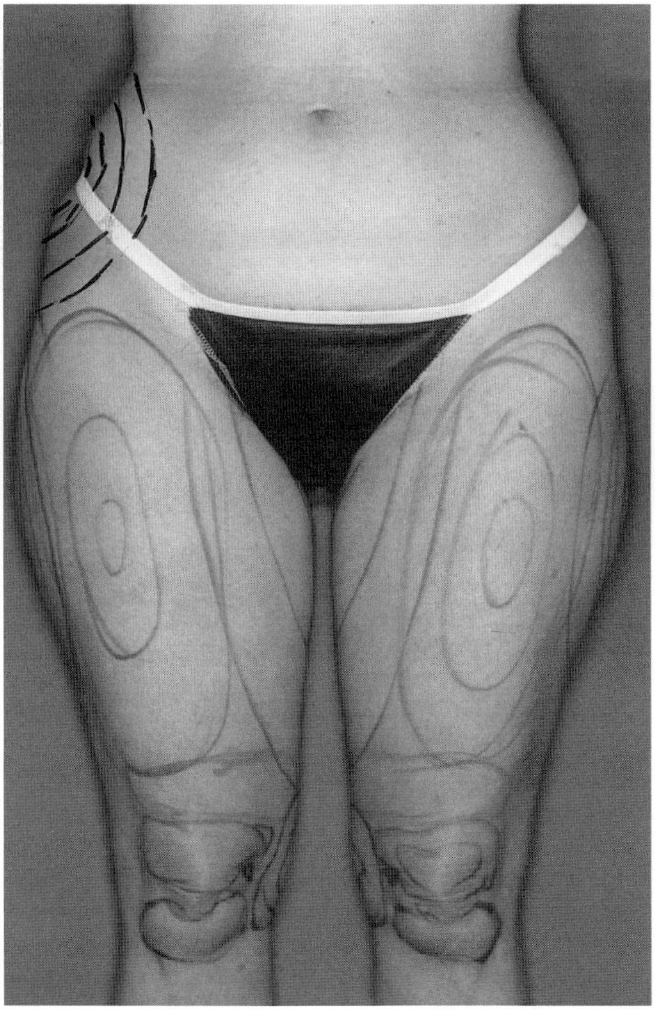

Figura 13-7. As marcações no flanco, no culote e na parte anterior da coxa são feitas após a identificação da zona trocantérica de aderência.

as áreas de gordura máxima da raiz da coxa e culote, e então são marcadas as áreas residuais dessa gordura anteriormente (Figura 13-7). Essa marcação topográfica bilateral é crucial porque a apreciação dessas características desaparece com o paciente na posição supina (Figura 13-7). O paciente é então virado lateralmente, e a gordura remanescente no culote e nádegas inferiores é marcada (Figura 13-8). A "zona de aderência", ou a aderência fascial na região do trocanter maior é avaliada. A gordura da região do culote se estende posteriormente para a região infraglútea. Ao se contornar ambas as regiões, pode-se obter um resultado final mais harmonioso. A nádega inferior e as áreas infraglúteas são invariavelmente incluídas na sucção circunferencial da coxa.

A gordura remanescente ao redor do culote, lateralmente e posteriormente, é marcada como uma continuação da região do culote. É essencial marcar a prega corrente e identificar a porção inferior das nádegas e a continuação do culote para a dobra de pele infraglútea a ser aspirada (Figura 13-8). Com o paciente de costas, avaliamos o aspecto posterior, e a prega glútea é marcada, assim como a extensão da nádega inferior a ser aspirada (Figura 13-9). O melhor local de entrada na prega glútea para alcançar a parte posterior média da coxa e a região do culote é selecionado. Se for identificada gordura em excesso na parte posterior da coxa, essa também é marcada. O paciente é então recolocado na posição frontal, e os locais de acesso na região patelar média e a área púbica são marcados. As pregas inguinais e o ponto de gordura máxima da parte interna da coxa são marcados. A saliência média do joelho é cuidadosamente marcada, juntamente com qualquer saliência superior e inferior à patela (Figura 13-10). A pequena área de gordura superior à saliência patelar e inferior à gordura da parte anterior da coxa deve ser tratada com cuidado. Sem uma atenção cuidadosa a essa área de deficiência relativa de gordura, uma depressão pós-operatória pode resultar após a cirurgia.

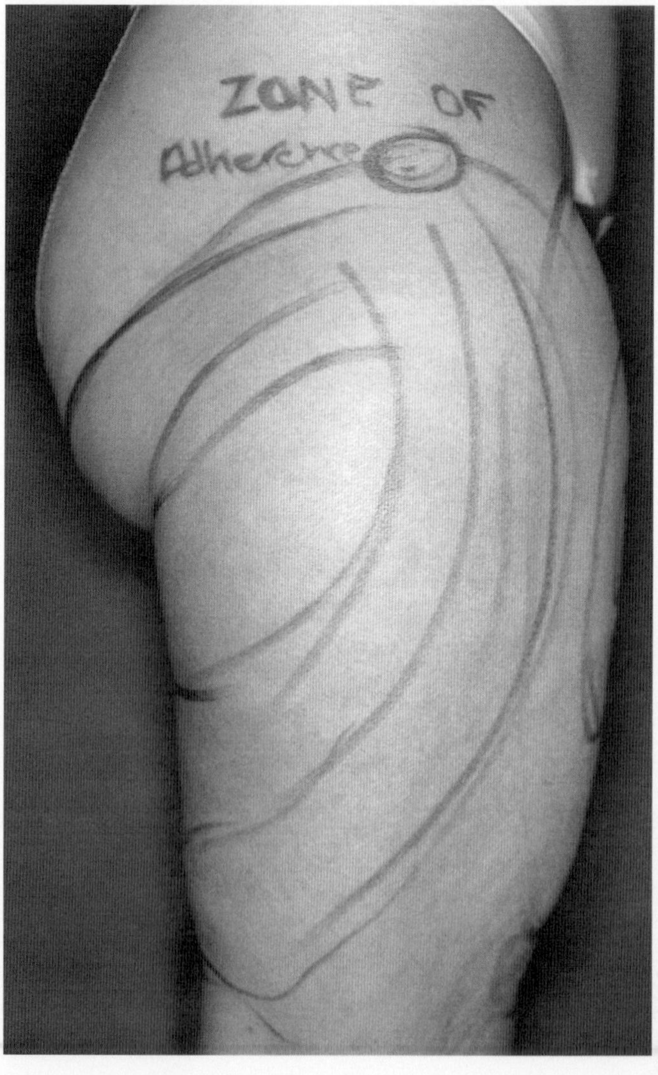

Figura 13-8. As regiões laterais da coxa e inferior das nádegas foram marcadas.

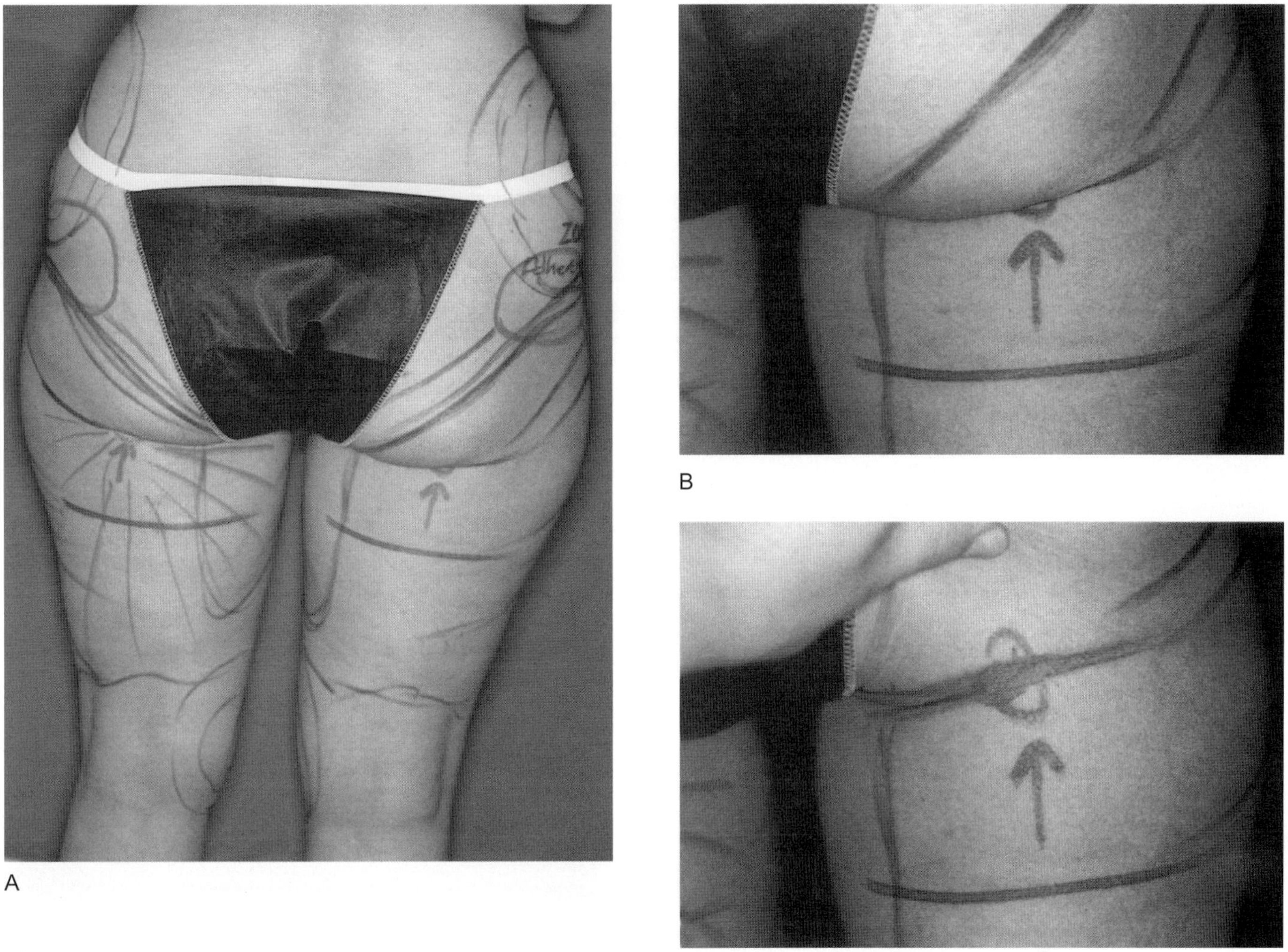

A B C

Figura 13-9. Aspecto posterior da paciente. A, visão posterior das marcações topográficas da raiz da coxa, parte inferior das nádegas, culotes, parte posterior interna da coxa, parte posterior média da coxa, parte posterior da coxa e parte posterior do joelho. Um sulco posterior à zona de aderência é percebido. Deve-se tomar cuidado para minimizar a remoção de gordura nessa área porque o excesso de remoção pode acentuar pós-operatoriamente uma depressão nessa área. B, local de entrada "escondido" nos glúteos. C, com os glúteos elevados, o local de acesso é facilmente visível. Através desse local de acesso, a parte posterior média da coxa, a gordura infraglútea, a parte posterior da coxa e a parte posterior lateral da coxa (culote) são facilmente tratadas.

As marcações da saliência média do joelho são importantes; muitos pacientes se preocupam com essa área. A área pode ser aspirada seja por incisão na região poplítea ou medial à patela. Além disso, as saliências superiores e inferiores à própria patela podem ser atingidas através desta incisão e consideradas de maneira bastante positiva pelo paciente. A gordura média do joelho deve ser verificada com o paciente sentado, o que revela o que deve ou não ser removido. A porção medial do joelho deve ser revista nessa posição, porque, se somente uma posição for avaliada, é possível ocorrer uma retirada excessiva (Figura 13-10). Se essas áreas são agressivamente aspiradas, uma depressão pós-operatória pode ser criada, particularmente na área imediatamente superior à patela. A gordura da parte anterior da coxa é então marcada, completando as marcações anteriores. O paciente é então virado com as pernas abertas, de forma que as marcações restantes da parte medial da coxa possam ser feitas. Dois terços da gordura na parte média da coxa são posteriores, e isso deve ser identificado cuidadosamente.

Quaisquer pontos de celulite, depressão ou irregularidade no contorno devem ser marcados e identificados para o paciente. Após o término das marcações, pede-se para que o paciente as examine cuidadosamente para se certifi-

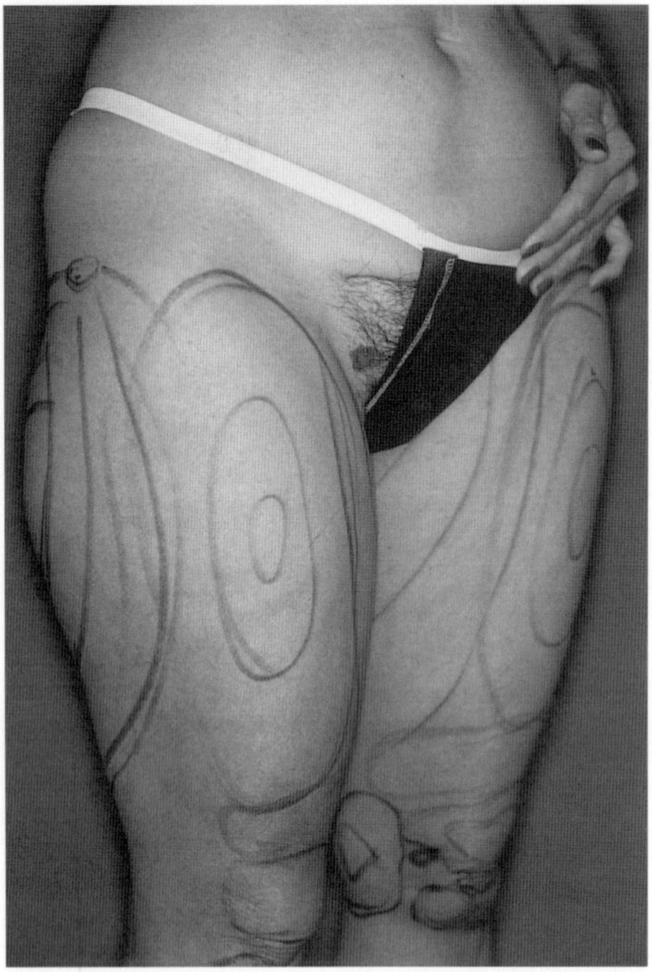

A

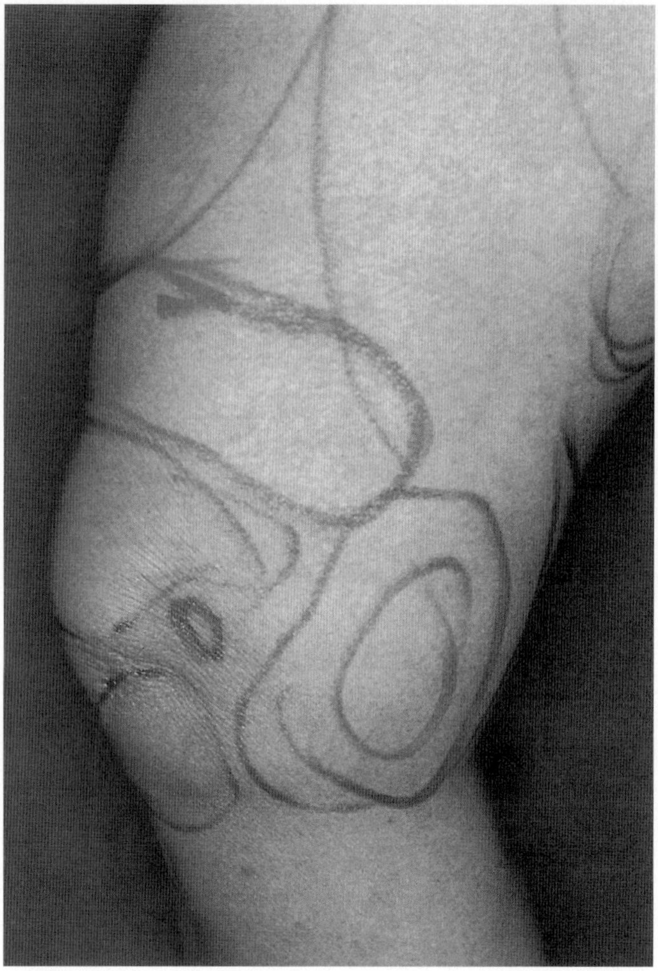

B

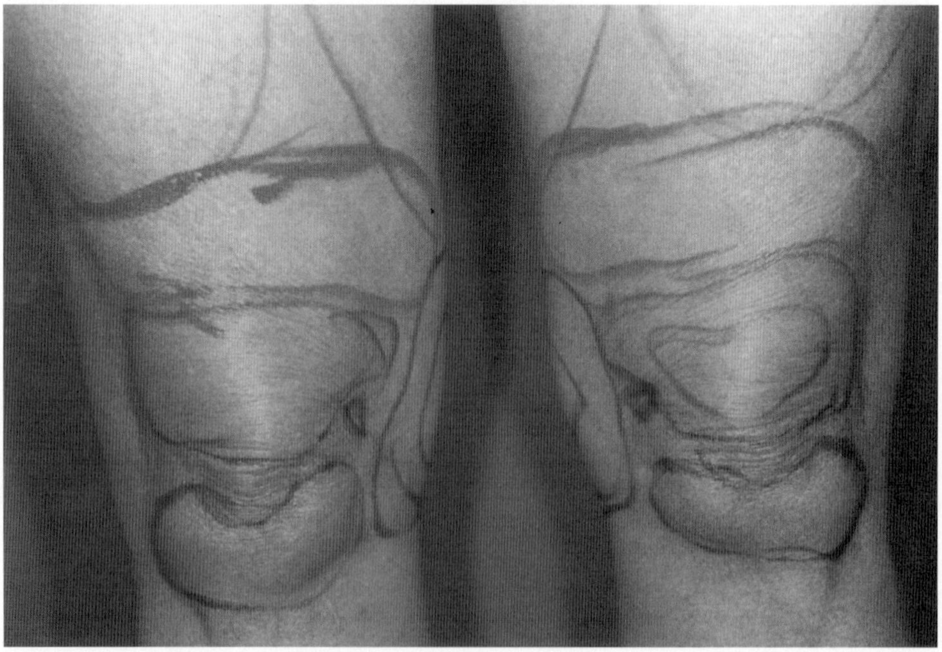

C

Figura 13-10. Locais de acesso inguinal e patelar. A, o local de entrada inguinal é escondido na roupa íntima. Através desse local, as partes médias da coxa, anterior da coxa e região do monte podem ser aspiradas. B, local de entrada patelar medial e gordura ao redor do joelho. C, com o paciente em pé, saliências superiores e inferiores à patela são facilmente identificadas.

car de que todas as áreas a serem aspiradas estão marcadas e que ele concorda com as marcações. Se houver algum desacordo, devem-se fazer marcações adicionais para incluir todas as áreas que o paciente deseja que sejam tratadas. Depois que o paciente concordar, pode-se tirar fotografias da parte anterior e posterior para documentar futuramente as marcações mutuamente aceitas.

O paciente agora deve ser pesado. Assim como com as fotografias pré-operatórias, há apenas uma oportunidade de se obter essa medida. Pós-operatoriamente, se um paciente achar que foi removida gordura inadequada, a pesagem do paciente geralmente revela o ganho de peso que é responsável pela gordura do quadril e coxa, o que pode ajudar a acalmar a preocupação do paciente.

TÉCNICA OPERATÓRIA

A preparação e a colocação de campos cirúrgicos podem ser realizadas com o paciente em decúbito na mesa na sala de operação ou em pé (Figura 13-11). Utilizamos uma solução de povidona-iodo (Betadina), mas outras soluções podem ser utilizadas, como se julgar apropriadas. Após a solução ser aplicada (aquecida), ela geralmente seca antes do início da cirurgia, alcançando conseqüentemente a capacidade anti-séptica máxima. Se o paciente for preparado em pé, senta em campos esterilizados (Figura 13-12) e é posicionado numa posição deitada, os pés cobertos com meias. Se o paciente for virado de bruços, o que é sugerido na realização da lipoaspiração tumescente e ultra-sônica, então esses passos

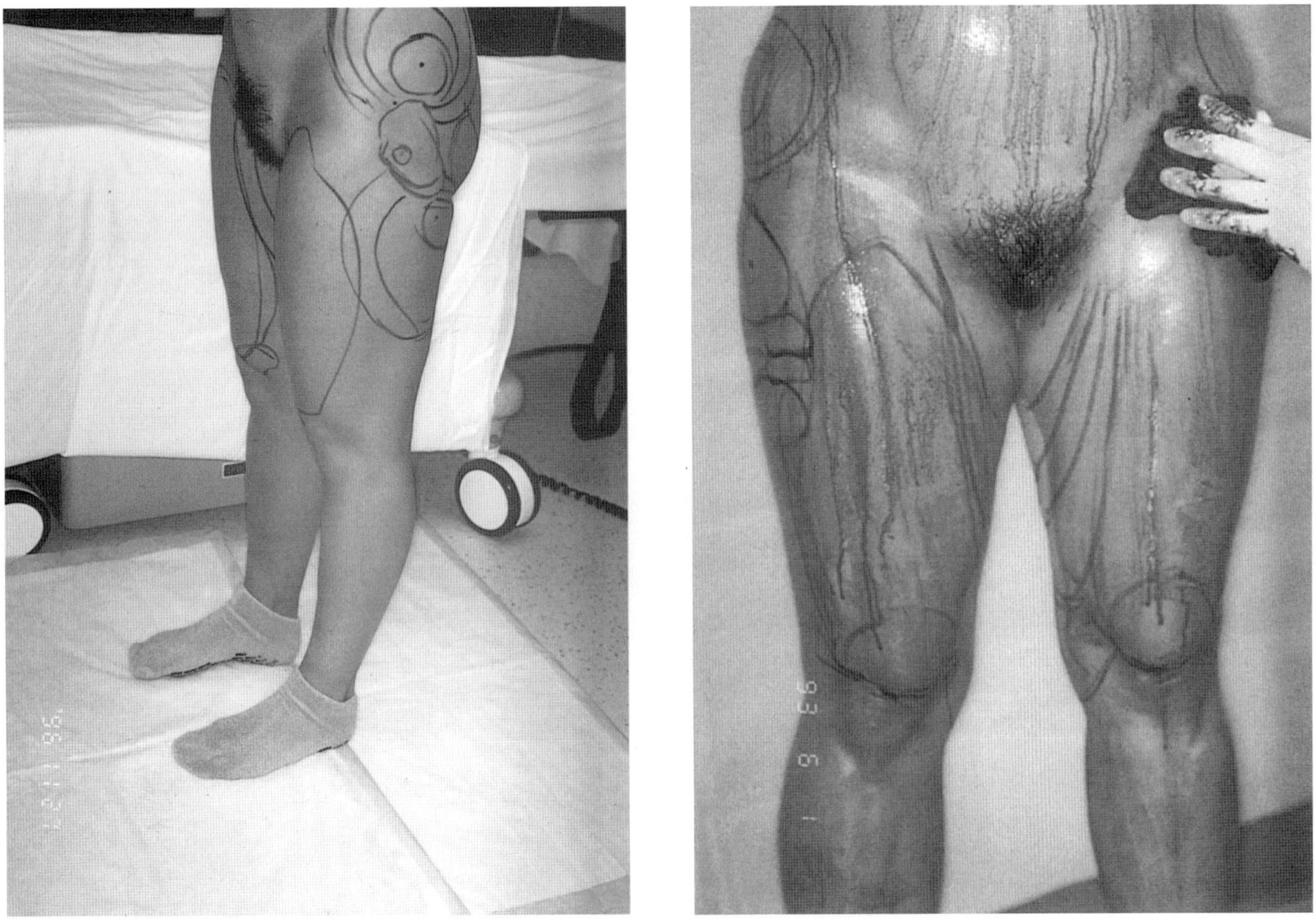

A B

Figura 13-11. Preparação completa para a lipoaspiração das coxas e joelhos circunferenciais, parte inferior das nádegas, e flancos geralmente feita na sala de operação. A, a paciente, calçando meias cirúrgicas, fica de pé numa toalha antiderrapante absorvente. O paciente em pé num chão cirúrgico molhado corre o risco de escorregar e cair. B, iodo povidona morno é aplicado circunferencialmente da prega inframamária ao meio da panturrilha.

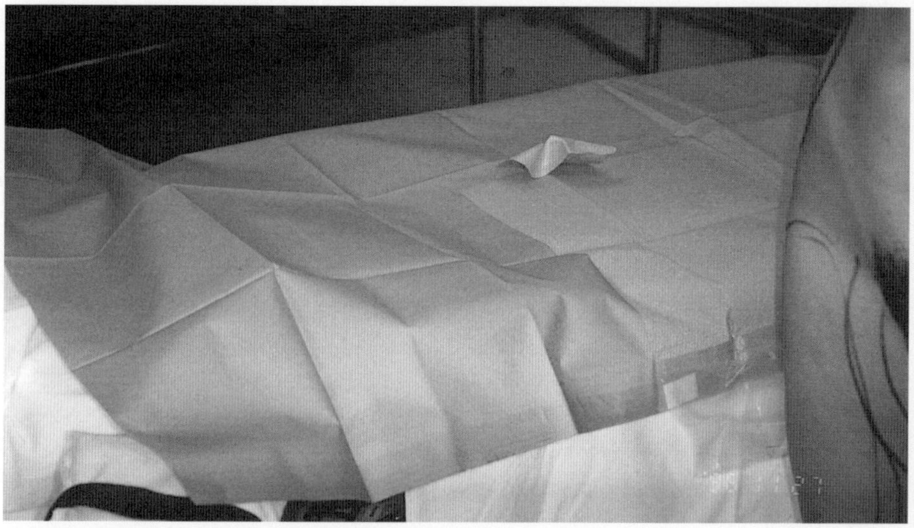

Figura 13-12. A mesa da sala de operação coberta com campos esterilizados permite o manuseio do paciente sem contaminação.

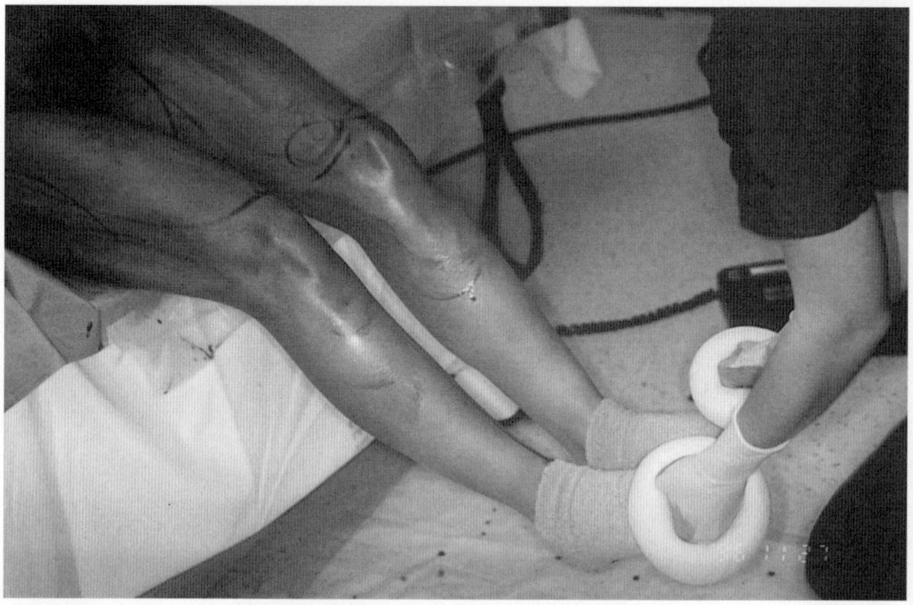

Figura 13-13. O paciente preparado senta nos campos esterilizados na mesa da sala de operação. O paciente levanta o pé e são calçadas meias.

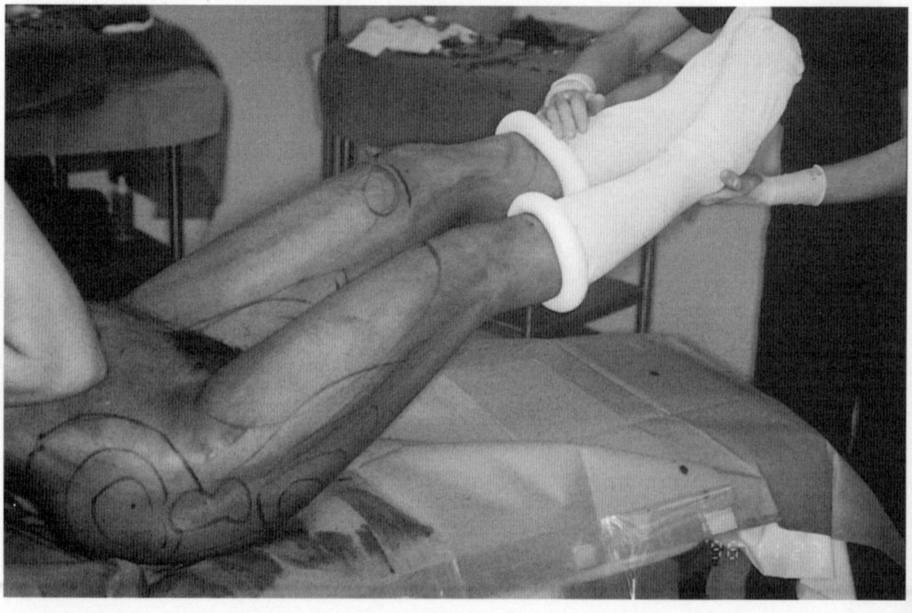

Figura 13-14. Com a assistência e ajuda da enfermeira, a paciente gira da posição sentada para a supina. O assistente auxilia a paciente a deitar e a enfermeira segura as meias esterilizadas e ajuda a paciente a girar. As meias são então enroladas para cobrir todas as áreas nao-preparadas.

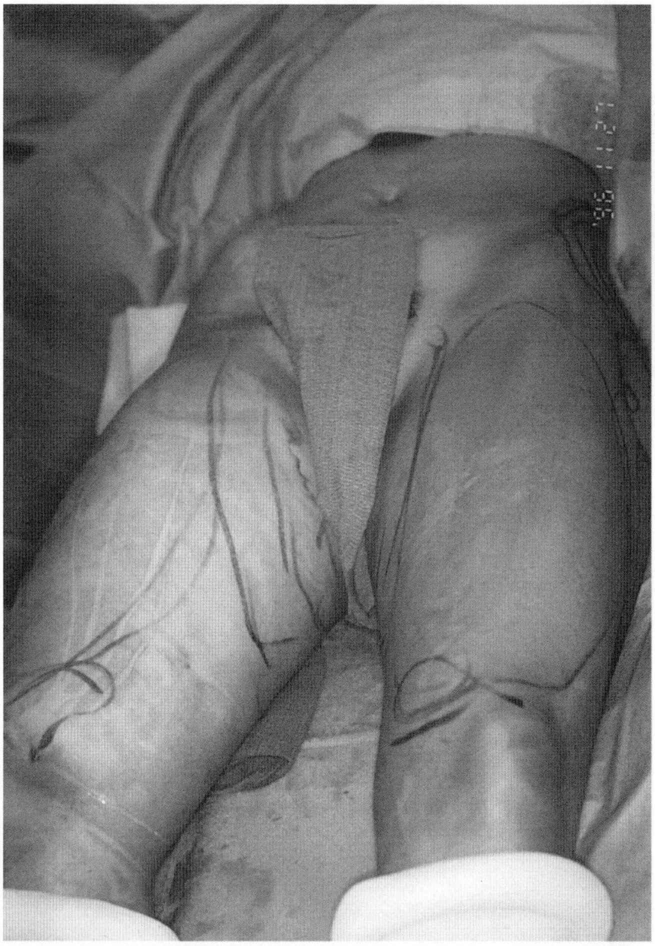

Figura 13-15. Compressa esterilizada cobre a área púbica. Campos esterilizados são colocados no início da prega inframamária para cobrir a paciente, minimizando a perda de calor e fornecendo uma barreira entre a equipe de anestesistas e cirurgiões.

(sentar nos campos, posicionamento deitado e cobrir os pés) são omitidos. A preparação do paciente circunferencialmente facilita qualquer mudança de posição durante a cirurgia sem repetir a preparação e a colocação dos campos (Figuras 13-13 e 13-14). São colocados campos esterilizados de forma que as áreas a serem aspiradas sejam completamente vistas e possam ser avaliadas durante o procedimento (Figura 13-15).

Técnica da Infiltração

A instrumentação para a infiltração tumescente inclui aparelho para a infiltração do fluido, tubo de grande diâmetro, uma alça para controle de fluido e diversos comprimentos de agulhas de infiltração grossas (Figura 13-16). A incisão de entrada com uma lâmina de bisturi tem sido problemática porque a lâmina corta o plexo subdermal e causa sangramento. Ao se utilizar um *punch* ou um dispositivo de furador, a extremidade da pele do local de acesso é literalmente comprimida, o que permite que as aberturas sejam feitas, geralmente sem qualquer sangramento (Figura 13-17).

A infiltração tumescente inicia-se pela parte anterior da coxa através da incisão patelar medial. Comprimentos variados de cânula são utilizados, dependendo da necessidade de infiltrar os joelhos; para a parte anterior inteira da coxa usa-se uma cânula relativamente longa (Figura 13-18). Movimentos radiais e longitudinais permitem que uma dispersão uniforme do fluido tumescente seja atingida, o que fornece uma infiltração completa. Ao se utilizarem os locais de entrada no púbis, o restante da parte medial e anterior da coxa é infiltrado (Figura 13-19). A incisão do púbis é o local de acesso mais comum de infiltração e sucção; entretanto, quando utilizada em conjunto com a incisão medial patelar, obtêm-se melhor contorno e formato.

Quando é realizada a lipoaspiração assistida ultra-sônica (UAL), os pacientes ficam rotineiramente na posição de bruços. Isto porque as cânulas UAL não são flexíveis; eles devem permanecer eretos, e conseqüentemente a posição é necessária para eliminar qualquer chance de contato com a derme ou queimaduras. Entretanto, as posições joelho-peito, agachada ou de perna cruzada (segundo Mladick) são bastante úteis quando se realiza a lipoaspiração circunferencial da coxa na posição supina somente (Figura 13-20). Um local de acesso trocantérico pode ser utilizado nessa técnica, mas é geralmente evitado pela UAL. Quando o paciente é virado em decúbito ventral, o local de entrada no glúteo é utilizado para a aspiração da região do culote, o que evita usar o local de entrada do trocânter, que cria uma cicatriz visível.

Nas posições de perna cruzada e joelho-peito, o local de acesso trocantérico é utilizado para infiltrar uniformemente os culotes e as nádegas inferiores, apesar de o maior local de acesso para a última região ser o local infraglúteo (Figura 13-20). A parte lateral da coxa, na posição de pernas cruzadas, é freqüentemente utilizada quando se realiza a lipoaspiração circunferencial da coxa na posição supina, porque essa posição facilita não só a infiltração mas também a sucção do flanco ou raiz da coxa, culotes e parte inferior das nádegas. Deve-se tomar cuidado para não aspirar em excesso, particularmente com a área trocantérica, para se evitar uma depressão (Figura 13-21).

Na posição joelho-peito, o quadril é flexionado e a coxa é trazida para cima, de forma que a parte anterior da coxa toque o abdômen. A prega glútea ou o local de acesso infraglúteo é utilizado para infiltração e sucção. As áreas que são tratadas incluem a parte posterior medial da coxa (em que dois terços da gordura da região póstero-medial da coxa residem), a parte posterior da coxa, a gordura infraglútea, a parte inferior das nádegas e a parte póstero-lateral do culote (Figura 13-22).

Uma vez que a coxa é adequadamente infiltrada, há uma diferença significativa entre o lado infiltrado e o não-infiltrado (Figura 13-23). Isso demonstra a infiltração tumescente adequada, porque o turgor e a firmeza do tecido foram al-

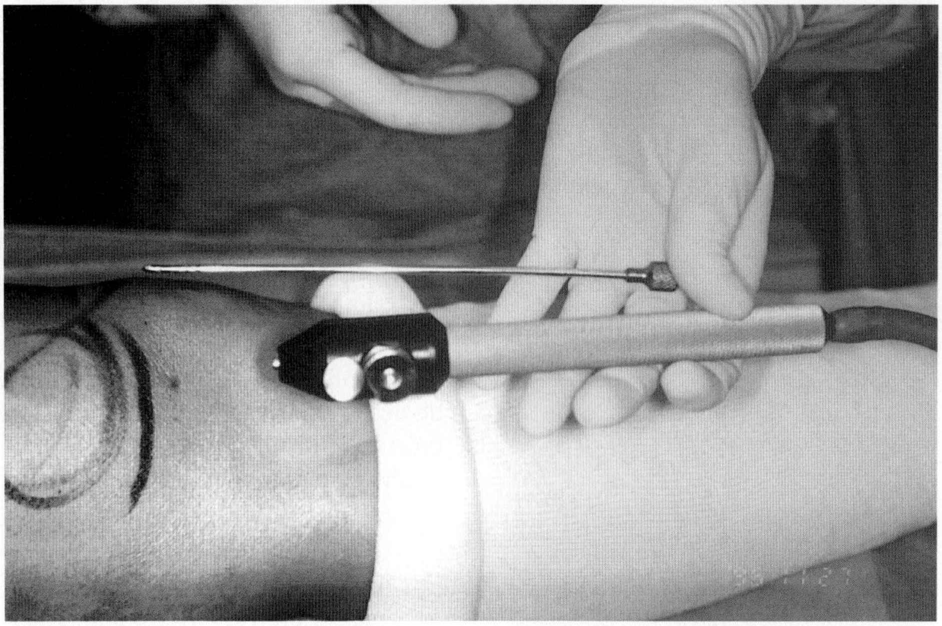

A

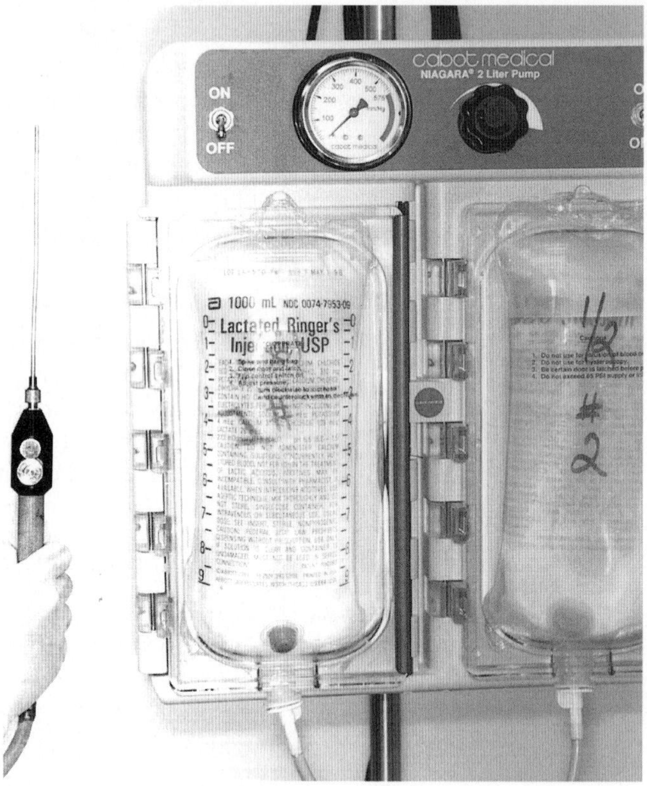

B

Figura 13-16. Os instrumentos utilizados para infiltração tumescente incluem (A) cabo de controle de fluxo e agulhas de infiltração grossas conectados através de mangueira de largo calibre a (B) bombeamento de gás pressurizado, com infiltração de pressão constante. As placas transparentes no bombeamento permitem a visualização de volume de fluido tumescente. Podem-se ver o conteúdo e o número da bolsa.

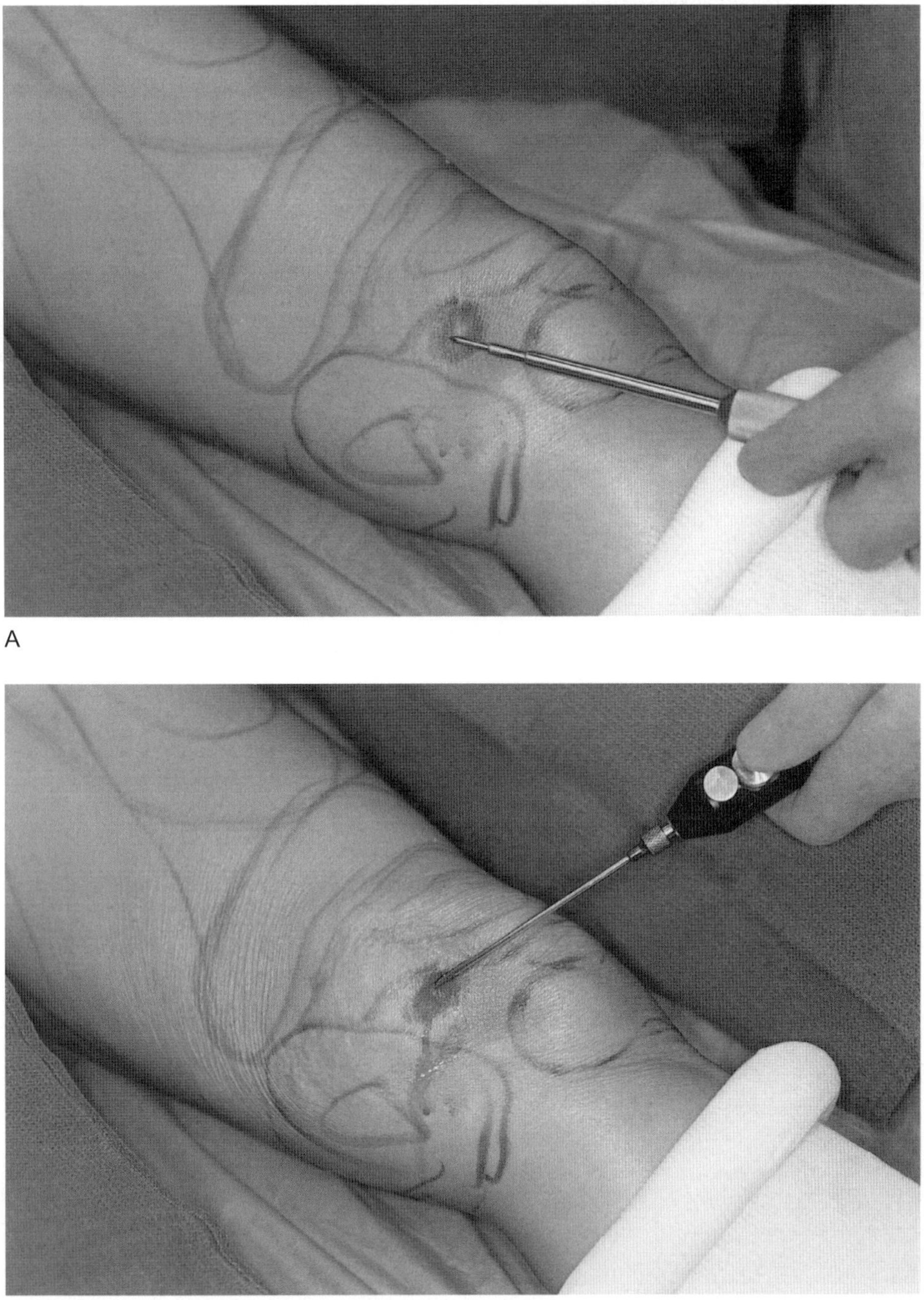

A

B

Figura 13-17. A, o recurso do furador modificado permite um local de acesso rápido, sem sangue, para a infiltração. B, a infiltração das partes média, superior e ínfero-anterior do joelho e parte inferior medial da coxa pode ser realizada através desse local de acesso.

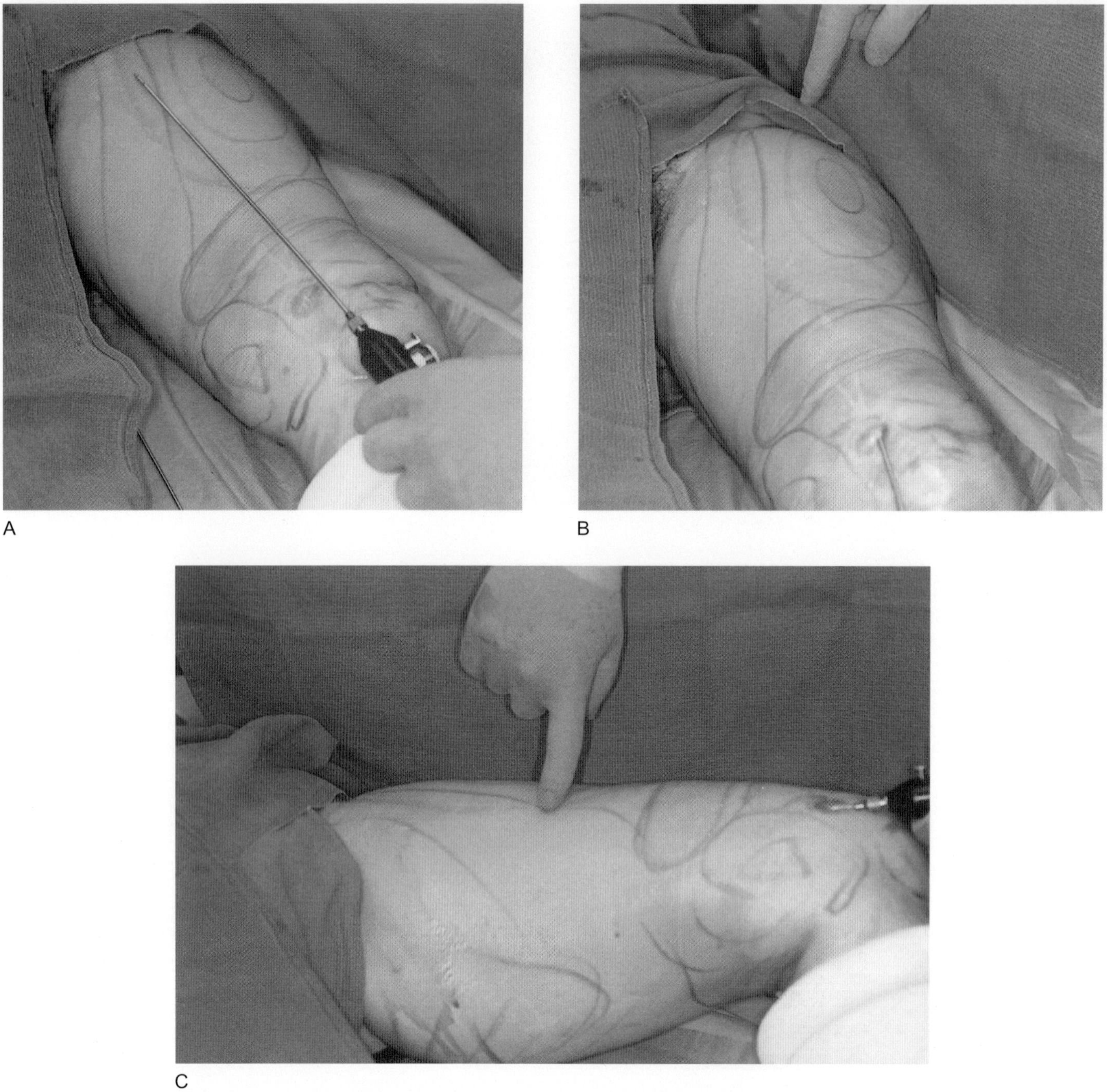

Figura 13-18. A, a parte anterior da coxa é infiltrada através da região mediopatelar do local de entrada. Utilizando-se uma agulha de infiltração comprida, grossa, a parte anterior inteira da coxa (B) e a parte medial da coxa (C) podem ser eficazmente infiltradas. Utilizando movimentos longitudinais, a infiltração uniforme pode ser alcançada em quase 50% da circunferência da coxa.

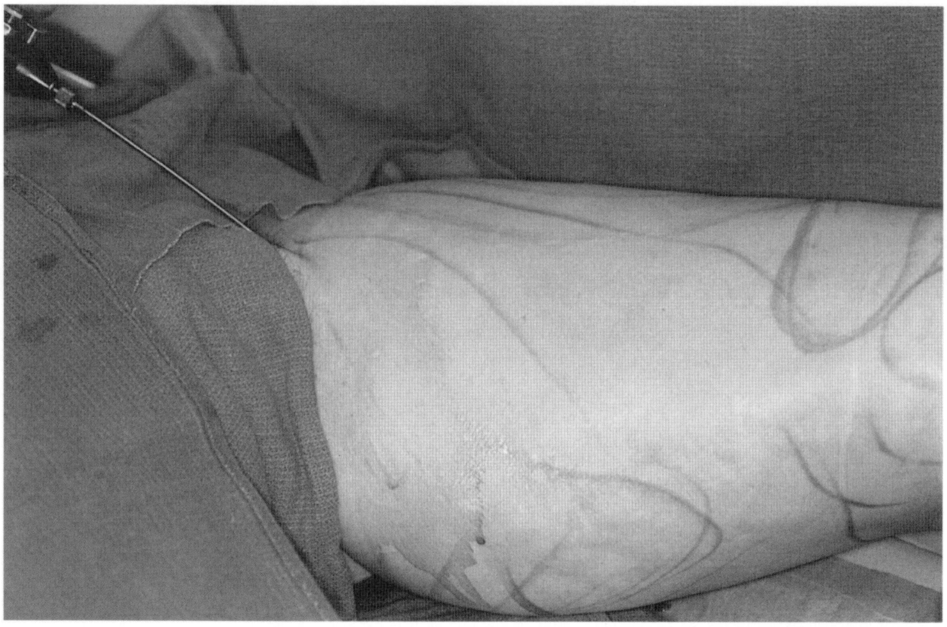

Figura 13-19. Através de incisões púbicas, o resto da região medial da coxa (particularmente a parte proximal medial da coxa) e a parte proximal anterior da coxa são tratados.

cançados, o que cria uma diferença de volume significativa entre os lados.

A vasoconstrição adequada é obtida com a própria infiltração tumescente. Apesar de a concentração de epinefrina ser de apenas 1:1.000.000, acreditamos que a infiltração sob pressão do fluido ao ponto de se alcançar o turgor do tecido produz de fato uma vasocompressão, permitindo que a epinefrina seja mais eficaz nas veias comprimidas (Figura 13-23). O fluido deve ser infiltrado até que o tecido esteja firme e túrgido, mas também até que um sinal clínico, conhecido como o "sinal da fonte", que demonstra tumescência adequada, possa ser evidenciado: quando a pressão intersticial muda de – 2 cm de H_2O para talvez 100 mmHg ou mais, um jato ou fonte de fluido do local de acesso é percebido quando a cânula de infiltração é removida. Isso demonstra uma infiltração adequada e é um achado clínico desejável (Figura 13-24).

Uma vez infiltradas adequadamente, as áreas tratadas devem mostrar vasoconstrição, descoloração e turgor (Figura 13-25). A vasoconstrição se espalha pela área tratada, demonstrando uma infiltração adequada.

A lipoaspiração dos joelhos é realizada primeiramente através de incisão medial à patela. A lipoaspiração dos joelhos da região medial e saliências anteriores do joelho é realizada geralmente com uma pequena cânula (de 3 mm de diâmetro), o que permite um grande grau de precisão e minimiza a chance de ondulação e irregularidade. Uma camada uniforme e fina de gordura é deixada, o que permite o contorno desejado e não cria depressão ou irregularidade. Isso é feito através de uma aspiração cuidadosa dessas áreas, criando túneis múltiplos sem criar qualquer cavidade ou espaço. Passagens repetidas são feitas através dessa região, vagarosamente alcançando o contorno final desejado (Figura 13-26).

Posteriormente, a parte anterior da coxa é aspirada através das incisões medial patelar e inguinal (Figura 13-27). Uma cânula longa, geralmente com diâmetro de 3 mm ou, possivelmente, 4 mm, é utilizada para a sucção da parte anterior da coxa, tratando toda a área. As passadas longitudinais alcançam um contorno final uniforme e diminuem a chance de ressecção exagerada que pode ocorrer por se utilizar somente um local de acesso inguinal. A sucção da parte medial da coxa é realizada através da incisão medial patelar e inguinal (Figura 13-28). Novamente, as passadas longitudinais são feitas para remover a gordura e alcançar o contorno final desejado. A avaliação contínua e a inspeção são necessárias para prevenir a retirada excessiva. Conforme se alcança o resultado final desejado, esse lado deve ser continuamente comparado ao lado oposto para se conseguir a simetria. Isso deve ser feito durante todo o procedimento. Essas determinações clínicas incluem a inspeção, palpação e comparações de volume do aspirado (Figura 13-28).

A lipoaspiração do flanco ou raiz da coxa pode ser realizada através da incisão trocantérica ou, preferencialmente, com lipoaspiração e outras técnicas por incisão nas nádegas na posição de decúbito ventral. Se a incisão trocantérica for utilizada, pode-se tratar com sucesso o culote e os flancos (Figuras 13-29 e 13-30). Através da incisão trocantérica e da prega do glúteo, a gordura infraglútea e a parte posterior da coxa são novamente aspiradas. Apesar de a parte posterior

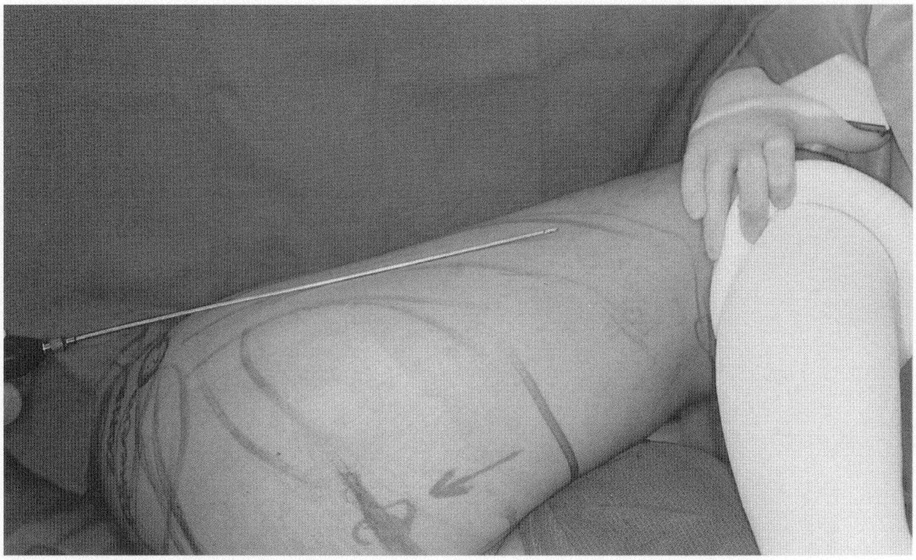
A

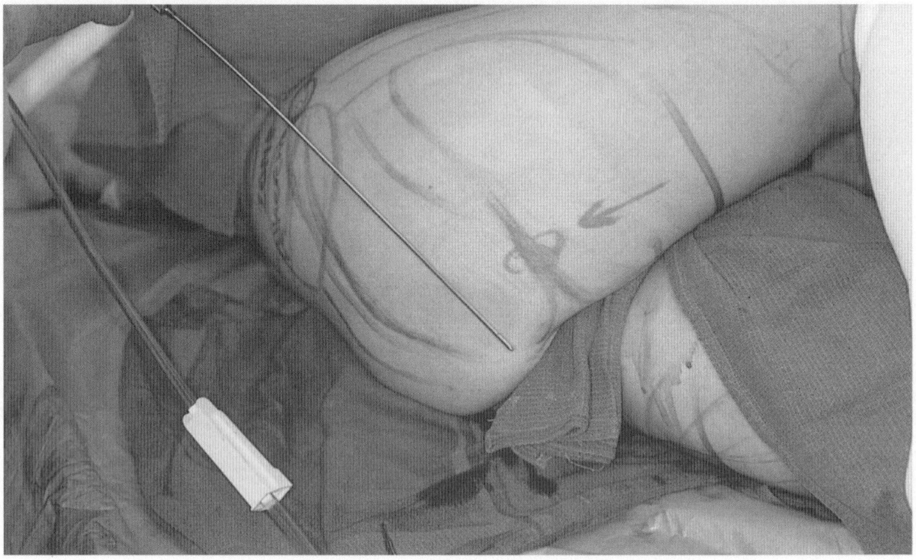
B

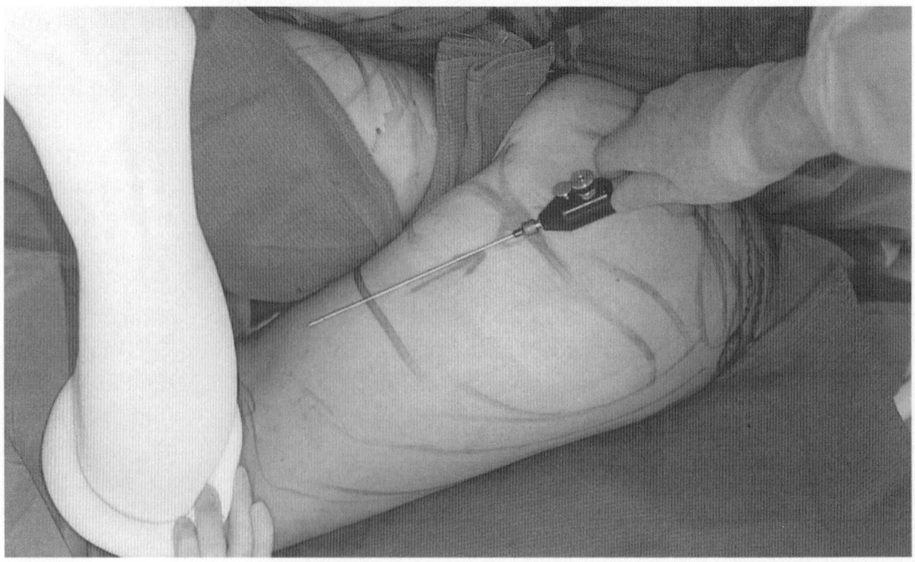
C

Figura 13-20. Infiltração dos culotes e parte inferior das nádegas. A incisão na região do trocânter é o local primário.
As passadas longitudinais são utilizadas para infiltrar na parte anterior da coxa, região do culote da parte lateral da coxa e parte posterior lateral da coxa (A), bem como a parte inferior das nádegas (B). Através da incisão da prega infraglútea, a parte posterior da coxa (C), o culote residual (D), o aspecto posterior da parte média da coxa (E) e região tão distante quanto necessário (F) são infiltrados. O assistente segura gentilmente o paciente na posição, facilitando tanto a infiltração quanto a sucção.

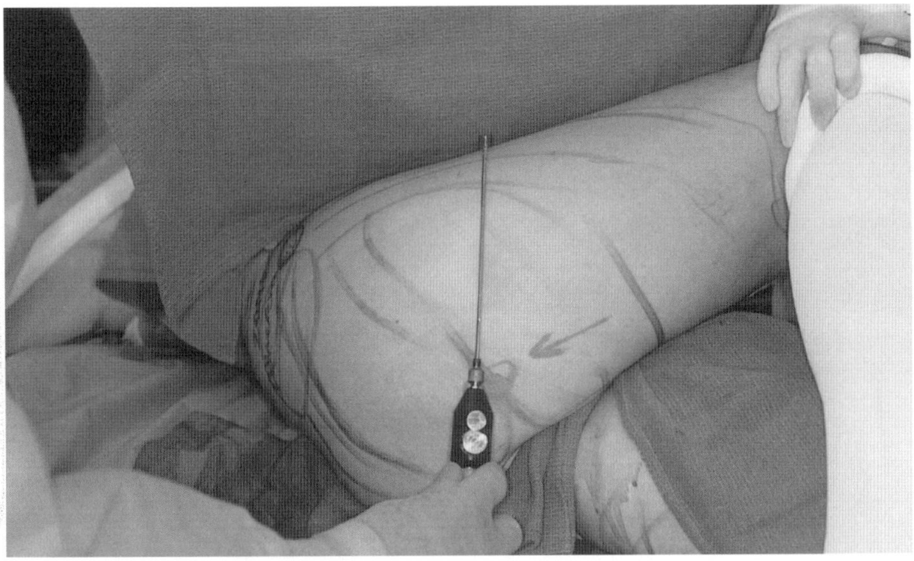

D

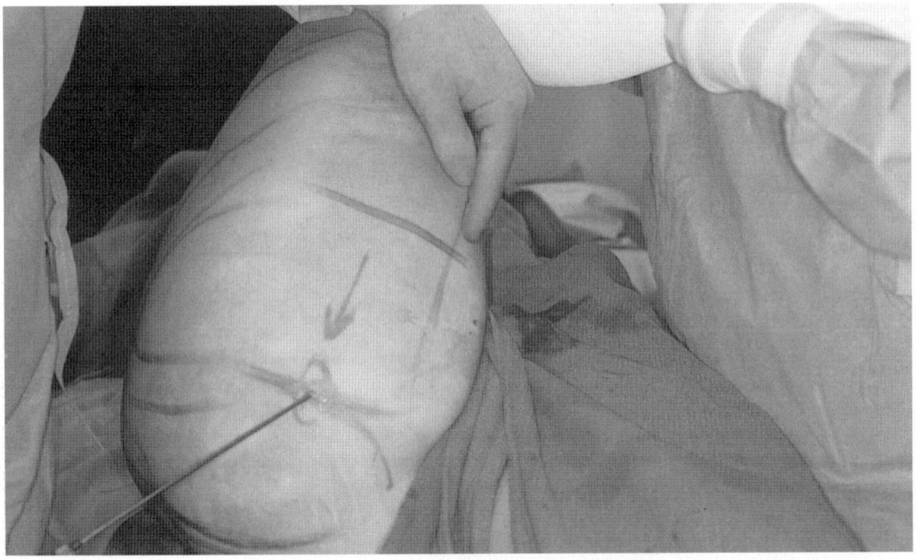

E

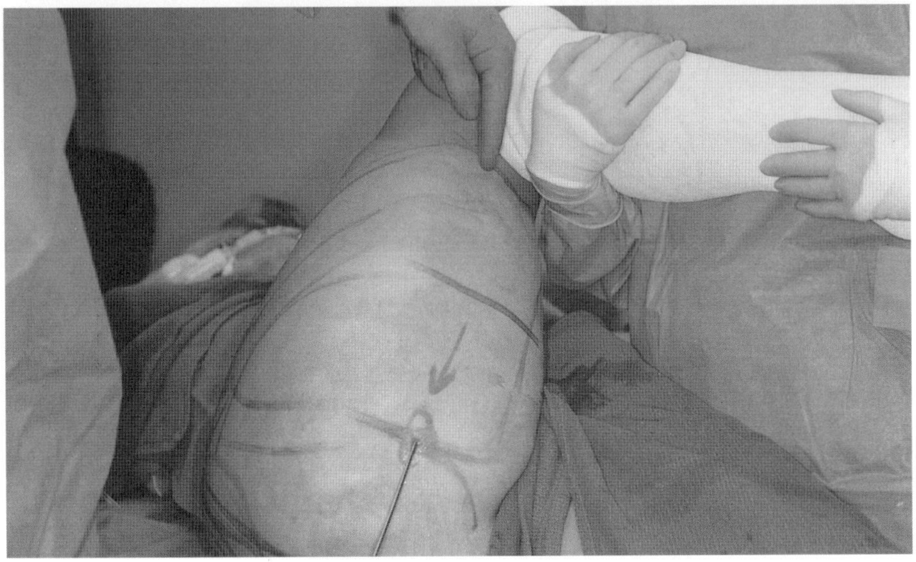

F

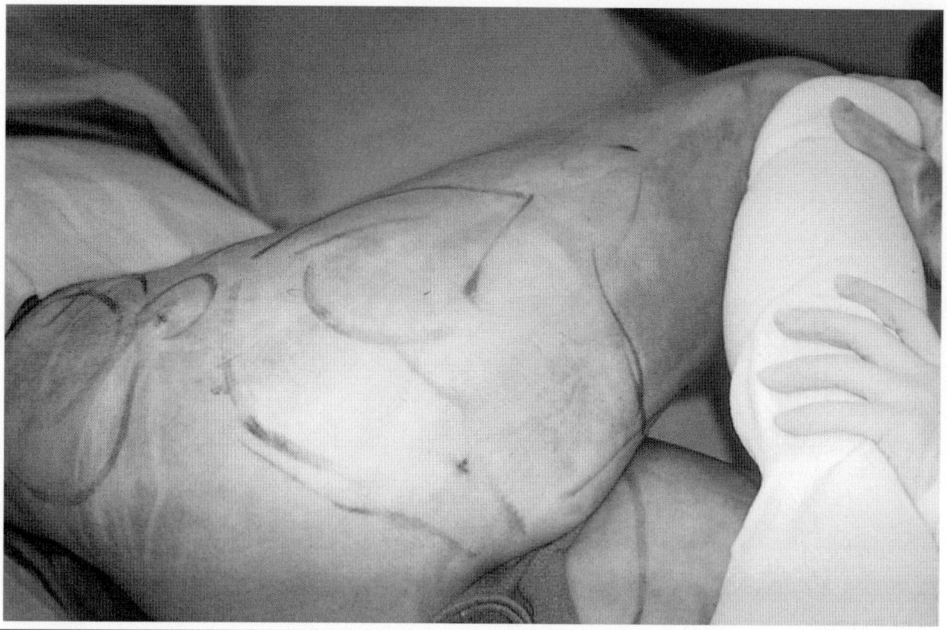

Figura 13-21. Parte lateral da coxa com o paciente na posição de pernas cruzadas. Isso facilita a infiltração e sucção de flancos e culotes e parte inferior das nádegas.

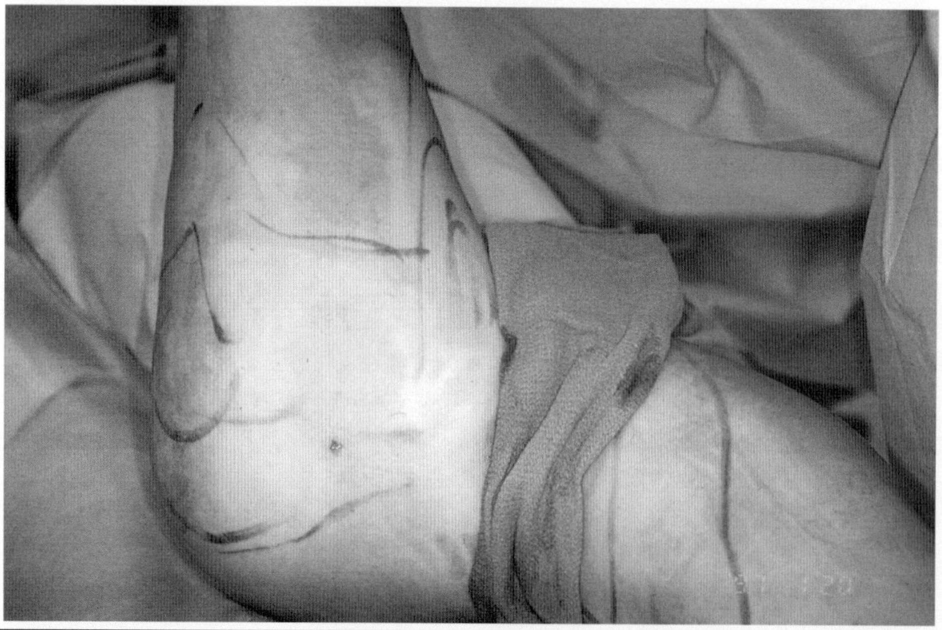

Figura 13-22. Posição genupeitoral: o quadril é flexionado e a coxa é trazida para cima para literalmente tocar o abdômen. O local de acesso infraglúteo é utilizado para infiltrar e aspirar a parte posterior média da coxa, a dobra infraglútea, a parte posterior da coxa, a parte inferior das nádegas e a parte posterior lateral do culote.

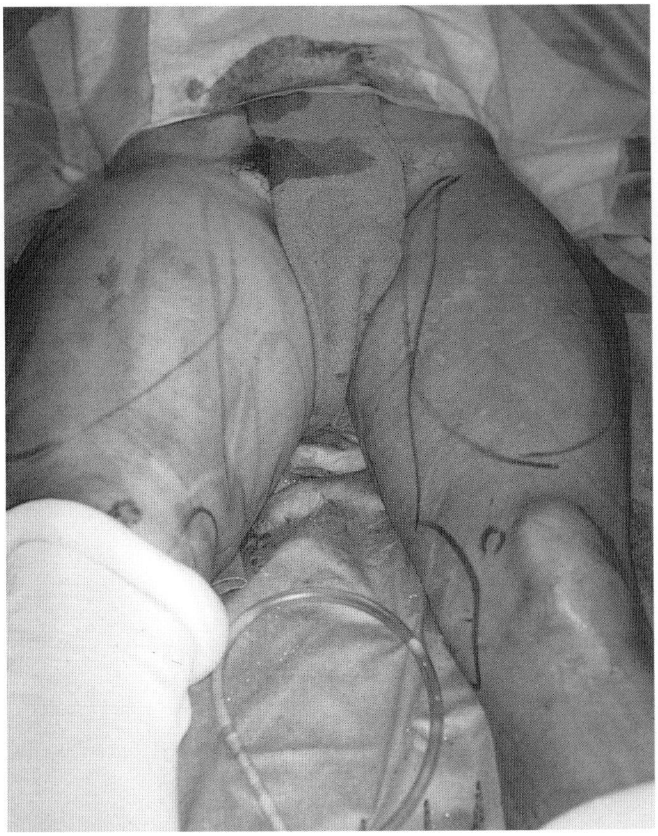

Figura 13-23. Após a infiltração da coxa direita, uma diferença significativa é percebida entre as pernas tumescidas e não-tumescidas. O volume da infiltração cria um turgor firme, que aumenta de volume na coxa tratada. Note uma vasoconstrição profunda e uniformidade de gordura na coxa tratada.

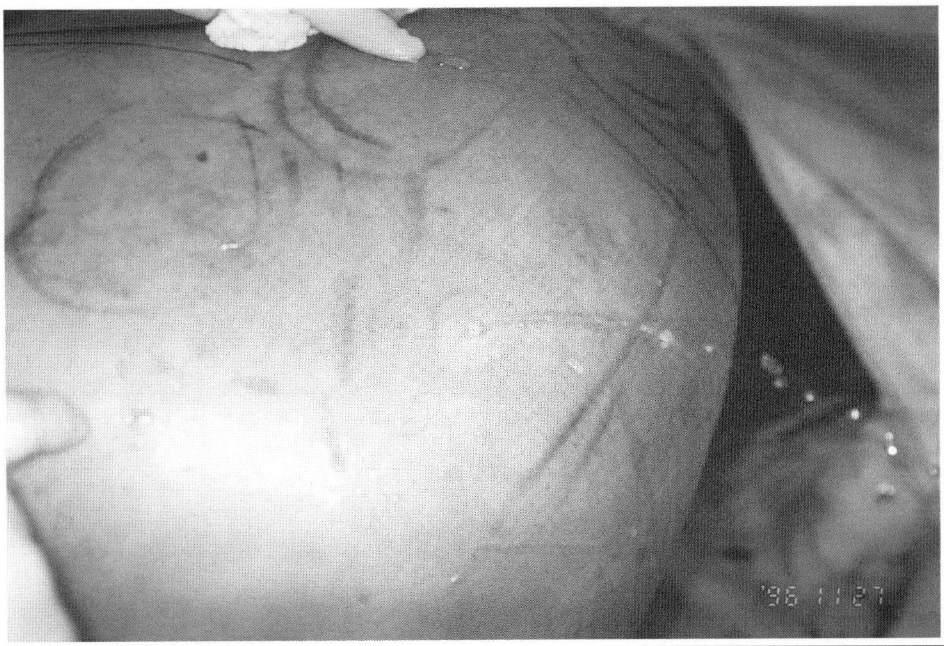

Figura 13-24. O sinal da fonte é a indicação de tumescência própria após a infiltração. A pressão intersticial aumenta a pressão alta positiva da infiltração pressurizada. Na retirada da agulha de infiltração, o fluido esguicha dos locais de acesso: o sinal da fonte.

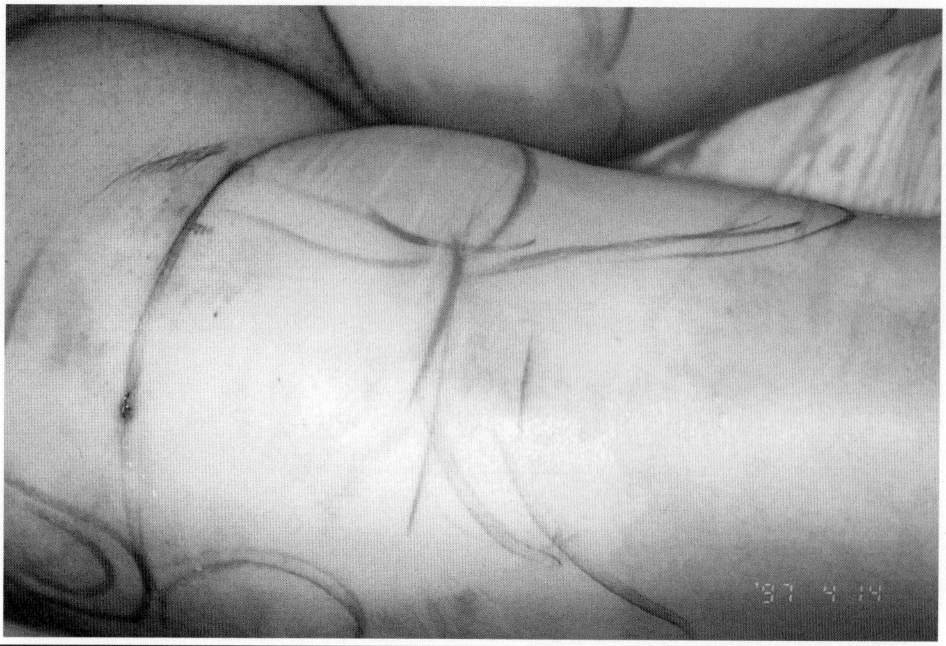

Figura 13-25. A descoloração e o turgor da pele são evidentes na parte posterior da coxa. A vasoconstrição que se espalha é uma evidência da eficácia da epinefrina diluída.

da coxa ter sido considerada tradicionalmente um tabu, a tumescência completa promove um aumento na deformidade que pode ser tratado com sucesso com cânulas de pequeno diâmetro (p. ex., 3 ou 4 mm), obtendo-se uma melhoria significativa no contorno, permitindo a aspiração circunferencial e ainda minimizando as chances de ondulação e irregularidade que ocorrem sem a tumescência e com o uso de grandes cânulas (Figura 13-31).

A gordura infraglútea *deve* ser tratada superficialmente. Se a aspiração profunda for realizada, ou se a sucção é realizada com cânulas de grande diâmetro, as estruturas de apoio que mantêm a posição das nádegas serão enfraquecidas. Se esse for o caso, que é geralmente unilateral e muito difícil de corrigir, resultará na ptose das nádegas (Figura 13-31). A correção requer uma criação de uma prega glútea mais alta no lado afetado, que é difícil de se alcançar. É preferível a atenção para o detalhe, evitando-se assim a tentativa de uma revisão dessa área.

Ocasionalmente, a drenagem por sucção fechada é indicada, particularmente para os pacientes que se submetem a uma lipoaspiração de grande volume e em vários locais. Se os drenos forem necessários, eles podem facilmente ser passados com o auxílio de uma agulha de infiltração ou uma cânula de pequeno diâmetro (Figura 13-32).

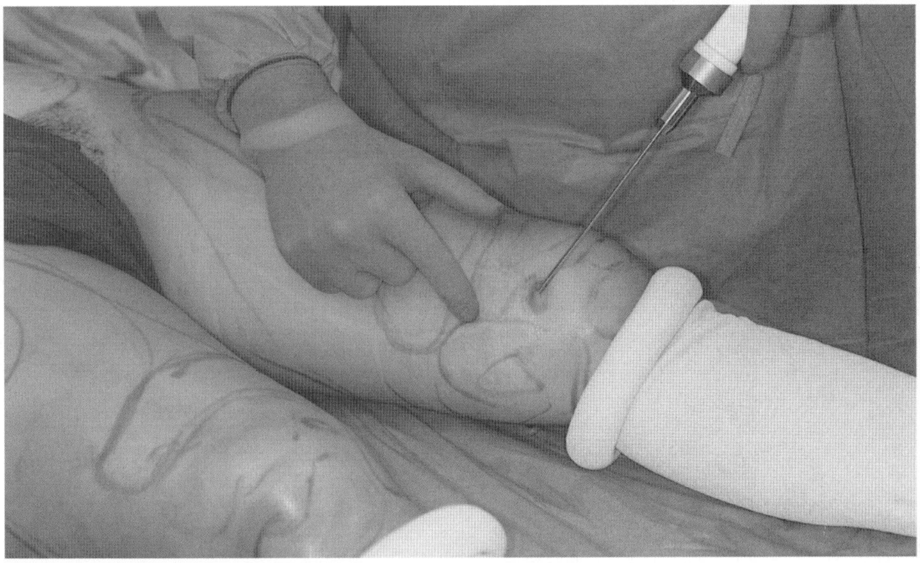

A

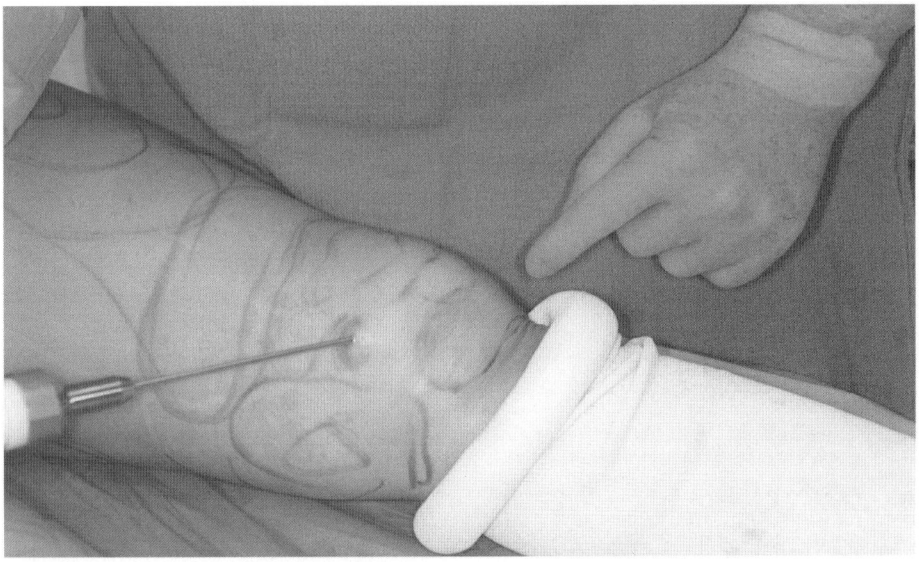

B

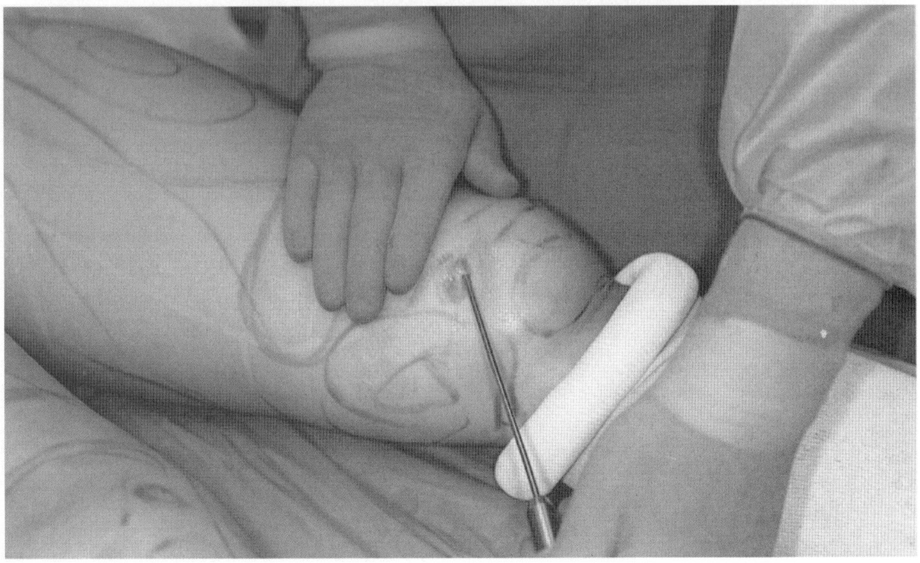

C

Figura 13-26. A, lipoaspiração dos joelhos através da incisão mediopatelar. A região medial do joelho é abordada primeiramente na abordagem conservadora, sugando gordura da área. Através do mesmo local de acesso, B, a cânula é rotacionada de forma que a gordura inferior ao redor da patela pode ser aspirada, e C, rotacionada novamente, de forma que a gordura superior à patela possa ser aspirada.

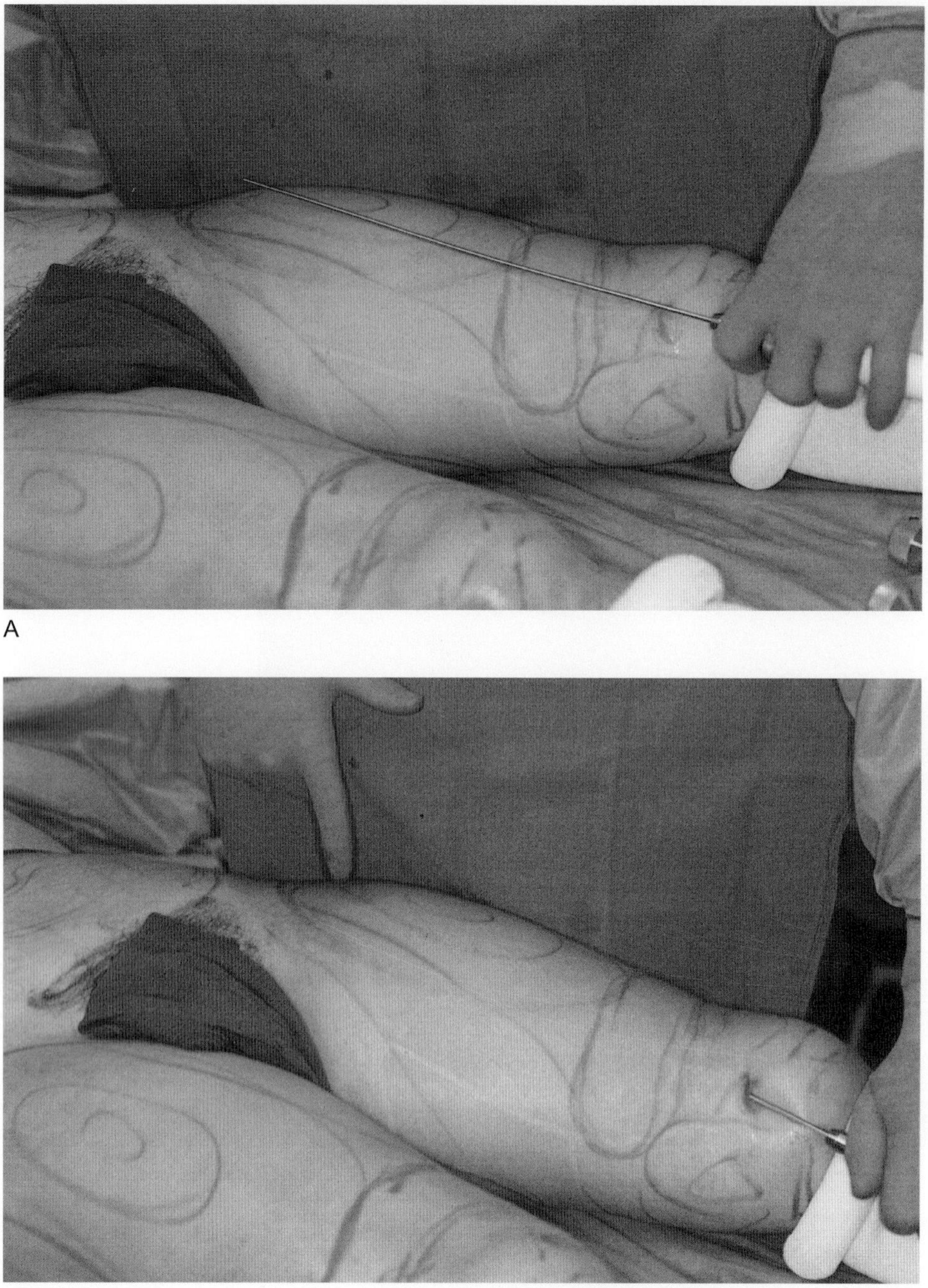

Figura 13-27. A, a parte anterior da coxa é aspirada, utilizando-se primeiramente a incisão mediopatelar. Uma cânula de 35 cm é utilizada para aspirar toda a porção anterior da coxa desde a patela à saliência anterior da coxa. B, comprimento da cânula e direção. Com a cânula na gordura subcutânea, pode-se alcançar completamente a gordura anterior da coxa.

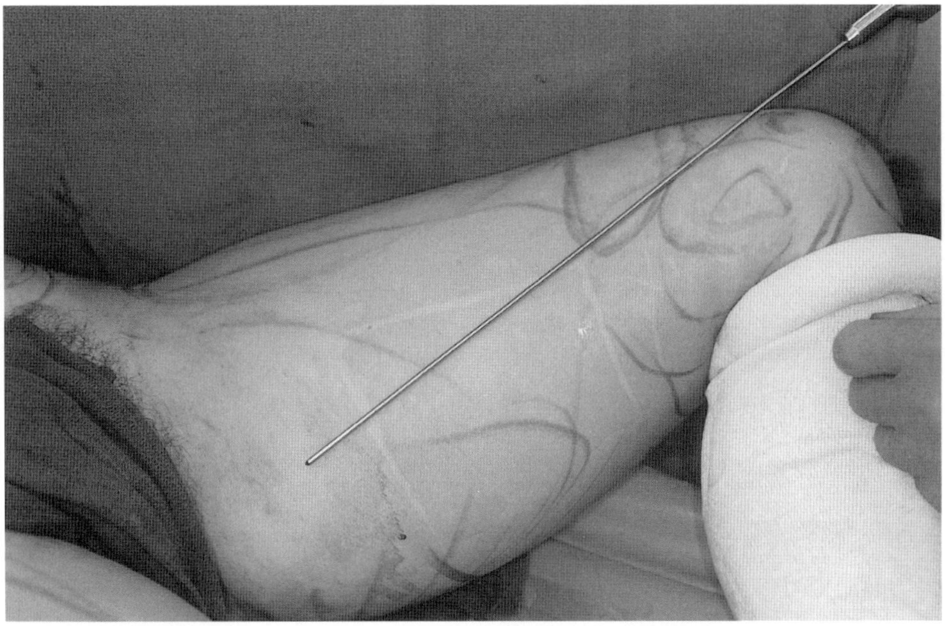

A

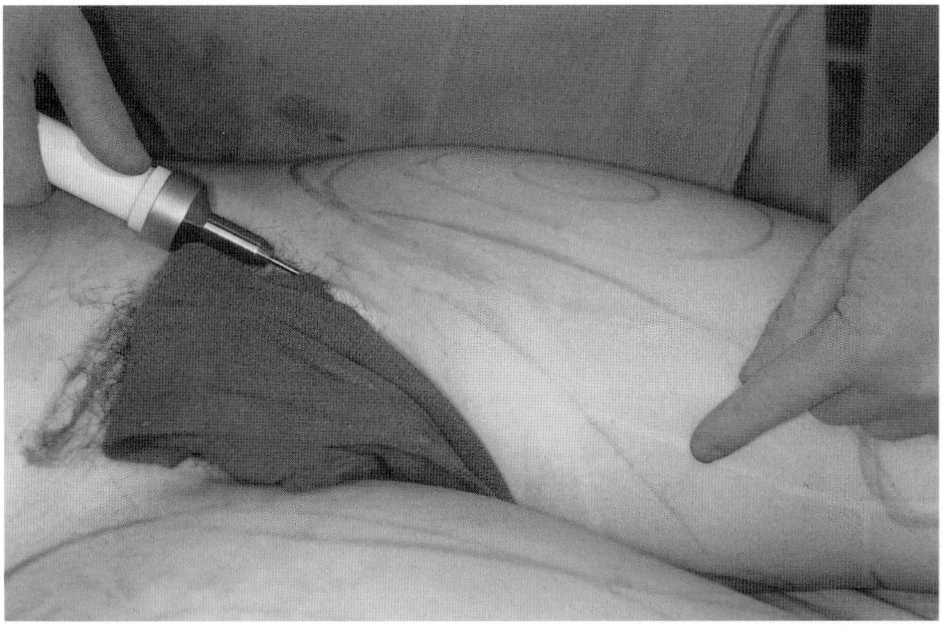

B

Figura 13-28. A, a sucção da região medial da coxa é realizada primeiramente através do local de acesso mediopatelar. Movimentos ou passadas longitudinais resultam num contorno suave, uniforme. B, gordura residual em região medial e anterior mais próximo da coxa é alcançada através do local de acesso inguinal. Ao utilizar o local de acesso médio patelar em vez do inguinal, um contorno mais suave, mais uniforme pode ser ancorado na parte mais interna da coxa.

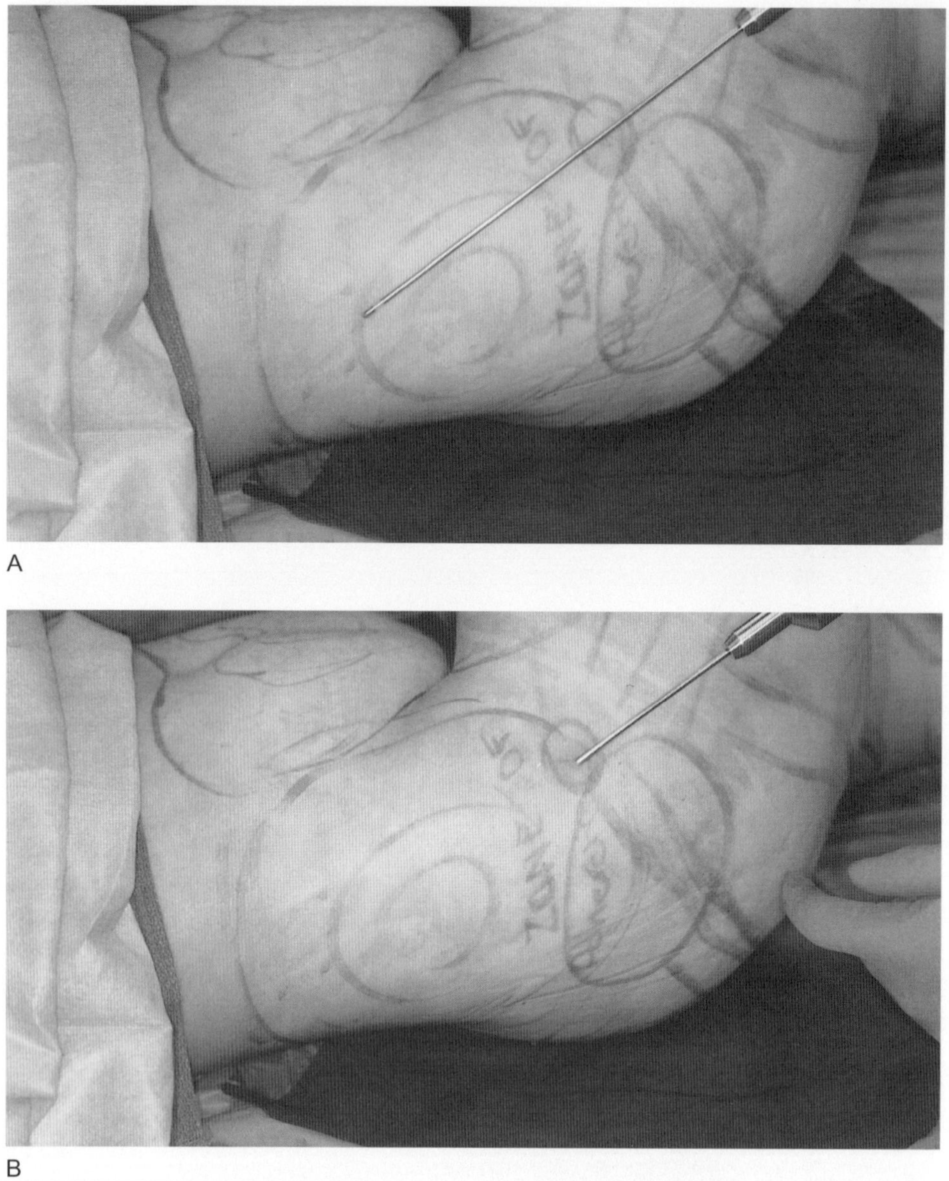

Figura 13-29. A, a sucção dos quadris é realizada através do local de acesso da zona de aderência trocantérica, facilitado porque o paciente virou a coxa lateralmente ou trouxe o joelho para o peito. B, a sucção agressiva completa da área possibilita um contorno harmonioso nas coxas aspiradas circunferencialmente.

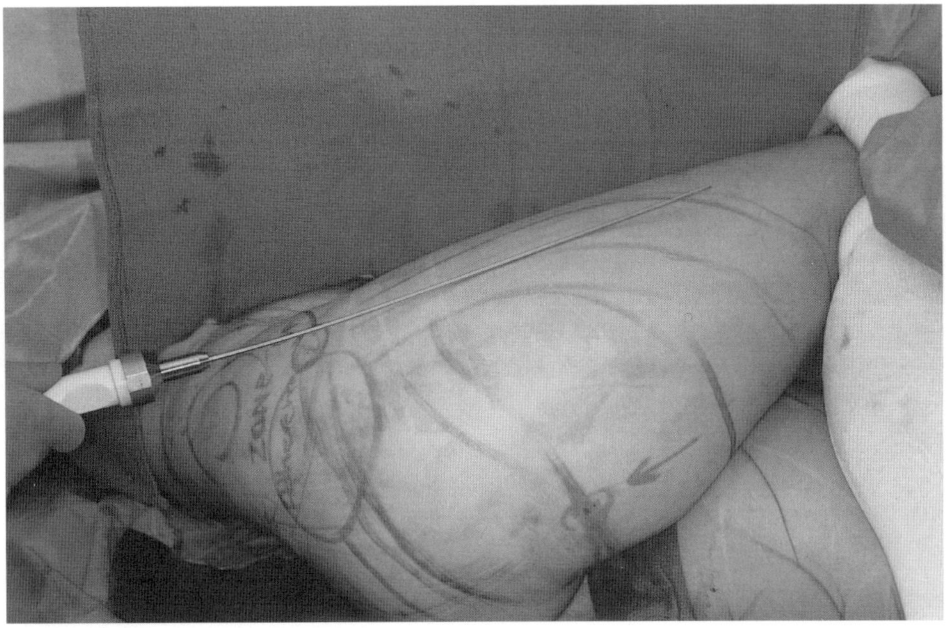

A

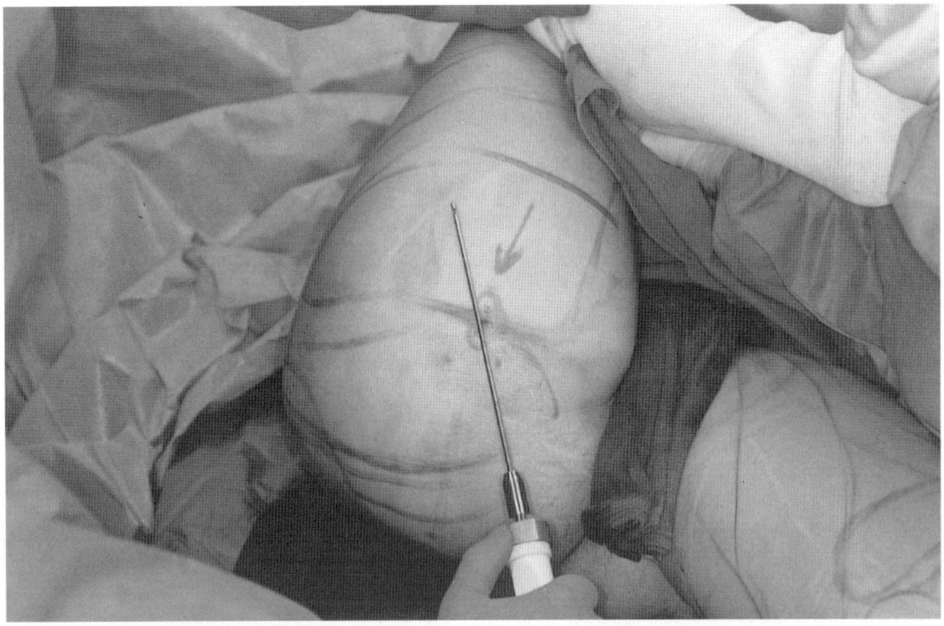

B

Figura 13-30. A, a parte lateral da coxa (região do culote) é aspirada através da incisão trocantérica. B, o aspecto posterior do culote é aspirado eficazmente através da incisão infraglútea.

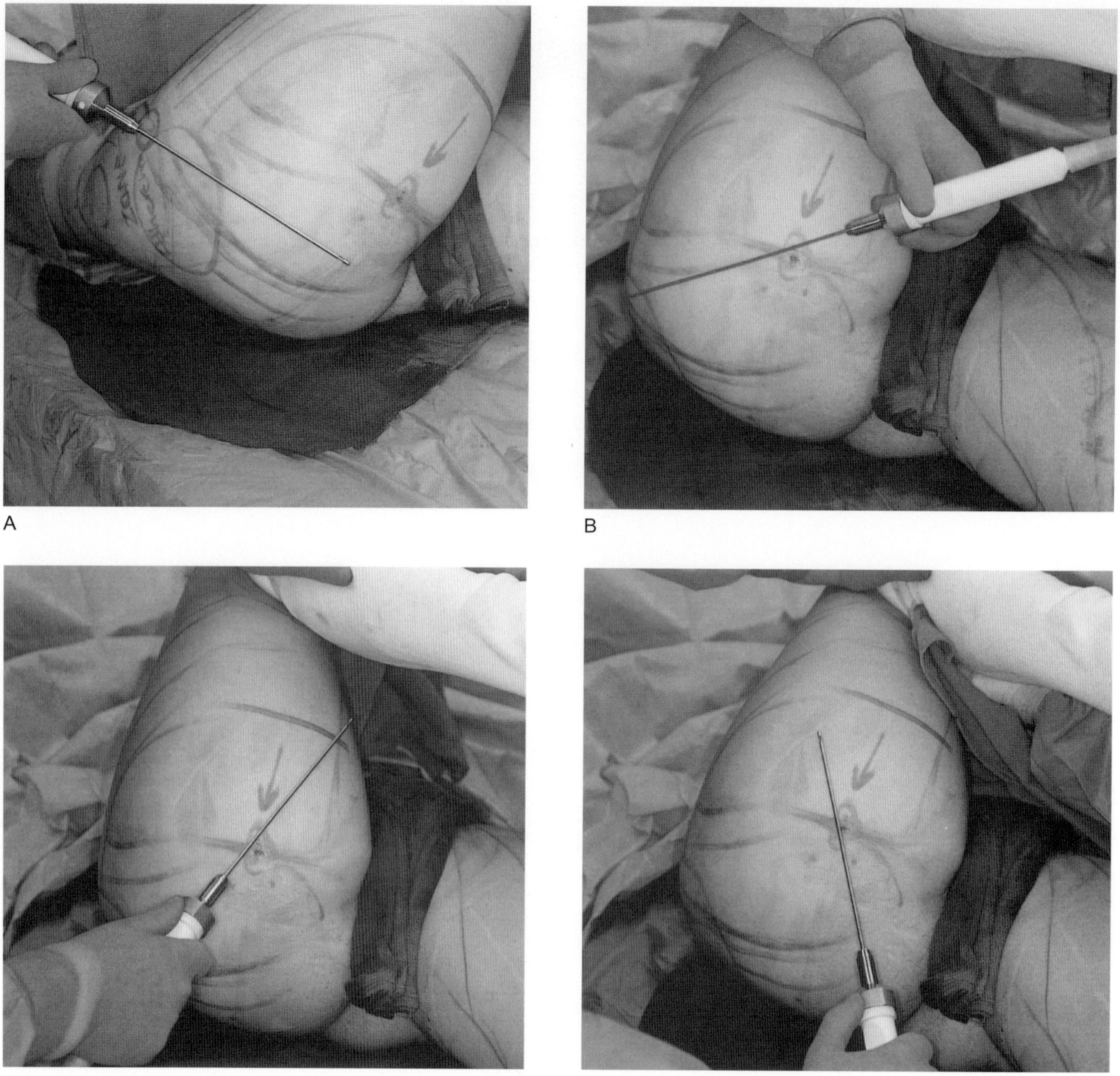

Figura 13-31. A, a parte inferior das nádegas e a parte posterior da coxa são aspiradas através de ambas as incisões das pregas trocantérica e infraglútea. B, a maioria da sucção infraglútea é preferencialmente feita através do local de acesso trocantérico. O restante é alcançado através do local de acesso glúteo. C, a parte posterior interna da coxa é aspirada completamente, utilizando-se o local infraglúteo. A maioria da gordura da parte média da coxa está na área posterior da coxa. D, a prega infraglútea deve ser aspirada superficialmente para prevenir o rompimento de estruturas de apoio mais profundas, o que poderia resultar numa ptose glútea das nádegas. O local de acesso infraglúteo permite um fácil acesso à parte inferior das nádegas; a sucção superficial completa alcança resultados pós-operatórios melhores.

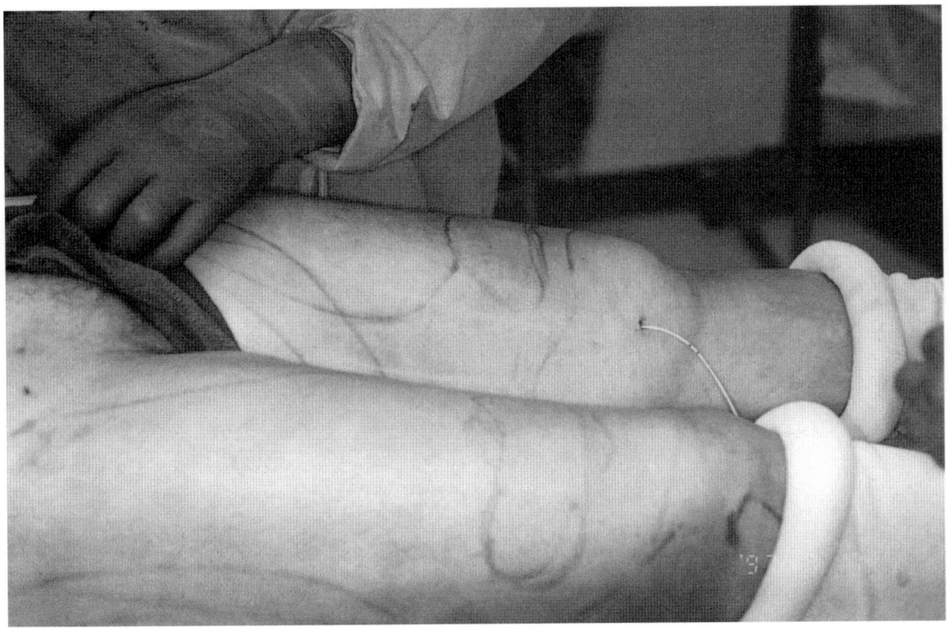

Figura 13-32. Caso se deseje realizar uma drenagem após a aspiração da coxa e quadris, a drenagem por sucção pode ser posicionada percutaneamente; permite a drenagem dependente, mesmo com o sistema de sucção fechada (p. ex., a drenagem de Jackson Pratt). Uma cânula de sucção de 3 mm pode ser passada do local de entrada inguinal para o local de entrada patelar. A drenagem é posicionada sobre a cânula, e a cânula recolhedora empurra o dreno para o tecido subcutâneo da coxa.

CURATIVOS E TÉCNICAS DE APLICAÇÃO

Existem muitas alternativas para os curativos de lipoaspiração tumescente no pós-operatório. Alguns cirurgiões não utilizam nenhum curativo. A maioria dos pacientes, entretanto, aceita bem algum tipo de curativo, particularmente na fase inicial pós-operatória. Devido ao fato de muito do fluido infiltrado permanecer no tecido subcutâneo, existe uma alta probabilidade de que isso será drenado por um ou mais incisões no pós-operatório. Isso geralmente diminui em 24 a 30 horas. O paciente deve ser informado dessa eventualidade e ser preparado. São necessários campos impermeáveis e roupas absorventes no assento do carro a caminho de casa e no reclinador ou cama do paciente e no caminho do quarto para o banheiro. Os pacientes *devem* ser informados de que o fluido será drenado ou escorrerá por suas pernas de 24 a 30 horas após a cirurgia.

Podem ser úteis curativos absorventes ao redor dos joelhos e na área púbica, tais como fraldas de adulto. Outros métodos de anexar roupas de banho absorventes ou outros curativos absorventes ao redor das áreas mais dependentes (joelhos) podem ser necessários.

A espuma de Reston é bastante popular, e a temos utilizado rotineiramente sem dificuldades há mais de 10 anos. Isso deve, entretanto, ser combinado antes que seja aplicado à pele do paciente. O adesivo é extremamente forte e não permite a expansão da pele à medida que os tecidos do paciente incham. Isso resultará numa bolha na margem da espuma; a bolha quase sempre se torna hiperpigmentada. Para eliminar esse problema, uma camada fina de qualquer tipo de antibiótico pode ser aplicada no lado do adesivo da espuma (Figura 13-33). A espuma ficará presa no local mas também será fácil de ser removida. Entretanto, a 3 M, Inc., não recomenda que a espuma de Reston seja aplicada à pele. Devido a essa recomendação, não a usamos mais.

Achamos útil aplicar os curativos com o paciente em pé após o período inicial de recuperação (Figura 13-34). Quando o paciente está de pé, os curativos podem ser aplicados com menos dificuldade, e as roupas de compressão do corpo podem ser colocadas muito mais facilmente. Elas tam-

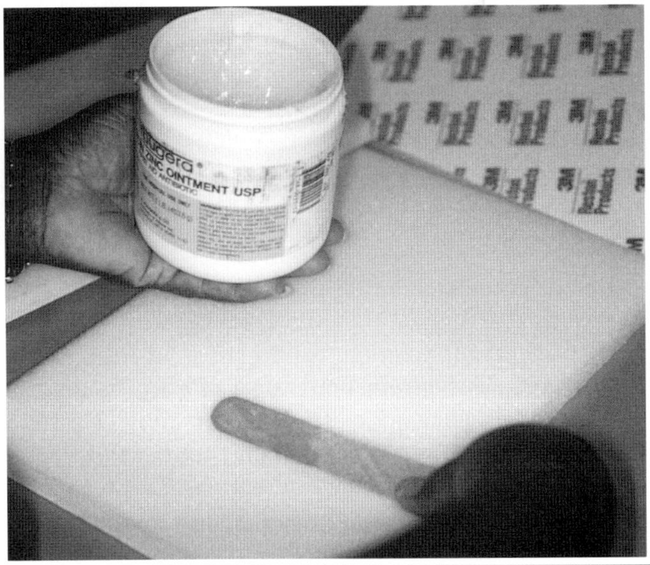

Figura 13-33. A espuma de Reston é "coberta" por um filme fino de ungüento de antibiótico após a cirurgia, permitindo deslizamentos e prevenindo a formação de bolhas e a hiperpigmentação subseqüente na periferia da espuma. A aplicação de ungüentos solúveis em água não é aconselhável porque eles evaporam e não permitem deslizamentos.

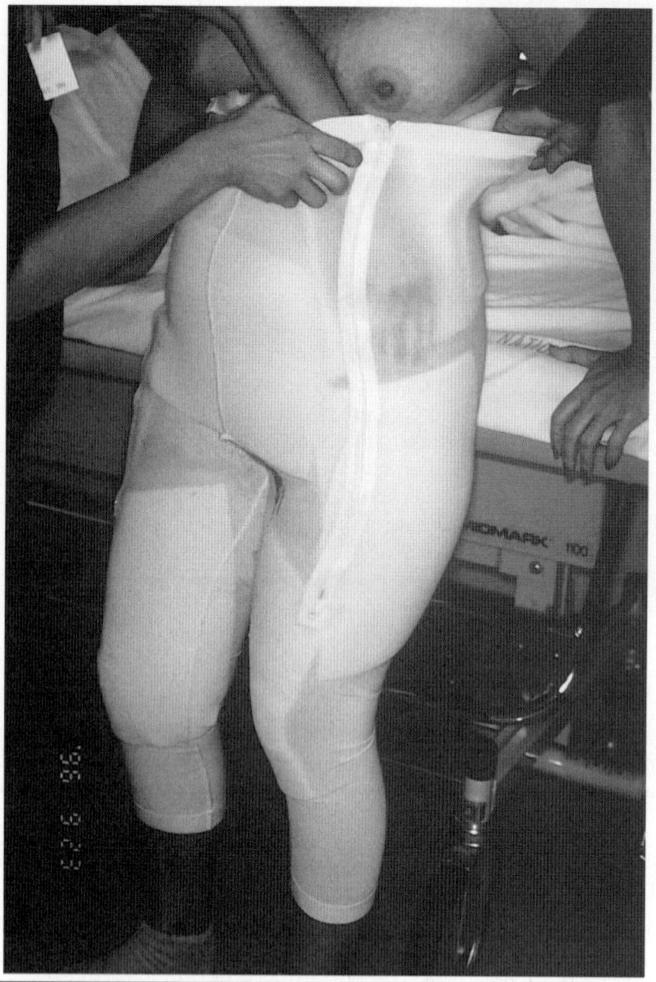

Figura 13-34. A colocação da roupa no paciente pode ser facilitada com ele de pé após a recuperação da anestesia. Os curativos são aplicados e posicionados apropriadamente com menos dificuldade do que quando o paciente está em posição supina.

bém podem ser colocadas imediatamente após a cirurgia, quando o paciente acordar. O paciente pode remover os curativos no dia seguinte à cirurgia.

Os pacientes gostam de estar limpos e de iniciar sua rotina normal assim que possível. Permitimos que todos os nossos pacientes tomem um banho breve, quente, um dia *após* a cirurgia. Eles devem, entretanto, remover as suas malhas de compressão quando estiverem sentados. Quando as roupas são removidas muito rapidamente ou se os pacientes estiverem de pé, o sangue fica represado, e eles podem ficar tontos e desmaiar. Esse efeito é similar à remoção rápida de calças médicas antichoque (MAST) num ambiente de emergência. Os pacientes devem ser avisados dessa possibilidade e aconselhados a entrar e se despir com a ajuda de seu acompanhante. Quando o paciente puder ficar de pé sem qualquer dificuldade, pode tomar um banho morno. Esse banho deve ser breve, e todas as incisões devem ser mantidas secas. A malha de compressão freqüentemente se suja nesse ponto; ela deve ser lavada e deixada para secar. Uma segunda roupa pode ser imediatamente aplicada, ou o paciente poderá ficar na posição supina até que a roupa original esteja seca. A pele pode então ser levemente coberta com talco para o corpo para facilitar o deslizamento da cinta compressiva.

A roupa deve ser vestida por aproximadamente 3 semanas após a cirurgia. Se o inchaço estiver se resolvendo rapidamente, essas roupas podem ser substituídas por traje de ciclista ou de ginástica feito com spandex (Lycra). Se o paciente se sentir seguro com as roupas, elas podem ser vestidas por até 3 semanas. As fitas aplicadas nas incisões devem ser mudadas após o primeiro dia para uma bandagem adesiva seca (p. ex., Band-Aid) para minimizar a maceração da pele. A ferida de pós-operatório após a lipoaspiração tumescente é geralmente mínima e se resolve rapidamente (Figura 13-35).

CUIDADO PÓS-OPERATÓRIO

O repouso pós-operatório após a lipoaspiração tumescente é relativo. Os pacientes são autorizados a iniciar uma caminhada no dia seguinte à cirurgia e avançar ao seu nível normal de atividade à medida em que se sentirem confortáveis. Uma abordagem conservadora deve ser enfatizada, entretanto. Quando o paciente não estiver andando, deve permanecer em posição supina, com os pés e pernas elevados para facilitar a reabsorção de fluido e diminuir edema na panturrilha, tornozelos e pés. Se os pacientes tiverem edema ao redor dos pés e calcanhares, eles devem elevar as pernas e, se necessário, utilizar meias elásticas para comprimir gentilmente as áreas inchadas. O ultra-som pós-operatório, a terapia com massagem ou a endermologia se provaram úteis. Essa técnicas são consideradas úteis por diversos cirurgiões para diminuir a necessidade de revisão e acelerar o processo de recuperação. A gordura no período pós-operatório imediato é, de alguma forma, "maleável". Se houver uma sensação de que uma região está assimétrica nesse período de tempo, a massagem, a endermologia ou outros tratamentos podem auxiliar em mobilizar o tecido e distribuí-lo mais uniformemente, criando um contorno geral mais suave.

São impostas restrições mínimas aos pacientes durante essa fase, e eles são naturalmente encorajados a mudar para um nível de atividade que seja confortável para eles. Muitos estão ansiosos para retomar suas atividades de exercício pré-operatórias; isso deve ser estimulado.

Figura 13-35. O trauma pós-operatório após a lipoaspiração é geralmente mínimo comparado com as técnicas tradicionais. A e C, o paciente é marcado para a lipoaspiração circunferencial da coxa, joelho e parte inferior da nádega. B e D, 24 horas pós-operatoriamente após a remoção de 3.300 ml de gordura, os locais de acesso estão bem cicatrizados e o edema e a equimose são mínimos.

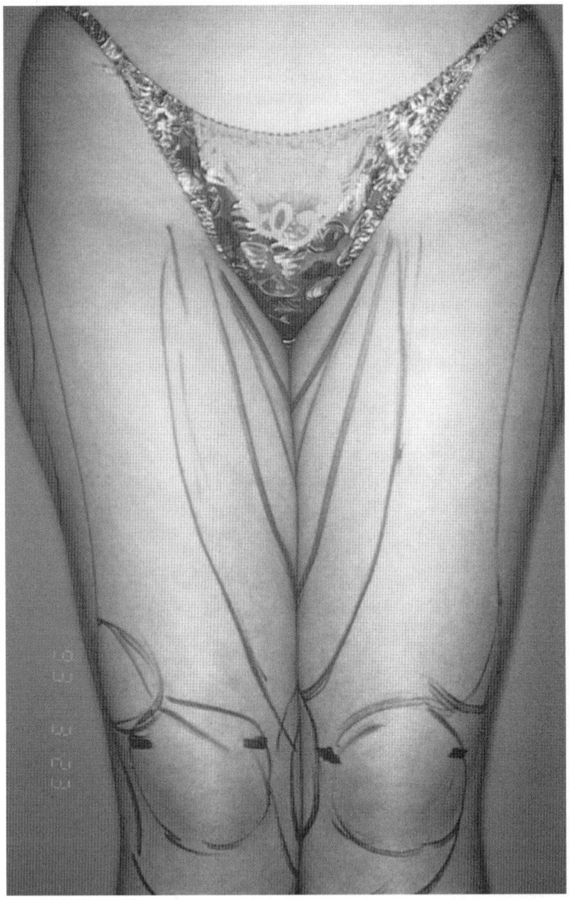

A

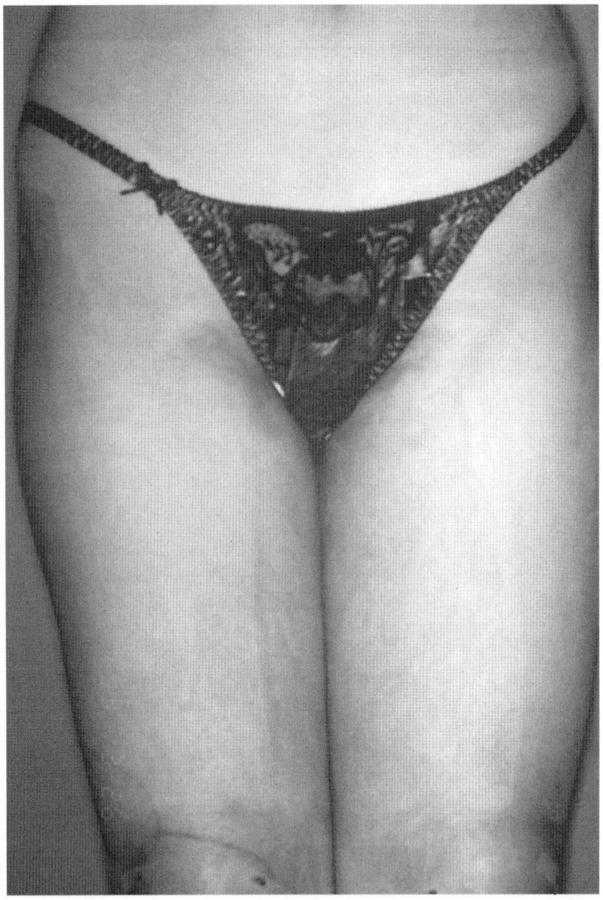

B

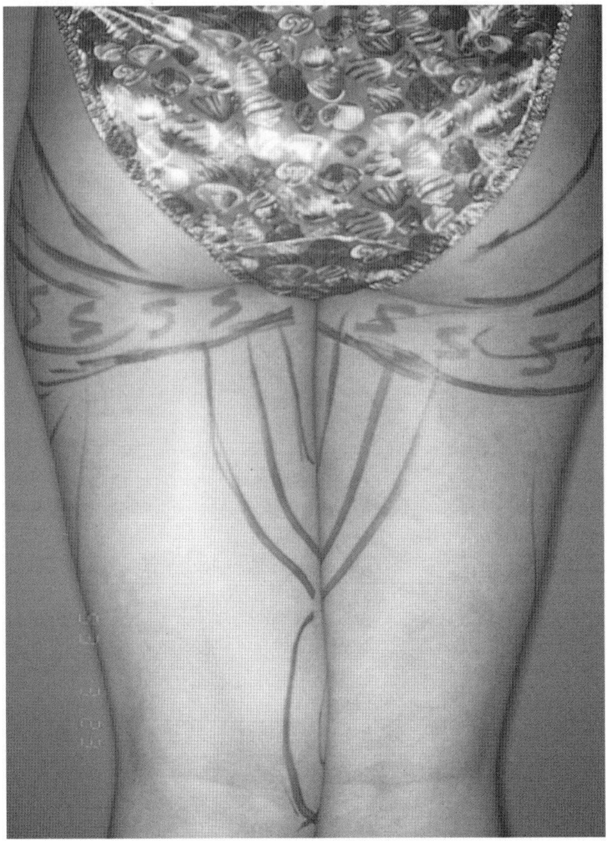

C

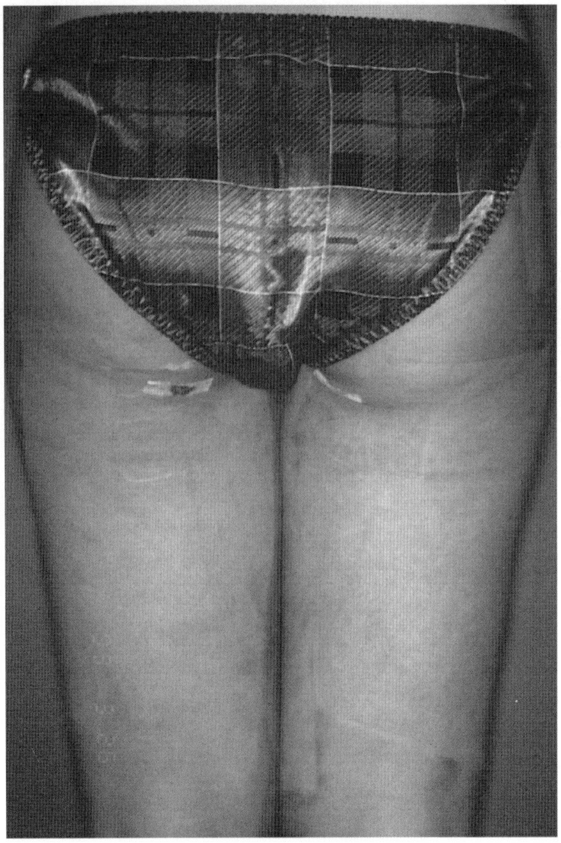

D

Os pacientes são observados dentro de poucos dias após a cirurgia (possivelmente o primeiro dia), e então geralmente na primeira, terceira, sexta e décima segunda semanas após a cirurgia. Leva pelo menos 3 meses para o edema desaparecer; isso deve ser enfatizado no período pré-operatório. Em 3 meses, o paciente passa bem, e pode ser liberado para um acompanhamento até mesmo de 6 meses, 1 ano ou conforme necessário, dependendo da preferência do cirurgião e do paciente.

PRECAUÇÕES

A técnica tumescente mudou dramaticamente, se não revolucionou, a lipoaspiração para a maioria dos cirurgiões plásticos por virtualmente eliminar a perda de sangue durante a cirurgia e a necessidade de transfusão autóloga na maioria dos pacientes. A recuperação é significativamente melhor e a morbidade, diminuída. Além da diminuição marcada na perda de sangue durante a cirurgia, a técnica tumescente magnifica todas as áreas de deformidade, o que facilita a sua correção. Através da distensão da área de gordura, a infiltração tumescente propõe um resultado final satisfatório mais fácil de ser obtido.

O fluido de infiltração contendo lidocaína pode permitir que a lipoaspiração tumescente seja realizada sem qualquer anestesia adicional ou sedação isoladamente. Quando se escolhe a anestesia geral, a técnica tumescente é utilizada exatamente da mesma maneira. A lidocaína no fluido de infiltração diminui o nível de anestesia geral necessária, permitindo um despertar muito mais rápido após a cirurgia e, além disso, um conforto pós-operatório prolongado para os pacientes. A lidocaína permanece dentro do tecido subcutâneo por pelo menos 40 horas após a cirurgia, aumentando significativamente o conforto e diminuindo a necessidade de medicações para dor.

A técnica tumescente é útil em quase todas as áreas da cirurgia plástica (da cabeça e pescoço até o tronco e as extremidades) e em muitos procedimentos reconstrutivos bem como estéticos, e é um componente integral da lipoaspiração ultra-sônica. Devido às contribuições significativas ao contorno do corpo e a outros procedimentos, a técnica tumescente deve ser seriamente considerada e empregada sempre que apropriado.

Agradecimento

Gostaria de agradecer a Sherry McGraw por sua assistência na preparação do manuscrito.

Leituras Selecionadas

Coleman WP III, Badame A, Phillips JH III. A new technique for injection of tumescent anesthetic mixtures. *J Dermatol Surg Oncol* 1991;17:535.

Courtiss EH. Suction lipectomy: a retrospective analysis of 100 patients. *Plast Reconstr Surg* 1984;73:780-794.

Fodor PB. Wetting solutions in aspirative lipoplasty: a plea for safety in liposuction. *Aesth Plast Surg* 1995;19:379.

Gasparotti M, Lewis CM, Toledo LS. *Superficial Liposculpture Manual of Technique*. New York: Springer-Verlag, 1993.

Gilliland MD. Mega-volume pressurized liposuction. Presented at the 12th Biennial Congress of the International Society of Aesthetic Plastic Surgery; September 1995, New York.

Gilliland MD. MVP liposuction. Presented at the Lipoplasty Society of North America 13th Annual Meeting; October 1995, Montreal, Canada.

Grazer FM. Suction-assisted lipectomy, suction lipectomy, lipolysis, and lipexeresis. *Plast Reconstr Surg* 1983;72;620.

Hetter GP. Guidelines: blood and fluid replacement of lipoplasty procedures. *Clin Plast Surg* 1989;16:245.

Hetter GP. *The Use of Low-Concentration Epinephrine.* Boston: Little, Brown; 1990.

Hunstad JP. Addressing difficult areas in body contouring with emphasis on combined tumescent and syringe techniques. *Clin Plast Surg* 1996;23:57.

Hunstad JP. Body contouring in the obese patient. *Clin Plast Surg* 1996;23:647.

Hunstad JP. Body contour surgery: refinements for the next generation. Presented at the 64th Annual American Society of Plastic and Reconstructive Surgeons Meeting; October 1995, Montreal, Canada.

Hunstad JP. Guidelines ensuring safety when using the tumescent technique. Presented at the 28th Annual Meeting of American Society for Aesthetic Plastic Surgery; March 1995, San Francisco.

Hunstad JP. Large-volume tumescent liposuction. *Aesth Surg Quar* 1995;15:12.

Hunstad JP. Liposuction for obesity. *Op Tech Plast Reconstr Surg* 1996;3:124.

Hunstad JP. The tumescent technique. Presented at the 1995 Annual American Society of Plastic and Reconstructive Surgeons Meeting; October 1995, Montreal, Canada.

Hunstad JP. The tumescent technique: an evolution. Presented at the 11th Annual Meeting of the Lipoplasty Society of North America; September 1993, New Orleans.

Hunstad JP. The tumescent technique: an evolution. *Lipoplast News* 1994;11:29.

Hunstad JP. The tumescent technique: a safe and effacacious method to minimize blood loss and provide conscious anesthesia for liposuction procedures. Presented at the 27th Annual Meeting of the American Society for Aesthetic Plastic Surgery; April 17, 1994; Dallas.

Hunstad JP. Tumescent and syringe liposculpture: a logical partnership. *Aesth Plast Surg* 1995;19:321.

Hunstad JP, Bdour MP. The safety and efficacy of tumescent abdominoplasty. Presented at the 13th Scientific Meeting of the Lipoplasty Society of North America; October 1995, Montreal, Canada.

Hunstad JP, Fodor PB. Anatomic considerations. In: Fodor PB, Isse NG, eds. *Endoscopically Assisted Aesthetic Plastic Surgery*. Philadelphia: Mosby, 1996:105.

Illouz YG. Body contouring by lipolysis: a 5-year experience with over 3000 cases. *Plast Reconstr Surg* 1983;72:591-597.

Illouz YG. *Body Sculpturing by Lipoplasty*. New York: Churchill Livingstone, 1989.

Kesselring UK. Regional fat aspiration for body contouring. *Plast Reconstr Surg* 1983;72:610.

Klein JA. Tumescent technique for liposuction surgery. *Am J Cosmetic Surg* 1987;4:263.

Klein JA. Tumescent technique for local anesthesia improves safety in large-volume liposuction. *Plast Reconstr Surg* 1993;92:1085.

Klein JA. The tumescent technique: anesthesia and modified liposuction technique. *Dermatol Clin* 1990;8:425.

Klein JA. Tumescent technique for regional anesthesia permits lidocaine doses of 35 mg/kg for liposuction. *J Dermatol Surg Oncol* 1990;16:248.

Lillis PJ. Liposuction surgery under local anesthesia: limited blood loss and minimal lidocaine absorption. *J Dermatol Surg Oncol* 1988;14:1145.

Lillis PJ. The tumescent technique for liposuction surgery. *Dermatol Gun* 1990;8:439-441.

Lockwood T. Superficial fascia system (SFS) of the trunk and extremities: a new concept. *Plast Reconstr Surg* 1991;87:1009.

Mladick RA. Circumferential "intermediate" lipoplasty of the legs. *Aesth Plast Surg* 1994;18:165.

Pitanguy I. Surgical reduction of the abdomen, thighs, and buttocks. *Surg Clin North Am* 1971;51:479.

Samdal F, Amland PF, Bugge JF, et al. Blood loss during liposuction using the tumescent technique. *Aesth Plast Surg* 1994;18:157.

Schlessinger SL, Kaczynski AJ. Use of Reston™ foam in liposuction. *Aesth Plast Surg* 1993;17:49.

Capítulo 14

Abdominoplastia

Kenneth C. Shestak ♦ Gregory M. Fedele

Os procedimentos operatórios utilizados para modificar o contorno e a forma do abdômen incluem a lipoaspiração; a abdominoplastia, ou a dermolipectomia clássica; a abdominoplastia modificada ou "miniabdominoplastia"; a abdominoplastia circunferencial ou em "cinto"; e a dermolipectomia. Esses procedimentos evoluíram ao longo do século 20 desde as operações direcionadas à correção de problemas funcionais (p. ex., reparo de hérnia, que era feita com grandes incisões, geralmente verticais, localizadas diretamente na deformidade com pequena ou nenhuma dissecção) até o descolamento através de abordagem com incisões transversas inferiores mais encobertas, marcadas por descolamento extenso da pele e camada adiposa. Essa técnica levou ao desenvolvimento da dermolipectomia clássica, ou abdominoplastia, que foi utilizada para tratar as formas mais pronunciadas de pele, o excesso de gordura e a flacidez muscular.

À medida que os pacientes apresentaram deformidades menos pronunciadas, modificações desse procedimento foram utilizadas para reduzir as incisões e diminuir a morbidade operatória. A incorporação da tecnologia endoscópica nessas operações permitiu a plicatura muscular extensa através dessas incisões menores, conseqüentemente expandindo o papel dos procedimentos de incisões menores. Talvez o desenvolvimento mais significativo nos procedimentos de contorno abdominal tenha sido a introdução e o refinamento da lipoaspiração. Essa técnica pode ser utilizada por si só ou como um coadjuvante das técnicas acima para aperfeiçoar ainda mais o resultado final.

AVALIAÇÃO DA DEFORMIDADE

A seleção de um procedimento em particular deve ser individualizada com base nas queixas apresentadas, objetivos estéticos e a deformidade abdominal específica de cada paciente. Uma análise cuidadosa da anatomia do paciente separando cada deformidade em seus componentes mais significativos (p. ex., excesso de pele e gordura, flacidez muscular) auxilia a selecionar o melhor procedimento para cada situação individual. A análise inclui uma classificação da deformidade; nosso esquema para classificação é similar ao proposto por Bozola e Psillakis (Tabela 14-1).

INDICAÇÕES

A seleção da técnica particular para o contorno da parede abdominal depende da deformidade exibida pelo paciente. A classificação proposta por Psillakis tem sido útil para a seleção do procedimento apropriado (Tabela 14-1).

É essencial ouvir cuidadosamente a queixa principal do paciente. Isso pode ser relacionado a excesso de pele, excesso de tecido adiposo, proeminência do abdômen, falta de definição da cintura ou outras preocupações específicas. Como parte da história, é imperativo que se descubra se o paciente sofre de constipação ou dificuldade de urinar. Perguntas sobre a preferência de roupas do paciente, especialmente preferência de estilo de roupa de banho, são importantes. Além disso, hábitos alimentares, exercício e nível geral de atividade devem ser discutidos antes da cirurgia. A altura e o peso do paciente devem ser registrados como parte da história pré-operatória e do exame físico. O tamanho da roupa, a medida da cintura e o tamanho das calças também são registrados.

Ao se focalizar no abdômen, o comprimento geral do abdômen e a relação entre o rebordo costal e a crista ilíaca devem ser percebidos. Na visão frontal, note as relações espaciais entre os rebordos costais, xifóide, umbigo, púbis e

TABELA 14-1. CINCO TIPOS DE DEFORMIDADES ABDOMINAIS

Tipo	*Achados clínicos*	*Tratamento*
1	Depósito de gordura, sistema musculoaponeurótico, sem excesso de pele	Lipoaspiração
2	Excesso discreto de pele, camada normal musculoaponeurótica, a gordura pode ou não ser em excesso	Ressecção elíptica da pele; lipectomia assistida com sucção
3	Excesso leve de pele, diástase da área infra-umbilical da camada musculoaponeurótica, leve a moderado excesso de gordura	Ressecção elíptica da pele; sutura da aponeurose retoabdominal do púbis ao umbigo; lipectomia assistida com sucção ou desengordura
4	Excesso leve de pele, diástase da camada total musculoaponeurótica, a gordura pode ou não ser em excesso	Ressecção elíptica de pele; transecção do pedículo umbilical; sutura da aponeurose retoumbilical do púbis ao xifóide; lipectomia assistida com sucção ou plicatura e desengordura quando necessário
5	Grande excesso de pele, diástase da camada musculoaponeurótica com ou sem hérnias, a gordura pode ou não ser em excesso	Abdominoplastia tradicional; ressecção da pele do púbis ao umbigo; sutura da aponeurose retoabdominal do púbis ao xifóide; lipectomia de sucção assistida quando necessário

Fonte: Bozola AR, Psillakis JM. Abdominoplasty: a new concept and classification for treatment. Plast Reconstr Surg *1988;82:983. Reproduzido com permissão.*

pregas ilíacas (Figura 14-1). Os contornos do abdômen na visão lateral devem ser considerados, mantendo-se em mente as curvas suaves normais do abdômen superior e inferior (Figura 14-1). A relação do ponto mais baixo da margem costal das pregas ilíacas determina a configuração da cintura e o potencial aumento da definição da cintura. Os pacientes são classificados como ou de cintura estreita ou de cintura larga (Figura 14-2).

Finalmente, à medida que os procedimentos são selecionados, é crucial ter em mente o suprimento sangüíneo da

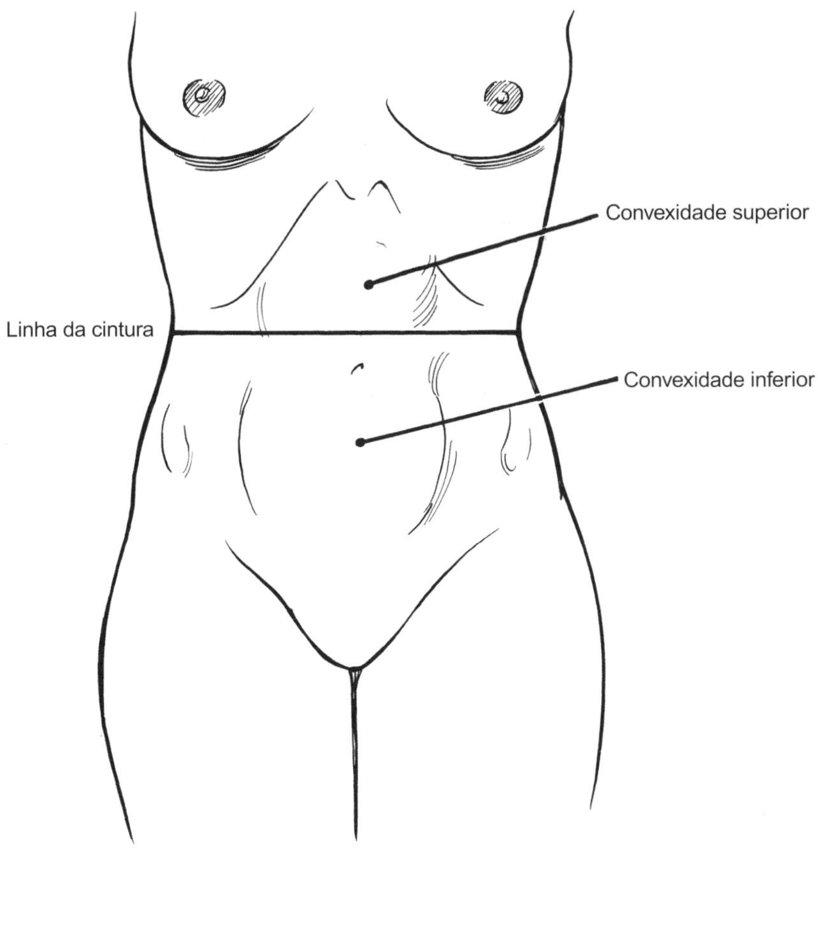

Figura 14-1. Anatomia superficial do abdômen. Note a relação do xifóide para o umbigo e a área pubiana. A cintura é mais estreita logo acima do umbigo. Note os contornos convexos supra-umbilicais e infra-umbilicais.

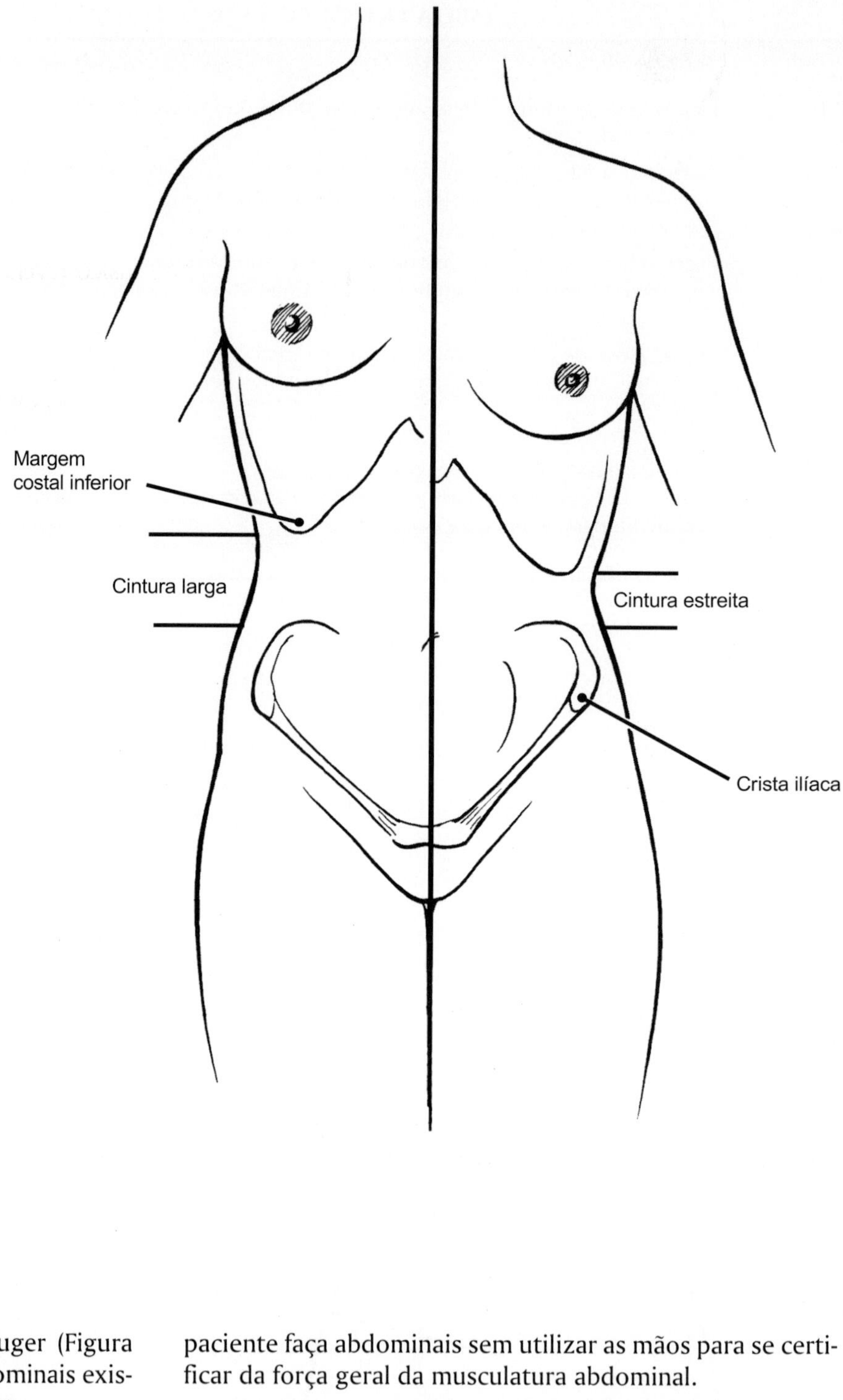

Figura 14-2. Nos pacientes que apresentam cintura fina, note a distância entre a margem costal e a crista ilíaca (R, 5-6 cm em pessoas com cintura estreita; L, 10-11 em pessoas com cintura larga).

parede abdominal, que foi enfatizado por Huger (Figura 14-3). A presença e orientação de incisões abdominais existentes podem afetar esse suprimento de sangue.

O exame físico deve ser sistemático e completo. As incisões anteriores devem ser cuidadosamente avaliadas. Examinar cada paciente tanto na posição ortostática, ou vertical, ou na posição supina. O exame na posição supina é feito para revelar sinais de massa abdominal ou visceromegalia e para determinar se hérnias incisionais estão ou não presentes, caso o paciente tenha se submetido a cirurgia anterior. Apalpe cuidadosamente a região umbilical para descobrir hérnias umbilicais. Levantar a cabeça do paciente da mesa de exame é útil para descobrir tais hérnias. Pede-se que o paciente faça abdominais sem utilizar as mãos para se certificar da força geral da musculatura abdominal.

O exame na posição em pé é provavelmente mais importante do que na posição supina. Nessa posição, o cirurgião pode perceber o contorno abdominal, bem como a qualidade e o tônus da pele. A presença de qualquer descoloração ou estrias é percebida, juntamente com o grau de flacidez da pele. A quantidade e distribuição da gordura abdominal também são determinadas na posição de pé. Pede-se que o paciente relaxe, e o contorno do abdômen é examinado. Pede-se, então, que o paciente contraia ou "tensione" a musculatura abdominal, e qualquer mudança no contorno abdominal é percebida. Se a flacidez estiver presente, descubra se trata-se de flacidez

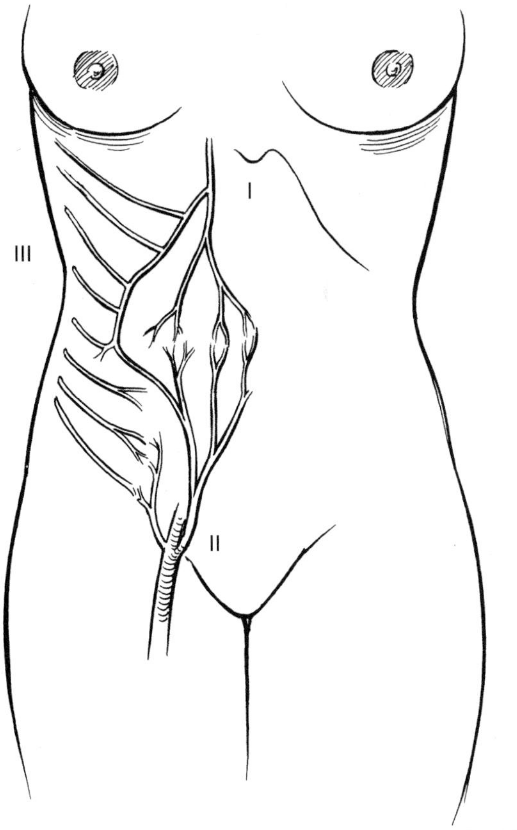

Figura 14-3. Suprimento vascular da parede abdominal.
I, do sistema epigástrico superior; II, do sistema epigástrico inferior; III, dos perfurantes segmentares dos vasos intercostais.

muscular abdominal generalizada ou uma flacidez predominantemente localizada na região abdominal inferior. A ausência da aponeurose posterior do m. retoabdominal abaixo da linha arqueada predispõe a uma elasticidade na parte inferior do abdômen, especialmente após a gravidez. Se a flacidez estiver presente na área abdominal inferior ou infra-umbilical isoladamente, pede-se que o paciente fique de pé contra uma parede ou porta em que ele apóie as costas. Nessa posição, o examinador pressiona a parte inferior do abdômen para simular o efeito da plicatura muscular do m. retoabdominal inferior. É feita uma pressão suficiente para alterar o contorno da parte inferior do abdômen (Figura 14-4A). Enquanto realiza essa manobra, o examinador observa a região superior do abdômen para avaliar cuidadosamente qualquer tendência a uma saliência (Figura 14-4B). A saliência da parte superior do abdômen à pressão da parte inferior do abdômen sugere que a plicatura da musculatura inteira do abdômen desde o xifóide até o púbis é necessária para melhorar o contorno abdominal. Se, por outro lado, a protuberância na parte inferior do abdômen for corrigida aplicando externamente a pressão sem causar uma saliência significativa na parte superior do abdômen, então a plicatura muscular infra-umbilical é tudo que é necessário para se alcançar a correção.

Após uma consideração cuidadosa da queixa principal do paciente, juntamente com uma análise da região abdominal, o cirurgião sugere o procedimento apropriado para tratar o problema.

CONTRA-INDICAÇÕES

O cirurgião deve saber se o paciente já se submeteu a uma cirurgia abdominal anterior e sob que condições. O exame físico revela a orientação em particular de qualquer incisão prévia. O cirurgião plástico também deve perguntar sobre a evolução da cicatriz e se houve alguma dificuldade com a cirurgia.

A comorbidade médica deve ser investigada, incluindo condições tais como doenças pulmonares ou tosse crônica, problemas com sangramento (conforme sugerido por hipermenorréia ou sangramento através de tratamento dentário), e qualquer história de tromboflebite venosa profunda prévia. Um inventário médico é crítico, especialmente no que concerne à potencial interferência nos mecanismos de coagulação. Os hábitos, especificamente de fumar, são fatores importantes a se considerar em certos tipos de procedimentos.

■ DEFORMIDADE DO TIPO 1

PREPARAÇÃO DA SALA E MARCAÇÕES

A deformidade do tipo 1 é caracterizada pelo tecido adiposo em excesso na região abdominal com uma quantidade normal de pele, bom tônus de pele e bom tônus muscular. Essa situação clínica é normalmente observada em pacientes mais jovens. Tais pacientes são candidatos excelentes à lipoaspiração isolada, sem a necessidade de procedimentos abdominais que demandam incisões. É importante analisar cuidadosamente o tônus da pele, incluindo qualquer tendência para a flacidez da pele, irregularidades do contorno da superfície (celulite) e estrias. Além disso, observar cuidadosamente a distribuição e a qualidade do tecido adiposo. As assimetrias da camada de gordura são comuns. Elas devem ser identificadas e elucidadas para o paciente antes da operação.

Conforme descrito por Markman e Barton, o tecido adiposo por todo o corpo é disposto em duas camadas, incluindo uma camada septada superficial e uma camada mais profunda, mais frouxa, e separada pelo sistema fascial superficial.

A lipoaspiração pode geralmente ser realizada como cirurgia ambulatorial sob anestesia local com sedação intravenosa. Essa operação tem sido marcadamente facilitada pela técnica tumescente, que utiliza a infusão de grandes volumes de fluido contendo epinefrina e lidocaína (ver Capítulo 13). O procedimento pode ser realizado com a tradicional tecnologia de aspiração controlada por máquina ou a tecnologia de aspiração com seringa. A lipoaspiração com

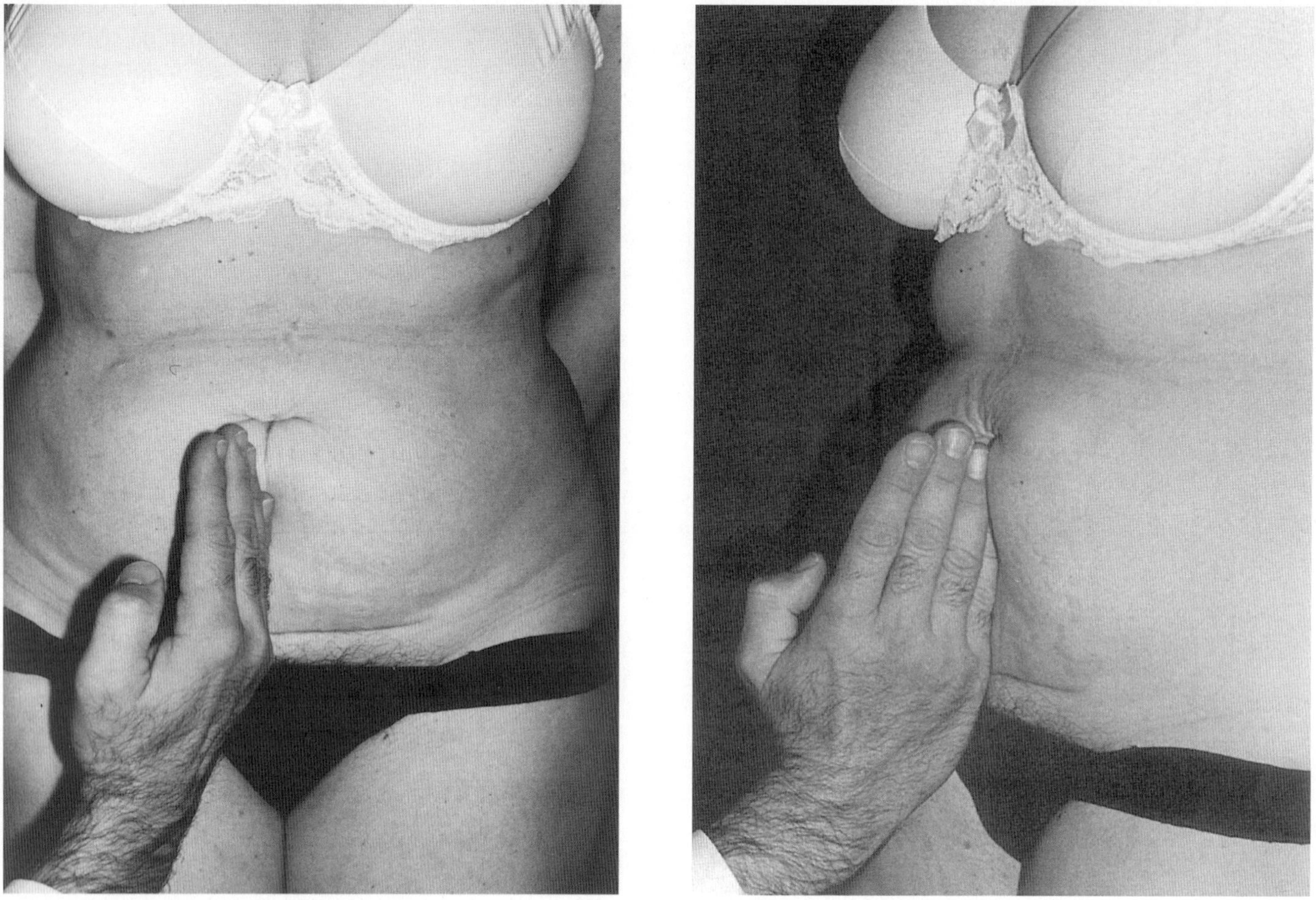

A B

Figura 14-4. Manobra do exame para avaliar o tônus muscular e a extensão do plicatura muscular. A, o examinador pressiona a região abdominal inferior com o paciente relaxado e na posição de pé com as costas apoiadas. B, o examinador deve focalizar e notar cuidadosamente o efeito da pressão na parte inferior do abdômen no contorno superior abdominal. Se a saliência é significativa, a camada inteira do músculo deve ser plicada.

ultra-som também é bastante útil em diversas situações, incluindo o tratamento cirúrgico de revisão (retoque) de áreas nas quais há uma fibrose significativa no tecido gorduroso, tal como as costas.

A rotina pós-operatória é explicada ao paciente antes da cirurgia, incluindo a necessidade de roupas de compressão pós-operatórias e restrições de atividade. Raramente são necessários drenos após a lipoaspiração abdominal, mas essa possibilidade remota é geralmente mencionada ao paciente antes da cirurgia no caso de serem necessários drenos.

Todos os pacientes que se submetem aos procedimentos de contorno do corpo, incluindo a lipoaspiração, são cuidadosamente avaliados de pé. As áreas a serem tratadas são marcadas, diretamente na pele, utilizando uma caneta de marcação. As áreas a serem intensamente tratadas são marcadas, e, similarmente, áreas que não são para serem tratadas também são marcadas. A localização das incisões também é determinada nesse ponto. Nossa preferência é para utilizar incisões múltiplas, pequenas e redondas, que cicatrizam como pequenos "pontos" ou marcas de pústula. São utilizadas tantas incisões quantas necessárias, já que elas se fecham com uma cicatriz quase imperceptível.

TÉCNICA CIRÚRGICA

O paciente é posicionado na mesa de operação e é obtido um acesso venoso. É aplicada uma anestesia geral ou, preferencialmente, uma sedação intravenosa. O paciente é costumeiramente colocado na posição supina. Se os flancos, ou "pneus", forem tratados, isso é realizado primeiramente, com o paciente em decúbito ventral. São administrados antibióticos profiláticos, mais freqüentemente um antibiótico de largo espectro, tal como cefazolina sódica (Ancef), numa dose de 1 g intravenosa. Corticosteróides intravenosos não são administrados para a lipoaspiração. A preparação cirúrgica inclui todas as áreas a serem tratadas.

As áreas de tecido adiposo que serão lipoaspiradas são preparadas com infiltração de epinefrina, e lidocaína na solução de Ringer lactato para facilitar a hemostasia e permitir que o procedimento seja feito de uma maneira indolor. Isso é costumeiramente feito misturando-se 1 l de solução de Ringer lactato com 1 mg de epinefrina e até 12,5 ou 25 ml de solução de lidocaína a 1%. Os tecidos são infundidos até que estejam túrgidos ou cheguem a um estado de tumescência, que é alcançado quando o fluido começa a emanar das pequenas incisões de entrada utilizadas para a infiltração.

Durante o procedimento de sucção, a camada profunda de gordura é tratada primeiramente. A gordura nessa camada é menos septada e é facilmente aspirada. A camada superficial é tratada logo após. Uma abordagem consistente e metódica para a lipoaspiração é exigida. O cirurgião deve evitar aspiração muito superficial ou realizar a aspiração repetida no mesmo túnel. São utilizados tamanhos de cânulas de 3,0 mm a 4,6 mm para a lipoaspiração da parede abdominal.

A tumescência permite uma aspiração de gordura relativamente sem sangue. Isso melhora a precisão do procedimento e também facilita a agressividade com a qual essa operação pode ser realizada.

CURATIVOS

Na conclusão do procedimento, as incisões podem ser deixadas abertas (nossa preferência) ou podem ser fechadas. Utilizamos, de rotina, espuma não-aderente topicamente para minimizar a contusão. Ela é localizada diretamente contra a pele. O paciente é imediatamente vestido com malhas compressivas. Raramente são necessários drenos após lipoaspiração, mas, na possibilidade de serem necessários, pode ser inserido um dreno conectando-o a uma cânula para posicioná-lo através do local de incisão.

ASPECTOS ÚNICOS DO CUIDADO PÓS-OPERATÓRIO

O paciente deve utilizar a malha compressiva por 2 semanas (dia e noite) e por 2 semanas durante o dia somente. Os pacientes são autorizados a tomar banho assim que a espuma tópica sai, no quinto dia após a operação. Eles são instruídos a lavar a área tratada delicadamente durante a primeira semana e mais vigorosamente após, com o intento de massagear os tecidos, fazendo movimentos sobre a pele para drenagen dos tecidos em direção à cadeia linfonodal regional, p. ex., na direção da virilha ou da região axilar.

PRECAUÇÕES

Seqüelas inconvenientes incluem ondulações da pele, assimetria do contorno, hipoestesia ou disestesias incômodas ou parestesias na pele, mudanças de pigmentação na pele e deformidades de contorno que causam nodulações. Condições extremamente raras incluem danos na musculatura abdominal ou víscera abdominal e dano nas costelas e peito. Sempre há o potencial para a síndrome de embolismo gorduroso, mas essa é uma condição extremamente rara. Entretanto, mencionamos essas complicações potenciais aos pacientes antes da cirurgia.

DEFORMIDADE DO TIPO 2

MARCAÇÕES

Os pacientes com deformidade do tipo 2 apresentam um grau suave a moderado de excesso de pele no abdômen inferior e excesso de tecido adiposo. Não existe evidência de flacidez musculoaponeurótica. Tais pacientes são candidatos a uma combinação de lipoaspiração e excisão do excesso de pele. O procedimento realizado para corrigir essa deformidade é chamado de "miniabdominoplastia", que pode ser realizado com anestesia local e sedação. O uso de infiltração de fluido para produzir a tumescência facilita tanto a lipoaspiração quanto a incisão da pele.

As áreas a serem tratadas por lipoaspiração são marcadas antes da operação com paciente em pé, utilizando uma caneta de marcação na pele. Novamente, as áreas a serem evitadas são marcadas similarmente, geralmente com uma cor diferente da tinta de marcação (Figura 14-5).

É possível estimar-se a quantidade de pele que necessita ser removida antes da cirurgia. Com o paciente em pé, é realizado o "teste do pinçamento" pelo examinador colocando o dedo no tecido do abdômen inferior e avançando com o tecido na área infra-umbilical em direção à região pubiana. Isso fornece uma estimativa suficientemente precisa da quantidade de pele a ser removida. A extensão da incisão necessária para remover esse tecido depende da quantidade de tecido a ser removido e se estão presentes ou não dobras de pele. A incisão deve ser longa o suficiente para remover as dobras de pele (Figura 14-5).

TÉCNICA CIRÚRGICA

A lipoaspiração é realizada de uma maneira similar ao procedimento para pacientes com deformidade do tipo 1. Após completar a lipoaspiração, a incisão é feita ao longo das linhas superior e inferior da elipse previamente marcada na paciente após o teste de pinçamento. O retalho cutâneo na parte inferior do abdômen é então levantado da musculatura na direção do umbigo. O descolamento é mantido na linha mediana o máximo possível. Isso limita a transecção de nervos sensoriais que correm com os vasos sangüíneos perfurantes dos músculos abdominais do reto. Em alguns pacientes, é necessário descolar mais lateralmente para aumentar a compensação do retalho. Após a excisão da pele, a ferida é temporariamente aproximada com grampos. Utilizamos

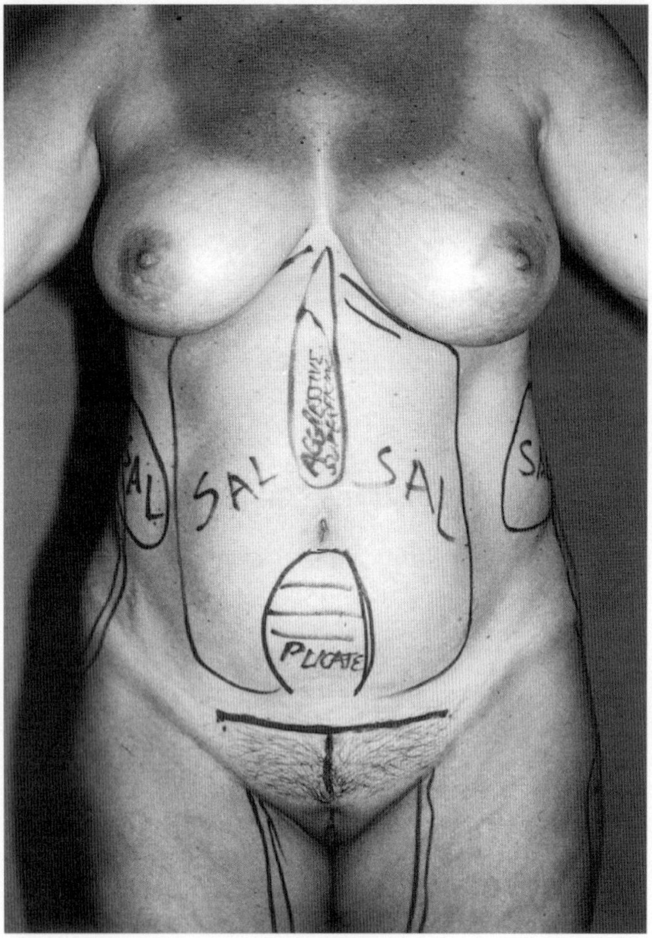

Figura 14-5. Marcações para miniabdominoplastia.

rotineiramente um dreno de sucção isolado introduzido através de uma pequena incisão na área pubiana. Isso é mantido até que sejam drenados menos que 30 ml/dia. A ferida é fechada em camadas, tomando-se cuidado de fechar o sistema fascial superficial (fáscia de Scarpa). A pele é fechada com uma sutura de ácido poliglicólico absorvível intradérmica. Um curativo não-aderente tópico é novamente utilizado, e uma malha de compressão é dada ao paciente, com instruções idênticas àquelas para os pacientes do tipo 1. As restrições de atividade incluem abstinência de 6 semanas de exercícios vigorosos.

■ DEFORMIDADE DO TIPO 3

Pacientes com deformidades do tipo 3 exibem excesso de pele suave a moderado, excesso de tecido adiposo suave a moderado e flacidez infra-umbilical do músculo. Tal flacidez é mais comumente vista em mulheres após a gravidez. Novamente, uma avaliação pré-operatória cuidadosa na posição de pé, incluindo o efeito da compressão do cinturão do músculo e as simulação da manobra de plicatura através de pressão da linha mediana do abdômen entre o púbis e o umbigo, auxilia a avaliar e prever o efeito da plicatura do músculo infra-umbilical.

MARCAÇÕES

A marcação é realizada antes da operação para um ajuste do contorno com a lipoaspiração (Figura 14-5). A pele a ser removida é estimada com o teste do pinçamento. O efeito da plicatura do músculo e a existência de elasticidade somente na parte inferior do abdômen ou no abdômen inteiro devem ser determinados antes da cirurgia.

Para que se possa determinar isso, a manobra envolve manter o paciente totalmente relaxado e na posição de pé com as costas apoiadas. O examinador faz pressão na região abdominal para simular a correção que será alcançada através da plicatura abdominal do reto infra-umbilical (Figura 14-4A). À medida que se faz essa manobra, o olhar do examinador é focalizado na parte superior do abdômen (Figura 14-4B). Uma saliência significativa na parte superior do abdômen é uma evidência de que será necessário fazer plicatura na parte superior do abdômen, bem como na parte inferior do mesmo. Se apenas uma pequena quantidade de saliência ocorrer e se houver uma camada adiposa significativa na parte superior do abdômen, é geralmente possível plicar apenas a musculatura abdominal infra-umbilical e realizar uma lipoaspiração agressiva na parte superior do abdômen para compensar a saliência leve do local.

TÉCNICA CIRÚRGICA

A seqüência operatória é similar àquela para o procedimento do tipo 2. A lipoaspiração é realizada primeiramente após a infiltração do fluido para a tumescência. Mais uma vez, é adequada a anestesia local com sedação intravenosa.

Esse procedimento exige uma pequena incisão abdominal na parte inferior. A lipoaspiração é realizada primeiramente, utilizando a técnica tumescente. Após isso, o retalho cutâneo abdominal é elevado da camada musculoaponeurótica para o umbigo. A área a ser plicada é cuidadosamente marcada intra-operatoriamente com azul de metileno. Essa marcação é importante porque a tendência é de plicar em excesso quando feita sem as marcações. A plicatura é feita com suturas permanentes (nossa preferência é o Surgilon-0), que são colocados em "X" com os nós enterrados no tecido do retalho abdominal. O músculo é plicado do umbigo até a área púbica (Figura 14-6).

Após esse procedimento, a ferida é fechada avançando-se os tecidos e fechando-se o sistema fascial superficial (fáscia de Scarpa) e realizando-se um fechamento em camadas do resto da ferida. Um dreno é colocado antes de se completar o fechamento da ferida e do sistema fascial superficial, e é trazido para o exterior através de uma pequena

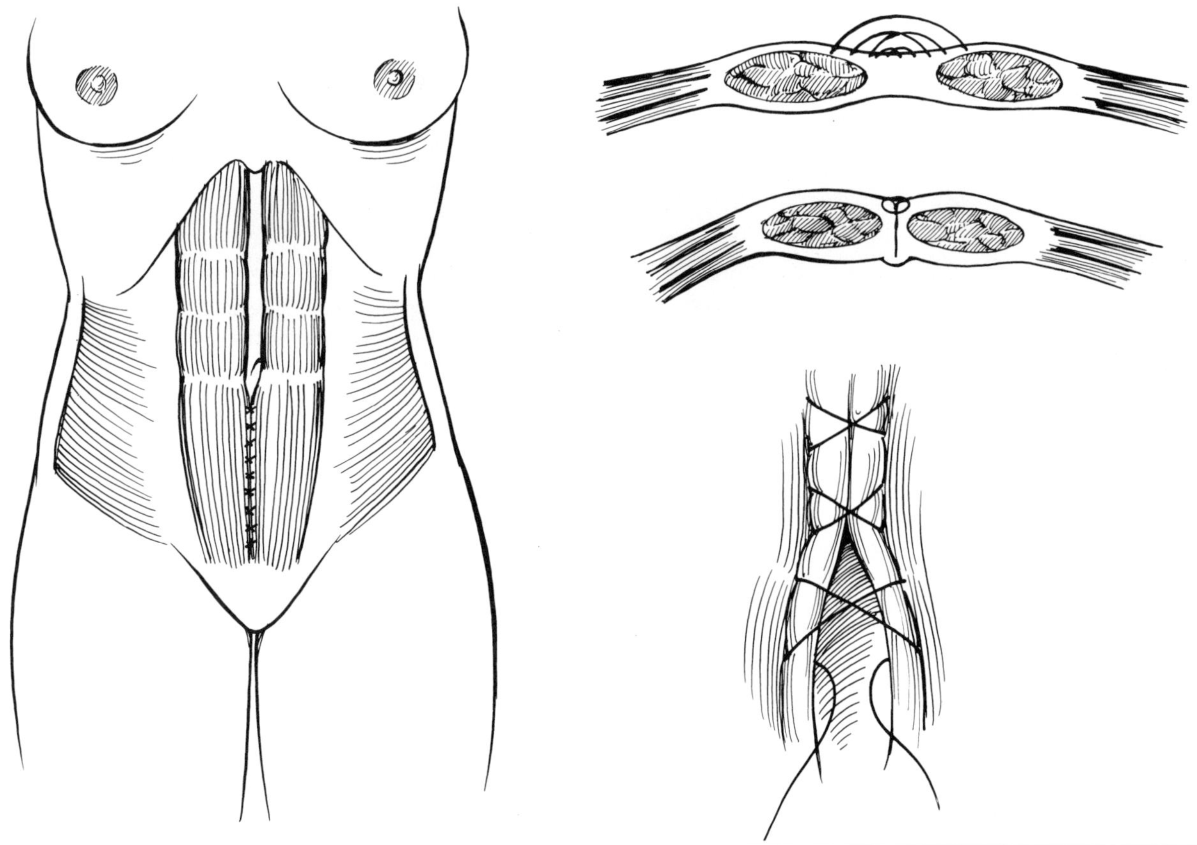

Figura 14-6. Esboço da plicatura retoabdominal inferior ao umbigo. Note o posicionamento e a técnica da sutura de plicação.

incisão na área pubiana. O cuidado pós-operatório é realizado pelos procedimentos previamente descritos.

Exemplos de casos representativos ilustrando o efeito de se combinar a lipoaspiração agressiva com essa mini-abdominoplastia são mostrados na Figura 14-7A a F.

■ DEFORMIDADE DO TIPO 4

MARCAÇÕES

Os pacientes com deformidades do tipo 4 são marcados pelo excesso suave a moderado de pele e excesso de tecido adiposo juntamente com flacidez das musculaturas abdominais tanto do m. reto infra-umbilical quando do supra-umbilical. Essa deformidade é tratada com uma combinação de lipoaspiração, excisão de pele redundante e plicatura total da musculatura abdominal. Geralmente, a lipoaspiração é utilizada para melhorar os contornos dos tecidos abdominais da linha mediana superior, as regiões subcostais e a área da cintura.

A abordagem operatória nos pacientes de tipo 4 é similar àquela em pacientes dos tipos 2 e 3. A diferença nas suas apresentações são relacionadas à flacidez aponeurótica muscular que existe do processo xifóide até a região pubiana. Freqüentemente, esses pacientes apresentam maior excesso de pele e exigem uma incisão abdominal inferior mais extensa do que os pacientes com deformidades dos tipos 1 a 3.

Técnica Cirúrgica

O procedimento é novamente iniciado com a realização de lipoaspiração após a infiltração de fluido para alcançar a tumescência.

A seguir, é realizado o descolamento após se fazer a incisão abdominal acima da área pubiana como inscrita na pele antes da operação. O retalho cutâneo é elevado no nível muscular aponeurótico, e é realizado o descolamento na região umbilical. Nesse ponto, o cirurgião deve decidir se "mobiliza" o umbigo por transecção do pedículo ou disseca ao redor deste. Dissecar ao redor deste e acima exige instrumentos longos, retratores iluminados e, muito freqüentemente, o endoscópio. Se a quantidade de pele a ser removida é mínima, o umbigo pode ser mobilizado e reposicionado de forma que a nova posição do umbigo seja estética em relação ao xifóide e à região suprapubiana.

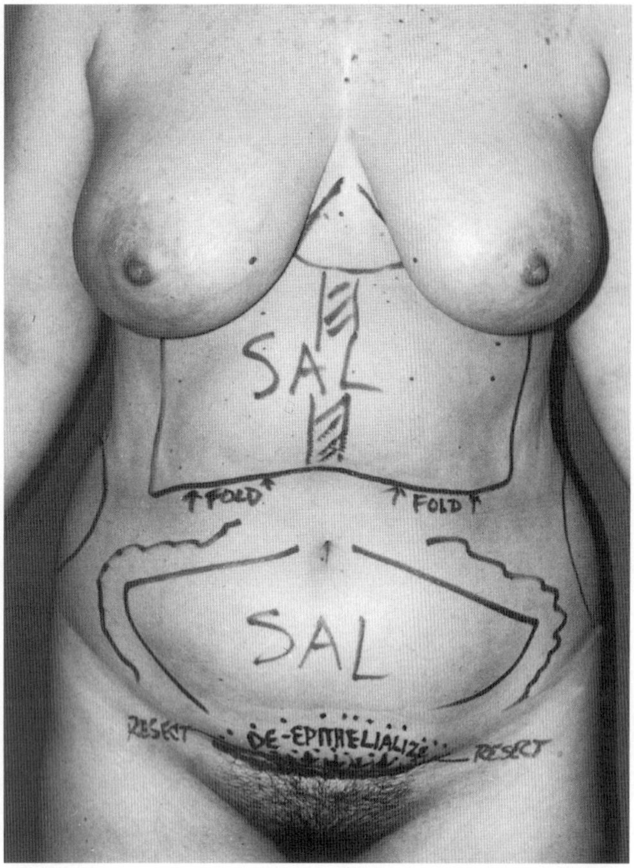

A

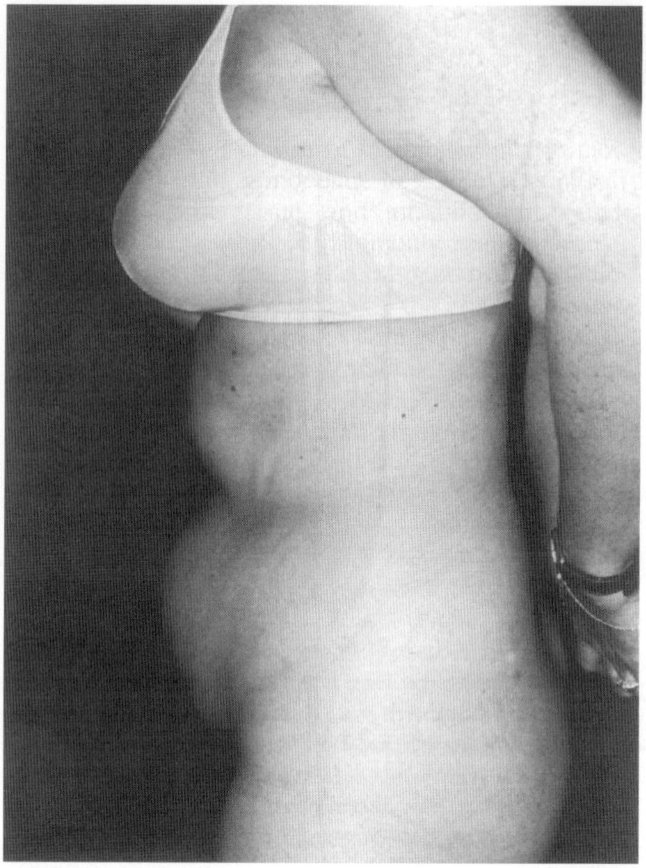
B

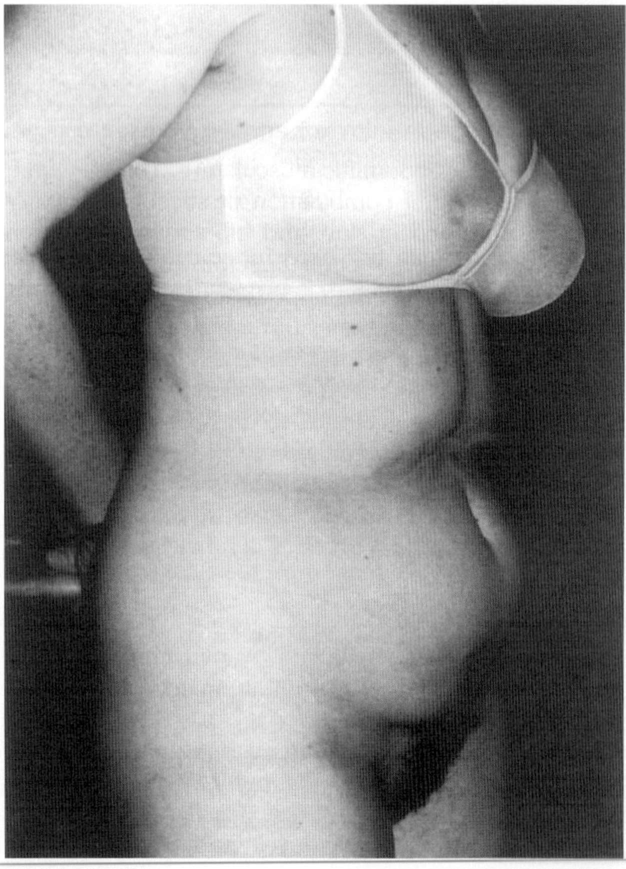
C

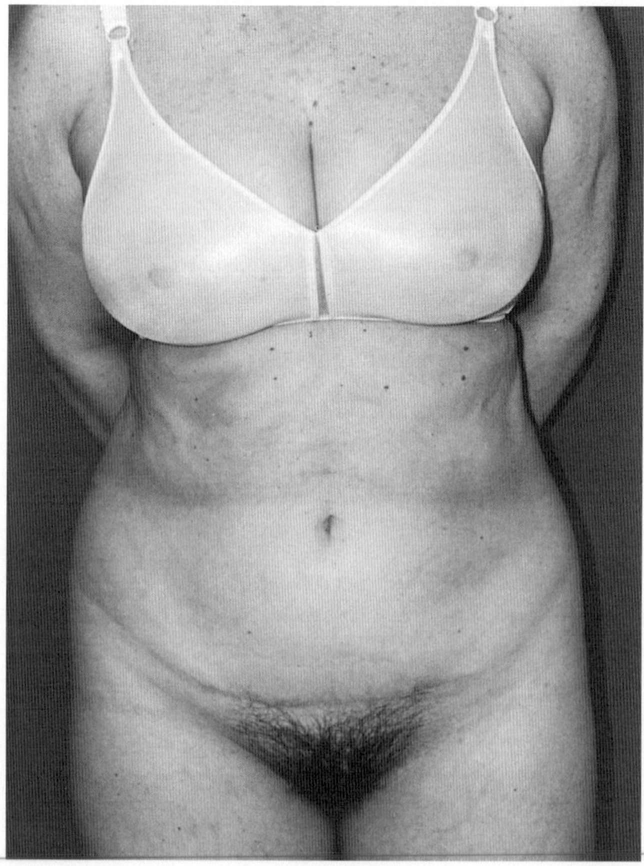
D

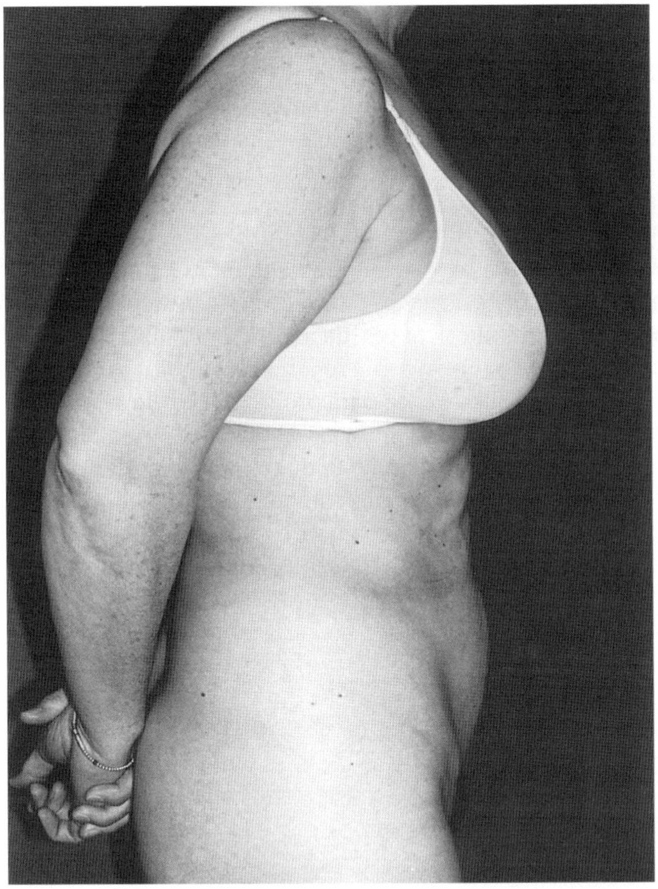

E

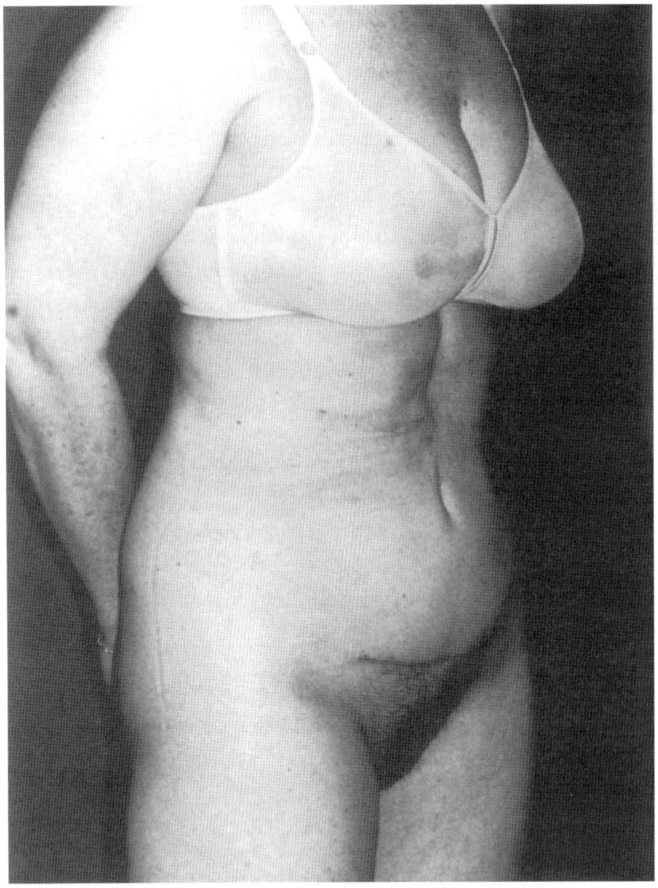

F

Figura 14-7. Visões frontal (A), lateral (B), e oblíqua (C) de paciente com deformidade abdominal do tipo 3 antes da miniabdominoplastia. Aparência pós-operatória da paciente nas visões frontal (D), lateral (E) e oblíqua (F). A paciente também perdeu 6,8 quilos.

Nesses pacientes, a plicatura é indicada do xifóide à área pubiana. Isso é feito na parte superior do abdômen com uma sutura contínua ou de Prolene-0 ou de Surgilon-0. É necessária uma sutura contínua devido ao longo "túnel" criado por descolamento da área abdominal superior através de uma pequena incisão na parte inferior do abdômen. Utilizar o endoscópio requer alguma prática, mas esse instrumento facilita imensamente o posicionamento de suturas e a manobra de plicatura na parte superior do abdômen quando a incisão na parte inferior do abdômen é muito pequena.

A região inferior abdominal é similarmente plicada. O umbigo é mobilizado inferiormente ou é levemente reposicionado. O reposicionamento envolve remoção de pele na parte inferior do abdômen e reposicionamento do umbigo através de uma pequena incisão no retalho abdominal.

Novamente, os drenos de sucção são utilizados e o cuidado pós-operatório é quase que similar àqueles para os pacientes que estão sendo tratados das deformidades do tipo 2 ou do tipo 3.

CUIDADO PÓS-OPERATÓRIO

As restrições de atividade pós-operatória e a recuperação antecipada são similares àquelas para pacientes com deformidades do tipo 2 e do tipo 3.

PRECAUÇÕES

Riscos e complicações incluem cicatriz alargada, cicatriz dolorosa, assimetria abdominal, enrugamento da pele, formação de seroma, hematoma, dano ao umbigo, dano à musculatura abdominal ou víscera abdominal, dano à estrutura do local (se a lipoaspiração é feita na região local) e embolia gordurosa. As últimas complicações são muito raras.

■ DEFORMIDADE DO TIPO 5

TÉCNICA CIRÚRGICA

Os pacientes com deformidades do tipo 5 exigem uma excisão mais extensa na pele e na gordura, um descolamento mais extenso (sobretudo lateralmente em direção das margens costais) e uma plicatura muscular mais significativa, o que é mais bem obtido com a exposição completa através de uma abordagem aberta. O umbigo é sempre incisado circunferencialmente e reposicionado. A pele a ser incisada é normalmente aquela da área logo acima do umbigo até a da região pubiana. É possível realizar a incisão superior primeiramente, mas muitos cirurgiões preferem fazer a incisão inferior primeiro. O descolamento é realizado no nível da camada aponeurótica muscular até o processo xifóide na linha mediana e também na direção da margem costal lateralmente. Os extremos do descolamento lateral nos músculos oblíquos são limitados a apenas ao que é necessário para se obter uma boa cobertura cutânea e para se realizar o fechamento dos tecidos laterais de pele sem uma "orelha de cachorro".

Após o descolamento completo, a hemostasia é meticulosamente feita com a eletrocauterização. A plicatura da musculatura pode ser feita numa orientação vertical (mais comum), orientação transversa ou oblíqua, especialmente na área da cintura, ou verticalmente na linha semilunar (Figura 14-8). A técnica de plicatura envolve o uso de uma sutura em "X" de náilon e nós invertidos. Então a quantidade de pele a ser excisada é determinada. Isso é geralmente feito flexionando-se o paciente na mesa de operação e empurrando-se a pele distalmente. A pele em excesso é marcada e excisada (Figura 14-9).

O umbigo é reposicionado na linha mediana através de uma pequena incisão, ovóide ou circular, dependendo da aparência umbilical antes da cirurgia. Preferimos utilizar uma técnica em que o aspecto lateral e inferior do umbigo é preso à fáscia subjacente para produzir um relevo na porção superior do umbigo (Figura 14-10). Dois drenos de sucção são posicionados através de pequenas incisões na área pubiana (Figura 14-9). As feridas são fechadas em camadas, com atenção cuidadosa ao fechamento do sistema superficial da fáscia (fáscia de Scarpa), sobretudo lateralmente. Utilizamos suturas absorvíveis para fechar todas as incisões na pele.

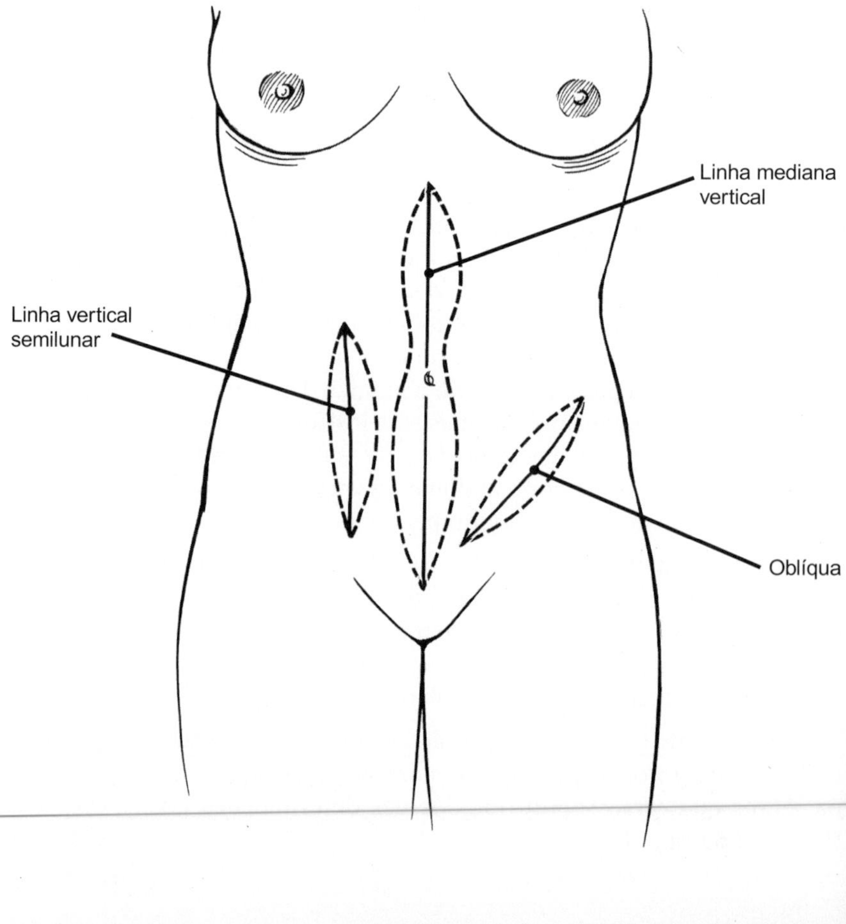

Figura 14-8. Padrões de plicatura para a abdominoplastia completa, incluindo plicatura da linha mediana vertical, plicatura oblíqua e plicatura da linha vertical semilunar.

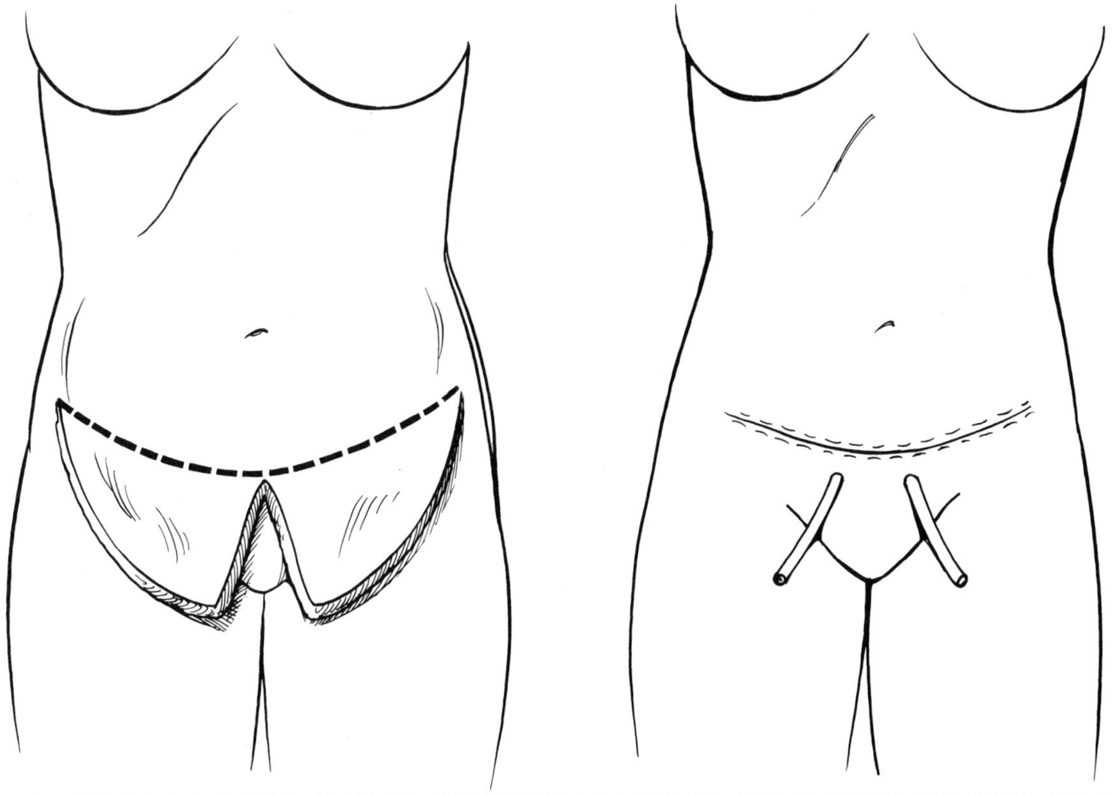

Figura 14-9. Tecido em excesso do abdômen ressecado e fechamento completo com posicionamento do dreno.

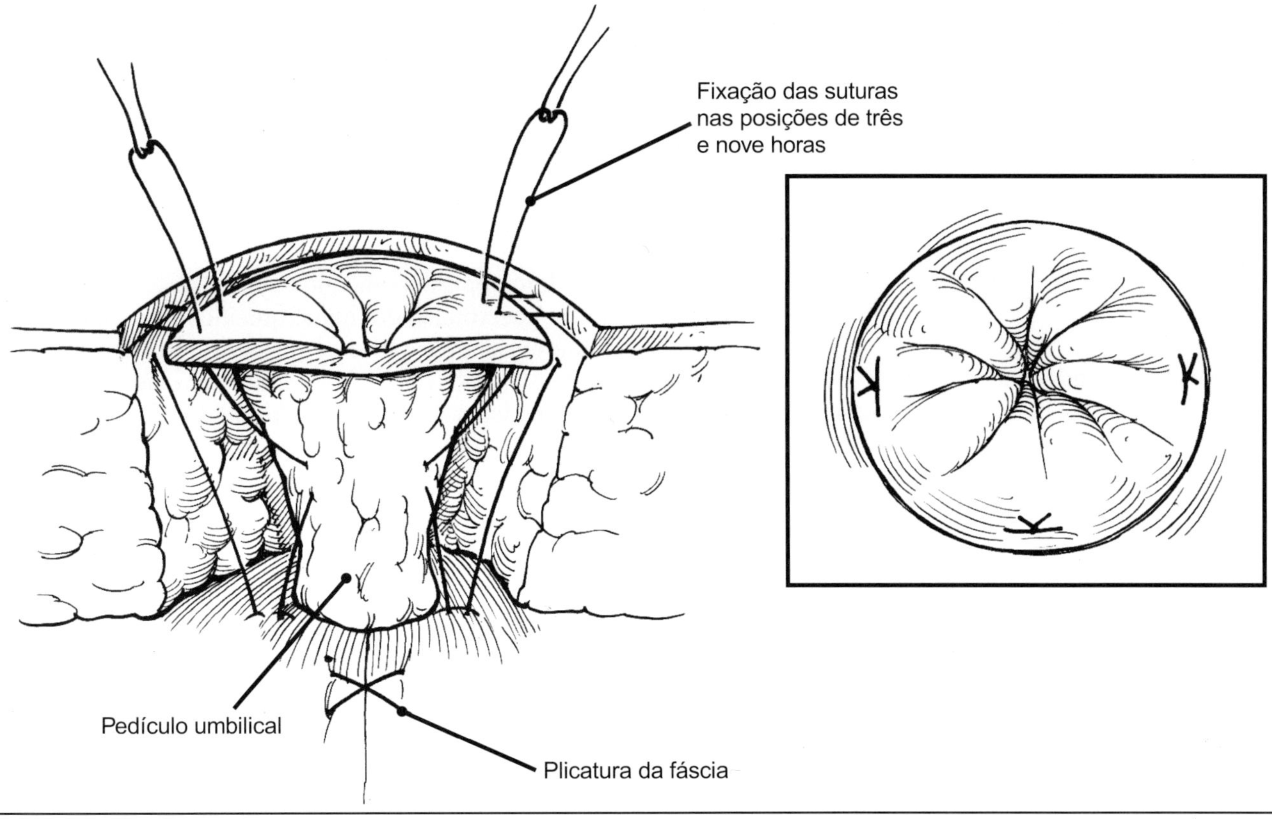

Figura 14-10. Técnica para umbilicoplastia com fixação do umbigo à fáscia nas posições de três, seis e nove horas para se produzir a sobreposição da pele. (A posição de seis horas não é mostrada no lado esquerdo da figura.)

ASPECTOS ÚNICOS DO CUIDADO PÓS-OPERATÓRIO

Após a cirurgia, o paciente é mantido numa posição com os quadris e joelhos flexionados e as costas elevadas. Os pacientes levantam da cama na noite da cirurgia e podem retomar a atividade normal rapidamente. As estadias pós-operatórias costumeiras no hospital são de 48 horas. Os drenos são mantidos até que drenem menos que 30 ml/dia. O cateter de Foley, que é utilizado durante a cirurgia, é removido na manhã após a operação.

Não se permite que o paciente dirija por uma semana após a cirurgia, e após esse período poderá dirigir por curtas distâncias. O paciente pode voltar a dirigir normalmente cerca de 2 semanas após a cirurgia.

PRECAUÇÕES

Riscos e complicações incluem sangramento, hematoma, seroma, infecção, cicatriz aumentada, cicatriz sensível, excentricidade do umbigo, dano vascular ao umbigo, sensibilização da pele na região inferior abdominal, assimetria abdominal, tromboflebite venosa profunda, embolia pulmonar e resultado estético insatisfatório.

▪ ABDOMINOPLASTIA DE TENSÃO LATERAL

INDICAÇÕES

Esse procedimento, que representa uma variação da dermolipectomia abdominal clássica, foi iniciado pioneiramente por Lockwood. O seu conceito é que os resultados da abdominoplastia são limitados porque muita tensão é colocada na parte central do fechamento abdominal. Isso leva a cicatrizes largas; retificação do contorno abdominal inferior, que deve ser normalmente uma convexidade suave; elevação da área pubiana com pêlos; e uma aparência geral inestética e com "estigma operatório" da parte inferior do abdômen.

MARCAÇÕES

Para contrapor essa tendência, Lockwood propôs que uma quantidade maior de pele fosse removida lateralmente, num esforço para refinar o contorno da área da cintura e a parte inferior lateral do abdômen, e que menos quantidade de pele fosse ressecada centralmente. Além disso, o procedimento utiliza a lipoaspiração na parte superior do abdômen após descolamento vertical com tesouras (descolamento com as tesouras perpendicular à musculatura abdominal). Isso tem o efeito de preservar o suprimento de sangue e permitir uma lipectomia de sucção agressiva para um contorno melhor da parte superior do abdômen.

TÉCNICA OPERATÓRIA

Um conceito chave da abordagem de Lockwood é o fechamento cuidadoso do sistema fascial superficial, também conhecido como fáscia de Scarpa. Ele enfatiza que sejam dados múltiplos pontos nessa camada para que seja tirada grande parte da tensão no fechamento pela força dessa camada.

As marcações do procedimento são similares àquelas de uma dermolipectomia clássica do abdômen, como descrita previamente para as deformidades do tipo 5. O paciente se submete a uma infiltração da área abdominal superior e área da cintura lateralmente ao local em estado tumescente. A lipoaspiração prossegue da maneira costumeira na parte superior do abdômen e regiões laterais. O excesso de pele é removido no aspecto lateral da região abdominal inferior, resultando numa definição mais estreita da cintura. A excisão abdominal inferior é realizada similarmente àquela da abdominoplastia completa. A plicatura da musculatura abdominal é realizada na camada muscular aponeurótica, seja na área infra-umbilical somente ou tanto na parte superior quanto inferior do abdômen, se indicado.

PRECAUÇÕES

Esse procedimento trouxe entusiasmo em pacientes selecionados. Parece resultar em menos migração da linha mediana da cicatriz abdominal inferior e uma aparência mais refinada da parte lateral do abdômen e cintura. É bem descrito nas publicações de Lockwood, enfatizando a importância do sistema fascial superficial.

▪ ABDOMINOPLASTIA EM CINTO OU EM FAIXA

INDICAÇÕES

A abdominoplastia em cinto ou em faixa é uma variação da dermolipectomia abdominal que incorpora uma excisão circunferencial de excesso de pele e tecido subcutâneo por estender o aspecto lateral das incisões em cada lado em volta da linha mediana das costas. Os pacientes geralmente apresentam uma grande circunferência e um excesso de gordura circunferencial.

MARCAÇÕES

O exame do paciente e a marcação são similares àqueles para pacientes com deformidades do tipo 5; a diferença é que a excisão de pele se estende do flanco para o tronco posterior (Figura 14-11).

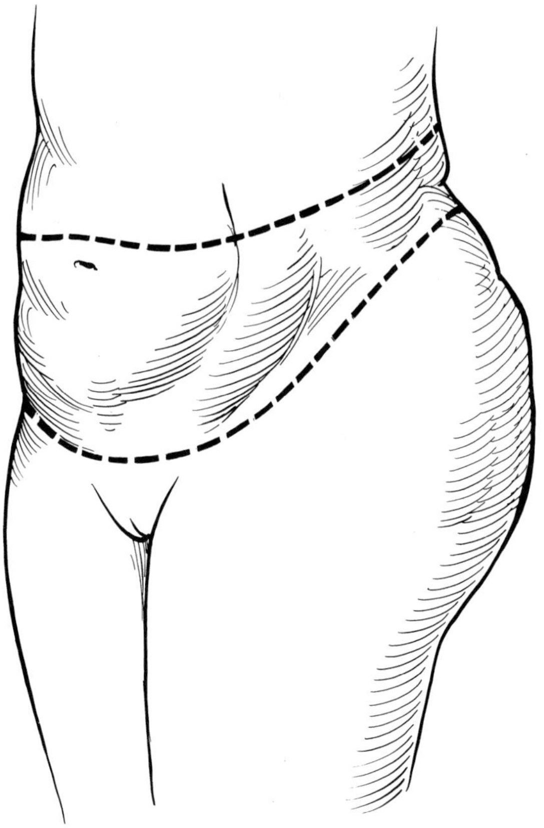

Figura 14-11. Abdominoplastia em cinto. Excisão pré-operatória da pele como desenhado nos flancos e costas.

TÉCNICA OPERATÓRIA

O procedimento é iniciado com o paciente na posição de bruços ou na posição de decúbito lateral para expor o tronco lateral e posterior. A excisão de pele e gordura subcutânea prossegue da maneira imposta pela pele pré-marcada, com o tecido sendo excisado no nível musculoaponeurótico (Figura 14-11). Um dreno de sucção pode ser posicionado na área pósterolateral, e as feridas são fechadas por planos, tomando-se cuidado em fechar o sistema superficial fascial. Suturas de poliglactina absorvíveis (Vicryl 3-0) são preferidas para essa camada, sendo o Vicry 4-0 utilizado para a derme profunda e um fechamento intradérmico subseqüente de Vicryl 4-0 (nossa preferência), ou Prolene 3-0, que será retirado é feito para unir cuidadosamente as extremidades da ferida.

■ PANICULECTOMIA

INDICAÇÕES

Essa é uma modificação de uma abdominoplastia padrão que é utilizada para tratar pacientes com abdômen em avental, ou "pannus", que leva a solução de continuidade ou dermatite na virilha ou na área pubiana. Mais freqüentemente, o paciente apresenta perda de peso maciça, e o excesso de pele abdominal inferior "pende" na virilha e regiões pubianas. Também pode atingir as coxas conforme o paciente caminha, causando um desconforto significativo.

TÉCNICA OPERATÓRIA

O procedimento difere da abdominoplastia padrão em que a quantidade de pele e tecido adiposo descolada superiormente ao tecido a ser excisada é extremamente limitada. Os retalhos abdominais nesses pacientes com perda de peso maciça geralmente demonstram um estado vascular comprometido, e o descolamento é associado a alto índice de necrose de pele e formação de seroma. Conseqüentemente, a excisão pode ser quase ser considerada uma "excisão em cunha" do tecido a ser removido (Figura 14-12). A presença de incisões prévias (geralmente de uma gastroplastia ou procedimento da derivação intestinal) deve ser cuidadosamente percebida, porque também predispõe a perda de tecido. Se o tecido a ser removido se estende acima do umbigo, uma exerese umbigo é discutida com o paciente antes da operação e é geralmente realizada na época da paniculectomia.

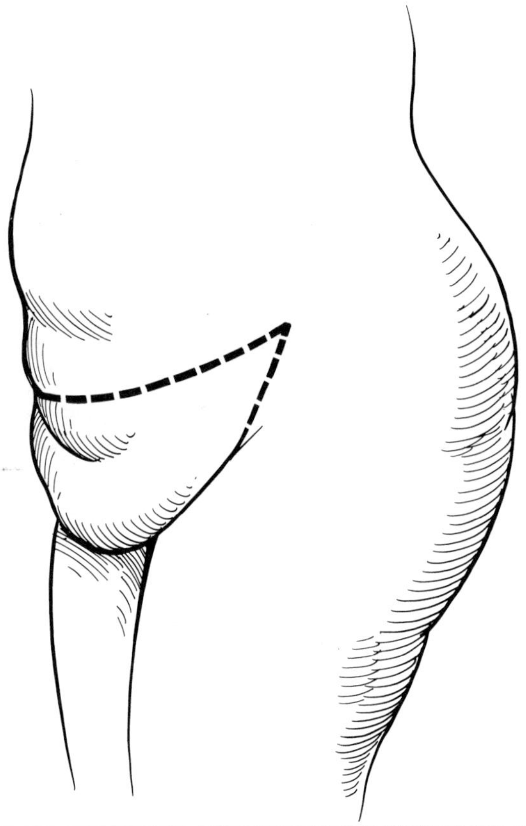

Figura 14-12. Planejamento da paniculectomia. Note que o tecido entre as linhas superior e inferior é removido através da excisão em "cunha" com descolamento mínimo acima da linha superior.

A excisão da pele abdominal redundante e tecido subcutâneo é realizada de baixo para cima, com a dissecção prosseguindo no nível musculoaponeurótico. O fechamento ocorre, de uma maneira similar à abdominoplastia, novamente com atenção cuidadosa ao fechamento do sistema fascial superficial, derme profunda e camadas intradérmicas. Os drenos de sucção são sempre utilizados; eles são exteriorizados através de pequenas incisões na região pubiana e deixados no local até que drenem menos que 30 ml/dia. Pacientes saem da cama na noite da cirurgia e então pelo menos três vezes ao dia. A duração normal da estadia no hospital é entre 3 e 5 dias.

PRECAUÇÕES

Possíveis complicações após esses procedimentos incluem alteração de sensibilidade, assimetria de contorno, endurecimento ou aglomeração na gordura abdominal, espessamento ou hipertrofia da cicatriz, sensibilidade da cicatriz, sangramento com formação potencial de hematoma, formação de seroma, infecção e as possibilidades remotas de danos para as vísceras abdominais, tromboflebite venosa profunda, embolia pulmonar e embolia gordurosa. Uma seleção cuidadosa do paciente e um planejamento pré-operatório, juntamente com uma técnica cirúrgica consistente, podem levar essas seqüelas desagradáveis a um mínimo e manter alta a satisfação do paciente.

Leituras Selecionadas

Bozola AR, Psillakis JM. Abdominoplasty: a new concept and classification for treatment. *Plast Reconstr Surg* 1988;82:983.

Grazer FM, Goldwyn RM. Abdominoplasty assessed by survey with emphasis on complications. *Plast Reconstr Surg* 1977;59:513.

Gremminger RE The mini-abdominoplasty. *Plast Reconstr Surg* 1987;79:365.

Hetter GP. *Lipolysis: The Theory and Practice of Suction Lipectomy.* Boston: Little, Brown, 1984.

Huger WE Jr. The anatomic rationale for abdominal lipectomy. *Amer Surg* 1979;45:612.

Klein JA. Tumescent technique for local anesthesia improves safety in large-volume liposuction. *Plast Reconstr Surg* 1983;92:1085.

Lockwood TE. Superficial fascial system (SFS) of the trunk and extremities: a new concept. *Plast Reconstr Surg* 1991;87:1009.

Markman B, Barton FE. Anatomy of the subcutaneous tissue of the trunk and lower extremity. *Plast Reconstr Surg* 1987;80:248.

Matarasso A. Abdominoplasty. *Clin Plast Surg* 1989;16:289.

Pitman J, Holzer R. Safe suctions: fluid replacement and blood loss parameters. *Perspect Plast Surg* 1991;5:79.

Teimourian B. *Suction Lipectomy and Body Sculpting.* St. Louis: CV Mosby, 1987.

Toledo LD. Syringe liposculpture: a 2-year experience. *Aesth Plast Surg* 1991;15:321.

Wilkinson TS, Schwartz BE. Individual modifications in body contour surgery: the "limited" abdominoplasty. *Plast Reconstr Surg* 1986;77:779.

Parte IV

Cirurgia Estética Facial

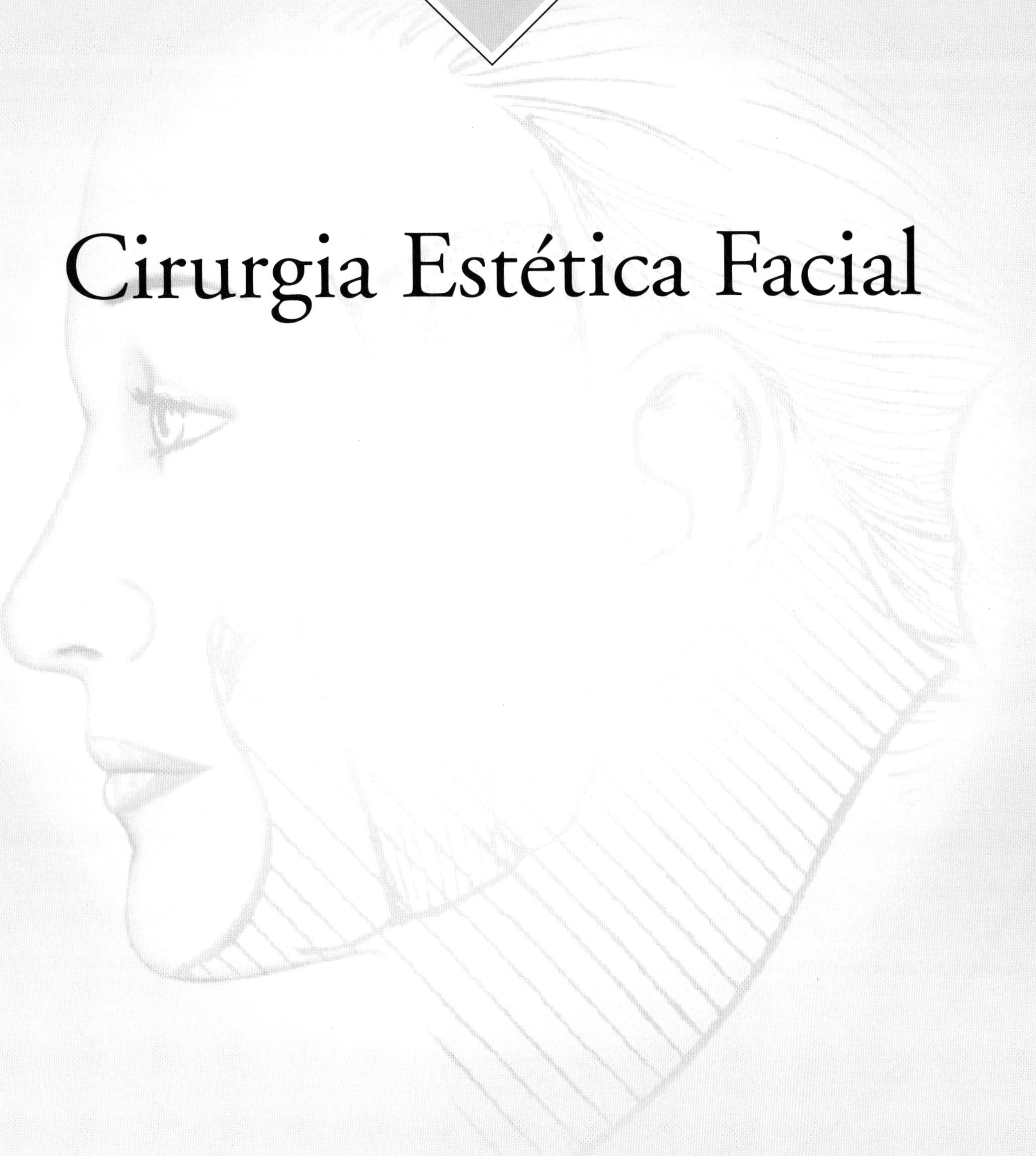

Capítulo 15

Ritidectomia em Múltiplos Planos

Henry A. Mentz

Os conceitos básicos sobre o *lifting* da face em múltiplos planos (p. ex., composto, de camada profunda ou multivetorial) são dois. O primeiro conceito é que a queda dos tecidos moles é mais bem rejuvenescida através do seu reposicionamento e suspensão do que da excisão dos tecidos moles subjacentes e da hipercorreção da pele para compensar a perda dos tecidos moles. O segundo conceito é que a frouxidão da pele facial e a queda dos tecidos moles ocorrem em diferentes intensidades e direções. O rejuvenescimento da face deve ser então de reposição e tração em tensões e direções separadas. A pele na bochecha exige um movimento do retalho posteriormente e levemente superior, e os tecidos da bochecha e da papada exigem um reposicionamento vertical e fixação. A pele e os tecidos moles da sobrancelha, bochecha e pescoço devem ser tratados separadamente para se obter um rejuvenescimento total e natural.

O *lifting* convencional da face se baseia na tração da pele somente e não consegue tratar os efeitos do envelhecimento e da gravidade nas estruturas profundas à pele. Os músculos faciais subjacentes, bem como os depósitos de gordura, cederão e esticarão. Para acomodar a perda dos tecidos profundos, diversos cirurgiões recomendaram a plicatura das estruturas moles ou a remoção de depósitos de gordura. Inicialmente, os cirurgiões realizavam a suspensão no pescoço e, posteriormente, plicavam os tecidos moles na região da bochecha.

O descolamento das camadas profundas iniciou-se em 1976 depois que Skoog, Mitz e Peyronie utilizaram dissecções em cadáveres para definir o sistema superficial musculoaponeurótico (SMAS). Inicialmente, os problemas com o *lifting* profundo incluíam recorrência prematura das rugas na pele, já que ela era aderida ao retalho profundo do SMAS. Houve diversas adaptações que associavam dissecção tanto da pele como do SMAS, com reposicionamento do SMAS. O tratamento da flacidez do terço inferior da face e pescoço avançou, com inúmeras modificações na suspensão do SMAS platismal, com transecção parcial, para criar, finalmente, uma sustentação muscular no pescoço com suspensão separada da região da bochecha.

Desde a introdução da ritidectomia composta por Hamra em 1992, tem havido diversas adaptações e modificações do *lifting* no nível profundo. A primeira ritidectomia composta descrita por Hamra incluía o descolamento limitado da pele, elevações extensas de SMAS no terço médio da face, reposicionamento do músculo orbicular e tratamento do platisma no pescoço. Furnas e Stuzin forneceram informações valiosas definindo a anatomia específica da ramificação temporal do nervo facial e dos ligamentos de sustentação do SMAS, particularmente os ligamentos massetérico e zigomático. Quando esses ligamentos são liberados, o SMAS no terço médio da face pode ser mais bem elevado e reposicionado. Elevação adicional tem sido obtida liberando-se parcialmente o mesentério temporoparietal e o platisma no pescoço. A elevação do SMAS no terço médio da face combinada com a suspensão do coxim zigomático por via endoscópica pode obter ainda maior excursão do SMAS. Uma vez que o edema no terço médio da face aumenta com essas manobras, um apoio adicional na pálpebra inferior é necessário para prevenir o *scleral show*, resultado do edema transitório do terço médio da face. Existem muitas opções para a suspensão do músculo orbicular. Um melhor entendimento da anatomia e da inervação pelo nervo facial dos músculos zigomático e orbicular alterou a dissecção original do SMAS. Como a inervação dos orbiculares inferiores passa através do zigomático maior, esses músculos não devem ser separados. Muitos cirurgiões incorporaram a lipoaspiração à lipectomia submental. A cirurgia endoscópica na fronte e no terço médio da face têm permitido técnicas de suspensão criativas e eficazes, com redução no tamanho da cicatriz. Finalmente, o uso de agentes tópicos de *resurfacing*, *lasers*, enxertos de gordura e toxina botulínica tem permitido uma melhoria nos resultados cirúrgicos.

As técnicas de múltiplos planos estão se tornando mais populares. Racionalizar uma operação mais complexa tem sido difícil, e as técnicas estão sujeitas a riscos adicionais e benefícios em potencial. Kamer, em 1998, comparou os índices de recidiva em descolamento isolado da pele, retalho de SMAS e ritidectomias em plano profundo. Com o mesmo cirurgião realizando todos os 892 *lifting* de face, o índice de recidiva foi de 21,7% no descolamento de pele isolado, 11,4% para retalhos de SMAS e 3,3% para os *liftings* do plano profundo. Os riscos potenciais das técnicas de múltiplos planos *versus* as técnicas tradicionais de *lifting* de face têm variado. Os riscos incluem hematoma, necrose da pele, lesões nervosas, *scleral show* (ectrópio), cicatrizes ruins, assimetria, irregularidade e detectabilidade geral.

AVALIAÇÃO DO PACIENTE

A avaliação do paciente para ritidectomia deve ocorrer em duas consultas ou mais. A primeira visita deve incluir a avaliação da história médica do paciente, juntamente com a avaliação das necessidades básicas e dos objetivos. Riscos especiais, tais como hipertensão, doença cardíaca, fumo, distúrbios da coagulação, e medicações específicas, são importantes de serem definidos e serão discutidos posteriormente. A condição da pele e tecidos moles e a anatomia geral devem ser observadas.

O paciente deve ser examinado em quarto iluminado. Ao analisarmos o envelhecimento da face humana, devemos estar conscientes de que as mudanças que ocorrem no envelhecimento são causadas pela perda da elasticidade da pele e pela depressão das estruturas anatômicas profundas. Ao examinar um paciente, o cirurgião deve avaliar todas as estruturas faciais relacionadas ao envelhecimento e compreender as mudanças que ocorrem nessa área. O paciente é avaliado na posição vertical para uma análise mais apurada da anatomia. Após a análise, os desejos do paciente devem ser relacionados com as indicações cirúrgicas para se desenvolver um plano pré-operatório e objetivo apropriados. Uma explicação cuidadosa é necessária no que se refere às regiões que provavelmente terão uma melhoria significativa e regiões que podem não melhorar em nada.

O envelhecimento facial ocorre devido a diversos fatores (Figura 15-1). Esses incluem: degradação na qualidade, cor e elasticidade da pele; acúmulo de gordura subcutânea ou atrofia; afrouxamento das camadas profundas; enfraquecimento dos músculos faciais subjacentes à pele; e exposição das estruturas esqueléticas, musculares e glandulares.

Região Frontal

A região frontal é geralmente considerada uma unidade singular, que inclui a fronte, sobrancelhas e pálpebras superiores. A ptose da fronte, causando o rebaixamento da pálpebra, é consistente e geralmente compatível com o grau de envelhecimento da face. Os músculos corrugadores são conhecidos como causadores das rugas verticais na glabela; a transecção total ou parcial desses músculos pode suavizar essas linhas. Os músculos orbiculares súpero-laterais dos olhos causam a descida lateral da sobrancelha, e a transecção parcial na rima orbital pode permitir a elevação lateral da mesma. Devido ao fato de a fronte ser parte integrante da face, o *lifting* dessa região pode melhorar a mudança do retalho em qualquer ritidectomia. Apesar de um *lifting* facial subcutâneo não obrigar o cirurgião a fazer um *lifting* na fronte, o *lifting* do SMAS no terço médio da face provavelmente criará uma redundância na pele e nos tecidos moles no arco zigomático e na região orbital lateral se as sobrancelhas não forem reposicionadas ao mesmo tempo. A realização do *lifting* da fronte também permitirá que o cirurgião remova menos pele das pálpebras superiores durante a blefaroplastia. Um ótimo rejuvenescimento da pálpebra superior requer tanto levantamento da sobrancelha quanto blefaroplastia superior. A ptose da pálpebra superior pode exigir uma plicatura da aponeurose do músculo levantador. A ptose da glândula lacrimal na extremidade lateral da rima orbital pode exigir uma elevação e fixação sob a rima. Os objetivos individuais para um reposicionamento da sobrancelha devem ser avaliados. Permitir que o paciente visualize diversas posições da sobrancelha com um espelho de mão auxiliará o cirurgião a compreender os objetivos e as limitações do paciente.

Pálpebras Inferiores

O envelhecimento nas pálpebras inferiores inclui: descida do canto lateral, perda das estruturas de suporte da pálpebra inferior, protrusão da gordura orbital, queda dos tecidos moles do terço médio da face e exposição da margem infra-orbital e lagoftalmo. As pálpebras inferiores devem ser avaliadas quanto a elasticidade da pele, elasticidade da pálpebra (teste do estalo), secura (teste de Schirmer), posição da pálpebra e do canto lateral, protrusão da gordura orbital, proeminência malar e lagoftalmo. O reposicionamento da camada profunda do terço médio da face aumentará os riscos de problemas oculares. A cirurgia da pálpebra inferior apresenta um potencial significativo para problemas tais como *scleral show*, denervação do músculo orbicular, ectrópio, olhos secos ou arranhados, olhos com aparência encovada, aplainamento do terço médio da face , ou lagoftalmo recorrente. Fatores de risco especiais incluem um grande excesso de pele, pálpebras inferiores soltas, olhos secos, canto lateral caído, grande excesso de gordura orbital, proeminência malar mínima (p. ex., o vetor negativo é menos proeminente do que a córnea) e um lagoftalmo profundo. Para reduzir os problemas, o cirurgião deve considerar uma ressecção conservadora de pele, procedimentos tensos nas pálpebras, elevação ou reposicionamento cantal lateral, reposicionamento ou ressecção do coxim gorduroso orbital, redução da exposição ou trauma das ramificações do nervo facial e reposicionamento do coxim gorduroso malar para suporte e estética.

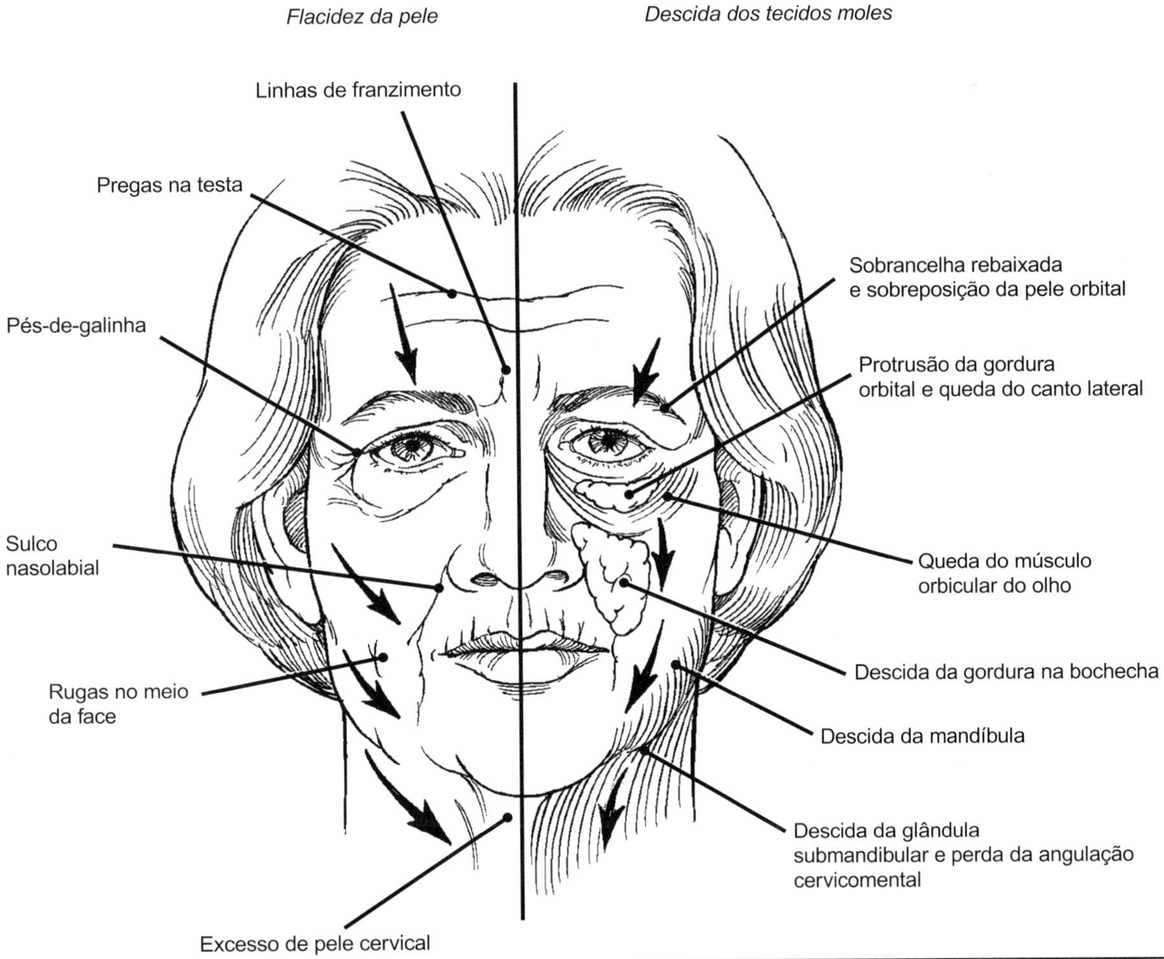

Figura 15-1. O paciente idoso. Com a idade, a pele perderá a elasticidade e enrugará. A pele afrouxa na direção paralela aos músculos subjacentes e enruga transversa ao músculo. Os tecidos moles descerão com a gravidade e se dobrarão entre os ligamentos de retenção fixados. Devido a essas diferenças, essas estruturas são mais bem levantadas separadamente.

Terço Médio da Face

No terço médio da face, os tecidos moles cederão e o excesso de pele enrugará com a idade. À medida que essas estruturas da bochecha decaem, existe uma exposição da rima infra-orbital e lagoftalmo, um acúmulo de pele e tecidos moles acima do sulco nasolabial, os cantos da boca virarão para baixo e as mandíbulas se salientarão. À medida que os tecidos moles decaem, eles cedem e se juntam entre os ligamentos de retenção do SMAS. As estruturas do terço médio da face podem ser elevadas verticalmente com o reposicionamento do SMAS para levantar o coxim gorduroso malar, o tecido gorduroso da mandíbula e o canto da boca. A liberação dos ligamentos de retenção do SMAS permite uma excursão maior e um reposicionamento adequado do coxim malar. Uma abordagem em múltiplos planos, combinando o reposicionamento vertical dos tecidos moles e a suspensão do terço médio da face com um retesamento oblíquo da pele, pode fornecer a melhor abordagem para essa área. Os sulcos nasolabiais proeminentes devem ser tratados independentemente com um preenchimento, tal como um enxerto de gordura ou facial, para assegurar uma melhoria razoável. Pacientes com sulcos nasolabiais e mandíbulas pronunciadas podem se beneficiar de um desengorduramento cuidadoso e conservador nessas áreas.

Pescoço

O pescoço é parte integral da aparência facial e deve estar em harmonia com uma face rejuvenescida. O envelhecimento no pescoço pode levar a um excesso de pele, acúmulo de gordura ou atrofia; liberação, separação ou formação de bandas platismais; e queda da glândula submandibular e das estruturas laringeais. O platisma facial deve ser primeiramente reposicionado na bochecha em um vetor vertical para uma suspensão adequada do coxim malar e reposicionamento das mandíbulas. A platismoplastia da linha mediana é realizada secundariamente, de forma a não puxar para baixo as estruturas do SMAS do terço médio da face. O platisma pode ser cortado medialmente, lateralmente ou completamente para minimizar o movimento do SMAS nos vetores específicos. A transecção medial permite mais movimento das man-

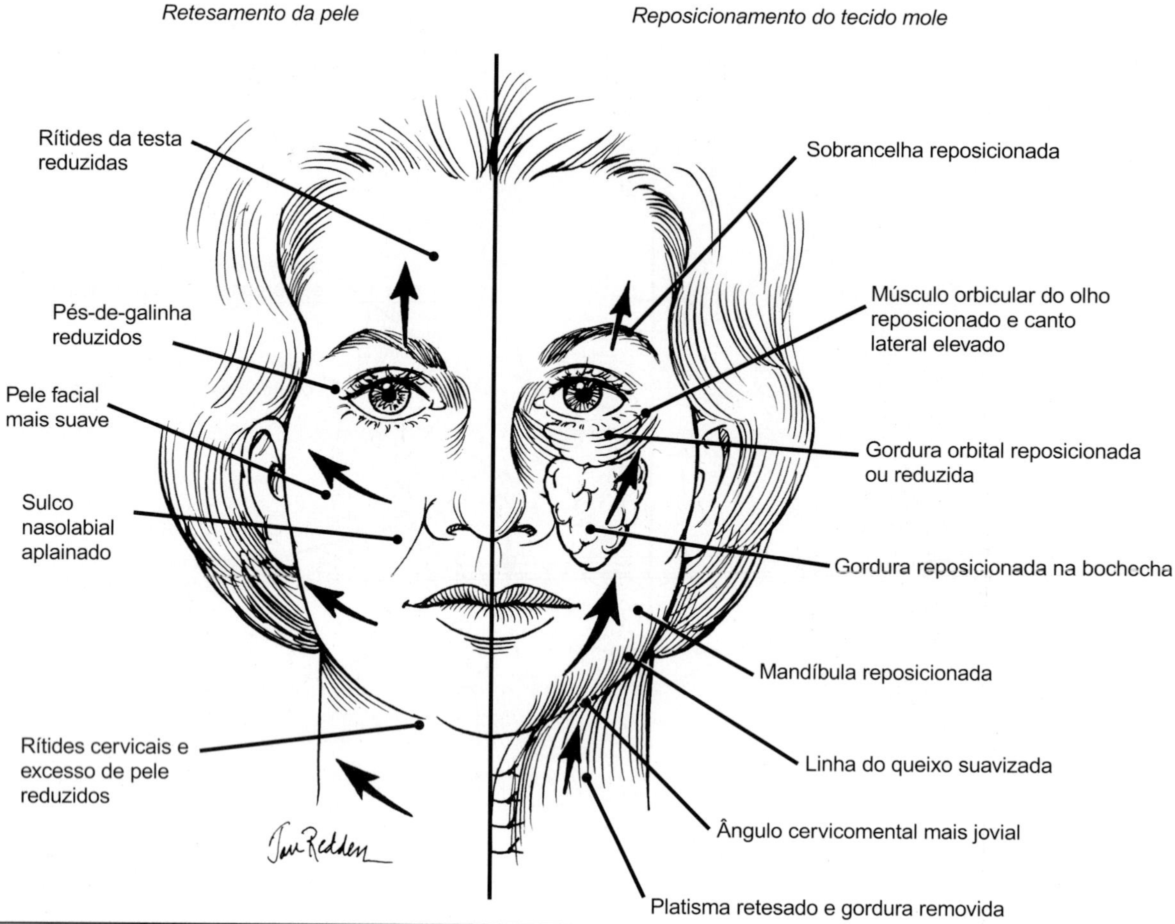

Figura 15-2. Rejuvenescimento facial. O rejuvenescimento facial requer tanto o retesamento da pele quanto o reposicionamento dos tecidos moles. Com o levantamento da face em múltiplos planos, a direção e a tensão para cada camada e a porção da face podem ser talhadas para cada camada e área.

díbulas, a transecção lateral permite mais movimento da bochecha, e a transecção completa permite uma mudança máxima do retalho. A gordura em excesso é ressecada conservadoramente, e as faixas musculares na linha mediana podem ser excisadas ou suturadas juntas. As margens anteriores do platisma são aproximadas para cobrir a área cervical na linha mediana como uma faixa de apoio platismal. O platisma lateral é suspenso (num vetor posterior) da fáscia cervical superficial cobrindo o mastóide. O excesso de pele é excisado atrás da orelha (Figura 15-2).

INDICAÇÕES E CONTRA-INDICAÇÕES

A indicação para a ritidectomia é uma flacidez geral da pele e dos tecidos moles. A motivação e os objetivos do paciente devem ser avaliados. Dois testes simples podem ser utilizados para se avaliar os desejos e objetivos do paciente. Primeiramente, peça ao paciente que coloque quatro dedos verticalmente ao longo da linha temporal em relação à orelha. O paciente sente melhoria com a tensão para trás? Se o paciente não sentir melhora, então faça o segundo teste. Dê ao paciente um espelho portátil e peça-lhe para deitar numa cadeira reclinada e relaxar. Se o paciente estiver satisfeito com essa aparência como um resultado final, então ele deve ser um bom candidato ao rejuvenescimento facial. A imagem por computador também pode ter um papel importante na avaliação dos objetivos do paciente e na demonstração das limitações cirúrgicas. Objetivos não-realistas podem ser um sinal de alerta de que o paciente pode não ficar satisfeito, mesmo com um resultado razoável.

Contra-indicações à ritidectomia incluem distúrbios maiores da coagulação, fumo, doenças vasculares (p. ex., fenômeno de Raynaud), condições fisiológicas instáveis ou riscos anestésicos significativos. Problemas médicos, tais como diabetes melito, hipertensão, asma ou distúrbios da tireóide, podem ser tratados e controlados antes da cirurgia. Pacientes com hipertensão controlada podem exigir um cuidado perioperatório especial. Cicatrizes preexistentes ou danos por radiação também podem ser uma contra-indicação. Contra-indicações não tão comuns incluem progéria, síndrome de Werner e síndrome de Ehlers-Danlos.

Os fumantes devem parar de fumar 2 semanas antes e até 2 semanas após a cirurgia. AAS, produtos que contenham ácido acetilsalicílico ou drogas antiinflamatórias não-esteroidais devem ser descontinuados 2 semanas antes da cirurgia. Os pacientes suscetíveis a perda de cabelo podem ser pré-tratados com minoxidil (Rogaine). Pacientes apresentando história de paralisia de Bell ou lesões de herpes apresentam um risco aumentado de recorrência e podem ser tratados profilaticamente com agentes antivirais. O risco de hematoma pós-operatório é maior em homens e pacientes com hipertensão, infecção respiratória superior, história de abuso de álcool, problemas gastrintestinais ou história de fumo.

PREPARAÇÃO DO PACIENTE

É necessária uma segunda consulta para um consentimento informado, fotografias, revisão dos objetivos do paciente e do plano operatório, e para responder às perguntas do paciente. Algumas considerações pré-operatórias incluem:

1. Evitar a exposição ao sol e o uso de tabaco e álcool durante 2 semanas antes da cirurgia.
2. Vetados aspirina, drogas antiinflamatórias não-esteroidais, componentes com estrógeno ou vitamina E durante 2 semanas antes da cirurgia.
3. Deve-se evitar cortar o cabelo para permitir a melhor cobertura das incisões. Se o paciente utiliza tintura para o cabelo, deve ser feita 1 semana antes da cirurgia e só pode tornar a ser feita 6 semanas após a cirurgia. O cabelo deve ser lavado na noite antes da cirurgia.
4. Não tomar nenhum chá alimentar, suplementos ou vitaminas 2 semanas antes da cirurgia. Gingko biloba, salsa, vitamina E, ginseng e outros componentes podem aumentar o sangramento e a equimose ou criar irritabilidade cardíaca.
5. As escolhas de comida saudáveis são aconselháveis, incluindo vegetais ricos em vitamina K tais como vegetais de folhas verdes, couve, brócolis, espinafre e alfafa. Cápsulas de alfafa, suplementos de vitamina K ou suplementos de arnica são algumas vezes utilizados para diminuir a equimose.
6. Na manhã da cirurgia, lavar o rosto com um sabonete suave e não utilizar maquiagem.
7. Pode-se ministrar clonidina pré-operatória 1 hora antes da cirurgia para reduzir a hipertensão pós-operatória. Deve-se notar que a clonidina aumenta a potência dos agentes anestésicos e narcóticos.

PREPARAÇÃO DA SALA

A operação pode ser realizada com anestesia local e sedação ou com anestesia geral. O cirurgião e o paciente decidem o que pode ser melhor. A sala de operação deve ser equipada com o equipamento necessário a qualquer sala de operação de emergência. Um ambiente confortável, uma boa iluminação e instrumentos apropriados também são necessários. A iluminação de ambos os lados dos retalhos auxiliará a definir a espessura precisa dos mesmos. Endoscópios, brocas, equipamento de fixação, fotóforos, aspiradores e bombas de infiltração também podem ser necessários. A mesa da sala de operação pode ser preparada com um suporte separado para a cabeça, ou uma cama padrão com rodilha de silicone, para melhorar o acesso à incisão.

MARCAÇÕES E PREPARAÇÃO DO PACIENTE

Imediatamente antes da cirurgia, o paciente deve estar sentado enquanto são marcados as pálpebras, os sulcos nasolabiais, assimetrias na sobrancelha, bochecha e linha do queixo; incisão submental no queixo; e linha mediana. Uma vez que o paciente estiver confortável ou estiver adormecido, o cabelo deve ser amarrado com tiras de elástico ou umedecido com um lubrificante (K-Y ou Vaselina), e as marcações podem ser feitas para as incisões do *lifting* da face. Isso é mais bem realizado antes da administração da anestesia local.

Há quatro partes da incisão de levantamento da face: (1) a incisão temporal; (2) a incisão pré-auricular, (3) a incisão retroauricular e (4) a incisão occipitomastóide. A localização das incisões é importante e pode variar, dependendo de muitos fatores. A mudança do retalho ou retração da pele podem aumentar a cicatriz. Diversas técnicas podem ser utilizadas para minimizar esse efeito. Se uma platismoplastia da linha mediana for planejada, a incisão submental também deve ser marcada pré-operatoriamente.

Incisão Temporal

A incisão temporal se estende aproximadamente 5 cm acima da raiz da hélice (Figura 15-3). Pode ser localizada na frente da linha do cabelo somente se a linha do cabelo for extremamente alta. Uma incisão na linha do cabelo será mais aparente, e a incisão pode ser inclinada em direção da fronte em ambas as superfícies para permitir que o cabelo cresça através da incisão. Na maioria dos pacientes, pode ser localizada 4 a 5 cm atrás da linha do cabelo (cortando paralelo aos folículos do cabelo) para esconder a cicatriz. Apesar de esse método elevar a linha temporal do cabelo, ele reduz a detectabilidade da cicatriz. Em indivíduos com cabelo curto, nadadores, jogadores de tênis, golfistas, velejadores ou pacientes com um estilo de vida que possa tornar essa incisão mais visível, a incisão pode ser ziguezagueada na região temporal para reduzir o "aparecimento" da cicatriz linear do couro cabeludo. Essa técnica pode ser aplicada na incisão occipitomastóide. O método de ziguezague exige um pouco mais de tempo para ser feito.

Incisão Pré-Auricular

A incisão pré-auricular é padronizada ao redor da orelha e deve seguir as margens anatômicas. A incisão é mais bem marcada tracionando-se a pele gentilmente para a frente pa-

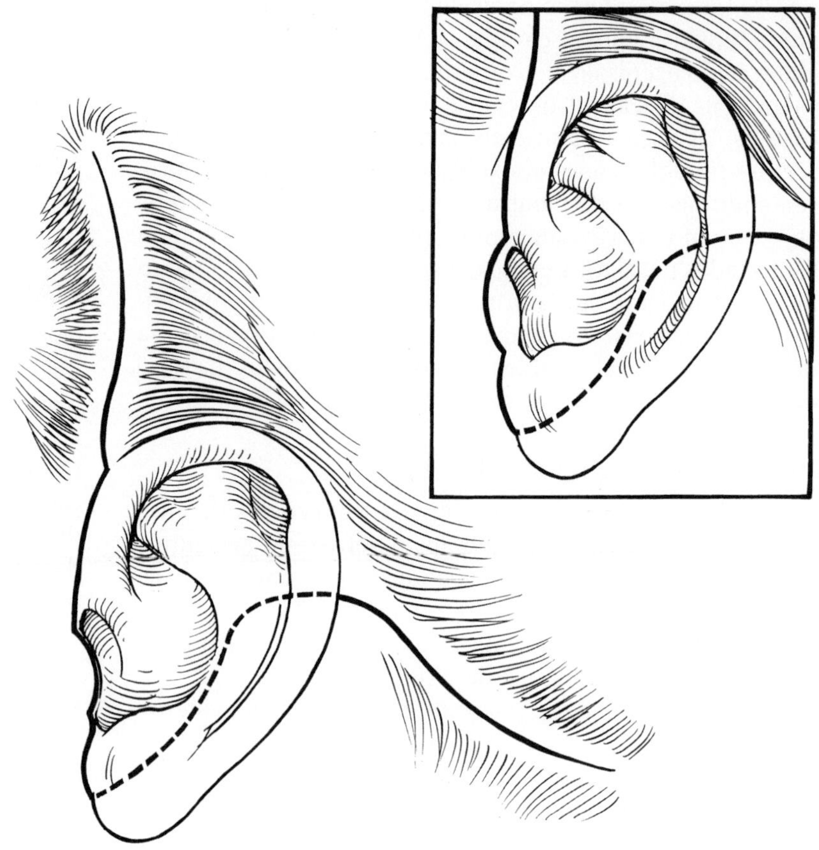

Figura 15-3. Incisões. A incisão pré-auricular é o mais importante componente das incisões de *lifting* da face, já que é mais visível. A incisão deve acomodar o recolhimento do retalho ou o deslocamento do retalho, porque a cicatriz pré-auricular avançará da orelha à medida que o paciente se curar. A porção helical é localizada 1 mm mais próxima à orelha do que a espessura superior helical. A porção lobular é localizada na crista anteriormente, e uma bainha de 1 mm de pele na bochecha continua na extremidade inferior e posterior do lóbulo. A incisão pré-tragal pode ser localizada na extremidade em frente ao trago. É útil posicionar a tensão na pele pré-auricular para duplicar o deslocamento do retalho à medida que a incisão é marcada.

ra duplicar o avanço da cicatriz pós-operatória ou a mudança do retalho. Essa incisão é sempre fechada sem tensão para reduzir o alargamento da cicatriz.

A porção helical deve ser marcada com tensão para combinar com a largura da hélice superior. A incisão deve então contornar a curva da hélice para o nó tragal. A porção tragal pode ser incisada na frente ou na margem do trago. As incisões atrás do trago distorcerão a aparência. A incisão pré-tragal preserva as dimensões tragais naturais com uma cicatriz mínima e podem ser mais bem utilizadas quando o trago é grande. A incisão na margem tragal tenderá a aplainar um trago proeminente, mas a cicatriz será escondida como um realce na extremidade. Essa incisão é mais bem utilizada quando há uma diferença de cor entre a orelha e a nova pele pré-auricular ou quando o trago é pequeno. A porção lobular da incisão pode ser utilizada para reduzir um lóbulo da orelha longo ou esticado removendo-se uma cunha pequena. Para lóbulos da orelha de tamanho normal, uma reserva de 1 mm de pele da bochecha pode ser deixada nas extremidades inferiores e posteriores do lóbulo para o religamento no fechamento. De qualquer maneira, o passo mais importante aqui é reposicionar o lóbulo pelo menos 15 a 30 graus para trás porque a mudança do retalho e o avanço da cicatriz avançarão o lóbulo. Se isso não for feito, o lóbulo aumentará e parecerá esticado ou "élfico". Em homens, alguns cirurgiões preferem posicionar a incisão logo atrás da linha da barba para preservar a pele glabra pré-auricular. A incisão padrão pré-auricular pode ser utilizada se os folículos de cabelo na área em frente da orelha forem removidos, o que evita o crescimento de barba na pele adjacente à orelha e é uma cicatriz menos conspícua. Isso pode ser facilmente realizado desengordurando-se gentilmente e aplicando-se cuidadosamente o cautério (com baixa intensidade) no lado inferior dos folículos capilares (Figura 15-4).

Incisão Retroauricular

A incisão retroauricular deve ser realizada diretamente no sulco retroauricular. Marque cuidadosamente o sulco sem o levantamento da aurícula. A elevação da aurícula puxará a pele mastóide para cima da orelha, conseqüentemente deixando a marca fora do sulco na pele da mastóide. Se a marca for posicionada numa concha elevada, deve ser 2 a 3 mm na orelha, de forma que, quando relaxado, a incisão se situe no sulco. A mudança do retalho aqui é tangencial à incisão e conseqüentemente não avança para a mastóide.

Incisão Occipitomastóide

A incisão occipitomastóide primeiramente deve cruzar uma área livre de cabelo logo atrás da orelha antes de alcançar a linha capilar mastóide. Essa incisão é mais bem escondida se iniciada ou estiver acima de onde a hélice toca a linha capilar, geralmente no nível do canal auricular externo. Entretanto, a

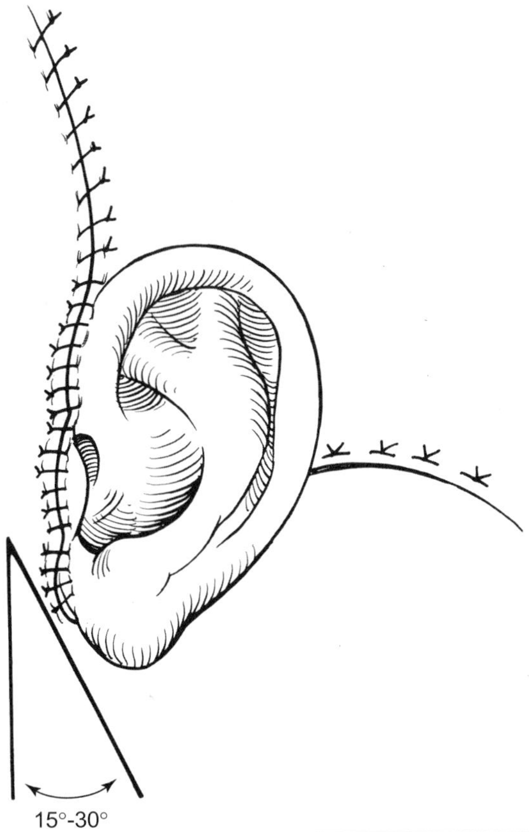

Figura 15-4. Incisão pré-auricular. O fechamento da incisão pré-auricular deve incorporar o recuo do lóbulo de 15 a 30 graus em antecipação do avanço do lóbulo à medida que o paciente se cura.

incisão pode ter de ser rebaixada se o paciente apresentar uma grande quantidade de pele no pescoço a ser ressecada atrás da orelha. O avanço e a rotação de uma grande quantidade de pele cervical (com o ponto pivô no fim mais posterior da incisão) podem diminuir o retalho no sulco e deixar um degrau. A correção do degrau avançando-se a pele retroauricular anteriormente criará um excesso de pele no lóbulo. Conseqüentemente, quando se planejar ressecar uma grande quantidade de pele cervical, a incisão é localizada mais abaixo na mastóide. A reminiscência da incisão pode ser localizada tanto no cabelo (um ângulo de 90 graus da incisão retroauricular previne uma angulação aguda na ponta do retalho) como na linha capilar. A incisão occipital na linha capilar deve ser utilizada em pacientes com flacidez extrema do pescoço para reduzir a calvície retroauricular proveniente da excisão extrema da pele com cabelo. Quando a incisão é localizada no cabelo (cortando-se paralelo aos folículos capilares), a margem da linha capilar deve ser alinhada o melhor possível no fechamento para se prevenir degrau na linha do cabelo. Para indivíduos ativos ou de cabelos curtos, as mesmas considerações se aplicam quando consideramos uma incisão occipital em ziguezague. As incisões retroauriculares devem ser feitas paralelas aos folículos capilares.

A Incisão Submental

A incisão submental para acesso ao platisma anterior e à gordura submental devem ser a menor possível (geralmente 3 cm permitirão um afastador de Deavor). Ela é mais bem realizada logo posteriormente à crista submental, mas não na crista. A linha mediana deve ser marcada antes da cirurgia.

O seqüenciamento apropriado para o fechamento melhorará o reposicionamento da pele e posicionará a tensão apropriada em cada porção da incisão. Isso também é verdade para a fixação do SMAS.

TÉCNICA OPERATÓRIA

Depois de as marcações terem sido posicionadas e o cabelo ter sido preso, a operação pode se iniciar. Sob anestesia local, são infiltradas uma solução a 1% de lidocaína com 1:100.000 de epinefrina nas linhas de incisão e uma solução de lidocaína de 0,25% com 1:400.000 de epinefrina adicional na área proposta de descolamento. Sob anestesia geral, uma bomba de infiltração pode acelerar o processo, utilizando-se uma solução de epinefrina de 1:200.000 e uma agulha para raquianestesia de calibre 25 gauge. Se a lipoaspiração tumescente do corpo for realizada antes do *lifting* facial, a infiltração de lidocaína deve ser mantida a um mínimo ou não realizada para reduzir a toxicidade da lidocaína. A infiltração de cada região 15 a 30 minutos antes da dissecção melhorará a vasoconstrição. A hemostasia meticulosa é fundamental. Gelo colocado em luvas esterilizadas pode ser utilizado intra-operatoriamente para reduzir a equimose e o edema. Uma leve elevação da cabeceira da cama também pode reduzir o edema intra-operatório.

A seqüência dos procedimentos para o rejuvenescimento facial começa com a fronte e então prossegue para os olhos, *lifting* faciais esquerdo e direito e, finalmente, a linha média do pescoço. As pálpebras são mais bem feitas após as sobrancelhas para se prevenir um excesso na excisão da pele da pálpebra superior. O reposicionamento do SMAS facial bilateral deve suceder a platismoplastia cervical. Quando se realiza primeiramente o retesamento do pescoço, amarra-se o SMAS inferiormente. Isso previne uma suspensão ótima do coxim gorduroso malar e o reposicionamento total da papada.

Quando se planejam o levantamento da camada profunda e o reposicionamento do SMAS, esperam-se um edema pós-operatório do terço médio da face e um encolhimento interno do SMAS. Isso pode resultar num peso e tensão na pálpebra inferior, de forma que é necessário um apoio para prevenir um *scleral show* ou ectrópio. O segundo fator importante na prevenção de seqüelas da pálpebra inferior é a preservação da inervação orbicular. Como a inervação vem das fibras do nervo facial, que surgem próximo ao músculo zigomático inferiormente, a dissecção da pálpebra inferior não deve ser contínua com a dissecção facial. Em terceiro lugar, a ressecção da pele da pálpebra inferior deve ser conservadora e mínima.

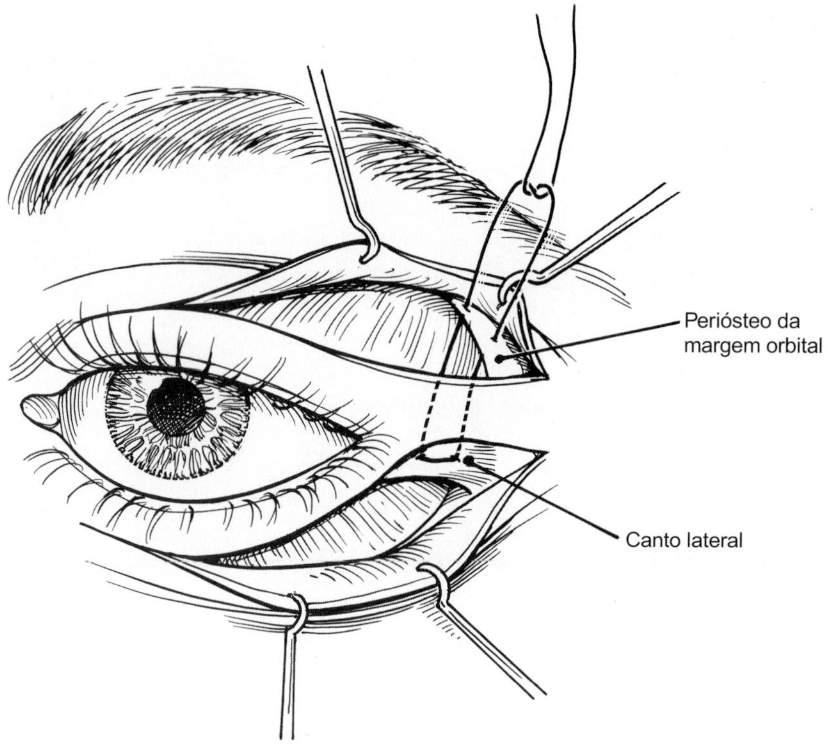

Figura 15-5. Cantopexia transcantal. Um fio de Vicryl 5-0 é passado através do ligamento cantal e ancorado ao periósteo orbital interno. A sutura apertará o ligamento e elevará o canto lateral. Combinado com o reposicionamento do coxim gorduroso malar, isso propicia um melhor levantamento da pálpebra.

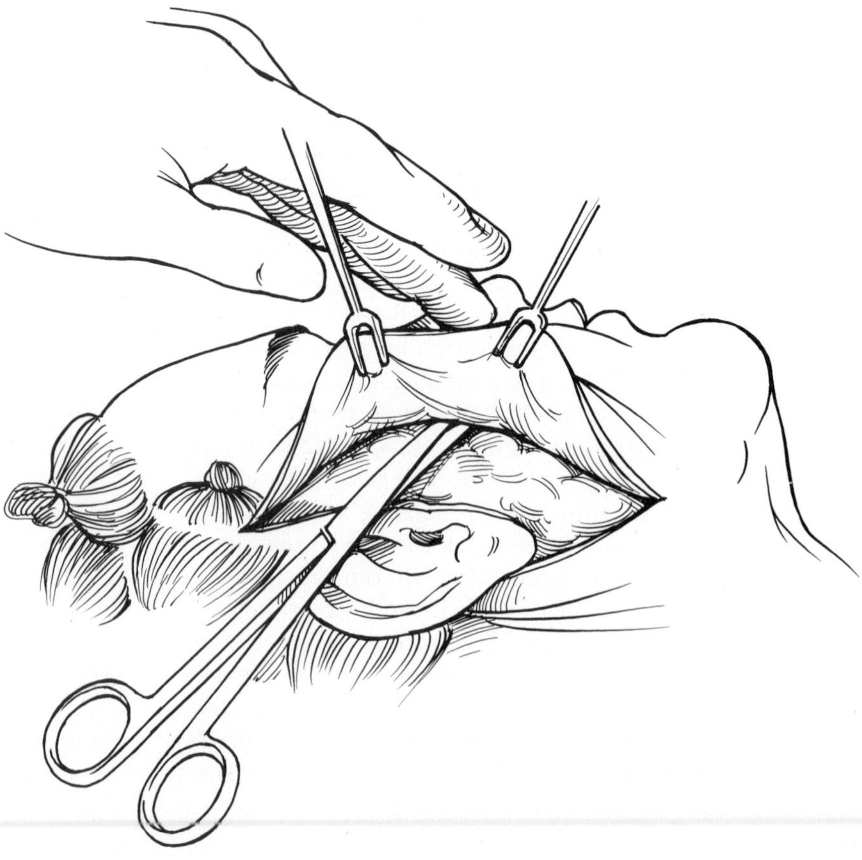

Figura 15-6. Técnica das quatro mãos. A elevação apropriada do retalho de pele exige dois ganchos ou afastadores de Deavor na ferida. O cirurgião posiciona-o em contratração atrás da dissecção, e a tesoura faz a dissecção. A transiluminação e a luz direta auxiliam na dissecção subcutânea uniforme.

Durante a blefaroplastia superior, o canto lateral pode ser elevado e retesado com uma sutura lateral do canto (5-0 Vicryl) colocado através do eixo longitudinal do ligamento cantal lateral e suturado na parede interna do periósteo orbital lateral (Figura 15-5). Hamra chama isso de cantopexia "transcantal". Ela pode ser posicionada superiormente ao local descrito para uma elevação maior do canto lateral. Essa cantopexia pode fornecer um formato mais jovial à fissura orbital inclinando-se a fissura levemente para cima, e reduzirá complicações provenientes de pálpebras frouxas e edemas temporários do terço médio da face. Isso orientaliza os olhos durante 2 a 3 semanas.

Depois que o *lifting* da sobrancelha e das pálpebras estiver completo, a incisão do *lifting* da face é realizada. A quantidade de descolamento subcutâneo depende de diversos fatores. A idade do paciente, a elasticidade e qualidade da pele, história de fumo e saúde do paciente podem limitar a quantidade do descolamento para assegurar um suprimento de sangue adequado para a cicatrização. No *lifting* da face na camada profunda, um descolamento grande pode ser menos importante na obtenção de bons resultados, e um descolamento menor pode melhorar o suprimento de sangue e permitir um conseqüente reposicionamento da pele facial com elevação do SMAS. Geralmente, o descolamento da pele deve ser suficiente para permitir o reposicionamento da pele sem causar defeitos de amarração ou afivelamento da pele. Pacientes com enrugamento proeminente da pele se beneficiarão de um descolamento mais extenso da pele.

O descolamento subcutâneo no zigoma é mais precisamente realizado com uma luz no retalho para a transiluminação e uma luz na ferida para a dissecção. Um assistente com experiência segura a pele com ganchos de pele ou um afastador de Deavor, e o cirurgião aplica uma contratração na pele da face enquanto utiliza uma tesoura para dissecar (Figura 15-6). A tração e o manuseio do retalho com a mão devem ser suaves e uniformes. A dissecção deve ser sob visão direta. O descolamento com uma tesoura cega tende a deixar o retalho de pele desigual, listrado ou muito espesso. O retalho de pele deve parecer regular, amarelo e granulado quando transiluminada. Retalhos "enevoados" ou listrados na transiluminação são desiguais. Retalhos desiguais podem deixar irregularidades na pele. Retalhos muito espessos deixam a camada de SMAS muito fina ou perfurada.

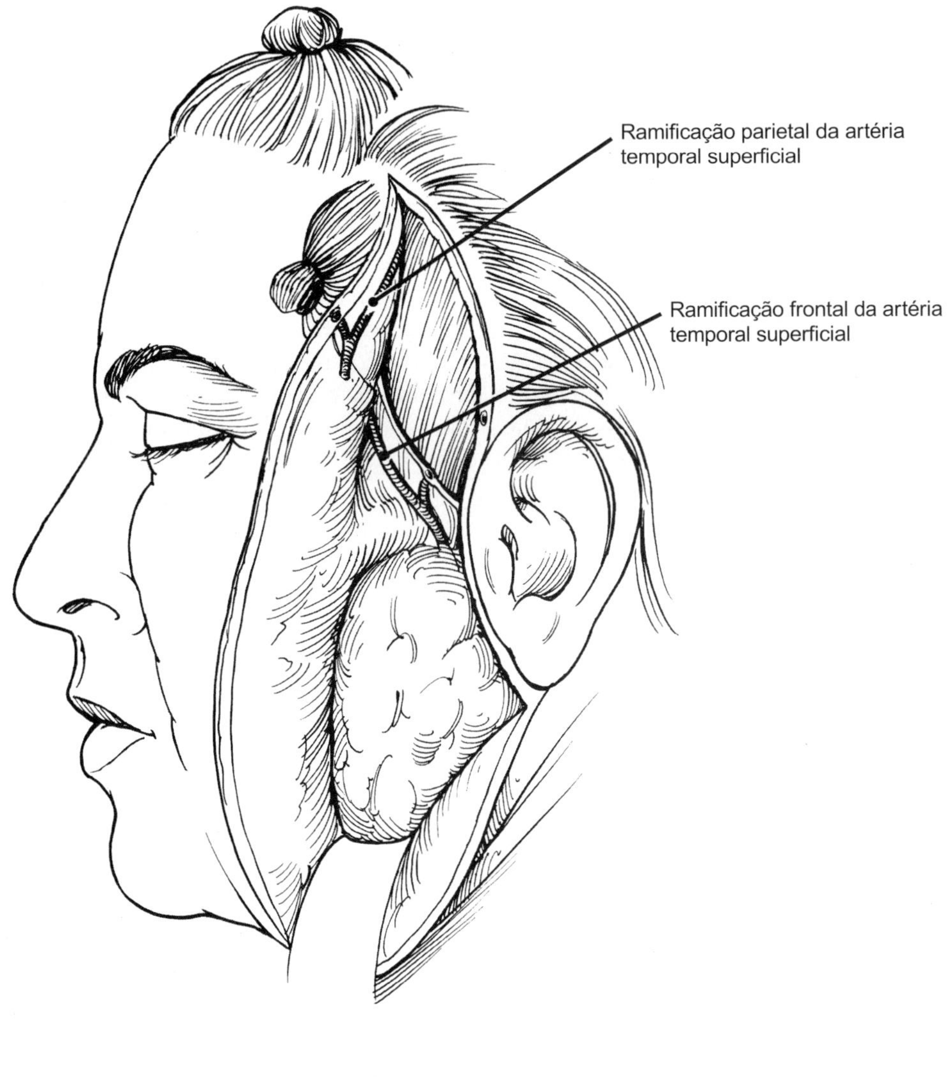

Figura 15-7. Mesentério temporoparietal. O mesentério temporoparietal pode ser cortado lateralmente à ramificação frontal da artéria temporal superficial para reduzir a dissecção temporal subcutânea. A ramificação frontal da artéria temporal superficial é logo lateral à ramificação temporal do nervo facial.

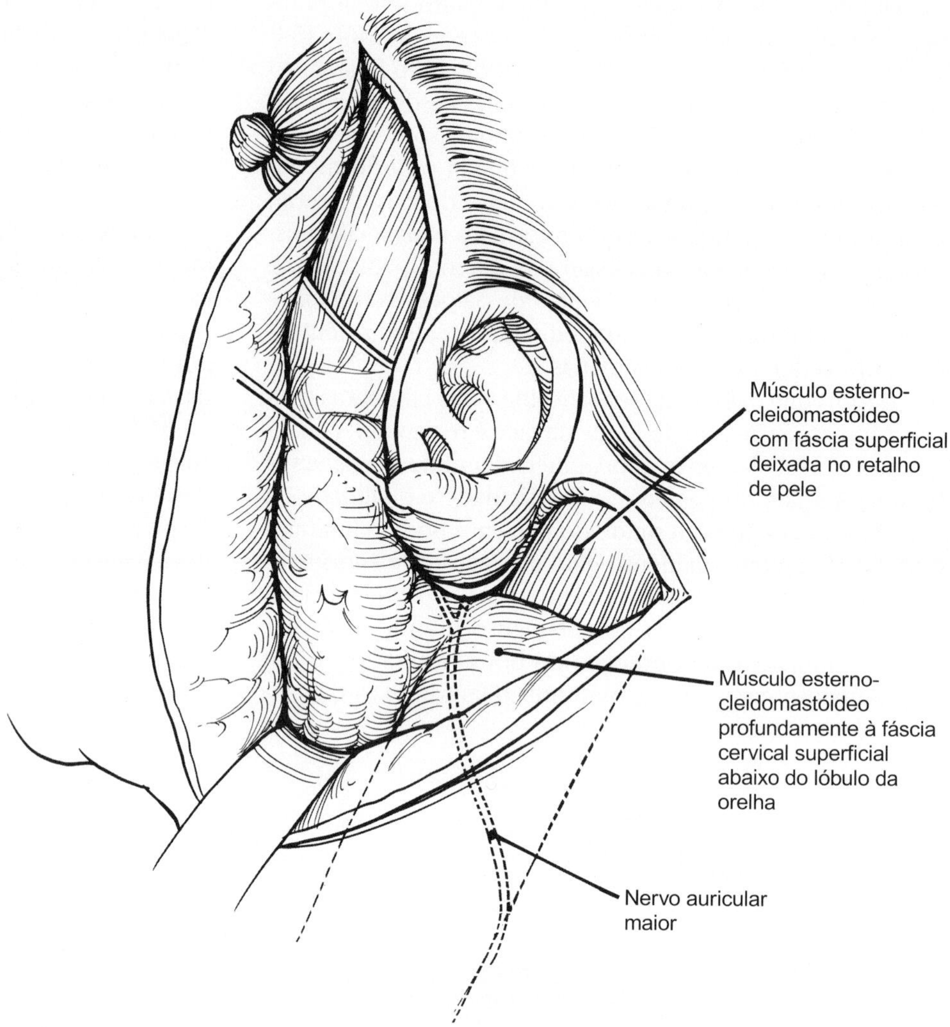

Figura 15-8. Nervo auricular maior. A dissecção posterior começa profundamente à fáscia cervical superficial, deixando o retalho pós-auricular mais espesso acima do nível do lóbulo. Abaixo do lóbulo da orelha, a dissecção fica acima da fáscia cervical superficial para proteger o nervo auricular maior, que geralmente está localizado no esternocleidomastóideo 6,5 cm abaixo do lóbulo da orelha e abaixo da fáscia diretamente sobre o músculo.

Inicie o descolamento na área temporal criando uma loja abaixo da fáscia temporoparietal e acima da fáscia temporal profunda numa área superior ao nível da hélice e 2 cm lateralmente à sobrancelha para proteger a ramificação temporal do nervo facial. Sob uma visão lateral, a dissecção pode avançar para a margem orbital. Isso pode levar à liberação do ligamento de retenção orbital lateral e criar um túnel para a suspensão do coxim gorduroso malar. Esse retalho mais espesso propicia uma proteção melhor para os folículos capilares temporais.

A dissecção do terço médio da face está num plano diferente. Nessa área, o descolamento da pele está no plano subcutâneo e sobrepõe-se 1 ou 2 cm à dissecção temporal mais profunda, deixando um mesentério temporoparietal para proteger a ramificação temporal do nervo facial. Esse mesentério pode ser cortado ao longo da ramificação frontal da artéria temporal superficial, e a ramificação parietal pode ser ligada. A ramificação frontal da artéria temporal superficial está logo lateral à ramificação temporal do nervo facial e pode ser utilizada como um limite útil quando é necessário cortar atrás do mesentério temporoparietal. Esse corte melhorará a elevação lateral da sobrancelha (Figura 15-7).

O descolamento subcutâneo acima do SMAS é continuado para baixo para o zigoma até a extremidade anterior do músculo masseter. Um descolamento amplo para os sulcos nasolabiais pode ser necessário somente em pacientes com excesso de pele e enrugamento na área modiolar. É geralmente necessário descolar sobre o coxim malar.

A dissecção do pescoço começa na incisão occipital e é inicialmente realizada próxima ao músculo esternocleidomastóideo para manter o retalho espesso na pele onde há cabelo. No nível do lóbulo da orelha, a dissecção é superficial à fáscia cervical superficial do músculo esternocleidomastóideo para proteger o nervo auricular maior, que surge da margem posterior do esternocleidomastóideo e corre verticalmente em direção do lóbulo da orelha, profundamente à fáscia cervical superficial. A dissecção cervical subcutânea deve ser contínua com a dissecção da bochecha e se estender até a linha mediana no pescoço.

A elevação do retalho do SMAS começa sobre a glândula parótida, ficando superficial à fáscia parotideomassetérica e 1 cm abaixo do arco zigomático. A dissecção se estende para baixo e verticalmente ao longo da margem anterior do músculo esternocleidomastóideo (Figura 15-8). Uma tesoura per-

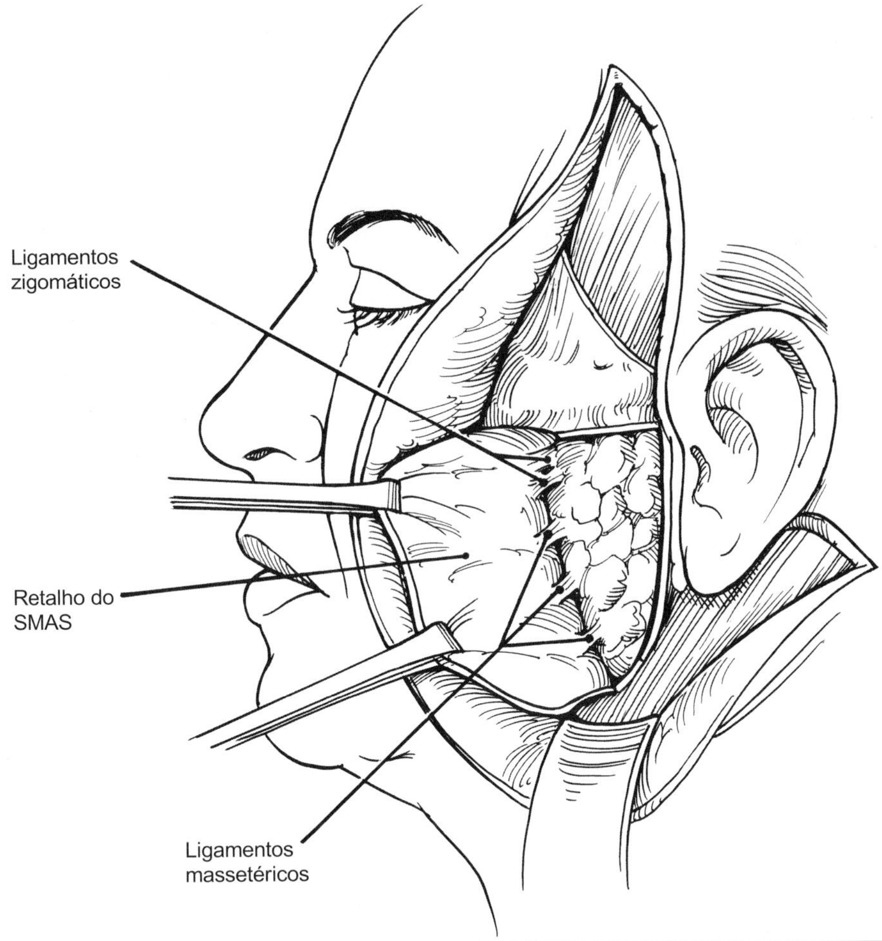

Figura 15-9. Ligamentos de retenção. Ligamentos zigomáticos originam-se do periósteo e estão inseridos na derme. Os ligamentos massetéricos originam-se da glândula parótida e margem anterior do músculo masseter.

mite uma separação suave e cuidadosa dos tecidos. Deve-se tomar cuidado para proteger as ramificações dos nervos faciais oftálmicos e bucais que estão cobertos pela fáscia fina que cobre o masseter. O retalho é cortado 1 cm caudalmente ao arco zigomático, e esse corte se estende em direção ao canto lateral até que o músculo zigomático maior seja visualizado. A incisão é então virada em direção do modíolo, seguindo a direção do e sobre o músculo zigomático maior.

Os ligamentos de retenção malares devem ser liberados (Figura 15-9). Uma dissecção cuidadosa procede aqui. Em 15% dos pacientes, existem ramificações oftálmicas superficialmente ao músculo zigomático, e as fibras do nervo facial conectam os músculos zigomático e orbicular. O nervo facial geralmente passa abaixo dos músculos zigomáticos e se divide ali em dois grandes fascículos. O lateral está geralmente 10 mm abaixo da origem zigomática. Esse grupo fornece as fibras nervosas para os músculos zigomáticos e continua através do músculo orbicular, entrando perpendicularmente às fibras musculares. As fibras nervosas passam através do músculo orbital, músculo pré-septal e, finalmente, pelo músculo pré-tarsal. Qualquer separação da origem zigomática, orbicular ou pré-septal pode causar denervação.

Uma vez que as fibras do nervo facial entram no músculo zigomático em sua superfície profunda, a dissecção se estende superficialmente ao músculo na proeminência zigomática para liberar os ligamentos malares de retenção remanescentes acima do músculo zigomático. É seguro ficar 10 mm abaixo da origem, deixando essa porção conectada ao músculo orbicular. Isso deixa o mesentério do músculo zigomático-orbicular contínuo. Conectar a dissecção da pálpebra inferior à dissecção facial quebrará o mesentério, que contém fibras do nervo orbicular. O corte do SMAS deve permanecer 1 cm abaixo do arco zigomático e 1 cm abaixo da origem do músculo zigomático, estendendo-se 2 cm pelo músculo inferiormente para liberação (Figura 15-10). É necessário estender a dissecção somente até passar os ligamentos de retenção massetéricos e malares. Geralmente, a palpação com os dedos enquanto traciona o SMAS em direção superior guia o cirurgião para quaisquer ligamentos remanescentes. O coxim gorduroso malar é o ponto final de liberação e é feito seja com um dedo ou uma tesoura. O instrumento é passado por baixo do SMAS e acima dos músculos zigomáticos para liberar o coxim gorduroso malar acima do sulco nasolabial. Uma liberação mais extensa no meio da bochecha não melhora substancialmente a excursão do SMAS ou a inclinação do coxim gorduroso malar e provavelmente prolongará o edema do terço médio da face e a denervação. Como as fibras oftálmicas do nervo facial entram no músculo orbicular pela superfície interna e inferior e diretamente perpendicular às fibras musculares, deve-se tomar cuidado para deixar um mesentério de tecido entre a blefaroplastia inferior e as dissecções sub-SMAS.

Após a liberação do SMAS, o reposicionamento começa com a tração em direção cefálica. O retalho do SMAS é reposicionado primeiramente com a suspensão do coxim gorduroso malar, e então as suturas no arco zigomático e então uma divisão do SMAS para o lóbulo da orelha e ancoramento mastóide do retalho cervical. O excesso cefálico pode ser excisado em pacientes com arcos zigomáticos fortes. Para a maioria dos pacientes, o excesso cefálico de SMAS pode ser sobreposto ou dobrado e suturado para o aumento zigomático. Se o SMAS é fino ou apresenta pouco conteúdo fibroso, Stuzin recomenda dobrar o retalho sobre uma malha de Vicryl de 1 × 4 cm antes de suturar para reduzir a sutura *pull-through*. O eixo da rotação do SMAS é a extensão média do corte do SMAS abaixo do canto lateral.

Uma elevação posterior do SMAS no meio da bochecha pode ser realizada com suturas de suspensão elevando o eixo de rotação do retalho do SMAS. Isso é feito antes da sutura da bochecha do SMAS. Uma sutura de Ticron 4-0 é posicionada através da superfície profunda do coxim gorduroso malar sobre o músculo zigomático maior. A sutura é passada através de um túnel endoscópico da margem orbital lateral, abaixo da fáscia temporoparietal. Pode ser ancorada à fáscia temporal num vetor vertical. Uma segunda sutura localizada na superfície profunda do coxim gorduroso da bochecha também é passada e ancorada num vetor mais oblíquo (Figura 15-11). As duas suturas de suspensão ancoram o coxim gorduroso malar superiormente e posteriormente e movem o eixo de rotação do SMAS numa direção súpero-posterior, conseqüentemente melhorando o reposicionamento dos tecidos moles do terço médio da face. A vantagem primária da fixação distante é que ela reduz a formação de protuberância na região cantal lateral e a tensão para baixo na sobrancelha lateral que pode ocorrer com suturas diretas na área cantal lateral. Em segundo lugar, a sutura malar pode ser posicionada bem mais medianamente que uma sutura direta, e pode-se fornecer um ponto de pivô

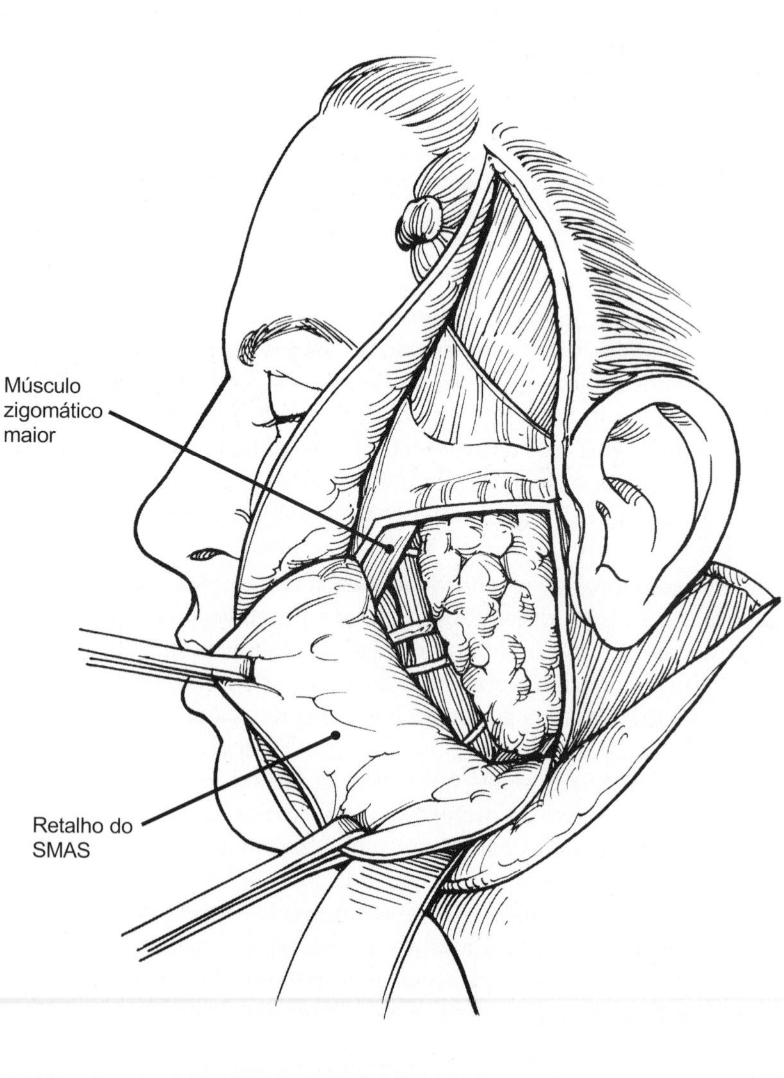

Figura 15-10. Elevação do SMAS. O retalho do SMAS se estende até os ligamentos massetéricos e malares. O corte começa 1 cm abaixo do arco zigomático, 1 cm abaixo da origem zigomática, e continua inferiormente pelo músculo zigomático maior.

próximo à pupila. Em terceiro lugar, a fixação distante eleva o ponto de pivô de um nível mais baixo e pode fornecer uma vantagem mais direta na elevação da papada.

O SMAS é partido no lóbulo da orelha para permitir o avanço bidirecional. A suspensão cervical é conseguida através do avanço da extremidade posterior do platisma e do retalho do SMAS e ancorando-o posteriormente à mastóide e à fáscia cervical superficial. A extremidade inferior do platisma pode ser cortada para uma melhor excursão do SMAS da bochecha. A transecção deve ser de pelo menos 6 cm abaixo da margem mandibular para proteger o nervo marginal da mandíbula. Após uma elevação cefálica adequada do SMAS do meio da face e reposicionamento posterior do platisma da linha mediana, a platismoplastia da linha mediana pode ser realizada. A relocação máxima dos tecidos moles do terço médio da face pode ser alcançada primeiramente retesando o SMAS do terço médio da face e o platisma cervical e então plicando as extremidades mediais do platisma.

A gordura subcutânea cervical pode ser reduzida em bloco, em partes, sob visão direta, ou por lipoaspiração. É necessário deixar de 2 a 3 mm de gordura subcutânea sobre o platisma para prevenir o retesamento do músculo e a exposição da glândula submaxilar. É melhor realizar o desengorduramento cervical após a elevação de SMAS no terço médio da face, de forma que a gordura subcutânea se desloque antes da remoção de gordura. Um sulco submandibular desengordurado elevado com SMAS sobre a mandíbula pode produzir uma margem irregular e enfraquecer a depressão esternomastoideomandibular. Bernard recomenda o desengorduramento do sulco esternomastoideomandibular logo atrás da ramificação mandibular para melhor definir o ângulo mandibular. A gordura cervical profunda ao platisma na linha mediana pode ser aparada conservadoramente. Deixar alguma gordura profunda pode ajudar a disfarçar uma glândula submaxilar proeminente ou ptótica.

O platisma pode ser suturado na linha mediana após a remoção de gordura central. O músculo platisma é incisado,

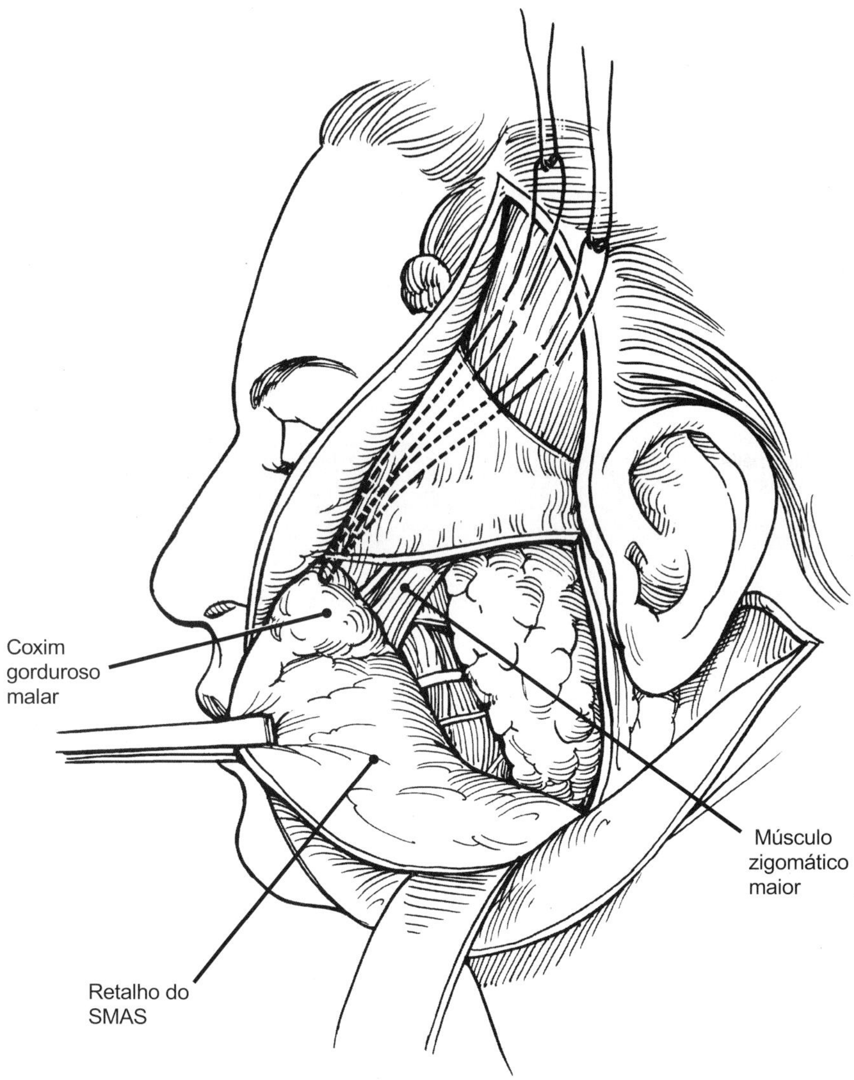

Figura 15-11. Suspensão do coxim gorduroso malar. Suturas fornecem uma elevação do ponto de pivô do SMAS. A sutura é fixada na superfície profunda do coxim gorduroso malar, passa por debaixo do retalho temporoparietal e é ancorada à fáscia temporal.

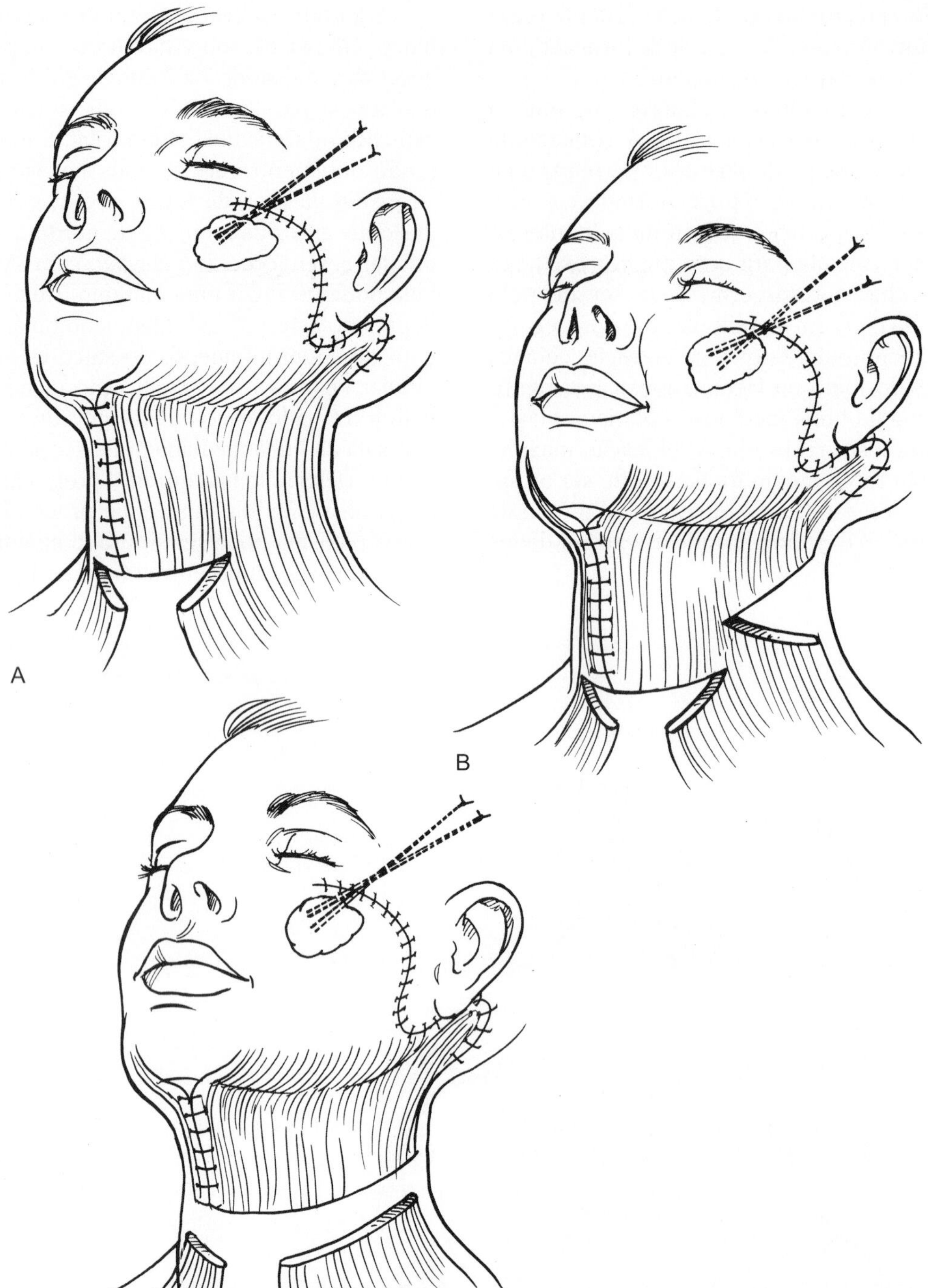

Figura 15-12. Tratamento do platisma. O tratamento do platisma exige uma transecção média, lateral ou completa, que futuramente liberará o SMAS facial e melhorará a excursão do SMAS. A, a liberação medial permitirá um movimento maior da mandíbula e bochecha e diminuirá o ângulo cervicomental. B, a liberação lateral permitirá uma apresentação maior do ângulo mandibular. C, a liberação completa permitirá uma apresentação maior da mandíbula e um ângulo cervicomental diminuído. A transecção platismal deve ser pelo menos 6 cm abaixo da mandíbula e não deve ser feita em pescoço sem gordura.

dependendo dos resultados desejados. A excisão de uma cunha na linha mediana no ângulo cervicomental aprofunda o ângulo e pode posteriormente liberar a papada (Figura 15-12A). A liberação do platisma lateral é para pacientes com as linhas do contorno mandibular pouco definidas e melhora o deslocamento do retalho lateral (Figura 15-12B). A transecção do platisma na espessura total é reservada para os pacientes que necessitam de cirurgia completa do pescoço e fornece uma excursão do SMAS máxima (Figura 15-12C). A transecção platismal é realizada pelo menos 6 cm abaixo da margem mandibular e não deve ser realizada em pacientes com pele fina ou pouca gordura subcutânea. As extremidades da margem de corte devem ser inclinadas para produzir um contorno suave.

Seguindo o reposicionamento profundo e cervical do terço médio da face, o excesso de pele pode ser excisado e a ferida fechada. Uma vez que a primeira área fechada relaxará levemente conforme as áreas adjacentes ao redor dela são fechadas, comece com a sutura temporal de forma que as incisões faciais terão as tensões menores. Martin descreve um método de seis passos para o ancoramento e fechamento (Figura 15-13).

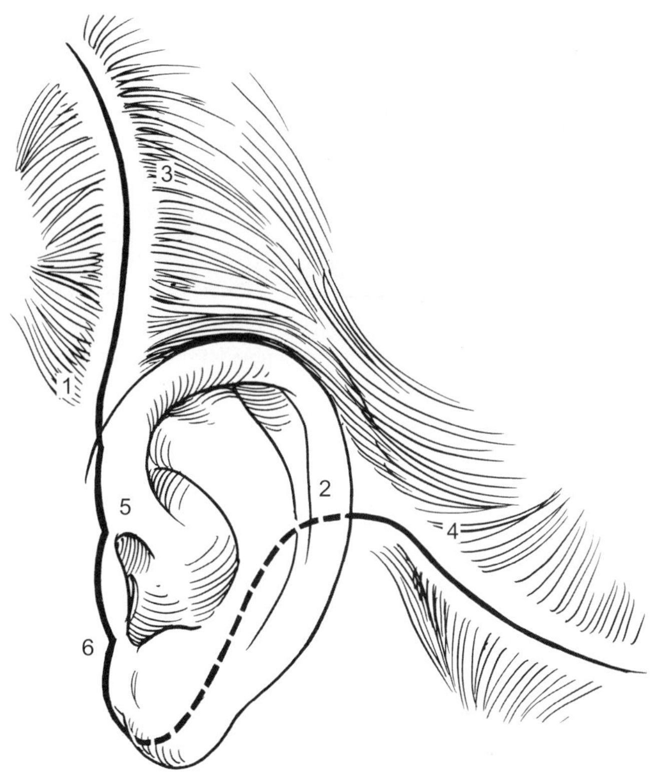

Figura 15-13. Fechamento em seis etapas. O fechamento seqüencial da pele permite o deslocamento apropriado do retalho e melhora o equilíbrio da tensão da pele. A sutura (1) está na raiz helical; a sutura (2), no ápice do retalho pós-auricular; a sutura (3), no ponto médio temporal; a sutura (4), no ponto mediooccipital; a sutura (5), acima do trago; e a sutura (6), abaixo do trago.

A quantidade de movimento de pele em direção cefálica é estimada movendo-se o retalho para cima e para baixo contra a orelha. O cirurgião deve utilizar o mínimo de rotação cefálica necessária para reduzir a redundância periorbital e perioral. Uma rotação em excesso eleva desnecessariamente a linha capilar temporal e torna mais difícil para o cirurgião em um segundo *lifting* fazer uma linha capilar natural. Não é necessária uma sutura profunda, e o fechamento de pele deve ser um pouco mais suave que a tensão normal. Uma incisão em forma de T permite um posicionamento preciso da sutura e facilita a extensão da incisão sem cortar a sutura. O primeiro ponto de suspensão é colocado na pele acima da raiz da hélice, utilizando uma sutura 4-0. O segundo ponto de suspensão é colocado no ápice da incisão retroauricular. A pele do pescoço é deslocada paralela à prega do pescoço, com uma sutura que está sob tensão sutil. O terceiro ponto de suspensão é no ponto médio da incisão temporal, e a quarta é utilizada para alinhar a linha capilar occipitomastóide. O alinhamento da linha capilar é importante para prevenir uma linha capilar em forma de escada ou nó. O excesso de ressecção resulta numa linha capilar não-natural, calvície occipitomastóide, comprometimento do retalho e cicatrizes grandes. O contorno do pescoço depende mais de uma lipectomia e suspensão platismal do que de um retesamento da pele. A pele mastóide é fechada com suturas internas verticais para evitar marcas de sutura com má aparência na região cervical onde não há cabelo. A seguir, a depressão pré-tragal é criada removendo a gordura pré-parótida anteriormente ao trago e desengordurando a pele pré-tragal. Em homens, os folículos capilares são expostos e cauterizados num local mais inferior. Então as suturas cinco e seis são feitas acima e abaixo do trago com um fio 6-0. O remanescente da incisão é fechado com um fio 4-0 na linha capilar, um fio 5-0 no sulco retroauricular e um fio 6-0 na área pré-auricular. Podem ou não ser utilizados drenos.

São mostradas fotografias pré-operatórias e pós-operatórias nas Figuras 15-14, 15-15 e 15-16.

DRENOS E CURATIVOS

A decisão de se utilizarem drenos, seja Penrose, reforçado ou de sucção, é uma questão de preferência pessoal. Os drenos não evitam a formação de grandes hematomas, mas de fato reduzem pequenas coleções de sangue ou soro. A aplicação do curativo é feita após a lavagem cuidadosa do cabelo com xampu e condicionador para reduzir o emaranhamento e melhorar a limpeza. Curativos de algodão macio são umedecidos com solução salina e dobrados numa bandagem em forma de U para cobrir o pescoço e as orelhas. Uma gaze seca de algodão é então aplicada frouxa e circunferencialmente. E, finalmente, um curativo de elástico de 10 cm de Coban é frouxamente aplicado para manter as bandagens no local. O curativo não é um curativo de pressão.

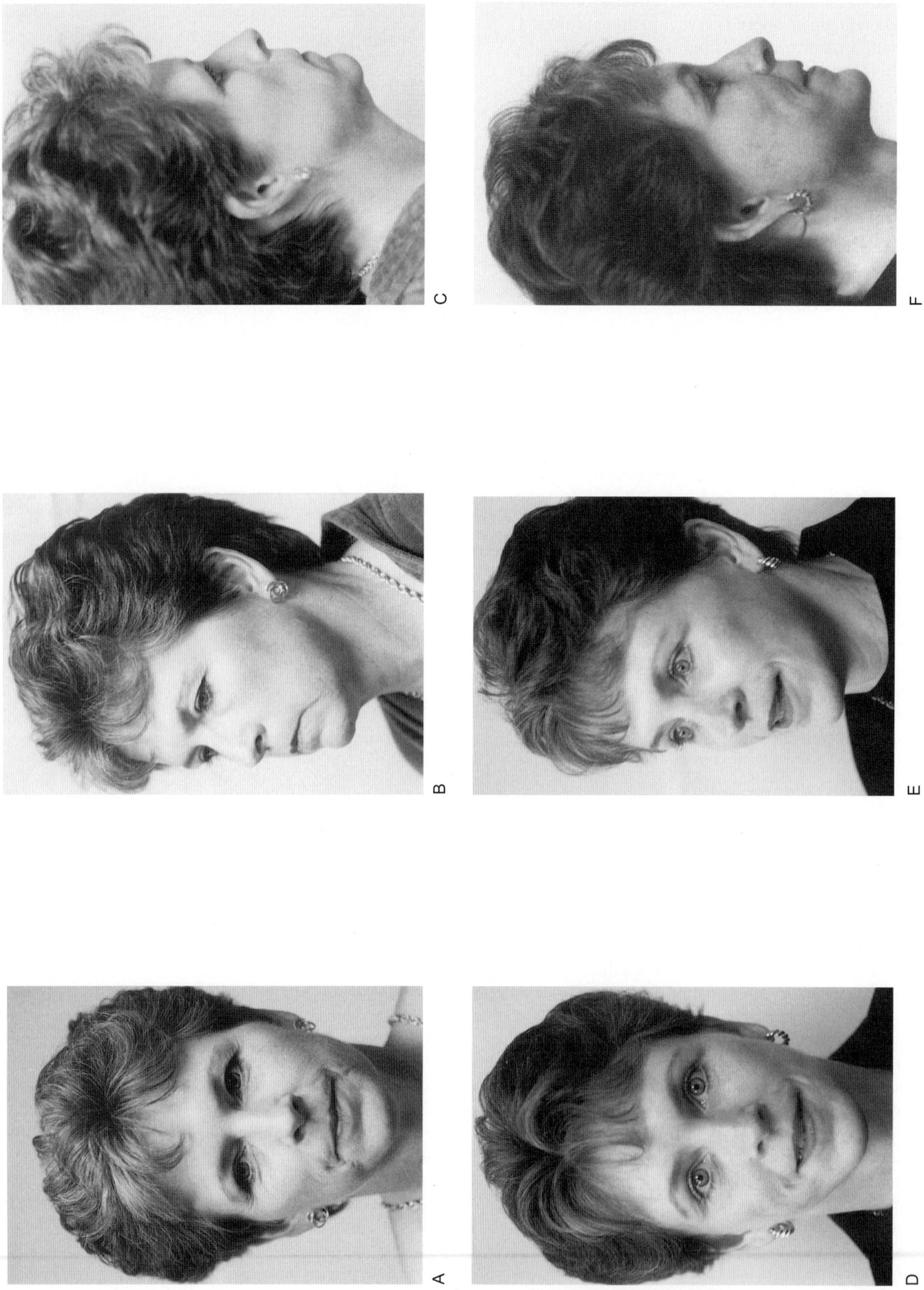

Figura 15-14A-F. Paciente de 52 anos que se submeteu a um *lifting* endoscópico de sobrancelha, *lifting* de face em dupla camada, platismoplastia, aumento de lábio (gordura) e blefaroplastia superior e inferior. A, B e C, fotografias pré-operatórias. D, E e F, fotografias pós-operatórias.

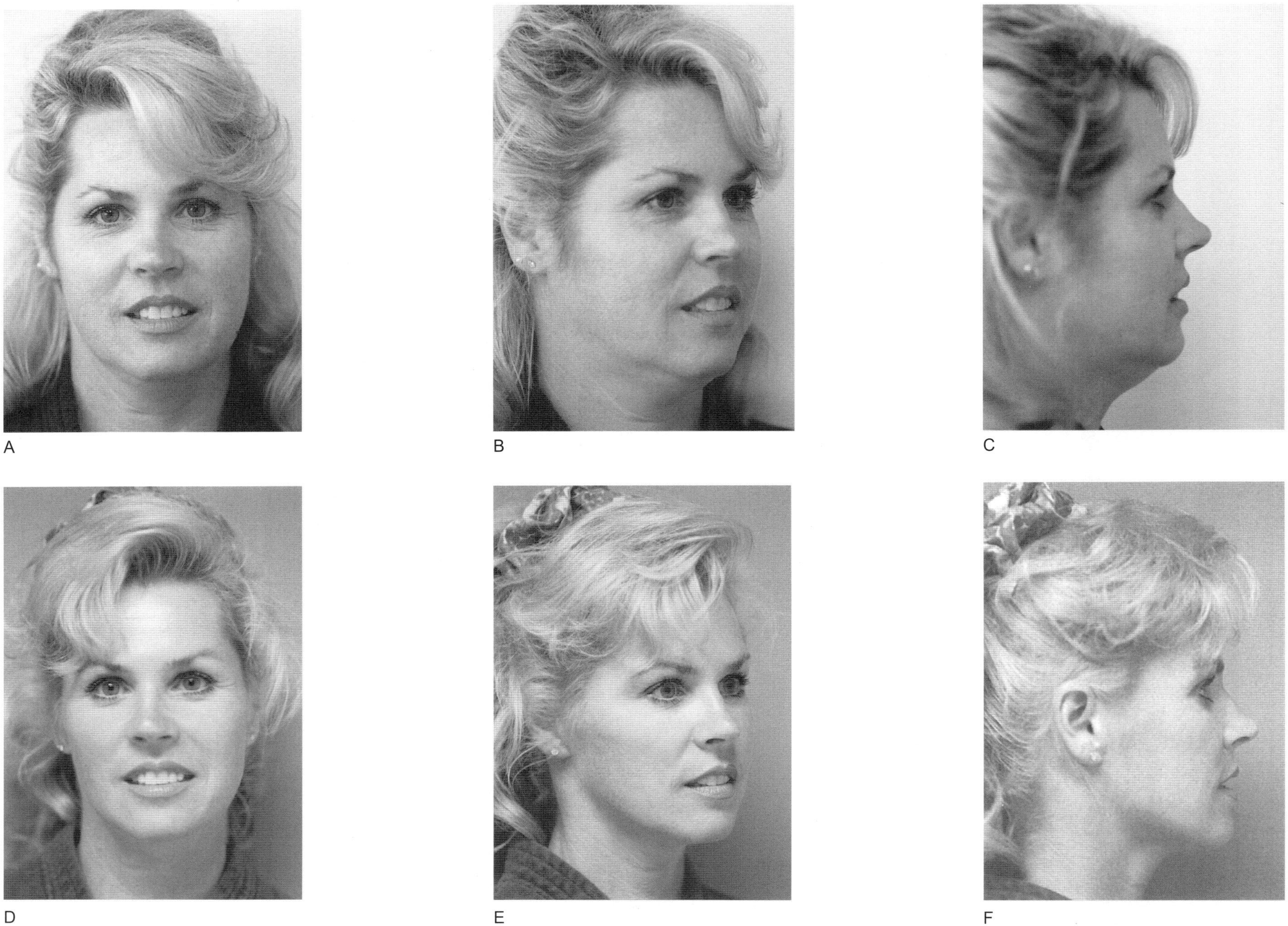

Figura 15-15A-F. Paciente de 49 anos que se submeteu a um *lifting* de face em múltiplos planos, platismoplastia, blefaroplastia inferior, *lifting* endoscópico da sobrancelha e lipoaspiração do pescoço. A, B e C, fotografias pré-operatórias. D, E e F, fotografias pós-operatórias.

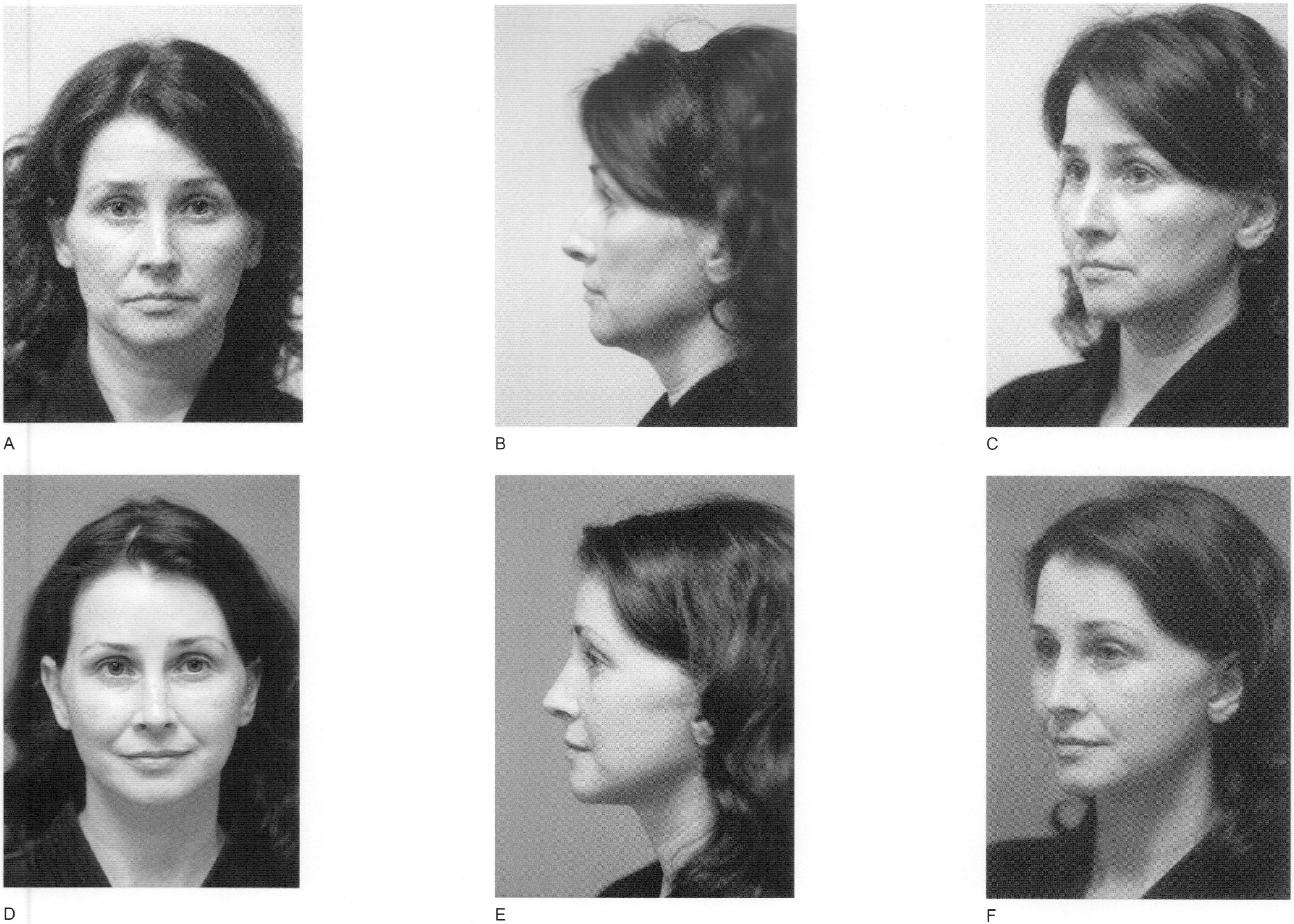

Figura 15-16A-F. Paciente de 43 anos que se submeteu a um *lifting* endoscópico de sobrancelha, *lifting* de face em múltiplos planos, blefaroplastia superior, rinoplastia de revisão, lipoaspiração do pescoço e aumento de lábios (fáscia). A, B e C, fotografias pré-operatórias. D, E e F, fotografias pós-operatórias.

CUIDADO PÓS-OPERATÓRIO

Após a cirurgia, a assistência durante a noite é recomendada para monitorar o paciente e para ajudar nos cuidados com o paciente. Essas recomendações podem ser úteis:

1. Elevar a cabeceira da cama sempre.
2. Aplicar nos olhos compressas de gelo ou "ervilhas" ou em bolsas gel fechadas nas primeiras 48 horas.
3. Utilizar medicação antiemética à primeira indicação de qualquer náusea.
4. Dar antibióticos, que são rotineiramente utilizados durante 5 dias após a cirurgia.
5. Remover bandagens e drenos no primeiro dia pós-operatório e limpar todas as incisões e pálpebras com solução salina. Uma inspeção cuidadosa da ferida é feita nessa hora. Feridas exsudativas podem ser cobertas com um antibiótico tópico.
6. Mantenha o pescoço numa posição estendida ou neutra. A flexão do pescoço gera uma tensão crescente no retalho retroauricular e pode danificar a circulação do retalho da bochecha.
7. Ministrar medicações para controle da dor, sono e outras medicações apropriadas para melhorar o conforto e reduzir a pressão sangüínea.
8. Lavar o cabelo no primeiro dia pós-operatório e todos os dias seguintes,
9. Remover as suturas no quinto ao sétimo dias operatórios. Podem ser deixadas diversas suturas-âncora para suporte.
10. Não utilizar maquiagem até o primeiro dia após as suturas terem sido removidas.
11. Não participar de nenhuma atividade vigorosa durante as primeiras 2 semanas. Esportes ativos não são permitidos durante 6 semanas.
12. Incentivar os pacientes a andar e a se levantar o máximo possível.

ADVERTÊNCIAS

Todo procedimento cirúrgico tem complicações associadas. Os problemas mais freqüentes incluem hematoma, necrose da pele, lesão nos nervos, perda de cabelo, cicatrizes, pigmentação irregular, dor e assimetria. O hematoma geralmente ocorre nas primeiras 12 horas e pode ser uma pequena coleção de sangue que pode simplesmente ser acompanhada ou uma grande coleção de sangue que pode ameaçar a sobrevivência do retalho de pele. Hematomas grandes ou médios devem ser tratados imediatamente, o sangue removido e o local de sangramento localizado e cauterizado. As causas do sangramento pós-operatório são muitas. O sangramento pode ser causado pelas ações de agentes antiinflamatórios, vitamina E, aspirina, anticoagulantes, elevação da pressão arterial pós-operatória, vasos não-cauterizados, tosse, vômito e esforços. O sangramento é mais comumente um problema em homens.

As lesões nervosas podem ser as mais ameaçadoras de todas as complicações. Os nervos podem ser danificados por laceração, cauterização ou estiramento. As ramificações bucais, marginais mandibulares e temporais do nervo facial podem ser danificadas. Os nervos auricular maior e acessório espinhal no pescoço também podem estar expostos a lesões. Uma dissecção cuidadosa e um conhecimento acerca da anatomia são essenciais. Se um nervo tiver sido lesado, deve-se realizar um reparo microscópico na hora da cirurgia.

A alopecia pode resultar da tensão no retalho ou dano direto através da dissecção superficial ou cautério. A perda de cabelo na cicatriz pode ser tratada com microenxertos. Cicatrizes visíveis podem resultar da cauterização na extremidade ou tensão da ferida. Cicatrizes espessas podem se beneficiar da injeção de corticosteróides e de uma revisão posterior, se necessário. As irregularidades e assimetria de contorno podem ser corrigidas após todo o edema ter cedido. A hiperpigmentação causada por pigmentos de hemossiderina geralmente desaparece nos primeiros 12 meses.

Leituras Sugeridas

Anderson RD, Lo MW. Endoscopic malar/midface suspension procedure. *Plast Reconstr Surg* 1998;102:2196.

Bernard RW. The sternomastoid-mandibular trough: an overlooked aesthetic unit. Presented at the Annual Meeting of the American Society for Aesthetic Plastic Surgery, May 1999, Dallas, Texas.

Connell B, Marten T. The trifurcated SMAS flap: three-part segmentation of the conventional flap for improved results in the midface, cheek, and neck. *Aesthetic Plast Surg* 1995;19:415.

Fuente del Campo A. Centrofacial lifting. *Persp Plast Surg* 1993;7:87-99.

Furnas D. The retaining ligaments of the cheek. *Plast Reconstr Surg* 1989;83:11.

Godin M, Johnson C. Deep-plane/composite rhytidectomy. *Facial Plast Surg* 1996;12:231.

Hamra ST. Arcus marginalis release and orbital fat preservation in midface rejuvenation. *Plast Reconstr Surg* 1995;96:354.

Hamra ST. *Composite Rhytidectomy.* St. Louis: Quality Medical Publishing, 1993.

Hamra ST. Composite rhytidectomy. *Plast Reconstr Surg* 1992;90:1.

Hamra ST. Composite rhytidectomy and the nasolabial fold. *Clin Plast Surg* 1995;22:313.

Hamra ST. Frequent face lift sequelae: hollow eyes and the lateral sweep: cause and repair. *Plast Reconstr Surg* 1998; 102:1658.

Hamra ST. The role of orbital fat preservation in aesthetic facial surgery: a new concept. *Clin Plast Surg* 1996;23:17.

Hamra ST. Repositioning the orbicularis oculi muscle in the composite rhytidectomy. *Plast Reconstr Surg* 1992;90:14.

Hamra ST. Surgery of the aging chin. *Plast Reconstr Surg* 1994; 94:388.

Hamra ST. The deep-plane rhytidectomy. *Plast Reconstr Surg* 1990;86:53.

Hamra ST. The zygorbicular dissection in composite rhytidectomy: an ideal midface plane. *Plast Reconstr Surg* 1998;102:1646.

Hamra ST. The zygorbicular plane in composite rhytidectomy. Presented at the Annual Meeting of the American Society for Aesthetic Plastic Surgery, May 1997, New York.

Kamer F, Frankel A. SMAS rhytidectomy versus deep plane rhytidectomy: an objective comparison. *Plast Reconstr Surg* 1998;102:878-881.

Lemmon ML, Hamra ST. Skoog rhytidectomy: a 5-year experience with 577 patients. *Plast Reconstr Surg* 1980;65:283.

Marten TJ. Facelift: planning and technique. *Clin Plast Surg* 1997; 24:269-308.

Mentz H, Newall G. Endoscopic facelifting techniques, malar suspension. Presented at the Annual Meeting of the International College of Surgeons, June 23, 1999; Cancun, Mexico.

Mitz V, Peyronie M. The superficial musculoaponeurotic system (SMAS) in the parotid and cheek area. *Plast Reconstr Surg* 1976;58:80.

Ramirez OM. Endoscopic full face lift. *Aesthet Plast Surg* 1994; 18:363-371.

Ramirez OM. Spatial orientation of motor innervation to the orbicularis oculi muscle. Presented at the Annual Meeting of the American Society for Aesthetic Plastic Surgery, May 1999, Dallas, Texas.

Ramirez OM, Maillard G, Musolas A. The extended subperiosteal face lift: a definitive soft tissue remodeling for facial rejuvenation. *Plast Reconstr Surg* 1991;88:227-236.

Skoog T. *Plastic Surgery: New Methods and Refinements.* Philadelphia: WB Saunders, 1974.

Stuzin J, Baker T, Gordon H. The relationship of the superficial and deep facial fascias: relevance to rhytidectomy and aging. *Plast Reconstr Surg* 1992;89:441-449.

Stuzin J, Baker T, Gordon H, Baker T. Extended SMAS dissection as an approach to midface rejuvenation. *Clin Plast Surg* 1995; 22:295.

Stuzin J, Wagstrom L, Kawamoto H, Wolfe S. Anatomy of the frontal branch of the facial nerve: the significance of the temporal fat pad. *Plast Reconstr Surg* 1989;83:265-271.

Capítulo 16

Ritidectomia

Técnicas extensas de SMAS e SMAS-ectomia

David A. Hidalgo ◆ James M. Stuzin

A ritidectomia evoluiu de *liftings* subcutâneos simples com descolamentos limitados para variações complexas que incluem a elevação do sistema musculoaponeurótico superficial (SMAS), plicatura ou ressecção; retalhos compostos; e dissecções subperiosteais, utilizando técnicas endoscópicas. Atualmente, ainda existe um papel para as ritidectomias subcutâneas com descolamentos grandes, apesar das aplicações serem limitadas. As desvantagens incluem a possibilidade de distorção nas bochechas e na boca, cicatrizes extensas e subcorreção do terço médio da face. Entretanto, essa técnica pode ser apropriada ao paciente jovem que deseja mudanças mínimas.

Existe um consenso geral de que a manipulação do SMAS é benéfica quando comparada a técnicas que utilizam a dissecção subcutânea e elevação da pele isoladamente. A vantagem primária é a capacidade de se elevar os tecidos mais profundos da face em vetores mais verticais. A dissecção do SMAS permite um rejuvenescimento mais eficaz do terço médio da face e da região cervical pelo reposicionamento direto da gordura facial. O formato facial é melhorado, sem a necessidade de uma tensão grande sobre a pele. O resultado é um rejuvenescimento mais completo, uma aparência mais natural (sem distorção), cicatrizes melhores (menos tensão sobre a pele) e possivelmente um efeito mais duradouro.

Existe uma diferença de opinião entre os especialistas no sentido de quanta manipulação sobre o SMAS é necessária ou benéfica. Os que propõem a dissecção extensa acreditam que é uma ferramenta de rejuvenescimento mais poderosa: permite que se refaça o contorno da bochecha medialmente e elimina a papada. Outros crêem que a plicatura ou pequenas ressecções do SMAS ("SMAS-ectomia") são igualmente eficazes, mais rápidas e oferecem menos riscos de lesão do nervo facial. É provável que ambos os métodos sejam apropriados. Pacientes jovens com formação de papada suave e sem ptose na bochecha podem se beneficiar da plicatura simples ou ressecção do SMAS, enquanto pacientes com uma idade mais avançada se beneficiariam de uma manipulação mais agressiva do SMAS.

A dissecção subperiosteal da região zigomática tem sido defendida tanto como um método primário de ritidectomia quanto como um procedimento coadjuvante. O objetivo é fornecer um rejuvenescimento mais completo do terço médio da face: suavizar o sulco nasolabial e fornecer um melhor contorno da pálpebra inferior pelo reposicionamento dos tecidos moles, proporcionando uma transição mais suave entre a bochecha e a pálpebra. O achatamento da bochecha e a proeminência da rima infra-orbital são corrigidos. Tanto o método endoscópico quanto o aberto têm sido propostos, sendo o último por meio de uma incisão subciliar. Esse procedimento pode ter uma vantagem segura com respeito ao nervo facial mas apresenta a desvantagem de um edema prolongado, um tempo cirúrgico maior e a possível necessidade de cantopexia para sustentar a pálpebra inferior. Essas alternativas mais recentes e complexas ainda estão em desenvolvimento. Elas são, provavelmente, mais bem aplicadas nos pacientes com mudanças importantes relacionadas à idade na região orbital e no terço médio da face, não receptivas a uma abordagem lateral convencional.

AVALIAÇÃO DO DEFEITO

Antes de questionar os desejos do paciente e avaliar a natureza do(s) defeito(s) presente(s), a história médica deve ser explorada. Além de problemas médicos maiores que podem afetar a segurança geral, fatores de risco específicos, tais como hipertensão, distúrbios de sangramento e tabagismo devem ser identificados e o paciente deverá estar bem orientado.

Os defeitos do terço superior da face e pálpebras são tratados através de outros procedimentos e serão discutidos mais adiante neste texto. Os defeitos do terço médio e inferior da face e pescoço são examinados para determinar onde a ritidectomia deve ter mais ênfase. A qualidade da pele é avaliada e considerada no processo de planejamento: peles finas, envelhecidas com rítides importantes, geralmente apresentam pouca elasticidade e podem limitar o descolamento no que se refere à circulação, contribuindo para recidivas precoces.

Defeitos comuns amenizados pela ritidectomia incluem papadas proeminentes e flacidez cervical. Acredita-se que as papadas resultem da ptose da gordura facial no qual os ligamentos massetéricos cutâneos lateralmente e os ligamentos mandibulares cutâneos medialmente levam a pele facial e os tecidos moles a se tornarem mais aderentes às estruturas subjacentes. A flacidez cervical é causada tanto pelo excesso de pele quanto por mudanças no músculo do platisma. A ptose das glândulas submandibulares pode contribuir nesse excesso no pescoço lateralmente à linha média. O excesso de gordura subcutânea e de gordura subplatismal pode contribuir para uma obliqüidade cervical na visão lateral, do mesmo modo que um pescoço pequeno e um osso hióide localizado mais anteriormente. Ocasionalmente, a microgenia, seja congênita ou resultante de uma atrofia mandibular causada pela idade ou problemas dentários, pode contribuir no comprometimento do perfil.

Os defeitos do terço médio da face são, geralmente, resultado da ptose da gordura facial, com o desenvolvimento de sulcos nasolabiais proeminentes, "achatamento" das bochechas e mudanças no contorno das pálpebras inferiores. Esses defeitos são pouco amenizados pelas técnicas padronizadas de ritidectomia.

As mudanças no nariz e nas orelhas causadas principalmente pelo crescimento continuado da cartilagem podem contribuir significativamente para o envelhecimento em alguns indivíduos. A ponta nasal torna-se mais proeminente e caída, e as orelhas tornam-se mais longas e maiores. Procedimentos coadjuvantes tais como o tratamento da ponta nasal e a diminuição dos lóbulos das orelhas podem melhorar os resultados da ritidectomia.

As rítides periorais e o adelgaçamento dos lábios são dois outros fatores que contribuem para o envelhecimento e podem ser melhorados através de procedimentos coadjuvantes. A dermobrasão, por exemplo, é um tratamento simples e efetivo para as rítides periorais, apesar de o *laser* também poder ser utilizado para esse propósito. Os enxertos de gordura e os procedimentos de avanço em V-Y, apesar de menos efetivos no geral, podem ser utilizados para o aumento dos lábios.

INDICAÇÕES

A ritidectomia é indicada para correção da flacidez generalizada da pele facial, formação de papada, flacidez do pescoço causada tanto pela flacidez da pele quanto das bandas platismais, deformidades cervicais decorrentes do excesso de gordura e obliqüidade pronunciada no perfil, e melhoria limitada das deformidades do terço médio da face discutidas anteriormente.

A ritidectomia sem a manipulação do SMAS é indicada para pacientes jovens com pele de boa qualidade e deformidades mínimas; pode ser também indicada para pacientes mais velhos com tecido subcutâneo escasso, flacidez da pele e adequado contorno facial; e para casos secundários em que houve recidiva precoce (1 ano ou menos após a cirurgia) em que uma manipulação considerável sobre o SMAS foi realizada no procedimento original.

A ritidectomia com dissecção do SMAS lateral é indicada para pacientes que necessitam de melhor definição do contorno mandibular lateralmente e que podem ter uma papada moderada. Pacientes mais jovens com formação mínima da papada e boa definição mandibular lateral são candidatos à ritidectomia com SMAS-ectomia. Pacientes que apresentam sulcos nasolabiais e papadas mais proeminentes com "achatamento" associado das bochechas podem conseguir um resultado melhor com uma ritidectomia que inclui uma dissecção extensa do SMAS.

Pacientes com flacidez cervical mínima e ausência de bandas platismais não necessitam de uma abordagem da linha mediana do pescoço como parte da ritidectomia, mas aqueles com excesso submentoniano considerável, gordura subplatismal e bandas platismais sim. A ptose das glândulas submandibulares é tratada através da exposição lateral durante a ritidectomia.

CONTRA-INDICAÇÕES

Um distúrbio de sangramento, uma condição médica séria (geralmente cardiopulmonar) ou um problema psicologico instável constituem algumas das poucas contra-indicações absolutas à ritidectomia. Contra-indicações relativas incluem tabagismo, hipertensão pouco controlada e, raramente, potenciais problemas relacionados ao estado pós-operatório. Assim como na seleção do paciente para outros procedimentos cirúrgicos estéticos, geralmente é mais sábio desqualificar aqueles com transtornos de personalidade e outros problemas psiquiátricos.

Embora as cicatrizes cirúrgicas anteriores na face e pescoço raramente sejam uma contra-indicação para a ritidectomia, elas podem exigir uma consideração especial no planejamento operatório. Pacientes com distorção facial considerável resultante de ritidectomias anteriores podem ter chegado a um ponto de retornos pouco satisfatórios e devem ser considerados candidatos não muito propícios a outro procedimento. Os resultados nesses casos podem deixar tanto o paciente quanto o cirurgião desapontados.

INSTRUMENTAÇÃO E ORGANIZAÇÃO DA SALA

Os instrumentos mais importantes na ritidectomia são as tesouras: escolha um tipo preferido e substitua-as pelo menos anualmente. As tesouras de Mayo curvas são uma boa escolha e é de grande auxílio ter uma versão maior (de 20 a 23 centímetros) para facilitar a dissecção do pescoço até a linha mediana através da abordagem lateral. É útil um afastador pequeno de fibra ótica para a dissecção submentual. Uma quantidade padrão de ganchos para a pele ou pequenos ganchinhos são necessários para os retalhos de pele, bem como afastadores grandes e pequenos para trabalhar sob eles. Uma sutura permanente, tal como Mersilene 3-0 e 4-0, é utilizada para suturar os retalhos de SMAS.

Existem poucos requisitos específicos para a sala. Estes incluem pelo menos dois focos de luz excelentes para a transiluminação simultânea com a iluminação direta dos retalhos de pele. Uma cadeira para o cirurgião, que deve-se ajustar à altura necessária para se alcançar o pedal; e equipamento de lipoaspiração. A equipe de anestesia estará mais bem posicionada próxima ao pé da mesa, e a instrumentadora, no lado da mesa oposto ao cirurgião.

MARCAÇÕES NO PACIENTE

A extensão do descolamento do retalho de pele deve ser marcada em cada lado (Figura 16-1). Geralmente, ela se estende sobre o osso zigomático, medialmente às origens dos músculos zigomáticos, paralelos ao sulco nasolabial, mas na metade da distância entre este e a margem anterior do músculo masseter, 1,5 a 2 cm lateral à comissura oral, e medialmente aos ligamentos mandibulares cutâneos no aspecto lateral do coxim do queixo. A extensão inferior e lateral da dissecção no pescoço deve ser marcada, bem como a incisão submentual e os pontos de referência do pescoço na linha mediana. As incisões pré-auriculares e retroauriculares são geralmente marcadas, e a papada deve ser marcada com o paciente sentado. O trajeto das ramificações temporais do nervo facial deve ser marcado na pele.

TÉCNICA CIRÚRGICA

São administrados antibióticos intravenosos aos pacientes no início do procedimento. A clonidina (0,1 a 0,3 mg) é geralmente administrada oralmente logo antes do início do procedimento para possibilitar um controle uniforme da pressão sangüínea. Um lado da face é infiltrado com uma solução de 100 ml de solução salina misturada com 100 ml de lidocaína a 1% e 1 ml de epinefrina a 1:100.000. Em alguns pacientes mais jovens em quem se planeja a SMAS-ectomia, pode-se infiltrar os dois lados da face no início do procedimento.

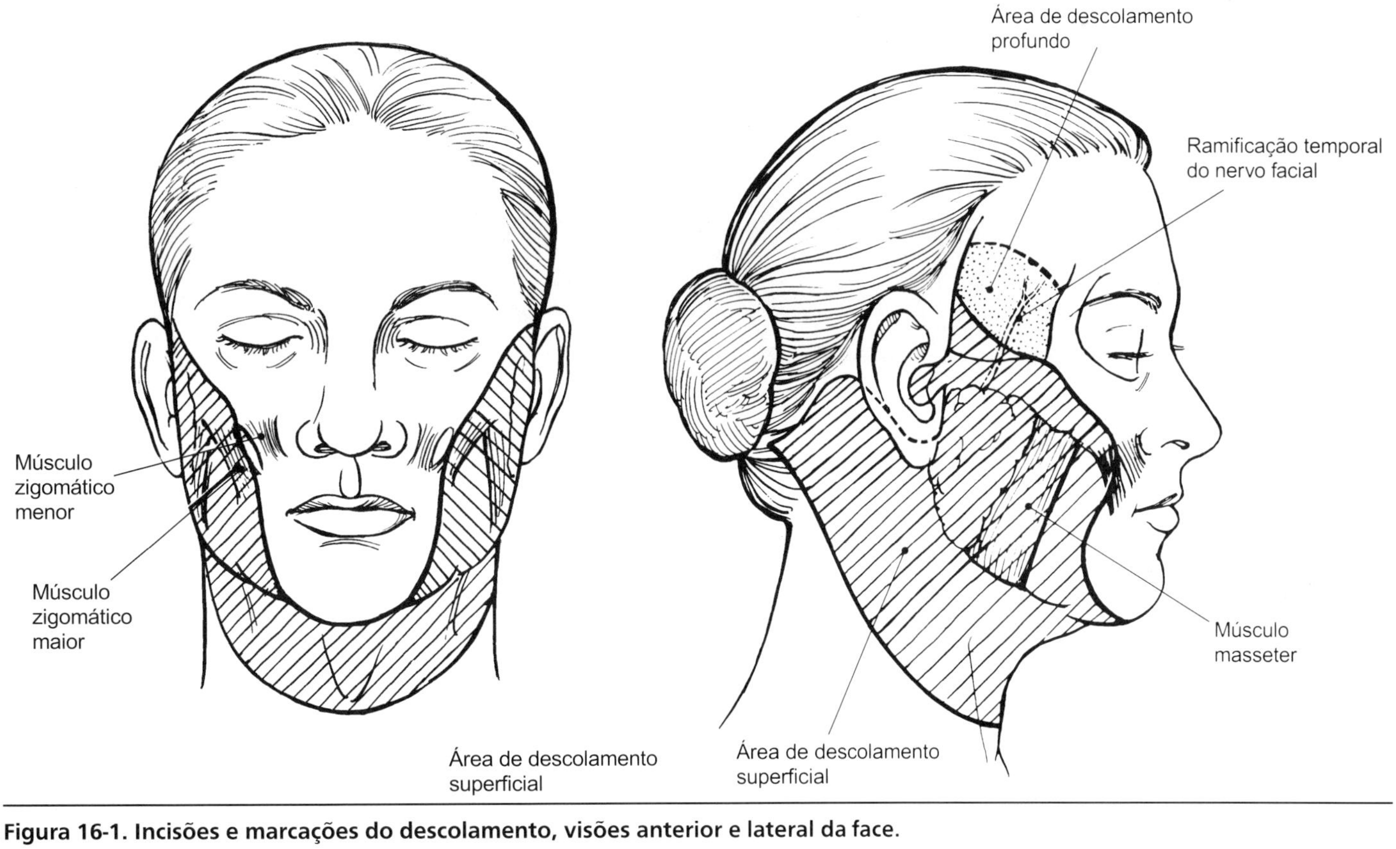

Figura 16-1. Incisões e marcações do descolamento, visões anterior e lateral da face.

O procedimento começa com uma incisão pré-auricular, que é continuada superiormente no couro cabeludo temporal, posteriormente atrás da orelha, na área mastóide e no couro cabeludo occipital. Na maioria dos pacientes, a incisão é feita atrás do trago, emerge abaixo deste e continua anteriormente por alguns milímetros antes de continuar inferiormente (Figura 16-1). Essa pequena ramificação inferior da incisão previne uma aparência distorcida do **trago** à medida que a pele migra levemente para baixo no pós-operatório. Conforme a incisão continua ao redor do final do lóbulo da orelha, uma pequena saliência da pele da bochecha deve ser incluída nisso. Durante a inserção do lóbulo da orelha posteriormente, essa saliência evitará que o lóbulo pareça anexado diretamente à bochecha. A incisão lateral à área da mastóide continua pela linha capilar occipital e então entra no couro cabeludo occipital.

A pele facial é elevada, com o bisturi, num plano subcutâneo anteriormente à orelha, cerca de 2 a 3 cm aproximadamente. Posteriormente, é elevada num plano sobre a mastóide e superficialmente à fáscia sobre o músculo esternocleidomastóideo. Superiormente, acima da raiz da hélice, a incisão é feita mais profundamente. A fáscia temporal profunda é exposta, e a dissecção romba com a tesoura é feita entre a fáscia temporal profunda e o couro cabeludo. Ela se estende anteriormente, mas não até atingir a localização estimada da ramificação frontal do nervo facial. Existe uma zona de transição entre esse plano mais profundo e o plano subcutâneo logo acima da orelha (Figura 16-2).

A pele facial é então elevada num plano subcutâneo na bochecha até as marcações externas. Superiormente, a dissecção se estende sobre a região zigomática e segue ao longo do sulco nasolabial, aproximadamente 1,5 cm lateral a este. O descolamento se estende na metade da distância entre a margem anterior do músculo masseter e a comissura oral e é estendido além, medialmente, abaixo desse ponto, para dividir todos os ligamentos mandibulares que fixam a pele na margem medial da mandíbula. A pele é elevada no pescoço num plano subcutâneo. Vários centímetros abaixo da margem mandibular, o plano de dissecção é aprofundado para expor o músculo platisma. A gordura acima dessa zona de transição é deixada no platisma, porque essa área será levada acima da mandíbula quando o SMAS for elevado (Figura 16-3). Levantar a parte inferior do retalho diretamente sobre o músculo e deixar toda a gordura no retalho também auxilia a preservar um suprimento máximo de sangue para o retalho de pele, pois o retalho é mais espesso na sua base. A dissecção prossegue até a linha mediana no pescoço. A hemostasia é então realizada por todo o campo de dissecção.

O tratamento do SMAS é realizado a seguir. Pacientes com papadas moderadas a graves, ptose do coxim de gordura malar, depressão da bochecha lateralmente e um formato facial mais retangular se beneficiarão mais de uma dissecção do SMAS (Figura 16-4). Esse procedimento enriquecerá o contorno dos ossos zigomáticos através do reposicionamento da gordura nessa área e também melhorará o contorno da mandíbula à medida que a gordura da papada é movida para cima. O efeito final é a restauração de um formato oval mais jovem à face.

Uma dissecção extensa do SMAS começa pela incisão no SMAS anteriormente à orelha e também na margem infe-

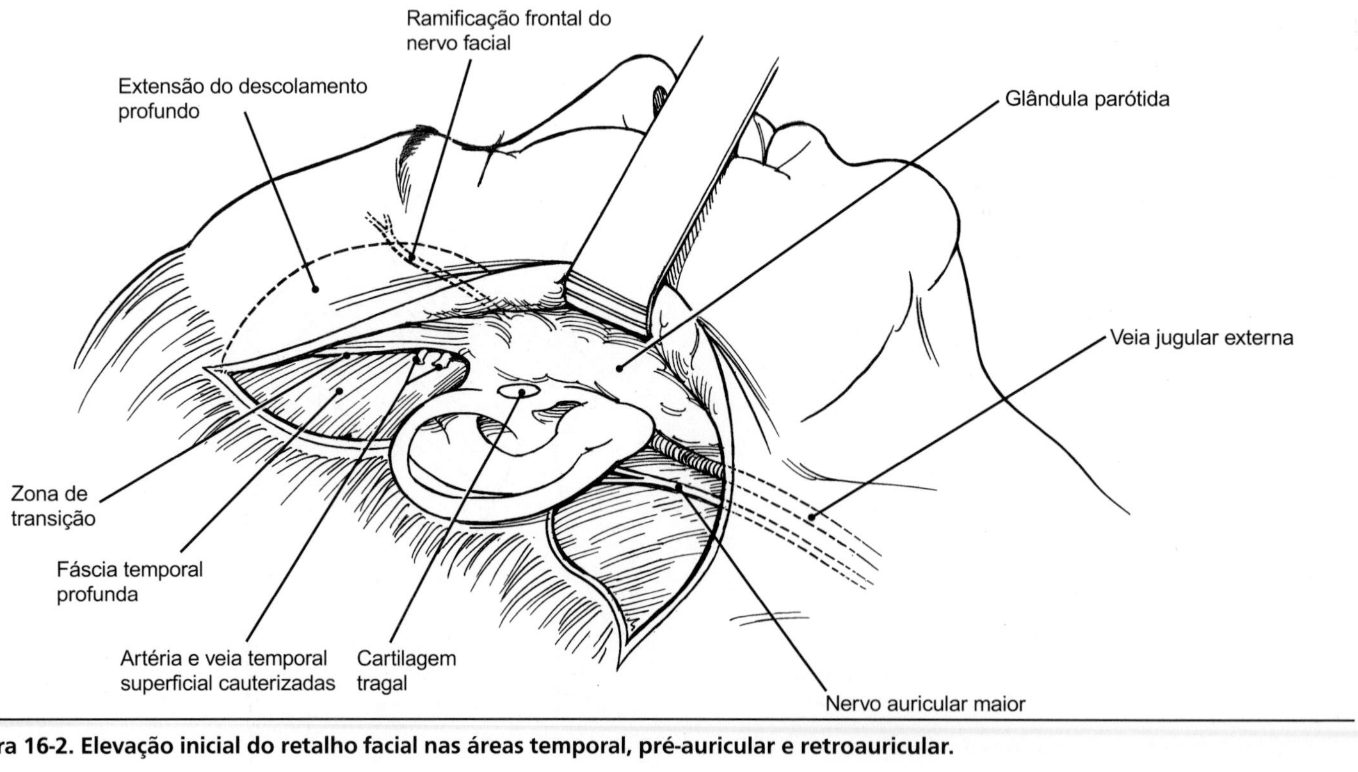

Figura 16-2. Elevação inicial do retalho facial nas áreas temporal, pré-auricular e retroauricular.

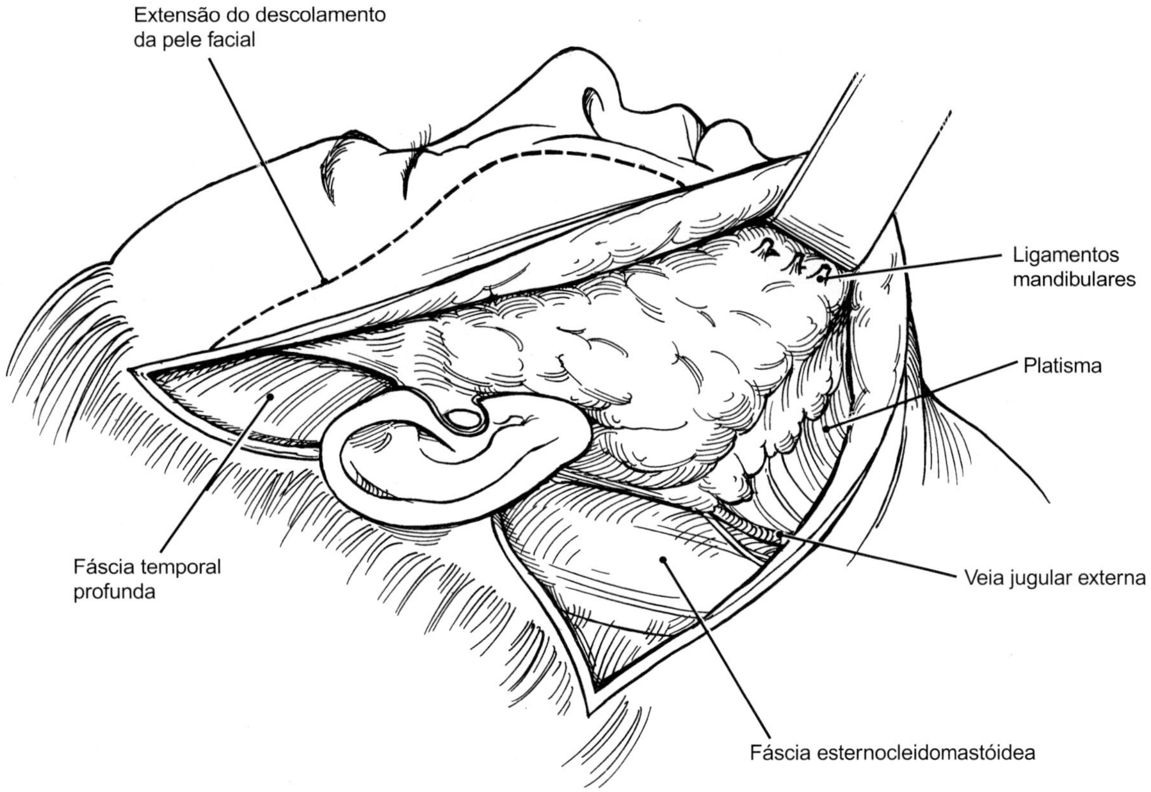

Figura 16-3. Elevação completa mostrando a transição do plano de gordura no pescoço e liberação dos ligamentos mandibulares. Visão lateral com afastador mostrando a visão do cirurgião.

rior do arco zigomático. O SMAS é elevado sobre a glândula parótida e inferiormente em continuidade com o platisma, superficial à veia jugular externa e ao nervo auricular maior (Figura 16-5). O platisma é dividido paralelamente à borda anterior do músculo esternocleidomastóideo até a porção média do pescoço. Deve-se tomar um grande cuidado na região do ângulo da mandíbula para evitar dano à ramificação marginal da mandíbula do nervo facial. Tanto a dissecção romba quanto a limitada são utilizadas para elevar o SMAS nessa área. Após estender a dissecção anteriormente à glândula parótida, os ligamentos cutâneos massetéricos são divididos para aumentar a mobilidade do SMAS. Superiormente, a dissecção do SMAS continua numa direção medial superficialmente aos músculos zigomáticos maior e menor. Os ligamentos de retenção da bochecha, que se originam do osso zigomático na região entre a glândula parótida e os músculos zigomáticos, são cuidadosamente identificados e divididos (Figura 16-6). A liberação desses ligamentos é necessária para mobilizar adequadamente o SMAS. Uma tração superior no SMAS demonstra um efeito tanto no sulco nasolabial como no contorno mandivular inferiormente.

Existe um excesso de SMAS evidente quando a tração é realizada tanto na direção superior quanto posterior. Há, geralmente, menos excesso medial do que lateral, e isso é marcado no SMAS como uma linha que diminui gradualmente. O excesso medial é dobrado abaixo, e são utilizadas suturas de Mersilene 3-0 com pontos separados e em formato de oito para fixar o SMAS no local. Essas suturas incluem o periósteo do osso zigomático próximo à origem do músculo zigomático maior e continuam lateralmente a este até a origem do arco zigomático. Geralmente, três suturas são feitas. Lateralmente a isso, são colocadas suturas de Mersilene 4-0 nos tecidos moles superficiais ao arco zigomático. As suturas não são feitas mais profundamente para evitar a ramificação frontal à medida que ele cruza o arco. O excesso de SMAS na área pré-auricular é transposto através de uma incisão vertical à área pós-auricular (Figura 16-7). Isso auxiliará a refazer o contorno e a definir a margem mandibular lateral. Essa faixa de SMAS é suturada no periósteo da mastóide.

Uma variação dessa fixação do SMAS no osso zigomático pode ser feita utilizando-se uma tira de 1 × 3 cm de malha de Vicryl. Essa malha é colocada sob o SMAS e coberta pela porção de excesso de SMAS que é dobrada por cima. A fixação da sutura através desse "sanduíche de SMAS" é realizada da maneira já descrita. Crê-se que esse tipo de fixação seja mais permanente com a finalidade de prevenir uma recidiva da ptose dos tecidos moles faciais pós-operatoria-

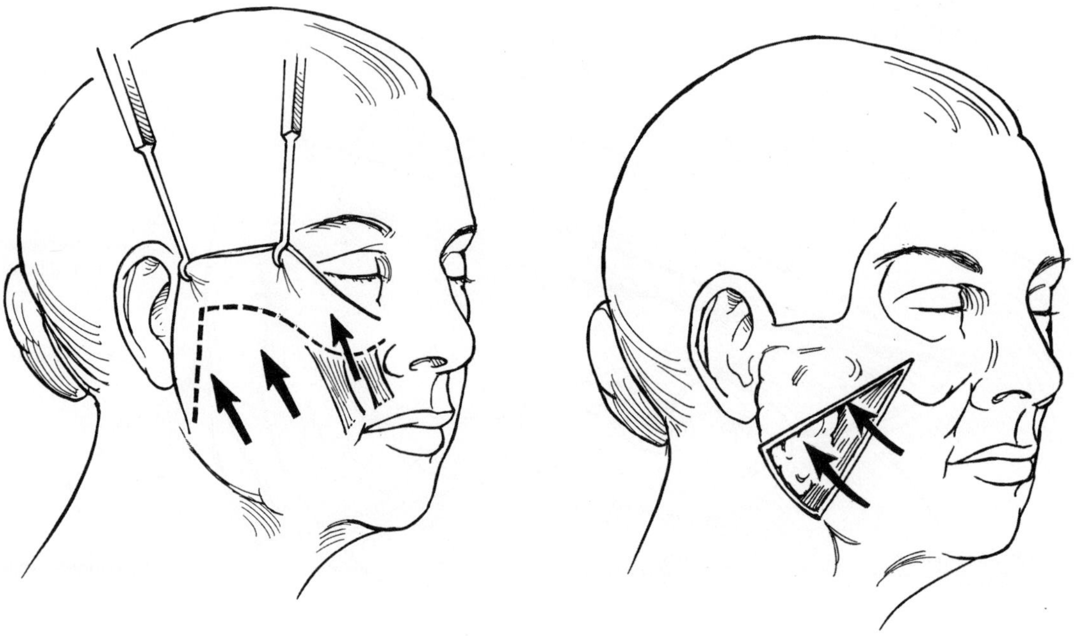

Figura 16-4. Visões oblíquas mostrando o conceito do movimento de gordura facial com SMAS extenso e SMAS-ectomia.

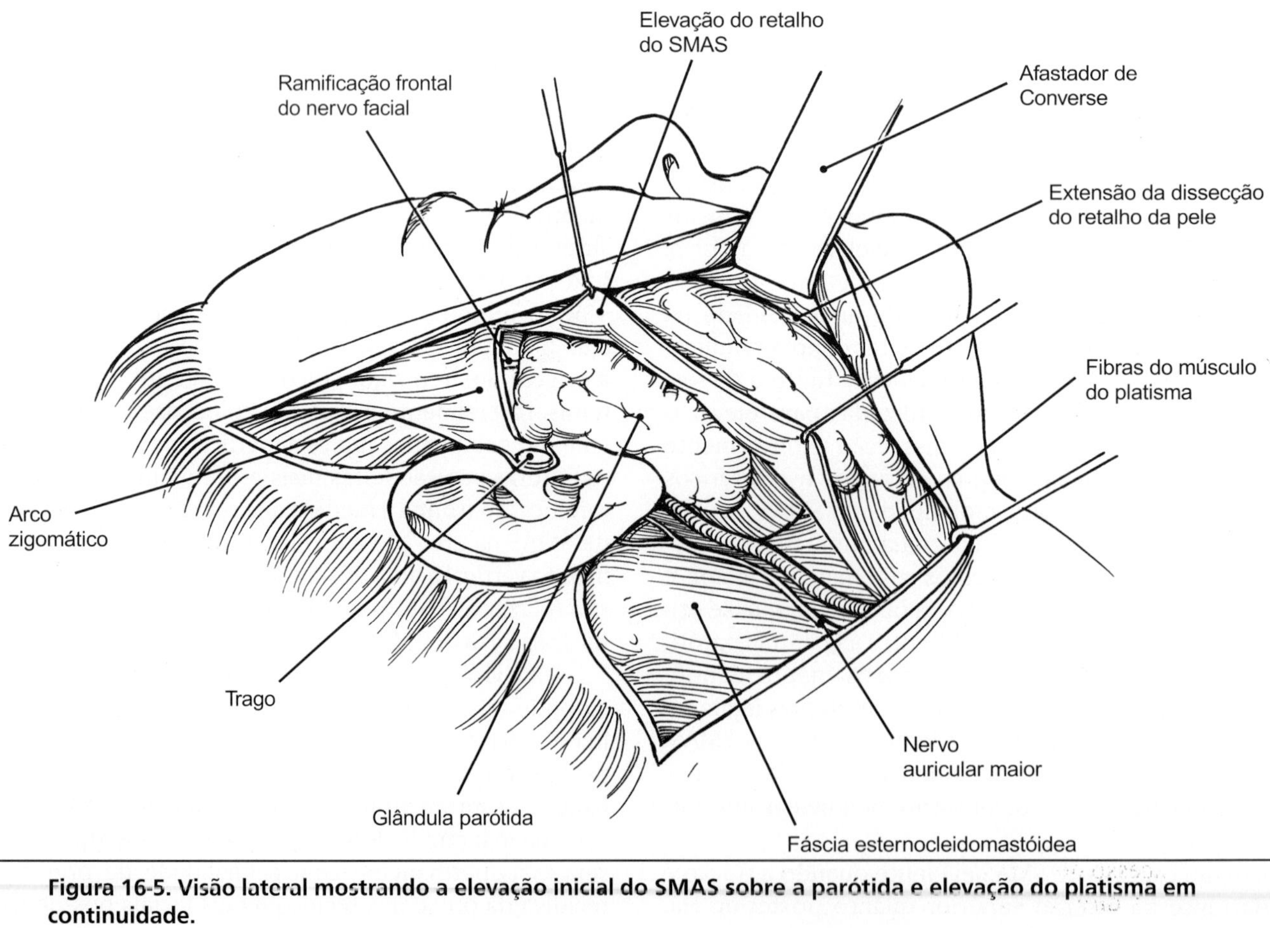

Figura 16-5. Visão lateral mostrando a elevação inicial do SMAS sobre a parótida e elevação do platisma em continuidade.

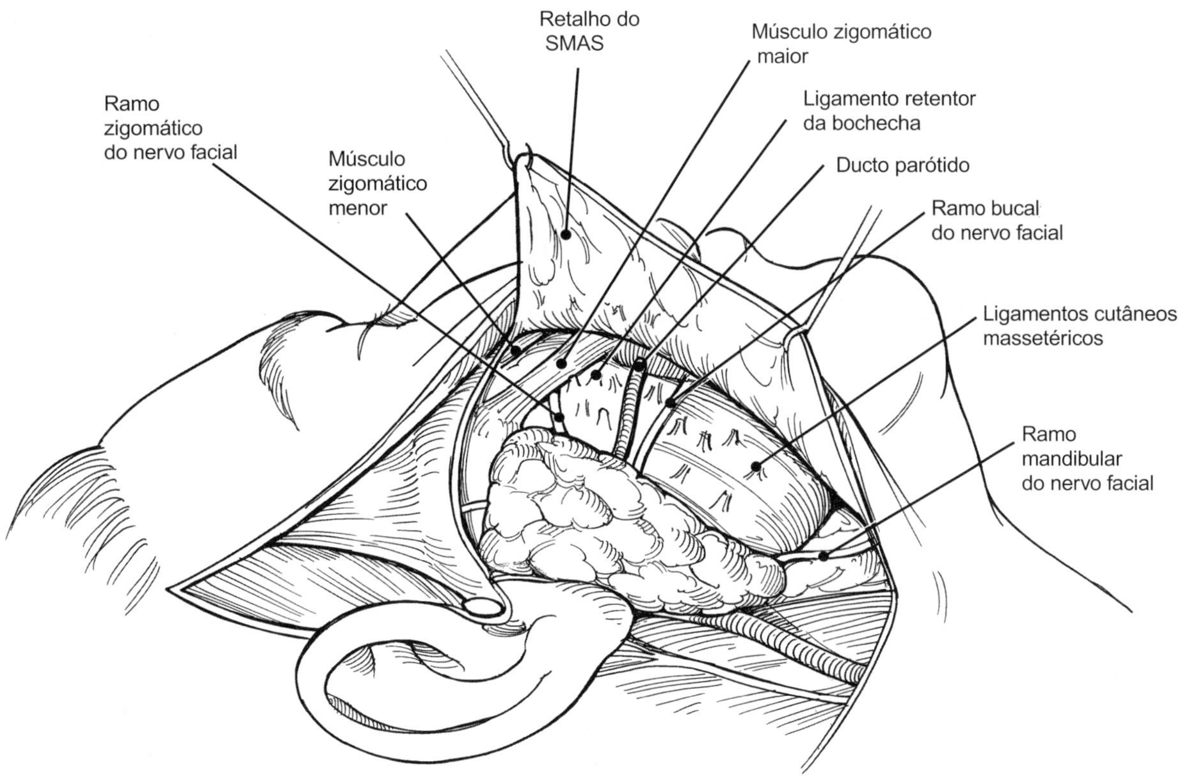

Figura 16-6. Visão lateral mostrando dissecção extensa do SMAS com o músculo zigomático maior e ligamentos retentores da face.

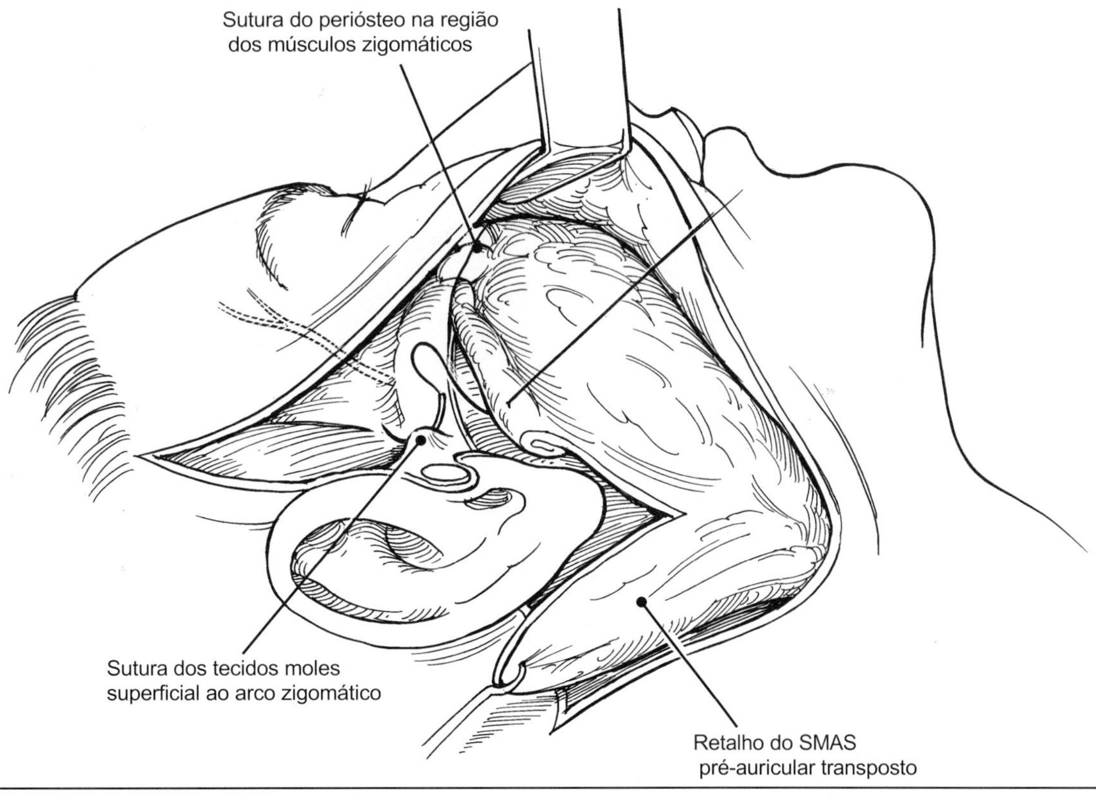

Figura 16-7. Visão lateral mostrando o "enrolamento" do SMAS com sutura ao periósteo do osso zigomático e transposição do retalho do SMAS à área mastóide.

mente. Uma outra opção em pacientes com um SMAS muito espesso é fazer a excisão na porção redundante, se não houver nenhuma necessidade de aumentar a proeminência do osso zigomático com gordura adicional.

Pacientes mais jovens com uma formação mínima de papada e o formato da bochecha relativamente normal são candidatos a uma SMAS-ectomia em vez de a uma abordagem extensa do SMAS. Um triângulo de SMAS de pelo menos 1,5 cm em largura de base é ressecado numa direção oblíqua na bochecha. A excisão começa logo acima do ângulo da mandíbula e segue súpero-medialmente em direção do canto medial (Figura 16-4). O SMAS não é elevado. As extremidades de corte são aproximadas com uma sutura absorvível de monofilamento 3-0 e 4-0 (Figura 16-8). O platisma é elevado inferiormente à excisão do SMAS e é suturado na região da mastóide conforme descrito anteriormente. Essa variação no tratamento do SMAS é rápida e eficaz porque age na porção mais móvel do SMAS e evita a dissecção profunda. Entretanto, esse procedimento não é necessariamente mais seguro do que a dissecção extensa do SMAS com respeito a um possível dano às ramificações do nervo facial.

A elevação do SMAS por qualquer uma das técnicas move a gordura do pescoço sobre a margem mandibular. A gordura que permanece no músculo abaixo da mandíbula é removida através de lipoaspiração aberta com uma cânula de um orifício (Figura 16-9). A área da papada é posteriormente contornada, com excisão direta de gordura na maioria dos casos. Se a gordura da bochecha é particularmente espessa, uma pequena lipoaspiração com uma pequena cânula de três orifícios na área da papada pode ser benéfica. Se as glândulas submandibulares são ptóticas, elas podem ser elevadas de alguma forma através da plicatura parcial do platisma, que é então suturado na região da mastóide.

Depois dos retalhos da pele terem sido levantados em cada lado e o trabalho do SMAS completado, presta-se atenção à parte anterior do pescoço. Na maioria dos pacientes, uma incisão submental é realizada a alguns milímetros posteriormente à prega do queixo. Essa etapa pode ser omitida em alguns pacientes jovens que não apresentam uma banda platismal com contração ativa do músculo. Nesses pacientes, uma pequena lipoaspiração com uma cânula de diâmetro de 2,4 mm é suficiente para melhorar o contorno. Em pacientes que necessitam de uma abordagem aberta, a pele é levantada para estabelecer uma comunicação entre ambos os lados do pescoço, e quaisquer ligações remanescentes dos ligamentos mandibulares à pele, são liberadas. A dissecção sobre as estruturas anteriores do pescoço é continuada inferiormente até um ponto médio entre a cartilagem cricóide e o nó supra-esternal. As margens mediais do platisma são definidas e mobilizadas. A gordura subplatismal não é removida rotineiramente, exceto em pacientes com pouco contorno do pescoço em que esse seja um fator que contribua significativamente. O platisma é suturado na linha mediana com suturas Mersilene 3-0, inferiormente, pelo menos até a cartilagem tireóide (Figura 16-10).

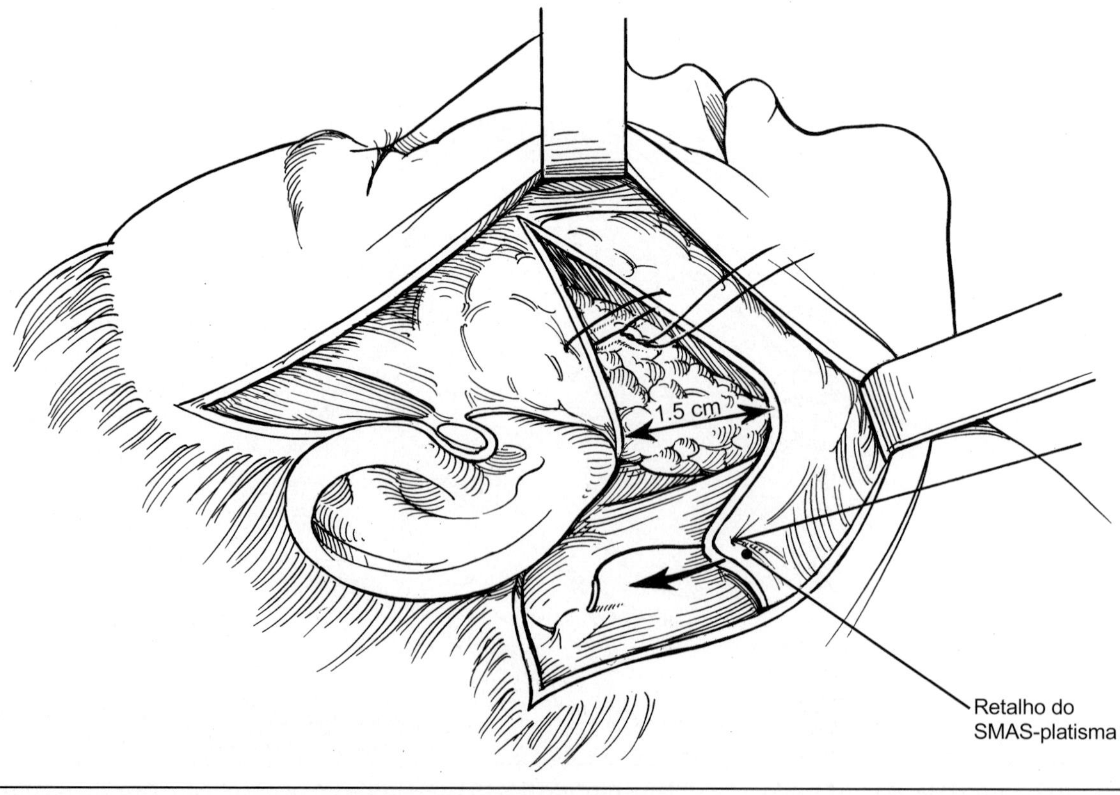

Figura 16-8. Visão lateral mostrando alternativa da SMAS-ectomia.

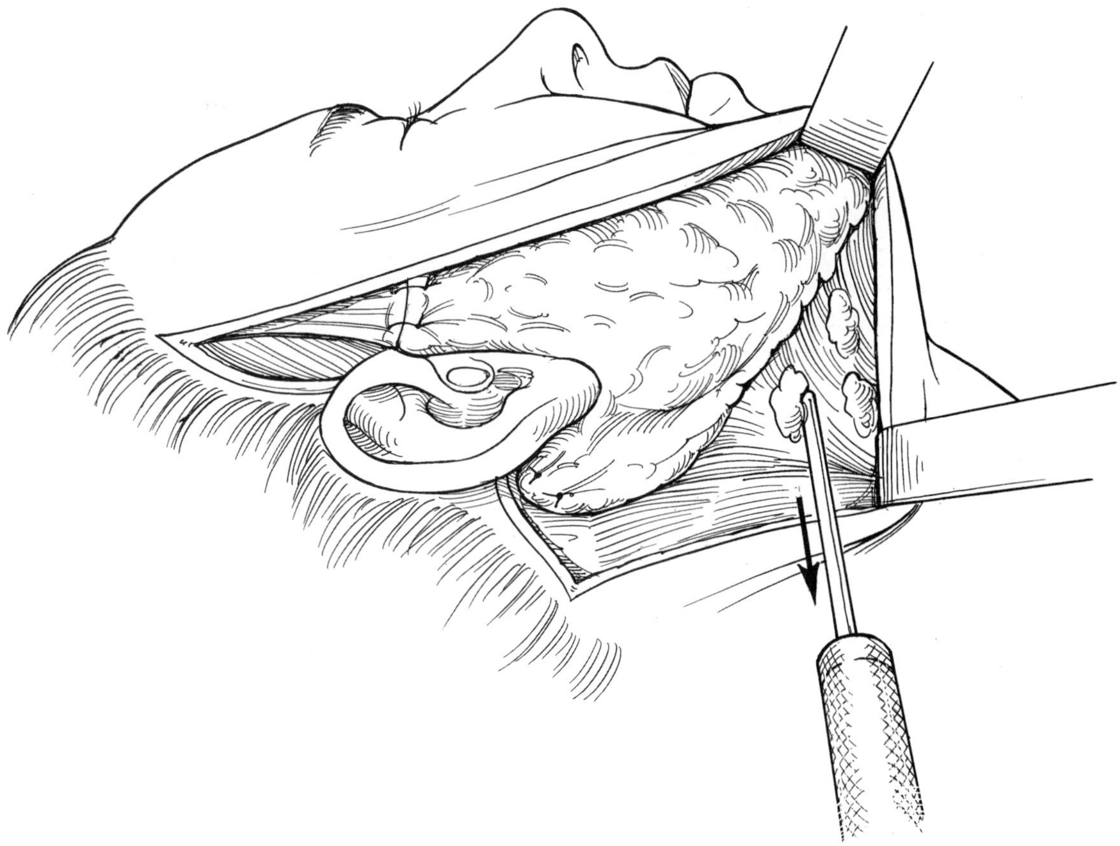

Figura 16-9. Visão lateral mostrando lipoaspiração aberta da gordura na parte superior do pescoço.

Uma pequena ressecção medial de uma fatia do músculo é comumente realizada para definir o ângulo cervicomental e eliminar a possibilidade de banda platismal visível no pós-operatório.

Um implante no queixo pode ser colocado nesse momento, se indicado. Geralmente, os implantes estendidos de tamanhos menores são preferidos. Deve-se tomar cuidado durante a criação da parte lateral da loja subperiosteal com esses tipos de implantes para se prevenir a perfuração do SMAS e que uma ponta do implante fique palpável. Se houver uma prega submental proeminente, isso pode ser suavizado com um descolamento da pele anteriormente à incisão submental e a criação de um retalho de gordura, que é dobrado inferiormente e suturado ao platisma.

A hemostasia é confirmada em ambos os lados, e são colocados drenos, exteriorizados através de uma incisão separada a 0,5 cm acima da porção posterior da incisão occipital do couro cabeludo. Os drenos são fixados no local. A pele é tracionada num vetor superior e levemente posterior na bochecha e num vetor mais oblíquo e posterior no pescoço. As suturas de reparo são feitas acima da raiz da hélice, no sulco retroauricular logo antes de a incisão divergir na área mastóide e na junção da pele mastóide e couro cabeludo occipital (Figura 16-11). Um pequeno triângulo de pele pode ser removido na raiz da hélice se a linha capilar temporal for elevada de forma inapropriada à medida que a pele é tracionada. Isso deixa uma linha de sutura transversa imperceptível.

A pele é excisada na área pré-auricular de forma que não fique nenhum degrau. Uma pequena redundância é ótima. Quando a incisão inicial tiver sido feita anteriormente ao trago, a pele é excisada de forma que a linha de sutura final apresente um aguilhão posterior pequeno no ponto onde a raiz da hélice se origina, logo acima do trago. Isso evita que resulte uma cicatriz em linha direta e completa. Quando a incisão inicial tiver sido feita atrás do trago, um pequeno retalho de tecido subcutâneo é feito sobre o trago com a sua base na porção mais anterior. O retalho é dobrado por cima e suturado no SMAS; essa pequena construção de tecido anterior ao trago melhora a sua definição. A pele é cortada paralelamente à hélice anterior e é deixada consideravelmente redundante sobre o trago (Figura 16-12). Uma pressão digital logo anterior ao trago mostrará o quanto de pele é necessário para evitar que o trago seja tracionado para a frente ou a cicatriz por trás desse seja aparente. Abaixo do

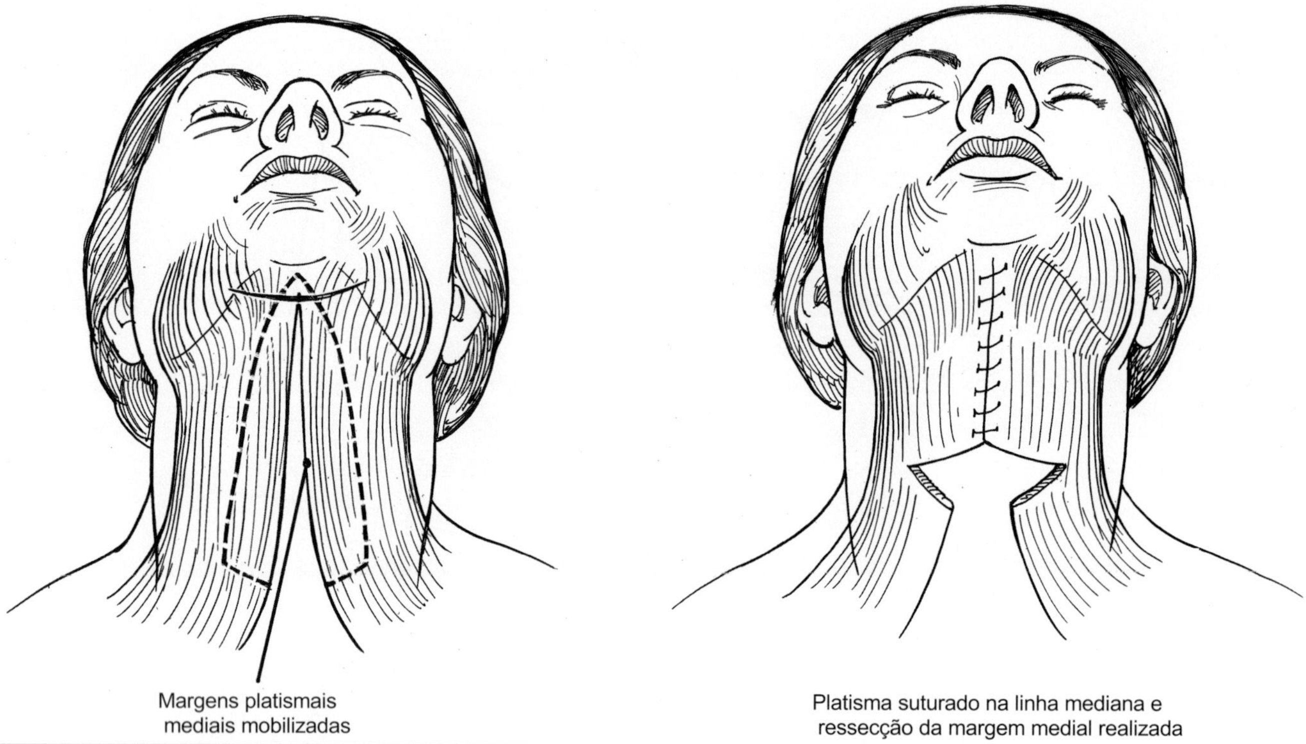

Figura 16-10. Visão anterior do pescoço para mostrar o tratamento do platisma.

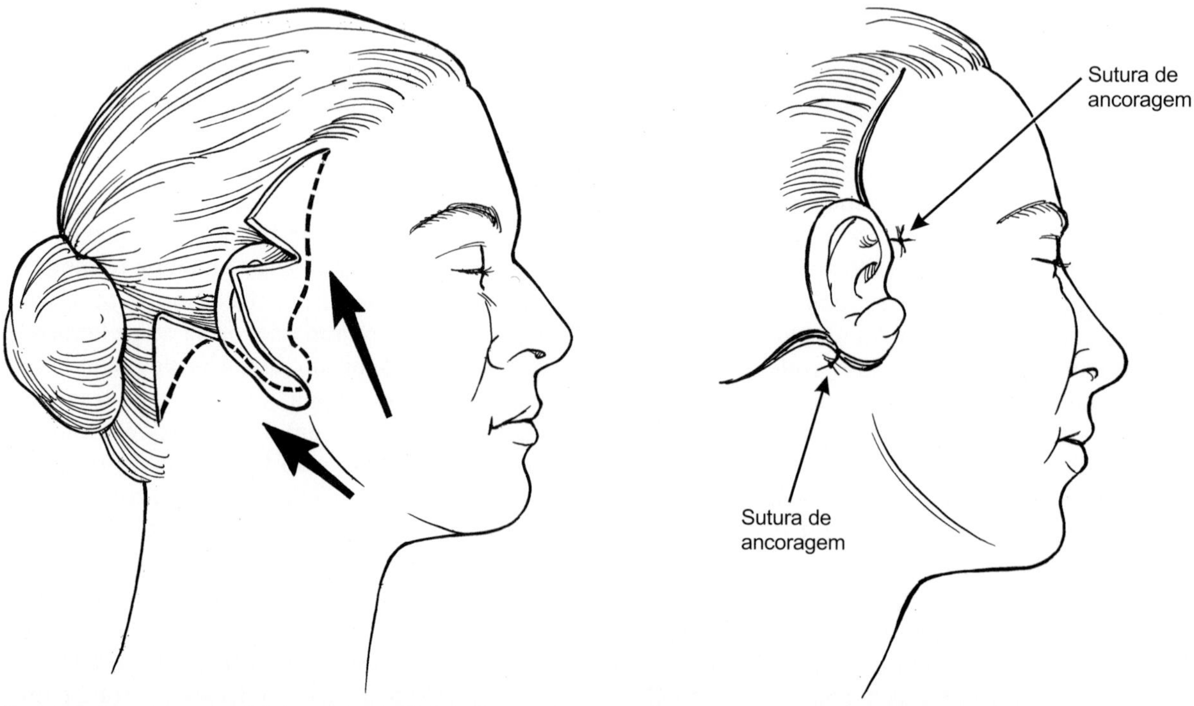

Figura 16-11. Visão lateral mostrando o posicionamento da sutura de ancoragem e vetores de reposicionamento da pele.

trago, a pele é cortada para preservar o pequeno componente horizontal da incisão. A pele por cima do trago e inferior a este é afinada consideravelmente. O retalho de pele é cortado muito conservadoramente ao redor do lóbulo da orelha, de forma que possa ser posicionado a um ângulo de aproximadamente 15 graus posterior a um eixo vertical e sob absolutamente nenhuma tensão. Isso prevenirá uma distorção a longo prazo do lóbulo da orelha. A incisão pré-auricular e a incisão no sulco retroauricular são fechadas com uma sutura de náilon 5-0. A incisão acima da área temporal é fechada com grampos. Não deve ser fechada sob tensão. Uma pequena excisão de pele do couro cabeludo é geralmente necessária.

A pele do pescoço é redobrada para evitar uma mudança maior na linha capilar occipital, e o excesso é excisado. Na área da mastóide, a pele é cortada de forma que as extremidades fiquem em contato entre si sem nenhum degrau. A pele é fechada nessa área com uma sutura intradérmica plana de 3-0. Há geralmente uma orelha no couro cabeludo occipital, que é eliminada avançando-se o retalho anteriormente. A parte da incisão dentro do couro cabeludo é fechada com grampos. O fechamento é completado pelo fechamento da incisão submental com suturas pouco profundas de Vicryl 4-0 e uma sutura contínua de náilon 5-0 para a pele. A dermabrasão perioral ou a *laser*, se indicados, são realizados ao final do procedimento.

CUIDADO PÓS-OPERATÓRIO E CURATIVOS

Uma pomada com antibiótico é colocada nas linhas de sutura pré-auriculares e retroauriculares. Um curativo, que consiste em camadas de gaze seca de 10 × 20 centímetros, aber-

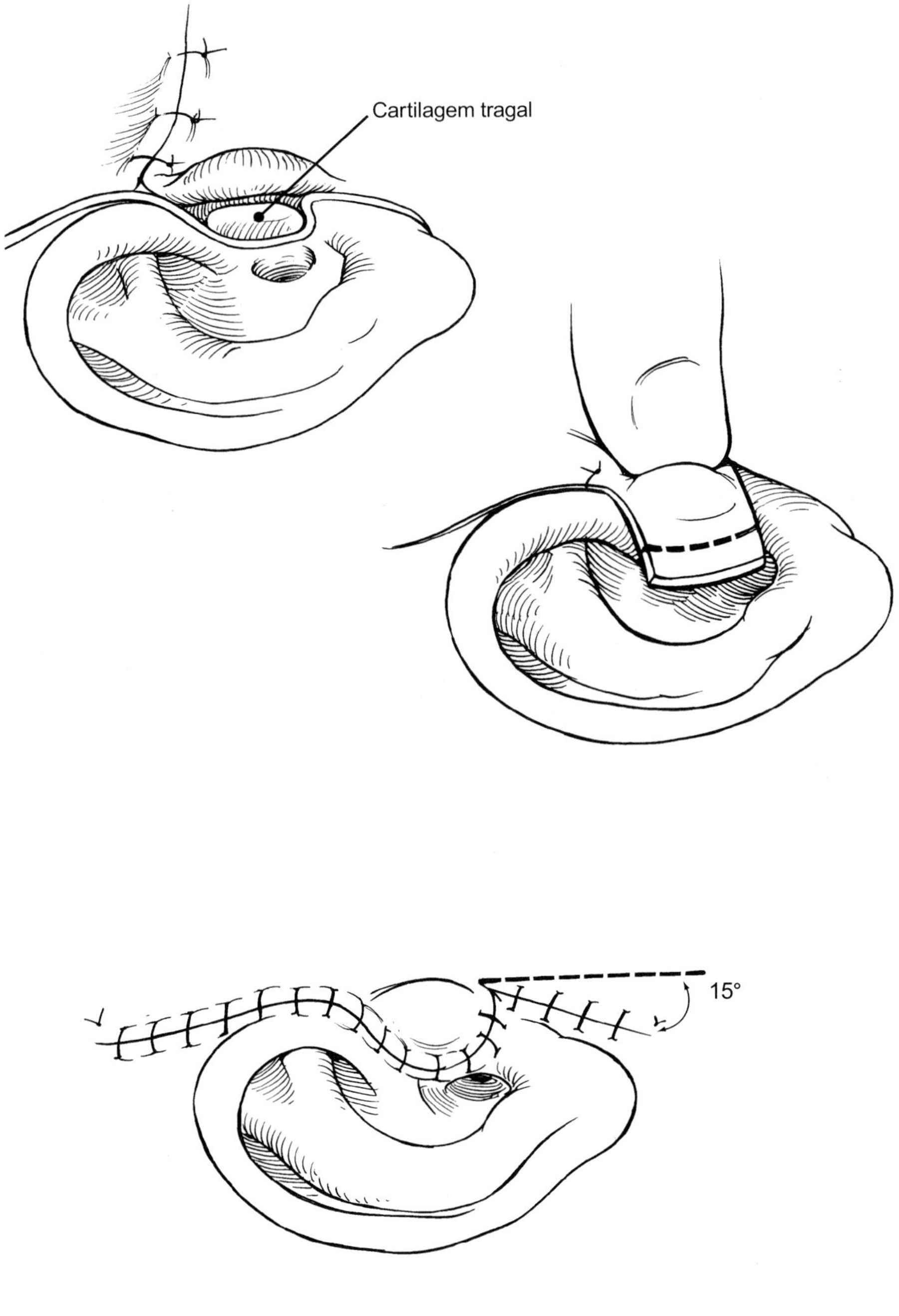

Figura 16-12. Visão lateral mostrando nuances do fechamento pré-auricular.

tas no sentido do comprimento, é colocado ao redor do pescoço, de orelha a orelha, preso no local com Surg-o-flex. A gaze é sobreposta ao queixo anteriormente para prevenir o enrugamento na área submental. Se a região perioral foi tratada seja com dermabrasão ou *laser*, é coberta com uma pomada antibiótica.

O curativo da cabeça é removido na manhã seguinte. Os drenos são deixados no local durante 3 dias para assegurar que os retalhos da pele estejam aderentes às estruturas subjacentes do pescoço. A remoção dos drenos antes que se tenham passado 3 dias pode resultar em pequenas "pregas" da pele no ângulo cervicomental. Se a dissecção do pescoço tiver sido menos extensa, por exemplo, não aberta anteriormente e pouco aspirada, então os drenos podem ser removidos no dia seguinte à cirurgia.

As suturas e os grampos são removidos 7 dias após a cirurgia. Antibióticos perioperatórios são continuados durante 7 dias. Corticosteróides tais como metilprednisolona não são rotineiramente utilizados.

COMPLICAÇÕES

Complicações iniciais na ritidectomia, independentemente do método selecionado, incluem hematoma, necrose da pele e lesão do nervo facial. A necrose da pele é mais comumente vista em pele com pouca qualidade, particularmente quando combinada com excesso de tensão durante o fechamento. É recomendado um descolamento mais conservador em pacientes com pele de baixa qualidade. É recomendada uma tensão decrescente na pele se uma forte palidez aparecer na região retroauricular, mesmo se isso resultar numa subcorreção.

O dano ao nervo facial é possível na SMAS-ectomia porque a excisão do SMAS é realizada sem estabelecer primeiramente um plano de dissecção entre o SMAS e as camadas mais profundas da face. Além disso, essa técnica exige cuidado, pois a excisão do SMAS corre perpendicularmente às ramificações do nervo facial, podendo ocorrer dano múltiplo nas ramificações. Começar a excisão do SMAS por cima da cauda da glândula parótida ajuda a evitar isso por estabelecer um plano seguro à medida que a excisão é continuada súpero-medialmente. Na técnica extensa do SMAS, o risco ao nervo facial fica primeiramente na região entre a glândula parótida e a margem lateral do músculo zigomático maior. Aqui, o SMAS é fino e as ramificações do nervo facial correm próximas à sua superfície inferior. Além disso, os pequenos ligamentos fibrosos de retenção à pele que se originam do zigomático nessa região tornam a dissecção tediosa. Esses ligamentos podem parecer ramificações do nervo quando são visualizados pela primeira vez. Entretanto, uma separação cuidadosa desses ligamentos de retenção ajudará a estabelecer um plano seguro para continuar a elevação do SMAS mais medialmente.

Complicações posteriores, incluindo correção incompleta, recidiva, hipercorreção, cicatrizes de qualidade ruim, são mais bem denominados resultados indesejados. A recidiva é geralmente o resultado de um tecido com pouca qualidade. A elasticidade dos tecidos moles e fatores técnicos tais como a extensão do descolamento, tensão do SMAS e uma adequação da fixação (SMAS estendido) influenciam no grau de correção e no potencial para uma recidiva. A seleção da técnica também é um fator; a SMAS-ectomia é mais adequada para aqueles pacientes que apresentam deformidades menos severas. A hipercorreção é um evento exclusivamente iatrogênico e quase sempre resulta de uma tensão excessiva na pele durante o processo de reposicionamento, assim como acontece com as cicatrizes de qualidade ruim. A falha no fechamento adequado da região pré-auricular pode resultar em vários estigmas cirúrgicos no trago. Felizmente, o potencial para resultados desfavoráveis decresce com a experiência.

Leituras Selecionadas

Baker DC. Avoiding facial nerve injuries in rhytidectomy: anatomic variations and pitfalls. *Plast Reconstr Surg* 1979;64:781-795.

Barton FE. The SMAS and the nasolabial fold. *Plast Reconstr Surg* 1992;89:1054-1057.

Connell BF. Neck contour deformities: the art, engineering, anatomic diagnosis, architectural planning, and aesthetics of surgical correction. *Clin Plast Surg* 1987;14:683-692.

Freilinger G, Gruber H, Happak W, Pechmann U. Surgical anatomy of the mimetic muscle system and the facial nerve: importance for reconstructive and aesthetic surgery. *Plast Reconstr Surg* 1987;80:686-690.

Furnas DW. The retaining ligaments of the cheek. *Plast Reconstr Surg* 1989;83:11-16.

Hamra ST. Surgery of the aging chin. *Plast Reconstr Surg* 1994;94:388-393.

Hamra ST. The deep-plane rhytidectomy. *Plast Reconstr Surg* 1990;86:53-63.

Mendelson BC. Correction of the nasolabial fold: extended SMAS dissection with periosteal fixation. *Plast Reconstr Surg* 1992;89:822-833.

Mitz V, Peyronie M. The superficial musculoaponeurotic system in the parotid and cheek area. *Plast Reconstr Surg* 1976; 58:80-88.

Rees TD. In search of the perfect face lift: a personal odyssey. *Aesth Surg* 1997;17:29-36.

Stuzin JM, Baker TJ, Gordon HL. The relationship of superficial and deep facial fascias: relevance to rhytidectomy and aging. *Plast Reconstr Surg* 1992;89:441-449.

Stuzin JM, Baker TJ, Gordon HL, Baker TM. Extended SMAS dissection as an approach to midface rejuvenation. *Clin Plast Surg* 1995;22:295-311.

Stuzin JM, Wagstrom L, Kawamoto HK, Wolfe SA. Anatomy of the frontal branch of the facial nerve: the significance of the temporal fat pad. *Plast Reconstr Surg* 1989;83:265-271.

Yousif NJ, Gosain A, Matloub HS, Sanger JR, Madiedo G, Larson D. The nasolabial fold: an anatomic and histologic reappraisal. *Plast Reconstr Surg* 1994;93:60-69.

Capítulo 17

Elevação da Sobrancelha

Michael J. Breiner

AVALIAÇÃO DO DEFEITO

Exame Clínico

O exame deve começar por avaliar a linha capilar anterior do paciente. A posição, o padrão e a densidade da linha capilar anterior geralmente determinam a escolha da incisão. (Levantamentos endoscópicos de sobrancelha são abordados no Capítulo 18.) A posição da sobrancelha e a localização e profundidade das rugas também são avaliadas. É crucial determinar a participação da pele da pálpebra superior na ptose da sobrancelha: posicione a sobrancelha do paciente no nível desejado e imobilize a sobrancelha com a a mão, e então examine a pele da pálpebra superior. Se o excesso de pele da pálpebra superior contribui para a deformidade, então é indicada uma blefaroplastia. A etapa final é examinar o nervo frontal e a distribuição sensorial do nervo supraorbital. São tiradas fotografias padrões tanto do estilo do cabelo normal de uso do paciente quanto com o cabelo puxado para trás.

INDICAÇÕES

A indicação básica para qualquer levantamento de sobrancelha é a sua ptose, que é definida como um desvio da posição "normal" da sobrancelha. Tradicionalmente, a posição normal da sobrancelha de uma mulher é aproximadamente 1 cm acima da margem orbital, e, para homens, é na própria margem orbital. Os estilos de sobrancelha estão constantemente mudando, e comumente as sobrancelhas das mulheres são levemente mais baixas do que o padrão máximo. As outras indicações para levantamentos de sobrancelha abordadas neste capítulo são sulcos transversos da fronte, rugas glabelares e rugas transversas na raiz do nariz.

CONTRA-INDICAÇÕES

As contra-indicações para um levantamento de sobrancelha são as mesmas da maioria de outros procedimentos cirúrgicos, com algumas exceções. Elas incluem alopecia frontal e as objeções do paciente em alterar ou elevar a linha capilar. Os homens, em particular, devem ser informados de que uma linha capilar recuada expõe uma cicatriz do levantamento da sobrancelha. Além disso, mudanças futuras no estilo do cabelo devem ser consideradas.

AVALIAÇÃO PRÉ-OPERATÓRIA

Instruções

As instruções pré-operatórias básicas são similares àquelas para qualquer procedimento cosmético. Os pacientes são instruídos a lavar o cabelo com xampu para bebê na noite anterior e na manhã do procedimento. A face deve ser lavada com um sabonete neutro. Os pacientes devem evitar utilizar agentes químicos no cabelo. Também não se aconselha maquiagem excessiva no dia da cirurgia. É de grande utilidade que os homens *não* façam a barba na manhã da cirurgia.

Escolha da Incisão

Devido ao fato de a escolha da incisão ser freqüentemente determinada pelos desejos e estilos de cabelo do paciente, é crucial discutir a localização da incisão com o paciente antes da cirurgia. Quatro incisões básicas devem ser consideradas. Se o paciente apresentar ampla quantidade de cabelo frontal (*i. e.*, pelo menos 5 cm de cabelo do ponto anterior mais projetado), a incisão bicoronal da sobrancelha pode ser indicada. Se a linha capilar for avançada ou se há um recuo significativo nas áreas temporais, uma abordagem bitemporal, que

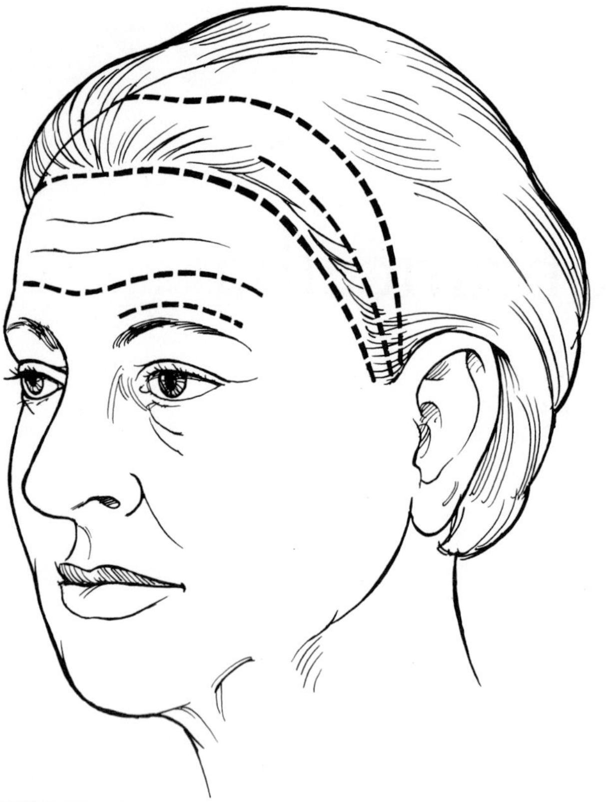

Figura 17-1. Posicionamento da incisão.

pode ser combinada com a abordagem bicoronal. Para pacientes mais velhos com alopecia proeminente, um levantamento da sobrancelha com incisão em um sulco transverso profundo ou um levantamento de sobrancelha direto (posicionando a incisão imediatamente acima das sobrancelhas de uma forma elíptica) são considerados excelentes (Figura 17-1). Independentemente da técnica, a regra padrão é: quanto mais perto é a incisão da sobrancelha, mais direto é o seu levantamento. Na técnica bicoronal, para cada 3 a 4 cm de puxada, 1 cm de elevação de sobrancelha pode ser esperado. Num levantamento de sobrancelha direto, para cada 1 cm de puxada há cerca de 1 cm de elevação. Novamente, é necessário que o paciente esteja consciente de que, com o levantamento bicoronal padrão, a linha capilar será elevada *pelo menos* em 3 cm.

MARCAÇÕES NO PACIENTE

Geralmente, um levantamento de sobrancelha é realizado em conjunto com outros procedimentos (*i. e.*, ritidoplastia ou blefaroplastia). Para a maioria dos procedimentos faciais, a aparência facial do paciente muda drasticamente na posição supina. Conseqüentemente, com o paciente sentado e acordado, marque o seguinte: linha anterior capilar, sulcos transversos, linhas de franzimento glabelares, sulco supratarsal, rugas transversas na raiz nasal, pele da pálpebra superior a ser ressecada e, finalmente, as incisões propostas. Também é útil aumentar as fotografias pré-operatórias numa fotocopiadora e ter as fotografias e imagens aumentadas disponíveis para usar na sala de operação.

ESCOLHA DA ANESTESIA

A escolha da anestesia é pessoal; depende tanto do desejo do paciente quanto do nível de conforto do paciente e do cirurgião. Se for escolhida uma intubação geral endotraqueal, um tubo para o pulmão de Era com uma extensão é preferível, com o tubo estendido e elevado e fixado a um coxim de espuma ou pilha de compressas aproximadamente de 10 a 15 cm do peito do paciente. Não é indicado fixar o tubo na boca com fitas porque isso mudará as expressões faciais, que são provavelmente mais importantes para procedimentos faciais combinados. A outra escolha é o controle monitorado com anestesia (MAC) com sedação intravenosa. Se o paciente estiver sedado parcial ou totalmente, a incisão do couro cabeludo proposta é infiltrada com uma solução a 1% de lidocaína (Xylocaine) com 1:100.000 de epinefrina, e um período de pelo menos 7 minutos deve transcorrer antes da incisão inicial. O "edema" na incisão com uma infiltração local não somente propiciará a anestesia, mas, também, tão importante quanto, a epinefrina e o "efeito da pressão" do material injetado com um efeito hemostático. Antibióticos profiláticos são recomendados, ministrados aproximadamente 30 minutos antes da incisão. O uso de ketorolac trometamina (Toradol) não é aconselhável. A dexametasona (Decadron) (10 mg) é útil, particularmente num procedimento plástico facial combinado. Finalmente, o ondansetron intravenoso (Zofran) foi comprovado como sendo útil na prevenção de náusea no período imediatamente pós-operatório.

PREPARAÇÃO DA SALA

Posicionamento do Paciente

Um apoio neurocirúrgico para a cabeça é ideal; entretanto, se isso não estiver disponível, colocar a cabeça do paciente sobre uma rodilha será suficiente. O corpo do paciente deve ficar na posição reversa de Trendelenburg, com a cabeça elevada levemente na posição de semi-Fowler. A mesa deve ser virada de acordo com a preferência do cirurgião e os braços do paciente seguros ao lado. Deve-se tomar cuidado em amortecer bem todos os pontos de pressão.

O que Fazer com o Cabelo

O cabelo quase sempre é um problema e um inconveniente durante os levantamentos da fronte. Primeiramente, realize tricotomia a aproximadamente 1 cm da incisão proposta. Depois, após pentear o cabelo para longe do local da incisão, prendê-lo com pequenos elásticos de borracha. Outros métodos têm sido descritos, tais como aplicar gel lubrificante, mas achei que isso se trata mais de uma bagunça do cabelo do que lidar com o próprio cabelo.

Preparação

A cabeça inteira, incluindo a face e o tubo, é preparada com cloreto de benzalcônio (Zephiran), pHisoHex, ou uma solução antibacteriana equivalente. Também são utilizados protetores corneais e uma quantidade moderada de lubrificante. Uma vez que a área tenha sido preparada, a cabeça inteira é posicionada numa toalha esterilizada e um lenço dividido completa a colocação de campos. Se disponível, um campo de craniotomia colocado abaixo da cabeça é um método excelente para coletar o sangue e resíduos durante o procedimento. Uma vez que o paciente tenha sido adequadamente preparado com campo colocado, uma agulha de calibre 25 e uma seringa de 60 cm^3 são utilizadas para infiltrar o anestésico local na incisão proposta conforme previamente descrito.

Instrumentos Especiais

Os instrumentos para um *lifting* da fronte não são diferentes daqueles para a maioria das cirurgias plásticas faciais, talvez com a exceção de se utilizar uma lâmina nº 10. Um retrator com garras e um instrumento para dissecar ao redor do feixe neurovascular supra-orbital são úteis. Um afastador de periósteo de 17 mm de Langenbeck também pode ser útil.

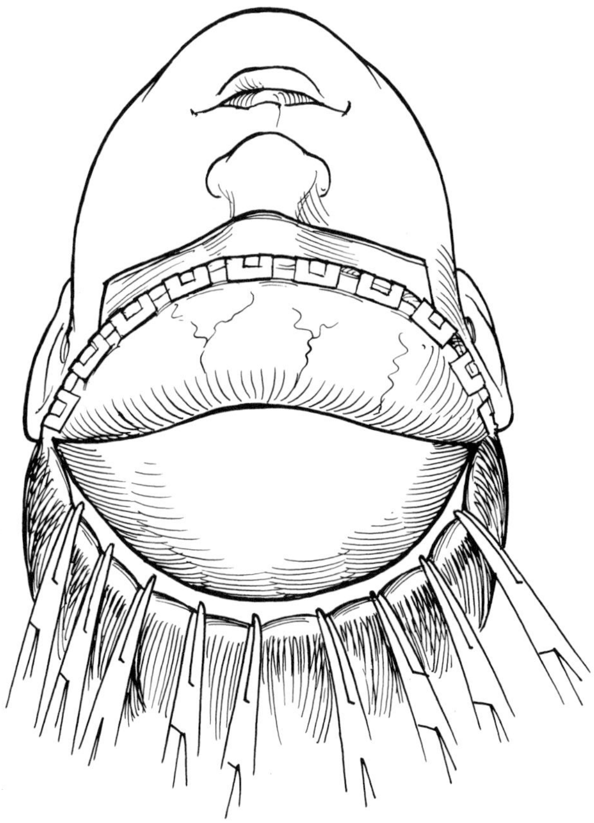

Figura 17-2. Virada da aba da testa. São utilizados clipes de Ramey para realizar a hemostasia. Note a proteção corneal.

TÉCNICA OPERATÓRIA

Nesta seção, o levantamento bicoronal é descrito em detalhe, e as outras abordagens incisionais são descritas como variações.

Uma lâmina nº 10 é utilizada para incisão em bisel para preservar os folículos capilares, incisando até o pericrânio. É necessário incisar a região temporal de orelha a orelha para facilitar a mobilização do couro cabeludo. Apesar do efeito hemostático da infiltração local, a incisão do couro cabeludo sangrará profusamente. O que fazer com esse sangramento é uma questão única ao do levantamento de sobrancelha. Alguns cirurgiões preferem utilizar clipes neurocirúrgicos tipo Ramey ou grampear uma compressa dobrada na margem do couro cabeludo (Figura 17-2). Todo método é válido para minimizar o sangramento, e é importante evitar o uso imprudente de cautério, por causa do risco de danificar os folículos capilares. Um cautério com ponta de agulha ou bipolar pode ser útil se utilizado com cuidado: somente os vasos subgaleais devem ser cauterizados não o couro cabeludo. Pressão, tempo e paciência pararão a maior parte do sangramento do couro cabeludo.

Descolamento

Antes do descolamento, uma verificação final é feita para assegurar se as córneas estão protegidas. Nesse ponto, é uma boa idéia colocar uma compressa umedecida por cima das órbitas. Num plano subgaleal, a dissecção cortante é feita com uma lâmina nº 10 até um ponto aproximadamente 4 cm da margem supra-orbital. A dissecção cortante é preferida porque há menos avulsão tecidual, resultando em um edema ou desconforto pós-operatório menor. A cerca de 4 cm da crista, é feita uma "incisão" no periósteo de uma face lateral da crista a outra com uma lâmina nº 15. Utilizando um descolador de periósteo, este é elevado além da crista, sobre a raiz do nariz. A elevação é facilmente realizada com um afastador de Langenbeck de 17 mm. Outros descoladores (*i. e.*, elevador de Joseph) funcionarão, mas, na minha opinião, eles são muito afiados (Figura 17-3). A dissecção periosteal permite uma mobilização melhor das sobrancelhas e uma chance menor de dano nervoso e da veia supra-orbital.

Marcações das Deformidades Externas

Nesse ponto, as deformidades da superfície externa a serem corrigidas podem ser marcadas volte o couro cabeludo à sua posição anatômica normal. Existem muitas técnicas para se marcar as rugas a serem tratadas. Eu prefiro passar uma agulha de calibre 21 dos pontos mais laterais do sulco frontal, marcar a ponta da agulha com azul de metileno e retirar. Então, una simplesmente os pontos tatuados. O caminho do feixe neurovascular supra-orbital também é marcado. A seguir, remova uma tira do músculo frontal aproximadamente 1 cm acima e abaixo da linha azul com cuidado para proteger o fei-

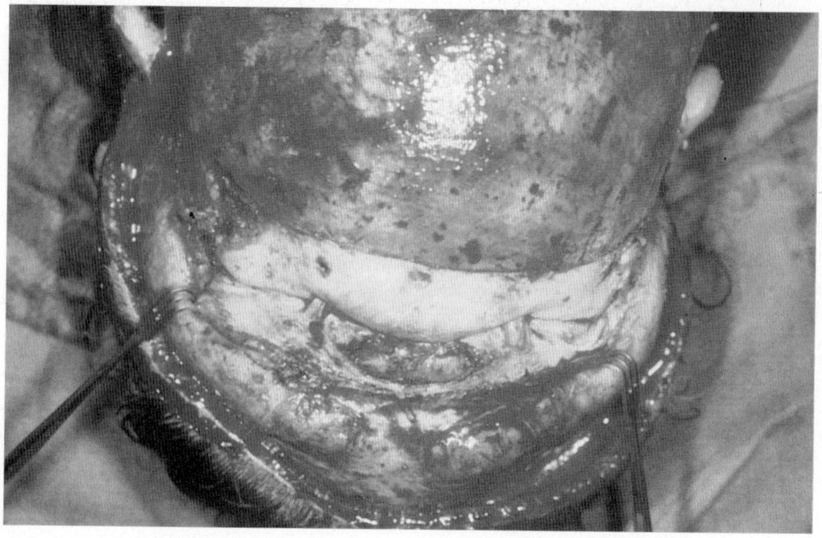

Figura 17-3. Deslocamento. Cerca de 4 cm da crista, a incisão é feita no periósteo de um aspecto lateral da crista para o outro. Utilizando o elevador de periósteo (p. ex., um elevador de Langenbeck de 17 mm), o periósteo é elevado logo além da crista e para o nariz além da raiz.

xe neurovascular. Remova somente o músculo frontal bem fino (Figura 17-4). Uma ressecção bastante cuidadosa do tecido frouxo criará uma depressão não-atraente, que é extremamente difícil de se corrigir. Para preservar a função do músculo frontal, deixe 3 a 4 cm do músculo frontal intactos acima da margem supra-orbital. Geralmente, é necessário remover somente três a quatro tiras do músculo frontal. As rugas glabelares também são marcadas de um modo similar. Basicamente, existem dois métodos de corrigir essas rugas. O primeiro método é de interromper os corrugadores e músculo prócero. Primeiramente, identifique a origem dos músculos corrugadores, que podem ser encontrados emergindo da margem orbital súpero-medial. O músculo pode ser encontrado por intermédio de uma simples manobra de dissecção com uma pequena pinça hemostática. Uma vez identificado, resseque aproximadamente 2 cm para evitar recidiva. Se o paciente apresentar uma ruga pronunciada na raiz nasal, também pode ser útil seccionar o músculo prócero de uma maneira similar. A ruga transversa é marcada; o feixe do músculo pode ser encontrado de 1 a 2 cm entre e pouco abaixo dos corrugadores. O prócero é um músculo levemente espesso, e somente cerca de 1 cm de ressecção é necessário. Novamente, é importante não ressecar demasiado nessa área por causa do risco de surgirem irregularidades no contorno na derme relativa-

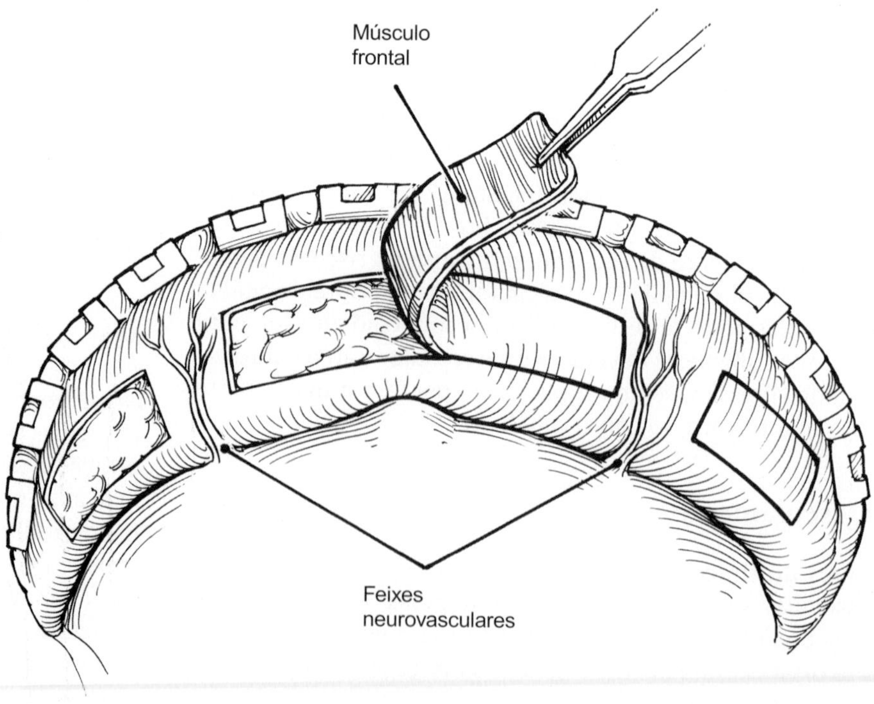

Figura 17-4. Após a identificação dos feixes neurovasculares, remova uma porção do músculo frontal.

mente fina. Um outro método empregado é injetar gordura nas rugas num esforço para disfarçar a deformidade. Tenha em mente que as injeções de gordura duram aproximadamente 6 meses e é necessária a supracorreção.

Ajustando a Tensão

Antes de ajustar a tensão, posicione o couro cabeludo atrás na sua posição anatômica. Utilizando duas pinças de Massachusetts ou similares, segure as extremidades do couro cabeludo na linha desenhada do limbo lateral do olho. Um assistente é útil nessa manobra. Supracorrija a posição desejada da sobrancelha em pelo menos 1 a 1,5 cm. Uma lâmina nº 11 é utilizada para fazer três incisões: uma na linha mediana e duas próximas às pinças, medialmente. Esses pontos-chave são então ancorados com três grandes suturas de náilon 3-0 (Figura 17-5). Nesse ponto, a tensão é mantida, as suturas-chave estão em posição, e a posição da sobrancelha deve ser supracorrigida por aproximadamente 1 cm. A próxima etapa é excisar as margens do couro cabeludo cortando entre as suturas-âncora. Utilizando a tesoura de descolamento da face ou uma lâmina nº 10, as extremidades do couro cabeludo são inclinadas em relação à orientação do folículo capilar.

Fechamento

Para prevenir uma alopecia cicatricial alongada e sustentar a elevação, a gálea é fechada com suturas interrompidas de Vicryl 4-0. As extremidades são então facilmente aproximadas com uma sutura de náilon 4-0 contínua com o cuidado de everter as margens. Não são necessários drenos. O curativo pós-operatório deve incluir um curativo não oclusivo (Adaptic) e ungüento de polimixina e bacitracina nas extremidades da ferida para impedir que o curativo se prenda ao cabelo. Um curativo absorvente seguido por uma bandagem elástica levemente compressiva completa o curativo.

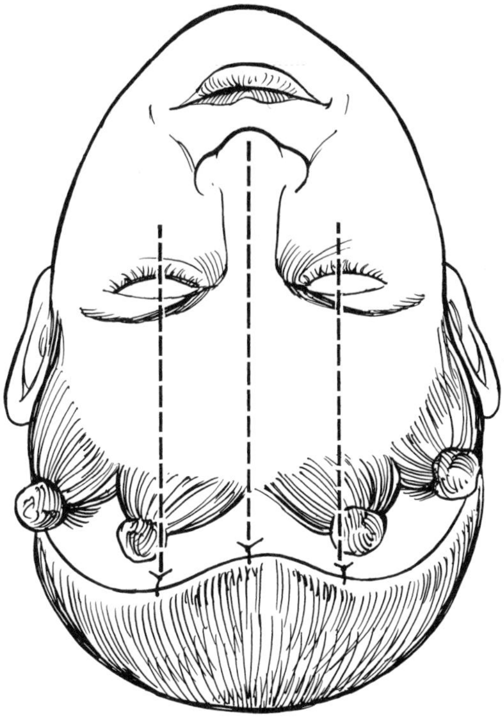

Figura 17-5. Três suturas-chave: uma na linha mediana e duas no nível da pupila.

CUIDADO PÓS-OPERATÓRIO

Na sala de recuperação, as seguintes ordens são prescritas:

1. Nifedipina 10 mg sublingual a cada 4 horas conforme necessário para a pressão sangüínea sistólica maior que 160 mmHg ou pressão sangüínea diastólica maior que 105 mmHg.
2. Analgesia com morfina intravenosa, 2 a 4 mg a cada 2 a 4 horas, ou 5 mg de hidrocodona/500 mg acetaminofen (p. ex., Vicodin), um a dois tabletes VO a cada 2 a 4 horas conforme a necessidade.
3. Prometazina (Fenergan), 12,5 mg conforme a necessidade, para náusea e vômitos.
4. Cabeceira da cama elevada a 30 graus.
5. Terapia suíça do olho ou compressas frias para os olhos continuamente.
6. Guardas da cama levantadas o tempo todo, com o botão de chamada preso ao avental do paciente.
7. Alta quando o paciente estiver aceitando nutrição oral adequada, estiver recuperado completamente e tiver evacuado.

Administram-se ao paciente 5 mg de hidrocodona/ 500 mg de acetaminofen (p. ex., Vicodin) para dor, um ou dois comprimidos oral a cada 4 horas se necessário; cefalexina (Keflex), 500 mg 8/8 horas durante 5 dias; e finalmente alprazolam 0,5 mg oralmente a cada 8 horas, conforme a necessidade, para a ansiedade (o melhor amigo do cirurgião plástico). No segundo dia ou por volta desse, o curativo é removido no consultório e o paciente pode tomar banho. No sétimo dia, as suturas contínuas são removidas, e em 2 semanas as suturas-âncora são removidas. O paciente é avisado para não utilizar escovas quentes ou secadores de cabelo quentes por pelo menos 1 mês após ou até mais, dependendo do grau de insensibilidade. O paciente não deve utilizar produtos químicos capilares fortes (p. ex., tintas de cabelo) durante 4 a 6 semanas após a cirurgia. O paciente pode utilizar gel para cabelo ou *spray* no cabelo após a remoção da sutura se não houver nenhum problema nas feridas em cicatrização. Em aproximadamente 3 a 4 meses, são tiradas fotografias padrões pós-operatórias, tanto com o estilo desejado de cabelo quanto com o cabelo puxado para trás.

PRECAUÇÕES

O procedimento de levantamento da sobrancelha é uma manobra estética gratificante somente quando realizado em pacientes apropriadamente selecionados.

Os benefícios desse procedimento são uma posição mais jovial da sobrancelha e melhorias nas rugas da fronte.

Entretanto, o paciente deve estar consciente de que haverá uma mudança na linha capilar frontal.

Para evitar algumas complicações tardias no levantamento da sobrancelha clássico (p. ex., alopécia, cicatriz alargada), é importante ancorar seguramente as suturas principais e fechar a ferida com pouca ou nenhuma tensão.

Finalmente, lembre-se de que um levantamento de sobrancelha executado apropriadamente e uma blefaroplastia da pálpebra superior são geralmente realizados em harmonia um com o outro.

Leituras Selecionadas

Connell BF, Lambros VS, Neurohr GH. The forehead lift: techniques to avoid complications and produce optimal results. *Aesth Plast Surg* 1989;13:217-237.

Washio H, Giampapa V, Colen H. Foreheadplasty–a selective approach. *Ann Plast Surg* 1982;8:141-147.

McCord CD, Doxanas MT. Browplasty and browpexy: an adjunct to blepharoplasty. *Plast Reconstr Surg* 1990;86:248-254.

McKinney P, Mossie RD, Zukowski ML. Criteria for the forehead *lift. Aesth Plast Surg* 1991;15:141-147.

Ellenbogan R. Transcoronal eyebrow lift: a technique to minimize postoperative complaints. *Plast Surg Techniques* 1995;1:1.

Gleason MC. Brow lifting through a temporal scalp approach. *Plast Reconstr Surg* 1973;52:141-144.

Griffiths CO. A new approach to the operative management of forehead, brow, and frown rhytidectomies. *Int Micr J Aesth Plast Surg* (Facial Plasty, 1974-B).

Le Roux P, Jones SH. Total permanent removal of wrinkles from the forehead. *Br J Plast Surg* 1974;27:359-362.

Lewis JR Jr. A method of direct eyebrow lift. *Ann Plast Surg* 1983;10:115-119.

Capítulo 18

Elevação Endoscópica da Fronte

Oscar M. Ramirez ◆ Jason N. Pozner

A adição do endoscópio ao equipamento do cirurgião plástico abriu as portas para a cirurgia cosmética minimamente invasiva. O levantamento endoscópico de sobrancelha foi o primeiro procedimento estético a se tornar popular e agora tem progredido a ponto de eliminar as incisões coronais para levantamento das sobrancelhas. Os refinamentos na técnica fazem esse procedimento mais seguro, mais fácil e mais confiável. O objetivo deste capítulo é apresentar nossa abordagem rotineira para o levantamento endoscópico da região frontal. Embora este capítulo possa ser utilizado como um guia, qualquer um que tente esse procedimento deve receber um treinamento prático devido a curva de aprendizado.

AVALIAÇÃO CLÍNICA

Nossa avaliação inicial de pacientes candidatos a levantamento de sobrancelha começa com uma história médica geral com atenção específica dada à cirurgia cosmética facial e palpebral prévia. A capacidade de se realizar o fechamento das pálpebras é observada, e quaisquer sintomas sugestivos de síndromes de olhos secos são explorados em detalhe. Pede-se que os pacientes olhem num espelho e descrevam as características de sua fronte com as quais não estão satisfeitos e o que eles gostariam de melhorar. Mais comumente, os pacientes reclamam de excesso de pele das pálpebras superiores e das linhas de expressão na região glabelar. Nós então prosseguimos com nossa avaliação, baseados no desejo do paciente.

Nossa análise começa com o grau de ptose da sobrancelha, se a ptose é lateral ou medial. As medidas são tiradas dos cantos laterais, meio da pupila e cantos mediais até a parte superior da sobrancelha. São tiradas medidas adicionais da sobrancelha à linha capilar. A posição ideal da sobrancelha varia de paciente para paciente, mas deve ser aproximadamente 2,5 cm mais alta que a pupila no meio da sobrancelha. A sobrancelha é elevada manualmente à sua posição prospectiva, e essa posição é avaliada pelo paciente e pelo médico. Essa elevação estica a pele redundante da pálpebra superior, e é avaliada e discutida a necessidade de uma blefaroplastia da pálpebra superior, além de um levantamento de sobrancelha. Vemos a fronte e as pálpebras superiores como uma unidade funcional, cuja função primária é assegurar a cobertura do bulbo ocular e visão adequada, cuja função secundária é a expressão. O grau da ptose da pálpebra é medido, e a sua relação com a função do músculo frontal é observada. Pacientes com ptose palpebral geralmente apresentam espasticidade associada do músculo frontal (síndrome frontal espástica). Essa é a tentativa do corpo de assegurar a visão elevando a pálpebra superior com o músculo frontal no caso de um mecanismo elevador funcionando mal. Essa condição pode ser unilateral ou bilateral e geralmente é a causa da assimetria da sobrancelha.

Pede-se que o paciente franza a testa, e a atividade dos músculos corrugador e prócero e linhas e depressão glabelares são avaliadas.

INDICAÇÕES E CONTRA-INDICAÇÕES

Pacientes com ptose de sobrancelha e testa curta (*i. e.*, menos que 6 cm desde a linha capilar até a sobrancelha) são submetidos a um levantamento endoscópico puro da fronte com três a cinco incisões. Pacientes com fronte com 7 cm ou mais são candidatos a um procedimento de encurtamento de fronte, e recomenda-se um levantamento da linha capilar anterior em dois planos. Pacientes com uma testa com mais de 6 a 7 cm são candidatos relativos a uma suspensão somente por endoscópico puro, mas os prós e contras de cada procedimento são discutidos com o paciente. Nos pacientes carecas, realiza-se uma pexia endoscópica pura do supercílio ou uma pexia endoscópica do supercílio com transblefaroplastia.

Os olhos são discutidos a seguir, dando-se atenção às áreas de bolsas de gordura, ptose e excesso de pele com a sobrancelha elevada. Ocasionalmente, realizamos um reparo de ptose ao mesmo tempo da suspensão da sobrancelha, mas geralmente preferimos separá-los. Mais freqüentemente, a blefaroplastia da pálpebra superior não é realizada no mesmo tempo da frontal, já que preferimos a precisão do procedimento por etapas.

Atualmente, as únicas contra-indicações à cirurgia relacionam-se a pacientes com síndrome frontal espástica não-tratada que podem apresentar sobrancelhas elevadas demais como resultado da suspensão da sobrancelha.

INSTRUMENTAÇÃO E PREPARAÇÃO DA SALA

É essencial a instrumentação adequada para uma cirurgia endoscópica segura. Os cirurgiões devem estar familiarizados com o equipamento, que deve ser preparado e testado antes do procedimento, porque a cirurgia endoscópica é extremamente dependente da instrumentação e do equipamento. Presentemente, utilizamos um endoscópio rígido de 4 mm a 5 mm com um ângulo de 30 graus. Um afastador com uma ponta romba (Deknatel-Snowden-Pencer ou DSP) propicia a elevação dos tecidos sobrejacentes durante a dissecção. Preferimos uma câmera de três chips devido à sua ótica excelente. Dois monitores, um em cada lado do paciente, fornecem uma visão ideal para o cirurgião e o assistente e permitem o movimento do cirurgião de lado a lado sem ajustar os monitores (Figura 18-1). Uma fonte endoscópica de luz

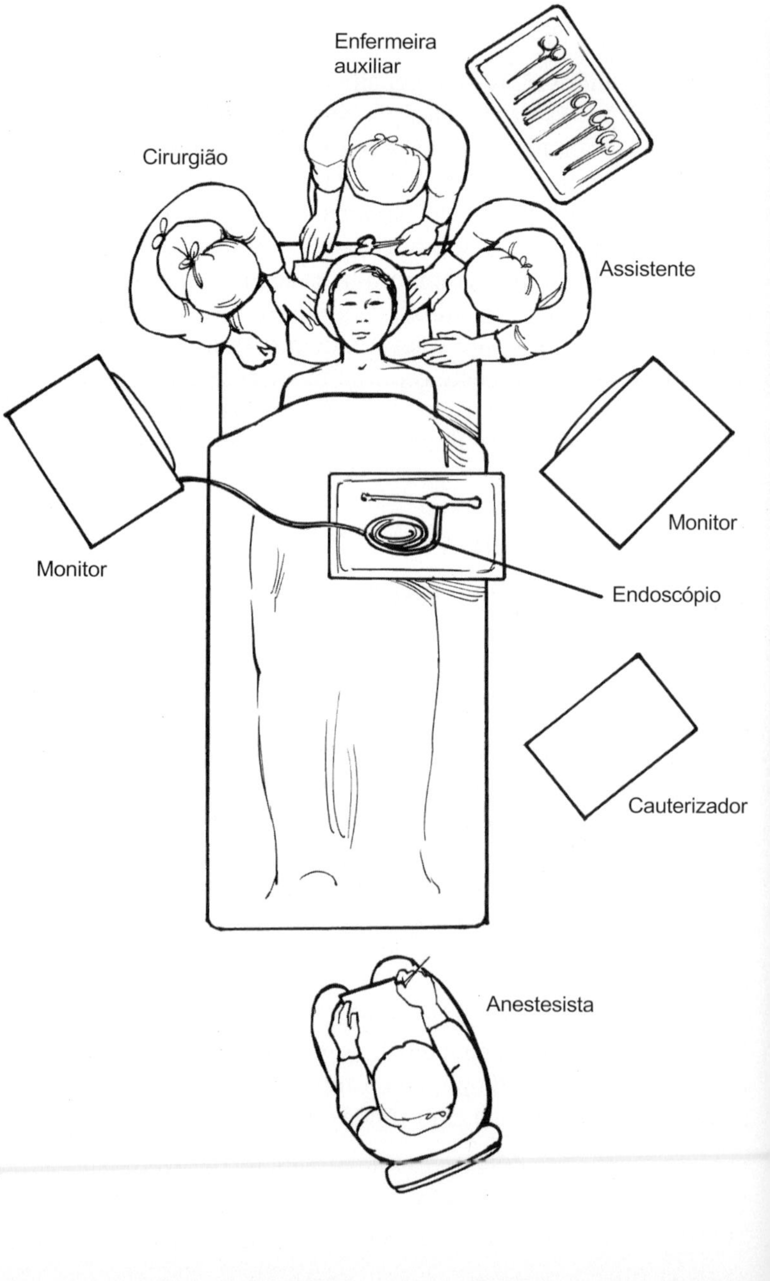

Figura 18-1. Esquema da preparação da sala de operação para os procedimentos faciais endoscópicos.
Dois monitores são normalmente utilizados. O anestesiologista é posicionado no pé da mesa. *(Redesenhado de Ramirez OM, Daniel RK: Endoscopic Aesthetic Surgery. A Video Manual. New York: Springer-Verlag, 1995, Fig. 3, p. 26.)*

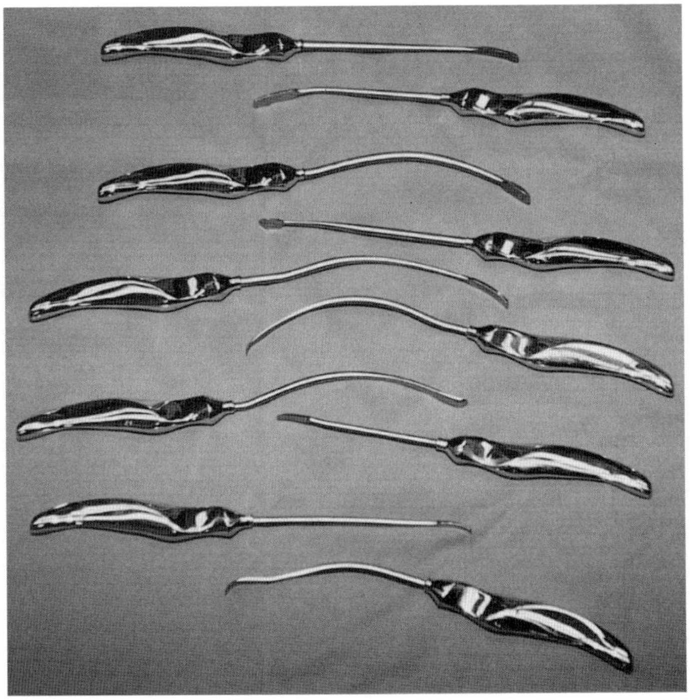

Figura 18-2. Instrumentação endoscópica. Elevadores específicos destinados para os procedimentos faciais endoscópicos.

de qualquer fabricante renomado é recomendada. Uma filmadora e uma impressora são opcionais, porém úteis, para propósitos de documentação.

Elevadores específicos de periósteo, agarradores endoscópicos, cautério e porta-agulhas têm sido indicados para essa operação e facilitam grandemente o procedimento (DSP) (Figura 18-2).

MARCAÇÕES NO PACIENTE

O paciente é marcado numa posição sentada antes da cirurgia. A margem orbital superior é marcada. São marcados a localização aproximada do nervo supra-orbital (NSO) e o nervo supratroclear (NST). A testa é dividida em quatro zonas (Figura 18-3), que representam a ordem da dissecção.

Três a cinco incisões de 2 cm são utilizadas para acessar a fronte. Mais freqüentemente, em pacientes com distâncias da sobrancelha à linha capilar de mais de 7 cm, quatro incisões são utilizadas. As incisões temporais são relativamente padronizadas: uma incisão horizontal de 2 cm localizada numa tangente da base alar nasal passando pelo canto orbital lateral (Figura 18-4). Duas incisões medianas de 3 a 4 cm da linha mediana e de 2 cm de comprimento também são padrões (Figura 18-4). As incisões paramedianas são localizadas a cerca de 4 cm da linha mediana. Em pacientes com "bico-da-viúva" significativo, testa alta ou testa severamente inclinada, é adicionada uma porta central, porque a seção central do osso frontal é geralmente a mais plana, e o acesso com o endoscópio rígido pode ser difícil por duas incisões paramedianas.

TÉCNICA OPERATÓRIA

A anestesia geral é preferida para essa operação, apesar de a sedação intravenosa com infiltração local ser uma alternativa. Os pacientes recebem antibióticos profiláticos intravenosos e dexametasona (Decadron).

Injeta-se na testa e couro cabeludo uma solução de lidocaína a 0,25% (Xilocaína) com epinefrina 1:200.000. Aproximadamente 80 ml dessa solução são utilizados num levantamento rotineiro da fronte. Um levantamento endoscópico de sobrancelha padrão se inicia com a dissecção na área temporal (zona 1). A incisão é feita através da pele, e as extremidades são separadas e elevadas com ganchos duplos com pontas agudas. A incisão é continuada através da fáscia temporal superficial para o plano subgaleal. Isso é facilmente reconhecível pela aparência de "cabelo de anjo" das fibras. Esse plano é separado com uma tesoura pequena até que a própria fáscia temporal (FTP) seja identificada na base do descolamento. É utilizado um elevador de nº 8 para liberar a área acima da FTP ao redor da incisão, e os ganchos são trocados por um protetor da incisão. O endoscópio é inserido e

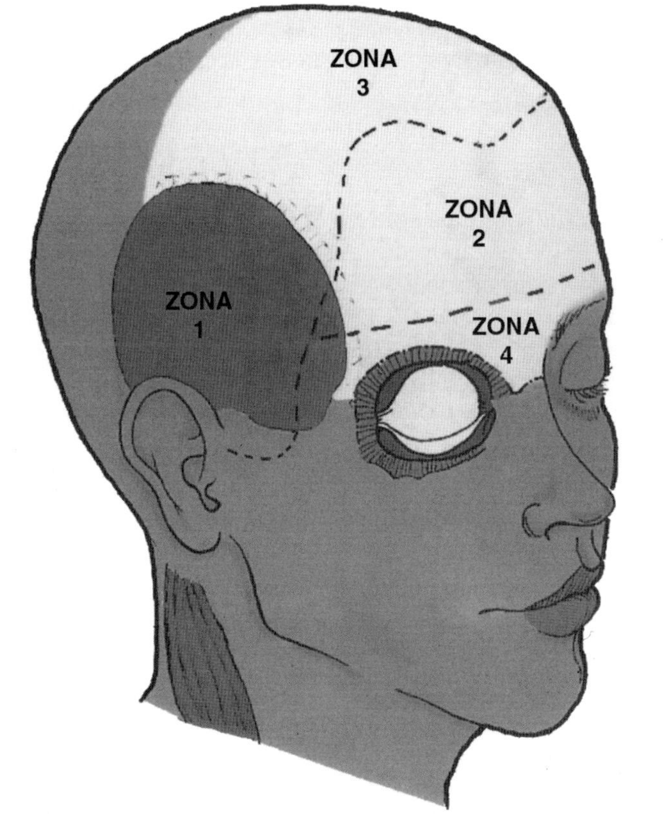

Figura 18-3. Zonas de dissecção. A fronte é dividida em quatro zonas, que representam a ordem de dissecção.

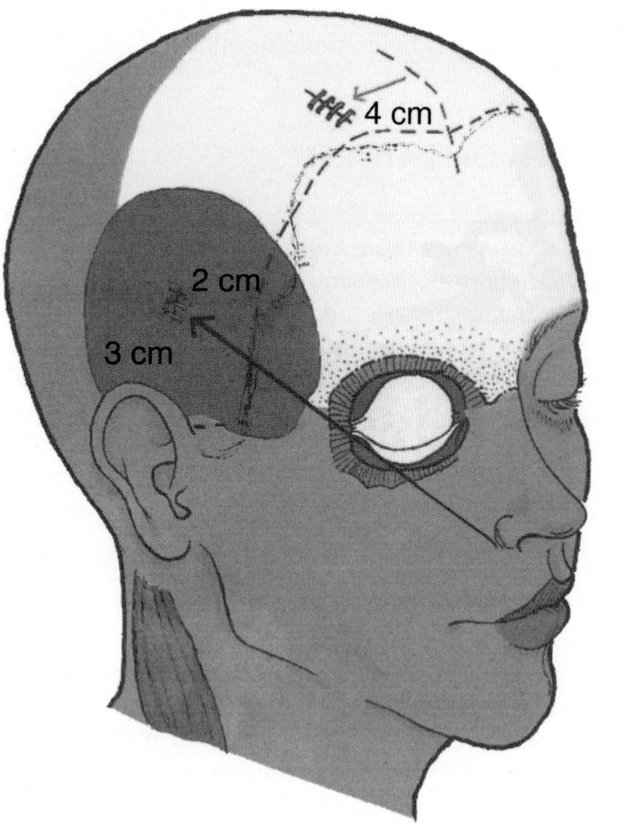

Figura 18-4. Incisões na testa. Quatro incisões de aproximadamente 2 cm são utilizadas para acessar a testa. Duas incisões paramedianas verticais são feitas a 3 a 4 cm da linha mediana. As incisões temporais são localizadas horizontalmente numa tangente desde a base alar através da margem orbital lateral.

a dissecção continua sobre a FTP para a linha temporal de fusão (LTF) utilizando um elevador nº 4 através da mesma incisão. A margem do LTF é identificada, e a dissecção é continuada ultrapassando a LTF por 2 a 3 mm sem rompê-la. Um dissecador nº 2 é utilizado para romper a LTF ao longo de seu comprimento desde a parte superior da testa na linha capilar até a margem orbital. A dissecção então prossegue para trás em direção do vértice e lateralmente em direção da orelha utilizando um elevador nº 2.

A dissecção então prossegue no LTF já liberado para a margem orbital lateral. O plano sobre o FTP é dissecado em direção do arco zigomático com um elevador nº 4. O LTF se divide em fáscia temporal profunda e fáscia temporal intermediária cerca de 2 cm acima do arco zigomático. Nós liberamos o plano na fáscia temporal intermediária, visualizando o coxim de gordura abaixo da camada fascial. A ramificação frontal do nervo facial percorre acima desse plano, separada por uma camada fina de fáscia (a fáscia posterior do coxim de gordura superficial) na porção posterior do arco zigomático. A dissecção é segura nesse plano do terço anterior à metade do arco zigomático. Não é necessário liberar a porção posterior do arco zigomático. Grandes veias (ramificações que comunicam o sistema temporal superficial) são geralmente vistas nessa dissecção e são preservadas, se possível. O sangramento, caso ocorra, pode ser controlado por um coagulador de sucção ou, se menor, estancando-se a área com tampões umedecidos em epinefrina (uma solução de 1:50.000).

A porção lateral da margem orbital superior é liberada no plano subperiosteal com um 7 elevador nº 5, que é introduzido através da incisão temporal. A área é então estancada com tampões umedecidos em epinefrina, e a dissecção temporal contralateral é realizada.

As vias de acesso paramedianas previamente mencionados são incisadas. É realizada uma dissecção subperiosteal através das incisões paramedianas cegamente na parte superior da zona 2 e então na zona 3 para o vértice com elevadores nºs 2 e 3.

Sob controle endoscópico, a dissecção prossegue para a margem orbital utilizando-se elevadores nºs 2 e 5. O periósteo sobre a margem orbital superior é incisado lateralmente, utilizando tesoura endoscópica, ou descolador, utilizando um elevador nº 7. Os nervos supratrocleares e supra-orbitais são identificados separando-se a fáscia com um *biter* endoscópico. Os músculos corrugador e prócero são facilmente identificados e removidos utilizando-se *biters* e descoladores endoscópicos. Geralmente é necessária uma dissecção intrafascicular do nervo supratroclear para remover o músculo corrugador. A hemostasia é alcançada utilizando-se um coagulador de sucção. Após completar a dissecção, a fronte é comprimida com compressas umedecidas com epinefrina até que seja feita a fixação.

Os campos cirurgicos da testa são então removidos, e é colocado um dreno através de uma incisão separada com a extremidade deixada próximo à glabela. Geralmente realizamos uma aplicação de enxerto à glabela para preencher o defeito do corrugador e quaisquer depressões ou sulcos relacionados com a idade.

A fixação da fronte se inicia suturando-se a fáscia temporal superficial ao LTF utilizando suturas de 3-0 polidioxanona através de incisões temporais (Figura 18-5). Após a colocação inicial do *bite* da fáscia temporal superficial (FTS), é utilizado um pequeno gancho rombo para realizar uma tração no couro cabeludo posteriormente para permitir um *bite* sem tensão da fáscia temporal profunda (DTF). Um nó modificado de pescador peruano é utilizado para segurar a sutura após ambas as suturas terem sido realizadas. O grau de elevação lateral realizada na sobrancelha por essa manobra não é medido, mas o julgamento estético e a experiência são utilizados para se certificar do grau de tensão e elevação.

A fixação da área central do couro cabeludo é realizada com a introdução de parafuso percutâneo (Figura 18-5). Um gancho afiado é colocado no couro cabeludo posterior ao local do parafuso proposto. A tração posterior corrigirá a sobrancelha medial, enquanto um vetor medial adicional

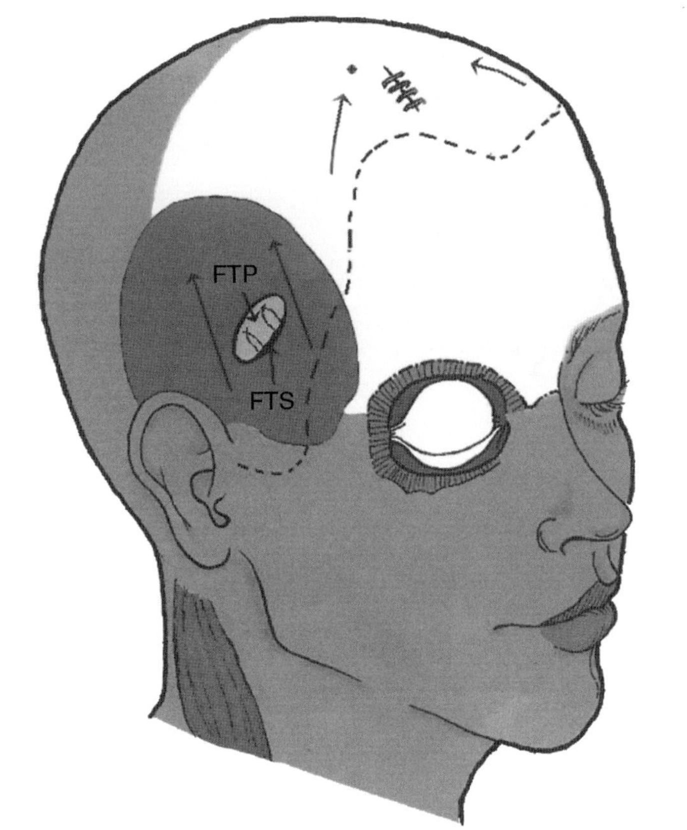

Figura 18-5. Fixação da testa. A área temporal é fixada através da sutura da fáscia temporal superficial à fáscia temporal propriamente, utilizando suturas 3-0 PDS com um vetor súpero-medial de tensão. É utilizada uma fixação de tela percutânea para posicionar os *posts* endoscópicos lateralmente e posteriormente às portas paramedianas. O vetor súpero-medial de puxada é utilizado (tensão mínima), mas a colocação e o vetor podem variar dependendo do formato da sobrancelha.

auxiliará a elevação lateral da sobrancelha. O posicionamento usual é posterior e lateral às incisões paramedianas. Uma incisão pequena é criada e um orifício é feito na calota craniana externa, utilizando um perfurador de 1,1 mm com profundidade de 4 mm, seja dentro da incisão paramediana ou através de uma pequena incisão. Um parafuso de titânio de 1,5 mm ou *custom post* com uma parada de 4 mm é colocado no orifício da broca. O parafuso deve ser longo o suficiente para liberar o couro cabeludo e fornecer tração na pele ou grampos. O comprimento do parafuso geralmente varia de 12 a 18 mm, dependendo da espessura do couro cabeludo. Um grampo é colocado atrás do parafuso para um apoio adicional. As incisões paramedianas são fechadas em duas camadas com uma sutura intradérmica de PDS 3-0 e grampos.

Caso se deseje uma elevação adicional no meio da sobrancelha, é realizada uma fixação com parafuso através de uma incisão percutânea adicional entre as incisões paramediana e temporal.

CURATIVOS E CUIDADO PÓS-OPERATÓRIO

É crucial prestar atenção ao cuidado pós-operatório para um bom resultado. A testa é esparadrapada para prevenir edema e assegurar o posicionamento adequado dos tecidos. O esparadapo também é fixado aos parafusos.

Pode ser realizado um ajuste da altura da sobrancelha até 48 horas após a cirurgia. O couro cabeludo é elevado através do enganchamento do grampo e movimentação do couro cabeludo para uma nova posição do grampo. Os parafusos colocados percutaneamente não são ajustáveis e não exigem grampos para a fixação do couro cabeludo.

São ministrados rotineiramente antibióticos pós-operatórios durante 7 dias. A metilprednisolona também é prescrita para reduzir o edema.

Os pacientes são visitados no segundo e sétimo dias, e entre o 10° e 14° dias após a cirurgia (mais freqüentemente, se necessário). O dreno é removido no segundo dia pós-operatório. Os grampos e parafusos são removidos entre o 10° e o 14° dia. A fita frontal é mudada alguns dias depois da cirurgia e reaplicada (de uma maneira menor) e substituída por aproximadamente durante 3 semanas para assegurar uma aderência apropriada e controle do edema. Uma faixa para a cabeça também é freqüentemente utilizada para auxiliar a fixação.

PRECAUÇÕES

O levantamento endoscópico da sobrancelha se tornou uma parte integral do rejuvenescimento facial em alguns centros. As vantagens da técnica endoscópica – cicatrizes menores, menos morbidade, grande aceitação por parte do paciente – são claras. O domínio dessa técnica é difícil e exige treinamento adequado e prática. O autor sênior não realiza levantamento da sobrancelha com incisão coronal clássica há 6 anos.

As desvantagens da ritidectomia endoscópica são os custos provenientes da instrumentação necessária e a curva de aprendizado. Como mencionado anteriormente, é necessária uma instrumentação adequada. Uma ótica ruim fornece uma visão ruim, com risco de dano aos nervos e veias. Dissecadores especialmente desenhados permitem uma separação dos planos com trauma mínimo, permitindo uma recuperação mais rápida e minimizando a morbidade. Um treinamento apropriado é essencial. São oferecidos amplamente cursos específicos por muitas instituições. São recomendadas dissecções de cadáveres e uma revisão da literatura.

Leituras Selecionadas

Bostwick J, Eaves FF III, Nahai F. *Endoscopic Plastic Surgery.* St Louis: Quality Medical, 1995.

Freund RM, Nolan WB. Correlation between brow lift outcomes and aesthetic ideals for eyebrow height and shape in females. *Plast Reconstr Surg* 1996;97:1343-1348.

Ramirez OM. Endoscopic forehead and facelift: step by step. *Op Tech Plast Reconstr Surg* 1995;2:129-136.

Ramirez OM. Endoscopic subperiosteal browlift and facelift. *Clin Plast Surg* 1995;22:639-660.

Ramirez OM. Endoscopic techniques in facial rejuvenation: an overview. Part 1. *Aesth Plastic Surg* 1994;18:141-147.

Ramirez OM. Endoscopically assisted biplanar forehead lift. *Plast Reconstr Surg* 1995;96:323-324.

Ramirez OM. Spastic frontalis: a description of a new syndrome. Presented at the Annual Meeting of the American Society of Aesthetic Plastic Surgery, April 1994, Dallas, Texas.

Ramirez OM. Transblepharoplasty forehead lift and upper face rejuvenation. *Ann Plast Surg* 1996:37:577-584.

Ramirez OM. Why I prefer the endoscopic forehead lift. *Plast Reconstr Surg* 1997;100:1033-1039.

Ramirez OM, Daniel RK. *Endoscopic Plastic Surgery.* New York: Springer-Verlag, 1996.

Capítulo

19

Blefaroplastia

Ivan G. Camilleri ◆ Gregory R. D. Evans ◆ Charles N. S. Soparkar ◆ James R. Patrinely

A aparência dos olhos e das pálpebras reflete o bem-estar, a personalidade e a juventude de uma pessoa. O excesso de pele na pálpebra (dermatocalasia) ou bolsas (pseudo-herniação da gordura orbital) podem ocorrer em qualquer idade. O termo blefarocalasia tem sido utilizado alternadamente com dermatocalasia, mas o primeiro deve ser restrito à condição rara de episódios recorrentes de edema inflamatório das pálpebras, geralmente em mulheres jovens. Condições que predispõem à dermatocalasia incluem alergia, doença da tireóide, hereditariedade, dano solar e envelhecimento.

As pessoas se submetem à cirurgia eletiva para rejuvenescimento e restauram as pálpebras e a aparência facial por várias razões. A blefaroplastia pode ser um procedimento muito satisfatório, tanto para os pacientes como para os cirurgiões, por dar contornos naturais às pálpebras que tenham outrora sido afetadas ou alteradas pelo passar do tempo. Existem três razões para se submeter à cirurgia de blefaroplastia: (1) melhora da autopercepção, (2) melhora da aparência percebida por outros, e (3) melhora dos campos de visão superior e lateral. Independentemente dos padrões sociais, a melhora da aparência de um indivíduo geralmente resulta num senso de bem-estar que se traduz positivamente na produtividade do trabalho e nas relações com outros. A auto-estima recém-descoberta de uma aparência melhor pode promover o progresso profissional e a empregabilidade.

AVALIAÇÃO DO DEFEITO

Uma avaliação holística do paciente deve ser realizada, e pode ser dividida em três partes: avaliação das expectativas e saúde geral do paciente, avaliação das alterações morfológicas do paciente e um exame oftalmológico completo.

É importante certificar-se da queixa do paciente antes de fornecer o diagnóstico. Em muitos casos, o que o cirurgião percebe como sendo um problema pode não ter nenhuma relevância em relação ao que o paciente realmente sente que seja errado sob seu ponto de vista. Um paciente pode se queixar de "aparência cansada", e, de fato, a pseudo-herniação gordurosa pode estar presente sob as pálpebras inferiores; entretanto, as dobras nasolabiais profundas podem contribuir mais proeminentemente para essa aparência. O paciente em busca de cirurgia estética pode apresentar um desafio maior do que o paciente em busca de correção funcional, porque as expectativas podem não ser realistas. Também, devido ao fato de não haver nenhuma "doença" preexistente, o paciente estético pode minimizar a possibilidade de complicações.

Uma avaliação morfológica cuidadosa é essencial. Deve-se fazer uma distinção entre o paciente mais novo com deformidades de herança familiar da pálpebra (mínimo excesso de pele e herniação predominante de gordura) e o paciente mais idoso na maioria com mudanças não-evolucionais. Com o avançar da idade, as sobrancelhas tendem a baixar, e a rede de colágeno de suporte relaxa, levando a uma dermatocalasia acentuada nas pálpebras superiores através da ptose da sobrancelha. A obstrução visual secundária exige contração constante do músculo frontal para permitir a visão. Essa ação leva à formação de um sulco glabelar transverso profundamente delineado. Podem-se desenvolver uma contração frontal crônica ou dores de cabeça de "estresse", especialmente com a passar do dia. Com o avançar da idade, a atenuação do septo orbital e do tecido periorbital subcutâneo adjacente faz com que a gordura orbital se saliente para a frente, criando "bolsas". A atonicidade da pálpebra inferior com potencialidade para ectrópio e *scleral show* também aumenta com a idade. Apesar de mais comumente associada à elasticidade da pálpebra inferior, a blefarofimose senil (diminuição da abertura horizontal da pálpebra) também pode ser causada pela atenuação dos tendões cantais.

Fatores hereditários são importantes no desenvolvimento de alterações morfológicas da pálpebra. O edema periorbital recorrente é uma outra condição comum que pode exacerbar mudanças morfológicas da pálpebra em pacientes mais novos. Esse edema pode ocorrer na blefarocalasia, que é vista mais comumente em mulheres e é de origem idiopática. Outras causas de edema recorrente da pálpebra incluem alergias, desequilíbrio da tireóide, alcoolismo, doença cardiovascular, disfunção renal e má nutrição.

É importante determinar a posição da sobrancelha primeiro. Considera-se que o nível normal da sobrancelha situa-se geralmente acima da margem orbital em mulheres e diretamente na margem em homens. Uma outra maneira de avaliar a posição aproximada da sobrancelha é medindo a distância entre a pupila e o alto da sobrancelha: isso fica em torno de 2,5 cm. A avaliação da altura da sobrancelha permite que o cirurgião determine se o paciente se beneficiará de uma suspensão do supercílio como um procedimento adicional. Isso evitará desapontar o paciente que acredita que uma blefaroplastia corrigirá a deformidade na presença de ptose significativa da sobrancelha. Deve-se pedir ao paciente que aperte o olho levemente, de forma que a relação entre a quantidade de pele na pálpebra e músculo subjacente possa ser determinada. Essa manobra fará com que a protuberância malar regrida ou desapareça se for causada por uma ptose do músculo. Se as protuberâncias da pálpebra inferior permanecerem proeminentes com o paciente em decúbito dorsal é improvável que a blefaroplastia da pálpebra corrija o problema, e a excisão quanto a miectomia subcuticular e suspensão serão prováveis de serem exigidas.

Outras características que devem ser examinadas durante o planejamento cirúrgico da blefaroplastia da pálpebra inferior incluem:

1. Hipoplasia malar que pode permitir o deslocamento pós-operatório inferior da face e pálpebra inferior, resultando num *scleral show* com o clássico olho redondo pós-operatório. Esse resultado é especialmente não-aceitável em homens. A descida da região malar também pode delinear a margem orbital inferior, criando uma área de concavidade (deformidade do *tear trough*"), que pode se beneficiar mais do reposicionamento da gordura orbital do que da excisão.
2. Hipotonia da pálpebra inferior levando a exposição ocular. Nessa condição, a pálpebra inferior cai e aparece excesso de esclera. As causas variam desde frouxidão dos tendões cantais a distúrbios sistêmicos. A condição pode ser exacerbada se a blefaroplastia da pálpebra inferior for realizada. A frouxidão da pálpebra inferior deve ser corrigida com uma excisão da margem palpebral ou procedimento de retalho tarsal lateral. Pós-operatoriamente, os pacientes com *scleral show parecem como se os seus olhos fossem menores porque a fissura palpebral é maior, dando a aparência de uma distância intercantal diminuída. Para testar a elasticidade da pálpebra inferior, o paciente olha para a frente enquanto o cirurgião puxa a pálpebra inferior do globo. Se a tração da pálpebra for maior que 5 mm, ou se uma piscada é necessária para retornar a pálpebra à sua posição normal, a correção cirúrgica é necessária.*
3. A pseudo-herniação da gordura orbital deve ser avaliada com o paciente sentado e na posição supina. A posição e a tonicidade da pálpebra inferior, a posição da sobrancelha, excesso de pele secundário da pálpebra, e proeminência de gordura orbital são todos alterados quando as forças gravitacionais verticais são removidas na posição supina. A gordura malar, edema e excesso do músculo orbicular malposicionado podem todos ser confundidos com a gordura orbital. A saliência da pálpebra inferior, resultando de pseudo-herniação da gordura orbital, melhora em decúbito dorsal, enquanto outras causas de edema da pálpebra inferior e excesso da pálpebra geralmente não melhoram. A distinção é importante porque a técnica cirúrgica é alterada, dependendo da causa.
4. As características da pele devem ser levadas em consideração quando se avalia o candidato do sexo masculino à blefaroplastia. A pele do homem é tipicamente mais espessa e mais vascularizada do que a pele da mulher, particularmente em áreas onde os folículos capilares são mais numerosos. Essas características são mais pronunciadas em pacientes com lesões actínicas de pele, fumantes inveterados e pacientes com hiperplasia sebácea.
5. Num olho esteticamente agradável, o epicanto lateral é levemente mais alto do que o epicanto medial. O epicanto lateral pode ser erguido através da fixação ou do reposicionamento do ligamento cantal lateral. Isso produz uma aparência sutil de "olho de gato", em vez de um olhar triste, "inclinado". Em alguns pacientes, a blefaroplastia sozinha não corrigirá esse olhar triste, e a fixação do ligamento cantal ou seu levantamento podem ser necessários.

A avaliação pré-operatória não é completa sem um exame oftalmológico detalhado, incluindo a avaliação do movimento da musculatura extrínseca, qualidade e quantidade de produção de lágrimas, reflexo de lacrimejamento, e a posição do ducto lacrimal. O paciente deve ser investigado quanto à existência do fenômeno de Bell para se ter certeza se ele não está presente.

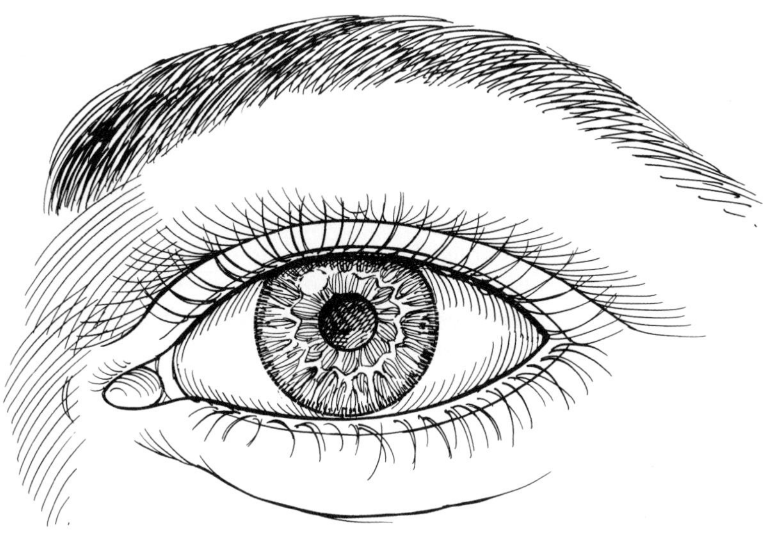

Figura 19-1. Aparência normal do olho.

Uma avaliação geral de saúde com um exame completo é aconselhável, porque certas condições sistêmicas, tais como doenças da tireóide e renais, podem influenciar na presença de "bolsas" (Figura 19-1).

INDICAÇÕES E CONTRA-INDICAÇÕES

Selecionar o paciente certo para a blefaroplastia pode, por vezes, ser mais difícil do que selecionar o procedimento correto. As expectativas realistas do paciente e do cirurgião são a chave para um bom relacionamento e para o sucesso cirúrgico. Indicações para a blefaroplastia caem em dois grandes grupos. A primeira categoria inclui aqueles pacientes que apresentam um problema funcional, tal como um decréscimo dos campos de visão, blefaroptose, mudanças involucionais das pálpebras inferiores (ectrópio senil), ou intolerância a lentes de contato. O segundo grupo de pacientes inclui aqueles que desejam melhorar sua aparência pessoal. A distinção entre os dois grupos é particularmente importante para as seguradoras, que há muito minimizaram a importância funcional da cirurgia restauradora periorbital. Fatores sociais, étnicos e culturais também são considerações importantes para o cirurgião realizar a blefaroplastia. Um olho caucasiano num rosto asiático, por exemplo, pode parecer muito antinatural, e a cirurgia deve ser modificada.

As expectativas da cirurgia cosmética da pálpebra devem ser completamente compreendidas e discutidas com os pacientes. Mudanças exageradas na aparência podem não ser muito bem aceitas. É improvável que a blefaroplastia corrija a pigmentação, as protuberâncias malares ou rugas finas, e o paciente deve ser orientado levando-se em conta os procedimentos adicionais que possam ser necessários para corrigir esses problemas. Um resultado mais natural (aparência não-cirúrgica) é mais desejável e mais facilmente aceito por alguns pacientes.

Algumas diferenças anatômicas entre homens e mulheres devem ser consideradas quando a cirurgia estética da pálpebra é realizada. Essas diferenças podem ser sutis, mas devem ser consideradas para resultados estéticos e fisiológicos ótimos. A primeira maior distinção é a proeminência da margem supra-orbital e da glabela. Ela é mais pronunciada no crânio masculino, conseqüentemente criando uma crista na sobrancelha e uma depressão aparente, que apresenta uma continuidade com o osso frontal superiormente. O crânio feminino geralmente apresenta uma margem orbital e glabela mais suave e menos proeminente, ou mesmo indistinta, criando um perfil mais suave. A margem orbital lateral é caracteristicamente mais forte e mais proeminente nos homens e menos evidente nas mulheres. As sobrancelhas no homem são posicionadas numa posição inferior e apresentam uma configuração mais reta (pseudoptose da sobrancelha) do que as sobrancelhas da mulher. As mulheres tendem a apresentar sobrancelhas finas, arqueadas, com o ápice na área cantal lateral. O formato da sobrancelha e a posição são características masculinas importantes que devem ser preservadas quando a cirurgia da sobrancelha e da pálpebra superior é realizada nos homens. Os pêlos da sobrancelha no homem também são mais numerosos e mais irregularmente dispostos. Nas pálpebras superiores, a localização do sulco palpebral superior é mais inferior e mais próxima à margem da pálpebra em homens do que em mulheres. Essa característica e a posição mais inferior das sobrancelhas são as características anatômicas principais culturalmente aceitas como padrões de masculinidade. A localização mais superior das sobrancelhas e sulco palpebral superior é considerada uma característica feminina atrativa. Juntas, essas características enfatizam o contorno das pálpebras e são realçadas pelos cílios. A espessura da epiderme e da derme é maior em homens do que em mulheres. Além

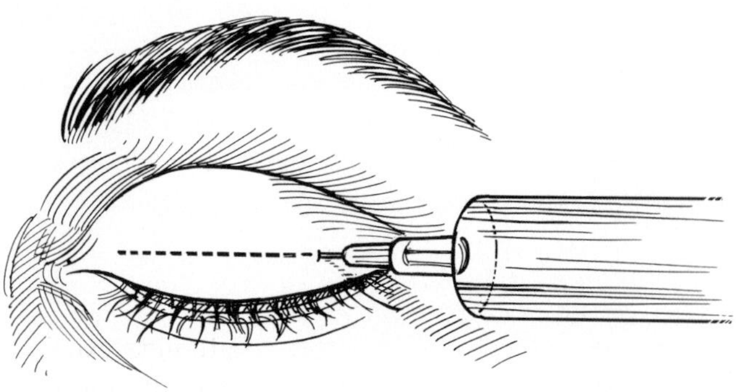

Figura 19-2. Injeção de anestésico local nas pálpebras.

disso, a pele do homem é mais rica em capilares e apresenta mais folículos pilosos do que a pele da mulher. O fumo, que ainda é mais comum em homens do que em mulheres, tende a causar ressecamento e danificar a microcirculação, podendo causar retrações cicatriciais.

As mudanças do envelhecimento, que são comuns a homens e mulheres, são a diminuição da síntese de fibras elásticas e de colágeno, causando rugas e perda de elasticidade, uma desidratação relativa e o afinamento da epiderme. As mulheres aprenderam que a exposição ao sol aumenta o aparecimento de rugas e o processo de envelhecimento, e elas geralmente tomam medidas apropriadas para proteção. Os homens, entretanto, tendem a ser mais resistentes com relação à proteção do sol e geralmente apresentam dano actínico mais avançado da pele.

PREPARAÇÃO DA SALA

A blefaroplastia das pálpebras superiores e inferiores isoladamente é realizada pela maioria dos cirurgiões como cirurgia ambulatorial sob anestesia local (Figura 19-2) e sedação intravenosa. Esse método evita a náusea e o vômito potencialmente desastroso (que podem causar uma hemorragia intra-orbital) que pode ocorrer após a anestesia geral. Entretanto, para pacientes difíceis, a anestesia geral pode ser empregada, apesar de não ser aconselhável se for pretendido realizar correção da blefaroptose ou retração da pálpebra, porque os ajustes intra-operatórios com a ajuda do paciente não poderão ser realizados. Uma causa comum de náusea é a hipoxia, que pode ser minimizada se for feita a anti-sepsia no rosto inteiro, colocando os campos estéreis ao redor do mesmo ou utilizando um cateter de oxigênio. Existem inúmeras técnicas para anestesia local, e todos os cirurgiões têm certas preferências. Um equipamento de ressuscitação adequado também deve estar disponível.

TÉCNICA CIRÚRGICA

Pálpebra Superior

A chave para o sucesso pós-operatório da blefaroplastia da pálpebra superior são marcações precisas na pele. Isso deve ser realizado antes da injeção local do anestésico, que distorce a anatomia, do sulco da pálpebra. A seleção da pálpebra superior da crista e do desenho das incisões deve ser cuidadosamente planejada. O limite inferior da incisão determinará o nível da dobra supratarsal. Nos caucasianos, isso é marcado a 10 mm acima da margem ciliar, mas pode ser tão baixo quanto 4 mm em alguns asiáticos. Com a sobrancelha na posição neutra, a pele é gentilmente pinçada junta utilizando-se pinças delicadas, e a quantidade de excisão de pele proposta é determinada (Figura 19-3). A manobra é repetida em pontos diferentes na pálpebra para desenhar a elipse da pele e o músculo orbicular numa excisão conservadora. Não deve haver movimento dos cílios. Para uma excisão agressiva, os cílios logo começam a everter. O cirurgião deve esperar um deslocamento para cima em 1-2 mm do sulco palpebral pós-operatoriamente, particularmente em pacientes mais velhos com pele pré-tarsal solta. Quando os sulcos palpebrais não são simétricos, utilizando-se um espelho de mão, pede-se que o paciente selecione que altura é desejada. As mulheres costumavam preferir um sulco palpebral alto e profundo, mas, atualmente, um sulco mais inferior com uma aparência mais natural é geralmente mais desejável. Em homens, é crucial preservar o sulco supratarsal, que dá a aparência de um sulco mais baixo, de forma que os padrões de masculinidade são mantidos. A extensão lateral da incisão pode ser em asa de gaivota para corrigir qualquer excesso de pele lateral presente. A excisão deve ficar dentro da pele fina da pálpebra, que geralmente termina cerca de 1 a 1,5 cm inferior à sobrancelha. Se a excisão é realizada muito além desse ponto, a cicatriz pode ser evidente à medida que a pele se torna mais espessa. Embora isso possa ser aceitável em pacientes mais velhos, deve ser evitado em pacientes mais novos. Em vez disso, uma suspensão da sobrancelha concomitante pode ser apropriada. Geralmente os homens necessitam de menos ressecção e plicaturas de pele ou teci-

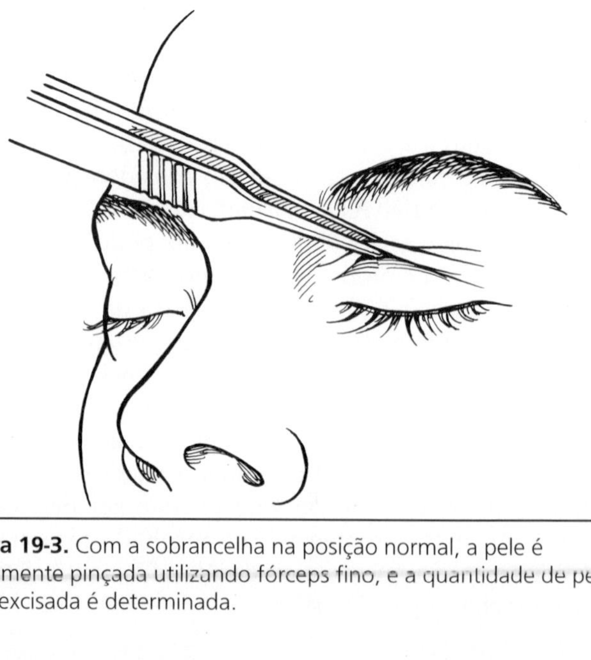

Figura 19-3. Com a sobrancelha na posição normal, a pele é gentilmente pinçada utilizando fórceps fino, e a quantidade de pele a ser excisada é determinada.

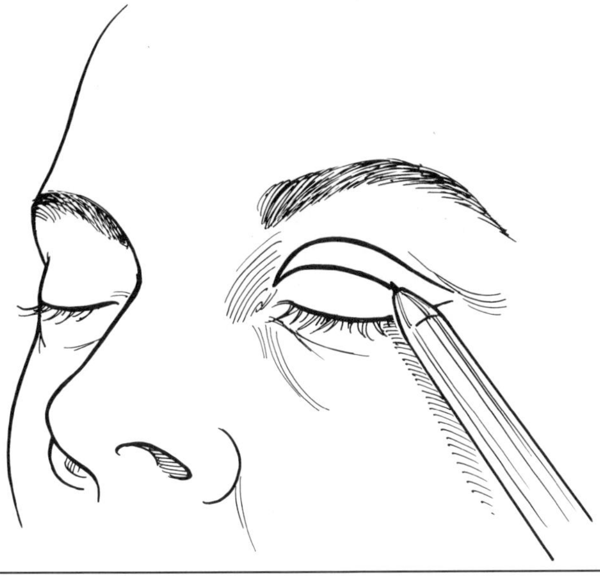

Figura 19-4. Caneta de marcação de violeta genciana utilizada para desenhar as linhas de incisão na pálpebra superior.

do mais profundos (p. ex., músculo, septo, aponeurose) do que as mulheres. Se a excisão de gordura orbital está nos planos cirúrgicos, é conveniente localizar e marcar as bolsas de gordura a serem excisadas, com o paciente sentado. Isso é particularmente útil na blefaroplastia da pálpebra inferior.

A pele é desengordurada com uma limpeza de álcool, e uma caneta de marcação violeta genciana de ponta fina é utilizada para desenhar as linhas de incisão. A violeta genciana é a tintura preferida porque é resistente à água e ao sangue, mas o álcool ou a lidocaína podem apagá-la quando necessário (Figura 19-4).

Nós rotineiramente utilizamos uma solução de lidocaína a 1% (Xylocaína) com 1:100.000 de epinefrina, misturadas em quantidades iguais com uma solução de bupivacaína a 0,75%, e 150 U de hialuronidase em 5 a 50 ml de solução para aumentar a difusão dentro dos tecidos e minimizar a distorção injecional. Esse regime permite ao cirurgião estimar melhor o resultado final e fazer ajustes intra-operatórios sutis. Um pré-bloqueio com um anestésico local diluído em solução salina (1:10) ou anestésico misturado em bicarbonato é aconselhável para uma injeção relativamente sem dor. Esse método normaliza o pH ácido do anestésico, diminui a sensação de queimação e fornece uma anestesia adequada para a injeção com maior pressão. Uma agulha de pequeno calibre (calibre 30) e uma injeção lenta minimizam o desconforto. A agulha pode ser levemente inclinada para evitar a sua introdução direta ao olho em caso de uma separação inadvertida da agulha e da seringa. Uma agulha de Luhr-lock tipo de trava também ajuda a prevenir explosões acidentais da agulha em direção do olho. Se uma blefaroplastia transconjuntival da pálpebra inferior é planejada, um pequeno chumaço de algodão umedecido em tetracaína tópica e lidocaína a 4% é alojada no saco conjuntival inferior por 2 a 3 minutos antes que as injeções subconjuntivais e subcutâneas sejam realizadas.

A quantidade de pele excisada vai de 8 a 10 mm no ponto central e de 2 a 3 mm nos extremos medial e lateral. Isso pode variar dependendo da quantidade de tecido presente. Em homens e em pacientes com grande excesso cutâneo, a pele e o músculo podem ser removidos em blocos. Em casos menos severos, a ressecção da pele primeiramente dá um controle melhor sobre a quantidade de músculo que exige ressecção. A ressecção em blocos permite uma exposição mais ampla do septo e faz a remoção da gordura orbital mais facilmente. A excisão do músculo orbicular contribuirá para a formação de um sulco natural. Quando é necessária uma fixação do sulco, as extremidades do músculo orbicular são ancoradas na aponeurose do músculo levantador com uma sutura absorvível. Devido ao fato de a margem da pele não ser incorporada na fixação do sulco, este parecerá mais natural e desaparecerá ao olhar para baixo, dando uma aparência mais natural aos homens (Figura 19-5).

A gordura das bolsas lateral e medial é excisada conforme a necessidade. Para prevenir a complicação desastrosa do hematoma orbital, a hemostasia deve ser rigorosa nesse estágio. Após a gordura ser "liberada" do septo orbital, ela é pega na sua base por uma pinça Kelly mosquito e ressecada (Figura 19-6). Um cautério bipolar é então utilizado para hemostasia na base da ressecção, a pinça é retirada e a gordura é liberada para retração. Como alternativa, cauterizar os vasos à medida que são ressecados pode permitir um acomodação melhor. O preenchimento da porção lateral da pálpebra não está geralmente relacionado à gordura orbital, mas ao tecido adiposo suborbicular. Esse amortecedor de gordura está localizado em direção à cauda da sobrancelha.

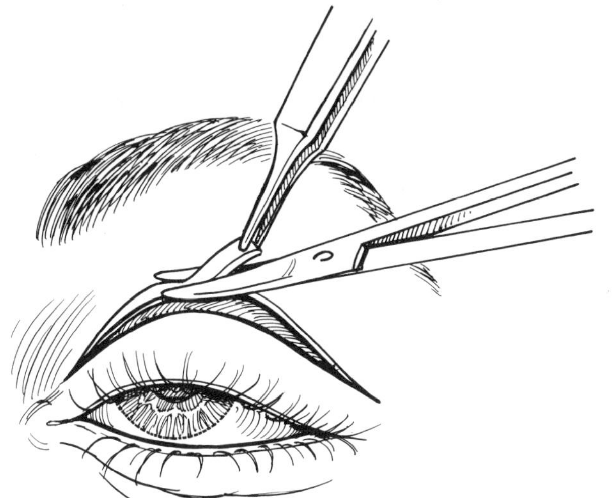

Figura 19-5. Excisão de pele e músculo. A excisão permite a exposição da gordura pré-aponeurótica e contribuirá para a crista natural.

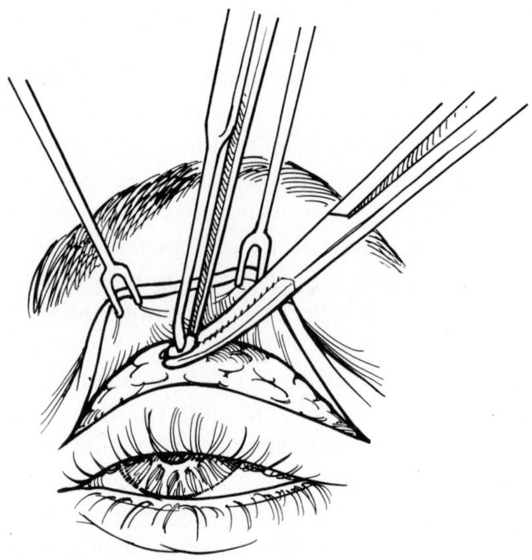

Figura 19-6. A gordura é liberada do septo orbital, agarrada por uma pinça Kelly mosquito e ressecada.

Uma outra causa da projeção no terço lateral da pálpebra superior é a ptose da glândula lacrimal, que pode ser ressuspensa para a fossa lacrimal com uma sutura de monofilamento 4-0. O parênquima da glândula lacrimal pode ser distinguido da gordura orbital pela sua aparência rosa-acinzentada. A ressecção de parte da glândula tem sido descrita, mas em geral deve ser evitada.

Após a gordura ter sido excisada, realiza-se uma hemostasia meticulosa, a pele é fechada com uma sutura 6-0 absorvente ou não-absorvente. As extremidades são trazidas para fora através da pele e amarradas com pequenos pedaços de adesivo (Figura 19-7). Para prevenir a formação de túneis epiteliais em pacientes jovens, a sutura contínua é removida após 4 dias, e fitas adesivas são deixadas por outros 6 dias. As suturas não-absorvidas são geralmente removidas 3 a 5 dias após a cirurgia.

Pálpebra Inferior

Diferentemente das pálpebras superiores, a blefaroplastia da pálpebra inferior é geralmente realizada por razões puramente estéticas. A correção da pálpebra inferior é a parte mais desafiadora da blefaroplastia, porque a margem entre o sucesso e a supercorreção é estreita e o índice de complicação é alto. A complicação mais comum é a retração da pálpebra inferior ou ectrópio.

Na pálpebra inferior, geralmente é necessária pouca ressecção da pele. Os problemas que necessitam ser solucionados são a redundância dos músculos e saliências de gordura. A correção das rugas finas deve ser feita por meio de outros procedimentos, tais como um *peeling* químico ou o *resurfacing* com *laser*. A técnica mais comum é a abordagem trans-

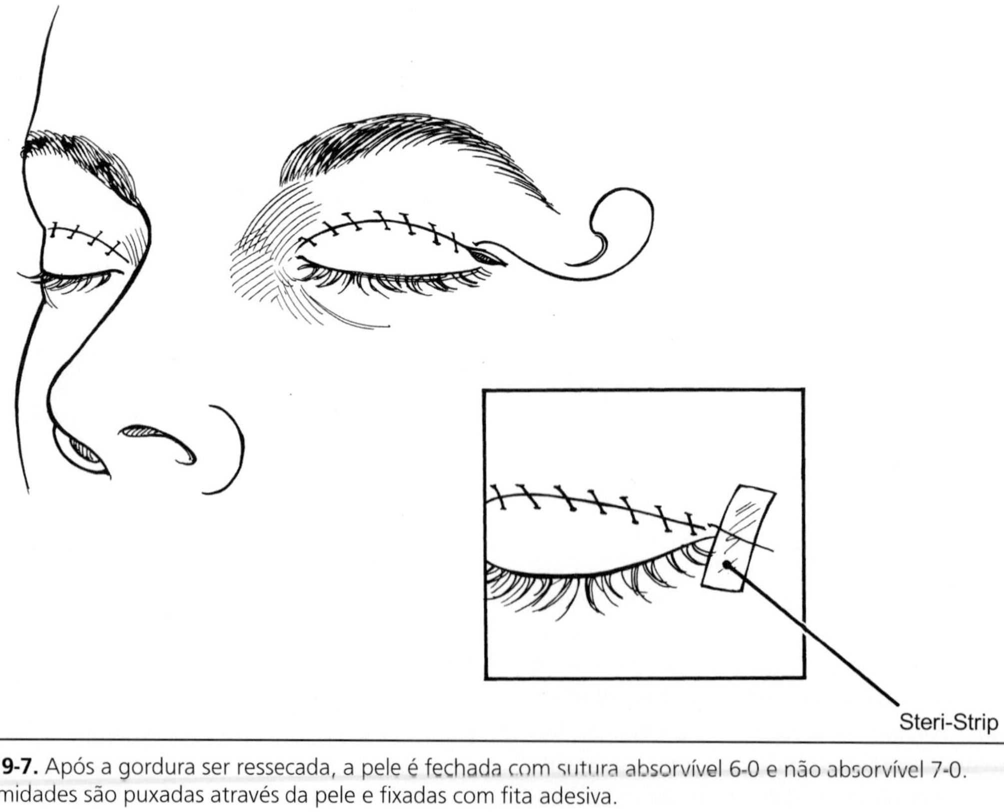

Figura 19-7. Após a gordura ser ressecada, a pele é fechada com sutura absorvível 6-0 e não absorvível 7-0. As extremidades são puxadas através da pele e fixadas com fita adesiva.

cutânea anterior com uma incisão subciliar e desenvolvimento de um retalho de pele-músculo. Essa é a técnica de escolha para a correção simultânea de pele da pálpebra verdadeiramente redundante. Entretanto, a maioria dos pacientes apresenta uma pseudo-herniação predominante da gordura orbital sem um excesso real de pele. Por essa razão, uma abordagem transconjuntival posterior é freqüentemente utilizada, evitando cicatrizes cutâneas e minimizando a má posição da pálpebra.

A primeira etapa na blefaroplastia da pálpebra inferior é escolher uma incisão. Numa abordagem subciliar, a incisão é marcada 2 a 3 mm abaixo da margem ciliar para se evitar o corte dos bulbos ciliares. No seu extremo lateral, a incisão lateral é realizada numa direção inferior, para fora da incisão da pálpebra superior e para dentro dos pés-de-galinha (Figura 19-8). O retalho cutâneo ou musculocutâneo pode ser realizado. Embora o benefício de cada método tenha sido assunto de debate, os retalhos miocutâneos são provavelmente indicados para fumantes a fim de maximizar a circulação e em pacientes em que existe uma quantidade igual de pele e elasticidade de músculo. Os retalhos somente de pele são geralmente empregados em não-fumantes novos, porque o orbicular é mais elástico, não necessita de excisão e retrai quando a gordura é removida. Alternativamente, uma incisão em degrau, utilizando músculo e pele, pode ser feita.

Uma vez que o retalho é tracionado são abordados separadamente os compartimentos médios, centrais e laterais da órbita através de uma dissecção romba do septo. A gordura é novamente "liberada" utilizando-se pinças hemostáticas delicadas, com uma pequena quantidade de pressão no globo para facilitar a retirada. A base da gordura é pinçadapor um Kelly mosquito (Figura 19-9), a ressecção é feita rente ao septo orbital, e o cautério bipolar é passado sobre a hemostática. O Kelly é então retirado e a gordura é liberada para retrair-se. Tenha em mente que os compartimentos medial e central são divididos pelo tendão do músculo oblíquo inferior, que deve ser evitado durante a ressecção.

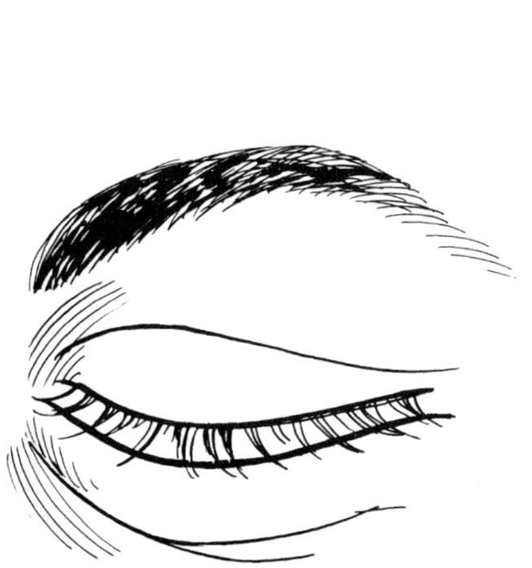

Figura 19-8. Pocisionamento da incisão subciliar 2 a 3 mm abaixo da margem ciliar. No extremo lateral, a incisão é realizada na direção inferior.

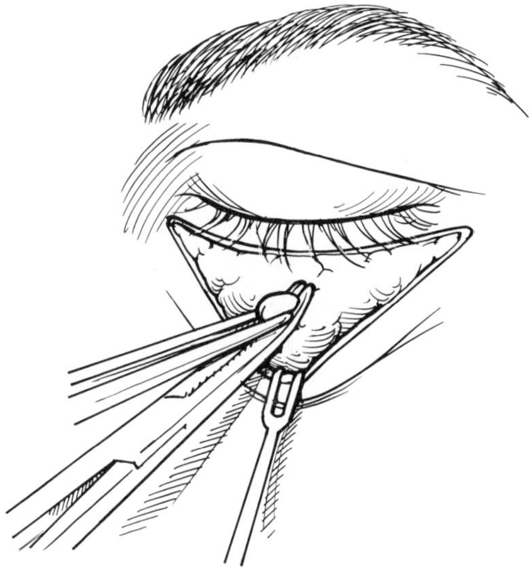

Figura 19-9. A gordura é liberada de todos os três compartimentos, facilitados pela leve pressão no globo. A gordura é pinçada pelo Kelly mosquito e o cautério promove a hemostasia.

A quantidade de pele a ser excisada é determinada pela tração do retalho em direção cranial e pedindo-se ao paciente para abrir a boca, levantar as sobrancelhas e olhar para cima. Isso coloca a pele facial sob tensão vertical máxima. Se o paciente estiver sob anestésico geral, as bochechas e sobrancelhas são posicionadas sob tensão para simular os efeitos da tensão vertical. A excisão é então marcada e ressecada (Figura 19-10). O fechamento da pele é realizado utilizando a mesma sutura de monofilamento conforme utilizada para as pálpebras superiores, além de amarrar as extremidades com fita adesiva.

A excisão de gordura transconjuntival é indicada em pacientes mais jovens nos quais existe gordura predominante saliente sem a presença de excesso de pele ou músculo orbicular. A técnica foi originalmente descrita por Bourguet em 1928. A pálpebra inferior é anestesiada e apoiada por uma ou duas suturas de tração através da placa tarsal. A conjuntiva é incisada (Figura 19-11), e a dissecção é realizada no septo orbital. Os retratores da pálpebra inferior e conjuntiva são capturados em outra sutura de seda e tracionados sobre o olho. Os compartimentos de gordura são então abordados à semelhança da técnica subciliar, e a gordura é ressecada. A quantidade de exposição utilizando esse método é menor do que em uma abordagem subciliar e deve ser limitada a pequenas quantidades de ressecção de gordura. Não existe necessidade de se fechar a conjuntiva no final. A abordagem transconjuntival oferece algumas vantagens sobre a abordagem externa, incluindo menor trauma, recuperação rápida e ausência de retração do local do leito descolado conforme observado com a abordagem subciliar. Quando o excesso moderado de pele também está presente, o procedimento pode ser combinado com uma excisão externa de pele limitada (técnica do beliscão) sem tocar o músculo orbicular.

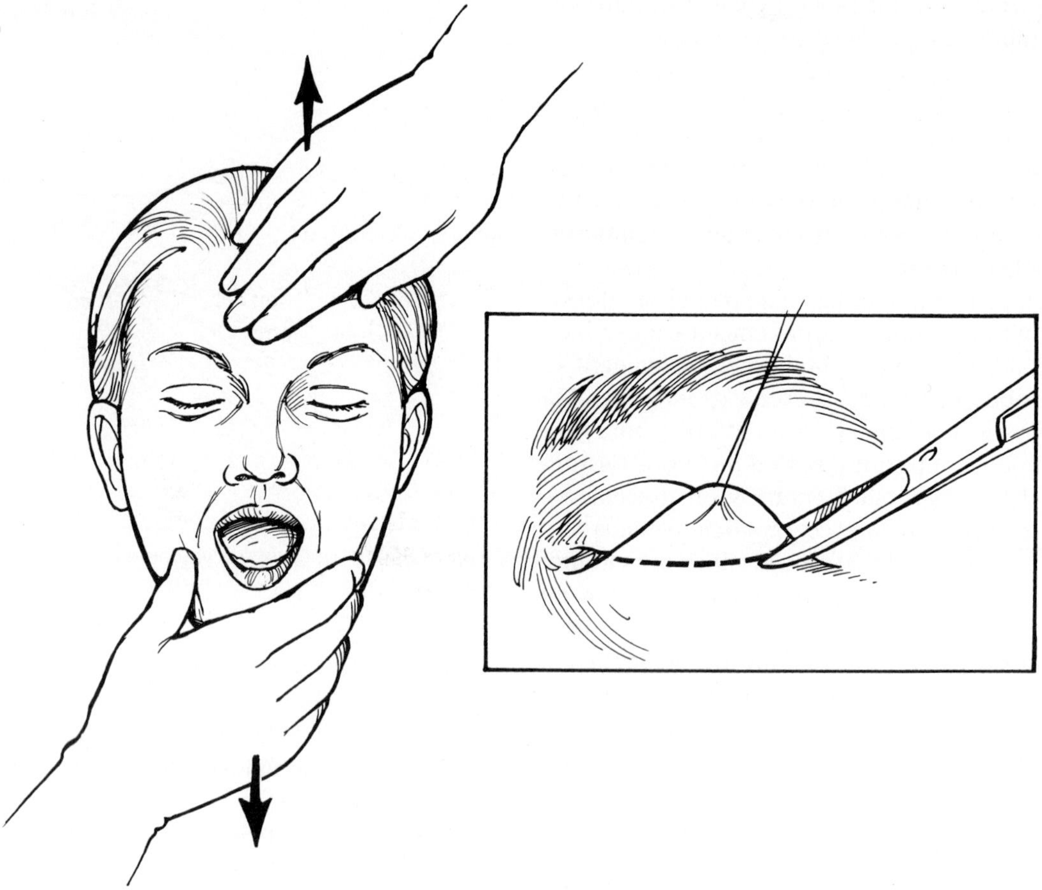

Figura 19-10. A face é posta sob tensão para determinar a quantidade de pele a ser ressecada.

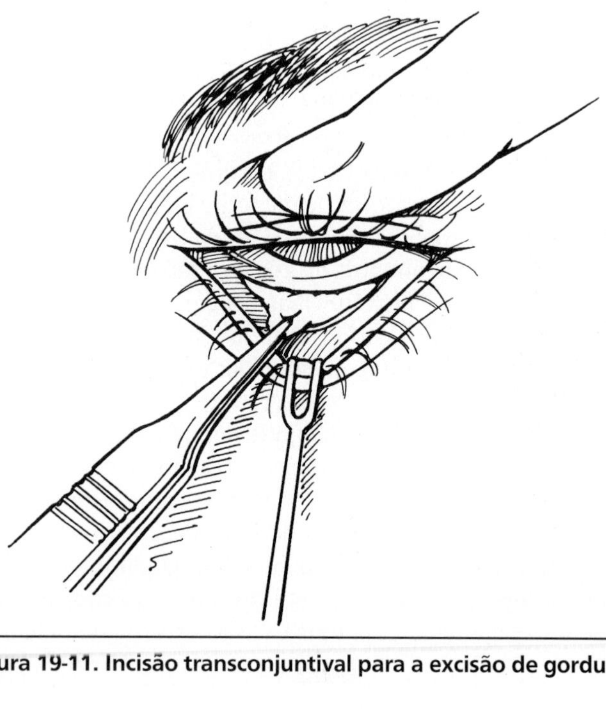

Figura 19-11. Incisão transconjuntival para a excisão de gordura.

Uma forma de cantoplastia lateral ou procedimento do retalho tarsal pode ser realizada simultaneamente para restaurar o tônus e a posição da pálpebra e para prevenir a retração pós-operatória e o *scleral show.* As bolsas ou protrusões malares são mais bem administrados através da aplicação de um retalho do músculo orbicular à margem orbital lateral, além dos procedimentos acima mencionados.

O ajuste da pálpebra inferior é mais facilmente realizado com as técnicas de retalhos cutâneos ou miocutâneos. Isso pode ser obtido através da ressecção de placa tarsal ou plicatura dos tendões cantais laterais. Ambos os métodos têm seus defensores, mas, em geral, é preferível realizar a plicatura do tendão se a elevação do canto também é necessária. As excisões laterais também evitam a depressão da pálpebra central com má aparência. Uma ressecção muito extensa da placa tarsal pode levar a uma aparência de olho redondo, com apresentação escleral excessiva e distorção do canto medial. A ressecção precisa é necessária para evitar esses problemas potenciais.

Procedimentos adicionais, tais como o *peeling* químico ou o *resurfacing* a *laser*, podem ser necessários para corrigir o enrugamento fino da pele da pálpebra inferior, que geralmente não responde à excisão. Esses procedimentos devem ser utilizados com cuidado em conjunto com a blefaroplastia externa, já que o risco teórico de necrose da pele é alto. Entretanto, na abordagem transconjuntival, não há interferência com a circulação de pele, e a excisão da gordura transconjuntival com o *peeling* químico ou *resurfacing* a *laser* é largamente praticada.

CURATIVOS

No final do procedimento, os curativos são mantidos um mínimo. Constatamos que compressas frias reduzem a quantidade de inchaço pós-operatório. Estas são aplicadas logo após o final do procedimento ou assim que o paciente se recuperou da anestesia geral, e são utilizadas durante 12 a 18 horas. O paciente deve permanecer deitado semi-reclinado e num quarto confortável, levemente iluminado. As pomadas oftalmológicas lubrificantes devem ser aplicadas até que os efeitos do anestésico local tenham desaparecido. Alguns pacientes preferem usar óculos de sol por alguns dias, e isso deve ser estimulado. Os pacientes devem ser avisados sobre a exposição ao sol, porque as queimaduras de radiação severa podem ocorrer, levando a resultados cosméticos pobres. Devido ao fato de alguns pacientes não estarem preparados para camuflar a equimose e as cicatrizes pós-operatoriamente, eles devem ser aconselhados de modo que as expectativas pós-operatórias imediatas sejam razoáveis e o estresse seja minimizado. Aqueles que devem logo retornar a uma aparência "normal", devido a responsabilidades profissionais, podem se beneficiar de instruções de um cosmetologista profissional para alcançar resultados ótimos com a maquiagem.

PRECAUÇÕES

1. Escolha o paciente certo para a operação e a operação certa para o paciente.
2. Examine o paciente sentado e na posição supina para excluir bolsas edematosas malares, porque esses não respondem à blefaroplastia.
3. Uma excisão da pele exagerada pode levar a complicações, e é prudente ser conservador. Se existir alguma dúvida, mantenha a pele excisada numa solução de gaze estéril umedecida em solução salina no refrigerador. Essa pele pode ser utilizada como um enxerto de espessura completa caso seja necessária uma correção após alguns dias.
4. Cuidado com a glândula lacrimal e o tendão do músculo oblíquo inferior.
5. Uma hemostasia meticulosa é imperativa, especialmente quando se resseca a gordura. Um hematoma orbital pode cegar o paciente.
6. Avise os pacientes acerca dos riscos da exposição solar pós-operatório.
7. Se os procedimentos de suspensão da face ou sobrancelha são contemplados no mesmo tempo, eles devem ser realizados antes da blefaroplastia.

Leituras Selecionadas

Baylis III, Long JA, Groth MJ. Transconjunctival lower eyelid blepharoplasty: techniques and complications. *Ophthalmology* 1989;96:1027.

Bentley JP. Aging of collagen. *J Invest Dermatol* 1979;73:80.

Bourguet J. Notre traitement chirurgical des 'poches' sous les yeux sans cicatrice. *Arch Gr Belg Chir* 1928;31:133.

DeBacker CM, Putterman AM, Zhou L, et al. Age-related changes in type-1 collagen synthesis in human eyelid skin. *Ophthal Plast Reconstr Surg* 1998;14:13-16.

Dortzbach R. Lower eyelid blepharoplasty by the anterior approach: prevention of complications. *Ophthalmology* 1983;90:223.

Doxanas MT, Anderson RL. *Clinical Orbital Anatomy.* Baltimore: Williams & Wilkins, 1984:19-88.

Flowers RS. Periorbital aesthetic surgery for men: eyelids and related structures. *Clin Plast Surg* 1991;18:689-729.

Graham WP, Davis TS, Miller SH. Physiology of maleness. In: Courtiss EH, ed. *Male Aesthetic Surgery.* St. Louis: CV Mosby, 1991:36-40.

Lyon DB, Raphtis CS. Management of the complications of blepharoplasty. *Int Opthalmol Clin* 1997;37:205-216.

Marines HM, Patrinely JR. Male blepharoplasty. In: Bosnick S, ed. *Principles and Practices of Ophthalmic Plastic and Reconstructive Surgery.* Philadelphia: WB Saunders, 1995:632-637.

Moretti G, Ellis RA, Mescon H. Vascular patterns in the skin of the face. *J Invest Dermatol* 1959;33:103.

Patrinely JR. Complications of upper eyelid and eyebrow surgery. *Semin Ophthalmol* 1996;11:172-182.

Rees T, Aston SJ, Thorne CHM. Blepharoplasty and facialplasty. In: McKinney P, Cunningham BL, eds. *Aesthetic Facial Surgery.* New York: Churchill Livingstone, 1992:141-194.

Roberts TL III. The emerging role of laser resurfacing in combination with traditional aesthetic facial plastic surgery. *Aesth Plastic Surg* 1998;22:75-80.

Sherris DA, Otley CC, Bartley GB. Comprehensive treatment of the aging face-cutaneous and structural rejuvenation. *Mayo Clin Proc* 1998;73:139-146.

Capítulo 20

Técnicas Básicas na Rinoplastia

Samuel Stal ◆ Giulio Gherardini

ESTRUTURA ANATÔMICA BÁSICA

A rinoplastia é uma cirurgia de precisões milimétricas; o cirurgião deve estar familiarizado com a anatomia nasal e suas variações. O nariz, como qualquer estrutura anatômica, é feito de três componentes: revestimento externo, armação e suporte. O revestimento externo é formado pela pele e tecidos moles e desempenha um papel crítico na aparência final do nariz após a cirurgia. A pele adere ao subcutâneo acima das cartilagens alares, mas é frouxamente ligada e móvel no ápice das cartilagens laterais e osso nasal. O elevado número de glândulas sebáceas e o tecido subcutâneo deixam a pele inflexível para revestir a estrutura cartilaginosa. Com o envelhecimento, a pele torna-se mais fina e pode tornar a estrutura cartilaginosa aparente.

A estrutura nasal é composta de cartilagem e osso. A estrutura da pirâmide externa do nariz é formada por um par de ossos nasais, os quais estão em contato com o processo nasal do osso frontal superiormente e com os processos frontais da maxila lateralmente. Os ossos são mais estreitos em largura acima do ligamento palpebral medial e tornam-se mais espessos no sentido ântero-posterior (Figura 20-1). O septo serve como suporte central do osso nasal na linha média. A lâmina perpendicular do osso etmóide é o suporte para o septo, e a maior porção do septo é ligada ao vômer inferiormente (Figura 20-2). Essa junção, juntamente com o osso nasal distal que recobre os processos laterais da cartilagem septal superiormente, faz uma angulação nessa área. Usualmente, a porção cartilaginosa constitui 50 a 80% da giba dorsal. Ela consiste nos pares dos processos laterais da cartilagem septal superiormente e seus ligamentos da linha média aos ossos nasais.

A configuração do relacionamento entre os processos laterais e posterior da cartilagem septal depende do nível estudado. Superiormente, o septo tende a ser bifurcado em forma de "Y", estreitando para um "I" caudalmente. No final do septo dorsal no sentido caudal, os processos laterais dobram lateralmente, em direção ao processo posterior, mas são conectados por um pericôndrio. Essa área é chamada de válvula interna e desempenha um importante papel na regulação da passagem do fluxo aéreo pelo nariz. Normalmente, para o funcionamento adequado da válvula nasal interna, o ângulo de ligação entre o processo posterior e os laterais deve permanecer no mínimo entre 10 e 15 graus. A ponta e a columela são apoiadas pelas cartilagens alares. As ramificações mediais proporcionam estrutura para a columela, e as ramificações laterais proporcionam estrutura ao longo de uma extremidade a outra da asa nasal, determinando a forma da ponta nasal.

AVALIAÇÃO DO DEFEITO

O exame da anatomia externa e a análise pré-operatória são a base da rinoplastia; a anatomia de superfície do nariz, além da estrutura de revestimento, permite a escolha da técnica cirúrgica adequada. Muitos fatores podem influenciar o resultado de uma rinoplastia, tal como a espessura da pele e dos ossos nasais, a profundidade do ângulo nasofrontal e a espessura e posição do septo. A avaliação da pirâmide nasal antes da cirurgia deve seguir um acordo com o seguinte plano definido (Tabela 20-1). Em geral, a pele espessa com glândulas sebáceas demonstra provavelmente pós-operatório com edema prolongado e tende a camuflar a estrutura anatômica da ponta. Se os ossos nasais são espessos e o septo está desviado lateralmente no mesmo nível deles, a possibi-

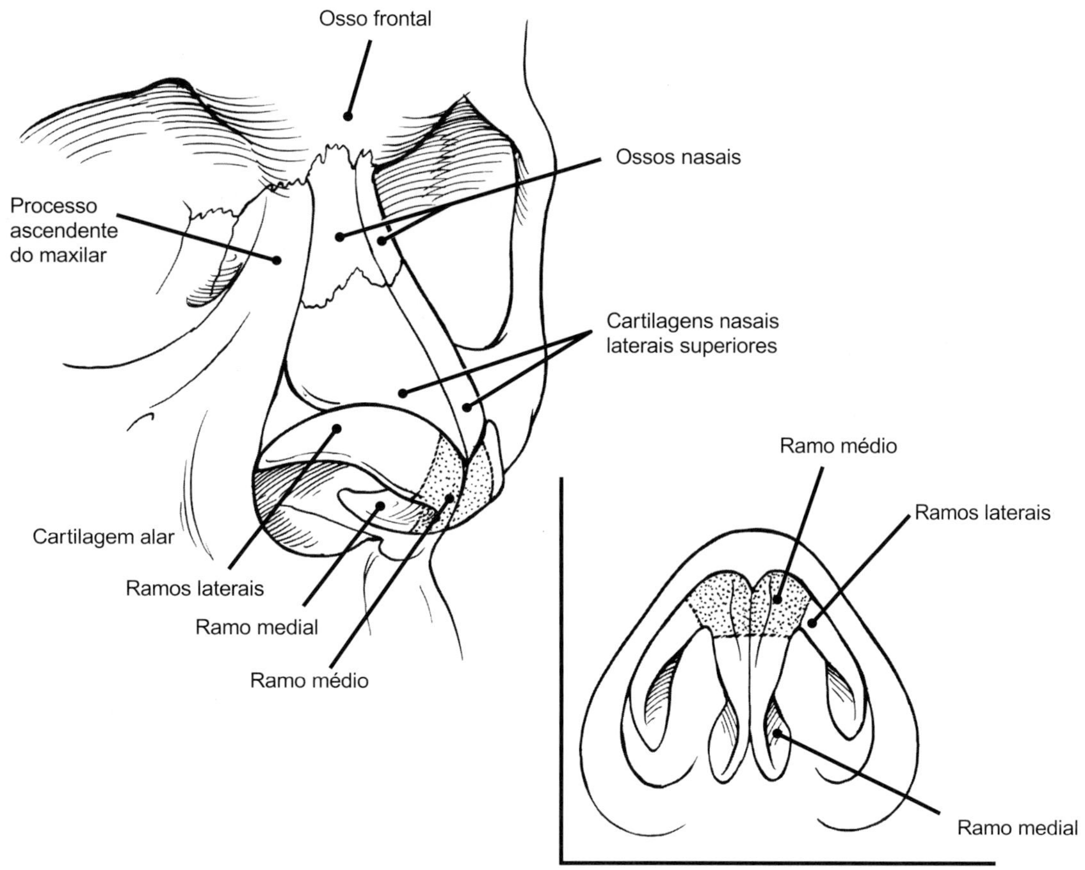

Figura 20-1. Os ossos nasais estão em contato com os processos nasais do osso frontal, processos nasais do maxilar e cartilagens laterais superiores. Os ossos são mais espessos no nível do canto.

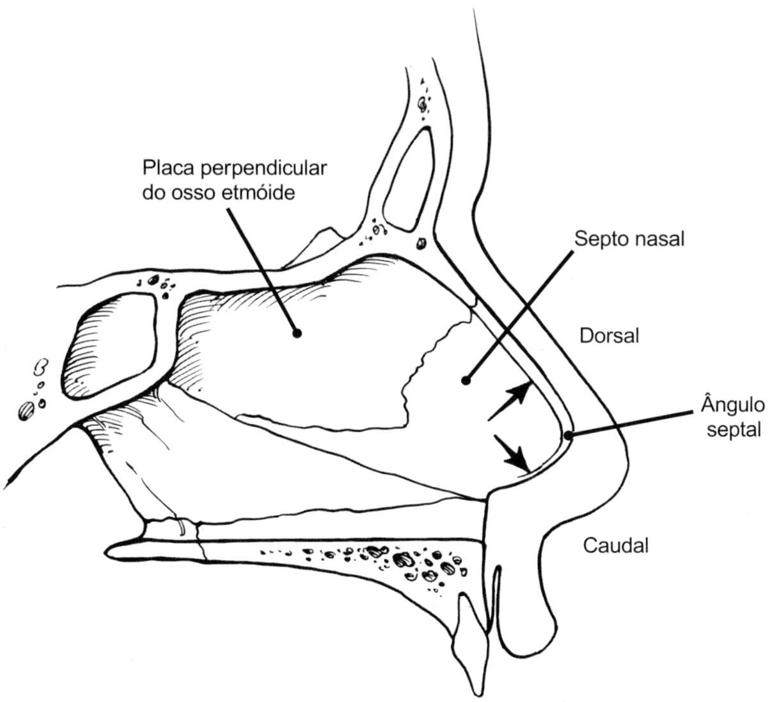

Figura 20-2. Subdivisão anatômica do septo.

TABELA 20-1 AVALIANDO O NARIZ

Visão frontal	*Visão lateral*	*Visão basal*
Retida	Raiz	Linha dorsal
Definição e formato da ponta	Altura dorsal	Definição da ponta
Relação alar-columelar	Rotação/projeção da ponta	Simetria da narina
Espessura do osso nasal	Ângulo nasolabial	Espessura da base alar
	Septo caudal	
	Projeção do queixo	

lidade de estreitamento dos ossos ao longo do dorso é bastante limitada.

A primeira consulta deve ser para estabelecer uma relação entre o paciente e o cirurgião e para determinar se o paciente é candidato à rinoplastia. Problemas nasais específicos, como assimetria, deformidade da ponta e dorso irregular, devem ser registrados e um plano cirúrgico estabelecido. O paciente deve entender o possível resultado da cirurgia e suas limitações. Análise fotográfica do nariz e da face do paciente é essencial para o planejamento cirúrgico. Fotografias devem ser obtidas com posicionamento e técnica adequados. Geralmente, preferem-se uma câmera SLR 35 mm, uma lente macro (105 mm) e iluminação dupla com luz azul ou cinza de fundo. Posicionamentos específicos para análise do nariz incluem visão anterior, lateral, oblíqua e basal. Alternativamente, imagem computadorizada pode ser usada para avaliar a anatomia e o procedimento cirúrgico com a vantagem do resultado antecipado poder ser mostrado ao paciente. Entretanto é importante enfatizar para o paciente que isso não garante o resultado da cirurgia.

Na análise sistemática da visão frontal, a face é dividida em três terços por uma linha transversa passando no nível subnasal, nasion e linha de implantação do cabelo. Duas linhas planas correm da sobrancelha através da raiz nasal lateralmente ao longo do dorso, divergindo para a ponta. Qualquer sinal de desvio nasal é identificado desenhando-se uma linha perpendicular da glabela ao mento. Essa linha deve bipartir o nariz, o lábio superior e o arco do cupido; em alguns narizes desviados, os ossos nasais e os processos laterais da cartilagem septal apontam na mesma direção. Em outros narizes desviados, os ossos nasais apontam em uma direção, enquanto as cartilagens voltam para a linha média. A largura dos ossos nasais deve ser 75 a 80% da largura da base da asa nasal, e a largura da base da asa deve ser aproximadamente a mesma das distâncias intercantais. Se a distância entre as asas é aumentada, ela pode ser relativa (causada por espessamento; espessamento normal da asa é de cerca de 2 mm) ou resultar de largura excessiva da asa. A margem asa-columela deve parecer uma gaivota em vôo, com a columela posicionada justa inferior a margem da alar.

Na visão lateral, o ângulo nasofrontal deve estar sobre o nível do sulco supratarsal. Não há medida definida para esse ângulo; entretanto, a linha do dorso nasal está cerca de 2 mm atrás de uma linha do ângulo nasofrontal, descendo para o domo da cartilagem alar. Essa visão avalia a relação ponta do terço superior da face com o nariz. Baixa desproporção da raiz pode resultar da relativa baixa projeção da face superior. Geralmente, a ponta do nariz deve sobrepor o dorso em 1 a 2 mm. Uma dupla quebra, caracterizada por uma bom refinamento da ponta, 1 a 3 mm acima da ponta, é típica nos narizes femininos. Uma segunda quebra é encontrada na junção do lóbulo abaixo da ponta com a columela. O ângulo nasolabial mede entre 90 e 105 graus nos homens e 95 e 110 graus nas mulheres. Uma ponta voltada para baixo, resultante de um septo caudal em excesso, pode dar a impressão de lábio superior curto. Finalmente, a relação ponta, lábio e queixo é a seguinte: o lábio superior deve projetar-se 2 mm sobre o lábio inferior, e o queixo deve estar 2 a 3 mm posterior ao lábio inferior. Em uma visão basal da columela, a base nasal deve formar um triângulo equilátero. A narina deve ter uma forma de lágrima.

INDICAÇÕES

Problemas funcionais e deformidades estéticas constituem indicações para a rinoplastia. Isso é importante para definir os objetivos da cirurgia, bem como os limites, os resultados possíveis e as complicações.

CONTRA-INDICAÇÕES

Contra-indicações gerais para cirurgia são também contra-indicações para a rinoplastia; abuso crônico de drogas (particularmente cocaína) é uma contra-indicação potencial, ou requer atenção para o problema específico (perfuração septal). Há uma clara indicação para não operar se o objetivo da cirurgia, as expectativas ou as motivações não são completamente entendidos pelo paciente.

RINOPLASTIA ABERTA *VERSUS* FECHADA

A rinoplastia aberta permite grande exposição e deixa qualquer manobra técnica mais fácil para ser desempenhada. Suas principais vantagens sobre a técnica fechada consistem na possibilidade de fazer um diagnóstico mais exato e de permitir uma moldagem precisa e estabilização da estrutura óssea e cartilaginosa. Exemplos específicos de técnicas que são mais fáceis de executar com a técnica aberta são: avanço e sutura entre as ramificações mediais das cartilagens alares maiores elevando a projeção da ponta, sutura de enxertos na ponta, fixação de enxertos espalhados para correção de colapso nasal e estabilização do dorso com enxertos espalhados. As desvantagens incluem presença de cicatriz transcolumelar, edema prolongado, aumento do tempo operatório.

Em geral, a rinoplastia fechada é freqüentemente executada em rinoplastias primárias, em que não há indicação para modificação maior da ponta com suturas e esteios e quando a exposição não é necessária para fechar perfurações septais, fixar enxertos espalhados ou dorsais. Entretanto, há uma ampla interpretação desses princípios, e indicações específicas para a técnica aberta ou fechada não são ainda bem definidas. Como resultado, alguns cirurgiões preferem uma técnica à outra, dependendo da sua experiência, na maioria dos casos.

PREPARO DO PACIENTE

Jejum de alimentos sólidos não deve ser estabelecido pelo menos 6 horas antes da cirurgia; líquidos podem ser administrados até 3 horas antes da cirurgia. A rinoplastia não requer transfusão sangüínea; hematócrito e coagulograma são exames de rotina. Se anemia está presente, deve ser corrigida semanas antes.

POSIÇÃO DO PACIENTE E PREPARO DA SALA

O posicionamento do paciente para a rinoplastia é importante. As mãos do paciente devem ser levemente restringidas, e a cabeça da mesa de cirurgia é elevada em 15 graus, de modo que a cabeça esteja sobre o nível do coração. Uma rodilha de espuma plástica abaixo da cabeça e um coxim abaixo dos ombros são comumente usados, e a parte cefálica da cama pode ser abaixada para melhor visualização da base do nariz. A posição do cirurgião é à direita da mesa de cirurgia. O assistente é posicionado à esquerda da mesa. Uma boa fonte de luz é mandatória; um foco de luz ilumina a face de cima e um segundo foco de luz é direcionado para a base do nariz vindo de baixo. Uma fibra ótica com foco frontal é recomendada.

Os pêlos do vestíbulo nasal são aparados e a narina externa é limpa com cotonetes. O nariz é então infiltrado com 5 a 7 ml de lidocaína (0,5% de solução) com 1:100.000 de epinefrina usando uma agulha calibre 30 no nível do dorso, da abertura piriforme, base, septo e ponta. O nervo infra-orbital é anestesiado por acesso intra oral entre o dente canino e o pré-molar. O septo é injetado de trás para a frente para prevenir sangramento e não obscurecer a visão do cirurgião. Segmentos achatados de algodão embebido em uma solução com 4% de cocaína são colocados ao longo do assoalho e dos cornetos inferior e médio. Um tampão é colocado no ápice do triângulo formado pelo septo e a parede lateral do nariz. O propósito desse tampão é vasoconstrição e anestesia local.

TÉCNICA OPERATÓRIA

Anestesia local ou geral pode ser usada. A escolha é freqüentemente discutida entre o cirurgião e o paciente. Se anestesia local for usada, a infiltração local é executada com solução de lidocaína a 0,5% com epinefrina 1:100.000. Para a abordagem septal, a anestesia geral é usualmente preferida. A face inteira é coberta com campos cirúrgicos.

Rinoplastia Fechada

Com as narinas retraídas por um gancho duplo, é executada a incisão intercartilaginosa bilateral; esta incisão pode ser continuada por uma incisão transfixante se necessário, executada entre o septo caudal e as ramificações mediais das cartilagens alares maiores (Figura 20-3). A elevação da pele e subcutâneo sobre o dorso cartilaginoso e sobre os processos laterais da cartilagem septal prossegue com tesoura ou bisturi em plano suprapericondral. Uma vez que pele e subcutâneo tenham sido elevados sobre o dorso cartilaginoso, um descolador de Joseph ou de McKenty é usado para elevar o periósteo do osso nasal. O propósito da esqueletização é ganhar exposição para modificação da estrutura do esqueleto osteocartilaginoso (Figura 20-4). A quantidade de esqueletização executada depende do grau de descolamento da pele. Pacientes idosos ou aqueles com pele fina requerem descolamento amplo.

Neste ponto, um afastador de Converse ou Aufricht é inserido no dorso abaixo do tecido descolado. Há vários caminhos para remoção da giba. Alguns cirurgiões raspam o osso e então usam um bisturi para abaixar a cartilagem; outros cortam primeiro a cartilagem e então removem o osso por meio de osteotomia. Em geral, uma raspa pode gastar uma giba óssea de pequeno e médio tamanhos. Uma variação de raspas está disponível, mas as mais eficientes são as de carboneto de tungstênio.

Raspas de osso com inclinação oblíqua reduzem o risco de avulsão da cartilagem lateral superior do osso nasal.

Uma vez que a giba óssea tenha sido reduzida, as margens superiores dos processos laterais da cartilagem septal devem ser cuidadosamente aparadas para evitar uma protrusão no pós-operatório. Nas gibas extremamente grandes, uma abordagem retrógrada com osteotomia pode ser usada. Isso envolve primeiro a remoção da altura do dorso da cartilagem (por raspagem com bisturi ou aparando com tesoura) e então o uso de um osteótomo de 10 a 12 mm, o qual é dirigido superiormente para a raiz nasal (Figura 20-5). A abordagem da estrutura óssea é completada por uma osteotomia lateral e medial.

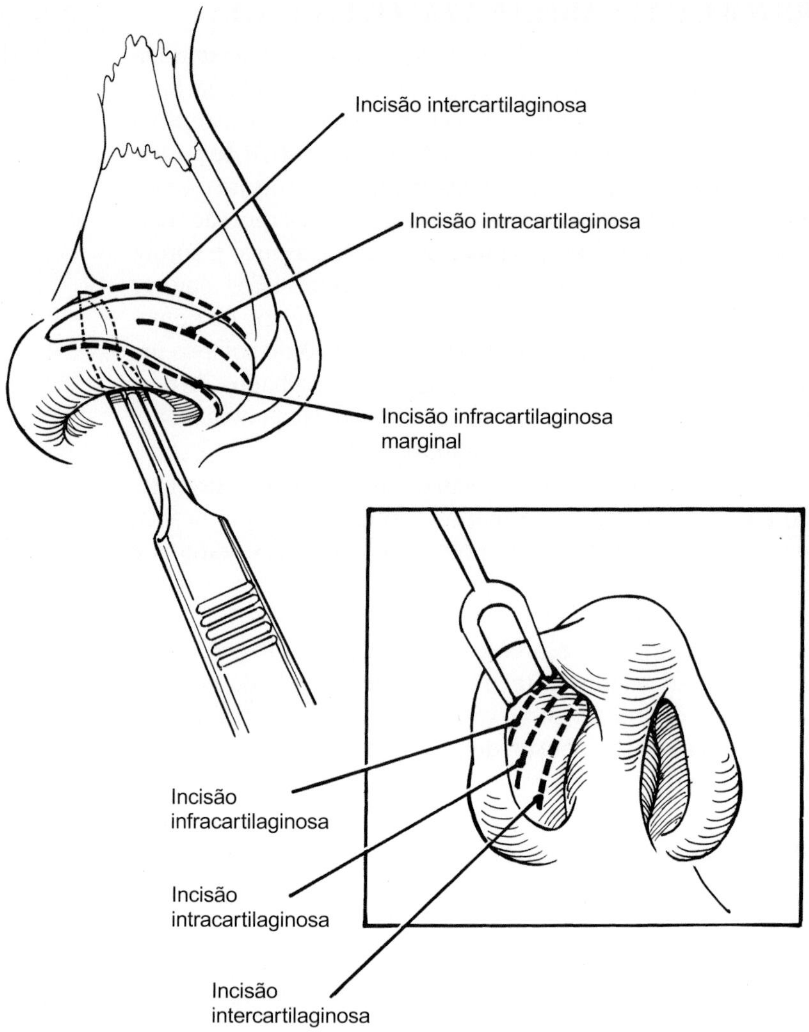

Figura 20-3. Três incisões de acesso. As incisões *intercartilaginosas* são realizadas entre as cartilagens alares para se obter acesso ao dorso do nariz e à porção cefálica da cartilagem alar; as incisões *infracartilaginosas* expõem a extremidade distal da cartilagem alar e são comumente utilizadas para ajudar a soltar a cartilagem alar; e as *incisões intracartilaginosas* são utilizadas para acessar o dorso e a cartilagem cefálica em boas condições ao mesmo tempo.

A osteotomia lateral separa o osso nasal da maxila e permite a transposição medial e a redução da largura nasal. A pele vestibular é incisada com um bisturi ou tesoura de Iris para permitir que o osteótomo seja inserido sem sangramento; um osteótomo de 3 mm é introduzido na margem distal do osso nasal na abertura piriforme (Figura 20-6). O osteótomo é dirigido superiormente com atenção para que a linha da osteotomia feche o maxilar (osteotomia baixa) e evite as margens ósseas palpáveis. Os ossos nasais são manualmente deslocados medialmente, produzindo uma fratura em galho verde no nível da raiz nasal. Essa fratura pode ser obtida com um osteótomo de 2 mm percutaneamente (Figura 20-7).

A osteotomia medial é a osteotomia entre os ossos nasais e o septo nasal ósseo. Usualmente, osteotomias mediais são executadas no momento da remoção da giba; em trauma nasal severo, a osteotomia medial é usada para alinhar o osso nasal desviado para dentro. Entretanto, esta osteótomia não é desejável como procedimento de rotina, porque produz instabilidade desnecessária na estrutura óssea. Um osteótomo com guia, pequeno (2 mm) e reto, pode ser colocado entre os ossos nasais e o septo, e a fratura não deve se estender sobre a linha intercantal porque a pele na área da raiz é fina e não permite estreitamento. Se a osteotomia caminhar para o alto e encontrar a osteotomia lateral, seria a deformidade em "rocker" (Figura 20-8), causada por rotação externa da extremidade superior do osso nasal. Para prevenir isso, uma osteotomia oblíqua superior pode ser executada com um osteótomo curvo.

Na rinoplastia fechada, a abordagem cirúrgica padrão para a ponta é a técnica de cartilagem *delivery*. Essa abordagem envolve uma incisão marginal e uma incisão intercartilaginosa conectada à incisão transfixante parcial ou completa. A incisão marginal é feita através da pele vestibular ao

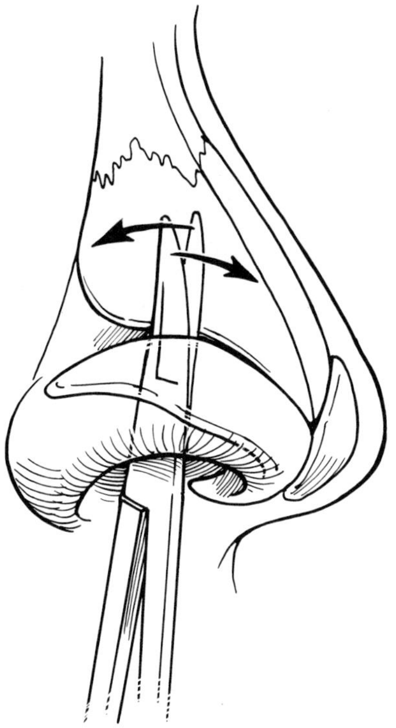

Figura 20-4. Utilizando lâmina ou tesoura, a elevação do tecido mole do dorso nasal é realizada no plano subpericondral.

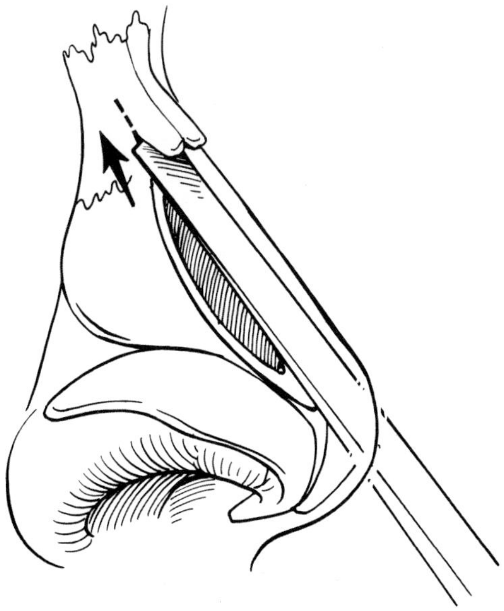

Figura 20-5. O ostéotomo (10 a 12 mm) é utilizado para remover grandes protuberâncias. O osteótomo é direcionado superiormente em direção da raiz.

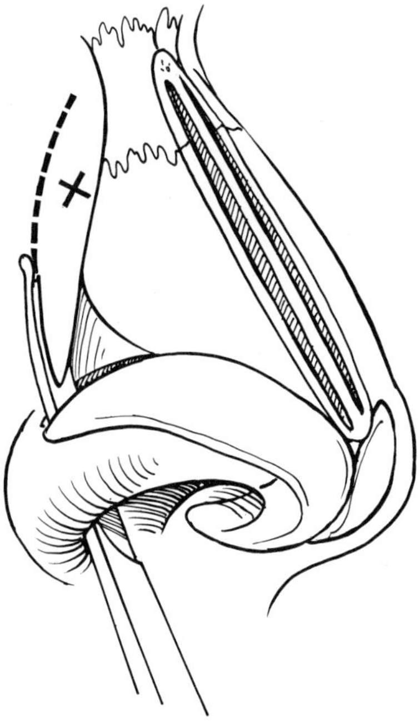

Figura 20-6. Osteotomias laterais são feitas com osteótomos de 2 a 3 mm introduzidos no nível da abertura piriforme. A osteotomia deve ser próxima ao maxilar (osteotomia baixa) para evitar cristas ósseas palpáveis.

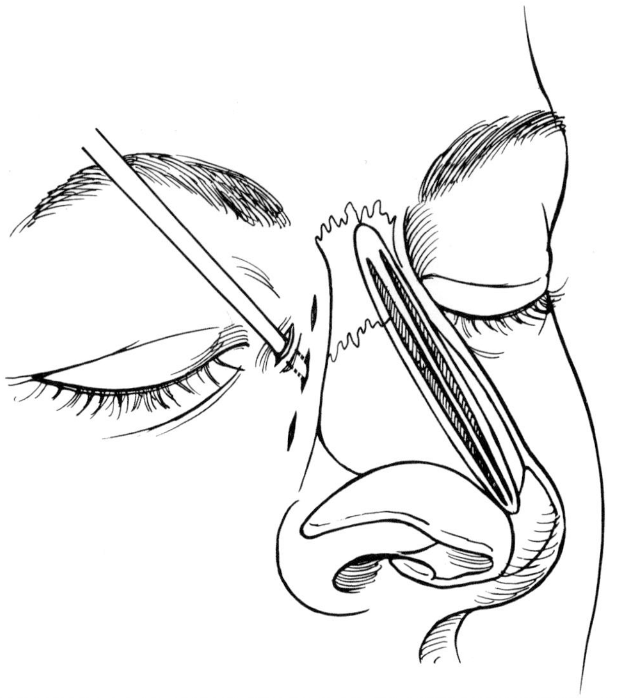

Figura 20-7. Alternativamente, as osteotomias laterais podem ser realizadas através de abordagem lateral percutânea.

longo da margem externa da cartilagem alar. Ela se inicia lateralmente onde a margem caudal da ramificação lateral diverge da margem da asa no sentido cefálico; ela segue a margem caudal medialmente para o ápice e continua ao longo da ramificação medial, parando na junção lóbulo-columela. A incisão intercartilaginosa é usualmente executada para permitir acesso ao dorso. O tecido mole é então separado das cartilagens através da incisão marginal usando-se tesoura (Figura 20-9). Esse descolamento une as duas incisões, criando um retalho bipediculado condromucoso, baseado medial e lateralmente. O retalho de cartilagem é puxado para fora da narina, semelhante a segurar uma alça de balde, para expor a face superficial da cartilagem (Figura 20-10). Marque o domo com tinta antes de liberar a cartilagem, já que essa técnica tende a produzir distorção das características anatômicas. Diminuiçaõ de toda a fonte nasal usualmente requer ressecção ou enfraquecimento da ramificação lateral da cartilagem alar.

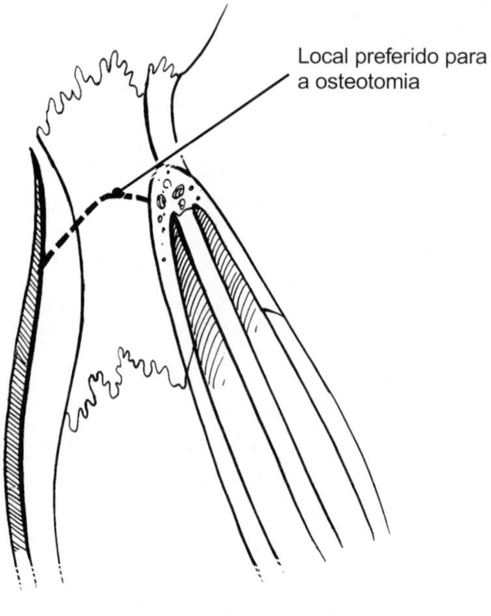

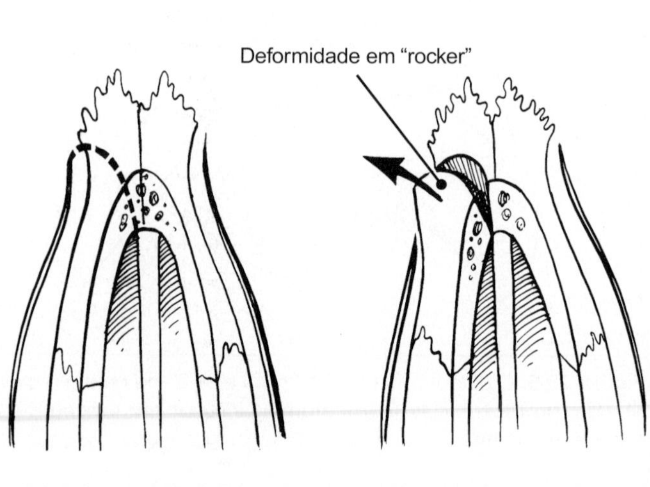

Figura 20-8. A deformidade em "rocker" resulta da osteotomia média alta. O osso nasal rotaciona para fora, e a crista óssea palpável está presente no nível intercantal.

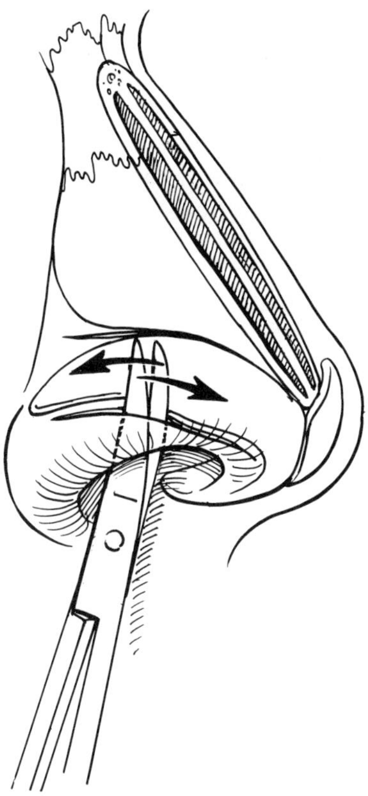

Figura 20-9. O tecido mole é elevado das cartilagens alares com tesoura no plano subpericondrial.

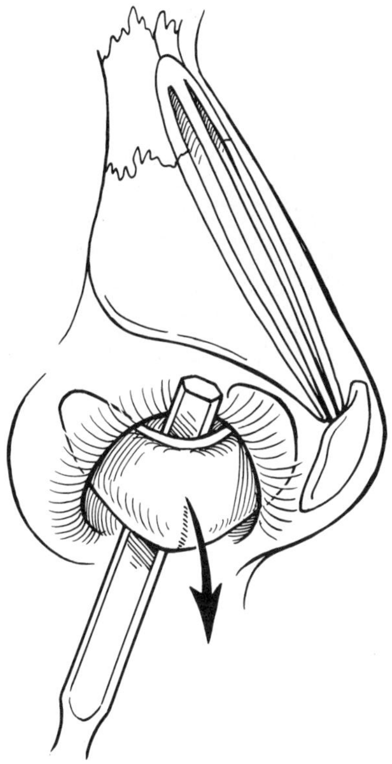

Figura 20-10. A incisão marginal é conectada à incisão intercartilaginosa e as cartilagens laterais inferiores são puxadas para as modificações apropriadas.

A ressecção do segmento cefálico é feita sob visão direta, as cartilagens alares são liberadas, e um compasso é usado para medir a quantidade mínima de cartilagem remanescente (8 a 10 mm). Usando um bisturi, a incisão é realizada ao longo da margem cefálica da cartilagem, com o cuidado de preservar a mucosa vestibular. Então a cartilagem incisada é descolada da pele vestibular, usando uma delicada tesoura. Freqüentemente, o segmento caudal remanescente permanece aberto, dando ao nariz uma aparência bulbosa. Para corrigir isso, a ramificação lateral pode ser enfraquecida por incisões interdigitais começando em uma margem e estendendo-se verticalmente cerca de 1 mm para dentro da margem oposta. A incisão deve ser limitada à porção anterior da ramificação medial e preservar a mucosa vestibular. Outra forma de reduzir a abertura das ramificações laterais é realizar uma sutura horizontal com náilon 5-0 na área do domo e aumentar o seu ângulo apertando a sutura (Figura 20-11). As incisões endonasais são fechadas, usando-se sutura com categute cromado 4-0 ou 5-0, e o nariz é esparadrapado com fitas de Steri-Strips, usando líquido de benjoim. Uma tala externa é colocada sobre a esparadrapagem.

Rinoplastia Aberta (Exorrinoplastia)

A incisão para a rinoplastia aberta deve ser marcada precisamente, de maneira que ela possa indicar e facilitar o momento do fechamento. A incisão marginal deve contornar a extremidade caudal da cartilagem alar inferior, estendendo-se lateralmente, e parar quando a ramificação lateral encontrar a cartilagem acessória. Medialmente, essa incisão estende-se para a margem da incisão transcolumelar, parando novamente na extremidade caudal da cartilagem. A incisão transcolumelar é então executada no ponto de maior estreitamento da columela, entre o ângulo columelar lobular e o apoio do pé da ramificação medial (Figura 20-12). A incisão deve ser de 90 graus com a pele; inclinar a incisão cruzando a columela pode causar um efeito em alçapão e resultar em uma pele com superfície elevada em um lado da incisão. Uma pequena tesoura fina é então utilizada para transfixar a

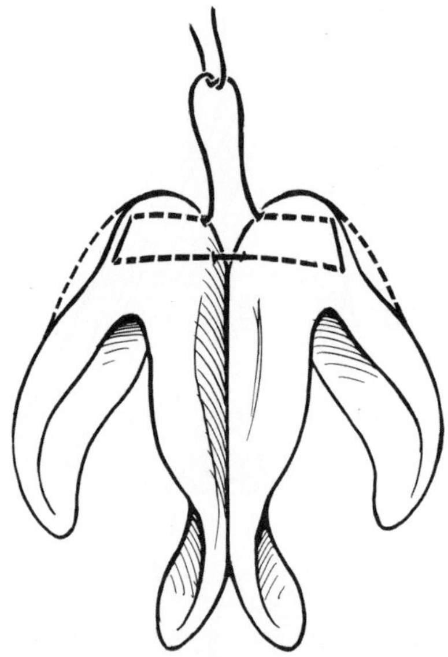

Figura 20-11. Uma outra maneira de reduzir a bulbosa ponta: coloque uma sutura de náilon 5-0 na área do domo.

columela, entre a pele e a margem anterior das ramificações mediais. Uma vez posicionada, a tesoura é aberta para expandir a incisão transcolumelar e divulsionar algum tecido mole preso. Essa manobra facilita a elevação do retalho de pele. Um gancho duplo é colocado no nível da incisão transcolumelar e o retalho columelar é afastado.

O plano de descolamento do tecido mole é realizado abaixo do subcutâneo e acima das cartilagens alares, e é expandido para as ramificações laterais na junção das cartilagens acessórias 5 mm para dentro do sítio da osteotomia lateral. Os domos podem ser retraídos inferiormente usando-se um gancho duplo de 7 mm para completar o descolamento. Neste ponto, a estrutura osteocartilaginosa pode ser exposta como descrito previamente. Caso as ramificações mediais precisem ser montadas, uma pequena tesoura é utilizada para criar uma loja entre eles. Septoplastia pode ser executada através de uma abordagem externa; uma divisão das cartilagens laterais do septo facilita a dissecção do retalho mucopericondrial. O fechamento da incisão marginal é executado com sutura de categute cromado 5-0 e sutura de náilon 6-0 é usada para fechamento da incisão transcolumelar.

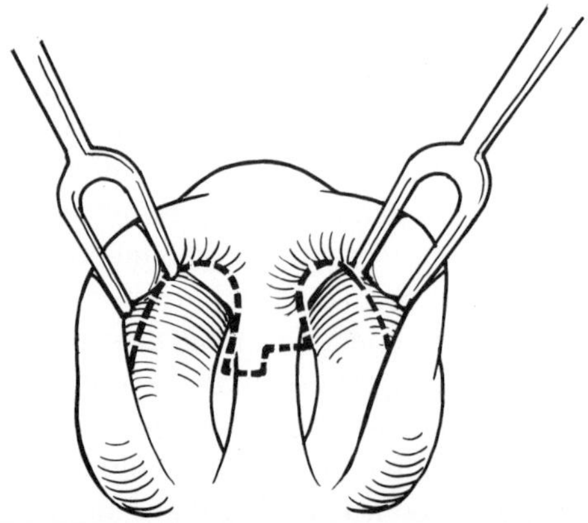

Figura 20-12. Linha de incisão transcolumelar clássica para a rinoplastia aberta. A incisão é conectada à incisão marginal padrão bilateralmente.

CUIDADO PÓS-OPERATÓRIO E EVOLUÇÃO

Antibiótico endovenoso é dado durante o ato cirúrgico, e antibiótico oral fica a critério do cirurgião. A alta hospitalar é concedida no mesmo dia ou no dia seguinte da cirurgia, e é mantida dieta leve no primeiro dia. A tala é deixada por 5 dias, e os pacientes são instruídos a limpar o nariz delicadamente com soro fisiológico a 0,9% e cotonete. Assoprar o nariz é desencorajado até a segunda semana de pós-operatório. Atividade física moderada é permitida após 4 semanas, e esportes de contato corporal podem ser retomados após 6 meses. O resultado final pode ser percebido em 12 a 18 meses.

PROBLEMAS ESPECÍFICOS E PRECAUÇÕES

Cirurgia Septal

O septo pode ser parcialmente removido se estiver desviado e causar obstrução das vias aéreas, ou ainda para a obtenção de enxerto de cartilagem; a cartilagem septal é a primeira escolha dentre todos os enxertos em rinoplastia. Uma incisão hemitransfixante é feita através da mucosa do septo caudal para minimizar a queda da ponta. Para pacientes em que o septo é deslocado da espinha pré-maxilar, uma incisão transfixante total através da mucosa é feita em ambos os lados. Entretanto, essa incisão causa a perda de 2 mm de projeção da ponta. Usando um levantador de Cottle ou de Freer, o mucopericôndrio é elevado de um lado do septo, e abaixo da espinha nasal anterior (Figura 20-13). O tecido mole deve ser descolado da espinha nasal. A dissecção é feita no plano subpericondrial; a cartilagem septal tem uma coloração acinzentada. A dissecção continua no plano subperiosteal, avançando para a lâmina perpendicular do osso etmóide e vômer inferiormente. Quando a dissecção é completada de um lado, 6 mm de estrutura cartilaginosa dorsal e 10 mm caudal são preservados para suporte do nariz. Usando uma lâmina nº 15, uma incisão em plano total é feita 1 cm atrás do septo caudal, e um descolador de Cottle é usado para dissecção contralateral, como descrito. A lâmina perpendicular do etmóide superiormente e o vômer inferiormente são cortados com tesoura (Figura 20-14), e a cartilagem desarticulada é removida com fórceps. Nesse momento, o periósteo pode ser elevado de qualquer porção desviada do etmóide e vômer, e estes podem ser removidos. A incisão hemitransfixante é fechada com ponto acolchoado (4-0 categute cromado), ou talas nasais são suturadas com náilon 3-0.

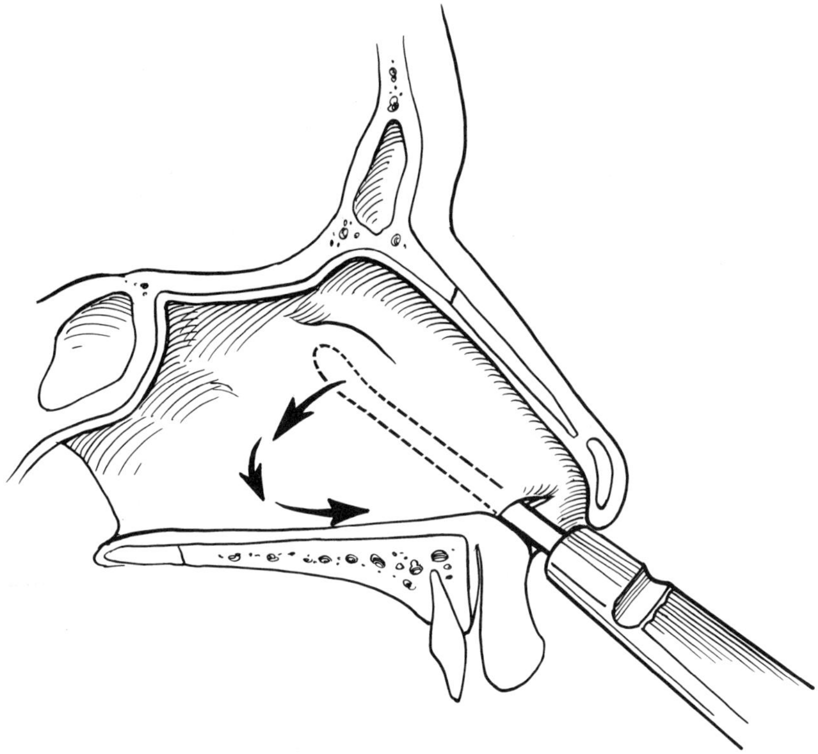

Figura 20-13. O mucopericôndrio e o mucoperiósteo são elevados do septo nasal inteiro utilizando-se um levantador de Cottle ou de Freer.

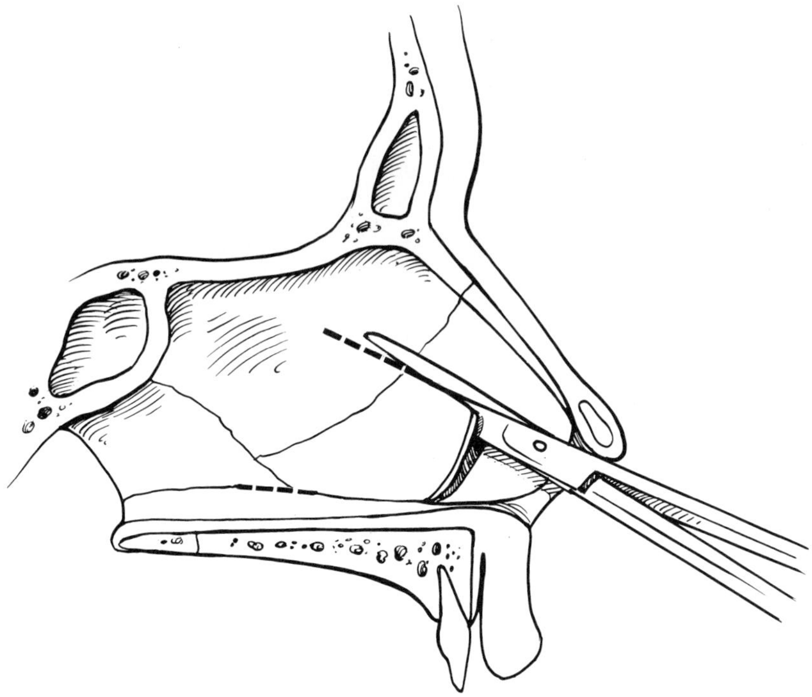

Figura 20-14. Placa perpendicular do etmóide e o vômer são cortados com tesoura.

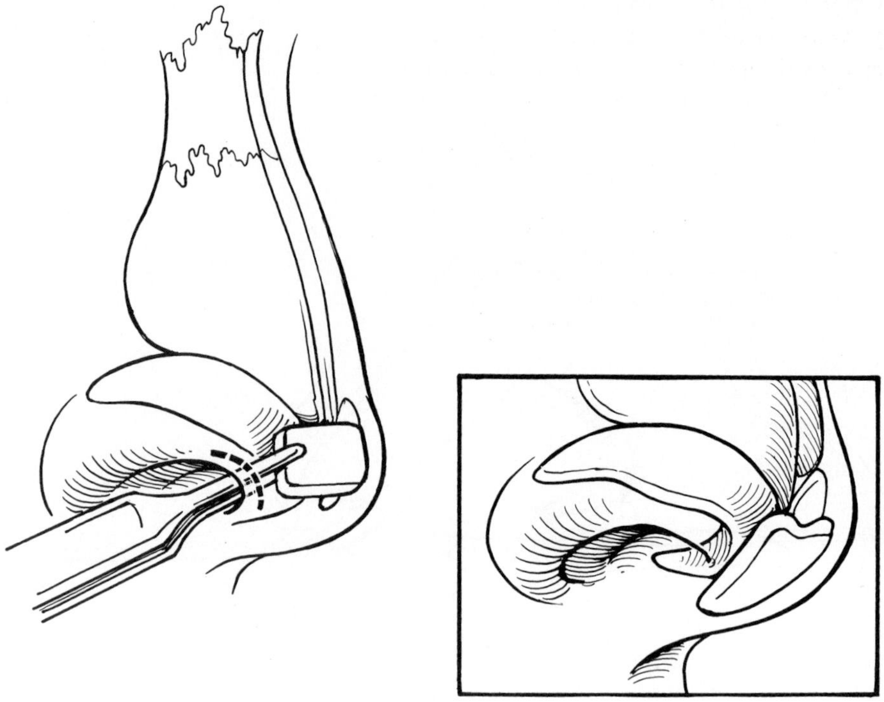

Figura 20-15. A projeção da ponta pode ser aumentada inserindo-se os enxertos supradomal ou em escudo na ponta.

Ossos Nasais Curtos

Ossos nasais curtos são encontrados quando o comprimento do osso nasal é menor que a metade do comprimento da distância da raiz nasal até o ângulo septal. Essa situação é caracterizada por suporte precário da válvula e principalmente da giba. A osteotomia lateral pode causar colapso das paredes laterais porque, após a remoção da giba, os processos laterais da cartilagem septal dependem somente do ligamento ósseo cefálico para suporte. Isso pode levar ao estreitamento no terço médio do nariz. Para evitar esse problema, é essencial fazer o diagnóstico pré-operatório, considerar não realizar a osteotomia ou planejar a reconstrução do dorso aberto com enxerto. Se a válvula cartilaginosa está estreita no pré-operatório, considere a inclusão de enxertos bilateralmente.

Nariz Pós-Traumático

Narizes fraturados podem apresentar cicatriz fibrótica intensa. Pacientes com fratura nasal isolada podem ser tratados com gelo, descongestionantes e antibióticos por 24 horas. Quando o edema tiver diminuído (5 a 7 dias), os pacientes devem retornar para o tratamento. O tratamento tradicional consiste em redução fechada. Com fratura externa e suave redução dos ossos nasais, é possível obter-se alinhamento satisfatório. Se o septo está fraturado e uma redução fechada é realizada, o nariz provavelmente não voltará para a linha média. Uma reconstrução septal é então necessária para remover todo o osso ou a cartilagem e desarticular a junção septocartilaginosa. Ocasionalmente, se o nariz continuar desviado, osteotomias medial e lateral são realizadas; entretanto, isso pode produzir muita instabilidade óssea.

Variações da Projeção da Ponta

Geralmente a ponta é adequadamente projetada quando está 1 a 2 mm acima do dorso. A variação da projeção da ponta é um dos mais difíceis objetivos na cirurgia da ponta. Se um aumento moderado da projeção da ponta é necessário (1 a 2 mm) isso pode ser obtido por sutura das paredes dos domos em cada lado; se mais projeção é necessária, enxertos podem ser suturados sobre o domo (Figura 20-15). Para pro-

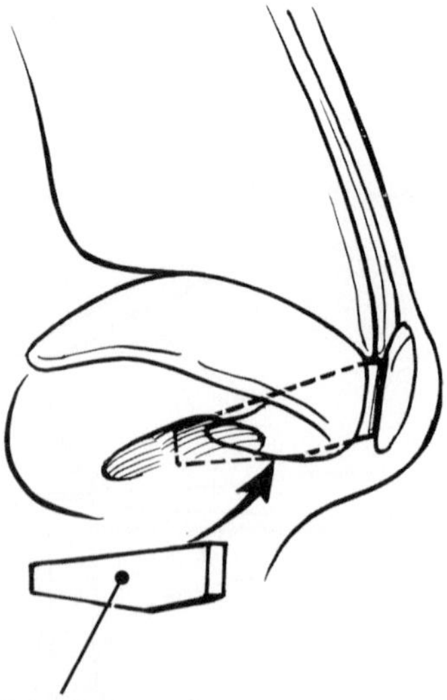

Figura 20-16. Se for necessária uma projeção de ponta adicional, o enxerto da cartilagem de suporte pode ser inserido no bolso columelar, entre as ramificações mediais das cartilagens alares.

jeção adicional da ponta um suporte columelar da cartilagem septal deve ser utilizado. O suporte pode ser fixado através de uma incisão vertical na base da columela, após uma loja desenvolvida entre as ramificações mediais das cartilagens alares e a área pré-maxilar (Figura 20-16). Isto é importante para deixar algum tecido mole entre o suporte e a pré-maxila; senão o suporte pode deslizar para um lado e para outro da espinha nasal.

Diminuir a projeção da ponta também pode ser difícil, já que muitos fatores são responsáveis por projeção excessiva da ponta: uma superprojeção do terço inferior do nariz pode ser uma ilusão de óptica causada por uma raiz desproporcionalmente baixa. Nesses casos, o uso de um enxerto na raiz pode eliminar o defeito. Geralmente, se não há raiz desproporcionalmente baixa, a cirurgia deve prosseguir em estágios. A incisão intercartilaginosa e transfixante e a ressecção da margem cefálica das cartilagens alares usualmente resultam em pequena quantidade de decréscimo da projeção. Se deseja mais decréscimo, a ressecção da ramificação lateral da cartilagem alar, juntamente com as cartilagens acessórias, obtém-se o decréscimo. O próximo passo é a ressecção do pé da ramificação medial da cartilagem alar, e por último a diminuição do ângulo septal.

Leituras Selecionadas

Daniel RK. Rhinoplasty: a graded aesthetic analysis approach. *Ann Plast Surg* 1984;13:436.

Daniel RK. Rhinoplasty: creating an aesthetic tip, a preliminary report. *Plast Reconstr Surg* 1987;80:775.

Goodman WS. Septorhinoplasty: surgery of the nasal tip by external rhinoplasry. *J Laryngol Otol* 1980;94:485.

Gunter JP. The external approach for secondary rhinoplasty. *Plast Reconstr Surg* 1987;80:161.

Gunter JP, Rohrich RJ. Management of the deviated nose: the importance of the septal reconstruction. *Clin Plast Surg* 1988;15:43.

Gunter JP. The merits of the open approach in rhinoplasty. *Plast Reconstr Surg* 1997;99:863-867.

McKinney P, Johnson P, Wallach J. Anatomy of the nasal hump. *Plast Reconstr Surg* 1986;77:404.

Rich JS. The effect of lower lateral cartilage excision on nasal tip projection. *Arch Otolaryngol* 1991;117:56.

Sheen JH. *Aesthetic rhinoplasty.* 2nd ed. St. Louis: CV Mosby, 1987.

Sheen JH. Closed versus open rhinoplasty: and the debate goes on. *Plast Reconstr Surg* 1997;99:859-862.

Sheen JH. Tip graft: a 20-year retrospective. *Plast Reconstr Surg* 1993;91:48.

Tebbets JB. Alar spreader or lateral crural opening graft? *Plast Reconstr Surg* 1993;92:366.

Capítulo 21

Restauração do Cabelo

A Arte do Transplante de Cabelo

James E. Vogel

Por toda a história, o cabelo desempenha um papel importante como um representante de prestígio, poder e *status*. Hoje em dia, o cabelo continua a ser um símbolo de saúde, boa forma e juventude. Devido ao fato de a presença ou perda do cabelo serem determinadas geneticamente e estarem no controle do indivíduo, a alopécia é geralmente uma perda incontrolável dessas qualidades desejáveis. Conseqüentemente, a restauração do cabelo pode ser um tremendo incremento à auto-estima.

Hoje em dia, os transplantes de cabelo compreendem cerca de 90% dos procedimentos realizados na minha prática de restauração de cabelo. Por essa razão, o capítulo focaliza principalmente essa técnica. Entretanto, as leituras selecionadas detalham as técnicas de retalhos e a cirurgia de redução de couro cabeludo para aqueles interessados. A perda do entusiasmo para as cirurgias de redução do couro cabeludo e de retalhos entre os cirurgiões de restauração de cabelo tem sido em parte causada pela melhora dos resultados do transplante de cabelo e pela capacidade de colheita e transferência de milhares de cabelo num só procedimento. Além disso, as novas técnicas de transplante de cabelo podem ser feitas com morbidade insignificante e menor tempo de recuperação, quando comparadas às reduções de couro cabeludo e aos procedimentos envolvendo retalhos. Tendo dito isso, ainda existe um papel definitivo para a redução de couro cabeludo e cirurgia de retalho dentro do arsenal de técnicas disponíveis.

AVALIAÇÃO DO DEFEITO

Os princípios fundamentais correntes da cirurgia de restauração de cabelo contemporânea são resumidos a seguir. A observância desses princípios tem ajudado a reconhecer o sucesso e o entusiasmo para o procedimento entre os pacientes e cirurgiões.

1. *Não é criado nenhum cabelo novo*. Embora existam muitas técnicas diferentes para a restauração de cabelo em uso clínico atual, nenhuma produz aumento no número de cabelos doadores. Conseqüentemente, a quantidade de cabelo que o paciente apresenta na consulta inicial é a que o cirurgião deverá utilizar de maneira estratégica e eficiente durante os procedimentos de restauração de cabelo.
2. *A perda de cabelo é progressiva*. Um paciente pode-se apresentar na consulta inicial com 25 anos de idade e uma certa perda de cabelo; entretanto, ele ou ela certamente evoluirá mais perda de cabelo com o passar do tempo. O esquema de classificação clínica para a perda de cabelo nos homens e mulheres é útil na avaliação de maneira contínua e previsível em que o paciente com alopécia perde seu cabelo com o tempo. Portanto, o plano cirúrgico para restauração capilar para cada paciente deve tomar em consideração o suprimento e a demanda de cabelo antecipadamente. A conduta para o princípio de que a perda de cabelo é progressiva é a *regra da economia do cabelo*. Essa "regra" dita o dilema paradoxal com que os pacientes e médicos se deparam no planejamento e execução de um plano cirúrgico para a restauração de cabelo. Isto é, quanto maior a calvície (demanda), menor a quantidade de cabelo doador disponível (suprimento). Quando se depara com um paciente jovem com calvície precoce, a perda de cabelo

futura é particularmente incerta. Em pacientes jovens, os lados da demanda e eventual suprimento da equação são simplesmente indeterminados. Portanto, um plano de restauração cirúrgica de cabelo deve ser especialmente conservador e realista em pacientes mais jovens.

3. *O procedimento deve resistir ao teste do tempo*. Esse princípio fundamental é uma extensão lógica dos dois primeiros. Qualquer que seja o procedimento realizado no paciente para restaurar o cabelo (p. ex., transplantes, retalhos, reduções de couro cabeludo), o resultado cirúrgico deve parecer natural e fornecer uma restauração adequada nos próximos anos que seguem o procedimento, bem como 20 e 30 anos depois, quando a perda de cabelo avançar.

INDICAÇÕES E CONTRA-INDICAÇÕES

A consulta com um paciente que busque a restauração do cabelo é um processo educacional que exige uma explicação completa de um tópico com o qual muitos não estão familiarizados e não são muito realistas a respeito. Como com qualquer procedimento cirúrgico cosmético, um paciente saudável cujos objetivos e expectativas são realistas preparam o ambiente para um procedimento de sucesso. É crucial que os pacientes entendam as limitações e as possibilidades da cirurgia de restauração de cabelo. Embora alguns cirurgiões tenham uma idade limite para realizar um procedimento de restauração de cabelo, a idade sozinha não deve ser o critério isolado para iniciar uma cirurgia.

Pacientes mais jovens podem ser candidatos à restauração de cabelo se seus objetivos forem realistas e se houver um plano cirúrgico conservador que envolva os princípios fundamentais. Alguns desses indivíduos terão problemas com o cabelo em meados de seus 20 anos. Um plano cirúrgico conservador, tal como uma madeixa limitada, pode ser apropriado nessa idade inicial. Quando realizar um transplante de cabelo utilizando pequenos enxertos, os pacientes devem saber que o resultado será de alguma forma esparso, mas bastante natural. O conceito de "esparso" pode ser inaceitável para alguns que estão em busca de uma melhoria na sua placa calva. O uso de fotos antes e depois, e ocasionalmente uma reunião marcada com um paciente que já tenha sido submetido a esta cirurgia são partes essencias do processo de educação pré-operatória do paciente. Com relação ao resultado do transplante, é dito aos pacientes que eles devem *inicialmente* trocar uma aparência mais cheia e potencialmente mais densa por uma aparência esparsa mas natural. Com o passar do tempo, mais enxertos de tamanho maior podem ser acrescentados para proporcionar uma densidade maior e ainda permanecerem não-detectáveis.

A cor e a textura do cabelo doador do paciente e couro cabeludo são considerações importantes na seleção do paciente e para o plano cirúrgico. Geralmente, quanto maior o contraste da cor e textura entre o cabelo e couro cabeludo, menores serão os enxertos necessários para se alcançar um resultado natural. Conseqüentemente, os transplantes de cabelo louro ou cinza num couro cabeludo com cor de oliva são significativamente mais aceitáveis e maiores enxertos podem ser utilizados do que num paciente com cabelo totalmente preto num couro cabeludo pálido, branco.

Devido ao fato de muitos pacientes inicialmente desejarem que todo o couro cabeludo calvo seja removido, eles freqüentemente pedem uma redução do couro cabeludo ou um procedimento com retalho. Geralmente, eles leram alguma informação acerca dos procedimentos, e a idéia de cobertura completa é bastante atrativa. Tradicionalmente, as reduções de couro cabeludo têm sido realizadas utilizando uma variedade de incisões que são retalhadas no tamanho do couro cabeludo calvo. Têm sido empregados triângulos, padrões de incisão crescentes, em formato do logotipo da Mercedes. Essas técnicas são bem descritas nas literaturas selecionadas. Apesar de eficazes na remoção do couro cabeludo calvo, ainda assim os melhores fechamentos sob nenhuma tensão ainda deixam uma cicatriz, que pode parecer menos natural do que a calvície propriamente dita. Devido ao fato de a perda de cabelo ser progressiva, uma cicatriz de redução do couro cabeludo pode ser parcialmente escondida diversos anos após a cirurgia e pode se tornar exposta com o tempo. Na melhor das situações, é difícil esconder completamente uma cicatriz de redução da calvície com transplantes de cabelo.

A reconstrução com retalho do couro cabeludo para a alopecia tem aplicação limitada, a mas pode produzir resultados significativos em pacientes selecionados adequadamente. O atrativo principal de retalhos de couro cabeludo é a cobertura rápida e densa que é obtida. Métodos de retalhos tradicionais são descritos nas leituras selecionadas. Os inconvenientes principais à cirurgia de retalho tradicional para a perda de cabelo incluem:

1. Direção posterior da linha capilar anterior
2. Necessidade freqüente de múltiplos procedimentos secundários
3. Cobertura incompleta com retalhos curtos e deformidades em orelha de cachorro
4. Recessão temporal grosseira
5. Dificuldade de fechamento da área doadora
6. Poucas opções para se cobrir áreas de perda futura de cabelo posterior aos retalhos

Retalhos expandidos oferecem uma oportunidade para aumentar a área de superfície do couro cabeludo. Um retalho recentemente desenvolvido, a transposição de triplo avanço (TAT), apresenta numerosas vantagens sobre os retalhos tradicionais.

Um dos principais papéis da redução de couro cabeludo está na combinação com procedimentos geralmente empregados para corrigir transplantes prévios que chegaram a um resultado menos que ideal. Um novo padrão de redução em forma de M tem sido descrito, e remove as entradas temporais de alopecia que podem se desenvolver à medida que a calvície se estende além dos transplantes realizados numa idade mais inicial. Além disso, alguns pacientes que ficarão satisfeitos somente com o resultado mais denso possível podem ser candidatos à reconstrução com retalho. Esses pacientes, poucos mas altamente motivados, necessitam de uma educação pré-operatória particularmente intensa por causa da cirurgia extensa exigida e do compromisso que eles devem estabelecer. Finalmente, alguns pacientes não aceitam os resultados antecipados de um transplante de cabelo, não estão emocionalmente preparados para uma redução do couro cabeludo com retalho ou não apresentam um suprimento doador adequado de área. Pacientes dessa categoria podem ser candidatos somente a algum tipo de adição de cabelo (p. ex., *hairpiece)*.

As mulheres em busca de restauração de cabelo são geralmente mais desesperadas do que os homens. As opções para as mulheres que buscam a cirurgia de restauração de cabelo são as mesmas que para os homens. Como nos homens, os transplantes de cabelo são os procedimentos mais realizados. As mulheres perdem seu cabelo numa maneira previsível que é diferente da maneira com que os homens perdem. A classificação de Ludwig para a perda de cabelo em mulheres descreve a preservação típica da anterior de cabelos.

Os pacientes em busca de cirurgia para correção de procedimentos anteriores são os mais desafiadores e geralmente os mais compensadores. O primeiro desafio é ganhar a confiança do paciente e dissipar a sua raiva ou ocasional desconfiança. Nenhum plano de correção é semelhante ao outro, e geralmente uma miríade de procedimentos complexos é necessária. É de suma importância enfatizar os objetivos e as expectativas realistas para o paciente em busca de cirurgia corretiva. Não muito infreqüentemente, eles têm de ser reeducados com relação ao que pode ser obtido em sua situação particular.

PREPARAÇÃO DA SALA

Para fornecer ao paciente um resultado visualmente significativo após um procedimento, é necessário um mínimo de 600 a 800 enxertos ou mais, dependendo do grau de alopecia pré-operatória. De um ponto de vista inicial, as sessões desse tamanho exigem vários técnicos bem-treinados para evitar uma fadiga extrema por parte de qualquer membro da equipe. É essencial manter uma linha eficiente e ordenada de produção e colocação de enxerto para completar o procedimento numa maneira conveniente. É estimado que um assistente de transplante com experiência pode preparar ou implantar 250 enxertos por hora. Com dois ou três assistentes por caso, uma sessão de 1.000 enxertos deve levar 3 a 4 1/2 horas o começo ao final.

Devido à natureza repetitiva da preparação e posicionamento do enxerto, uma preparação ergonômica de sala para os técnicos de transplantes é essencial para maximizar o conforto e a produtividade. As cadeiras necessárias para preparar e posicionar os enxertos devem fornecer um bom apoio às costas e pernas. A superfície de mesas de preparo deve ser aproximadamente de 1,5 m do chão para permitir o corte de enxertos a serem feitos enquanto os cotovelos estão em repouso na superfície da mesa. Os braços das cadeiras dos assistentes devem permitir o repouso dos cotovelos enquanto eles posicionam os enxertos. A cadeira do paciente deve permitir o conforto máximo para o paciente, já que os procedimentos podem ser de duração considerável. A cabeceira da mesa de cirurgia do paciente deve ser estreita o suficiente para caber diversos assistentes ao redor, tendo um fácil acesso à cabeça (Figura 21-1).

A mesa operatória deve proporcionar acesso à cabeça por parte de diversos técnicos, de forma que possam trabalhar simultaneamente. Uma cabeceira estreita e um encosto reclinante são ideais. Uma iluminação e magnificação suficientes são essenciais durante o processo de enxertia. Além disso, as cadeiras utilizadas pelos técnicos durante o processo de enxertia devem ser ergonômicas o bastante para permitir o posicionamento de enxerto confortavelmente e sem esforço.

TÉCNICA OPERATÓRIA

Um plano cirúrgico de efeito logo de início é fundamental para um procedimento de sucesso inicial ou de correção. Um plano de restauração de cabelo falhada pode ser difícil ou impossível de corrigir em anos posteriores, quando o suprimento precioso e limitado de cabelo se esgota.

Os transplantes de cabelo são realizados sob anestesia local, com o uso ocasional de um sedativo suave. O transplante não é realizado sob condições estéreis, mas mais sob condições limpas com instrumentos estéreis ou descartáveis. A lavagem rotineira do cabelo com xampu pelo paciente na manhã antes da cirurgia e a lavagem anti-séptica do couro cabeludo antes da cirurgia são preparações de limpeza. Luvas não-estéreis são utilizadas, com toucas, máscaras para a face, proteção para o olho e lentes de aumento para a equipe.

Marcações do Paciente

O desenho da linha capilar é o primeiro passo essencial no procedimento. O desenho da linha capilar segue três mandamentos: manter a linha, manter a simetria e manter um recesso temporal. A linha capilar anterior deve ser posicionada para manter o equilíbrio e a proporção com a linha capilar temporal remanescente. O ponto mais anterior da linha capilar, o bico-de-viúva, é medido do ponto do meio da glabela. Geralmente, a fileira anterior dos enxertos capilares separados é localizada de 8,5 a 9,0 cm desse ponto. A extensão temporal da linha capilar e o grau de concavidade do "golfo temporal" são variáveis mas são geralmente alinhados com o canto lateral do olho. A preferência do paciente e do médico e o grau estimado de perda de cabelo futura determinarão o desenho específico (Figura 21-2).

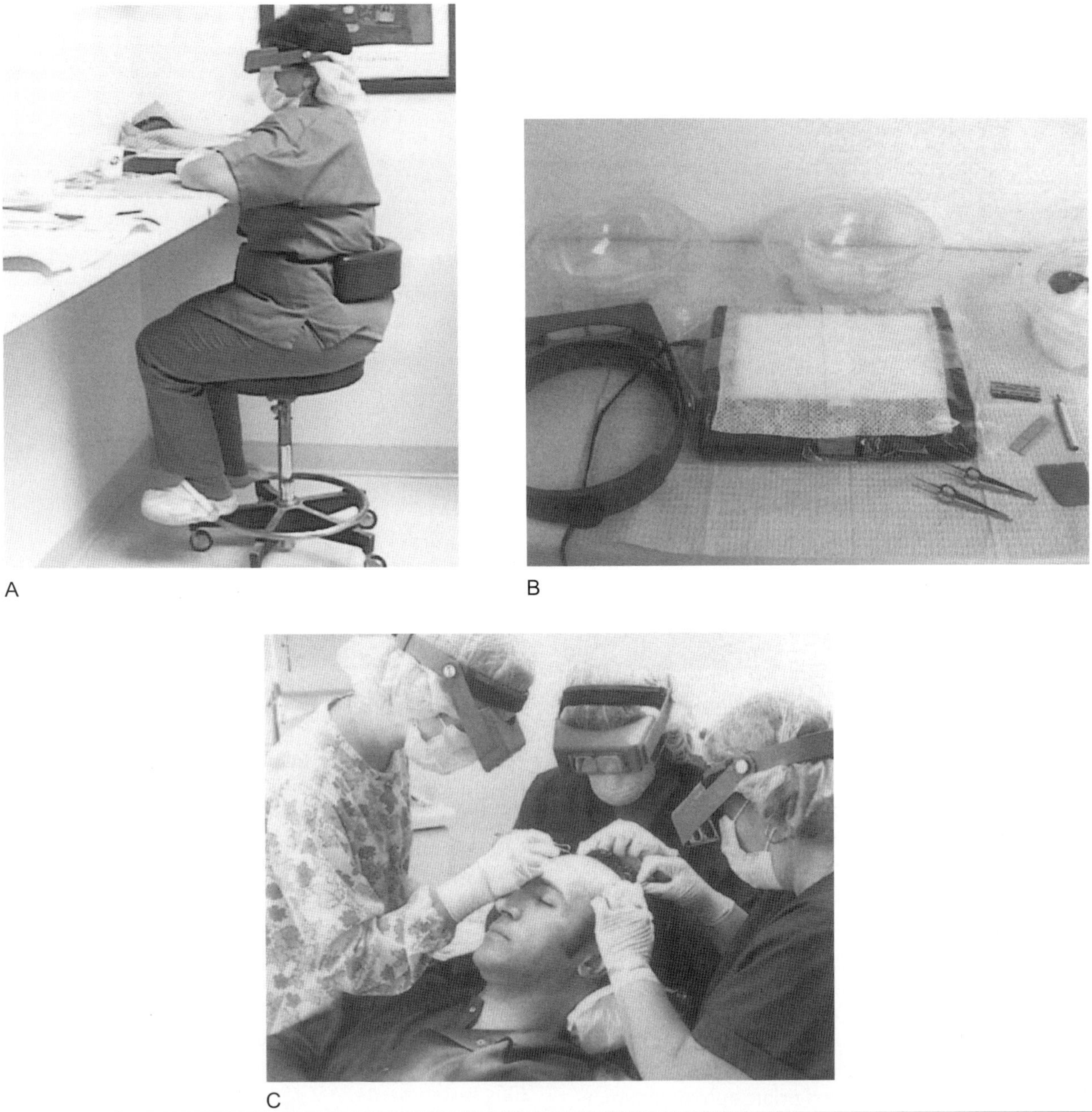

Figura 21-1. Preparação da sala. A, assento ergonômico para os técnicos de transplante. A mesa para corte dos enxertos é posicionada a 1,5 cm do chão, permitindo que o técnico apóie os cotovelos na mesa enquanto realiza o corte. A cadeira fornece um bom apoio às costas e aos pés. B, a preparação para o corte inclui uma superfície de corte lisa, lupa de aumento, minipinças especializadas, lâmina de corte reta e sustentador. O lápis que pode ser reesterilizado auxilia o técnico a manter a direção dos números de corte dos enxertos. Os enxertos são mantidos frescos e úmidos em placas de Petri, que são então posicionadas num recipiente vazio que é colocado em outro com gelo e água. C, a cama cirúrgica deve reclinar e ser estreita na cabeça para permitir que diversos técnicos trabalhem simultaneamente.

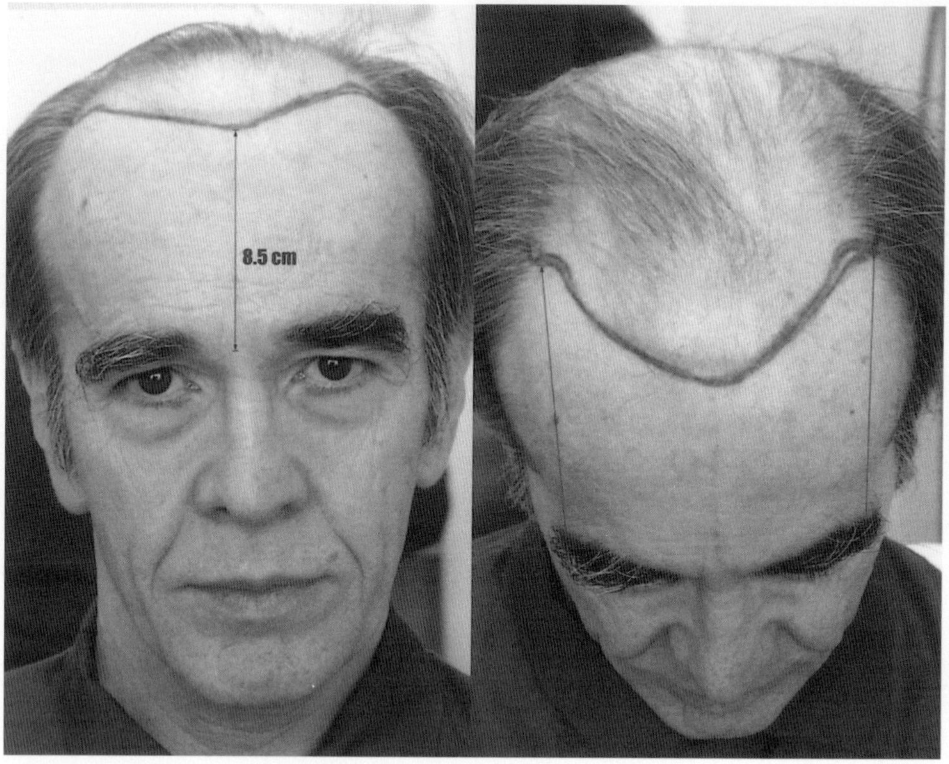

Figura 21-2. Marcações pré-operatórias para a linha capilar. A linha capilar deve ser simétrica e manter o recesso temporal natural. O ponto anterior do bico-de-viúva deve estar entre 8,0 e 9,0 cm da glabela. Os pontos temporais ligando o cabelo frontal com o cabelo temporal estão localizados na intersecção da linha desenhada do canto lateral do olho à margem temporal.

Coleta da Área Doadora

Uma elipse de tecido doador de uma faca de multilâminas é utilizada para colher e transplantar uma área inteira de tecido doador (Figura 21-3). Em ambas as formas de coleta da área doadora, o tecido deve ser infiltrado com soro fisiológico para separar as unidades foliculares e levantar o tecido subcutâneo da gálea. A profundidade da incisão deve idealmente ser superficial à gálea. Deve-se tomar cuidado para evitar um dano aos vasos occipitais, que ficam logo superficiais à gálea. Uma aproximação para avaliar a determinação da quantidade de tecido doador para se colher é de 100 enxertos por 2 cm^2. Conseqüentemente, 500 enxertos exigiriam aproximadamente 10 cm^2 de tecido doador. A preparação da elipse permite um uso mais eficiente de tecido doador mas também exige mais habilidade por parte do técnico para preparar pequenos enxertos de uma elipse grande. A faca de várias lâminas produz tiras que são mais fáceis para o técnico preparar, mas o cirurgião precisa estar consciente de que quaisquer lâminas utilizadas durante a coleta podem transfixar *(in vivo)* os folículos e torná-los inviáveis. Em geral, é preferível utilizar a faca multilâminas ao se trabalhar em regiões doadoras virgens em que os ângulos de emergência capilar são relativamente uniformes. Independentemente do método de coleta, ambas as técnicas resultam numa região doadora que pode ser fechada com uma só incisão linear que é imediatamente escondida pelo cabelo ao redor (Figura 21-4). Incisões subseqüentes na área doadora podem ser realizadas imediatamente adjacentes à cicatriz doadora ou em regiões diferentes no couro cabeludo doador. O fator primário para determinar de onde se obterá o tecido doador subseqüente é a tensão no couro cabeludo. Quanto menor a tensão, mais favoráveis a área doadora do ponto de vista do fechamento da ferida, a cura da incisão subseqüente e a tolerância do paciente.

Preparação do Enxerto

Os enxertos são geralmente preparados utilizando-se alguma forma de ampliação. Na maioria dos casos, os técnicos empregam uma ampliação de 1,75 vez. Um sistema de iluminação indireta para transiluminar os enxertos é preferível. As luzes indiretas estão disponíveis comercialmente (p. ex., Ellis Instruments, A-Z Instruments). Alternativamente, uma caixa para ver *slides* pode ser utilizada (Figuras 21-1 e 21-5). Lâminas retas ou uma lâmina nº 10 são utilizadas, e a superfície de corte é uma tira plástica limpa em que foi feita abrasão para reduzir o movimento dos enxertos durante o corte. Na maioria dos casos, os enxertos são preparados naturalmente conforme ocorrem as unidades foliculares. Esse conceito se refere ao aglomeramento natural de folículos capilares como eles existem *in situ* no tecido doador. Algumas unidades foliculares existem como fios únicos; outras são grupos de dois, três ou quatro fios de cabelos. Portanto, os técnicos não tentam tipicamente separar cabelos; em vez disso, os enxertos são preparados à medida que ocorrem na natureza. Os enxertos são então posicionados nos recipientes numa maneira artística, com o tamanho dos enxertos geralmente determinando onde eles serão localizados.

O dano ao enxerto pode ocorrer em qualquer ponto durante o processo de coleta e enxerto. Obviamente, é impres-

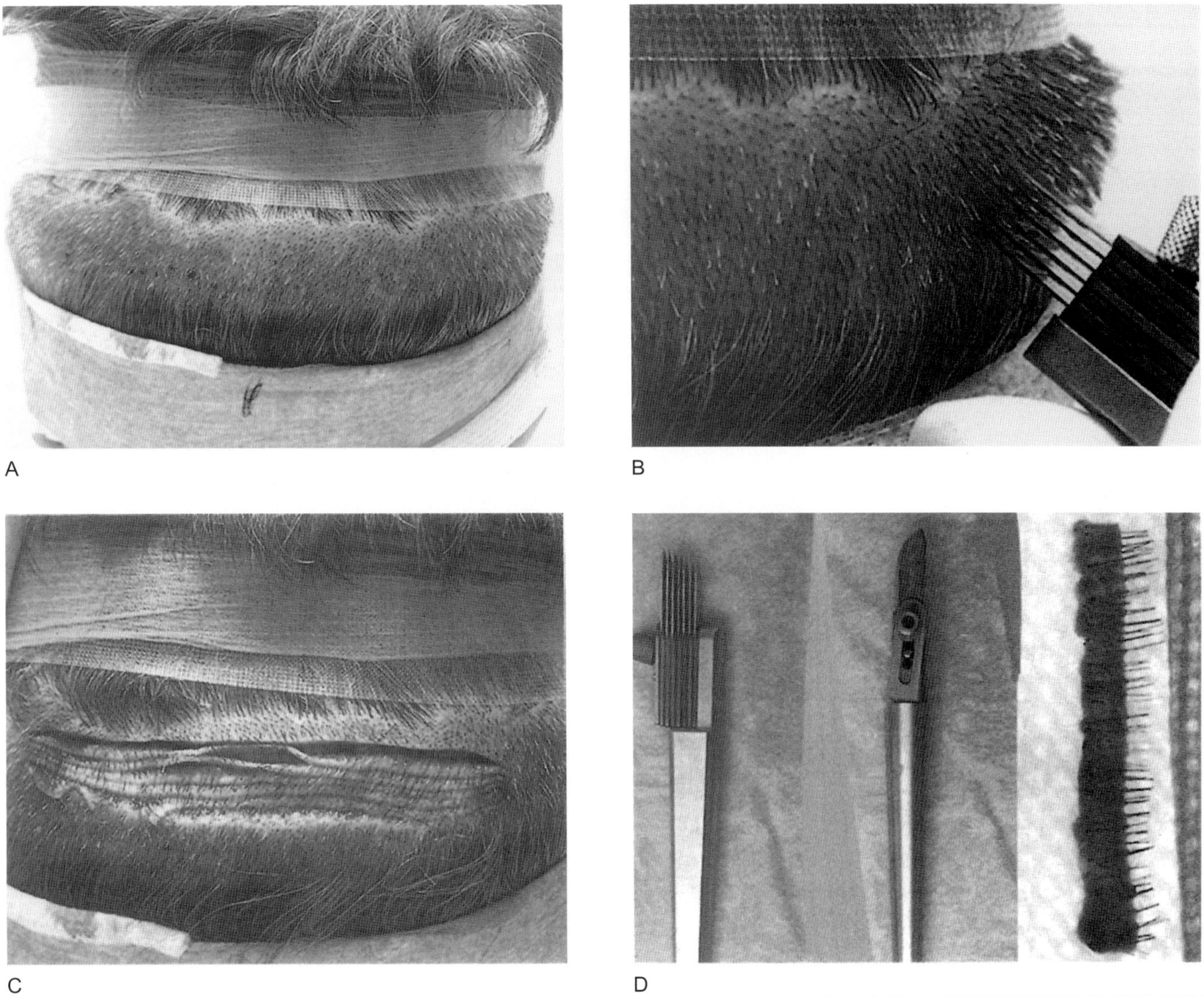

Figura 21-3. A, cabelo doador raspado a um comprimento de 3 mm dá inicio à coleta doadora. Uma bandagem de Coban é utilizada para expor a área doadora desejada. B, excisão com uma faca multilâminas. As lâminas da faca são posicionadas paralelas aos ângulos de folículos para evitar a transecção. C, visão das faixas *in situ* de cabelo de 1 mm de espessura. D, close da faca multilâminas com espaçadores de 1 mm e uma das tiras resultantes.

cindível um grande cuidado no manuseio dos enxertos. Entretanto, de todos os fatores conhecidos para danificar os enxertos, a desidratação é a mais prejudicial. Os enxertos devem ser mantidos frescos e úmidos o tempo todo.

Criando a Linha Capilar

Uma linha capilar normal não é uma linha: é um arranjo irregular de cabelo esparso, esparso na frente e depois progressivamente mais denso. Utilizando enxertos de fio único na frente de enxertos de tamanho intermediário, e então enxertos suavemente maiores atrás desses, pode-se estabelecer uma zona de transição de aparência normal, ou "linha capilar" (Figura 21-6). Os enxertos são localizados tipicamente com 1 a 2 mm de distância entre eles, num arranjo alternado e irregular. Duas ou mais sessões são necessárias para se criar uma linha capilar com densidade adequada. A interdigitação de novos enxertos subseqüentes com transplantes já crescidos fornece uma densidade confiável que não poderia ser obtida com a colocação do mesmo número de enxertos por área unitária numa só sessão.

Com pequenos enxertos, recipientes especializados são necessários. Persiste um debate se os cortes ou os orifícios são preferíveis. Os benefícios teóricos dos orifícios incluem

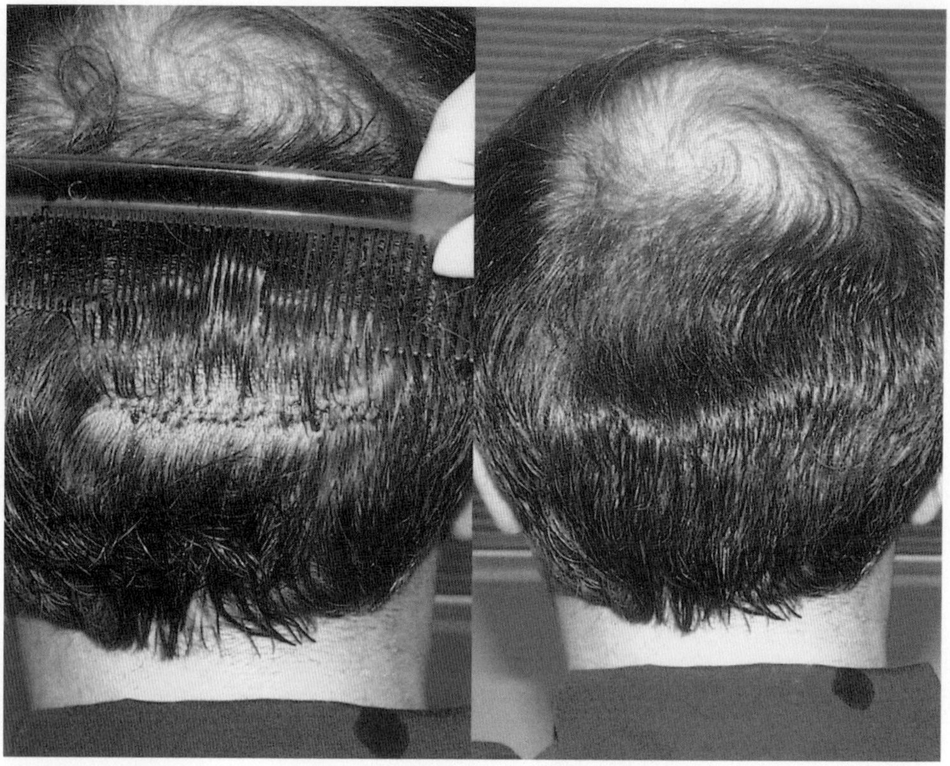

Figura 21-4. A área doadora é fechada primariamente, e o cabelo completo é imediatamente penteado e esconde o defeito doador.

a remoção de couro cabeludo da calvície, mais controle da direção do cabelo transplantado, facilidade da colocação do enxerto e menos compressão de enxertos provenientes da cicatriz. As fendas, entretanto, permitem um envoltório mais próximo, criam menor superfície cruenta, portanto, com menos cicatrizes, e são mais rápidas de se criarem, além de poderem ser mais facilmente interdigitadas com o cabelo *in situ*. Como qualquer ferramenta, a correta deve ser escolhida em cada caso. Para situações nas quais pequenos enxertos necessitem ser posicionados mais próximos um do outro e entre os fios de cabelos já existentes, as fendas funcionam bem. Uma agulha padrão de calibre 16 ou 18, uma agulha especial do tipo No-Kor ou o microbisel especialmente projetado (Ellis Instruments) funcionam bem. As fendas levemente maiores podem ser feitas com uma lâmina n° 15 ou uma do tipo *beaver* ou uma lâmina biselada especialmente desenhada (Ellis Instruments). Para situações em que enxertos maiores são necessários (5 fios ou mais por enxerto) ou quando parece apropriado remover algum couro cabeludo de calvície, os orifícios de 1 a 2 mm de diâmetro funcionam bem. "Punches" especialmente projetados para esse propósito estão disponíveis de fabricantes de instrumentos que vendem equipamento de transplante de cabelo. A maioria dos nossos transplantes é realizada com uma agulha de calibre 16 a 18 No-Kor e fendas espaçadas de 1 a 2 mm (Figura 21-7).

Os enxertos são realizados com pinças de ponta fina específicas (Ellis Instruments e A-Z Instruments). É importante segurar os enxertos pela gordura subpapilar e evitar o dano de esmagamento ao folículo. A saída dos enxertos vizinhos pode ocorrer conforme a pressão do posicionamento de um enxerto empurra outros enxertos já plantados na área vizinha. A saída pode ser reduzida com o implante de enxertos em todas as fendas na região e dando tempo para a conexão de fibrina entre o novo enxerto e seu local de implante. Os enxertos são deixados levemente elevados acima da superfície do couro cabeludo para reduzir a probabilidade de cistos epidérmicos. Todas as fendas (e conseqüentemente enxertos) são posicionadas num ângulo de 45 graus, anteriormente.

Como em outras áreas de cirurgia, o *laser* encontrou seu espaço nos transplantes de cabelo. Um transplante de cabelo a *laser* simplesmente se refere ao uso de *laser* para criar o local receptor. A vantagem teórica dos locais receptores criados pelo *laser* é criar uma fenda que também remove o couro cabeludo da calvície. Uma outra vantagem é a hemostasia melhorada. Questões não-respondidas com relação ao uso do *laser* incluem a coagulação excessiva no leito receptor, a redução do crescimento, e o aumento do dano potencial aos folículos circundantes. Até hoje, não existe uma posição geralmente aceita quanto à eficácia clínica ou econômica de *lasers* no transplante de cabelo.

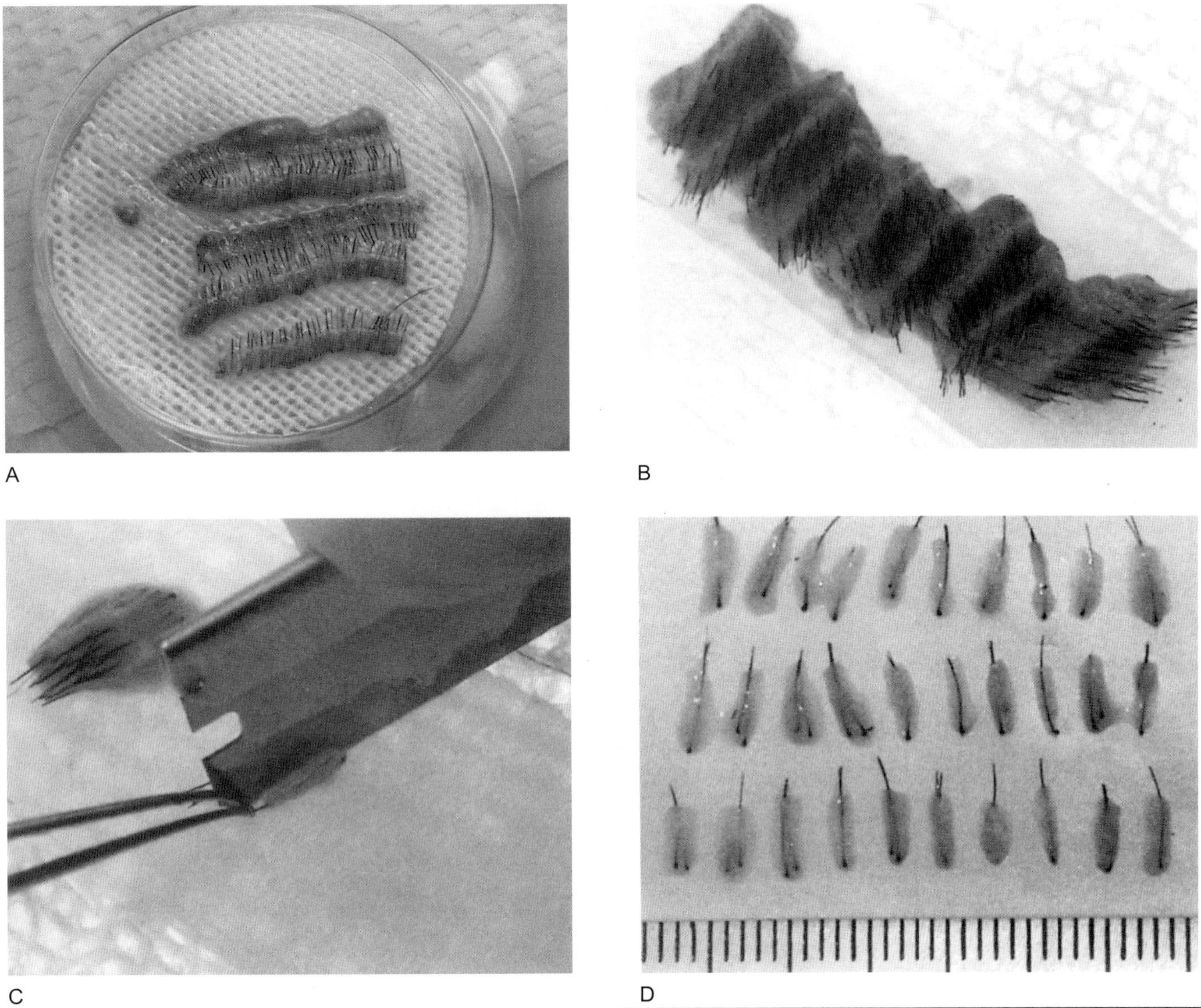

Figura 21-5. A, B, a preparação do enxerto sob a lupa de aumento começa com a conversão de cabelo doador em tiras menores. C, unidades foliculares individuais separadas utilizando uma superfície de corte lisa e navalha de extremidade reta. D, enxertos preparados contendo unidades foliculares de um ou dois fios por enxerto naturalmente ocorrentes.

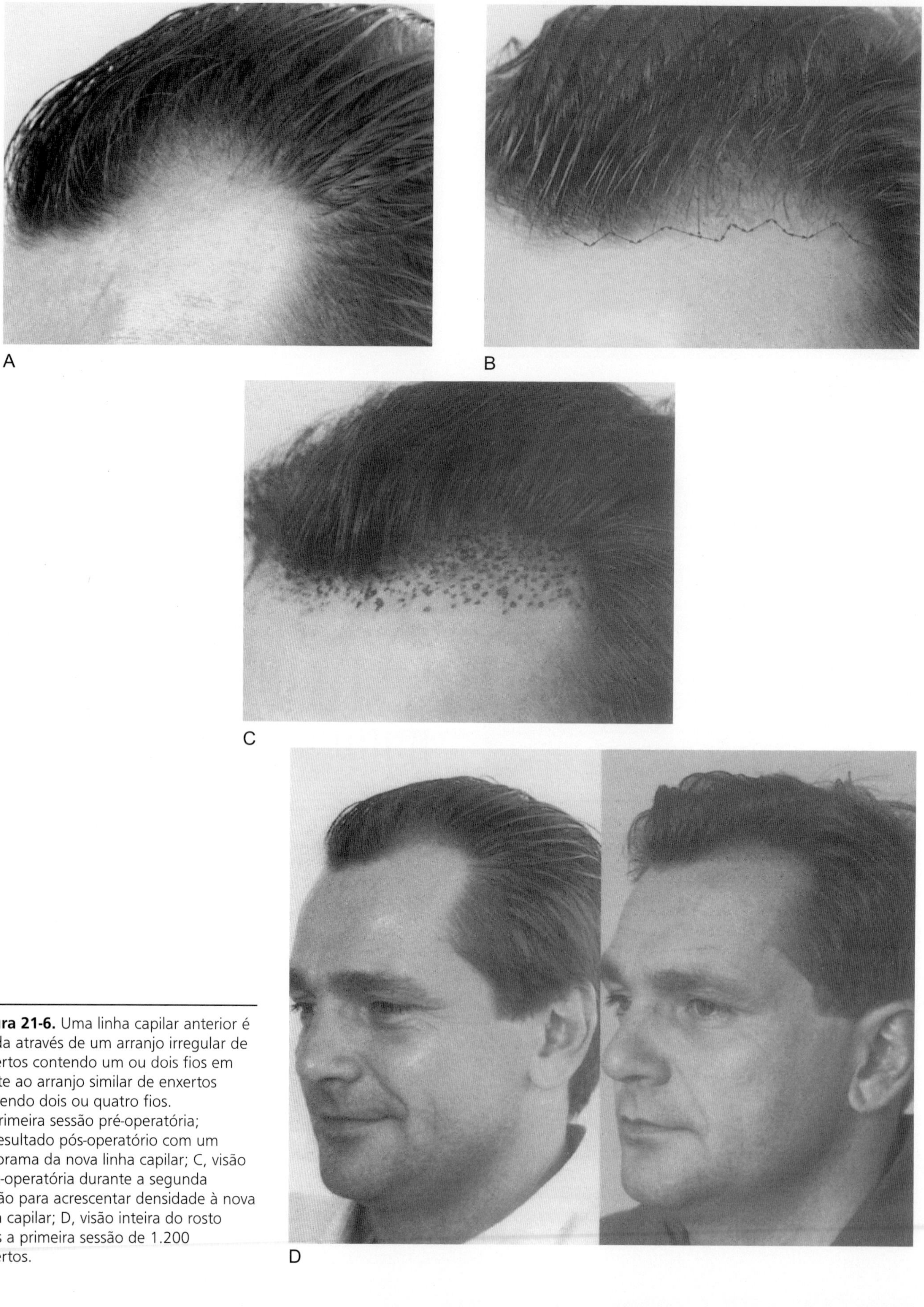

Figura 21-6. Uma linha capilar anterior é criada através de um arranjo irregular de enxertos contendo um ou dois fios em frente ao arranjo similar de enxertos contendo dois ou quatro fios. A, primeira sessão pré-operatória; B, Resultado pós-operatório com um panorama da nova linha capilar; C, visão intra-operatória durante a segunda sessão para acrescentar densidade à nova linha capilar; D, visão inteira do rosto após a primeira sessão de 1.200 enxertos.

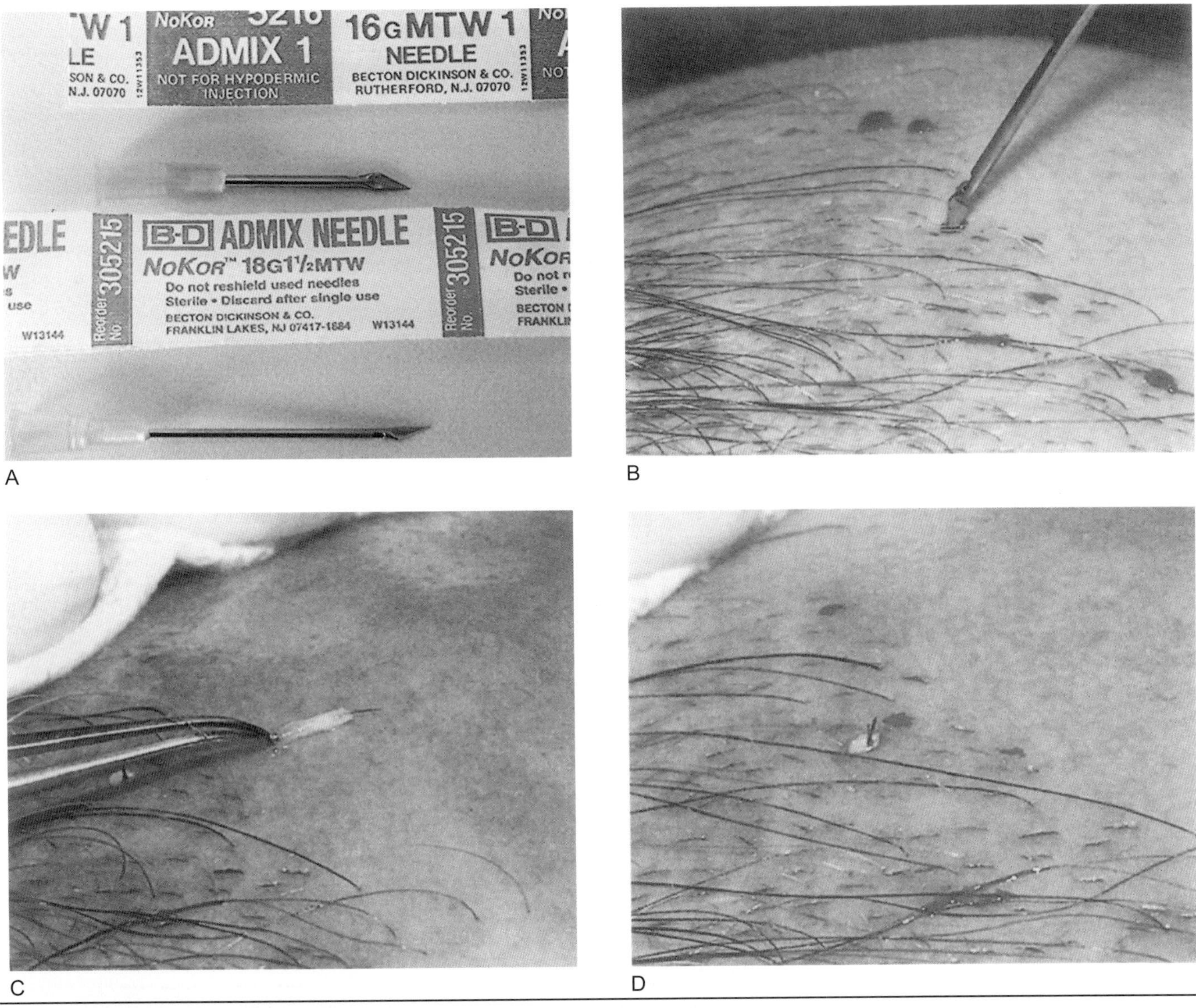

Figura 21-7. A, tiras são geralmente empregadas no local receptor. As agulhas No-Kor de calibres 16 e 18 criam fendas. B, fendas são criadas em ângulos de 45 graus. C, microfórceps são utilizados para segurar delicadamente o enxerto pela gordura subpapilar. D, o enxerto é posicionado de forma a se localizar de 1 a 2 mm acima da superfície do couro cabeludo.

Madeixa Frontal

Um plano cirúrgico que emerge logicamente dos princípios fundamentais da cirurgia de restauração de cabelo é a criação de uma madeixa frontal (Figuras 21-8, 21-9 e 21-10). A base do plano é transplantar uma área do couro cabeludo calvo onde este (1) parecerá natural com o passar do tempo, (2) não se sobrestenderá no orifício do suprimento de cabelo doador fixado e (3) fornecerá o efeito visual mais significativo para o paciente. A maioria dos indivíduos com a classificação de Norwood de tipo VI ou melhor apresenta um suprimento doador suficiente para criar uma madeixa frontal. A madeixa frontal típica exige cerca de 5.000 a 6.500 cabelos para se completar. Como um exemplo, isso seria aproximadamente três sessões de 600 a 700 enxertos cada uma ou duas sessões de 1.000 enxertos cada. Uma vez que a madeixa tenha sido completada à satisfação do cirurgião e do paciente, o suprimento doador precioso pode então ser utilizado para prosseguir posteriormente da extremidade mais anterior da madeixa posterior para preencher a área do vértice

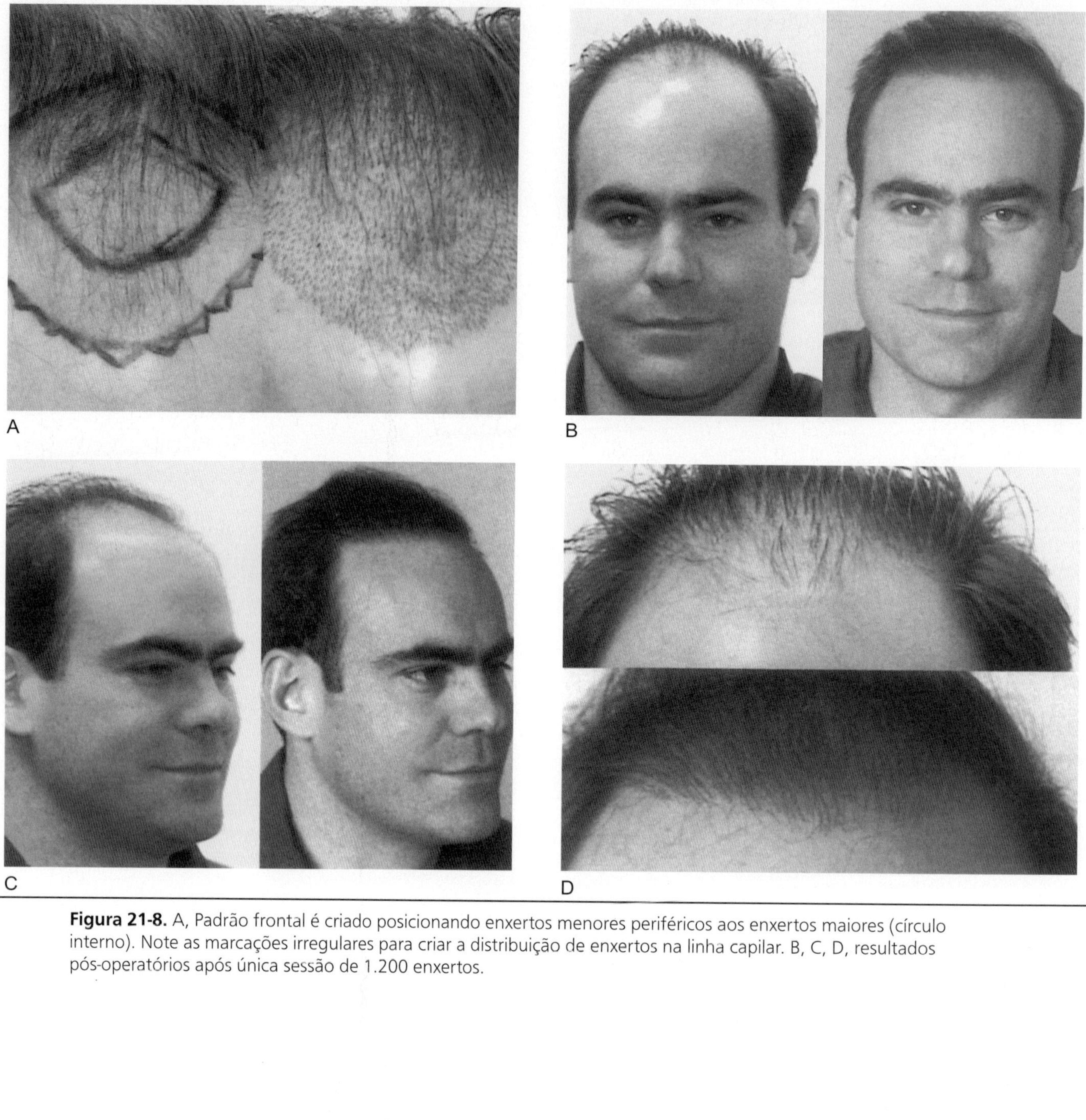

Figura 21-8. A, Padrão frontal é criado posicionando enxertos menores periféricos aos enxertos maiores (círculo interno). Note as marcações irregulares para criar a distribuição de enxertos na linha capilar. B, C, D, resultados pós-operatórios após única sessão de 1.200 enxertos.

da coroa remanescente, se desejado. A abordagem desse planejamento cirúrgico completa a parte mais importante da restauração do cabelo como prioridade inicial. Não foram queimadas as pontes e o procedimento suportará o teste do tempo mesmo se nenhuma cirurgia for realizada. Se o paciente apresentar um tecido doador adicional e interesse suficiente, a madeixa pode ser avançada posteriormente com enxertos adicionais. Utilizando essa abordagem, um paciente novo pode receber enxertos numa idade precoce e receber enxertos adicionais conforme envelhece e conforme for apropriado com relação ao fornecimento doador.

Os pacientes com alopecia menos extensa podem ter a região frontal enxertada e obter uma cabeça mais completa de cabelo (Figuras 21-11 e 21-12). Pacientes selecionados que sejam mais velhos e apresentem uma região bem-estabelecida do vértice ou coroa com alopécia também podem receber enxertos nessa região sem temer a recessão excessiva periférica aos locais enxertados.

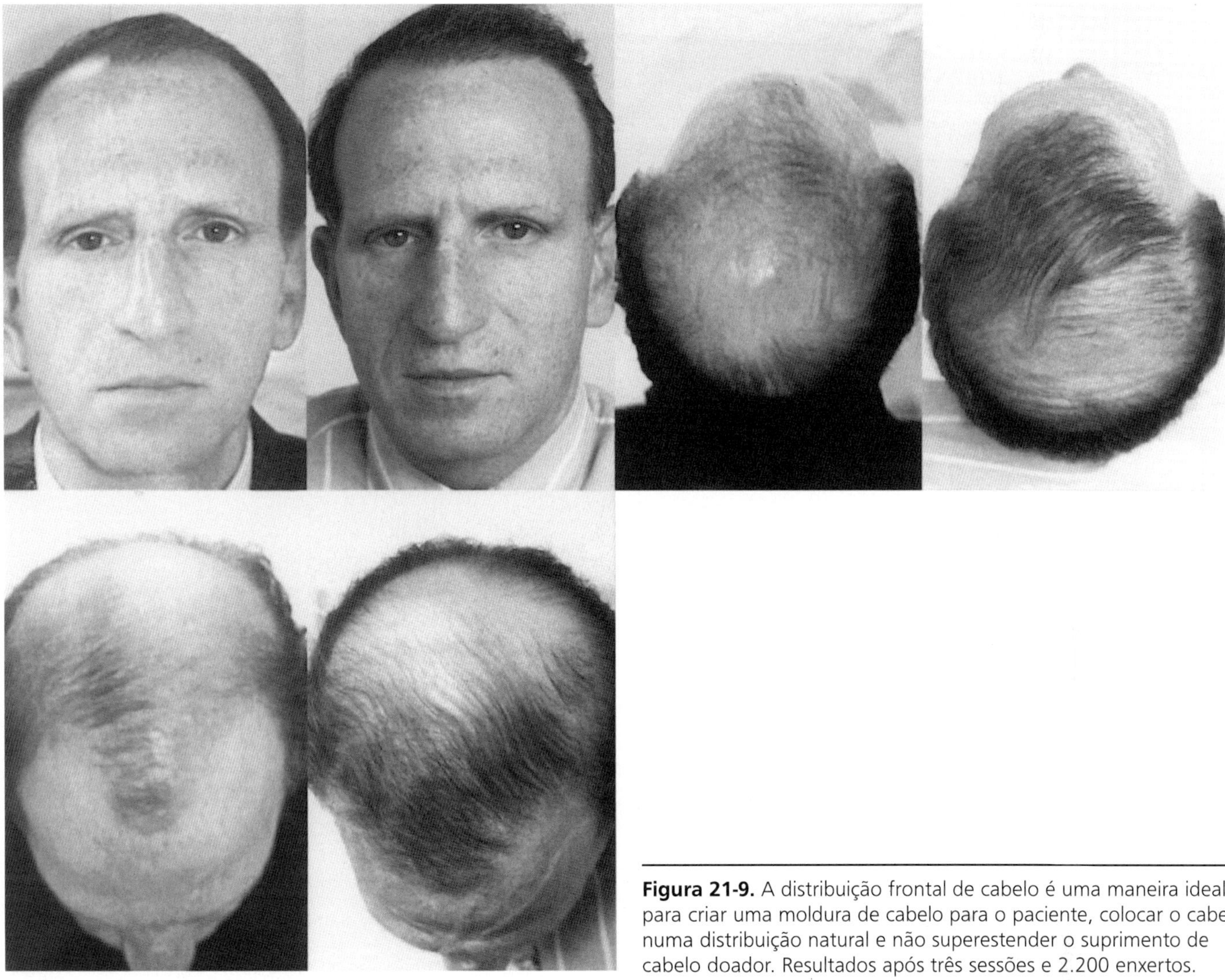

Figura 21-9. A distribuição frontal de cabelo é uma maneira ideal para criar uma moldura de cabelo para o paciente, colocar o cabelo numa distribuição natural e não superestender o suprimento de cabelo doador. Resultados após três sessões e 2.200 enxertos.

CURATIVOS E CUIDADO PÓS-OPERATÓRIO

Não são utilizados curativos após um transplante. Antes de liberar o paciente, todos os locais de enxerto são inspecionados para assegurar que todas as fendas estão preenchidas e que não há nenhum vazamento dos lados. Se houver vazamento, é aplicada uma leve pressão no local e é utilizado um ventilador ou secador de cabelo na temperatura fria para secar o local. Os pacientes são instruídos a manter a cabeça elevada sem se inclinar durante 48 horas. Eles podem lavar a cabeça com xampu após 48 horas do procedimento. São aplicados *sprays* de solução salina e gel de áloe nos enxertos à noite para ajudar a mantê-los hidratados e promover a separação rápida das crostas. Tipicamente, os pacientes são vistos na 2ª semana seguinte após a cirurgia para verificar os locais receptores e doadores. A menos que problemas ou preocupações se desenvolvam, a maioria dos pacientes não necessita de novas visitas até 8 meses após o procedimento, porque leva 3 meses para os enxertos começarem a crescer e outros 5 meses para se observar um crescimento significativo dos transplantes. A maioria das sessões subseqüentes é realizada 8 meses ou mais após o último procedimento.

TRANSPLANTES DE CABELO NAS MULHERES

A perda de cabelo nas mulheres geralmente se enquadra em duas categorias cirurgicamente corrigíveis: alopecia androgênica e iatrogênica. (Consulte a classificação de Ludwig mencionada previamente.) Devido ao fato de a linha capilar nas mulheres ser geralmente bem-preservada, não necessita tipicamente ser recriada cirurgicamente. Conseqüentemente, enxertos maiores podem ser posicionados atrás da camu-

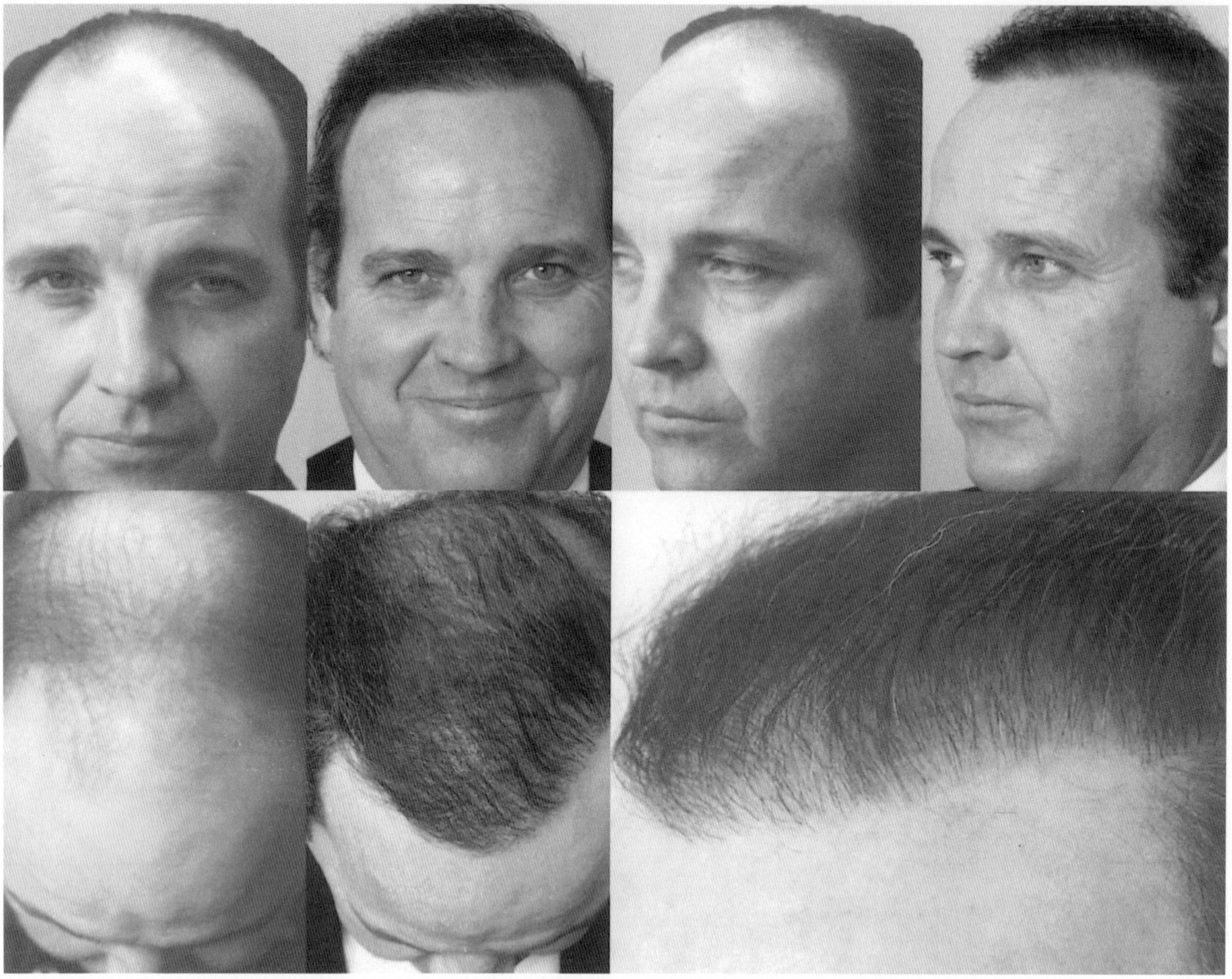

Figura 21-10. Transplante de cabelo em paciente que recebeu 2.200 enxertos no padrão frontal que foi avançado posteriormente para cobrir alopecia vértice da coroa adicional.

flagem existente de cabelo frontal para possibilitar uma densidade crescente enquanto se mantém uma aparência natural (Figuras 21-13 e 21-14).

A alopecia iatrogênica pode ocorrer na área da coroa ou temporal após outros procedimentos cirúrgicos, tais como a ritidectomia e os levantamentos de sobrancelhas coronais. Os transplantes de cabelo podem satisfatoriamente preencher essas áreas. Tipicamente, são utilizados orifícios no local receptor, e enxertos maiores são utilizados nesses casos. A reconstrução da sobrancelha e pestana com o transplante de cabelo pode ser realizada com um alto grau de sucesso também.

Somente cerca de 30% das mulheres com um padrão feminino típico de perda de cabelo são candidatas ao transplante. Isso é porque a densidade doadora é muito esparsa em muitas mulheres. Em geral, se a densidade da área doadora na mulher é menor do que 1,5 unidade folicular por centímetro quadrado, ela não terá um resultado satisfatório. Além disso, as mulheres apresentam uma probabilidade maior de perda de cabelo *in situ* como resultado do transplante. Em alguns casos, a perda de cabelo circundante é telógena verdadeira e, por definição, retornará dentro de 3 a 5 meses. Entretanto, em alguns casos, o tipo fino e os cabelos frágeis na área receptora nunca voltarão. Os candidatos à cirurgia de restauração de cabelo devem ser selecionados e aconselhados cuidadosamente.

PRECAUÇÕES

As complicações na cirurgia de restauração de cabelo geralmente resultam da negligência dos três princípios fundamentais enfatizados previamente. Uma técnica inadequada e um plano cirúrgico ruim podem resultar numa série de procedimentos subseqüentes para remediar a cirurgia original.

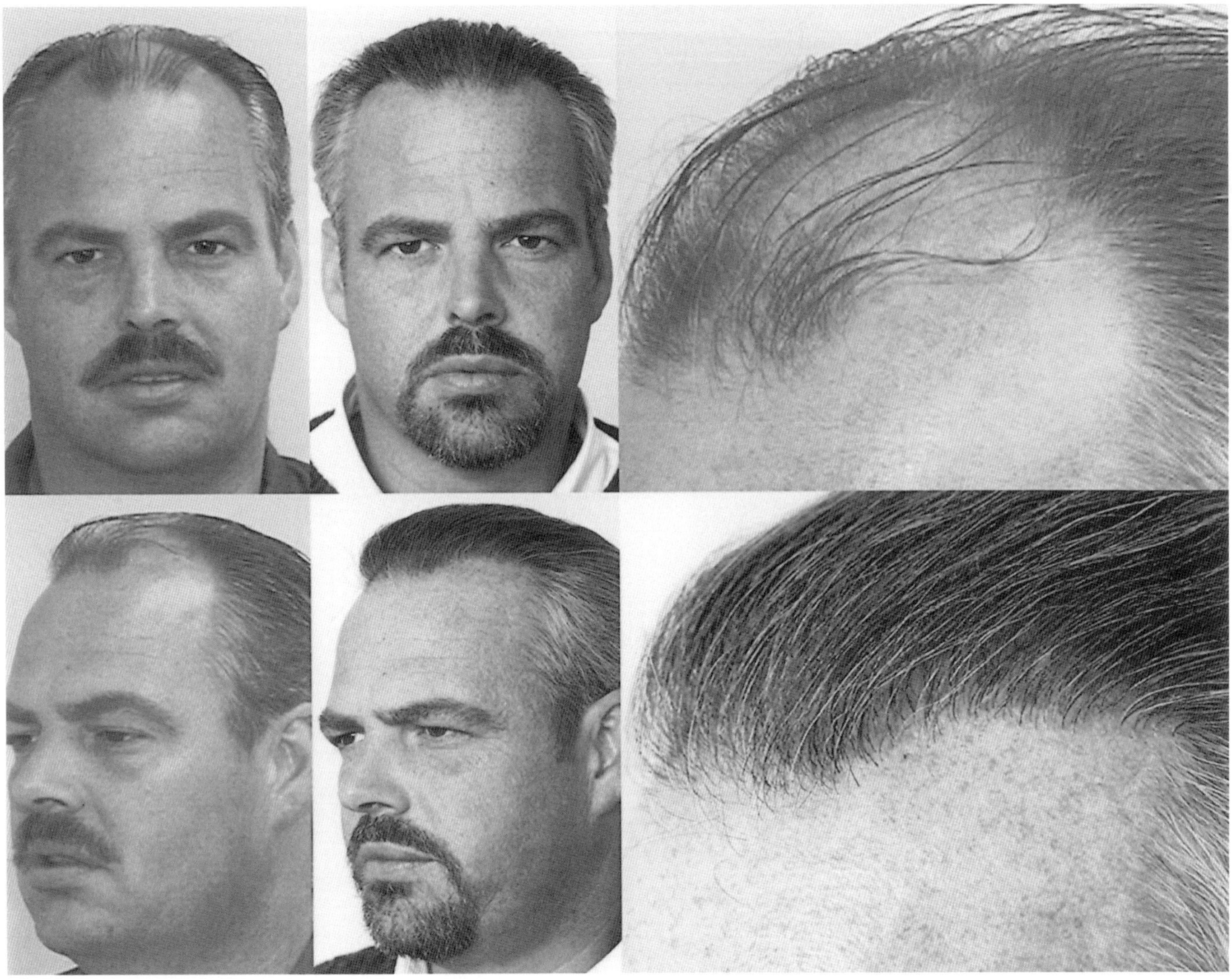

Figura 21-11. Paciente com cabelo transplantado que recebeu 2.300 enxertos.

O esgotamento de cabelo doador antes de se completar o procedimento de restauração de cabelo pode resultar potencialmente num problema não-solucionável.

As complicações mais comuns com os transplantes de cabelo são relacionadas à linha capilar anterior. Geralmente, a linha capilar é posicionada muito baixa (p. ex., menos de 8 cm da glabela), numa maneira abrupta (sem uma zona de transição de cabelo), e geralmente com embotamento dos ângulos temporais. Além disso, muitos problemas estéticos com transplantes são causados pelo uso de grandes enxertos redondos, resultando numa aparência obstruída. A elevação da linha capilar pode ser obtida por um levantamento modificado da região frontal, removendo-se os enxertos, ou ambos. Uma técnica que funciona particularmente bem para eliminar uma aparência de tufos redondos é uma redução desses tufos e um procedimento de reciclagem. Uma biópsia por "punch" de 2 a 4 mm é utilizada para retirar uma porção excêntrica do tufo. Isso deixa para trás um enxerto linear de três ou quatro fios de cabelo e uma ferida aberta adjacente. A ferida é fechada primeiramente com uma sutura com fio absorvível. Quando esse procedimento é combinado com o enxerto de cabelo, os resultados são significativos, mesmo após um único procedimento. Os benefícios dessa técnica de cirurgia são vistos em dois estágios. A primeira melhoria é observada de 10 a 14 dias após o procedimento. Nesse momento, a aparência de tufos e a linha reta já foram "quebradas", e fica evidente uma linha capilar mais suave. Uma densidade maior de linha capilar e uma aparência até mesmo mais suave resulta 6 a 10 meses após, quando os enxertos crescerem aí. O leitor necessita rever os artigos desse assunto especializado nas leituras selecionadas.

A infecção, o sangramento pós-operatório e os enxertos que caem são muito incomuns e não devem ocorrer em mais de 1% dos procedimentos. O edema frontal no pós-

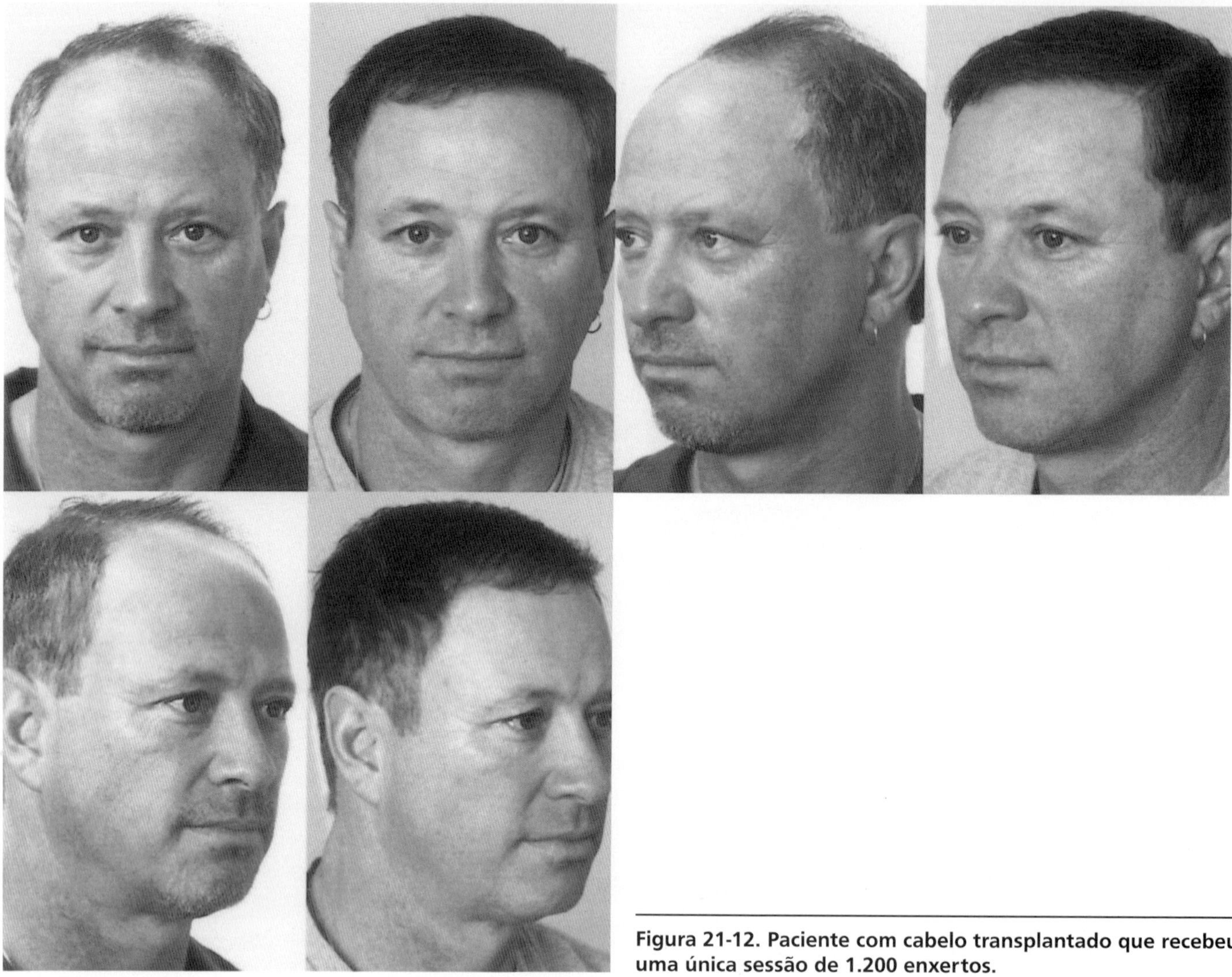

Figura 21-12. Paciente com cabelo transplantado que recebeu uma única sessão de 1.200 enxertos.

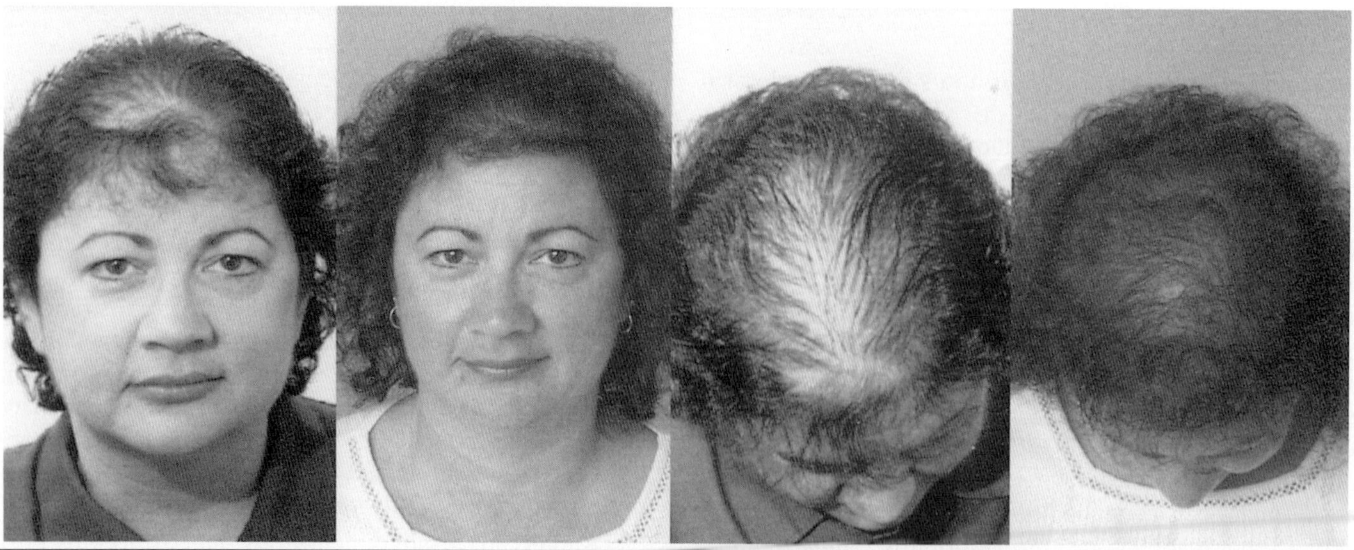

Figura 21-13. Transplante de cabelo em mulher que apresenta um padrão de perda de cabelo tipo II de Ludwig e recebeu duas sessões de 800 enxertos cada.

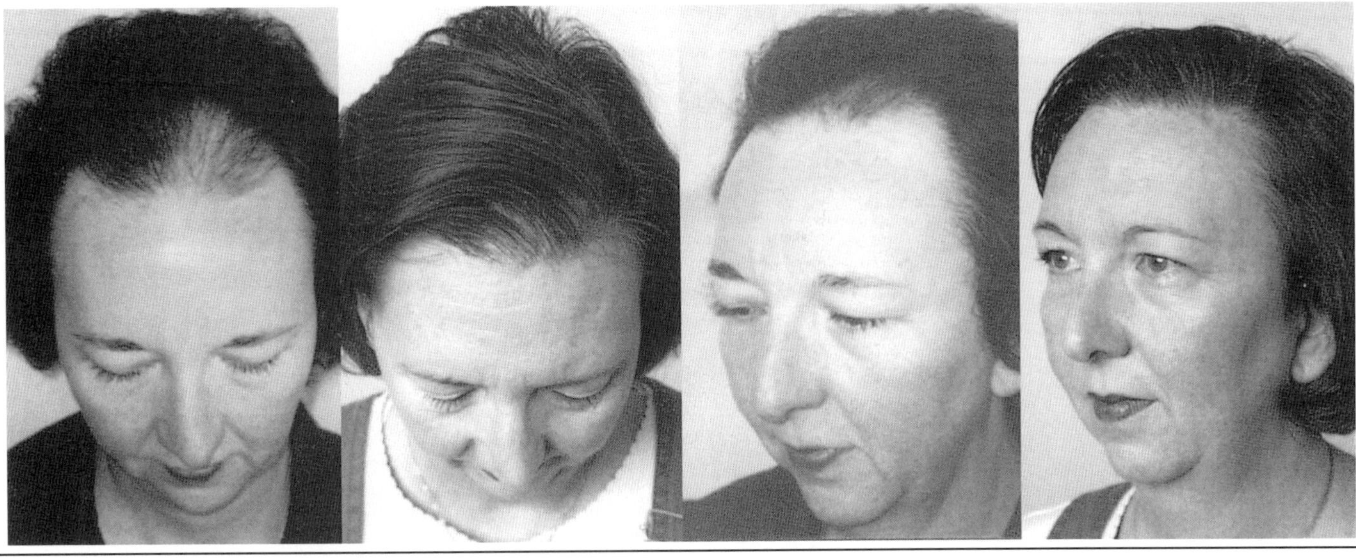

Figura 21-14. Transplante de cabelo em mulher que não apresenta perda padrão feminina típica e que recebeu 2.500 enxertos em diversas sessões.

operatório é observado ocasionalmente. Geralmente o edema é máximo do terceiro ao quarto dia pós-operatório. Pacientes com cicatrizes anteriores à linha capilar anterior são mais suscetíveis ao edema frontal no pós-operatório. A elevação da cabeça e o gelo aplicado na testa durante as primeiras 48 horas pós-operatoriamente são benéficos.

A possibilidade do cabelo tipo *in situ* entrar na fase telógena na região receptora foi mencionada na seção de transplantes de cabelo em mulheres. Os homens são menos suscetíveis a esse fenômeno, mas a probabilidade é de cerca de 30%.

Os cistos de inclusão epidérmicos ocorrem quando o epitélio *in situ* ou do enxerto é incorporado abaixo do epitélio da área receptora. Tipicamente, esses cistos aparecem como pústulas de 1 a 2 mm dentro de 2 a 3 meses. Compressas quentes ou o desenrolar mecânico dos cistos é o único tratamento necessário. A incidência de cistos após os transplantes é de aproximadamente 2 a 5% (Figura 21-15).

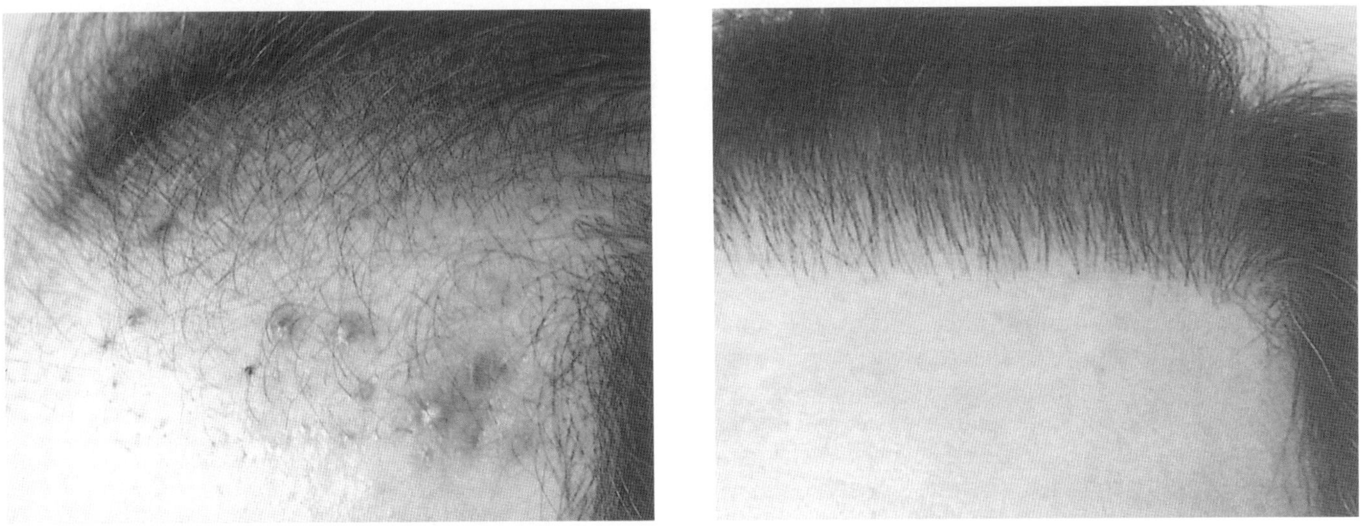

A B

Figura 21-15. A, Cistos de inclusão epidermal, dois meses e meio após o transplante. Os cistos foram tratados com compressas quentes e detalhados. B, crescimento pós-operatório excelente é observado na área 8 meses depois.

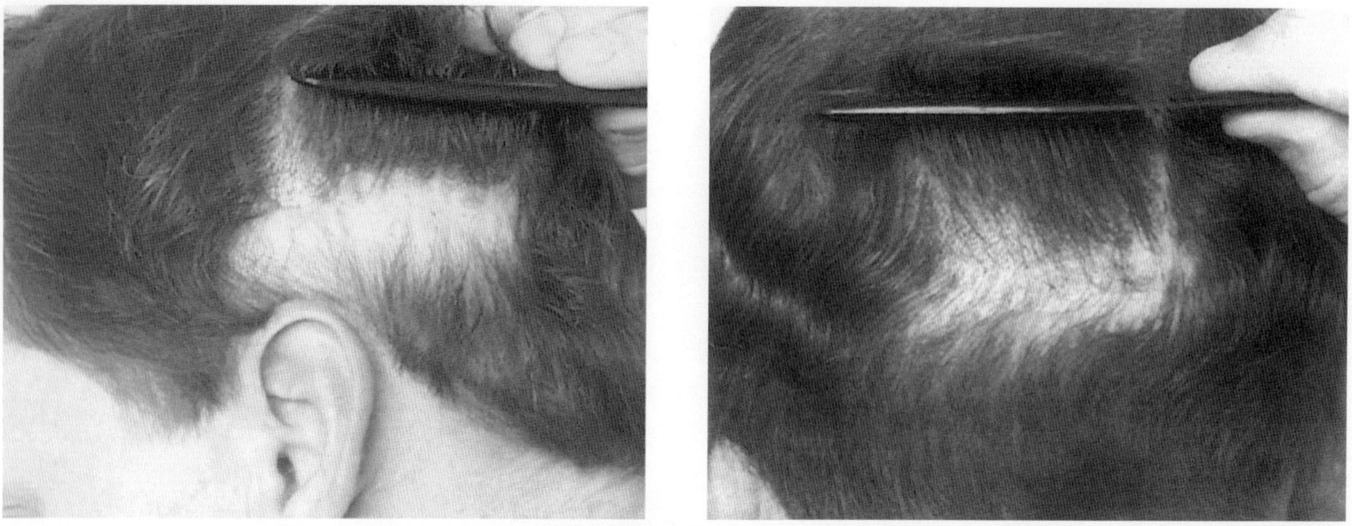

Figura 21-16. A, cicatriz alargada observada 6 meses após a coleta na área doadora na região occipital esquerda, que não tem a mesma mobilidade que o occipício posterior, onde a excisão doadora alargada produziu uma cicatriz de melhor aspecto. B, cicatrizes do mesmo paciente, contínuas umas com as outras, e do mesmo procedimento de transplante isolado.

As complicações do fechamento da área doadora são incomuns. Quando elas ocorrem, é mais comumente devido ao excesso de tensão no fechamento (Figura 21-16). Se a separação da ferida ocorrer, um segundo fechamento ou um fechamento por segunda intenção são as opções resultantes. A alopécia cicatricial pode ser tratada com a excisão primária, expansão de tecido ou aplicação de enxerto.

Um comentário final com relação às expectativas do paciente é necessário nesta seção. Geralmente, os pacientes que estão em busca de uma restauração corretiva de cabelo apresentam expectativas não-realistas no que se refere a qual procedimento de restauração pode ou deve ser feito. Não é infreqüente pacientes dizerem que foram feitas promessas pelo cirurgião ou conselheiro não-médico da clínica de restauração do cabelo original. O passo inicial mais importante no planejamento de um procedimento corretivo (ou uma cirurgia inicial, para o caso) é estabelecer expectativas claras e realistas acerca do que pode ser obtido. Os pacientes precisam saber que um transplante nunca substituirá o cabelo que eles tinham na idade de 16 anos. Uma linha capilar madura com uma aparência esparsa é o melhor que os pacientes podem conseguir. Outros podem obter uma cobertura mais densa com um retalho ou transplante, se enxertos maiores e sessões múltiplas de transplantes forem possíveis. Em essência, tal como com todas as operações cirúrgicas, um plano individualizado e realista é crucial para o sucesso do procedimento de restauração de cabelo.

Leituras Selecionadas

Bernstein RM, Rassman WR. Aesthetics of follicular transplantation. *Dermatol Surg* 1997;23:785.

Bernstein RM, Rassman WR. Follicular transplantation. *Int J Aesth Rest Surg* 1995;3:119.

Brandy DA. Techniques for the refinement of abrupt hairlines and donor scars secondary to obsolete punch hair grafting and flaps. *Am J Cos Surg* 1995;12:4.

Cooley JE, Vogel JE. Follicle trauma and the role of the dissecting microscope in hair transplantation. *Dermatol Clin* 1999;17:2.

Limmer BL. Elliptical donor stereomicropically assisted micrografting as an approach to further refinement in hair transplantation. *J Dermatol Surg Oncol* 1994;20:789-793.

Limmer BL. The density issue in hair transplantation. *Dermatol Surg* 1997;23:747.

Lucas MWG. Partial retransplantation: a new approach in hair transplantation. *J Dermatol Surg Oncol* 1994;20:511.

Marzola M. A new alopecia reduction design: no visible scars, no slots, no frechet flaps. *Am J Cos Surg* 1997;14:2.

Orentreich N. Autografts in alopecia and other selected conditions. *Ann NY Acad Sci* 1959;83:463.

Stough DB, ed. *Hair Replacement.* 1st ed. St. Louis: CV Mosby, 1996.

Unger WP, ed. *Hair Transplantation.* 3rd ed. New York: Marcel Dekker, 1995.

Vogel JE. Advances in hair restoration surgery. *Plast Reconstr Surg* 1997;100:7.

Vogel JE. Correction of the corn row transplant and other common problems in surgical hair restoration. *Plast Reconstr Surg* 2000. In press.

Capítulo 22

Genioplastia

James W. Ferraro

A genioplastia de avanço é destinada a avançar a margem inferior anterior da mandíbula. Os músculos supra-hióideos (*i. e.*, genioióideo, miloióideo) e o ventre anterior dos músculos digástricos são ligados à região sinfisária inferior da mandíbula anterior. Esses músculos, especialmente o genioióideo, são alongados pelo avanço do mento, o que é benéfico, porque dá uma definição melhor ao ângulo cervical submental. Isso é uma vantagem importante sobre um implante posicionado sobre a margem anterior da mandíbula, que não tem nenhum efeito nesses músculos e conseqüentemente não tem nenhum efeito direto na queda dos tecidos moles tão freqüentemente observada em pacientes com microgenia e ângulo cervical submentual obtuso. Entretanto, devido à tensão provocada por esses músculos, existe uma resistência ao desligamento ósseo, o que poderia causar algum grau de recidiva nos avanços maiores do mento.

AVALIAÇÃO DA DEFORMIDADE

A avaliação das mudanças associadas à genioplastia é direcionada principalmente ao perfil do paciente. Apesar de não ser sempre verdade que um bom perfil implica em uma boa estética facial, é sempre verdade que um bom perfil é um objetivo importante na cirurgia da genioplastia e que um perfil ruim é freqüentemente uma causa da insatisfação do paciente.

A melhor maneira de se avaliar o paciente para a genioplastia é com fotografias, que permitem a avaliação dos tecidos moles, e com a análise cefalométrica, que define as relações esqueléticas. A análise do perfil dos tecidos moles pode ser feita utilizando um grupo de estudos previamente estabelecidos, tais como a Análise dos Tecidos Moles por Legan e Burstone e a Análise do Perfil por Steiner, Ricketts e Merrifield. Essas medidas cefalométricas são baseadas em rostos atrativos, muitos dos quais são pessoas públicas, tais como estrelas do cinema e da televisão. Elas utilizam principalmente rostos caucasianos, apesar de a maioria ser adaptada a pacientes de outros grupos étnicos.

ANÁLISE DOS TECIDOS MOLES DE LEGAN E BURSTONE

A Figura 22-1 mostra as marcações dos tecidos moles, e a Tabela 22-1 as descreve. Note que o sinal *prime* indica um ponto de referência dos tecidos moles, em oposição à marcação do tecido ósseo.

A análise dos tecidos moles é baseada no "plano horizontal da face", que é um plano a 7 graus do plano selanásio (S-N). Todas as linhas e ângulos dos tecidos moles são baseados nesse plano horizontal (HP).

Os vários ângulos e planos desse estudo são como segue:

1. Ângulo da Convexidade Facial dos Tecidos Moles (G'-Sn-Pg') (Figura 22-2). Este é o ângulo inferior formado pelos tecidos moles da glabela dos tecidos moles (G') e plano subnasal com o plano subnasal dos tecidos moles do pogônio (Pg) (Figura 22-2). A média é 12° ± 4°. Esse ângulo aumenta à medida em que o rosto se torna mais convexo, como nos pacientes com má oclusão classe II nos quais não haja compensação pelos tecidos moles do queixo.

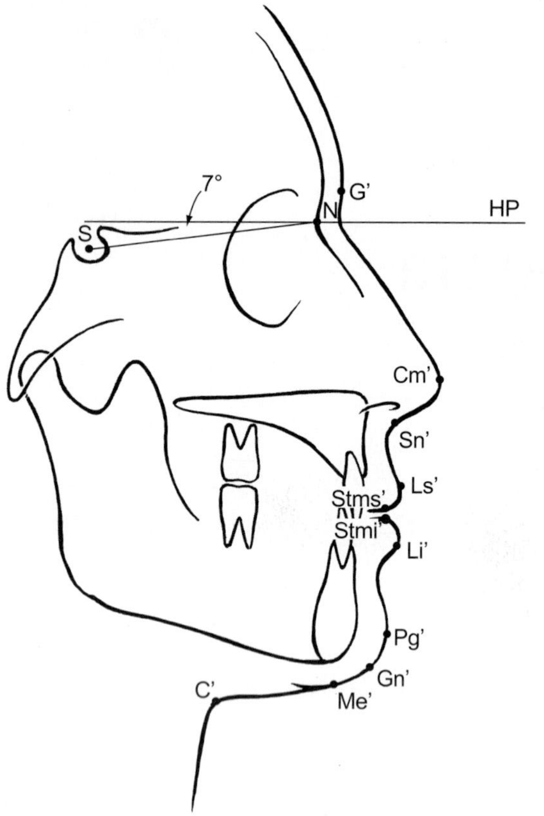

Figura 22-1. Pontos de referência cefalométricos dos tecidos moles.

TABELA 22-1. PONTOS DE REFERÊNCIA CEFALOMÉTRICOS (TECIDOS MOLES)

G'	Tecido mole glabelar: o ponto mais proeminente no plano médio-sagital da fronte
Cm'	Ponto da columela: o ponto mais anterior na columela nasal
Sn'	Subnasal: o ponto em que o septo nasal se funde com o lábio superior e o plano médio-sagital
Ls'	Labrale superius: A margem mucocutânea do lábio superior no plano médio-sagital
Li'	Labrale inferius: a borda mucocutânea do lábio inferior no plano médio-sagital
Pg'	Tecido mole do pogônio: o ponto mais anterior do mento do tecido mole
HP	Plano horizontal: um plano desenhado a 7 graus acima do plano S-N (sela-násio), do qual são desenhadas linhas perpendiculares para medir as distâncias verticais dos tecidos moles
Stms'	*Stomion superius:* o ponto mais inferior no vermelhão do lábio superior
Stmi'	*Stomion inferius:* o ponto mais superior do vermelhão do lábio inferior
C'	Ponto cervical: o ponto mais interno entre a área submental e onde o pescoço começa na sua posição vertical
Me'	Tecido mole mentual: ponto mais inferior no contorno no tecido mole mentual
Gn'	Tecido mole do gnatio: o ponto médio construído entre o tecido mole do pogônio e mento; localizado na interseção da subnasal à linha do pogônio e a linha de C'a Me'

Modificado, com permissão, de Ferraro JW, ed. Fundamentals of Maxillofacial Surgery. *New York: Springer-Verlag, 1997:241.*

2. Avaliação clínica dos tecidos moles da metade inferior da face (Figura 22-3).
   a. Relação do lábio superior ao terço inferior do rosto:

$$\frac{\text{Sn'-Stms'}}{\text{Stms'-Me'}} = \frac{1}{2}$$

Essa distância vertical mede o tecido mole do lábio superior, a distância interdental no repouso e o tecido mole do lábio inferior e mento. Se o índice se aproxima de 1:3 ou 1:4, significa um lábio superior pequeno ou um terço inferior longo no rosto. Se o índice se aproxima de 1:1, geralmente significa um terço inferior pequeno, porque raramente é encontrado um lábio superior longo verdadeiro.

   b.

$$\frac{\text{Subnasal – vermelhão do lábio inferior}}{\text{Vermelhão do lábio inferior – tecido mole do mento}} = \frac{\text{Sn'-Li'}}{\text{Li'-Me'}} = \frac{1}{0{,}9}$$

Essa medida vertical do tecido mole (Figura 22-4) leva em consideração a distância interlabial, que, em repouso, é de 0 a 3 mm. (Se essa distância é maior que 3 mm, indica a incompetência do lábio.) Se esse índice é maior do que 1: 0,9 (p. ex., 3:1), é indicativo de dimensão vertical excessiva da maxila. Se o índice é menor (p. ex., 1:3), é indicativo ou de uma maxila curta na sua dimensão vertical ou de um mento verticalmente longo.

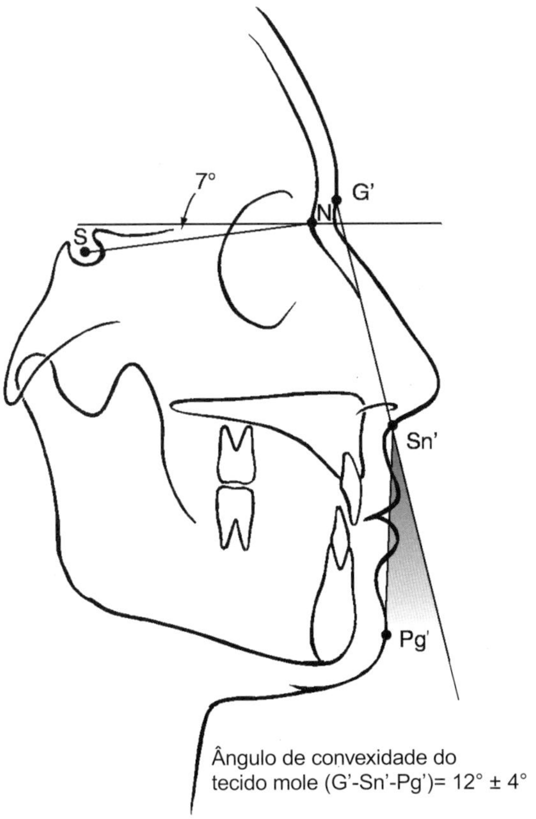

Figura 22-2. Ângulo da convexidade do tecido mole. G'-Sn'-Pg'. Mediana, 12° ± 4°.

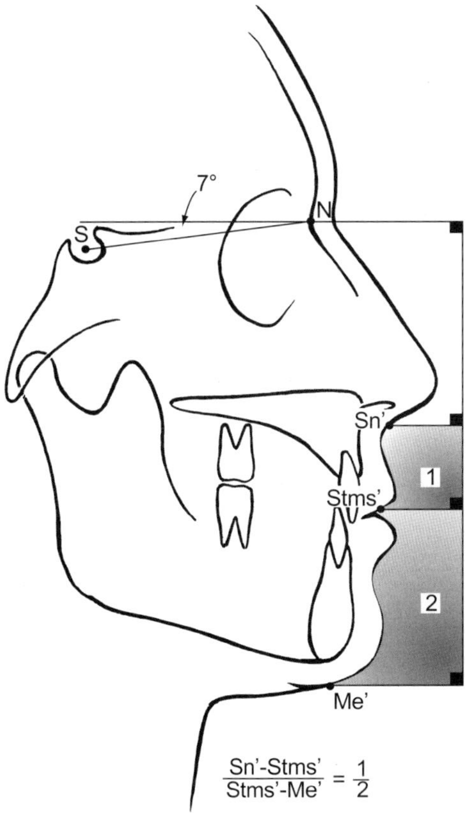

Figura 22-3. Relação do lábio superior ao terço inferior da face. $\frac{\text{Sn'-Stms'}}{\text{Stmes'-Me'}} = \frac{1}{2}$.

c. $\frac{\text{Altura da porção inferior da face}}{\text{Profundidade da porção inferior da face}} = \frac{\text{Sn'-Gn'}}{\text{Gn'-C'}} = \frac{1}{1}$

e

$\text{Sn'} - \text{Gn'} - \text{C'} = 100° \pm 7°$ (Figura 22-5).

A relação da altura facial inferior com a profundidade facial inferior é uma relação de 1:1, e o ângulo formado pela face inferior e região vesical é de 100° ± 7°. Se esse índice se tornar maior que 1:1, o paciente apresenta um pescoço curto; se o ângulo é significativamente maior que 100 graus, a área submental é obtusa. Essas duas medidas se tornam importantes quando se considera uma genioplastia de redução ou um procedimento de recuo mandibular. Se o recuo é feito num paciente com um ângulo obtuso entre a face inferior e região cervical, poderia resultar em uma saliência inestérica na área submental e em um paciente bastante insatisfeito. Os pacientes de classe III que apresentam pescoço curto, pesado, e ângulos obtusos entre a face inferior e a região cervical devem se submeter a um avanço maxilar ou a procedimentos de recuo mandibulares combinados com uma genioplastia de avanço.

d. Profundidade do sulco labiomentual (Figura 22-6). A profundidade do sulco deve ser de 4 mm para produzir um lábio inferior adequado ao contorno do queixo.

Linha de Perfil de Ricketts

Na linha de perfil de Ricketts, um plano se estende do tecido mole do queixo Pg' à ponta nasal Cm' (Figura 22-7). Os lábios devem ficar atrás dessa linha, com o lábio superior um pouco anterior ao lábio inferior. No adulto, o lábio superior deve ficar cerca de 2 a 3 mm atrás da linha de Ricketts, e o lábio inferior deve estar cerca de 1 a 2 mm atrás deste.

Linha de Steiner para os Tecidos Moles do Mento

A linha de Steiner começa em Pg' e vai ao meio do nariz, dividindo ao meio a curva em forma de S reversa formada pela ponta nasal e o lábio superior (Figura 22-8). A proximidade dos lábios superior e inferior a essa linha é utilizada para medir o preenchimento do lábio. Se os lábios estão à frente da linha, eles são bastante cheios, e se eles se encontram

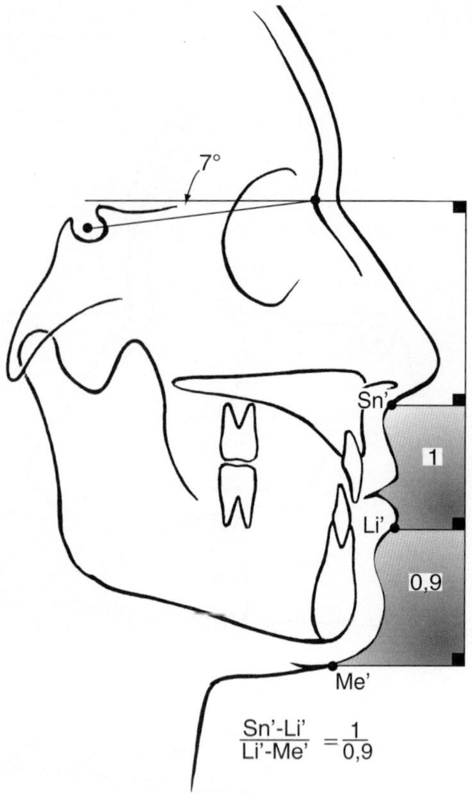

Figura 22-4. Medição vertical do tecido mole. $\frac{Sn'\text{-}Li'}{Li'\text{-}Me'} = \frac{1}{0,9}$.

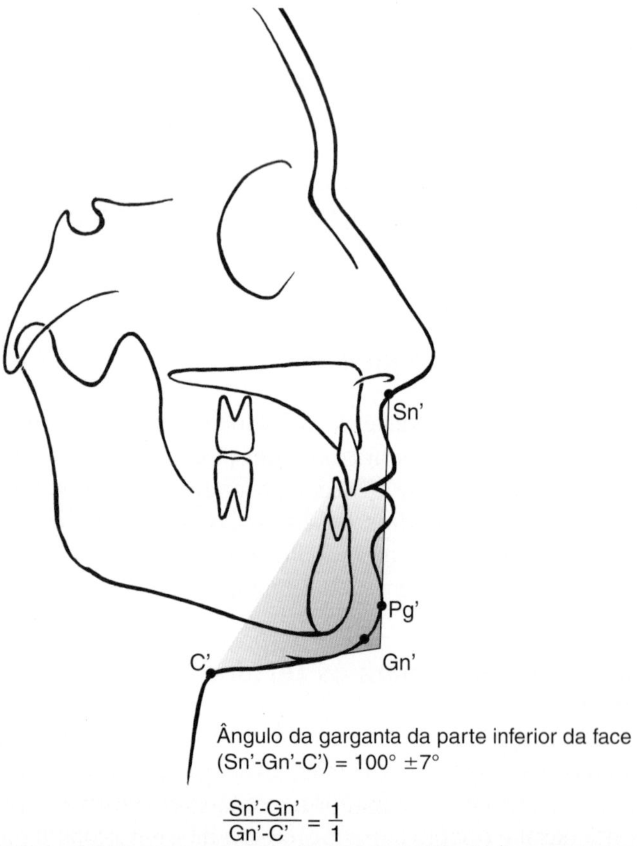

Figura 22-5. Relação da altura da porção inferior da face e a profundidade facial inferior. $\frac{Sn'\text{-}Gn'}{Gn'\text{-}C'} = \frac{1}{1}$.

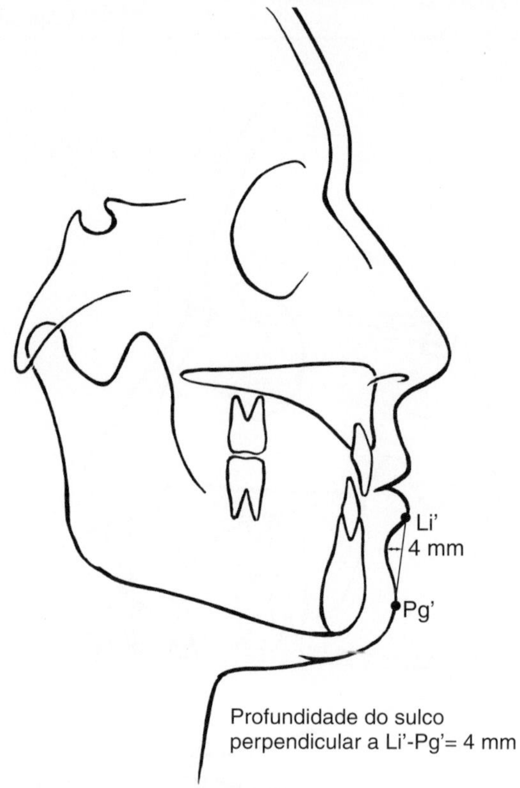

Figura 22-6. Profundidade do sulco labiomentual. Profundidade do sulco perpendicular a Li'-Pg' = 4 mm.

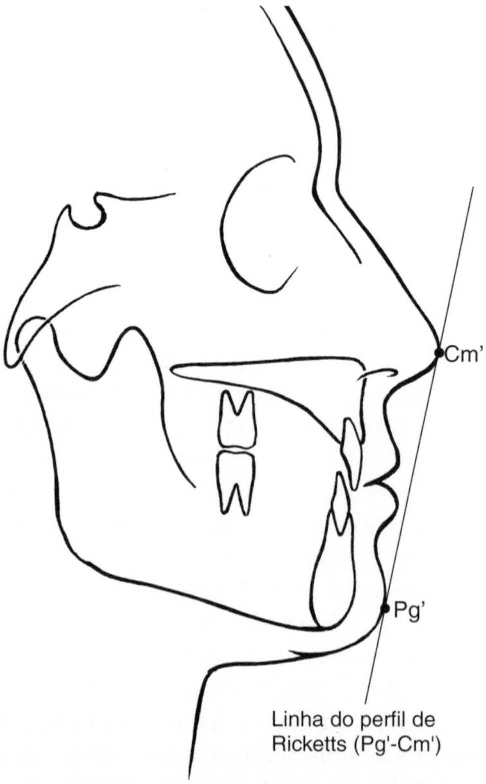

Figura 22-7. Linha do perfil de Ricketts (Pg'-Cm').

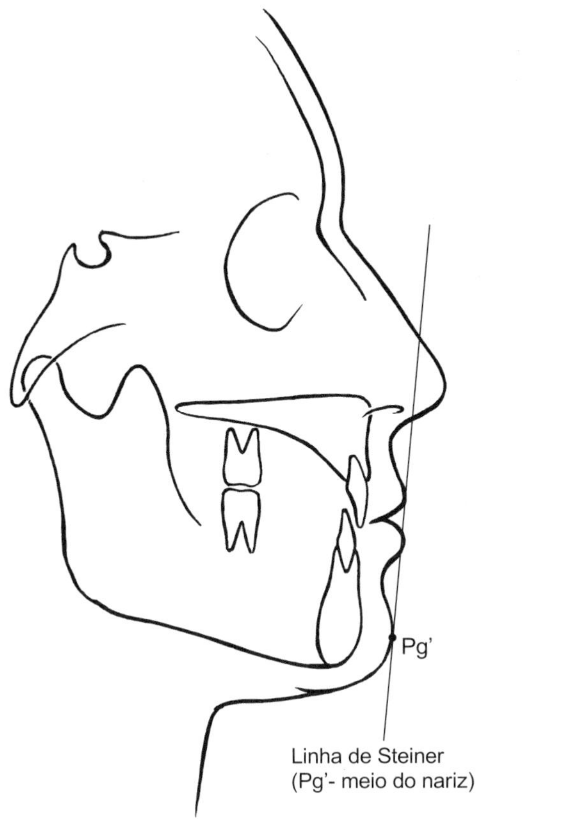

Figura 22-8. Linha de Steiner.

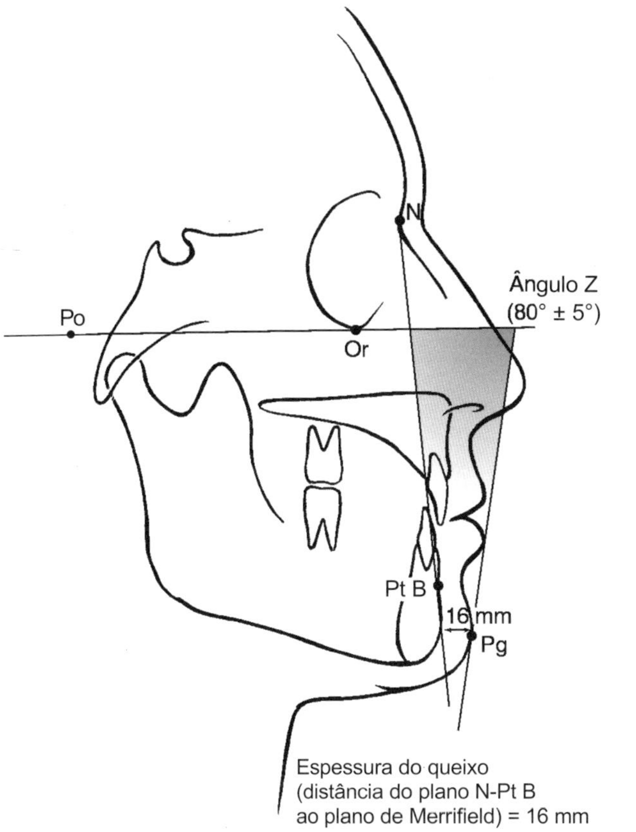

Figura 22-9. Análise do perfil de Merrifield.

atrás dessa linha, eles são muito finos ou planos. O problema com essa medida é que ela é arbitrária em relação ao meio do nariz, além de considerar que o nariz é agradável e não projetado ou muito pequeno.

Análise do Perfil de Merrifield

Nessa análise de perfil, uma linha de Pg' (tecido mole do mento) é desenhada na parte mais anterior, seja do lábio superior ou inferior, a que for mais proeminente (Figura 22-9). Essa linha intercepta a horizontal de Frankfort e forma o ângulo Z (80° ± 5°). Num perfil esteticamente agradável, tanto o lábio superior quanto o inferior geralmente se localizam nessa linha. Na análise de Merrifield, a espessura do queixo também pode ser avaliada. É medida pela distância do plano N-Pt B (ver os pontos de referência do tecido rígido na Tabela 22-2) ao plano de Merrifield, que é geralmente de 16 mm. Isso exclui qualquer contribuição ao perfil do queixo feito pela protrusão mandibular ou retrusão, conforme determinada pelo S-N-Pt B (que agora está atrás da linha) (ver os pontos de referência dos tecidos ósseos na Tabela 22-2).

ANÁLISE DO TECIDO DURO

Quando as medidas dos tecidos moles previamente descritas são combinadas com algumas medições cefalométricas do esqueleto, elas podem prever precisamente a área da porção inferior da face que é deficiente e a quantidade de correção necessária. A Figura 22-10 mostra os pontos de referência cefalométricos do tecido ósseo, e a Tabela 22-2 os descreve.

O Ângulo do Plano Facial: Plano Horizontal de Frankfort (Po-Or) e Plano Facial

A média para esse ângulo é 88° ± 3°. Esse ângulo é influenciado pela posição do queixo (Figura 22-11). Se existir uma microgenia ou uma retrogenia, esse ângulo tende a ser mais agudo. À medida que o mento se torna mais proeminente, o ângulo se torna mais obtuso. Esse ângulo, entretanto, também pode ser afetado se existir retrognatismo, como na classe II, ou prognatismo, como na classe III, ambos os quais afetariam a projeção do mento.

TABELA 22-2. PONTOS DE REFERÊNCIA CEFALOMÉTRICOS ÓSSEOS

S	Sela: o centro da fossa hipofisária – Sela Túrcica
N ou Na	Násio: o ponto mais anterior na junção dos ossos nasais e frontais no plano médio-sagital
Po	Pórion: o ponto localizado no ponto mais superior do meato auditivo externo
O ou OR	Orbital: o ponto mais inferior na margem óssea inferior da cavidade orbital esquerda visto da face lateral
ANS	Espinha nasal anterior: a ponta mais anterior da espinha nasal maxilar
PNS	Espinha nasal posterior: ponta da linha mediana da espinha posterior do palato duro no plano médio-sagital
P ou Pg	Pogônio: o ponto mais anterior no contorno da sínfise mandibular
Pt A	Ponto A: o ponto médio mais profundo no processo alveolar maxilar entre o SNA e a crista da margem alveolar
Pt B	Ponto B: o ponto médio mais profundo no processo alveolar entre a crista da margem e o pogônio
Me	Mento: o ponto mais inferior no contorno da sínfise mandibular
Gn	Gnátio: o ponto mais ântero-inferior no ponto construído do contorno do mento, determinado pela bissecção do ângulo formado pelos planos faciais e mandibulares
Ar	Articular: a junção do basoesfenóide com a parte posterior do côndilo da mandíbula
Go	Gônio: o ponto no ângulo da mandíbula que é direcionado mais inferiormente e posteriormente

Modificada, com permissão, de Ferraro JW, ed. Fundamentals of Maxillofacial Surgery. *New York: Springer-Verlag, 1997:236.*

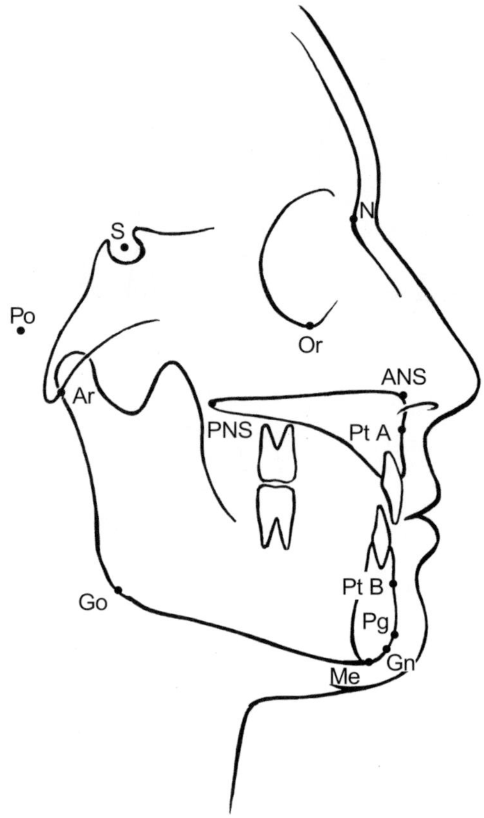

Figura 22-10. Pontos de Referência (ósseos) cefalométricos do tecido ósseo.

Ângulo (S-N-B)

Esse ângulo tem uma média de 80° ± 3° (Figura 22-12), e relaciona a mandíbula à base cranial. É mais obtuso nas más oclusões de classe III. Nos casos de retrognatismo associada com as más oclusões de classe II, é mais agudo.

Ângulo de Convexidade

O ângulo de convexidade é o ângulo superior formado pelo plano N-Pt A e pelo plano Pg-Pt A (Figura 22-13). A média é 0° ± 8°. O ângulo determina a convexidade do rosto do paciente e é influenciado por um maxilar retruso ou protruso e pela posição do mento. Se o Pt A é anterior ao Pt B, o ângulo é positivo. Entretanto, se Pt A é posterior ao Pt B, o ângulo é negativo. Nas más oclusões de classe III ou deformidades de mento pseudoprognático, o ângulo de convexidade seria geralmente negativo. Em casos de retrusão mandibular, o ângulo seria positivo.

Ângulo do Plano Mandibular de Frankfort (FMA): Plano Horizontal de Frankfort (Po-Or) e Plano Mandibular (Go-Me)

Esse ângulo é formado pela interseção do plano horizontal de Frankfort e o plano mandibular (Figura 22-14). A média é 21° ± 3°. Expressa a altura vertical facial posterior em relação à altura facial anterior. Nas discrepâncias verticais, tais como as deformidades em mordida aberta, o ângulo é ob-

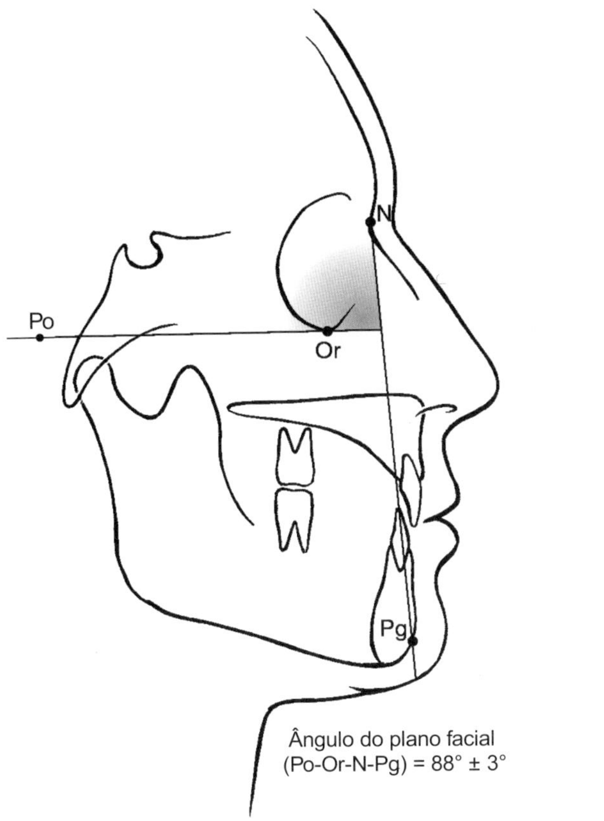

Figura 22-11. Pontos de Referência ósseos cefalométricos. Ângulo do plano facial. Mediana, 88° ± 3°. Pó-Or-N-Pg (horizontal de Frankfort) + plano facial.

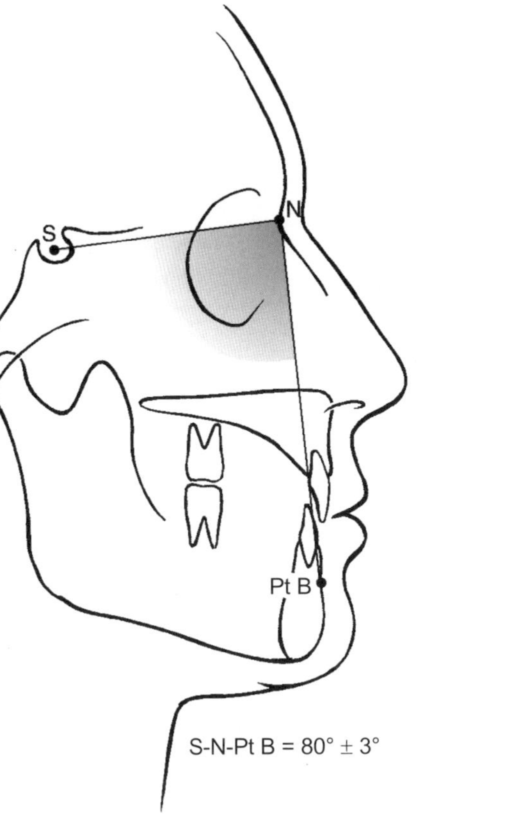

Figura 22-12. Pontos de Referência ósseos cefalométricos. S-N-Pt B. Mediana 80° ± 3°.

tuso; em pacientes com a síndrome da face curta, o ângulo é mais agudo. De acordo com Epker e Fish, os pacientes em que o ângulo é agudo tendem a apresentar musculatura forte e mordidas profundas, enquanto pacientes em que esse ângulo é alto ou obtuso apresentam musculatura fraca.

INDICAÇÕES E CONTRA-INDICAÇÕES

Uma vez que tenha se tomado a decisão de deslocar o mento, as mudanças resultantes nos tecidos moles e nos tecidos ósseos devem ser consideradas. O tecido ósseo Pg e o tecido mole Pg' movem-se consistentemente num índice 1:1. Entretanto, quando o mento é reduzido em uma direção ântero-posterior, a mudança Pg-Pg' não é exatamente 1:1. Um recuo posterior do mento deve ser feito com grande cuidado. Porque nos procedimentos de recuo no mento, o músculo genioióideo é relaxado e poderia facilmente produzir uma ptose de partes moles na área submental. Isso pode resultar em um paciente insatisfeito, porque a ptose na área submentual é percebida à medida que se dá o processo de envelhecimento. Conforme descrito por Rosen, o comprimento vertical do mento pode produzir mais preenchimento na parte inferior da face, dando conseqüentemente uma aparência mais jovial. Por outro lado, o encurtamento vertical do mento pode aumentar a elasticidade do tecido; portanto, deve-se tomar cuidado para não se diminuir demais a região inferior da face, o que pode envelhecer o paciente por aumentar as "papadas" e inferiorizar os cantos dos lábios.

PROCEDIMENTO OPERATÓRIO

O paciente é posicionado na mesa de operação com um tubo nasotraqueal, ou o procedimento pode ser realizado sob sedação e anestesia local. A mucosa e o periósteo são infiltrados com uma solução de bupivacaína a 0,25% (Marcaína) com epinefrina 1:200.000. O rosto e a boca do paciente são então preparados, e a incisão proposta é marcada através de tração no lábio inferior (Figura 22-15). Uma incisão é feita na junção da mucosa vestibular com a mucosa labial, (Figura 22-16) cerca de 4 a 5 mm da gengiva unida ao osso. A incisão não deve ser realizada no sulco labial, porque se for realizada nessa área produzirá uma bainha de mucosa pequena, a

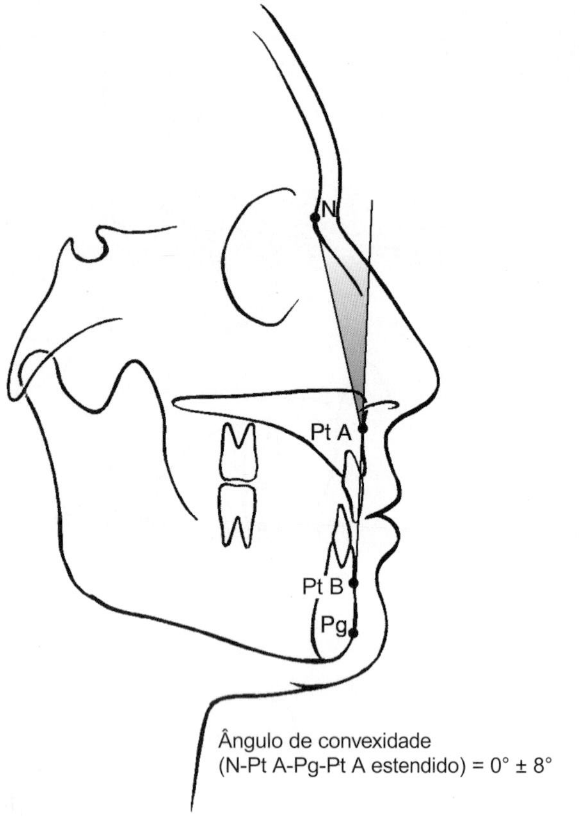

Figura 22-13. Pontos de referência ósseos cefalométricos. Ângulo de convexidade. N-Pt A-Pg-Pt A estendidos. Média, 0° ± 8°.

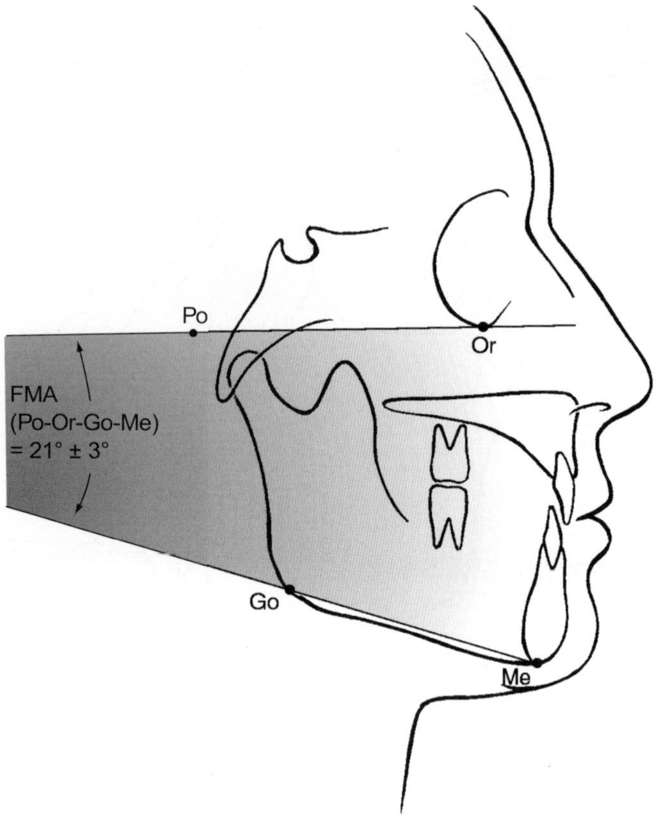

Figura 22-14. Pontos de referência ósseos cefalométricos. Ângulo do plano mandibular de Frankfort (FMA): horizontal de Frankfort (Po-Or) e o plano mandibular (Go-Me).

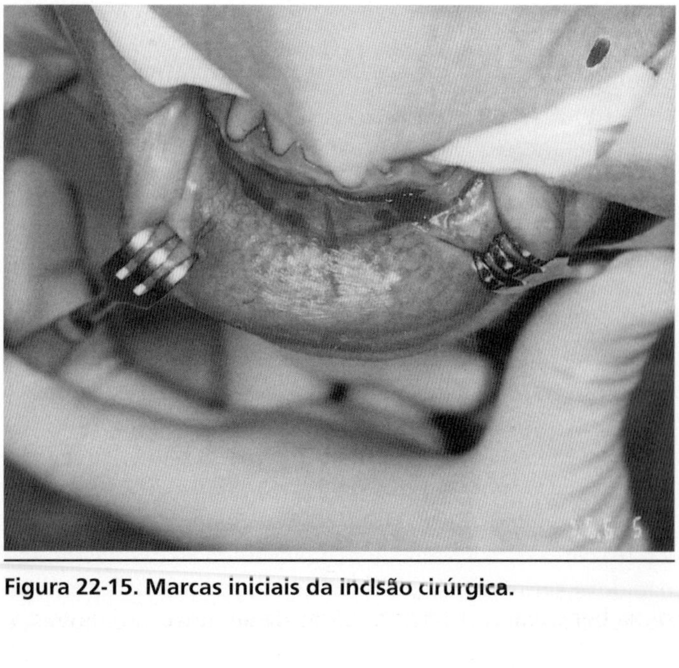

Figura 22-15. Marcas iniciais da incisão cirúrgica.

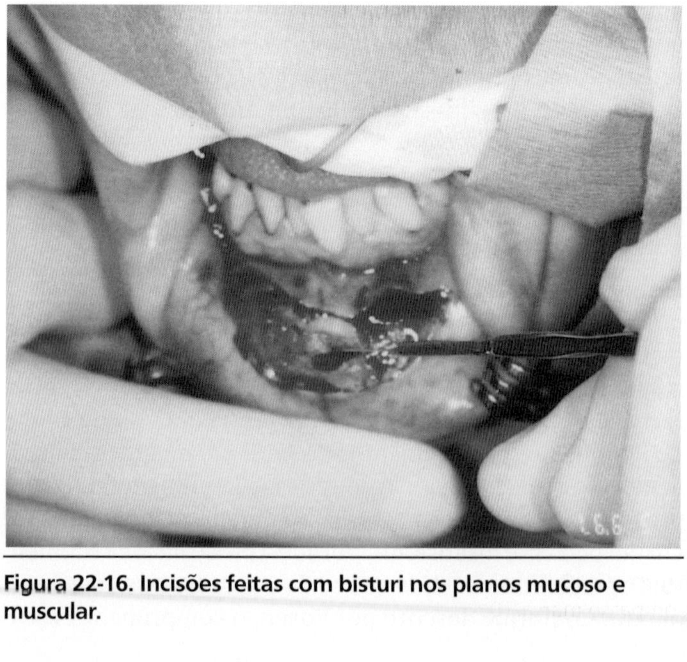

Figura 22-16. Incisões feitas com bisturi nos planos mucoso e muscular.

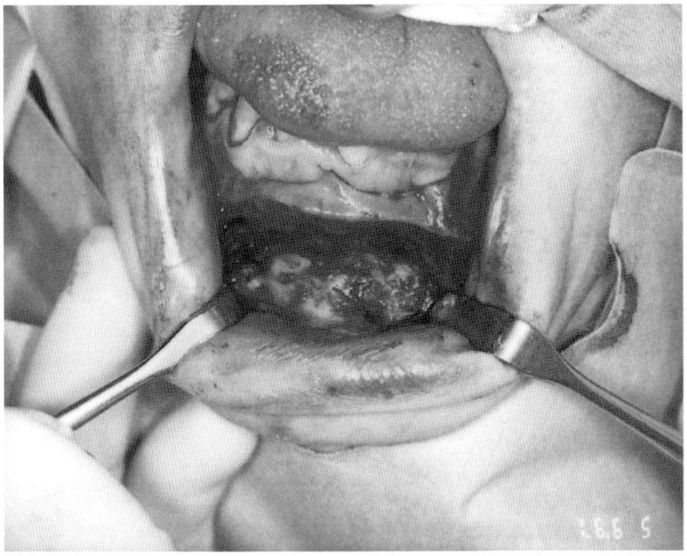

Figura 22-17. Osso do mento exposto.

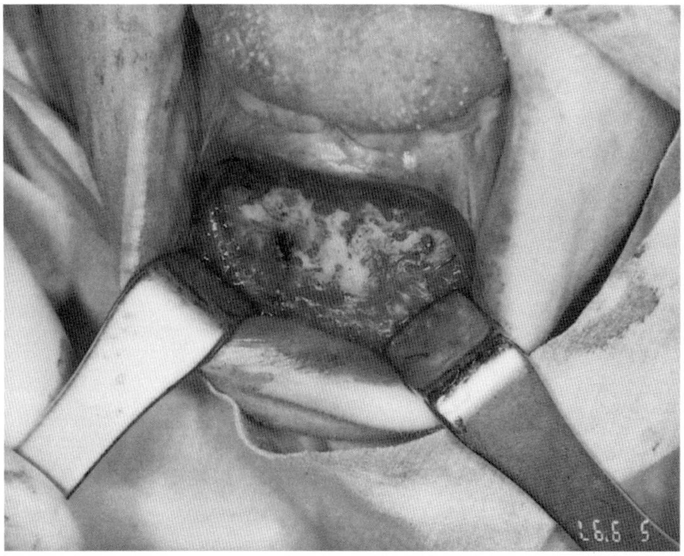

Figura 22-18. Exposição óssea ampla do mento.

qual é difícil de fechar no final do procedimento e pode produzir retração no sulco. A dissecção é então realizada através da musculatura com um bisturi frio ou bisturi elétrico bem na linha mediana. Após a dissecção subperiosteal na área da linha mediana exposta no periósteo (Figura 22-17), um elevador de periósteo em forma de colher e passado ao longo da margem inferior da mandíbula abaixo do tecido periosteal. Com um movimento de giro, o periósteo e a musculatura são elevados da superfície do mento até próximo à região da bicúspide (Figura 22-18). A dissecção é agora realizada para cima e inferiormente para elevar a musculatura, de

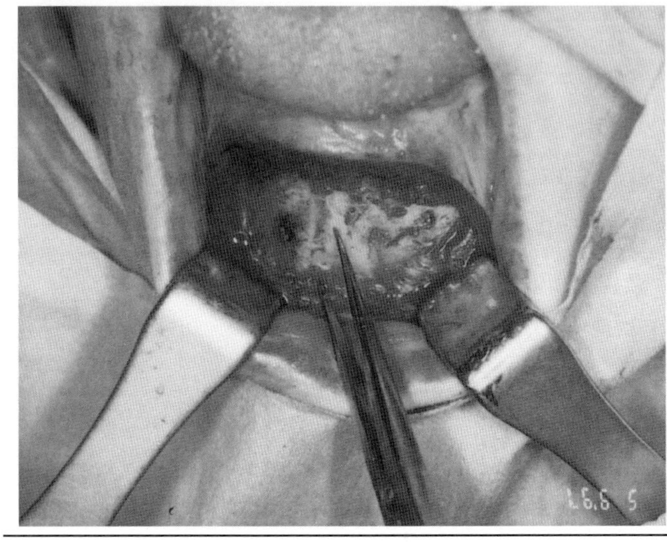

Figura 22-19. Local de osteotomia horizontal proposto. Compasso marca 10 mm.

modo que uma bainha muscular estará presente na hora do fechamento. A exposição óssea do mento é realizada até a margem inferior, mas não ao redor da margem inferior. Os nervos mentuais, que se exteriorizam na região mandibular entre a primeira e a segunda bicúspide, são geralmente visualizados, mas não são manipulados. Não se tenta expor esses nervos porque eles são mantidos acima da nossa área de dissecção.

Uma vez que a dissecção esteja completa, é realizada uma marca com uma broca 10 mm acima do mento (Figura 22-19). Isso marca a altura em que o corte da osteotomia será feito. Utilizando uma serra sagital, é feito um corte vertical pequeno, com cerca de 10 mm, marcando a linha mediana entre os incisivos centrais inferiores (Figura 22-20). Você pode estar certo, entretanto, de que os dois incisivos centrais não representam verdadeiramente a linha mediana anatômica da mandíbula e a face.

Utilizando uma caneta de marcação, é realizada uma marca horizontal para mostrar o corte da osteotomia subseqüente (Figura 22-21). Um compasso é agora utilizado para determinar o comprimento das cúspides mandibulares, porque as cúspides inferiores são os dentes mais longos no arco mandibular (seu comprimento está em torno de 26 mm). Uma distância de 30 mm é marcada com uma pequena broca (Figura 22-22). Isso permite uma distância de segurança de 4 mm de forma que quando a osteotomia horizontal é realizada o ápice da cúspide não seja acidentalmente amputado. Nessa hora, o cirurgião avalia o forame mentoniano, lembrando que o nervo alveolar inferior corre cerca de 4 mm abaixo do forame real e ascende à medida que sai do osso. O corte da osteotomia deve direcionar-se para a margem inferior da mandíbula na região bicúspide. Isso mantém a osteotomia bem abaixo do nervo, antes de sua exteriorização no

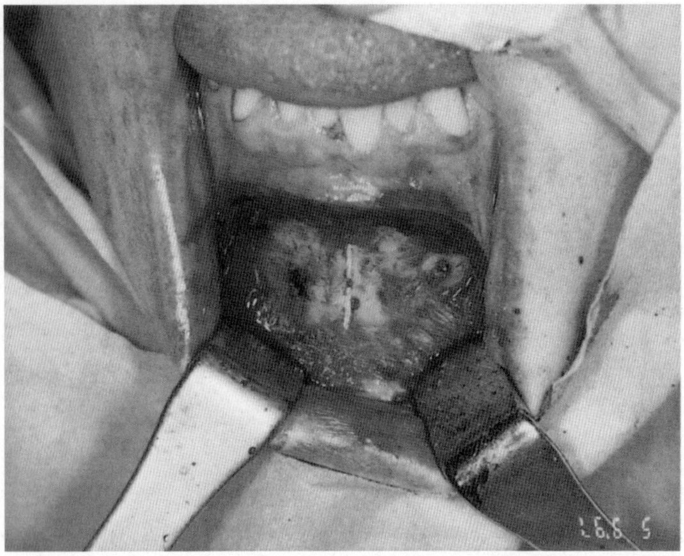

Figura 22-20. Linha mediana marcada pela serra.

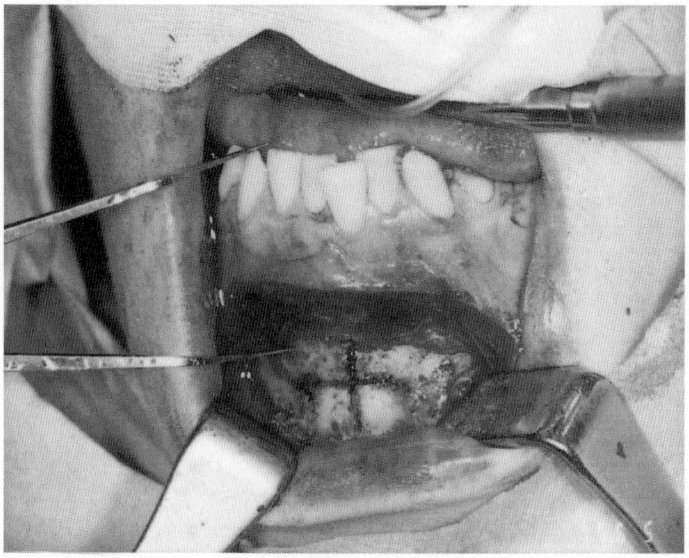

Figura 22-22. Marcações do compasso a 29 a 30 mm da extremidade incisal da cúspide. Essa é a distância segura para o corte horizontal.

osso, de forma que não ocorra uma transecção acidental. Utilizando grandes quantidades de soro fisiológico para prevenir a queimadura óssea, a osteotomia é iniciada com uma serra sagital através do córtex ósseo externo (Figura 22-23). Uma serra é utilizada ao redor da superfície externa da margem inferior da mandíbula na região das bicúspides. O remanescente do corte é completado com uma serra sagital através do córtex lingual (Figura 22-24). O corte da osteotomia deve ser completado através dos córtex labial e lingual do osso, permitindo que o segmento do mento seja deslocado inferiormente, apesar de não se deve separá-lo forçosamente com um osteótomo, porque se o córtex lingual do osso for acidentalmente fraturado, pode resultar num corte irregular. Isso evitaria que o segmento do mento se adaptasse suavemente ao resto da mandíbula quando o mento é avançado. Para corrigir a irregularidade, uma etapa extra no procedimento é necessária, utilizando um grande trépano para remover as irregularidades, de modo que um

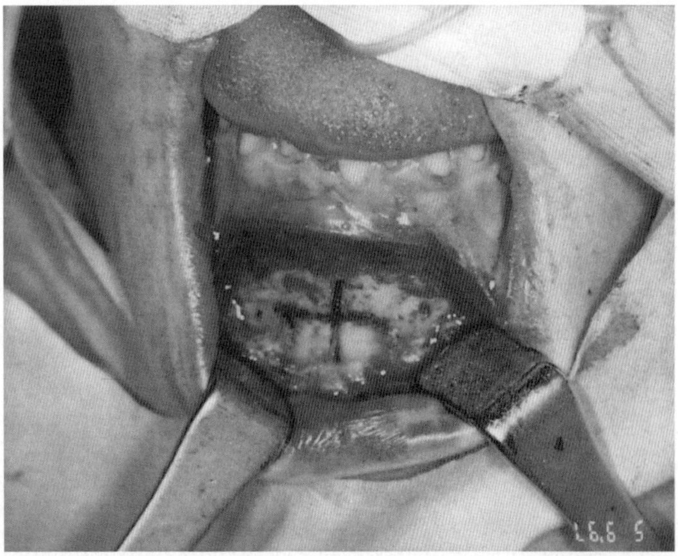

Figura 22-21. Linha mediana e local de osteotomia horizontal proposto. Linha mediana e linha horizontal.

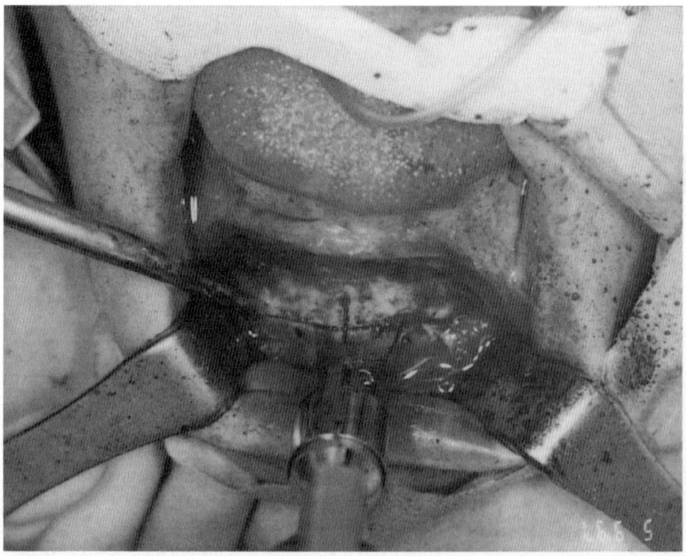

Figura 22-23. Corte da osteotomia com serra sagital.

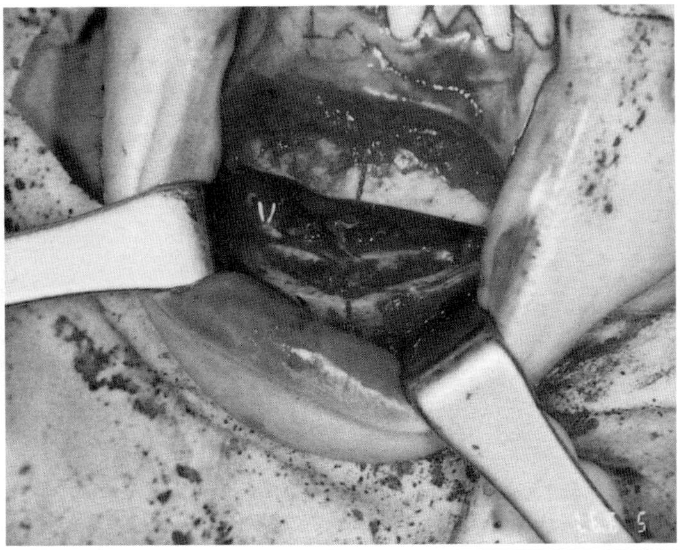

Figura 22-24. Osteotomia completa.

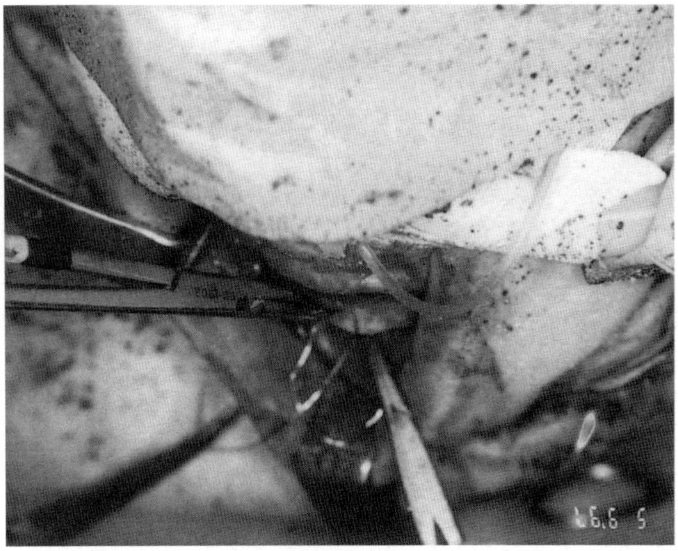

Figura 22-26. Fios sendo passados.

contato suave osso a osso possa ser feito entre a parte inferior do mento avançado e o restante da mandíbula.

Uma vez que o mento é posicionado a uma distância predeterminada, conforme estabelecido pela avaliação cefalométrica pré-operatória, as linhas medianas são examinadas. Se for mover o mento para cima e para a frente somente, a marca da linha mediana deve estar numa linha reta no meio da face. Se você for desviar a parte inferior do mento para a direita ou a esquerda, isso pode ser estabelecido utilizando o ponto de referência de sua marca de osteotomia vertical no mento e na porção superior da mandíbula.

Agora, utilizando-se trépanos para a passagem de fios de 1 mm, com proteção, são perfurados orifícios no segmento inferior do mento (Figura 22-25). As perfurações devem ser realizadas o mais horizontalmente possível, pois, se realizadas verticalmente, será muito difícil encontrar o final do fio sem muito estiramento do músculo que ainda está aderido àquele segmento ósseo. O segmento ósseo é um retalho osteomuscular com o músculo genioióideo ainda aderido firmemente ao segmento osteotomizado do mento. As perfurações também são realizados no segmento superior ou alveolar da mandíbula. Três pares de orifícios são

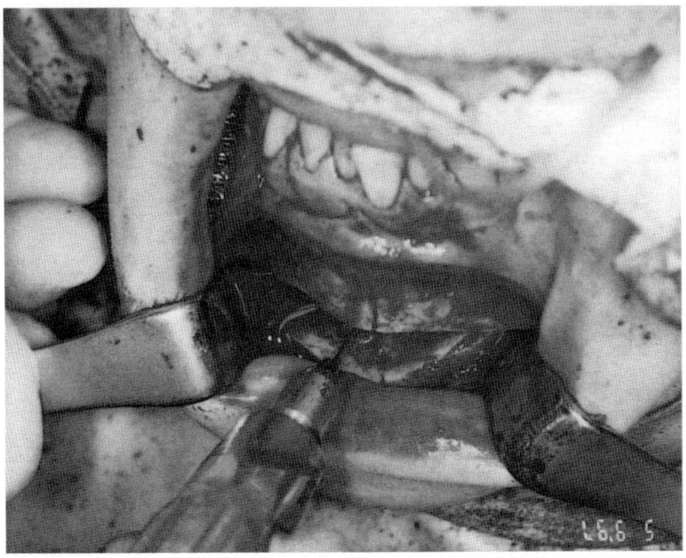

Figura 22-25. Orifícios cavados no segmento do queixo. Fio de 1 mm passado pelo trépano.

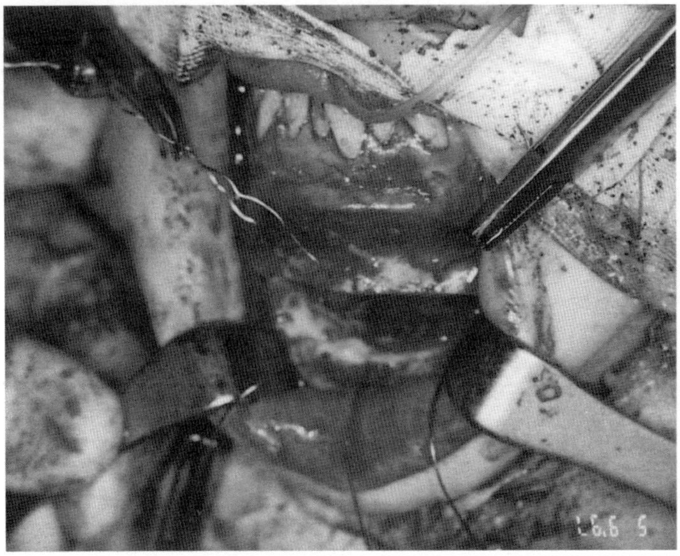

Figura 22-27. Três fios passados.

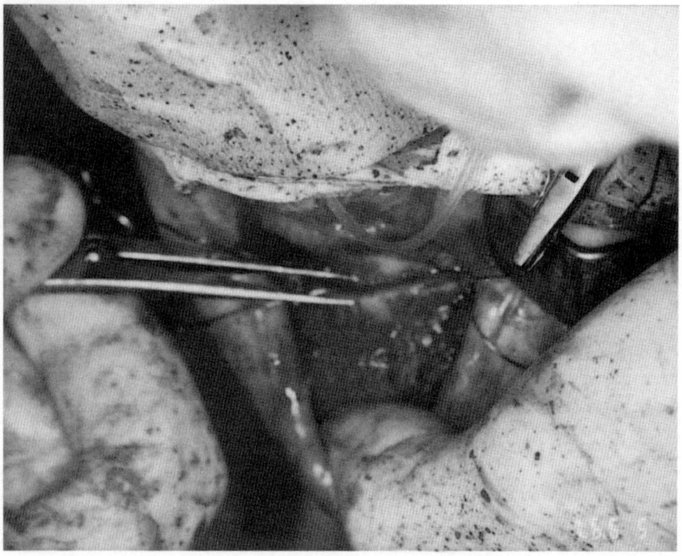

Figura 22-28. Compassos marcam o avanço de 5 mm desejado.

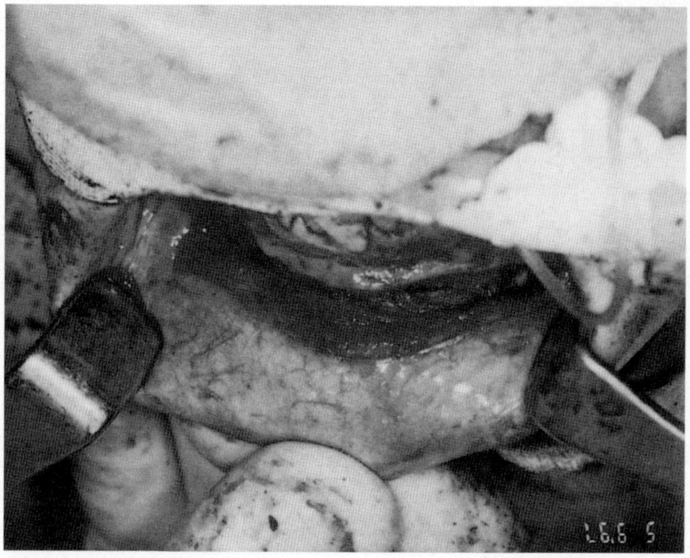

Figura 22-30. Fechamento da ferida na camada do músculo.

posicionados, um na região da cúspide à esquerda, um à direita da linha mediana e um no meio. Um fio de aço nº 26 é agora passado através do segmento inferior do mento no sentido ântero posterior de modo circular, trazido para a ferida, e passado gentilmente através do segmento alveolar no sentido póstero-anterior, de forma que o fio saia da superfície labial do osso (Figura 22-26). Todos os três fios são passados de maneira similar (Figura 22-27). A parte inferior do mento é posicionada na posição avançada desejada (5 mm) e os fios são torcidos firmemente em si mesmos para segurar o segmento na sua relação apropriada (Figura 22-28). As extremidades do fio são cortadas em tamanho pequeno, deixando uma pequena área torcida de 1 a 2 mm de fio, que é gentilmente curvada em si mesma e pressionada contra o osso, de forma que ele não se abra através da linha de sutura ou seja sentido pelo paciente no período pós-operatório (Figura 22-29). Também é possível utilizar uma placa para fixar os segmentos, mas na opinião do autor não acrescenta nada à fixação e é mais cara para o paciente. Existem exemplos, entretanto, em que uma placa é necessária, tais como quando existe um enxerto ósseo interposicionado necessário para aumentar a dimensão vertical.

A ferida é então irrigada com quantidades copiosas de soro fisiológico. A bainha do músculo é refeita com suturas separadas de 3-0 de categute (Figura 22-30), e suturas contínuas de cromado 3-0 são utilizadas para fechar a incisão mucosa (Figura 22-31). O curativo do mento é feito com uma fita adesiva (Figura 22-32), e o paciente é levado para a sala de recuperação.

CUIDADO PÓS-OPERATÓRIO

No período pós-operatório, a fita é removida em 4 a 5 dias. Pede-se que o paciente evite a mastigação excessiva (uma dieta leve é recomendada durante 1 semana) para prevenir pequenos movimentos dos retalhos, que poderiam iniciar um sangramento ou separação dos mesmos. O paciente pode relatar alguma hipoestesia na região do mento (isso deve ser discutido com o paciente antes da cirurgia), mas geralmente desaparece lentamente dentro de semanas a alguns meses após a cirurgia.

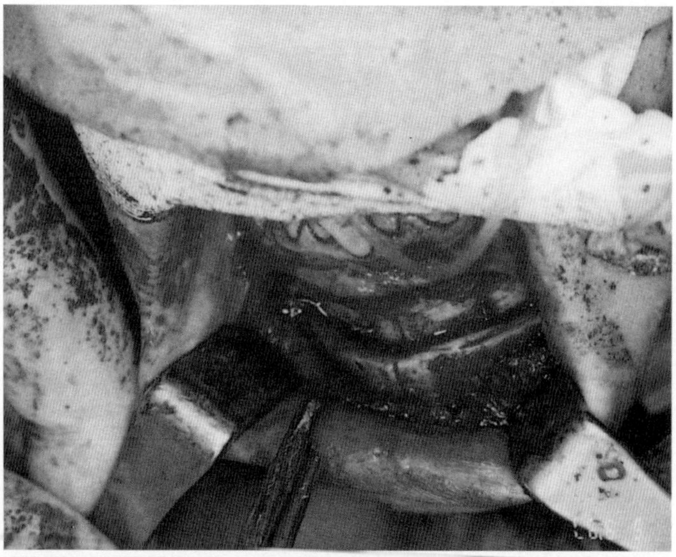

Figura 22-29. Osteotomia completa e avanço. Três fios no local.

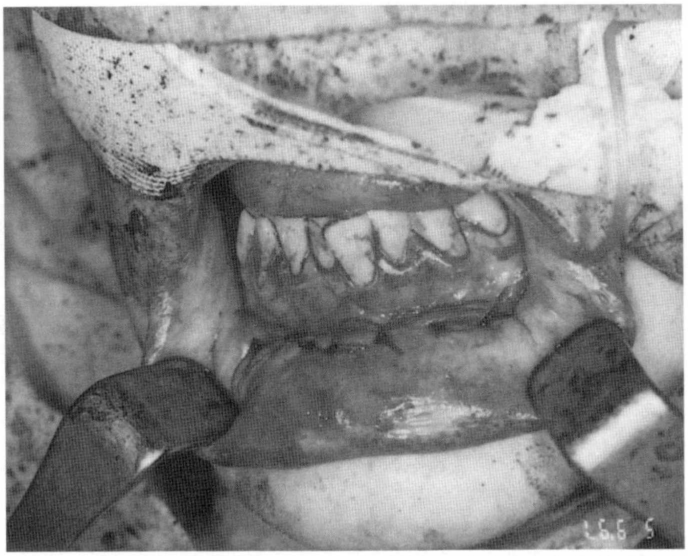

Figura 22-31. Fechamento da ferida nas mucosas.

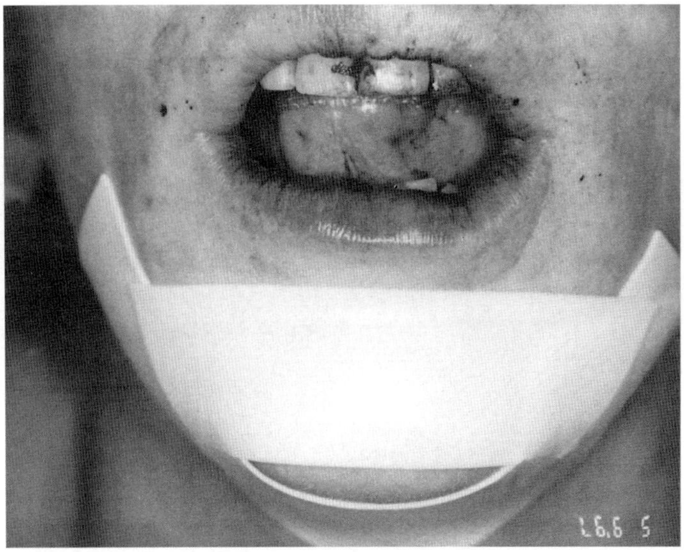

Figura 22-32. Curativo no mento.

PRECAUÇÕES

O índice de complicação com esse procedimento é menor que 3%, de acordo com a experiência do autor. Um paciente teve um seqüestro de um fragmento ósseo na margem mandibular lateral, o que exigiu uma pequena incisão e remoção. Dois pacientes apresentaram infecções pós-operatórias, que drenaram espontaneamente na boca e subseqüentemente foram curadas. Um paciente apresentou hipoestesia persistente do tamanho da ponta do dedo mínimo na linha mediana do lábio inferior. Isso esteve presente 1 ano após a cirurgia e provavelmente será permanente.

Em resumo, o procedimento da genioplastia é um procedimento ósseo relativamente simples, que dá bons resultados, previsíveis quando feito com avaliação e planejamento pré-operatório precisos.

Leituras Sugeridas

Legan HL, Burstone CS. Soft tissue cephalometric analysis for orthognathic surgery. *J Oral Surg* 1980;38:744.

Steiner CC. The use of cephalometrics as an aid to planning and assessing orthodontic treatment. *Am J Orthod* 1960;46:721.

Steiner CC. Cephalometrics for you and me. *Am J Orthod* 1953;39:729.

Ricketts RM. A foundation for cephalometric communication. *Am J Orthod* 1960;46:330.

Ricketts RM. The value of cephalometrics and computerised technology. *Angle Orthod* 1972;42:179.

Merrifield LL. The profile line as an aid in critically evaluating facial aesthetics. *Am J Orthod* 1966;52:804.

Epker BN, Fish LC. Systematic evaluation of the petient with a dentofacial deformity. *Dentofacial deformities: integrated orthodontic and surgical correction.* Vol 1. St. Louis: CV Mosby, 1986.

Rosen HM. Aesthetic guidelines in genioplasty: the role of facial disproportion. *Plast Reconstr Surg* 1995;95:463.

Parte V

Cirurgia de Reconstrução Facial

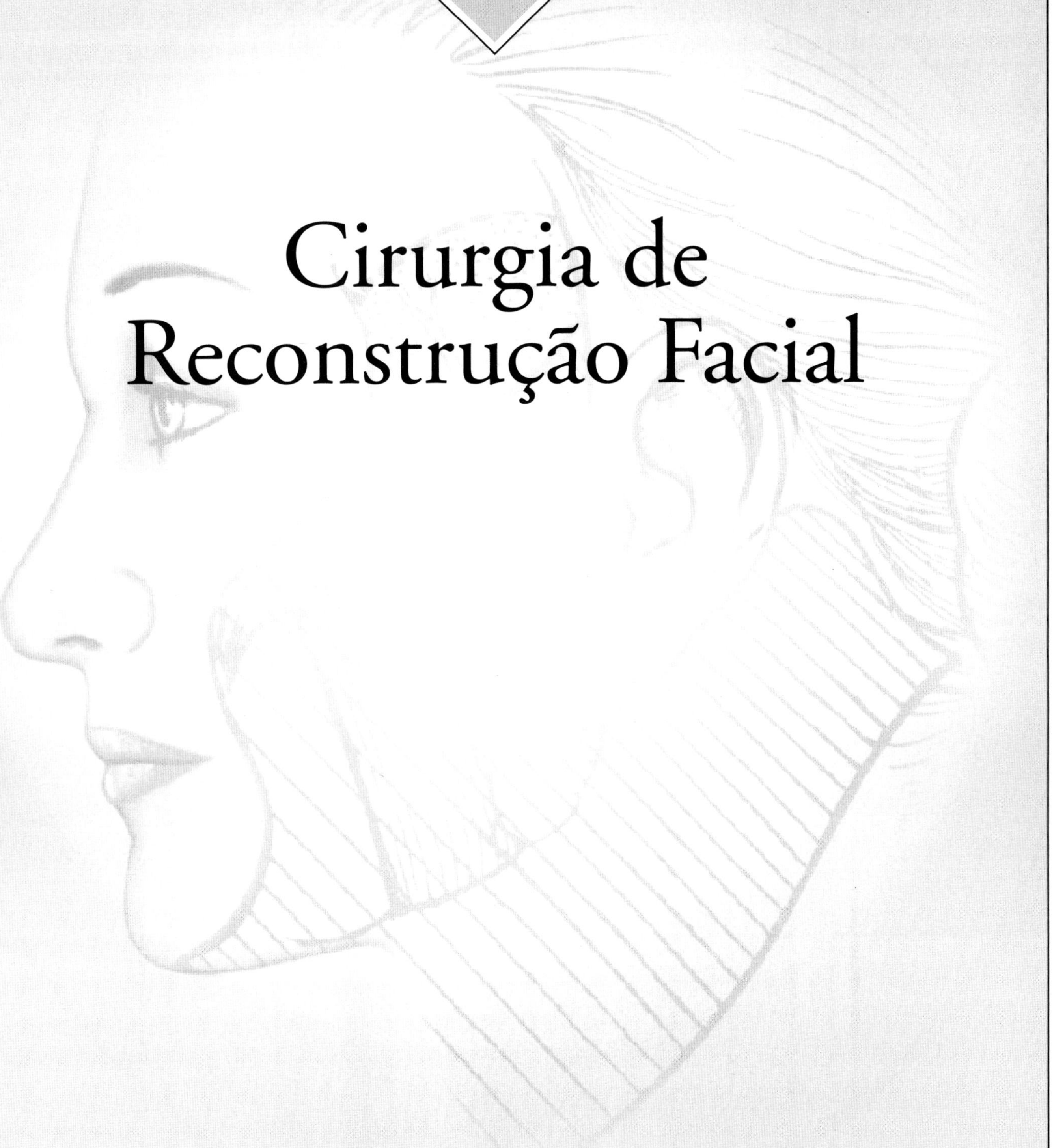

Capítulo

23

Reconstrução da Pálpebra

Stephen R. Klapper • James R. Patrinely • Charles N. S. Soparkar

RECONSTRUÇÃO DA PÁLPEBRA

AVALIAÇÃO DA DEFORMIDADE

Em todos os casos de trauma palpebral, é essencial medir e registrar a acuidade visual e não admitir danos ao globo ocular antes de prosseguir com o reparo da anormalidade palpebral. A avaliação da deformidade palpebral deve incluir a avaliação das lamelas anterior (pele e músculo orbicular do olho) e posterior (tarso e conjuntiva), margem da pálpebra, sistema de drenagem lacrimal, ligamentos palpebrais, elevador da aponeurose e músculos retratores da pálpebra. As margens dos defeitos de espessura total devem ser presas com pequenos afastadores com ganchos ou fórceps denteado e puxadas juntas para avaliar a rigidez desejada da margem da pálpebra e o tamanho necessário de quaisquer retalhos ou enxertos indicados.

A cicatrização por segunda intenção é útil em alguns defeitos perioculares não-marginais. Defeitos no ligamento palpebral medial igualmente distribuídos acima e abaixo do ligamento palpebral são particularmente bem adequados para o fechamento espontâneo. Defeitos muito superficiais ao longo da margem palpebral devem cicatrizar por granulação, com resultados aceitáveis.

INDICAÇÕES

A perda traumática de tecido e defeitos da pálpebra encontrados no manejo de câncer de pele periorbital são as indicações mais comuns para a reconstrução de pálpebra. Defeitos não-marginais parciais que não são tratáveis com fechamento direto podem requerer o uso de um retalho local para o reparo. Um retalho cutâneo ou musculocutâneo de avanço (Figura 23-1) é indicado em defeitos pré-tarsais e pré-septais, particularmente no supercílio e pálpebras mediais. Devido ao bom suprimento vascular das pálpebras, defeitos teciduais com até 10 cm^2 têm sido reconstruídos com esta técnica. O retalho em forma de losango (Figura 23-2) e suas variações são retalhos de transposição versáteis para o reparo do ligamento palpebral medial e lateral, quadrangular periorbital ou defeitos circulares. O retalho cutâneo lateral de transposição (Figura 23-3) é outra técnica útil no reparo dos defeitos na área do ligamento palpebral lateral envolvendo tanto aspectos da pálpebra superior como também inferior. Caso seja necessário um suporte estrutural, este retalho pode ser utilizado com uma tira de retalho periosteal ou um retalho tarsal de rotação.

A técnica escolhida para o reparo dos defeitos de pálpebra de espessura total é baseada no tamanho do defeito. Técnicas similares podem ser usadas para defeitos pequenos ou médios das pálpebras superior e inferior, embora técnicas diferentes sejam necessárias para defeitos grandes e totais das pálpebras superior e inferior. Mesmo sabendo que retalhos vascularizados são geralmente superiores aos enxertos nas pálpebras pelas mesmas razões que eles são em outras partes do corpo, os enxertos possuem um importante papel na reconstrução de pálpebra (Tabela 23-1).

O fechamento dos defeitos da pálpebra inferior que são menores que 25% a 33% do seu comprimento horizontal é geralmente realizado por aproximação direta (Figura 23-4). Em pacientes mais idosos, com grande flacidez de pálpebra, defeitos maiores que 50% da dimensão horizontal da pálpebra devem ser reconstruídos primariamente com fechamento direto. A rimotomia lateral e lise da parte inferior do ligamento palpebral lateral permitem o fechamento com menor tensão e podem permitir o fechamento direto dos defeitos maiores que dois terços da dimensão horizontal da pálpe-

TABELA 23-1. ENXERTOS PARA RECONSTRUÇÃO DA PÁLPEBRA

Pele (espessura total)	Pálpebra superior > retroauricular > pré-auricular > supraclavicular > face medial do braço*
Tarso	Dois terços superiores do disco tarsal da pálpebra superior, cartilagem auricular, mucosa do palato duro, cartilagem nasal septal, asa nasal
Conjuntiva	Conjuntiva bulbar (superior), membrana mucosa oral, membrana mucosa nasal, mucosa vaginal, implante de Gore-Tex de 0,1-mm

*Nível de preferência de tecido do mais preferido ao menos preferido.

bra (Figura 23-4). A aproximação correta dos defeitos totais de pálpebra requer um posicionamento preciso da sutura para evitar depressões, irregularidades e inversão da margem da pálpebra, as quais podem resultar em dano ocular secundário.

Três técnicas que são úteis na reconstrução dos defeitos de 33% a 66% da dimensão horizontal da pálpebra são o retalho de rotação semicircular lateral, o retalho de deslizamento tarsoconjuntival (Figura 23-5) e o enxerto autógeno tarsoconjuntival. Os procedimentos que são amplamente utilizados na reconstrução dos defeitos temporais da pálpebra inferior incluem a transposição tarsal e retalhos de espessura total da pálpebra superior ipsilateral e enxertos compostos da pálpebra contralateral.

Opções de reconstrução para defeitos superior a 66% da pálpebra inferior incluem um retalho tarsoconjuntival separado em ponte da pálpebra superior (procedimento de Hughes) com uma cobertura de enxerto cutâneo (Figura 23-6) ou retalho semi-rotacional de avanço da face (procedimento de Mustardé) com ou sem cobertura de enxerto tarsoconjuntival ou retalho periosteal (dobrado) na margem orbital.

Defeitos pequenos e médios da pálpebra superior podem ser reparados usando variações das técnicas descritas na reconstrução dos defeitos da pálpebra inferior. Para grandes defeitos da pálpebra superior, o procedimento de divisão da pálpebra inferior desenvolvido por Cutler e Beard ou modificações da técnica do retalho em ponte podem ser realizadas. Uma modificação "reversa" do procedimento de Hughes tem sido aconselhada recentemente. Alternativamente, se um remanescente do tarso superior que apresenta 3 mm de altura permanecer, ele deve ser avançado inferiormente para reconstruir a margem da pálpebra superior em um procedimento de estágio único. Para defeitos de espessura total de toda a pálpebra superior, nós temos achado que o enxerto tarsoconjuntival é uma técnica efetiva de estágio único (Figura 23-8). Alguns cirurgiões podem preferir técnicas de enxertos compostos para evitar o fechamento palpebral prolongado nos métodos de separação da pálpebra para reconstrução das pálpebras superior e inferior.

O fechamento de defeitos de espessura total do ligamento palpebral medial podem ser iniciados pelo desenvolvimento de retalhos tarsoconjuntivais tanto na pálpebra superior como na inferior. Estes retalhos são avançados e presos ao periósteo no nível do ligamento palpebral medial desejado, que é geralmente no nível do aspecto superior da crista lacrimal. As fixações tarsais podem ser feitas com sutura permanente no periósteo ou por um laço transnasal. Nós preferimos utilizar uma microplaca em forma de Y de titânio ou *vitallium* (mistura de cobalto e cromo), com os braços fixos no processo frontal da maxila e a perna dobrada para inferiormente e posteriormente na órbita, permitindo a fixação do ligamento palpebral medial remanescente ou fixações tarsais para todo o disco.

Defeitos do ligamento palpebral lateral envolvendo menos que 30% das margens das pálpebras superior e inferior podem ser fechados pela sutura dos discos tarsais superior e inferior no periósteo superior, região interna da margem orbital. Defeitos maiores podem requerer o uso de retalhos tarsoconjuntivais. Uma tira vertical do tarso pode ser rodada horizontalmente e suturada ao periósteo, ou uma tira de periósteo da margem lateral da órbita pode ser coberta para prender o disco tarsal residual. Qualquer retalho deve então ser coberto por um retalho cutâneo transposicional da região temporal. Se o periósteo da órbita lateral estiver ausente, dois furos de broca de 1 mm devem ser realizados no local desejado de fixação e o retalho tarsal ancorado à parede orbital lateral com sutura não-absorvível.

Lacerações canaliculares podem ocorrer com ressecção de tumor ou trauma. O objetivo do reparo é manter patente o sistema de drenagem lacrimal superior. As técnicas bicanalicular e monocanalicular de intubação com a intubação lacrimal Crawford são úteis na reconstrução canalicular.

CONTRA-INDICAÇÕES

As opções de reconstrução devem levar em consideração a idade do paciente (p. ex., obstrução do eixo visual em crianças com menos de sete anos pode resultar em ambliopia, ausência de flacidez de pálpebra em pessoas jovens impede a redução do tamanho do defeito por alongamento simples); condição visual (p. ex., técnicas diferentes para o olho que enxerga *vs* olho que não enxerga); preexistência de condições oculares (p. ex., doença da superfície da córnea, estado de olho ressecado, glaucoma); e condição periocular (p. ex., disfunção do VII nervo cranial, irradiação prévia ou cirurgia, cicatrizes).

Defeitos do ligamento palpebral medial resultantes da excisão de malignidade cutânea não devem ser cobertos com um retalho ou enxerto de pele total até que as margens superficial e profunda estejam livres do tumor.

TABELA 23-2. SELEÇÃO DAS SUTURAS COMUMENTE UTILIZADAS EM BLEFAROPLASTIA

Localização	*Sutura de escolha*
Pele da pálpebra, enxerto de pele total	Categute simples 6-0 de rápida absorção; náilon ou polipropileno 7-0
Subcuticular	Polipropileno 6-0
Subcutâneo	Categute cromado 4-0 ou 5-0
Margem da pálpebra	*Vicryl* ou seda 7-0 ou 8-0
Tarso	Categute cromado (agulha de descolamento) 5-0 ou 6-0 ou *vicryl* (agulha de descolamento)
Conjuntiva	Categute simples 7-0 ou 8-0
Ligamentos palpebrais	Polidioxanone 4-0 (agulha semicircular), *vicryl* (agulha semicircular), ou polipropileno
Canalículo lacrimal	Tubos de silicone de Crawford; *vicryl* 7-0 ou 8-0 (tecido pericanalicular)
Elevador da pálpebra superior	Náilon 6-0 ou 7-0, polipropileno ou seda

ORGANIZAÇÃO DA SALA

A maioria das cirurgias de pálpebra podem ser feitas com infiltração local (subcutânea e subconjuntival) e anestesia tópica com sedação intravenosa como complemento. Anestesia tópica é obtida pela instilação de propacaína, solução 1%, seguida pelo agente ocular mais irritante, porém de ação mais prolongada, tetracaína, solução 0,5%. Um pequeno algodão umedecido com solução de lidocaína tópica a 4% pode ser aplicado se a necessidade de injeção conjuntival for antecipada.

Anestesia infiltrativa é realizada com uma agulha calibre 30 ou 27 em uma pequena seringa (3 a 6 cc) para minimizar a pressão da injeção. A ponta da agulha deve sempre ser afastada do olho do paciente, para o caso de a agulha ser ejetada ou o paciente subitamente se mexer. A injeção inicial com anestésico diluído com solução salina injetável em uma relação 1:9 produz anestesia cutânea parcial e minimiza a dor em queimação associada às injeções não diluídas subseqüentes (pH 5 a 7), as quais constituem uma mistura 1:1 de 2% de lidocaína com epinefrina 1:100.000 e 0,5% ou 0,75% de etidocaína misturada com 150 U (uma ampola ou 1 ml) de hialuronidase por 10 a 20 ml de anestésico. Instrumentos microcirúrgicos devem ser selecionados para garantir uma manipulação tecidual sem traumas. Suturas usuais e seleção de agulhas estão listadas na Tabela 23-2.

MARCAÇÕES DO PACIENTE

Enquanto as linhas de máxima extensibilidade são orientadas verticalmente, as pálpebras suportarão apenas uma moderada quantidade de tensão perpendicular à sua margem. Isto é particularmente verdadeiro para as pálpebras inferiores. Desta forma, a ferida ou tensão do retalho deve ser direcionada paralelamente à margem da pálpebra, quando possível, para evitar deformidade secundária ou ectrópio. Adicionalmente, linhas eletivas de incisão e linhas de fechamento devem ser posicionadas ao longo das linhas naturais de contorno periocular para minimizar cicatrizes visíveis. Isto é também útil para o uso de subunidades estéticas da pálpebra (Figura 23-9) como fronteiras para retalhos e linhas de incisão.

Se um enxerto de pele total ou cartilagem é antecipado, a área doadora necessária deve ser inspecionada, preparada, antes de iniciar a cirurgia.

TÉCNICAS OPERATÓRIAS

Retalho de Avanço Retangular

A operação inicial tem início com conversão de um defeito redondo para um defeito quadrangular (Figura 23-1). Um retalho retangular simples ou duplo, com largura do tamanho do defeito, é avançado horizontalmente na pálpebra. A base do retalho deve ser ligeiramente mais larga que a porção distal para maximizar o suprimento sangüíneo e diminuir o excesso de pele. O retalho normalmente consiste de pele e músculo orbicular e é criado por uma extensa minimização anteriormente ao septo orbital. Fixação profunda no ligamento palpebral medial auxilia na recriação da concavidade cantal (palpebral), e o cruzamento do ápice da depressão cantal (palpebral) deve ser evitado. Excisão de cada triângulo de Burow (lateral à base do retalho) auxilia no alinhamento do retalho e margens adjacentes da ferida. A ferida é normalmente fechada em duas camadas.

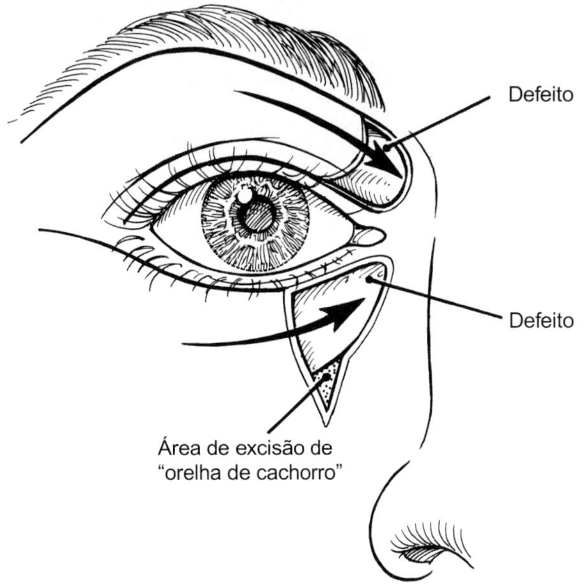

Figura 23-1. Retalhos de avanço.

Retalho Rombóide

Converte um defeito em um formato de losango de 60/120 graus pelo desenho de linhas tangenciais ao defeito (Figura 23-2). Idealmente, essas linhas devem ser paralelas às linhas de máxima extensibilidade (LME), verticais na pálpebra, mas é mais importante para orientar o retalho rombóide para colocar a tensão do fechamento da área doadora paralela à margem da pálpebra ou, em caso contrário, minimizar a deformação da rima, margem livre da pálpebra, ou supercílio. Marca-se uma linha do centro dos ângulos de 120 graus iguais no comprimento para os lados do defeito e bissecciona-se o ângulo. Desenha-se outra linha, igual no comprimento para qualquer lado, em 60 graus a partir do final da diagonal estendida em ambas as direções paralelas ao defeito em forma de losango. Dos quatro retalhos de três lados potenciais, existem apenas dois retalhos cujas diagonais (linhas de fechamento) estão alinhadas com as LME para defeitos laterais, ou paralelos à margem da pálpebra para defeitos centrais. Uma orientação apropriada esconde a cicatriz em depressão, posiciona a tensão do fechamento da área doadora paralela à margem da pálpebra, e minimiza o linfedema por estrangulamento. O retalho é transposto para o defeito, e a área doadora é fechada após um amplo afinamento. O retalho é fechado em 2 planos. O fechamento do retalho em pacientes mais jovens, sem flacidez de pele, pode produzir orelhas de cachorro, que geralmente aplainam seis semanas após a cirurgia ou podem ser excisadas da maneira padrão.

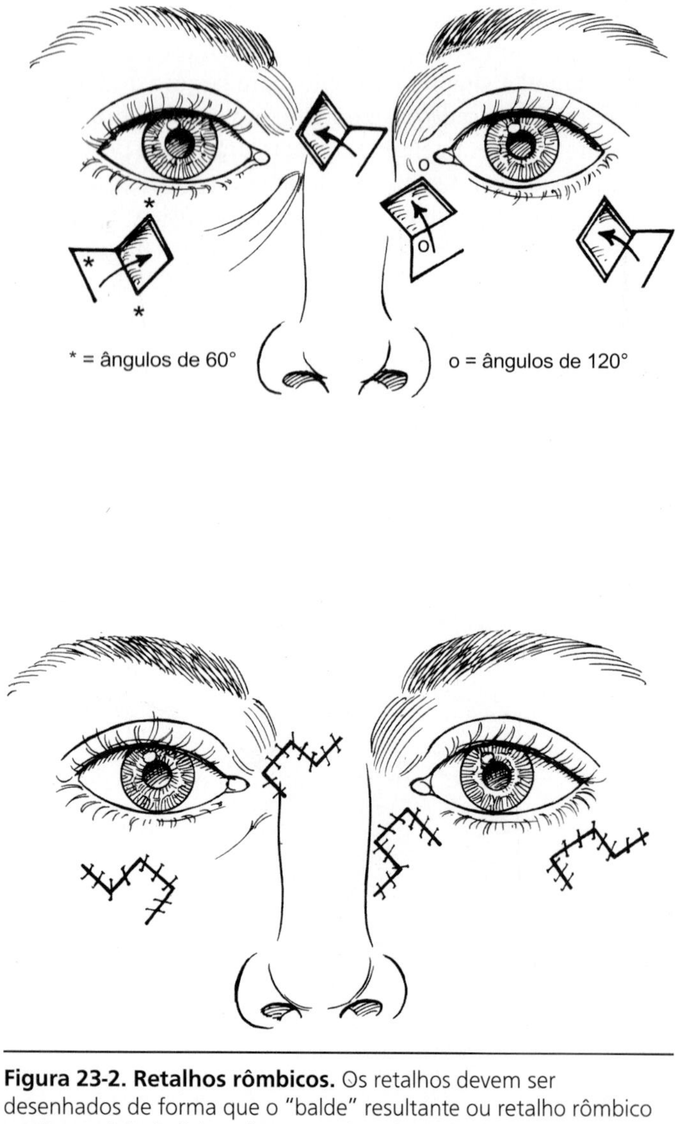

Figura 23-2. Retalhos rômbicos. Os retalhos devem ser desenhados de forma que o "balde" resultante ou retalho rômbico esteja paralelo às linhas de tensão da pele relaxada ou às linhas de enrugamento natural do rosto e o "balde" esvazie para baixo ou lateralmente para evitar um seqüestramento de fluido linfadematoso.

Retalho Cutâneo Lateral Transposicional e Retalho Lateral Periosteal

Demarca-se um retalho cutâneo vertical, com mais de 1,5 cm de largura, iniciando no limite lateral do defeito e terminando lateralmente e acima do supercílio, conforme a necessidade (Figura 23-3). Emagreça o retalho cutâneo, incluindo apenas o tecido subcutâneo e evitando-se a dissecção profunda (abaixo da fáscia superficial) para prevenir lesões das ramificações do nervo facial. O periósteo da margem lateral é exposto e duas incisões paralelas são feitas com 1,5 cm de distância, começando no aspecto interior da margem orbital e continuando pelo periósteo na fáscia temporal. O retalho periosteal, com sua base na margem lateral, é elevado e bisseccionado horizontalmente. Os retalhos são cruzados para reconstituir o ângulo do ligamento palpebral lateral. Os limites anteriores dos retalhos periosteais são suturados no tarso com *vicryl* 6-0 910. O retalho cutâneo é transposto até o defeito. O retalho é bifurcado na extremidade distal para cobrir separadamente os retalhos periosteais superior e inferior. A área doadora é fechada com sutura de polipropileno 6-0. O retalho periosteal e o retalho cutâneo são aproximados com sutura simples de rápida absorção (categute simples), tomando cuidado para posicionar os retalhos cutâneos 1 a 2 mm das margens da pálpebra. Uma espessa quantidade de tecido deve estar presente no retalho no momento da cirurgia, entretanto, a maioria das irregularidades devem ser aplainadas (corrigidas) em seis meses.

Fechamento Direto

Um defeito vertical, de espessura total, em forma de pentágono com seu ponto próximo do fórnice conjuntival é criado (Figura 23-4). O planejamento minimiza a dobra (torção) e cortes tarsais. Uma sutura simples com seda 7-0 guia é colocada nos orifícios ductais das glândulas tarsais para fechar a ferida juntamente com um preciso alinhamento do tarso. Os músculos orbicular tarsal e pré-tarsal devem ser fechados com tecido de espessura quase total (evite a exposição das suturas na superfície conjuntival) com os nós da sutura orientados anteriormente. Duas suturas absorvíveis 5-0 ou 6-0 normalmente são adequadas. Em adição à sutura passada através dos orifícios ductais das glândulas tarsais, a margem da pálpebra é reaproximada com suturas posicionadas na linha ciliar e, se ne-

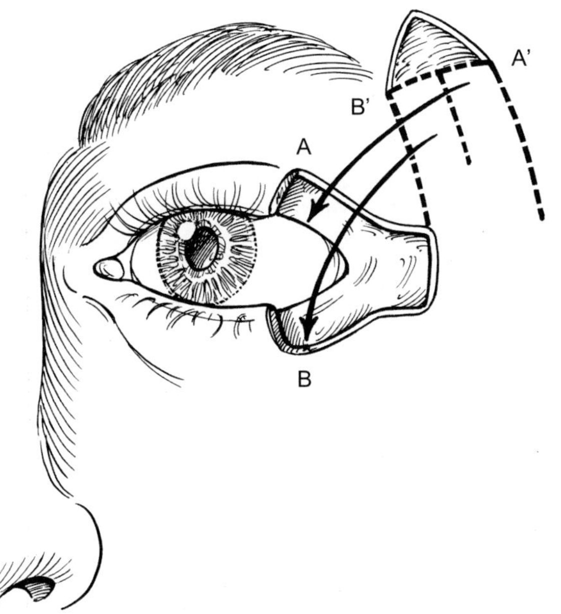

Figura 23-3. Retalhos de transposição natural. Um retalho de transposição lateral é elevada e o B' é suturado ao B e o A' é suturado ao A, cobrindo o par de retalhos periosteais orientadas horizontalmente.

cessário, na margem anterior da pálpebra posterior à ciliar. A pele é fechada da maneira padrão, incorporando os longos finais das suturas marginais para mantê-las sem contato com a córnea no pós-operatório.

Retalho de Rotação Semicircular Lateral

Crie um defeito na pálpebra em forma de pentágono (como a seguir) (Figura 23-4). Para defeitos da pálpebra inferior, marque uma linha semicircular do ângulo do ligamento palpebral lateral em direção à cauda do supercílio antes de curvar lateralmente. Normalmente não é necessário curvar o retalho inferiormente em uma configuração semicircular verdadeira. Em defeitos da pálpebra superior, o retalho semicircular ínfero-temporal termina abaixo da extensão lateral do supercílio. Uma cantotomia lateral e cantólise inferior são realizadas. Para defeitos maiores, necessitando de apoio estrutural adicional, um retalho periosteal conectado à margem orbital súpero-lateral deve ser ancorado no limite de corte tarsal ou suturado à superfície inferior do retalho musculocutâneo de avanço. O retalho periosteal não é bisseccionado horizontalmente se a reconstrução de ambas as pálpebras laterais não for indicada. A linha marcada é incisada. O retalho musculocutâneo é afinado, rodado nasalmente e fixado no limite medial do defeito. Enxertos compostos com mucosa separados não são indicados. A conjuntiva irá remucolizar o lado inferior do retalho. O lado inferior do retalho musculocutâneo é fixado ao periósteo, no ângulo palpebral (cantal) desejado, com suturas profundas para curvar a pálpebra em direção ao contorno do globo. Sobra de pele é excisada na extensão lateral da incisão do retalho, se necessário. A ferida do retalho é fechada em dois planos.

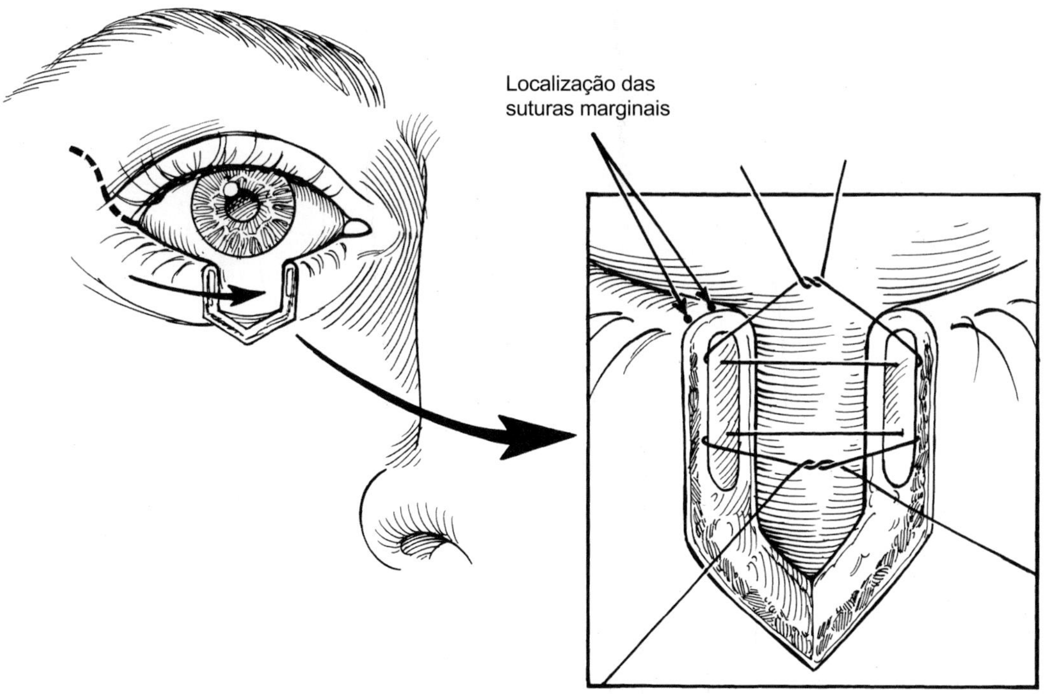

Figura 23-4. Fechamento direto e cantólise lateral. Note os lados das suturas de colcheeiro verticais adicionais.

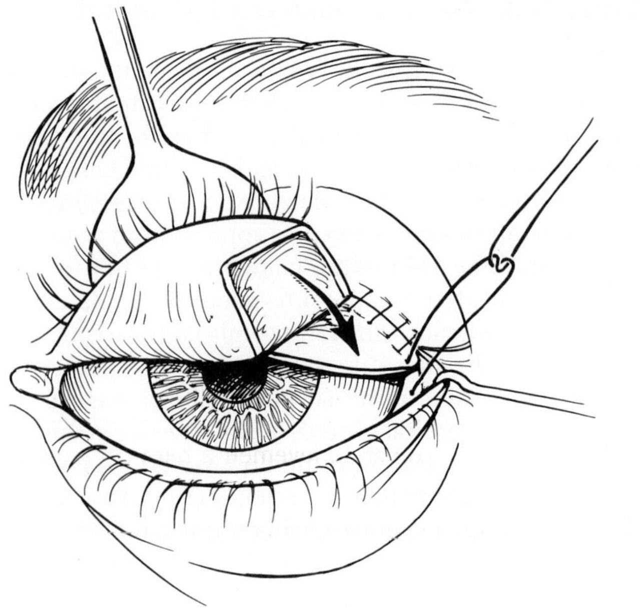

Figura 23-5. Elevação do retalho tarsoconjuntival.

Elevação do Retalho Tarsoconjuntival

Uma sutura de tração com um fio de seda 4-0 é passada através da margem, e a pálpebra é evertida sobre um afastador de Desmarres (Figura 23-5). Incisões de relaxamento são feitas no tarso para moldar um retalho de tamanho adequado (mais fino que a largura do defeito) adjacente ao defeito. Pelo menos 2 mm da margem do tarso palpebral inferior é deixada intacta no leito doador para manter a forma e a posição da pálpebra. Uma tira marginal de 3 a 4 mm é necessária na reconstrução da pálpebra superior. As incisões de relaxamento devem-se estender além da margem tarsoconjuntival. Eleva-se o retalho com uma dissecção cuidadosa transpondo-o horizontalmente dentro do defeito lamelar posterior. Uma hipercorreção vertical é indicada, já que o retalho freqüentemente se acomoda pós-operatoriamente criando uma depressão na margem da pálpebra. As margens livres do retalho tarsal são restauradas até o tarso nas margens do defeito, como foi descrito para o fechamento direto (Figura 23-5). Para lesões perto da rima palpebral lateral, pode ser necessário suturar o ligamento palpebral lateral remanescente até o periósteo. A lamela anterior é reconstruída com enxerto de pele inteira ou com o avanço de um retalho musculocutâneo. O enxerto ou o retalho musculocutâneo é posicionado a 1 mm da margem do retalho tarsoconjuntival e utilizada uma sutura corrida.

Enxerto Autógeno Tarsoconjuntival

Após a remoção do neoplasma palpebral, a conjuntiva remanescente no fórnice inferior é dissecada a partir dos retratores palpebrais inferiores. A pálpebra superior é evertida sobre um afastador de Desmarres com uma sutura de tração com fio de seda 4-0. Uma sutura tarsal de pele inteira igual ao comprimento do defeito do leito receptor é feita paralelamente à margem da pálpebra, deixando 3 a 4 mm de tarso intacto ao redor de toda a margem palpebral. Cortes verticais tarsais até a margem superior do tarso completam as incisões tarsais. O elevador da pálpebra superior é retirado da superfície anterior do disco tarsal e o enxerto é removido da sua fixação conjuntiva superior. O leito doador não é fechado. O enxerto tarsoconjuntival é posicionado no defeito e suturado na conjuntiva do fórnice inferior com suturas de categute cromado 6-0 e o tarso receptor é suturado com *vicryl* 6-0. Para defeitos da pálpebra superior, o elevador da pálpebra superior é conectado ao tarso doador. A lamela anterior é reconstruída com um retalho musculocutâneo elevado ou transportado verticalmente. Um retalho musculocutâneo bipediculado da margem superior defeituosa é usado para grandes defeitos da pálpebra superior. Deixe o retalho musculocutâneo a 1 mm da margem do enxerto tarsoconjuntivo e faça uma sutura corrida. O leito doador musculocutâneo é fechado com um enxerto de pele total.

Retalho Bipediculado em Ponte Tarsoconjuntival: Procedimento Modificado de Hughes

A pálpebra superior é evertida sobre um afastador de Desmarres e uma incisão de pele total é feita através do tarso, 3 a 4 mm acima da superfície interna da margem superior da pálpebra (Figura 23-6). A incisão é feita paralelamente à margem palpebral atravessando a largura desejada do retalho. Geral-

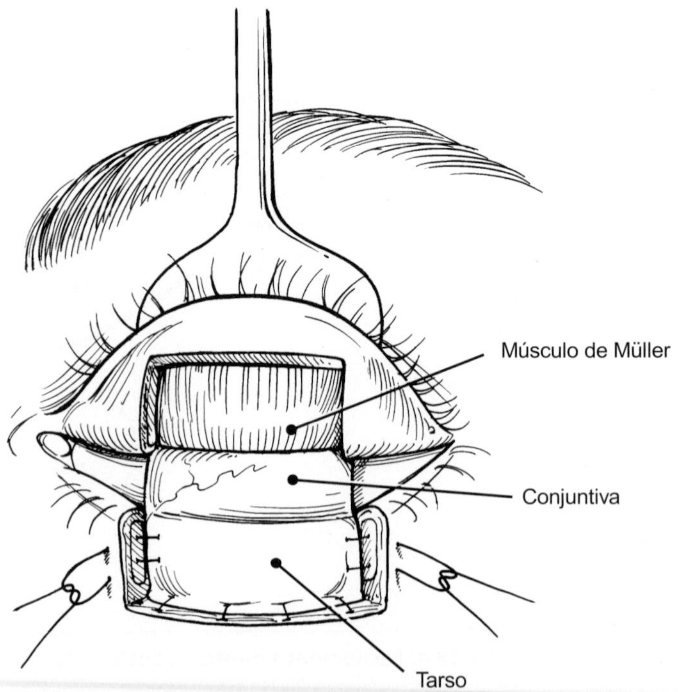

Figura 23-6. Aba da ponte tarsoconjuntival compartilhado.

mente o retalho deve ser aproximadamente 25% mais estreito do que o defeito, principalmente em pacientes mais velhos com flacidez palpebral. Cortes verticais são feitos a cada final da incisão horizontal e transportados à margem superior do tarso. Tesouras são usadas para separar o tarso do elevador da pálpebra superior. É importante correr com a dissecação superior e posteriormente até o fórnice superior, tendo o cuidado para separar o músculo orbital (músculo de Müller). Uma falha em liberar totalmente os músculos retratores da pálpebra superior pode contribuir para uma retração palpebral superior. O retalho tarsoconjuntival é avançado inferiormente em direção ao defeito palpebral inferior. O retalho deve repousar no defeito com mínima tensão. A margem principal do retalho é colocada na conjuntiva da área receptora e nos retratores da pálpebra inferior com pontos simples (interrompidos ou contínuos) de fio absorvível 6-0, com os nós orientados externamente. As margens do retalho tarsal são precisamente fixadas às margens tarsais adjacentes no defeito, usando suturas de absorção lenta com nós orientados externamente. A margem tarsal superior do retalho palpebral superior passa a ser a margem tarsal da pálpebra inferior. A lamela anterior é normalmente reconstruída com enxerto de pele total, retirada acima da lâmina tarsal, com um enxerto retroauricular ou com um retalho local de avanço da bochecha. Quatro a seis semanas após a operação, a fissura palpebral é aberta, dividindo o retalho tarsoconjuntival levemente acima da nova posição desejada da margem da pálpebra inferior. Isso pode ser feito em um consultório com anestesia tópica e infiltrativa, usando tesouras com pontas crombas para dividir o retalho enquanto as pálpebras são afastadas da córnea. A pálpebra superior é evertida sobre um afastador de Desmarres, e o pedículo residual do leito doador é dissecado entre o músculo orbital e o elevador da pálpebra superior até o fórnice superior e é amputado para prevenir a retração da pálpebra superior. Nós preferimos não fazer um retalho mucoso para cobrir a margem da pálpebra; em vez disso, a margem da pálpebra é deixada descoberta para se reepitelizar espontaneamente. Permitindo que a linha mucocutânea se forme espontaneamente, minimiza-se o espessamento e a vermelhidão da margem palpebral. Pode ser necessário fazer o contorno da margem palpebral em uma próxima consulta. Cílios postiços, delineadores ou tatuagem são recomendados em vez de transplante de cílios.

Retalho de Avanço da Bochecha Semi-Rotacional: Mustardé

A lesão é modelada para criar um defeito grande, nasal com base superior de formato triangular (Figura 23-7). Um retalho semicircular é desenvolvido começando no ligamento palpebral lateral, curvando levemente para cima, pelo menos na região frontal, e estendendo-se da área anterior até o trago auricular. O retalho cutâneo é completamente emagrecido, tendo o cuidado de manter a homeostase e evitar as ramificações do nervo facial abaixo da fáscia superficial. Enxerto nasal condromucoso, enxerto de cartilagem auricular, enxerto tarsal ou retalho bipediculado em ponte tarsoconjuntival são suturados à mucosa conjuntival, usando uma sutura de categute 5-0, com a superfície mucosa voltada para a córnea inferior, e é, então, anexada à periórbita dentro da margem orbital lateral. O retalho da bochecha é mobilizado para preencher o defeito. A derme do retalho é ancorada ao aspecto externo da borda orbital lateral com duas ou três suturas de fio 4-0 não-absorvíveis. O ligamento palpebral lateral é reformado suturando a derme do retalho da bochecha e o aspecto lateral do enxerto cartilaginoso/tarso na periórbita dentro da margem orbital lateral. O enxerto cartilaginoso/tarso é suturado no aspecto posterior do retalho rotacional na nova margem palpebral inferior usando uma sutura corrida de categute 5-0. A lesão é fechada em duas camadas. É normalmente necessário ressecar pele extra na margem lateral do retalho.

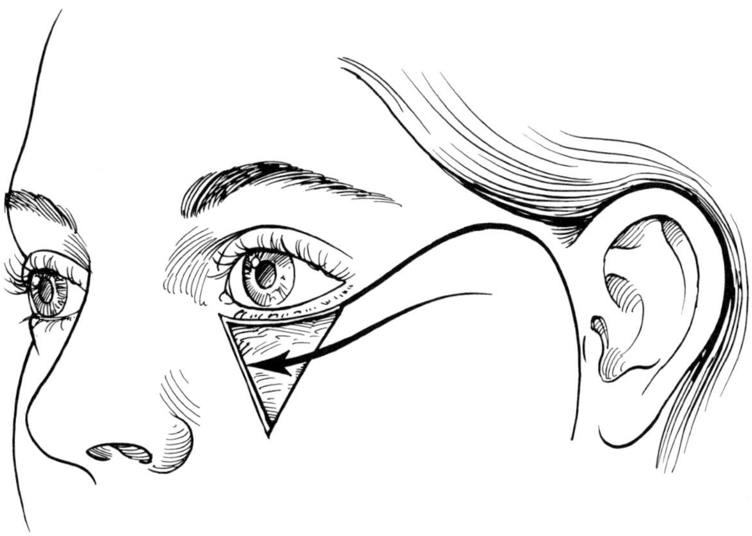

Figura 23-7. Retalho de avanço da bochecha semi-rotacional.

Reconstrução Total da Pálpebra Superior em Tempo Único

Um defeito de espessura total da pálpebra superior é reparado em três fases (Figura 23-8). Na primeira, um enxerto tarsoconjuntival é colhido da pálpebra superior contralateral, como foi descrito na Figura 23-6. O enxerto é usado para emparelhar o defeito da pálpebra e a forma da lamela posterior na margem da pálpebra. O enxerto é suturado no local usando um *vicryl* 5-0 ou 6-0. Na segunda, um enxerto musculocutâneo bipediculado é colocado abaixo do supercílio e puxado para baixo para cobrir o enxerto tarsal. O retalho pode ser colocado com algumas suturas de categute cromado 6-0, mas a maioria das incisões deve ser fechada com categute comum. Na terceira, o leito doador abaixo da sobrancelha é enxertado com pele total.

Reconstrução da Rima Medial com Microplacas

O osso nasal é exposto na frente da crista lacrimal anterior. O periósteo é posicionado posteriormente ao complexo naso-

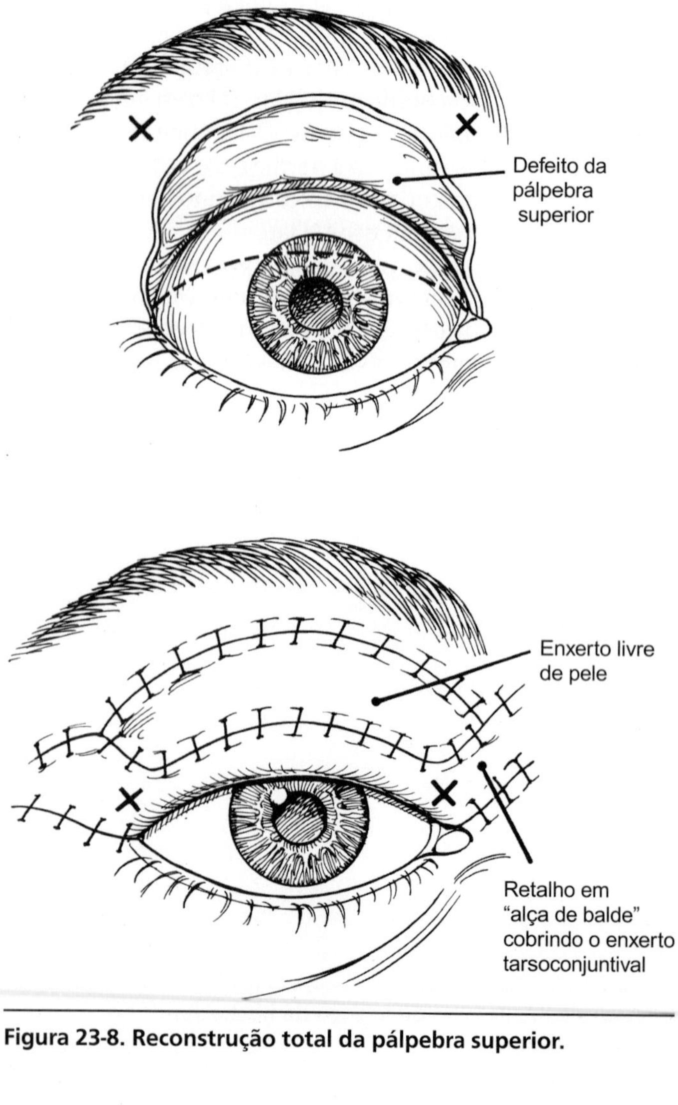

Figura 23-8. Reconstrução total da pálpebra superior.

etmoidal. Uma microplaca em formato de Y é deixada para compor o contorno ósseo da parede orbital medial. O braço comprido do Y deve posicionar-se abaixo da sutura frontoetmoidal. O braço curto do Y é fixado ao osso nasal com um parafuso de 4 a 5 mm. Um parafuso de 4 mm é usado para ajustar a parte curta do Y (a broca deve estar posicionada para baixo para prevenir danos à lâmina cribriforme). Uma sutura com polipropileno 4-0 é usada para juntar os ligamentos palpebrais mediais remanescentes diretamente a um espaço vazio da perna larga da microplaca. A lamela anterior é reconstruída com um retalho de pele local ou com um enxerto de pele total. Geralmente, enxertos retangulares musculocutâneos (Figura 23-1) podem ser usados para cobrir a maioria dos defeitos da rima medial. Para evitar aderência, os enxertos não devem atravessar a concavidade orbital medial. A concavidade central pode ser coberta com um enxerto de pele total, permitindo que se feche secundariamente, ou reconstrua-se com enxertos múltiplos juntando-se ao ápice da concavidade da rima palpebral.

Cateterização Bicanalicular

Identifique a ponta cortada proximalmente do canalículo. A localização da abertura medial, ajudada com a irrigação do canalículo ipsilateral intacto com ar, colocando pressão acima do saco lacrimal, e notando a localização de bolhas emergentes de um campo submerso. Dilate o ponto lacrimal e a abertura proximal do canalículo transectados com um dilatador pontual. Passe o tubo de silicone em um fio introdutor através do ponto lacrimal e da abertura canalicular medial. Costura-se o probe no silicone, abaixo do ducto nasolacrimal e recupere a partir do meato inferior com um recuperador em forma de gancho ou um hemostato. Passa-se a outra ponta do tubo de silicone pelo sistema canalicular ipsolateral, na maneira padrão, e prendem-se as duas pontas com um único nó quadrado bem firme. Fecha-se o tecido pericanalicular em volta do tubo com suturas absorvíveis de 6-0 ou 7-0. Repara-se o defeito da pálpebra usando uma das técnicas ilustradas previamente.

Cateterização Monocanalicular

Identificam-se e dilatam-se os cotos cortados do canalículo. Sutura-se um pedaço do tubo de silicone em um fio-guia pela parte lacerada do canalículo inserida no saco lacrimal. A ponta proximal do tubo é fixada à pálpebra inferior com uma única sutura de braço duplo de *vicryl* 7-0 ou com um sistema de conexão monocanalicular.

CURATIVOS

O olho dever ser lubrificado com um antibiótico oftálmico ou com uma pomada lubrificante antes de colocar um curativo de leve pressão. Uma tarsorrafia temporária pode ser necessária se o fechamento adequado da pálpebra não for possível embaixo do curativo. Alternativamente, o curativo pode ser omitido e o paciente ou a família pode instilar o colírio oftalmológico ou a pomada. Além de seu papel protetor, um curativo bem colocado funciona como um gesso para imobilizar as pálpebras e proporciona a cicatrização do retalho e do enxerto na posição desejada. Um curativo apertado deve ser removido imediatamente se houver qualquer indicação de hemorragia orbital pós-operatória (dor retrobulbar severa, equimose periorbital, tensão ou vômito). O uso liberal de pomada oftalmológica, de um curativo não-aderente, ou de uma gaze fina, impregnada com pomada oftalmológica, coberta com um ou dois tampões pregados à bochecha e à fronte, proporciona um curativo adequado.

CUIDADO PÓS-OPERATÓRIO

Pontos não-absorvíveis da pele periorbital normalmente são removidos quatro a sete dias após a operação. As suturas da margem da pálpebra são removidas 10 a 14 dias depois.

CUIDADOS NA RECONSTRUÇÃO DA PÁLPEBRA

Proteção intra-operatória adequada do globo é essencial. Lágrimas artificiais viscosas ou soro fisiológico devem ser pingados com freqüência na córnea durante a operação. Escudos protetores de plástico podem ser lubrificados com uma pomada viscosa para lágrimas e inseridos como uma lente de contacto para facilitar a proteção do globo durante a reconstrução. Um retrator maleável é útil para proteger o globo quando se usa instrumento pontudo perto do olho. Nós de sutura periocular devem ser exteriorizados longe da superfície da córnea. Caso isso não seja possível, suturas trançadas mais macias (*vicryl* ou seda) podem resultar em um trauma menor da superfície ocular, do que suturas monofilamentares rígidas (náilon ou polipropileno).

■ REPARO DO ECTRÓPIO, ENTRÓPIO, RETRAÇÃO DA PÁLPEBRA E BLEFAROPTOSE ADQUIRIDA

AVALIAÇÃO DA DEFORMIDADE

A causa anatômica da má posição da pálpebra deve ser determinada antes de escolher o procedimento cirúrgico reparador apropriado. O ectrópio involucional da pálpebra inferior pode ser resultado de um ligamento palpebral flácido, flacidez do músculo orbicular pré-tarsal ou pré-septal ou desinserção dos retratores da pálpebra inferior. Um simples teste de "beliscar", no qual a pálpebra é puxada em direção oposta ao globo, é um método efetivo para determinar o grau de flacidez da pálpebra (mais de 6 mm de flacidez é anormal). Além disso, um retorno devagar para a posição normal é indício de hipotonia. Deficiência na pele da pálpebra pode resultar em ectrópio cicatricial. Se a margem da pálpebra não pode ser puxada superiormente no mínimo 2 mm acima do limbo inferior, ocorrerá insuficiência vertical da pálpebra. Retração da pálpebra inferior pode ocorrer com ou sem ectrópio da pálpebra inferior. Retração da pálpebra pode ser causada por afrouxamento do ligamento palpebral, insuficiência lamelar posterior (conjuntiva e retratores da pálpebra), proptose, oftalmopatia tireóide, órbitas rasas, ou globos oculares grandes, como são vistos em miopia alta.

Entrópio involucional é o resultado do afrouxamento horizontal da pálpebra, sobreposição do músculo orbicular pré-septal ou atenuação dos retratores da pálpebra inferior. Com a deiscência dos retratores da pálpebra inferior, o ectrópio da pálpebra inferior pode ser diminuído em "olhar baixo". Ocasionalmente, os retratores atenuados da margem inferior da pálpebra são vistos como uma faixa branca paralela à margem da pálpebra no fórnice inferior. Uma sobreposição do músculo orbicular é normalmente evidente em fechamentos forçados das pálpebras. Entrópio cicatricial é causado por um encurtamento vertical da lamela tarsoconjuntival posterior da pálpebra. Isso é normalmente um diagnóstico clínico óbvio.

Deiscência adquirida ou desinserção do elevador da pálpebra superior podem resultar de mudanças involucionais, trauma, cirurgia ocular prévia ou uso prolongado de lentes de contato. Pacientes com blefaroptose tipicamente demonstram funções contráteis normais (mais de 10 mm), uma prega elevada na pálpebra e afinamento na aparência da pálpebra. O grau de blefaroptose pode ser quantificado medindo a distância do reflexo marginal da pálpebra (DRMP) ou a posição da pálpebra superior com relação ao limbo inferior. Uma DRMP normal é de 3,5 a 4,5 mm acima do limbo inferior em uma posição primária do olhar. A presença ou ausência do fenômeno de Bell é uma importante observação pré-operatória.

INDICAÇÕES

A maioria dos casos de ectrópio involucional tem um componente de afrouxamento do ligamento palpebral lateral e pode ser corrigido com o procedimento de apertar horizontalmente a pálpebra com uma tira lateral tarsal (TLT) (Figura 23-10). A TLT é também um ótimo método no gerenciamento de algumas formas de ectrópio paralítico da pálpebra. Insuficiência lamelar anterior pode ser corrigida com enxertos inteiros ou rotacionais musculocutâneos. Uma tira tarsal por si própria ou adjacente ao enxerto pode ter bom efeito em pacientes com má posição da pálpebra inferior ou da rima lateral, sem afrouxamento da pálpebra ou encurtamento da lamela anterior. Insuficiência lamelar posterior é controlada com a lise da cicatriz e a ressecção dos retratores da pálpebra inferior. Mucosa do palato duro, cartilagem autógena, e espaçadores curvados de polietileno poroso são todos usados como suportes interposicionais.

Reinserção dos retratores da pálpebra inferior e suspensão do ligamento palpebral lateral podem ser feitos por método infraciliar ou tarsoconjuntival na correção do entrópio involucional. Em casos leves a moderados e triquíase, um procedimento de tarsotomia é extremamente útil para pacientes com ou sem tracoma. Para casos moderados de entrópio cicatricial, uma interposição de enxerto mucoso do palato duro pode ser usado para alongar as lamelas centrais e posteriores.

Avanço do elevador da pálpebra (Figura 23-11) pelo método externo é a técnica empregada no reparo de defeitos com boa função do músculo elevador da pálpebra. Uma incisão na prega palpebral superior permite uma excelente exposição intra-operatória e facilita revisões pós-operatórias.

CONTRA-INDICAÇÕES

O procedimento cirúrgico do entrópio palpebral involucional deve ser considerado apenas se o tratamento médico falhar. Lubrificação ocular agressiva freqüentemente resulta no aumento da posição da margem palpebral se o ectrópio palpebral é recente. Lubrificação e oclusão do ponto lacrimal também podem reduzir os sintomas da exposição observada na retração palpebral inferior. Retração pós-operatória da pálpebra pode ser melhorada com massagem palpebral realizada com algumas semanas de cirurgia.

Se uma tira tarsal lateral resultar no deslocamento do ponto lacrimal em direção ao limbo nasal, uma flacidez do ligamento palpebral medial existe e deve ser cuidada antes de esticar horizontalmente a pálpebra. Um enxerto mucoso do palato duro pode não ser adequado nos casos severos de ectrópio cicatricial. Nesta situação, a reconstrução da margem palpebral com um reforço é freqüentemente indicada.

Pacientes com boa função do músculo elevador em que a blefaroptose se resolve após a instilação de uma solução de fenilefrina a 10% pode não necessitar do avanço do elevador da pálpebra. Ressecção do músculo orbital é adequada em casos de blefaroptose média, freqüentemente encontrada em pacientes com síndrome de Horner. Avanço do elevador da pálpebra é inadequado em casos de blefaroptose miogênica congênita e outras manifestações de blefaroptose severa com mínima ou nenhuma função do elevador. Técnicas de suspensão frontal devem ser usadas nestes pacientes.

ESCOLHA DA SALA DE CIRURGIA

Os instrumentos e as técnicas anestésicas usadas na cirurgia de má posição palpebral são as mesmas que as descritas previamente na reconstrução palpebral geral.

MARCAÇÕES DO PACIENTE

A prega palpebral superior deve ser medida e marcada com um marcador de pele em casos de reparos da blefaroptose e da retirada de enxertos inteiros. A prega palpebral deve estar 4 a 5 mm acima do ponto superior, 8 (homem) a 10 mm (mulher) acima da margem palpebral central e de 6 a 7 mm superior ao ângulo da rima lateral. Se um procedimento unilateral está sendo realizado, a prega palpebral deve-se equiparar com a pálpebra lateral superior contralateral. Excesso de pele superior da marcação pode ser pinçado e marcado, se

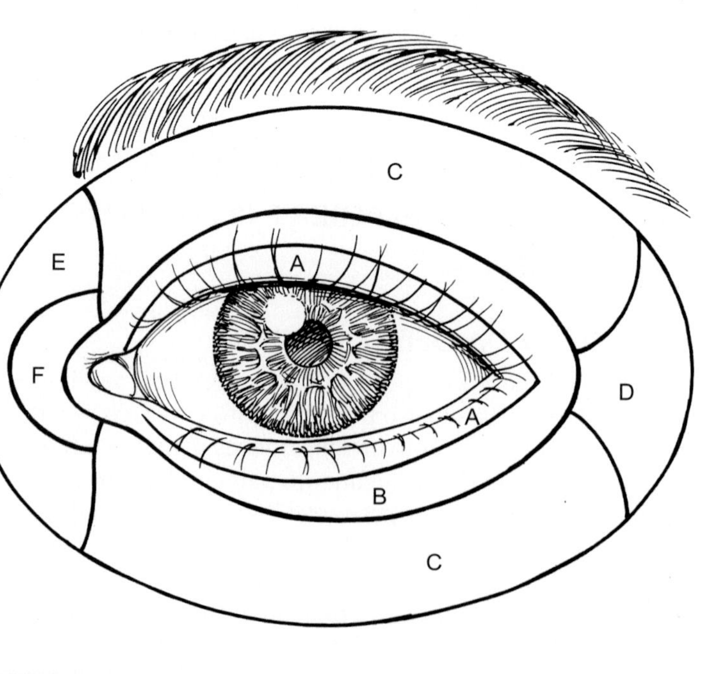

Figura 23-9. Subunidades estéticas periorbitais. A, margem da pálpebra; B, pré-tarsal; C, pré-septal; D, concavidade cantal lateral; E, concavidade cantal média; F, concavidade cantal média.

um enxerto é para ser retirado ou uma blefaroplastia concomitante é para ser realizada. É útil usar as divisões estéticas da pálpebra (Figura 23-9) como linhas demarcadoras para retalhos e incisões.

TÉCNICAS

Técnica Cirúrgica: Cortes Laterais Tarsais Cantoplastia

Uma cantoplastia é realizada com um bisturi n° 15 ou tesouras retas de íris cortando a pele e a conjuntiva abaixo do periósteo (Figura 23-10). A incisão na pele é de 3 a 5 mm. Uma lise da rima lateral é feita com uma incisão vertical da crus inferior do ligamento palpebral lateral, usando uma tesoura de dissecção pequena até existir uma liberação completa do ligamento palpebral lateral. A pálpebra é dissecada ao longo da linha cinza na lamela anterior e posterior. Os retratores e a conjuntiva da pálpebra inferior são seccionados no plano da margem tarsal inferior para a parte livre do tarso lateral. A junção mucocutânea é ajustada e o epitélio conjuntivo é debridado da superfície bulbar do tarso com um bisturi n° 15. Tiras laterais tarsais remanescentes são excisadas e o tarso lateral encurtado, dependendo do grau da flacidez horizontal. Uma nova margem tarsal é reanastomosada no periósteo no aspecto interior da parede orbital lateral com uma sutura de *vicryl* 4-0 em uma agulha semicircular. A quantidade encurtada pode variar pela colocação de uma sutura na tira lateral tarsal ou pela quantidade de encurtamento realizado. Uma rápida hipercorreção na porção vertical é desejável (a rima lateral é geralmente cerca de 2 mm superior à rima medial). Excessos de pele e músculo anterior são retirados e a rimotomia lateral é fechada em plano único.

Reconstrução da Pálpebra com um Enxerto Mucoso do Palato Duro

Cantotomia e lise inferior são realizadas. Uma dissecção é usada para liberar a conjuntiva retraída e os retratores do tarso inferior. Uma vez que a incisão alcança a área medial inferior para o ponto lacrimal, isso é feito em direção inferior por cerca de 3 mm. Dissecção no plano entre a lamela posterior e o septo orbital e fáscia orbicular posterior é usada para soltar os retratores da pálpebra inferior e alguma cicatriz. Um enxerto mucoso do palato duro é retirado em estilo padrão. Com o lado mucoso do enxerto orientado em direção ao globo, uma sutura corrida de categute 6-0 é usada para fixar o enxerto primeiro ao recipiente inferior na margem tarsal e depois na conjuntiva ressecada.

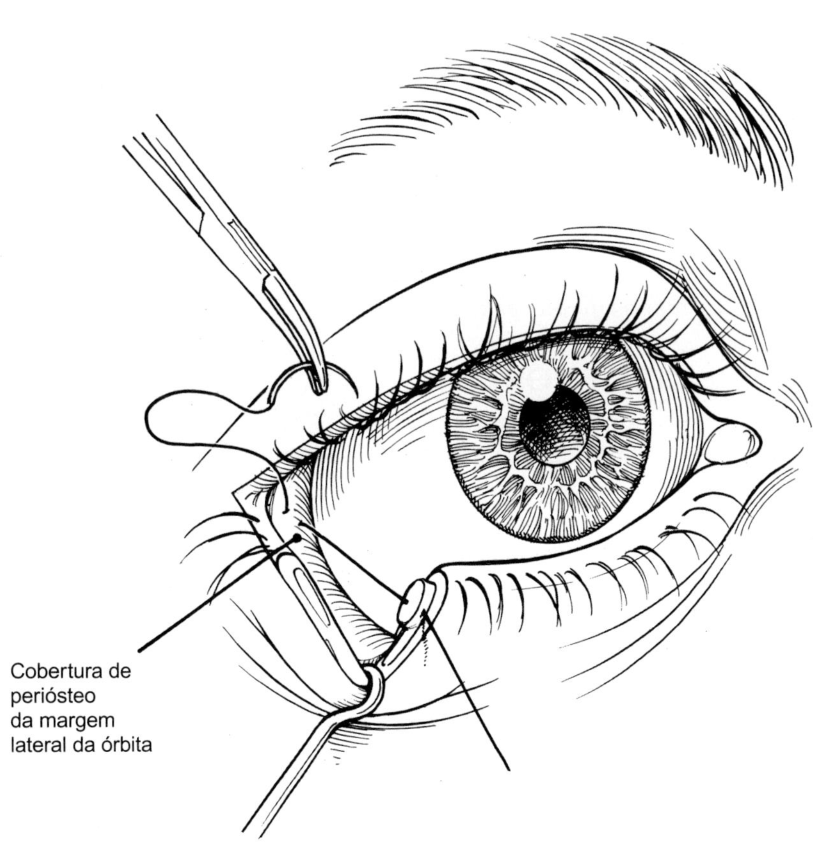

Figura 23-10. Cantoplastia da tira tarsal lateral.

Reparo Transcutâneo da Incursão Palpebral com a Pálpebra Inferior: Reinserção do Retrator e Cantoplastia Lateral

Cantofomia lateral e lise inferior são realizadas (Figura 23-10). Uma incisão infraciliar é feita em estilo padrão e um retalho musculocutâneo é elevado. O septo orbital é aberto, expondo os retratores da pálpebra inferior. Os retratores são suturados na borda do tarso inferior com duas ou três suturas de seda 6-0 com os nós orientados anteriormente. O músculo orbicular pré-tarsal é ressecado. Encurtamento horizontal com tiras tarsais laterais é realizado para uma flacidez palpebral coexistente.

Tarsotomia Transversa e Rotação da Margem Palpebral

Duas suturas de seda 4-0 são passadas através da margem palpebral inferior para separá-la do globo. Uma incisão horizontal é feita a partir da conjuntiva 2 mm da margem palpebral através do tarso mas não passando pelo orbicular. A incisão deve ser alguns milímetros ao longo mas não deve ser levada medialmente além do ponto lacrimal. Se necessário, uma dissecção no plano fascial póstero-orbicular pode ser realizada para liberar alguma cicatrização entre a lamela anterior e média. Cada braço da sutura dupla de categute 6-0 é passada pela borda superior do fragmento inferior do disco tarsal e pelo músculo orbicular e da pele para sair anteriormente à linha ciliar. Para um melhor efeito rotacional, as suturas devem sair perto da linha ciliar. Três ou quatro suturas duplas com espaços de 3 a 4 mm podem ser usadas, dependendo do comprimento da margem palpebral afetada. Uma modesta rotação é o ponto final desejado.

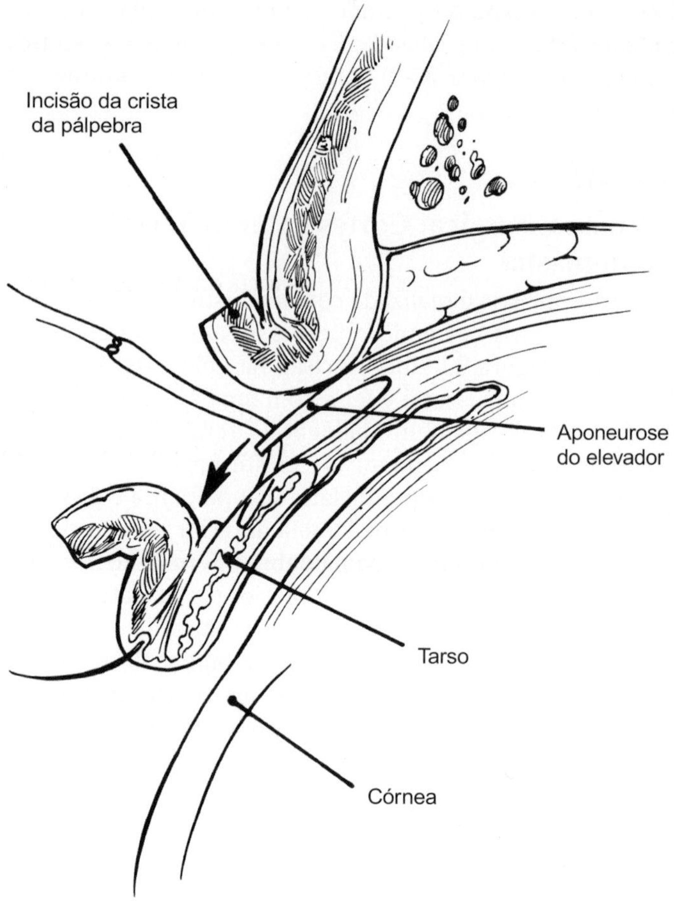

Figura 23-11. Avanço da aponeurose elevador.

Avanço do Elevador da Pálpebra Superior

Uma incisão é feita na prega palpebral através da pele e do músculo orbicular (Figura 23-11). O septo orbital que se insere na aponeurose 3 a 5 mm acima da borda tarsal superior é identificado e aberto com uma tesoura. Gordura pré-orbital é afastada superiormente com um Desmarres e o elevador da pálpebra é localizado. Dissecção da superfície tarsal anterior é realizada para descobrir o disco tarsal antes das colocação das suturas tarsais. Suturas de polipropileno 7-0 são passadas de modo interrompido pela metade do tarso cerca de 3 mm da borda tarsal superior e da borda inferior da aponeurose. Uma única sutura lamelar centralizada nasalmente na linha pupilar sempre resulta num contorno palpebral adequado. Nenhuma fórmula para quantificar o quanto é necessário avançar o elevador em blefaroptose é exata, e o cirurgião deverá adequar seus próprios métodos aos publicados. O paciente poderá ser levantado a uma posição ereta durante a cirurgia para ficar mais acessível à altura da pálpebra para os ajustes necessários. Procura-se uma hipercorreção de 1 ou 2 mm intra-operatoriamente. A incisão na pele é fechada no estilo padrão. Dois ou três pontos profundos e interrompidos passando pela pele, orbicular pré-tarsal e na borda do elevador da pálpebra podem ser feitos para reformar as pregas palpebrais.

CURATIVOS

Os princípios do tratamento da ferida e da proteção ocular previamente descritos para reconstruções de pálpebras também são aplicados na cirurgia de má posição palpebral. Uma ou duas suturas duplas de seda 4-0 são passadas pela margem inferior e fixadas na fronte com Steri-Strips por quatro a sete dias para prevenir contratura palpebral após a reconstrução. Um extenso curativo oclusivo leve deve ser considerado em pacientes com risco de danos mecânicos à córnea.

CUIDADO PÓS-OPERATÓRIO

Uma posição incorreta da pálpebra após o avanço do elevador é ajustada quatro a sete dias após a cirurgia. Durante a primeira semana, a ferida é facilmente aberta permitindo a remoção das suturas tarsais em casos de hipercorreção ou colocação de suturas adicionais em pacientes que necessitam da correção.

CUIDADOS NO REPARO DA MÁ POSIÇÃO PALPEBRAL

Evite causar algum lagoftalmo em paciente com risco de descompensação da córnea. O fenômeno de Bell, olho seco e desnervação do 7º nervo é identificado em pacientes com problemas na córnea ocorridos no pós-operatório. Lagoftalmos devem ser evitados também em pacientes com artrite reumatóide ou intolerância a lentes de contato ou em quem está com idade avançada. A importância da proteção da córnea durante as reconstruções não pode ser superenfatizada. O uso de um protetor durante a sutura tarsal no avanço do elevador é estimulado. Outro interesse em blefaroptose é a apropriada avaliação pré-operatória da posição palpebral. Lei de Hering da correspondência motora é importante para lembrar pacientes com blefaroptose unilateral. Reparar uma blefaroptose unilateral pode exacerbar uma contralateral não-detectada.

Leituras Sugeridas

Anderson RL, Beard C. The levator aponeurosis: attachments and their clinical significance. *Arch Ophthalmol* 1977;95:1437-1441.

Anderson RL, Dixon RS. Aponeurotic ptosis surgery. *Arch Ophthalmol* 1979;97:1123-1128.

Anderson RL, Edwards JJ. Reconstruction by myocutaneous eyelid flaps. *Arch Ophthalmol* 1979;97:2358-2362.

Anderson RL, Gordy DD. The tarsal strip procedure. *Arch Ophthalmol* 1979;97:2192-2196.

Anderson RL, Jordan DR, Beard C. Full-thickness unipedicle flap for lower eyelid reconstruction. *Arch Ophthalmol* 1988;106:122-125.

Baylis HI, Perman KI, Fett DR, Sutcliffe RT. Autogenous auricular cartilage grafting for lower eyelid retraction. *Ophthalmic Plast Reconstr Surg* 1985;1:23-27.

Becker GD, Adams LA, Levin BC. Nonsurgical repair of perinasal skin defects. *Plast Reconstr Surg* 1991;88:768.

Beyer-Machule CK, Shapiro A, Smith B. Double composite lid reconstruction: a new method of upper and lower lid reconstruction. *Ophthalmic Plast Reconstr Surg* 1985;1:97-102.

Borges AF. Dog-ear repair. *Plast Reconstr Surg* 1982;69:707-713.

Borges AF. The rhombic flap. *Plast Reconstr Surg* 1981;67:458-466.

Bullock JD, Koss N, Flagg SV. Rhomboid flap in ophthalmic plastic surgery. *Arch Ophthalmol* 1973;90:203-205.

Callahan MA, Callahan A. Mustardé flap lower lid reconstruction after malignancy. *Ophthalmology* 1980;87:279-286.

Carter SR, Meecham WJ, Seiff SR. Silicone frontalis slings for the correction of blepharoptosis: indications and efficacy. *Ophthalmology* 1996;103:623-630.

Chalfin J, Putterman AM. Frozen section control in the surgery of basal cell carcinoma of the eyelid. *Am J Ophthalmol* 1979;87:802-809.

Cies WA, Bartlett RE. Modification of the Mustardé and Hughes methods of reconstruction of the lower lid. *Ann Ophthalmol* 1967;7:1497-1501.

Cohen MS, Shorr N. Eyelid reconstruction with hard palate mucosa grafts. *Ophthalmic Plast Reconstr Surg* 1992;8:183-195.

Crawford JS. Intubation of obstructions in the lacrimal system. *Can J Ophthalmol* 1977;12:289-292.

Cutler NL, Beard C. A method for partial and total upper lid reconstruction. *Am J Ophthalmol* 1955;39:1-7.

Divine RD, Anderson RL. Techniques in eyelid wound closure. *Ophthalmic Surg* 1982;13:283-287.

Dortzbach RK, Angrist RA. Silicone intubation for lacerated lacrimal canaliculi. *Ophthalmic Surg* 1985;16:639-642.

Dortzbach RK, Kronish JW. Early revision in the office for adults after unsatisfactory blepharoptosis correction. *Am J Ophthalmol* 1993;115:68-75.

Dortzbach RK, Sutula FC. Involutional blepharoptosis: a histopathological study. *Arch Ophthalmol* 1980;98:2045-2049.

Dresner SC. Further modifications of the Muller's muscle-conjunctival resection procedure for blepharoptosis. *Ophthalmic Plast Reconstr Surg* 1991;7:114-122.

Dresner SC, Karesh JW. Transconjunctival entropion repair. *Arch Ophthalmol* 1993;111:1144-1148.

Dryden RM, Leibsohn J, Wobig JL. Senile entropion: pathogenesis and treatment. *Arch Ophthalmol* 1978;96:1883-1885.

Harrington JN. Reconstruction of the medial canthus by spontaneous granulation (laissez-faire): a review. *Ann Ophthalmol* 1982;14:956-970.

Hawes MJ. Free autogenous grafts in eyelid tarsoconjunctival reconstruction. *Ophthalmic Surg* 1987;18:37-41.

Hawes MJ, Segrest DR. Effectiveness of bicanalicular silicone intubation in the repair of canalicular lacerations. *Ophthalmic Plast Reconstr Surg* 1985;1:185-190.

Howard GR, Nerad JA, Kersten RC. Medial canthoplasty with microplate fixation. *Arch Ophthalmol* 1992;110:1793-1797.

Hughes WL. Total lower lid reconstruction: technical details. *Trans Am Ophthalmol Soc* 1976;74:321-329.

Jones LT. The anatomy of the lower eyelid, and its relation to the cause and cure of entropion. *Am J Ophthalmol* 1960;49:29-36.

Jones LT, Quickert MH, Wobig JL. The cure of ptosis by aponeurotic repair. *Arch Ophthalmol* 1975;93:629-634.

Jordan DR, Anderson RL. A simplified procedure for adjusting eyelid position after aponeurotic ptosis surgery. *Arch Ophthalmol* 1987;105:1288-1291.

Jordan DR, Anderson RL. The lateral tarsal strip revisited: the enhanced tarsal strip. *Arch Ophthalmol* 1989;107:604-606.

Jordan DR, Anderson RL, Holds JB. Modifications to the semicircular flap technique in eyelid reconstruction. *Can J Ophthalmol* 1992;27:130-136.

Jordan DR, Anderson RL, Nowinski TS. Tarsoconjunctival flap for upper eyelid reconstruction. *Arch Ophthalmol* 1989;107:599-603.

Jordan DR, Anderson RL, Thiese SM. The medial tarsal strip. *Arch Ophthalmol* 1990;108:120-124.

Kersten RC, Anderson RL, Tse DT, Weinstein GL. Tarsal rotational flap for upper eyelid reconstruction. *Arch Ophthalmol* 1986;104:918-922.

Kersten RC, Conciliis C, Kulwin DR. Acquired ptosis in the young and middle-aged adult population. *Ophthalmology* 1995;102:924-928.

Kersten RC, Kleiner FP, Kulwin DR. Tarsotomy for the treatment of cicatricial entropion with trichiasis. *Arch Ophthalmol* 1992;110:714-717.

Kersten RC, Kulwin DR, Levartovsky S, et al. Management of lower-lid retraction with hard-palate mucosa grafting. *Arch Ophthalmol* 1990;108:1339-1343.

Leone CR Jr. Lateral canthal reconstruction. *Ophthalmology* 1987;94:238-241.

Leone CR Jr. Tarsal-conjunctival advancement flaps for upper eyelid reconstruction. *Arch Ophthalmol* 1983;101:945-948.

Leone CR Jr, Van Gemert JV. Lower eyelid reconstruction with upper eyelid transpositional grafts. *Ophthalmic Surg* 1980;11: 315-318.

Leone CR Jr, Van Gemert JV. Lower lid reconstruction using tarsoconjunctival grafts and bipedicle skin-muscle flap. *Arch Ophthalmol* 1989;107:758-760.

Levine MR, Buckman G. Semicircular flap revisited. *Arch Ophthalmol* 1986;104:915-917.

Linberg JV, Vasquez RJ, Chao G. Aponeurotic ptosis repair under local anesthesia: prediction of results from operative height. *Ophthalmology* 1988;95:1046-1052.

Long JA. A method of monocanalicular silicone intubation. *Ophthalmic Surg* 1988;19:204-205.

Mauriello JA Jr, Antonacci R. Single tarsoconjunctival flap (lower eyelid) for upper eyelid reconstruction ("reverse" modified Hughes procedure). *Ophthalmic Surg* 1994;25:374-378.

McCord CD Jr, Tanenbaum M, Nunery WR, eds. *Oculoplastic Surgery.* 3rd ed. New York: Raven Press, 1995.

Meyer DR, Linberg JV, Wobig JL, McCormick SA. Anatomy of the orbital septum and associated eyelid connective tissues: implications for ptosis surgery. *Ophthalmic Plast Reconstr Surg* 1991;7:104-113.

Morrison FD. An aid to repair of lacerated tear ducts. *Arch Ophthalmol* 1964;72:341-342.

Paris GL, Quickest MH. Disinsertion of the aponeurosis of the levator palpebrae superioris muscle after cataract extraction. *Am J Ophthalmol* 1976;81:337-340.

Patipa M, Patel BCK, McLeish W, Anderson RL. Use of hard palate grafts for treatment of postsurgical lower eyelid retraction: a technical overview. *J Cranio Maxillofacial Trauma* 1996;2:18-28.

Patrinely JR. Eyelid reconstruction. In: Weber RS, Miller M, Goepfert H, eds. *Basal and Squamous Cell Skin Cancer of the Head and Neck.* Malvern: Lea & Febiger, 1993:84-200.

Patrinely JR, Anderson RL. Monocanalicular silicone intubation. *Arch Ophthalmol* 1988;106:579-580.

Patrinely JR, Anderson RL. The septal pulley in frontalis suspension. *Arch Ophthalmol* 1986;104:1707-1710.

Patrinely JR, Marines HM, Anderson RL. Skin flaps in periorbital reconstruction. *Sure Ophthalmol* 1987;31:249-261.

Putterman AM. Combined viable composite graft and temporal semicircular skin flap technique. *Am J Ophthalmol* 1984;98:349-354.

Putterman AM, Urist MJ. Muller's muscle-conjunctiva resection. *Arch Ophthalmol* 1975;93:619-623.

Reifler DM. Management of canalicular laceration. *Surv Ophthalmol* 1991;2:113-132.

Schaefer AI. Variation in the pathophysiology of involutional entropion and its treatment. *Ophthalmic Surg* 1983;14:653-655.

Shore JW, Bergin DJ, Garrett SN. Results of blepharoptosis surgery with early postoperative adjustment. *Ophthalmology* 1990;97:1502-1511.

Shore JW, Rubin PAD, Bilyk JR. Repair of telecanthus by anterior fixation of cantilevered miniplates. *Ophthalmology* 1992;99:1133-1138.

Shotton FT. Optimal closure of medial canthal surgical defects with rhomboid flaps: "rules of thumb" for flap and rhomboid defect orientations. *Ophthalmic Surg* 1983;14:46-52.

Siegel RE. Palatal grafts for eyelid reconstruction. *Plast Reconstr Surg* 1985;76:411-414.

Silver B. The use of mucous membrane from the hard palate in the treatment of trichiasis and cicatricial entropion. *Ophthalmic Plast Reconstr Surg* 1986;2:129-131.

Spinelli HM, Jelks GW. Periocular reconstruction: a systematic approach. *Plast Reconstr Surg* 1993;91:1017.

Stephenson CM, Brown BZ. The use of tarsus as a free autogenous graft in eyelid surgery. *Ophthalmic Plast Reconstr Surg* 1985;1:43-50.

Tenzel RR, Stewart WB. Eyelid reconstruction by the semicircle flap technique. *Ophthalmology* 1978;85:1164-1169.

Tenzel RR. Reconstruction of the central one half of an eyelid. *Arch Ophthalmol* 1975;93:125-126.

Weinstein GS, Anderson RL, Tse DT, Kersten RC. The use of a periosteal strip for eyelid reconstruction. *Arch Ophthalmol* 1985;103:357-359.

Wesley RE, Collins JW. Combined procedure for senile entropion. *Ophthalmic Surg* 1983;14:401-405.

Wulc AE, Arterberry JF. The pathogenesis of canalicular laceration. *Ophthalmology* 1991;98:1243-1249.

Capítulo 24

Retalho Frontal para Reconstrução Nasal

Frederick J. Menick

AVALIAÇÃO DA DEFORMIDADE

O planejamento da reconstrução nasal é determinado pela extensão do defeito – profundidade, tamanho e localização – e pelo estado de saúde e preferência do paciente. Alguns pacientes simplesmente querem ver sua ferida cicatrizada, em vez do nariz reconstruído. Nesses casos, a cobertura pode ser feita por sutura simples da lesão, sem a devida reconstrução do defeito, ou podem ser aplicados retalhos locais ou mesmo enxertos de pele. Na maioria dos casos, o paciente deseja que o seu nariz apresente formato e funções normais. Nestas circunstâncias, princípios de reconstrução estética são utilizados com a finalidade de restaurar a qualidade normal da pele e o seu contorno.

A parte externa do nariz de um indivíduo adulto pode ser dividida em áreas de espessura de pele diferente (fina, moderada e espessa). A pele do dorso e das paredes laterais é fina, suave, flexível e móvel. A pele da columela, margens das asas nasais e dos *soft triangles*, também é fina e flexível, porém está relativamente fixa aos tecidos subjacentes. A área mais espessa da pele é preenchida por glândulas sebáceas que se encontram sobre a ponta e a asa nasal. Estas regiões, de espessura variável da pele, apresentam áreas de cicatrização variável.

Visualmente, a superfície externa do nariz possui elevações e reentrâncias que a delimitam em regiões discretamente convexas ou côncavas: a ponta, o dorso, a columela, o processo lateral, as asas nasais e os *soft triangles*. Estas regiões do nariz são denominadas de subunidades regionais ou topográficas. Elas são definidas por graduações de luz e sombras refletidas na superfície nasal e são determinadas pelo contorno da pele e do tecido subcutâneo sobre o arcabouço osteocartilaginoso (Figura 24-1).

Pequenos defeitos do nariz são aqueles menores que 1,5 cm de diâmetro e consistem apenas de pele e camada superficial de tecido subcutâneo, não expondo a cartilagem logo abaixo.

Defeitos grandes ou profundos são aqueles maiores que 1,5 cm ou com exposição ou perda de tecido cartilaginoso, e algumas vezes até a perda de parte do revestimento nasal interno.

PADRONIZAÇÃO DA INDICAÇÃO CIRÚRGICA

As opções de reconstrução para um defeito nasal incluem enxerto de pele de espessura total, retalho local como o retalho nasolabial, e o retalho frontal. As seguintes regras devem ser consideradas:

1. Todo enxerto de pele de espessura total apresenta-se um tanto fino e atrófico no pós-operatório. Um enxerto terá boa integração em defeitos superficiais nas áreas com pele fina, mas parecerá estar deprimido, com áreas brilhantes e despigmentadas localizando-se em áreas de pele espessa e sebácea, como a ponta e a asa nasal. Retalhos de transposição também são muito utilizados nas regiões com pele fina, devido à pele adjacente do dorso e da parede lateral do nariz ser bastante móvel e flexível.
2. Os pequenos defeitos superficiais nas áreas de pele espessa e sebácea devem ser corrigidos com a pele adjacente, pois um retalho realizado com esta pele restituirá a cor específica, textura e espessura da pele da ponta e asa nasal. O retalho bilobado é ideal para defeitos até

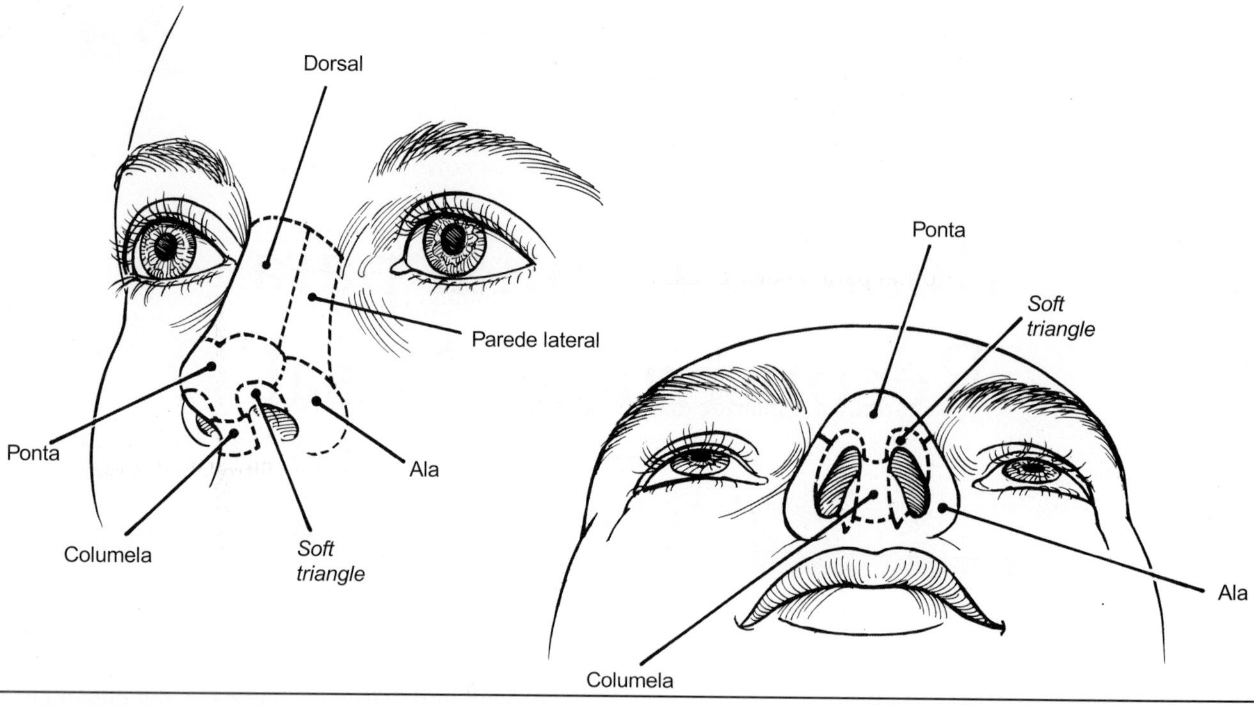

Figura 24-1. O nariz é feito de áreas topográficas adjacentes com características específicas da pele, como observado acima, e com contornos tridimensionais que descrevem as subunidades nasais.

1,5 cm de diâmetro nas áreas de pele espessa. Entretanto, quando retalhos locais são utilizados, a pele normal que resta deve ser alongada e redistribuída para cobrir integralmente a superfície nasal, e é inadequada para cobrir defeitos acima de 1,5 cm. Tais defeitos necessitam de tecidos distantes como os da região da bochecha e oral, ou região frontal.

3. Em lesões profundas, quando parte do arcabouço cartilaginoso foi perdido, a cartilagem deve ser substituída para o nariz apresentar um aspecto normal. Sob tais circunstâncias, um retalho de pele distante deve ser usado para cobertura. Os retalhos locais de nariz não são apropriados, pois o novo arcabouço cartilaginoso irá desabar quando sob tensão da pele. Os enxertos de pele não irão aderir em enxertos cartilaginosos.
4. O retalho nasolabial é limitado em tamanho e em seu arco de rotação. Entretanto, fornece pele ideal para cobrir toda a parte convexa da asa nasal.
5. O retalho frontal, por possuir uma combinação ideal de pele, textura, tamanho, flexibilidade e largura, é indicado para a reconstrução de ponta, dorso, defeitos extensos unilaterais ou do nariz inteiro. Bem vascularizada e estando próxima ao nariz, a região frontal é conhecida como importante local doador de pele na reconstrução nasal. Graças à sua porção mediana, o retalho pode ser transferido com sucesso como retalho paramediano, sendo desnecessário utilizar tecidos distantes para reconstruir o nariz ou expandir o tecido disponível na região frontal.

Anatomicamente o nariz considerado normal é formado por uma rede de finos capilares, uma ponta nasal definida por cartilagem, osso e cartilagem de sustentação que se unem no dorso e nas paredes laterais, e uma fina pele que combina com a coloração da face, textura e distribuição de pêlos. A perda de tecido de cada camada nasal (p. ex., cobertura, revestimento interno e arcabouço) deve ser enumerada.

Visualmente, a superfície externa do nariz é separada por suaves elevações e reentrâncias – definindo as subunidades do nariz. Elas devem ser restauradas para adquirir aparência normal. As cicatrizes que marcam as margens da pele transplantada serão visíveis através de reflexos de luz ou por sombras, e o enxerto de pele ou retalho pode-se apresentar como uma área delimitada por uma cicatriz, mesmo que a pele doadora combine em relação a cor e textura com o leito receptor. Miofibroblastos que estão no leito de cicatrização do retalho desenvolvem uma contração centrípeta, levando à formação de protuberâncias na superfície do retalho. Portanto, é importante escolher de forma estratégica a localização das margens cicatriciais, a fim de que estas estejam camufladas e possam minimizar então os efeitos negativos da contratura cicatricial. Os tecidos devem ser substituídos de tal maneira que as unidades que compõem o nariz, ao serem restauradas, apresentem um aspecto normal.

PREPARO PRÉ-OPERATÓRIO

A transferência da pele da região frontal para o nariz é realizada sob anestesia geral, com a cânula da intubação endotraqueal posicionada em um lado do tórax do paciente. O couro cabeludo inteiro, a face e o pescoço são preparados e cobertos por campos cirúrgicos, permitindo a visualização e acesso ao nariz e ambas as orelhas, na eventualidade de se utilizar o enxerto de cartilagem da concha auricular. Um anestésico local com epinefrina é injetado na margem da ferida nasal, no septo nasal (caso haja necessidade de confecção de um retalho mucopericondrial), nas conchas auriculares e nas margens do retalho na região frontal.

ESTÁGIO 1: TÉCNICA CIRÚRGICA

A ferida é debridada, e o defeito é avaliado (Figura 24-2). A ferida pode estar distorcida por sua contratura, pela liberação da tensão da pele, pelo edema ou pela gravidade, e pode não representar a perda real de tecido. O princípio de subunidade é aplicado: se a cobertura do defeito for maior que a metade de uma subunidade nasal, o excesso de pele normal que resta da subunidade é excisado e o retalho é designado para recompor exatamente a unidade de pele que falta. Isto é especialmente importante quando o defeito ocupa uma subunidade convexa – o dorso, a ponta, a asa ou a columela – e um retalho é necessário para a reconstrução, pois a sua contração ajuda a simulação da convexidade da unidade. A ferida é modificada em tamanho, forma e profundidade, a fim de se melhorar o resultado estético. O tecido normal na unidade da ponta nasal íntegra é descartado para melhora do resultado final. Se o defeito não se estende em partes significantes do dorso ou asa direita ou esquerda, as margens cirúrgicas são aparadas para se dar um aspecto melhor à ferida. Isto aumenta o risco da cicatriz cirúrgica modificar a convexidade normal da asa nasal. Entretanto, se o defeito atinge menos que 50% de cada subunidade, a pele extra não é descartada (Figura 24-3).

A relação entre o suporte e o revestimento interno é vital para o sucesso da reconstrução. Os enxertos de cartilagem dependem da vascularização do revestimento interno, e este é dependente do enxerto de cartilagem para sustentação e contorno. O suporte nasal apresentará melhor irrigação quando confeccionado ao mesmo tempo que o revestimento interno e a cobertura externa. Apenas retalhos provenientes da região intranasal (p. ex., o vestíbulo, e o septo) são finos o bastante para não distorcer a forma dos enxertos de cartilagem e não produzir protuberâncias que obstruiriam o fluxo aéreo. Esses retalhos de revestimento são vascularizados o bastante para nutrir o enxerto de cartilagem, sem risco de necrose, e é macio o bastante para se adaptar à forma do arcabouço cartilaginoso (Figura 24-4). Antigamente, métodos tradicionais de substituição do revestimento nasal interno, tais como um enxerto composto colocado preliminarmente sobre o retalho frontal algumas semanas antes, o uso do retalho nasolabial e o uso do retalho frontal para proporcionar tanto cobertura como revestimento, apresentavam pobre vascularização, volume aumentado, suporte estrutural incompleto e pobre resultado estético global.

O principal suprimento arterial de origem anterior e inferior do septo nasal entra através do lábio superior. Surgindo da artéria facial, a artéria labial superior dirige-se medialmente pelo músculo orbicular da boca no nível da transição cutaneomucosa. Lateralmente ao filtro labial, a ramificação septal da artéria labial superior dirige-se e passa da porção lateral do septo nasal para a espinha nasal. Esta ramificação freqüentemente corre no septo cartilaginoso como um discreto vaso até originar o plexo septal anterior. Assim, um retalho mucopericondrial proveniente do septo, unilateral ou bilateral, com ou sem componente cartilaginoso, irá sobreviver se baseado em um pedículo de 1-1,2 cm, localizado na zona entre o plano superior do lábio superior e a margem inferior da abertura piriforme – a zona contendo as ramificações septais da artéria labial superior. Tais retalhos mucopericondriais contendo cartilagem e osso podem estender-se do assoalho nasal embaixo até o nível do canto medial dos olhos acima, e posteriormente até a lâmina perpendicular do osso etmóide. O retalho mucopericondrial unilateral, baseado em qualquer um das duas artérias labial superior direita ou esquerda, pode ser transposto lateralmente para substituir o revestimento que falta do vestíbulo ou da parede nasal lateral. Uma folha unilateral da membrana mucosa do septo pode ser utilizada em combinação com um retalho bipediculado de pele vestibular, com base medial nos septos nasal e lateral no assoalho nasal. Ele também pode ser utilizado em combinação com um retalho mucopericondrial contralateral com base no dorso do septo e irrigado por ramificações dos vasos etmoidais anteriores. Este retalho pode ser rodado lateralmente para as porções média e superior do teto da cavidade nasal.

O septo inteiro pode também ser revestido por um retalho condromucoso revestido por duas folhas de membrana do septo mucoso e com irrigação baseada nas ramificações septais de ambas as artérias labiais superiores direita e esquerda. Este retalho bilateral de mucopericôndrio e tecido duro do septo pode ser rodado anteriormente para proporcionar suporte e revestimento para o vestíbulo e columela, para as válvulas internas ou para o dorso nasal inteiro. Como alternativa, especialmente em pacientes idosos em que a manipulação do revestimento intranasal é evitada ou em pacientes cuja artéria labial superior foi lesada por trauma ou cirurgia, a pele residual normal do vestíbulo pode permanecer intacta acima do defeito produzido, se este defeito for pequeno e unilateral. Um retalho bipediculado de pele vestibular restante, com base medial no septo e lateral-

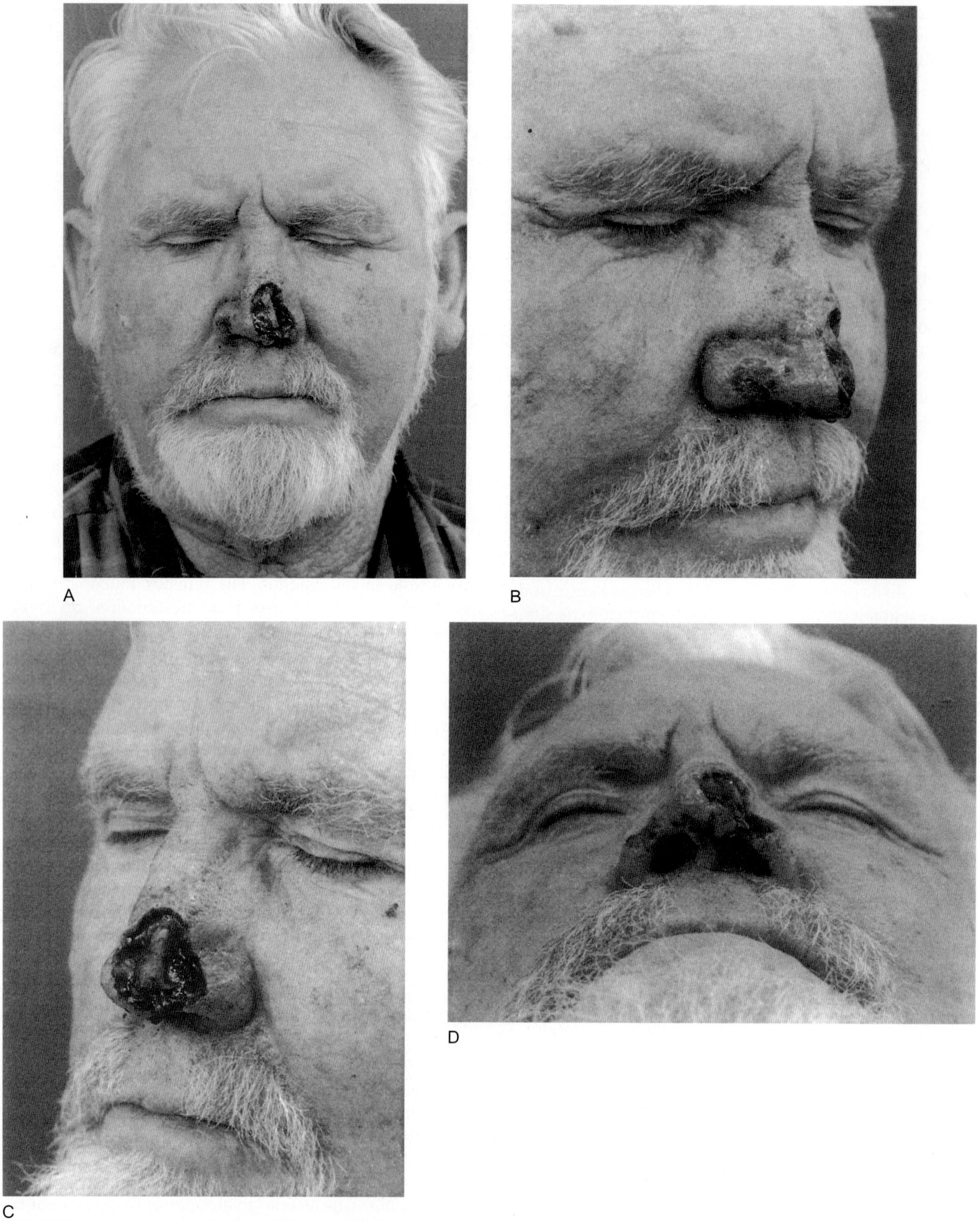

Figura 24-2A-D. Dois defeitos no nariz são apresentados em pacientes de meia-idade após excisão de Mohs, de carcinoma de células basais da ramificação medial direita e parte da asa nasal direita, e da maioria da ramificação medial esquerda, dorso e asa nasal contígua esquerda. A ramificação lateral da cartilagem alar esquerda foi retirada.

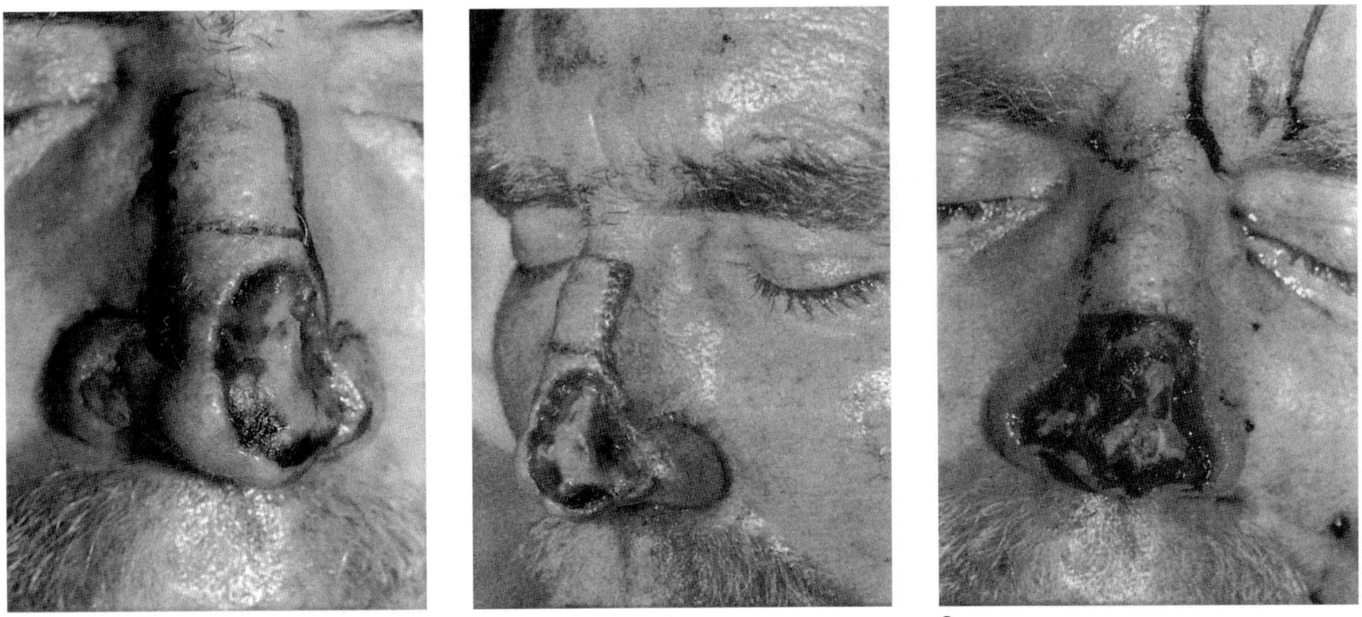

A B C

Figura 24-3A-C. As subunidades foram contornadas com azul de metileno. O tecido residual normal do dorso e ponta foi excisado para permitir substituição de tecidos com base na unidade demarcada. Devido ao defeito nas asas direita e esquerda serem menores que 50% de cada subunidade, o tecido normal adjacente dentro de cada subunidade alar não foi descartado. O enxerto de cartilagem da concha é posicionado e fixado monofilamento fino para reconstrução do ramo lateral da cartilagem alar esquerda.

mente no revestimento da asa, pode ser incisado e transposto inferiormente para o nível proposto da nova margem da asa. O revestimento secundário do defeito que aparece acima do retalho vestibular pode até então ser reparado com um enxerto de pele de espessura total aplicado no músculo frontal do retalho frontal. O enxerto primário de cartilagem pode ser suturado quando necessário na superfície cruenta da margem vascularizada do retalho bipediculado. Nenhuma cartilagem, é claro, é colocada entre o enxerto de pele e o leito receptor frontal. Entretanto, em três semanas, antes de se iniciar uma contração biológica significante do tecido cicatricial entre o enxerto de pele e o seu leito, o retalho pode ser elevado em uma cirurgia intermediária, separando o retalho frontal do recém-cicatrizado enxerto de pele. Uma cartilagem septal ou osso em forma de prato pode então ser inserida para suportar a parede nasal lateral. Desta forma, um completo arcabouço nasal é restaurado.

O enxerto de pele, em três semanas está bem vascularizado pela periferia e clinicamente terá aparência indistinguível do revestimento normal. Devido ao retalho frontal paramediano ser bilaminar e consistir de pele axial superficial, de uma camada de tecido subcutâneo e de uma de fáscia muscular profunda composta de músculo frontal, a pele superficial e o componente subcutâneo podem ser separados da camada galeofrontal profunda na cirurgia inicial, e uma ou mais cartilagens enxertadas podem ser colocadas dentro de túneis entre as duas lâminas, a fim de fornecer sustentação e contorno na reconstrução nasal. Devido a estes enxertos serem completamente cercados por um tecido bem vascularizado, sua sobrevivência é garantida. Um enxerto de pele total pode também ser posicionado no músculo frontal do retalho frontal. Uma vez que o enxerto de pele do revestimento nasal é estabelecido, o retalho frontal é elevado de seu leito e o arcabouço cartilaginoso é colocado, em procedimento de colocação primária tardia. Estes enxertos de pele, nos pacientes selecionados, podem ser bastante úteis e permitem uma reconstrução com resultado estético satisfatório, embora um pouco volumoso.

Quando a subunidade principal necessita ser substituída, muito freqüentemente a subunidade inteira da pele será substituída. Entretanto, apenas a reconstrução parcial da subunidade com enxerto de cartilagem é necessária. Apenas a parte do arcabouço cartilaginoso que está lesado necessita ser preparada. O suporte residual intranasal, combinado com uma substituição feita dessas regiões que estão faltando, é coberta por um retalho fino de pele; cartilagem septal ou auricular podem ser utilizadas. O formato do arcabouço cartilaginoso será feito de uma só vez. A cartilagem da concha pode ser retirada através de uma incisão anterior (ou posterior). A ferida na área doadora é fechada com um material de sutura fino e absorvível. A cartilagem é então aparada até atingir a espessura de 1,5 a 2,0 mm na espessura e esculpido no formato ne-

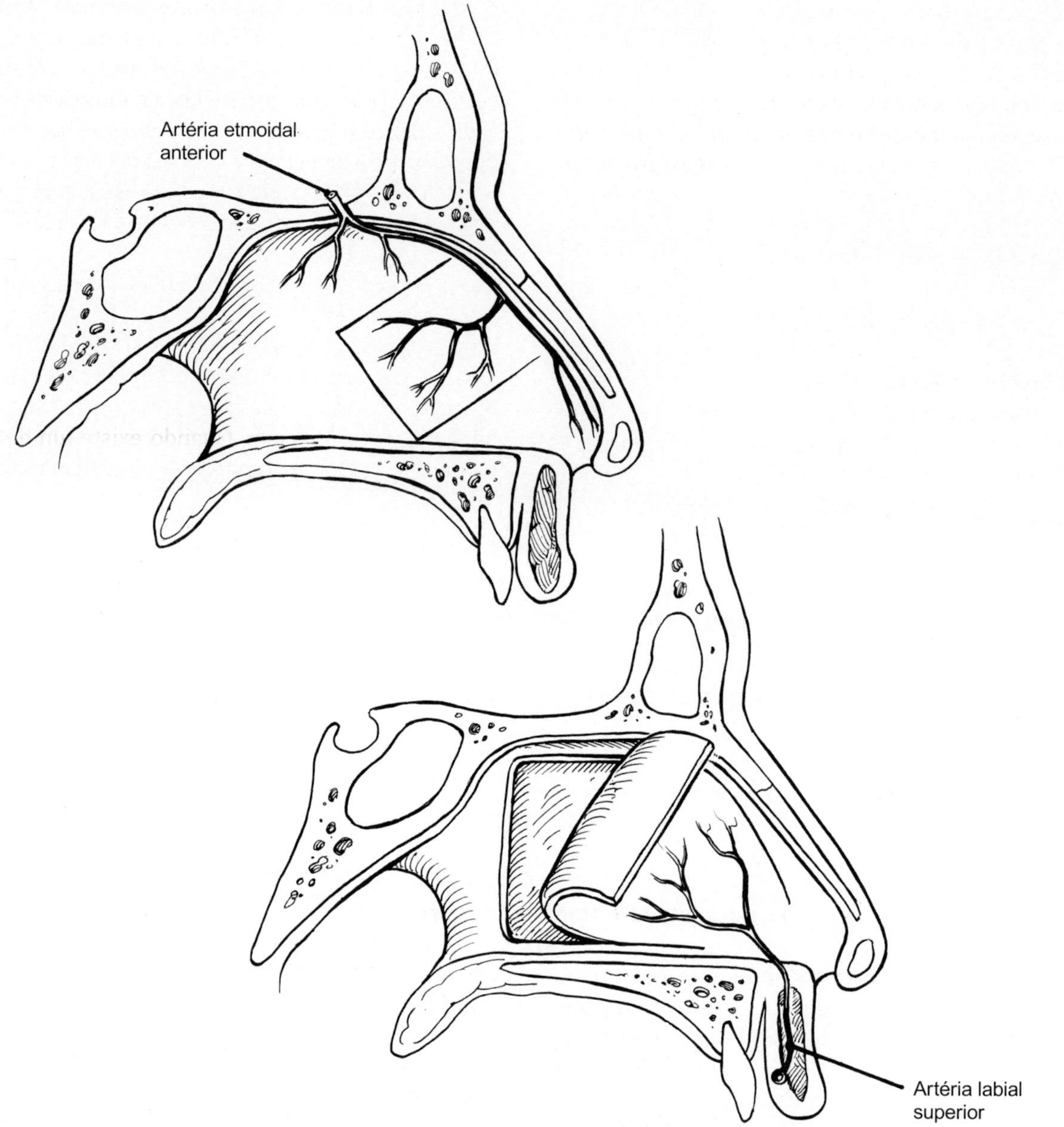

Figura 24-4. Quase sempre sobra algum revestimento nasal interno, e freqüentemente pode ser utilizado para criar revestimento fino, flexível e altamente vascularizado para cobrir o defeito. O septo residual recebe abundante suprimento sangüíneo dorsal através dos vasos etmoidais anteriores, cuja perfusão dorsal é baseada no retalho mucoso do septo, ou através de ramos septais da artéria labial superior, que perfundem o septo através dos pedículos anterior e inferior centrado sobre a espinha nasal.

cessário. O enxerto de cartilagem da concha auricular pode ser utilizado para reproduzir ambos os domos. Os enxertos são suturados na cartilagem residual normal e no revestimento nasal com prolipropileno 5.0. O enxerto de cartilagem septal, tomando-se o cuidado de se preservar um remanescente septal em "L", pode também ser utilizado, e o enxerto de cartilagem costal pode ser utilizado para substituição de um dorso grande, se necessário.

Se está faltando o suporte nasal, este deve ser refeito (Figura 24-5). Se tais enxertos apresentam sucesso na contribuição para o formato nasal, eles devem ser confeccionados com o formato da superfície nasal externa. Quando coberto por um fino retalho frontal, tal confecção terá a forma do nariz de aparência "normal". Os enxertos primários de osso e cartilagem são tomados da orelha, septo nasal, costela, ilíaco ou crânio e cumprem quatro propósitos: (1) prover sustentação contra a gravidade e forças físicas externas; (2) atuar no sentido de criar a projeção da ponta nasal e o comprimento nasal; (3) formar uma camada de tecido rígido, que suspende o revestimento nasal interno e evita a contração em alçapão; e (4) cada enxerto é esculpido para ser semelhante à subunidade do nariz, providenciando a forma do nariz. A construção de um arcabouço cartilaginoso para a ponta nasal requer a construção de arcos de cartilagem que são similares ao contorno das cartilagens alares normais. Embora a cartilagem não esteja presente normalmente na asa, se o defeito nasal inclui a asa, um enxerto de cartilagem primário deve ser colocado para suspender a margem da asa nasal e fornecer apoio. Quando o defeito é unilateral, a superfície nasal contralateral normal pode ser usada como um modelo para criar a forma adequada da cartilagem. Quando existe um defeito na linha média, as partes remanescentes não-danificadas deveriam

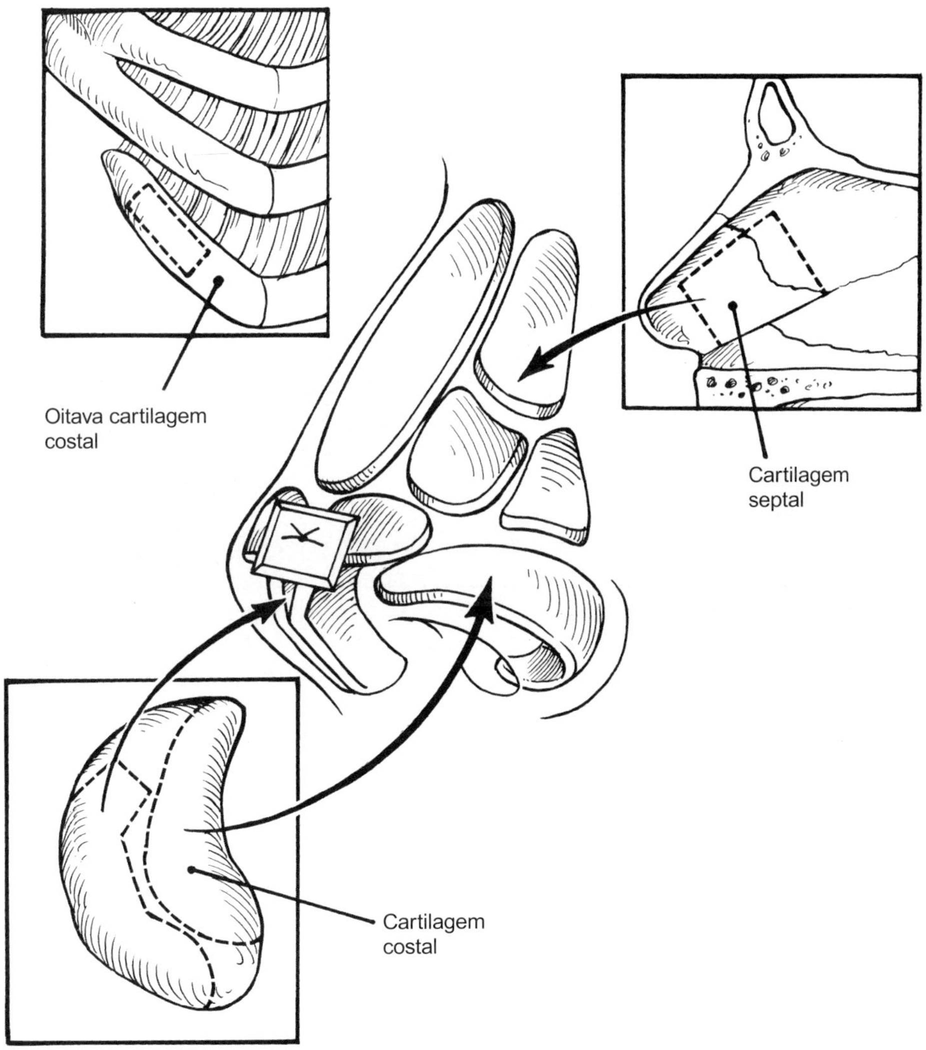

Figura 24-5. Enxertos de cartilagem fornecem suporte e projeção para o nariz, mantêm aberta a via aérea, estabelecem o formato nasal externo e protegem a reconstrução contra a contração da ferida. A cartilagem do septo, da orelha ou da costela pode ser esculpida na forma nasal para restaurar o dorso nasal, o processo lateral, a ponta nasal e fornecer apoio à asa nasal, a fim de suportar cada subunidade nasal.

ser colocadas em suas posições normais, e fotografias da face ou moldes faciais deveriam ser usados para criar modelos de arcabouço cartilaginoso adequado para o retalho de cobertura. Se um revestimento nasal interno saudável está preservado, então enxertos de cartilagem podem ser instalados na superfície do revestimento residuais normal ou somados para reforçar a existente, porém enfraquecida, cartilagem normal. Nas áreas de ausência de revestimento nasal, técnicas de enxertia de pele de espessura total devem ser utilizadas para provê-lo.

Um molde de papel de alumínio tridimensional é cortado na forma exata da pele a ser substituída na ponta e partes da asa e subunidades do dorso. Ele é aplainado e utilizado para desenhar um retalho frontal bidimensional (Figura 24-6). O retalho é cortado para cobrir exatamente o defeito da superfície nasal. A incisão deve ser feita na parte interna da marcação da pele, para que o retalho não seja grande, mas corresponda exatamente ao molde de alumínio anteriormente criado.

O lado contralateral normal do nariz é o modelo ideal para determinar a quantidade de pele necessária para cobrir um defeito de uma subunidade nasal (defeitos alares ou heminasais). Um molde de papel de alumínio deve ser bem aparado para que o retalho se ajuste adequadamente a área de perda, como uma vestimenta feita sob medida. Se o retalho é muito pequeno, ele desabará o arcabouço cartilaginoso e a projeção da ponta nasal será perdida. Se o molde for muito grande, a contração tardia irá obscurecer os detalhes fornecidos pela cartilagem normal intacta ou pela cartilagem enxertada. Uma restauração bem-sucedida do contorno nasal necessita que o retalho frontal esteja instalado sobre a área de perda e sobre o arcabouço cartilaginoso.

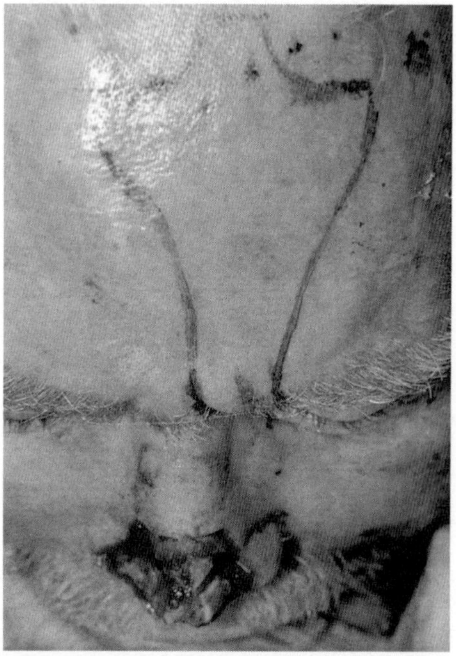

Figura 24-6. Utilizando um molde tridimensional, um modelo para o retalho frontal paramediano esquerdo é criado, baseado nos vasos supratrocleares. O molde é posicionado na linha dos cabelos, sobre a área de suprimento sangüíneo dos vasos. O pedículo proximal tem aproximadamente 1,5 cm de largura.

A região frontal é perfundida por uma árcade de vasos, que é suprida por ramificações supra-orbitais, supratrocleares, infratrocleares, e nasais dorsais e ramificações da artéria angular. Centrado no canto medial, um rico plexo de anastomoses pode nutrir o retalho através de uma base unilateral. O retalho frontal paramediano é perfundido com abundância por este suprimento sangüíneo axial orientado verticalmente. O ponto de rotação está abaixo da margem supra-orbital. Ele alcançará a columela e pode ser afinado agressivamente antes de ser inserido (exceto no tabagista). Quando a extremidade proximal do retalho se estende de um lado ao outro da margem orbital, um adicional de 1,5 cm é somado ao seu comprimento. Após, ele é elevado do periósteo e fibras do músculo corrugador podem ser identificadas, quando sob ampliação, e divididas, preservando ramificações arteriais, como encontrado. Quando um defeito é unilateral, o retalho frontal é desenhado no mesmo lado do defeito para que o arco de rotação não seja curto. Se o defeito está na linha média, então o lado do defeito que tem a menor cicatriz e a melhor qualidade de pele é escolhido. A presença de pulso arterial, drenagem venosa proeminente, e a posição da prega frontal também são consideradas.

A altura da linha de implante dos cabelos na região frontal varia muito. A altura vertical mínima da extremidade medial da sobrancelha na linha de implante dos cabelos é de cerca de 4 cm. O comprimento distal do retalho pode ser aumentado 1,5 cm pelo prolongamento do desenho do retalho no couro cabeludo. Conforme o complexo de vasos arteriais provenientes das artérias angulares e supratrocleares ascendem pela região frontal, estes vasos se tornam mais superficiais. Passando de um nível mais profundo para o músculo frontal da base do retalho, os vasos rapidamente passam para o tecido subcutâneo mais superficial, logo abaixo da derme. Se o paciente é saudável e não é tabagista, a porção do retalho que apresenta cabelo pode ser afinada e depilada após a elevação do retalho. Durante o afinamento, ramificações vasculares distais podem ser visualizadas e preservadas. Uma delicada tesoura pode ser usada para cortar o bulbo de cada folículo piloso, evitando-se que a maioria deles volte a crescer novamente. Se o paciente é tabagista, tal afinamento primário é arriscado. Nesses pacientes, a extensão columelar com pêlos é elevada novamente e depilada durante uma segunda cirurgia.

A artéria supratroclear é identificada com um Doppler. Uma ou duas ramificações podem comumente ser encontradas próximos à prega formada pelo músculo corrugador. O molde do retalho é colocado até o limite ou, se adicional comprimento for preciso, sobrepor a linha de cabelo. Ela é orientada verticalmente, acima de seu pedículo vascular para manter este suprimento sangüíneo axial. A demarcação é traçada com tinta cirúrgica. O pedículo proximal deve ser estreito, para que esta base tangencie a prega, e medir entre 1 e 1,5 cm. Uma base estreita permite ao pedículo rodar e transpor facilmente e possibilita um fechamento livre de tensão em sua porção inferior da área doadora. Se comprimento extra é necessário, a base do retalho pode-se estender ao redor da margem orbital, somando cerca de 1,5 cm a mais de comprimento. Outros 1,5 cm de comprimento podem ser ganhos pela inclusão da linha de implante capilar da região frontal na extremidade distal do retalho.

O retalho é incisado na parte interna da área demarcada para que não tenha excesso de pele. Ele é elevado deste ponto em direção à base. Mais freqüentemente, o retalho é inserido sem ser afinado em sua camada frontal. Entretanto, em não-fumantes, apenas a pele e uma fina camada de tecido subcutâneo podem ser elevadas por somente 1,5 cm na porção central do retalho frontal. Uma vez que 1,5 cm distal é elevado, o bisturi passa profundamente ao plano do tecido areolar frouxo, logo acima do periósteo. O músculo frontal está incluído no retalho no nível da sobrancelha. Abaixo daquele ponto, ambos os músculos corrugador e frontal são elevados, junto com o periósteo da margem orbital para proteção dos vasos supratrocleares. Devido às ramificações dos vasos supratrocleares apresentarem aderência à derme na metade distal do retalho, o retalho final pode ser afinado após visualização desses vasos (Figura 24-7). Alguns bulbos capilares podem ser cortados com uma tesoura delicada. Se o paciente fuma, o afinamento do retalho e sua depilação são adiados para uma segunda cirurgia. Se o retalho foi desenhado obliquamente na região frontal, seus vasos longitudinais seriam secionados criando um retalho ao acaso. Portanto, todos os retalhos são desenhados verticalmente.

O retalho é rodado e transposto 180 graus (Figura 24-7). Uma única camada de fio de seda 6.0 fixa o retalho no defeito nasal. A superfície posterior cruenta do pedículo frontal pode ser deixada exposta ou coberta com um fino enxerto de pele. O enxerto cobre a superfície cruenta e serve como um curativo temporário, minimizando os cuidados com a ferida.

O tecido da região frontal e do couro cabeludo é elevado para ambas as regiões temporais, no plano areolar frouxo. A região frontal é puxada com uma tensão moderada e segura com vários fios de náilon 3.0. As suturas mais importantes que mantêm a tensão fixa no local por dez dias estão distantes apenas 1 mm da margem da ferida, a fim de minimizar as marcas do ponto. O excesso de pele na extremidade superior da área doadora é excisada, e o restante da ferida é suturado com fio transparente 4.0 e 5.0 na região frontal no subcutâneo. Delicados fios de seda são utilizados para suturar a pele. Freqüentemente, o terço superior e metade do defeito não podem ser fechados. A ferida é deixada aberta, mas o periósteo exposto é protegido com curativo de gazes com vaselina por cinco dias (Figura 24-8).

É desnecessário tentar fechar a região frontal, sob grande tensão, ou qualquer outra área doadora, com um enxerto de pele ou um retalho adjacente. Os enxertos de pele ficam pigmentados ou pálidos, áreas com depressão, e retalhos

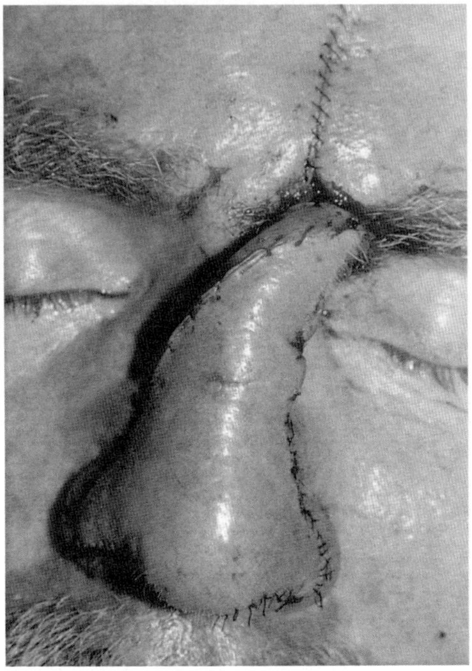

Figura 24-7. O retalho frontal com mínima espessura é transferido para o defeito. A superfície cruenta do pedículo é temporariamente coberta por um enxerto de pele de espessura parcial.

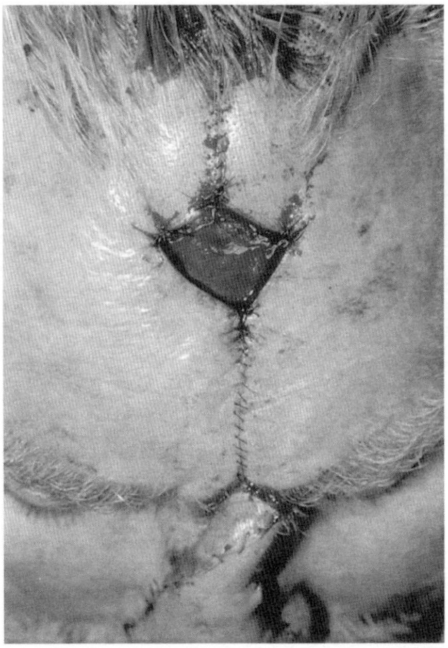

Figura 24-8. O defeito frontal é fechado após amplo descolamento entre a gálea e o periósteo em cada região temporal. A ferida é fechada por planos com fio de náilon 4.0 branco na camada mais profunda, fio de náilon 5.0 branco no plano subcuticular, e fio de seda 6.0. Superiormente, o defeito não pode ser completamente fechado. O periósteo é preservado, e para o espaço residual é permitida a cicatrização por segunda intenção, fechando temporariamente com curativos de gazes com vaselina.

locais deixam cicatrizes adicionais. Qualquer defeito nasal residual é deixado exposto. A contração não ocorre na ferida aberta por três semanas. Depois disso, as margens da ferida são contraídas espontaneamente, expandindo a região frontal adjacente e criando uma cicatriz satisfatória na área doadora.

CUIDADO PÓS-OPERATÓRIO

O cabelo é lavado no final do procedimento, e a cabeça é enfaixada com rolo de gazes e atadura, que é removida em 24 horas. A lavagem com xampu e limpeza de pele facial são então permitidas. Uma toalha fria e úmida aplicada nos olhos pode ser utilizada para diminuir o edema. Os delicados fios de sutura da pele são removidos entre o 14º e o 15º dia pós-operatório, e os pontos de maior tensão do retalho na região frontal são removidos no décimo dia. O paciente que usa óculos deve fazer uso de uma fita de esparadrapo de meia polegada, fixando a haste entre os óculos na região frontal por uma semana, para evitar compressão do pedículo.

COMPLICAÇÕES

A necrose do retalho frontal é rara. As extensões laterais do retalho para formar as asas nasais são as de maior risco. Estas extensões deveriam ser afinadas somente ao longo do plano da margem da asa nasal. Se elas empalidecerem ao serem suturadas na posição, as suturas devem ser soltas, deixando as asas nasais livres, cruentas. Com o tempo, a contração da ferida as atrairá em direção à base do nariz e elas irão simular o formato da base da asa da narina. Pelo fato de quase todas as complicações isquêmicas ocorrerem em fumantes, o afinamento é feito nesses pacientes numa cirurgia intermediária entre a reconstrução e a secção do pedículo, em vez de ser na primeira cirurgia. Os prejuízos causados pela radiação para a face têm um risco menor que o risco de tabagismo. Pelo fato de o retalho frontal paramediano ser um retalho axial, não é necessária a cirurgia intermediária, que é prejudicial porque causa edema, tornando o retalho rígido. Entretanto, se uma cicatriz transversa existe na região frontal ou se suspeita de uma doença vascular, um procedimento tardio é apropriado.

A infecção não é comum. São utilizados antibióticos profiláticos no intra-operatório por quatro a cinco dias se for utilizado enxerto de cartilagem. O retalho frontal não interfere na função muscular da região frontal.

ESTÁGIO 2: CIRURGIA INTERMEDIÁRIA

Em três semanas, o retalho frontal está bem cicatrizado no leito destinatário, entretanto, por ele conter todas camadas da região frontal – pele, tecido subcutâneo e músculo frontal –, pode parecer volumoso. A ferida residual na região frontal da área doadora que não tenha sido fechada primariamente na cirurgia inicial será substituída por tecido de granulação e começará a contração e a epitelização.

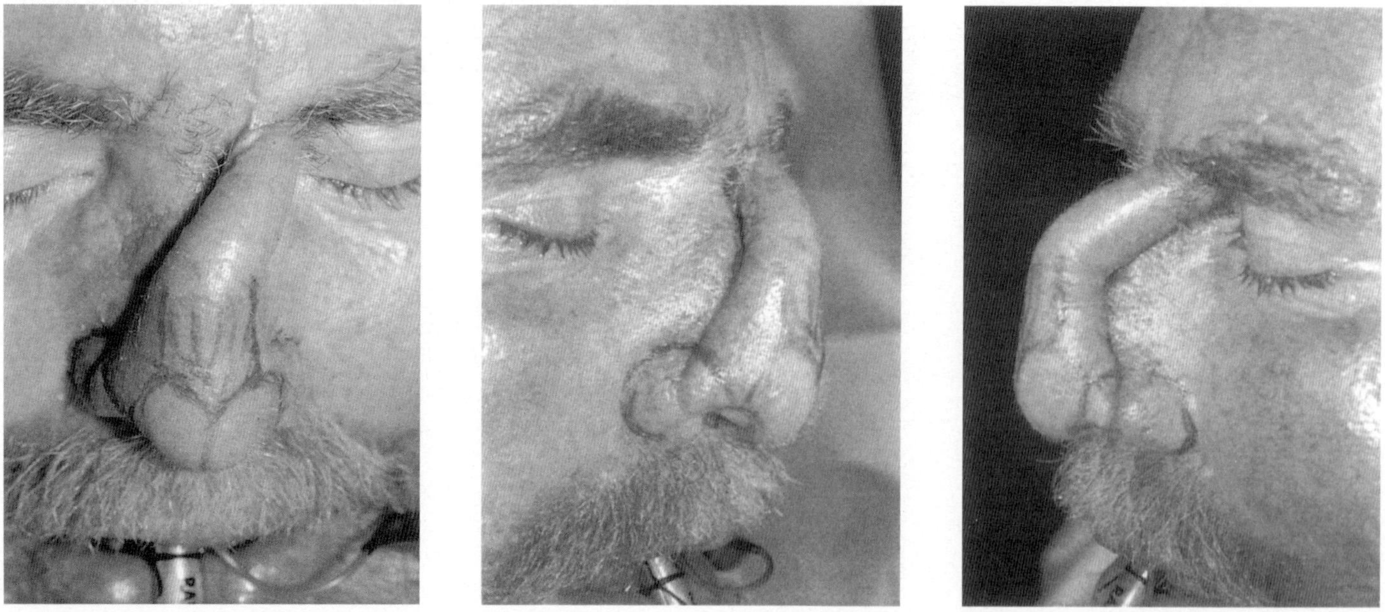

A B C

Figura 24-9A-C. Três semanas após a transferência na região frontal, o retalho frontal está cicatrizado na área receptora. Os contornos das subunidades são traçados para delinear as regiões que necessitam definição da espessura e contorno.

Na terceira semana, a face é regularmente preparada para uma cirurgia intermediária. A anestesia geral é preferida à infiltração de epinefrina, que pode obscurecer a vascularização da pele do retalho. As linhas do contorno das subunidades nasais são traçadas no nariz residual e no retalho (Figura 24-9). O retalho frontal é elevado de seu leito no plano subcutâneo superficial em sua maior área, mas é deixada junto ao longo da margem da asa e de toda a columela (Figura 24-10). O pedículo vascular é mantido intacto. Com um bom suprimento sangüíneo, proveniente destas duas direções, o retalho é tranqüilamente afinado, quase com a espessura de pele da ponta nasal. A gordura abaixo e as margens cicatriciais são esculpidas para dar ao leito receptor a forma nasal. Se a projeção está inadequada, enxertos de cartilagem do septo ou da orelha podem ser colocados. O retalho é então inserido em seu leito com seu novo formato. Um dorso e uma ponta esteticamente adequados em sua largura e altura são esculpidos no tecido subcutâneo, assim como os contornos da asa nasal. Pontos delicados com polipropileno fixam o retalho, evitando que ele se movimente, e eliminando os espaços mortos (Figura 24-11). Essas suturas são removidas em 48 horas para evitar as marcas dos pontos. Os pontos na pele são removidos em quatro a cinco dias de pós-operatório.

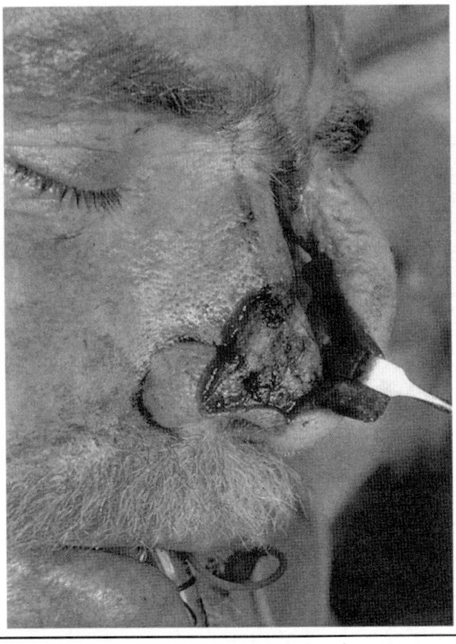

Figura 24-10. O retalho frontal é elevado, mantendo o seu pedículo proximal e estreito inserido na columela. A pele é elevada com uma fina camada de tecido subcutâneo semelhante em espessura à pele normal do nariz. A cicatriz residual, o músculo frontal e a gordura subcutânea são então excisados do leito receptor, esculpindo o contorno nasal no leito receptor. Um enxerto de cartilagem adicional pode ser colocado, se necessário.

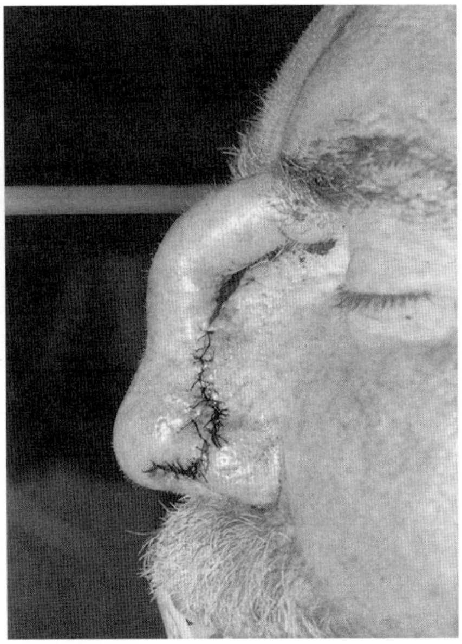

Figura 24-11. O retalho frontal é ressuturado na área receptora. O pedículo não é dividido nessa cirurgia intermediária.

ESTÁGIO 3: DIVISÃO DO PEDÍCULO

Após três semanas (seis semanas após a primeira cirurgia) a ferida na região frontal está em cicatrização secundária, com a auto-expansão da pele frontal normal adjacente (Figura 24-12). Sob anestesia e sedação, ou sob anestesia geral, o pedículo é demarcado e dividido (Figura 24-13). Da porção proximal do pedículo, as marcas da cicatriz, o músculo frontal e o excesso de gordura são removidos e a pele da região medial da sobrancelha é liberada. A área doadora na extremidade medial da sobrancelha é incisada e o pedículo é demarcado e aparado para preencher o espaço de um "V" invertido. A cicatriz final simulará uma prega ao franzir as sobrancelhas. O pedículo distal ligado ao nariz é elevado do seu leito. No momento da divisão do pedículo, o retalho frontal é bem vascularizado por suas ligações na columela, na margem das asas nasais e na ponta, e pode ser elevada extensivamente para permitir que mais tecido seja esculpido e que tenha uma inserção final mais adequada. Ele é afinado da cicatriz, do músculo frontal e do excesso de gordura até que este fique na espessura da pele do nariz. A extremidade cefálica do defeito nasal é também moldada, seguindo as margens da subunidade quando possível. No leito receptor, gordura e cicatriz são esculpidas até que o contorno fique correto. A extremidade superior da pele da região frontal aparada é acomodada com suturas no defeito nasal. As suturas não-apertadas sustentam a metade superior do retalho frontal em seu leito. Estas suturas são removidas em 24 horas. A cicatriz na região frontal é algumas vezes removida e revisada, se desejado. A pressão exercida por óculos no retalho deve ser evitada por duas semanas. A sutura da pele com fio de seda é removida em quatro dias.

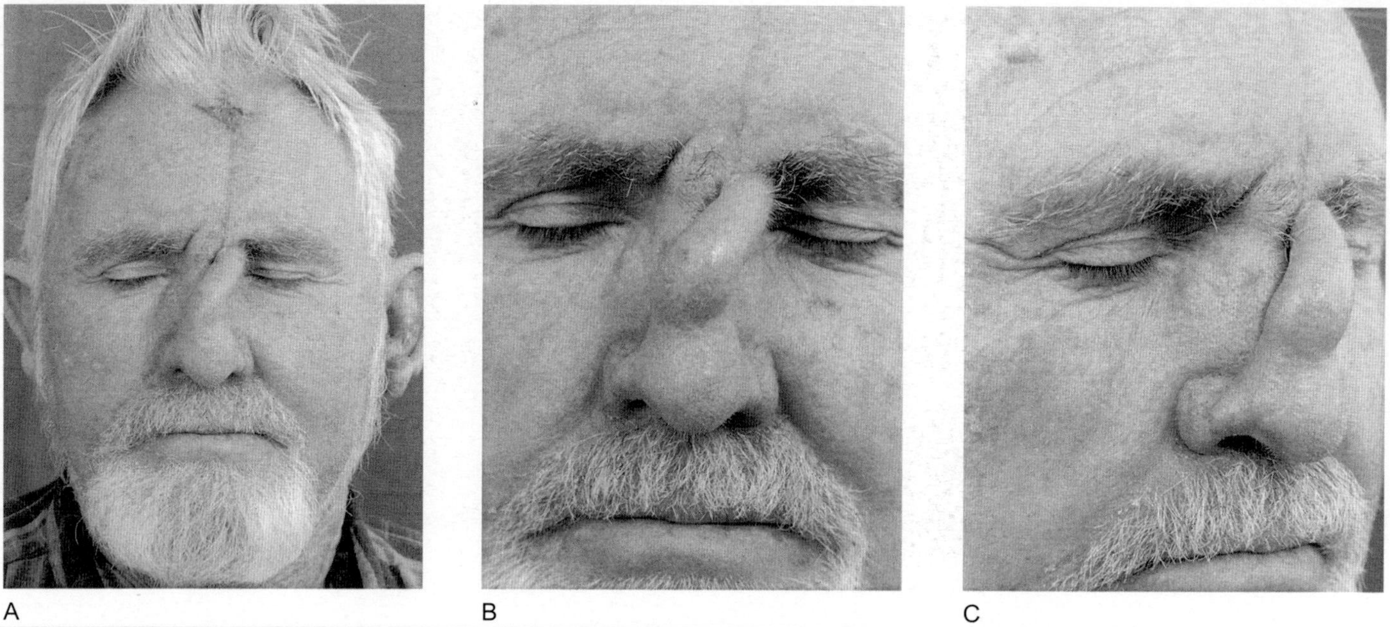

Figura 24-12A-C. Três semanas após (seis semanas após a transferência do retalho frontal), o retalho é novamente cicatrizado para a área receptora.

O novo nariz pode ter um aspecto muito projetado ou inicialmente a aparência de um remendo, mas após alguns meses, o retalho começa a se misturar no nariz residual normal, a cicatriz é suavizada e descolorida, e o contorno é estabilizado. Um ano após a reconstrução nasal, o retalho frontal esta bem camuflado no nariz (Figura 24-14). A qualidade da pele e a forma nasal são satisfatórias, com cicatrizes bem escondidas nas junções entre as unidades nasais. O arcabouço nasal intacto e reconstruído e o tecido subcutâneo esculpido na cirurgia intermediária criam uma forma nasal aceitável. As cicatrizes na região frontal são mínimas.

Revisões posteriores não são freqüentemente necessárias, mas pode ser realizada após a maturação da ferida, ou seja, entre quatro a seis meses após.

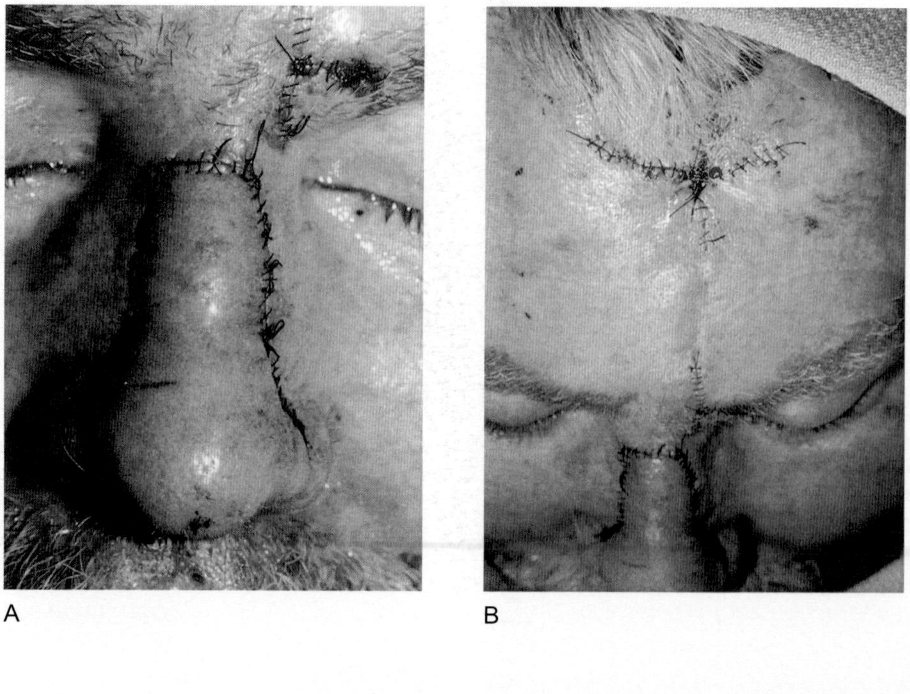

Figura 24-13A e B. O pedículo é dividido. A aparência proximal é a de uma estrutura não-semelhante a um tubo, afinada e inserida como uma estrutura pequena, como um "V" invertido, na região medial da fronte. A cicatriz final parece como uma prega glabelar. O pedículo distal é elevado em torno de 1,5 a 2 cm da ponta, e afinado até a espessura ideal. A cicatriz, o músculo frontal e a gordura residual do tecido subcutâneo são excisados do leito receptor sobre a unidade dorsal. A inserção do retalho frontal está completada. A área doadora frontal foi cicatrizada, e a pele frontal residual foi auto-expandida pela contração da ferida. Devido à região frontal ser relaxada, a cicatriz frontal justamente abaixo da linha de implante dos cabelos foi excisada e a cicatriz corrigida.

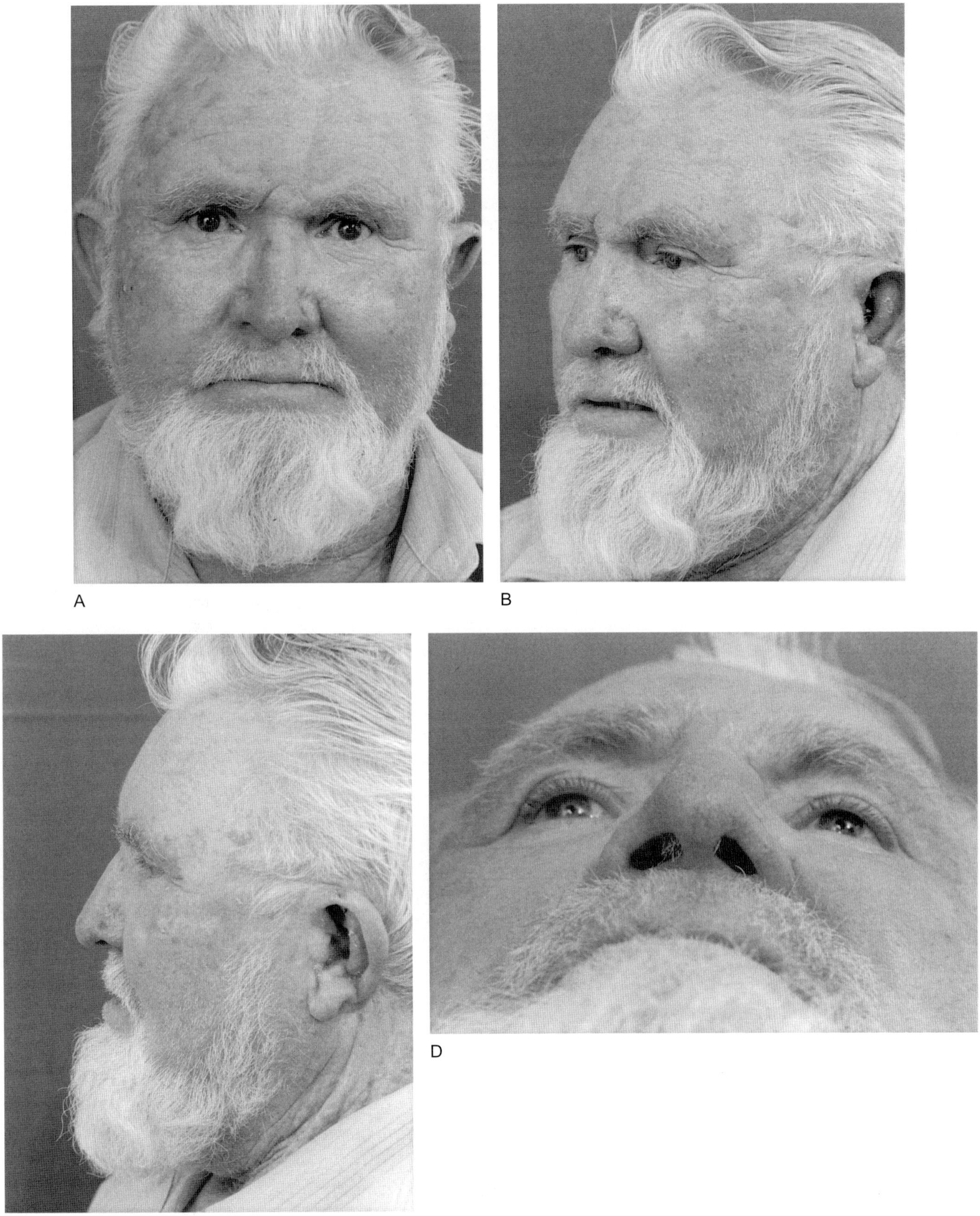

A B C D

Figura 24-14A-D. Resultado pós-operatório de seis meses. Observe a restauração da forma e função nasal.

PRECAUÇÕES

Se um nariz normal é definido pelas suas unidades anatômicas, então o cirurgião deve recriar as características da unidade e não simplesmente preencher o defeito. A ferida deve ser alterada em local, tamanho, formato ou profundidade para permitir a reconstrução da unidade, não o defeito. Freqüentemente, o tecido normal adjacente dentro de uma unidade deve ser descartado e a unidade inteira é reconstruída, em vez de somente a parte que contenha o defeito. Isso minimiza o efeito nariz de palhaço. Se o delineamento exato e as dimensões de uma unidade devem ser restabelecidos, então a pele deve ser levada para a unidade exata. Modelos exatos baseados no formato normal da unidade contralateral devem ser utilizados como um guia para determinar a quantidade correta e delinear a pele ausente. As cicatrizes são posicionadas de forma a permanecerem dentro das junções das unidades adjacentes. Tal posicionamento da cicatriz da subunidade diminui a visibilidade da cicatriz. A sombra ou a reflexão de luz da cicatriz serão interpretadas como reflexões normais esperadas de luz e sombra entre as unidades tridimensionais do nariz, em vez de uma imperfeição não-esperada. Igualmente importante, quando uma unidade inteira, em vez de apenas parte de uma unidade, é recobrir com um retalho; uma contração inevitável da cicatriz é utilizada para puxar o retalho para uma convexidade, ajudando a simular o contorno esperado da asa nasal convexa, da ponta, da columela ou do dorso.

Devido ao fato de o contorno das unidades nasais tridimensionais determinarem a aparência normal do nariz, os enxertos de cartilagem primeiramente devem ser posicionados antes da sutura ferida para fornecer um suporte nasal para os retalhos que cobrem, para a reconstrução contra as forças da contração de miofibroblastos e para criar um formato tridimensional. As tentativas secundárias para posicionar os enxertos de cartilagem após a cicatrização das partes moles que foram suturadas não tiveram sucesso porque é quase impossível refazer um retalho cicatrizado e fixado. A escultura inicial do tecido mole numa operação intermediária (antes da divisão do pedículo) também contribui significativamente para o contorno nasal.

A reconstrução do nariz com um retalho da fronte exige dois ou três estágios. Na primeira operação, o tecido da região frontal da linha mediana é transferido para o nariz após a restauração do alinhamento ausente e suporte. Em reconstruções simples, o pedículo é dividido em três semanas e o resultado é completo. Nas reconstruções nasais maiores, especialmente em pacientes que fumam, uma operação intermediária extra entre a transferência da região frontal inicial e a seção do pedículo é realizada em três semanas. O contorno subcutâneo extensivo pode ser feito e os enxertos de cartilagem adicionais posicionados, se necessário. A divisão do pedículo é então adiada para três semanas adicionais (seis semanas após a operação preliminar).

Leituras Sugeridas

Burget GC, Menick FJ. *Aesthetic Reconstruction of the Nose.* St. Louis: CV Mosby, 1994.

Burget GC, Menick FJ. Nasal reconstruction: seeking a fourth dimension. *Plastic Reconstr Surg* 1986;78:145.

Burget GC, Menick FJ. Nasal support and lining: the marriage of beauty and blood supply. *Plast Reconstr Surg* 1989;84:189.

Burget GC, Menick FJ. Subunit principle in nasal reconstruction. *Plastic Reconstr Surg* 1985;76:239.

Carpue J. *An Account of Two Successful Operations for Restoring a Lost Nose.* London: Longman, Hurst, Rees, Orme and Brown, 1816.

Gillies HD. *Plastic Surgery of the Face.* London: Oxford Medical Publishers, 1920.

Gillies HD, Millard DR. *The Principles and Art of Plastic Surgery.* Boston: Little, Brown, 1957.

Gonzalez-Ulloa M, Castillo A, Stevens E, et al. Preliminary study of the total restoration of the facial skin. *Plast Reconstr Surg* 1954;13:151.

Kazanjian VH. The repair of nasal defects with the median forehead flap: primary closure of the forehead wound. *Surg Gynecol Obstet* 1946;83:37.

Kazanjian VH, Converse JM. *The Surgical Treatment of Facial Injuries,* 3rd ed. Baltimore: Williams & Wilkins, 1974.

Mazzola RF, Marcus S. History of total nasal reconstruction with particular emphasis on the folded forehead flap technique. *Plast Reconstr Surg* 1983;72:408.

McCarthy JG, Lorenc PZ, Cutting C, et al. The median forehead flap revisited: the blood supply. *Plast Reconstr Surg* 1985;76:866-869.

Menick F. Artistry in facial surgery: aesthetic perceptions and the subunit principle. In: Furnas D, ed. *Clinics in Plastic Surgery,* vol. 14. Philadelphia: WB Saunders, 1987.

Menick FJ. The aesthetic use of the forehead for nasal reconstruction: the paramedian forehead flaps. In: Tobin G, ed. *Clinics in Plastic Surgery.* Philadelphia: WB Saunders, 1990.

Millard DR. Aesthetic reconstructive rhinoplasty. *Clin Plast Surg* 1981;8:169.

Millard DR. Hemirhinoplasty. *Plast Reconstr Surg* 1967;40:440-445.

Millard DR. Reconstructive rhinoplasty for the lower half of the nose. *Plast Reconstr Surg* 1974;53:133.

Millard DR. Reconstructive rhinoplasty for the lower two-thirds of the nose. *Plast Reconstr Surg* 1976;57:722.

Millard DR. Total reconstructive rhinoplasty and a missing link. *Plast Reconstr Surg* 1966;37:167.

Capítulo 25

Retalho Nasolabial

Michael H. Mayer

No decorrer dos anos, muitas técnicas evoluíram para o reparo e a reconstrução do nariz, tal como o método indiano (retalho frontal), o método italiano (retalho do braço) e o método francês (avanço da bochecha). O retalho nasolabial tem sido utilizado há séculos de uma forma ou de outra, já que a restauração nasal pode ser a forma mais antiga de cirurgia reconstrutiva. Ao longo do tempo, muitas variações têm sido descritas. O desafio está em recriar os contornos complexos do nariz, mantendo a função fisiológica. Ao se selecionar um regime de tratamento cirúrgico para reparar nariz, deve-se levar em consideração o tecido que se está perdendo, e deve-se realizar o reparo para substituir todos os tecidos perdidos, incluindo os de sustentação, cartilaginoso ou ósseo, e a pele externa.

O retalho nasolabial pode ser idealmente apropriado para a reconstrução alar num paciente mais velho ou quando constrangimentos sociais, desejos do paciente ou cirurgia anterior ditam o uso do retalho nasolabial para a reconstrução de outras áreas, tais como a ponta nasal, a parede lateral nasal ou a columela. Revisões secundárias podem ser reduzidas pelo cuidado inicial no planejamento, mas podem ser necessárias em reconstruções com mais de um tempo cirúrgico ou para um resultado mais escultural a longo prazo. Conseqüentemente, o retalho nasolabial, embora possa ou não ser necessariamente a primeira escolha para um retalho em uma reparação, tem sido demonstrado como sendo uma opção apropriada para uma variedade de situações, incluindo o paciente mais jovem. A anatomia nasolabial é revista aqui, juntamente com as indicações potenciais para uso do retalho nasolabial, a técnica operatória e considerações especiais.

AVALIAÇÃO DO DEFEITO

Os defeitos nasais são geralmente o resultado de trauma, formação de cicatriz, infecção e extirpação de um câncer. Certamente, a análise da biópsia por congelação ou a técnica cirúrgica micrográfica de Mohs ajuda a confirmar a extensão da remoção do tumor antes de se avaliar o defeito. Ao se avaliar o defeito, a localização e a extensão são de grande importância.

O retalho nasolabial pode encontrar aplicação na reconstrução da pálpebra e do lábio, bem como aplicações intra-orais diversas. Para os nossos propósitos, restringimos as indicações para o nariz, especificamente a metade inferior do nariz. A disparidade da espessura do tecido subcutâneo entre a metade superior do nariz e região glabelar e o retalho nasolabial torna outras opções de reconstrução mais exequíveis para tal local. O nariz é uma estrutura complexa, composta de pele fina e espessa, com uma concentração variada de estruturas anexas, mucosa, osso e cartilagem, bem como vários contornos côncavos e convexos. Os defeitos envolvendo as camadas múltiplas, tais como a pele, estruturas de sustentação e mucosa, apresentam um problema desafiador. O retalho nasolabial pode ser utilizado tanto para a cobertura da pele ou para prover o alinhamento, e, numa aplicação limitada, em ambos. À medida que o retalho é utilizado na metade inferior do nariz, a estrutura de suporte seria geralmente a cartilagem, mas poderia ser o osso se, por exemplo, um enxerto ósseo em cantiléver ou em "L" fosse utilizado para reconstruir o dorso nasal e apoiar a ponta nasal.

INDICAÇÕES

O retalho nasolabial pode ser a primeira escolha para a reconstrução alar, devido à sua tendência natural para criar uma aparência mais bojuda, redonda ou elevada. Entretanto, mesmo a reconstrução parcial pode resultar num efeito de aspecto globoso pronunciado, exigindo uma revisão secundária ou uma aceitação de um resultado estético menos óti-

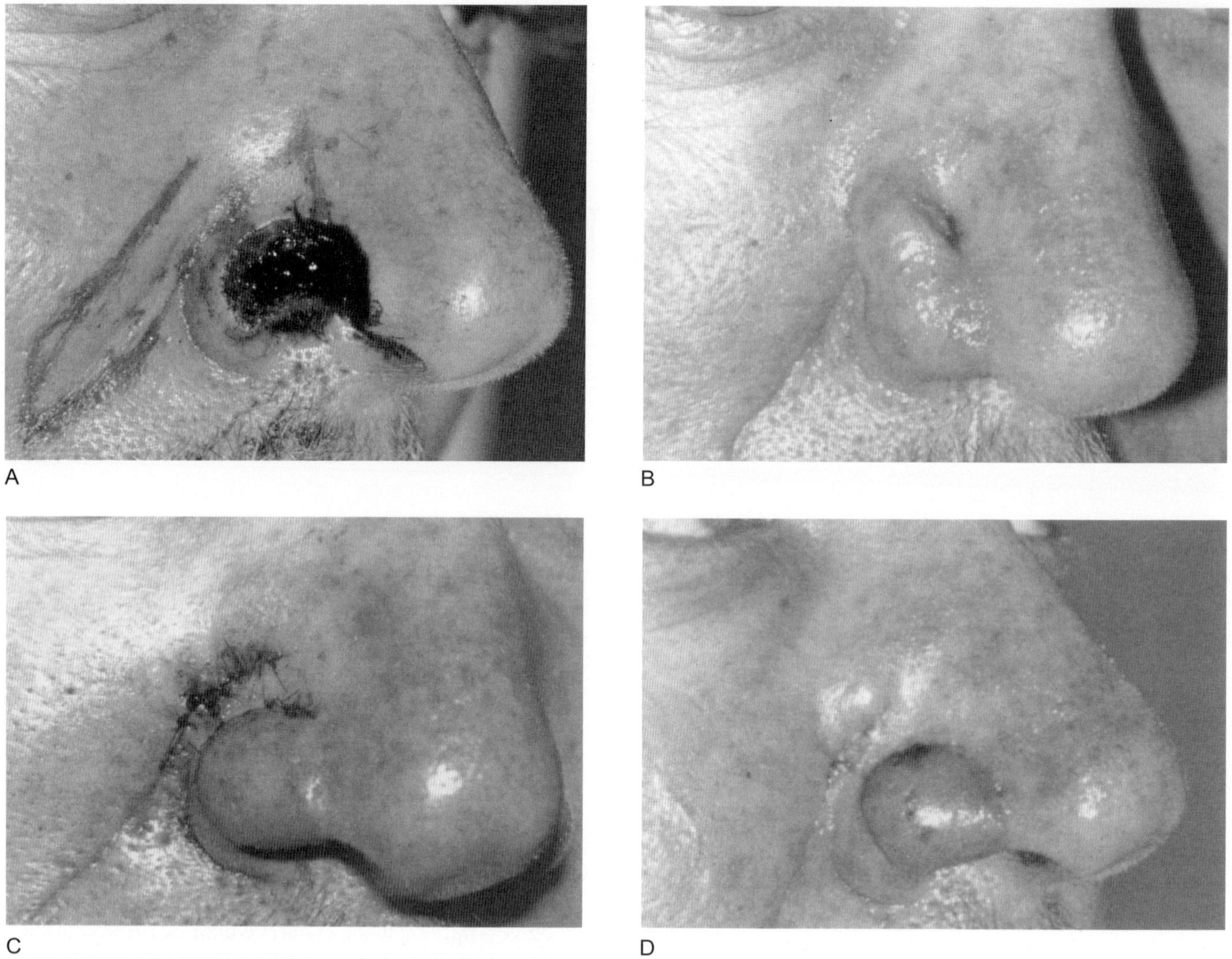

Figura 25-1. Defeito alar. A, note que a base alar remanescente, que mantém o sulco alar-facial, poderia ter sido reduzida mais para permitir que o retalho nasolabial recriasse uma unidade estética mais alar. B, retalho no local, enrolado em si mesmo, para recriar a circunferência alar. C, divisão secundária do retalho e inserção inicial, com preservação de ponte de pele para definir a extensão superior da ala. D, semanas após a inserção o retalho demonstra a aparência bojuda. O retalho será afinado para achatar o aspecto superior e criar um contorno mais anatômico, porque a asa não é completamente convexa.

mo (Figura 25-1). Também, em pacientes mais idosos, é uma boa escolha para a reconstrução columelar. Em crianças, entretanto, a primeira escolha pode ser o retalho de Washio (temporoauricular) para a reconstrução columelar. Em pacientes jovens, o local doador para o retalho nasolabial pode ser óbvio, mesmo quando localizado precisamente (Figura 25-2). Pequenos defeitos de 1,5 a 2,0 cm podem ser otimamente reconstruídos com retalhos locais, tais como um retalho rombóide ou bilobado. Defeitos maiores compreendendo uma unidade ou subunidade estética inteira, tal como a ponta ou dorso nasal, podem ser mais bem servidos com um retalho frontal da linha mediana. O resultado estético no nariz será superior, e o defeito da área doadora, dependendo da idade do paciente, será mais aceitável.

As melhores aplicações para o retalho nasolabial foram relatadas acima; também existem outras aplicações, que podem ser ditadas pela escolha do paciente ou pela necessidade médica. Certamente, o retalho alcançará a parede lateral nasal (Figura 25-3) e a ponta nasal (Figura 25-4). Quando utilizado nesses locais, as forças de contração da cicatriz, a suavidade da pele e o tecido adiposo subcutâneo logo abaixo podem resultar num efeito globoso, com um resultado estético menos satisfatório, que exige uma revisão secundária. Além disso, as subunidades estéticas podem ser violadas ou as estruturas anatômicas apagadas, tais como o sulco nasofacial ou nasolabial. Podem ser necessários teoricamente retalhos múltiplos para um resultado estético melhor. Por vezes, entretanto, um paciente pode recusar o fe-

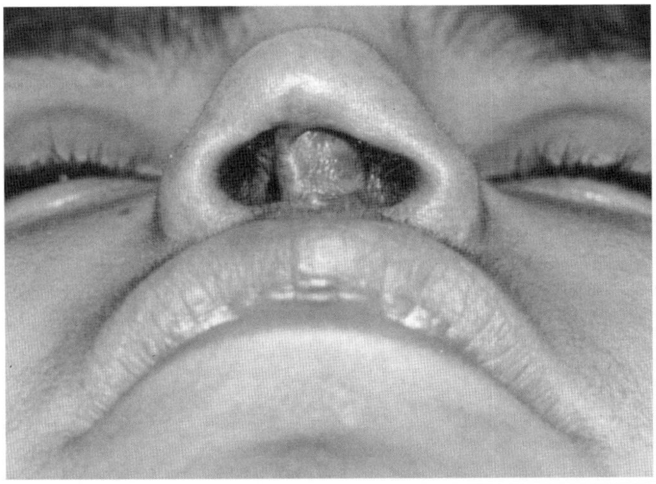

Figura 25-2. Defeito columelar numa menina de 9 anos que resultou de um trauma repetido. A aba de Washio foi utilizada para reconstruir o defeito. A cicatriz da área doadora potencial da aba nasolabial foi considerada inaceitável.

chamento com retalhos múltiplos de um defeito e escolher uma reconstrução mais rápida, menos extensa, à custa de um pior resultado estético. A ressecção e reconstrução prévias da ponta nasal ou a recorrência do tumor podem eliminar o uso do retalho local, assim como o desejo ou a recusa do paciente de uma reconstrução com retalho médio frontal. Cada caso exige análise e tratamento individuais.

O retalho nasolabial, na reconstrução nasal, pode ter aplicação em três áreas: (1) metade inferior do nariz, (2) reconstrução columelar e (3) reconstrução septal. A metade inferior do nariz pode ser dividida em unidades estéticas compreendendo a parede lateral alar (ou lóbulo alar), ponta, e dorso, ou combinações desses.

Na reconstrução da metade inferior do nariz, o retalho pode ser baseado tanto superiormente (mais comumente) ou inferiormente. A configuração do retalho é importante; pode ser configurado como um retalho trapezóide de transposição (Figura 25-5). Devem-se levar em consideração as unidades estéticas do rosto, mas elas nem sempre podem ser um fator preponderante por causa das limitações anatômicas do retalho. Conforme mencionado, um retalho baseado superiormente é particularmente útil para a reconstrução do lóbulo alar, já que o efeito de almofada bem distribuída do retalho maduro ajuda a recriar ou a manter o contorno alar normal. Entretanto, o contorno da asa é moldado superiormente e não completamente convexo. Conseqüentemente, uma revisão secundária é necessária para afinar a porção superior da asa. Similarmente, a manutenção da crista alar original, mesmo numa operação em vários tempos, evita o embotamento da crista e resulta numa aparência pós-operatória mais normal. Um retalho inferiormente baseado tende a destruir o sulco nasolabial.

A ponta do nariz pode ser reconstruída com um retalho baseado superiormente, mas a unidade estética inteira é difícil de ser refeita e seria provavelmente mais bem servida com um retalho frontal. O hemidorso na metade inferior do nariz pode ser tratado com retalhos baseados inferior ou superiormente.

O forro para esses retalhos também não é necessário, desde que o defeito não seja de espessura total, ou fornecido por retalhos intranasais ou septais. O forro pode ser providenciado dobrando-se o retalho nele mesmo após afinar o retalho, particularmente na região alar. Para o apoio da cartilagem, pode ser utilizado um enxerto livre, seja do septo nasal seja da cartilagem conchal da orelha. Na reconstrução da asa, o retalho pode ser judiciosamente afinado para ser dobrado na extremidade e suturado tanto na pele vestibular como na mucosa nasal. A reconstrução da columela pode ser realizada seja com retalhos nasolabiais unilaterais ou bilaterais, que são tunelizados ao nariz no nível da crista alar. Os retalhos criarão alguma obstrução nasal até que sejam divididos 2 ou 3 semanas depois. Os enxertos cartilaginosos podem ser utilizados para apoio da ponta nasal, se necessário.

O retalho nasolabial pode ser utilizado para o forro nasal, virando-se o retalho e posicionando-se a pele na face de dentro do nariz. Em casos de reconstrução total, essa opção pode ser combinada com um retalho frontal para cobertura da pele exterior. Pode-se utilizar ou um osso calvarial ou um enxerto osteocartilaginoso costal para apoio, com formato da letra "L", e o enxerto seguramente fixado na região nasal. Entretanto, a derme espessa e a gordura subcutânea criam um aspecto volumoso, que geralmente resulta em problemas nas vias aéreas, exigindo múltiplas cirurgias para afinamento da região.

Finalmente, a reconstrução septal pode ser realizada em um grau limitado por meio de retalhos nasolabiais bilaterais dobrados de modo similar aos retalhos utilizados para a reconstrução columelar. Seu uso resulta em epitélio queratinizado sendo introduzido na cavidade nasal, mas, com o passar do tempo, o problema é resolvido.

CONTRA-INDICAÇÕES

Vários parâmetros podem ditar outras opções que não o retalho nasolabial para a reconstrução nasal. A idade do paciente certamente é uma consideração, particularmente quando se considera o defeito do local doador. Em pacientes mais jovens, a ausência de um sulco nasolabial definido e a falta de pele redundante tornam difícil posicionar a incisão corretamente, e, mesmo quando localizada precisamente, pode resultar numa cicatriz não-aceitável. Em pacientes mais idosos, o achatamento da bochecha pode ser observado, e, por vezes, os pacientes podem desejar que o tecido seja removido do lado contralateral para criar uma aparência mais simétrica.

A localização anatômica do defeito pode impedir a seleção do retalho nasolabial como uma opção reconstrutora. A região glabelar e a região cantal média, por exemplo, podem ser manuseadas com retalhos locais, que combinam

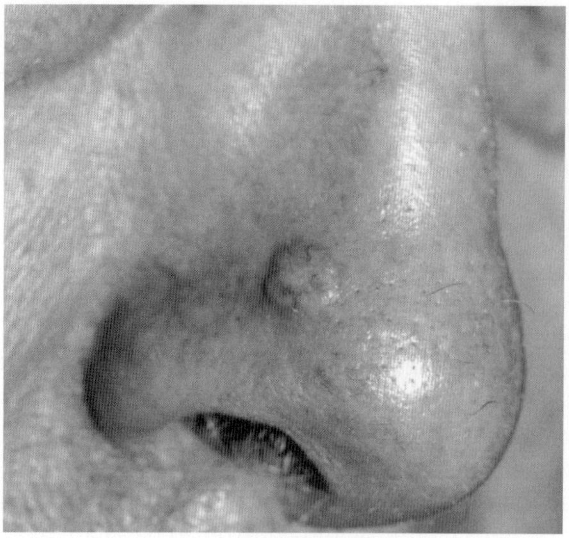

A

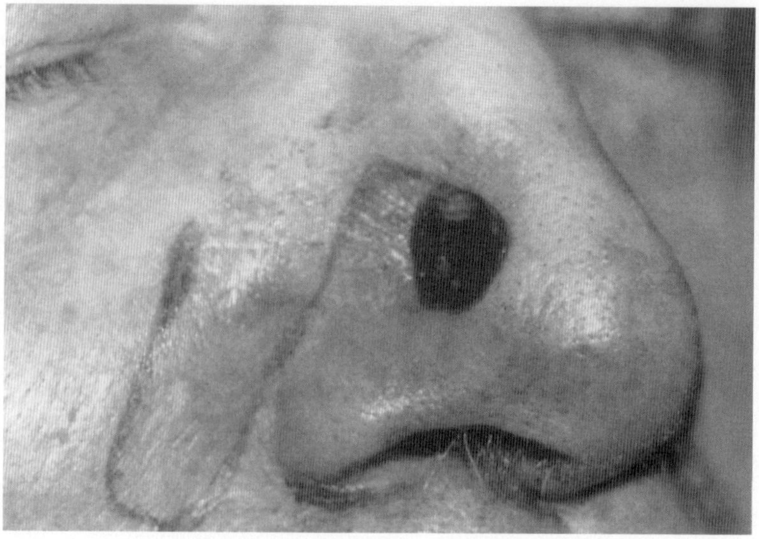

B

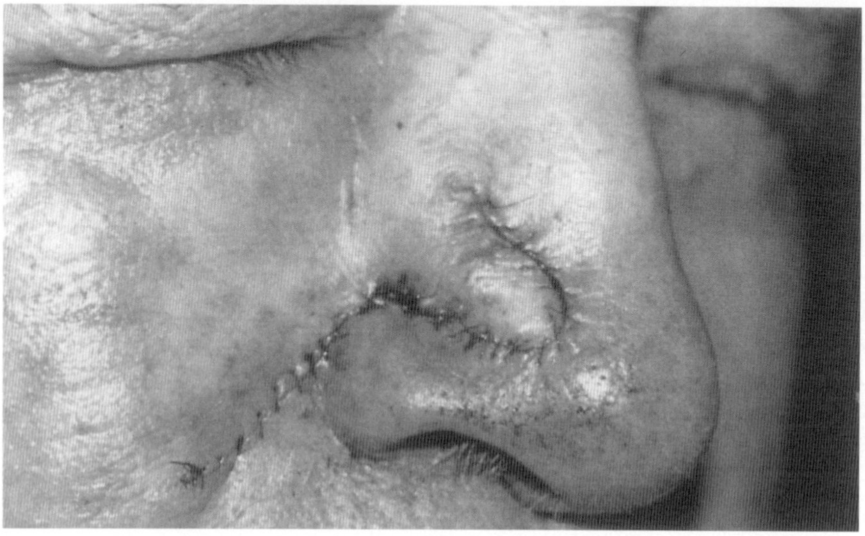

C

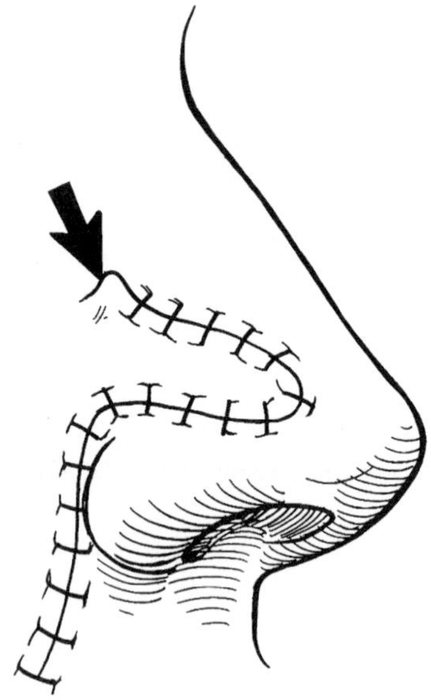

D

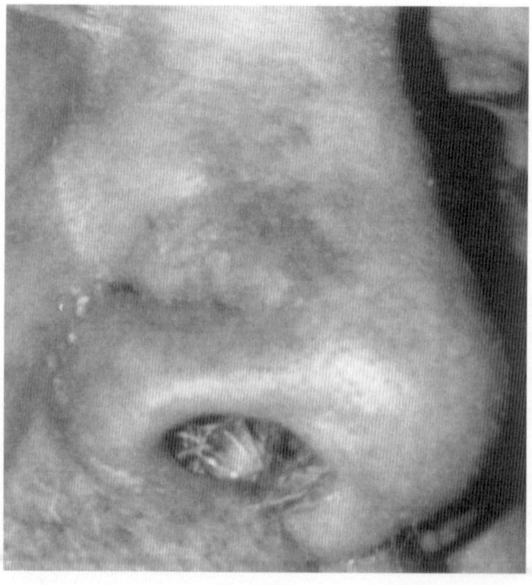

E

Figura 25-3. A, carcinoma da célula basal do lado do nariz. B, um defeito da parede lateral com pele cruenta, que exigirá a excisão do procedimento de um estágio. A asa é preservada. As incisões são posicionadas para evitar o sulco nasofacial comprometido. C e D, aba nasolabial no local, com cone saliente no ponto da rotação. E, a área doadora está bem cicatrizada, com uma aparência levemente elevada da aba.

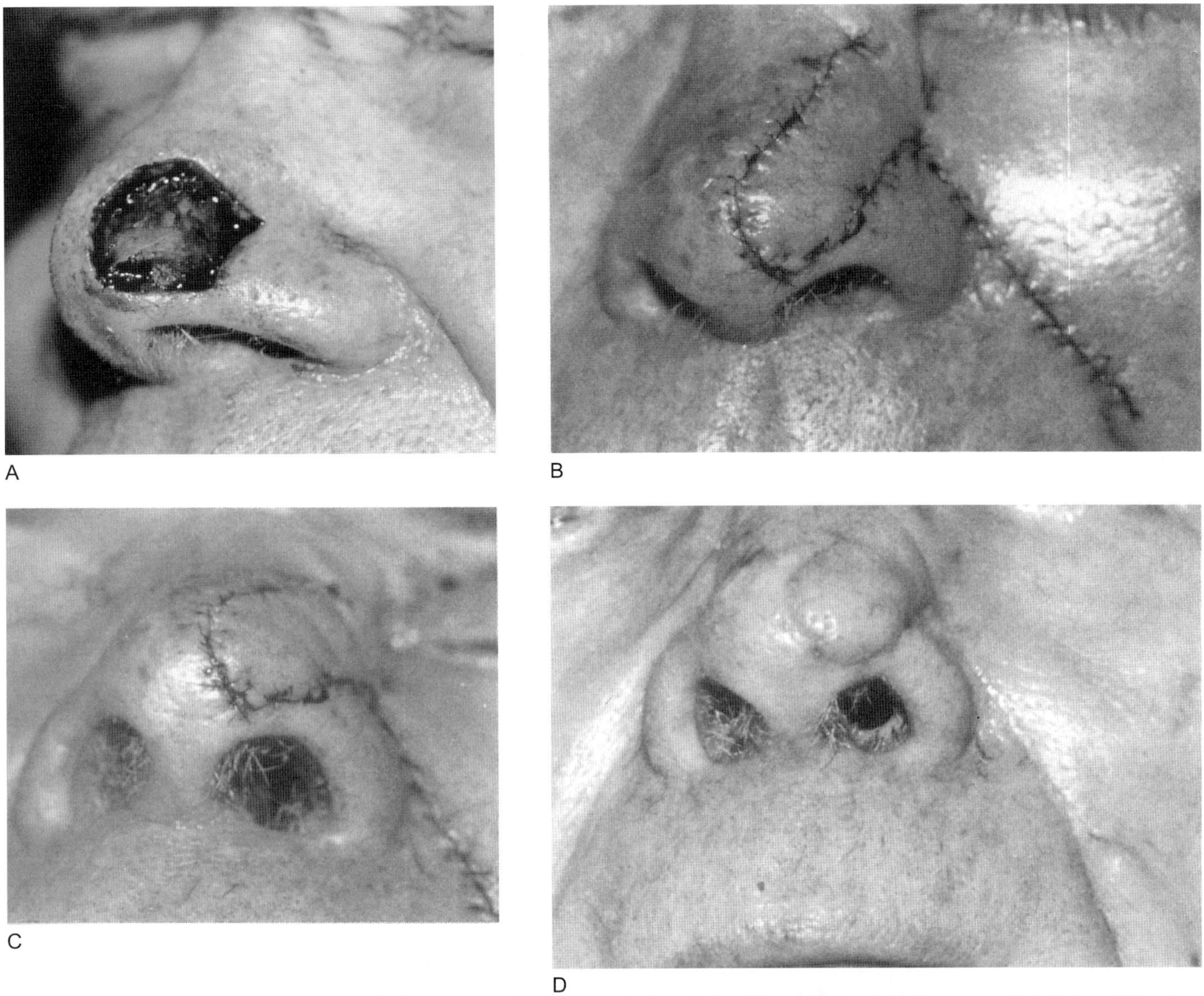

Figura 25-4. A, defeito da ponta nasal. B, o retalho nasolabial exige uma excisão da pele cruenta para o procedimento de um estágio. C, note que o contorno é aceitável. D, presença do efeito tardio do aspecto globoso e cone saliente no aspecto inferior da área doadora.

mais proximamente com as características da pele adjacente e tecidos subcutâneos. O conceito de unidades estéticas pode por vezes ser violado se um retalho nasolabial for escolhido para a reconstrução, particularmente na reconstrução em um só estágio. Também, o retalho nasolabial deve ser evitado no caso do cruzamento de uma concavidade, tal como a crista nasofacial ou nasolabial, porque a área obliterará, resultando numa anormalidade óbvia do contorno. Novamente, isso é mais importante nas reconstruções de um só estágio. O problema pode ser eliminado através do posicionamento do ponto de rotação na crista ou concavidade, mas isso ainda deixa o problema de uma deformidade de almofada para ser resolvido. Raramente um defeito se restringe exatamente a uma unidade estética, e a pele adicional pode necessitar ser removida de um defeito menor, ou considerações podem ser necessárias aos retalhos adicionais para o fechamento de um defeito que compreende duas ou mais unidades estéticas. Cada caso deve ser considerado individualmente.

Finalmente, os pacientes que fumam ou apresentam diabetes são particularmente propensos a necrose do retalho; nesses pacientes, a ponte da pele bem como os vasos perfurantes devem ser mantidos, e o afinamento mais agressivo do retalho deve ser reservado para um segundo tempo.

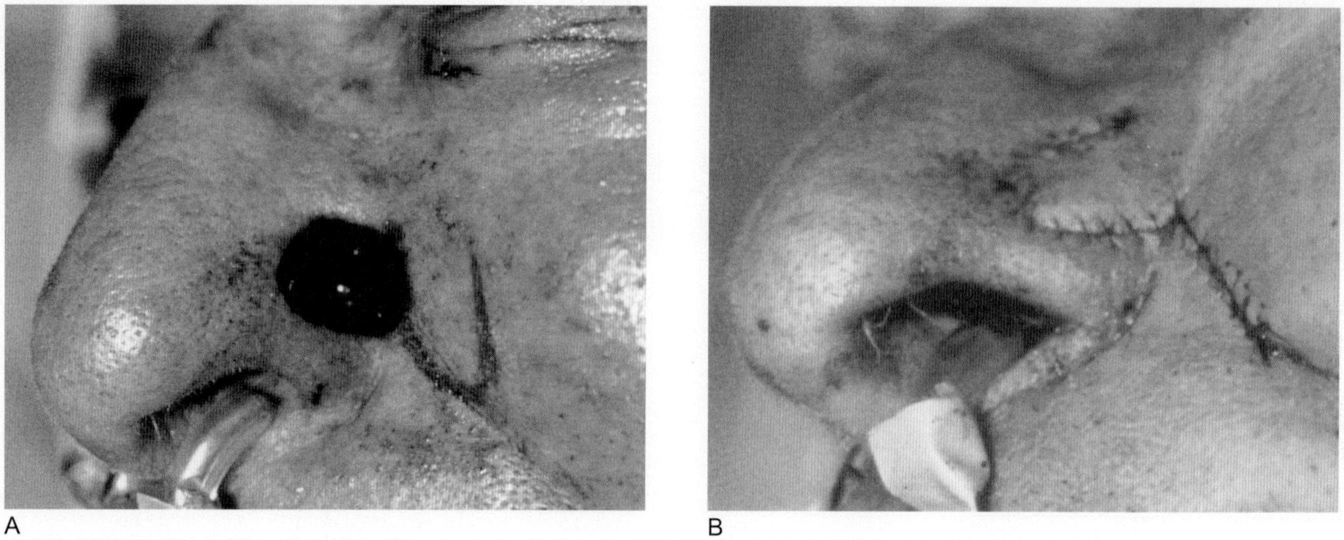

Figura 25-5 A e B, defeito nasal alar e da parede lateral reparado com retalho rombóide do sulco nasolabial.

PREPARAÇÃO DA SALA

A vasta maioria das reconstruções nasais com retalhos nasolabiais pode ser realizada sob anestesia local. Pacientes com problemas médicos significativos podem ser mais bem servidos numa sala de operação formal, com a assistência de um anestesista. Procedimentos mais extensos, incluindo procedimentos com retalhos múltiplos, podem ser mais facilmente realizados sob anestesia geral.

MARCAÇÕES NO PACIENTE

Independentemente de se o retalho será baseado superiormente ou inferiormente, um componente crítico da marcação do paciente é o posicionamento da incisão média no sulco nasolabial ou nasofacial. Em pacientes mais idosos, a determinação do local pode ser feita com o paciente supino, mesmo sob anestesia geral, mas a marcação nos pacientes mais jovens exige a cooperação do paciente. Normalmente, quando o paciente faz caretas, o sulco pode ser localizado. A incisão lateral pode ser 2 a 3 cm lateral à incisão média, dependendo da quantidade de tecido necessária, e deve geralmente ser menor do que a incisão média para permitir o alargamento maior possível. Isso pode nem sempre ser possível, ou necessário, se os perfurantes da base da pele profundos são mantidos e um procedimento secundário for planejado para destacar e reposicionar o retalho. Deve-se tomar cuidado para não destruir o sulco nasolabial ou nasofacial. A porção súpero-lateral do lábio superior deve ser evitada (Figura 25-6). Finalmente, no momento da marcação do retalho, deve ser feita a decisão se a reconstrução será realizada em um ou mais estágios, porque na reconstrução de um estágio o pedículo deve ser posicionado para criar a menor deformidade possível e deixar o paciente com o resultado estético melhor possível.

TÉCNICA OPERATÓRIA

Anatomia

O sulco nasolabial é criado pelo sistema musculoaponeurótico superficial (SMAS) e musculatura de mímica à medida que eles se fundem com o músculo orbicular da boca. Lateralmente ao sulco, não existem inserções musculares na pele (*i. e.*, nenhum apoio), enquanto medialmente ao sulco músculos da mímica são inseridos e ajudam a minimizar a gravidade e o processo de envelhecimento. A pele redundante é criada no processo de envelhecimento à medida que a gravidade puxa a pele e o tecido adiposo subcutâneo inferiormen-

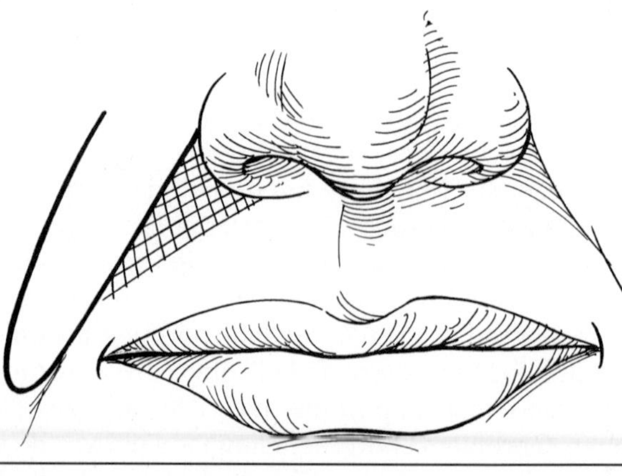

Figura 25-6. Quando desenhar o retalho, a porção súpero-lateral do lábio superior deve ser evitada.

te contra o sentido da força da musculatura de mímica. O retalho nasolabial é criado dessa pele e tecido subcutâneo superior e lateral do sulco. Tipicamente, de 2 a 3 cm de pele podem ser obtidos do sulco e ainda permitir o fechamento primário. A localização exata do sulco nasolabial em crianças pode ser difícil de se localizar, mesmo em pacientes animados.

Os vasos que suprem a pele da bochecha, e conseqüentemente o retalho nasolabial, nascem da ramificação angular da artéria facial anterior, bem como das ramificações anastomóticas da artéria maxilar interna (através do forâmen infra-orbital), artéria facial transversa e artéria labial, que supre o fluxo sangüíneo do lado contralateral. Os vasos perfurantes passam através dos músculos miméticos e conectam essas veias denominadas conforme o plexo subdermal. Devido ao fato de o sulco nasolabial ser geralmente elevado superficialmente aos músculos, deve-se tomar cuidado para se preservar essas conexões vasculares abaixo da base da dobra. O retalho nasolabial é conseqüentemente um retalho de padrão axial, mas ele pode ser convertido a um padrão mais aleatório de retalho se as conexões profundas não forem mantidas. Também tem sido sugerido que o plexo subdérmico pode de fato apresentar alguma axialidade, conseqüentemente preservando o conceito axial para o retalho. Em qualquer caso, para retalhos grandes ou retalhos longos com uma base estreita de pele, deve-se tomar cuidado para se preservar essas ramificações perfurantes. Isso é particularmente verdade nos pacientes que fumam ou apresentam diabetes. Se o retalho se estender além da linha média ou for dobrado sobre si mesmo, os vasos perfurantes devem ser mantidos ou deve-se considerar uma postergação. A natureza axial do plexo subdermal pode explicar a sobrevivência do retalho quando este é elevado de uma maneira mais aleatória. A pele da bochecha é drenada pela veia angular, bem como por outras veias, e deve-se tomar cuidado para se evitar colocar o retalho sob tensão, especialmente numa convexidade, onde a drenagem venosa pode ser comprometida, resultando numa congestão do retalho e no potencial para uma perda do retalho.

Técnica

Uma vez que se tenha escolhido um retalho apropriado e tenham sido delineadas as incisões apropriadas, a periferia do retalho é infiltrada com uma solução de lidocaína a 1% com epinefrina a 1:100.000. Deve-se tomar cuidado para não se infiltrar o retalho ou a sua base, o que pode comprometer a vascularização do tecido a ser transferido. A pele é então incisada, com a incisão lateral sendo mantida mais inferior do que a incisão média para se manter uma base mais larga quando se requer uma ponte de pele, preservando segmentos importantes do suprimento subdérmico de sangue (Figura 25-7). Isso tipicamente ocorre quando as incisões são realizadas mais superiormente na região nasofacial. Isso não é necessário se o retalho tiver de ser elevado num pedículo subcutâneo isoladamente.

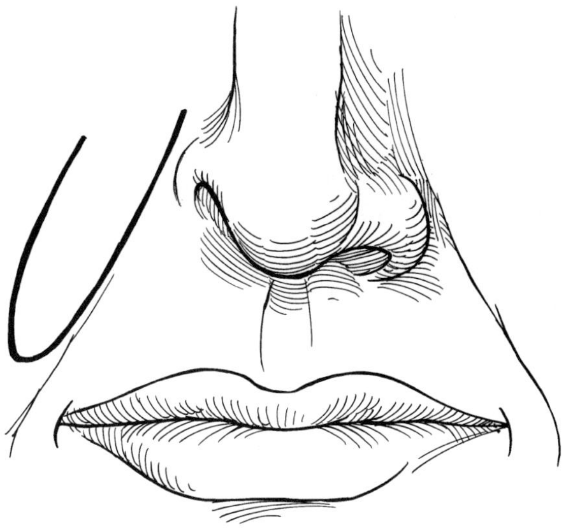

Figura 25-7. A incisão lateral é mantida mais inferior que a incisão medial para manter a base mais larga e preservar o plexo subdérmico. A incisão média é realizada no sulco nasolabial.

O nível de dissecção é relativamente superficial distalmente, mantendo de 2 a 3 mm de tecido adiposo subcutâneo (Figura 25-8). Mais tecido pode ser elevado, mas essa área precisará ser judiciosamente afinada na maioria dos casos antes de se iniciar a sutura do retalho. O retalho deve ser afinado simetricamente, não apenas na periferia. Quando os retalhos são afinados somente na periferia, para preservar o seu suprimento vascular, a disparidade na espessura entre o

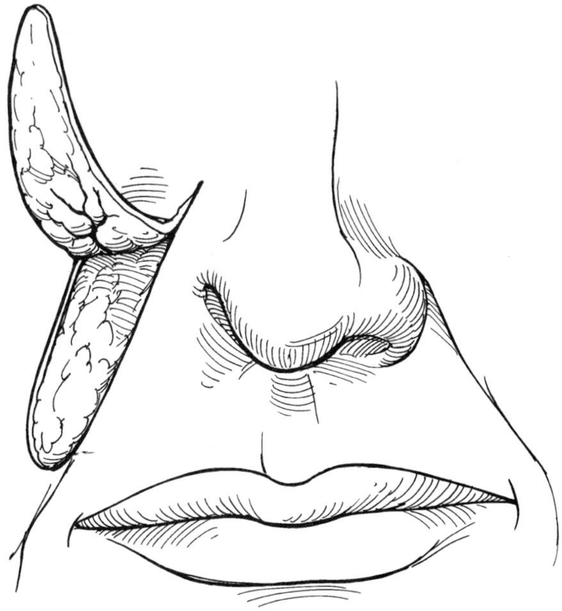

Figura 25-8. Distalmente, a aba pode ser elevada num plano mais superficial e mais profundo à medida que a base e os perfurantes são aproximados. A dissecção deve ser superficial aos músculos miméticos.

retalho e o tecido subcutâneo na área receptora dará ao retalho uma aparência mais grosseira a longo prazo. É a combinação de contração do retalho e compressão da gordura abaixo que dá ao retalho a aparência bojuda. Ou o retalho deve ser afinado uniformemente ou será realizada uma revisão numa data posterior para excluir a persistência da gordura subcutânea centralmente localizada.

À medida que o retalho é elevado em direção à base, mais tecido é mantido no retalho para se preservar quaisquer veias sangüíneas perfurantes em potencial. Essa área não será utilizada na reconstrução real, mas serve para manter a viabilidade do retalho. Em todos os casos, a elevação do retalho acontece superficial ao músculo orbicular da boca e músculos miméticos, bem como a artéria facial e veias angulares. Quando o retalho baseado superiormente é elevado na região nasofacial superiormente, o afinamento do retalho pode precisar ser mais agressivo para se conformar ao tecido suave mais fino da parede lateral do nariz.

A decisão de se realizar a reconstrução em um ou dois estágios é muito importante nesse momento. Se um procedimento de apenas um estágio tiver sido escolhido, a pele cruenta deve ser removida para permitir a inserção do retalho (Figura 25-9). Se for planejado um procedimento de dois estágios, a pele cruenta é preservada, e será necessário um afinamento proximal menos agressivo do retalho.

Novamente, o conceito de unidades estéticas é levado em conta, bem como os desejos do paciente em determinar quanto de tecido residual deve ser extraído. Se a decisão é feita para minimizar o número de procedimentos, nenhum tecido adicional será extraído. Geralmente, se o defeito compreende menos da metade de uma subunidade estética e o paciente deseja minimizar o número de procedimentos, o defeito pode ser reparado e se obter um resultado aceitável. Isso é particularmente verdadeiro se o defeito está numa subunidade que seja côncava em contorno, tal como a parede lateral nasal, que se permite ser quebrada por um retalho nasolabial.

Quando o retalho é elevado, independentemente de se a reconstrução é de um ou dois estágios, a área doadora é fechada em camadas com suturas ininterruptas de Vicryl 5-0 e náilon 5-0 ou 6-0. Não são necessários drenos geralmente. Para as reconstruções nasais externas, o retalho é contornado apropriadamente e suturado no local com suturas ininterruptas de Vicryl 5-0 e náilon 5-0 ou 6-0. Novamente, os drenos não são geralmente necessários. São colocados Steri-Strips para imobilizar a pele na reconstrução. Moldes externos são raramente utilizados.

Para as reconstruções intranasais (septais) ou columelares que são planejadas para serem feitas em dois estágios, é feita uma incisão alar-facial para passar o retalho nasolabial para dentro do orifício nasal (Figura 25-10). Isso previne a distorção do retalho e será reparado quando o retalho for dividido. Pode-se utilizar um tampão intranasal para ajudar a manter a posição do retalho e ajudar na hemostasia sem comprometer o suprimento de sangue do retalho.

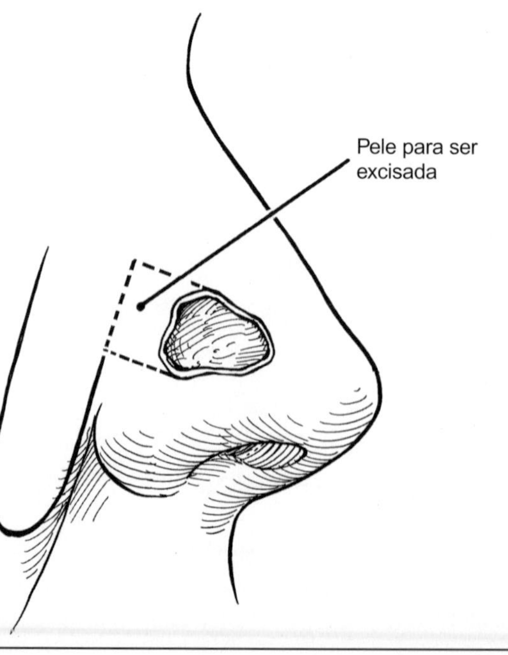

Figura 25-9. O procedimento de um estágio exigirá a excisão de pele entre o retalho e a área cruenta.

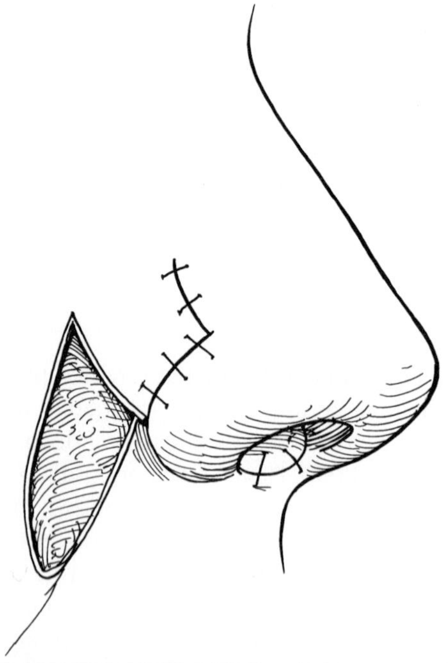

Figura 25-10. A incisão é feita no sulco alar através do qual o retalho nasolabial baseado superiormente ou inferiormente é passado para a cavidade nasal para reconstrução septal ou columelar. O retalho ilhado de pele também pode ser considerado, o que dispensaria a necessidade de uma divisão secundária.

Se o retalho for rodado sobre si mesmo, como para uma reconstrução da asa ou do orifício nasal, pontos internos são colocados para coaptar os tecidos. Novamente, o tampão intranasal pode ser de algum benefício.

Quando o retalho nasolabial for utilizado para o forro e um outro retalho for utilizado para a cobertura externa, o retalho pode ser elevado da maneira usual e utilizado como um retalho rodado como em folha de livro, se o defeito nasal for adjacente à base do retalho nasolabial.

CUIDADO PÓS-OPERATÓRIO

Pós-operatoriamente, o paciente é mantido sob antibióticos orais sistêmicos durante 7 dias, tipicamente dicloxacilina ou outro antibiótico antiestafilocócico. No período imediatamente pós-operatório, a cabeça é elevada. O tampão intranasal é rotineiramente removido em 24 horas. Suturas de pele são removidas em 5 a 7 dias. Os procedimentos de dois estágios geralmente passam por uma divisão do retalho após 2 a 3 semanas. As revisões são postergadas por 2 ou 3 meses para permitir o assentamento do tecido subcutâneo; os enxertos de cartilagem são colocados nesse momento, se necessário.

PRECAUÇÕES

O retalho nasolabial é o mais utilizado para a reconstrução nasal inferior. No paciente mais jovem, deve-se dar atenção à cicatriz da área doadora. Deve-se tomar cuidado para se evitar o afinamento excessivo na base do retalho para preservar o suprimento de sangue. Similarmente, embora a ponta do retalho possa ser judiciosamente afinada na inserção inicial, uma revisão secundária diversos meses após a divisão do retalho é talvez um curso mais prudente, particularmente num paciente com fatores de risco tais como tabagismo ou diabetes. Finalmente, deve-se tomar cuidado se o retalho é utilizado em linha mediana, porque a convexidade do dorso e da ponta poderia comprometer o suprimento de sangue distal.

Leituras Selecionadas

Ariyan S, Chicarilli Z. Cancer of the upper aerodigestive system. In: McCarthy JG, ed. *Plastic Surgery.* Philadelphia: WB Saunders, 1990:3439-3440.

Baker SR, Johnson TM, Nelson BR. The importance of maintaining the alar-facial sulcus in nasal reconstruction. *Arch Otolaryngol Head Neck Surg* 1995;121:617-622.

Barton FE. Acquired deformities of the nose. In: McCarthy JG, ed. *Plastic Surgery.* Philadelphia: WB Saunders, 1990:1987-2035.

Barton FE. Reconstruction of the nose. In: Georgiade GS, Georgiade NG, Riefkohl R, Barwick WJ, eds. *Textbook of Plastic, Maxillofacial and Reconstructive Surgery.* Baltimore: Williams & Wilkins, 1992:539-550.

Burget GC, Menick FJ. *Aesthetic Reconstruction of the Nose.* St. Louis: CV Mosby, 1992:544-591.

Cameron RR. Nasal reconstruction with nasolabial cheek flaps. In: Grabb WC, Myers MB, eds. *Skin Flaps.* Boston: Little, Brown, 1975:323-335.

Day TA, Stucker FJ. Regional and distant flaps in nasal reconstruction. *Facial Plast Surg* 1994;10:349-357.

Hoasjoe DK, Stucker FJ, Aarstad RE Aesthetic and anatomic considerations for nasal reconstruction. *Facial Plast Surg* 1994; 10:317-321.

Hollier HJ, Stucker FJ. Local flaps for nasal reconstruction. *Facial Plast Surg* 1994;10:337-348.

Hynes B, Boyd JB. The nasolabial flap: axial or random. *Arch Otolaryngol Head Neck Surg* 1988;114:1389-1391.

Jackson *IT. Local Flaps in Head and Neck Reconstruction.* St. Louis: CV Mosby, 1985:118-155.

Klingensmith MR, Millman B, Foster WP. Analysis of methods for nasal tip reconstruction. *Head Neck* 1994;16:347-357.

Larson DL. An historical glimpse of the evolution of rhytidectomy. *Clin Plast Surg* 1995;22:207-212.

Lawrence WT. The nasolabial rhomboid flap. *Ann Plast Surg* 1992;29:269-273.

Ozkus I, Cek DI, Ozkus K. The use of bifid nasolabial flaps in the reconstruction of the nose and columella. *Ann Plast Surg* 1992;29:461-463.

Rudolph R, Miller SH. Reconstruction after Mohs' cancer excision. *Clin Plast Surg* 1993;20:157-165.

Spear SL, Kroll SS, Romm S. A new twist to the nasolabial flap for reconstruction of lateral alar defects. *Plast Reconstr Surg* 1987;79:915-920.

Steenfos H, Tarnow P, Blomqvist G. Experience with the modified defatted nasolabial transposition flap in nasal reconstruction. *Scand J Plast Reconstr Surg* 1995;29:51-52.

Uglesic V, Virag M. Musculomucosal nasolabial island flaps for floor of mouth reconstruction. *Br J Plast Surg* 1995;48:8-10.

Yanai A, Nagata S, Tanaka H. Reconstruction of the columella with bilateral nasolabial flaps. *Plast Reconstr Surg* 1986;77:129-132.

Younger RAL. The versatile melolabial flap. *Otolaryngol Head Neck Surg* 1992;107:721-726.

Capítulo 26

Fraturas Nasais

Redução

Sean Lille ◆ Robert C. Russell

O nariz apresenta diversas funções vitais, incluindo a respiração e o olfato. O nariz, representando o ponto central do rosto, não tem cobertura protetora e é o menos resistente dos ossos faciais à aplicação de uma força mecânica direcional. As estruturas piramidais cartilaginosa e óssea do nariz absorvem energia aplicada externamente, conseqüentemente reduzindo a transmissão de forças externas à calota cranial. As fraturas nasais são, conseqüentemente, as fraturas faciais mais comuns causadas por trauma e a terceira fratura mais comum do corpo humano. Além disso, o nariz tende a ser um traço facial mais pessoal e característico, ajudando a distinguir a identidade de cada indivíduo. A condução das fraturas nasais isoladas, conseqüentemente, exige uma abordagem sistemática no diagnóstico, tratamento e seguimento para assegurar resultados estéticos e funcionais ótimos enquanto minimiza as complicações.

AVALIAÇÃO DO DEFEITO

Anatomia

O nariz adulto é composto de uma pirâmide óssea e cartilaginosa com um septo da linha mediana circundado por duas passagens nasais. Os ossos nasais em par se juntam ao osso frontal superiormente, ao processo ascendente da maxila lateralmente e ao septo nasal medialmente. O septo nasal é composto de segmento tanto cartilaginoso quanto ósseo. O septo ósseo inclui a lâmina perpendicular do etmóide e o vômer. O osso é espesso na base e se torna progressivamente mais delgado nas margens distais. O resto do septo nasal é predominantemente composto de uma cartilagem septal quadrangular que apresenta três ângulos distintos em relação à espinha nasal: septal anterior, septal média e septal caudal. A pirâmide cartilaginosa do nariz também é composta das cartilagens laterais superiores e inferiores. Os segmentos da cartilagem lateral superiores em pares são presos aos ossos nasais proximalmente e ao septo cartilaginoso quadrangular medialmente. Os segmentos da cartilagem alar lateral inferior são em forma de C e flutuantes, e são armazenados na ponta nasal móvel por um envelope de tecido mole. A área onde a cruz lateral das cartilagens laterais inferiores arqueia sobre os finais distais das cartilagens laterais superiores e a cruz média começa a descer para a columela das funções do nariz para apoiar a ponta nasal (Figura 26-1).

A inervação para a pele que cobre o nariz provém das ramificações infra-orbital e supratroclear do nervo craniano trigêmeo (quinto). Os músculos faciais na glabela e nas laterais do nariz são inervados pelo nervo facial (sétimo craniano). A inervação da mucosa nasal é feita pelas ramificações do nervo trigêmeo. A mucosa da parede nasal lateral é inervada pela ramificação etmoidal anterior da divisão do nervo oftálmico anteriormente; pela ramificação nasal interna do nervo infra-orbital caudalmente; a ramificação alveolar superior anterior do nervo maxilar, que supre a extremidade anterior da concha inferior; e pela ramificação nasal posterior, que passa através do forâmen esfenopalatino e supre a lateral do nariz posteriormente (Figura 26-2). O nervo nasopalatino se origina no gânglio pterigopalatino e emerge através do forâmen esfenopalatino para suprir a margem posterior do septo nasal. O resto do septo é primariamente

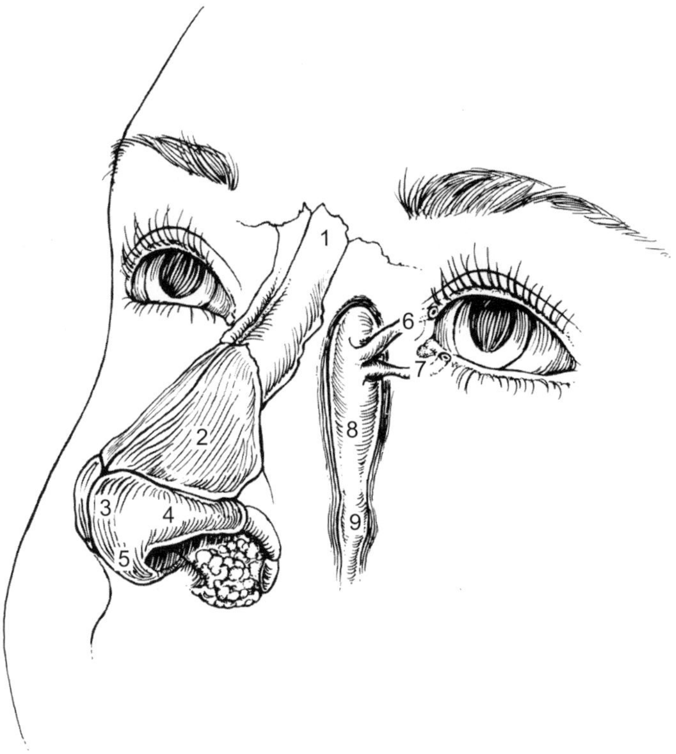

1. Osso nasal
2. Cartilagem lateral superior
3. Domo nasal
4. Cruz lateral da cartilagem lateral inferior
5. Cruz medial da cartilagem lateral inferior
6. Canalículos superiores
7. Canalículos inferiores
8. Saco lacrimal
9. Ducto lacrimal

Figura 26-1. Arquitetura normal da pirâmide nasal. O sistema lacrimal é profundamente situado medialmente dentro do sulco lacrimal da parede orbital média.

inervado pelo nervo etmoidal anterior e pelas ramificações nasais internas do nervo infra-orbital (Figura 26-3). A região olfativa consiste na concha nasal superior e no terço superior do septo nasal (Figura 26-3). É inervada pelo nervo olfatório, que entra na cavidade craniana através da placa cribriforme do osso etmóide e termina no bulbo olfatório.

O suprimento de sangue para o nariz consiste nas ramificações etmoidais anterior e posterior da artéria oftálmica, derivados da carótida interna. O resto do suprimento de sangue provém da artéria carótida externa, com o suprimento de sangue predominante para o nariz começando na artéria esfenopalatina. Ela entra através do forâmen esfenopalatino, envia as ramificações nasais laterais anteriormente e caudalmente pelas superfícies conchais e forma a artéria septal posterior. A maior ramificação palatina da artéria maxilar envia uma ramificação terminal através do canal incisivo para alcançar a porção caudal do septo nasal. A artéria facial também contribui com três ramificações externas para a pele: a ramificação septal da artéria labial superior; as ramificações da artéria nasal lateral, que circundam a asa para suprir a região vestibular lateral; e as anastomoses da ramificação palatina ascendente (Figuras 26-2 e 26-3).

Classificação e Fisiopatologia

As fraturas nasais podem ser largamente classificadas como simples ou complexas. As fraturas nasais simples são aquelas confinadas somente às estruturas nasais; as fraturas complexas incluem fraturas ósseas faciais adjacentes. As fraturas nasais simples podem ser tratadas com técnicas de redução fechadas com pouca dificuldade; lesões complexas podem exigir uma correção cirúrgica e produzir um índice mais alto de morbidade.

O foco desta discussão são as fraturas simples, que podem ser classificadas ainda como anguladas, afundadas ou deprimidas ou cominutivas. As fraturas nasais anguladas resultam de uma força lateral oblíqua e são as mais comuns. Uma força mínima freqüentemente não resulta em interrupção significativa entre os componentes ósseos e cartilaginosos do nariz. A distorção envolve um colapso medial da face lateral da pirâmide nasal (Figura 26-4) ou o deslocamento da pirâmide nasal inteira da direção do trauma. O septo não está geralmente envolvido. Uma força frontal maior, entretanto, pode fazer com que o septo cartilaginoso envergue, com potencial deslocamento da placa vomeriana (Figura 26-5). O paciente, nesse caso, tipicamente apresenta uma deformidade em formato de C ou S no dorso nasal.

As fraturas nasais afundadas são causadas por um trauma frontal direto, resultando num dano septal significativo (Figura 26-6). A fratura pode envolver a ponta nasal, o dorso nasal, septo e a espinha nasal anterior, e pode envolver potencialmente os processos frontais do maxila, ossos lacrimais e etmóides. Stranc subcategorizou essas fraturas em três planos que se correlacionam diretamente com o impacto da lesão. As lesões do Plano 1 envolvem os componentes cartilaginosos do nariz distalmente à espinha nasal anterior e o final distal do septo ósseo; as lesões do Plano 2 envolvem não só os componentes cartilaginosos mas também os componentes estruturais ósseos do nariz; e as lesões do Plano 3 envolvem não só o nariz mas também as estruturas orbitais ou cranianas. Uma fratura significativa do septo nasal e da porção cefálica do osso nasal faz com que os ossos nasais sejam empurrados para dentro e os ossos nasais laterais sejam deslocados para fora, resultando no encurtamento dos limites da fratura circundante e em uma depressão significativa e um achatamento da pirâmide nasal.

As fraturas nasais cominutivas resultam num estilhaçamento completo dos ossos nasais e resultam mais freqüentemente de um impacto frontal direto (Figura 26-6). Essa condição também ocorre mais freqüentemente em pessoas mais idosas com ossos quebradiços. O nariz pode parecer

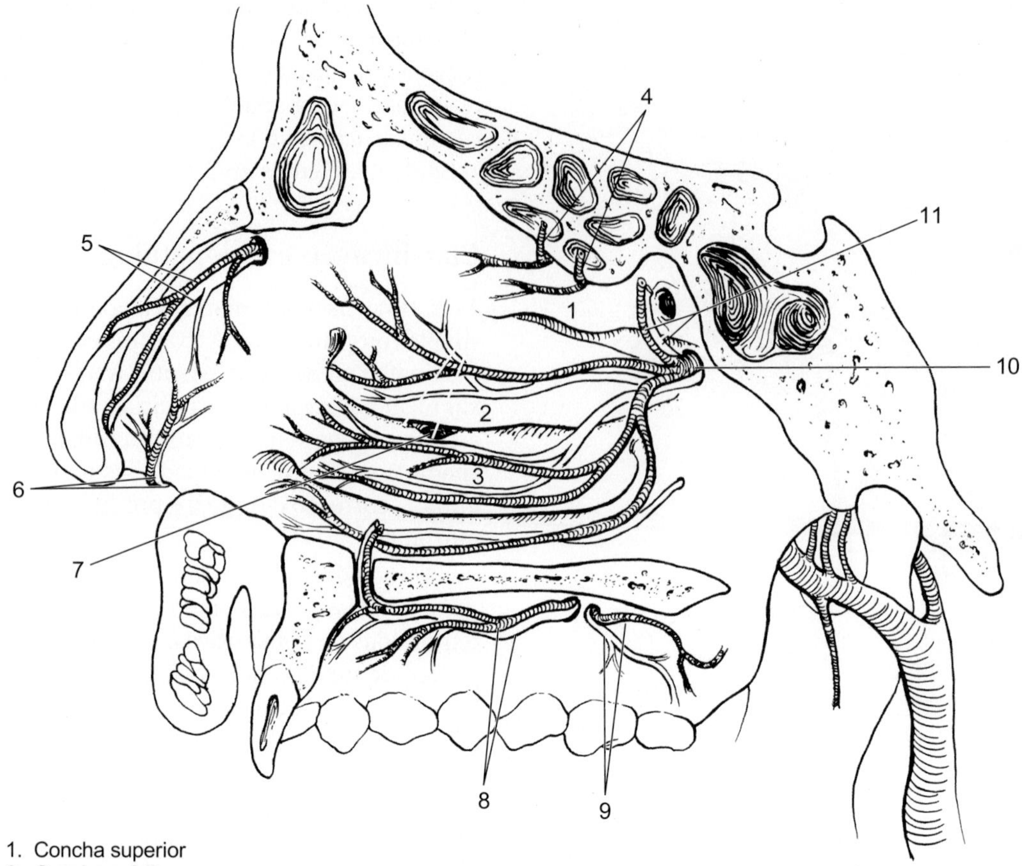

1. Concha superior
2. Concha média
3. Concha inferior
4. Artérias etmoidais posteriores
5. Nervo e artéria etmoidais anteriores
6. Ramificação nasal interna do nervo infra-orbital
7. Meato médio - abertura nasal do ducto lacrimal
8. Grande nervo e artéria palatina
9. Nervo e artéria palatina menor
10. Artéria esfenopalatina e ramificações do gânglio esfenopalatino
11. Artéria e nervo séptico posterior

Figura 26-2. Suprimentos vascular e neural do nariz lateral.

angulado e selado, que é geralmente o resultado da distorção do septo ou de ossos nasais fragmentados ou que sofreram impactos.

INDICAÇÕES E CONTRA-INDICAÇÕES

A instituição de leis do uso compulsório do cinto de segurança nos últimos anos parece ter reduzido o número de danos faciais isolados de acidentes de veículos motores. Além disso, a intervenção rápida e a sobrevivência dos pacientes com trauma que ameaçam a vida resultando de fraturas craniomaxilofaciais complexas parecem ter aumentado.

A presença de lesões concomitantes em qualquer paciente que apresenta um trauma facial deve ser cuidadosamente avaliada. As prioridades padrão na avaliação inicial das vítimas de trauma incluem manutenção da via aérea permeável, controle da hemorragia, início da ressuscitação do volume de fluido e controle das lesões neurológicas, torácicos e abdominais, todos os quais assumem prioridade sobre a avaliação de fraturas faciais. A abordagem de fraturas nasais em pacientes selecionados sem emergências que ameacem a vida pode ser coordenada com o reparo de trauma de outros sistemas orgânicos. Se o reparo inicial não for possível, pode-se adiar um reparo definitivo em até 2 semanas, permitindo a estabilização do paciente e a redução do edema facial e da equimose. A espera de mais de 2 semanas, entretanto, permite que os locais da fratura se consolidem, criando uma redução e reparo mais difíceis e árduos. A exploração e o reparo precoce em crianças são essenciais, as quais apresentam um potencial osteogênico aumentado, que resulta numa consolidação do osso mais rápida e em aderência dos locais de fratura.

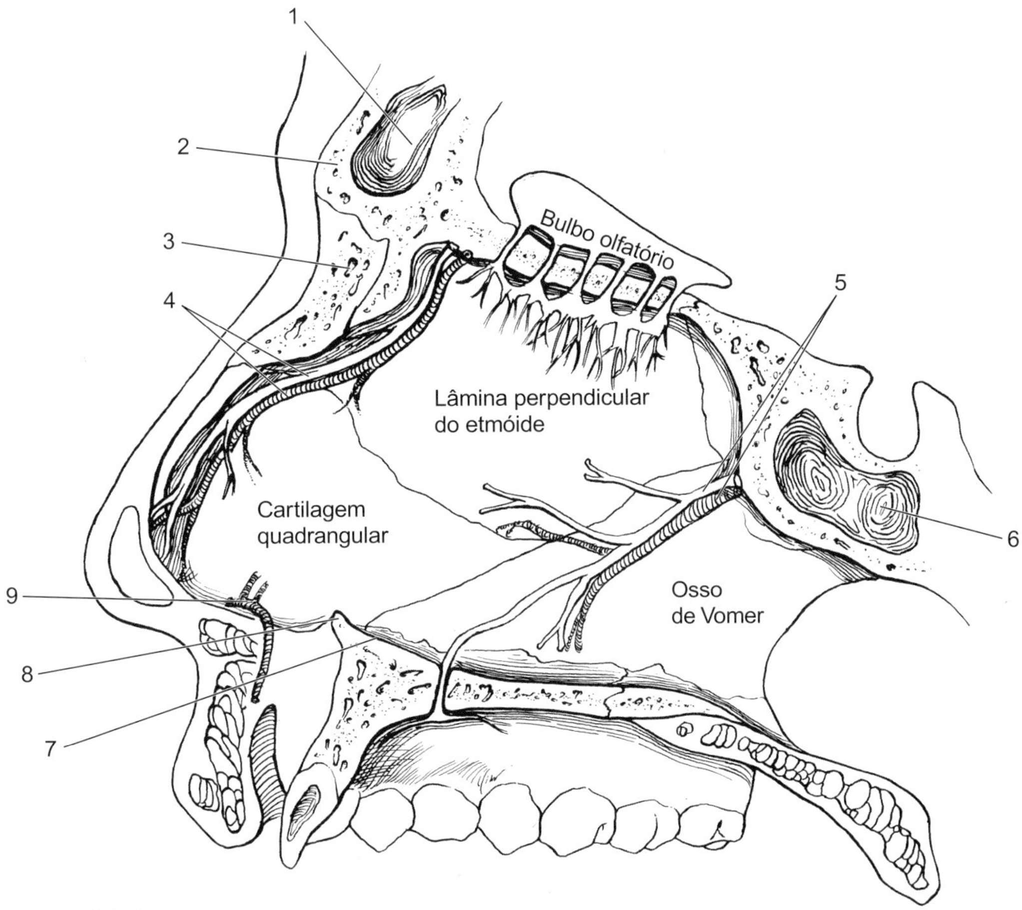

1. Seio frontal
2. Processo nasal do osso frontal
3. Osso nasal
4. Nervo e artéria etmoidal anterior
5. Nervo e artéria nasopalatina
6. Seio esfenoidal
7. Crista maxilar
8. Espinha nasal
9. Ramificação septal da artéria labial superior

Figura 26-3. Rede neurovascular do septo nasal.

AVALIAÇÃO PRÉ-OPERATÓRIA

Uma história e exame físico cuidadosos são sempre importantes na avaliação inicial de qualquer paciente que apresente uma fratura nasal potencial. A história deve documentar a natureza do dano e a direção da força traumática. Os pacientes também devem ser cuidadosamente questionados com relação a um trauma nasal, deformidade nasal ou obstrução nasal prévia. O examinador não deve presumir que toda a deformidade nasal existente é resultante do trauma nasal mais recente.

O exame físico inclui a avaliação nasal tanto externa quanto interna. O nariz deve ser inspecionado visualmente em busca de qualquer desvio e então deve ser palpado para verificar deslocamento, degraus, crepitação e hipersensibilidade. O exame do nariz interno deve ser realizado com um espéculo nasal com a adição de iluminação e sucção. A avaliação da mucosa deve determinar a presença de lacerações da mucosa, hematoma septal, deslocamento ósseo e cartilagem exposta. Se existir um pequeno segmento de cartilagem septal exposto e a mucosa estiver intacta no lado contralateral, nenhum tratamento é necessário. Entretanto, se ambos os lados do septo estão sem cobertura mucosal, pode-se desenvolver uma perfuração secundária à necrose cartilaginosa, e a cobertura septal com um retalho mucoso deve ser realizada. Pode-se reconhecer um hematoma septal pela aparência edematosa e eritematosa, e é a única condição que pede intervenção urgente. A evacuação imediata do hematoma e o curativo nasal devem ser feitos para evitar a necrose da mucosa ou infecção. Uma pequena incisão ver-

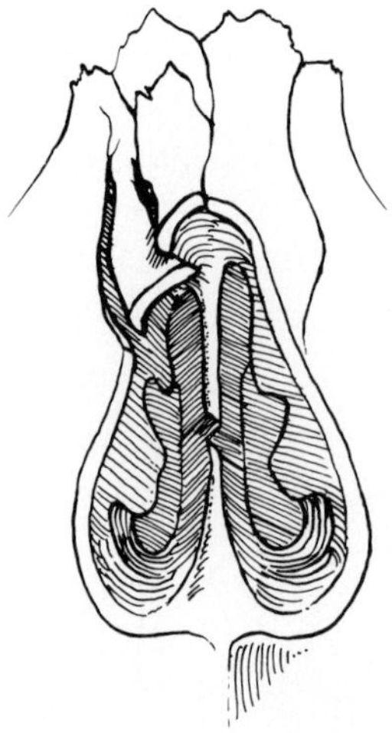

Figura 26-4. Fratura nasal desviada lateralmente sem rompimento significativo dos componentes cartilaginosos.

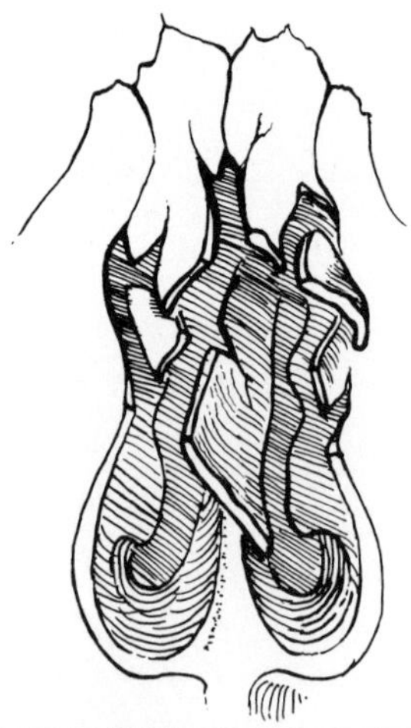

Figura 26-6. Força frontal severa, criando uma fratura nasal cominutiva.

tical é feita através da mucosa septal, e o sangue é drenado. A mucosa pode então ser recolocada na sua posição normal e mantida por um tampão intranasal. Não-reconhecido e não-tratado, um hematoma septal pode levar a necrose septal e resultar numa deformidade de nariz de sela com retração da columela.

Quando houver um trauma nasal significativo, o paciente deve ser examinado quanto a lesões adjacentes adicionais. Lesões da parede posterior do seio frontal e a placa cribriforme do etmóide podem produzir rinorréia cerebro-

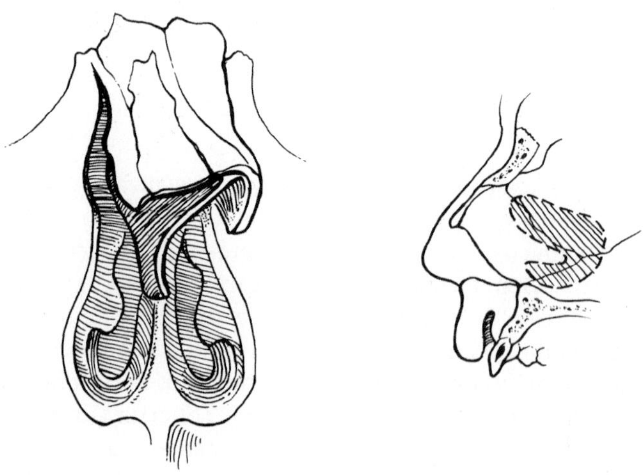

Figura 26-5. A, força angular lateral com força frontal combinada, criando um desvio significativo do septo nasal com deslocamento do sulco vomeriano. B, visão sagital. Note as fraturas sobrepostas do septo cartilaginoso, placa perpendicular do osso etmoidal e sulco vomeriano.

espinhal. Isso pode ser determinado através do uso do teste de glicose para medir o conteúdo de glicose da drenagem nasal. Além disso, uma fístula liquórica deve ser suspeita em pacientes com um "sinal de anel", detectado ao se permitir que uma gota de drenagem de fluido nasal caia num pedaço de papel filtro. O sinal positivo é uma área central característica de sangue circundado por anéis concêntricos do líquido mais claro. Os pacientes devem começar a tomar antibióticos profiláticos para se evitar a possibilidade de infecção intracraniana até a lesão da dura-máter cicatrizar. Fraturas orbitais e maxilares associadas podem estar presentes; sinais incluem dor e edema periorbital, um degrau palpável na margem orbital, anestesia do nervo infra-orbital, enoftalmo e evidência de encarceramento orbital. O telecanto, com a aparência de uma prega epicântica, sugere a ruptura de um ou de ambos os tendões cantais médios. O aparato lacrimal também pode ser danificado por trauma nasal severo. Caso se suspeite de dano, a integridade e a permeabilidade do sistema lacrimal devem ser verificadas utilizando-se uma sonda lacrimal ou um teste com fluoresceína para se identificar lágrimas coradas no nariz.

As radiografias de fraturas nasais isoladas são de pouco valor clínico, já que a maioria das fraturas nasais deslocadas pode ser diagnosticada através de uma história e exame físico cuidadosos. Um estudo prospectivo por Clayton e Lesser relatou que as radiografias dos ossos nasais não apresentaram nenhuma influência sobre o tratamento eventual recebido por pacientes e conseqüentemente não foram indicadas no cuidado de rotina de fraturas nasais. Lesões faciais complexas que envolvem as estruturas maxilares nasorbitais, entretanto, são geralmente detectadas por filmes planos, utilizando a incidência de Waters para avaliar a margem infra-orbital e apoio zigomaticomaxilar, incidência submentovértice para avaliar o arco zigomático e incidência de Caldwell para a área de sutura zigomaticofrontal. Os pacientes com fraturas ósseas faciais se beneficiam da imagem tomográfica computadorizada (TC) subseqüente para avaliar a órbita e fornecer maior detalhe da fratura antes da correção cirúrgica.

TÉCNICA CIRÚRGICA

Princípios de Tratamento para a Redução Fechada

A redução fechada das fraturas nasais pela manipulação, seguida de fixação externa, é o tratamento mais comum para as fraturas nasais. Relatos indicam que as fraturas nasais reduzidas utilizando-se técnicas fechadas alcançaram bons resultados em 70 a 80% dos casos. Estudos sobre a autoavaliação subjetiva do paciente mostram um índice de satisfação ainda mais alto do que as avaliações objetivas. A técnica é simples, de curta duração, e apresenta um baixo índice de morbidade. A redução nasal pode ser realizada na sala de emergência se o exame clínico define claramente a deformidade, o dano é agudo e o paciente está estável. O edema raramente mobiliza a redução precisa se o paciente for observado dentro de 3 horas após a lesão. Quando há edema nasal excessivo, a redução deve ser realizada de 4 a 5 dias após o dano, quando a maioria do inchaço diminuiu, mas antes da consolidação da fratura, que ocorre após 14 dias nos adultos e após 7 ou 8 dias nas crianças. Os resultados da redução da fratura nasal fechada 1 semana após o dano são iguais aos daquelas realizadas agudamente na sala de emergência num paciente ideal que tenha sustentado uma fratura de osso nasal ipsilateral comprimida. Uma redução fechada é menos satisfatória, entretanto, se as fraturas do osso nasal forem significativamente cominutivas ou envolvem os complexos maxilorbitais.

Procedimento para a Redução Fechada

O uso correto de sedação e anestesia local para reduzir as fraturas nasais é importante para o relaxamento e a cooperação do paciente. Um estudo recente não documentou nenhuma diferença no resultado cosmético e funcional de fraturas nasais reduzidas sob anestesia local comparadas àquelas reduzidas sob anestesia geral. Mais importante, não houve diferença nos índices de reoperação para obstrução nasal ou deformidades externas. A anestesia local na sala de emergência ou na clínica deve portanto ser considerada o tratamento de primeira linha para fraturas nasais deslocadas.

A anestesia tópica pode ser administrada borrifando-se uma solução de hidrocloreto de oximetazolina a 4% (Neo-Synefrina) na mucosa nasal seguida por uma solução de lidocaína a 4%. Níveis adicionais de anestesia tópica e vasoconstrição podem ser obtidos aplicando-se chumaços de algodão umedecidos numa solução de lidocaína a 4%. O nariz deve ser infiltrado, seguindo a aplicação de anestesia tópica, com anestésico local utilizando uma solução de bupivacaína a 0,5% (Marcaína) com epinefrina 1:100.000. A anestesia local é injetada no dorso nasal e maxila anterior e na base do septo para bloquear os nervos infratroclear, infra-orbital e nasopalatino (Figura 26-7). Realizar um bloqueio nasal com anestesia local permite uma visualização melhor, controla o sangramento e permite o controle da dor pós-operatória.

A manipulação deve ser realizada numa sala bem-iluminada para minimizar as sombras no nariz. Uma simples fratura do osso nasal unilateral afundada pode ser reduzida com um elevador de Boies, fórceps de Asch ou o cabo de um bisturi. O instrumento é inserido abaixo do dorso nasal, e com uma força de elevação lenta o osso nasal é fraturado para fora e elevado (Figura 26-8A). A determinação cuidadosa deve ser realizada para assegurar que a porção cefálica do instrumento seja posicionada logo abaixo do segmento do osso nasal afundado e não inserida na placa cribriforme. A distância externa do ângulo da glabela à ponta do nariz deve ser utilizada para aproximar a profundidade de inserção e o instrumento subseqüentemente posicionado bem próximo nessa distância. A pressão externa realizada pela mão contralateral amolda os fragmentos às suas posições apropriadas, e o grau de elevação é controlado simultaneamente com o instrumento inserido. Se esse procedimento não obtiver sucesso, pode-se utilizar um fórceps de Walsham agarrando o osso afundado, com uma lâmina internamente e a outra externamente, para desimpactar o osso fraturado para dentro (Figura 26-8B). O osso pode então ser elevado e reposicionado com mais controle, vencendo as forças distorcionais para restaurar uma posição anatômica normal. Freqüentemente, o osso nasal contralateral pode ser modificado medialmente, caso em que a compressão digital apropriada para dentro pode levar a uma posição ótima da pirâmide.

O septo deve ser avaliado após a redução dos ossos nasais e deve ser restaurado à linha mediana anatômica após a elevação do dorso nasal. A deformidade pode recorrer apesar da redução adequada dos ossos nasais se o septo não for reduzido corretamente. O septo pode ser desviado, fraturado ou deslocado do sulco vomeriano. O septo pode ser reposicionado com as lâminas do fórceps de Asch agarrando ambos os lados do septo e elevando anterior e apicalmente até que seja reposicionado de volta para a linha mediana (Figura 26-8C). Esse procedimento manterá a altura da pirâmide nasal nas fraturas com afundamento e fornecerá um reparo arquitetônico para apoiar o amoldamento das fraturas cominutivas do osso nasal. O septo deve ser reinspecionado após o procedimento para assegurar que nenhuma laceração ou hematoma mucosal tenha se desenvolvido. Se o septo estiver severamente interrompido e não permanecer na linha mediana anatômica após a redução, suportes internos utilizando placas de polietileno (suportes septais nasais de Doyle II) ou tampões nasais embebidos com ungüento antibiótico podem ser inseridos em cada narina e seguros na columela utilizando uma sutura de colchão de náilon 4-0. A sutura deve ser posicionada caudal ao septo

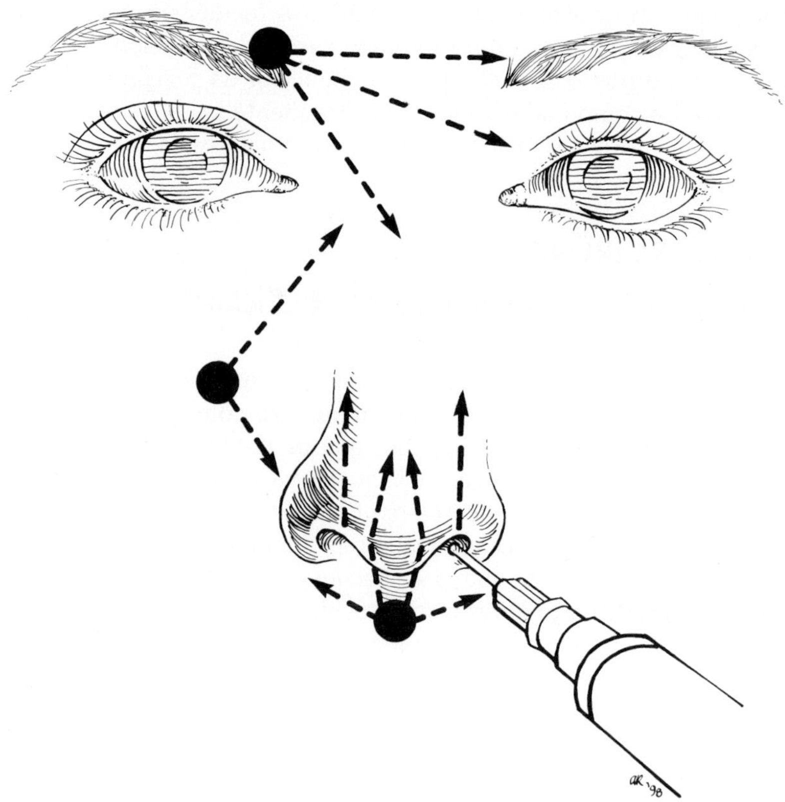

Figura 26-7. Locais de infiltração anestésica utilizados para bloqueio nasal.

intermembranoso e não através deste. Deve-se tomar cuidado para prender a sutura frouxamente para evitar a necrose por pressão do septo. Pode ser necessário amarrar o septo cirurgicamente à espinha nasal se a redução não puder ser mantida.

A estabilização da fratura com suporte internas e externas é crítica para manter e proteger uma redução nasal anatômica e assume um grande papel na obtenção de um resultado final de sucesso. É necessário a tala externa para manter a pressão lateral, e pode ser feita de emplastro de Paris, alumínio, folhas plásticas maleáveis ao calor ou outros materiais, conforme escolhidos pelo cirurgião individual. Antes da aplicação de talas externas, a faixa de Steri-Strips deve ser colocada transversalmente no dorso inteiro do nariz e na ponta nasal para segurar o nariz numa posição anatomicamente correta. A pele deve estar limpa e embebida com uma solução adesiva apropriada (p. ex., benzoína). Se for utilizado emplastro, este é colocado em água quente e rapidamente modelado para se amoldar à forma do nariz, estendendo-se da área cantal às porções cefálicas das cartilagens laterais inferiores. O curativo interno do nariz com gaze impregnada de antibióticos segura a redução, fornece uma estabilidade adicional e previne contra a formação de sinéquias. A estabilização com curativo interno durante 3 dias e tala externa durante 7 dias propicia resultados ótimos no que se refere à manutenção da forma do nariz externo.

O paciente deve ser tratado com antibióticos orais enquanto o curativo nasal interno estiver no local. Os pacientes devem ser informados de que a síndrome do choque tóxico estafilocócico é um risco de infecção potencial, e se ocorrer febre significativa em 1 ou 2 dias após o dano o curativo deve ser removido.

Os ossos nasais podem estar instáveis lateralmente em algumas fraturas nasais cominutivas após a redução. O cirurgião deve considerar o uso de placas de retenção externas em tais pacientes, colocadas nos lados do nariz e seguras durante 2 semanas com suturas ou fios por dentro. As placas são compostas de folhas de chumbo maleáveis. As folhas silásticas cortadas levemente maiores devem ser colocadas abaixo das placas de chumbo como uma almofada protetora. Essa técnica também pode ser benéfica em pacientes com fístula liquórica; nesses pacientes, o uso de curativo nasal é contra-indicado por causa do risco crescente de infecção.

Quando a redução do septo é inalcançável após a manipulação com fórceps de Asch, o cirurgião deve realizar uma ressecção submucosa aguda, que envolve resseccar porções telescopadas ou desviadas de septo que passam por cima dos locais da fratura. Entretanto, a conscientização das complicações potenciais associadas a uma ressecção septal ou mucosa aguda é essencial. A mucosa septal traumatizada pode não tolerar o descolamento largo exigido para uma ressecção submucosa. Isso pode resultar numa necrose da mucosa

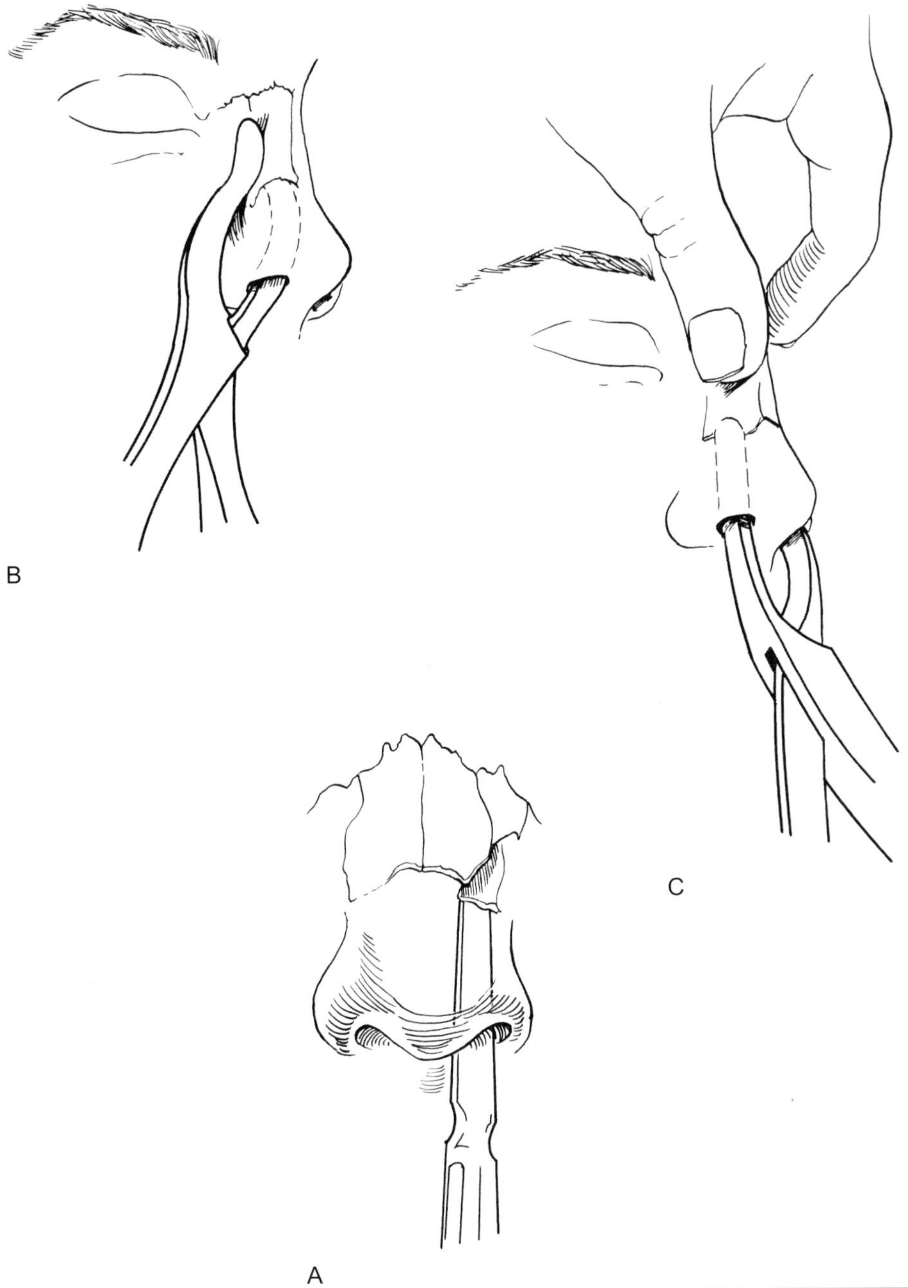

Figura 26-8. A, elevador de Boies utilizado para elevar a fratura nasal lateral depressiva. B, fórceps de Walsham utilizado para tirar o impacto e reduzir a fratura nasal lateral. C, fórceps de Asch utilizado para elevar anteriormente o septo nasal depressivo.

com perfuração subseqüente do septo. Além disso, a cartilagem que é removida durante o estágio agudo pode eventualmente ser necessária numa data posterior para reconstrução em uma rinoplastia secundária. Se a cartilagem é removida inferiormente sem se saber a condição da cartilagem dorsal do septo, pode resultar numa deformidade em nariz de sela. Uma ressecção submucosa aguda extensiva portanto raramente é indicada. A correção aguda da deformidade, entretanto, fornece o tempo ótimo para produzir um septo reto, antes de ocorrer uma cicatriz e desviar permanentemente o septo.

O nariz, nesse momento, pode voltar gradualmente a uma posição distorcida, apesar da aparência de uma redução adequada. A causa dessa distorção tardia é geralmente atribuída à correção inadequada de um desvio do septo ósseo. Os investigadores acreditam que o deslocamento residual do septo ósseo possa causar uma tensão residual do septo cartilaginoso, contribuindo para um redeslocamento subseqüente. Adicionalmente, Fry propôs que as fraturas no septo cartilaginoso que ocorrem durante o desvio do septo ao mesmo tempo que o dano inicial enfraquecem a tensão interna no lado do dano, resultando no desvio do mesmo para lado das lacerações. O paciente deve ser advertido de que, independentemente das razões de um resultado subótimo, pode ser necessária uma segunda rinoplastia corretiva. Ela deve ser realizada em não menos de 3 meses após o dano, quando o edema residual e a equimose já se tiverem curado e a fase inflamatória aguda tiver terminado. A deformidade nasal pode então ser precisamente definida. Além disso, a ressecção submucosa pode ser realizada nesse momento, sem a preocupação de se perder potencialmente o apoio do dorso do septo, e os locais da osteotomia podem ser separados das linhas antigas de fratura, evitando a refratura e a possível fratura cominutiva.

Indicações para a Redução Aberta

A maioria das fraturas nasais pode ser reduzida com sucesso pelas técnicas de redução fechadas, com estabilização utilizando curativos interno e externo. Existem algumas situações, entretanto, em que se pode necessitar de uma redução aberta. As fraturas ósseas nasais que são severamente cominutivas com telecanto, fraturas que se estendem para o processo frontal da maxila ou ossos frontais e qualquer fratura não permaneça estável após uma redução manual fechada geralmente exigem uma redução aberta. A tentativa de redução fechada numa fratura com um desvio nasal lateral significativo pode exigir uma excisão de uma peça em formato de C de cartilagem ou osso septal (ver Figura 26-5B). Essa técnica é utilizada para evitar que as extremidades septais fraturadas distorçam os fragmentos ósseos nasais laterais móveis em direção à sua posição deslocada inicial. Essas situações podem se beneficiar de diversas técnicas de redução abertas destinadas a corrigir a condição patológica específica.

Procedimento para a Redução Aberta

Uma incisão marginal membranosa é realizada para aproximar o septo entre a porção caudal do septo e a columela (Figura 26-9A). A incisão pode se estender lateralmente dentro das margens da narina ou inferiormente à junção do septo com a crista maxilar. Isso permite um acesso ao soalho nasal e à porção lateral das cartilagens laterais inferiores. Retalhos mucopericondriais e, se necessário, retalhos mucoperiosteais são elevados em ambos os lados do septo uma vez que a cartilagem tenha sido identificada (Figura 26-9B). Retalhos mucosos devem ser elevados além do local da fratura. Pode-se obter uma visualização completa do septo com a ajuda de um espéculo nasal. Tão logo o local da fratura tenha sido visualizado e a extensão do desvio determinada, o septo pode ser reduzido ou parcialmente ressecado sob visão direta. Uma fratura septal irredutível pode ser endireitada através do deslocamento do septo do sulco vomeriano e da realização da ressecção horizontal inferior no sulco vomeriano ou de uma incisão vertical na margem cefálica do septo cartilaginoso para restaurar o alinhamento anatômico. Pinças saca-bocado podem ser utilizadas para remover porções de cartilagem deslocadas ou ossos no comprimento do septo (Figura 26-9C). Deve-se tomar cuidado, entretanto, para evitar remover do segmento fraturado inteiro ou danificar potencialmente a placa cribriforme. Um septo curvado pode ser endireitado entalhando a cartilagem com um bisel no lado côncavo (Figura 26-9D). Essas incisões relaxantes superam a tensão interna da cartilagem deformada, fazendo com que esta seja dobrada para longe das incisões. A estabilidade da cartilagem endireitada pode ser reforçada para prevenir a recorrência da curvatura, que pode ocorrer com a cicatrização, utilizando-se suturas crômicas posicionadas num formato de oito através da cartilagem endireitada. A incisão da mucosa septal é fechada com suturas crômicas e curativo nasal, ou suportes internos são utilizados para segurar os retalhos mucosos contra o septo reposicionado e para obliterar o espaço morto. Uma sutura crômica introduzida com uma agulha reta (Keith) também pode ser costurada continuamente numa direção cefálico-caudal no septo inteiro para segurar os retalhos mucosos no local.

A elevação dos retalhos mucopericondriais no soalho nasal é uma abordagem útil para as fraturas septais envolvendo a crista maxilar. O septo deslocado geralmente exige uma excisão de aproximadamente 3 a 4 mm da cartilagem inferior para se obter a redução. Isso permite que o septo volte à sua posição original no sulco vomeriano. Se a crista maxilar for deslocada e não puder ser reduzida ou for significativamente instável, deve-se realizar uma incisão do fragmento deslocado. Uma sutura crômica 4-0 é posicionada entre o periósteo da espinha nasal anterior e a porção caudal do septo inferior para estabilizar a redução. O curativo nasal interno também pode acrescentar um apoio após a redução.

As fraturas envolvendo primariamente a pirâmide nasal que exigem uma redução aberta podem ser abordadas seja por uma incisão coronal ou glabelar direta. A abordagem coronal é geralmente preferível nos pacientes com lesões craniofaciais combinadas ou fraturas nasais se estendendo para a região frontoetmoidal, já que ela provê um campo operatório maior para a visualização da fratura. Uma abordagem aberta direta utilizando uma incisão a "céu aberto" ou uma simples incisão horizontal na região glabelar é útil para os pacientes com fraturas nasais isoladas ou cominutivas. A cicatriz original pode ser geralmente utilizada para ganhar acesso à pirâmide nasal nos pacientes com lacerações frontonasais preexistentes reabrindo ou estendendo a cicatriz antiga. A porção cantal medial da exposição a céu aberto deve ser um ziguezague para prevenir a contratura subsequente da cicatriz amadurecida. Essa técnica é útil na avaliação do tendão cantal médio quando se corrige o telecanto ou o ducto nasolacrimal à medida que ele passa para o

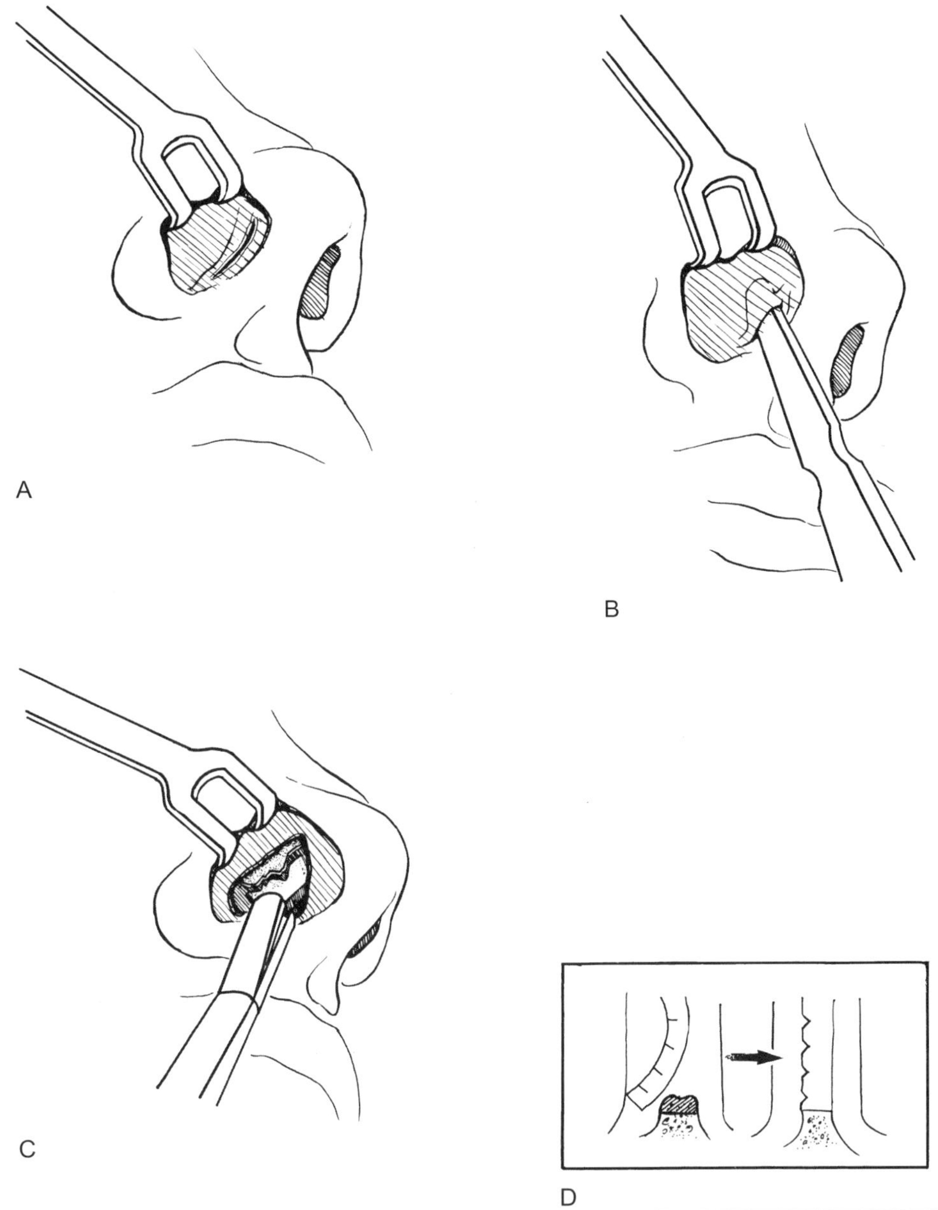

Figura 26-9. A, incisão mucosa localizada entre a margem caudal do septo cartilaginoso e a columela. A incisão se estendeu na margem alar ou no solo nasal para permitir a exposição completa da junção entre o septo cartilaginoso e a crista maxilar. B, elevação das abas mucopericondriais, permitindo a exposição adequada dos locais de fratura. C, pinça saca-bocado utilizada para ressectar porções deslocadas irredutíveis de cartilagem septal (ressecção submucosa). D, escorando o lado côncavo do septo curvado (septoplastia) e osteotomizando tangencialmente o sulco vomeriano para alinhar ao septo.

seu canal ósseo. Deve-se considerar uma dacriocistorrinostomia aguda se dano significativo ao aparato lacrimal estiver presente. Uma vez que a exposição seja obtida, os fragmentos do osso nasal em depressão são estirados de seus ligamentos periosteais para melhorar a visualização de todos os locais de fratura. Todos os fragmentos da fratura devem ser preservados, e devem-se realizar uma redução anatômica precisa e estabilização costurando os pequenos fragmentos da fratura para criar segmentos ósseos maiores, o que facilita a redução total. Os pequenos fragmentos ósseos podem ser estabilizados posicionando-se fios múltiplos em direções diferentes através de um buraco perfurado para ajudar a prevenir o enfraquecimento excessivo de segmentos frágeis de osso utilizando múltiplos orifícios perfurados. Os fragmentos podem ser então interligados para fornecer uma fixação rígida. Alternativamente, grandes fragmentos podem ser reposicionados e seguros com miniplacas ou fixados com parafuso.

Se as fraturas nasais cominutivas estiverem associadas a fraturas dos pilares faciais adjuntos, a fiação interóssea ou a aplicação da fixação da placa externa pode ser necessária. Uma projeção nasal inadequada pode resultar numa estabilidade estrutural pobre. Um enxerto ósseo de cantiléver deve ser considerado em tais casos, geralmente como um procedimento secundário. A exposição através de uma incisão coronal ou uma incisão glabelar horizontal com a dissecção se estendendo pelo dorso do nariz, ao nível da cartilagem lateral inferior, pode ser necessária. O osso autólogo pode ser obtido do córtex exterior do crânio, de uma costela ou da crista ilíaca. Se existir uma perda significativa de osso na região nasal, o enxerto deve ser aplicado à junção frontoetmoidal, de forma que a superfície cortical se estenda sobre o dorso do nariz, indo até a ponta nasal. Se houver uma arquitetura do osso nasal normal no násio, o enxerto deve ser posicionado distalmente para reconstruir o apoio cartilaginoso deficiente e evitar perda do ângulo frontonasal. O enxerto pode então ser preso utilizando parafusos ou uma fixação de placa ao osso frontal ou por parafusos ancorados aos ossos nasais subjacentes. Como a pressão colocada no tecido entre o molde e o enxerto nasal pode precipitar a necrose, o curativo externo não deve ser aplicado. O enxerto primário ou secundário do osso não deve ser tentado se houver uma cobertura de pele inadequada ou se a ferida estiver excessivamente contaminada.

CUIDADO PÓS-OPERATÓRIO

O tamponamento nasal interno com curativo Xeroform deve ser mantido durante 2 dias, a menos que uma septoplastia ou uma ressecção submucosa seja realizada, caso em que o curativo ou tampão septal deve permanecer no local por 4 ou 5 dias. O curativo deve ser removido imediatamente se o paciente se tornar febril.

Um curativo externo ou placa termoplástica deve ser mantido por 7 ou 10 dias, caso em que um suporte de alumínio ou de tecido forte de algodão é utilizado durante outra semana somente à noite para evitar que o paciente desloque a redução nasal durante o sono. A cabeça deve permanecer elevada durante todo o tempo nas 48 horas iniciais para ajudar a reduzir o inchaço. Uma medicação oral adequada de controle de dor deve ser prescrita. Alguns pacientes se beneficiam do uso do *spray* nasal de oximetazolina (Afrin) a cada 8 horas durante 3 dias após a remoção do curativo nasal interno para diminuir o inchaço mucoso e a drenagem.

PRECAUÇÕES

Podem-se obter geralmente bons resultados de uma redução fechada na maioria das fraturas nasais. Um uso criterioso de anestesia local e estabilização pós-operatória são importantes. O tempo da cirurgia deve ser levado em consideração, já que um atraso no tratamento de mais de 2 semanas nos adultos ou 8 dias em crianças pode tornar difícil se obter a redução primária através de uma técnica fechada, necessitando de uma correção secundária com osteotomias para reduzir os fragmentos deslocados de osso. Os resultados também podem ser comprometidos por não se conseguir reconhecer as fraturas faciais associadas, que podem tornar a pirâmide nasal instável. A redução aberta e a fixação com fio ou placa devem ser seriamente consideradas em fragmentos ou fraturas cominutivos acompanhados por faturas extensivas ou deslocadas de ossos faciais e instabilidade dos apoios faciais. A técnica operatória inicial apropriada minimiza a necessidade de uma revisão cirúrgica secundária. O paciente, entretanto, deve ser informado de que uma segunda rinoplastia pode ser necessária se a obstrução nasal ou consolidação estiverem presentes ou se os resultados não forem satisfatórios após 3 meses.

Leituras Selecionadas

Clayton MI, Lesser TJ. The role of radiography in the management of nasal fractures. *J Laryngol Otology* 1986;100:797-801.

Converse JM, Hogan M. Open-sky approach for reduction of naso-orbital fractures. *Plast Reconstr Surg* 1970;46:396.

Frodel JL. Management of the nasal dorsum in central facial injuries: indications for calvarial bone grafting. *Arch Otolaryngol Head Neck Surg* 1995;121:307-312.

Fry H. Nasal skeletal trauma and the interlocked stresses of the nasal septal cartilage. *Br J Plast Surg* 1967;20:146-158.

Gruss JS. Coplex nasoethmoid-orbital and midfacial fractures: role of craniofacial techniques and immediate bone grafting. *Ann Plast Surg* 1986;17:377.

Illum P, Kristensen S, Jorgensen K, Pedersen CB. Role of fixation in the treatment of nasal fractures. *Clin Otolaryngol* 1983;8:191-195.

Kurihara K, Kim K. Open reduction and interfragment wire fixation of comminuted nasal fractures. *Ann Plast Surg* 1990;24:179-185.

Mayell M. Nasal fractures: their occurrence, management and some late results. *JR Coll Surg Edinb* 1973;18:31-36.

Moran WB. Nasal trauma in children. *Otolaryngol Clin North Amer* 1977;101:95.

Murray JA, Maran AG. The treatment of nasal injuries by manipulation. *J Laryngol Otol* 1980;94:1405-1410.

Murray JA, Maran AG, MacKenzie IJ, Raab G. Open versus closed reduction of the nose. *Arch Otolaryngol* 1984;110:797-802.

Owen GO, Parker AJ, Watson DJ. Fractured nose reduction under local anesthesia: is it acceptable to the patient? *Rhinology* 1992;30:89-96.

Pollock RA. Nasal trauma: pathomechanics and surgical management of acute injuries. *Clin Plast Surg* 1992;19:133-147.

Renner G. Management of nasal fractures. *Otolaryngol Clin North Am* 1991;24:195-213.

Stranc MF, Robertson GA. A classification of injuries of the nasal skeleton. *Ann Plast Surg* 1979;2:468.

Swearington JJ. *Tolerances of the human face to crash impact.* Oklahoma City: Federal Aviation Agency, 1965.

Capítulo 27

Conserto de Defeitos do Lábio com os Retalhos de Abbe e Estlandler

Stephen S. Kroll

AVALIAÇÃO DO DEFEITO

Os defeitos do lábio podem ser utilmente classificados como pequenos, médios ou grandes. Os pequenos defeitos são aqueles que podem ser fechados primariamente e não exigem um retalho. Esse grupo geralmente incluiria defeitos de até um quarto de um lábio superior ou um terço de um lábio inferior, dependendo do tamanho da boca do paciente e da extensibilidade dos tecidos. Os defeitos médios são aqueles que podem ser consertados com um só retalho do lábio remanescente. Eles incluiriam normalmente defeitos de metade a três quartos de um lábio superior ou inferior. Grandes defeitos são aqueles que são muito grandes para se consertarem com um só retalho local e que exigem ou uma reconstrução por etapas de tempos cirúrgicos ou um retalho de um tecido distante. Os retalhos de Abbe e Estlander são apropriados para defeitos de tamanho médio do lábio superior ou inferior.

■ O RETALHO DE ABBE

INDICAÇÕES

O retalho de Abbe é um retalho altamente útil que pode ser utilizado para consertar quase qualquer defeito de tamanho moderado do lábio superior ou inferior. Entretanto, é mais útil em três situações específicas: (1) um defeito de tamanho moderado do lábio inferior que não está centralizado mas espalha a comissura (Figura 27-1); (2) um defeito do filtro do lábio superior (Figura 27-2); e (3) para restaurar a simetria a um lábio inferior excessivamente pequeno como parte de uma reconstrução por etapas com mais de um tempo cirúrgico de um grande defeito do lábio inferior (Figura 27-3).

CONTRA-INDICAÇÕES

O retalho de Abbe não pode ser utilizado quando há um lábio remanescente insuficiente para permitir uma função razoavelmente normal do lábio doador após a retirada do retalho. Não é, portanto, apropriado para defeitos muito grandes do lábio. O retalho de Abbe não é geralmente a melhor escolha para os defeitos da linha mediana do lábio inferior, porque nessa situação a técnica de Karapandzic geralmente dá resultados superiores. A irradiação prévia do lábio doador também pode ser uma contra-indicação.

PREPARAÇÃO DA SALA

A preparação da sala de operação não é crítica nessa operação. Entretanto, idealmente, um tubo endotraqueal oral deve ser evitado (em favor de um tubo nasotraqueal ou de traqueostomia), já que o tubo oral distorce o lábio e torna mais difícil se julgar a simetria do lábio.

MARCAÇÕES E DESENHO

O retalho de Abbe é um retalho cruzado no lábio baseado na ramificação coronal da artéria labial, que está localizada a alguns milímetros da borda do lábio, profundamente à superfície mucosa (Figura 27-4). É geralmente desenhado logo

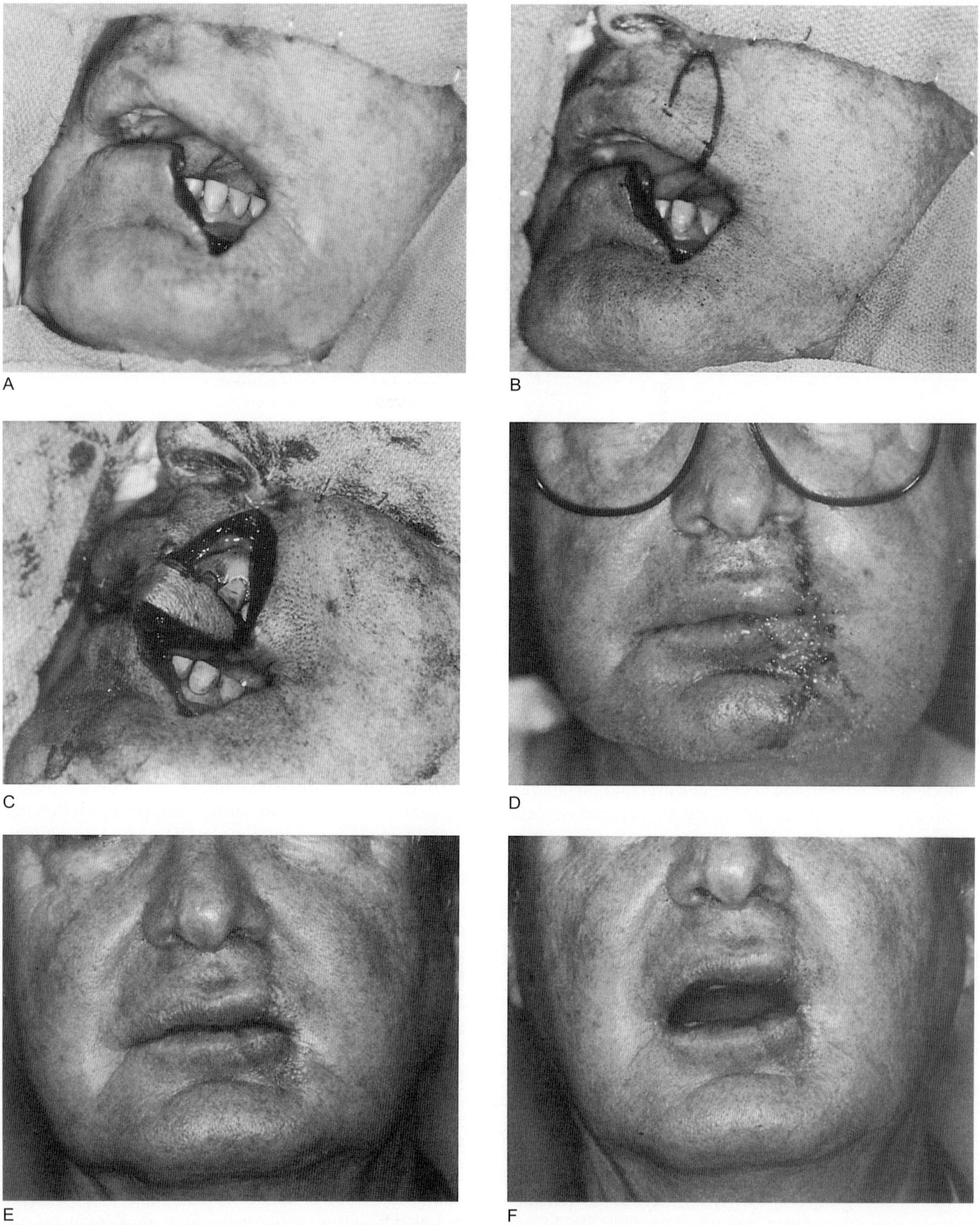

Figura 27-1. A, defeito fora do centro do lábio inferior. B, desenho do retalho de Abbe. C, o retalho sendo transferido para o lábio inferior. D, resultado inicial, antes da divisão do pedículo. E e F, após a divisão do pedículo.

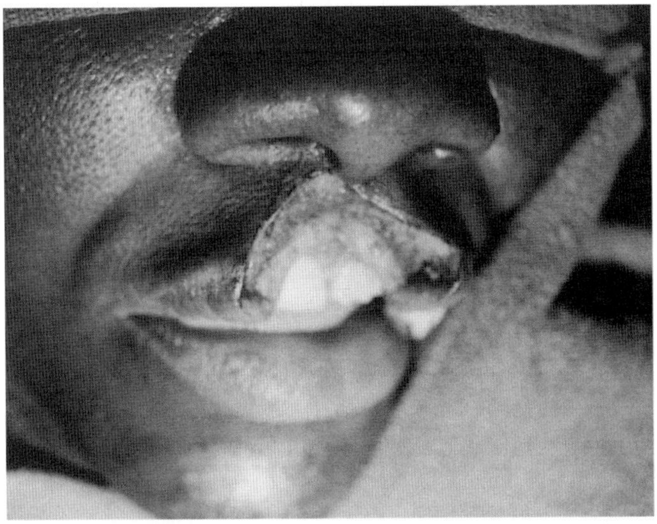

A

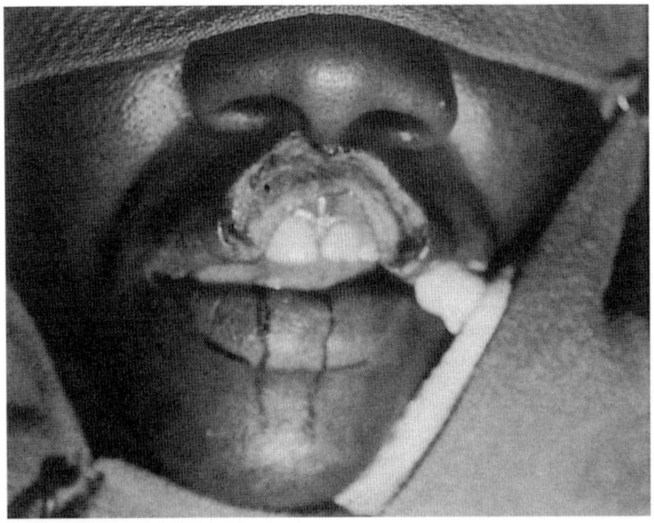

B

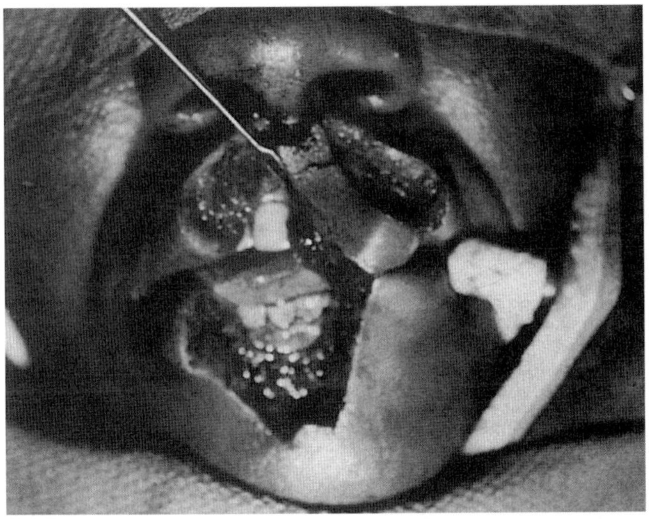

C

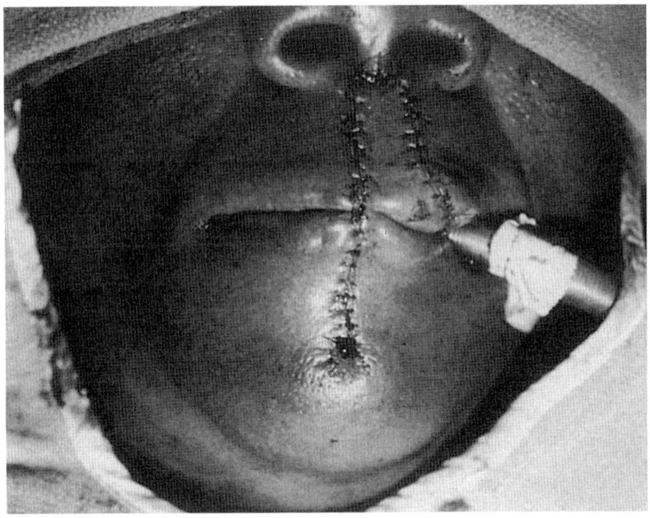

D

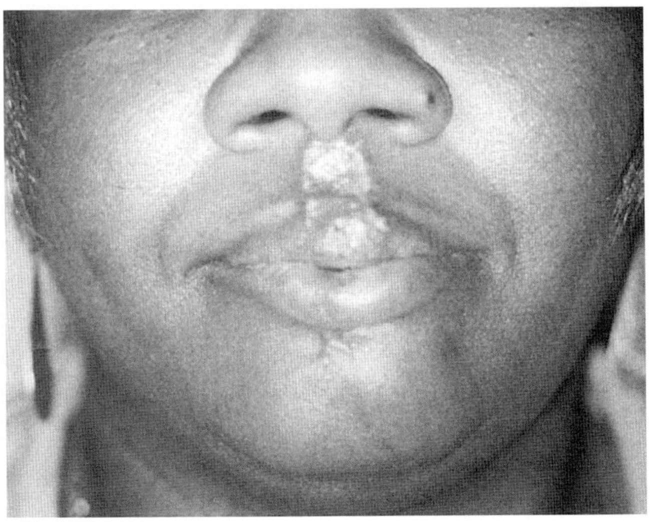

E

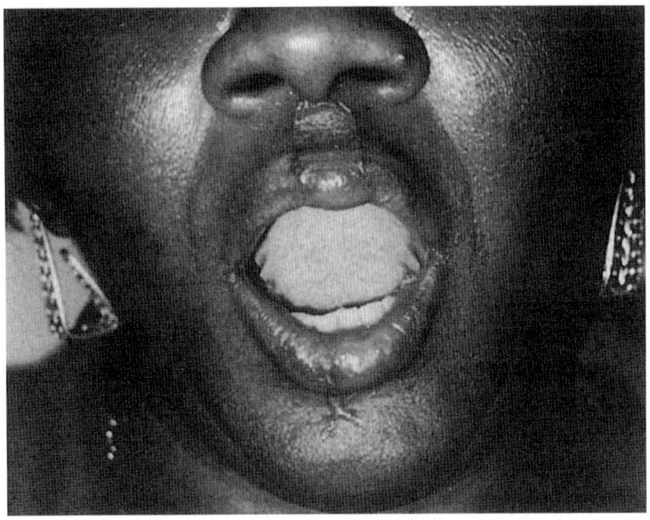

F

Figura 27-2. A, defeito da linha mediana do lábio superior. B, o retalho de Abbe é desenhado para o lábio inferior. C, o retalho é transferido para o lábio superior. D, imediatamente após a transferência do retalho. E e F, 5 meses depois: apesar de as cicatrizes serem hipertróficas, o contorno do lábio é bom. F, a abertura oral e a função do lábio são excelentes.

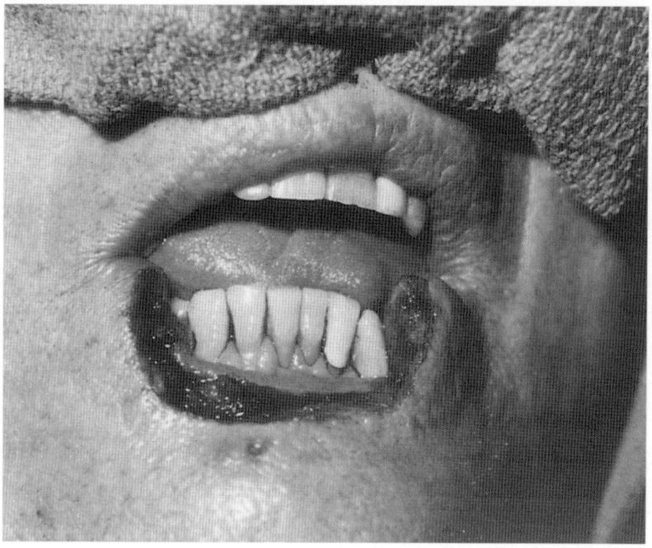

A

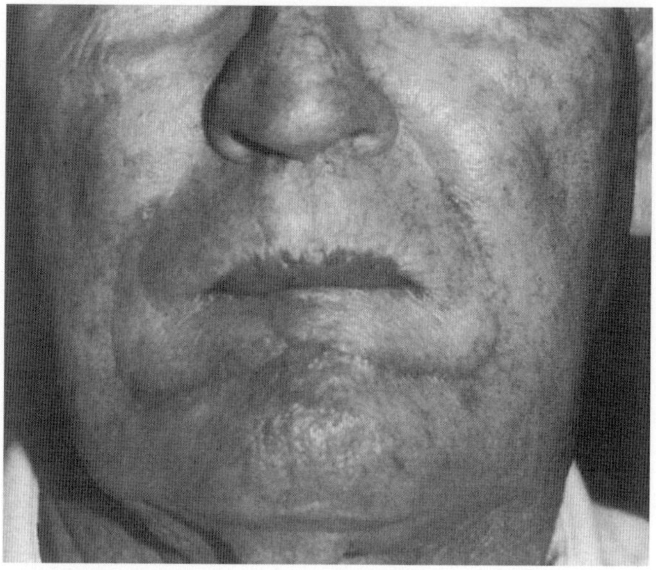

B

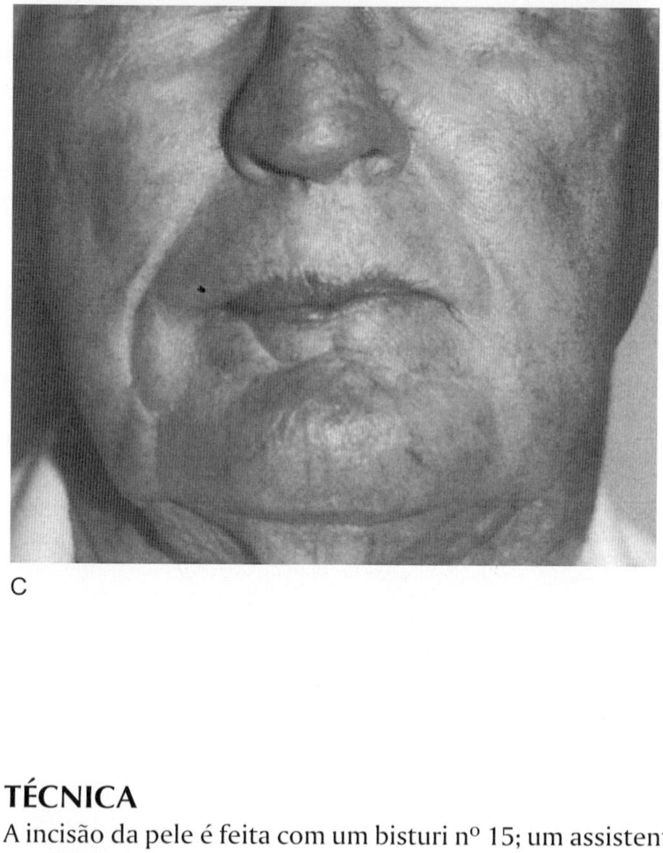

C

Figura 27-3. A, grande defeito do lábio inferior. B, após o reparo do grande defeito com os retalhos de Karapandzic. C, após a transferência do retalho de Abbe para restaurar a simetria do lábio.

lateralmente ao defeito, mas baseado medialmente de forma que após a rotação o retalho ficará confortavelmente no defeito sem torção no pedículo (Figura 27-5). O cirurgião deve tentar posicionar o retalho de forma que a espessura da região avermelhada da área doadora seja equivalente, se possível, ao segmento do lábio que está sendo substituído. O retalho é geralmente projetado para ter metade da largura do defeito, de forma que a deficiência do defeito será dividida igualmente entre os lábios superior e inferior. Quando uma unidade estética distinta no lábio superior (tal como o filtro) está sendo substituída, entretanto, a largura do retalho deve ser projetada de forma a que o tamanho normal da unidade estética seja restaurado.

TÉCNICA

A incisão da pele é feita com um bisturi nº 15; um assistente pinça o lábio nos dois lados da incisão para minimizar o sangramento. Devido ao fato de a artéria coronal estar mais próxima à superfície profunda do retalho, a incisão da pele pode ser realizada na superfície avermelhada sem prejudicar o suprimento de sangue arterial, fazendo com que o pedículo do retalho pareça mais estreito na visão frontal e tornando mais fácil encaixar o retalho após a rotação (Figura 27-6). Essa técnica melhora a aparência cosmética inicial do reparo e torna as margens da região avermelhada mais precisas. A hemostasia é obtida com eletrocauterização, utilizando-se a ponta de uma agulha para minimizar a carbonização. A ele-

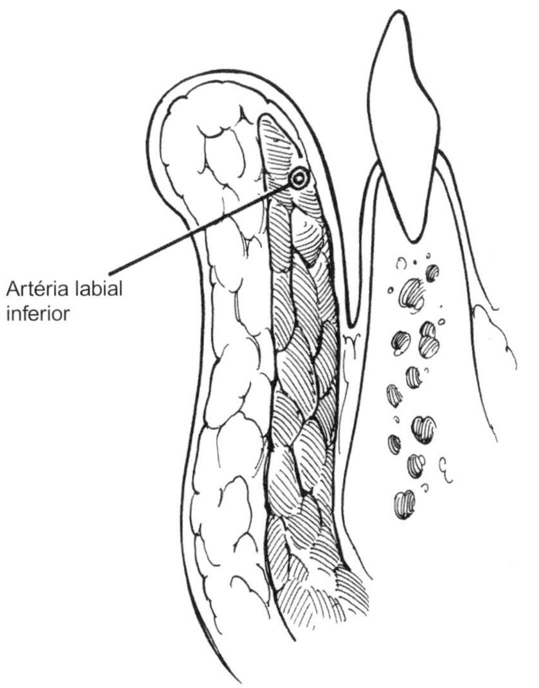

Figura 27-4. Desenho anatômico da seção cruzada do lábio inferior, mostrando a ramificação coronal da artéria labial.

trocauterização do retalho propriamente dita deve ser mantida a um mínimo, mas pode ser mais agressiva na área doadora. A parte mucosa do pedículo deve ser deixada ligeiramente larga, de modo que o retorno venoso adequado seja mantido, porque, apesar de uma artéria separada ser incluída no pedículo, não existe uma veia correspondente.

Após o retalho ser mobilizado e rotacionado, um esforço considerável deve ser feito para aproximar precisamente as margens da região avermelhada. Apesar de a aproximação não-precisa poder ser corrigida posteriormente, é bem mais fácil consertar as extremidades da região avermelhada corretamente antes que o tecido cicatricial tenha tido chance de se desenvolver. O reparo preciso da região avermelhada é naturalmente mais fácil se o cirurgião tiver estendido a incisão no lado do pedículo do retalho para a superfície da região avermelhada, conforme descrito acima.

Uma vez que o retalho tenha sido rotacionado, o defeito do doador é fechado em camadas. Suturas de colchoeiro, horizontais de sutura absorvente 4-0 ou 5-0 na mucosa são úteis para minimizar o risco de desenvolver vazamentos. Deve-se prestar mais atenção no reparo do lábio inferior, onde a gravidade aumenta o acúmulo de saliva e uma fístula é mais provável. O músculo do lábio é fechado numa camada separada, geralmente utilizando Vicryl 4-0 (ou equivalente), para restaurar a continuidade ao músculo orbicular da boca. O fechamento da pele é completado com sutura contínua de monofilamento 5-0, utilizando sutura absorvente ou permanente, dependendo da preferência do cirurgião. O pedículo é deixado intacto, conectando os lábios superior e inferior temporariamente (Figura 27-1C). A região avermelhada deve ser aproximada com Vicryl 5-0, que é mais suave e mais confortável nesse local sensível do que uma sutura de monofilamento tenso.

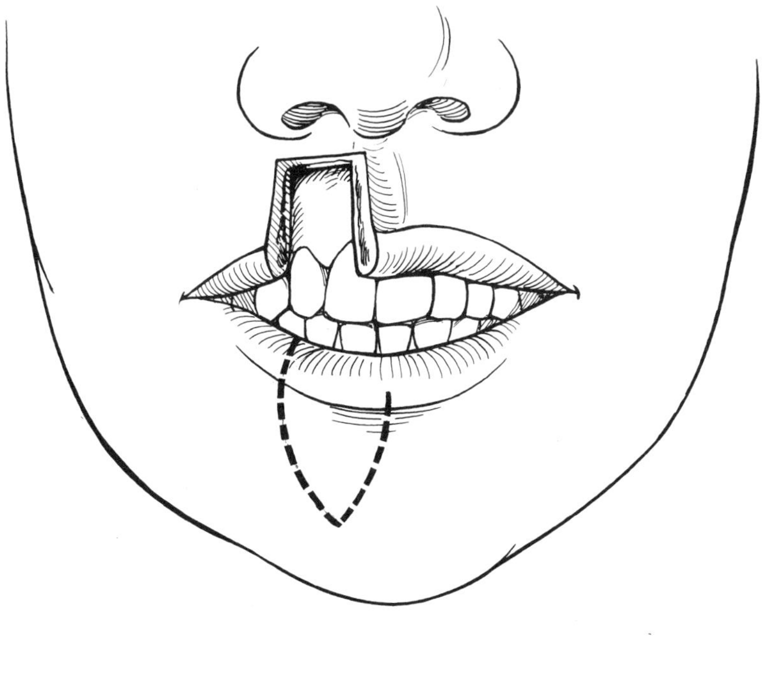

Figura 27-5. Desenho do retalho de Abbe.

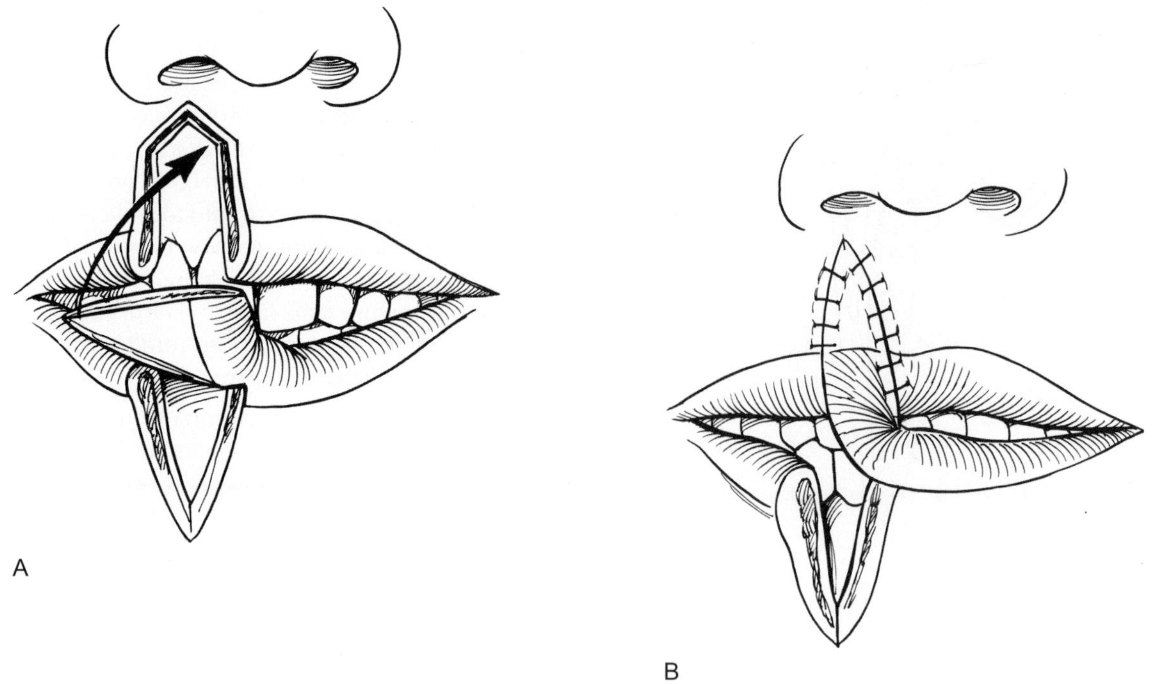

Figura 27-6A e B. Incisão que se estende para a região avermelhada, mas preservando o pedículo largo no lado mucoso para manter o retorno venoso.

CUIDADO PÓS-OPERATÓRIO

Não são necessários curativos ou talas. A aplicação local de ungüentos contendo antibióticos pode ser útil para reduzir a inflamação. Uma dieta livre de líquido é aconselhável durante o primeiro dia, após o qual uma dieta normal com líquidos é permitida. Uma aplicação de Water-Pik é útil para a higiene dental, que de outro modo seria difícil por causa da abertura oral limitada.

DIVISÃO PEDICULAR

Após um período de 3 semanas, o pedículo do retalho de Abbe pode ser dividido. A área doadora do retalho pode ser agressivamente revista nesse estágio para alinhar as margens da região avermelhada o melhor possível, mas a revisão do retalho geralmente é melhor adiar até que o suprimento sangüíneo tenha se estabelecido mais seguramente.

■ O RETALHO DE ESTLANDER

INDICAÇÕES

O retalho de Estlander é mais útil nos defeitos laterais de tamanho médio do lábio superior ou inferior que incluem a comissura. É mais freqüentemente utilizado, entretanto, para os defeitos do lábio superior. É especialmente útil nos defeitos do lábio superior que incluem parte da bochecha adjacente, porque o retalho pode ser estendido para transferir pele adicional. É similar ao retalho de Abbe, mas, devido ao fato de não ter de preservar uma comissura intacta, pode ser um procedimento de um só estágio. Em alguns casos, entretanto, uma comissuroplastia pode ser necessária subseqüentemente para alargar a abertura oral e melhorar a simetria entre os lados esquerdo e direito da boca.

CONTRA-INDICAÇÕES

Assim como o retalho de Abbe, o retalho de Estlander está contra-indicado se houver um lábio residual insuficiente para permitir a coleta do retalho sem criar uma deformidade inaceitável no lábio doador. Não é, portanto, apropriado para os defeitos grandes do lábio.

MARCAÇÕES E DESENHO

O retalho é geralmente projetado para ser a metade da largura do defeito real, de forma que a deficiência do tecido será compartilhada igualmente entre o lábio superior e o inferior (Figura 27-7). Se necessário, as extensões do retalho podem ser projetadas para consertar defeitos adjacentes da bochecha (Figura 27-8). O pedículo propriamente dito é como o do retalho de Abbe, exceto o fato de que a incisão não se estende ordinariamente para a região avermelhada.

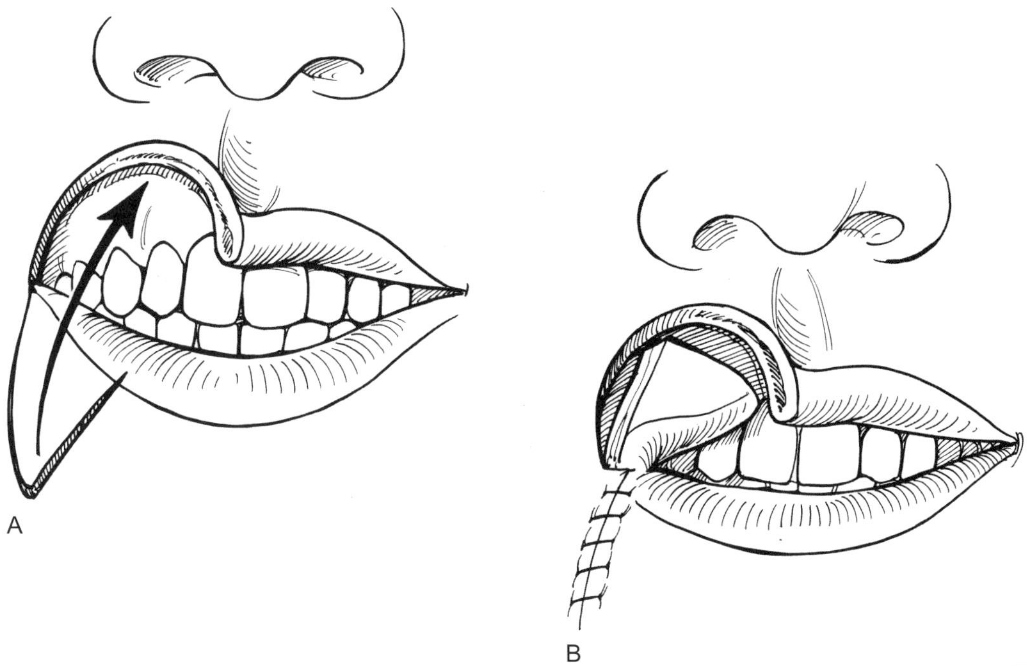

Figura 27-7. A, desenho do retalho de Estlander. B, retalho de Estlander sendo rotacionado para a posição.

TÉCNICA

O retalho é elevado assim como um retalho de Abbe e rotacionado para dentro do defeito (Figura 27-7B). O fechamento do defeito doador é realizado em camadas, assim como no retalho de Abbe, mas temporariamente a ligação da abertura oral pelo pedículo não é necessária para criar um fechamento permanente e definitivo. O cirurgião deve tomar cuidado para alinhar precisamente as margens da região avermelhada e suturar a camada do músculo orbicular da boca seguramente (com Vicryl 4-0 ou equivalente) para evitar a separação do músculo e a formação de entalhes.

CUIDADO PÓS-OPERATÓRIO

O cuidado pós-operatório é mais simples do que o do retalho de Abbe, porque não há interferência na abertura oral. Uma dieta livre de líquido é aconselhável durante o primeiro dia, após o qual uma dieta normal é permitida. A aplicação local de ungüento contendo antibiótico durante a primeira semana ajudará manter a linha de sutura limpa e a reduzir a inflamação. O paciente deve exercer cuidado quando realizar a higiene oral durante as primeiras 2 semanas para evitar a tensão excessiva no retalho.

Uma revisão subseqüente da comissura oral pode ser necessária em alguns casos se a largura da região avermelhada for excessiva ou a abertura oral for insuficientemente larga (ver Capítulo 28). Não são necessárias talas ou terapia física.

PRECAUÇÕES

Apesar de somente um pedículo estreito ser necessário para manter o fornecimento da pressão arterial ao retalho, a base mucosa dos retalhos tanto de Abbe quanto de Estlander deve ser mantida com pelo menos 1 cm de largura para assegurar o retorno venoso adequado. Em ambos os procedimentos, deve-se fazer uma tentativa para alinhar as margens da região avermelhada o mais precisamente possível no primeiro estágio, quando há um mínimo de cicatriz e edema, já que será mais difícil para se fazer isso posteriormente.

Para o retalho de Abbe, um segundo estágio é sempre necessário para a divisão do pedículo do retalho. Apesar de alguns relatos sugerirem que isso pode ser realizado apenas 11 dias após a transferência do retalho, não há geralmente uma razão urgente para se dividir o pedículo tão rapidamente, e é mais seguro esperar 3 semanas. Após a divisão do pedículo, somente uma mínima quantidade de reabertura

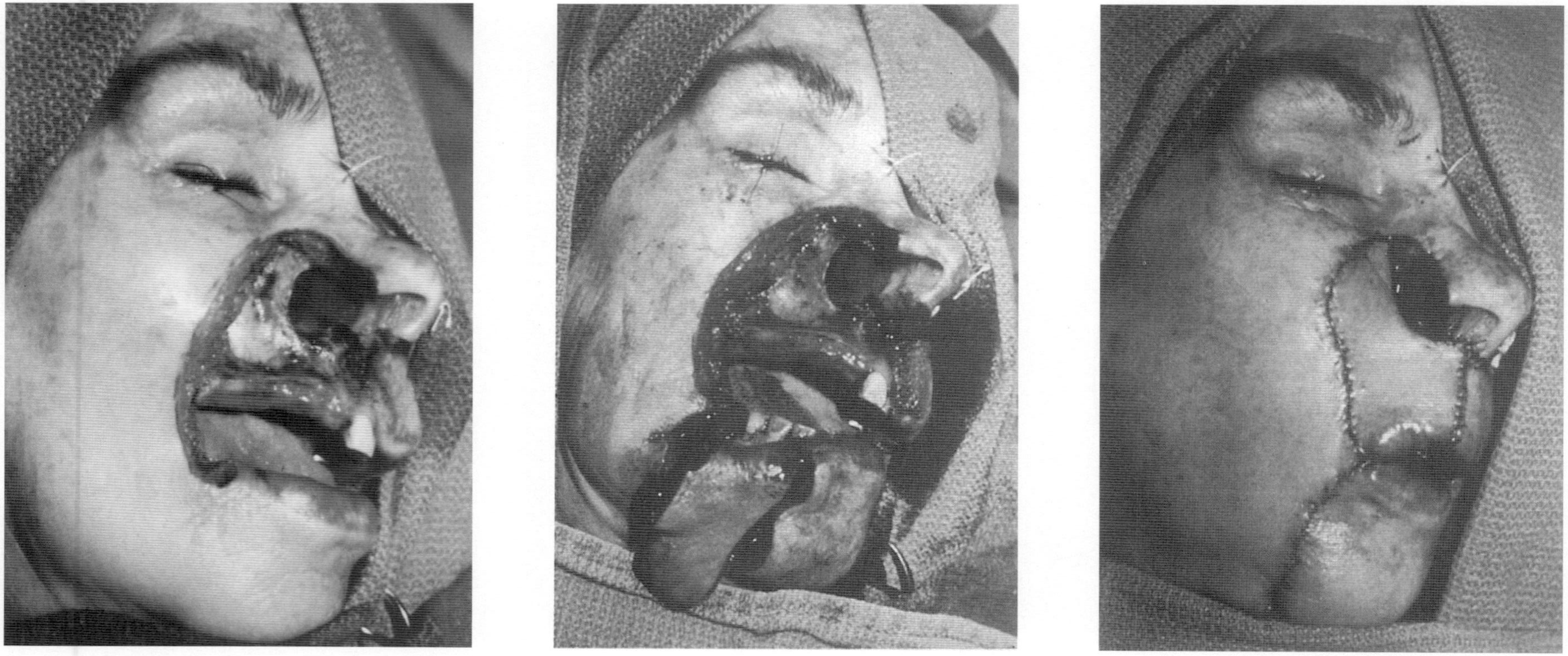

A B C

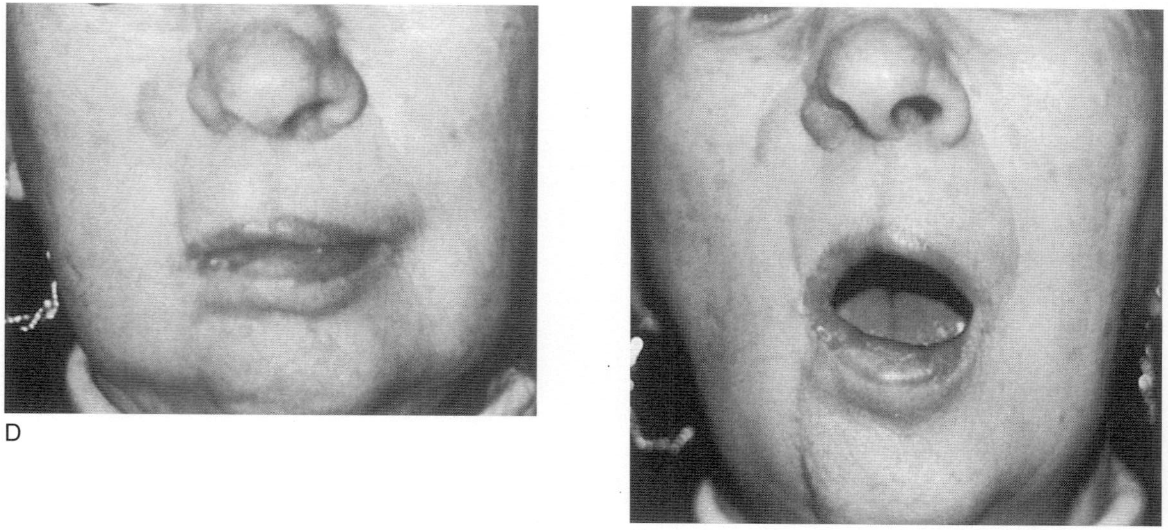

D E

Figura 27-8. A, defeito moderadamente grande do lábio lateral superior, bochecha e parte do nariz. B, retalho de Estlander modificado destinado a consertar o lábio e a bochecha e formar a base para o reparo nasal subseqüente. C, retalho após a transferência e inserção. D e E, resultado 6 meses após. *(Reproduzido, com permissão*, de Advances in Plastic Surgery *9:127, 1993.)*

da incisão entre o retalho e o lábio adjacente pode ser realizada sem pôr em risco a sobrevivência do retalho, de forma que uma conclusão perfeita da inserção do retalho não é geralmente possível nesse momento. Por essa razão, é necessário revisar a margem da região avermelhada (no local do pedículo) num terceiro estágio semanas depois, se se deseja um resultado estético ótimo.

Como em todos os retalhos, a perfusão reduzida do retalho e uma incidência mais alta de complicações devem ser esperadas em pacientes que fumam. O fumo deve ser absolutamente proibido após ambas as técnicas durante a primeira semana pós-operatória, e, no caso do retalho de Abbe, é melhor ser evitado até pelo menos 1 semana após o pedículo ter sido dividido. Se o paciente fuma, o pedículo do retalho deve ser feio mais largo do que o usual, numa tentativa de compensar o fluxo sangüíneo periférico reduzido.

Leituras Selecionadas

Abbe RA. A new plastic operation for the relief of deformity due to double harelip. *Med Rec* 1898;53:477.

Kroll SS. Lip reconstruction. In: Kroll SS, ed. *Reconstructive Plastic Surgery for Cancer.* St. Louis: CV Mosby, 1996:201-209.

Kroll SS. Staged sequential flap reconstruction for large lower lip defects. *Plast Reconstr Surg* 1991;88:620-625.

Estlander JA. Fine Methode aus der einen Lippe Substanzverluste der anderen zu ersetzen. *Arch Klin Chir* 1872;14:622.

Capítulo 28

Conserto de Defeitos do Lábio com o Retalho de Karapandzic

Stephen S. Kroll

AVALIAÇÃO DO DEFEITO

Os defeitos do lábio podem ser utilmente classificados como pequenos, médios ou grandes. Os pequenos defeitos são aqueles que podem ser suturados primariamente e não exigem um retalho. Esse grupo incluiria geralmente defeitos de até um quarto do lábio superior ou um terço do lábio inferior, dependendo do tamanho da boca do paciente e da extensibilidade dos tecidos. Os defeitos médios são aqueles que podem ser consertados com um só retalho do lábio remanescente. Esses incluiriam, normalmente, defeitos da metade até três quartos do lábio superior ou inferior. Os grandes defeitos são aqueles que são muito grandes para serem reparados com um só retalho local e exigem ou uma reconstrução por etapas ou um retalho de tecido distante.

INDICAÇÕES

A técnica de Karapandzic é utilizada para o conserto de defeitos do lábio inferior. É mais útil para defeitos da linha mediana, para cujo propósito é inigualável. Pode ser utilizada para reparar defeitos de tamanho médio ou juntamente com o retalho de Abbe como parte de uma reconstrução por etapas para reparar grandes defeitos do lábio. Os retalhos de Karapandzic também podem ser utilizados para reparar defeitos fora do centro do lábio inferior, mas os resultados estéticos tendem a se tornar menos satisfatórios à medida que o defeito se distancia da linha mediana.

Vantagens da Técnica

A técnica do retalho de Karapandzic possui as vantagens do reparo de um defeito no lábio com um tecido semelhante, utilizando os elementos remanescentes do próprio lábio e da restauração da continuidade do esfíncter oral. Por essa razão, tende a fornecer resultados funcionais melhores do que outras técnicas (como a de Bernard ou Webster) que substituem o tecido da bochecha para o lábio. Ela também possui a vantagem de ser um conserto de um só tempo cirúrgico e que freqüentemente não necessita de nenhuma revisão. Apesar de esses retalhos parecerem longos e estreitos, sua base na mucosa é larga, de forma que o fornecimento de sangue é geralmente mais do que adequado. Em muitos casos, é possível preservar as ligações do retalhos às artérias labiais, tornando os retalhos ainda mais robustos. A inervação do esfíncter oral é, algumas vezes, reduzida, mas geralmente retorna ao normal dentro de um curto período de tempo.

CONTRA-INDICAÇÕES

A contra-indicação absoluta mais comum ao uso dos retalhos de Karapandzic é a ausência de tecido doador adequado. Geralmente, se pelo menos três quartos do lábio superior permanecerem, algum tipo de reparo do lábio com o retalho de Karapandzic pode ser realizado. Uma outra contra-indicação absoluta (mas rara) aos retalhos de Karapandzic seria uma ablação combinada de ambas as artérias faciais, mais a ramifi-

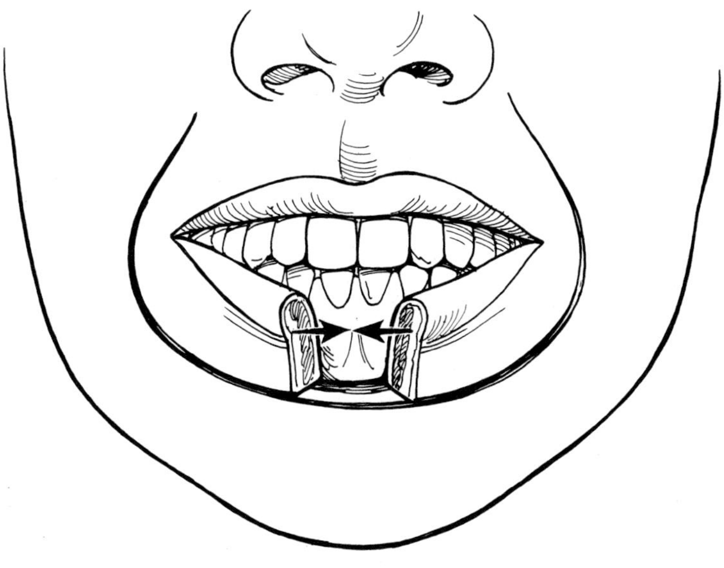

Figura 28-1. Plano para reparo do defeito com os retalhos de Karapandzic.

cação anterior da artéria septal nasal, de forma que os retalhos não teriam efetivamente nenhum suprimento de sangue. Uma contra-indicação relativamente forte é a irradiação prévia do local a ser doado do lábio superior. Nessa situação, somente são possíveis uma elevação e rotação do retalho muito limitadas do retalho. Uma outra contra-indicação relativa é um defeito lateral do lábio (primariamente da comissura). Apesar de um reparo de Karapandzic da deformidade lateral ser possível, os resultados são assimétricos, e outras técnicas são geralmente preferíveis.

PREPARAÇÃO DA SALA

A preparação da sala de operação não é crítica nesse procedimento. Uma intubação oral deve ser evitada, se possível, porque ela distorce a boca e torna a realização da simetria labial mais difícil. Se um tubo nasotraqueal for utilizado, deve ser posto superiormente na linha mediana para evitar a obstrução do acesso ao lábio superior. Uma traqueostomia é ideal e evita completamente qualquer interferência com a cirurgia.

MARCAÇÕES E DESENHO

O uso mais comum dos retalhos de Karapandzic é para o reparo de defeitos de tamanho médio do lábio inferior. Para a maioria dos pacientes, essa categoria incluiria defeitos de metade a três quartos do lábio inferior. Para reparar um defeito com essa técnica, pense no lábio como um círculo ou uma rosca em que falta um segmento (Figura 28-1). Para reparar o defeito, as extremidades desse defeito são simplesmente reunidas para formar um círculo menor, mas intacto. Os retalhos são constituídos de todos os elementos do lábio: pele, músculo e mucosa. As incisões são camufladas fazendo-as em parte, nas dobras nasolabiais. Elas podem ser estendidas às bases alares, se necessário, mas são geralmente projetadas para pararem cerca de um centímetro perto delas.

TÉCNICA CIRÚRGICA

A primeira etapa no reparo, após avaliar o defeito (Figura 28-2), é fazer as incisões para liberar os elementos restantes do lábio. As incisões são feitas inteiramente através da pele e usualmente através de gordura subcutânea e músculo. Na metade superior da incisão, a gordura pode geralmente ser espalhada embotada com um hemostato em vez de ser incisada. Dessa maneira, algumas das fibras nervosas para o músculo podem ser preservadas. Se possível, a artéria labial, que fica profundamente ao músculo, também é preservada (Figura 28-3). Devido ao fato de essa artéria ser muito tortuosa, ela pode ser mantida intacta ainda que estique e permi-

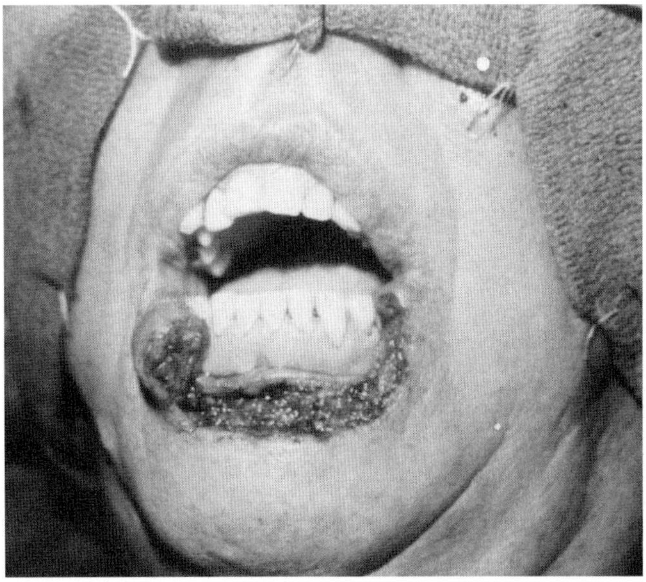

Figura 28-2. Defeito de tamanho médio do lábio inferior causado pela remoção de um hemangioma. *(Reproduzido, com permissão, de* Advances in Plastic Surgery *9:127, 1993.)*

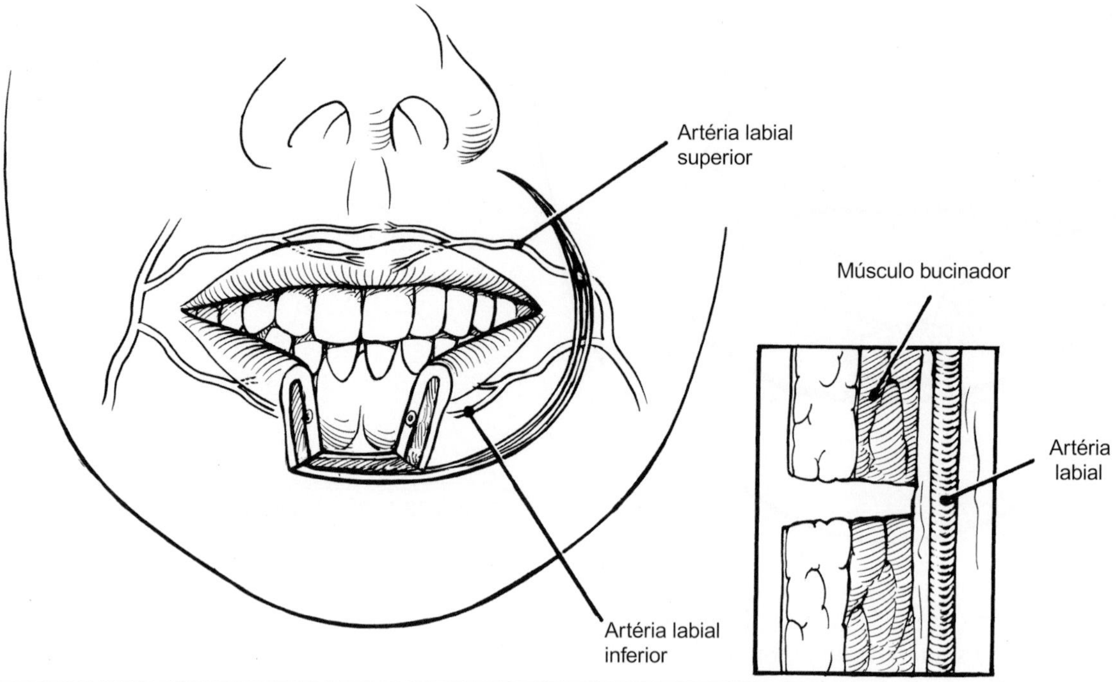

Figura 28-3. Preservação da artéria labial que faz o suprimento sangüíneo do retalho. O sangue também é suprido pelas conexões anastomóticas entre o lábio e a artéria septal anterior.

ta que o retalho avance até 5 cm. Se a artéria labial puder ser preservada, o suprimento sangüíneo do retalho será intenso e a sua sobrevivência é praticamente certa. Se a artéria labial deve ser sacrificada, o retalho ainda será geralmente viável, mantendo o suprimento de sangue da base da mucosa e através de anastomoses vasculares para a ramificação anterior da artéria septal nasal (Figura 28-3).

Apesar de as incisões da pele parecerem radicais e os retalhos poderem parecer longos e estreitos, dentro a base mucosa pode ser mantida muito larga, de forma que o retalho não está tão precário quanto pode parecer inicialmente. A incisão deve ser realizada através da camada mucosa somente tão distante quanto necessário para permitir que o retalho realize uma rotação para dentro do defeito. Essa preservação da mucosa não só mantém o suprimento sangüíneo do retalho, mas também reduz a quantidade de suturamento intra-oral exigido e aumenta o nível de segurança do reparo intra-oral.

Após os retalhos terem sido mobilizados em ambos os lados, eles são suturados juntos, onde se encontram inferiormente, geralmente próximo à linha mediana (Figura 28-4).

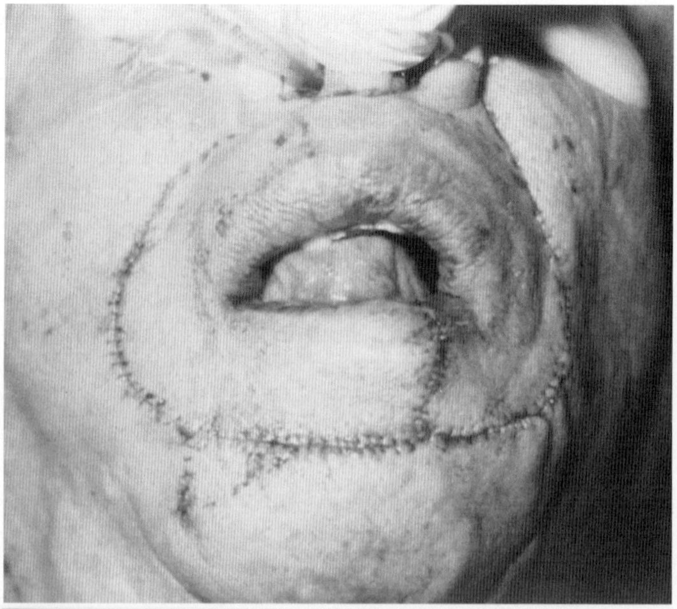

Figura 28-4. Retalhos suturados juntos após a conclusão do reparo. As extremidades do músculo orbicular da boca são suturadas juntas para restaurar a continuidade do esfíncter oral.

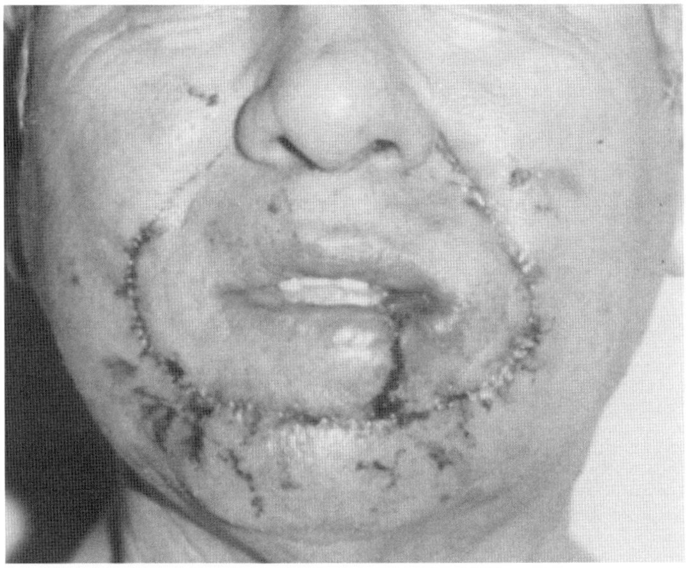

Figura 28-5. Mesmo paciente um dia após a cirurgia. A função estava essencialmente normal imediatamente.

A mucosa e os músculos são fechados em camadas separadas, o músculo com Vicryl 4-0, ou equivalente, e a mucosa com as suturas de colchoeiro horizontais de Vicryl 4-0 ou 5-0. A pele é fechada com uma sutura de monofilamento (5-0) fina contínua (seja absorvente ou não-absorvente, dependendo da preferência do cirurgião), a região com vermelhidão deve ser fechada com Vicryl 5-0, que é mais suave e mais confortável. A discrepância no comprimento entre o retalho e a ferida circundante da bochecha é "trabalhada" gradualmente avançando cada costura por uma distância menor no lado do retalho ou administrada removendo-se os triângulos compensadores de Burow, conforme foi feito no caso mostrado na Figura 28-4.

Devido ao fato de a técnica de Karapandzic restaurar imediatamente a integridade do esfíncter oral e geralmente manter pelo menos parte de sua inervação, a função após o reparo do retalho de Karapandzic é geralmente normal durante o curso pós-operatório (Figura 28-5). Para defeitos de tamanho médio, geralmente não se exige uma cirurgia posterior, e os resultados de longo prazo podem ser excelentes (Figura 28-6).

O RETALHO DE KARAPANDZIC COMO PARTE DE UM REPARO POR ETAPAS DE GRANDES DEFEITOS

Grandes defeitos do lábio inferior são sempre um desafio cirúrgico. Manter a função do lábio exige a presença de músculo funcionando de forma que o esfíncter oral pode selar a boca e evitar que o paciente babe. Nenhum tecido disponível de retalhos distantes contém pele, músculo e mucosa nas proporções encontradas no lábio. O único material realmente capaz de restaurar a aparência normal e a função de um lábio que carece de tecido é, portanto, aquele remanescente do lábio.

Devido ao fato de os melhores reparos de lábio serem aqueles construídos de elementos remanescentes do lábio, quanto maior o defeito, mais difícil o reparo. Num certo ponto, o reparo com elementos remanescentes do lábio se torna impossível, e tecidos distantes devem ser utilizados. Um reparo em etapas que combina duas ou mais técnicas, entretanto, pode geralmente ser utilizado para defeitos que são muito grandes para serem fechados com uma técnica sozinha. Defeitos tão grandes quanto a ausência de um lábio inferior completo podem ser administrados com sucesso com essa abordagem, combinando os retalhos de Karapandzic e de Abbe.

A primeira etapa no reparo total do lábio inferior é reparar temporariamente o defeito com retalhos estendidos de Karapandzic (Figura 28-7). Esses retalhos são idênticos aos retalhos de Karapandzic comuns, exceto pelas incisões, que são realizadas em todo o percurso das bases alares, e as incisões mucosas são mais longas. Os retalhos são liberados tão extensamente quanto necessário, de modo a se obter uma ferida fechada. A extremidade em carne viva do músculo orbicular da boca em cada retalho deve ser suturada ao seu equivalente no lado oposto para restaurar a continuidade do esfíncter oral (Figura 28-8).

Três semanas após, quando a ferida já estiver curada, a assimetria entre os lábios superior e inferior é obtida pela realização de retalhos de Abbe do lábio superior para o lábio inferior deficiente (Figura 28-9) (ver Capítulo 27). Apesar de ser possível se obter um equilíbrio razoavelmente bom com um retalho de Abbe, é geralmente melhor realizar dois. Colhendo-se um retalho de Abbe de cada coluna filtral, a simetria do lábio superior é mantida, e as cicatrizes do lábio superior do doador são de alguma forma camufladas nas colunas da depressão infranasal. Além disso, qualquer contratura da cicatriz que ocorra nessas cicatrizes será camuflada na curvatura de Cupido (Figura 28-10).

Devido ao fato de a quantidade limitada de tecido do lábio remanescente poder ser facilmente levada à presença de uma microstomia, o alargamento do lábio reconstruído com uma plástica da comissura pode ser necessário. Uma técnica para fazer isso é partir o lábio na comissura em dois retalhos mais finos, cada um contendo músculo, bem como mucosa (Figura 28-11). Como o fornecimento de sangue para esse tecido pode ser baseado em parte na cicatriz, os retalhos não devem ser longos e estreitos. Um triângulo de pele é removido logo lateralmente à comissura antiga, e os retalhos são avançados para o novo canto da boca (Figura 28-12). A camada de músculo na ponta de cada retalho é suturada ao seu equivalente, e a mucosa e a região avermelhada são fechadas, todas com Vicryl 5-0. A comissura reconstruída conterá músculo mas será mais fina do que a parte do lábio localizada próximo à linha mediana, simulando uma anatomia normal (Figura 28-13).

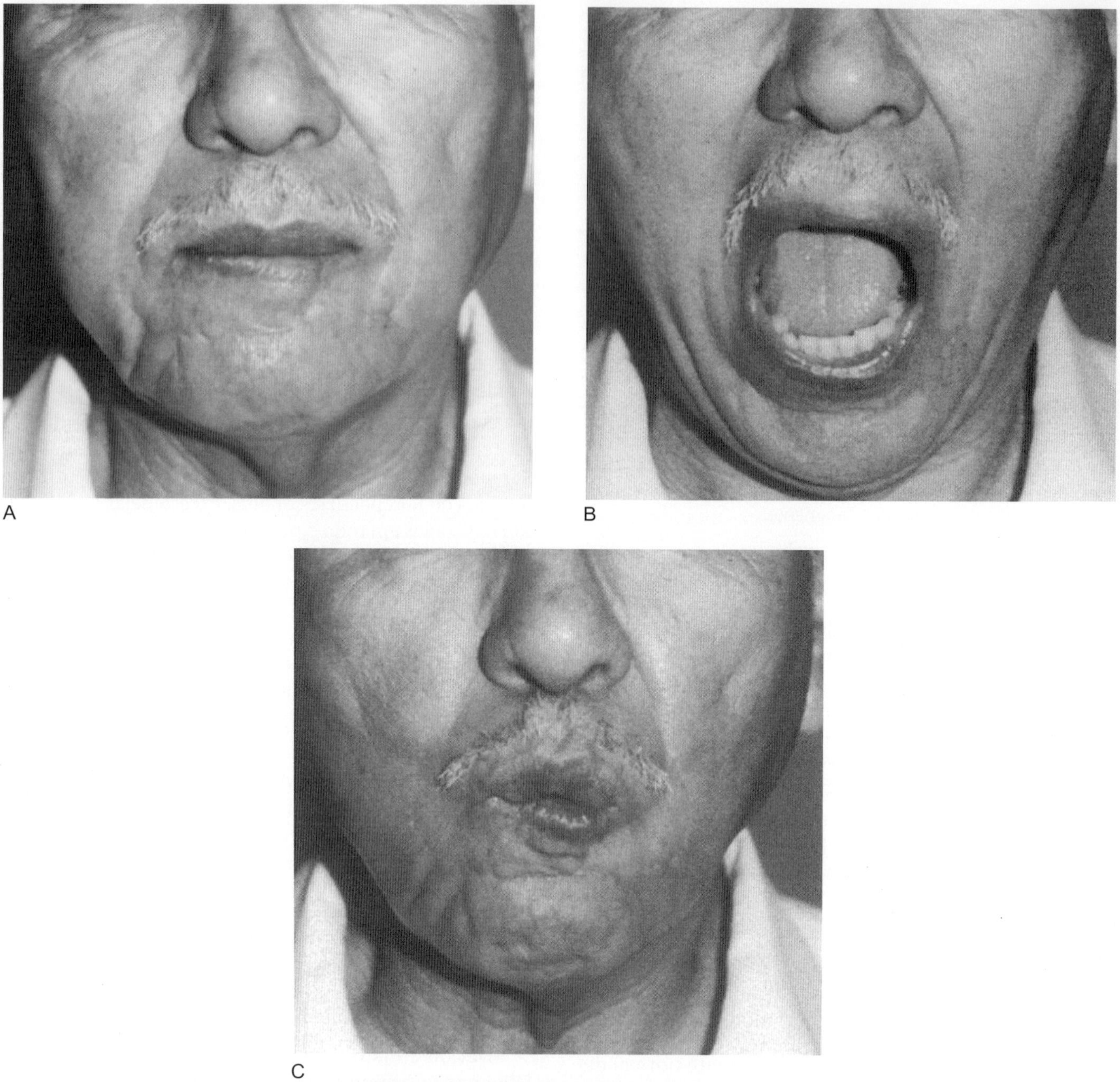

Figura 28-6. A, mesmo paciente 1 ano depois. Note a aparência essencialmente normal. B, boca aberta, mostrando abertura adequada. C, lábios franzidos, mostrando a função orbicular normal. *(Reproduzido, com permissão, de* Advances in Plastic Surgery *9:127, 1993.)*

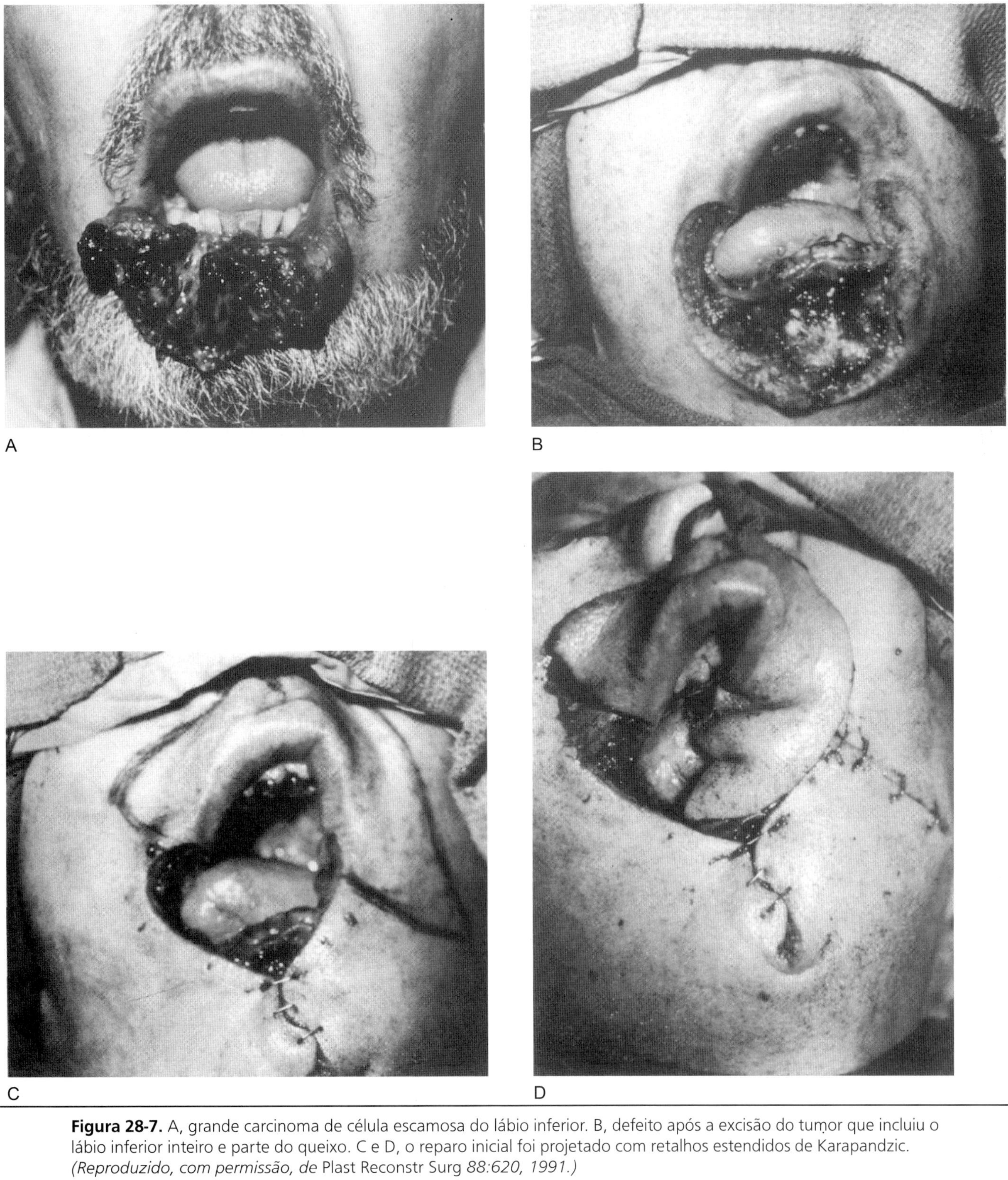

Figura 28-7. A, grande carcinoma de célula escamosa do lábio inferior. B, defeito após a excisão do tumor que incluiu o lábio inferior inteiro e parte do queixo. C e D, o reparo inicial foi projetado com retalhos estendidos de Karapandzic. *(Reproduzido, com permissão, de* Plast Reconstr Surg *88:620, 1991.)*

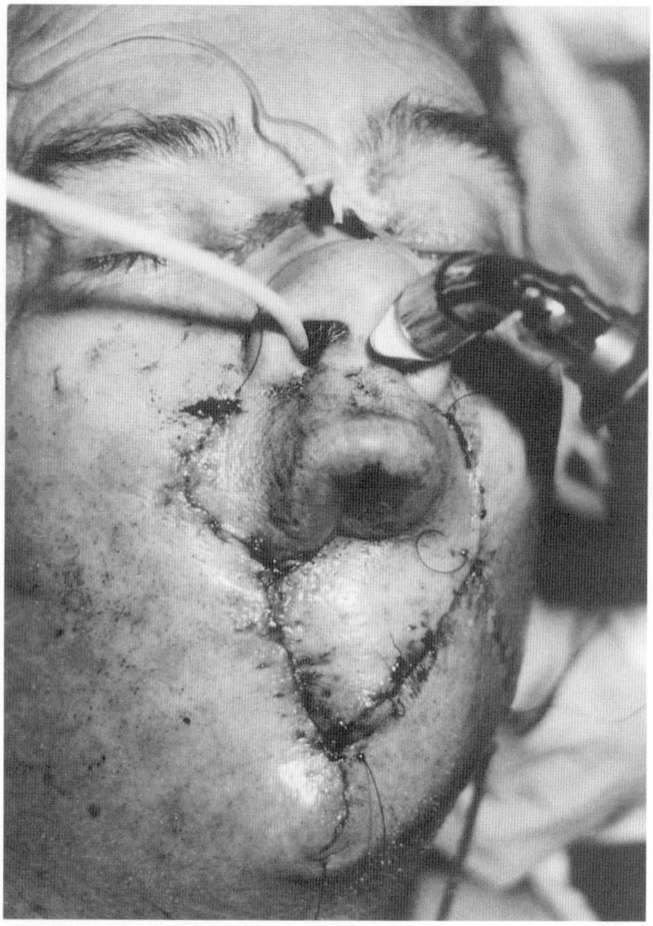

Figura 28-8. Reparo completo, utilizando retalhos estendidos de Karapandzic para o lábio e fechamento primário para o queixo. *(Reproduzido, com permissão, de* Plast Reconstr Surg *88:620, 1991.)*

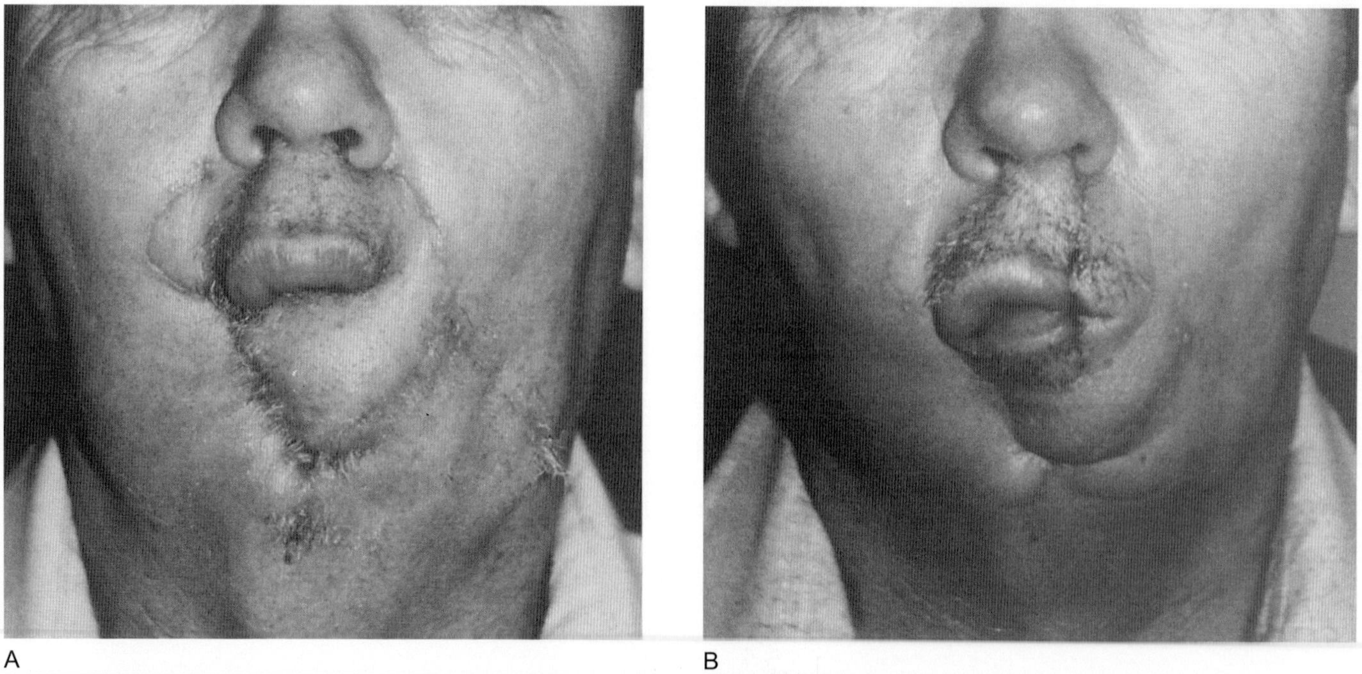

Figura 28-9. A, ferida curada após 1 mês. B, após a transferência do primeiro retalho de Abbe, a simetria foi grandemente melhorada. *(Reproduzido, com permissão, de* Plast Reconstr Surg *88:620, 1991.)*

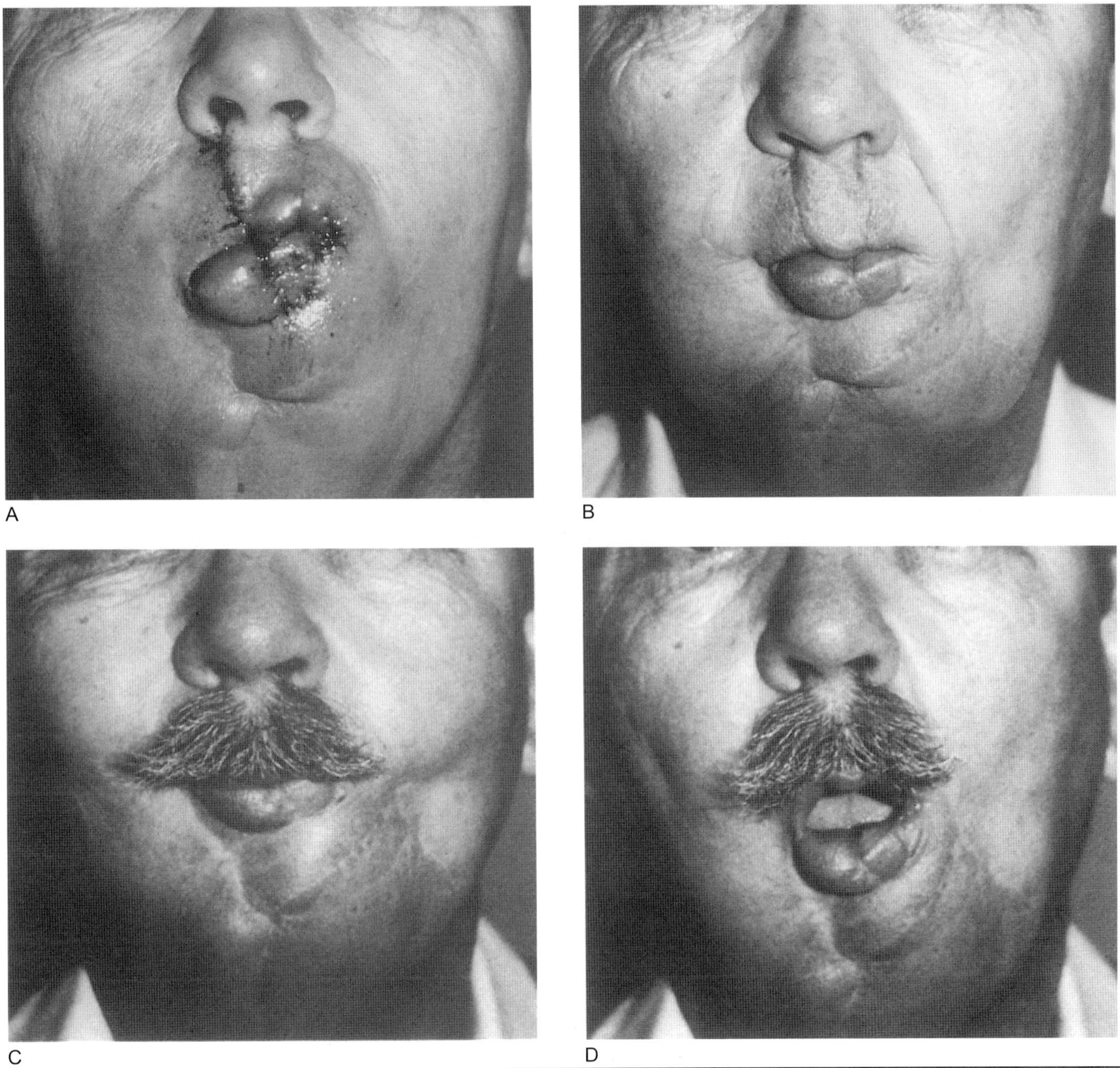

Figura 28-10. A e B, após dois retalhos de Abbe, o lábio superior ficou menor, mas apresentou boa simetria e um arco de Cupido aceitável. C e D, resultado final após o crescimento do bigode e submissão a comissuroplastia. *(Reproduzido, com permissão, de* Plast Reconstr Surg *88:620, 1991.)*

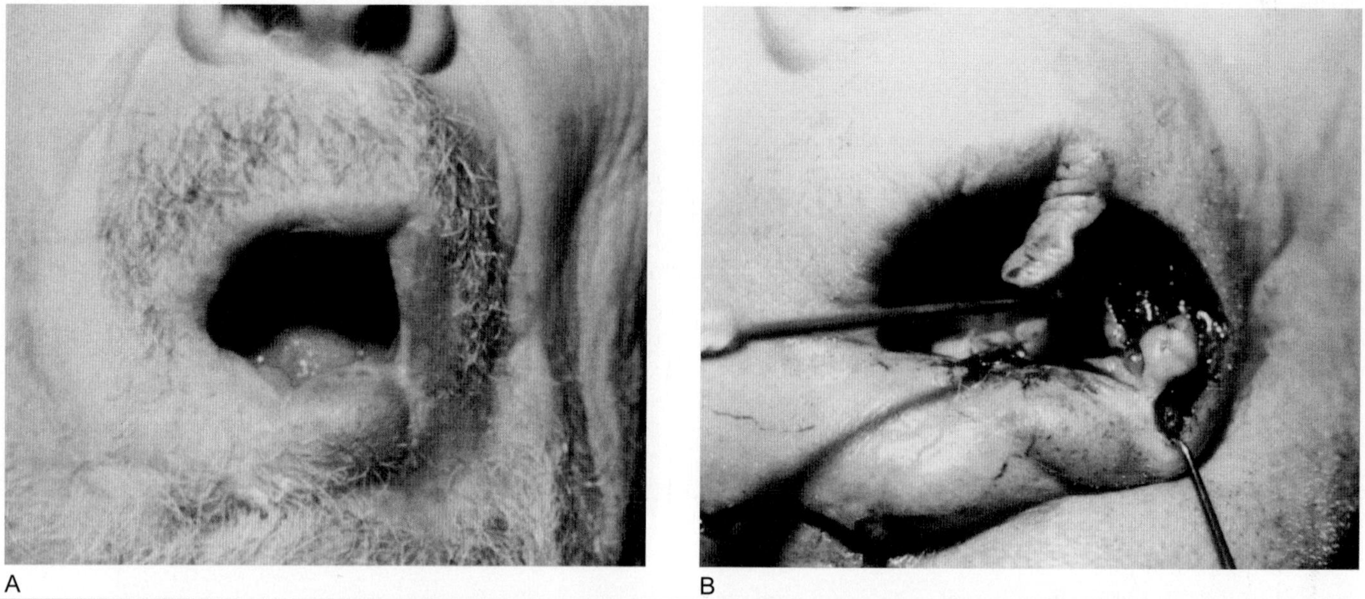

Figura 28-11. A, paciente com a comissura grossa. B, comissuroplastia divide o lábio existente em dois retalhos, cada um contendo tanto mucosa quanto músculo. *(Reproduzido, com permissão, de Kroll SS, Lip Reconstruction. In: Kroll SS, ed.* Reconstructive Plastic Surgery for Cancer. *Philadelphia: Mosby, 1996;201-209.)*

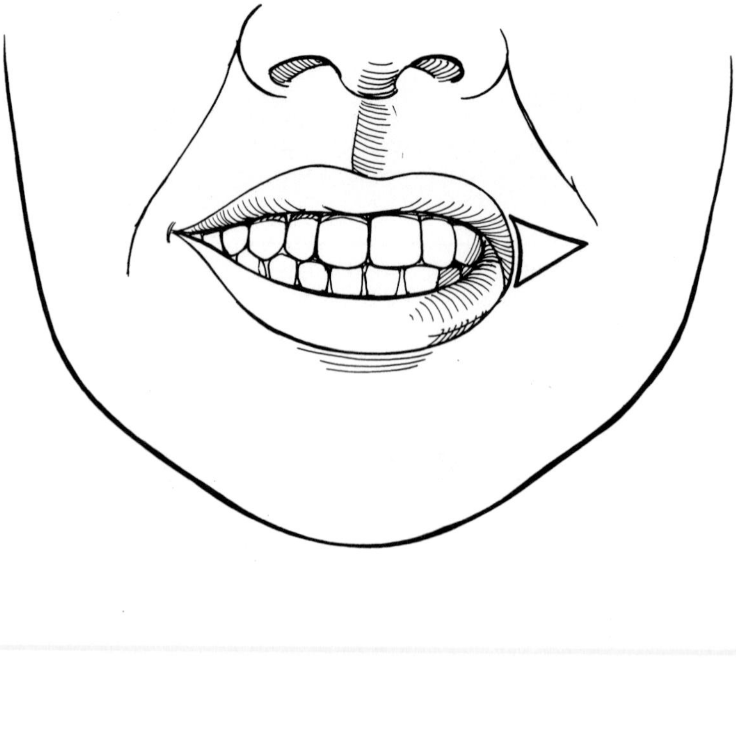

Figura 28-12. Triângulo de pele é removido logo lateral à comissura existente. *(Adaptado, com permissão, de Kroll SS. Lip Reconstruction. In: Kroll SS, ed.* Reconstructive Plastic Surgery for Cancer. *Philadelphia: Mosby, 1996:201-209.)*

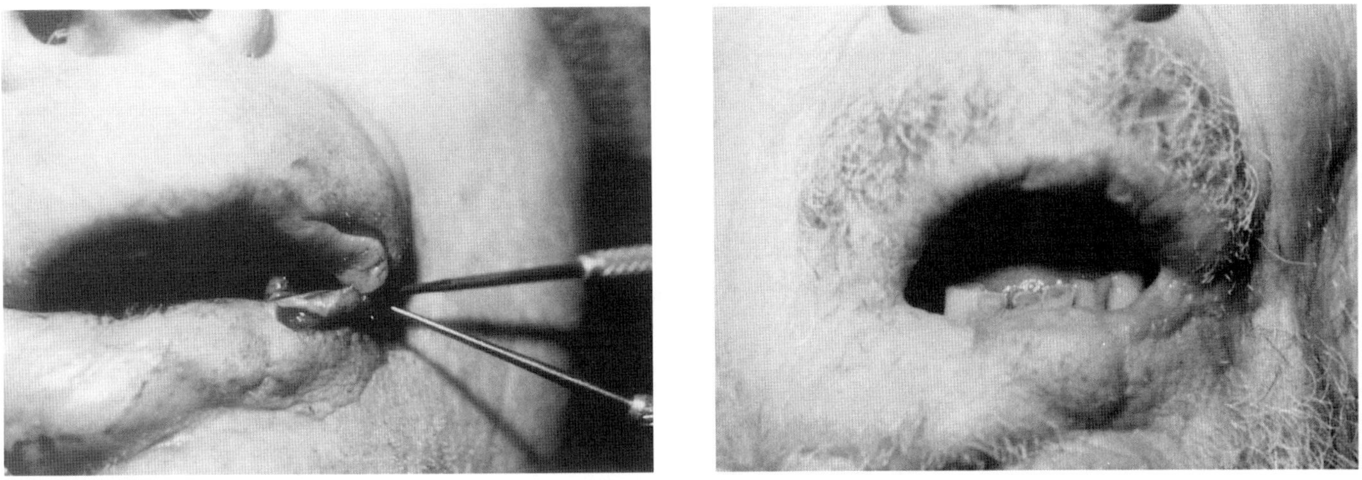

A B

Figura 28-13. A, pequenos retalhos são puxados e suturados lateralmente, até o ponto do triângulo extraído de pele. B, a comissura de reconstrução contém músculo, de forma que a continuidade do esfíncter oral é mantida. *(Reproduzido, com permissão, de Kroll SS. Lip Reconstruction.* In: Kroll SS, ed. Reconstructive Plastic Surgery for Cancer. *Philadelphia: Mosby, 1996:201-209.)*

CURATIVOS E CUIDADO PÓS-OPERATÓRIO

Não são necessários curativos. A aplicação local de ungüento com antibióticos durante a primeira semana é útil para manter a linha de sutura limpa e reduzir a inflamação. Uma dieta exclusiva de líquido é aconselhável durante o primeiro dia, após o qual a dieta normal com líquidos é permitida. Uma das grandes vantagens dessa técnica é que a função oral é bem mantida durante o curso pós-operatório, portanto o cuidado pós-operatório é bastante necessário.

PRECAUÇÕES

Assim como todas as técnicas de retalhos, as complicações são mais prováveis em pacientes que fumam; em tais pacientes, tanto o comprimento dos retalhos quanto as expectativas de sucesso devem ser reduzidos. A melhor aplicação da técnica do retalho de Karapandzic é para os defeitos da linha mediana do lábio inferior. Os defeitos que são descentralizados podem ser consertados com esse método, mas os resultados são geralmente assimétricos e esteticamente menos bem sucedidos do que aqueles dos defeitos da linha mediana. Quando combinada com os retalhos de Abbe num reparo seqüencial em etapas, a técnica pode ser bem-sucedida na reconstrução de defeitos de um lábio inferior inteiro. Quando o defeito é maior que esse, entretanto, a microstomia é inevitável. O reparo seqüencial em etapas de tais defeitos grandes pode ainda ser preferível ao uso de tecido distante, porque, com o tecido distante, a eficiência oral é improvável e a baba geralmente ocorre. O cirurgião e o paciente devem estar conscientes das limitações do método.

Leituras Selecionadas

Abbe RA. A new plastic operation for the relief of deformity due to double harelip. *Med Rec* 1898;53:477.

Karapandzic M. Reconstruction of lip defects by local arterial flaps. *Br J Plast Surg* 1974;27:93-97.

Kroll SS. Lip reconstruction. In: Kroll SS, ed. *Reconstructive Plastic Surgery for Cancer.* St. Louis: CV Mosby, 1996:201-209.

Kroll SS. Staged sequential flap reconstruction for large lower lip defects. *Plast Reconstr Surg* 1991;88:620-625.

Capítulo

29

Perda Traumática Total ou Parcial da Orelha

Eugenio A. Aguilar III

A história do tratamento das amputações traumáticas da orelha é viva e cheia de muitos infortúnios. O papel do cirurgião plástico é primordial em controlar a conduta nos danos traumáticos da orelha. Prince, Filatov e Gillies descreveram numerosos métodos para reconstruir a perda da orelha por trauma. O progresso que foi alcançado nos últimos anos ainda parece inadequado para preencher as necessidades encontradas pelos cirurgiões plásticos nas salas de emergência. Tem havido um papel crescente das técnicas microcirúrgicas, mas esse preenchimento também falhou em cumprir seu potencial, conforme será discutido posteriormente.

AVALIAÇÃO DO DEFEITO

O cirurgião plástico deve ser informado do modo do defeito agudo. Conforme notado por Brent, é necessário reconhecer as seguintes condições: (1) o tamanho da porção amputada; (2) a condição dos tecidos amputados; e (3) condições dos cotos e dos tecidos vizinhos. Uma vez que todos esses fatores tenham sido considerados, o cirurgião plástico está apto a tomar as decisões apropriadas para a reconstrução.

A classificação das deformidades auriculares adquiridas depende do tempo e da localização. De acordo com o tempo decorrido após o dano, pode ser classificada em: (1) precoce (aguda), (2) retardada (curto prazo) e (3) tardia (longo prazo). A classificação baseada na localização da perda é dividida em: (1) defeitos do terço superior, (2) defeitos do terço médio, (3) defeitos do terço inferior e (4) perda total.

O cuidado com essas lesões nas fases aguda e retardada exige um amplo conhecimento e experiência. Os fatores que exercem um papel nos defeitos traumáticos precoces ou nas amputações incluem a temperatura da orelha; a posição da avulsão; o papel de anticoagulantes; o uso de oxigênio hiperbárico, curativos e antibióticos; e a necessidade potencial de ventosas. Os casos de lesões retardadas ou tardias incluem integridade vascular da pele, flexibilidade, infecção, inflamação, edema, controle do canal, deformidades ou lesões da orelha média e edema.

INDICAÇÕES E TÉCNICAS INICIAIS

Retalhos tubulares

Desde o início da reconstrução da orelha, o papel dos retalhos tubulares tem se mostrado importante na reconstrução das avulsões da orelha. O uso de tubos cervicais por Prince e Gillies permitiu a correção adequada desses defeitos sem a sofisticação das técnicas dos dias modernos. O uso de retalhos tubulares geralmente significou a formação de um tubo cervical, com atraso enquanto o tubo cervical maturasse, e a subseqüente mudança do tubo cervical para a extremidade do defeito e modelagem do tubo para formar a antélice. Os tubos cervicais têm sido muito úteis para os defeitos da margem da hélice, mas não tão úteis para os defeitos da escafa ou da concha.

Enxertos Compostos

Os enxertos compostos da orelha contralateral exercem um papel relevante na reconstrução das deformidades da orelha. Tanto Brent quanto Davis contribuíram de forma importante para o uso de enxertos compostos nas deformidades

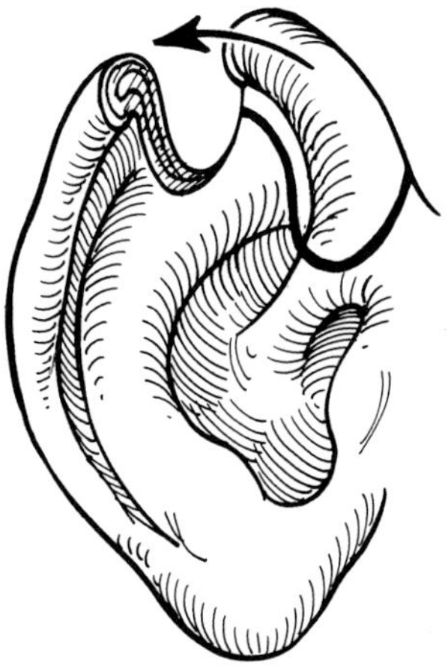

Figura 29-1. Técnica de Antia e Buch, isoladamente.

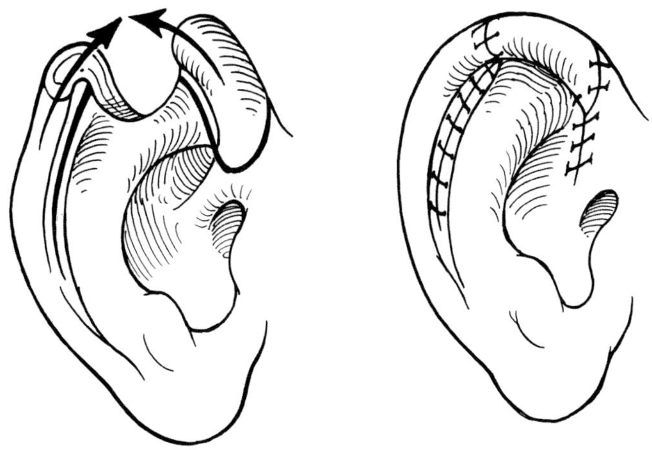

A B

Figura 29-3A e B. Técnica de Antia e Buch, dupla.

auriculares. Os enxertos compostos podem ser enxertos de três camadas, conforme relatado por Davis, ou um enxerto de três camadas unidos, conforme relatado por Brent. Qualquer que seja a técnica utilizada, os enxertos compostos devem ser relativamente pequenos para assegurar seu sucesso, e, é claro, o sucesso não é garantido. O bom cirurgião plástico deve estar bem consciente dos diversos modos de manusear as deformidades auriculares através dos enxertos compostos.

Retalhos Locais de Avanço

Para as amputações parciais da orelha, os retalhos locais de avanço são cruciais na reconstrução da orelha. O retalho em bandeira de Crikelair tem resistido ao teste do tempo. Ele utiliza a pele de sulco pós-auricular, que é movida anteriormente para auxiliar na correção do defeito. O retalho em bandeira é uma opção eficaz. Esse retalho é baseado na pele

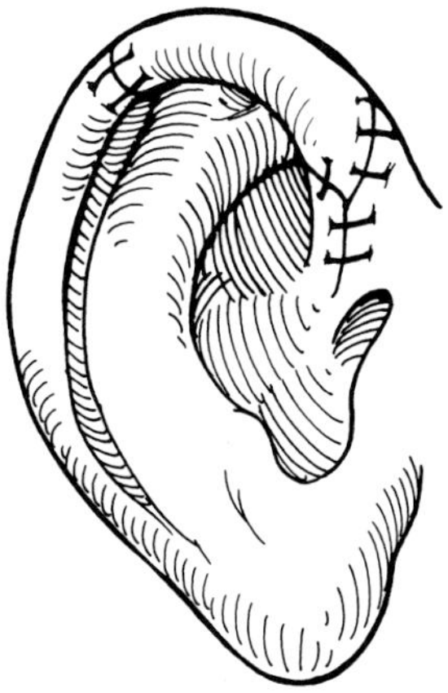

Figura 29-2. Técnica de Antia e Buch, isoladamente.

pré-auricular e é bem-sucedido para os pequenos defeitos da margem da hélice.

A técnica de Antia e Buch, conforme descrita por Davis e diversos outros autores, continua a ser uma diretriz para as lesões da margem superior da hélice, apesar de Brent também declarar que esse método seria mais adequado não somente para os defeitos do terço superior, mas também para os defeitos do terço inferior (Figuras 29-1, 29-2 e 29-3). O enxerto composto conchal, conforme descrito por Davis, é bem tênue, mas apresenta possibilidades significativas no tratamento das deformidades auriculares (Figura 29-4). O retalho de pele retroauricular, ou a técnica do túnel de Converse, tem sido útil para as perdas parciais, e funciona bem com a adição de enxerto de cartilagem da orelha contralateral ou costela (Figura 29-5).

CONDUTA NA PERDA TRAUMÁTICA AGUDA DA ORELHA

O implante do tecido auricular é possível se a orelha ainda estiver ligada por um pedículo. Devido ao fato de a orelha ser muito vascularizada, o implante muitas vezes tem obtido algum sucesso, mas dever-se-ia pensar cuidadosamente antes de ser tentado, e o paciente deve estar consciente do potencial de perda de toda a hélice. A perda de uma pequena porção da orelha, como numa mordida de cachorro ou uma facada, faz a aproximação desse tecido similar a um enxerto composto; esse procedimento tem obtido raro sucesso. A técnica de desnudar toda a cartilagem auricular e implantá-la para procedimentos futuros não tem sido considerada digna de mérito. O arcabouço da orelha tende a achatar abaixo da pele, ou pior, tornar-se muito fibrosado e macio, e não mais manterá a projeção da orelha à medida que procedimentos posteriores forem realizados. A técnica de Madick

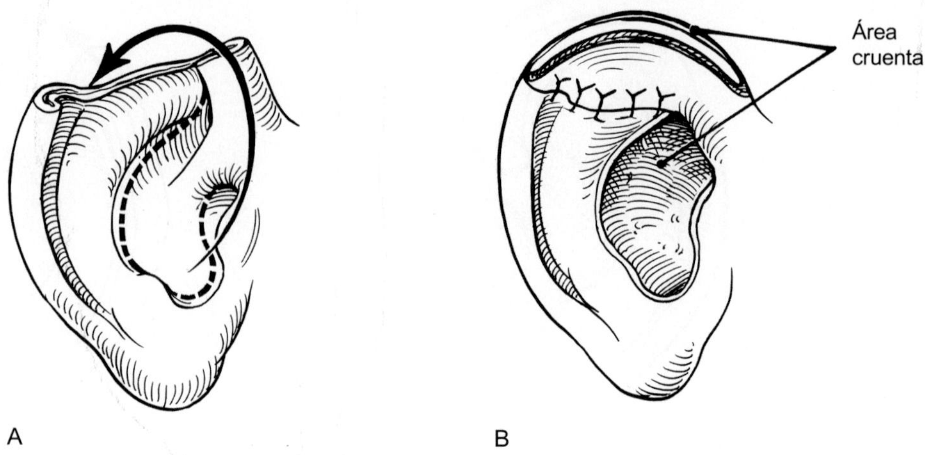

Figura 29-4. Enxerto composto conchal descrito por Davis. A, desenho. B, rotação.

de dermabrasão num envelope retroauricular tem obtido algum sucesso, mas tem sido considerado menos satisfatória a longo prazo.

O implante da orelha após a remoção da pele pós-auricular e a fenestração da cartilagem pode ser benéfico. Essa técnica, preconizada por Baudet e divulgada por Brent (Figura 29-6), utiliza as fenestrações da cartilagem para aumentar a área vascular do leito receptor e, esperançosamente, prevenir deformação do arcabouço cartilaginoso no período pós-operatório. O uso da fáscia temporal nas lesões agudas deve ser evitado e deve ser reservado para os casos tardios, se a reconstrução auricular for necessária com a aplicação de cartilagem costal.

CONTRA-INDICAÇÕES AO REPARO IMEDIATO

As contra-indicações ao reparo imediato dependem primariamente da condição geral do paciente. Muitas vezes, os pacientes com lesões da orelha apresentam traumatismo craniano ou outro trauma maior, fruto de acidentes de veículo motorizado, e, é claro, procedimentos de salvamento devem ser realizados primeiramente. Uma vez os danos do paciente tenham sido estabilizados, a outra contra-indicação ao reparo é a abrasão severa da orelha sem perda significativa da cartilagem. Em tais casos, preconizamos um período de espera de vários dias, com curativos molhados- a-secos ou Xeroform, para avaliar a viabilidade da cartilagem e

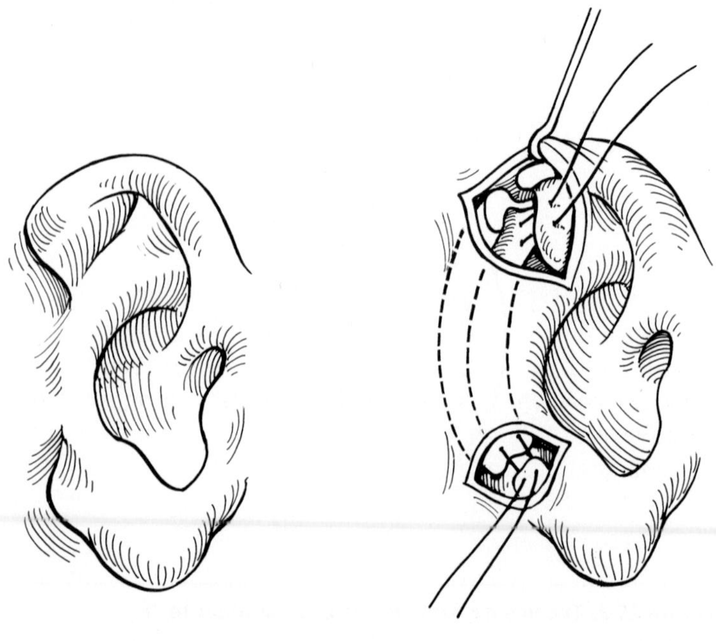

Figura 29-5. Técnica do túnel de Converse.

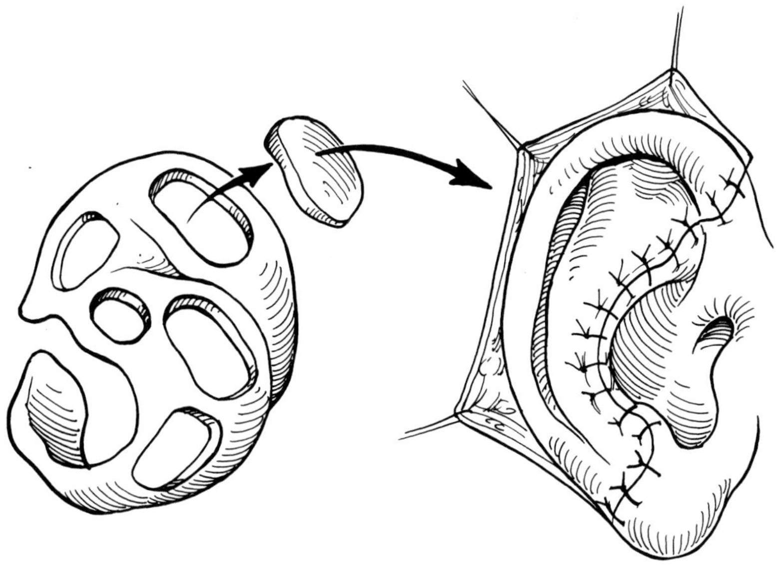

Figura 29-6. Fenestração da cartilagem descrita por Baudet e Brent.

da derme. A área deve ser limpa diariamente e observada para a possibilidade de ser submetida a enxertos de pele de espessura parcial e para infecção ou possível inflamação. Se a orelha apresentar tecidos lacerados, estes não devem ser debridados, mas ligeiramente aproximados, esperando-se a delimitação com o tempo.

CONSIDERAÇÕES DA SALA DE OPERAÇÃO

É ideal se o paciente puder ser levado à sala de operação dentro de 8 horas depois do dano, mas geralmente o cuidado inicial tem de ser feito na sala de emergência. Uma vez que o paciente é levado para a sala de operação, a sala deve ser preparada de uma maneira que permita ao cirurgião diversas opções. A cabeceira da mesa operatória deve ser afastada do anestesiologista para permitir acesso a todo o couro cabeludo. Toda a área lesada deve ser cuidadosamente irrigada, e adequada documentação fotográfica deve ser realizada.

Marcações no Paciente

Geralmente as marcações no paciente não são importantes. Devem ser feitas uma identificação de partes da orelha e uma reavaliação de sua viabilidade.

ESCOLHA DA TÉCNICA PELA LOCALIZAÇÃO DA LESÃO

Certos métodos são mais apropriados para uma determinada localização em particular, e esses são listados aqui como referência.

- Margem da hélice:
  - Técnica de Antia e Buch.
  - Enxerto conchal.
  - Procedimento do túnel, seguido por um tubo cervical ou retalho pré-auricular (retalho bandeira).
- Terço médio da orelha:
  - Retalho de Dieffenbach (Figura 29-7).
  - Procedimento do túnel.
- Terço inferior da orelha:
  - Enxerto conchal contralateral, utilizado no subcutâneo.
- Lóbulo da orelha:
  - Retalho de Gavello.
  - Retalho de Converse.
  - Retalho de Brent.
  - Retalho de Davis.

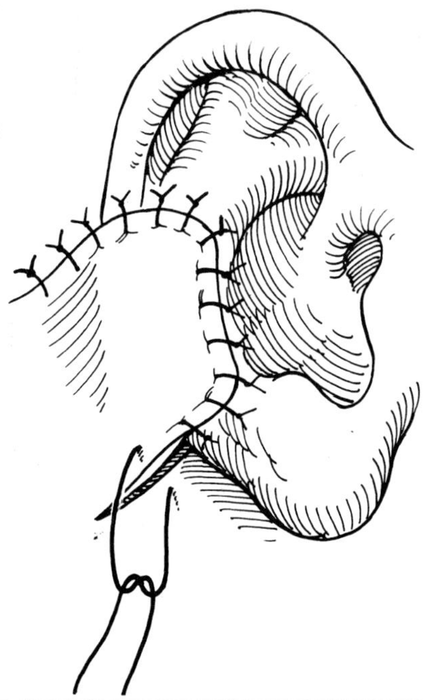

Figura 29-7. Retalho de Dieffenbach.

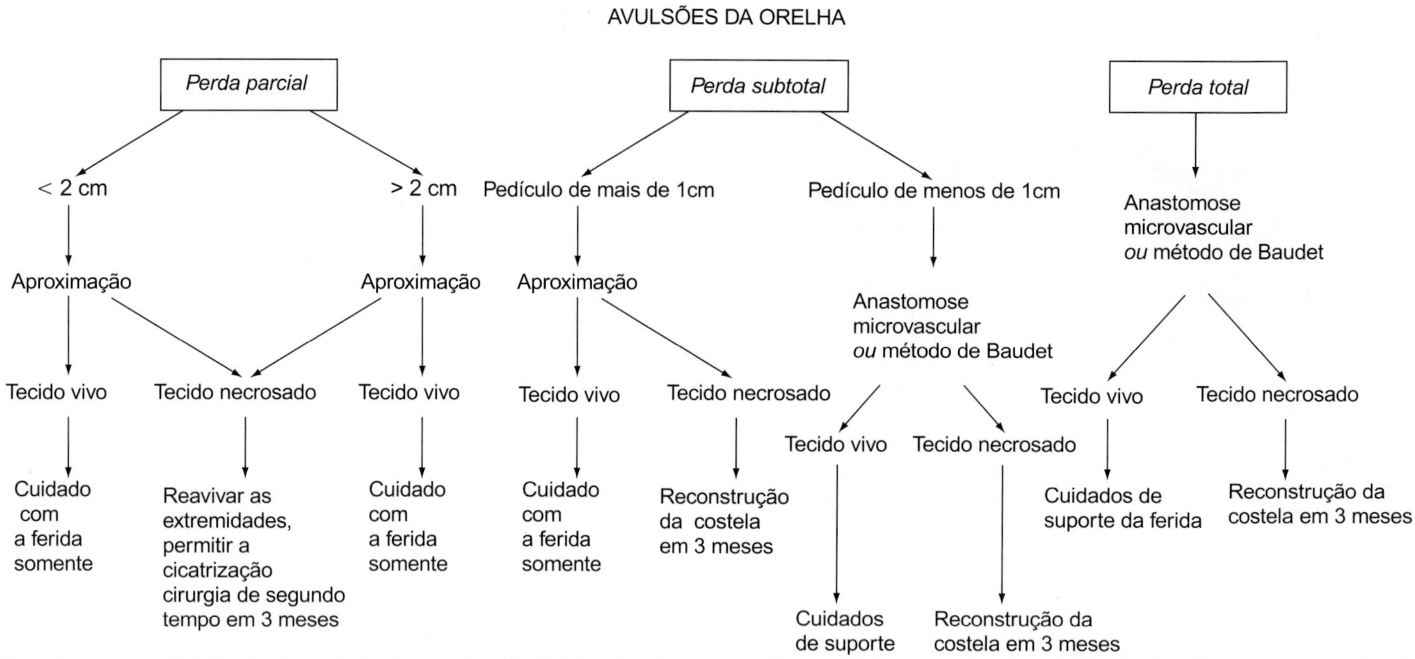

Figura 29-8. Algoritmo para a avaliação da perda da orelha em pacientes que se apresentam na sala de emergência.

TÉCNICAS

A técnica de se criar um tubo cervical é um procedimento importante e bem simples que exige um planejamento cuidadoso, tanto para o sítio doador quanto para o sítio receptor eventual. Um segmento de pele é enrolado, mas deixado preso em cada extremidade. O segmento médio é enrolado para permitir o fechamento. Após 3 semanas, a extremidade distal é movida em direção da área a ser reconstruída e deixada no local durante 3 semanas. Então, a nova extremidade distal, que foi previamente a proximal, é dividida e movida para o final do defeito, e novamente permanece durante 3 semanas enquanto o crescimento de novos vasos ocorre a partir dessa extremidade. Novamente, após 3 semanas, a porção remanescente do enxerto no pescoço é lesada e transposta para o topo do defeito, e o tubo cervical é então contornado na posição apropriada. Uma outra operação pode ser necessária para formar o tubo e permitir que ele caia em dobras apropriadas para o defeito.

Os enxertos compostos têm sido considerados uma operação muito subvalorizada. Entretanto, a coleta de enxertos compostos tem sido extensamente estudada. Os enxertos não devem ser maiores que 2,5 cm, com a largura ideal de 1,5 cm. O enxerto composto deve ser posicionado com atenção cuidadosa e detalhada. Poucas suturas são necessárias nos componentes da cartilagem propriamente dita, mas, quando utilizados, devem ser ligeiramente inertes (p. ex., Prolene) e situados num formato de oito para prevenir o desligamento da cartilagem. A sutura da pele deve ser realizada com categute absorvível 6-0. A sobrevivência dos enxertos compostos é melhorada se uma porção da cartilagem é ressecada para permitir uma base maior para o fluxo sangüíneo.

Os retalhos de locais de avanço, tais como a técnica de Antia e Buch, são extremamente populares e podem ser utilizados tanto para os defeitos da margem da hélice superior quanto para os defeitos do terço médio da margem da hélice. As incisões são feitas para permitir que a margem da hélice se mobilize em direção ao defeito tanto da raiz da hélice quanto da base da margem da hélice. A incisão na superfície anterior da orelha se estende através da pele e cartilagem, mas não secciona a pele posterior. Cada extremidade é mobilizada e unida no meio do defeito. Isso cria uma orelha menor, mas o contorno é geralmente muito mais normal do que com uma simples técnica de enxerto composto. Existe uma extensa literatura publicada por diversos autores no que concerne a essa técnica.

As técnicas microvasculares para a orelha têm fracassado simplesmente por causa da natureza caprichosa das veias sangüíneas da orelha e dos tecidos circunjacentes. Uma vez que a orelha tenha sido separada, é muito difícil de encontrar uma veia ou uma artéria. Técnicas microvasculares meticulosas têm sido moderadamente bem sucedidas em boas mãos. A identificação das veias alimentares não é tão importante como a indentificação da veia receptora na orelha separada. Freqüentemente, as anastomoses da artéria para a veia podem ser necessárias, exigindo o uso de ventosas no período pós-operatório para evitar congestão secundária à venostasia.

ASPECTOS ESPECÍFICOS DE CUIDADOS PÓS-OPERATÓRIO

O cuidado pós-operatório inclui o monitoramento diário, se não mais freqüentemente. Após o religamento da orelha, utilizando as técnicas microcirúrgicas ou não, existe geralmente um período de ingurgitamento, e o uso de ventosas pode ser obrigatório. Os curativos devem fornecer uma visão fácil, e, de fato, deixar uma orelha sem curativo permite que o pessoal enfermeiro e médico avalie adequadamente a orelha. Se a amputação se estender através do canal, moldes podem ser necessários para manter a integridade do canal externo, e, certamente, uma avaliação da orelha média deve ser realizada na época da operação.

O oxigênio hiperbárico pode ser útil, porque fornece um ambiente mais altamente oxigenado para a perfusão da orelha. Entretanto, apesar da quantidade de informações disponíveis, nenhum relato tem ilustrado conclusivamente efeitos benéficos de oxigênio hiperbárico.

PRECAUÇÕES

O papel da microcirurgia tem se tornado crescentemente importante na reconstrução da orelha. Uma avaliação cuidadosa da orelha na sala de operação, com aproximação lenta e meticulosa dos vasos, pode levar a sucessos iniciais. Entretanto, relatos de sucesso utilizando técnicas microvasculares são esparsos e obviamente dependem da capacidade técnica do cirurgião. Um algoritmo sugerido (Figura 29-8) pode ser utilizado como uma ajuda para o cirurgião plástico na avaliação da perda da orelha no paciente na sala de emergência. Note cuidadosamente as escolhas para a perda auricular total em comparação àquelas para a perda auricular parcial. Os cirurgiões devem entender completamente sua própria experiência e basear a tomada de decisão nos procedimentos apropriados que melhor se adaptem à sua experiência.

Leituras Selecionadas

Antia NH, Buch VI. Chondrocutaneous advancement of flap for the marginal defect of the ear. *Plast Reconstr Surg* 1967;39:472.

Baudet J. A propos d'un procédé original de réimplantation d'un pavillion de l'oreille totalement separé. *Ann Chir Plast* 1972;17:67.

Brent B. Reconstruction of the auricle. In: *Plastic Surgery*. Vol 3, part 2. McCarthy G, ed. Philadelphia: WB Saunders, 1990:2094-2152.

Converse JM. Reconstruction of the auricle. *Plast Reconstr Surg* 1958;22:150.

Crikelair GE. A method of partial ear reconstruction for avulsion of the upper portion of the ear. *Plast Reconstr Surg* 1956;17:438.

Davis J. *Aesthetic and Reconstructive Otoplasty*. New York: Springer-Verlag, 1987:500-527.

Mladick RA, Horton CE, Adamson JE, Cohen BI. The pocket principle: a new technique for reattachment of a severed ear part. *Plast Reconstr Surg* 1971;48:219.

Capítulo 30

Reconstrução do Couro Cabeludo

Cheryl Huang ♦ Gregory R. D. Evans

AVALIAÇÃO DO DEFEITO

O couro cabeludo exerce um papel-chave na proteção, bem como na aparência. A exposição do crânio na perda do couro cabeludo pode ser uma ameaça à vida, levando a ressecamento, necrose, osteomielite e meningite.

Uma causa comum de dano ao couro cabeludo é o trauma secundário a avulsão, queimaduras, mordidas de animais, radionecrose, infecções, doenças congênitas (hemangioma, síndrome de Klippel-Trenaunay) e tumores malignos. Existem diversas opções para a reconstrução do couro cabeludo. A seleção do tratamento é baseada na profundidade do defeito e no mecanismo do dano.

Vários fatores devem ser considerados na reconstrução do couro cabeludo. Como em qualquer localização, os esforços reconstrutivos envolvem uma definição cuidadosa do defeito (Figura 30-1). Antes de escolher um método de reconstrução, é realizado um catálogo mental de fatores que podem influenciar o sucesso. Para as feridas crônicas, o debridamento amplo do tecido necrótico ou infectado, incluindo osso, deve preceder a reconstrução. Material metálico e enxertos alógenos devem ser removidos. Em feridas estéreis, materiais metálicos expostos ou outro material protético devem ser cobertos com retalhos musculares. A falha em fornecer esse tecido bem vascularizado pode levar à infecção da ferida e à falência do tecido. A irradiação prévia na área de perda freqüentemente impede o uso de retalhos locais. O “espaço morto”, quando presente, deve ser preenchido; os retalhos desepitelizados, sepultados e são ideais para esse propósito. A falha em seguir essas recomendações levará a um alto índice de sepse local e deiscência da ferida.

Defeitos do Couro Cabeludo Provenientes do Câncer

No paciente com câncer, a cooperação entre os cirurgiões oncológicos e plásticos é fundamental. Os pacientes devem ser avaliados pelo cirurgião plástico antes da ressecção do tumor, de forma que o planejamento necessário seja realizado. Durante o exame do paciente, a extensão da ressecção cirúrgica é estimada, e as necessidades de tecido são avaliadas (p. ex., osso, partes moles, dura). A reconstrução é planejada levando-se em conta a disponibilidade de tecidos regionais locais e possíveis áreas doadoras para as transferências de retalhos microcirúrgicos. As lesões avançadas podem invadir tecidos além da pele e envolver o osso subjacente, exigindo uma ressecção composta para controle do tumor. Raramente, tumores cranianos podem surgir (Figura 30-2).

Defeitos do Couro Cabeludo Provenientes da Radioterapia

A radioterapia é utilizada com freqüência crescente tanto para o tratamento definitivo quanto para o adjuvante. Apesar dos benefícios aparentes da radioterapia, as alterações crônicas resultantes parecem durar a vida toda e ser acumulativas. A reconstrução de feridas complexas após a radioterapia adjuvante exige uma mudança na abordagem do paciente. Na avaliação do couro cabeludo após a radioterapia, o grau de dano do tecido deve ser estimado através do exame da atrofia da pele, mudanças de pigmentação e alopecia. A pele pode parecer endurecida, firme e com consistência de couro, o que é uma indicação de fibrose profunda. Nessa condição, a pele deve ser abordada com cuidado. A cirurgia nos campos irradiados exige uma técnica estéril meticulosa

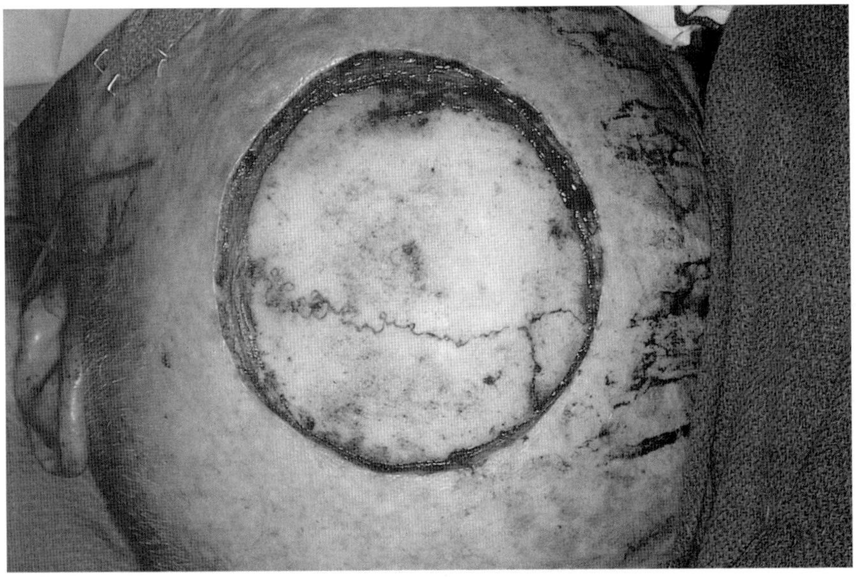

Figura 30-1. Fibro-histiocitoma maligno do couro cabeludo. A ressecção deixou um grande defeito que foi reconstruído com o retalho do latíssimo dorsal.

para minimizar a contaminação bacteriana. Os tecidos irradiados são propícios à infecção por causa da capacidade reduzida de resolver a contaminação. A tensão deve ser evitada durante o fechamento da ferida, e todos os espaços mortos devem ser eliminados. Se o seguimento desses princípios não for possível, ou se, no julgamento do cirurgião, os tecidos estiverem muito severamente danificados para se esperar uma cicatrização primária, a transferência de um retalho vascularizado microcirúrgico é indicada.

INDICAÇÕES

Os objetivos da reconstrução do couro cabeludo são obter uma cicatrização primária da ferida, proteger as estruturas vitais, restaurar o contorno e maximizar a aparência cosmética. As opções de tratamento são baseadas na avaliação cuidadosa da ferida, que inclui a consideração tanto da profundidade do defeito quanto do mecanismo do dano. A reconstrução exige a proteção do cérebro; a cobertura fina de pontos moles para um contorno adequado, de aparência natural; e estabilidade suficiente para apoiar uma peruca nas áreas naturalmente pilosas (para os retalhos que não contêm cabelo). Em geral, os métodos de reconstrução devem ser considerados de uma maneira criteriosa, partindo de técnicas mais simples para mais complexas: fechamento primário, enxertia de pele, retalhos locorregionais e transplante microcirúrgico de tecido.

Retalhos de pedículos locorregionais são apropriados para pacientes com defeitos limitados ou pacientes nos quais doenças médicas associadas ou tumores malignos avançados podem impedir o comprometimento de tempo e recursos. Entretanto, em alguns desses pacientes, a transferência microcirúrgica de tecido pode de fato melhorar a cicatrização pós-operatória da ferida. *A expansão de tecido* é utilizada se houver uma necessidade de aumentar as dimensões e a

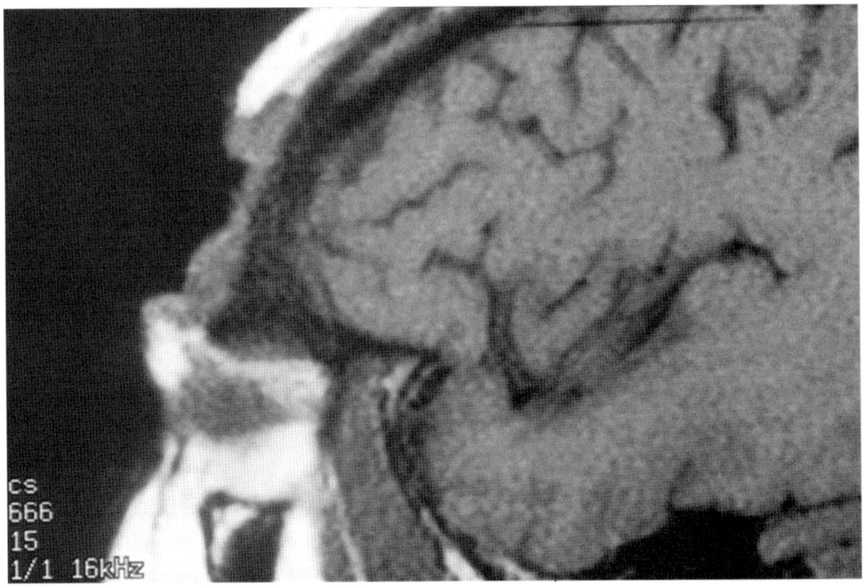

Figura 30-2. Carcinoma de células escamosas avançado da fronte esquerda que invadiu a cavidade craniana. A reconstrução foi feita com a transferência microcirúrgica do reto do abdômen após a ressecção cirúrgica.

vascularização de um retalho. Apesar dos retalhos locais não envolverem conhecimento microvascularizado e exigirem um tempo operatório menor, ainda permanecem algumas desvantagens significativas. Estas incluem disponibilidade limitada de tecido, freqüentemente com planejamento geométrico complexo, e a exigência de procedimentos múltiplos. Devido à convexidade do crânio, que reduz a possibilidade de rotação do retalho, a expansão do tecido oferece uma opção para ganhar tecido extra necessário ao fechamento.

Para defeitos grandes ou complexos, o transplante microcirúrgico de tecidos fornece o melhor meio de reconstrução. Tecidos especializados com suprimento confiável de sangue são disponíveis em quantidade abundante para realizar uma reconstrução elegante. Um reparo imediato em etapa única de defeitos complexos é geralmente possível. Um planejamento cuidadoso é essencial, e a abordagem por uma equipe multidisciplinar é necessária.

CONTRA-INDICAÇÕES

Os pacientes com problemas de saúde significativos podem não ser candidatos a um procedimento operatório, a menos que os problemas coexistentes possam ser corrigidos.

As contra-indicações relativas à reconstrução do couro cabeludo são as mesmas contra-indicações a qualquer cirurgia. As técnicas reconstrutivas podem ser variadas, dependendo da condição dos defeitos. Por exemplo, nas feridas irradiadas, o enxerto de pele isolado não proporcionaria uma cobertura estável com uma durabilidade de longo prazo. Além do mais, o uso de retalhos locais em campos irradiados pode ser limitado por prejuízos na rotação e no suprimento vascular. Finalmente, a cirurgia prévia ou a radioterapia podem impedir o uso de certas veias receptoras para a transferência livre de tecido.

MOMENTO DA RECONSTRUÇÃO

A maioria dos defeitos deve ser abordada no momento do trauma inicial ou da ressecção do tumor. As vantagens são inúmeras:

1. O defeito e as veias receptoras são amplamente expostos.
2. As contraturas do tecido mole e cicatrizes não estão presentes como estão na reconstrução tardia.
3. As demandas de tecido são prontamente definidas.
4. O tratamento em única etapa maximiza a qualidade de vida por minimizar a necessidade de hospitalizações repetidas ou cuidados especiais, um fator especialmente importante para os pacientes com um prognóstico pobre e expectativa de vida limitada.
5. A atitude dos pacientes é enormemente melhorada quando a função e a forma são prontamente restauradas.

POSIÇÃO DO PACIENTE E PREPARAÇÃO DA SALA

A posição do paciente na mesa de operação é obviamente influenciada pelo local e pela extensão do defeito do couro cabeludo e pelo tipo de reconstrução escolhido. Em geral, o paciente está deitado numa posição supina e um anel de plástico de espuma é posicionado sob a cabeça para proporcionar estabilização. Alternativamente, uma ferradura neurocirúrgica pode permitir mais acesso do que o suporte convencional da mesa. A mesa de operação é posicionada na posição de Trendelenburg reversa, e o cirurgião se posiciona na cabeça. O tubo endotraqueal é colocado na direção dos pés, e as áreas doadoras potenciais do retalho são incluídas no campo cirúrgico. Se uma transferência microcirúrgica de tecido estiver planejada, a posição do paciente na mesa é invertida de forma que a cabeça esteja no pé da mesa. Isso facilita o posicionamento do microscópio. Durante a dissecção, deve-se tomar cuidado para se evitar dano aos vasos que possam ser necessários, posteriormente, para a revascularização. Se as ramificações da veia jugular interna e da artéria carótida externa são ligadas, preservar 1 a 2 cm de comprimento pode facilitar a anastomose microcirúrgica.

TÉCNICA OPERATÓRIA

Anatomia

O couro cabeludo compreende cinco camadas. A camada mais externa (a pele) contém os folículos capilares, tornando a perda de couro cabeludo potencialmente devastadora. A próxima camada, o tecido conjuntivo, contém os vasos sangüíneos. A gálea aponeurótica é uma camada musculofascial firme que conecta os músculos frontais pareados, anteriormente, e os músculos occipitais posteriormente. Lateralmente, é contínua com a fáscia temporal superficial. A gálea também é contígua ao sistema músculo aponeurótico superficial (SMAS). Isso explica porque no trauma do couro cabeludo as sobrancelhas e a região frontal são, às vezes, avulsionadas. As avulsões ocorrem em locais previsíveis e incluem as áreas supra-orbital, temporal, auricular e occipital, onde os músculos estão inseridos em proeminências ósseas. O músculo auricular se insere na gálea, por isso o couro cabeludo avulsionado pode incluir a orelha externa. O tecido areolar frouxo, a quarta camada, é propício às forças de cisalhamento. O periósteo é a camada mais profunda do couro cabeludo. O pericrânio consiste no periósteo mais a camada areolar frouxa.

O suprimento sangüíneo ao couro cabeludo é fornecido pelas artérias supra-orbital e supratroclear (da artéria oftálmica) e pelas artérias temporal superficial, auricular posterior e occipital (da artéria carótida externa). A artéria temporal superficial é a mais acessível e confiável. O couro cabeludo inteiro pode ser revascularizado por uma artéria temporal superficial isolada por causa das múltiplas anastomoses existentes. Devido ao fato de o couro cabeludo carecer de elasticidade, o fechamento simples é freqüentemente limitado.

Enxertos de Pele

Os enxertos de pele de espessura parcial podem ser utilizados sobre o pericrânio, dura-máter ou diretamente no tecido cerebral. Técnicas de autonomização foram desenvolvidas na tentativa de se melhorar a vascularização da área receptora óssea antes da colocação do enxerto de pele. Estas envolvem perfurações de 2 mm na tábua externa ou o uso de um osteótomo para remover a tábua externa inteira, permitindo a granulação a partir da díploe exposta. Deve-se tomar cuidado com essas técnicas para evitar lesões iatrogênicas da dura, fístulas liquórias, dano cerebral e sangramento excessivo. Devido ao fato desses enxertos de pele carecerem de elementos dérmicos, deve-se esperar uma alopecia. Além disso, sua estabilidade durante a radioterapia e a quimioterapia podem ser frágeis.

Enxertos Locais e Regionais

Para defeitos maiores do couro cabeludo ou em situações em que a enxertia de pele não é exeqüível ou se exige uma cobertura mais durável, os retalhos regionais locais podem ser mais adequados. Devido ao fato de o couro cabeludo carecer de flexibilidade, os retalhos devem ser cuidadosamente planejados. Os retalhos locais possuem vantagem sobre os enxertos de pele, proporcionando um couro cabeludo com cabelo e uma cobertura mais durável.

Retalho Temporoparietal

O retalho temporoparietal é baseado nas ramificações frontais e parietais da artéria temporal superficial, podendo ser utilizado para cobrir defeitos anteriores e posteriores do couro cabeludo, e podendo proporcionar uma cobertura vascular para os enxertos ósseos. O músculo temporoparietal e a fáscia são finos e partem da região anterior da orelha. A fáscia superficial suprida pelas veias temporoparietais superficiais é uma extensão da gálea aponeurótica. Essa camada deve ser distinguida da fáscia mais profunda e mais densa que reveste o músculo temporal. Ao nível da orelha, as veias são encontradas profundas à gordura subdérmica; entretanto, elas se tornam mais superficiais à medida em que os vasos penetram essa camada, aproximadamente 10 cm acima da orelha. A dissecção é iniciada ao se encontrar a artéria temporal superficial com uma sonda Doppler. O eixo de rotação é tomado no sulco dobra pré-auricular anterior à cruz da hélice. Uma incisão é feita sobre os vasos temporais superficiais até a derme. A dissecção prossegue cuidadosamente através da derme, num plano que deixa os vasos temporais expostos na superfície da fáscia temporoparietal. A dissecção continua até se obter uma base de 5 cm. A gálea e a fáscia temporoparietal são seccionadas distalmente nas margens laterais, e obtém-se uma elevação da fáscia num plano superficial ao pericrânio e anterior à fáscia do músculo temporal. A dissecção da fáscia próximo à base posterior do pedículo deve abraçar a margem cartilaginosa da cruz da hélice para evitar dano aos vasos primários (Figura 30-3). O retalho é rodado através de um plano subcutâneo. Se for necessário maior preenchimento, o músculo pode ser elevado juntamente com a fáscia para obliterar espaço morto. A área doadora é fechada com suturas absorvíveis subcuticulares e grampos ou suturas inabsorvíveis.

Retalho Temporoparietooccipital

O retalho temporoparietooccipital, ou retalho de Juri, é utilizado para tratamento de alopecia e defeitos frontais ou frontoparietais. O retalho é suprido pela ramificação parietal da artéria temporal superficial. A base do retalho é determinada pelo pulso da artéria temporal superficial, que é palpada ou marcada com o auxílio de sonda Doppler, 2 ou 3 cm acima do arco zigomático. A espessura normal do retalho é de 4 cm. Devido ao fato de a extremidade distal do retalho poder ter vascularização pobre, é sábio autonomizar o retalho. Isso é especialmente verdadeiro se comprimentoss de até 32 cm são utilizados. O primeiro estágio do procedimento é levantar o retalho no plano subgaleal. Novamente, a espessura do retalho é geralmente de 4 cm e o comprimento pode variar, dependendo do defeito a ser fechado. O segundo estágio do procedimento roda o retalho para o defeito (Figura 30-4). Freqüentemente, a extremidade do retalho é desepitelizada para prevenir uma deformidade em degrau. O retalho é suturado no lugar com uma sutura subcutânea absorvível e suturas de pele ou grampos inabsorvíveis. A área doadora é fechada de maneira similar.

Retalhos de Orticochea

Retalhos múltiplos (três ou quatro) podem ser desenhados como descrito, originalmente, por Orticochea. Esses retalhos, que são baseados em pedículos vasculares constantes, são expandidos por galeotomias paralelas e perpendiculares e podem ser utilizados para cobrir grandes áreas (até 30% do couro cabeludo) com pele com cabelo. O couro cabeludo irradiado pode não ser tratável por essa técnica. O pedículo anterior é composto de artérias e veias que alcançam a pele da fronte a partir da cavidade orbital e são ramificações colaterais dos vasos oftálmicos. O pedículo lateral contém os vasos temporais superficiais, e os vasos posteriores são compostos por dois grupos. Estes correspondem às ramificações lateral e medial das artérias occipitais. Para cobrir grandes defeitos do couro cabeludo, região frontal e nuca, os retalhos podem ser elevados numa técnica com três ou quatro retalhos. Cada retalho deve ter seu próprio pedículo vascular para assegurar a circulação adequada. Dado o conhecimento acerca dos vasos do couro cabeludo, esses retalhos podem ser projetados para rodar adequadamente para o defeito. Os retalhos são elevados profundamente à gálea e rodados com cuidado, de forma a preservar o suprimento sangüíneo. Seccionar a gálea pode permitir maior mobilidade. Quando uma técnica de três retalhos é utilizada, o desenho dos retalhos anteriores deve ser oblíquo, de modo que quando os retalhos são rodados eles se posicionam contra o

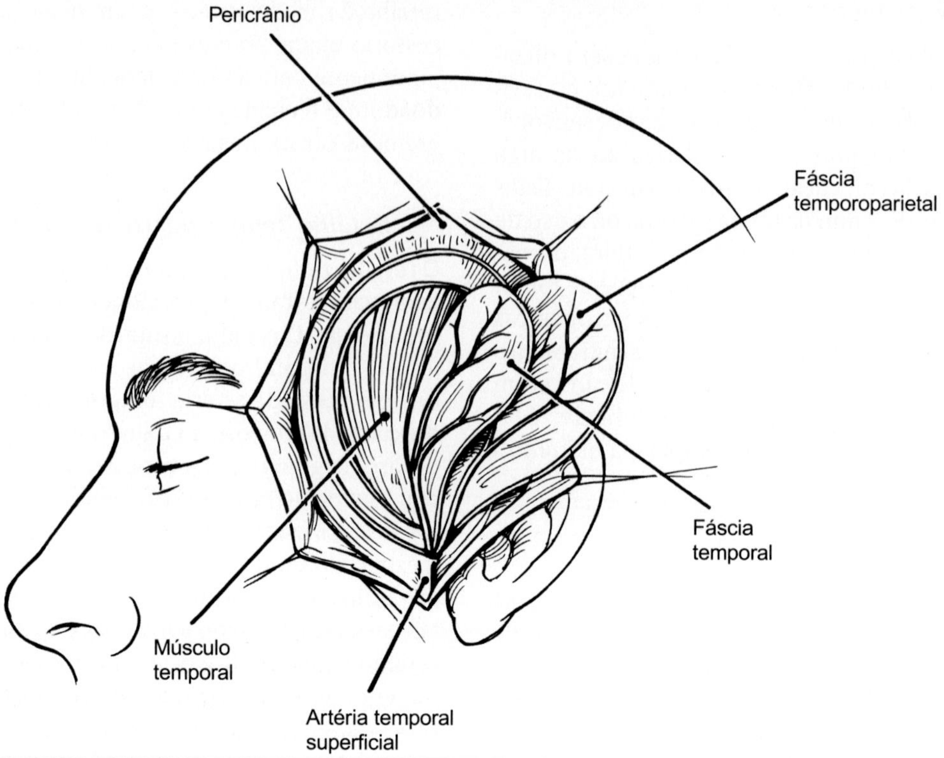

Figura 30-3. Elevação do retalho temporoparietal. A dissecção da fáscia próximo à base posterior do pedículo deve abraçar a margem cartilaginosa da cruz da hélice para evitar dano aos vasos primários.

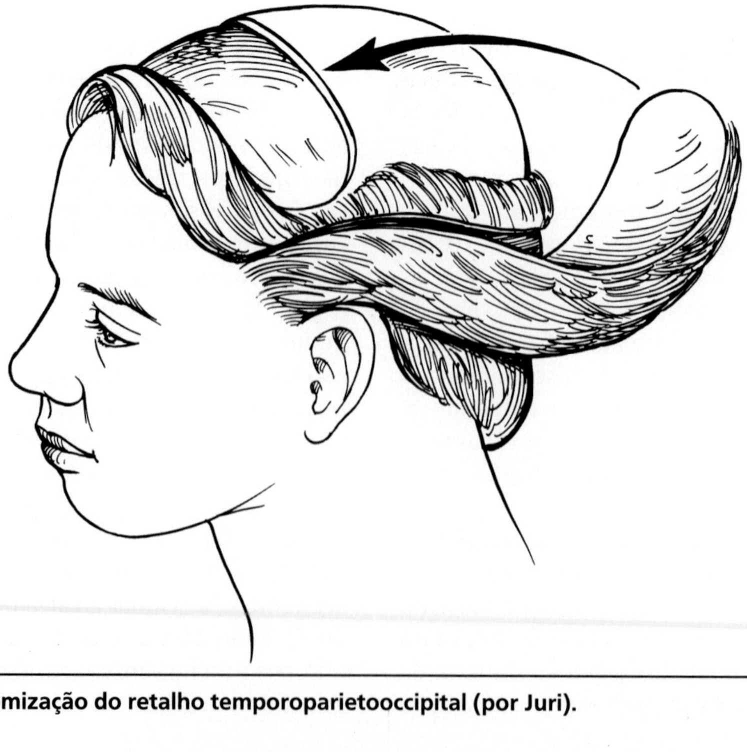

Figura 30-4. Elevação e autonomização do retalho temporoparietooccipital (por Juri).

retalho transverso posterior que avança. Os retalhos são inseridos com suturas absorvíveis no plano subcutâneo e suturas inabsorvíveis ou grampos na pele. As áreas doadoras devem ser fechadas primariamente; entretanto, se isso não for possível, a enxertia de pele no periósteo deve ser realizada. Se a técnica de quatro retalhos for utilizada, os retalhos são interposicionados para cobrir o defeito. As desvantagens dessa técnica incluem a formação de cicatriz no couro cabeludo, interrupção da circulação do couro cabeludo, distúrbio na orientação do folículo capilar, possível alopecia e a necessidade potencial de enxertos de pele adicionais.

Os retalhos musculares regionais disponíveis para a cobertura do couro cabeludo são poucos em número. Os retalhos musculares do grande dorsal, peitoral maior e trapézio são geralmente menos desejáveis por causa do seu tamanho, volume e alcance curto; eles são limitados por seu arco de rotação proporcionar a cobertura dos defeitos occipitais e temporais.

Expansão de Tecido

Técnicas de expansão de tecido podem ser utilizadas para substituir os enxertos de pele com a pele com cabelo e aumentar o tamanho dos retalhos de avanço e rotação. Até 50% do couro cabeludo podem ser cobertos pela expansão de tecido. Esse processo poupa o paciente do risco potencial de perda do tecido doador, e tem-se demonstrado que os retalhos expandidos melhoram a vascularização.

As incisões para a colocação dos expansores de tecido devem estar na extremidade do defeito para minimizar cicatrizes adicionais. Uma bolsa subgaleal é criada a uma distância da incisão suficiente para prevenir complicações no processo de cura da ferida durante a expansão. São colocadas marcações perpendiculares à incisão para permitir a medição do aumento subseqüente na área do couro cabeludo. Expansores retangulares ou em forma de meia-lua fornecem uma expansão maior do que os expansores rodeados, e o uso de múltiplos expansores permite resultados mais rápidos. A expansão é iniciada logo após as feridas terem cicatrizado. A expansão é realizada até que o couro cabeludo esteja tenso (no ponto de descoloramento suave). Após a expansão, o expansor do tecido é removido e o tecido é rodado (Figura 30-5A e B). Incisões na cápsula são evitadas devido à interrupção potencial no fornecimento de sangue. Os drenos são freqüentemente necessários durante diversos dias após a cirurgia. As desvantagens da expansão de tecido incluem hematoma subgaleal, atenuação da densidade do cabelo após a expansão, operações múltiplas, deformidade nos intervalos, duração do processo, desconforto e infecção. A expansão do tecido pode causar afinamento temporário do exterior do crânio em crianças e é contra-indicada em pacientes abaixo dos 3 anos de idade devido às suturas cranianas abertas.

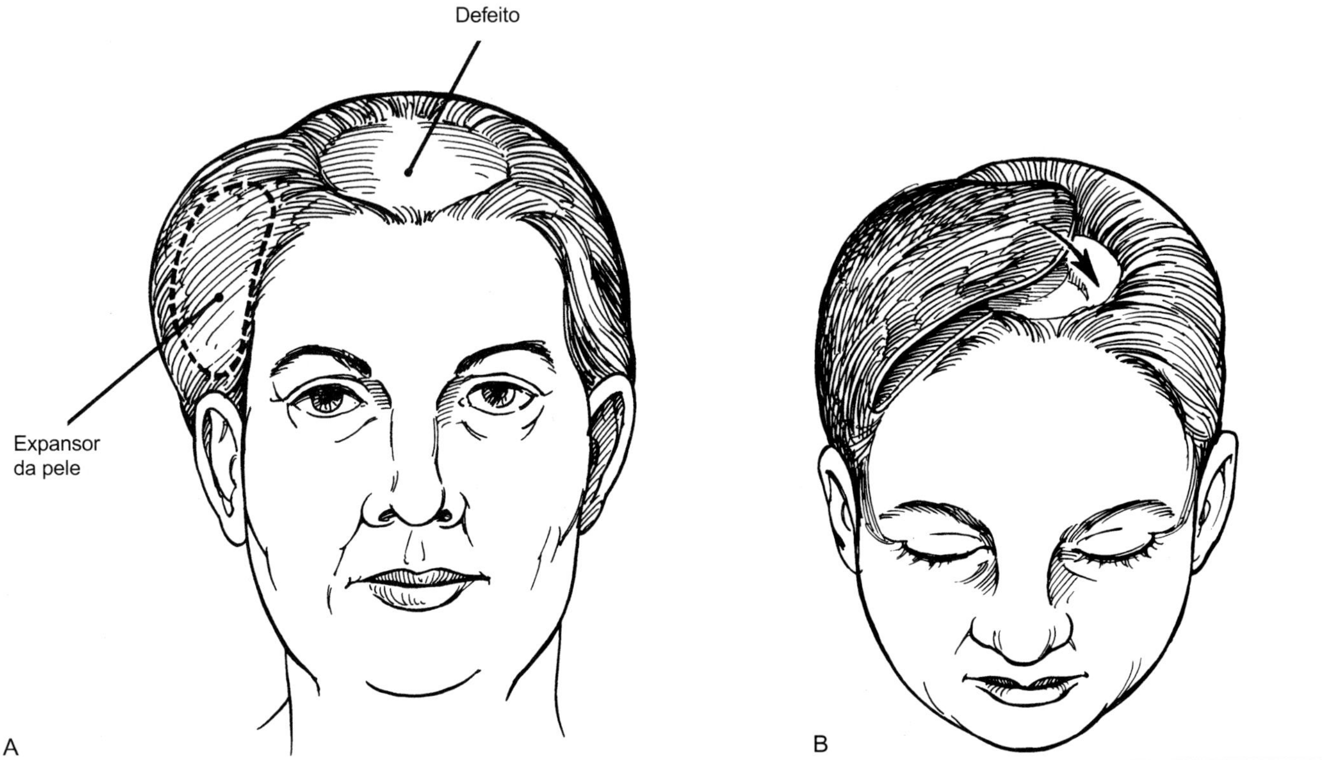

Figura 30-5A e B. Expansão da pele do couro cabeludo. Depois de obtido o volume apropriado, o expansor é removido e o couro cabeludo é rodado.

Reimplante de Couro Cabeludo

O reimplante deve ser considerado em casos de uma avulsão limpa do couro cabeludo que tenha sido isquêmica por pouco tempo. Apesar de ser possível reimplantar o couro cabeludo inteiro por uma artéria temporal superficial, pode ser vantajoso anastomizar vasos adicionais. Raspar o cabelo pode ser incômodo. O debridamento excessivo deve ser evitado porque algumas áreas podem se mostrar viáveis posteriormente. A dissecção é iniciada com abordagem de duas equipes. Enquanto uma equipe avalia o couro cabeludo avulsionado, a outra prepara as áreas receptoras. Esses vasos receptores são geralmente a occipitares ou temporais superficiais. Como o couro cabeludo é bem vascularizado, a identificação de uma artéria e veia dentro do espécime avulsionado é geralmente adequada para suprir o tecido. Se os vasos adequados são identificados no couro cabeludo, a avaliação de um possível dano deve ser realizada. Se os vasos parecerem intactos, é realizada anastomose microvascular nos vasos receptores. O retalho é suturado com pontos subcutâneos absorvíveis e suturas cutâneas inabsorvíveis ou grampos. O monitoramento do retalho prossegue da maneira padrão.

Retalhos Microcirúrgicos

Quando a transferência de tecido livre fornece a solução mais confiável, as seguintes opções devem ser consideradas. Um retalho microcirúrgico de músculo coberto com um enxerto de pele de espessura parcial proporciona uma reconstrução apropriada na maioria dos casos. O *retalho do músculo reto do abdômen* pode ser utilizado para reconstruções pequenas, enquanto *o retalho do latíssimo dorsal* pode cobrir defeitos de 40 a 80 cm^2. Além disso, o grande dorsal pode ser combinado com outros tecidos supridos pelo sistema toracodorsal. Outros retalhos livres apropriados para a reconstrução do couro cabeludo incluem o *omental, escapular* e *radial do antebraço.*

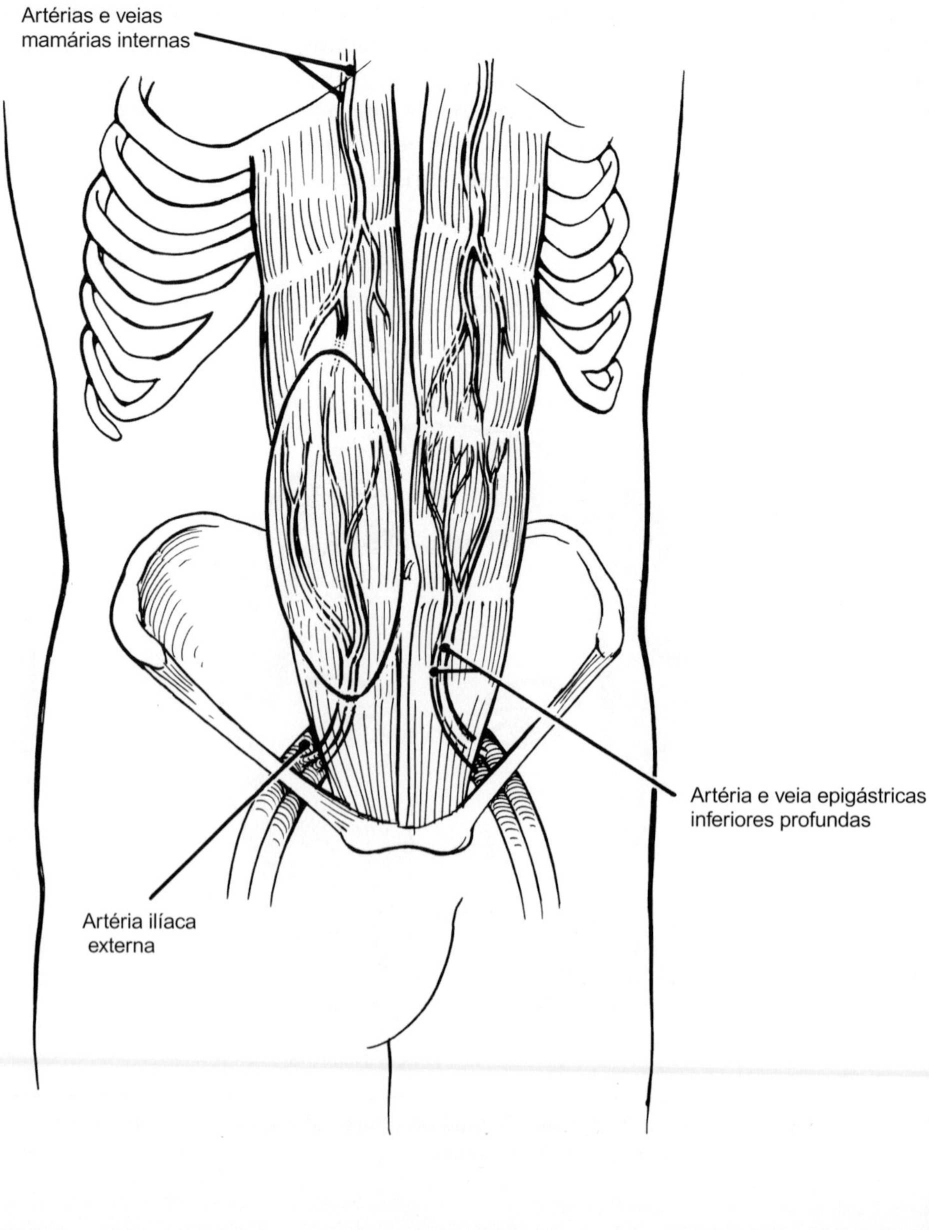

Figura 30-6. Panorama da pele para o retalho microcirúrgico do reto do abdômen. A ilha de pele pode ser orientada no plano vertical, transverso ou oblíquo.

Retalho do Reto do Abdômen

O retalho do reto do abdômen pode proporcionar uma grande quantidade de tecido com um longo pedículo vascular. O retalho é adequado para preencher defeitos profundos e para cobrir defeitos moderados (menos que 40 cm^2). As vantagens dessa seleção são que o paciente não necessita ser mobilizado para a dissecção do músculo e que duas equipes cirúrgicas podem trabalhar simultaneamente (Figura 30-2).

TÉCNICA DE DISSECÇÃO: O paciente é posicionado em posição supina e as marcações na pele são realizadas. Se for necessário um retalho com pele, este é delineado verticalmente, transversalmente ou obliquamente em um lado do abdômen (Figura 30-6). A espessura do panículo abdominal determinará se será necessária a obtenção de pele. As extensões superior e inferior das marcações podem cobrir o comprimento inteiro do músculo; entretanto, a marcação proximal é geralmente posicionada ao nível da nona costela e a marcação inferior distal à área periumbilical. A incisão na pele é realizada com o bisturi, mas a dissecção é realizada até a fáscia com eletrocautério para minimizar a perda de sangue. A fáscia anterior do reto é visualizada lateralmente e medialmente, e o retalho de pele é então elevado para visualizar as fileiras média e lateral das perfurantes. A fáscia é incisada com eletrocautério logo lateral às perfurantes laterais é então elevada para expor o músculo reto do abdômen subjacente (Figura 30-7). A margem lateral do músculo e a artéria epigástrica inferior devem ser identificadas. O mesmo procedimento é realizado no lado medial do músculo. Nesse ponto, a dissecção do pedículo vascular é completada para alcançar os vasos ilíacos externos. Utilizando a coagulação com a cautérice bipolar, as pequenas ramificações do vaso são coaguladas. Ramificações maiores exigem ligaduras ou clipes. A elevação do retalho é completada com a secção da parte proximal do músculo reto do abdômen, próximo à cartilagem costal (Figura 30-8).

A atenção é então direcionada para os vasos receptores, que foram previamente dissecados. O pedículo vascular do retalho é ligado e seccionado, e o retalho é transferido para a área de reconstrução e parcialmente inserido utilizando suturas de Vicryl 3-0. A irrigação local com heparina, de 10.000 a 50.000 UI, é utilizada durante a anastomose. A heparinização sistêmica não é indicada rotineiramente, a menos que exista alguma indicação de que o vaso possa ser propenso à trombose. Uma anastomose microcirúrgica da veia é realizada primeiramente, utilizando técnicas microcirúrgicas padronizadas. Os clampes oclusivos são liberados após a anastomose venosa, e a presença de refluxo é pesquisada.

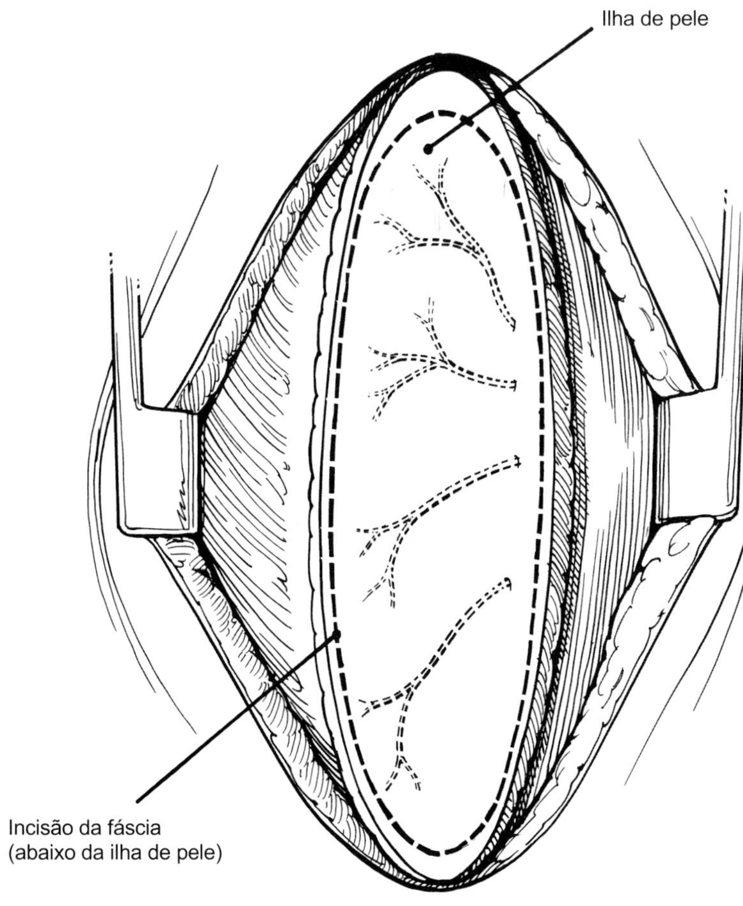

Figura 30-7. A fáscia da bainha do reto é incisada e o músculo é exposto.

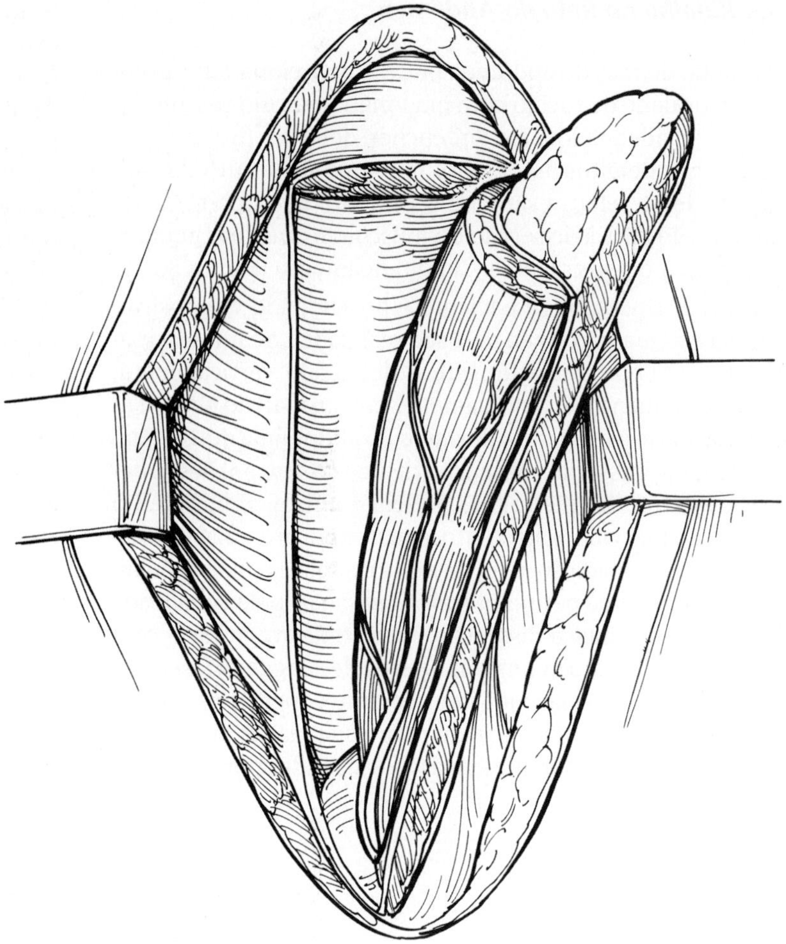

Figura 30-8. A elevação do retalho é completada com a secção das inserções musculares superior e inferior de forma que o músculo é perfundido pelo pedículo epigástrico inferior.

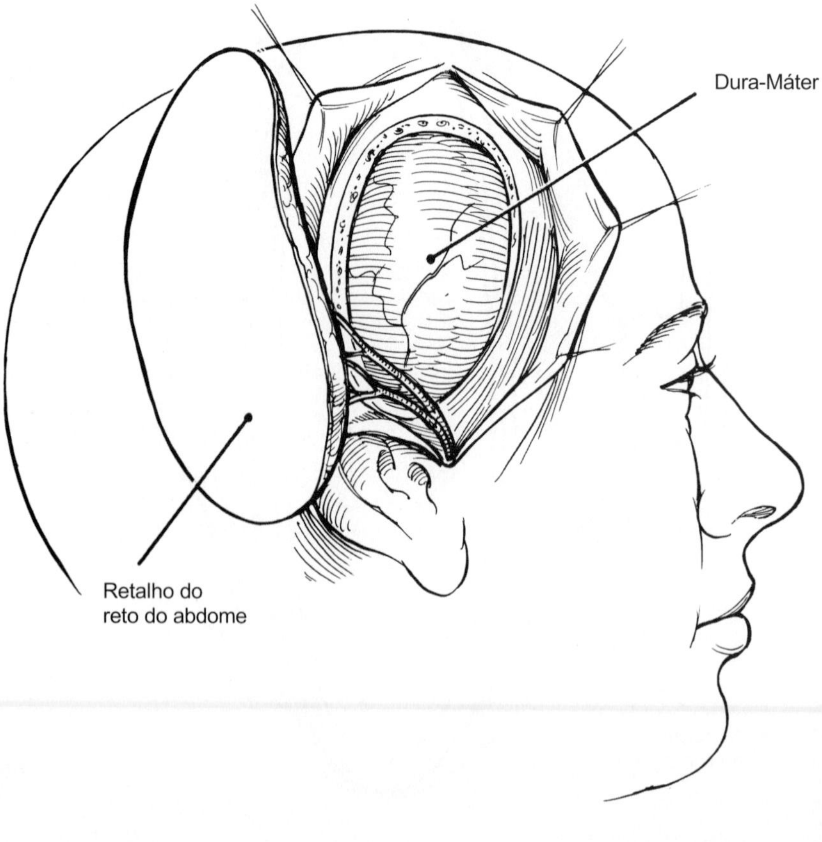

Figura 30-9. Inserção do músculo reto do abdômen. Os vasos temporais superficiais são utilizados para a anastomose.

A anastomose da artéria é realizada a seguir. O fluxo sangüíneo nos vasos é então avaliado utilizando Doppler e exame clínico. Alternativamente, se a artéria for de difícil acesso, a anastomose arterial pode ser realizada primeiro. O pulso deve ser sentido através da palpação da artéria. A inserção do retalho é então concluída. Um ou dois drenos de calibre 15F são deixados no local (Figura 30-9). O fluxo sangüíneo é avaliado utilizando o Doppler para se identificar perfurantes para a pele. Um ponto é marcado com uma sutura de Prolene 6-0 para uma futura avaliação com Doppler. A fáscia no defeito doador é fechada com uma sutura inabsorvível contínua. Deve-se tomar cuidado para incluir o músculo oblíquo interno no fechamento. Se essa precaução não for tomada, existe um risco aumentado de protuberância abdominal ou formação de hérnia. Raramente, um enxerto em malha pode ser necessário para reforçar o fechamento fascial. A pele é fechada com uma variedade de técnicas. Um ou dois drenos calibre 15F são deixados no abdômen por diversos dias, até que o débito diminua para menos de 30 ml em 24 horas.

Se o músculo reto do abdômen é utilizado isoladamente, um enxerto de pele de espessura parcial pode ser colhido e colocado no músculo com uma sutura de categute 4-0 ou grampos. Utilizar enxerto em malha é opcional. Alternativamente, se uma ilha de pele tiver sido colhida com o retalho e o panículo abdominal for muito grande para inserir o retalho, a pele pode ser removida e posicionada diretamente no músculo, como um enxerto de espessura total. É importante remover a fáscia muscular antes de colocar os enxertos de pele para uma "pega" ótima.

Retalho do Grande Dorsal

Os retalhos musculares e musculocutâneo do grande dorsal podem proporcionar um retalho grande, suficiente para cobrir todo o couro cabeludo. Também pode ser transferido juntamente com o retalho do serrátil anterior ou do escapular, utilizando o pedículo vascular comum compreendido pelo sistema subescapular-toracodorsal ou circunflexa escapular.

TÉCNICA DE DISSECÇÃO. Uma medição do tamanho do defeito a ser reconstruído e a decisão no que concerne ao uso do músculo *versus* um retalho musculocutâneo devem ser feitas antes do começo da dissecção. Freqüentemente, o músculo, isoladamente, é utilizado para a cobertura do couro cabelu-

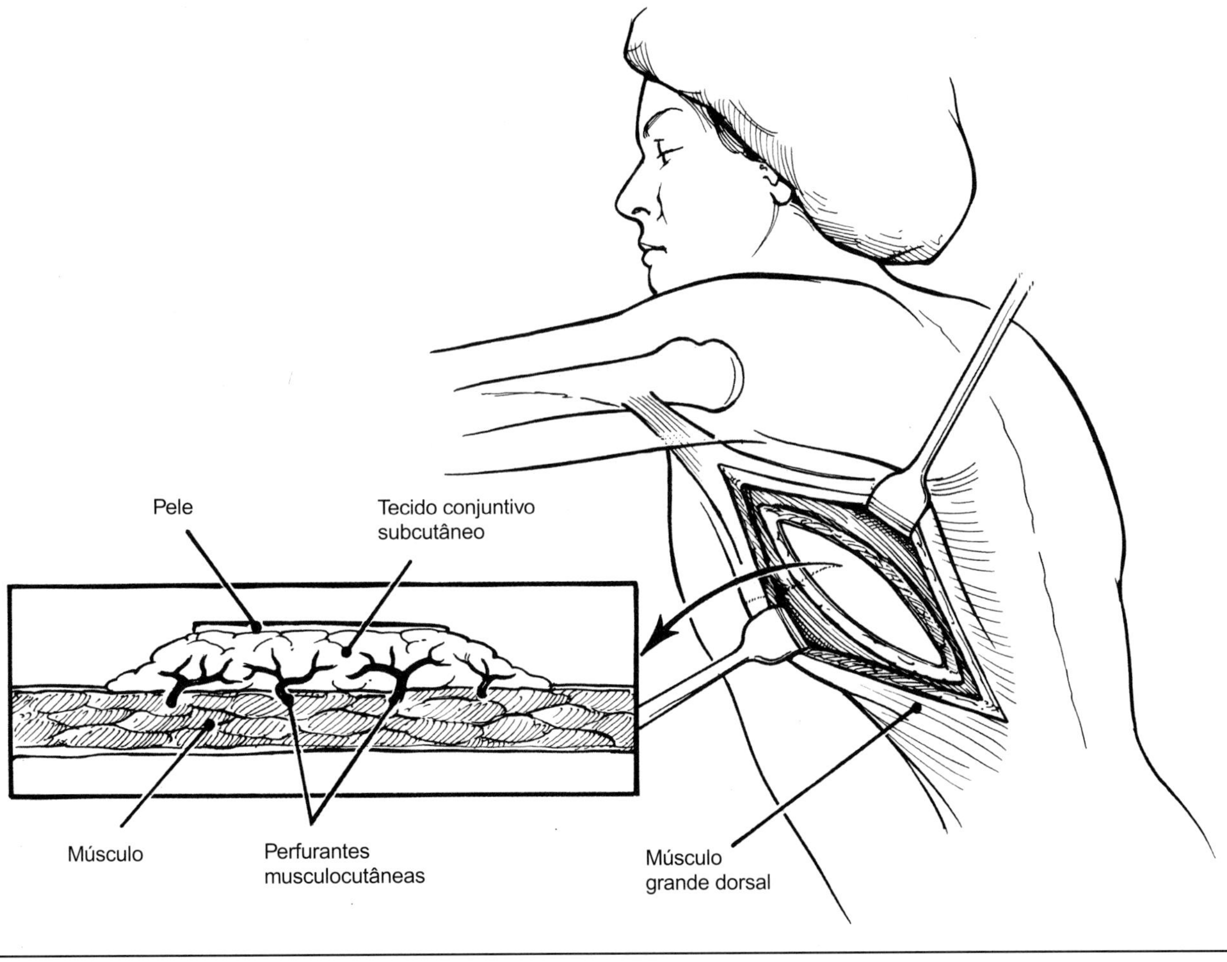

Figura 30-10. O paciente é posicionado em decúbito lateral, com a área doadora virada para cima, a articulação do ombro abduzida e o quadril e os joelhos semiflexionados.

do. Os vasos receptores devem ser avaliados e isolados do tecido circunjacente. Se duas equipes cirúrgicas estiverem disponíveis, é possível realizar a preparação do vasos receptores e a obtenção do retalho simultaneamente.

Uma vez que um planejamento apropriado tenha sido estabelecido, o paciente é posicionado em decúbito lateral, com o lado doador para cima, a articulação do ombro abduzida, o quadril e o joelho semiflexionados (Figura 30-10). O braço é passado sobre a cabeça e preso num suporte, e um coxim é posicionado sob a axila oposta, para proteger contra dano ao plexo braquial. As margens posterior e anterior do músculo, bem como o ângulo da escápula, são marcados. Se o retalho incluir uma ilha de pele, esta deve ser demarcada dentro dos limites do músculo.

Uma incisão é então realizada, posteriormente, da axila (obliquamente) em direção à linha mediana, e o plano fascial é encontrado. A dissecção continua no plano fascial, superior e lateralmente, para se identificar os limites superior e lateral do grande dorsal. O músculo é exposto na sua margem lateral, próximo ao músculo serrátil anterior. Toma-se cuidado para coagular todas as perfurantes direcionadas aos retalhos de pele se nenhuma pele for obtida. A dissecção continua, inferiormente para incluir o músculo inteiro e, medialmente, à inserção na linha mediana. A extensão da fáscia toracodorsal pode ser dissecada até a crista ilíaca. Cuidadosamente, a margem lateral do músculo é separada da parede torácica, tomando-se cuidado para não incluir parte do músculo serrátil. Todos os vasos perfurantes entre a parede torácica e o grande dorsal são coagulados. A ramificação lateral da artéria toracodorsal pode ser identificada nesse estágio. O limite medial do grande dorsal também é dissecado da parede torácica, e todas as ramificações das artérias lombares e intercostais são coaguladas. Essas perfurantes da linha média são calibrosas e geralmente exigem ligaduras para prevenir sangramento nulo pós-operatório.

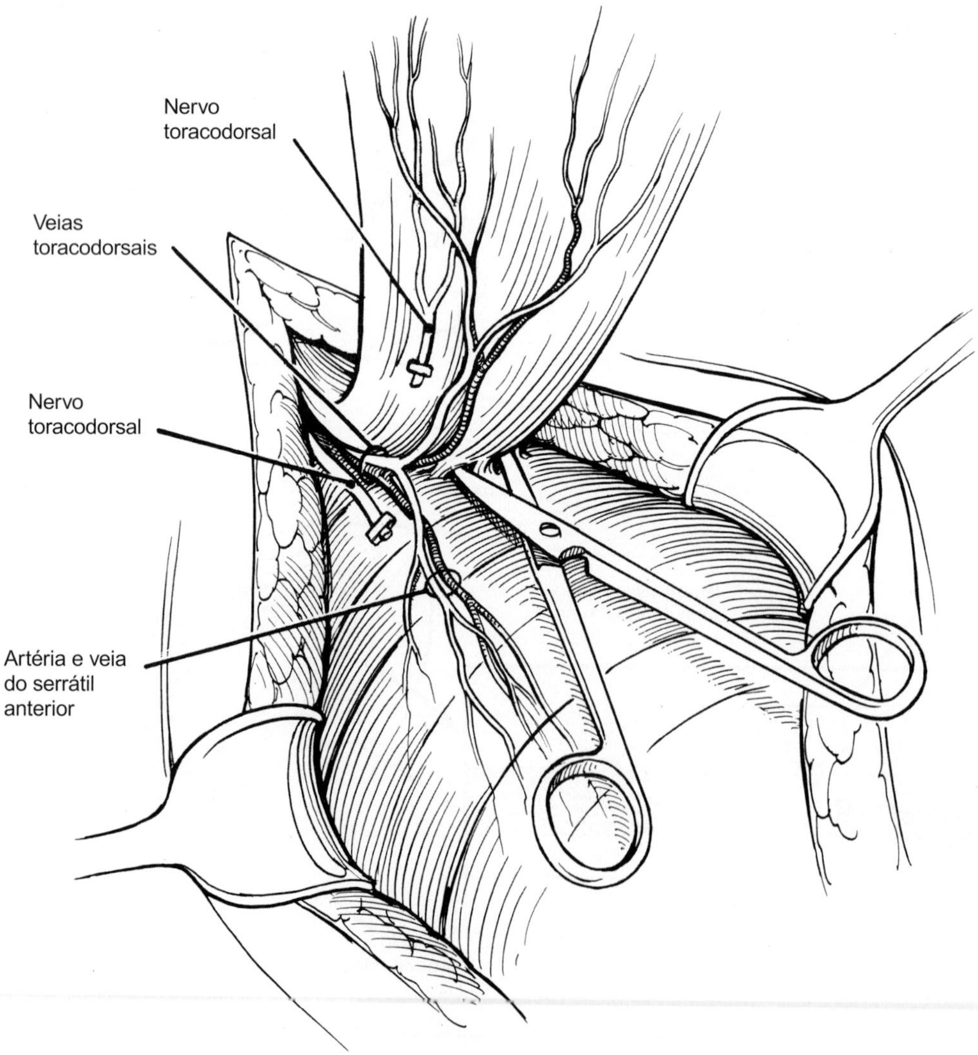

Figura 30-11. A elevação do músculo latíssimo do dorso no pedículo toracodorsal.

A margem distal do músculo é, então, separada de sua inserção na fáscia toracolombar e o músculo é elevado, expondo o pedículo vascular (Figura 30-11). Se o pedículo principal não estiver visível, a sua presença pode ser confirmada por Doppler.

Na dissecção axilar, o pedículo vascular toracodorsal é identificado aproximadamente 2 a 3 cm medial à margem lateral do músculo. Uma ou duas ramificações do serrátil são ligadas, e o pedículo toracodorsal é isolado. Após a identificação da artéria circunflexa escapular, o pedículo toracodorsal é dissecado até a origem dos vasos subescapulares. A artéria toracodorsal é gentilmente dissecada da veia, com cuidado, para evitar espasmo dos vasos. A porção proximal do músculo é então seccionada, próximo à sua inserção no úmero. Deve-se tomar cuidado para não danificar o pedículo vascular quando seccionada a inserção do músculo. Após a inspeção dos vasos receptores, o pedículo toracodorsal é ligado e seccionado, o retalho é transferido para a área receptora e uma inserção parcial é realizada utilizando suturas de Vicryl 3-0 (Figura 30-12).

A anastomose microvascular é realizada como previamente enfatizado. A inserção do retalho é então concluída, e um ou dois drenos calibre 15F são deixados no local. O fechamento da área doadora varia. Dois drenos calibre 15F são deixados no local da área doadora por, aproximadamente, 2 semanas.

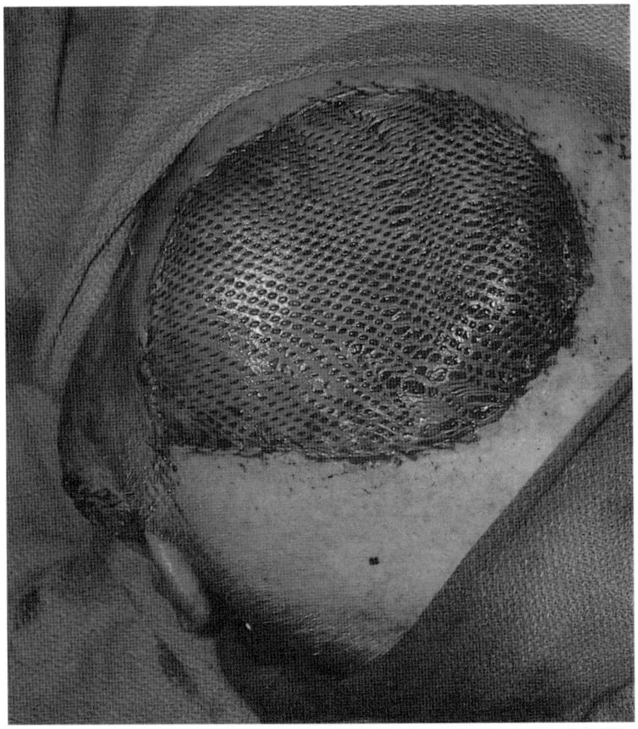

Figura 30-12. Inserção de retalho da grade dorsal com enxerto de pele de espessura radial. O paciente é um homem de 83 anos com sarcoma do couro cabeludo.

Retalho Omental

O omento, recoberto com um enxerto de pele de espessura parcial, foi um dos primeiros retalhos microcirúrgicos descritos para a reconstrução do couro cabeludo. A indicação principal para se utilizar o retalho omental é a necessidade de cobertura de pele em grandes defeitos do crânio. Uma vantagem desse retalho é seu suprimento sangüíneo abundante, que o torna ideal para melhorar a circulação e limitar a infecção na área receptora. Ultimamente, o retalho omental tende a cair em desuso porque requer uma laparotomia, e pode ser difícil manter, precisamente, uma posição quando o retalho é sepultado sob a pele.

Técnica de Dissecção. Uma incisão superior na linha mediana é feita e aprofundada até a cavidade abdominal. O omento é retirado do abdômen, e os vasos gastroepiplóicos são identificados (Figura 30-13). Os vasos direcionados à curvatura maior do estômago são ligados e seccionados, e o omento é separado do cólon transverso num plano avascular. A artéria gastroepiplóica esquerda é separada da artéria esplênica, e o retalho omental é retraído para expor o pedículo gastroepiplóico direito (Figura 30-14). Se o defeito a ser coberto for grande, o retalho pode ser estendido interrompendo-se a artéria gastroepiplóica logo após a artéria omental direita. A artéria omental média também pode ser seccionada, o que permite se obter um grande retalho, sem danificar o suprimento de sangue. A anastomose microvascular prossegue conforme descrito. Após a transferência do retalho, a fáscia abdominal é fechada com sutura inabsorvível e a pele é fechada com sutura inabsorvível ou grampos.

Retalho Escapular

Os retalhos fasciocutâneos finos, tais como o retalho lateral do braço e o retalho radial do antebraço, têm sido empregados com sucesso para a cobertura do couro cabeludo. Quando a reconstrução envolve a fronte, o retalho escapular parece, geralmente, formar a melhor combinação de cor e textura, comparado com outras áreas doadoras fasciocutâneas. Deve-se notar, entretanto, que uma diferença de cor ainda estará aparente. O retalho escapular pode ser obtido com uma ilha de pele para a reconstrução da fronte e uma extensão fascial que pode receber um enxerto de pele. O sistema do retalho escapular é altamente versátil, proporcionando diversas combinações de pele, fáscia, músculo e osso.

Técnica de Dissecção. Os limites escapulares são marcados com o paciente na posição sentada. As margens medial e lateral e a ponta da escápula são demarcadas. O espaço triangular é identificado através da palpação e demarcado (Figura 30-15). Para obter o retalho, o paciente é colocado na posição lateral e o braço ipsilateral é preparado como parte do campo. O torso é estabilizado com um coxim.

Existem duas maneiras de se elevar o retalho: (1) iniciando pelo pedículo vascular (anterógrada) ou (2) elevando a ilha de pele primeiro (retrógrada). Iniciar pela a dissecção

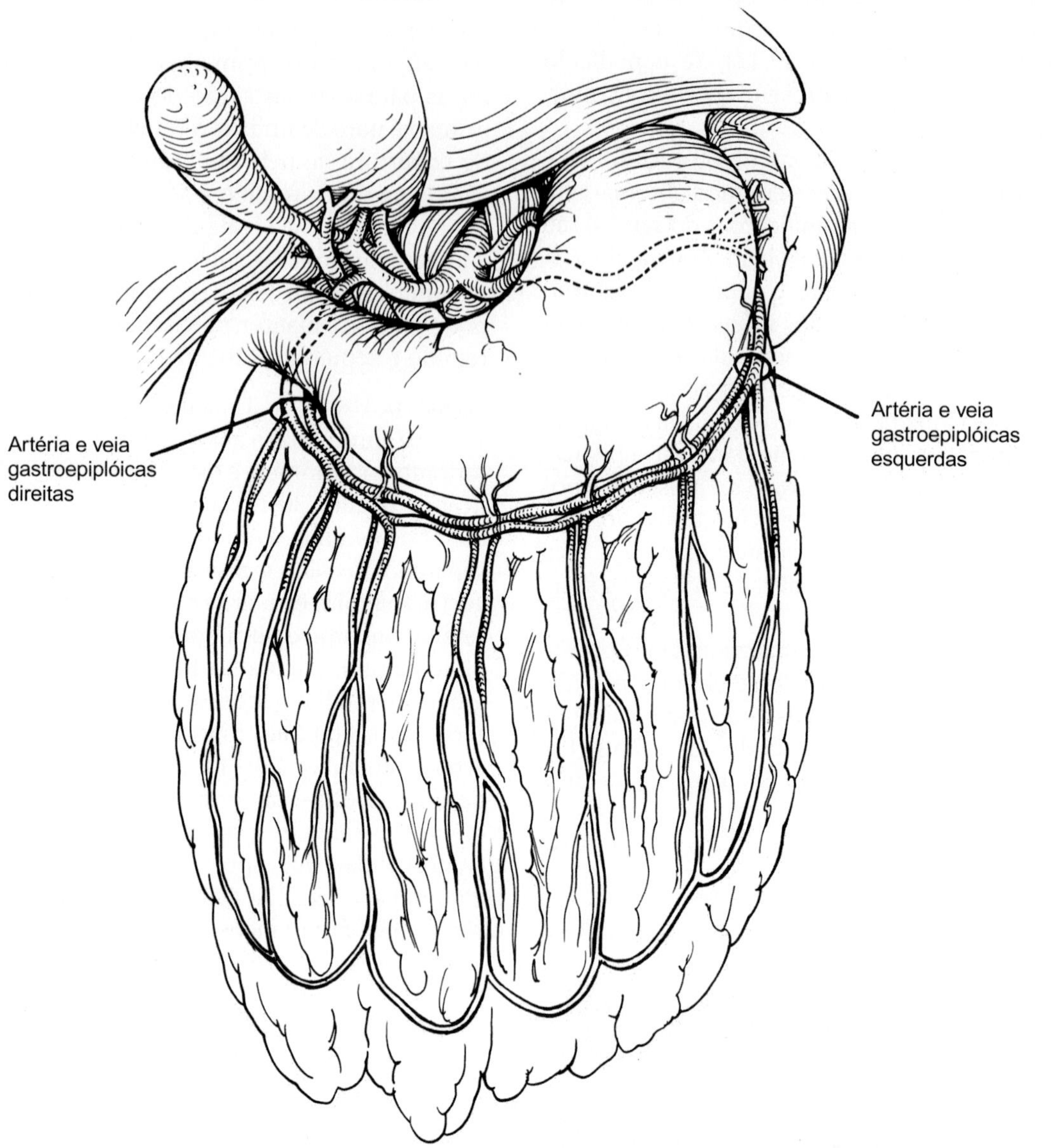

Figura 30-13. O omento é liberado para fora do abdômen. Note os vasos gastroepiplóicos.

do pedículo vascular é geralmente preferível. Uma incisão é feita até a fáscia toracodorsal. Essa fáscia é superficial à fáscia muscular profunda e é elevada com o retalho. A margem posterior do deltóide é identificada e retraída, expondo o redondo menor. A dissecção prossegue pela superfície do redondo menor, e as ramificações cutâneas da artéria circunflexa escapular são expostas (Figura 30-16). Nesse ponto, a incisão cutânea é estendida superomedialmente e inferiormente, e a elevação do retalho é realizada no espaço entre a fáscia toracodorsal e a fáscia muscular. Se a pele for orientada horizontalmente, a artéria paraescapular é ligada e seccionada. Se uma extensão de pele maior for necessária, essa ramificação é conservada para suprir a parte inferior do retalho. Uma vez que o retalho tenha sido liberado da parede torácica, a cabeça longa do tríceps e os redondos maior e menor são retraídos, para facilitar a exposição posterior do pedículo vascular. As ramificações vasculares direcionadas aos redondos maior e menor e a ramificação infra-escapular são ligadas e seccionadas, permitindo 6 cm de pedículo. Se for necessário um pedículo maior, uma pequena incisão é feita na axila, expondo as artérias subescapular e toracodorsal. Um túnel é dissecado sob o redondo menor para conexão com o espaço triangular; a artéria toracodorsal é então ligada e seccionada. Com essa técnica, um pedículo de 12 cm é obtido. Nesse ponto, os vasos receptores são inspecionados, o pedículo circunflexa escapular é ligado e seccionado e o retalho é transferido para o defeito cirúrgico e inserido parcialmente. As anastomoses microvasculares prosseguem conforme previamente enfatizado. A inserção do retalho é então completada, e um ou dois drenos calibre 15F são deixados no local. A área doadora é fechada primariamente, com cateteres de drenagem no local.

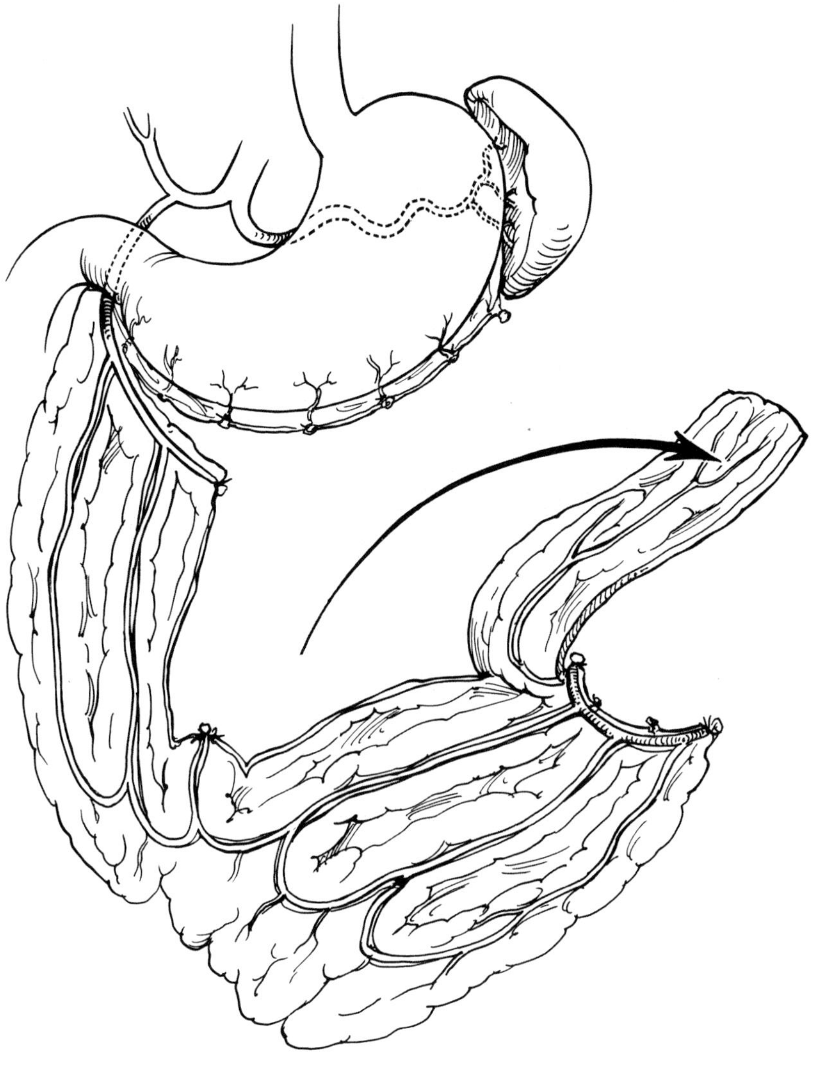

Figura 30-14. Secção dos vasos gastroepiplóicos esquerdas da artéria esplênica. Se o defeito a ser coberto é longo, o retalho é estendido interrompendo-se a artéria gastroepiplóica logo após a artéria omental direita.

Retalho Radial do Antebraço

Os defeitos do crânio que necessitam de cobertura de pele podem ser tratados com sucesso utilizando-se o retalho radial do antebraço. Esse retalho fino é particularmente apropriado quando um tecido mole flexível é necessário para consertar uma deformidade de contorno. Um retalho osteocutâneo também está disponível para a reconstrução de defeitos de tecido mole ou duro.

TÉCNICA DE DISSECÇÃO. A permeabilidade das artérias ulnar e radial deve ser avaliada, pré-operatoriamente pelo teste de Allen. Se for percebida uma perfusão retardada ou pobre através da artéria ulnar, o retalho radial do antebraço não deve ser utilizado. O tamanho do defeito a ser reconstruído deve ser percebido, a arquitetura tridimensional em defeitos complexos deve ser antecipada e os vasos receptores devem ser avaliados e isolados dos tecidos circunjacentes. Um torniquete é colocado na parte superior do braço, uma vez que o membro é exsanguinado. A pressão é geralmente fixada em 250 mmHg. Uma marcação na pele é então realizada na região volar do antebraço (Figura 30-17). A posição do retalho pode variar, dependendo dos requisitos para o comprimento do pedículo, mas o retalho não deve ser projetado distal ao sulco de flexão do punho. A veia cefálica deve ser incluída na dissecção. A incisão na pele é realizada com uma lâmina de bisturi, e o plano fascial é alcançado utilizando-se o eletrocautério na margem distal do retalho. Os tendões flexores, a artéria radial e as veias comitantes, a veia cefálica, o músculo braquiorradial e nervo mediano são todos identificados, e o pedículo vascular distal (artéria radial e veias comitantes) são ligados e interrompidos. A elevação pode agora se iniciar, seja no lado radial ou ulnar do antebraço. O plano de dissecção está logo abaixo da fáscia antebraquial, acima dos tendões flexores. O paratendão deve ser mantido

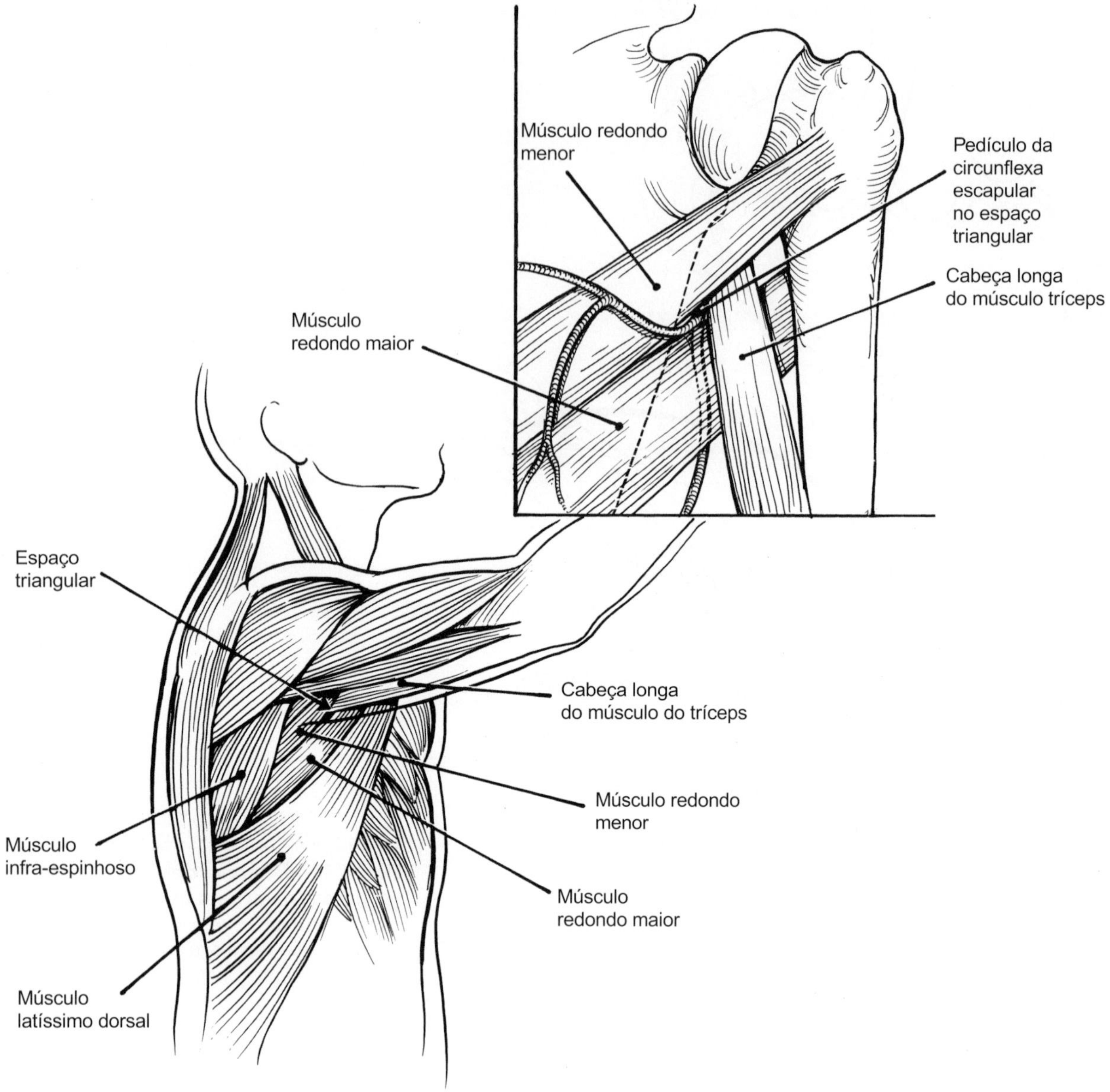

Figura 30-15. Espaço triangular.

para facilitar a prega do enxerto de pele. Deve-se tomar cuidado para não danificar as ramificações fasciocutâneas que surgem do septo intermuscular. A elevação do retalho prossegue, alternando as dissecções radial, ulnar e distal. As ramificações superficiais do nervo sensitivo radial são identificadas e preservadas. A veia cefálica (ou basílica) é seccionada distalmente, quando localizada dentro da ilha de pele. A dissecção prossegue de distal a proximal até a bifurcação da artéria braquial. É quase sempre necessário prolongar a incisão na pele proximalmente, para expor as veias superficiais e para facilitar a dissecção arterial (Figura 30-18). Isso pode ser feito com um padrão curvilíneo ou em "V" invertido, se existir sobra de pele. O padrão de "V" invertido permite a obtenção de pele de espessura parcial ou total para enxertia na área doadora do antebraço. A dissecção deve levar cerca de 1 hora. Após esse tempo, o torniquete é liberado, a vascularidade da mão é avaliada, e obtém-se uma hemostasia meticulosa. A atenção é então dirigida para os vasos receptores que já foram dissecados. O pedículo vascular é ligado e seccionado, e o retalho é transferido para a área de reconstrução e parcialmente inserido utilizando suturas de Vicryl 3-0. A anastomose microvascular é realizada. A inserção do retalho é então completada, e um ou dois drenos calibre 15F são deixados no local (Figura 30-19). O defeito doador superior é fechado primariamente, se houver sobra de pele suficiente. Enxertos de pele de espessura parcial ou total são colocados no defeito doador distal, e o antebraço é envolvido em tala volar, durante 5 dias, para proporcionar a

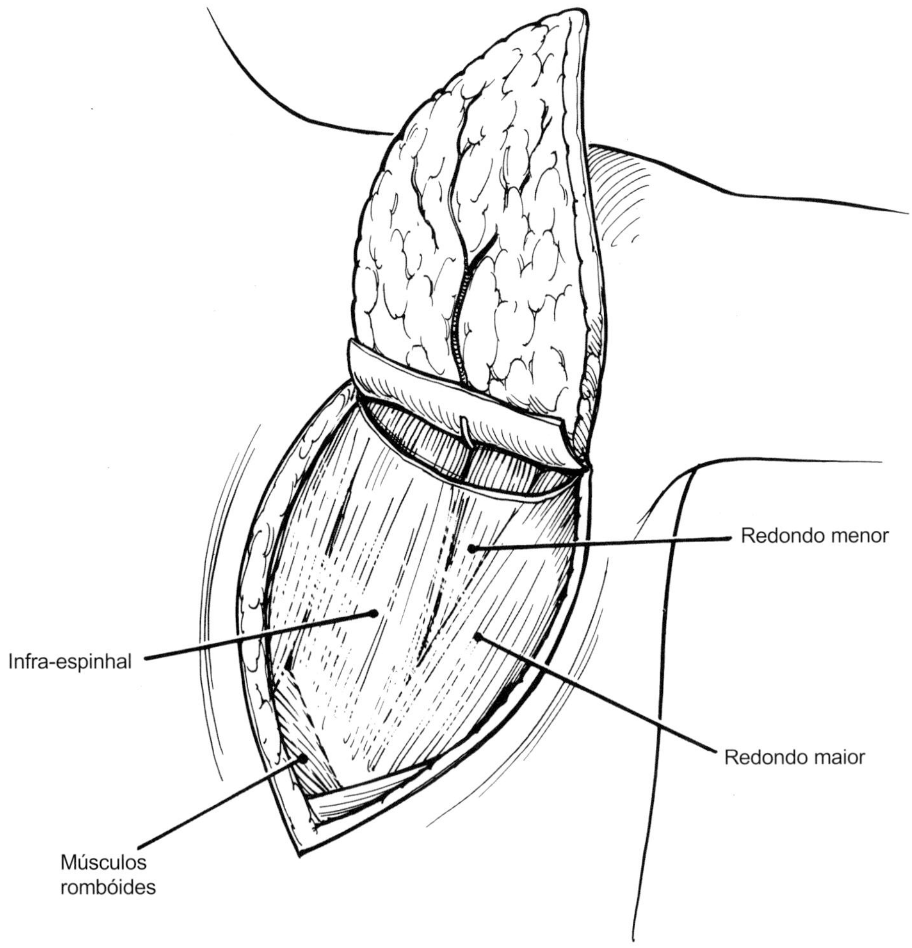

Figura 30-16. Elevação do retalho escapular pele superfície do teres menor.

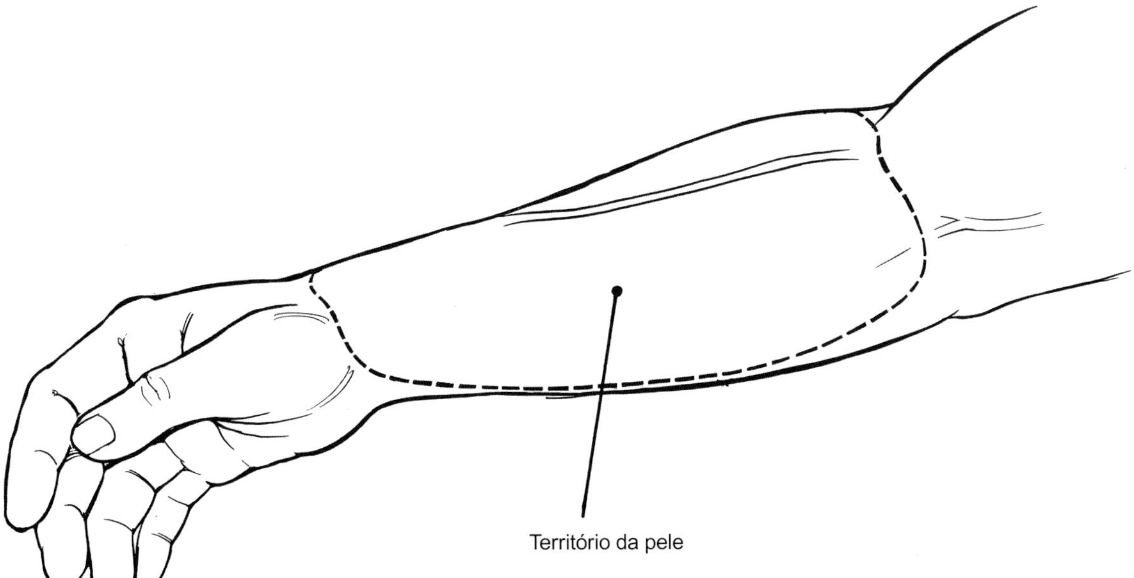

Figura 30-17. Marcações na pele para a elevação do retalho do antebraço radial.

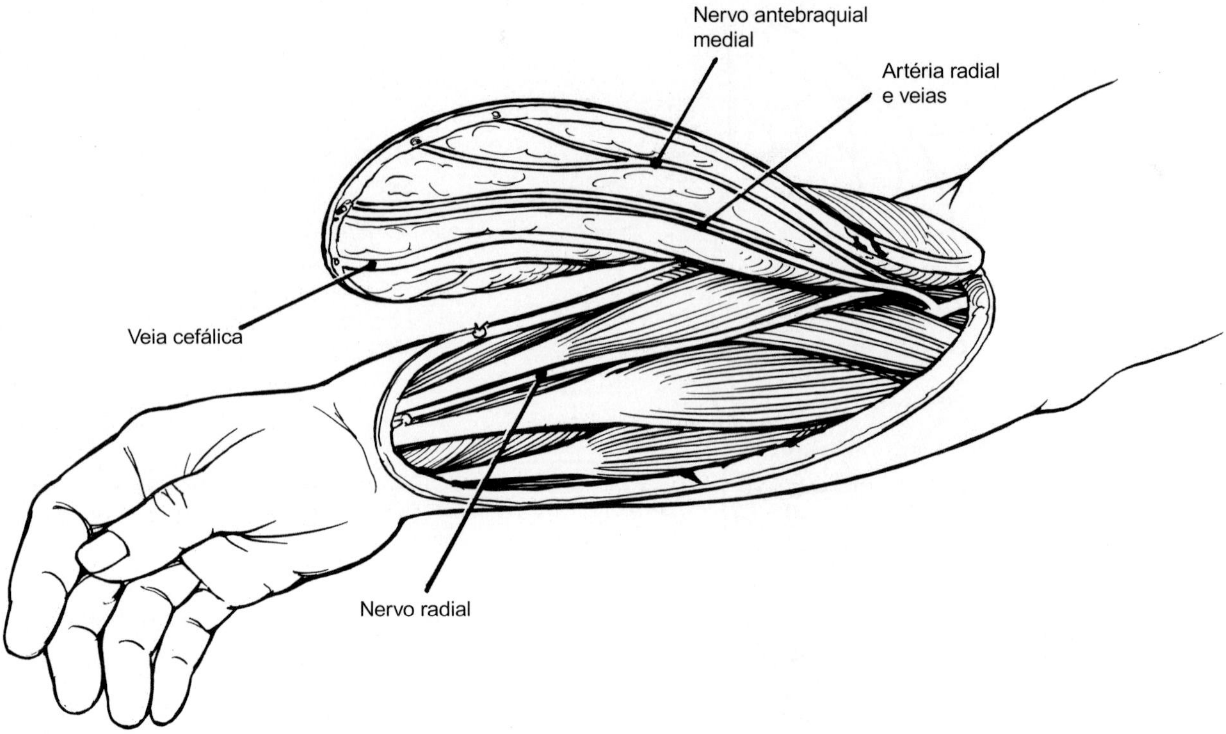

Figura 30-18. Elevação do retalho radial do antebraço na direção distal para proximal, por extensão da área doadora superiormente, para dissecar a artéria radial.

estabilização, até que a neovascularização do enxerto de pele ocorra.

Escolha dos Vasos Receptores

A maior dificuldade para a transferência microcirúrgica de tecidos é a disponibilidade de vasos apropriados para a anastomose microvascular. Uma consideração importante que orienta a escolha dos vasos é o local de reconstrução.

Os vasos temporais superficiais são geralmente uma escolha adequada para a reconstrução microcirúrgica do couro cabeludo. É importante localizar e marcar esse pedículo utilizando Doppler ultra-sônico. Uma incisão é realizada anterior à orelha, do nível superior do meato auditivo externo e estendida até a área temporal. As fáscias temporoparietal e parietal profunda são incisadas e o pedículo vascular é isolado. Alternativamente, a artéria occipital pode ser utilizada para a reconstrução. Se a artéria carótida externa e a veia jugular interna são utilizadas, o pescoço é estendido e a cabeça rodada para o lado contralateral. Uma incisão é feita seguindo a margem anterior do músculo esternocleidomastóideo, do processo mastóide até a porção média do músculo. O platisma e a fáscia cervical são incisados, e retalhos cutâneos superiores e inferiores são elevados. A margem anterior do esternocleidomastoideo é identificada, dissecada e retraída, expondo a veia facial. A veia facial também é retraída ou ligada e seccionada para expor a bainha carotídea. Após abrir a bainha, a veia jugular interna é identificada, isolada e retraída, utilizando alças vasculares. O bulbo da carótida é facilmente notado, e a artéria carótida externa é reconhecida pela presença de ramificações colaterais. A dissecção da artéria carótida externa deve ser realizada proximalmente para identificar o nervo hipoglosso. Todas as ramificações da artéria carótida externa são isoladas e retraídas utilizando alças vasculares. As partes proximal e distal da artéria carótida externa também são isoladas utilizando alças vasculares.

Se o comprimento do pedículo for um problema, enxertos venosos podem ser colhidos e colocados na artéria carótida externa e veia jugular interna. Permite-se a perfusão da alça venosa enquanto a dissecção do retalho microcirúrgico é completada. A alça venosa é ligada e o retalho livre anastomozado na artéria e veia apropriada. Uma técnica alternativa é colocar os enxertos venosos na transferência microcirúrgica de tecido, antes da anastomose nos vasos cervicais.

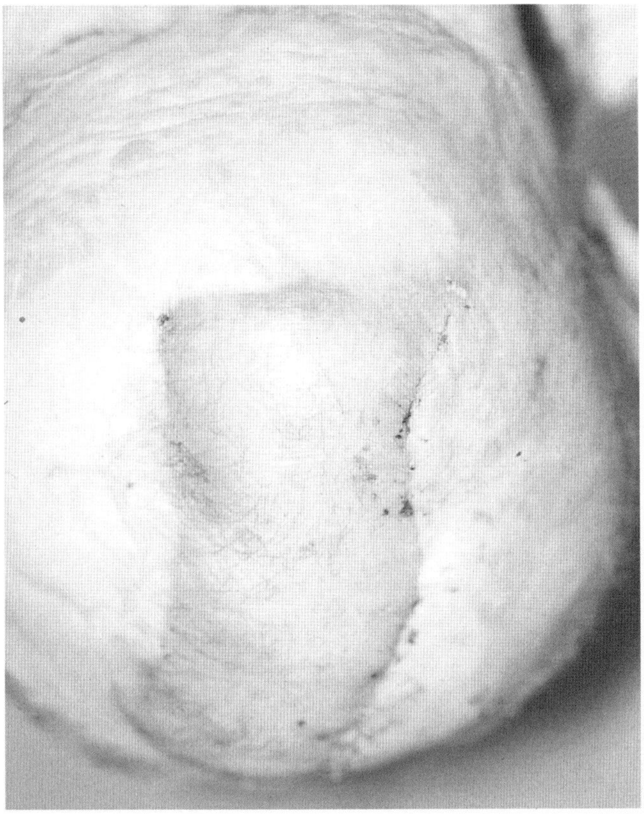

Figura 30-19. inserção de retalho radial do antebraço em defeito do couro cabeludo por ressecção de sarcoma, num homem de 73 anos.

CRANIOPLASTIA

Freqüentemente, a cobertura de partes moles não é uma proteção adequada para os defeitos da calvária. Uma variedade de técnicas tem sido empregadas para suprir uma cobertura adequada desses danos ósseos. Os materiais de cobertura podem ser divididos em duas grandes categorias: (1) osso autógeno e (2) material sintético.

A tradicional substituição com tecido similar é preferida. O uso de enxertos de segmentos de costelas (ver Capítulo 9) é uma abordagem clássica e ideal para a substituição de pequenos defeitos no crânio. As costelas são coletadas e divididas com uma serra oscilante. A costela pode ser moldada para caber no defeito com uma variedade de instrumentos. Deve-se tomar cuidado para não curvar demais as costelas para evitar fraturar o osso. Freqüentemente, a curvatura natural da costela pode ser utilizada para o encaixe no defeito. As costelas são ancoradas com placa e parafusos ou fixadas com fios de aço.

Alternativamente, o osso craniano dividido pode ser utilizado. Um local é escolhido no crânio parietal. Com perfusões motorizadas e lâminas, um defeito de espessura total pode ser obtido da calota craniana. Essa peça de osso colhida pode ser, subseqüentemente, partida na tábua interna, deixando a tábua externa para reparo da área doadora e a tábua interna para reparo do defeito de coleta. Novamente, placa e parafusos ou fixação com fio de aço podem ser utilizados para estabilização. Deve-se tomar cuidado na separação da tábua interna da dura.

Quando defeitos maiores são encontrados, material sintético, tal como o metilmetacrilato, titânio e osso desmineralizado ou sintético, podem ser utilizados. Freqüentemente, uma combinação dos três é empregada. A malha de titânio permite a estabilização inicial e pode ser moldada a partir de um modelo observado após avaliação radiográfica tridimensional. A malha pode então, ser coberta com compostos sintéticos. Uma cobertura vascular adequada é crítica nessas circunstâncias, especialmente no tecido previamente irradiado.

CUIDADO PÓS-OPERATÓRIO

Além do cuidado pós-operatório rotineiro, precauções especiais devem ser tomadas para monitorar os retalhos. A cabeça do paciente deve ser mantida numa posição neutra para evitar a compressão mecânica do pedículo vascular. Evitar laços do tubo de traqueostomia ou máscaras de oxigênio com tiras de elástico que circundam o pescoço. Os retalhos devem ser completamente expostos, sem curativos, para permitir a inspeção regular. Os retalhos microcirúrgicos musculares com enxertos de pele não devem ter curativos compressivos. A perfusão do retalho deve ser monitorada, de hora em hora, durante 3 a 5 dias quanto a cor, preenchimento capilar e turgos. Os retalhos que parecem pálidos e apresentam preenchimento capilar prolongado podem ter uma obstrução arterial. A descoloração azul e o preenchimento capilar mais rápido sugerem uma oclusão venosa. Informações adicionais sobre a condição do retalho podem ser obtidas escutando-se o pedículo do retalho com um aparelho percutâneo de Doppler. Vários outros dispositivos de monitoramento, tais como *laser* e Doppler pulsado implantável, também podem ser úteis. Com a maioria das reconstruções cutâneas, entretanto, uma grande quantidade de retalho é exposta para a avaliação clínica, e adjuvantes sofisticados não são geralmente necessários para o monitoramento.

Se a trombose do pedículo é suspeitada na transferência microcirúrgica de tecidos, o retalho exige uma exploração cirúrgica imediata para confirmar se está adequadamente vascularizado. No caso de trombose e oclusão, é possível recuperar o retalho se o suprimento de sangue for restaurado rapidamente.

Devido ao fato de a pressão do pedículo poder levar a uma trombose venosa, o posicionamento do paciente no período pós-operatório deve ser monitorado diligentemente.

Drenos são geralmente deixados no local até que o débito seja de menos de 30 ml em 24 horas. A proteção a longo prazo da irradiação solar também deve ser considerada, utilizando filtro solar e/ou chapéus e bonés.

PRECAUÇÕES

A reconstrução do couro cabeludo é um procedimento relativamente simples em termos técnicos, mas relativamente difícil em termos de tomada de decisão, por causa da variedade de técnicas disponíveis e das conseqüências potencialmente devastadoras da falha na reconstrução. O conhecimento da anastomia vascular é crítico para a elevação de retalho local e a transferência microcirúrgica. As limitações na rotação do couro cabeludo devem ser consideradas nos defeitos que foram expostos à irradiação e à cirurgia. A prevenção da compressão pós-operatória no retalho e no pedículo vascular é vital para evitar um possível comprometimento do retalho. Finalmente, o paciente deve se conscientizar de que a reconstrução do couro cabeludo pode resultar em alopecia e deve aceitar essa possibilidade.

Leituras Selecionadas

Anteunis LJC, Wanders SL, Hendriks JJT, et al. A prospective longitudinal study on radiation-induced hearing loss. *Am J Surg* 1994;168:408-411.

Arashiro K, Ohtsuka H, Ohtani K, et al. Entire scalp replantation. *J Reconstr Microsurg* 1995;11:245.

Ariyan S, Marfuggi RA, Harder G, Goodie MM. An experimental model to determine the effects of adjuvant therapy on the incidence of postoperative wound infection. Part 1. Evaluating preoperative radiation therapy. *Plast Reconstr Surg* 1980;65:328-337.

Arnold PG, Lovich SF, Pairolero PC. Muscle flaps in irradiated wounds: an account of 100 consecutive cases. *Plast Reconstr Surg* 1994;93:324-327.

Arnold PS, Rangarathnam CS. Multiple-flap reconstruction. *Plast Reconstr Surg* 1982;69:606.

Baker S, Johnson TM, Nelson BR. Technical aspects of prolonged scalp expansion. *Arch Otolaryn Head Neck Surg* 1994;120:431.

Bernstein EF, Sullivan FJ, Mitchell JB, et al. Biology of chronic radiation effect on tissues and wound healing. *Clin Plast Surg* 1993;20:435-453.

Borah GL, Hidalgo DA, Wey PD. Reconstruction of extensive scalp defect with rectus free flaps. *Ann Plast Surg* 1995;34:281.

Brown GED. Indirect deltopectoral flap. *Br J Plast Surg* 1976;29:122.

Browning FSC, Eastwood DS, Price DJE, et al. Scalp and cranial substitution with autotransplanted greater omentum using microvascular anastomosis. *Br J Surg* 1979;66:152.

Caleffi E, Fasano D, Bocchi A, et al. Expanded tubed flap in scalp reconstruction. *Plast Reconstr Surg* 1988;82:1075.

Cohen SR, Bartlett SP, Whitaker LA. Reconstruction of late craniofacial deformities after irradiation of the head and face during childhood. *Plast Reconstr Sung* 1990;86:229-237.

Coleman JJ III. Management of radiation-induced soft-tissue injury to the head and neck. In: Granick MS, Solomon MP, Larson DL, eds. *Clinics of Plastic Surgery: Management of Chronic Radiation Wounds.* Philadelphia, PA: WB Saunders, 1993:491-505.

Freedman AM, Woods JE. Total scalp excision and auricular resurfacing for dermal cylindroma. *Ann Plast Surg* 1989;22:50.

Furnas H, Lineaweaver WC, Alpert BS, et al. Scalp reconstruction by microvascular free tissue transfer. *Ann Plast Surg* 1990;24:431.

Gordon L, Buncke HJ, Alpert BS. Free latissimus dorsi muscle flap with split-thickness skin graft cover: a report of 16 cases. *Plast Reconstr Surg* 1982;70:173.

Hallock G. Cutaneous coverage for the difficult scalp wound. *Contemp Surg* 1991;38:22.

Hardesty RA, Jones NF, Swartz WM, et al. Microsurgery for macrodefects. *Am J Surg* 1987;154:399.

Harii K. Clinical application of free omental flap transfer. *Clin Plast Surg* 1978;5:273.

Hellman S. Principles of radiation therapy. In: Devita VT, Hellman S, Rosenberg SA, eds. *Cancer: Principles and Practice of Oncology.* 3rd ed. Philadelphia: JB Lippincott, 1985:247-275.

Hentz VR, Palma CR, Elliot E, et al. Successful replantation of totally avulsed scalp following prolonged ischemia. *Ann Plast Surg* 1981;7:145.

Imanishi NN, Minabe T. The arterial anatomy of the temporal region and the vascular basis of various temporal flaps. *Br J Plast Surg* 1995;48:439.

Jones NF, Hardesty RA, Swartz WM, et al. Extensive and complex defects of the scalp, middle third of the face, and palate: the role of microsurgical reconstruction. *Plast Reconstr Surg* 1988;82:937-952.

Kaixiang C, Su Z, Kecheng J, et al. Microsurgical replantation of the avulsed scalp: report of 20 cases. *Plast Reconstr Surg* 1996;97:1099.

Kaplan H, Wexler MR, Fiensod M. Free groin flap for the reconstruction of the scalp following tumor resection. *Ann Plast Surg* 1979;2:445-447.

Lai CS, Lin SD, Chou CK, et al. Subgalea-periosteal turnover flap for reconstruction of scalp defects. *Ann Plast Surg* 1993;30:267.

Larson DL. Long-term effects of radiation therapy in the head and neck. *Clin Plast Surg* 1993;20:485-490.

Lesavoy MA, Dubrow TJ, Schwartz RJ, et al. Management of large scalp defect with local pedicle flaps. *Plast Reconstr Surg* 1993;91:783.

Lu MM. Successful replacement of avulsed scalp. *Plast Reconst Surg* 1969;43:231.

Maillard GF, Landolt A. Penetrating Marjolin's ulcer of scalp. *Br J Plast Surg* 1984;37:463.

Maladry D, Brabant B, Berard V, et al. Secondary expansion of a totally replanted scalp for aesthetic adjustment. *Plast Reconst Surg* 1994;94:1052.

Manders EK, Graham WP, Schenden MJ, et al. Skin expansion to eliminate large scalp defects. *Ann Plast Surg* 1984;12:305.

Mathes SJ, Nahai F. *Reconstructive Surgery: Principles, Anatomy, and Technique.* Philadelphia, PA: Churchill Livingstone, 1996:333.

Miller MJ, Janjan NA. Treatment of injuries from radiation therapy. In: Kroll SS, ed. *Reconstructive Plastic Surgery for Cancer.* St. Louis: CV Mosby, 1996.

Mustoe TA, Porras-Reyes BH. Modulation of wound healing response in chronic irradiated tissues. In: Granick MS, Solomon MP, Larson DL, eds. *Clinics of Plastic Surgery: Management of Chronic Radiation Wounds.* Philadelphia, PA: WB Saunders, 1993:465-472.

Nahai F, Hurteau J, Vasconez LO. Replantation of an entire scalp and ear by microvascular anastomoses of only one artery and one vein. *Br J Plast Surg* 1978;31:339.

Nickell WB, Furlow LT, Jurkiewicz MJ, et al. Multipurpose flaps for primary reconstruction of large head and neck defects. *Southern Med J* 1970;63:297.

Oishi SN, Luce EA. The difficult scalp and skull wound. *Clin Plast Surg* 1995;22:51.

Orticochea M. New three-flap scalp reconstruction technique. *Br J Plast Surg* 1971;24:184.

Ranev D, Chindarsky B. Operative treatment of deep burns of the scalp. *Br J Plast Surg* 1969;24:309-312.

Reinhold HS, Buisman GH. Radiosensitivity of capillary endothelium. *Br J Radiol* 1973;46:54-57.

Sakai S, Soeda S, Ishii Y. Avulsion of the scalp: which one is the best artery for anastomosis? *Ann Plast Surg* 1990;24:350.

Sanger JR, Matloub HS, Gosain AK, et al. Scalp reconstruction with prefabricated abdominal flap carried by radial artery. *Plast Reconstr Surg* 1992;89:315.

Shanoff E, Tsur H. Fenestration and delayed skin grafting for the cover of the exposed inner table of the skull. *Br J Plast Surg* 1981;34:331.

Shenoy AM, Nanjundappa A, Nayak UK, et al. Scalp flap. *J Laryngol Otol* 1993;107:324.

Snyderman CH, Janecka IP, Sekhar IN, et al. Anterior cranial base reconstruction: role of galeal and pericranial flaps. *Laryngoscope* 1990;100:607.

Stratoudakis AC, Savitsky LB. Microsurgical reimplantation of avulsed scalp. *Ann Plast Surg* 1981;7:312.

Strauch B, Sharzer LA, Petro J, et al. Replantation of amputated parts of the penis, nose, ear, and scalp. *Clin Plast Surg* 1983;10:115.

Terranova W. The use of periosteal flaps in scalp and forehead reconstruction. *Ann Plast Surg* 1990;25:451.

Thomas A, Obed V, Murarka A, Malhotra G. Total face and scalp replantation. *Plast Reconstr Surg* 1998;102:2085-2087.

Ueda K, Harashina T, Inoue T, et al. Microsurgical scalp and skull reconstruction using a serratus anterior myo-osseous flap. *Ann Plast Surg* 1993;31:10.

Walton RL, Krizek TJ. Scalp flap only onlay. *Plant Reconst Surg* 1980;66:684.

Wieslander JB. Repeated tissue expansion in reconstruction of Hege combined scalp-forehead avulsion injury. *Ann Plast Surg* 1988;20:381.

Zhou S, Chang T, Guan WX, et al. Microsurgical replantation of the avulsed scalp: report of six cases. *J Reconstr Microsurg* 1993;9:121.

Parte

VI

Cirurgia da Cabeça e Pescoço

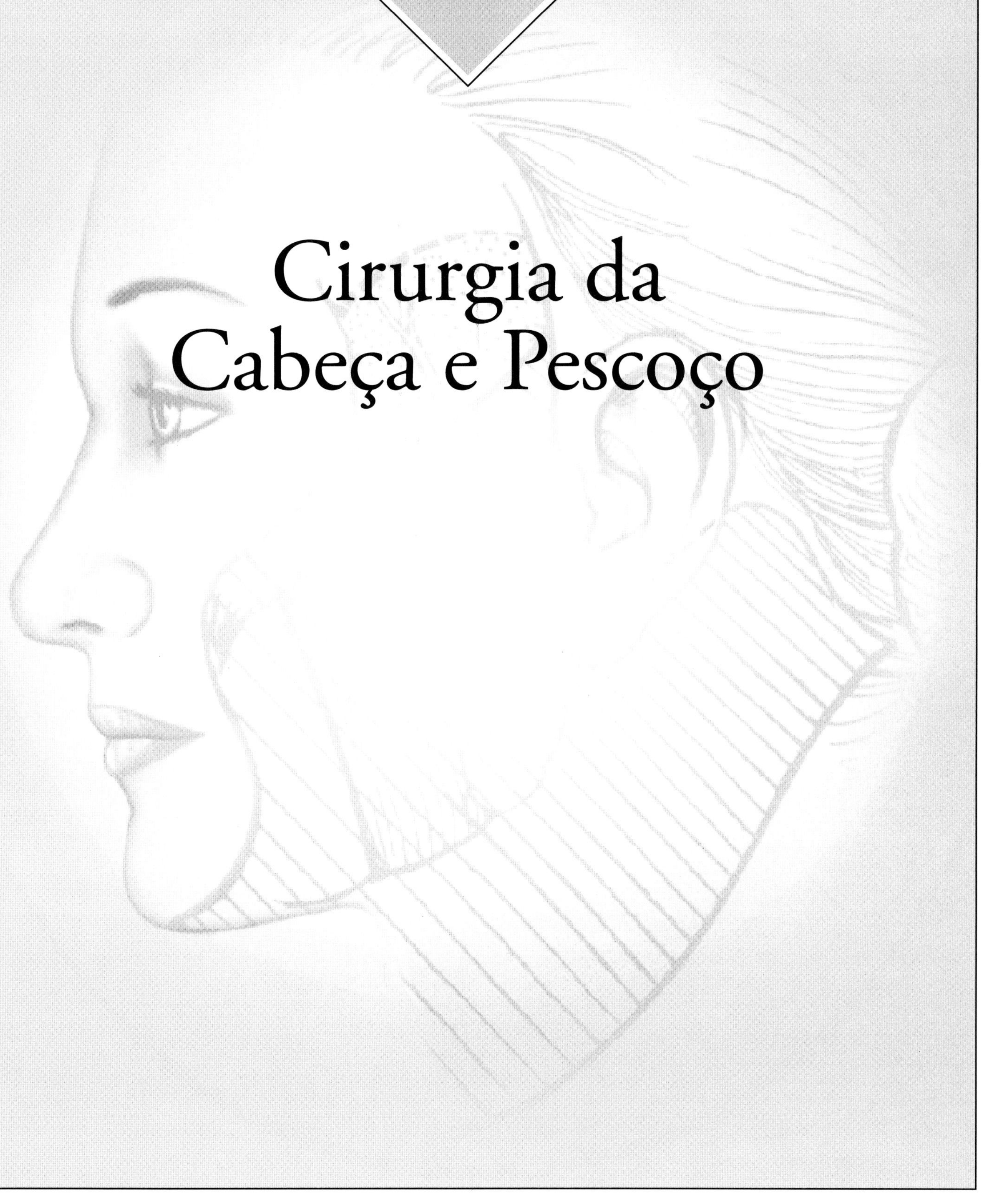

Capítulo 31

Linfadenectomia Cervical – Radical e Modificada

Edward A. Luce

INDICAÇÕES

A remoção em bloco dos tecidos que contêm as cadeias de drenagem linfática do pescoço, ou linfadenectomia cervical radical, tem sido um importante procedimento no tratamento cirúrgico oncológico radical em cirurgia de cabeça e pescoço desde sua descrição em 1906 por Crile (Figura 31-1).

A frustração com a radioterapia como tratamento exclusivo no manejo do câncer de cabeça e pescoço levou Hayes Martin em Nova York , Grant Ward em Baltimore e outros a reavaliarem o papel da linfadenectomia cervical radical com ou sem ressecção concomitante do tumor primário para se obter o controle regional dessas neoplasias. Segundo Martin, a proposta desta operação é remover todos os linfodos cervicais da margem inferior da mandíbula até a clavícula, e da margem anterior do trapézio até a linha média do pescoço, abaixo da superfície do músculo platisma até a musculatura profunda do pescoço. O procedimento geralmente inclui a excisão do músculo esternocleidomastoideo, o nervo acessório, a veia jugular interna e a glândula submadibular.

Modificações na linfadenectomia cervical radical clássica inclui as linfadenectomias tipo supra-omoióidea, cervical anterior e cervical posterior. A descrição e o desenvolvimento da linfadenectomia cervical, modificada por Boca e outros, inclui a preservação do músculo esternocleidomastóideo, da veia jugular interna e do nervo espinhal acessório. Essa técnica minimizou as seqüelas funcionais e estéticas que ocorrem na linfadenectomia radical.

CONTRA-INDICAÇÕES

As contra-indicações às linfadenectomias são as mesmas utilizadas como critérios de ressecabilidade. O envolvimento de estruturas vitais como base de crânio, artéria carótida comum ou interna e coluna vertebral tem sido convencionalmente considerado contra-indicação à ressecção em bloco por causa do risco de tumor residual ou inressecabilidade. Como todas contra-indicações ou critérios de irressecabilidade de uma neoplasia, cada um destes, em particular o envolvimento da artéria carótida, tem sido coisa do passado.

O propósito deste capítulo é ilustrar a técnica "clássica" da linfadenectomia cervical radical, enfatizando o enfoque compartimental da técnica operatória, incluindo um panorama das estruturas anatômicas fundamentais de cada um desses compartimentos.

PREPARO DA SALA E MARCAÇÕES NO PACIENTE

A realização da linfadenectomia cervical associada ou não a ressecção do tumor primário requer que o cirurgião se posicione no lado a ser operado e o primeiro assistente no lado oposto. Caso um segundo assistente esteja disponível, este deve postar-se ao lado do cirurgião ou à cabeceira do paciente. A intubação endotraqueal para uma linfadenectomia clássica deve ficar posicionada logo acima e para o lado oposto ao cirurgião, com o equipamento de anestesia na cabeceira. Quando houver traqueostomia prévia, faz-se uma pequena

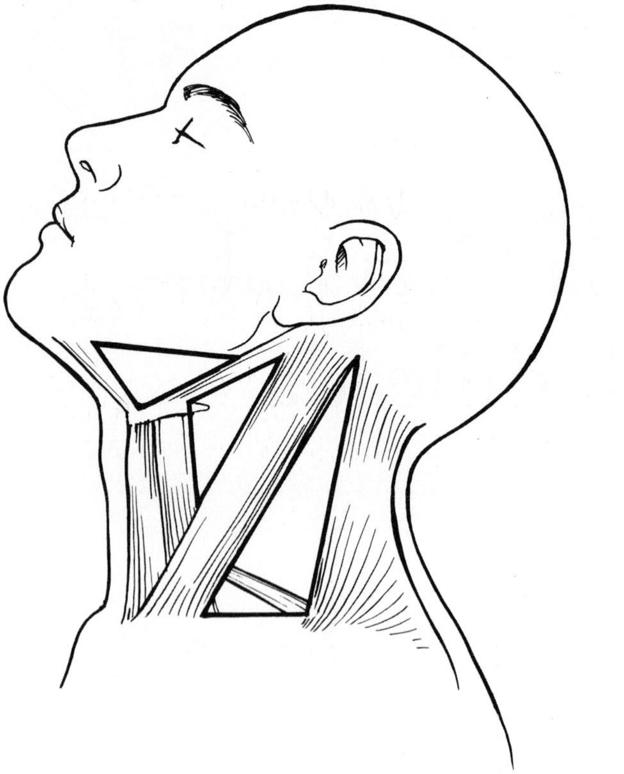

Figura 31-1. Triângulos do pescoço.

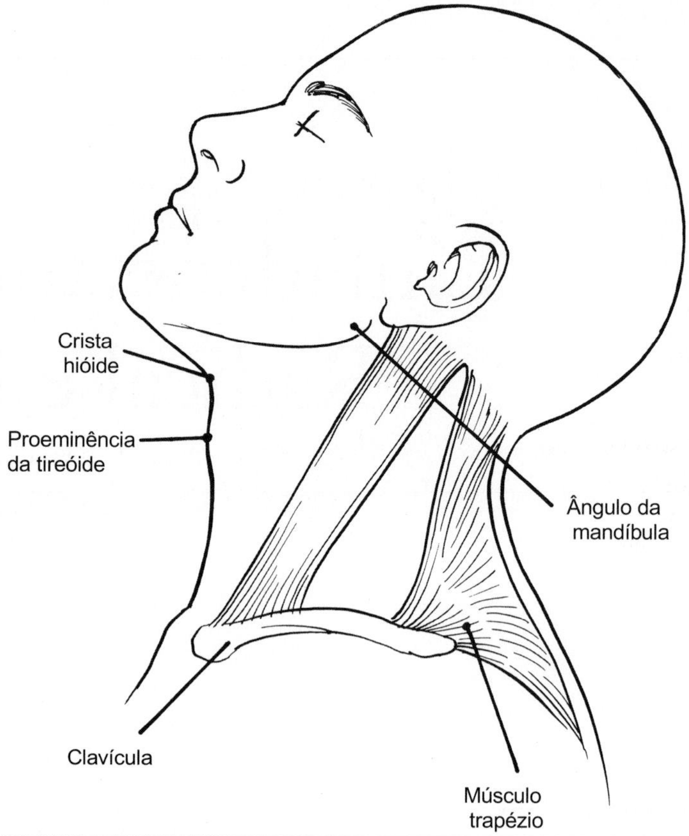

Figura 31-2. Marcos anatômicos.

modificação, movendo-se o equipamento de anestesia para o lado oposto e inferiormente.

Uma exposição adequada requer a colocação correta de campos cirúrgicos que circundam grande parte da face, todo o pescoço e a região superior do tórax. Áreas doadoras de retalhos para reconstrução, como a região peitoral, da fíbula, do reto abdominal ou do antebraço, devem ser preparadas de forma semelhante.

A seleção da incisão deve balancear os critérios de exposição adequada e vascularização suficiente. As mais utilizadas são o "Y" vertical, ou duplo "Y" e a incisão dupla paralela de McFee. Nós preferimos uma incisão em "Y" modificada, "ziguezagueando" o componente vertical para evitar uma contratura da cicatriz com eventual deformidade. As referências topográficas descritas são palpáveis: um ponto é demarcado dois dedos abaixo da metade do corpo da mandíbula, unindo a mastóide posteriormente com a linha média da região submentoniana, passando por uma linha curva que corte o meio do osso hióide. A incisão vertical é definida pela palpação da artéria carótida superiormente e a metade da clavícula inferiormente. A incisão é feita posteriormente à artéria carótida a fim de permitir uma cobertura cutânea para essa estrutura vital, pois esse retalho é mais bem vascularizado que o retalho posterior, principalmente se o compartimento cervical posterior é incluído na ressecção (Figuras 31-2 e 31-3).

Se houver uma cicatriz de biópsia anterior, esta deve ser incluída na ressecção, fazendo-se adaptações na incisão. Caso o pescoço tenha sido irradiado previamente, preferi-

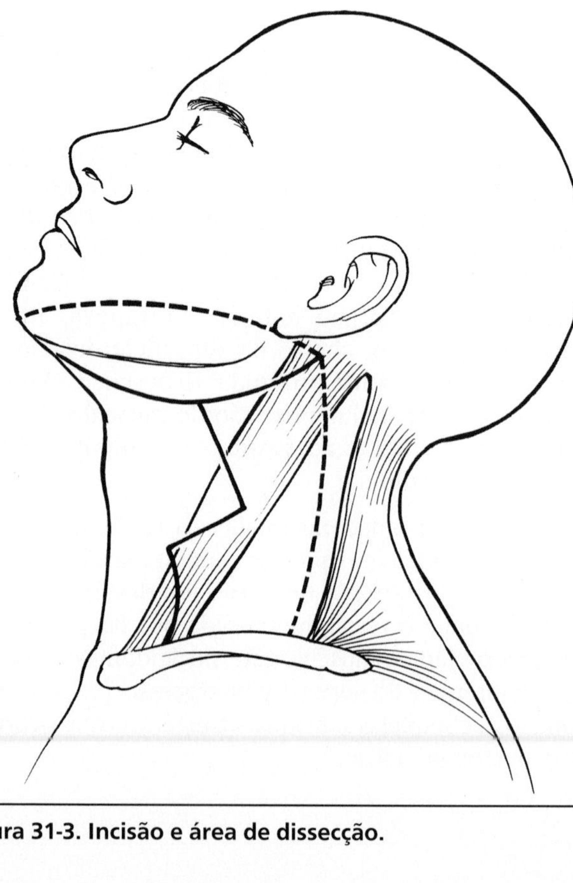

Figura 31-3. Incisão e área de dissecção.

mos a utilização de duas incisões transversas paralelas, uma passando por uma linha ao nível do hióide e outra passando a dois dedos acima da clavícula, abordagem esta chamada incisão de McFee. Em tumores cervicais anteriores, câncer de laringe e tireóide, preferimos um retalho em "avental", muitas vezes com extensões póstero-inferiores que permitem uma ampla exposição dos conteúdos cervicais.

TÉCNICA CIRÚRGICA

Os compartimentos anatômicos incluídos na linfadenectomia cervical radical incluem o triângulo cervical posterior, subdividido em subcompartimentos superior e inferior pela presença do nervo acessório; o triângulo cervical anterior, subdividido pelo ventre inferior do músculo omo-ióideo; e os triângulos submandibular e submentoniano. Os referenciais anatômicos pertinentes definem os limites da dissecção e auxiliam na seleção de incisões. Os limites de dissecção são bem identificáveis e incluem o ângulo da mandíbula como limite superior (referência para a localização da ramificação mandibular do nervo facial), a cartilagem tireóide como o limite anterior, a clavícula como o limite inferior e a borda anterior do músculo trapézio como o limite posterior. O músculo esternocleidomastóideo divide os triângulos anterior e posterior. Os retalhos são elevados abaixo do músculo platisma em direção supina, acima do corpo da mandíbula, anteriormente à proeminência da cartilagem tireóide, inferiormente à clavícula e posteriormente ao trapézio. São estruturas visíveis à artéria e veia faciais, logo abaixo do ângulo da mandíbula; a ramificação mandibular do nervo facial no ângulo da mandíbula; a veia jugular externa e o nervo auricular grande, cruzando o músculo esternocleidomastóideo no sentido inferior para superior. A dissecção deve iniciar-se no compartimento posterior (Figura 31-4). O limite superior desse compartimento é definido pela identificação da intersecção da borda anterior do trapézio com a borda posterior do esternocleidomastóideo (Figura 31-5A). O nervo acessório penetra nesse triângulo na porção média da borda posterior do esternocleidomastóideo, cruzando-o e fazendo um trajeto inferior e posterior ao trapézio. O ventre inferior do omoióideo marca a transição da dissecção do triângulo posterior para a fossa supraclavicular e é também uma referência para a identificação dos vasos cervicais transversos, responsáveis pela irrigação da parte inferior do trapézio. O plexo braquial e os músculos escalenos posterior e médio tornam-se evidentes com a dissecção correta desse compartimento.

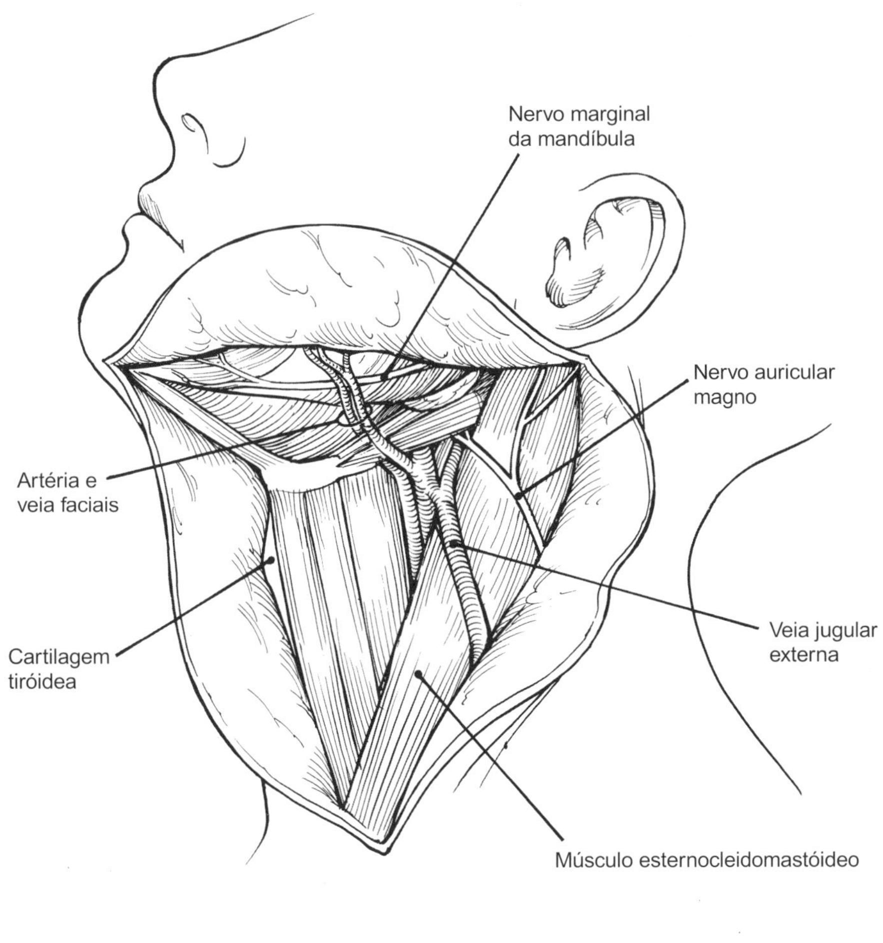

Figura 31-4. Retalhos/exposição refletidos.

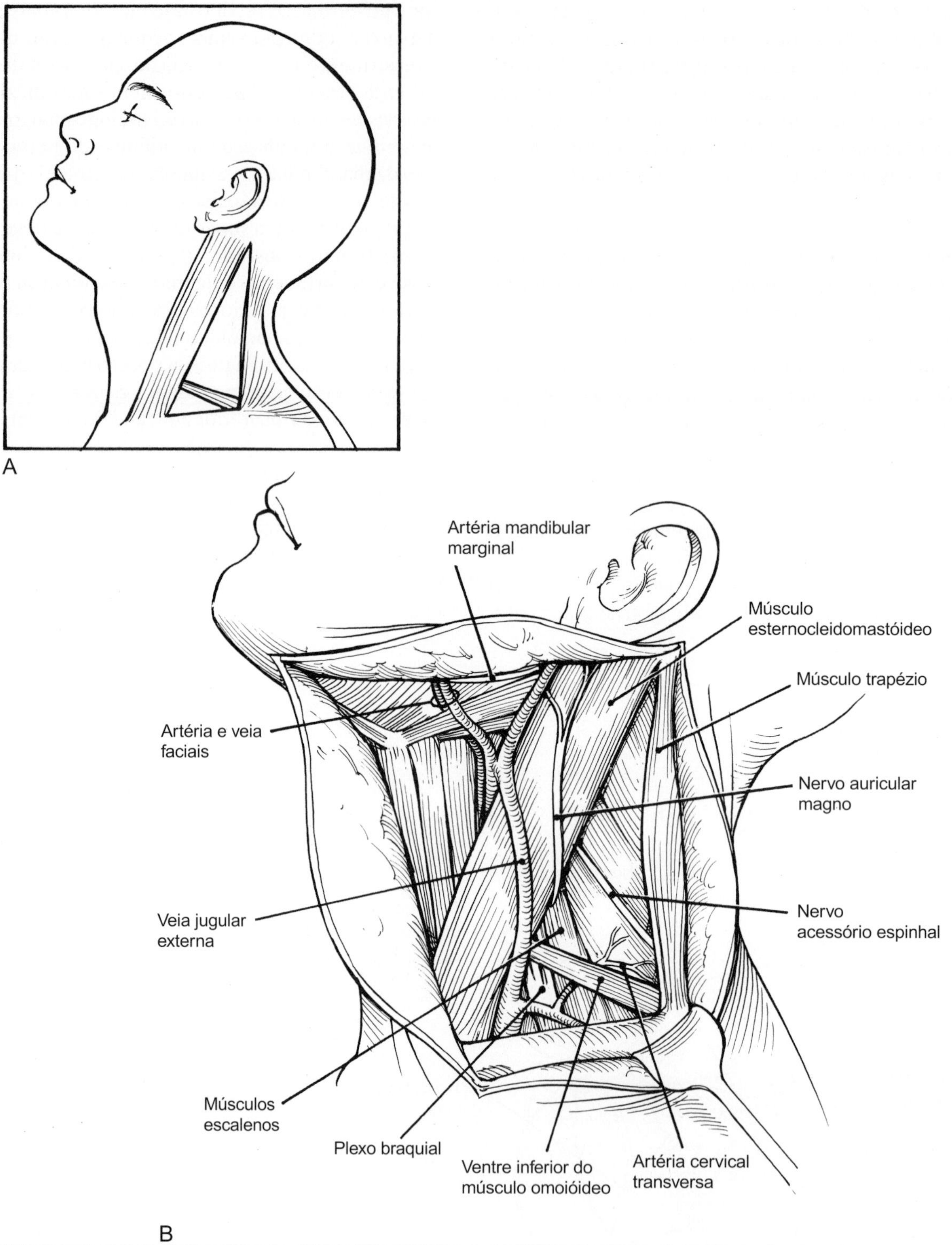

Figura 31-5. Triângulo posterior. A, fronteiras. B, retalhos refletidos.

O triângulo posterior deve ser dissecado de superior para inferior para se expor toda a borda anterior do trapézio, passando então de posterior para anterior. A identificação do nervo acessório, se se tem a intenção de preservá-lo, pode ser feita com a ajuda de um estimulador de nervo, sendo o nervo dissecado superiormente até o seu trajeto sob o músculo esternocleidomastóideo. A dissecção posterior e inferior do compartimento posterior é tediosa devido à necessidade de conservar o nervo e também à maior vascularização presente na região (Figura 31-5B).

Quando o ventre inferior do omoióideo estiver totalmente visível, sua extremidade inferior é seccionada, expondo completamente o conteúdo da fossa supraclavicular. Este conteúdo é então dissecado de posterior para anterior, interrompendo-se na borda posterior da inserção clavicular do esternocleidomastóideo. O trajeto do pedículo cervical transverso é muito variável, apesar de na maioria das vezes acompanhar paralelamente a clavícula. A artéria pode ser importante supridora do trapézio mas também é uma das maiores responsáveis por sangramento em fossa supraclavicular. Sendo assim, na maioria das vezes o pedículo é dissecado e ligado. Progredindo na dissecção, o plexo braquial, os músculos levantador da escápula, escalenos médio e anterior são visualizados, expondo o limite profundo da linfadenectomia. Finalmente, no extremo ântero-medial do compartimento, vê-se o nervo frênico, cruzando o músculo escaleno anterior. Se a fina fáscia que reveste o nervo for cuidadosamente preservada, o risco de lesá-lo é minimizado (Figura 31-6).

A dissecção do triângulo anterior é facilitada consideravelmente, já que a intervenção prévia de posterior a anterior dos compartimentos posterior e da fossa supraclavicular foi realizada. Até este momento, o músculo esternocleidomastóideo está intacto; se a intenção é preservá-lo, o conteúdo dissecado é conduzido sob essa estrutura. Ao contrário, se o intuito é sacrificá-lo, suas inserções clavicular e esternal são seccionadas, com uma cuidadosa dissecção da fáscia subjacente e do feixe vasculonervoso constituído pela artéria carótida comum, veia jugular interna e nervo vago, elevando o músculo superiormente. A incisão dessa fáscia permite expor e isolar a veia jugular interna, bem como vi-

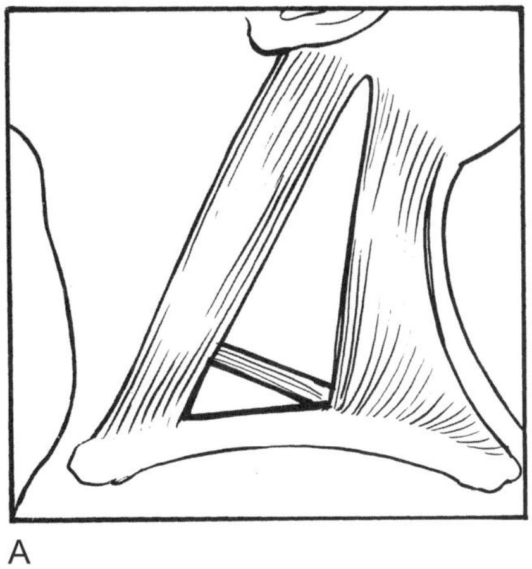
A

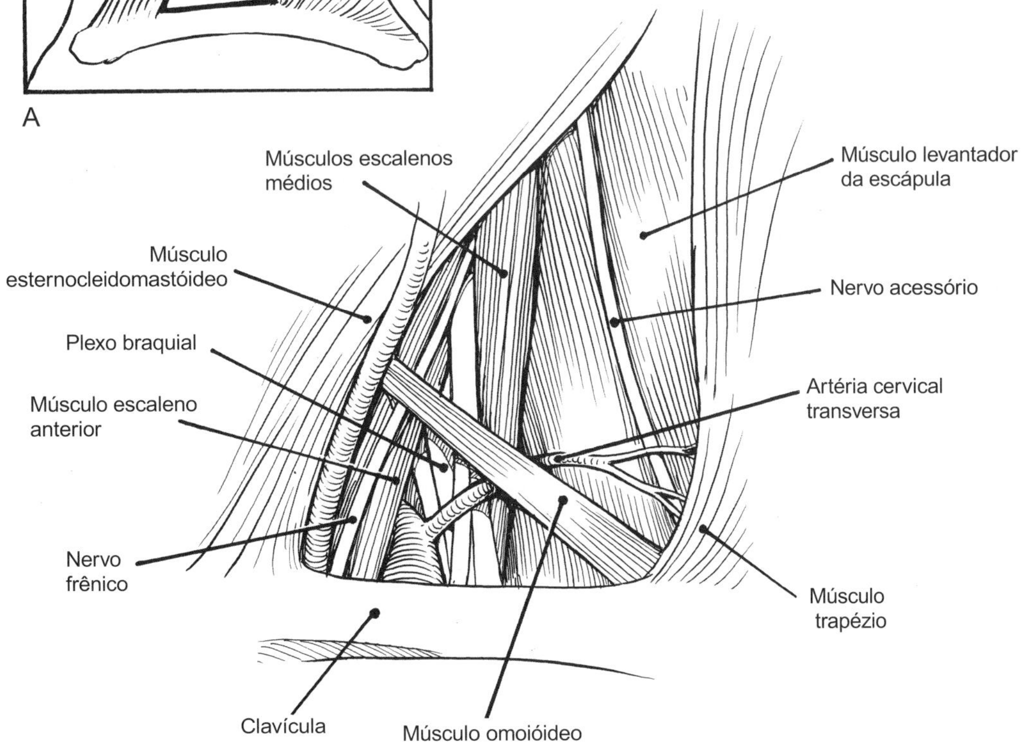

B

Figura 31-6. Triângulo posterior inferior. A, fronteiras. B, anatomia vista de perto.

sualizar completamente o nervo vago e a artéria carótida comum. Se essa veia for ser conservada, como numa linfadenectomia radical modificada, a dissecção deve ser feita anterior e posteriormente, requerendo-se uma incisão medial na fáscia para se trazer o conteúdo na peça operatória (Figura 31-7). Caso contrário, quando houver a necessidade de ressecá-la, ela deve ser ligada neste momento.

Presente à esquerda, o ducto torácico deve ser preservado, mas sua entrada na veia jugular interna deve estar abaixo do plano de dissecção. Evita-se procurar o mesmo, pois, por ser friável e suas paredes extremamente delgadas, pode ser facilmente lesado.

O compartimento anterior do pescoço engloba os níveis 2 e 3 de linfonodos cervicais que são incluídos em quase todas as linfadenectomias modificadas e podem ser delimitados anatomicamente (Figura 31-8A). Os limites anatômicos são a borda anterior do músculo esternocleidomastóideo (limite posterior), o ventre posterior do músculo digástrico (limite superior) e os músculos pré-tireoidianos (limite anterior). O ventre inferior do músculo omoióideo é sacrificado na dissecção da fossa supraclavicular e o seu ventre superior cruza a parte inferior do triângulo anterior, definindo o limite inferior da linfadenectomia chamada supra-omoióidea.

A porção superior do triângulo anterior não tem planos tão bem definidos quando comparada à inferior. A cauda da parótida deve ser seccionada, a veia jugular externa deve ser identificada e ligada, com ambas as manobras antecedidas pela identificação e preservação da ramificação mandibular do nervo facial. O ventre posterior do músculo digástrico é uma importante referência na identificação e exposição da veia jugular interna superiormente. A dissecção do triângulo anterior é consideravelmente facilitada pela elevação da peça cirúrgica no sentido de inferior para superior após a secção da fáscia jugular.

O nervo acessório espinhal é dissecado a partir da borda posterior do músculo esternocleidomastóideo, identificando-se a ramificação que inerva o mesmo. O nervo dirige-se superiormente, sendo sua emergência pelo forâmen jugular visualizada lateralmente à veia jugular interna. Quando se realiza uma linfadenectomia radical clássica, após a secção da cauda da parótida, a inserção mastóidea do esternocleidomastóideo também é ressecada, mobilizando-se a peça cirúrgica medialmente, em direção ao ventre posterior do digástrico, onde finalmente a veia jugular interna é ligada e seccionada, não antes da ligadura do tronco venoso tireolinguofacial. Exceto nos casos de câncer de laringe e

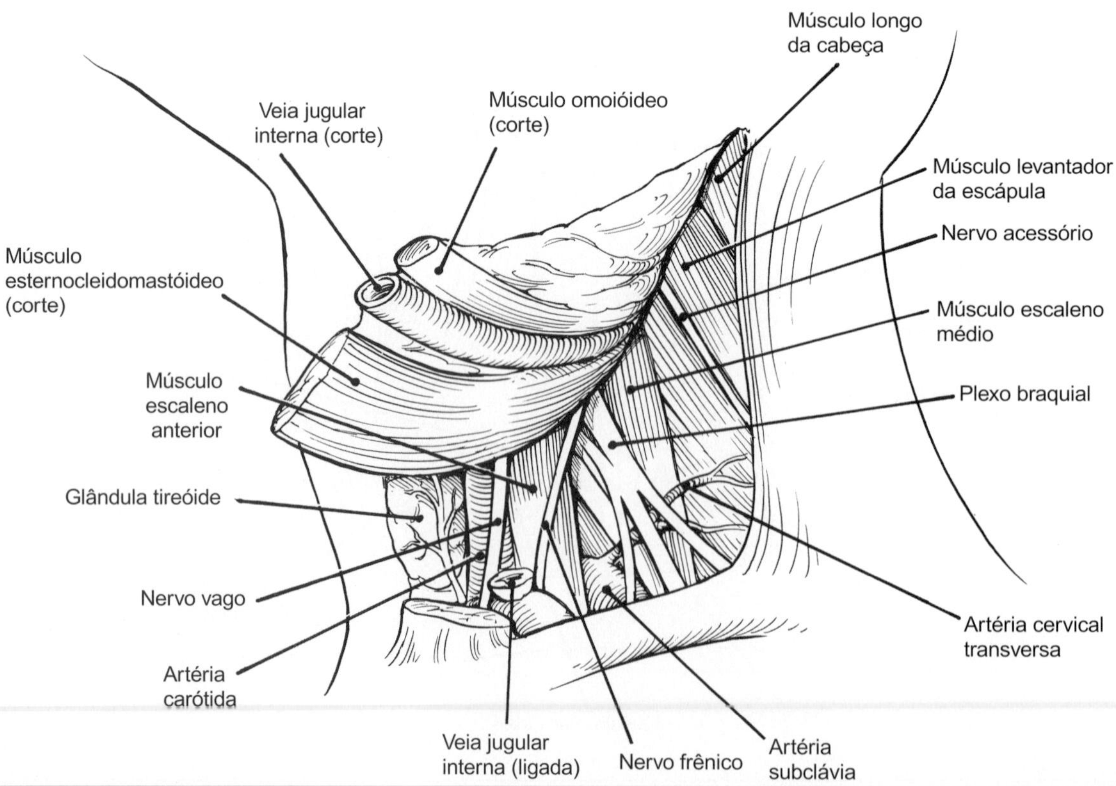

Figura 31-7. Triângulo posterior.

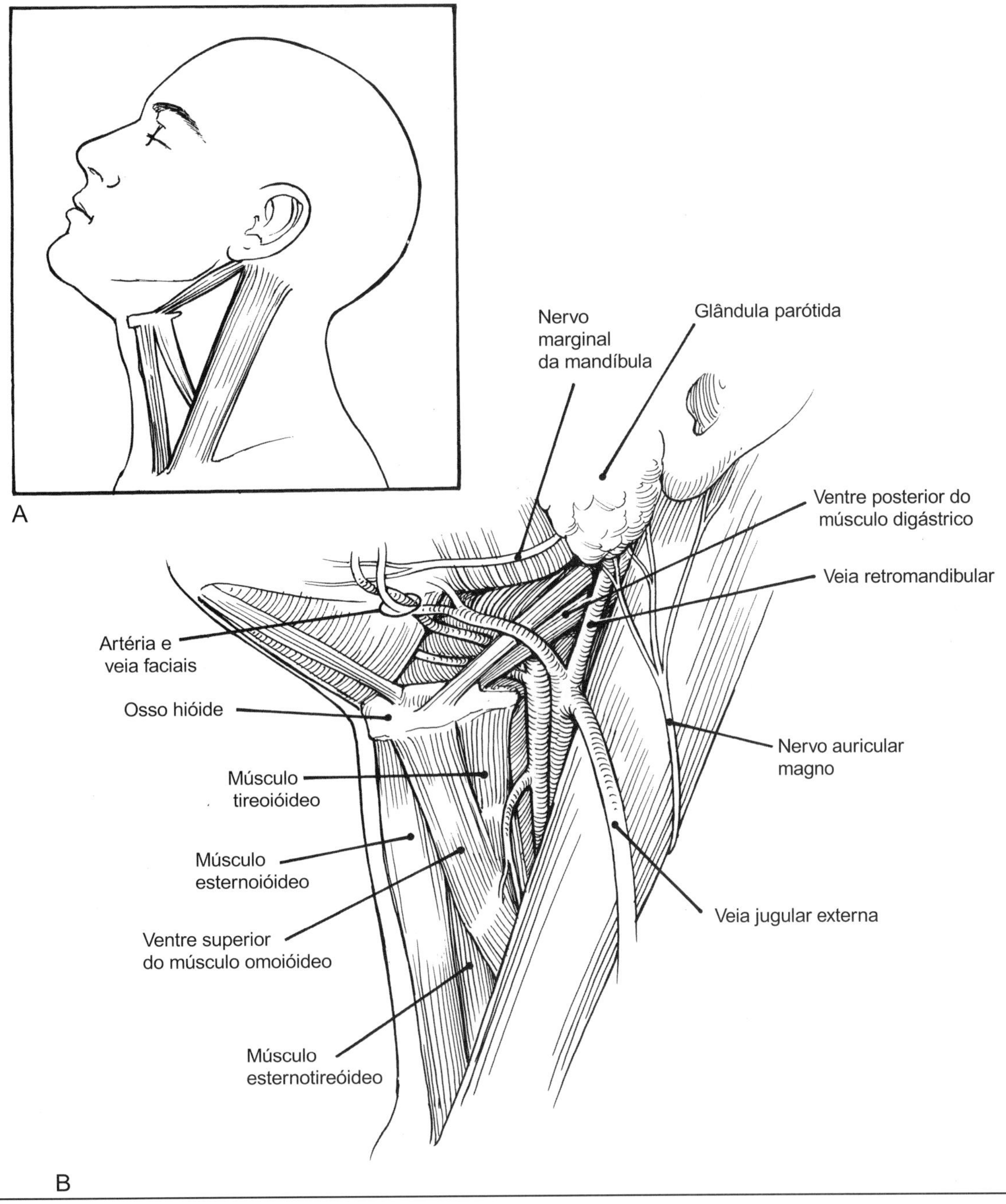

Figura 31-8. Triângulo anterior. A, fronteiras. B, anatomia vista de perto.

hipofaringe, a artéria e o nervo laríngeo superior são conservados. O nervo hipoglosso é visualizado ao cruzar a bifurcação da artéria carótida e penetrar no triângulo submandibular. Nesse estágio, a dissecção do compartimento anterior está completa, com a peça cirúrgica presa apenas nos triângulos submandibular e submentoniano (Figuras 31-8B e 31-9).

O triângulo ou compartimento submandibular (Figura 31-10) é delimitado pelo ventre posterior do digástrico e músculo estilo-hióideo posterior e inferiormente, pelo ventre anterior do digástrico anteriormente e pela borda inferior da mandíbula superiormente. A dissecção desse compartimento irá expor e ressecar a glândula submandibular, seccionar o ducto de Wharton e os vasos faciais, dissecar o conteúdo do espaço submandibular posterior do assoalho da boca composto pelo músculo estiloglosso e finalmente esvaziar o compartimento sob o músculo miloióideo, conservando o nervo lingual. Os vasos faciais devem ser identificados e ligados pela segunda vez ao nível do ventre posterior do digástrico.

O nervo lingual pode ser facilmente lesado se não for bem visualizado. A melhor forma de evitar esse tipo de acidente é tracionar bem a glândula submandibular com concomitante afastamento do músculo miloióideo, identificar a inervação parassimpática, ligá-la e deixar o nervo retrair-se superiormente, afastando-se do campo operatório e da possibilidade de lesão.

O triângulo submentoniano é o menor compartimento cervical, delimitado lateralmente pelos dois ventres anteriores do digástrico, pela mandíbula superiormente e pelo hióide inferiormente (Figura 31-11A). Uma dissecção separada desse compartimento é geralmente indicada nos casos de carcinoma do lábio inferior e câncer do assoalho anterior da boca (Figura 31-11B).

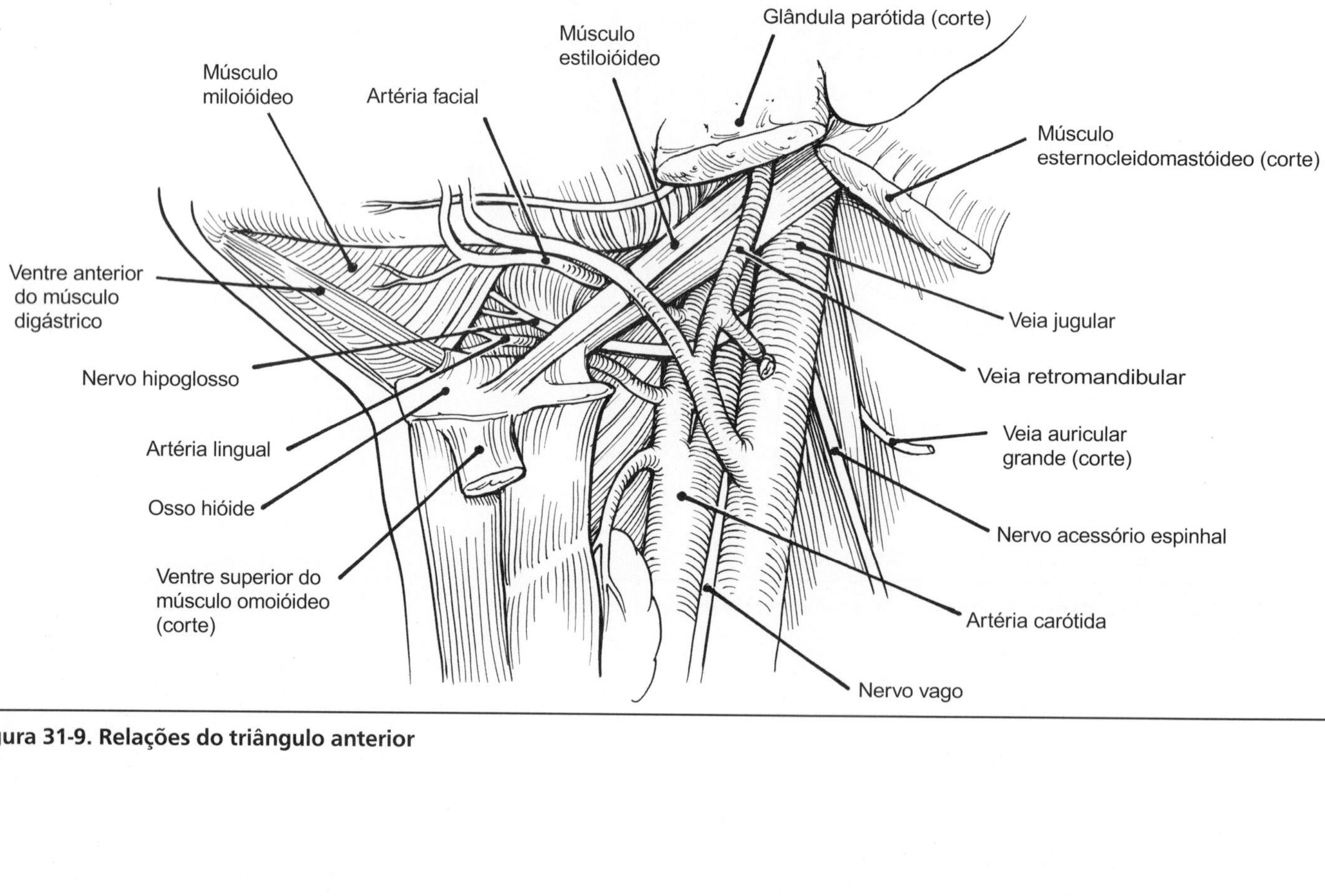

Figura 31-9. Relações do triângulo anterior

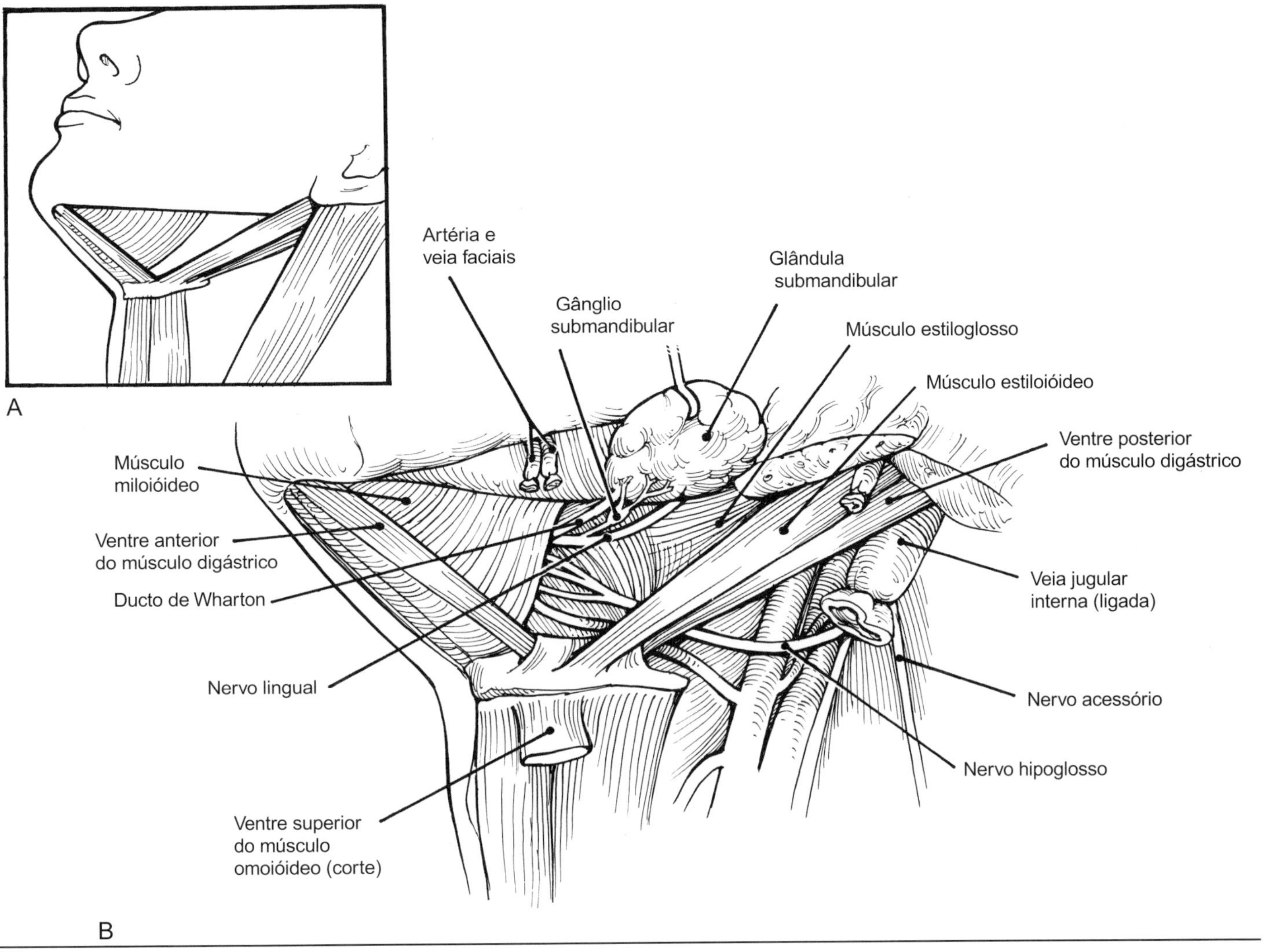

Figura 31-10. Triângulo submandibular. A, fronteiras. B, anatomia vista de perto.

FECHAMENTO DA INCISÃO E CURATIVOS

O fechamento da incisão é precedido da colocação de drenos de sucção contínua. Dois cateteres de sucção são colocados transversalmente, um superior e outro inferior, com orifícios de saída na região mastóidea e na região clavicular. O fechamento é facilitado pela presença de marcas pré-incisionais e realizado em dois planos, suturando o músculo platisma com fio absorvível e a pele com fios ou grampos. O curativo é pequeno, permitindo a inspeção dos retalhos e eventual drenagem. Pacientes submetidos a linfadenectomia cervical sem concomitante ressecção intra-oral ou mandibular podem ser alimentados no dia seguinte. Os drenos são mantidos geralmente por 2 ou 3 dias.

CUIDADO PÓS-OPERATÓRIO

A recuperação e a reabilitação de pacientes de cabeça e pescoço são muito facilitadas pela possibilidade de introdução precoce da fisioterapia. Mesmo aqueles em que o músculo esternocleidomastóideo ou o nervo acessório foram seccionados, a fisioterapia precoce pode levar a uma considerável

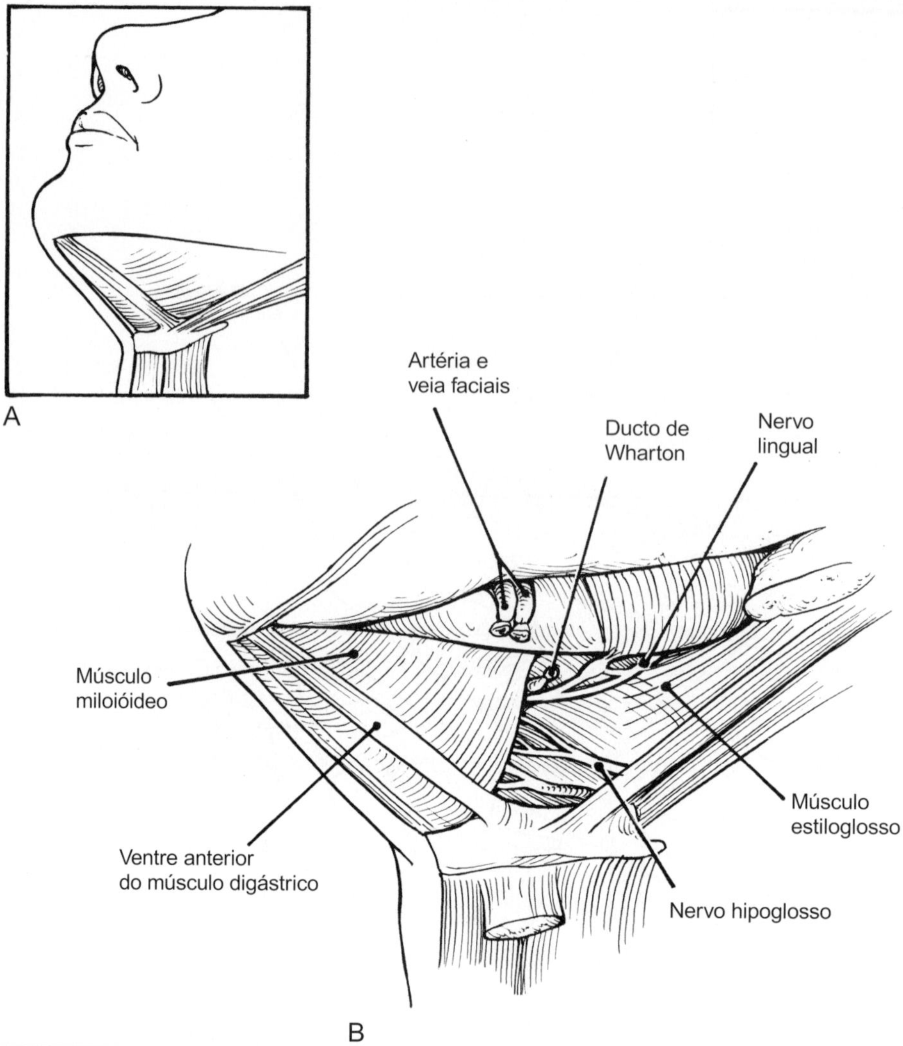

Figura 31-11. Triângulo submental. A, fronteiras. B, anatomia.

recuperação, principalmente quando são reeducados para realizarem movimentos compensatórios, o que previne deformidades e a síndrome do ombro doloroso.

PRECAUÇÕES

A linfadenectomia cervical radical, semelhantemente às dissecções de outras regiões de drenagem linfática, é um procedimento técnico realizado de forma eficiente por pessoal com conhecimento anatômico, treinado na exposição e dissecção compartimental, associado a um inato senso de localização de estruturas anatômicas vitais.

Leituras Selecionadas

Bocca E, Pignatoro O. A conservative technique in radical neck dissection. *Ann Otolaryngol* 1967;76:975.

Larsen DL, Ballantyne AJ, Guillamondegui OM. *Cancer in the Neck: Evaluation and Treatment.* New York: Macmillan, 1986.

Martin HE, Del Valle B, Ehrlich H, Cahan WG. Neck dissection. *Cancer* 1951;4:441-499.

Medina JE. A rational classification of neck dissection. *Otolaryngol Head Neck Surg* 1989;100:169-176.

Medina JE, Buyers RM. Superomohyoid neck dissection: rationale, indications, surgical technique. *Head Neck* 1989;11:111.

Capítulo

32

Parotidectomia

Charles D. Long ◆ Mark S. Granick

AVALIAÇÃO DO DEFEITO

Realizar cirurgias na glândula parótida requer conhecimento acurado da anatomia do nervo facial. Durante seu desenvolvimento fetal, o nervo facial é envolto pelo parênquima glandular, com aproximadamente 80% da glândula superficial ao nervo. Embora as cirurgias descritas a seguir dividam a glândula em lobos superficial e profundo, não existe um plano anatômico real entre tais "lobos". Na verdade, são as ramificações do nervo facial que fornecem os parâmetros da dissecção. Desse modo, a parotidectomia é executada basicamente através da identificação meticulosa do nervo facial e dos suas ramificações, com lupas de aumento.

INDICAÇÕES E CONTRA-INDICAÇÕES

As parotidectomias são indicadas para poucos processos inflamatórios e para a extirpação de tumores. A parotidectomia, superficial ou total, é o método de escolha para o diagnóstico e tratamento das neoplasias da parótida. A punção aspirativa por agulha fina (PAAF) pode auxiliar no diagnóstico, mas algumas vezes sofre limitações na coleta de material, além de requerer citologistas experientes para uma correta avaliação do diagnóstico. A informação obtida através da PAAF raramente altera o planejamento terapêutico, mas pode dar informações adicionais úteis. Até este momento, os únicos tumores de parótida não passíveis de tratamento cirúrgico são o linfoma e o linfoepitelioma relacionado à AIDS. Entretanto, é difícil obter uma análise acurada por PAAF nas doenças linforreticulares. Uma parotidectomia superficial permite uma biópsia completa e é o tratamento adequado para 80 a 90% dos pacientes.

Embora 75% das massas parotídeas sejam neoplásicas e 75% delas sejam benignas, o paciente deve ser orientado no pré-operatório quanto à possibilidade de ser diagnosticada uma neoplasia maligna. O estudo histopatológico intra-operatório deve ser realizado através da biópsia de congelação. Desse modo, a possibilidade, mesmo que remota, de parotidectomia total, ressecção do nervo facial e linfadenectomia cervical ipsilateral deve ser discutida previamente à cirurgia. Deve-se ainda expor as eventuais complicações, como secção do nervo facial ou paresia, sialocele, sudorese gustatória (síndrome de Frey) e hematoma, devendo fazer parte dos termos de consentimento.

PREPARO DA SALA

O paciente deve ser posicionado em decúbito dorsal, com pequeno coxim sob os ombros e a cabeça discretamente elevada para diminuir a pressão venosa. A mesa cirúrgica deve ficar numa disposição de completa acessibilidade à cabeça, que deve ficar ainda discretamente virada para o lado que não será operado. A anestesia deve ser geral, com intubação oro- ou nasotraqueal. Relaxantes musculares de longa ação são evitados, para possibilitar a estimulação nervosa intraoperatória. Deve-se questionar com freqüência durante toda a cirurgia se agentes curarizantes estão sendo administrados, já que é comum os anestesiologistas serem trocados e que a suposição por parte do cirurgião de que a condução nervosa tenha sido presevardo no decorrer do procedimento pode levar a graves conseqüências.

MARCAÇÕES NO PACIENTE

O preparo da pele deve incluir toda a hemiface, orelha e pescoço até a clavícula. Os campos cirúrgicos devem revestir esse amplo leito operatório, possibilitando a visualização da atividade muscular facial com a estimulação nervosa e permitindo uma eventual linfadenectomia cervical, se necessária. A fenda palpebral é vedada com fita adesiva ou com uma tarsorrafia, e uma gaze é colocada no conduto auditivo externo. A incisão deve ser planejada na linha pré-auricular, do

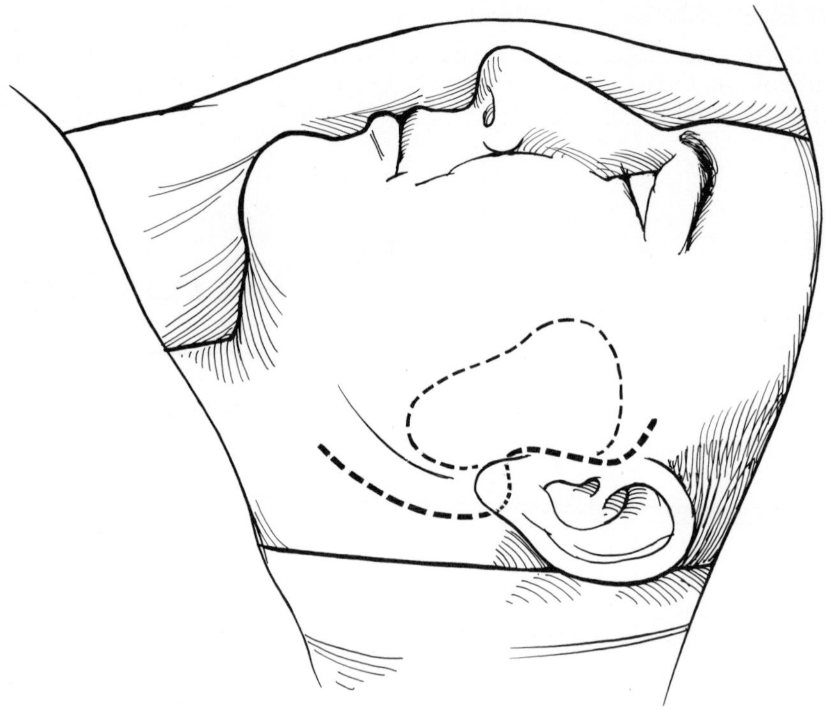

Figura 32-1. Exposição da hemiface inteira é necessária para a cirurgia da glândula parótida para avaliar a atividade do nervo facial. O pescoço é incluído para uma possível dissecção. A incisão é marcada do trago ao lóbulo na crista pré-auricular; ela então se curva posterior e inferiormente para seguir a margem anterior do músculo esternocleidomastóideo 2 cm abaixo da mandíbula.

trago ao lóbulo, sendo que nesse ponto ela deve curvar-se posterior e inferiormente, para acompanhar a margem medial do músculo esternocleidomastóideo, 2 cm abaixo da margem inferior da mandíbula (Figura 32-1). Essa incisão permite uma ampla exposição da glândula parótida e pode ser ampliada em direção ao pescoço, caso haja necessidade de se realizar uma linfadenectomia cervical. Embora seja possível realizar a parotidectomia através de uma incisão para ritidoplastia, tal abordagem pode comprometer uma cirurgia adicional ou uma extensão da mesma, caso haja necessidade. Uma solução de lidocaína com epinefrina pode ser injetada no tecido subcutâneo ao longo da incisão planejada com o intuito de minimizar o sangramento, além de permitir uma dissecção atraumática. Injeções profundas devem ser evitadas, pois podem causar paralisia facial transitória.

TÉCNICA OPERATÓRIA

O nervo facial pode ser encontrado através de uma variedade de métodos. O cirurgião deve ser treinado em todas essas técnicas que permitem a remoção glandular com risco mínimo de lesão nervosa. A identificação do tronco do nervo facial emergindo através do forâmen estilóide em direção à periferia é conhecida como abordagem anterógrada. Essa técnica clássica é largamente utilizada e tem muitos seguidores, mas pode ser dificultada sobremaneira naqueles casos em que o tumor está assentado exatamente sobre o tronco do nervo. Nosso método preferido de parotidectomia, na maioria das vezes, é a abordagem retrógrada, em que as ramificações do nervo facial são identificadas ao emergirem medialmente do parênquima glandular, em direção à orelha, quando se unem para formar o tronco principal do nervo. As ramificações nervosas podem ser identificadas mais rapidamente, e a dissecção pode ser feita de forma mais fácil e mais rápida. Qualquer que seja a técnica escolhida, a fáscia parotídea não deve ser incisada até que o nervo seja identificado, a fim de evitar lesão de ramificações nervosas mais superficiais, especialmente quando o tumor causou uma distorção arquitetônica da glândula e o deslocamento lateral do nervo facial. O método retrógrado será descrito primeiro, e a abordagem anterógrada é descrita a seguir, como técnica alternativa.

Parotidectomia Superficial

Após a indução da anestesia, o paciente é posicionado, submetido a anti-sepsia, os campos são colocados, a incisão é marcada e a solução de lidocaína é injetada. A incisão cirúrgica é feita na sua integridade, a bisturi, e todo sangramento é controlado através do eletrocautério. Lembre-se de que no nível do lóbulo da orelha a incisão pré-auricular deve se afastar 2 mm dele, evitando-se a deformidade chamada "orelha de sátiro". Os retalhos cutâneos são elevados num plano logo acima da fáscia parotídea, que é contínua ao sistema musculoaponeurótico superficial (SMAS). Deixa-se o tecido adiposo no retalho, já que a sua remoção resulta numa grande deformidade pós-operatória, especialmente nos pacientes obesos. Alguns cirurgiões elevam o SMAS separadamente, numa tentativa de diminuir a ocorrência da síndrome de Frey. Os retalhos são elevados anterior e posteriormente, visualizando-se todos os limites da glândula, mantidos em posição com pontos ou grampos e sempre umedecidos com soro fisiológico. A necessidade de exposição ampla e adequada não pode ser negligenciada.

O nervo auricular magno é geralmente encontrado durante a incisão do retalho cutâneo, na sua parte posterior, cruzando o músculo esternocleidomastóideo. Ramificações para a parótida são ligadas, e, a menos que estejam envoltas por tumor, a porção remanescente é mantida intacta, evitando-se a anestesia da orelha. Há ainda o fato que esse nervo pode servir como doador de um eventual enxerto para correção de lesão ou ressecção do nervo facial. A margem posterior da glândula é separada do músculo esternocleidomastóideo e do meato acústico externo. Toda a dissecção de partes moles é feita antes da dissecção do nervo facial (Figura 32-2).

A identificação do nervo facial começa com um conhecimento prévio da anatomia. O tronco principal se exterioriza através do forâmen estilóide e entra pela margem posterior da glândula, onde geralmente se bifurca em ramificações temporofacial (superior) e cervicofacial (inferior). A ramificação temporofacial divide-se posteriormente em ramificações temporal, zigomática e bucal. A ramificação temporal inerva o músculo frontal, passando por uma linha 0,5 cm anterior ao trago e 1,5 cm lateral ao supercílio (linha de Pitanguy). As ramificações zigomática e bucal suprem os músculos faciais, incluindo a periórbita e o lábio superior. Essas três ramificações podem apresentar pequenas anastomoses periféricas com inervação cruzada que podem minimizar os efeitos de lesão nervosa. A ramificação inferior divide-se numa ramificação cervical que inerva o músculo platisma e noutra marginal mandibular, que inerva o músculo depressor do lábio inferior. Essa ramificação mandibular é quase sempre vista cruzando os vasos faciais, abaixo da margem inferior da mandíbula, e é muito sensível a manipulação, não apresentando anastomoses nem inervação cruzada, o que causa com muita freqüência a manifestação de paresia transitória pós-operatória (Figura 32-3).

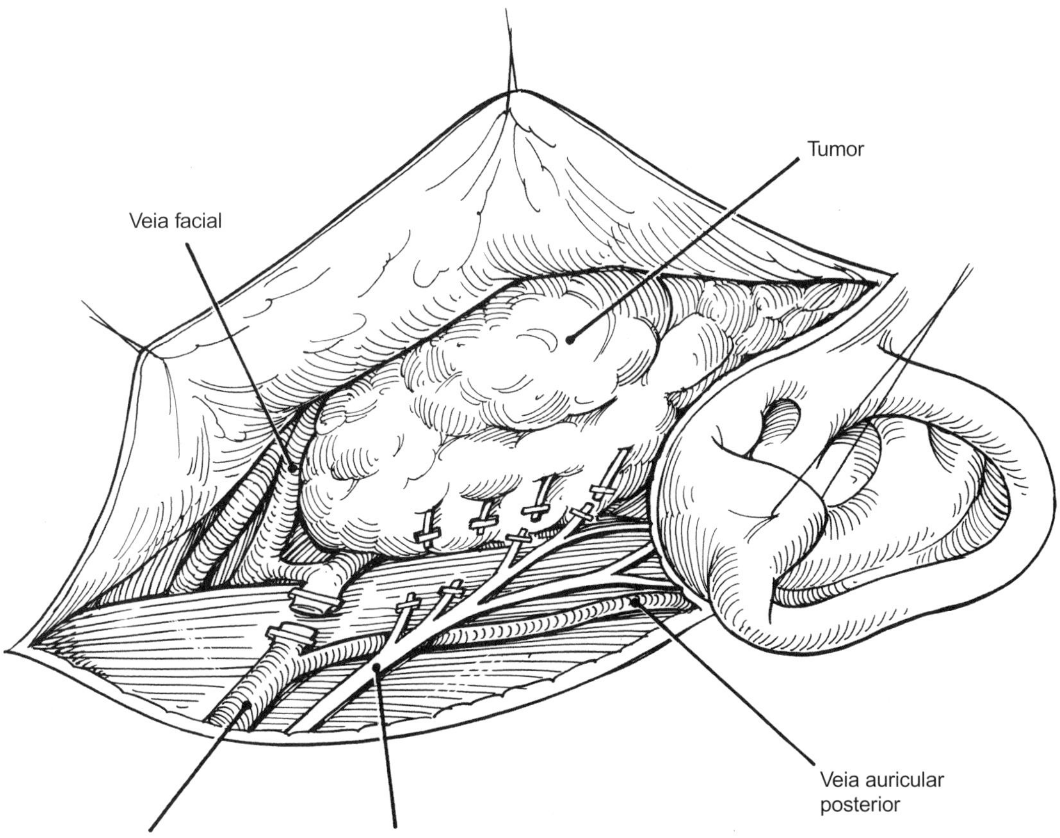

Figura 32-2. Os retalhos são elevados anterior e posteriormente para visualizar a margem inteira da glândula parótida. A veia jugular externa e as ramificações do nervo auricular magno na glândula parótida são ligadas, deixando a sensação de que a orelha está intacta.

Uma vez elevados os retalhos cutâneos, com a exposição de toda a glândula, as ramificações nervosas são identificadas através de uma dissecção romba com pinças hemostáticas curvas delicadas. A manobra ideal consiste na abertura do parênquima exatamente sobre a ramificação nervosa, com a pinça virada para baixo, e o pinçamento, secção e ligadura do tecido glandular sobrejacente, expondo o nervo. Essa técnica permite a exposição e a preservação das ramificações nervosas, vistas como cordões fibrosos esbranquiçados. A utilização de lupas com aumento de 2,5 ou mais ajuda sobremaneira nessa manobra e nas subseqüentes. Repete-se essa manobra para se identificar com cuidado todos as ramificações, pois a variação anatômica é extrema (Figura 32-4). O resultado bem-sucedido dessas manobras é chegar à bifurcação e ao tronco principal do nervo (Figura 32-5). Alguns autores usam um eletroestimulador nervoso para identificar e testar as ramificações, mas nós consideramos que isso aumenta o tempo cirúrgico sem aumentar a capacidade de preservação do nervo.

Quando o ducto da glândula é encontrado, deve-se separá-lo das ramificações nervosas, pinçando, seccionando e ligando-o em seguida. A artéria e veia temporal superficial podem ser ligadas, mas, dentro do possível, conservadas. Quando todo o nervo fica visível, todo o lobo superficial é retirado e enviado à biópsia de congelação (Figura 32-6).

Método Alternativo

O método anterógrado de parotidectomia é limitado apenas pela habilidade do cirurgião em encontrar o tronco do nervo facial. Dependendo da localização do tumor e do nível de experiência do cirurgião, essa tarefa pode ser uma prazerosa dissecção anatômica ou um exercício frustrante. Muitos marcos anatômicos são usados para se encontrar o nervo, que emerge do forâmen estilóide e logo penetra o parênquima da parótida. O canal auditivo externo é uma referência na transição entre a cartilagem e o osso e está aproximadamente 1,5 cm acima do nervo. A inserção mastóidea do ventre posterior do músculo digástrico está 1 cm acima do nervo. Provavelmente seja mais acessível a fissura timpanomastóidea, que separa a mastóide dos ossos timpânicos e que é uma estrutura contínua. Descendo através da fissura, o tronco do nervo é localizado 6 a 8 mm além do ponto de emergência do nervo. A artéria timpanomastóidea é freqüentemente vista perto do nervo nesse local, o que pode causar um grande sangramento local. Um eletroestimulador de nervo pode ajudar na sua localização se estiver difícil a essa altura da dissecção (Figura 32-7).

Qualquer que seja o método de identificação do nervo, quanto melhor a exposição, mais segura e inócua será a dissecção. Toda a incisão é realizada, bem como uma hemosta-

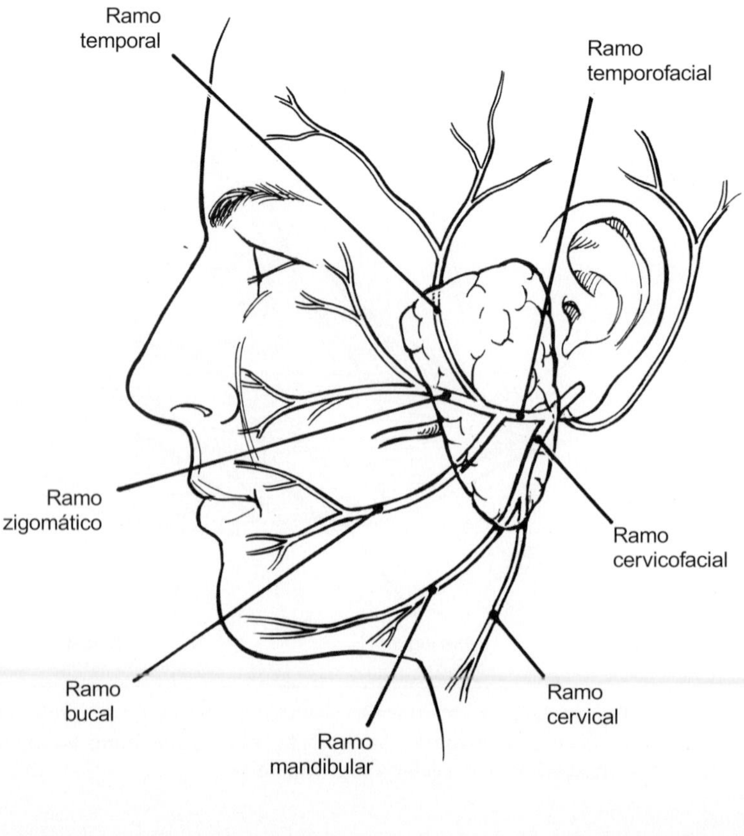

Figura 32-3. A identificação e dissecção do nervo facial iniciam-se com a compreensão completa da anatomia. O tronco principal surge do forâmen estilomastóide antes de se bifurcar nos ramos temporofacial e cervicofacial, que se subdividem em ramos temporal, zigomático, bucal, mandibular e cervical.

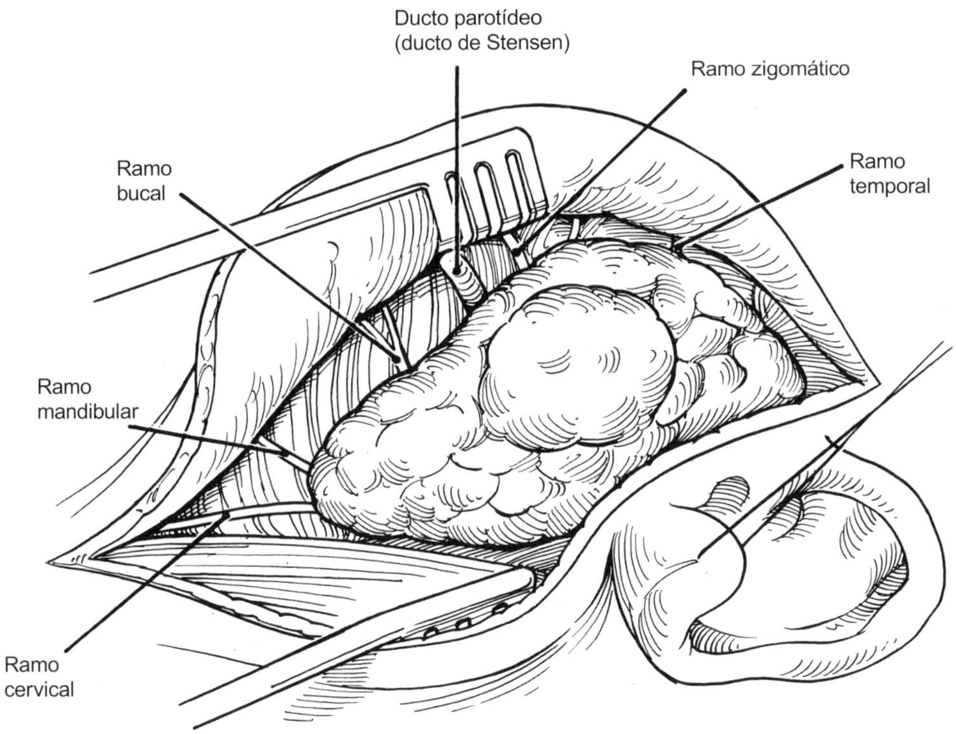

Figura 32-4. Ramos periféricos do nervo facial são identificados por dissecção romba nas margens da glândula parótida e parecem ser filetes finos, brancos, sobre a fáscia, numa variedade de padrões de ramificação.

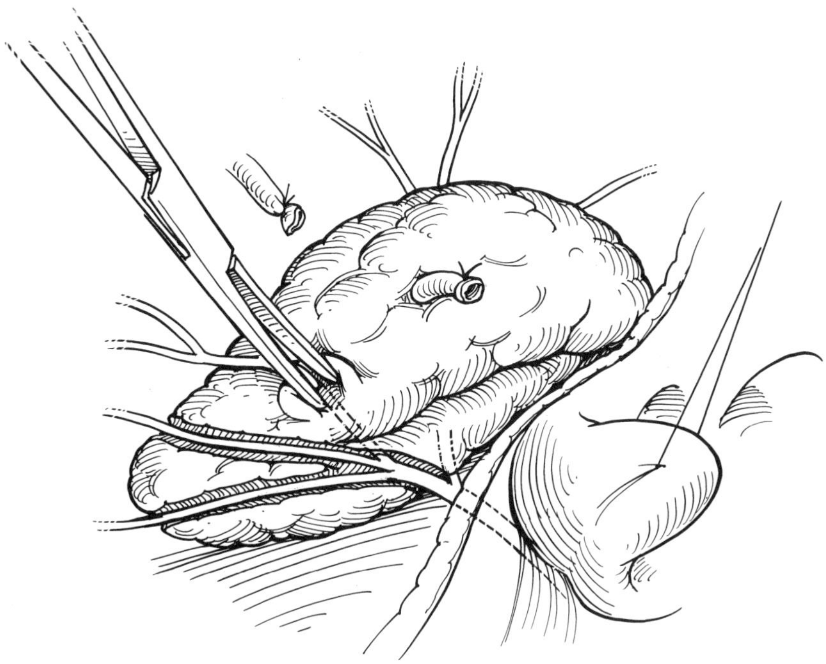

Figura 32-5. O nervo é dissecado utilizando-se uma pinça hemostática delicada com as pontas para cima e perpendicular às fibras nervosas. O túnel é criado entre o nervo e o parênquima da parótida que fica sobre ele. Cada ramificação do nervo é dissecada similarmente, e os túneis são conectados entre as ramificações, de forma que a substância da glândula superficial é elevada e liberada dos nervos abaixo.

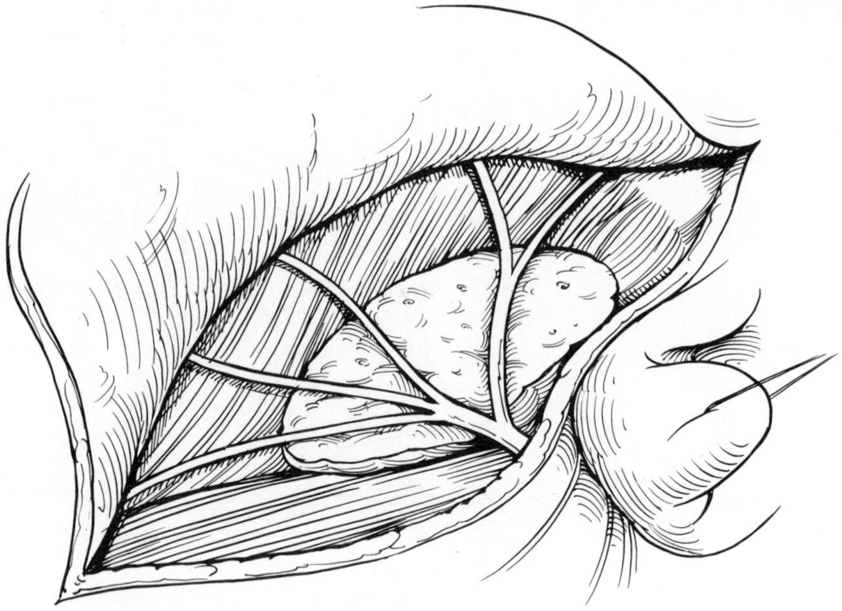

Figura 32-6. A glândula parótida superficial é dissecada e liberada e enviada para biópsia por congelação, deixando o nervo facial intacto e abaixo o lóbulo mais profundo visível.

sia meticulosa. Os retalhos anterior e posterior são elevados, com a identificação dos limites da glândula. A dissecção romba é utilizada então para separar a borda posterior da parótida do canal auditivo externo. Nesse ponto, todos os marcos anatômicos descritos anteriormente devem ser utilizados para se identificar o tronco do nervo. Uma vez identificado, o nervo deve ser dissecado da mesma forma descrita no método retrógrado, com conseqüente remoção do lobo superficial. Os cuidados pós-operatórios são semelhantes aos do método retrógrado.

Parotidectomia Total

A remoção de toda a glândula parótida está indicada nos casos de invasão macroscópica do lobo profundo ou nos casos de tumores malignos de alto grau de malignidade. Inicialmente uma parotidectomia superficial é realizada como descrito anteriormente. O nervo facial sobrejacente é então separado do lobo profundo. O uso de lentes para ampliar a dissecção romba são as técnicas utilizadas. Todas as ramificações do nervo devem ser revestidas com pedaços de dreno de látex que, ao serem tracionados, permitem a retirada do resto da glândula, sem a lesão dos mesmos. Todo o parênquima profundo é dissecado de suas conexões fibrosas da mandíbula, membrana estilomandibular e espaço parafaríngeo. A artéria carótida externa penetra na substância profunda da glândula antes da sua bifurcação em artéria maxilar interna e artéria temporal superficial. Tais vasos e suas veias correspondentes podem ser ligados nos casos em que há suspeita de comprometimento tumoral. Com o lobo profundo totalmente livre, ele é ressecado cuidadosamente, sempre tendo em vista o nervo sobrejacente.

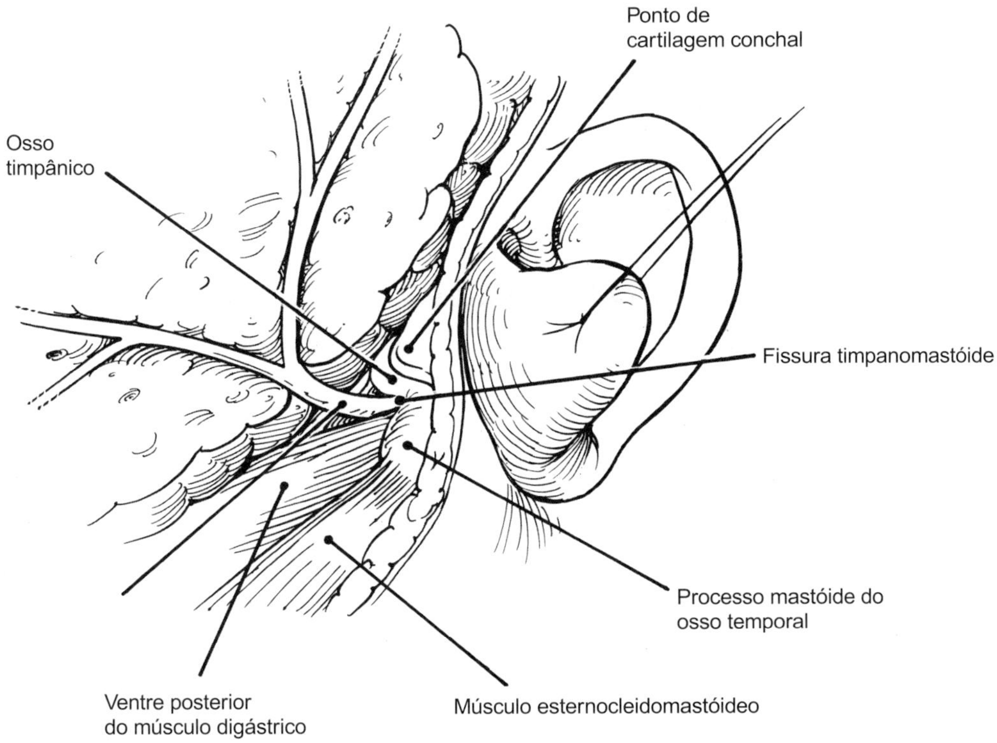

Figura 32-7. O tronco do nervo facial pode ser localizado por diversas marcações anatômicas: o ponto da cartilagem da orelha externa é aproximadamente 1,5 cm acima do nervo; a fissura timpanomastóide é seguida para o ponto paralelo, localizada 6 a 8 mm do nervo; o ventre posterior do músculo digástrico se liga medialmente ao osso mastóide e termina no forâmen estilóide, em estreita proximidade do nervo.

CURATIVOS E CUIDADO PÓS-OPERATÓRIO

A ferida operatória é inspecionada cuidadosamente para se verificar a hemostasia. Um dreno de sucção contínua e de pequeno calibre é instalado sob o retalho, com exteriorização atrás da orelha. Uma sutura com fio absorvível aproxima o subcutâneo, alinhando a incisão. A pele é fechada com qualquer método que aproxime adequadamente as bordas da incisão. Pomada com antibiótico é aplicada sobre a incisão e o paciente é acordado da anestesia. A função do nervo facial é observada durante a extubação do paciente e precocemente no período pós-operatório. A ferida é inspecionada para detectar hematomas precocemente e quando ocorrerem, devem ser drenados rapidamente para que não haja perda de retalhos. O paciente é mantido internado por uma noite e recebe alta hospitalar no dia seguinte, geralmente após a retirada do dreno. Os pontos são retirados em até 7 dias, e o acompanhamento ambulatorial é ditado pelo diagnóstico histológico e protocolos de tratamento.

PRECAUÇÕES

A chave para uma parotidectomia de sucesso é a identificação do nervo facial. Quanto melhor a exposição, melhor e inócua será a dissecção do mesmo. A incisão completa com a elevação de todos os retalhos deve ser realizada com hemostasia cuidadosa para se manter um campo cirúrgico amplo e ótimo para a visualização. A dissecção romba deve ser utilizada para dissecar a borda posterior da glândula. A parotidectomia continua sendo padrão para o diagnóstico e tratamento dos tumores de parótida. Os pacientes devem estar preparados previamente para uma cirurgia radical se o resultado anatomopatológico assim o indicar.

Leituras Selecionadas

Granick MS, Hanna DC III. *Management of Salivary Gland Lesions*. Baltimore: Williams & Wilkins, 1992.

Granick MS, Solomon MP. Tumors of the salivary glands. In: Cohen M, ed. *Mastery of Plastic and Reconstructive Surgery*. New York: Little, Brown and Co., 1994.

O'Brien JC. *Head and Neck I: Tumors. Sel Read Plast Surg* 1995.

Capítulo

33

Retalho Radial de Antebraço

Gregory R. D. Evans

AVALIAÇÃO DO DEFEITO

O carcinoma de células escamosas freqüentemente eclode na cavidade oral. O contato da mucosa oral com álcool e tabaco é um fator que contribui para o desenvolvimento do câncer da cabeça e pescoço. Os cirurgiões reconstrutivos comumente encontram defeitos da cavidade oral e base da língua, assoalho da boca e trígono retromolar (Figura 33-1). A avaliação é importante para se determinar o retalho apropriado para fechamento de tais defeitos. Em alguns casos, os defeitos são múltiplos e extensos, incluindo a mandíbula, pele da bochecha ou pescoço e mesmo a órbita. Na maioria dos casos, entretanto, os defeitos são confinados às membranas mucosas intra-orais e exigem reparação com quantidade variável de partes moles. Não só o defeito é importante de se avaliar, mas a avaliação de fatores adicionais, tais como cirurgia prévia, radioterapia e quimioterapia, é vital para o planejamento reconstrutivo. O dano com a radiação prévia necessita do uso de tecido bem-vascularizado. Quando o dano com a radiação é combinado com uma cirurgia prévia, a fibrose e a tensão diminuída de oxigênio no tecido geralmente levam a uma cicatrização deficiente da ferida. A transferência de tecido livre com retalho do antebraço pode prevenir essa cicatrização deficiente da ferida e substituir o tecido previamente irradiado com fáscia e pele normais bem-perfundidas.

INDICAÇÕES

Os objetivos da reconstrução intra-oral são (1) assegurar boa fala e deglutição e (2) obter bom resultado estético. A função oral é determinada em última análise pela função da língua. Conseqüentemente, a quantidade de língua remanescente após a ressecção cirúrgica determina a quantidade de função que é obtida pós-operatoriamente. Se metade da língua nativa permanecer após a reconstrução, um retalho fino, flexível para assegurar a mobilidade do segmento remanescente, é vital. Retalho radial do antebraço fornece um tecido fasciocutâneo fino flexível para os defeitos intra-orais de partes moles. Esse retalho não só apresenta as características ótimas para assegurar a mobilidade da língua, mas também é altamente confiável por causa dos grandes diâmetros de suas veias receptoras. Um paciente com um câncer de assoalho de boca que necessite de uma mandibulectomia marginal e cobertura com partes moles seria um exemplo típico de uma pessoa com um defeito mais bem indicado para retalho radial de antebraço (Figura 33-2).

CONTRA-INDICAÇÕES

Para os defeitos totais ou subtotais da língua, o retalho de antebraço não proporciona o volume necessário para a reconstrução. A atrofia ocorrerá durante o período pós-operatório, e a porção remanescente do retalho pode ser muito pequena para permitir fala ou deglutição funcional.

Uma resposta pobre do teste de Allen necessita de uma avaliação posterior da vascularização do membro superior. Se há suspeita de que a artéria radial é o suprimento vascular dominante para a mão ou se o arco palmar não estiver presente, um retalho alternativo deve ser considerado.

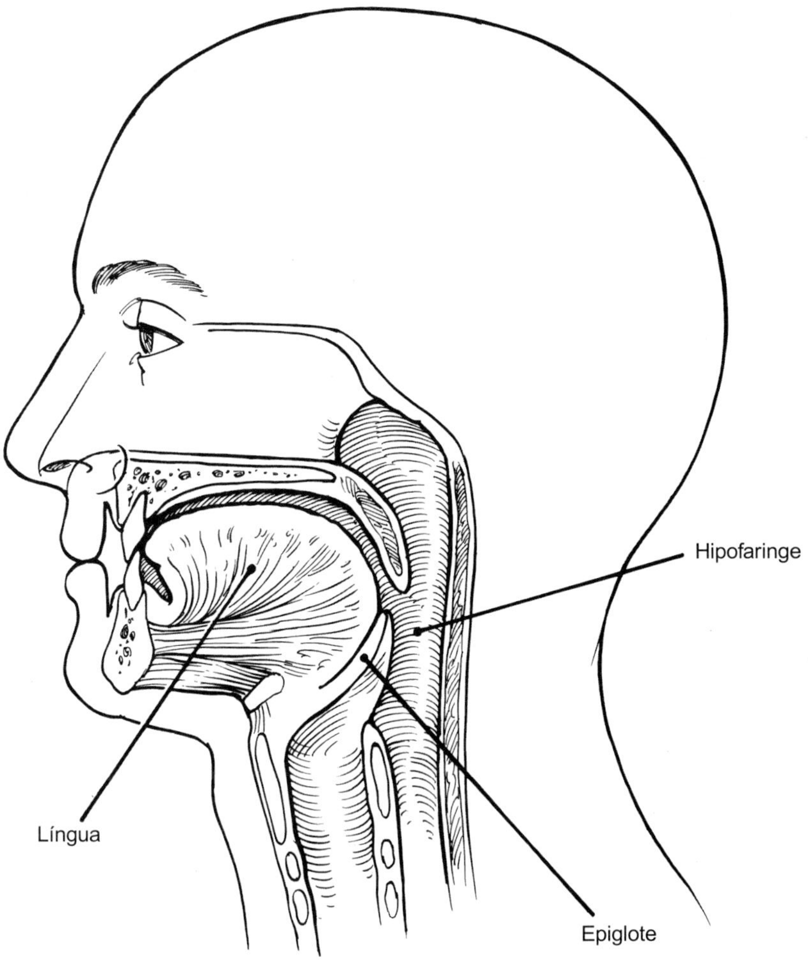

Figura 33-1. Anatomia da área da cabeça e pescoço.

MARCAÇÕES NO PACIENTE E PREPARAÇÃO DA SALA

A operação é iniciada com o paciente na posição supina na mesa de operação. Devido ao fato de o acesso a ambos os lados do pescoço ser geralmente desejado pelos cirurgiões ablativos, a mesa é posicionada reta. A mão não-dominante é escolhida, a menos que haja uma contra-indicação para seu uso. Algumas dessas contra-indicações incluiriam uma cirurgia prévia, a ocupação do paciente ou a falta de um arco palmar permeável. Alternativamente, a mesa pode ser virada para permitir facilidade de acesso ao lado operado. Entretanto, durante a anastomose microvascular, o cirurgião e o assistente devem ter acesso ao microscópio operatório ficando em ambos os lados da mesa. A região a ser retirada é marcada na cabeça e pescoço. A veia cefálica e a artéria radial são marcadas no antebraço não-dominante. A equipe de anestesia e flebotomia deve saber qual braço será utilizado durante a cirurgia para evitar o acesso intravenoso e a flebotomia nesse braço (Figura 33-3). Variações na anatomia podem ocorrer na divisão da distribuição vascular do lado ulnar e radial da mão. Pré-operatoriamente, os cirurgiões devem realizar um teste de Allen. É essencial que qualquer obstrução dentro das artérias radial, ulnar ou digitais seja conhecida antes de o retalho ser elevado, porque uma ausência da circulação colateral contra-indica o uso desse retalho ou, pelo menos, exige uma reconstrução vascular. Um torniquete é posicionado na parte superior do braço e enrolado em campos esterilizados. O braço é posicionado em uma ou duas braçadeiras e, juntamente com a área da cabeça e pescoço, é preparado dentro do campo. A retirada simultânea com a extirpação do tumor pode ser realizada, especialmente se o tumor é contralateral ao retalho. Entretanto, isso é geralmente difícil, e freqüentemente a retirada do retalho deve aguardar a finalização da extirpação.

TÉCNICA OPERATÓRIA

Anatomia

A base anatômica do retalho de antebraço é a vascularização suprida pela artéria radial. Essa artéria corre longitudinalmente pelo aspecto volar do antebraço e dá origem às ramificações perfurantes para pele, tecido subcutâneo, músculo e osso. Os perfurantes septocutâneos do retalho se encon-

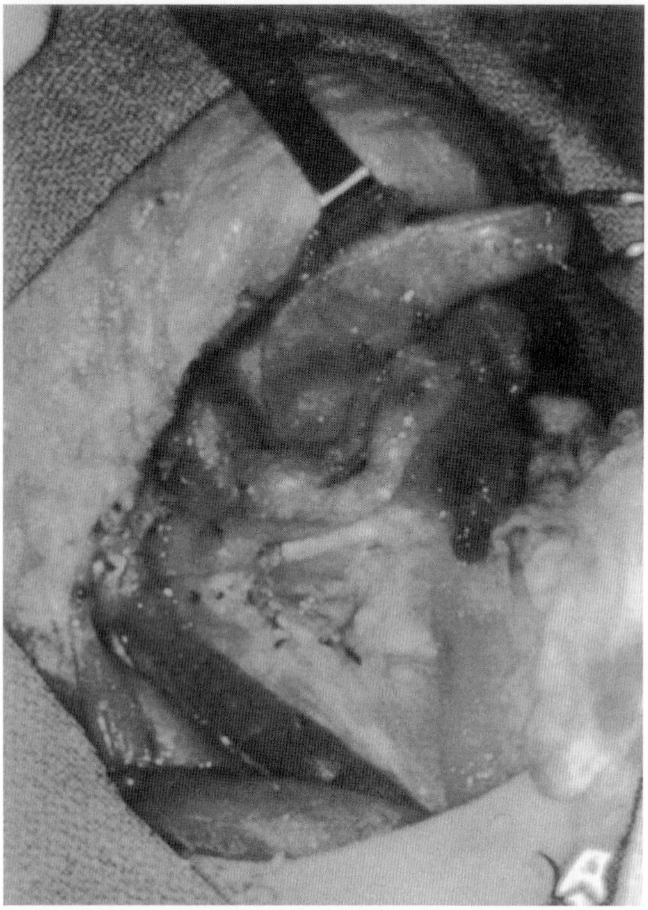

Figura 33-2. Defeito de assoalho de boca.

tram entre o músculo flexor radial do carpo e os músculos braquiorradiais. O retalho inteiro pode ser elevado no seu compartimento septal, com manutenção da vascularização. A reconstrução da artéria radial com enxertos de veia não é geralmente necessária. Entretanto, se necessário, devido ao fluxo insuficiente do lado radial da mão através do arco palmar, a substituição da artéria radial pode ser obtida utilizanho-se uma das muitas veias do antebraço (Figura 33-3).

Três sistemas venosos separados fornecem drenagem para o retalho. Esses sistemas são a veia cefálica, a veia basílica e as veias comitantes venosas que correm adjacentes à artéria. As veias comitantes venosas são as mais freqüentemente utilizadas para a transferência do retalho, mas são por vezes muito pequenas. Conseqüentemente, é aconselhável elevar uma veia cefálica ou basílica com o retalho em caso de uma drenagem venosa alternativa ser necessária (Figura 33-3).

A inervação sensorial do retalho é proporcionada pelos nervos cutâneos antebraquiais médios e laterais e ramificações sensoriais do nervo radial. Se um retalho sensitivo é desejado, uma dessas ramificações pode ser levada com o retalho e suturada no nervo lingual ou em outro nervo cutâneo no pescoço (Figura 33-3).

Técnica

O tipo de defeito e as exigências de tecido ditam o desenho do retalho. A extensão do retalho pode ser do terço inferior anterior do braço proximalmente até o dobra da flexão do punho distalmente (Figura 33-4). A largura distal é do músculo extensor radial longo do carpo para o músculo extensor ulnar do carpo. A espessura proximal pode variar do epicôndilo umeral medial ao lateral. Se um maior comprimento de pedículo for desejado, o desenho do retalho é posicionado distalmente na extremidade. Se o maior comprimento do pedículo não for necessário, a dissecção posiciona a extremidade distal do retalho 2 a 5 cm proximal à dobra do punho. Isso oferece uma pele mais espessa para reconstrução e menor exposição dos tendões flexores após a elevação do retalho. Um torniquete é posicionado na parte superior do braço, e, uma vez que o membro for exsanguinado com uma faixa de Esmarch, a pressão do torniquete é mantida a 250 mmHg (o tempo do torniquete deve ser de aproximadamente 1 hora ou menos). Diversas técnicas têm sido relatadas para a elevação do retalho. Eu prefiro primeiramente identificar estruturas na margem distal. Os tendões flexores, a artéria radial e a veia comitante, a veia cefálica, os nervos braquiorradial e mediano são todos identificados. A elevação pode se iniciar no lado radial ou ulnar do antebraço (Figura 33-5). Eu prefiro iniciar pela margem ulnar. A fáscia antebraquial é incisada, e a dissecção prossegue logo abaixo dessa fáscia, juntamente com os tendões flexores. Deve-se tomar cuidado para se preservar o peritendão para uma "integração" adequada de enxerto de pele. Suturar a fáscia antebraquial na pele pode prevenir o deslocamento; entretanto, não tive essa dificuldade. A dissecção é continuada radialmente sob a fáscia antebraquial até que as veias radiais sejam identificadas. Deve-se dar atenção especial para evitar dano às ramificações fasciocutâneas à medida que elas emergem do septo intermuscular (Figura 33-5). As veias radiais são seccionadas distalmente e a dissecção continua em direção do músculo extensor longo radial do carpo. A fáscia antebraquial é incisada sobre o músculo braquiorradial, se o desenho do retalho se estender até aí. Deve-se tomar cuidado para se preservar a ramificação superficial sensitiva do nervo radial. Esse nervo transita de debaixo da fáscia ao plano subcutâneo, emergindo entre os tendões do extensor radial longo do carpo e do tendão braquiorradial na junção dos terços distal e médio do antebraço. O nervo pode sair em qualquer lugar desde alguns poucos centímetros proximais ao estilóide radial até a porção média do antebraço. O nervo radial sensitivo se encontra superficial à artéria radial e se arboriza após alcançar a sua localização superficial. Se utilizadas, as veias superficiais (cefálica ou basílica) também são seccionadas distalmente (Figura 33-5). O retalho é então elevado de uma direção distal a proximal com pedículo da sua artéria radial, veias comitantes e veia superficial intacta. Uma incisão pode ser estendida do antebraço até a bifurcação da artéria ulnar, se for necessário um pedículo vascular longo. O diâmetro aumentado da veia (de 2 a 4 mm) ao redor

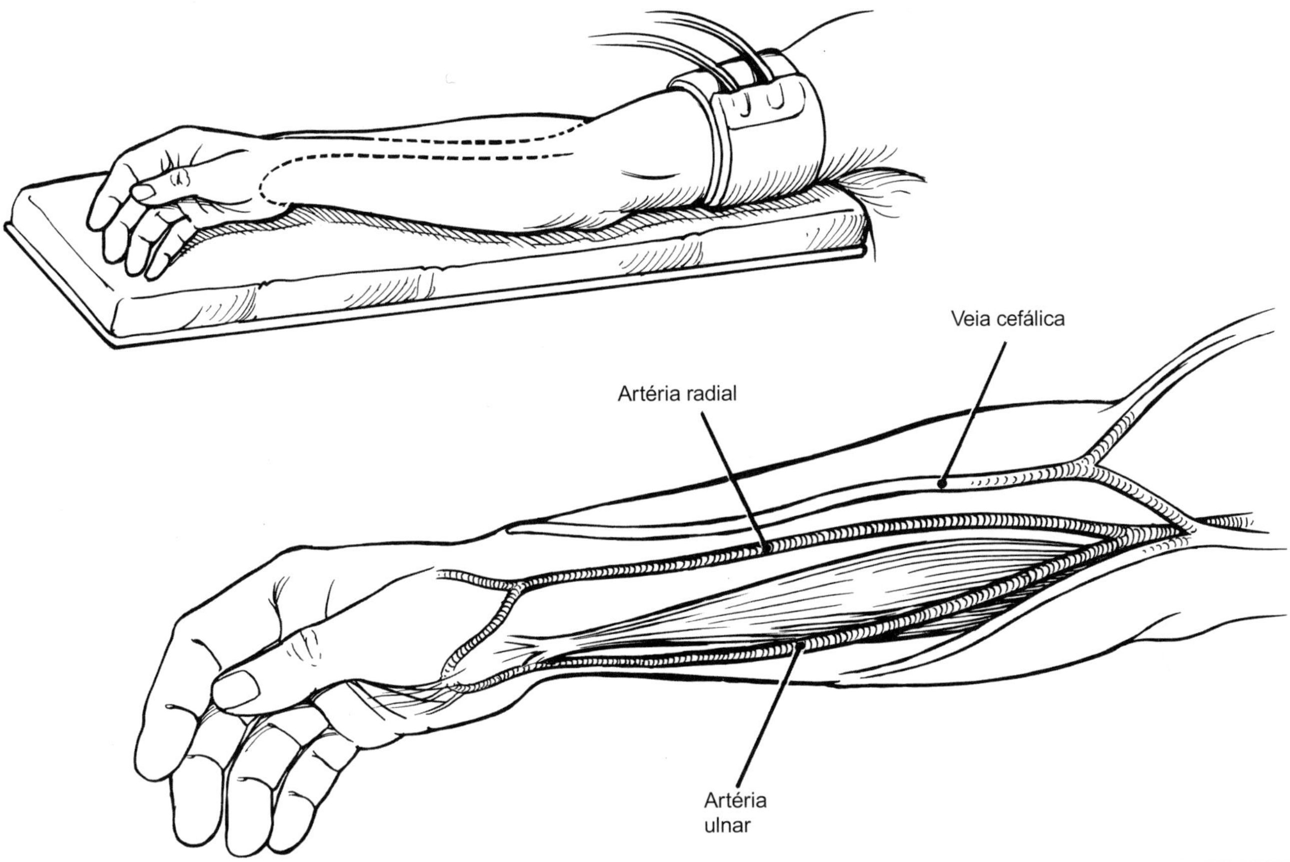

Figura 33-3. Paciente posicionado na mesa com torniquete no local e na braçadeira. Note as marcações da veia.

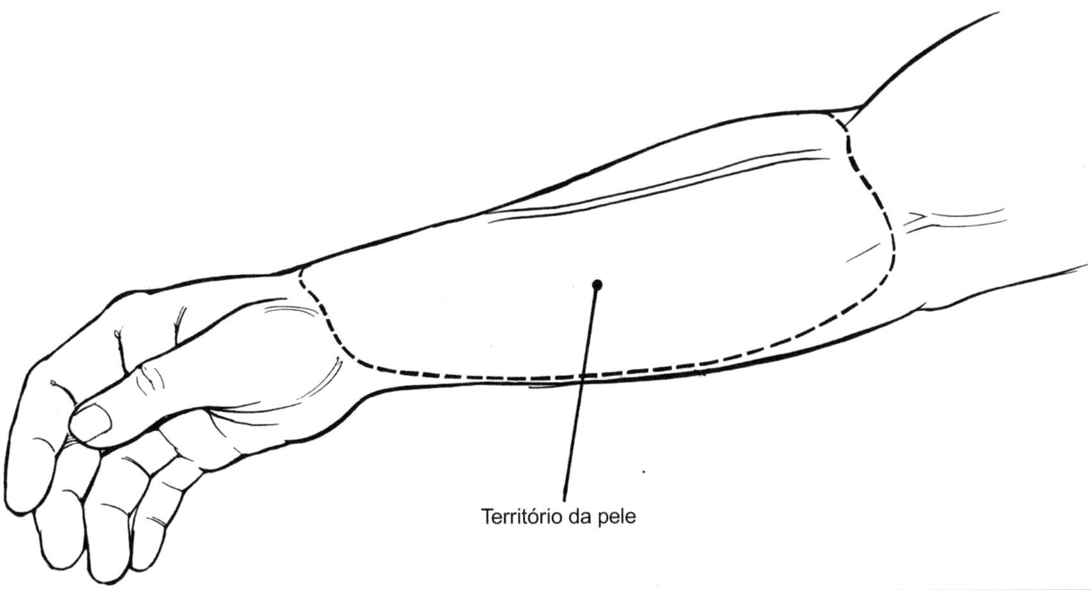

Figura 33-4. Território da pele que pode ser coletado com o retalho radial de antebraço.

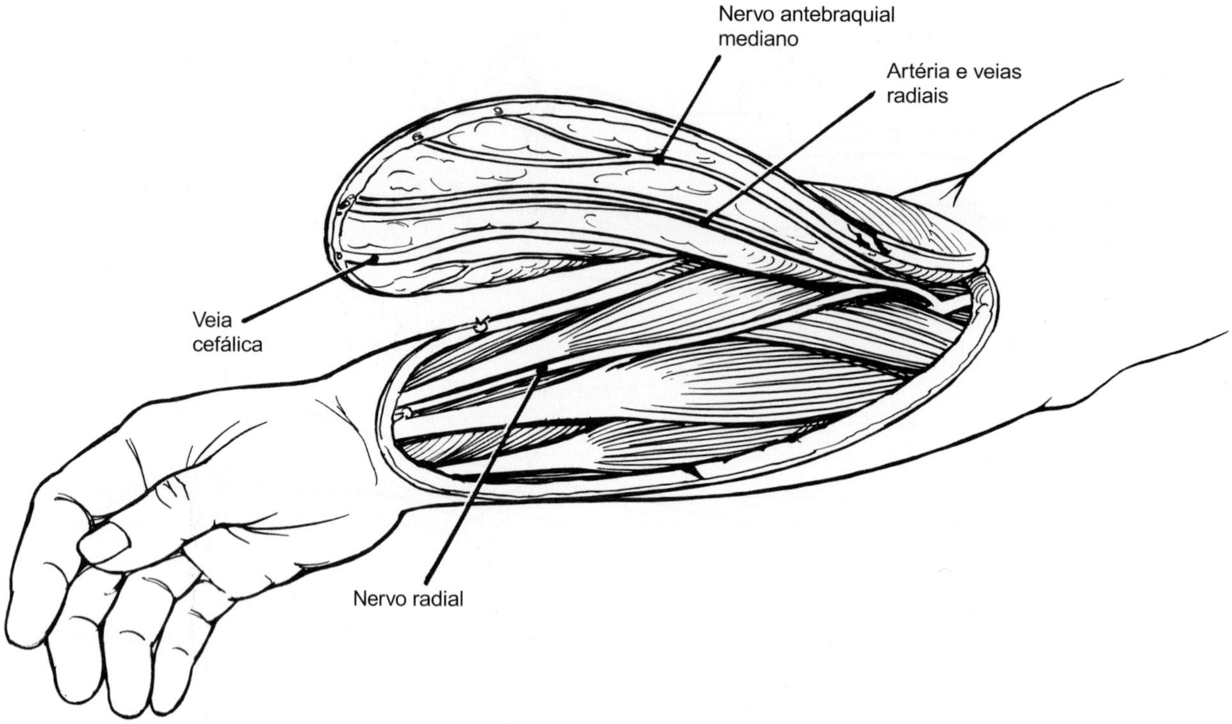

Figura 33-5. Elevação do retalho com veias superficiais e nervos cutâneos. Os vasos são ligados próximo à fossa antecubital para se obter comprimento do pedículo e vasos de maior diâmetro.

da fossa antecubital facilita as anastomoses microvasculares (Figura 33-5). Após a dissecção, o torniquete de compressão é liberado e a vascularização da mão é novamente avaliada. Se a reconstrução arterial for necessária, numerosas veias superficiais da extremidade superior podem ser utilizadas.

Alternativamente, o retalho pode ser elevado ulnarmente e radialmente para o septo fascial sobre a artéria radial, permitindo um fluxo sangüíneo contínuo através da artéria até que o defeito seja preparado para a transferência do retalho. A artéria radial é então seccionada distalmente, o retalho é elevado com o pedículo radial e a artéria radial é reconstruída apropriadamente. O fechamento do antebraço prossegue simultaneamente com a colocação do retalho. Uma hemostasia adequada é essencial para o sucesso do enxerto de pele. A hiperemia reacional exige de 5 a 10 minutos de pressão no antebraço para compensar essa reação. São utilizadas suturas absorvíveis dérmicas para fechar a maior extensão possível da ferida. Suturas de pele ou grampos também podem ser utilizados. Os enxertos de pele em lâmina de espessura parcial ou total são posicionados na ferida aberta remanescente (Figura 33-6). O peritendão deve estar intacto, e todo esforço para avançar o músculo sobre os tendões deve ser feito antes da aplicação do enxerto de pele. Os curativos e um suporte volar são aplicados com a mão na posição neutra ou na posição de função. Isso proporciona uma estabilização para prevenir contra cisalhamento até que a neovascularização do enxerto de pele possa ocorrer (Figura 33-7). Os curativos são geralmente mantidos por 5 dias. Movimentos ativos e passivos são iniciados depois desses 5 dias se o enxerto parece ser viável. Os enxertos de pele são mantidos úmidos com creme ou pomada de bacitracina.

Os defeitos tridimensionais são facilmente preenchidos, e o retalho pode ser rodado por sobre ele mesmo para o posicionamento. O posicionamento exige uma exposição adequada, freqüentemente necessitando de incisões translabiais juntamente com mandibulotomias. Uma sutura contínua ou proximamente posicionadas (Vicryl) são necessárias para assegurar um fechamento impermeável (Figura 33-8). A inserção é geralmente completada antes de se realizar a anastomose para permitir um posicionamento preciso de suturas sem sangramento ou edema do retalho. As anastomoses microvasculares são realizadas para as veias grandes de alto fluxo. A artéria carótida externa e a veia jugular interna, com anastomoses término-laterais, são minhas veias de escolha. Num tecido irradiado, o fluxo sangüíneo deve ser avaliado antes da anastomose. A dissecção arterial e venosa deve prosseguir com cuidado, e a manipulação deve ser limitada.

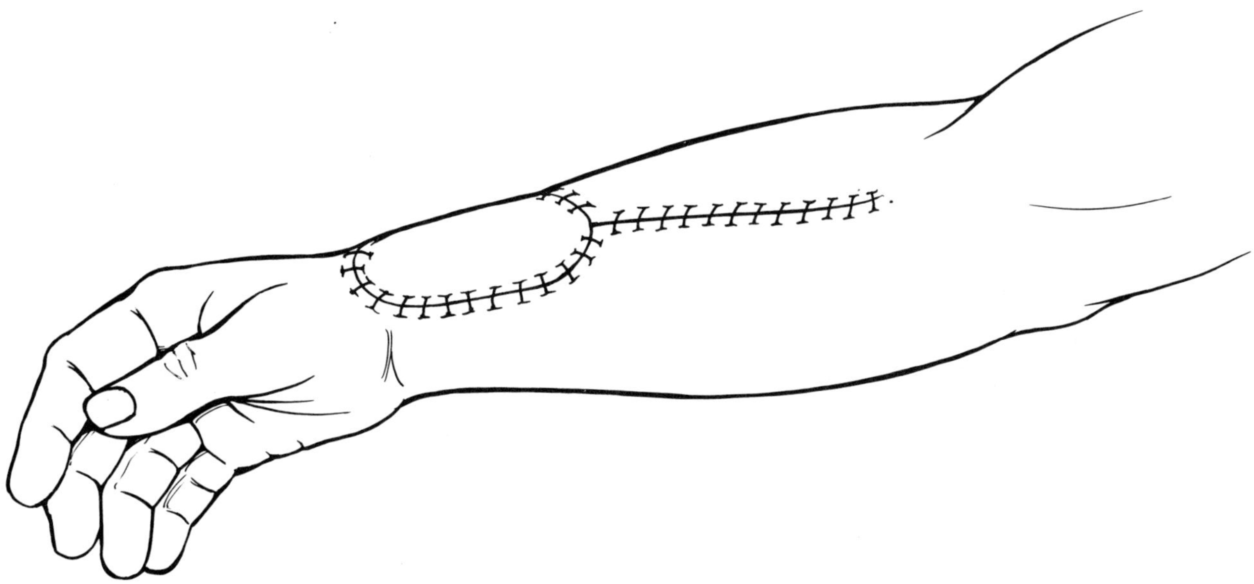

Figura 33-6. Fechamento do antebraço com enxerto de pele distal e fechamento primário proximal.

Componente Ósseo

Um segmento ântero-lateral do osso radial (até 10 cm) que se encontra entre as inserções do pronador redondo e o músculo braquiorradial pode ser incluído no retalho radial do antebraço. Esse retalho permite o suprimento do rádio por duas ramificações fascioperiosteais através do septo intermuscular e ramificações musculoperiosteais através do flexor longo do polegar e pronador quadrado proveniente da artéria radial. O retalho é elevado numa maneira similar, enquanto deixa o septo intermuscular intacto. Medialmente as inserções do músculo do flexor longo do polegar e pronador quadrado são seccionadas e elevadas para atingir o periósteo. O periósteo é incisado longitudinalmente além da ligação do septo no rádio. Os cortes ósseos são realizados numa maneira biselada e a excisão óssea não deve exceder um terço do diâmetro do rádio para preservar a estabilidade do mesmo. O retalho osteocutâneo é elevado, com atenção à preservação do septo intermuscular com o retalho e o rádio intacto. Descobri que esse osso era fino e pobre para a reconstrução mandibular. O posicionamento bem-sucedida de implantes dentários nesse osso não é confiável, e eu recomendo outras opções se for necessária uma grande reconstrução óssea mandibular. Descobri, entretanto, que o rádio é excelente para a reconstrução da face média, palato e nariz.

Inervação Sensorial

Os nervos cutâneos antebraquiais lateral e medial fornecem uma sensibilidade ao antebraço e o potencial para um reta-

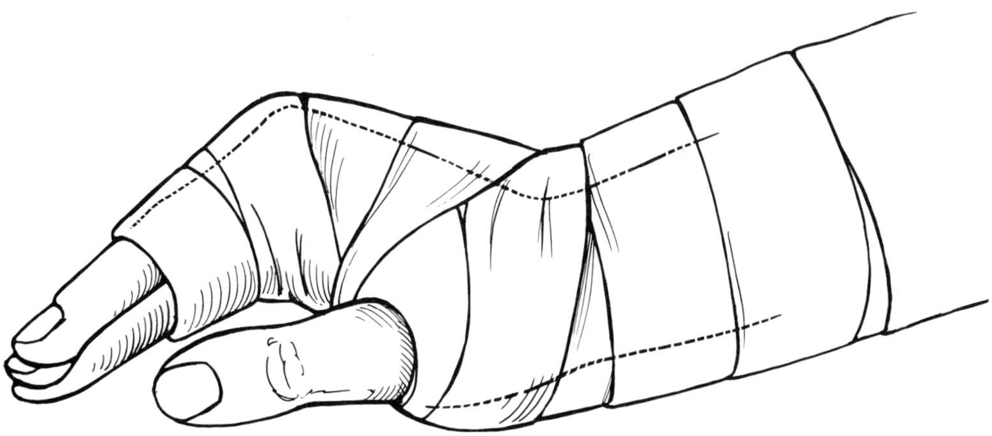

Figura 33-7. Curativo e tala aplicados no antebraço com a mão em posição de função. Note que a tala inclui a imobilização da articulação interfalangiana distal (DIP) para prevenir o movimento do tendão e aumentar a aderência do enxerto de pele.

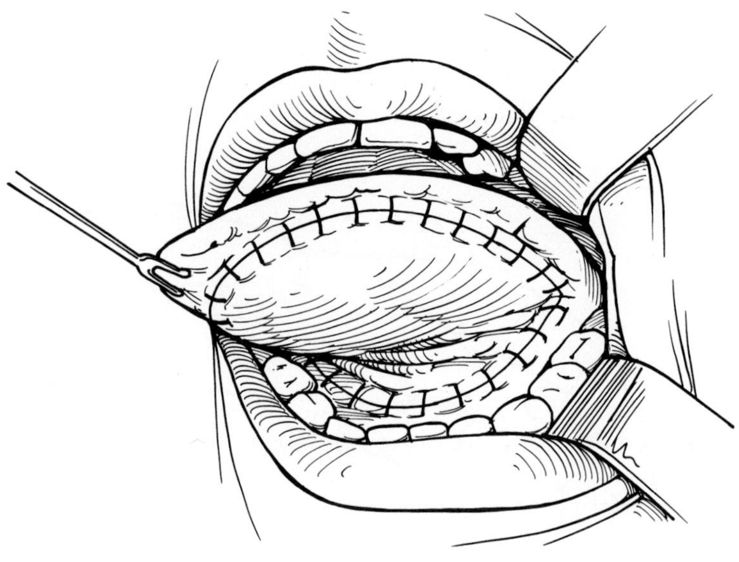

Figura 33-8. Inserção do retalho no defeito do assoalho da boca. A anastomose microvascular na artéria carótida externa e veia jugular interna é realizada após a inserção do retalho.

lho sensitivo. O nervo cutâneo antebraquial lateral é uma continuação do nervo musculocutâneo. Ele passa profundo à veia cefálica no cotovelo e então desce na margem radial do antebraço para o pulso. Sua inervação é para a pele na metade lateral da superfície anterior do antebraço.

O nervo cutâneo antebraquial medial perfura a fáscia profunda com a veia basílica a cerca de metade do antebraço e divide-se em ramificações anterior e posterior. A ramificação anterior supre a pele na metade medial da superfície anterior do braço. A ramificação posterior se encontra anterior ao epicôndilo medial do úmero e supre a pele no terço medial da superfície posterior do antebraço. Ao dissecar o retalho do antebraço, a secção freqüente das ramificações cutâneas antebraquiais lateral ou medial é necessária. Os pacientes devem entender o potencial para a perda de sensibilidade quando esse retalho é utilizado. As terminações do nervo devem ser sepultadas no músculo para evitar o potencial de neuromas dolorosos.

CUIDADO PÓS-OPERATÓRIO

Após a cirurgia, os pacientes são observados de perto na unidade de cuidados intensivos cirúrgicos. Freqüentemente, os pacientes se submeteram a uma traqueostomia, tornando a observação e a monitorização do retalho mais fá ceis. O retalho é monitorado com um aparelho de Doppler portátil. Um local na pele deve ser encontrado para se medir o sinal de Doppler. A artéria e veia radiais são bem grandes, e ambos os sinais devem ser audíveis. O sinal é marcado por um ponto de Prolene, permitindo facilidade e consistência de se obter o sinal de Doppler. A ausência do sinal arterial ou venoso ou a aparência equimótica exigem uma re exploração. Se o retalho é "sepultado" sem nenhuma área de pele observável, um dispositivo de Doppler implantável (20 MHz) é posicionado ao redor da veia. Os fios são trazidos através da incisão no pescoço ou através de uma incisão separada. Os fios são mantidos durante 3 semanas após a cirurgia, quando então são removidos.

A alimentação é iniciada através de uma sonda de alimentação posicionada no momento da cirurgia. As alimentações orais são geralmente indicadas por 7 a 10 dias, dependendo da localização e do histórico de terapia adjuvante e cirúrgica do paciente. Um exame contrastado modificado com bário é realizado antes do início da alimentação.

A extremidade superior é mantida num suporte por 5 dias (Figura 33-7). Isso permite boa fixação do enxerto de pele. Uma vez que o suporte é removido, o cuidado local com o enxerto de pele recomeça, e a amplitude do movimento é aumentada. Se um componente ósseo foi retirado, biselar os locais de osteotomia e o limite da ressecção óssea a um terço do diâmetro do rádio reduz o risco de fratura. Imobilização de 6 a 8 semanas tem sido rotina. Se a reconstrução da artéria radial é necessária ou se o nervo sensitivo radial estiver exposto, os retalhos de rotação podem ser necessários para cobrir essas estruturas expostas. Tenho evitado enxertos de pele em malha de espessura parcial utilizados para a cobertura. Recentemente, tenho obtido êxito com os enxertos de pele de espessura total, que talvez ofereçam uma forma mais durável de cobertura do antebraço.

PRECAUÇÕES E COMENTÁRIOS

Lembre-se durante a dissecção de que o nervo sensitivo radial é bem superficial. É obrigatório tomar cuidado na elevação do retalho. Se o nervo for danificado, deve-se prosseguir com o reparo microvascular.

Devido ao fato de ser minha escolha utilizar o sistema venoso superficial, a dissecção do retalho é mais dorsal do que o previsto. As veias superficiais são bem consistentes e proporcionam calibres maiores, com comprimento suficiente para a anastomose.

O peritendão deve estar intacto para permitir um leito adequado para a aderência do enxerto de pele. A hemostasia deve ser meticulosa para prevenir o destacamento do enxerto. Freqüentemente, essa porção da operação é relegada a cirurgiões menos experientes na equipe de operação, quando, de fato, o fechamento cuidadoso do defeito doador pode prevenir a exposição pós-operatória do tendão e complicações.

Freqüentemente, os pacientes experimentam parestesias ou anestesias no dorso radial da mão. Isso é mais provável de acontecer secundariamente à dissecção do nervo sensitivo radial ou do nervo cutâneo antebraquial lateral. A sensibilidade freqüentemente volta com o tempo; entretanto, alguns pacientes podem experimentar perda permanente.

O retalho livre do antebraço radial oferece, em minha opinião, a melhor forma isolada de substituição de contorno oral, com a condição de que não seja necessário grande volume ou osso. Com a versatilidade do retalho e a facilidade de execução, tornou-se uma ferramenta para a reconstrução intra-oral de defeitos relacionados ao câncer.

Leituras Selecionadas

Anthony JP, Singer MI, Mathes SJ. Pharyngoesophageal reconstruction using the tubed free radial forearm flap. *Clin Plast Surg* 1994;21:137-147.

Buncke HJ. *Microsurgery. Transplantation-Replantation. An Atlas Text.* Philadelphia: Lea & Febiger, 1991.

Cormack GC, Lamberty BGH. A classification of fasciocutaneous flaps according to their patterns of vascularization. *Br J Plast Surg* 1984;37:80-87.

Evans GRD, Schusterman MA, Kroll SS, et al. The radial forearm free flap for head and neck reconstruction: a review. *Am J Surg* 1994;168:446-450.

Hentz VR, Pearl RM, Grossman JAI, et al. The radial forearm flap: a versatile source of composite tissue. *Ann Plast Surg* 1987;19:485-498.

Juretic M, Car M, Zambelli M. The radial forearm free flap: our experience in solving donor site problems. *J Craniomaxillofac Surg* 1992;20:184-186.

Lind MG, Amander C, Gylbert L, et al. Reconstruction in the head and neck regions with free radial forearm flaps and split-rib bone grafts. *Am J Surg* 1987;154:459-462.

Mackinnon SE, Dellon AL. *Surgery of the peripheral nerve.* New York: Thieme, 1988.

Schusterman MA, Kroll SS, Weber RS, et al. Intraoral soft tissue reconstruction after cancer ablation: a comparison of the pectoralis major flap and the free radial forearm flap. *Am J Surg* 1991;162:397-399.

Song R, Gao T, Song Y, et al. The radial forearm flap. *Clin Plast Surg* 1982;9:21.

Strauch B, Yu HL. *Atlas of Microvascular Surgery. Anatomy and Operative Approaches.* New York: Thieme, 1993.

Swanson E, Boyd JB, Mulholland RS. The radial forearm flap: a biomechanical study of the osteotomized radius. *Plast Reconstr Surg* 1990;85:267-272.

Swartz WM, Banis JC. *Head and Neck Microsurgery.* Baltimore: Williams & Wilkins, 1992.

Yang G, Chen B, Gad Y. Forearm free skin flap transplantation. *Chung Hua I Hsueh Tsa Chih (Chinese Medical Journal)* 1981;61:139.

Capítulo 34

Retalho do Músculo Reto do Abdômen

Gregory R. D. Evans

AVALIAÇÃO DO DEFEITO

O tabaco, o álcool e outras substâncias contribuintes não identificadas fazendo o carcinoma de células escamosas o mais comum na cavidade oral. O primeiro passo na construção de defeitos dentro da cavidade oral é entender a natureza do câncer e subseqüentemente as margens para ressecção. O carcinoma de células escamosas pode envolver a base da língua, o assoalho da boca e o trígono retromolar (Figura 34-1). À medida que cresce, o tumor pode invadir a mandíbula, bochecha ou pescoço, resultando na necessidade não só da pele mas também de outros tecidos compostos para sua reparação. Quando da determinação da natureza do defeito, devem-se considerar as exigências da mucosa e de pele. A mucosa é o único alinhamento a ser substituído? Nesse respeito, a porção de pele do retalho do reto pode ser localizada intra-oralmente. Se a pele externa for necessária, as opções incluem posicionar a porção de pele externamente e o enxerto de pele no componente interno ou, alternativamente, permitindo que o músculo interno se cubra novamente com mucosa. Se o retalho do reto for muito volumoso, a pele e o tecido subcutâneo podem ser removidos, e o músculo reto, juntamente com sua fáscia, pode ser posicionado intra-oralmente.

O retalho do reto abdominal também pode ser utilizado para os defeitos ósseos laterais da mandíbula nos pacientes que não são candidatos à substituição óssea. O músculo e a pele podem ser contornados para permitir um ângulo mandibular mais estético.

Uma terapia adjuvante pode exigir um planejamento alternativo para o retalho do reto abdominal. A radioterapia exige uma observação cuidadosa no que concerne à permeabilidade das veias receptoras. O dano por radiação prévia necessita do uso de tecido bem vascularizado. A transferência de tecido através de um transplante microcirúrgico do reto ao abdômen pode evitar uma má cicatrização da ferida e substituir um tecido previamente irradiado com uma fáscia e pele com boa perfusão. A cirurgia prévia e radioterapia podem dificultar o fechamento primário do pescoço por causa da perda potencial de pele após a elevação cirúrgica. Uma porção maior de pele proveniente do retalho do reto do abdômen pode ser necessária para substituir a pele do pescoço. Alternativamente, o retalho pode ser transferido sem a porção de pele e enxertado imediatamente, pois o músculo propicia um bom leito para a integração desse enxerto. Esse defeito pode ser enxertado com pele porque o músculo reto propicia um leito bem vascularizado para aderência.

INDICAÇÕES

O retalho cirúrgico do reto do abdômen é provavelmente o retalho livre mais versátil e útil de toda a cirurgia plástica. Ele possui um longo pedículo com veias de grande calibre, e a área doadora é facilmente camuflada pela vestimenta (Figura 34-2). O retalho é ideal para substituição de grande quantidade de tecido e é correntemente o retalho de escolha na nossa instituição para a substituição total de glossectomia. O retalho pode ser dobrado sobre ele mesmo, proporcionando o fechamento contínuo da faringe anterior, juntamente com o reparo de um defeito intra-oral ou a formação de uma nova língua (Figura 34-3). Devido ao seu grande volume, é um retalho ideal para o preenchimento de espaços vazios. Além disso, o músculo bem vascularizado fornece tecido vitalizado para áreas que freqüentemente apresentam cicatrização deficiente.

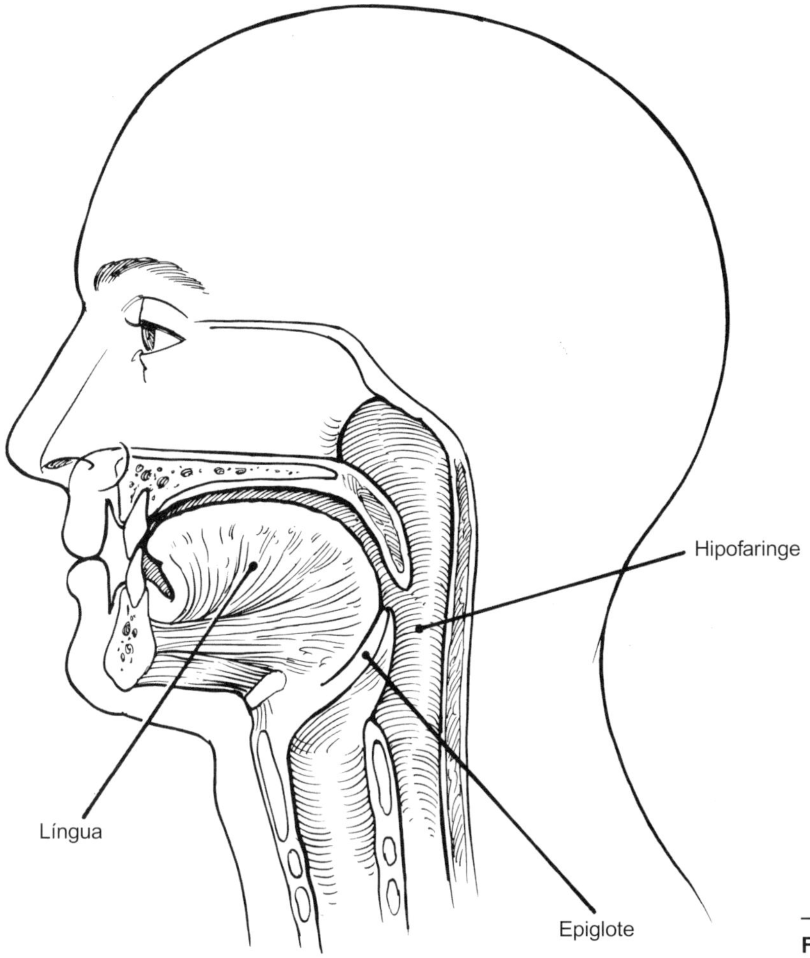

Figura 34-1. Anatomia da cavidade oral, língua e faringe.

Como o sistema arterial do músculo do abdômen reto possui uma circulação extensa, o músculo está disponível para cobertura de estruturas expostas. O retalho proporciona um bom volume, diminui o espaço morto e pode se conformar ao redor de estruturas e recursos protéticos, o que facilita o fornecimento de agentes quimioterápicos e antibióticos dentro do campo do tumor. O músculo tolera bem a irradiação e aumenta a cura da ferida em áreas pré-operatoriamente tratadas com terapia adjuvante. O músculo reto do abdômen é um dos principais retalhos para a reconstrução. Sua versatilidade, facilidade de dissecção, tolerância e fibras bem-vascularizadas são atraentes e consistentes para o microcirurgião reconstrutor.

CONTRA-INDICAÇÕES

Ocasionalmente, o retalho proporciona muita quantidade de tecido extra. Nesse caso, a porção de pele pode ser removida e o músculo e a fáscia são utilizados no fechamento do defeito. O músculo intra-oral ou a fáscia podem ser enxertados com pele ou deixados para cicatrizar de segunda intenção. O retalho do reto do abdômen, entretanto, não é apropriado para pequenos defeitos ou defeitos prévios com perda óssea.

A cirurgia abdominal prévia pode prejudicar o uso do retalho. Se a houver sido realizada uma na região superior do abdômen, o pedículo da artéria epigástrica inferior pode ser viável e a transferência do retalho pode prosseguir. Se a cirurgia for no abdômen inferior, o sistema vascular epigástrico inferior pode ser danificado. Em ambos os exemplos, a exploração dos vasos deve prosseguir antes da elevação do retalho para avaliar se a transferência é possível.

MARCAÇÕES NO PACIENTE E PREPARAÇÃO DA SALA

O paciente é posicionado em DDH na mesa de operação. Dependendo da localização da extirpação do tumor, o lado apropriado do músculo reto do abdômen é escolhido, lembrando que o pedículo vascular vem de uma maneira inferior e oblíqua lateral (Figura 34-2). O retalho pode ser elevado numa maneira transversa, vertical ou oblíqua. O retalho é demarcado antes da cirurgia. A equipe ablativa e a equipe reconstrutora podem trabalhar juntas para permitir um uso mais eficiente do tempo operatório. Uma vez que o retalho é elevado, a perfusão através das veias epigástricas inferiores permite um equilíbrio do sistema vascular depois que o sistema vascular superior for ligado.

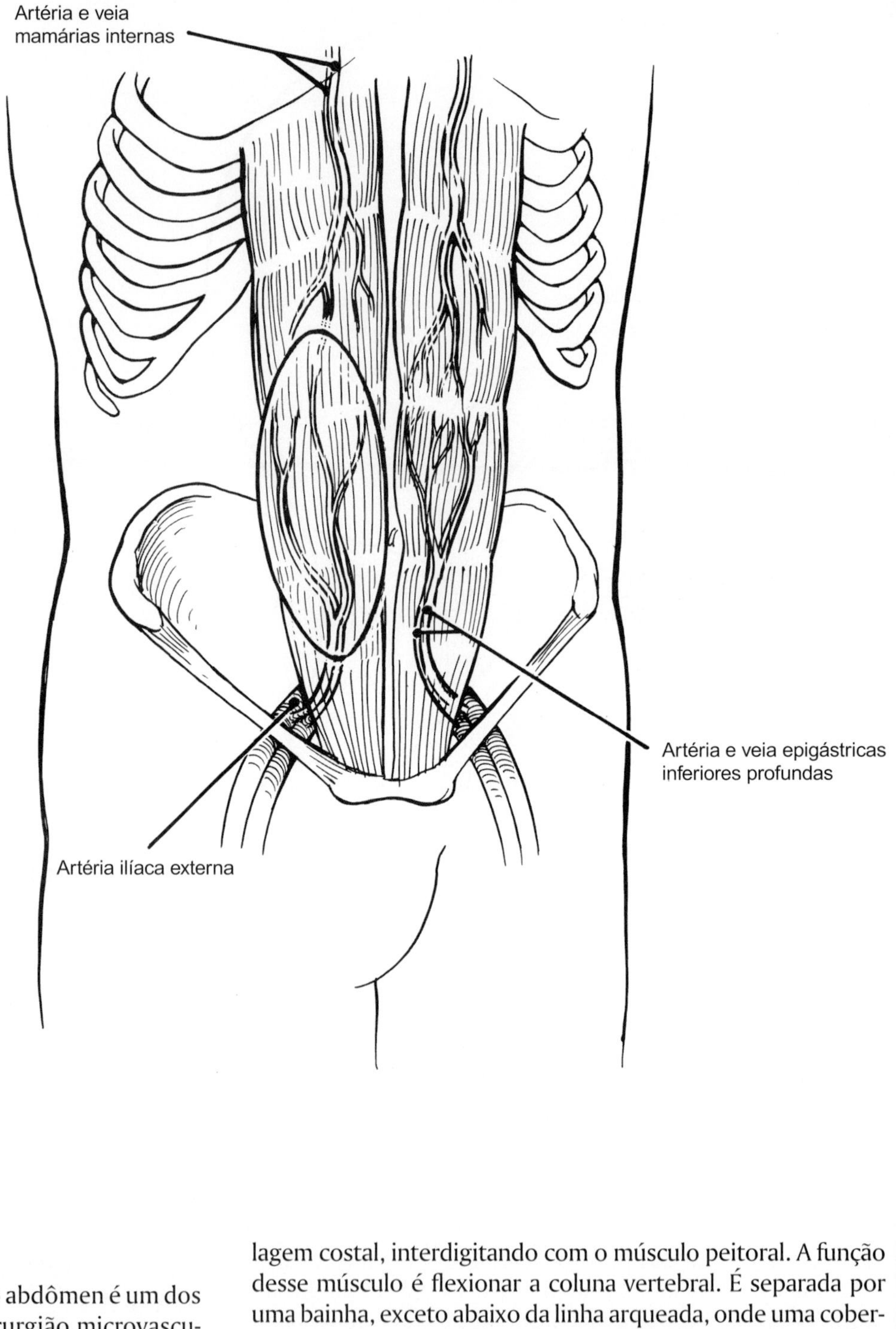

Figura 34-2. Panorama do retalho do reto do abdômen vertical miocutâneo com vasculatura.

TÉCNICA

A transferência microcirúrgica do reto do abdômen é um dos retalhos mais versáteis no arsenal do cirurgião microvascular. O retalho pode levar uma quantidade de pele suficiente para reparo de grandes defeitos e também leva volume suficiente para uma reconstrução mamária. Apesar de geralmente espesso, em alguns pacientes o retalho é fino o suficiente para ser utilizado na reconstrução do chão da boca. O retalho é tecnicamente fácil de se executar, de modo que o insucesso na sua execução não é comum.

Anatomia

As origens do músculo reto do abdômen são a sínfise púbica e a crista ilíaca. O músculo se insere na quinta à sétima cartilagem costal, interdigitando com o músculo peitoral. A função desse músculo é flexionar a coluna vertebral. É separada por uma bainha, exceto abaixo da linha arqueada, onde uma cobertura fascial posterior não está presente. Existe um número variável de inserções tendinosas, mas geralmente três estão presentes. O músculo em média tem 30 cm de comprimento, 6 cm de largura e 0,5 cm de espessura, mas isso varia dependendo do estado físico do paciente.

O suprimento arterial provém de duas fontes: as artérias epigástricas superiores e inferiores. A artéria epigástrica superior perfura o músculo reto do abdômen na superfície posterior próximo à origem e está acompanhada por duas comitantes venosas. A artéria epigástrica inferior parte da artéria ilíaca externa imediatamente acima do ligamento inguinal. Ascende obliquamente e penetra na fáscia trans-

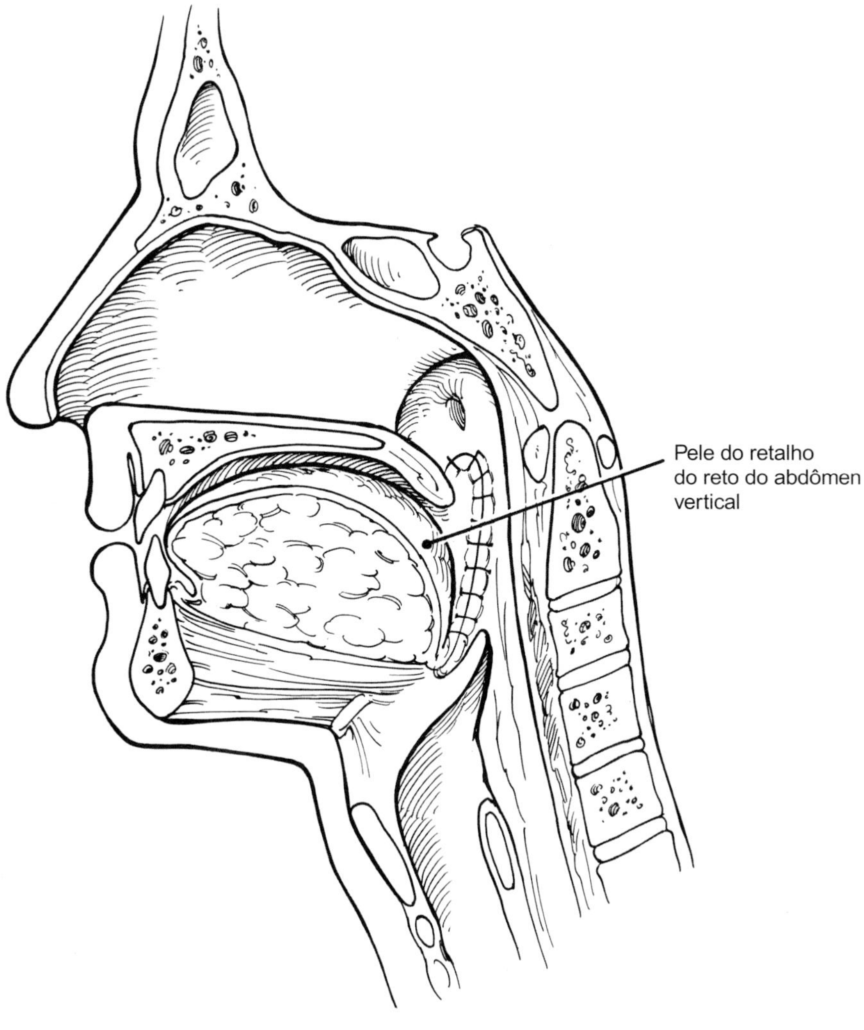

Figura 34-3. Retalho vertical do reto do abdômen intra-oralmente. Note como a pele se torna **uma neolíngua.**

versal da linha arqueada. A veia epigástrica inferior geralmente se divide numa ramificação lateral e média. Conseqüentemente, o retalho microcirúrgico do reto do abdômen pode ser elevado na ramificação lateral ou média, deixando o músculo remanescente no local. O diâmetro arterial médio é de 2,7 mm, com o comprimento do pedículo de até 15 cm. A artéria possui duas comitantes venosas que ocasionalmente se juntam antes de sua origem da veia ilíaca externa.

A porção cutânea acima do músculo reto do abdômen é classicamente suprida por perfurantes laterais e média. Essas perfurantes tendem a se concentrar ao redor do umbigo, apesar de sua constância nas dissecções anatômicas poder ocorrer variações, o que altera a confiabilidade da porção cutânea (Figura 34-4). A inervação do músculo reto do abdômen é feita pelas ramificações ventrais dos seis ou sete nervos toracoespinhais segmentares inferiores. Conseqüentemente, a transferência do músculo reto do abdômen para a recuperação funcional é limitada como resultado dessa inervação segmentar.

Técnica

A dissecção é iniciada com a delineação da ilha de pele no abdômen. Se o paciente for fumante ou se existe uma preocupação acerca da perfusão da pele de perfurantes vasculares, o retalho pode ser desenhado de forma que mais perfurantes sejam incluídas ao redor do umbigo. Se a porção de pele for vertical, perfurantes geralmente acompanham a elevação do retalho e a viabilidade da pele é mantida (Figura 34-5). A pele é incisada e a fáscia do reto anterior é exposta. A fáscia é incisada próximo às perfurantes e então refletida lateralmente para expor o músculo reto. A incisão fascial se estende até abaixo da perfurante mais inferior, então virando-se e caminhando superiormente, circundando a fáscia que inclui as veias perfurantes que serão removidas com o retalho. A incisão fascial é então estendida inferiormente para facilitar a restauração da parede abdominal e a exposição das veias epigástricas inferiores profundas, permitindo a visualização direta da dissecção e a criação de um pedículo vascular longo (Figura 34-6).

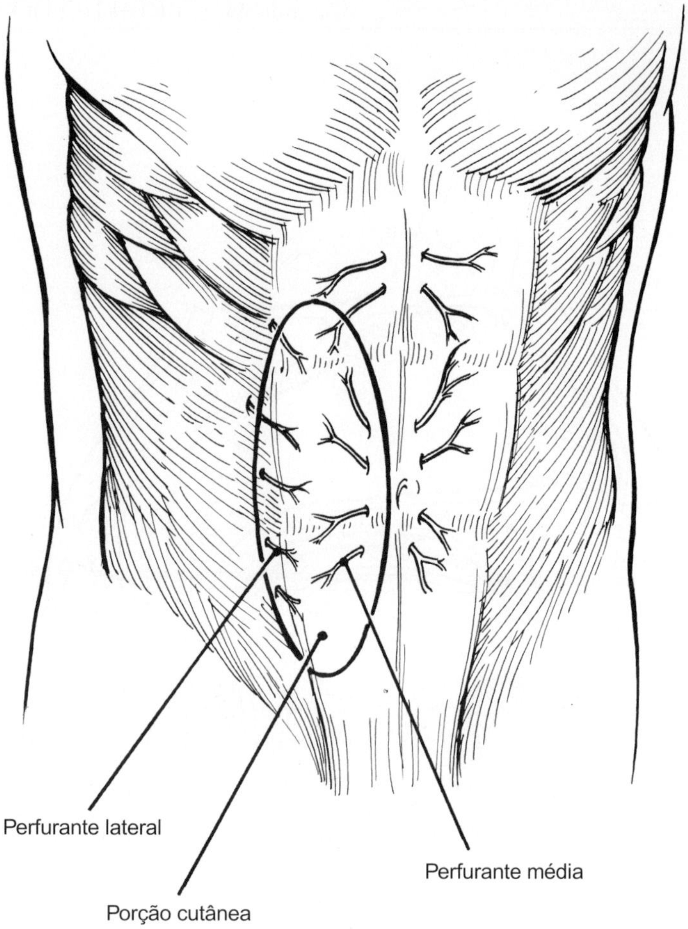

Figura 34-4. Porção de pele com perfurantes médias e laterais.

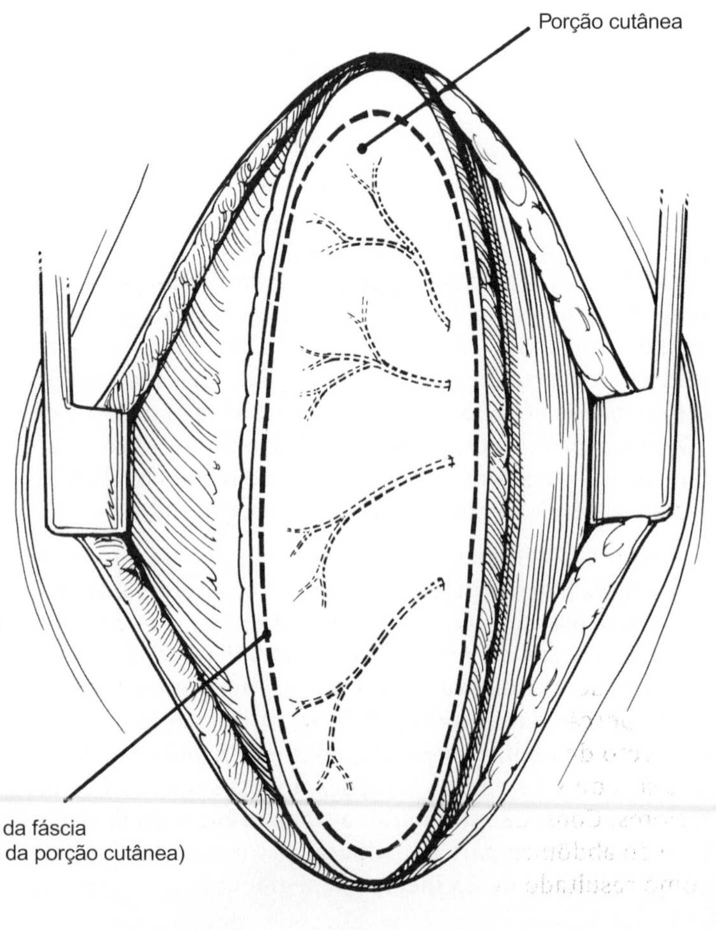

Figura 34-5. Incisão na pele com exposição da fáscia e incisões da fáscia indicadas. Note que as incisões da fáscia devem ser lateral e medial às perfurantes.

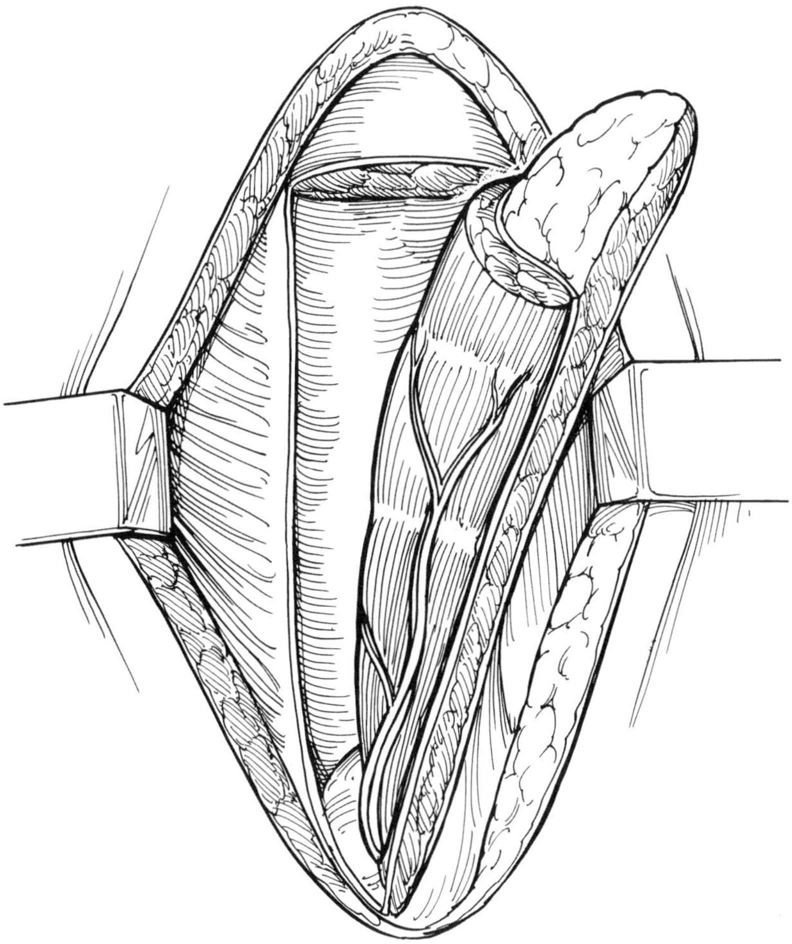

Figura 34-6. Incisão fascial lateral com exposição do músculo reto e vasos epigástricos inferiores. O retalho é elevado na direção craniocaudal após uma dissecção similar da porção média do músculo reto.

Uma vez que o pedículo foi isolado, o músculo é dividido acima e abaixo do retalho. As fibras do músculo reto laterais às veias perfurantes, como a fáscia, podem ser preservadas no local. Alternativamente, se a maioria das perfurantes é lateral, o músculo pode ser preservado medialmente. O cirurgião deve incluir no retalho somente quantidade de músculo necessária para manter o suprimento sangüíneo, porque o excesso de músculo tende a interferir na viabilidade do retalho. O retalho também pode ser dissecado em perfurantes acima sem músculo.

O retalho do reto do abdômen pode ser dobrado para incluir a maior quantidade de tecido na cavidade oral com o cuidado de não impedir o fechamento da boca. O retalho é fixado com fios absorvíveis, geralmente antes da anastomose. Isso previne o sangramento e o edema que se seguem à revascularização para a segurança do retalho no tecido intra-oral. O volume em excesso é necessário para compensar a atrofia do músculo durante os primeiros 6 meses após a cirurgia. Na maioria dos casos, o resultado final é adequado para permitir uma função razoável, mas somente se o cirurgião se preocupou em fazer a língua a maior possível durante a reconstrução propriamente dita (Figura 34-7). Se a radioterapia for necessária no pós-operatório, o retalho do reto do abdômen poderá inchar depois, levando a problemas com a fala e a deglutição. O edema geralmente regride com a conclusão da radioterapia, e a atrofia do retalho prossegue ao longo do tempo normal da cura.

Apesar de existirem vários vasos receptores disponíveis na cabeça e pescoço, preferimos as anastomoses término-laterais da veia jugular interna e da artéria carótida externa. Os altos índices de fluxo oferecidos por esses vasos tendem a limpar os sistemas de válvula, diminuindo a incidência de trombose. Entretanto, se o diâmetro dos vasos estiver apropriado para levá-los a uma anastomose tecnicamente mais fácil, poderá ser realizada uma anastomose término-terminal (Figura 34-7).

Se o defeito oral é limitado da metade a dois terços da língua, uma reconstrução alternativa pode geralmente ser realizada com o retalho do reto do abdômen e fáscia sem a porção cutânea. Os enxertos de pele de espessura fina podem ser utilizados diretamente no músculo, ou na fascia anterior do músculo, o qual apresentam restauração da mucosa. Apesar de essa reconstrução utilizar o músculo denervado que é suscetível a atrofia, os menores defeitos geralmente levam a uma reconstrução com manutenção adequada de volume e a resultados mais duradouros (Figura 34-3).

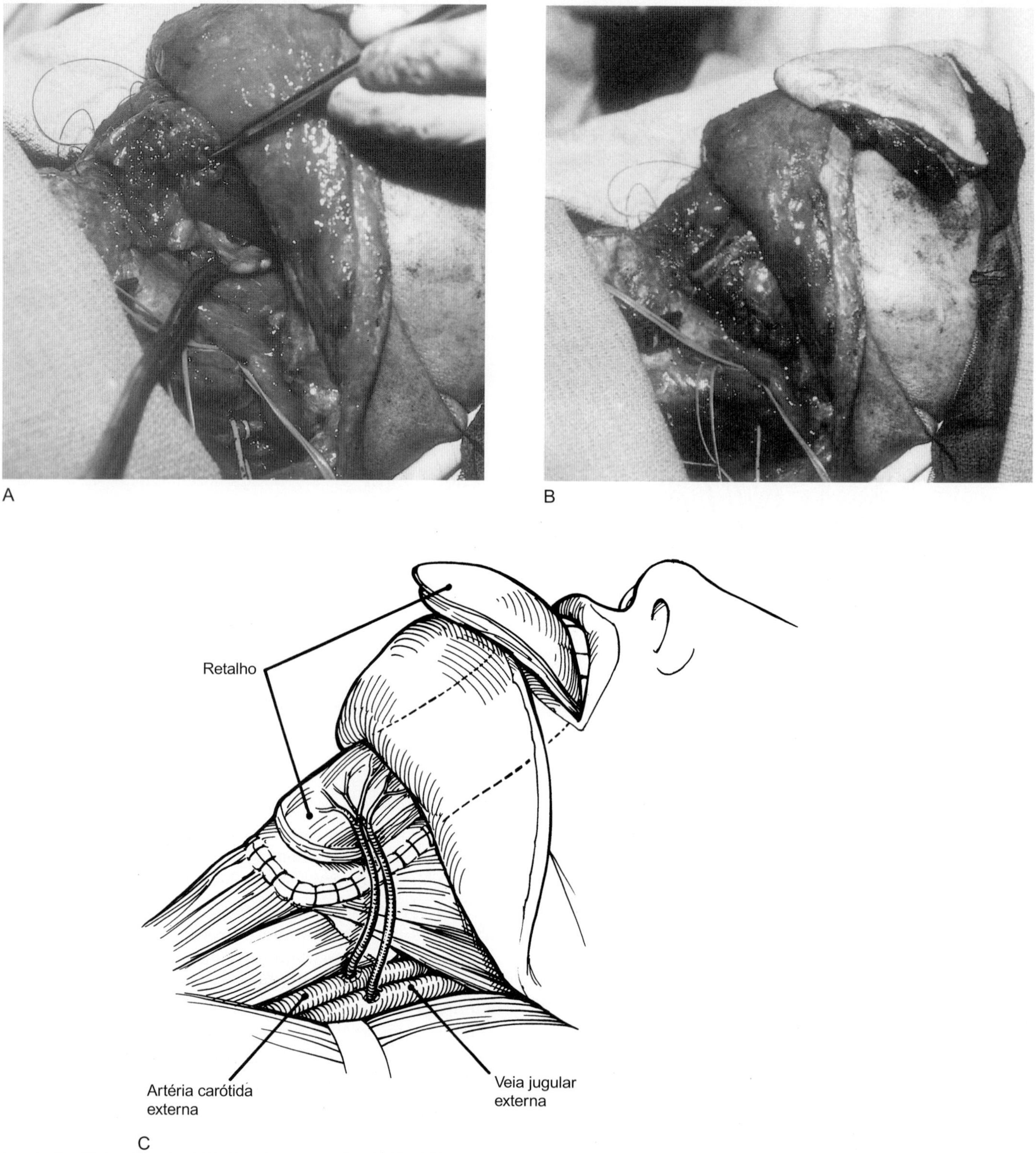

Figura 34-7. Fotografias (A, B) e ilustração (C) da fixação do retalho na cabeça e pescoço. Anastomose da veia jugular interna e artéria carótida externa. O monitoramento do retalho pode ser realizado com um dispositivo de Doppler implantável.

Uma outra indicação comum do uso do retalho do reto do abdômen é um defeito mandibular posterior. Nesses casos, a reconstrução do alinhamento oral contribui mais para a restauração de função do que a substituição do osso. A remoção dos músculos pterigóides de suas inserções mandibulares leva a um desvio mandibular (mordida cruzada) que freqüentemente não é resolvido mesmo com a substituição do osso. Apesar desse desvio mandibular, o uso do retalho do músculo reto para defeitos laterais aparentemente leva a pouca morbidade ou alteração do resultado funcional em pacientes selecionados. Para essa razão, os defeitos mandibulares posteriores em pacientes que não são bons candidatos à reconstrução com o osso vascularizado podem ser alternativamente direcionados para um retalho microcirúrgico do reto do abdômen. Essa alternativa pode ser uma solução útil para um problema afora isso difícil.

CUIDADO PÓS-OPERATÓRIO

Os pacientes e os retalhos são monitorados na unidade de cuidados intensivos durante 1 ou 2 dias. Uma avaliação do retalho posterior é realizada na enfermaria por outros 2 ou 3 dias. É importante encontrar um lugar na porção cutânea para medir o sinal de Doppler. A artéria radial e a veia são bem grandes, e ambos os sinais devem ser audíveis. O sinal é marcado por uma sutura de Prolene para facilitar a obtenção do sinal de Doppler. A ausência do sinal arterial ou venoso ou a presença de equimoses no retalho exigem uma reexploração. Se não existir nenhuma porção de pele visível, um recurso será a implantação de um Doppler (20 MHz) posicionado ao redor da veia. Os fios são trazidos através da incisão do pescoço ou através de uma incisão separada. Os fios são mantidos durante 3 semanas no pós-operatório e então removidos (Figura 34-7B).

A alimentação se inicia através de uma sonda de alimentação posicionada no momento da cirurgia. As alimentações orais são geralmente adiadas durante 7 a 10 dias, dependendo da localização e da história de terapia cirúrgica e adjuvante prévias do paciente.

Durante os próximos 6 meses, o volume do retalho diminuirá notavelmente. Aconselhe o paciente acerca disso e evite uma cirurgia de revisão posterior até que o edema regrida totalmente. A radioterapia pode acentuar o edema facial, que geralmente se resolve após a conclusão da terapia adjuvante.

PRECAUÇÕES

O retalho do reto do abdômen pode ser realizado com uma variedade de desenhos de porção cutânea. Essa capacidade de variar a arquitetura tridimensional permite uma conformação melhor ao defeito e uma obliteração do espaço morto. A pele é mais útil se colocada intra-oralmente; entretanto, a pele e o tecido subcutâneo podem ser removidos e a fáscia e o músculo isoladamente utilizados para a cobertura. O volume em excesso é necessário para compensar a atrofia do músculo durante os primeiros 6 meses após a cirurgia. Na maioria dos casos, o resultado final será adequado para permitir uma função razoável, mas somente se o cirurgião tentou fazer a língua a maior possível durante a reconstrução propriamente dita. Se a terapia de radiação for necessária no pós-operatório, o retalho do reto do abdômen pode posteriormente levar a problemas adicionais com a fala e a deglutição. O edema geralmente regride na conclusão da radioterapia, e a atrofia do retalho prossegue com a cura normal.

CONCLUSÃO

Apesar de uma grande variedade de opções estar disponível para a reconstrução da cavidade oral, o retalho microcirúrgico do reto do abdômen é geralmente a melhor escolha quando grandes defeitos são encontrados. A técnica de anastomose microvascular do retalho do reto do abdômen apresenta um alto índice de sucesso, uma morbidade aceitável da área doadora, e um índice de complicação menor do que os retalhos regionais comparáveis e pode geralmente ser realizada em um único estágio.

Leituras Selecionadas

Anthony JP, Singer MI, Mathes SJ. Pharyngoesophageal reconstruction using the tubed free radial forearm flap. *Clin Plast Surg* 1994;21:137-147.

Ariyan S, Chicarill ZN. Cancer of the upper aerodigestive system. In: McCarthy JG, ed. *Plastic Surgery.* Philadelphia: WB Saunders, 1990.

Buncke HJ. *Microsurgery: transplantation-replantation. An atlas text.* Philadelphia: Lea & Febiger, 1991.

Cormack GC, Lamberty BGH. A classification of fasciocutaneous flaps according to their patterns of vascularization. *Br J Plast Surg* 1984;37:80-87.

Strauch B, Yu HL. *Atlas of microvascular surgery: anatomy and operativa approaches.* New York: Thieme, 1993.

Swartz WM, Banis JC. *Head and neck microsurgery.* Baltimore: Williams & Wilkins, 1992.

Ward GE, Hendrick JW. *Diagnosis and treatment of tumors of the head and neck.* Baltimore: Williams & Wilkins, 1950.

Capítulo 35

Reconstrução Microneurovascular para a Reanimação Facial

Geoffrey L. Robb

AVALIAÇÃO DO DEFEITO

Um dos desafios mais difíceis no câncer da cabeça e pescoço é a reconstrução da simetria facial e animação para a paralisia facial completa após a exérese de doença maligna avançada. Os pacientes que se submetem a uma maxilectomia extensiva, parotidectomia ou excisões da bochecha de espessura total para tratamento de tumores malignos podem exigir uma excisão do nervo facial quando este está envolvido pelo tumor. Em outras situações clínicas, os pacientes com uma doença na base do crânio ou tumores intracranianos (geralmente mesmo benignos, tais como os schwannomas) também podem perder a função do nervo facial quando a parte proximal do sétimo nervo no tronco cerebral for danificada diretamente ou indiretamente por pressão ou estiramento.

Em muitos desses casos avançados, o tronco principal do sétimo nervo e a maioria das divisões do nervo são sacrificados, mas um comprimento razoável proximal e distal do nervo ainda continua disponível para a interposição imediata de enxerto do nervo, que seria o procedimento de escolha quando possível. Uma outra opção, especialmente aplicável para a base do crânio ou casos intracranianos nos quais a aplicação da interposição do enxerto de nervo não é disponível é a (anastomose término-lateral do nervo hipoglosso) (que exigiria um enxerto de nervo) com o tronco principal do nervo facial para restaurar a animação facial.

Entretanto, em ressecções mais extensas, os cotos proximal e distal do nervo facial não são freqüentemente disponíveis para a aplicação de enxerto, de forma que o paciente necessitará de uma reconstrução microneurovascular em várias etapas, se a harmonia da expressão facial é o objetivo da reconstrução de reanimação. Diversos enxertos cruzados do nervo facial do lado normal da face para o lado afetado seriam realizados como o primeiro estágio, seja como um procedimento imediato ou tardio. Então, quando o enxerto de nervo exibe um sinal de Tinel no lado afetado da face (geralmente de 6 a 12 meses), um segundo estágio da reconstrução é completado, em que se usa um retalho microcirúrgico para suspender estaticamente o lado afetado da face e proporcionar um movimento espontâneo, dinâmico, para os lábios superior e inferior e a comissura oral. Interessantemente, houve recentemente o desenvolvimento de um procedimento microneurovascular de um estágio utilizando um retalho muscular, tal como o reto femoral ou o látissimo do dorso, que possui uma inervação intrínseca suficientemente longa para agir como uma primeira etapa do enxerto cruzado de nervo *(cross-face)* do lado afetado da face para o lado normal. As minhas expectativas são de que o procedimento de um estágio substituirá gradualmente a abordagem de dois estágios para otimizar o resultado funcional potencial enquanto minimiza os custos totais e o tempo envolvido.

INDICAÇÕES E CONTRA-INDICAÇÕES

Várias considerações importantes afetam a seleção da opção reconstrutiva para a reabilitação da expressão facial em cada caso. Nos casos tardios, o paciente com paralisia facial apresenta um exemplo único de uma estabelecida deficiência funcional e cosmética do sétimo nervo. Deve-se permitir que o paciente descreva a deficiência do movimento facial que é mais incômoda e quais são suas expectativas de reabilitação. Isso ajudará a orientar o cirurgião a selecionar o melhor curso de reconstrução a ser oferecido ao paciente. Em ambos os casos, imediato e tardio, a idade e o prognóstico do paciente influenciam diretamente a decisão no que concerne ao tipo, à extensão e mesmo ao aconselhamento de um esforço de reconstrução. Certamente, os fatores físicos, tais como a presença ou ausência do tronco principal do nervo facial e suas ramificações e a condição da musculatura facial e dos tecidos moles que a recobrem (freqüentemente relacionados à duração da paralisia facial, com atrofia subseqüiente das partes moles ou efeitos de fibrose da radioterapia), diretamente influenciam as possibilidades de uma reabilitação facial, especialmente pela técnica microneurovascular. O melhor candidato para a reconstrução microcirúrgica é o paciente de faixa etária jovem à meia-idade com um bom prognóstico, saúde geral razoável, partes moles na face suficientes no lado afetado e motivação em completar os estágios que possam ser necessários para se obter o melhor resultado funcional possível.

Podem ocorrer situações clínicas em que pode não ser possível qualquer recuperação da dinâmica facial. Por exemplo, para um defeito da bochecha extensivo de espessura completa que torna necessária uma reconstrução mais complexa, a abordagem de reanimação microneurovascular pode não ser prática porque a excursão do retalho muscular para a comissura pode ser significativamente limitada, devido à cicatriz cirúrgica circunferencial da bochecha iminente, à ausência de um plano razoável para a reconstrução da bochecha e ao longo período de tempo necessário para permitir a reneurotização do retalho muscular. Nessas situações, uma opção melhor pode ser um suporte estático fascial *(sling)* direto para a base nasal, lábios e comissura oral. Esse suporte também pode às vezes ser diretamente obtido por uma confecção de retalho cutâneo relativamente justa na bochecha no início do reparo. Senão, a fáscia lata em diversas espessuras ou um adesivo fino de Gortex podem ser utilizados para suspender a face inferior para um alinhamento mais simétrico com o lado oposto. Esse tipo de reconstrução pode auxiliar a manter uma elevação duradoura da comissura oral e minimizar a queda do lábio e a perda da saliva involuntária devido à perda do tônus da musculatura oral (Figura 35-1). A suspensão estática facial também pode ser utilizado como uma ajuda funcional e cosmética temporária juntamente com um procedimento para reanimação dinâmica da face, após o qual o movimento facial futuro é antecipado. É claro, os procedimentos estéticos podem ser utilizados em conjunto com as reconstruções de suporte estático facial para aumentar a recuperação geral do paciente e a reabilitação facial.

A abordagem com suspensão estática facial fascial também pode ser a melhor solução no paciente mais velho, no paciente com um prognóstico pobre, no paciente com doenças médicas concomitantes, e no paciente que deseja a reconstrução facial mais simples e mais expediente. Indo um passo além no conceito de suspensão estática facial, o músculo temporal (menos freqüentemente o masseter) pode ser utilizado para apoiar a face inferior e proporcionar um mecanismo de algum movimento facial através da mordida dos dentes. Essa abordagem de transferência de músculo é útil para os pacientes que desejam alcançar o movimento facial, se possível, mas não desejam ou não são bons candidatos ao procedimento mais complexo do músculo e do nervo microvasculares, possivelmente de vários estágios. A transposição do músculo regional pode obter o movimento dinâmico, mas não resultará em nenhuma atividade espontânea.

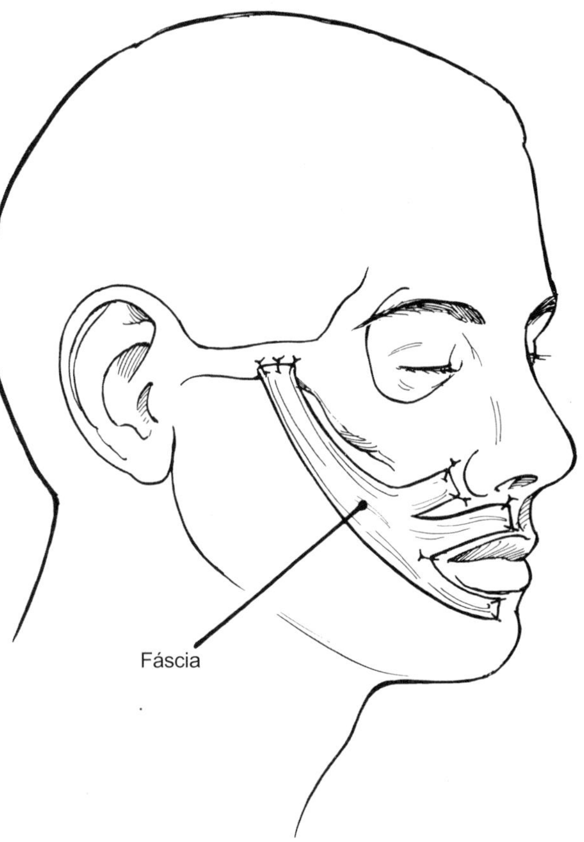

Figura 35-1. Suporte fascial estático para comissura oral, lábio superior e suporte alar nasal.

Logicamente, se o defeito da bochecha de espessura completa for limitado, um retalho miocutâneo neuromuscular de um estágio pode geralmente ainda ser utilizado com o nervo facial ipsilateral, e pode-se esperar que esse procedimento forneça algum grau de suporte de comissura, bem como um movimento espontâneo. A mesma reconstrução também pode ser proporcionada agora sem a disponibilidade do nervo facial ipsilateral, utilizando o nervo do músculo intrínseco como um enxerto de nervo facial cruzado ao nervo facial normal oposto ou ao nervo hipoglossal ipsilateral, com um tempo de recuperação do movimento esperado de 6 a 18 meses, dependendo do comprimento do enxerto de nervo.

PREPARAÇÃO DA SALA

A sala de operação deve ser preparada em geral para a reconstrução da cabeça e pescoço. O fato de o paciente ser ou não colocado numa posição reversa na mesa de operação fica de acordo com a preferência do cirurgião de sentar ou ficar de pé para as microanastomoses e neurorrafias na área da bochecha e pescoço.

Para o primeiro tempo do procedimento do enxerto de nervo, minha preferência pessoal é ficar de pé, então eu posiciono o paciente da maneira padrão e coloco um "coxim" sob o quadril do paciente, no lado correspondente ao lado normal do rosto, que é virado para o lado oposto do cirurgião. O coxim do quadril permite um acesso mais fácil ao lado lateral da perna ipsilateral do nervo sural, doador do enxerto. A mesa é colocada levemente na posição de "espreguiçadeira", que permite alguma flexão na cintura e joelho e elevação das costas. O pescoço é então hiperestendido dobrando-se para baixo a peça de suporte da cabeça, com a cabeça virada conforme descrito para permitir uma exposição máxima da bochecha.

Eu geralmente viro a mesa de operação a 90 graus da orientação reta normal para a equipe de anestesia, a fim de facilitar o posicionamento da mesa de instrumentos e para permitir um acesso mais fácil à instrumentadora tanto para a equipe de ablação do nervo quanto para a equipe de cabeça e pescoço. A direção da virada de 90 graus depende do lado do rosto que está sendo operado. Essa posição também permite um acesso ao rosto do paciente de cima da cabeça, que pode ser útil para a retração bem como para a dissecção. O microscópio cirúrgico também pode ser mais facilmente trazido diretamente para dentro e para fora do campo operatório devido a esse ganho adicional de espaço lateral, em vez de ser trazido da área atrás dos campos estéreis que separam o anestesiata ou de detrás de um dos cirurgiões.

MARCAÇÕES NO PACIENTE

O meu objetivo de reconstrução para o paciente com paralisia facial unilateral é o desenvolvimento da simetria estática da boca em repouso com os aspectos dinâmicos do movimento facial espontâneo, involuntário, tal como o sorriso e o riso, feitos o mais simétricos possível. O procedimento microcirúrgico de um ou dois tempos, quando bem-sucedido, pode obter diversos aspectos importantes da reconstrução facial simultaneamente. Além de proporcionar o movimento oblíquo do sorriso na região da comissura labial na face inferior, o músculo também é idealmente posicionado com o objetivo de adicionar um volume subcutâneo desejável à bochecha ântero-lateral, que de outro modo geralmente é atrófica após a denervação do nervo facial. O desafio cirúrgico, então, é evitar o volume excessivo de tecido na bochecha e ao mesmo tempo fornecer força suficiente para o músculo e para a movimentação facial adequada. A cuidadosa marcação no paciente para o posicionamento do músculo pode auxiliar a obter mais precisamente a melhor inserção funcional e estética para cada paciente.

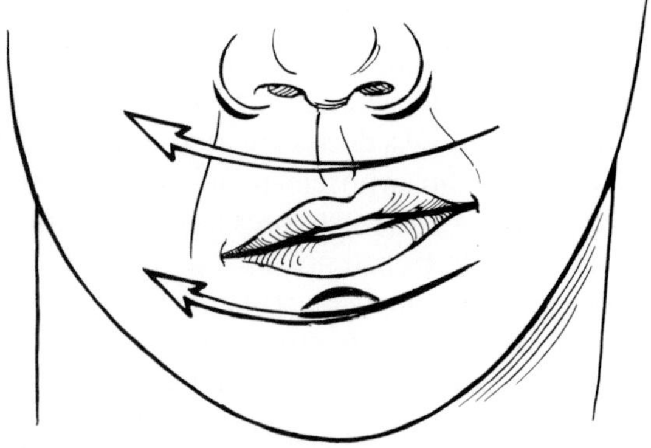

Figura 35-2. Marcação aproximada da trajetória dos enxertos cruzados do nervo facial. As incisões ao sulco na dobra labiomental ou as bases alares podem ser marcadas como ajuda na formação de túneis para o lado afetado do rosto. *(Redesenhado de Schusterman MA [ed]:* Microsurgical Reconstruction of the Cancer Patient. *Philadelphia: Lippincott-Raven, 1997, Fig 4B, p 137.)*

Para o procedimento de dois tempos, marque o trajeto aproximado dos enxertos de nervo facial cruzado (Figura 35-2) do lado normal do rosto (área doadora) na região anterior da bochecha pelo sulco labiomental ou pelo lábio superior em direção ao lado afetado do rosto, onde a extremidade distal do enxerto pode ser "estacionada" com um ponto colorido grande bem na área pré-auricular, de forma que possa ser facilmente identificada e seguida no segundo tempo. As incisões no sulco labiomental ou as bases alares podem ser marcadas para ajudar na tunelização para o lado afetado do rosto. As marcações no lado doador do rosto podem incluir incisão pré-auricular para a elevação de um retalho da bochecha, para a melhor exposição na busca das ramificações distais do nervo facial que inervam a comissura labial, ou para uma incisão da região ântero-medial da bochecha, paralela ao sulco nasolabial, com um acesso mais limitado para identificar as ramificações distais do nervo facial.

No segundo tempo alguns meses após, as marcações mais importantes se relacionam à análise do sorriso. O formato do sorriso e o vetor do movimento da comissura labial no lado normal devem ser detalhadamente analisados para determinar o melhor tamanho e a orientação da transferência do músculo no lado paralisado. As marcações indeléveis devem ser feitas pré-operatoriamente denotando os vetores apropriados do sorriso, localização do sulco nasolabial e a posição do músculo no lado afetado (Figura 35-3). A extremidade final do enxerto nervoso do primeiro tempo cirúrgico conforme determinado pela ausência do sinal de Tinel (em que o paciente não sente mais qualquer sensação de formigamento à percussão) deve ser marcada. Isso corresponderá freqüentemente ao final do enxerto do nervo posicionado na área pré-auricular no lado afetado. A localização dos vasos receptores faciais no lado paralisado também pode ser marcada a partir da palpação ou Doppler transcutâneo.

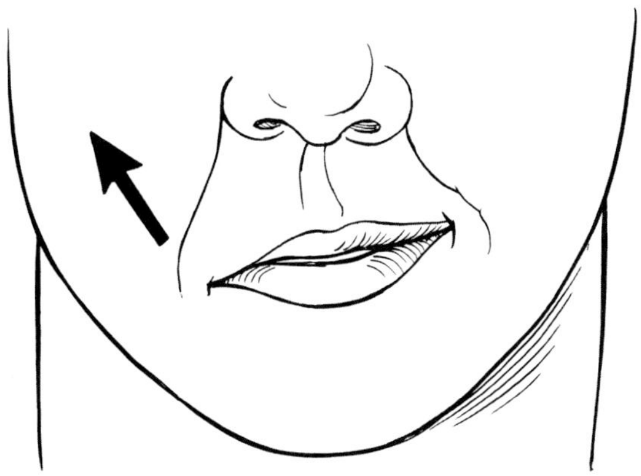

Figura 35-3. A seta indica o vetor da direção do sorriso no lado paralisado, simétrico com o lado normal.

A área doadora, o músculo do procedimento de dois estágios, tal como o grácil, pode ser marcado abaixo do eixo do adutor longo, talvez com uma incisão de 6 a 8 cm na perna contralateral, correspondendo ao lado paralisado, para a melhor orientação do pedículo neurovascular para os vasos receptores e o enxerto do nervo facial.

TÉCNICA OPERATÓRIA

Primeiro Estágio

O primeiro estágio da reconstrução é o posicionamento, por uma equipe de microcirurgia, de um ou dois enxertos de nervo facial cruzados, posicionados acima ou abaixo do nariz, no lábio superior, ou abaixo do lábio inferior. Os enxertos do nervo são geralmente provenientes do nervo sural médio da região posterior da panturrilha, porque um longo enxerto de nervo pode ser obtido com uma morbidade da área doadora relativamente pequena. O enxerto deve ser obtido através de uma incisão tipo costura de meia com uma exposição direta do nervo sural médio inteiro. Cada ramificação lateral é ligada com fio de seda 4-0 ou microemaclipe, com um esforço contínuo de minimizar o estiramento, a manipulação excessiva e a desidratação do enxerto do nervo. Essa coleta também pode ser obtida endoscopicamente através de uma ou duas pequenas incisões com instrumentos apropriados para manter um espaço óptico e coletar o enxerto atraumaticamente. A área doadora deve ser fechada com uma técnica de sutura subdérmica para minimizar a formação de cicatriz incisional.

A segunda equipe microneurovascular disseca as ramificações do nervo facial bucal distais à glândula parótida no lado normal, onde diversas ramificações específicas à commissura ou à parte lateral do lábio superior podem ser sacrificadas sem nenhuma perda funcional detectável (Figura 35-4). A abordagem pode ser através de uma incisão pré-auricular ou medialmente através de uma pequena incisão na área da dobra nasolabial, através da qual a exposição adequada é muito mais difícil. Uma vez que a exposição da ramificação do nervo é realizada, uma estimulação de baixa amperagem permite que o cirurgião explore e teste os nervos múltiplas vezes, selecionando finalmente as ramificações do nervo mais apropriadas, considerando o tamanho do nervo e a ação motora obtida e preferindo os maiores nervos que resultem em movimentos da comissura ou regiões mais laterais do lábio superior. Geralmente metade das ramificações periféricas à margem da parótida para qualquer função em particular pode ser utilizada como nervos doadores sem perda funcional clínica. Com isso em mente, o microcirurgião deve realizar diversos enxertos tipo cruzado do nervo facial, no caso de um enxerto não obter sucesso (Figura 35-5).

Geralmente, cada um dos enxertos do nervo sural é alinhado a um nervo doador isolado no lado normal e então direcionado subcutaneamente para a área pré-auricular do lado afetado do rosto, com um grande nó preto permanente atado à extremidade do nervo para facilitar a identificação do enxerto no procedimento de segundo estágio. As vias do túnel do nervo subcutâneo devem ser inicialmente infiltradas com epinefrina, e devem ser feitas pequenas incisões nas bases alares para o trajeto no lábio superior ou no sulco labiomental para o túnel do lábio inferior para facilitar a dissecção

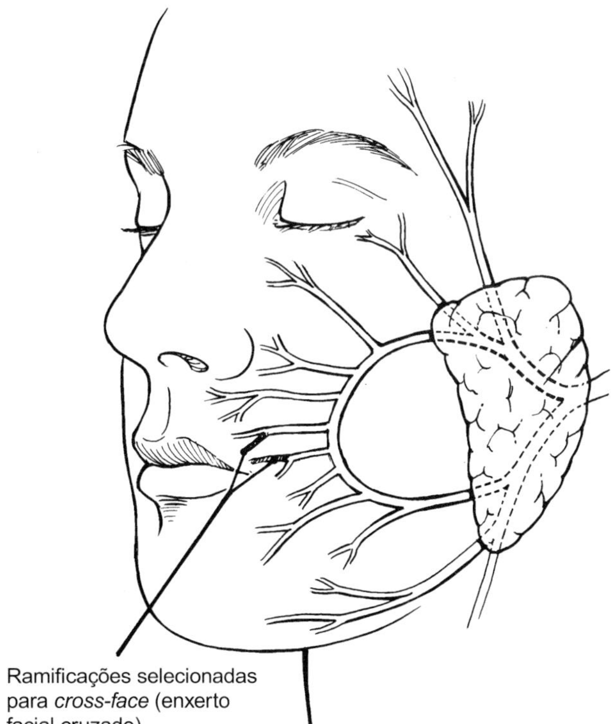

Figura 35-4. A distribuição do nervo facial e as ramificações apropriadas selecionadas para os procedimentos de enxerto facial cruzado.

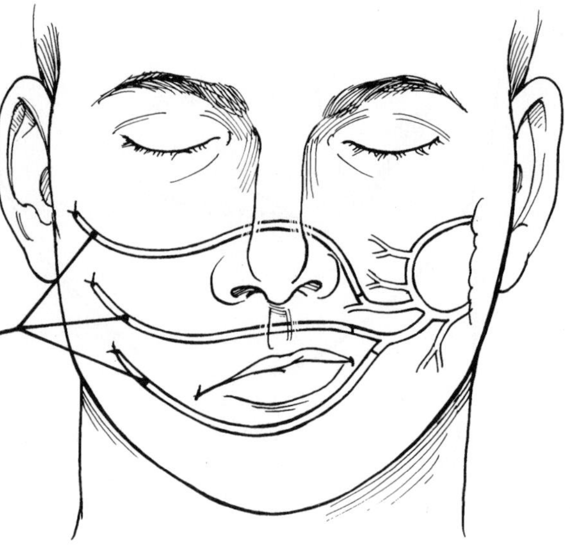

Figura 35-5. Um enxerto sural através do lábio superior, no nariz, ou através do lábio inferior para "estacionar" no lado paralisado do rosto (estágio I).

subcutânea e tornar mais fácil de se passar o nervo gentilmente para a outra bochecha. Uma pinça hemostática longa e reta pode ser utilizada para dissecção romba no subcutâneo diretamente da área doadora do nervo até a bochecha do lado oposto, na região pré-auricular, cruzando a região superior do lábio superior ou a região inferior do lábio inferior. Quando os enxertos do nervo são posicionados através dos túneis subcutâneos, as neurorrafias podem ser realizadas.

As neurorrafias entre os enxertos de nervo e as ramificações do nervo facial doador devem ser realizadas meticulosamente, sob aumento microscópico, utilizando fios de suturas 11-0. A consideração técnica mais importante deve ser a ausência de tensão na neurorrafia. As incisões são todas fechadas em camadas e a pele aproximada com pontos simples delicados. Não são utilizados drenos para o rosto ou perna. Um curativo compressivo é posicionado na perna, seguro com uma bandagem elástica de 15 centímetros (Ace). Um curativo de compressão suave para elevação e sustentação do rosto é utilizado durante a noite no rosto e depois é removido.

Segundo Tempo

No procedimento cirúrgico realizado após 6 a 9 meses (quando o sinal de Tinel tiver cruzado a bochecha paralisada), um retalho da bochecha no lado paralisado é elevado da maneira padrão a partir de uma incisão pré-auricular para localizar a extremidade do enxerto do nervo com o ponto colorido, que foi posicionado na área pré-auricular, e para preparar a área receptora da região média da bochecha para o retalho do músculo suspensório. Uma vez que o enxerto do nervo é identificado, uma pequena porção do enxerto distal é enviada para análise por congelação para identificar se o nervo periférico apresenta axônios viáveis. Os vasos faciais (ou da região cervical superior) no espaço submandibular são isolados e preparados como vasos receptores da maneira usual. Na maioria dos casos, o tamanho do vaso e do nervo é o mesmo, e a localização do pedículo neurovascular do músculo grácil (ou outro músculo doador) em relação aos vasos para as veias faciais é ideal.

Utilizando novamente o exemplo do músculo grácil no segundo tempo, uma pequena porção do músculo grácil contendo o pedículo neurovascular é obtida, se possível, no mesmo momento em que os vasos do pescoço estão sendo preparados. Depois que o corpo do músculo grácil foi dissecado de todos os tecidos moles circundantes, o pedículo vascular da circunflexa femoral medial do grácil é isolado entre o adutor magno e o longo. Existe uma condensação mais densa de tecido fibrogorduroso em volta do pedículo que dificulta a visualização dos vasos e torna a dissecção dos vasos e do nervo mais difícil. A dissecção cuidadosa com tesouras de tenotomia e a cauterização bipolar permitirão a separação segura do nervo obturador e do pedículo vascular próximo ao músculo. O pedículo vascular parece particularmente propenso a espasmo com a manipulação, de forma que a aplicação inicial e generosa de papaverina no pedículo é uma medida preventiva recomendada.

O pedículo vascular cursa entre o grupo muscular adutor e dá imediatamente um pequeno pedículo ao músculo adutor longo. Se o espaço entre os músculos adutores for agressivamente aberto acima e abaixo do pedículo circunflexo, já que este caminha sob o adutor longo, a exposição da porção mais proximal do pedículo circunflexo no local em que ele se ramifica da veia femoral profunda é vastamente melhorada. A ligadura do pedículo do músculo curto no adutor longo deve ser cuidadosamente realizada de forma que os vasos circunflexos principais não sejam danificados. O resto do pedículo é, então, posteriormente isolado até os vasos da profunda, e deixado por um curto período de tempo sem manipulação para perfusão do músculo sem manipulação.

A seguir, o nervo obturador é isolado e separado em ramificações, cujos fascículos são individualmente estimulados para identificar quais suprem a porção mais anterior do músculo onde o pedículo neurovascular entra. É importante planejar para obter diversos centímetros de músculo extra e então aparar qualquer excesso durante o posicionamento do músculo em si, de forma que haja um comprimento do pedículo adequado com alguma flexibilidade na orientação do músculo na bochecha. Antes do final da retirada do segmento do músculo grácil, os pontos devem ser posicionados na margem do músculo a intervalos de 1 cm da extremidade proximal à distal do segmento, de forma que esse mesmo comprimento do músculo em repouso possa ser restaurado na transferência (Figura 35-6).

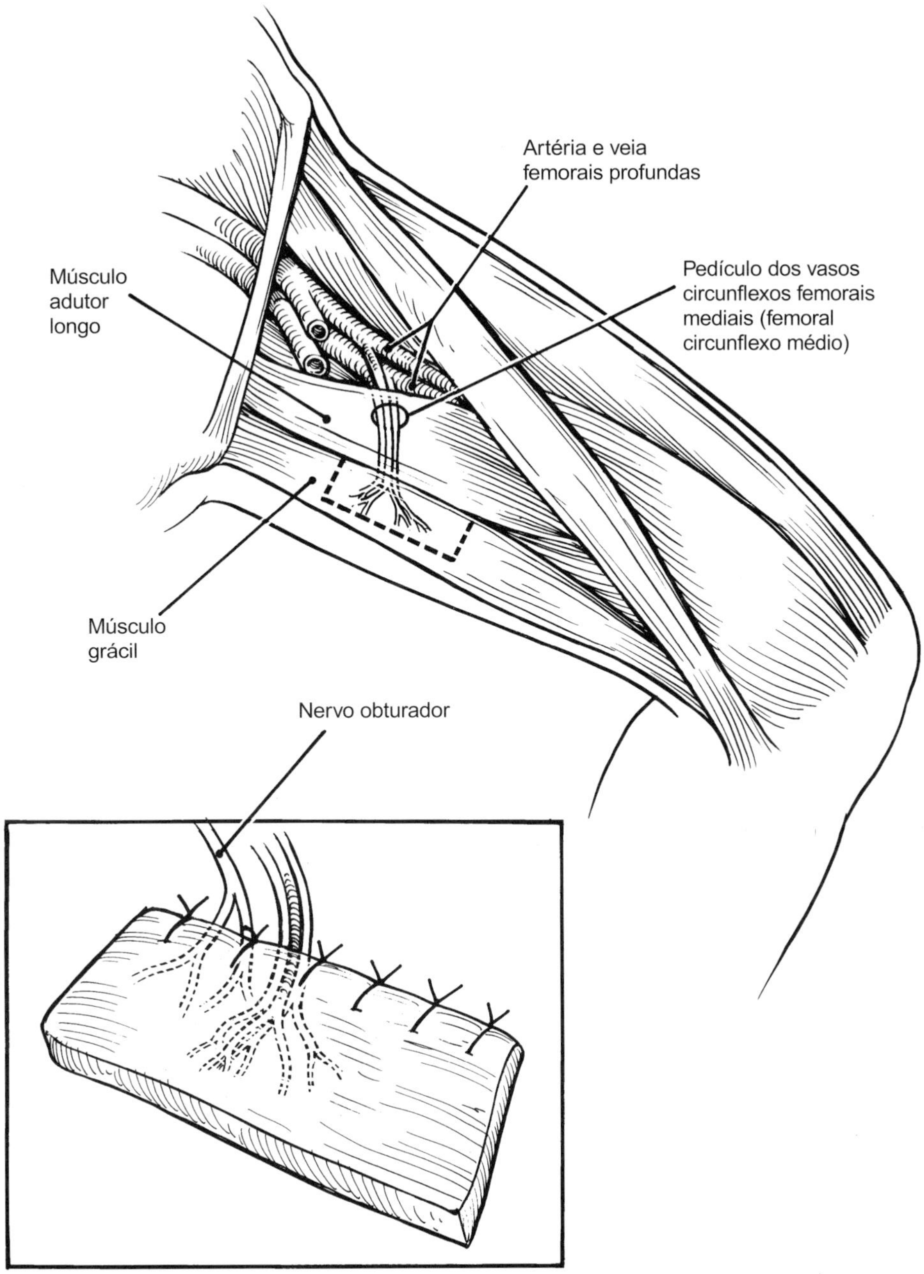

Figura 35-6. Dissecção no terço da perna do segmento do músculo grácil com pedículo vascular. Na área doadora, o músculo pode ser marcado abaixo do eixo do adutor longo com uma incisão de 6 a 8 cm na perna contralateral correspondendo ao lado paralisado. Isso mantém a melhor orientação do pedículo neurovascular. *(Redesenhado de Schusterman MA [ed]:* Microsurgical Reconstruction of the Cancer Patient. *Philadelphia: Lippincott-Raven, 1997, Fig 7A, p 142.)*

O músculo doador é então inserido nas fibras do músculo orbicular da boca acima e abaixo da comissura oral e no lábio superior lateral. Um segmento medial do músculo doador pode ser ajustado na base alar para facilitar a simetria alar em repouso e melhorar a permeabilidade da narina ipsilateral. Levando em conta a forma do sorriso no lado normal, as localizações ideais da fixação do músculo apontam para os lábios e a base alar são determinadas pelo formato da boca quando são tracionadas as extremidades longas das suturas de fixação. A extremidade do retalho na região zigomática é testada para avaliar se há comprimento suficiente necessário para alcançar o zigoma, com o excesso aparado. O volume do músculo também é avaliado nesse ponto e afinado apropriadamente a partir do lado oposto do pedículo.

Com a maior parte da manipulação do retalho do músculo completa, as anastomoses vasculares do pedículo do retalho dos vasos receptores faciais são obtidas, geralmente de uma maneira término-terminal. A neurorrafia é completada com náilon 11-0, com a extremidade do nervo obturador o mais próximo possível do músculo para reduzir o tempo de reinervação (Figura 35-7).

As marcações pré-operatórias direcionam a orientação final do músculo no vetor pré-planejado. É colocada a tração apropriada na comissura oral e lábio superior para se obter o formato correto da boca. Pontos adicionais podem ter de ser dados para melhorar o contorno do lábio superior em relação à comissura. Os pontos em planos profundos da região orbicular parecem segurar o lábio superior no ângulo correto quando o complexo da comissura é puxado para cima, sem muita eversão do lábio, o que freqüentemente ocorre quando os pontos orbiculares são posicionados mais superficialmente. Os ligamentos zigomáticos são então completados com suturas não absorvíveis através do periósteo zigomático inferior, restaurando o comprimento restante original do músculo em repouso simplesmente através das medidas dos intervalos de 1 cm previamente marcados com suturas de seda com tensão moderada no músculo antes da sutura final. Isso resultará intencionalmente numa supercorreção notável da altura da comissura no lado paralisado ao completar o procedimento, com o retalho da bochecha então fechado na incisão pré-auricular original. Alguns cirurgiões crêem que uma órtese temporária apoiando a comissura auxilia na cura inicial do retalho do músculo, reduzindo a possibilidade de as suturas se rasgarem através do músculo.

CUIDADO PÓS-OPERATÓRIO

Um curativo macio e volumoso é aplicado na face lateral primariamente. Geralmente isso consiste em bandagens desen-

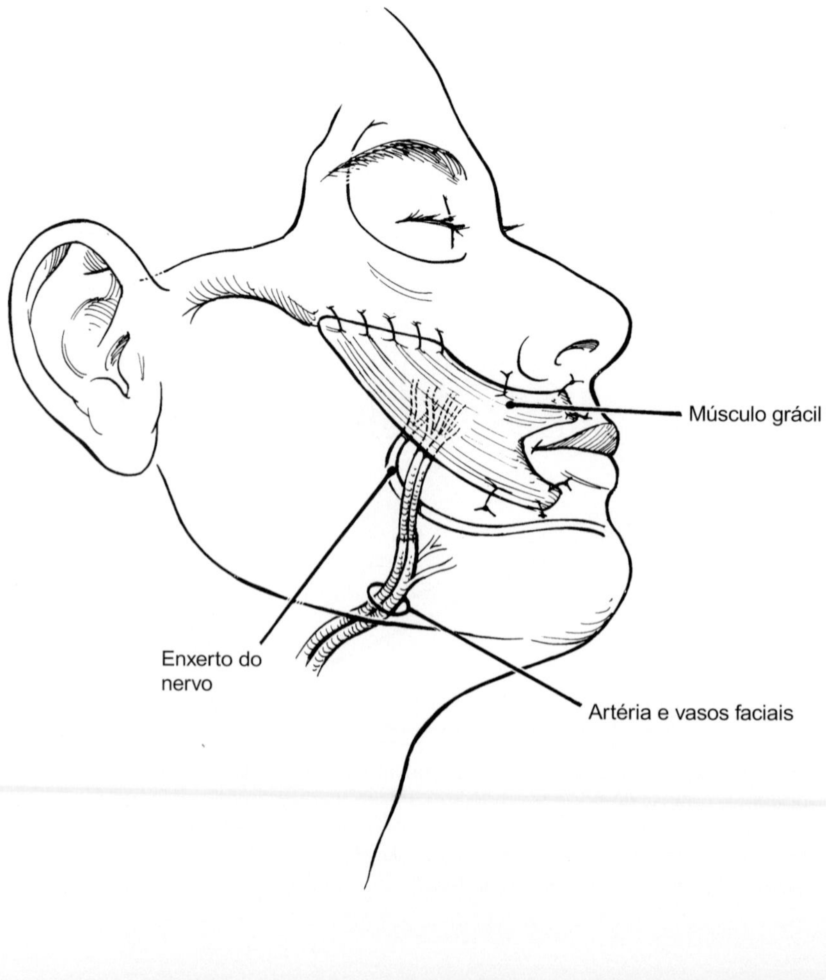

Figura 35-7. Segmento do músculo na posição com anastomoses completas e neurorrafia.

roladas de Kerlix que são aplicadas como curativos "fofos". As bandagens elásticas de Kling são então utilizadas para segurar os curativos fofos contra a bochecha. A faixa de Coban é a camada final para estabilizar o curativo volumoso apropriadamente sem muita tensão. Uma quantidade generosa de solução antibacteriana é utilizada em todas as insisões. Um dreno a vácuo pequeno é utilizado na bochecha, fora da anastomose vascular. O curativo volumoso é trocado diariamente e reduzido progressivamente de 2 a 3 dias até a remoção. O dreno da bochecha raramente permanece além do segundo dia pós-operatório.

Após o segundo tempo cirúrgico, a área doadora do músculo é sempre drenada a vácuo de bulbo de grande calibre. Os drenos da área doadora da perna geralmente permanecem de 3 a 4 dias no mínimo, enquanto as costas ou o abdômen podem exigir um mínimo de 1 semana. Os drenos são removidos quando o débito de 24 horas é de 30 ml ou menos por 2 dias consecutivos e uma vez que o paciente seja deambulando razoavelmente bem. São utilizados faixas crepes envolvendo as áreas doadoras do membro inferior por uma ou duas semanas, para minimizar o edema pós-operatório esperado.

MONITORAMENTO DO RETALHO

O monitoramento do retalho transferido pode ser determinado com uma sonda de Doppler interno de 20 MHz. A sonda é ligada à veia distalmente à anastomose vascular, proporcionando um monitoramento computadorizado contínuo do fluxo através dessa veia. Se a artéria ou a veia do pedículo for ocluída, o fluxo através da veia cessará, e a mudança do fluxo será percebida pelo equipamento de monitoramento. Se uma ilha cutânea for parte do retalho, o Doppler percutâneo, bem como o monitoramento de cor e da temperatura, podem ser utilizados para se observar a condição pós-operatória do retalho microcirúrgico.

REABILITAÇÃO

Após aproximadamente 6 meses, algum movimento pode ser aparente na comissura, aumentando progressivamente com o tempo. Se nenhum movimento é observado de 6 a 9 meses após a cirurgia, uma eletroneuromiografia (EMG) pode ser obtida para determinar o estado eletrofisiológico da transferência de músculo. À medida que o músculo transplantado começa a funcionar, o paciente pode ajudar na recuperação do movimento facial realizando exercícios faciais em frente a um espelho (*biofeedback*). Esses exercícios são bem valiosos para fortalecer a contração do músculo e ajudar a obter a aparência simétrica final de expressões espontâneas.

PRECAUÇÕES

Se nenhuma função do músculo for detectável após 6 a 9 meses e se não parecer haver nenhum tônus perioral melhorado, a neurorrafia do enxerto do nervo muscular deve ser explorada e o nervo diretamente estimulado. Qualquer neuroma na neurorrafia pode ser teoricamente contornado, ou a neurorrafia pode ser refeita completamente, se necessário. Uma biópsia da região distal do enxerto do nervo deve ser obtida e examinada para detectar axônios do nervo periférico viáveis.

Leituras Selecionadas

Fisch U. Facial nerve grafting. *Otolaryngol Clin North Am* 1974;7:517.

Freilinger G. A new technique to correct facial paralysis. *Plast Reconstr Surg* 1975;56:44.

Hamilton SGL, Terzis JK. Surgical anatomy of donor cites for free muscle transplantation to the paralyzed face. *Clin Plast Surg* 1984;11:197.

Harii K, Ohmori K, Torri S. Free gracilis muscle transplantation with microneurovascular anastomoses for the treatment of facial paralysis. *Plast Reconstr Surg* 1976;57:133.

Harrison D. The pectoralis minor vascularized muscle graft for the treatment of unilateral facial palsy. *Plast Reconstr Surg* 1985;75:206.

Manktelow R. Free muscle transplantation for facial paralysis. *Clin Plast Surg* 1984;11:215.

Manktelow RT. Facial paralysis reconstruction. In: Manktelow RT, ed. *Microvascular Reconstruction*. New York: Springer-Verlag, 1986.

Millesi H. Nerve suture and grafting to restore the extratemporal facial nerve. *Clin Plast Surg* 1979;6:333.

O'Brien BM, Franklin JD, Morrison WA. Cross-facial nerve grafts and microneurovascular free muscle transfer for long-established facial palsy. *Br J Plast Surg* 1980;33:202.

Rubin LR, ed. *Reanimation of tbe Paralyzed Face*. St. Louis: Mosby-Year Book, 1979.

Rubin LR. The anatomy of a smile: its importance in the treatment of facial paralysis. *Plast Reconstr Surg* 1974;53:384.

Spector JG, Lee P, Peterin J, Roufa D. Facial nerve regeneration through autologous nerve grafts: a clinical and experimental study. *Laryngoscope* 1991;101:537.

Van Laeken N, Manktelow RT. Facial paralysis: principles of treatment. In: Georgiade GS, ed. *Textbook of Plastic, Maxillofacial, and Reconstructive Surgery*. Philadelphia: Williams & Wilkins, 1992.

Capítulo

36

Retalho Osteosseptocutâneo da Fíbula

Eric Santamaria ♦ Fu-Chan Wei

Como com a maioria dos ossos do esqueleto facial, a mandíbula está envolvida na proteção de estruturas vitais e proporciona uma superfície para a inserção do músculo. Além disso, a mandíbula assume um papel significativo nas diferentes funções dinâmicas, tais como a mastigação, a deglutição e a fala. A reconstrução ideal após a cirurgia ablativa, portanto, deve substituir precisamente o apoio estrutural e a arquitetura do osso ausente, fornecer uma recuperação das atividades sensoriais e motoras e substituir a dentição prévia. Com o advento das técnicas microcirúrgicas e os implantes dentais osteointegrados, as abordagens cirúrgicas para a reconstrução da mandíbula têm evoluído drasticamente nos últimos 15 anos. Quando apropriados, os resultados funcionais e estéticos obtidos com o transplante do tecido microcirúrgico para a reconstrução da mandíbula ultrapassam aqueles obtidos com as técnicas convencionais utilizando enxertos ósseos não-vascularizados ou retalhos pediculados. Os enxertos ósseos vascularizados não são reabsorvidos e resistem à irradiação pós-operatória; diferentes componentes de tecido mole podem ser dissecadas juntamente com o osso para reconstruir os defeitos associados; e, finalmente, um índice aceitável de morbidade da área doadora é admitido em geral. Os enxertos de osso vascularizado mais comumente utilizados para a reconstrução da mandíbula incluem crista ilíaca, escápula, rádio e fíbula. Esses retalhos microcirúrgicos compostos são utilizados hoje em dia na maioria dos centros médicos, com um índice de sucesso superior a 97,5%.

A descrição original da obtenção da fíbula como um retalho livre é atribuída a Taylor em 1975. Por muitos anos o retalho da fíbula foi utilizado somente para a reconstrução de ossos longos. Wei descreveu em detalhes a anatomia das perfurantes cutâneas para a inclusão de uma ilha de pele confiável juntamente com a fíbula como um retalho osteosseptocutâneo. Alguns anos após, Hidalgo foi o pioneiro no uso dos retalhos livres da fíbula para a reconstrução da mandíbula. Desde então, essa técnica ganhou enorme popularidade e é considerada a melhor técnica na reconstrução mandibular.

A seguir estão algumas das muitas vantagens observadas quando se seleciona o retalho livre osteosseptocutâneo da fíbula como tecido doador para a reconstrução da mandíbula:

1. Até 26 cm de enxerto ósseo vascularizado podem ser coletados, o que é grande o suficiente para reconstruir virtualmente qualquer defeito na mandíbula.
2. Uma ilha de pele de tamanho diferente pode ser incluída com o osso para reconstruir a mucosa oral associada ou defeitos de pele. Além disso, o nervo sural lateral permite um potencial para a recuperação sensorial da ilha de pele.
3. O suprimento sangüíneo periosteal rico do retalho permite que o cirurgião realize seguramente osteotomias múltiplas para um remodelamento mais preciso do enxerto ósseo.
4. Os vasos peroneais apresentam um diâmetro grande e são longos o suficiente para ser anastomosados facilmente com os vasos do pescoço.
5. A localização distante do retalho da cabeça e da posição do paciente durante a cirurgia permite a obtenção do retalho ao mesmo tempo em que é realizada a resecção da mandíbula.
6. As dimensões ósseas e a razão corticomedular proporcionam uma excelente superfície de apoio para colocar implantes osteointegrados e conseqüentemente obter uma reabilitação dental completa.

7. Não existe nenhum déficit funcional ou deformidade significativa da perna doadora após a remoção do retalho da fíbula.

AVALIAÇÃO DO DEFEITO E CONSIDERAÇÕES GERAIS

Idealmente, deve-se tentar reconstruir a mandíbula no momento da cirurgia ablativa. Com a reconstrução imediata, o defeito mandibular e os vasos receptores são expostos, e a contratura da cicatriz e a distorção das partes moles circundante são prevenidas. Isso ajuda a restaurar a imagem corporal do paciente e evita um outro procedimento cirúrgico. Além disso, a peça cirúrgica pode ser utilizada como um modelo para corroborar as dimensões do enxerto ósseo fibular com a ilha de pele e para auxiliar no remodelamento da nova mandíbula.

Com base na avaliação clínica, filmes radiográficos e achados de tomografia computadorizada (CT), a extensão do osso e do tecido mole que será extraído é discutida em detalhes com o cirurgião oncológico antes da cirurgia. A disponibilidade dos vasos do pescoço também é avaliada pré-operatoriamente pelo cirurgião oncológico. Os moldes acrílicos da mandíbula e o modelo do crânio são valiosos durante a cirurgia para ajudar a decidir os locais de osteotomia e o remodelamento da fíbula.

Como a reconstrução da mandíbula com qualquer técnica microcirúrgica é um procedimento longo sob anestesia geral, o risco cirúrgico deve ser determinado antes da cirurgia e baseado na idade e história médica do paciente. No caso de se detectar qualquer risco maior, a reconstrução da mandíbula com a transferência do tecido livre microvascular poderia estar contra-indicada.

A angiografia da perna doadora não é um procedimento pré-operatório rotineiro, exceto quando se suspeita de uma doença vascular periférica. Num estudo prospectivo recente envolvendo cem retalhos livres da fíbula para a mandíbula e uma grande reconstrução do osso no nosso centro, somente um caso foi observado apresentando uma variação anatômica do angiograma da perna doadora. Devido ao fato de esse achado isolado representar somente 1% da população geral, é de nossa própria observação o fato de a angiografia da perna doadora não ser justificada rotineiramente.

A consulta odontológica antes da cirurgia deve ser realizada em todos os casos, para avaliar a abertura da boca, a oclusão dentária e a disposição dos dentes. As condições intra-orais devem ser avaliadas mais especificamente nos pacientes que vão receber implantes dentais osteointegrados primários, já que a presença de doença periodontal severa, cáries, estomatite ou qualquer infecção na mucosa oral adjacente pode comprometer a integração óssea dos implantes. A recuperação funcional após a reconstrução da mandíbula é freqüentemente limitada pela presença de trismo antes da cirurgia ou pela administração de radioterapia perioperatória.

INDICAÇÕES

As vantagens múltiplas do retalho da fíbula tornam este o método preferido para a reconstrução da maioria dos defeitos mandibulares, independentemente do tamanho e da localização do defeito ósseo. Em geral, a fíbula pode ser utilizada em todos os pacientes, incluindo aqueles que necessitam de substituição da pele sobrejacente, mucosa intra-oral ou ambos (Figuras 36-1 e 36-2). As condições do leito receptor não são uma contra-indicação absoluta aos retalhos ósseos vascularizados para a reconstrução da mandíbula. Recentemente, descrevemos a nossa experiência com osteorradionecrose severa da mandíbula nos pacientes que se submeteram a reconstrução com retalhos livres osteosseptocutâneos da fíbula após tratamento radical, com bons resultados após um acompanhamento de longa duração.

A decisão de se utilizar a fíbula para a reconstrução da mandíbula deve, entretanto, ser baseada em outros parâmetros. Resultados excelentes são geralmente obtidos em pacientes com doenças benignas da mandíbula ou tumores de baixa malignidade afetando a mandíbula, em que somente o osso necessita ser extraído. Além disso, esses pacientes também podem ser candidatos à reconstrução com o retalho livre osteosseptocutâneo da fíbula e substituição primária de implantes dentais osteointegrados durante a cirurgia ablativa. Na nossa experiência, nesses casos o acesso ao osso é mais fácil do que quando são feitos os implantes secundários, e o tempo e número de procedimentos geralmente necessários para se obter a reabilitação protética dental completa são consideravelmente reduzidos.

No planejamento da reconstrução da mandíbula com a transferência de tecido livre microvascular, o índice de sobrevivência de pacientes com câncer após a ressecção do tumor deve ser considerado. Os carcinomas avançados da mandíbula são freqüentemente associados a envolvimento extensivo de partes moles adjacentes, o que freqüentemente resulta em grandes defeitos após a excisão cirúrgica. A ilha de pele, músculos e a fíbula podem não ser grandes o suficiente ou pode ser difícil realizar a reconstrução desses defeitos extensos; conseqüentemente, os resultados estéticos e funcionais obtidos comumente são pobres. Para superar isso, um outro retalho pode ser utilizado em conjunção com o retalho osteosseptocutâneo da fíbula. Este é utilizado para a reconstrução óssea e cobertura de uma superfície, e o retalho reto do abdômen radial do antebraço é utilizado para fornecer volume ou cobertura da outra superfície. Esse último retalho pode ser anastomosado na saída distal dos vasos peroneais ou em uma artéria ou veia receptora separada. Apesar de estudos do resultado completo serem necessários para provar o benefício real dessa abordagem, na nossa experiência têm sido obtidos resultados satisfatórios. A reconstrução isoladamente de grandes defeitos de partes moles imediatamente após a excisão do tumor, protelando a reconstrução da mandíbula com a fíbula num segundo estágio, também é uma alternativa válida, particularmente quan-

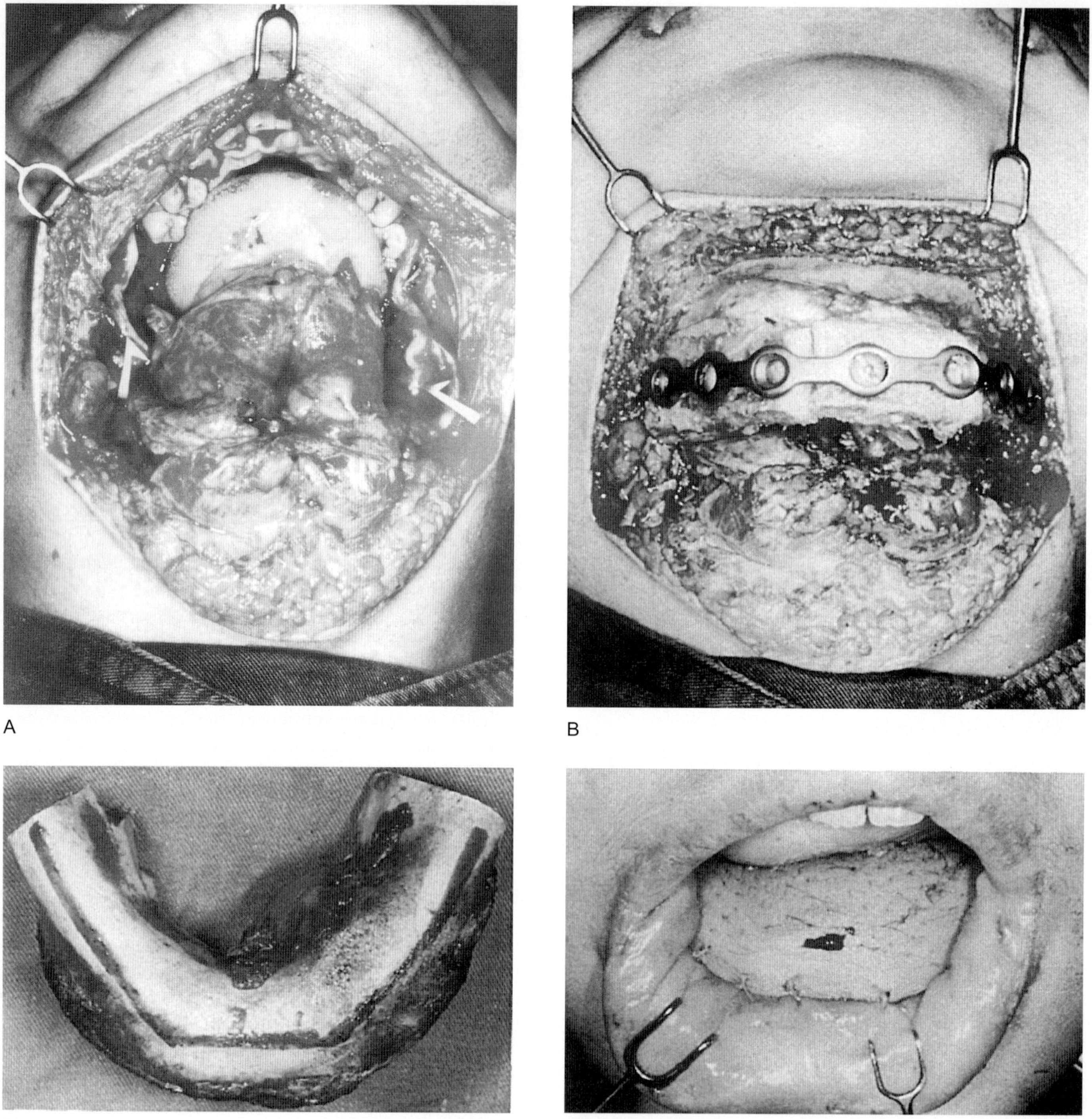

A B C D

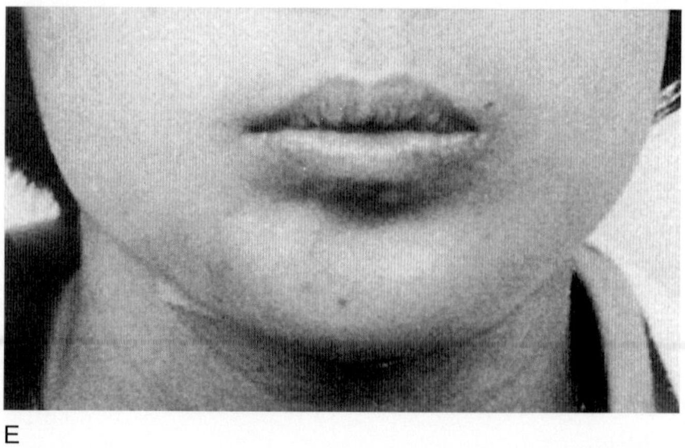

E

Figura 36-1. A, defeito cirúrgico numa jovem de 17 anos após uma mandibulectomia anterior. As setas indicam as extremidades do osso e os cotos de nervo alveolar inferior em ambos os lados. B, visão inferior de espécime cirúrgico. A linha central é marcada para ajustar o contorno e os locais de osteotomia no enxerto ósseo fibular. C, enxerto ósseo fibular com duas osteotomias, modeladas e fixadas com uma placa de reconstrução. D, ilha de pele utilizada para a reconstrução do defeito intra-oral. E, resultado final 2 meses após a cirurgia, mostrando um bom contorno da mandíbula e simetria facial.

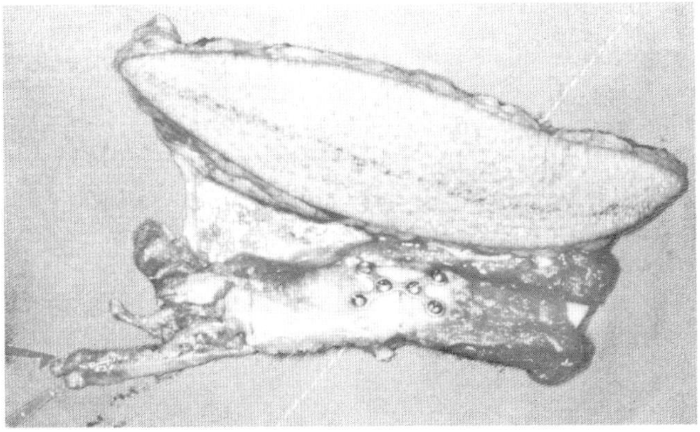

A

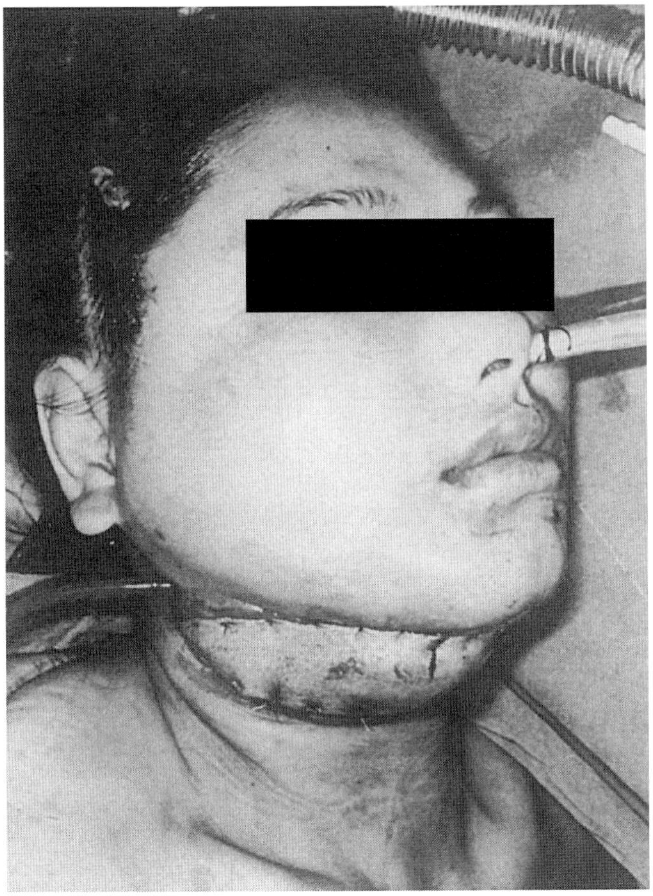

B

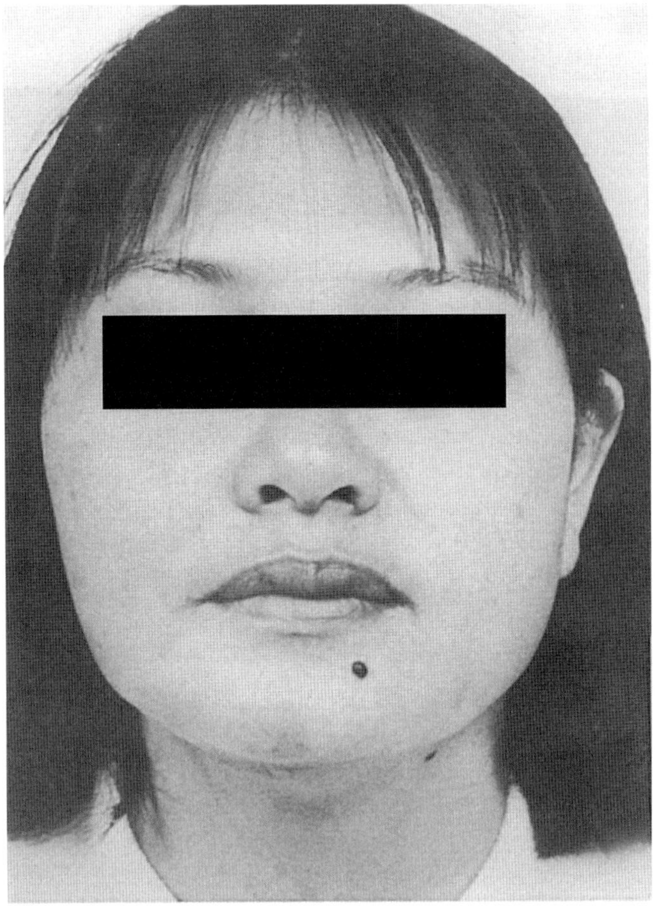

C

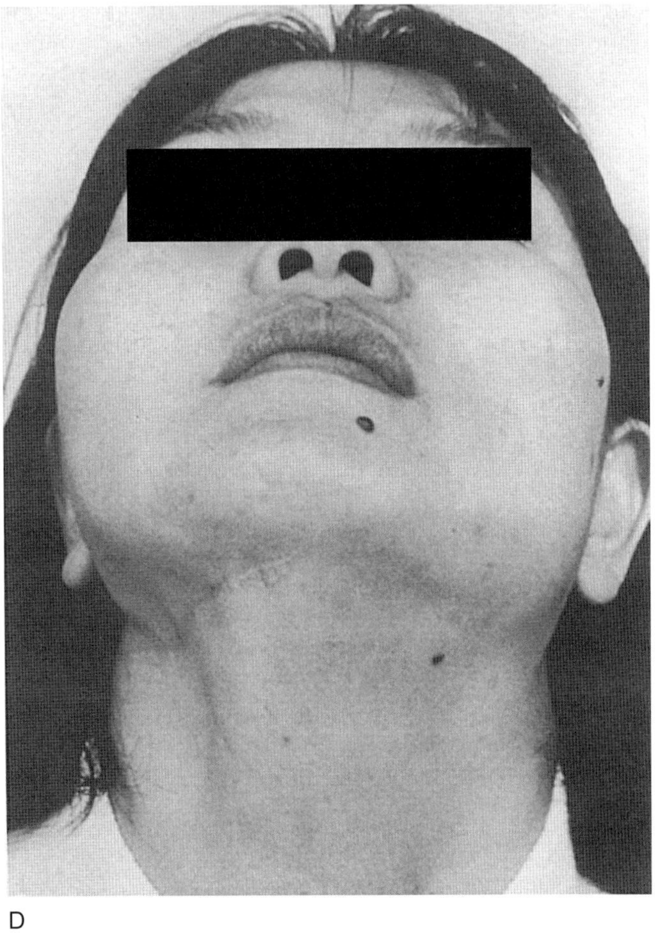

D

Figura 36-2. A, retalho livre da fíbula osteosseptocutânea, modelado e fixado com miniplacas de titânio após uma osteotomia. B, visão intra-operatória após utilizar o retalho ósseo fibular para a reconstrução do defeito lateral na mandíbula direita e ilha de pele como monitor para avaliar a viabilidade do retalho no período pós-operatório. C e D, visões frontal e inferior 1 ano após a cirurgia. A ilha de pele foi extraída sob anestesia local.

do a excisão completa das margens do tumor e o prognóstico de sobrevida de longa duração são incertos.

CONTRA-INDICAÇÕES

Não existem contra-indicações absolutas para se utilizar o retalho livre da fíbula para a reconstrução da mandíbula, exceto a incapacidade de se obter o retalho de alguma das pernas. Isso seria uma situação incomum, que seria observada somente após um trauma maior em ambas as extremidades inferiores, doença vascular periférica severa ou anomalias vasculares, tais como a presença de uma artéria magna peroneal. Além disso, a não-familiaridade do cirurgião com o retalho osteosseptocutâneo da fíbula seria uma boa razão de se utilizar em seu lugar a crista ilíaca, a escápula ou o rádio no lugar.

POSIÇÃO DO PACIENTE E SELEÇÃO DA PERNA DOADORA

O retalho é sempre obtido com torniquete, com o paciente na posição supina e o joelho flexionado. Para minimizar o tempo cirúrgico, sempre que possível recomenda-se uma abordagem de duas equipes, com a dissecção da fíbula durante a ressecção da mandíbula. A menos que se ache inadequada, a perna esquerda é geralmente selecionada como a área doadora, porque demanda-se menos do pé esquerdo nas atividades ambulatórias diárias. O lado do defeito mandibular e a localização dos vasos receptores não são importantes na seleção da perna doadora. O pedículo vascular pode ser orientado para alcançar os vasos receptores de qualquer lado do pescoço, com a superfície lateral da fíbula virada para a face externa do rosto. O comprimento do pedículo também pode ser aumentado vários centímetros utilizando-se a diáfise da fíbula. O segmento proximal da fíbula é descartado após a dissecção do pedículo no plano periosteal, preservando a integridade dos vasos peroneais e as suas conexões com a região distal do osso e a ilha de pele. A ilha de pele pode ser facilmente rodada para cima da fíbula para alcançar a cavidade oral, de modo a fornecer a cobertura interna ou para reconstruir os defeitos de pele no rosto (Figura 36-1). Ou a pele pode ser utilizada na sua posição natural para substituir somente os defeitos de pele externos no pescoço (Figura 36-2). Em qualquer dos casos, a orientação do pedículo e a ilha de pele no local receptor devem ser antecipadas antes da cirurgia, e a ilha de pele deve ser desenhada para a posição adequada.

TÉCNICA OPERATÓRIA

Desenho do Retalho

O retalho é delineado com o paciente na posição supina. Apesar de não ser necessariamente utilizado para a cobertura do tecido mole, uma ilha de pele é sempre incluída com a fíbula a ser utilizada como um monitor da viabilidade do retalho no período pós-operatório. O contorno da fíbula é marcado na superfície da pele (Figura 36-3). O eixo longitudinal da ilha de pele é centralizado na borda posterior da fíbula na junção entre os terços médio e distal, onde a maioria das perfurantes septocutâneas está localizada. Geralmente, entre uma e quatro artérias septocutâneas são encontradas

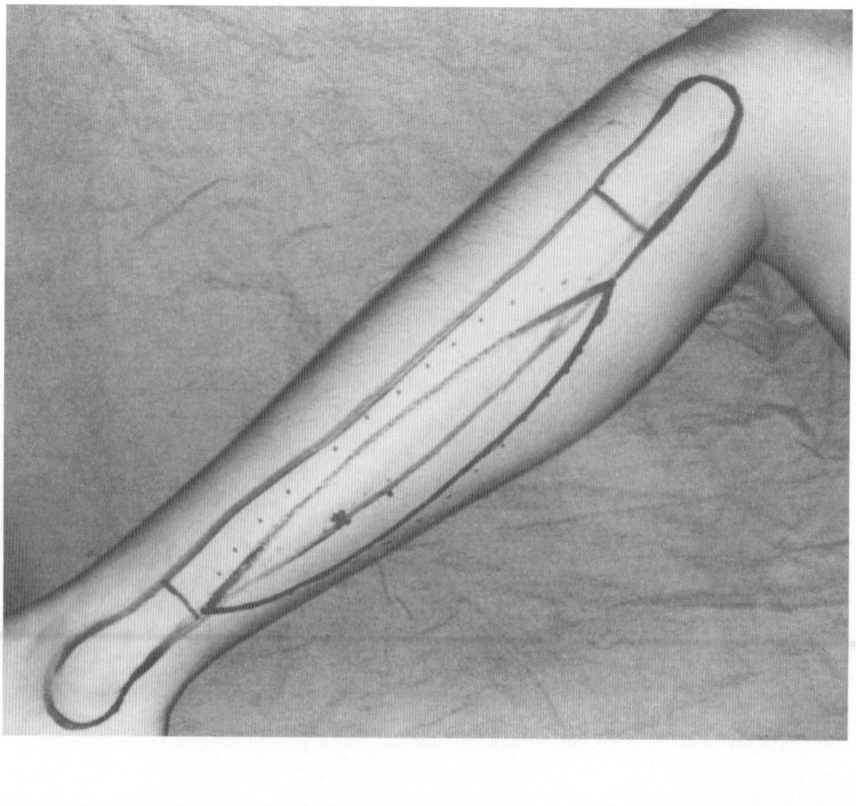

Figura 36-3. Desenho do retalho. O contorno do osso da fíbula e as osteotomias são marcados na superfície da perna. A ilha de pele é centrada no eixo longitudinal posterior do osso, onde o septo crural posterior é localizado. A marcação distal em X indica a presença de perfurante septocutânea, identificado com o Doppler transônico.

nessa área. Uma ou duas artérias septocutâneas calibrosas são geralmente suficientes para proporcionar o suprimento de sangue para uma ilha de pele a aproximadamente 22 a 25 cm de comprimento e 10 a 14 cm de largura. A ilha de pele não deve exceder 4 cm de largura para permitir o fechamento direto do defeito na perna: se uma ilha de pele mais larga for colhida ou se existe alguma tensão no fechamento da ferida, um enxerto de pele de espessura parcial deve ser utilizado. Pelo menos 6 cm da fíbula distal devem ser deixados intactos para prevenir a instabilidade do tornozelo. A osteotomia proximal logo abaixo do colo da fíbula facilita a dissecção do pedículo vascular peroneal e otimiza a flexibilidade na mudança do segmento ósseo a ser utilizado.

Dissecção do Retalho

A ilha de pele delineada é incisada até o plano acima da fáscia profunda. Os septos crural anterior e posterior são identificados. A incisão anterior da fáscia profunda deve ser iniciada posteriormente ao septo crural anterior para evitar danos ao nervo peroneal profundo. A incisão posterior da fáscia profunda assegura a inclusão do septo crural posterior e ainda permite a preservação do nervo sural (Figura 36-4). Após sua divisão, a fáscia profunda é levantada juntamente com a ilha de pele sobrejacente aos músculos dos compartimentos laterais na face anterior do septo crural posterior e dos músculos posteriores superficiais na face posterior (Figura 36-5). Com a ilha de pele conectada à perna somente pelo septo crural posterior transparente e fino, o trajeto das perfurantes septocutâneas pode ser claramente visto no septo (Figura 36-6).

Apesar de raras, variações anatômicas no suprimento de sangue para a ilha de pele podem incluir: (1) ausência de perfurantes septocutâneas com a presença de perfurantes miocutâneas somente e (2) ausência de perfurantes tanto septocutâneas quanto miocutâneas. No primeiro exemplo, o vaso septocutâneo pode ser dissecado intramuscularmente em direção a sua origem na artéria peroneal. Entretanto, se essa artéria provém da artéria tibial anterior ou posterior, ela pode ser selecionada proximalmente e anastomosada na extremidade distal dos vasos peroneais (numa ilha de pele planejada em região distal) ou com outros vasos receptores no pescoço. Se nenhuma perfurante para a ilha de pele for identificada, uma pequena área de pele ainda pode sobreviver. Entretanto, com uma grande ilha de pele, é recomendado fazer um retalho osteosseptocutâneo da fíbula da perna oposta ou utilizar um outro retalho microcirúrgico de pele, em vez de confiar na viabilidade da ilha de pele da fíbula.

A dissecção da fíbula continua no plano anterior. Os músculos peroneais laterais longo e breve são desconectados do osso para expor o septo anterior entre os músculos dos compartimentos lateral e anterior. No plano posterior, o

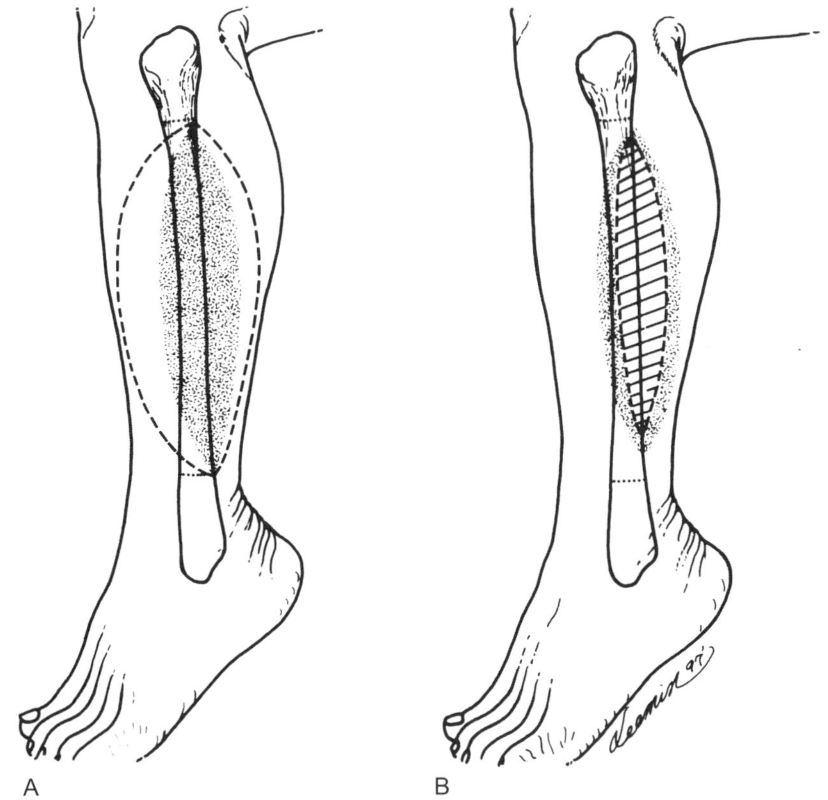

Figura 36-4. Grande ilha de pele (linha tracejada, A) ou pequena ilha de pele (área listrada, B) podem ser incluídas com um osso da fíbula, centralizadas no septo crural posterior. Entretanto, em ambos os exemplos, a incisão anterior da fáscia (área sombreada) deve sempre ser localizada posterior ao septo crural anterior para evitar o dano ao nervo peroneal profundo; a incisão posterior deve preservar o nervo sural.

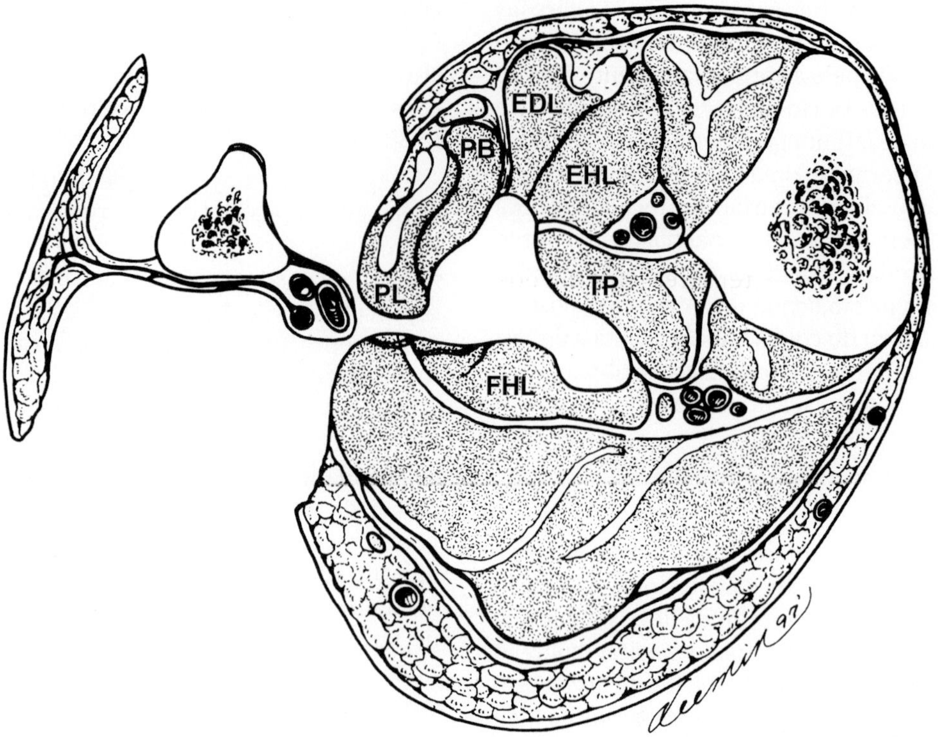

Figura 36-5. Secção transversa através do terço proximal na perna esquerda. As relações anatômicas da fíbula e músculos divididos durante a dissecção do retalho. (PL, músculo peroneal longo; PB, músculo peroneal curto; EDL, extensor longo dos dedos; EHL, extensor longo do polegar; TP, tibial posterior; FHL, flexor longo do polegar.)

músculo sóleo é separado da fíbula e do septo intermuscular que se estende para a ilha de pele (Figura 36-6). As ramificações vasculares musculocutâneas e musculosseptocutâneas são ligadas nesse nível. Esses vasos não são necessários para assegurar um suprimento de sangue adequado para a ilha de pele, desde que sejam identificadas uma ou duas perfurantes septocutâneas de tamanho adequado. Uma vez que o músculo sóleo tenha sido separado, a membrana fina no músculo flexor longo do polegar é dividida e o músculo é desconectado do osso.

Nesse momento, dirige-se atenção para as osteotomias proximais e distais na fíbula. Os locais de osteotomias são

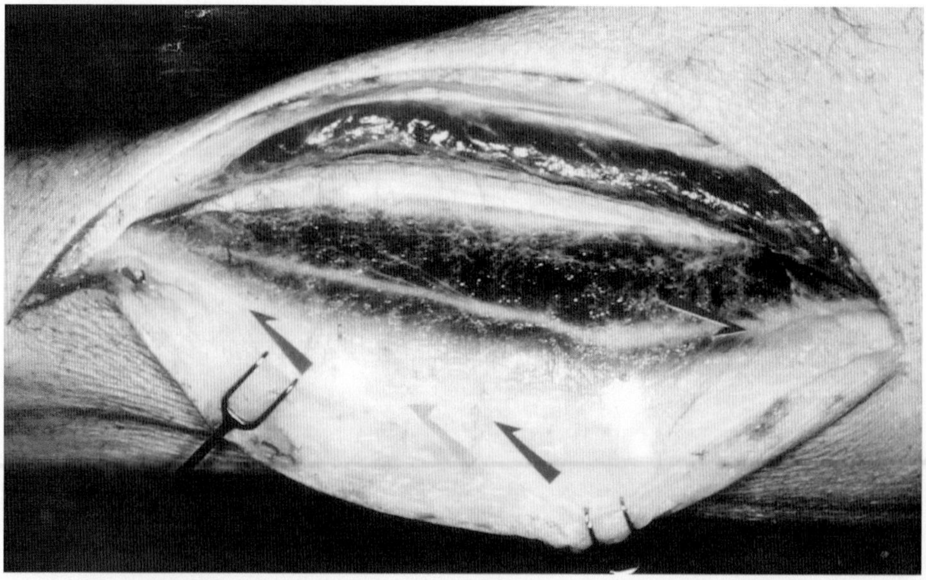

Figura 36-6. Após elevar a ilha de pele, o curso das perfurantes septocutâneas (setas) é claramente observado no septo crural posterior.

marcados e o periósteo é retirado um milímetros da circunferência óssea. Enquanto se realizam as osteotomias, deve-se tomar cuidado especial para proteger as veias peroneais sob o osso, especialmente com a osteotomia proximal.

Após a conclusão das osteotomias, o osso é gentilmente retirado para fora da perna distal e proximalmente (Figura 36-7). Essa manobra facilita a exposição dos músculos do compartimento anterior ligados ao osso. O septo crural anterior é dividido e os músculos extensores (com um dos dedos e o longo do polegar) são desconectados do osso (Figura 36-6). Durante essa dissecção, as extremidades distal da artéria e veia peroneais são identificadas, ligadas e divididas (Figura 36-8). Sob o músculo extensor do polegar se localiza a membrana interóssea, que é cortada. Uma vez que a membrana interóssea é dividida, traciona-se mais o osso para fora da perna para aumentar a dissecção do pedículo. A extremidade distal da veia peroneal é dissecada proximalmente por diversos centímetros e é dividida somente após se observar uma artéria tibial anterior saudável e, se possível, a artéria tibial posterior. O músculo tibial posterior é seccionado próximo ao osso. Os vasos peroneais se localizam próximos à superfície profunda do músculo, circundados por uma membrana espessa, que deve ser aberta cuidadosamente para expor os vasos, no senti-

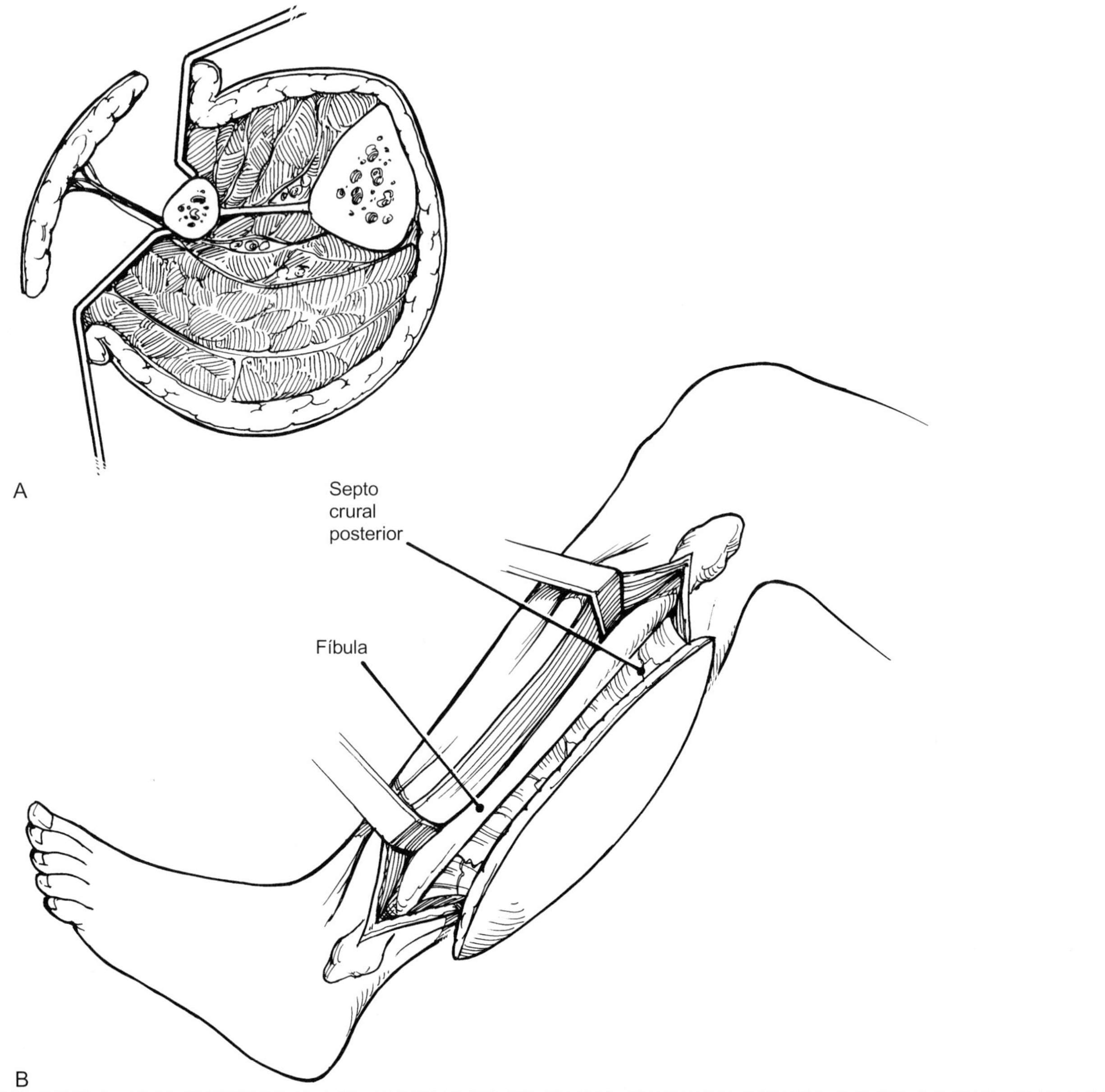

Figura 36-7A e B. Após concluir as osteotomias, o osso é gentilmente retirado para fora para possibilitar a dissecção dos músculos nos compartimentos anterior e profundo posterior da perna.

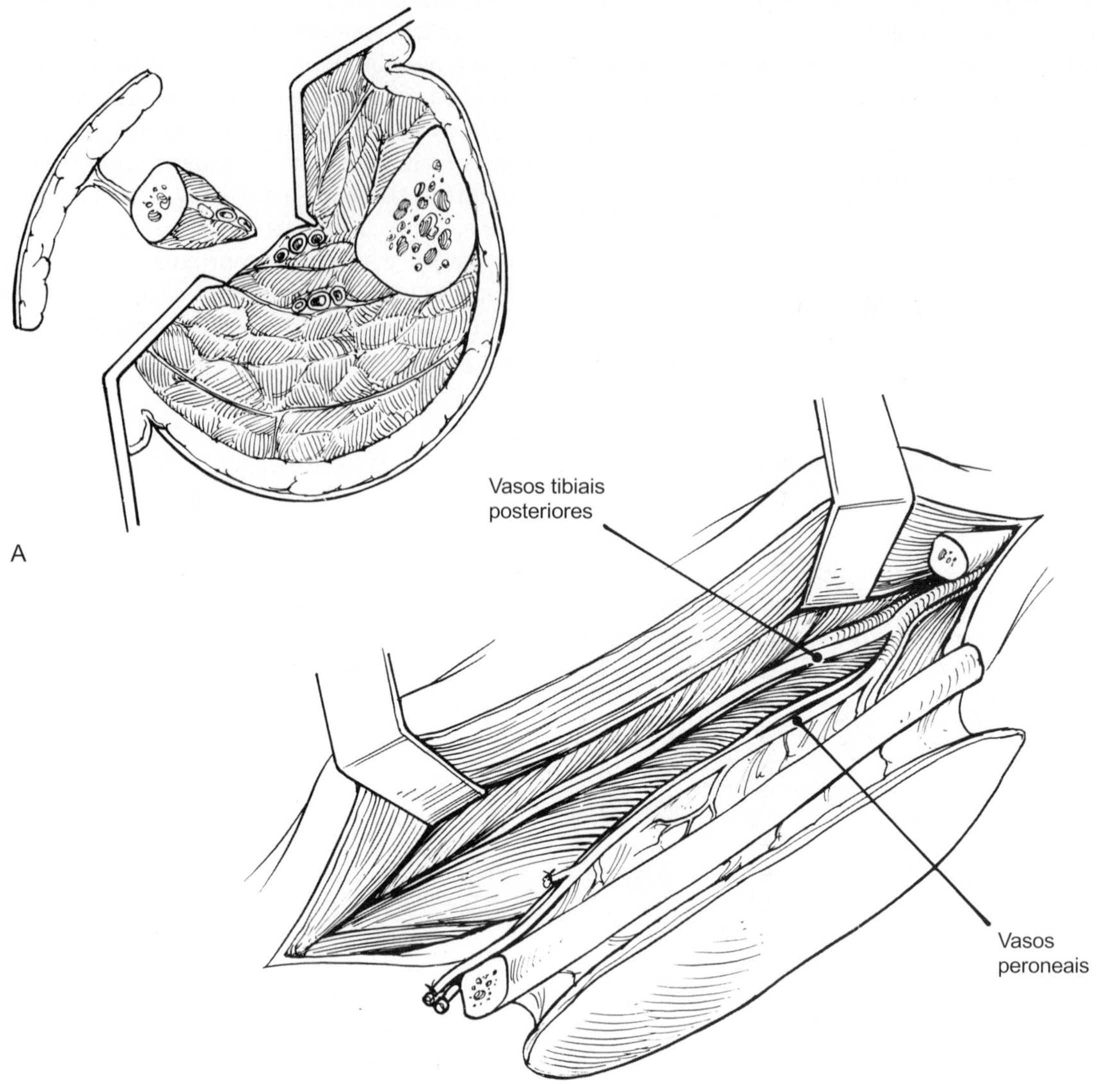

Figura 36-8A e B. Após todos os músculos terem sido divididos, os vasos peroneais são dissecados da sua origem.

do distal a proximal. Não é necessário incluir parte dos músculos tibial posterior ou extensor longo do polegar na dissecção dos vasos peroneais. Uma vez completamente liberados distalmente, os vasos são facilmente identificados na parte proximal, surgindo da artéria e veia tibiais posteriores. Por expor os vasos peroneais em toda a sua extensão nessa direção, não existe risco de dano para os vasos peroneais quando estes passam pelo músculo extensor do polegar proximalmente. Entretanto, as perfurantes septocutâneas devem ser cuidadosamente preservadas, já que elas passam dos vasos peroneais para o septo dentro desses músculos, próximos ao osso. Se considerado prudente, um coxim mínimo de músculo poderia ser incluído com os vasos peroneais para prevenir a secção dos vasos perfurantes septocutâneos.

Finalmente, o pedículo é seguido proximalmente à sua origem no tronco tibioperoneal (Figura 36-7). Geralmente, uma grande artéria e duas veias que partem para o músculo sóleo podem ser divididas para alcançar a emergência dos vasos peroneais. O torniquete é desinflado para permitir a reperfusão do osso por pelo menos 20 minutos.

A área doadora é fechada imediatamente após se dividir o pedículo vascular para evitar o inchaço dos músculos da perna e a dificuldade de fechamento da ferida da pele. O flexor longo do polegar é suturado no músculo tibial posterior e na membrana interóssea com suturas absorventes. Um dreno de sucção é posicionado entre os músculos do compartimento anterior e posterior, e estes são parcialmente aproximados. A incisão na pele é fechada primariamente ou enxertada com pele, dependendo do tamanho do defeito.

Preparação da Área Receptora

Antes de iniciar a preparação da área receptora, as barras do arco são posicionadas para a fixação intermaxilar e para se obter uma oclusão dental precisa. Isso é geralmente feito por uma outra equipe cirúrgica enquanto a fíbula estiver sendo coletada, perfundida ou remodelada. Leva cerca de 1 hora para completar o modelamento do enxerto ósseo: portanto, é possível incisar o pedículo e começar a fazer as osteotomias enquanto ainda se prepara a área receptora.

As extremidades da mandíbula são expostas para permitir um lugar para a fixação da placa de reconstrução ou miniplacas. Mais osso é removido, se necessário, para assegurar um fechamento gengival completo. Os métodos de fixação rígidos mais comumente utilizados são: (1) fio de aço, (2) miniplacas de titânio e (3) placa de reconstrução. A fixação com fio de aço não é recomendada por causa da falta de estabilidade que essa técnica oferece. As miniplacas de titânio são utilizadas quando nenhuma osteotomia ou apenas uma osteotomia é planejada (Figura 36-2A); as placas de reconstrução são utilizadas com duas ou mais osteotomias (Figura 36-1C). A placa de reconstrução é amoldada para recriar a curvatura natural da mandíbula e é fixada na mandíbula intacta com dois parafusos bicorticais em cada lado. Quando exeqüível, a colocação da placa previamente à ressecção é utilizada para minimizar o tempo de preparação da área receptora. Após a fixação da placa de reconstrução, a fixação intermaxilar é removida e a oclusão e a posição dos côndilos são verificadas.

Os vasos receptores são preparados para as anastomoses microcirúrgicas no pescoço ipsilateral ou contralateral, dependendo da disponibilidade. A artéria tireóidea superior, facial ou cervical transversa, nessa ordem, é geralmente utilizada para a anastomose arterial término-terminal. A veia acompanhante, ou a veia jugular externa, é utilizada para a anastomose venosa término-terminal ou término-lateral.

Osteotomias e Modelamento da Fíbula

Após seccionar o pedículo do retalho e com o lado receptor pronto ou ainda sob preparação, a fíbula é transferida de modo que o cirurgião possa decidir que parte do osso será utilizada, de acordo com a orientação própria dos vasos doadores e da ilha de pele. O comprimento de cada segmento ósseo e os locais de osteotomia são determinados utilizando-se os moldes de acrílico ou o espécime como referência (Figura 36-1A). Geralmente, uma osteotomia para a recriação do ângulo da mandíbula e um ou dois mais para o corpo anterior são suficientes para simular o formato da mandíbula na reconstrução dos defeitos hemimandibulares. Além disso, para se obter uma simetria facial, a distância entre o ângulo da mandíbula e o plano médio-sagital tem de ser a mesma no lado reconstruído e a hemimandíbula intacta. As osteotomias e o remodelamento são sempre realizados numa mesa acessória. Não se deve deixar nenhum vão entre os segmentos ósseos, e uma superfície de contato suave entre estes e os cotos da mandíbula nativa deve ser obtida com uma broca de alta velocidade (Figura 36-1C e 36-2A).

Uma vantagem maior de modelar o osso com o retalho já retirado da perna é a possibilidade de transferir o enxerto para a área receptora diversas vezes para verificar se um contorno adequado está sendo obtido. Todos os esforços devem ser colocados para se realizar uma réplica exata da mandíbula ausente, sem temer o tempo de isquemia. Até 5 horas podem ser utilizadas para modelar e inserir o osso e para completar as anastomoses vasculares, com sobrevivência completa do retalho. Com um planejamento adequado, mesmo os implantes dentais osteointegrados podem ser colocados primariamente sem comprometer a viabilidade do retalho.

Inserção do Retalho

A placa de reconstrução, previamente contornada e fixada, é utilizada para corroborar a curvatura do enxerto ósseo modelado. A orientação espacial do enxerto ósseo tem de ser avaliado também em relação ao arco maxilar e ao plano de oclusão; se não, a reabilitação estética dental, seja imediata ou secundária, será difícil. A superfície lateral da fíbula deve ser posicionada virada para a placa de reconstrução, utilizando um ou dois parafusos em cada segmento ósseo. A fixação intermaxilar é então removida, e a posição do enxerto ósseo, a excursão da mandíbula e a estabilidade da articulação junta são avaliadas mais uma vez.

É sempre desejável reproduzir o contorno da borda mandibular inferior. Entretanto, devido à altura menor da fíbula, comparada com a mandíbula nativa, não há uma diferença maior quando o enxerto ósseo é fixado 1,0 cm mais alto do que a borda inferior normal. Essa modificação técnica é particularmente útil para posicionar os implantes dentais osteointegrados simultaneamente ou numa cirurgia de segundo estágio. Uma vez que os tecidos moles do pescoço se acomodam, a discrepância da altura na borda inferior é geralmente bem ocultada, dando uma aparência natural na maioria dos pacientes.

Se a ilha de pele é utilizada para a reconstrução intraoral, é completamente inserida nesse momento; senão, a mucosa oral é fechada e a ilha de pele é fixada parcialmente para fora. Quando os defeitos das partes moles tanto intraoral quanto externo necessitam de reconstrução, a ilha de pele é fixada na cavidade oral, uma tira de pele no meio é desepitelializada, e o resto da pele é fixado parcialmente na superfície exterior. Deve-se tomar um cuidado meticuloso antes de se realizar as anastomoses vasculares para se certificar de que as perfurantes septocutâneas não estão dobradas ou torcidas e os vasos peroneais estão em boa posição para as anastomoses vasculares. Finalmente, os vasos peroneais são anastomosados sob microscópio, e o resto das feridas é fechado.

CUIDADO PÓS-OPERATÓRIO E AVALIAÇÃO DE ACOMPANHAMENTO

Além de se utilizar uma ilha de pele para a reconstrução das partes moles, ela também é utilizada para monitorar a viabilidade do retalho (Figura 36-2B). Apesar de o suprimento vascular para a ilha de pele ter sido questionável quando esse retalho foi descrito originalmente, estudos posteriores reconheceram a confiabilidade da ilha de pele. A sua cor e enchimento capilar são observados durante os primeiros dias pós-operatórios. Se nenhuma ilha de pele foi incluída com o osso, a permeabilidade arterial pode ser monitorada pelo Doppler. Qualquer sinal de insuficiência arterial ou congestão venosa obriga à reexploração imediata das anastomoses vasculares.

O dextrano de baixo peso molecular não é administrado rotineiramente por causa do risco mais alto de sangramento pós-operatório. Ele é indicado somente quando a anastomose arterial ou venosa foi refeita durante a cirurgia. Antibióticos sistêmicos profiláticos e analgésicos convencionais são utilizados em todos os casos durante 10 dias.

A maioria dos pacientes deixa a sala de operação sem fixação intermaxilar. Entretanto, não são permitidos líquidos por via oral durante os primeiros 7 dias para certificar-se da cura das feridas intra-orais. Uma dieta leve é permitida somente após 4 semanas, e inicia-se a alimentação sólida após 8 semanas.

Um gesso é utilizado posteriormente para imobilizar a perna doadora. A ferida é descoberta 1 dia após a cirurgia e é deixada exposta sem curativos posteriores. O paciente permanece na cama com a perna elevada nos primeiros 7 dias. Os movimentos passivos são iniciados uma vez que não há dor, se não são necessários enxertos de pele para fechar a ferida da perna; senão, a perna é mantida imobilizada durante as 2 primeiras semanas. Os pacientes sem um enxerto de pele da área doadora podem iniciar a ambulação após 10 dias. Eles são estimulados a fazer isso gradualmente, andando sobre o calcanhar durante as primeiras 2 semanas. Exercícios especiais são designados para evitar o enrijecimento do tornozelo e joelho e para recuperar a flexão dos dedos do pé.

A avaliação pós-operatória da mandíbula reconstruída pode ser iniciada somente quando o edema facial, que geralmente dura várias semanas, baixar. A avaliação funcional deve incluir a mastigação, deglutição e funções da fala, bem como a abertura da boca e competência oral. A avaliação ortodôntica inclui a situação do plano oclusal, a posição do côndilo e a função da articulação. Resultados estéticos são avaliados objetivamente em termos de simetria facial e contorno, e subjetivamente de acordo com o que o paciente e o cirurgião consideram um resultado excelente, bom, razoável ou fraco.

A cicatrização do osso é acompanhada por estudos de filmes de raios X panorâmicos convencionais (Panorex) em 3 meses, e periodicamente posteriormente. Apenas então a posição do osso, a união e o índice de reabsorção podem ser avaliados precisamente.

PRECAUÇÕES

As características do retalho microcirúrgico osteosseptocutâneo da fíbula o tornam a primeira escolha para a reconstrução na maioria dos defeitos mandibulares. As recomendações seguintes podem maximizar o uso desse retalho e ajudar a prevenir as armadilhas comuns:

1. A reconstrução da mandíbula com retalho microcirúrgico é um procedimento desafiador que mesmo nas mãos mais experientes exige uma concentração completa e atenção para cada detalhe cirúrgico. A preparação pré-cirúrgica do paciente e a discussão com o cirurgião oncológico são essenciais para o planejamento adequado com o fim de minimizar o tempo cirúrgico e otimizar o resultado.
2. É aconselhável confeccionar uma ilha de pele 1 ou 2 cm maior do que o tamanho estimado do defeito no local receptor, tanto transversa quanto verticalmente. Se alguma pele redundante permanecer após se inserir o retalho, este pode sempre ser desepitelializado e utilizado para fornecer um volume adicional de partes moles. Uma ilha de pele menor, entretanto, pode ser insuficiente para fechar o defeito da área receptora e para cobrir o osso e o pedículo vascular, conseqüentemente comprometendo o resultado da reconstrução. Ao se coletar a fíbula do colo proximal até 6 cm acima da articulação do calcanhar, a dissecção dos vasos peroneais é facilitada, o comprimento do pedículo pode ser aumentado e a flexibilidade de mudança do segmento do osso por remodelamento é aumentada.
3. Deve-se considerar um estudo angiográfico quando a pulsação das artérias tibiais anterior e posterior na perna doadora é difícil de se identificar antes da cirurgia. Além disso, a anatomia vascular na perna distal deve ser avaliada durante a dissecção do retalho. É aconselhável identificar uma artéria tibial anterior saudável e, se possível, a artéria tibial posterior, antes de dividir as ramificações distais da artéria peroneal, se a presença de uma artéria magna perônea é suspeita. Se essas veias não forem identificáveis, a artéria peroneal deve ser clampeada distalmente e o torniquete desinsuflado para assegurar uma perfusão distal adequada antes de se cortar a artéria. Semelhantemente, as perfurantes septocutâneas devem ser identificadas e ser cuidadosamente preservadas durante a dissecção do retalho.
4. Não existe necessidade de correr contra o tempo de isquemia. Apesar de em algumas experiências geralmente se levar menos de 3 horas para completar o modelamento e a inserção do retalho e para realizar as anastomoses vasculares, o retalho osteosseptocutâneo da fíbula pode facilmente tolerar 5 horas de isquemia sem qualquer risco de dano. Em vez disso, todo esforço de-

ve ser feito para modelar bem o enxerto ósseo e recriar uma mandíbula precisamente.

5. Várias técnicas têm sido descritas para a dissecção, o modelamento e a fixação do retalho microcirúrgico da fíbula para a reconstrução da mandíbula. Ao se selecionar os melhores métodos, a familiaridade e a confiança são essenciais para se obter os mesmos resultados funcionais e estéticos.

Leituras Selecionadas

Anthony JP, Rawnsley JD, Benhaim P, et al. Donor leg morbidity and function after fibula free flap mandible reconstruction. *Plast Reconstr Surg* 1995;96:146.

Chang YM, Wei FC, Santamaria E, et al. Vascularized fibular bone graft with immediate dental implantation in mandible reconstruction. *Plast Reconstr Surg* 1998;102:680-688.

Cordeiro PG, Hidalgo DA. Conceptual considerations in mandible reconstruction. *Clin Plast Surg* 1995;22:61.

Frodel JL Jr, Funk GF, Capper DT, et al. Osseointegrated implants: a comparative study of bone thickness in four vascularized bone flaps. *Plast Reconstr Surg* 1993;92:449.

Hidalgo DA. Fibula free flap: a new method of mandible reconstruction. *Plast Reconstr Surg* 1989;84:71.

Hidalgo DA, Rekow A. A review of 60 consecutive fibula free flap mandible reconstructions. *Plast Reconstr Surg* 1995;96:585.

Hidalgo DA. Aesthetic improvements in free flap mandible reconstruction. *Plast Reconstr Surg* 1991;88:574.

Jones NF, Monstrey S, Gambier BA. Reliability of the fibular osteocutaneous flap for mandibular reconstruction: anatomical and surgical confirmation. *Plast Reconstr Surg* 1996;97:707.

Lutz BS, Wei FC, Ng SEI, et al. Routine donor leg angiography bafore vascularized free fibula transplantation is not necessary: a prospective study in 120 clinical cases. *Plast Reconstr Surg* 1999;103:121.

Santamaria E, Wei FC, Chen HC. Fibula osteoseptocutaneous flap for reconstruction of osteoradionecrosis of the mandible. *Plast Reconstr Surg* 1998;101:921.

Schusterman MA, Reece GP, Miller MJ, Harris S. The osteocutanoeus free fibula flap: is the skin paddle reliable? *Plast Reconstr Surg* 1992;90:787.

Wei FC, Chen HC, Chuang CC, et al. Fibular osteoseptocutaneous flap: anatomic study and clinical application. *Plast Reconstr Surg* 1986;78:191.

Wei FC, Chuang SS, Yim KK. The sensate fibula osteoseptocutaneous flap: a preliminary report. *Br J Plast Surg* 1994;47:544.

Wei FC, Santamaria E, Chang YM, Chen HC. Mandible reconstruction with fibula osteoseptocutaneous free flap and simultaneous placement of osseointegrated dental implants. *J Craniofacial Surg* 1997;8:512.

Wei FC, Seah CS, Tsai YC, et al. Fibula osteoseptocutaneous flap for reconstruction of composite mandibular defects. *Plast Reconstr Surg* 1994;93:294.

Yim KK, Wei FC. Fibula osteoseptocutaneous flap for mandible reconstruction. *Microsurgery* 1994;15:245.

Zlotolow IM, Huryn JM, Piro JD, et al. Osseointegrated implants and functional prosthetic rehabilitation in microvascular fibula free flap reconstructed mandibles. *Am J Surg* 1992;164:677.

Capítulo 37

Crista Ilíaca

Saleh M. Shenaq ♦ Eser Yuksel

A mandíbula é um componente indispensável para a harmonia anatômica facial e constitui o terço distal da face. É um suporte de função orofacial intrínseca e também proporciona um eixo no qual a musculatura e os tecidos moles estão suspensos. A perda parcial ou total da mandíbula causa uma diminuição na qualidade de vida, com uma aparência facial desequilibrada e uma incapacidade de realizar funções básicas tais como alimentação, respiração e continência oral.

A cirurgia ablativa para tratar uma neoplasia oromandibular ou uma lesão destrutiva da mandíbula é a indicação mais comum para a reconstrução mandibular. A osteorradionecrose e os resultados a longo prazo das fraturas mandibulares que envolvem um defeito esquelético ou desunião também podem necessitar de uma restauração direcionada dos componentes ausentes ou não-viáveis. Geralmente, o defeito não está limitado à mandíbula propriamente dita e pode necessitar de uma reconstrução sincrônica da oclusão e da cobertura cutânea também. Tanto a magnitude do defeito mandibular e a adequação da qualidade biológica dos tecidos circundantes definem a escolha e o método de reconstrução.

Os objetivos da reconstrução mandibular são a substituição das estruturas ausentes para fornecer uma oclusão, articulação, mastigação e deglutição normais, com um resultado estético próximo ao normal. Na maioria dos casos, a cicatrização, o encurtamento das partes moles e o suprimento sangüíneo inadequado resultantes da radioterapia e traumas gerados de tentativas cirúrgicas prévias resultam em um leito receptor insatisfatório para nutrir o osso não-vascularizado. Quando a possibilidade de uma radioterapia pós-operatória é considerada, o espectro dos métodos reconstrutivos se torna limitado às transferências dos tecidos vascularizados para um resultado satisfatório. A superioridade de se utilizar segmentos ósseos prontamente viáveis na reconstrução de segmentos menores torna-se uma exigência no reparo de defeitos que excedem 6 cm de comprimento.

AVALIAÇÃO DO DEFEITO

Seja uma reconstrução primária ou secundária, o tamanho do defeito esquelético e das partes moles deve ser identificado, e os componentes do retalho devem ser desenhados para caber no defeito estimado. A estratégia de cobertura pode ser idealizada para incluir somente o osso; osso e músculo oblíquo interno (MOI); osso, MOI, e uma ilha cutânea, ou osso e uma ilha cutânea.

Se o defeito de partes moles está limitado ao revestimento oral sem uma exigência de volume significativo, o retalho de escolha é a crista ilíaca, incluindo a MOI como um retalho composto. A pele enxertada no MOI torna-se um bom substituto da mucosa oral, sem obliterar a cavidade oral com volume excessivo. A dimensão da pele do retalho ilíaca é determinada pelo volume de partes moles necessário, seja através da incorporação da bainha dos três músculos no retalho ou da elevação da pele, baseado em uma perfurante musculocutânea dominante. A identificação dos vasos doadores apropriados pode exigir uma avaliação angiográfica da cabeça e pescoço em alguns casos secundários quando as informações a respeito do sistema carótido externo do paciente não são satisfatórias. Em ordem de preferência, artéria e veia superiores ipsilaterais, artéria e veia faciais anteriores, artéria e veia faríngeas ascendentes ou artéria carótida externa e veia jugular anterior são as preferidas como vasos receptores.

INDICAÇÕES

A restauração da integridade da mandíbula é mais bem obtida utilizando-se um osso vascularizado ou retalho microcirúrgico composto. As indicações são as seguintes:

1. Cirurgia ablativa (resultando em um defeito mandibular de qualquer tamanho) para o tratamento de uma malignidade intra-oral.
2. Excisão mandibular resultante de uma lesão primária da mandíbula (deixando um defeito maior que 6 cm).
3. Trauma maxilofacial de alta velocidade com perda de mandíbula e partes moles.
4. Osteonecrose de mandíbula ocasionada por radiação (deixando um defeito de qualquer tamanho).
5. Defeito mandibular com expectativa de radioterapia pós-operatória.
6. Tentativas prévias fracassadas de reconstrução.
7. Qualquer defeito mandibular circundado por um leito vascular insuficiente resultando de cicatrização, distorção, radioterapia ou trauma.
8. Hipoplasia mandibular devido à anomalia congênita, atrofia ou interrupção de crescimento.

É favorável reconstruir os defeitos primariamente para se prevenir o desenvolvimento de contraturas musculares; caso contrário, os músculos da mastigação fibrosados tracionam os segmentos da mandíbula superior e medialmente, distorcendo a oclusão e levando à contratura dos revestimentos epiteliais externos e internos. Com a reconstrução primária, pode ser obtida estabilização esquelética antes da ressecção inicial. A fixação precisa manter o contorno essencialmente perfeito, simplificando a acomodação do enxerto.

As vantagens básicas de se utilizar a crista ilíaca são muitas, incluindo:

1. Os contornos naturais da crista ilíaca, além de seu grande volume, oferecem um amplo espectro de opções na reconstrução dos defeitos mandibulares. O esqueleto hemimandibular pode ser reconstruído sem a necessidade de uma osteotomia adicional do retalho. O arco mandibular anterior pode ser reconstruído com osteotomias modeladoras seguras. Na reconstrução mandibular total, a utilização de ambas as cristas ilíacas satisfaz as exigências de tecidos duros com curvas naturais.
2. A abundância de tecidos ósseos disponíveis possibilita a reconstrução de grandes defeitos de até 16 cm.
3. O osso é de espessura suficiente para permitir a aplicação de implantes dentários.
4. A composição corticoesponjosa da crista ilíaca oferece força adequada para estabilização e cicatrização da ferida.
5. A morbidade da área doadora é aceitável, especialmente quando coletada na forma de um fragmento cortical interno da crista ilíaca.
6. Os retalhos compostos de crista ilíaca fornecem uma cobertura ampla de partes moles. Em defeitos de espessura total, um coxim cutâneo de 12 × 18 cm com o MOI proporcionam um revestimento oral e cutâneo externo num tempo único. A reconstrução do revestimento oral aumenta a mobilidade da língua e recria o sulco bucal, melhorando a continência oral e a adaptação de próteses. O posicionamento interno do coxim cutâneo cria uma massa de tecido (neolíngua) que melhora a fala após a glossectomia total, embora um volume excessivo possa criar problemas quando aplicado inapropriadamente.
7. Localizada distante da área receptora, a crista ilíaca permite uma abordagem sincrônica e eficiente que reduz a fadiga e o tempo operatório.
8. O pedículo do retalho satisfaz as condições ótimas para a microcirurgia com vasos de 8 a 10 cm de comprimento e de 1,5 a 3,0 mm de diâmetro.
9. Um retalho ósseo sem um componente cutâneo está disponível nos defeitos esqueléticos puros.

CONTRA-INDICAÇÕES E DESVANTAGENS

Apesar de suas vantagens significativas, o retalho microcirúrgico de crista ilíaca tradicional possui alguns inconvenientes inevitáveis. Sua obtenção é tecnicamente difícil e não-exeqüível no paciente obeso. A remoção do osso bicortical e a interrupção da musculatura da parede abdominal causam uma morbidade e assimetria perceptíveis na área doadora. Embora raramente ocorram fraqueza e hérnias abdominais, elas são complicações maiores. O distúrbio na marcha não é infreqüente se o método tradicional for aplicado, à custa de ressecções amplas de músculo e osso. Por causa de seu ligamento ósseo, o coxim de pele apresenta mobilidade limitada e pode ser difícil a sua orientação em defeitos complexos. O retalho volumoso pode dificultar a fixação esquelética. Se for utilizado para o revestimento oral, o coxim de pele pode produzir um excesso de volume que restringe a mobilidade da língua e oblitera os sulcos bucais e linguais, especialmente nos casos de defeitos limitados às partes moles. O suprimento vascular à ilha de pele pode ser comprometido como resultado de compressão ou tensão do pedículo vascular, especialmente quando utilizado para revestimento oral ou posicionado acima da comissura oral. A anestesia/parestesia dos dermátomos relacionados pode resultar de dano aos nervos cutâneos e femorais laterais inguinais. O sangramento intra-operatório excessivo e a possibilidade de hematoma pós-operatório devem ser valorizados, especialmente nos procedimentos bicorticais. A espessura óssea excessiva pode gerar um contorno não-natural no segmento reconstruído.

O excesso de partes moles e espessura óssea, a imobilidade da ilha de pele e a morbidade da área doadora têm sido evitados pelos refinamentos subseqüentes e inovações cirúrgicas apresentados na última década. As contra-indicações ao uso desse retalho incluem cirurgia prévia no osso ilíaco, história de ressecção de enxerto ósseo convencional, história de cirurgia inguinal ou um trauma que interfira na integridade do pedículo. Contra-indicações incluem obesidade extrema, mau estado geral do paciente e doença aterosclerótica severa. (Para confirmar a viabilidade do pedículo para transferência microcirúrgica, um exame angiográfico pode ser desejável antes da exploração cirúrgica em alguns casos.)

MARCAÇÕES NO PACIENTE E TÉCNICA OPERATÓRIA

Anatomia

A artéria circunflexa ilíaca profunda e suas duas veias concomitantes fornecem o suprimento sangüíneo principal ao osso ilíaco (Figura 37-1). Esses vasos nutrem os 16 a 18 cm anteriores do osso ilíaco tanto endostealmente quanto periostealmente, enquanto a crista ilíaca posterior é mantida pela ramificação superior da artéria glútea profunda. A ACIP (com um diâmetro externo de 1,5 a 2,5 mm) origina-se da artéria ilíaca externa (AIE) proximal ao ligamento inguinal, no nível em que a artéria epigástrica inferior ramifica-se medialmente. A ACIP é acompanhada pelas duas veias circunflexas profundas do ílio (VCIP) (com um diâmetro externo de 2 a 3 mm) que cursam na direção da espinha ilíaca ântero-superior (EIAS) abaixo da fáscia transversal e paralela ao ligamento inguinal; nesse ponto, são atravessadas pelos nervos cutâneo femoral e ileoinguinal (Figura 37-2). Deve-se tomar cuidado para se preservar esses nervos, eliminando a possibilidade de anestesia/parestesia pós-operatória da virilha e região lateral da coxa. Em 65% dos casos, uma ramificação isolada de 1 mm de diâmetro externo origina-se da ACIP, em um nível cerca de 1 cm da EIAS, e em 15% dos casos dentro de 2 a 4 cm da EIAS. Nos restantes 20%, a ramificação ascendente é substituída por diversas pequenas ramificações. Após perfurar a fáscia transversal, a ramificação ascendente divide-se na superfície interna do músculo oblíquo interno e pode ser ressecada como uma unidade separada baseada na ramificação ascendente.

Após dar origem a várias ramificações ao músculo transverso abdominal e oblíquo externo, a ACIP corre na face interna da crista ilíaca num plano contíguo à fáscia do músculo ilíaco. Nesse ponto, a ACIP supre os vasos nutrientes do íleo, que penetram o periósteo da superfície interna do osso. Adicionalmente, um território cutâneo de 12 × 18 cm sobre a

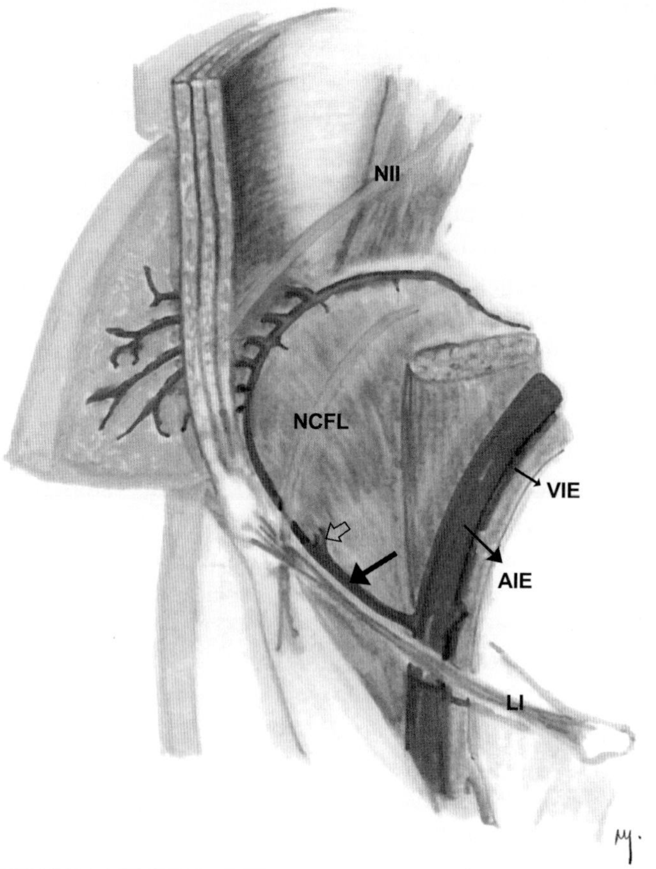

Figura 37-1. Curso da artéria circunflexa ilíaca profunda com múltiplas perfurantes cutâneas. ACIP (seta cheia), ramificação ascendente da ACIP (seta vazada). (AIE, artéria ilíaca externa; VIE, veia ilíaca externa; NCFL, nervo cutâneo femoral lateral; NII, nervo ilioinguinal; LI, ligamento inguinal.)

crista ilíaca é perfundido por uma série de perfurantes musculocutâneas. Uma ramificação cutânea dominante é freqüentemente encontrada, e é apoiada por uma série de estudos anatômicos e clínicos realizados em nossa instituição (Figura 37-2). Ela origina-se da ACIP, 5 a 6 cm posterior à EIAS, e estende-se à pele num eixo perpendicular à ACIP. Essa artéria cutânea direta dominante está presente em aproximadamente 30% dos casos e apresenta 1,5 mm de diâmetro e 6 cm de comprimento. Uma ilha cutânea de 10 × 15 cm pode ser elevada separadamente nessa artéria e suas veias concomitantes.

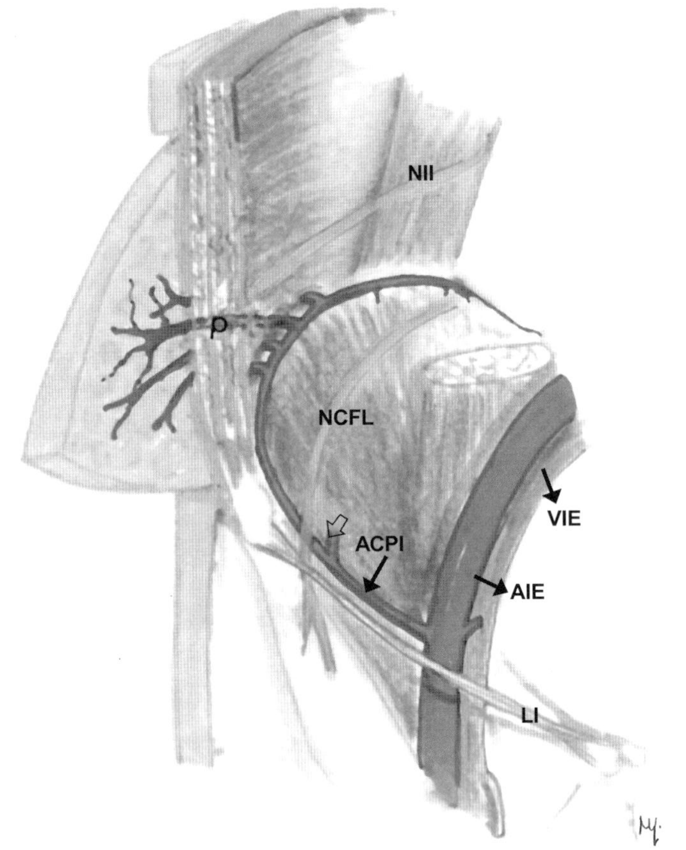

Figura 37-2. Curso da artéria circunflexa profunda do ílio (ACPI) e perfurantes cutâneas com a ramificação dominante (ramificação perfurante). Ramificação ascendente da ACPI (seta vazada) (p, ramificação perfurante; AIE, artéria ilíaca externa; VIE, veia ilíaca externa; NCFL, nervo cutâneo femoral lateral; NII, nervo ilioinguinal; LI, ligamento inguinal.)

As seguintes variações da ACPI e sua ramificação ascendente devem ser levadas em consideração durante a dissecção (Figura 37-3).

1. A ACPI pode estar duplicada (Figura 37-3A).
2. A ramificação ascendente pode originar-se do tronco principal da AIE (Figura 37-3B).
3. A ramificação ascendente pode ser múltipla (Figura 37-3C).
4. A ramificação ascendente, grande em diâmetro, pode servir como vaso dominante para o osso ilíaco com somente uma contribuição menor da ACPI (Figura 37-3D).

Refinamentos e Inovações

A morbidade da área doadora e a superproteção do segmento mandibular reconstruído podem ser reduzidas pela transferência da crista ilíaca de espessura parcial. O autor sênior desenvolveu uma técnica modificada na qual o córtex interno é ressecado isoladamente. A manutenção do córtex externo fornece um suporte mais seguro às vísceras abdominais ao facilitar um fechamento mais confiável após a sutura. Uma experiência de 8 anos não revelou incidência de hérnia ou fraqueza abdominal. O contorno externo do quadril é preservado, e a resolução rápida do distúrbio na marcha pós-operatória é promovida mantendo-se o córtex externo intacto. A perda de sangue intra-operatória é reduzida e a incidência do hematoma pós-operatório é diminuída com um procedimento que consome menos tempo. A espessura óssea ideal elimina a aparência supercorrigida de segmento mandibular substituído. As osteotomias de contorno, a fixação orbital interna anterior e a restauração dentária com implantes osteointegrados podem ser utilizadas também no retalho de córtex interno do ilíaco (RCII). O RCII provou ser confiável e versátil.

Dissecção do Retalho

O paciente é colocado na posição supina com o lado do quadril doador elevado para facilitar a exposição. A preparação da área receptora e a dissecção do retalho podem ser realizadas simultaneamente. A ramificação vertical da incisão em forma de L invertido é posicionada sobre os vasos femorais (Figura 37-4). Estendendo-se para a região médio-inguinal, a incisão curva-se lateralmente, em um curso paralelo ao ligamento inguinal, em direção à EIAS. A extensão posterior da incisão é ditada pela quantidade de osso necessária. Na marcação de um retalho osteocutâneo, a ilha de pele elíptica é centralizada na linha entre a EIAS e o ponto mais alto da crista ilíaca, localizado 6 a 8 cm posterior à EIAS (Figura 37-4). Próximo à incisão de pele, a dissecção é realizada através do tecido subcutâneo e fáscia de Scarpa para expor a bainha femoral. O ligamento inguinal é afastado superiormente, e o curso da bainha femoral é seguido proximalmente até a origem da ACPI abaixo da projeção do ligamento (Figura 37-5). A exposição dos vasos ilíacos e das origens da ACPI e das VCPI é facilitada pelo afastamento da fáscia transversal. A fáscia da parede abdominal anterior e a musculatura localizada lateralmente são incisadas paralelamente ao ligamento inguinal até um ponto localizado vários centímetros medial à EIAS. O curso dos vasos ilíacos circunflexos profundos do ílio na direção da espinha ilíaca é visualizado pela retração da fáscia elevada, e os vasos são liberados de suas aderências às partes moles. A origem da ramificação ascendente deve ser identificada para se preservar esse vaso dentro do retalho quando se pretende utilizar um componente de MOI como revestimento oral. Nas dissecções do retalho osteomiocutâneo, a elevação do MOI é adiada até a conclusão da dissecção da ilha de pele.

Existem técnicas diferentes para a dissecção do coxim de pele, e a escolha da técnica é determinada pela exigência de volume tecidual.

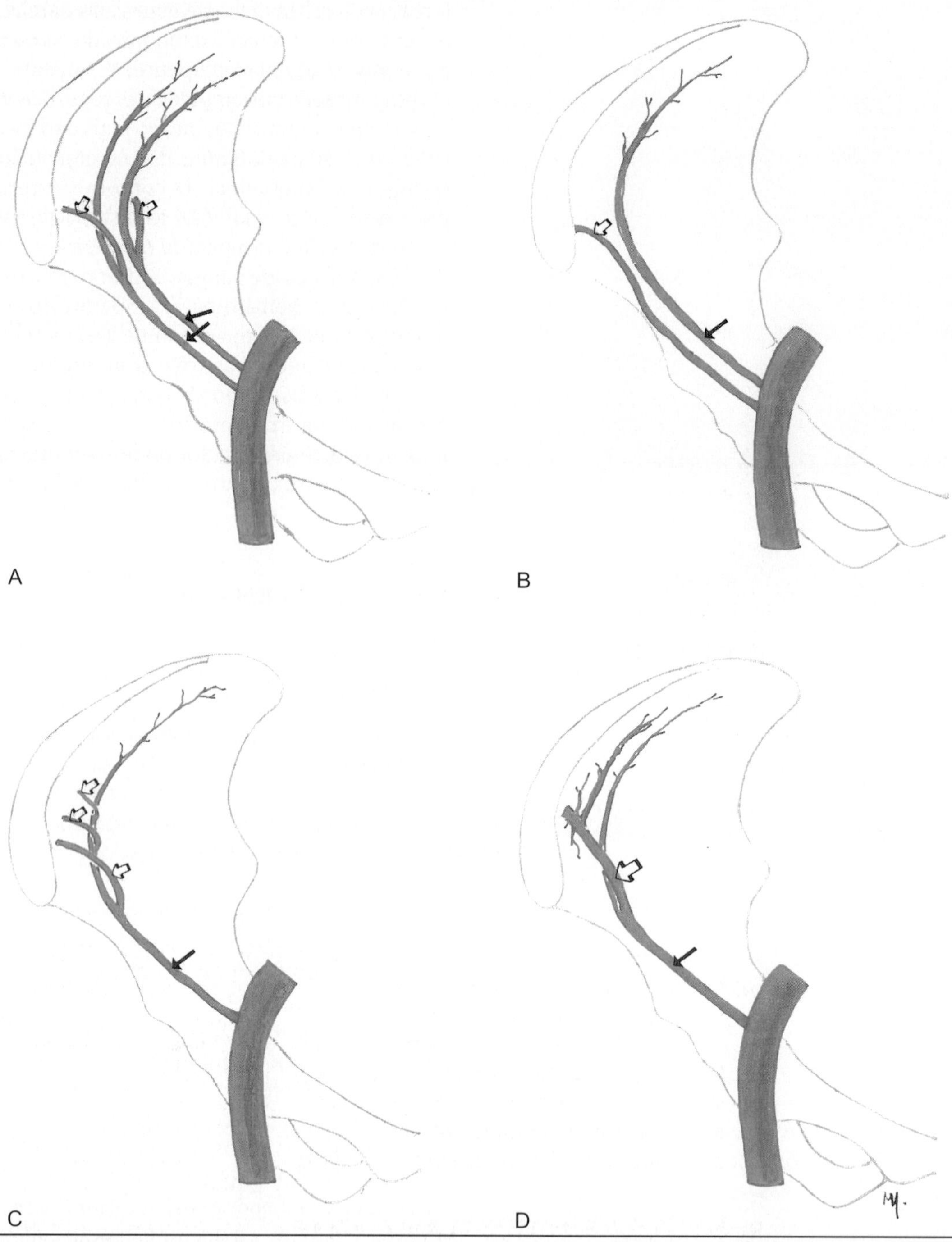

Figura 37-3. Variações da artéria circunflexa profunda do ílio (ACPI) (seta cheia) e ramificação ascendente (seta vazada). A, ACPI pode estar duplicada. B, a ramificação ascendente pode originar-se de um tronco principal da AIE. C, a ramificação ascendente pode ser múltipla. D, a ramificação ascendente, grande em tamanho, pode servir como vaso dominante ao osso ilíaco com apenas uma contribuição menor da ACPI. A incisão da pele (linha pontilhada) marca as marcas da ilha de pele (linha tracejada) quando existente.

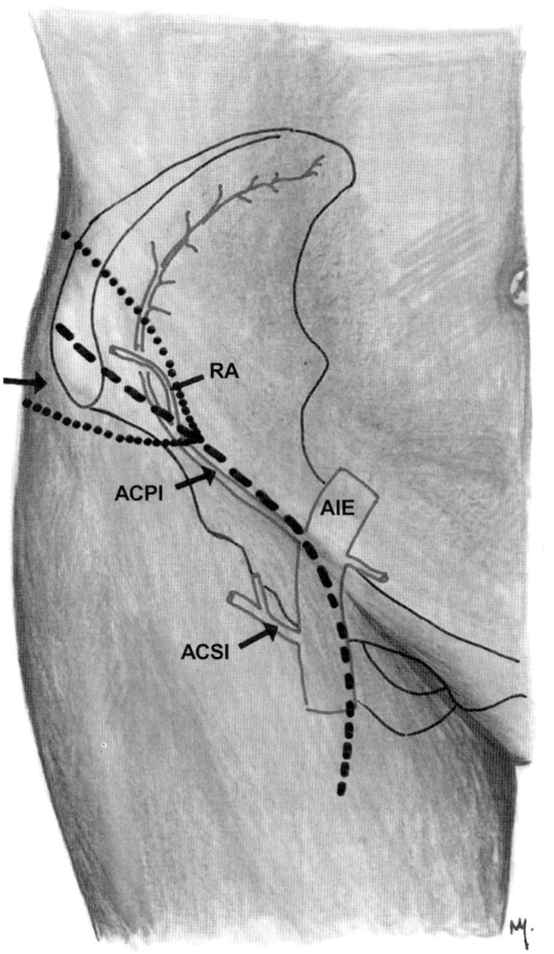

Figura 37-4. Incisões e marcações. (EIAS, espinha ilíaca ântero-superior; AIE, artéria ilíaca externa; ACPI, artéria ilíaca circunflexa profunda; RA da ACPI, ramificação ascendente da ACPI; ACSI, artéria circunflexa superficial do ílio.)

Técnica 1

Quando uma massa de tecido mole é necessária para restauração do volume ou reconstrução da neolíngua, emprega-se a abordagem tradicional. Depois que a elipse de pele for incisada, a dissecção subdérmica da margem superior da crista ilíaca é estendida inferiormente até o MOE. A dissecção continua abaixo da fáscia, preservando o plexo subcutâneo. Para assegurar as perfurantes músculocutâneas, uma bainha muscular de três camadas, incluindo o MOE, MOI e músculo transverso, é incisada aproximadamente 2,5 cm acima da crista ilíaca. A dissecção inferior da ilha de pele estende-se abaixo da fáscia até o pólo superior da crista ilíaca lateralmente. A elevação da bainha muscular de três camadas é obrigatória nessa abordagem (Figura 37-1).

Técnica 2

Para se evitar o excesso de volume, uma técnica alternativa utiliza um retalho de pele de padrão axial. A margem superior do retalho é dissecada inferiormente na direção do MOE. A dissecção subfascial é direcionada para a crista ilíaca. Nessa fase, as perfurantes devem ser exploradas e isoladas das fibras musculares. Se a existência de uma perfurante dominante (ramificação perfurante) for confirmada, todo o retalho pode ser elevado nessa artéria (Figuras 37-2 e 37-6). O músculo é liberado do retalho, deixando somente um colar muscular fino ao redor dos vasos perfurantes. Se uma perfurante dominante não for identificada, a fileira de perfurantes musculares dentro da bainha deve ser preservada. A redução de partes moles é realizada tomando-se o cuidado de preservar as perfurantes.

A crista ilíaca de espessura parcial é coletada através de técnica isolada, independentemente da utilizada para a ilha de pele (Figura 37-7).

O periósteo no pólo superior da crista ilíaca é incisado e rebatido medialmente a partir da linha mediana. Se for o caso, o componente de MOI é dissecado nessa fase, pela elevação do segmento muscular, incorporando a ramificação ascendente da ACPI. Preservando-se o eixo curvo da ACPI e as veias em conjunto com as perfurantes periosteais, o músculo ilíaco é descolado do periósteo na face interna do ilíaco.

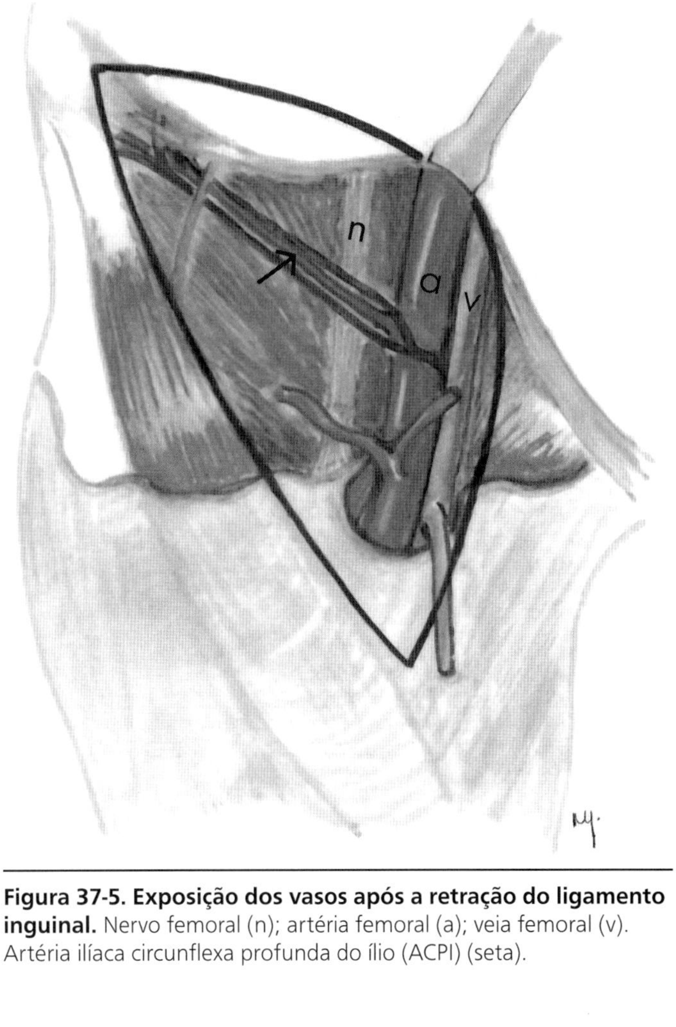

Figura 37-5. Exposição dos vasos após a retração do ligamento inguinal. Nervo femoral (n); artéria femoral (a); veia femoral (v). Artéria ilíaca circunflexa profunda do ílio (ACPI) (seta).

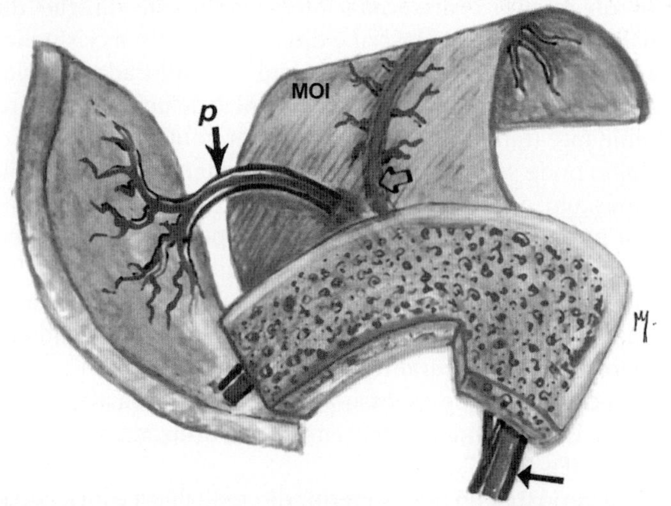

Figura 37-6. Dissecção do retalho com três componentes separados. Artéria circunflexa profunda do ílio (ACPI) (seta cheia); ramo ascendente da ACPI (seta vazada); perfurante dominante da ACPI (ramo perfurante) (p); músculo oblíquo interno (MOI).

No pólo superior, a crista ilíaca é dividida em córtex interno e externo com uma serra sagital. Devido à sua espessura fina, a espinha ilíaca pode ser ampliada com espessura total dentro do retalho para estender o comprimento e acomodar a curvatura da crista ilíaca.

A posição das osteotomias posterior e transversa é determinada pela altura e comprimento do segmento mandibular a ser reconstruído (Figuras 37-6 e 37-7). Para minimizar o período de hipoxia dos tecidos, o pedículo não é seccionado até a conclusão da dissecção dos vasos receptores.

A transferência microcirúrgica do retalho é seguida pela fixação interna dos segmentos esqueléticos com placas. A área doadora é fechada em camadas suturando-se o MOI ao periósteo remanescente da crista ilíaca. O MOE é suturado no córtex externo da crista ilíaca sem a necessidade de perfurá-lo.

Os drenos de sucção, posicionados superficial e profundamente ao MOI, são exteriorizados através de incisões separadas. A fáscia e a pele são fechadas em continuidade anatômica, e curativos suaves, não-aderentes, são aplicados na área doadora.

CUIDADO PÓS-OPERATÓRIO

Os drenos de sucção são mantidos por 2 a 5 dias. Os curativos são trocados diariamente e as incisões são limpas com uma solução a 7,5% de PVPI. Deve-se manter a higiene oral com o bochecho de soluções anti-sépticas. Com o advento de técnicas modernas de fixação interna, a imobilização intermaxilar foi eliminada. A viabilidade do componente ósseo é confirmada pelo mapeamento, realizado na primeira semana pós-operatória. Mapeamentos tardios podem revelar resultados falsos-positivos. Em retalhos compostos, a viabilidade de ilha de pele indica a permeabilidade do pedículo principal, embora os problemas na circulação de pele nem sempre reflitam o estado do retalho como um todo. A deambulação é indicada no terceiro ao quinto dia pós-operatório. Uma fisioterapia progressiva é aplicada por várias semanas, e os implantes dentários são posicionados no terceiro mês pós-operatório.

PRECAUÇÕES

As complicações e resultados subótimos relacionados ao volume de partes moles associado com a abordagem tradicional podem ser solucionados com modificações na dissecção de músculo e pele. Além disso, a descoberta da ramificação ascendente da ACPI como um suprimento vascular dominante ao MOI revelou um componente versátil de retalhos ilíacos. De fato, o músculo oblíquo interno desnervado é ideal para a reconstrução da mucosa oral quando coberta por um enxerto de pele.

A aplicação de um retalho de córtex interno do ilíaco com sistemas de fixação internos rígidos como AO ou Thorp proporciona um resultado estável e elimina a necessidade de fixação intermaxilar pós-operatória. Novos sistemas de placas de compressão orientam os segmentos ósseos unidos e apertados o suficiente para proporcionar a cura da fra-

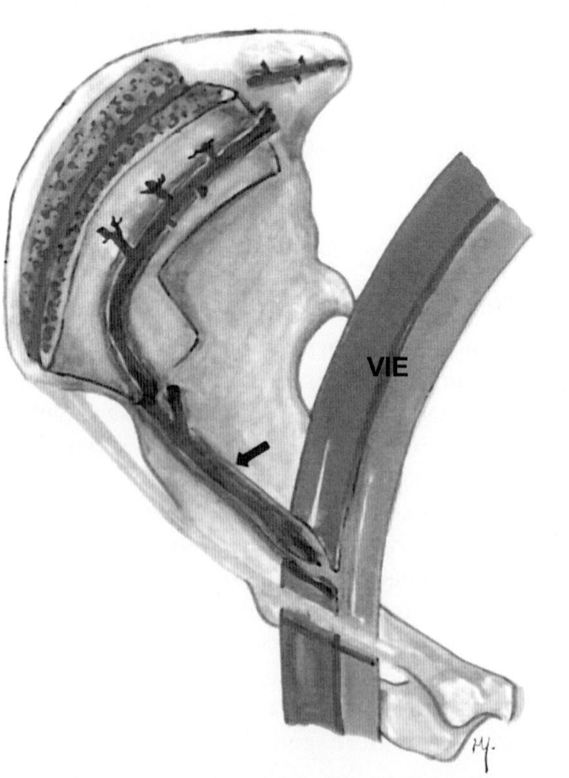

Figura 37-7. Elevação de seguimento de crista ilíaca sobre o pedículo vascular. Artéria circunflexa profunda do ílio (ACPI) (seta sólida); ramo ascendente da ACPI; artéria e veia ilíaca externa (AIE, VIE).

tura. Parafusos de titânio oferecem força e maleabilidade sem causar interferência com a radioterapia pós-operatória. O sistema Thorp assegura uma estabilidade melhor a longo prazo com menor reabsorção óssea pelo contato minimizado na interface osso-implante.

A mastigação e a fala são melhoradas pela aplicação de implantes osteointegrados. Os implantes são direcionados para o osso esponjoso e protegidos pelas partes moles da necrose por pressão causada pelas próteses. Resultados funcionais e estéticos de qualidade são obtidos sem risco de perda ou infecção do implante.

A articulação temporomandibular (ATM) é freqüentemente um componente do segmento a ser reconstruído. A reconstrução sincrônica da ATM com o uso de um enxerto costocondral para substituir o côndilo mandibular fornece uma melhor restauração oromandibular. Um enxerto costocondral pode ser posicionado entre um RCII e uma placa de AO para a reconstrução hemimandibular. Embora o enxerto de costela seja mais do que adequado para a substituição da cabeça condilar, placas de reconstrução com cabeças condilares são a primeira opção no paciente idoso. Quando o defeito na ATM não é limitado ao lado condilar a aplicação de retalhos miofasciais temporais, enxertos dérmicos, ou telas de polietileno pode ser utilizada no procedimento.

Agradecimento

Os autores agradecem a Mehtap Yuksel, PhD, pela criação dos desenhos neste capítulo.

Leituras Selecionadas

Baker S, Sullivan M. Osteocutaneous free scapular flap for one-stage mandibular reconstruction. *Arch Otolaryngol Head Neck Surg* 1988;114:267-278.

Boyd JB, Mutholland RS. Fixation of the vascularized bone graft in mandibular reconstruction. *Plast Reconstr Surg* 1993;91:274-282.

Daniel RK. Mandibular reconstruction with free tissue transfers. *Ann Plast Surg* 1978;1:348-367.

Hidalgo D. Fibula free flap: a new method of mandibular reconstruction. *Plast Reconstr Surg* 1989;84:71-79.

Klotch DW, Prein J. Mandibular reconstruction using AO plates. *Am J Surg* 1987;154:384-388.

Kuriloff DB; Sullivan MJ. Mandibular reconstruction using vascularized bone grafts. *Otolaryngol Clin North Am* 1991;24: 1391-1418.

Lindquist C, Jokinen J, Paukku P, Tasanen A. Adaptation of autogenous costochondral grafts used for temporomandibular joint reconstruction: a long-term clinical and radiologic follow-up. *J Oral Maxillofac Surg* 1987;46:465-470.

MacIntosh RB. Costochondral, and dermal grafts in temporomandibular joint reconstruction. *Oral Maxillofac Surg Clin North Am* 1989;1:363-397.

McKee DM. Microvascular bone transplantation. *Clin Plast Surg* 1978;5:283-292.

Obeid G, Guttenberg SA, Connole PW. Costochondral grafting in condylar replacement and mandibular reconstruction. *J Oral Maxillofac Surg* 1988;48:177-182.

Ostrup LT, Fredrickson SM. Reconstruction of mandibular defects after radiation, using a free, living bone graft transferred by microvascular anastomoses: an experimental study. *Plast Reconstr Surg* 1975;55:563-572.

Ramasastry SS, Granick MS, Futrell JW. Clinical anatomy of the internal oblique muscle. *J Reconstr Microsurg* 1986;2:117-122.

Riediger D. Restoration of masticatory function by microsurgically revascularized iliac crest bone grafts using enosseous implants. *Plast Reconstr Surg* 1988;81:861-876.

Ryan DE. Alloplastic implants in the temporomandibular joint. *Oral Maxillofac Surg Clin North Am* 1989;1:427-141.

Safak T, Klebuc MJ, Shenaq SM, et al. New concepts in fasciocutaneous flaps. Presented at Meeting of Plastic Surgical Forum. American Society of Plastic and Reconstructive Surgeons, San Diego, California, October 1994.

Sanger JA, Head MD, Matloub HS, et al. Enhancement of rehabilitation by use of implantable adjuncts with vascularized bone grafts for mandible reconstruction. *Am J Surg* 1988;156:243-247.

Schusterman MA, Reece GP, Kroll SS, Weldon ME. Use of the AO plate for immediate mandibular reconstruction in cancer patients. *Plast Reconstr Surg* 1982;88:588-593.

Shenaq SM, Klebuc MJA. The iliac crest microsurgical flap for mandibular reconstruction. *Clin Plast Surg* 1994;21:37-44.

Shenaq SM, Klebuc MJA, Shaneq J, Safak T. Mandibular reconstruction with the iliac crest composite, microsurgical free flap. *Operat Tech Plast Reconstr Surg* 1996;3:289-294.

Shenaq SM, Klebuc MJA. TMJ reconstruction during vascularized bone graft transfer to the mandible. *Microsurgery* 1994;15: 299-304.

Shenaq SM. Refinements in mandibular reconstruction. *Clin Plast Surg* 1992;19:809-817.

Shenaq SM, Klebuc MJA. Refinements in the iliac crest microsurgical free flap for oromandibular reconstruction. *Microsurgery* 1994;15:825-830.

Soutar D, Widdowson WP. Immediate reconstruction of the mandible using a vascularized segment of radius. *Head Neck Surg* 1986;8:232-246.

Taylor GI, Watson W. One-stage repair of compound leg defects with free, revascularized flaps of groin skin and iliac bone. *Plast Reconstr Surg* 1978;61:494-506.

Taylor GI. Reconstruction of the mandible with free composite iliac bone grafts. *Ann Plast Surg* 1982;9:361.

Taylor GI, Townsend P, Corlett R. Superiority of the deep circumflex iliac vessels as the supply for free groin flaps. *Plast Reconstr Surg* 1979;64:595-604.

Umeda H, Kaban LB, Pogrel MA, Stern M. Long-term viability of the temporalis muscle/fascia flap used for temporomandibular joint reconstruction. *J Oral Maxillofac Surg* 1993;51:530-533.

Urken ML. Composite free flaps in oromandibular reconstruction: review of the literature. *Arch Otolaryngol Head Neck Surg* 1991;117:724-732.

Urken ML, Vickery C, Weinberg H, et al. The internal oblique-iliac crest osseomyocutaneous microvascular free flap in head and neck reconstruction. *J Reconstr Microsurg* 1989;5:203-216.

Urken ML, Weinberg H, Vickery C, et al. Oromandibular reconstruction using microvascular composite free flaps: report of 71 cases and a new classification scheme for bony, soft-tissue, and neurologic defects. *Arch Otolaryngol Head Neck Surg* 1991;117:733-744.

Wenig BL, Keller AJ. Microvascular free tissue transfer with rigid internal fixation for reconstruction of the mandible following tumor resection. *Otolaryngol Clin North Am* 1987;20:621-633.

Wenig BL, Keller AJ. Rigid internal fixation and vascularized bone grafting in mandibular reconstruction. *Clin Plast Surg* 1989;16:125-131.

Capítulo 38

Retalho Ósseo Escapular

Howard N. Langstein

AVALIAÇÃO DO DEFEITO

A reconstrução mandibular pode ser desafiadora porque o envolve comumente a substituição de diversos tipos de tecido além do osso. Uma avaliação cuidadosa do que está faltando é crucial para se formular um plano de reconstrução.

Os defeitos externos da pele são tipicamente óbvios. Eles podem, entretanto, ser maiores que o antecipado após uma ressecção agressiva de um tumor e numa reconstrução secundária, quando a contração reduziu o tamanho aparente do defeito da pele. Portanto, é bem melhor superestimar o tamanho de, ou mesmo a necessidade de, qualquer alinhamento externo do que se deparar com a exigência inesperada durante a inserção do retalho.

O defeito ósseo, por outro lado, pode ser estimado pré-operatoriamente para permitir um planejamento antecipado. No caso de um defeito existente da mandíbula, a avaliação radiológica pode indiretamente mostrar o osso remanescente. O lado não-envolvido pode servir como referência; subtrair a quantidade de osso no lado envolvido do lado contralateral dá o tamanho do defeito, certificando-se de que não houve nenhum colapso significativo da arcada dentária. Radiografia simples ou filmes de raios X panorâmicos (Panorex) podem ser utilizados para a análise acima. A tomografia computadorizada (TC) com reproduções 1:1 pode fornecer modelos diretos precisos da mandíbula, que podem ser feitos em peças esterilizáveis de filme de raios X para uso intra-operatório. Além disso, as informações da TC podem ser analisadas por programas de computador para gerar modelos tridimensionais para ajudar no planejamento.

Algumas coisas devem ser mencionadas sobre o momento da cirurgia no que concerne à quimioterapia e à radioterapia: se um paciente se submete a uma quimioterapia pré-operatória, é aconselhável protelar a ablação e a reconstrução até que o nadir passe e todas as contagens de células tenham voltado a níveis próximos do normal (média de 4 semanas). Se a radioterapia foi recentemente administrada, então uma boa regra prática é esperar um número equivalente de semanas conforme a duração da radioterapia antes da operação. Naturalmente, uma avaliação clínica da pele e dos tecidos moles deve ser realizada, e se os tecidos moles estiverem endurecidos e firmes, é prudente protelar o procedimento até que se tenham estabilizado. A radioterapia pode se iniciar no período pós-operatório uma vez que todas as feridas estejam curadas, geralmente em aproximadamente 2 a 3 semanas. Retalhos bem-vascularizados e curados toleram bem a radioterapia, mas as feridas abertas e áreas infectadas não toleram muito bem. Portanto, se existem áreas questionáveis pós-operatoriamente, protele a radioterapia até pelo menos ocorrer a cicatrização inicial da ferida. O mesmo é verdadeiro para a quimioterapia: as feridas abertas cicatrizarão perigosamente devagar se a quimioterapia for administrada num paciente com feridas problemáticas pós-operatoriamente. Felizmente, a maioria dos pacientes pode começar a receber sua terapia adjuvante dentro de 3 a 4 semanas da operação.

INDICAÇÕES

O retalho osteocutâneo escapular permite uma grande flexibilidade na orientação do coxim de pele com respeito ao osso, o que o torna uma escolha apropriada ao se reconstruírem os defeitos mandibulares associados com defeitos intra-oral ou de pele. Até 14 cm de osso podem ser transferidos, e existem diversas opções para auxiliar os coxins de pele e músculos de diversos tamanhos do retalho. O pedículo subescapular pode suportar o coxim fasciocutâneo suprajacente, o osso escapular e os músculos latíssimo do dorso anterior. Por si só, o pedículo da circunflexa escapular pode alimentar o osso escapular lateral e o coxim suprajacente de calibre e comprimento adequados para a maioria das necessidades reconstrutivas mandibulares. Argumenta-se que os defeitos dos segmentos mandibulares posteriores que não contêm dentes não necessitam ser substituídos com o osso mas sim com músculo ou tecido mole; isso é mais apropriado em pacientes idosos que podem já estar sem dentes. O momento da substituição óssea nas crianças é de alguma forma controverso; apesar de alguns acreditarem que esses retalhos ósseos livres possam crescer com a criança, é razoável esperar até que um crescimento mandibular completo tenha sido alcançado antes de realizar o retalho ósseo formal para a reconstrução. Os defeitos anteriores, por outro lado, geralmente necessitam de substituição óssea para prevenir a retração posterior da língua e assoalho da boca. Também é necessário apoiar a dentição protética e o tecido mole suprajacente. Caso contrário, a deformidade característica de "Andy Gump" pode se desenvolver. Uma placa de reconstrução protética pode ser inserida isoladamente para a restituição da projeção anterior, mas é acompanhada por um índice inaceitavelmente alto de exposição e perda.

Conseqüentemente, a reconstrução mandibular deve objetivar substituir tanto a função quanto a forma. Sempre que possível, isso deve incluir a substituição óssea na qual os implantes osteointegrados podem ser posteriormente colocados para proporcionar uma reabilitação dentária também.

CONTRA-INDICAÇÕES

Existem algumas poucas contra-indicações definitivas ao uso do retalho escapular para reconstruir a mandíbula. Naturalmente, esse tipo de reconstrução requer que o paciente seja capaz de tolerar um procedimento duradouro e estar em condição medicamente ótima. Esse retalho não é indicado quando existe a necessidade de reconstrução de mais de 14 cm de mandíbula, já que essa é a quantidade de osso máximo disponível de uma escápula e corresponde grosseiramente ao comprimento de uma hemimandíbula. Uma doença vascular periférica severa pode ser uma contra-indicação relativa por limitar as possibilidades do fluxo. A presença de um ruído carótido deve mobilizar o cirurgião a obter estudos de Doppler não-invasivo para avaliar a permeabilidade das carótidas externa e interna. Sistemas externos severamente ocluídos bilateralmente devem limitar o entusiasmo para se utilizar esses sistemas; o tronco tireocervical pode proporcionar uma saída numa situação como essa. O fluxo de saída venoso não é geralmente um problema, mas também pode tornar-se caso pelo menos uma jugular interna ou suas tributárias não estejam disponíveis. Finalmente, embora a fisioterapia pós-operatória pareça minimizar a disfunção do ombro após a obtenção do retalho escapular, esse retalho deve provavelmente ser evitado num paciente com limitações preexistentes do ombro ou com expectativas de *nenhuma* morbidade doadora.

PREPARO DA SALA

Se o defeito mandibular for posterior e o cirurgião puder realizar a ressecção na posição de decúbito lateral, duas equipes podem tentar operar simultaneamente. Nesse caso, os cirurgiões de coleta podem realizar sua tarefa enquanto a equipe na cabeça resseca e então prepara os vasos receptores. O ombro ipsilateral necessitará ser posicionado tão inferiormente possível para permitir um fácil acesso na posição lateral. Infelizmente, muitas vezes o procedimento ablativo exige um posicionamento supino. Nesse caso, o paciente terá de ser colocado na posição lateral e às vezes de volta para a posição supina para inserção do retalho. Todos os sítios cirúrgicos, entretanto, podem ser preparados com antecedência e o paciente pode ser rotacionado para trazer o campo desejado à posição.

Às vezes é útil virar a cama em 90 graus para permitir um acesso completo à região da cabeça, apesar de o tubo endotraqueal poder ser posicionado de uma maneira que seja possível um acesso adequado sem virar a mesa. O microscópio pode ser trazido da posição da cabeça, e o microcirurgião é mais bem posicionado ipsilateral ao defeito e sítios anastomóticos. Se um monitor de vídeo estiver disponível, deve ser posicionado de forma que a instrumentadora tenha a visão desobstruída para seguir os cirurgiões enquanto trabalham com o microscópio.

MARCAÇÕES NO PACIENTE

As marcações no paciente são mais bem obtidas com o paciente na posição sentada, com os braços apoiados confortavelmente nas coxas. Primeiramente, desenhe a linha da escápula. A seguir, localize a margem superior da inserção do músculo dorsal na linha axilar posterior. Cerca de 2 cm acima deste, uma depressão entre o redondo maior e o redondo menor pode geralmente ser palpada no lado da borda lateral da escápula, representando o espaço triangular (Figura 38-1). O aparelho de Doppler manual pode ser utilizado para confirmar a presença do pedículo vascular. Pode-se tentar utilizar o Doppler para localizar as ramificações horizontais e descendentes tradicionalmente descritas, mas isso geralmente não é necessário. Tudo que é necessário é incluir o pedículo no desenho do coxim de pele, se for utilizar um. O coxim pode ser orientado transversalmente, verticalmente ou obliquamente, e pode ser maior que 20 cm (Figura 38-2). A largura que geralmente pode ser fechada primariamente é de 10 a 12 cm, mas isso pode ser individualizado. Se dois coxins de pele são desejáveis, então eles são desenhados grosseiramente nos eixos das ramificações transversas e verticais do pedículo escapular circunflexo. Certifique-se de que a porção proximal de cada coxim ultrapasse a vizinhança do espaço triangular para se certificar de que ele receberá uma contribuição significativa do pedículo maior. Manter uma ponte subcutânea entre esses coxins melhora as chances de uma boa penetração do pedículo.

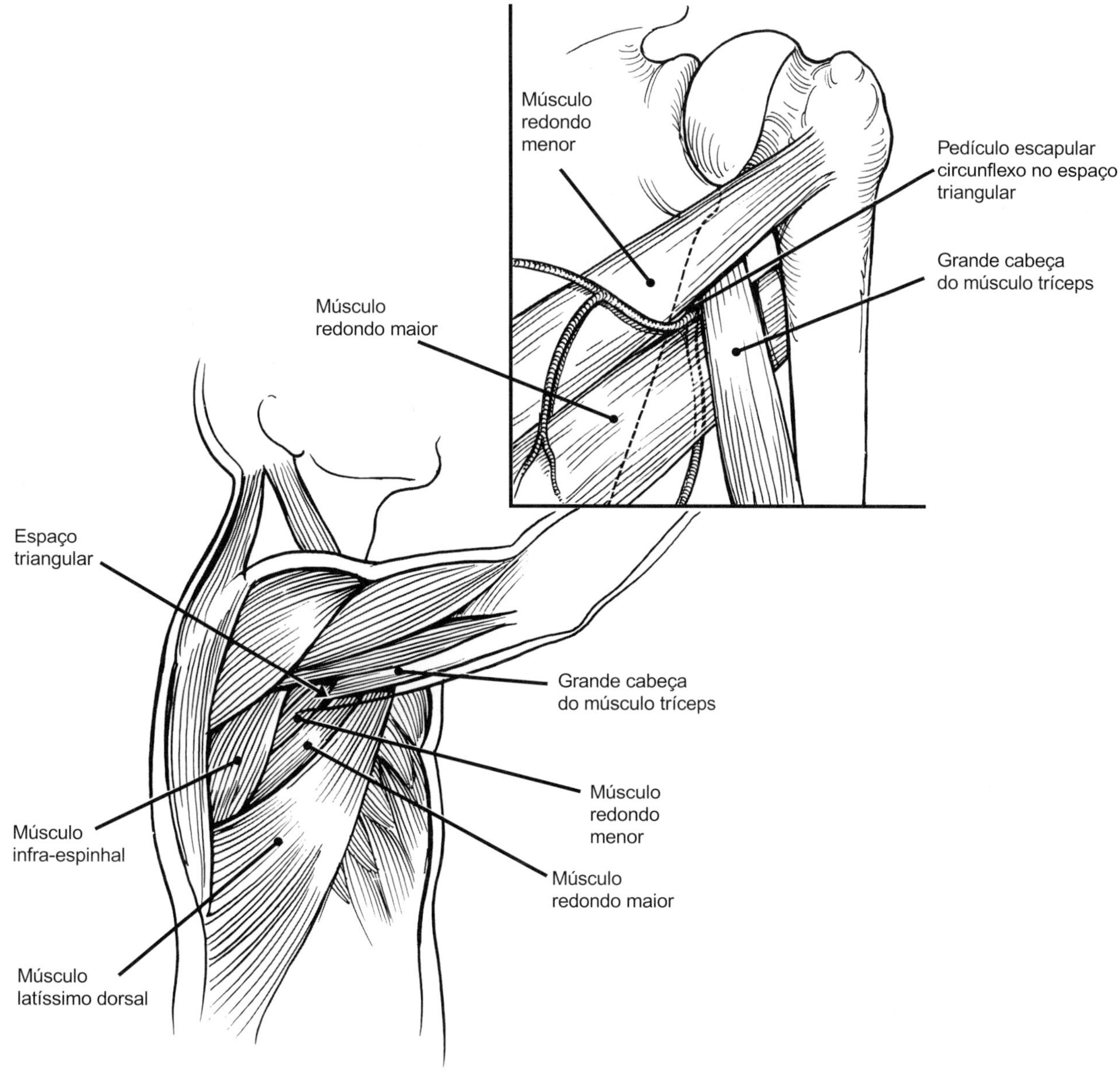

Figura 38-1. Anatomia muscular do espaço triangular.

É prudente fazer uma nova verificação das marcações assim que o paciente é posicionado na mesa para confirmar que o pedículo está incluído no coxim e que o defeito secundário se fechará sem um enxerto de pele.

TÉCNICA OPERATÓRIA

Coleta do Osso Escapular Lateral

O osso para a reconstrução da mandíbula pode ser obtido da borda lateral da escápula, como é mais comumente realizado, ou da face medial. Primeiramente, a coleta do osso lateral será descrita. Existem duas escolhas no que concerne à dissecção do pedículo escapular circunflexo, independentemente de ter sido selecionado osso lateral ou medial. Pode-se abordar o pedículo no início da coleta do retalho explorando imediatamente o espaço triangular elevando a porção lateral do coxim de pele. Alternativamente, e minha abordagem preferida, o pedículo é abordado posteriormente na seqüência da dissecção.

Essa abordagem medial a lateral permite a elevação rápida da maior parte do retalho, até que o espaço triangular seja alcançado. Nesse ponto, a pele e a gordura subcutânea já foram elevadas dos músculos infra-espinhal, trapézio e rombóide, e o redondo maior e o redondo menor são visualizados (Figura 38-3). O plano de dissecção então muda para baixo da fáscia para evitar um dano inadvertido ao pedículo. O reposicionamento freqüente dos retratores de Gelpy ajuda a abrir o espaço triangular, que é de fato uma confluência fechada desses músculos. O pedículo pode emergir de qualquer lugar no espaço triangular; conseqüentemente, é imperativo ficar próximo das paredes musculares desse espaço e mover o tecido adiposo suprajacente do

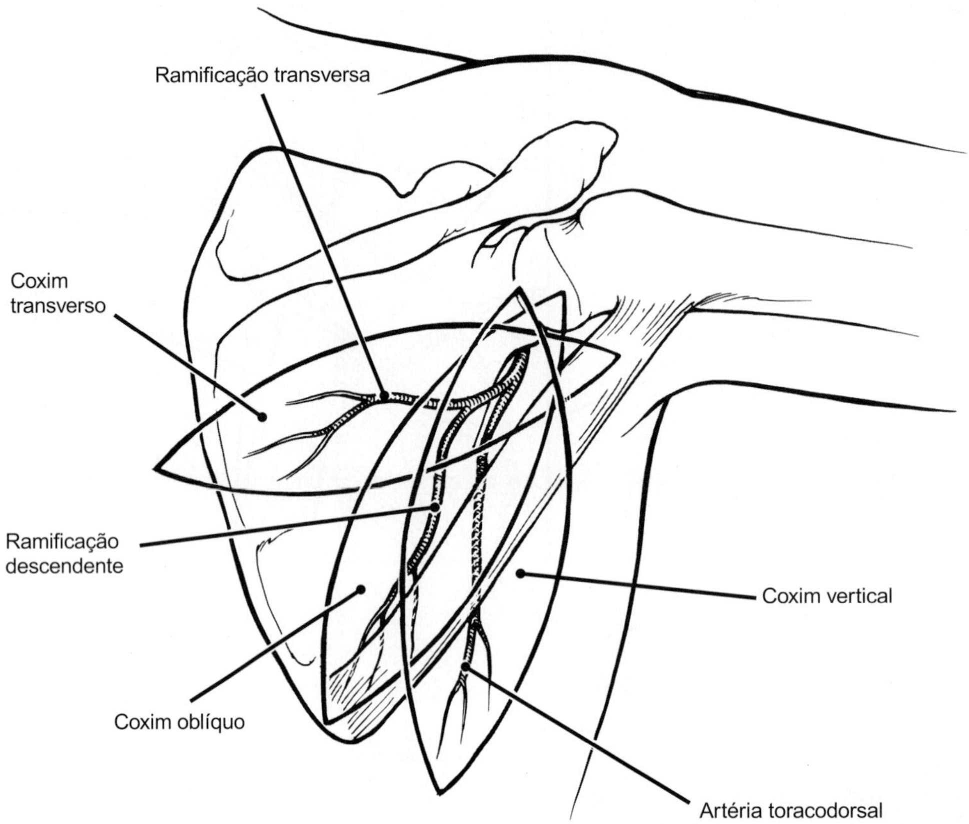

Figura 38-2. Orientações possíveis do coxim de pele. A porção proximal do coxim deve se sobrepor ao pedículo à medida que emerge do espaço triangular. (*Adaptado, com permissão, de Swartz WM. Scapular osteocutaneous flap. In: Strauch B, Vasconez LO, Hall-Findlay EJ, eds. Grabb's Encyclopedia of Flaps, 2nd ed. Philadelphia, Pa., Lippincott-Raven, 1998:715.*)

pedículo para o centro do espaço. A dissecção súpero-ateralmente identifica a grande cabeça do tríceps, que completa as fronteiras musculares do espaço triangular. Tome cuidado para não lesar as conexões vasculares entre o pedículo e a borda escapular lateral.

O próximo passo é determinar a quantidade de osso a ser coletada. O modelo previamente construído é colocado na borda lateral escapular, preservando pelo menos 1 cm de osso superiormente para evitar a articulação do ombro. A quantidade de osso a ser coletado é determinada pelas necessidades reconstrutivas, mas geralmente não excede 3 a 4 cm em espessura e 10 a 14 cm de comprimento, apesar de 3 a 4 cm adicionais poderem ser removidos da extremidade escapular medial.

Deve-se fazer um corte através dos músculos da escápula – infra-espinhal, redondo maior e redondo menor – para o periósteo, e o periósteo deve ser separado na linha da osteotomia. A osteotomia é facilmente realizada com uma serra reciprocante ou oscilante. O músculo subescapular abaixo da escápula é auteradamente dividido, e o osso é virado lateralmente e elevado com o pedículo escapular circunflexo. Isso requer uma divisão das origens do serrátil anterior e redondo maior e redondo menor, deixando uma manga muscular de 0,5 cm no osso. Um reposicionamento posterior dos retratores abre o espaço triangular, e o pedículo é levado para baixo da emergência da artéria toracodorsal (Figura 38-4). Se um pedículo maior for desejado, ele pode ser dividido no nível da artéria subescapular ou mesmo no nível da artéria axilar (Figura 38-5). Às vezes, uma contra-incisão separada na axila pode ser realizada para facilitar uma melhor exposição. Note que em aproximadamente 4% dos casos a artéria escapular circunflexa não se origina do sistema subescapular, mas parte da artéria axilar diretamente.

Os músculos alimentados pelo sistema toracodorsal também podem ser transferidos se a artéria subescapular for utilizada para o pedículo. Porções do músculo latíssimo do dorso ou serrátil anterior podem ser incluídas posteriormente. No caso de um retalho escapular fasciocutâneo grande, o redondo maior teria de ser dividido para levantar os pedículos tanto escapular circunflexo quanto toracodorsal. Às vezes, o redondo maior pode ser retraído e o retalho transportado para a axila. No caso de um retalho ósseo escapular, os músculos redondos são divididos para remover o osso, facilitando a remoção de ambos os territórios vascula-

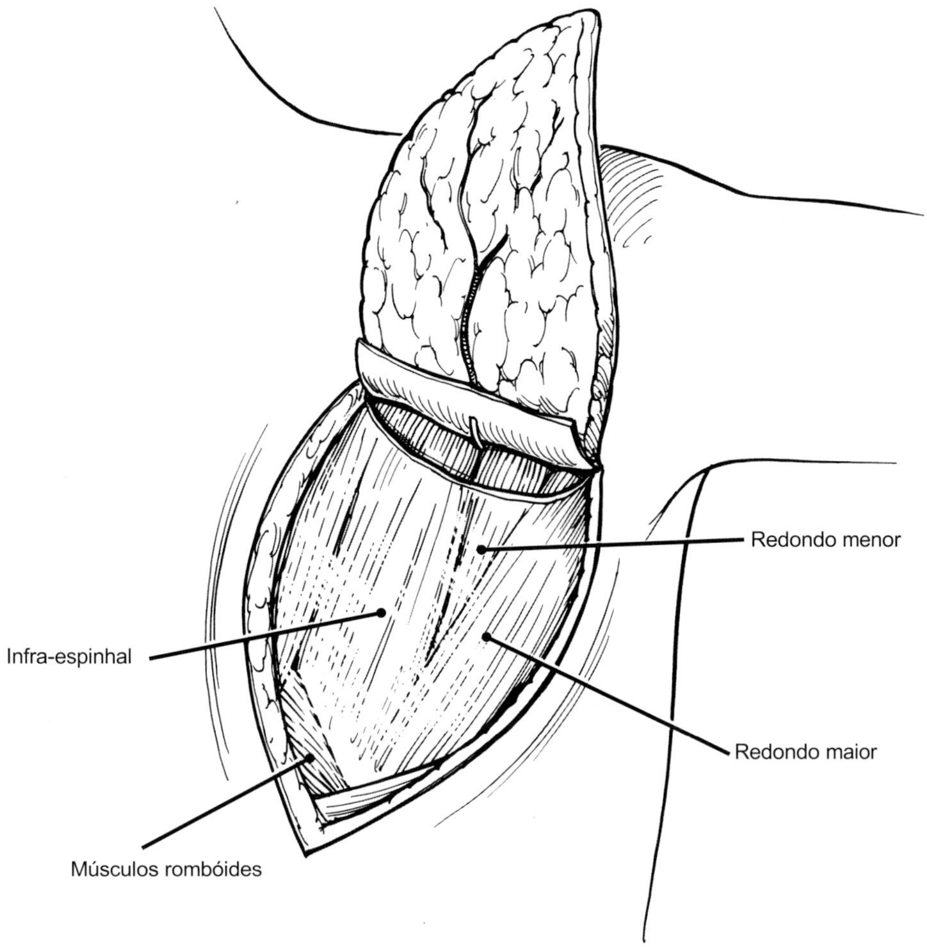

Figura 38-3. Seqüência da dissecção medial a lateral.

res. As porções de fáscia torácica dorsal podem ser coletadas juntamente com o segmento ósseo, se a exigência reconstrutiva garantir. Eleve simplesmente os retalhos de pele acima da fáscia e divida a fáscia na distância apropriada.

Coleta do Osso Escapular Lateral de Lateral para Medial

Nesse caso, os aspectos superior e lateral do coxim de pele são incisados primeiramente, e o objetivo primário é encontrar o pedículo no início. Comece por identificar o músculo deltóide e o retraia cefalicamente. Os músculos redondos menor e tríceps são então visualizados. Para encontrar o pedículo vascular, siga a margem lateral do redondo menor e a vizinhança da grande cabeça do tríceps. O restante do coxim de pele pode ser elevado rapidamente.

Coleta Escapular Medial

Nessa situação, a porção média da escápula pode ser isolada no sistema escapular circunflexo, mas é suprida por uma rede fina de veias na fáscia torácica dorsal. Esse arranjo é análogo à obtenção do osso radial no retalho do antebraço, onde a continuidade fascial do retalho fasciocutâneo mantém o osso vivo.

A técnica cirúrgica difere da coleta lateral em diversas maneiras. Primeiramente, o desenho do coxim deve se sobrepor à porção do osso a ser removido. Após incisar a porção média do coxim de pele, o músculo trapézio é identificado e retraído superiormente. A fáscia torácica dorsal necessita ser mantida contínua com o osso. À medida que o coxim de pele é descolado mais lateralmente, o músculo rombóide é dividido no aspecto médio da escápula e o músculo infra-espinhal é incisado no segmento desejado. O local para a osteotomia é limpo, e um osso corticoesponjoso levemente encurvado de 12 a 14 cm de comprimento e 2 a 3 cm de largura pode ser coletado. O restante da coleta prossegue lateralmente ao espaço triangular identificando-se o pedículo do circunflexo escapular. Com essa modificação do retalho escapular, uns 6 cm adicionais podem ser obtidos. Também, devido ao fato de os músculos do manguito rotador serem essencialmente poupados, a disfunção do ombro é minimizada.

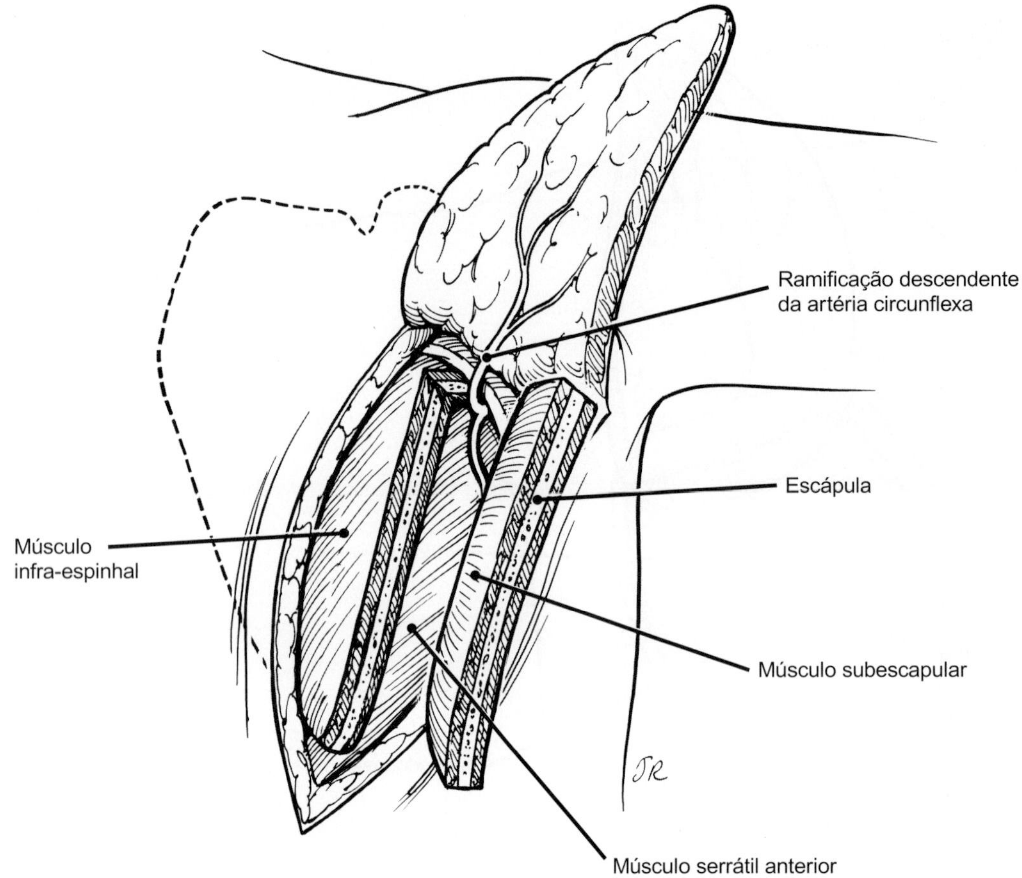

Figura 38-4. Escápula lateral dividida e mantida presa ao pedículo escapular circunflexo interconectando-se os vasos. O pedículo será seguido profundo no espaço triangular para o comprimento adicional.

Inserção do Retalho

O segmento ósseo do retalho escapular pode às vezes ser amoldado enquanto está sendo perfundido *in situ* transferindo-se uma base ou uma placa de reconstrução real pré-formada nas costas do paciente. As osteotomias apropriadas podem ser realizadas com uma serra oscilante ou uma serra de corte lateral. O osso é então fixado com os parafusos na placa de reconstrução. Uma vez que o pedículo está dividido, a placa de reconstrução do osso é trazida até o defeito e fixada à mandíbula nativa com os parafusos, daí as microanastomoses são completadas. Escolha as maiores veias disponíveis na vizinhança. As conexões término-laterais são favorecidas entre a artéria escapular circunflexa e a artéria carótida externa, a menos que uma veia facial convencional ou de tireóide superior esteja presente com uma perfusão adequada. A veia jugular interna é geralmente escolhida como uma conexão término-lateral para maximizar o fluxo de saída, mas as ramificações adequadas podem às vezes bastar para as anastomoses término-terminais.

Uma vez que o retalho esteja vascularizado, o tecido mole é inserido com cuidado para proporcionar um fechamento impermeabilizante, mas não estrangulado. As suturas contínuas horizontais com Vicryl 3-0 parecem facilitar esse fechamento. A inserção externa deve ser feita relativamente solta, de forma a evitar reduzir a perfusão da pele. O volume e a tensão podem sempre ser alcançados posteriormente, uma vez que o retalho tenha cicatrizado.

ASPECTOS SINGULARES DO CUIDADO PÓS-OPERATÓRIO

Como costumeiro para os retalhos microcirúrgicos com coxins de pele, a inspeção visual da porção cutânea exposta é realizada numa base freqüente para detectar o comprometimento do pedículo. O transdutor Doppler de 20 MHz manual pode ser benéfico quando se detecta a presença de um fluxo pulsátil no coxim. Na região da cabeça e pescoço, os sinais distantes podem ser detectados na vizinhança do pedículo, possivelmente superestimando perigosamente a permeabilidade das veias em questão. Quando o retalho não apresenta um coxim acessível para se monitorar ou quando o pedículo não pode ser acessado por um transdutor Doppler externo, vale a pena considerar uma sonda Doppler implantável (Swartz-Cook) na veia efluente do pedículo. É uma questão de preferência se obter um escaneamento do osso pós-operatoriamente. Eu abandonei a prática de escaneamentos rotineiros do osso sem nenhum efeito adverso no resultado.

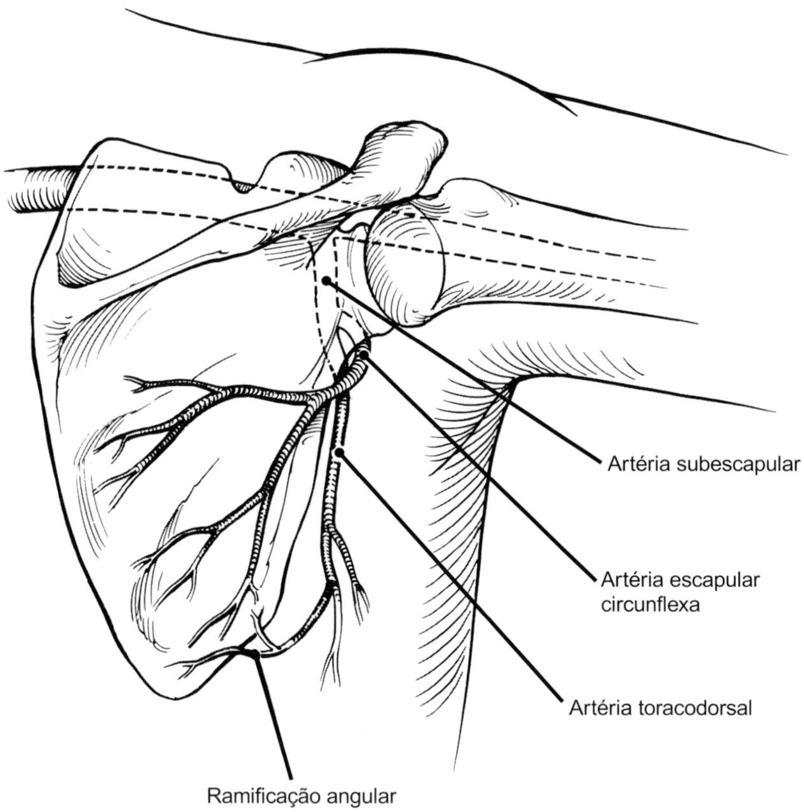

Figura 38-5. Diagrama esquemático do eixo subescapular e suas tributárias. O comprimento máximo do pedículo se estende à artéria e veia axilares.

Se for para se fazer um escaneamento, deve ser realizado dentro das 2 primeiras semanas para evitar qualquer captação enganosa que se desenvolve da nutrição externa do periósteo.

Os drenos de sucção fechados são rotineiramente deixados no pescoço após a reconstrução mandibular para controlar o seroma imediato ou hematoma e para direcionar potencialmente o vazamento da saliva em fístulas controláveis. No paciente irradiado, o fechamento intra-oral não é considerado maduro o suficiente até cerca de 14 dias após a cirurgia, quando os líquidos podem ser iniciados. Em pacientes não-irradiados, os líquidos podem ser iniciados mais cedo, às vezes em 1 semana pós-operatoriamente, certificando-se de que uma drenagem mínima está presente. Quando a saída diária de cada dreno é de menos que 30 ml e não existe muita preocupação acerca de uma deiscência da sutura intra-oral, o dreno pode ser removido. Entretanto, se existe uma preocupação acerca da integridade do fechamento, um estudo de contraste pode ser realizado para pesquisar vazamentos. Alternativamente, o paciente pode ser alimentado com líquido com os drenos no local para controlar uma fístula potencial. Na prática, a drenagem é geralmente diminuída no terceiro a quarto dia pós-operatório e os drenos são removidos. Se ocorrer uma fístula, ela se manifesta tipicamente como uma área de infecção da ferida, forçando a remoção de algumas suturas ou grampos da área presumivelmente infectada. A maioria dessas fístulas se fecha espontaneamente, uma vez que o paciente não esteja tomando nada oralmente.

TERAPIA PÓS-OPERATÓRIA

A terapia pós-operatória é geralmente necessária para reabilitar o ombro ipsilateral. Um imobilizador de ombro é rotineiramente utilizado por 1 semana para diminuir a dor e permitir a cicatrização. A quantidade de fixadores relacionados à dor pode ser bem significativa. Uma terapia de alongamento apropriada é instituída 1 semana após a cirurgia para minimizar a deformidade do ombro. A coleta do osso médio evita a região de rotação e parece diminuir o potencial para a deformidade pós-operatória. Com relação à reabilitação da cavidade oral, exercícios para aumentar a amplitude do movimento devem ser instituídos após uma ou duas semanas para prevenir a anquilose da articulação temporomandibular (ATM).

Os implantes osteointegrados são subseqüentemente inseridos pelo menos 3 meses após a cirurgia. Mostrou-se que o osso escapular lateral tem densidade suficiente de osso para receber esses implantes. Embora o osso escapular medial seja mais fino e às vezes utilizado para a reconstrução orbital ou maxilar, ele também pode aceitar implantes, se o caso o exigir. Em alguns casos, as peças devem ser removidas se os parafusos da placa de reconstrução estão alinhados com o local de implante planejado. Caso contrário, todas as peças são deixadas no local e o cirurgião maxilofacial insere implantes em regiões diferentes, se possível.

PRECAUÇÕES

O cirurgião deve desenhar precisamente o coxim de pele de forma a capturar uma ramificação significativa do pedículo. O pedículo é de fato bem lateral e superior, e não é comum a porção súpero-lateral da incisão se estender no braço posterior.

O fechamento da área doadora não é geralmente um problema, mas pode às vezes trazer dificuldades. Primeiramente, para evitar um enxerto de pele nas costas, como uma preocupação a ser evitada, certifique-se de desenhar o coxim de pele para tirar vantagem da elasticidade máxima. A orientação oblíqua parece fornecer isso, mas o coxim deve ser individualizado em cada paciente. Mesmo quando as dimensões do retalho estão dentro da extensão fechável, o fechamento parecerá bem tenso mas acabará relaxando. Utilize uma sutura absorvente pesada (p. ex., Vicryl 2-0) para reforçar esse fechamento; a pele deve ser fechada com sutura em vez de grampos, porque os grampos podem ser desconfortáveis para o decúbito. Para se certificar de que os músculos redondos são fixados na borda da escápula, segure-os com uma sutura pesada através de buracos perfurados na escápula. O seroma da ferida das costas pode ser minimizado deixando dois drenos de sucção grandes por pelo menos 1 semana e preferencialmente por 10 dias.

A vascularidade da ponta da escápula é derivada tanto da continuação periosteal do sistema escapular circunflexo quanto da ramificação angular do sistema toracodorsal. Conseqüentemente, quando o osso é osteotomizado, o suprimento de sangue do osso distal na ponta será interrompido a menos que a artéria angular seja trazida com o retalho. Portanto, o comprimento inteiro da escápula pode ser transportado do pedículo escapular circunflexo isoladamente, se nenhuma osteotomia é realizada. Se as osteotomias são necessárias, utilize um pequeno retalho que exclui a ponta, ou desenhe-o de tal maneira que a ramificação angular seja transportada.

O coxim de pele apresenta uma tendência a ter uma cor pálida e pode ser erroneamente julgado como tendo um fluxo interno pobre. Certifique-se disso e tente identificar um perfurador no coxim que pode ser monitorado por um dispositivo de Doppler para avaliar a permeabilidade anastomótica. O desbaste da superfície profunda do coxim de pele deve ser evitado, porque ele contém as ramificações transmissoras para o pedículo. Tome cuidado quando inserir o coxim de pele, porque a tensão excessiva pode cortar essencialmente o suprimento de sangue para a pele quando o edema ocorrer. Insira frouxamente e antecipe o edema.

O retalho microcirúrgico ósseo escapular deve ser evitado num paciente com dano no nervo acessório espinhal estabelecido, o que pode piorar a função do ombro. Embora o lado contralateral possa ser utilizado, a função potencialmente diminuída do ombro bom pode ser uma razão suficiente para se escolher um outro retalho.

Leituras Selecionadas

Baker SR, Sullivan MJ. Osteocutaneous free scapular flap for one-stage mandibular reconstruction. *Arch Otolaryngol Head Neck Surg* 1988;114:267-277.

Coleman JJ III, Sultan MR. The bipedicled osteocutaneous scapula flap: a new subscapular system free flap. *Plast Reconstr Surg* 1991;87:682-692.

Frodel JL Jr, Funk GF, Capper DT, et al. Osseointegrated implants: a comparative study of bone thickness in four vascularized bone flaps. *Plast Reconstr Surg* 1993;92:449-455.

Moscoso JF, Keller J, Genden E, et al. Vascularized bone flaps in oromandibular reconstruction: a comparative anatomy study of bone stock from various donor sites to assess suitability for endosseous dental implants. *Arch Otolaryngol Head Neck Surg* 1994;120:36-43.

Robb GL. Free scapular flap reconstruction of the head and neck. *Clin Plast Surg* 1994;21:45-58.

Sevin K, Ustunsoy E, Kutlu N, Yormuk E. Hemimandibular reconstruction with bipedicled scapular osteocutaneous free flap. *Br J Oral Maxillofac Surg* 1993;31:104-107.

Shaw WW, Hidalgo DA. *Microsurgery in Trauma.* New York: Futura, 1987.

Strauch B, Yu H-L. *Atlas of Microvascular Surgery.* New York: Thieme, 1993.

Swartz WM. Scapular osteocutaneous flap. In: Strauch B, Vasconez L, Hall-Findlay E, eds. *Grabb's Encyclopedia of Flaps.* 2nd ed. Philadelphia: Lippincott-Raven, 1998.

Swartz WM, Banis JC, Newton ED, et al. The osteocutaneous scapular flap for mandibular and maxillary reconstruction. *Plast Reconstr Surg* 1986;77:530-545.

Thoma A, Archibald S, Payk I, Young JE. The free medial scapular osteofasciocutaneous flap for head and neck reconstruction. *Br J Plast Surg* 1991;44:477-482.

Capítulo 39

Correção da Microtia

Burton D. Brent

Nas duas décadas passadas, eu desenvolvi técnicas para utilizar tecidos autógenos no reparo de microtia em pacientes de todas as idades. Os enxertos de cartilagem, diferentemente dos enxertos de osso, não exigem uma tensão funcional para assegurar sua sobrevivência a longo prazo. Portanto, pode-se esperar que a orelha construída no paciente jovem cresça pelo menos tanto quanto a orelha normal. A construção cirúrgica da orelha com tecidos autógenos é um casamento único de ciência e arte. Apesar da facilidade do cirurgião tanto com a escultura quando com o desenho ser imperativa, o resultado cirúrgico será igualmente influenciado pela adesão aos princípios da cirurgia plástica e da transferência de tecido.

AVALIAÇÃO DO DEFEITO

O sucesso do enxerto de arcabouço cartilaginoso bem-esculpido é a base do bom reparo da orelha. Realizando isso como o primeiro estágio cirúrgico, o cirurgião aproveita as vantagens da circulação ótima e da elasticidade da pele não-violada, virgem. Com isso em mente, eu evito um reposicionamento inicial de vestígios remanescentes, porque as cicatrizes resultantes podem inibir a circulação e restringir a elasticidade da pele e a capacidade de acomodar um arcabouço tridimensional. Procedimentos secundários, tais rotação do lóbulo, construção do trago e aplicação de enxerto de sulco, acontecem após a cicatrização considerável do arcabouço. Atalhos com as chamadas "correções em um estágio" são arriscados e produzem orelhas que inevitavelmente exigem um retoque posterior para se obter um resultado de alta qualidade.

Quando tanto a construção auricular quanto os reparos ósseos são planejados, uma programação cuidadosa e integrada é essencial. Freqüentemente, a família gostaria que o reparo da orelha começasse primeiramente, o que é útil porque assegura ao cirurgião que a pele permanecerá íntegra, sem cicatrizes. O cirurgião craniomaxilofacial argumenta que, se operar primeiro, a simetria facial corrigida tornará o posicionamento da orelha mais fácil. Eu acho isso desnecessário quando as normas acima mencionadas são seguidas.

Se o trabalho ósseo for realizado primeiramente, é imperativo que as cicatrizes sejam periféricas ao local proposto para a construção da nova orelha. Quando uma incisão coronal é utilizada para abordar a parte superior do rosto ou para obter enxertos ósseos cranianos, deve-se tomar cuidado especial, de forma que as cicatrizes não permaneçam precariamente na região futura da hélice superior.

INDICAÇÕES E CONTRA-INDICAÇÕES

A idade do paciente em que se inicia a cirurgia é regida tanto por considerações físicas quanto psicológicas. É melhor iniciar a correção antes da criança ficar traumatizada por provocações cruéis, porém o cirurgião não deve pressionar para iniciar o procedimento até que o crescimento da costela proporcione uma cartilagem substancial para a fabricação do arcabouço.

Na minha experiência, essas crianças passam a se conscientizar de que suas orelhas são diferentes entre as idades de 3 e 4 anos, mas as provocações implícitas psicológicas não se tornam manifestas até as idades de 7 a 10 anos. Geralmente, existe cartilagem substancial para o procedimento na idade de 6 anos, época em que a criança se torna consciente do

Este capítulo apareceu anteriormente em *Operative Techniques in Plastic and Reconstructive Surgery* 1(2 de agosto): 69-76, 1994, e foi modificado com permissão de WB Saunders Company.

problema e geralmente quer que o mesmo seja resolvido e torna surpreendentemente cooperativa no que concerne à cirurgia. No caso oposto, se a orelha normal é grande e a criança é pequena, a cirurgia poderá ser adiada por diversos anos. Por outro lado, uma criança grande com uma orelha normal pequena pode permitir que a cirurgia comece por volta dos 5 anos e meio. Na minha experiência, iniciar a cirurgia mais cedo que isso meramente provoca desvantagens técnicas e pouca cooperação do paciente.

Em contraste com a cartilagem homóloga, que absorve, e arcabouços de silicone, que geralmente falham, a cartilagem autógena produz resultados favoráveis, causa poucas complicações e sobrevive ao trauma. Eu vi arcabouços de silicone na orelha, perdidos mesmo após um trauma pequeno, 12 anos após a implantação. Por outro lado, uma vez passado o 10º dia operatório, nunca perdi um arcabouço autógeno da orelha. Até hoje, mais de 40 anos que eu tenho reconstruido orelhas, elas sobreviveram a um trauma maior.

PREPARO DA SALA E MARCAÇÕES NO PACIENTE

Eu inicio o planejamento traçando primeiramente um modelo da orelha normal oposta em um filme, que é invertido e utilizado para planejar o novo arcabouço. Eu então faço um novo modelo alguns milímetros menor em todas as dimensões, para permitir a espessura extra que ocorre quando o arcabouço cartilaginoso seja inserido sob a pele. O pólo inferior do arcabouço é bem reduzido para acomodar o lóbulo da orelha na sua transposição. Se o paciente não apresentar nenhum tecido do lóbulo da orelha, eu esculpo a extremidade inferior do arcabouço para parecer um lóbulo de orelha. Isso é posteriormente definido quando eu separo a orelha da cabeça com um enxerto de pele.

Eu predetermino a localização da orelha no consultório primeiramente posicionando o padrão inverso do filme ao local da construção proposta e então ajustando a sua posição até ficar nivelada e simétrica com a orelha normal oposta. Eu traço o modelo na cabeça, notando a relação do eixo da orelha em relação ao nariz, a sua distância do canto lateral e a posição do lóbulo, que é geralmente deslocado superiormente. A nova posição da orelha é fácil de se planejar num paciente com microtia pura, mas muito mais difícil de planejar quando existe uma microssomia hemifacial severa. Não só as alturas das metades faciais são assimétricas, mas também as dimensões ântero-posteriores do lado afetado são encurtadas. Nesses pacientes, a nova altura da orelha pode ser mais bem planejada alinhando-a em cima com o pólo superior da orelha normal – sua distância do canto lateral é de alguma forma arbitrária. Na microtia pura, a distância vestígio-canto espelha a distância raiz-canto de hélice do lado oposto, normal. Entretanto, nos pacientes com microssomia hemifacial severa, o vestígio é muito mais próximo ao olho. Se a margem anterior da nova orelha é localizada no vestígio, a orelha parece muito próxima ao olho; se a distância medida do lado normal é utilizada como um guia, então a orelha parece muito distante na cabeça. Nesses pacientes, eu acho melhor se comprometer a selecionar um ponto na metade entre essas duas posições.

TÉCNICA OPERATÓRIA

Coleta da Cartilagem da Costela

Eu removo as cartilagens da costela por meio de uma incisão levemente oblíqua feita logo acima da margem costal. Uma vez que o músculo tenha sido dividido, eu uso o modelo do filme para determinar quais cartilagens servirão melhor para o arcabouço (Figura 39-1).

Para tirar vantagem da configuração natural da costela, a cartilagem é coletada do lado contralateral da orelha que está sendo construída. A cartilagem da primeira costela flutuante molda-se favoravelmente para formar a hélice; a região sincondrótica da 6ª e 7ª costelas proporciona um bloco de cartilagem amplo para formar o corpo do arcabouço.

Para aproveitar o tempo anestésico, meu assistente fecha a ferida do tórax enquanto eu modelo o arcabouço. Utilizando essa abordagem, a operação inteira (coleta da costela, fabricação do arcabouço e sua inserção abaixo da pele auricular) rotineiramente leva menos de 3 horas. No momento do enxerto de cartilagem, utilizo antibióticos intraoperatórios como medida profilática e continuo seu uso por diversos dias após o procedimento. Em estágios subseqüentes do reparo da orelha, eu não utilizo antibióticos, exceto

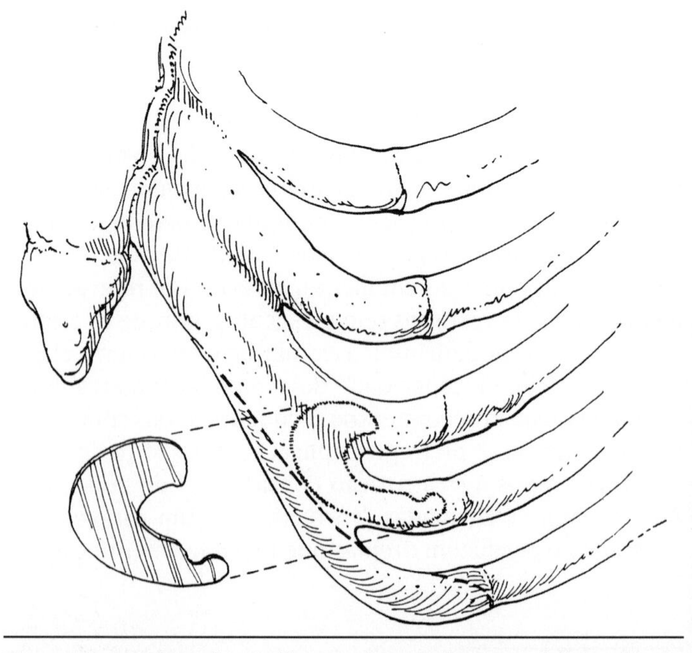

Figura 39-1. Coleta da cartilagem da costela para a fabricação do arcabouço auricular. O modelo do filme é utilizado como referência na coleta do bloco sincondrótico de cartilagem. Note que a borda superior da sexta cartilagem é preservada; isso ajuda a prevenir uma deformidade subseqüente do tórax à medida que a criança cresce. A "cartilagem flutuante" inteira é utilizada para criar a hélice.

ao elevar e enxertar a orelha de um paciente adolescente com acne intratável.

Moldagem do Arcabouço

A silhueta básica da orelha é escavada do bloco de cartilagem. É necessário afinar um pouco, ou nada, da forma básica para um arcabouço de criança pequena, mas o afinamento da cartilagem é essencial para um arcabouço de um adulto. Quando o afinamento é necessário, é aconselhável preservar o pericôndrio no lado lateral, exterior do arcabouço (notavelmente o complexo antélice) para facilitar a sua aderência e a nutrição subseqüente pelos tecidos adjacentes. Ao criar a hélice, a cartilagem da costela flutuante é afinada na sua superfície externa, convexa, para causar a deformação deliberada na direção favorável (Figura 39-2). Isso permite que o cirurgião produza a flexão necessária para criar uma hélice, que é então fixada no corpo do arcabouço com suturas contínuas horizontais. Para esse propósito, utilizo náilon incolor 4-0 e posiciono os nós na superfície interna do arcabouço. Estabilizo a hélice, fixando-a no bloco da cartilagem principal (Figura 39-3).

Ao longo dos anos de observação do processo de cicatrização, eu continuo a modificar o arcabouço para obter estabilidade e projeção ótimas de hélice. Atualmente, eu prefiro fixar a cartilagem de hélice anterior do pilar inferior primeiramente. Isso cria uma espessura do arcabouço máxima e baixa projeção da hélice do pilar.

A estabilidade é obtida quando enrolo a hélice ao redor do pólo superior da hélice. Finalmente, eu maximizo a projeção onde é mais necessário fixando a hélice terminal no topo do bloco da cartilagem principal ao longo da borda posterior do arcabouço (Figura 39-3).

A "Bolsa" Cutânea e a Coaptação da Pele

Uma bolsa cutânea é criada com uma técnica meticulosa para proporcionar uma cobertura vascular receptora adequada para o arcabouço. Devido ao fato de transcorrerem aproximadamente 2 horas durante a coleta da costela e a fabricação do arcabouço, eu minimizo o risco de contaminação escovando a região auricular logo antes de iniciar a dissecção cutânea.

Utilizando o molde e as medições determinadas pré-operatoriamente, eu marco a posição da orelha e faço uma incisão pré-auricular pequena. Ao se retirar a cartilagem vestigial inútil, uma "bolsa" de pele fina é desenvolvida; deve-se tomar grande cuidado para não danificar o plexo vascular subdérmico. Para obter uma cobertura de pele livre de tensão, a dissecção é realizada bem além do esboço auricular marcado (Figura 39-4).

Seguindo quaisquer ajustes necessários, seja para a altura do arcabouço ou para a adequação da bolsa, eu insiro dois pequenos drenos de silicone abaixo e atrás do arcabouço e depois conecta em tubos de sucção a vácuo (Figura 39-4). Isso cria uma sucção contínua que não somente coapta o retalho de pele que nutrirá a cartilagem entalhada mas também previne possíveis hematomas desastrosos.

Para permitir uma cicatrização adequada, um mínimo de 3 meses é deixado entre os estágios da cirurgia. Esse tempo extra permite que o edema diminua, a circulação melhore e os tecidos se estabilizem.

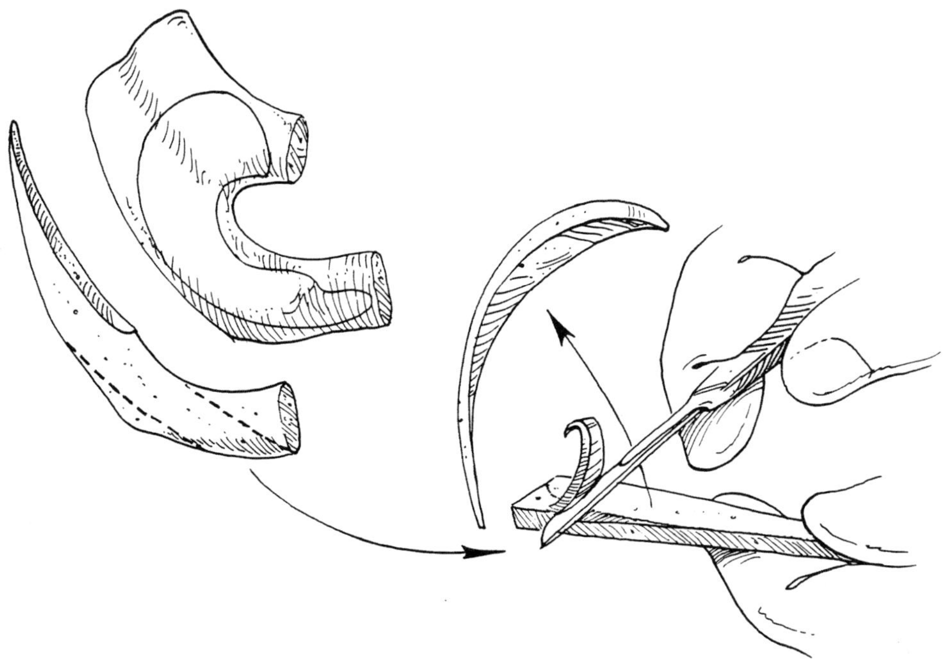

Figura 39-2. Esculpindo a hélice da cartilagem da costela flutuante. Para produzir a flexão aguda necessária para criar a hélice, a cartilagem é deliberadamente curvada na direção favorável afinando-se a superfície exterior, convexa.

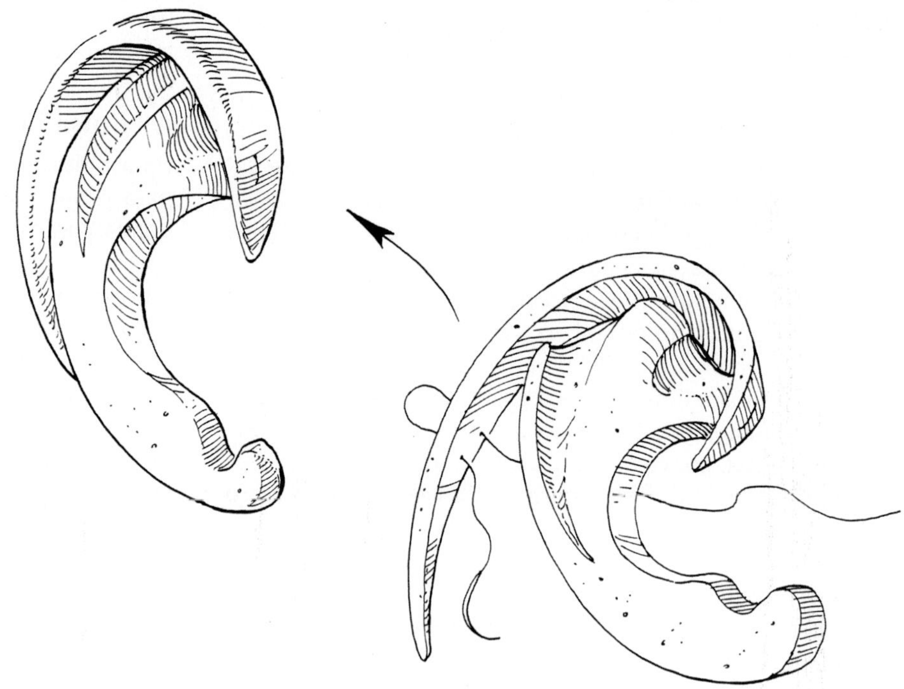

Figura 39-3. A fabricação do arcabouço auricular com cartilagem da costela esculpida. A hélice afinada é fixada ao bloco principal esculpido, com suturas contínuas horizontais de náilon incolor 4-0; os nós são posicionados na subsuperfície do arcabouço.

Transposição do Lóbulo

Eu prefiro realizar uma transposição do lóbulo da orelha como um procedimento secundário porque é mais fácil para "juntar" o remanescente lobular na posição e rodá-lo em torno da base de uma orelha bem-estabelecida. Apesar de ser possível transpor o lóbulo e simultaneamente se posicionar o arcabouço, eu acho mais seguro e bem mais preciso transpor o lóbulo secundariamente. Isso pode ser realizado, ambulatorialmente, vários meses após o enxerto da cartilagem.

Utilizar o vestígio lobular pode ser a parte mais desafiadora e criativa do processo reparador. Recentemente, descobri que levantar a ponta do arcabouço e afinar o lóbulo para recebê-lo aumenta a adaptação (Figuras 39-5 e 39-6) e facilita o próximo procedimento, no qual a orelha é separada da cabeça com um enxerto de pele.

Liberação da Orelha com Enxerto de Pele

Eu separo a orelha da cabeça com um enxerto de pele e crio um sulco apenas para definir a margem póstero-superior da orelha. Isso melhora a aparência da orelha ao eliminar uma aparência criptótica. Esse procedimento não projeta um arcabouço esculpido com profundidade insuficiente. Eu obtenho uma simetria frontal posteriormente, durante a construção do trago, no qual a orelha contralateral pode ser colocada para trás enquanto se coletam os enxertos para o trago.

Começando com uma incisão realizada alguns milímetros periféricos à sua margem, eu levanto a orelha cirurgicamente construída de seu leito, tomando cuidado para preservar o tecido conjuntivo tanto na sua subsuperfície quanto no assoalho ósseo abaixo (Figura 39-7). Eu então descolo e avanço o couro cabeludo retroauricular em direção ao novo sulco recém-criado e fixo-o à fáscia e ao periósteo com suturas resitentes (Figura 39-7). Isso não só diminui o tamanho do enxerto necessário, mas permite o avanço da linha capilar de forma que o enxerto fique invisível no perfil.

Devido ao fato desse enxerto ser aplicado atrás da orelha e a combinação da cor não ser a questão, prefiro coletá-lo como uma pele de espessura média do lado do quadril, escondido abaixo da região da marca do traje de banho do paciente.

Construção do Trago

Num só procedimento, eu formo o trago, escavo a concha e imito um canal inserindo um enxerto composto especial em arco, por uma incisão em forma de "J" na região conchal. O componente principal do "J" é posicionado na margem tragal posterior; a curva do "J" representa a junção intertragal (Figura 39-8). Eu removo os tecidos moles excedentes abaixo do retalho tragal para aprofundar o assoalho conchal. Essa região escavada simula bem um meato quando o trago recém-construído produz uma sombra nele.

Para criar um trago realístico com a melhor curvatura, eu coleto o enxerto composto da superfície conchal ântero-lateral da orelha normal. Essa técnica é particularmente ideal quando existe uma concha proeminente, porque o fechamento da área doadora facilita uma otoplastia, que geralmente é necessária para se obter uma simetria frontal.

Se a concha não for proeminente ou a projeção de ambas as orelhas não for igual antes da construção do trago, eu enxerto a concha doadora. Isso é facilmente obtido coletando-se uma pequena elipse de pele bem em frente à linha capilar retroauricular.

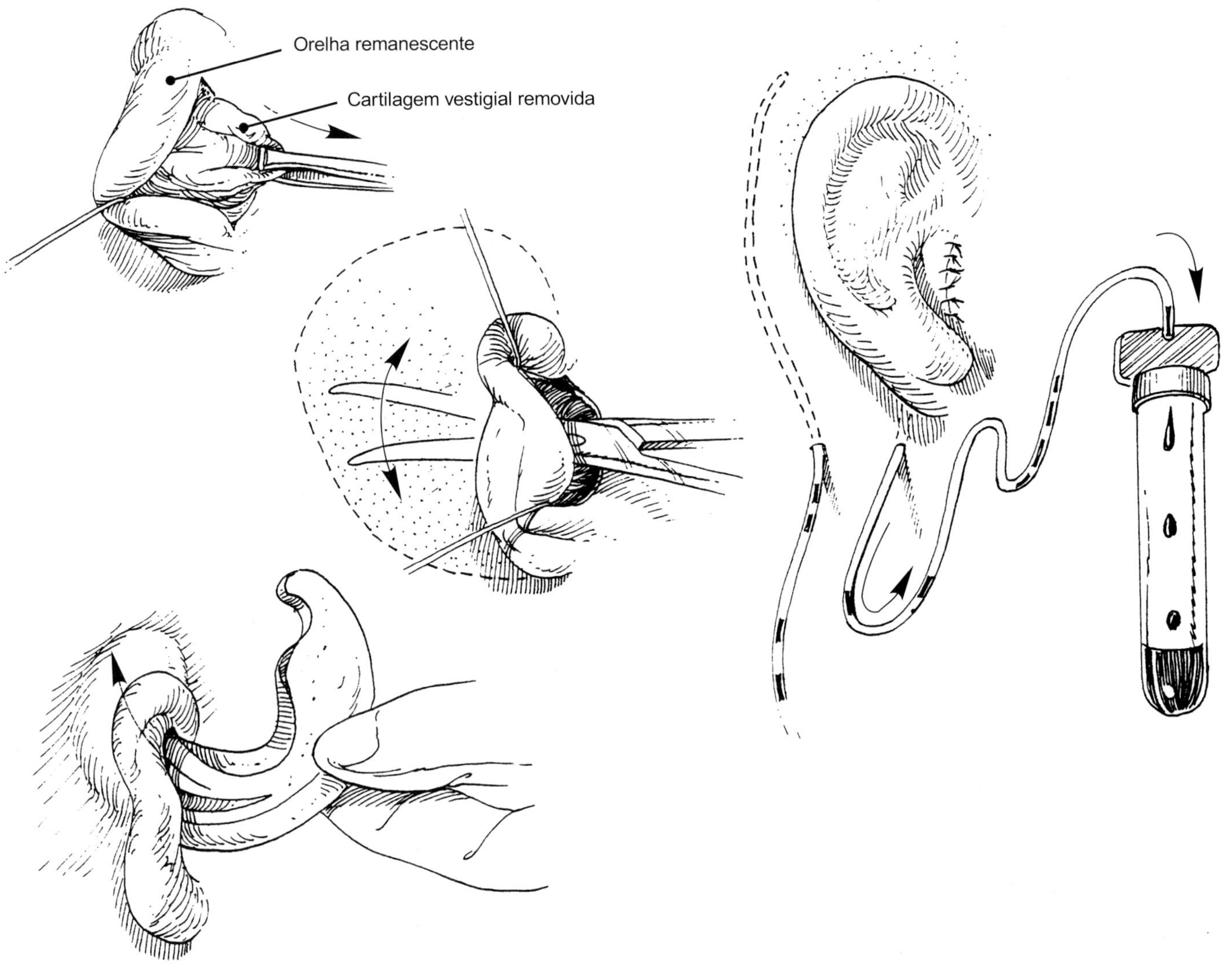

Figura 39-4. "Bolsa" cutânea. A cartilagem nativa vestigial é extraída e é criada uma bolsa cutânea. Para proporcionar a acomodação livre de tensão do enxerto modelado, a dissecção é realizada bem além da posição auricular demarcada. Utilizando dois cateteres de silicone, a pele é adaptada ao molde cirúrgico por intermédio de uma sucção a vácuo.

Microtia Bilateral

Para uma função e estética ótimas na microtia bilateral, os procedimentos cirúrgicos devem ser integrados de forma que um não comprometa o outro. Nesses casos, a construção auricular deve preceder a cirurgia da orelha média, porque, uma vez que seja feita uma tentativa para "abrir" a orelha, as chances de se obter um reparo auricular satisfatório são severamente comprometidas porque a valiosa pele virgem ficou marcada com cicatriz. Quando a cirurgia da orelha média é indicada, eu modifico o arcabouço esculpindo uma concha mais ampla para acomodar o futuro canal cirúrgico. Na microtia bilateral, eu faço o enxerto da cartilagem para cada lado com vários meses de intervalo, porque cada hemitórax contém cartilagem suficiente para somente um arcabouço bom da orelha. A reconstrução bilateral simultânea necessita de feridas bilaterais do tórax, com imobilização e sofrimento respiratório. Além disso, o primeiro reparo auricular pode ser colocado em risco ao se virar a cabeça para fazer o segundo lado. Por essas razões, eu prefiro realizar o primeiro estágio de cada orelha em ocasiões separadas.

Vários meses após o segundo enxerto de cartilagem, ambos os lóbulos da orelha são transpostos em um procedimento único. Uma vez que esse estágio esteja cicatrizado, pode-se separar as orelhas da cabeça com um enxerto de pele, realizar as construções do trago (método de Kirkham) ou prosseguir a cirurgia da orelha média. Para certificar-se

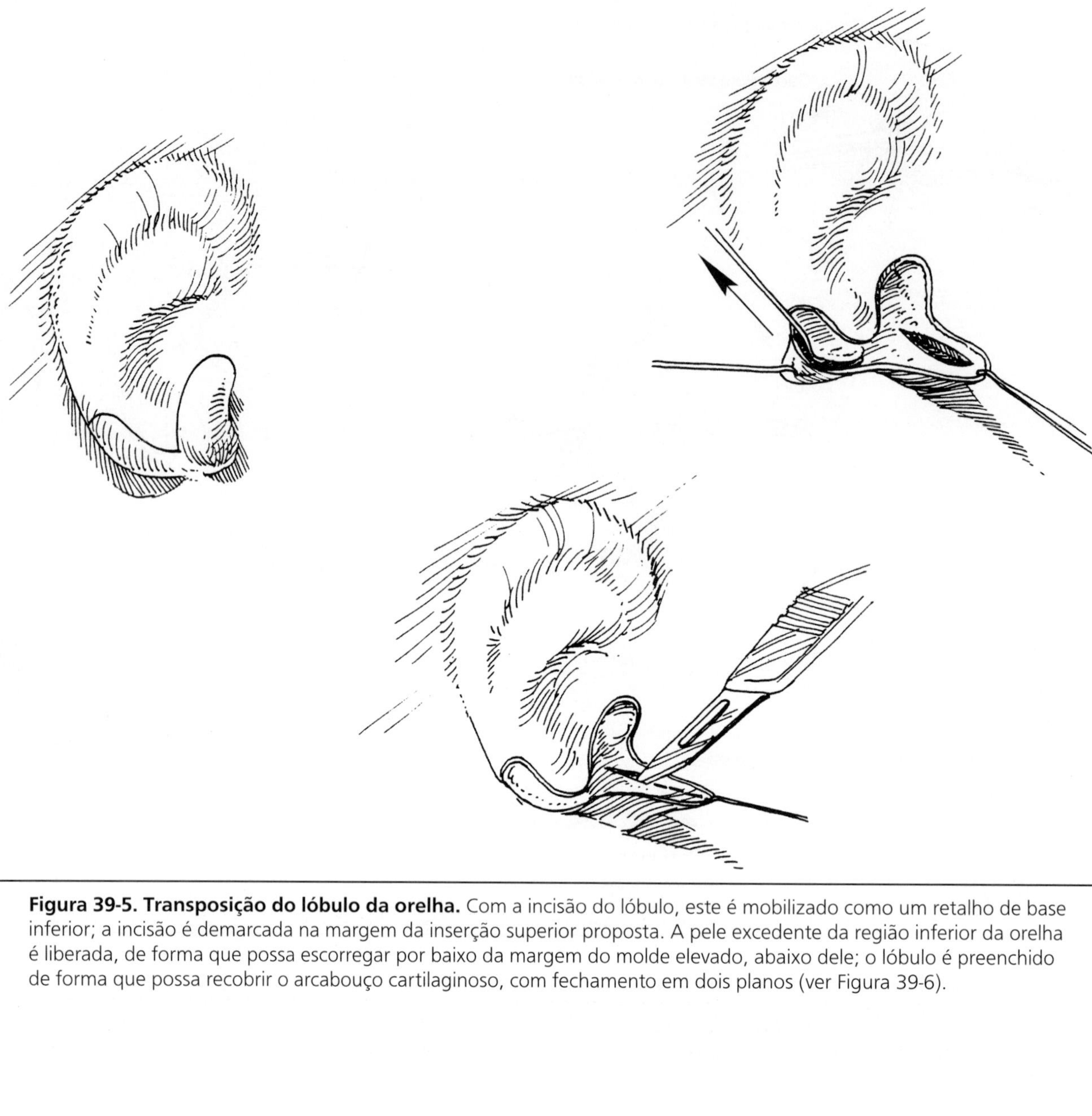

Figura 39-5. Transposição do lóbulo da orelha. Com a incisão do lóbulo, este é mobilizado como um retalho de base inferior; a incisão é demarcada na margem da inserção superior proposta. A pele excedente da região inferior da orelha é liberada, de forma que possa escorregar por baixo da margem do molde elevado, abaixo dele; o lóbulo é preenchido de forma que possa recobrir o arcabouço cartilaginoso, com fechamento em dois planos (ver Figura 39-6).

de que os ganhos da cirurgia da orelha média ultrapassam os riscos e as complicações do procedimento propriamente dito, eu reservo essa cirurgia para a microtia bilateral e para casos unilaterais selecionados nos quais existem uma alta motivação por parte do paciente e uma evidência radiológica favorável de desenvolvimento da orelha média. Então deve ser conscientemente planejada, numa "abordagem de equipe", com um otorrinolarigologista que seja competente e com boa experiência em cirurgia para atresia.

CURATIVO E CUIDADOS PÓS-OPERATÓRIOS

Eu envolvo as curvaturas da nova orelha com gaze embebida em vaselina e aplico um curativo macio, não-compressivo. Devido ao fato do sistema de vácuo proporcionar tanto a coaptação da pele quanto a hemostasia, a pressão é desnecessária e contra-indicada. No primeiro dia, os tubos são trocados pelas enfermeiras a cada hora e então a cada 4 a 6 horas, ou quando um tubo está em um terço. Apesar do paciente deixar o hospital após alguns dias, os drenos permanecem no local por outros 2 a 3 dias até que os recipientes contenham apenas gotas de drenagem serossanguinolenta.

Pós-operatoriamente, a orelha é verificada e o curativo protetor da cabeça é mudado várias vezes, e removido após cerca de 12 dias. Nesse momento, eu permito que o paciente retorne à escola, mas proíbo a corrida e os esportes por outras 4 ou 5 semanas, enquanto a ferida do tórax cicatriza.

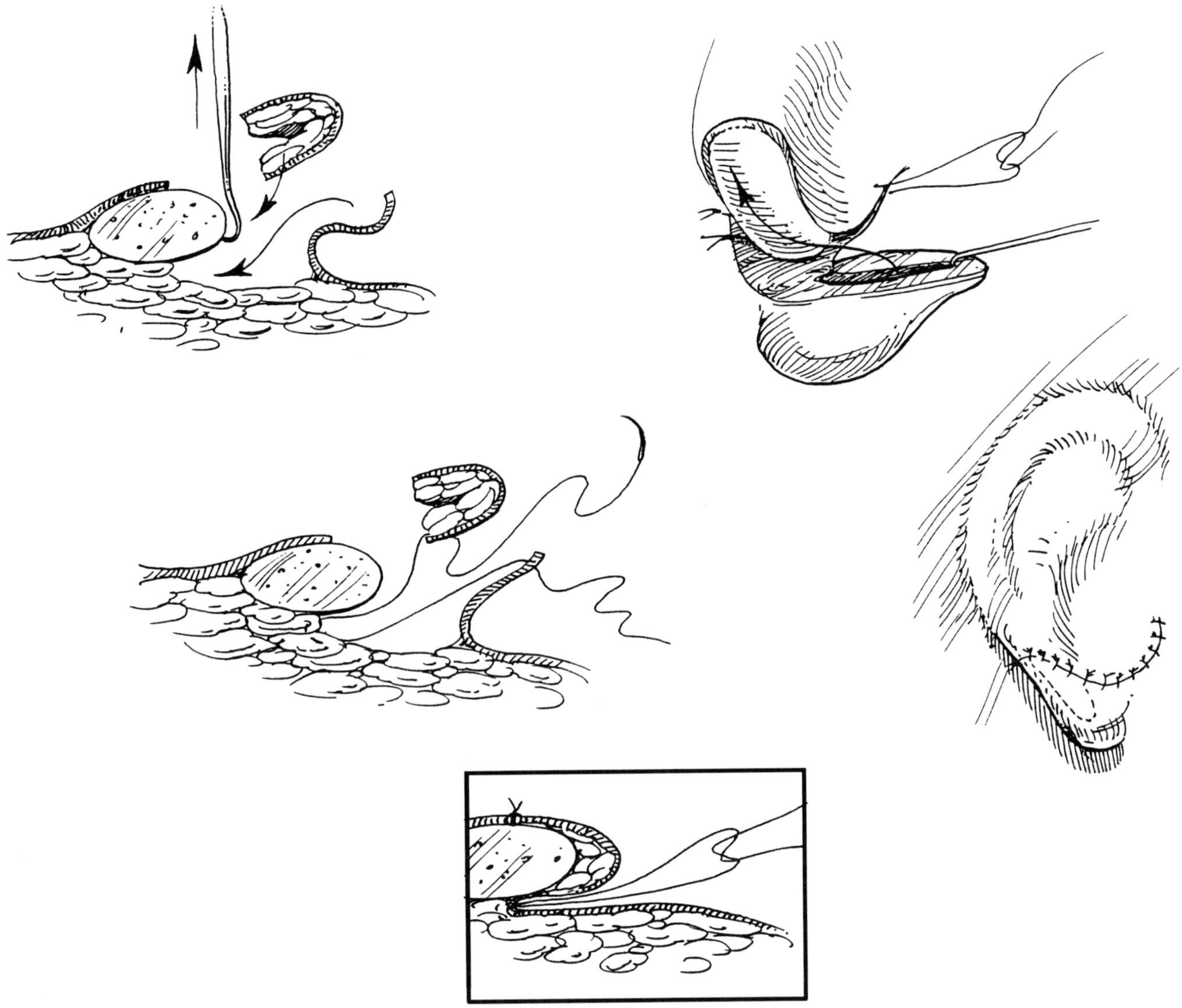

Figura 39-6. Transposição do lóbulo da orelha. A ponta do arcabouço cartilaginoso é elevada de seu leito de tecido mole, e o lóbulo da orelha envolve o molde. Nesse reparo, a pele que cobria a ponta cartilaginosa é agora transferida para baixo para recobrir o leito cruento deixado pelo molde cartilaginoso.

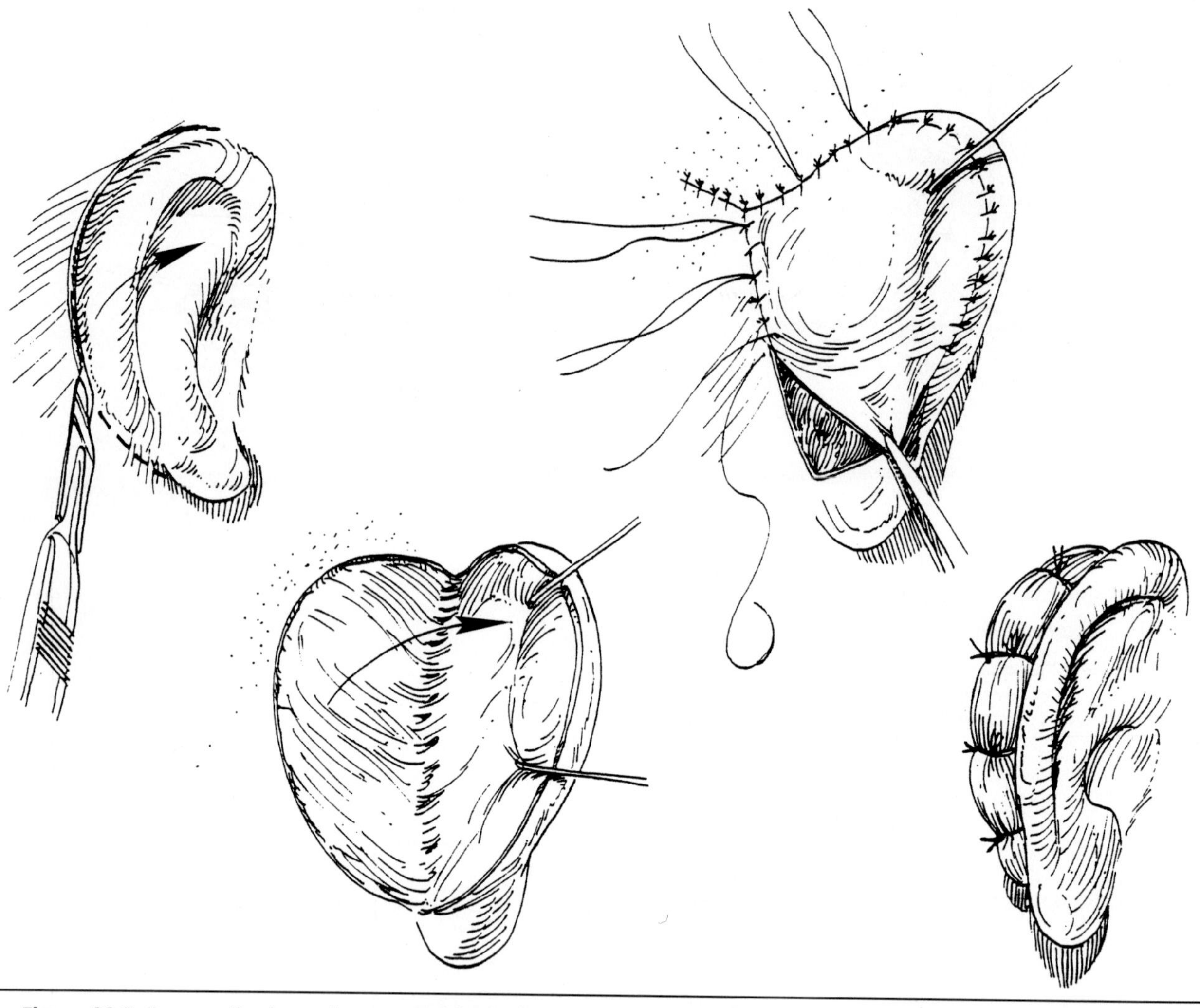

Figura 39-7. Separação da orelha construída da cabeça com o enxerto de pele. A incisão é realizada vários milímetros perifericamente à orelha cirurgicamente construída, e a orelha é elevada de seu leito fascial. O couro cabeludo é avançado para o sulco recém-criado, tanto para diminuir as exigências do enxerto quanto para esconder o enxerto por limitar o seu posicionamento principalmente para a subsuperfície da orelha. Suturas de seda são fixadas sobre curativo em bolo.

PRECAUÇÕES

Estágios Cirúrgicos Combinando

Eu raramente realizo mais de um estágio cirúrgico de uma vez, porque os tecidos cirurgicamente esculpidos dependem da boa circulação. Portanto, eu acho seguro combinar a cobertura da orelha superior com a transposição do lóbulo ou a construção do trago, mas não acho seguro combinar o levantamento da orelha com a construção do trago ou levantar uma orelha com qualquer procedimento de revestimento anterior. O primeiro perigosamente circunda a orelha com incisões e descolamento, enquanto o último "esqueletiza" perigosamente a orelha.

Também acho seguro elevar simultaneamente a orelha e transpor o lóbulo se o vestígio do lóbulo da orelha original for pequeno, porque o pequeno fechamento da ferida não comprometerá a circulação anterior da orelha.

Através de técnicas que evoluíram nas duas décadas de experiência pessoal com um grande número de pacientes, os tecidos autógenos repararam com sucesso a microtia em pacientes de todas as idades. Nos pacientes jovens, pode-se esperar provavelmente que a orelha construída cresça pelo menos tanto quanto a orelha normal. Em contraste com os enxertos ósseos, os enxertos de cartilagem não exigem uma tensão funcional para assegurar sua sobrevivência a longo prazo. À medida que se ganha experiência, as complicações se tornam raras. Diante de pacientes adolescentes que apresentam microtia que não se sentem "severamente" afetados por sua deformidade, o cirurgião deve escutar e ser seletivo, enfatizando cuidadosamente as limitações da cirurgia mais do que o usual.

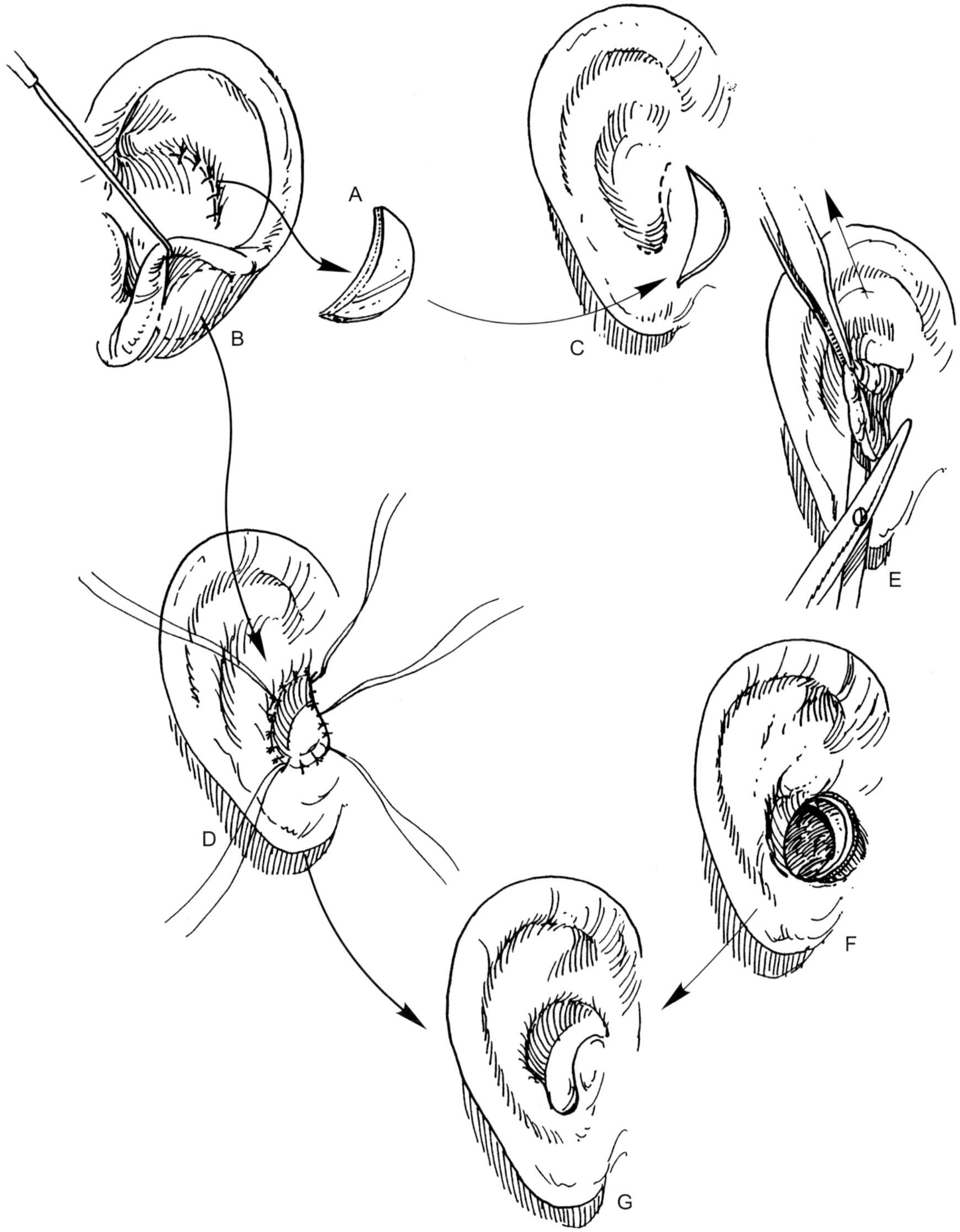

Figura 39-8. Construção do trago e escavação conchal. Coletado da região conchal oposta da orelha normal (A), um enxerto composto condrocutâneo é posicionado sob o retalho fino, em forma de J (C) para criar o trago (F e G). Antes de recobrir o assoalho da região tragal com um enxerto de pele de espessura total (D), coletado atrás do lóbulo da orelha oposta (B), os tecidos moles em excesso são excisados para aprofundar a região (E).

Leituras Selecionadas

Brent B. A personal approach to total auricular construction. In: Brent B, ed. *Aesthetic Aspects of Reconstructive Surgery. Clin Plast Surg* 1981;8:211.

Brent B. Auricular repair with autogenous rib cartilage grafts: two decades of experiente with 600 cases. *Plast Reconstr Surg* 1992;90:355.

Brent B. Ear reconstruction with an expansile framework of autogenous rib cartilage. *Plast Reconstr Surg* 1974;53:619.

Brent B. Technical advances in ear reconstruction with autogenous rib cartilage grafts: personal experience with 1200 cases. *Plast Reconstr Surg* 1999;104:319.

Brent B. The correction of microtia with autogenous cartilage grafts. I. The classic deformity. *Plast Reconstr Surg* 1980;66:1.

Brent B. The correction of microtia with autogenous cartilage grafts. II. Atypical and complex deformities. *Plast Reconstr Surg* 1980;66:13.

Brent B. Total auricular construction with sculpted costal cartilage. In: Brent B, ed. *The Artistry of Reconstructive Surgery.* St. Louis: CV Mosby, 1974:113-127.

Broadbent TR, Woolf RM. Bilateral microtia: a team approach to the middle ear. In: Tanzer RC, Edgerton MT, eds. *Symposium on Reconstruction of the Auricle.* St. Louis: CV Mosby, 1974:168-173.

Gibson T, Davis WB. The distortion of autogenous cartilage grafts: its cause and prevention. *Br J Plast Surg* 1957;10:257.

Kirkham HLD. The use of preserved cartilage in ear reconstruction. *Ann Surg* 1940;111:896.

Knize DM. The influente of periosteum and calcitonin on onlay bone graft survival. *Plast Reconstr Surg* 1974;53:190.

Lauritzen C, Munro IR, Ross RB. Classification and treatment of hemifacial microsomia. *Scand J Plast Reconstr Surg* 1985;19:33.

Song Y, Song Y. An improved one-stage total ear reconstruction procedure. *Plast Reconstr Surg* 1983;71:615.

Steffenson WH. Comments on reconstruction of the external ear. *Plast Reconstr Surg* 1955;16:194.

Tanzer RC. An analysis of ear reconstruction. *Plast Reconstr Surg* 1963;31:16.

Tanzer RC. Discussion of silastic framework complications. In: Tanzer RC, Edgerton MT, eds. *Symposium on Reconstruction of the Auricle.* St. Louis: CV Mosby, 1974:87-88.

Tanzer RC. Microtia: a long-term follow-up of 44 reconstructed auricles. *Plast Reconstr Surg* 1978;61:161.

Tanzer RC. Total reconstruction of the auricle: the evolution of a plan treatment. *Plast Reconstr Surg* 1971;47:523.

Tanzer RC. Total reconstruction of the external ear. *Plast Reconstr Surg* 1959;23:1.

Capítulo

40

Otoplastia para Orelhas Proeminentes, Criptotia, ou Orelha de Stahl

David W. Furnas

AVALIAÇÃO DA ORELHA* PROEMINENTE

Orelhas Proeminentes no Neonato

Se o neonato com orelhas proeminentes, suavemente constritas, orelha de Stahl, ou mesmo uma criptotia for observado pelo cirurgião plástico durante os primeiros dias de vida, o momento é oportuno. Iniciar passos imediatos para modelar a orelha com fitas e moldes e corrigir o problema sem cirurgia é uma expectativa real (Figura 40-1). A urgência e a eficácia do tratamento não-cirúrgico inicial, nesses casos, ainda não são amplamente conhecidas pelos responsáveis pelo cuidado médico primário dos neonatos. É tarefa do cirurgião plástico aumentar a conscientização sobre esse tratamento.

Protrusão Auricular em Crianças e Adultos

O primeiro passo na avaliação do paciente para a otoplastia é a determinação das causas anatômicas das orelhas proeminentes:

1. Uma anti-hélice subdesenvolvida ou plana (Figura 40-2).
2. Uma concha superdesenvolvida, profunda (Figura 40-3).
3. Uma combinação dessas duas características (Figuras 40-4 e 40-5).

Características que contribuem e acentuam a proeminência auricular são:

1. Proeminência do processo mastóide.
2. Protrusão do pólo auricular inferior (cauda da hélice, lóbulo e *cavum* da concha).
3. Um pólo auricular superior proeminente, pontudo.

Deformidades Auriculares Complexas que São Acompanhadas por Protrusão

A protrusão auricular pode ser um elemento de uma deformidade auricular mais complexa, tal como uma orelha constrita (Figuras 40-6 e 40-7), a orelha de Stahl (Figura 40-8), macrotia ou uma deformidade facial sindrômica (Figura 40-9).

Certas partes anatômicas são mais difíceis de serem corrigidas e exigem manobras cirúrgicas especiais. Essas características são identificadas por um "ensaio" manual detalhado da otoplastia, de forma que tais problemas não apareçam de surpresa na operação. Ao pressionar o pavilhão central na sua posição corrigida, o examinador está alerta quanto à protrusão persistente do pólo superior ou inferior, à cartilagem auricular inflexível e espessa ou à cartilagem que está tão flácida que se dobra angulosamente ao invés de curvar-se, quando manipulada. Precavido de antemão, o cirurgião se prepara para lidar com esses problemas durante a cirurgia.

*O termo "orelha", neste capítulo, é utilizado como um sinônimo da orelha externa, ou aurícula.

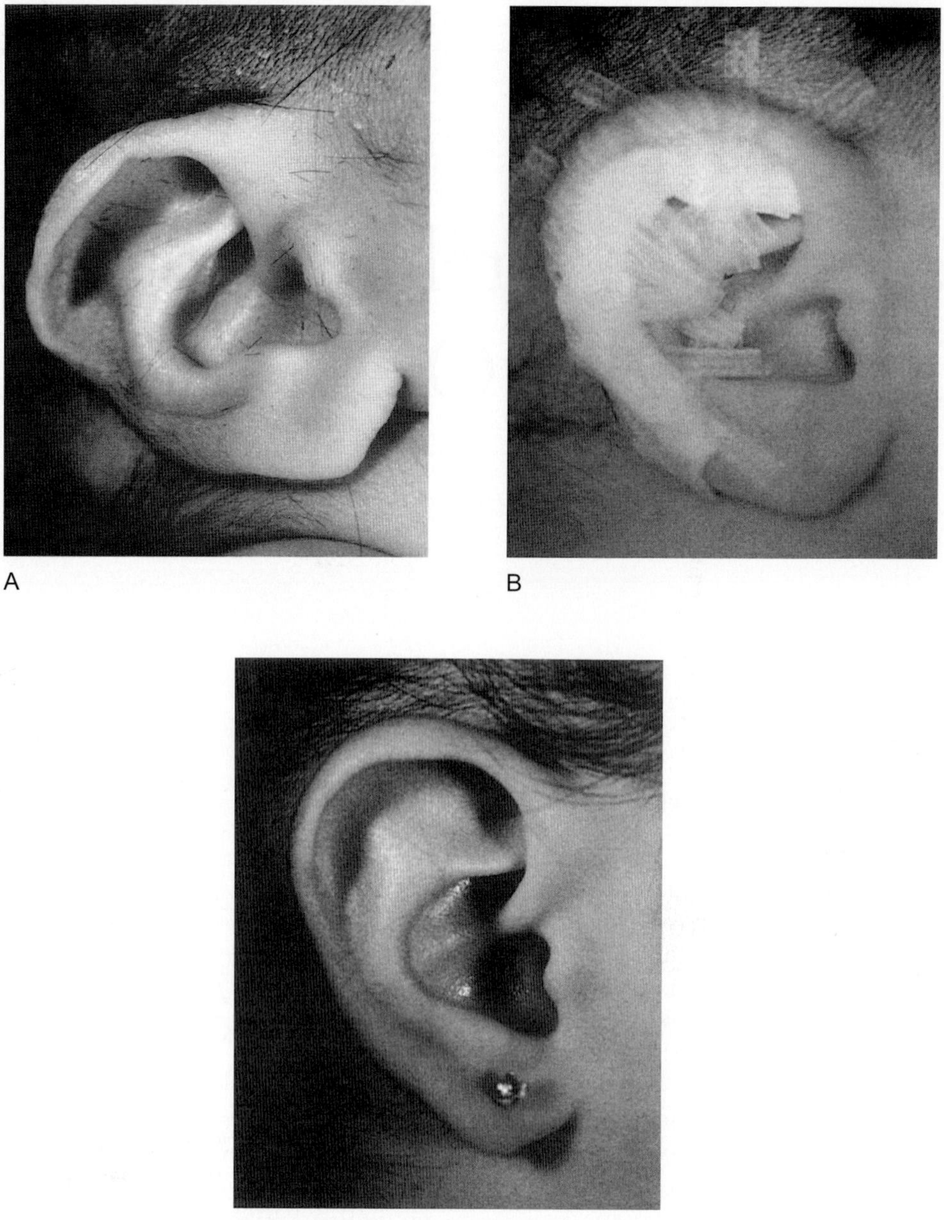

A B C

Figura 40-1. Tratamento não-cirúrgico de orelhas proeminentes no período neonatal. A, orelhas proeminentes com "quebras" no pólo superior numa criança de 2 semanas. O molde com estruturas de fio de cobre protegido com tubo de silicone posicionado na fossa escafóide com fita adesiva foi utilizado durante 1 semana (ver Figura 40-15F). B, o molde foi mantido com estrutura de fita de Microfoam enrolada (sem armação de metal). C, aparência aos 4 meses de idade. A correção mantém-se estável após 2 meses de fita.

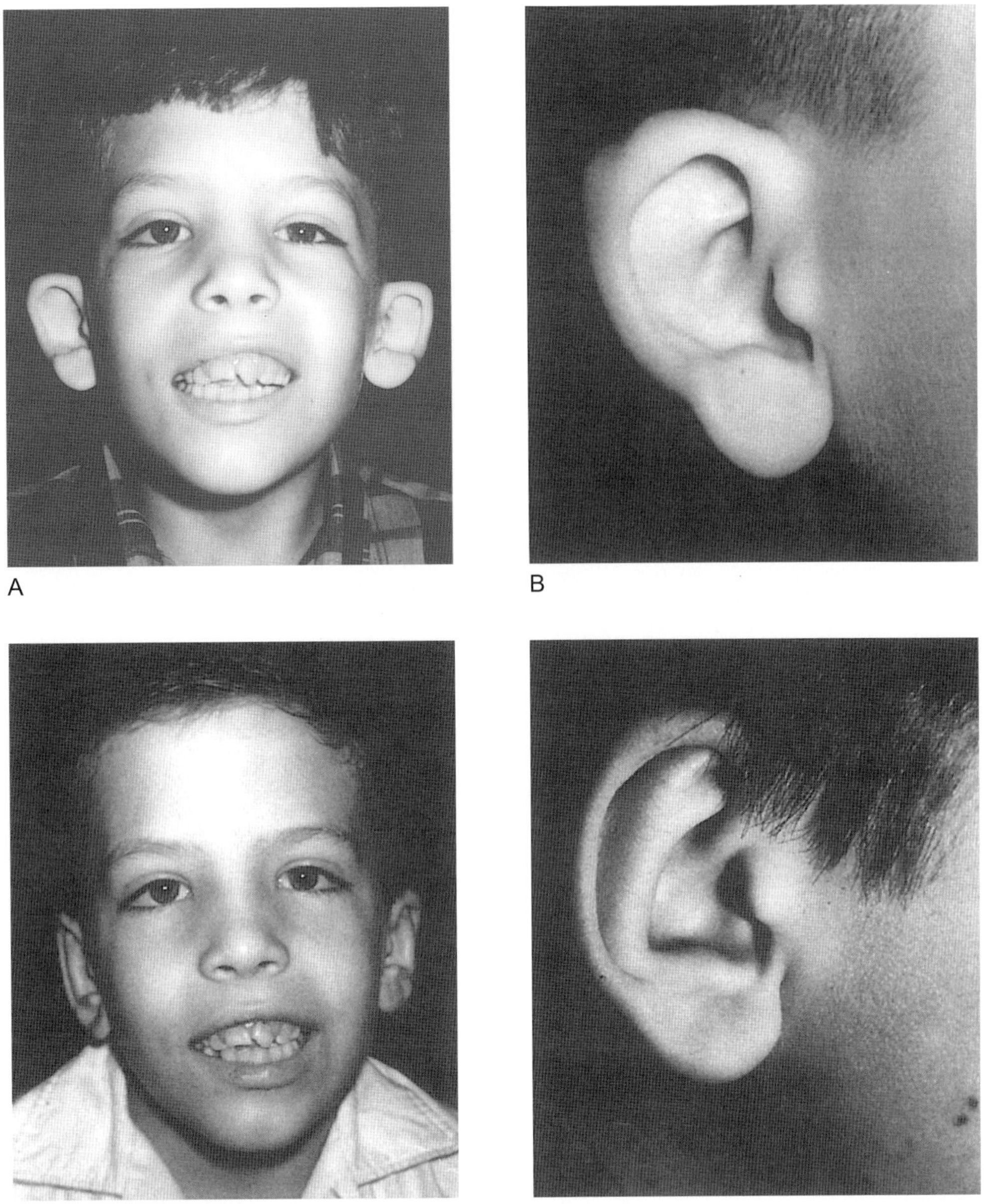

A B C D

Figura 40-2. Pontos de Mustardé. A e B, visões pré-operatórias de uma criança de 10 anos com raiz da anti-hélice e ramificação superior ausente, o que causou proeminência das orelhas. O reposicionamento com os pontos de Mustardé corrigiu a proeminência e a acentuação suave da borda da hélice. C e D, visão pós-operatória.

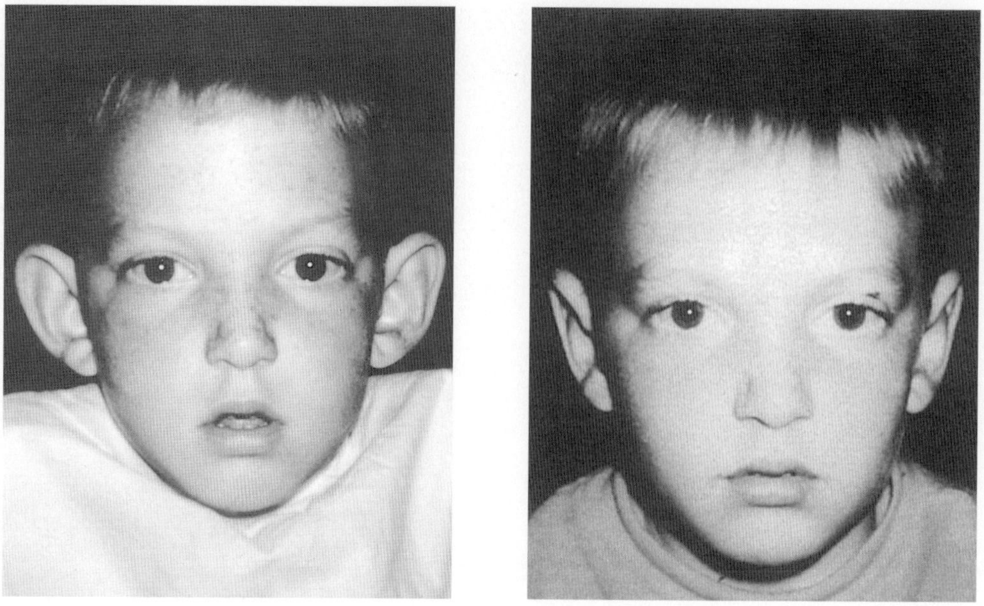

A B

Figura 40-3. Pontos concha-mastóide. A, visão pré-operatória. Menino, 10 anos de idade, em quem a proeminência auricular foi causada por conchas excessivamente profundas. O tratamento foi realizado com suturas concha-mastóide bilaterais. B, visão pós-operatória.

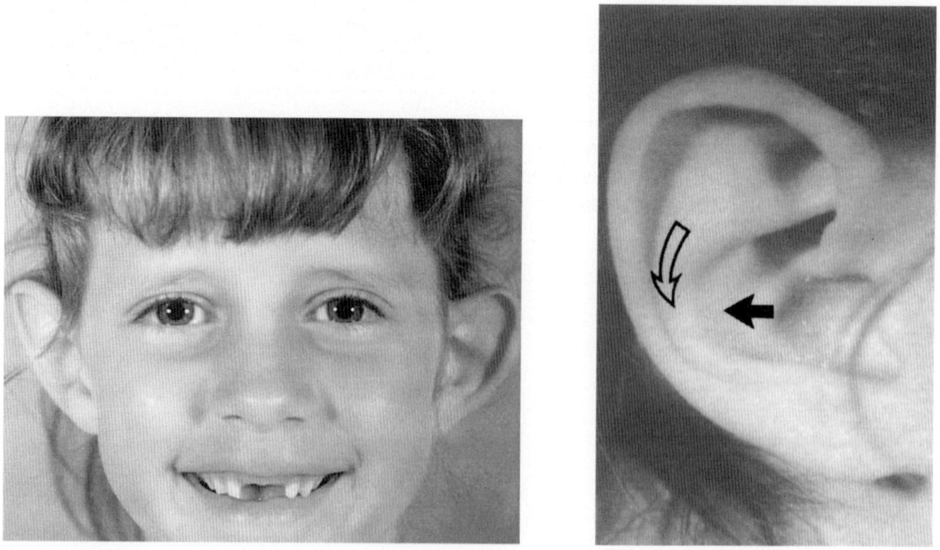

A B

Figura 40-4. Pontos concha-mastóide e pontos de Mustardé. A, as conchas de ambas as orelhas eram excessivamente profundas nessa menina de 7 anos; além disso, as anti-hélices estavam subdesenvolvidas, mais no lado esquerdo do que no lado direito. B, a seta preta sólida aponta para a parede posterior alta da orelha direita, e a seta aberta está ao longo da raiz – ramificação superior pouco desenvolvidos da anti-hélices.

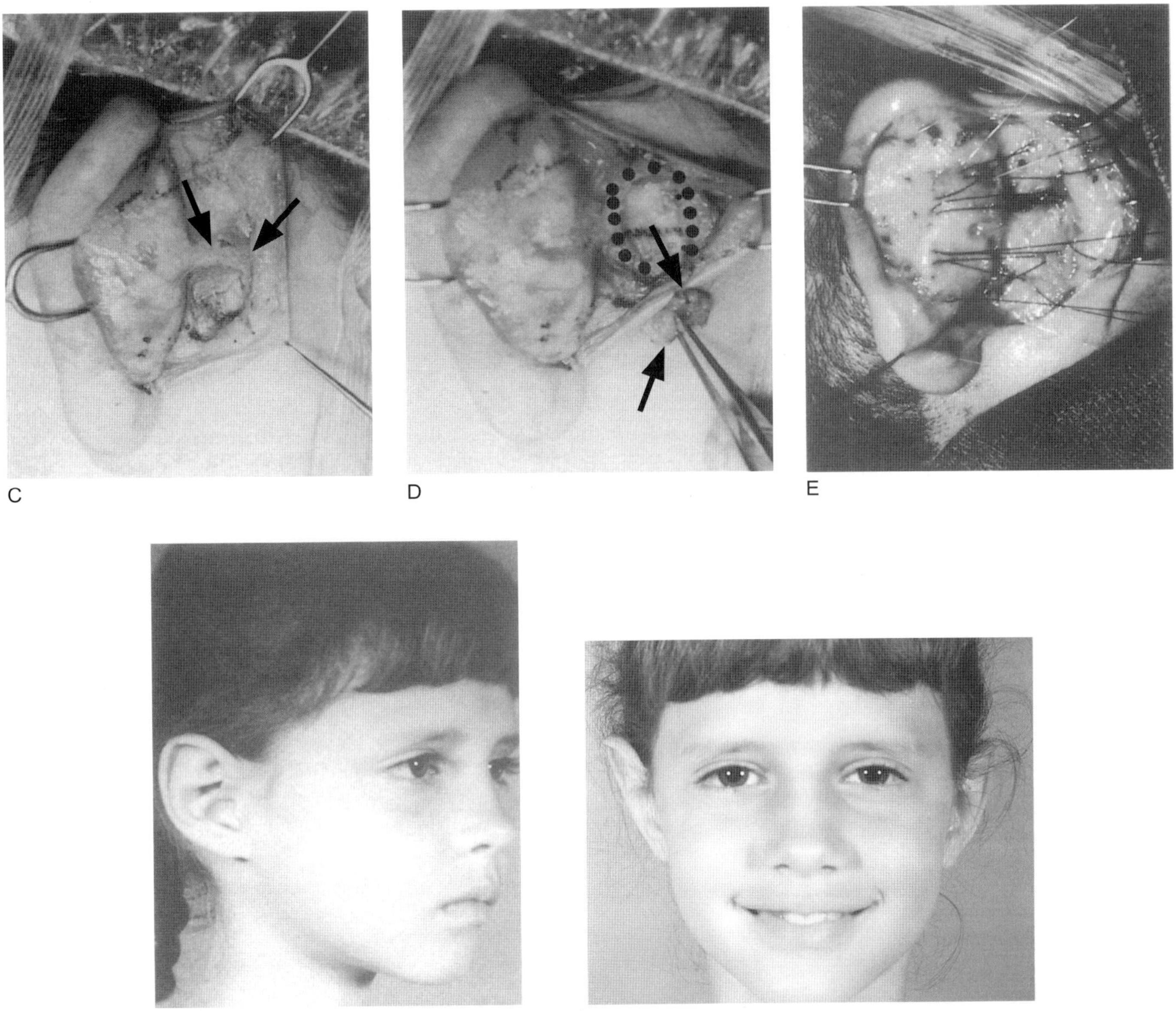

C D E

F G

Figura 40-4 (Continuação). C, área retroauricular esquerda exposta; a seta aponta para o músculo auricular posterior. D, o músculo auricular posterior e tecidos moles adjacentes foram extraídos para formar a cavidade conchal. A seta aponta para o tecido mole extraído. E, suturas prontas para fixação em outro paciente com quadro similar. Note os pontos grossos concha-mastóide em azul-escuro e os pontos incolores finos de Mustardé. F e G, resultado das suturas concha-mastóide bilaterais, suturas múltiplas de Mustardé à esquerda e sutura isolada de Mustardé à direita.

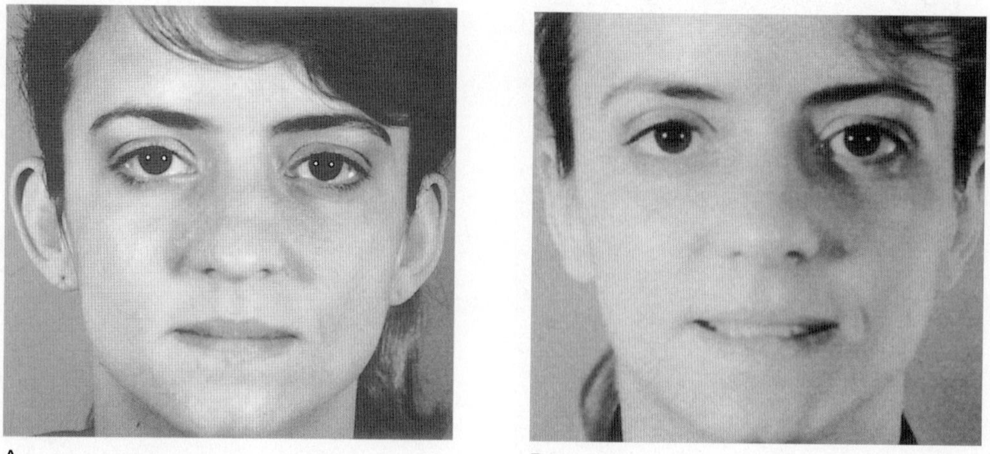

A B

Figura 40-5. Suturas fossa-fáscia, suturas de Mustardé (incluindo cauda da hélice) e suturas concha-mastóide. A, visão pré-operatória de uma mulher de 28 anos com orelhas proeminentes, nas quais os pólos superiores eram resistentes ao reposicionamento. B, visão pós-operatória da paciente após o posicionamento bilateral das suturas de Mustardé (incluindo a sutura cauda da hélice-conchal), suturas concha-mastóide, suturas fossa-fáscia (fossa escafóide à fáscia temporal profunda) e rinoplastia da ponta.

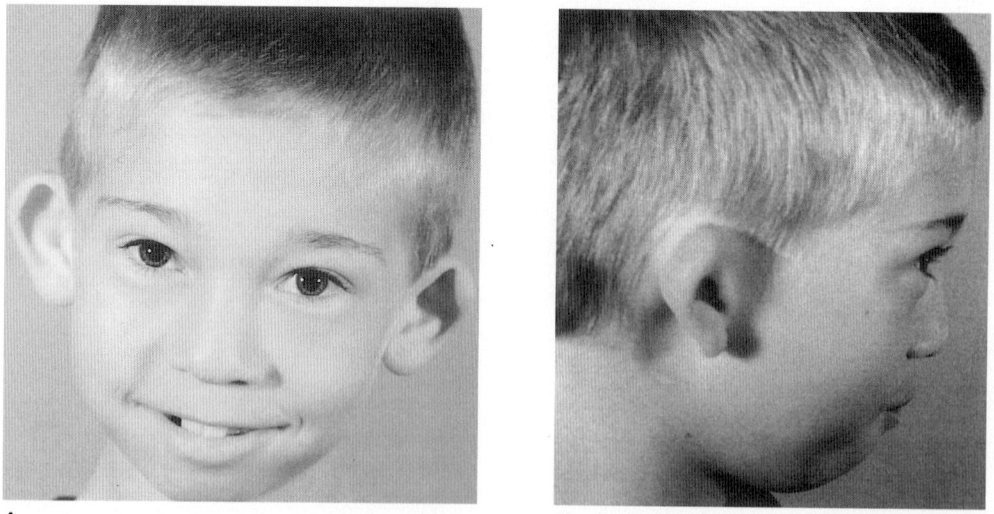

A B

Figura 40-6. Orelha proeminente constrita tratada com suturas fossa-fáscia e suturas concha-mastóide e com ressecção da borda excedente da hélice (menino de 9 anos com deleção em mosaico do cromossomo 18-p). A e B, orelhas proeminentes constritas, visões pré-operatórias.

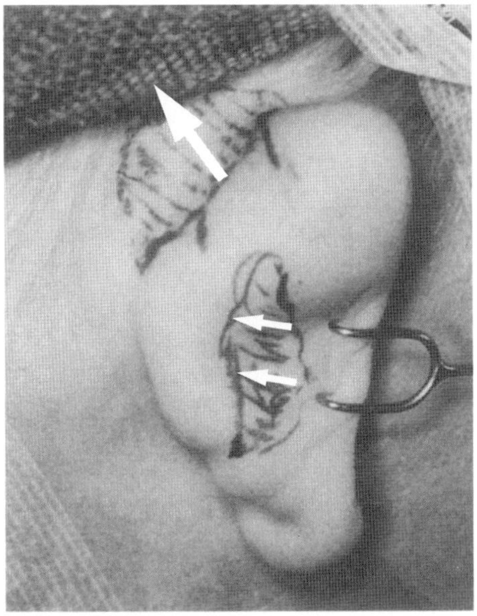

C

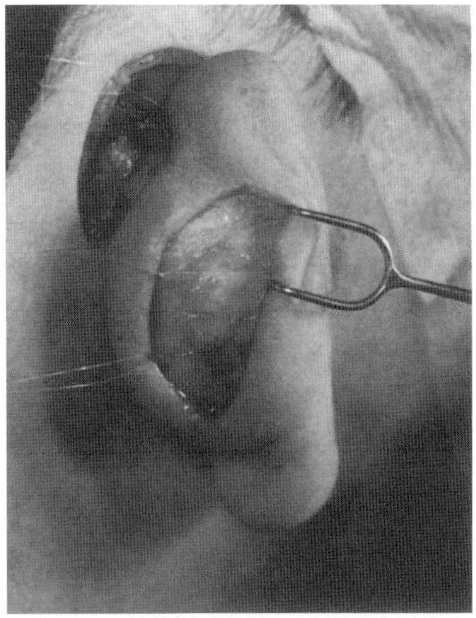

D

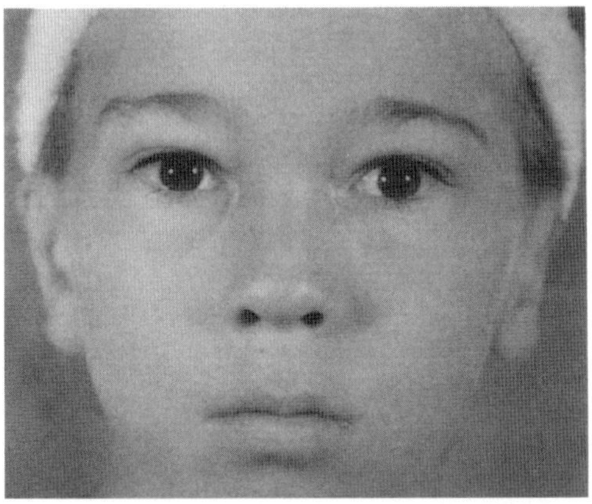

E

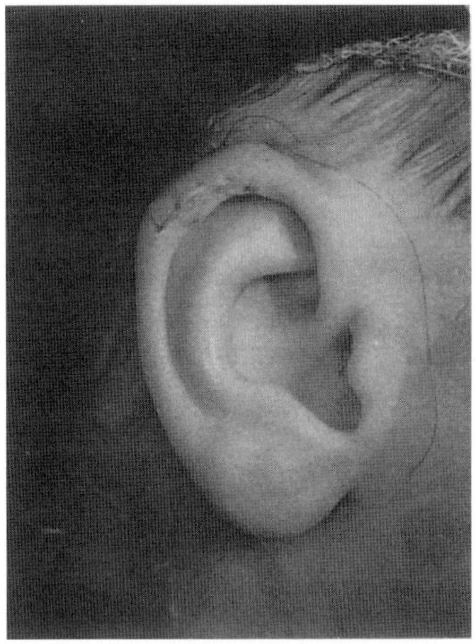

F

Figura 40-6 (Continuação). C, padrões de incisão. A seta branca grande mostra a direção da força a ser aplicada com as suturas fossa-fáscia; as setas pequenas mostram a direção da força das suturas de Mustardé. D, suturas no local, prontas para serem fixadas. E, visão do rosto completo pós-operatório. F, a visão lateral pós-operatória mostra o fechamento da área excisada da hélice pela sutura. O deslocamento superior das suturas fossa-fáscia obliterou o sulco auricular superior.

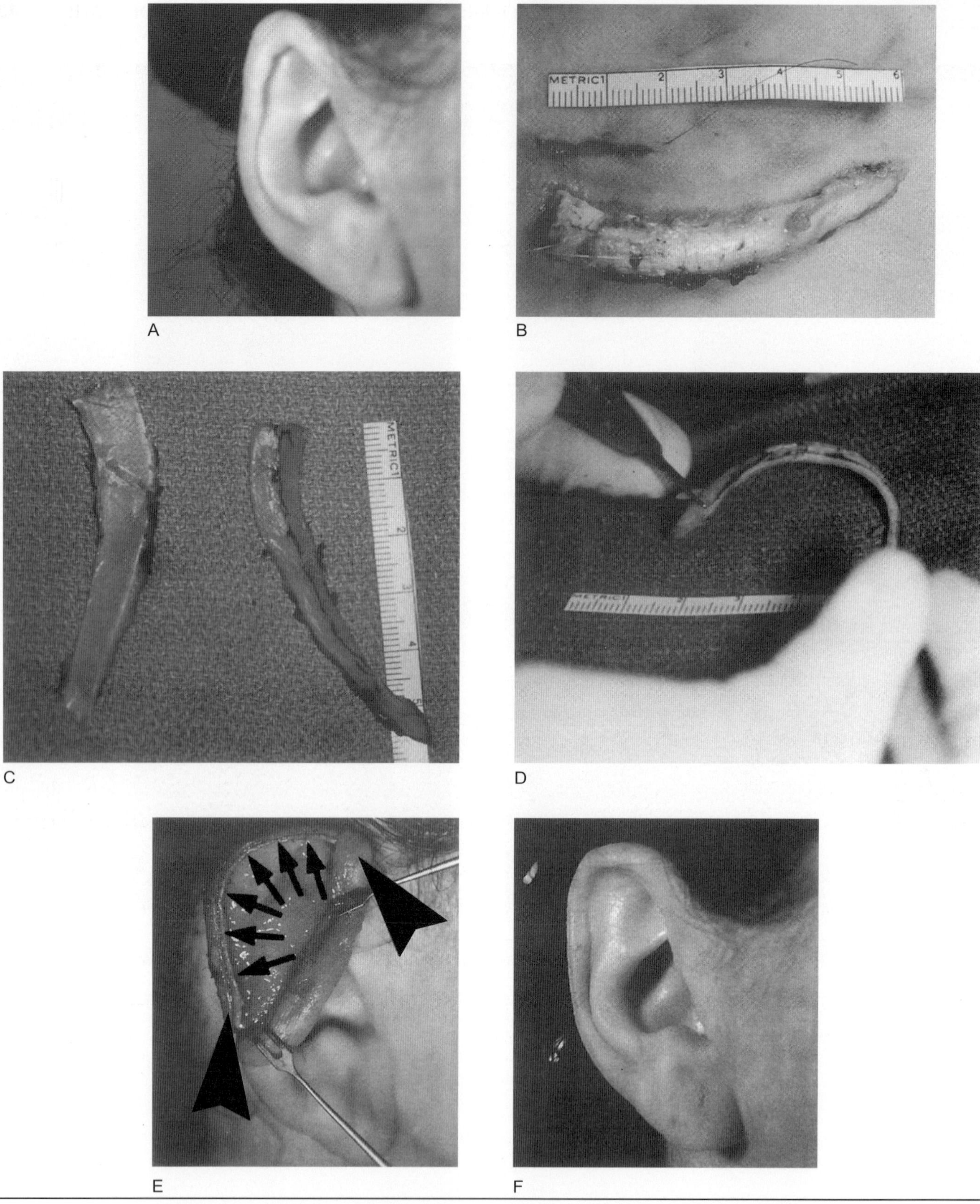

Figura 40-7. Orelhas proeminentes constritas com aumento da estrutura auricular com cartilagem costal e ressecção conservadora da cartilagem auricular malformada. A, orelha direita constrita proeminente com formato angulado (similar à orelha esquerda) numa mulher de 49 anos. B, nona cartilagem costal direita (aproximadamente) removida através de uma incisão de 16 mm, mantendo-se o pericôndrio na cartilagem. C, enxerto de cartilagem cortada ao meio, uma metade para cada orelha. D, cartilagem medular removida, deixando o córtex com o pericôndrio fixo, que converteu a cartilagem costal dura em um enxerto flexível. E, estrutura auricular exposta através de incisão retroauricular. Enxerto fixo à cartilagem auricular com múltiplas suturas (setas pequenas), com especial atenção para prendê-la ao pilar da hélice (seta grande). F, visão da orelha direita em 1 ano de pós-operatório.

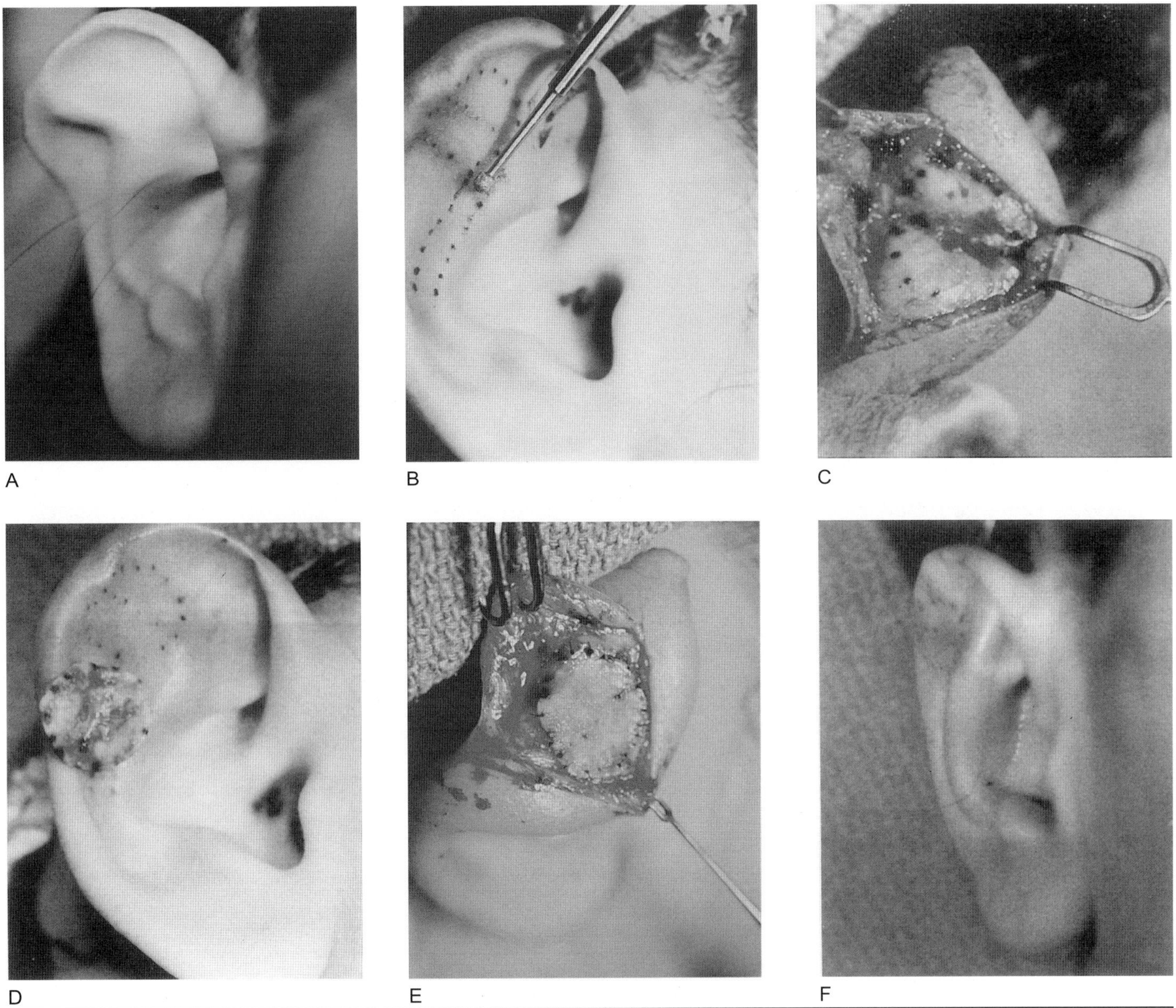

Figura 40-8. Orelha de Stahl com cartilagem flácida e terceiro pilar. A, menina de 10 anos com a orelha de Stahl. B, a linha do diâmetro do círculo pontilhado de 12 mm mostra a crista do terceiro pilar. O caminho do túnel subcutâneo para abrasão da crista da anti-hélice é marcado com linhas pontilhadas paralelas; lixa de diamante é introduzida pela porção caudal. C, pontos tatuados em círculo de 12 mm vistos posteriormente. D, círculo extraído é invertido e virado 90 graus para ilustração; o terceiro pilar se tornará parte da fossa escafóide e anti-hélice. E, enxerto de cartilagem reposicionado e suturado no local. F, aparência pós-operatória imediata.

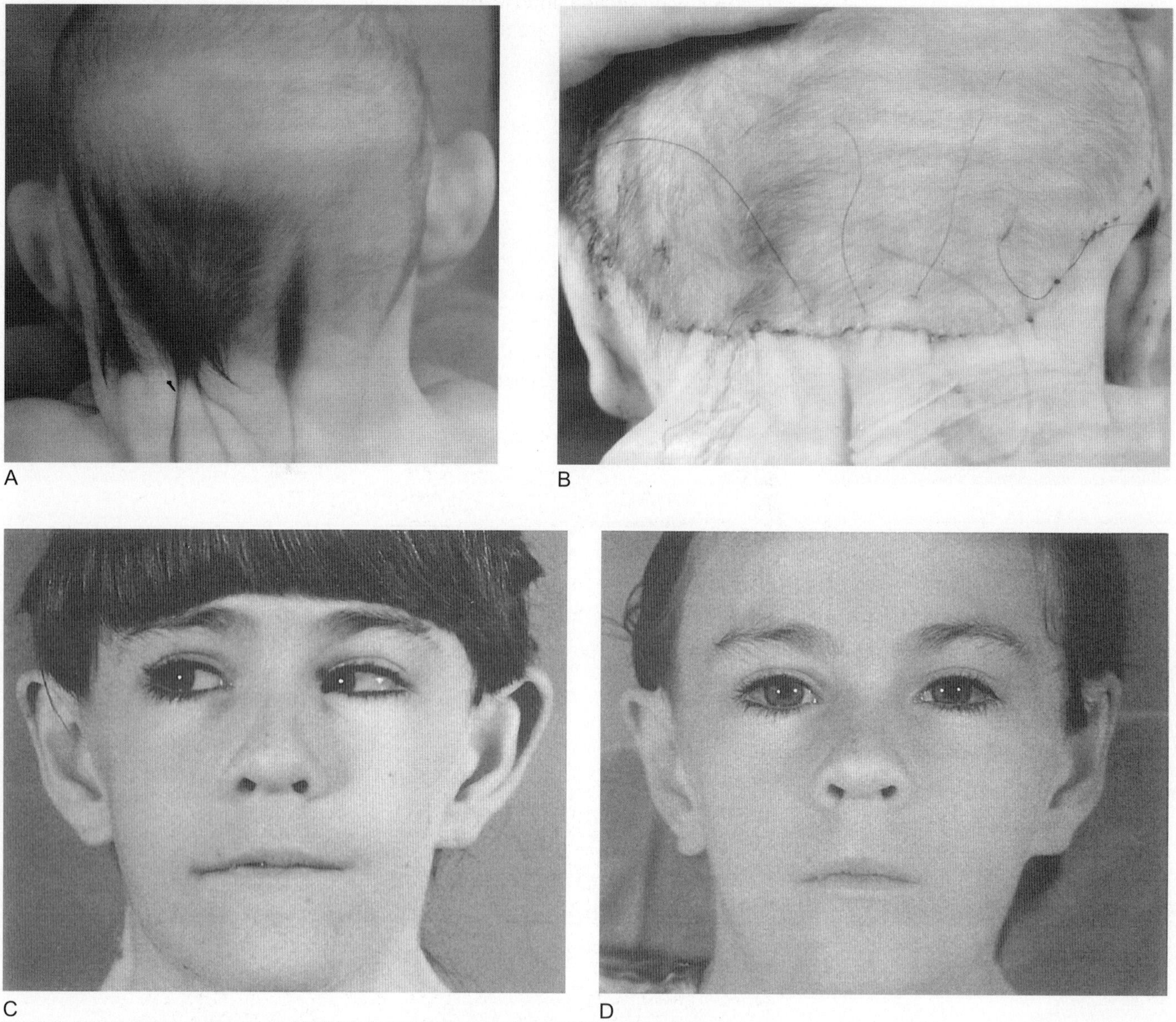

Figura 40-9. Orelhas proeminentes com macrotia verdadeira na síndrome de Turner. A, orelhas proeminentes e alargamento do pescoço em menina com a síndrome de Turner. B, orelhas proeminentes tratadas com suturas de Mustardé e suturas concha-mastóide; alargamento do pescoço tratado pela excisão da pele do couro cabeludo e retalhos de avanço aos 4 meses de idade. C, na idade de 7 anos, a paciente mostra recorrência da proeminência auricular e macrotia. D, orelhas proeminentes tratadas com múltiplas suturas concha-mastóide e suturas de Mustardé. A macrotia não foi tratada.

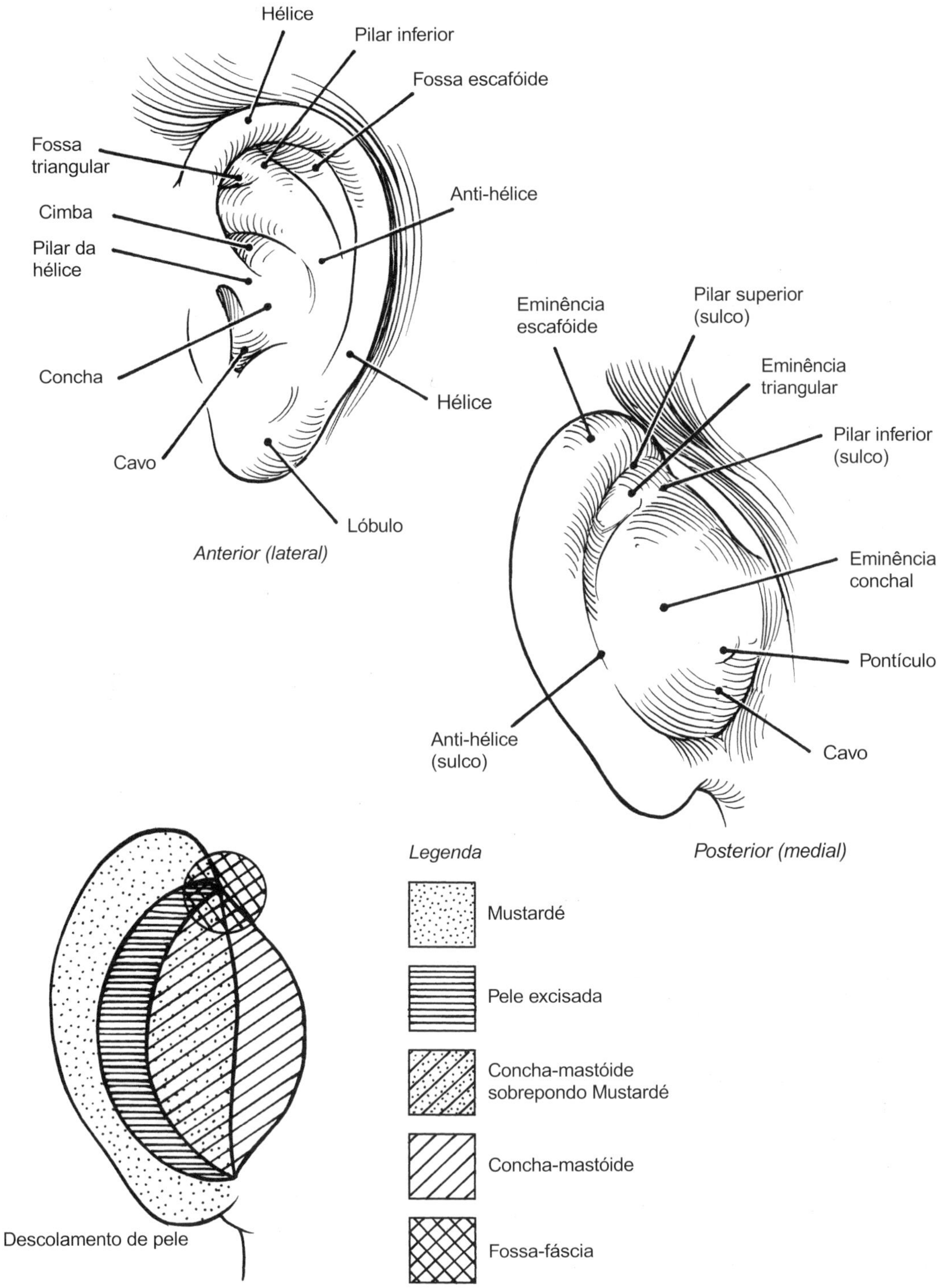

Figura 40-10. Anatomia de superfície da orelha (acima, meio) e áreas de descolamento da pele (abaixo).

As dimensões e a projeção das orelhas são medidas. Ambas as orelhas são fotografadas e a sua morfologia é registrada. (Duas fotos de toda a face são tiradas para o caso dos olhos do paciente piscarem durante uma das fotos.) A posição das orelhas em relação às outras características faciais é avaliada. A morfologia das outras características faciais, do crânio e da cavidade oral é estudada.

Anatomia Auricular e Orelhas Proeminentes

Perspectiva Cirúrgica da Anatomia Auricular

A superfície anterior (lateral) da orelha é o plano de referência tradicional para a nomenclatura anatômica da orelha (Figuras 40-10, 40-11 e 40-12). Entretanto, muitos passos numa otoplastia, tais como posicionar as suturas de cartilagem, remover tecido mole ou ressecar parte da cartilagem, podem ser realizados na superfície posterior (medial) da orelha. A partir de uma perspectiva posterior, a concha e as fossas são vistas como eminências e os pilares são vistos como sulcos.

À inspeção, o formato da estrutura de cartilagem parece duplicar a orelha vista. Entretanto, num exame mais meticuloso, a cartilagem auricular prova-se ser um esqueleto incompleto com hiatos, dobras e irregularidades na espessura, incrementados com tecido conjuntivo e músculo. O cirurgião deve ser habilidoso para integrar essas características ocultas em um modelo da anatomia auricular do paciente.

As qualidades da cartilagem auricular como um material, e suas respostas biomecânicas às forças externas e internas, devem ser avaliadas não só operatoriamente, mas intra-operatoriamente e também durante o período pós-operatório inicial. Distinguir se a cartilagem auricular é flexível, dura ou mole é de suma importância na preparação cirúrgica.

A Anti-Hélice

A anti-hélice normalmente forma um "Y" assimétrico, no qual a crista gentilmente enrolada ou dobrada da raiz da anti-hélice continua para cima como o pilar superior. O pilar inferior se ramifica em direção à raiz como uma crista dobrada. A raiz do pilar inferior da anti-hélice define a borda da concha. O pilar inferior também forma a parede que separa a concha da fossa triangular. A raiz e o pilar superior da anti-hélice formam a parede anterior da fossa escafóide; a hélice forma a parede posterior. A fossa triangular aprofunda-se dentro dos braços do "Y" dos pilares superior e inferior.

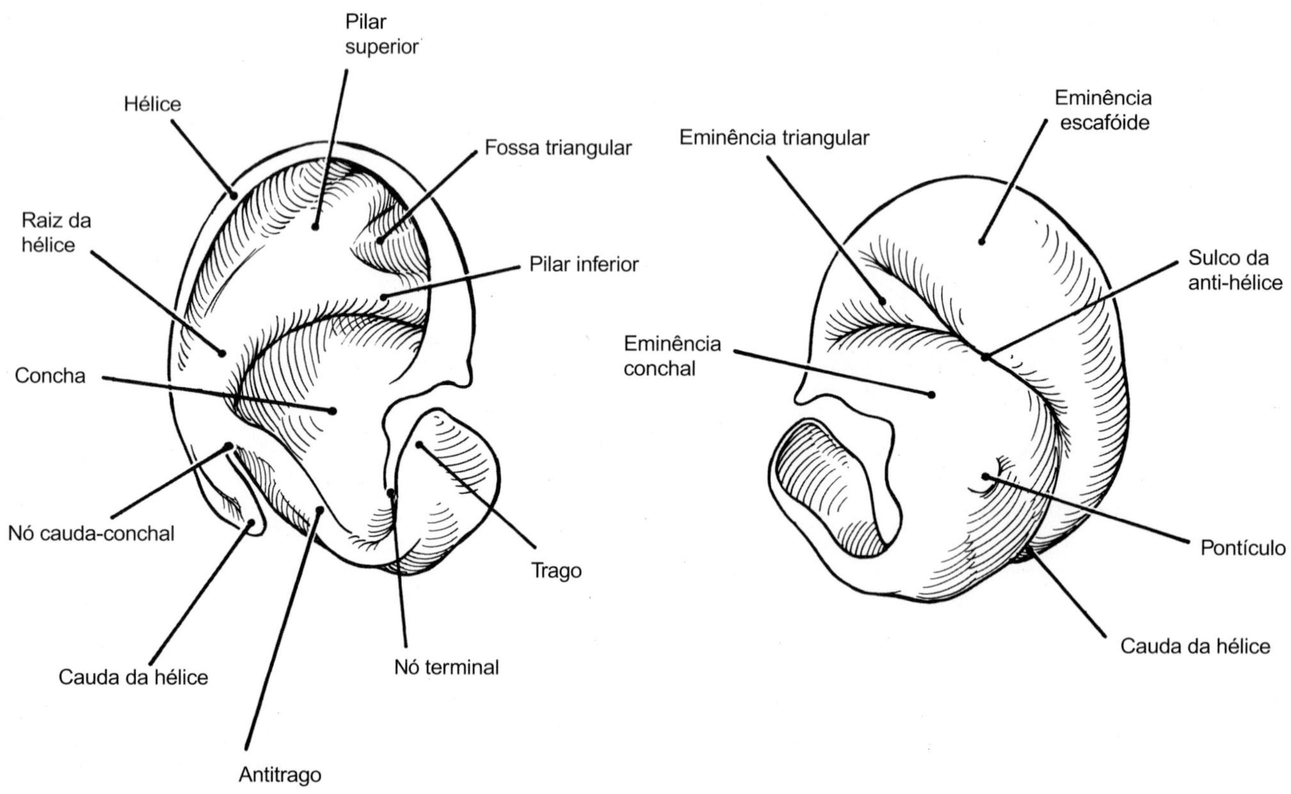

Figura 40-11. Anatomia da cartilagem auricular, superfícies anterior (lateral) e posterior (média). Apesar dos pontos de referência anteriores serem mais familiares, os pontos de referência posteriores são de importância especial na otoplastia.

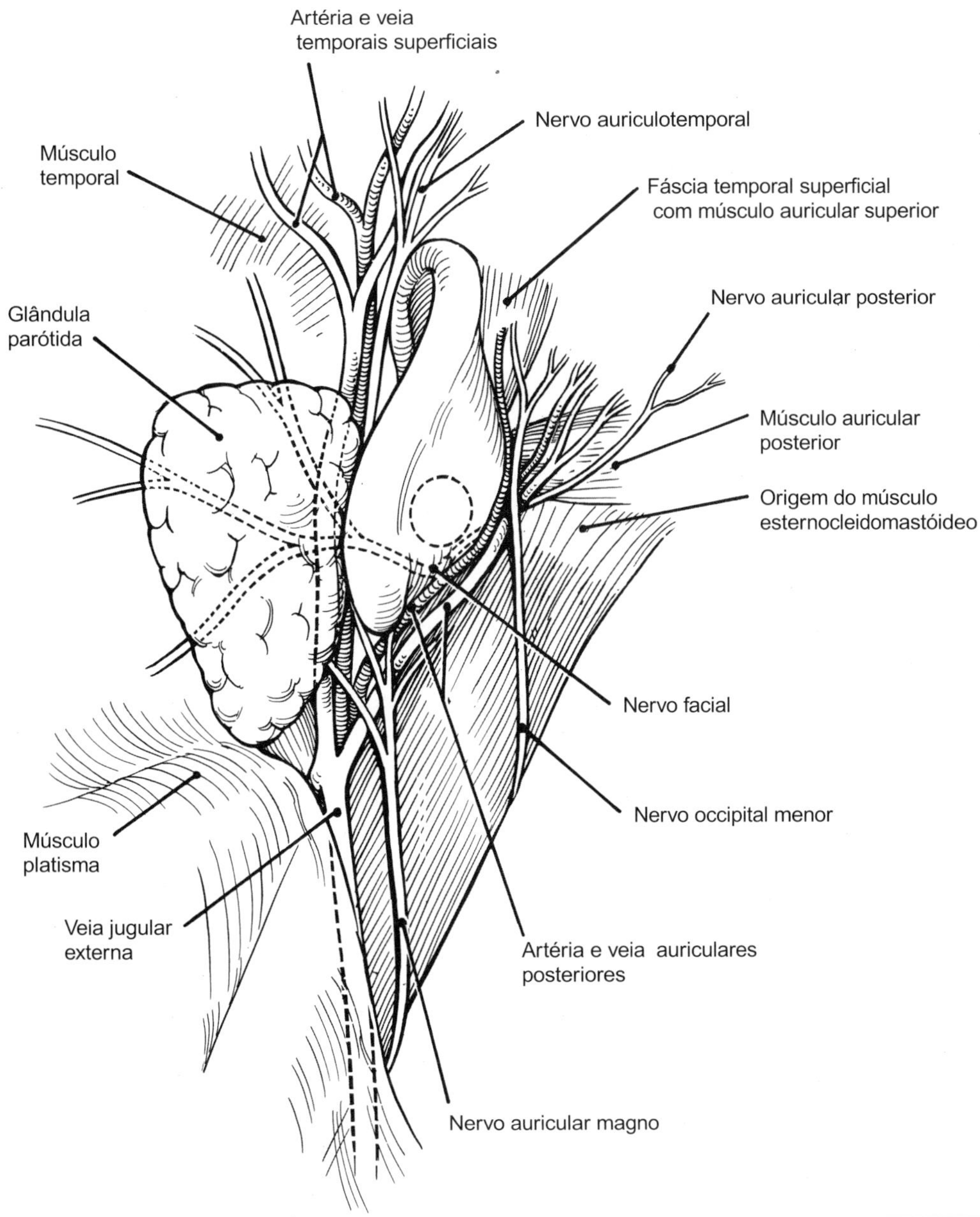

Figura 40-12. Anatomia das veias, nervos e músculos auriculares.

Os contornos ondulados dessas cristas auriculares e vales proporcionam um efeito de suporte que estabiliza o pavilhão. As paredes verticais do cálice conchal são transferidas para um plano semi-horizontal à medida que a concha emerge com a crista dobrada da anti-hélice. A fossa escafóide é quase paralela ao plano da superfície temporal da cabeça. Se a dobra da anti-hélice e sua crista são ausentes e planas, em vez de serem enroladas ou dobradas, o aspecto íngreme da parede conchal continua na anti-hélice não formada e escafa e termina na hélice com pequena interrupção. Isso posiciona o complexo da fossa escafoíde quase perpendicularmente no plano temporal da cabeça, e a orelha parece inesteticamente proeminente. Tal orelha também carece da estabilidade proporcionada pelo efeito de suporte e permite asssim que o pólo auricular superior se torne protruso.

A Concha

A concha é uma cavidade hemisférica irregular com margem definida. A fossa escafóide normal circunda a parte posterior da concha como uma borda de um chapéu invertido circundaria a coroa. O grau de inclinação em que a fossa escafóide se projeta do cálice conchal é determinado:

1. Pela agudeza da dobra da crista da anti-hélice.
2. Pela altura da parede posterior da concavidade conchal.
3. Pela totalidade da esfera parcial formada pela concha.

Se a parede posterior da concha é excessivamente alta e a concha é excessivamente esférica, então o ângulo e a distância entre o plano da hélice-escafa e o plano da superfície temporal da cabeça será excessivo. Essa profundidade excessiva e a espessura extra-esférica são motivos a mais para causar protrusão auricular. Geralmente, tal protrusão é uniformemente distribuída ao redor da parede conchal posterior. Entretanto, a parte cefálica da concha pode protruir desproporcionalmente, o que é uma outra causa de pólo superior proeminente. Similarmente, a parte caudal da concha pode se projetar desproporcionalmente e causar um pólo auricular inferior proeminente. Essas características exigem uma atenção especial na sala de operação.

Combinação da Anti-Hélice e Concha

O efeito combinado de uma anti-hélice ausente e uma concha profunda também é somatório, causando uma protrusão auricular severa.

Processo Mastóide Proeminente

Um processo mastóide proeminente tende a empurrar a concha para frente, causando uma proeminência auricular. Eu vi uma protrusão auricular acentuada causada por um cisto dermóide no recesso entre o processo mastóide e a concha. A remoção do cisto corrigiu o problema.

Cauda da Hélice Proeminente

A cauda da hélice é ligada aos tecidos fibrogordurosos do lóbulo da orelha por uma rede de tecido conectivo. Uma cauda da hélice que se projeta para fora da concha leva o lóbulo da orelha com ela, fazendo com que ela fique protrusa. Isso contribui para a proeminência do pólo inferior.

Lóbulo da Orelha Proeminente

Alguns lóbulos da orelha não só são grandes e pendulares, mas também proeminentes por causa da estrutura e forma das fibras densas entrelaçadas, do tecido conectivo que modelam o lóbulo da orelha, independente da cauda da hélice.

Defeitos Auriculares Congênitos Associados com Orelhas Proeminentes

Orelha Constrita

A protrusão da orelha constrita (Figuras 40-6 e 40-7) é o resultado de uma hélice que é diminuída em diâmetro, causando a deformidade das estruturas auriculares relacionadas. Nessa forma suave, as características são proeminência auricular, um eixo auricular longitudinal encurtado, e a margem da hélice muito inclinada. O aspecto das orelhas constritas é uma das gravidades do encurtamento progressivo da microtia (ver a discussão posterior na seção otoplastia para orelhas constritas proeminentes).

Orelha de Stahl

A maior deformidade na orelha de Stahl (Figura 40-8) é uma crista (terceiro pilar), que atravessa a fossa médio-escafóide do pilar inferior da antélice até a hélice súpero-posterior. A orelha também é proeminente. A orelha de Stahl é comum entre pessoas japonesas e raras entre pessoas caucasianas. Os poucos pacientes tratados no nosso serviço têm sido caucasianos ou hispânicos com cartilagem mole e flácida (ver a discussão posterior sobre otoplastia para a orelha de Stahl [terceiro pilar]).

Criptotia

A criptotia (Figura 40-13) é comum entre japoneses e rara entre outros grupos. O pólo anterior superior de uma orelha criptótica retrai-se, formando uma bolsa subcutânea recoberta por pele, onde ele se esconde. A tração leve na orelha inverte a bolsa e exterioriza as estruturas ocultas. As orelhas criptóticas podem ser proeminentes, mas a proeminência da orelha não é necessariamente parte da condição (tratamento é discutido mais tarde).

Macrotia

1. *Congênita*. A macrotia verdadeira congênita, em que os eixos verticais e transversos da orelha excedem os limites normais, é rara. As orelhas macróticas são também comumente orelhas proeminentes. A macrotia congênita é vista como um achado uni ou bilateral, pode ser vista como parte da síndrome de Turner (Figura 40-9) ou outras condições congênitas.
2. *Adquirida*. A macrotia também é um efeito secundário do envolvimento de tecidos auriculares com neurofibromatose, leprosia lepromatosa, micose fungóide, e outras condições médicas. O efeito gravitacional do envelhecimento aumenta o diâmetro vertical dos tecidos moles da orelha, mas as dimensões da cartilagem auricular não são modificadas. A protrusão auricular não é necessariamente uma característica de macrotia adquirida.

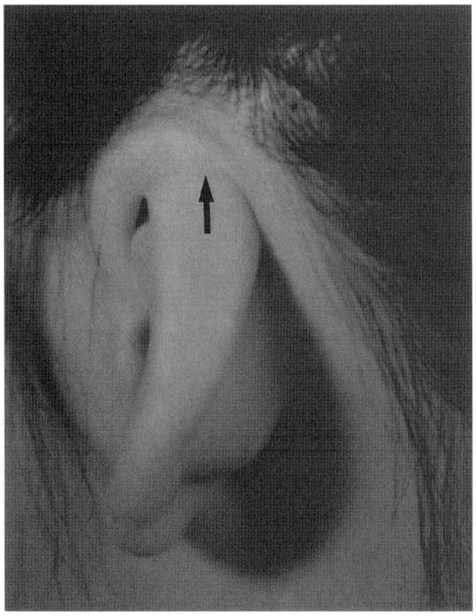

A

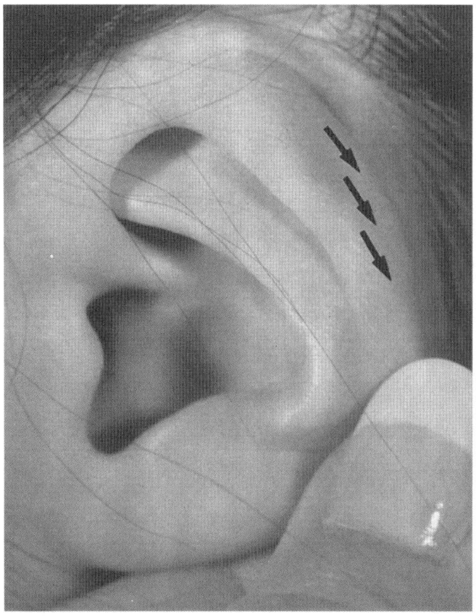

B

Figura 40-13. Criptotia. A, menina coreana de sete anos com criptotia; estruturas auriculares ântero-superiores ocultas em uma bolsa temporal (setas apontam para a dobra na entrada da bolsa). B, tração do dedo inverte completamente com quase nenhum traço de dobra, e as estruturas súpero-anteriores da orelha se tornam visíveis. O tratamento é planejado com a expansão da pele retroauricular.

Avaliação da Cartilagem Auricular da Orelha Proeminente

A textura, espessura, flexibilidade e mobilidade da cartilagem auricular são precisamente avaliadas pela manipulação. A característica da cartilagem determina o método cirúrgico que será mais eficaz.

Cartilagem Flexível

Mais comumente a orelha é composta de cartilagem flexível, de espessura média e que responde bem à manipulação pelo examinador; essa cartilagem também deve responder bem a qualquer uma das técnicas da otoplastia comum. Se o examinador acentuar a anti-hélice com seus dedos, não encontrará uma resistência excessiva. Entretanto, a dobra tem um efeito pilar estabilizante, e a cartilagem não tende a mudar os eixos, ou sobrepor.

Cartilagem Endurecida

Não menos freqüentes, as orelhas proeminentes apresentam uma cartilagem endurecida, particularmente a orelha com conchas muito profundas (Figura 40-14). Tal cartilagem é pesada, espessa e resistente ao modelamento e posicionamento manual. A estratégia da otoplastia e a administração pós-operatória devem ser designadas para superar esses problemas.

Cartilagem Mole

Raramente, o cirurgião encontra uma cartilagem mole (Figura 40-15). Essa cartilagem mole, maleável, flácida é instável quando remodelada pelas técnicas que são eficazes em outras orelhas, e passos cirúrgicos especiais são necessários para se obter um resultado estável.

Cartilagem com Cicatriz

No caso de uma revisão de uma otoplastia ou tratamento de uma orelha danificada previamente, a mobilidade da cartilagem é prejudicada pela cicatriz em que é envolvida tipicamente (Figura 40-16). Qualquer quebra ou dobras agudas na cartilagem são vulneráveis à fratura, e as referências anatômicas podem ser prejudicadas, portanto deve-se ter cuidado especial.

Avaliação de Outras Características Físicas Relevantes

A presença da assimetria auricular ou má-posição, assimetria facial, otite crônica, acuidade auditiva diminuída, fraqueza da musculatura facial, vestígios de arcos branquiais, ou evidência de procedimentos operatórios anteriores são procuradas para ajudar a identificar um padrão sindrômico, uma contra-indicação cirúrgica, ou uma necessidade de preparações especiais (tais como estudos pré-operatórios especiais, intubação traqueal endoscópica, ou monitoramento do nervo facial intra-operatório).

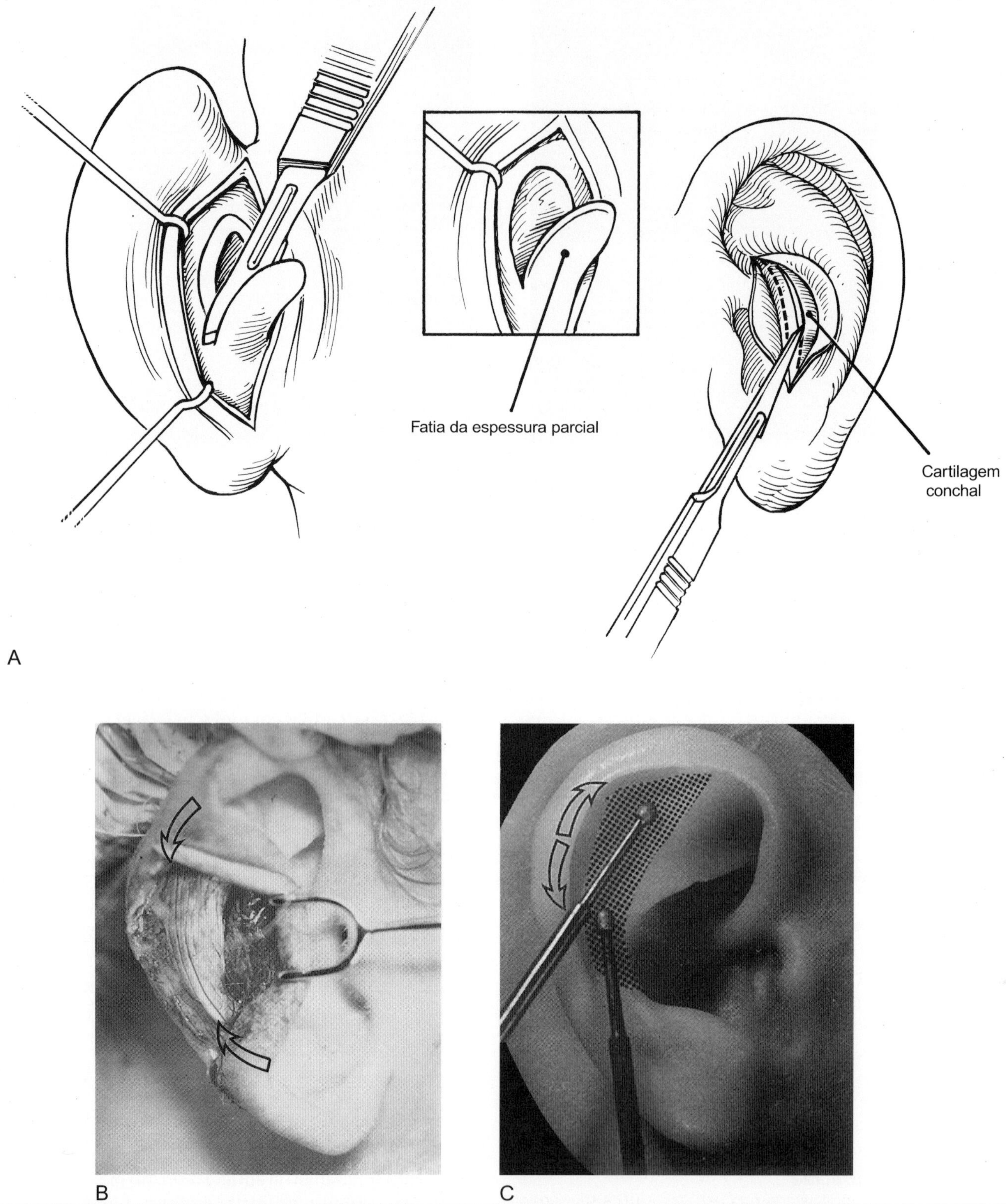

Figura 40-14. Cartilagem dura, pesada. A, se a cartilagem não é flexível e for resistente à força das suturas, o cirurgião pode escolher entre os passos adicionais que proporcionam a quiescência da mesma. Para reduzir a concha profunda, a cartilagem pode ser incisada por abordagem posterior (espessura parcial ou total) ou abordagem anterior. A dobra da anti-hélice é melhorada com incisões de Stenstrom; a convexidade da cartilagem é produzida por incisões superficiais de um lado da cartilagem, que libera as tensões entrelaçadas que curvam a cartilagem na direção oposta. B, incisões de Stenstrom foram realizadas com a lâmina nº 15 (na linha com setas) para aumentar a curvatura da anti-hélice subdesenvolvida. C, abrasão da anti-hélice é realizado com broca de diamante descartável (Midas B3D ou B2D) via túnel subcutâneo (modelo da orelha acrílica).

INDICAÇÕES PARA A OTOPLASTIA

As orelhas proeminentes podem ser uma fonte de sofrimento psicológico em qualquer sexo e em qualquer idade. Mais freqüentemente, o paciente será uma criança trazida pelos pais os quais são instigados pela sensibilidade da criança a provocações de outras crianças. Os colegas podem chamar a criança de nomes de um amplo repertório de personagens de desenhos animados e espécies de animal para minar a confiança da criança. McGregor fala de uma "crueldade esquisita de crianças jovens em relação a crianças que aparentemente parecem diferentes." Esses pacientes pediátricos são altamente motivados e cooperativos. Uma resposta psicológica verdadeiramente gratificante a uma otoplastia bem realizada é a regra. Essas crianças não estão em busca de perfeição na sua otoplastia, mas o cirurgião deve estar consciente de que alguns pais podem apresentar expectativas não realistas. Uma discussão franca acerca da operação e o que se pode obter de resultado deve ser discutido, incluindo os efeitos colaterais negativos e os riscos da cirurgia e da anestesia. Os pacientes adolescentes e adultos geralmente dão um histórico de timidez acerca de suas orelhas proeminentes desde os primeiros anos da infância, cujas circunstâncias têm impossibilitado a cirurgia corretiva. Esses pacientes também têm possibilidade de ficar altamente satisfeitos com os resultados da cirurgia.

O paciente e os pais devem ser esclarecidos sobre as características assimétricas das orelhas, e uma distinção deve ser feita entre as características que são prováveis de ser melhoradas pela cirurgia e aquelas que permanecerão as mesmas. A avaliação pós-operatória da otoplastia pelo paciente, família e amigos é inevitavelmente mais detalhada do que qualquer avaliação pré-operatória.

CONTRA-INDICAÇÕES PARA A OTOPLASTIA

O cirurgião deve estar alerta para os ocasionais adultos que valorizam a severidade de um pequeno defeito ou que vê uma deformidade séria nas orelhas que são julgadas como sendo próximas às normais por outros. Gasta-se tempo ouvindo cuidadosamente cada paciente (e pais) no pré-operatório, solicitando e respondendo às perguntas. Lidar com a preocupação e expectativas no pré-operatorio reforça a probabilidade de que uma otoplastia excelente tecnicamente será vista com satisfação e gratidão no pós-operatório. As considerações étnicas e culturais às vezes entram no algoritmo. As orelhas proeminentes são uma norma entre as pessoas célticas, e, no Japão, as orelhas proeminentes são tidas como sinal de inteligência. Entretanto, geralmente não demora muito para as crianças se conformarem com os valores culturais de seu país adotado.

Um passo importante para ganhar a satisfação do paciente é o desenvolvimento de uma estratégia cirúrgica individual que proporcionará um resultado excelente para aquele paciente. Isso começa com uma avaliação cuidadosa do defeito, como discutido previamente. As condições crônicas, tais como otite média, otite externa, infecções do couro cabeludo, ou acne, devem ser tratadas com bastante antecedência da cirurgia. Uma simples infecção de uma ferida cirúrgica pode levar a condrite que ameaça toda orelha.

PREPARAÇÃO DA SALA DE CIRURGIA

Anestesia Geral para Casos Pediátricos

Após a indução de anestesia, o tubo endotraqueal é posicionado na linha mediana e é fixado com uma sutura alveolar circumandibular ou transmaxilar de polipropileno 1-0 ou 1 (Prolene). A mesa é girada em 180 graus. Uma injeção intravenosa de cefalosporina ou outro antibiótico intra-operatório apropriado é administrada. O cabelo é lavado com clorexidina, enxaguado e seco. O rosto, pescoço, orelhas, tubo anestésico e cabo de monitoramento são preparados com povidine. Os campos são posicionados com ambas as orelhas expostas. Uma solução adesiva (Mastisol) é aplicada no rosto, e os campos são fixados ao rosto e pescoço com fitas adesivas. As fitas adesivas são posicionadas nos olhos. O campo para o corpo é de plástico transparente e proporciona uma visibilidade do aparato inteiro de anestesia. Depois de se realizarem todas as marcações, as áreas retroauriculares são infiltradas com uma solução de lidocaína a 0,5% com epinefrina 1:200.000.

Anestesia Local para Crianças mais Velhas e Adultos

As crianças variam imensamente na sua conveniência para anestesia local. Ocasionalmente, uma criança de dez anos com alta motivação e orelhas proeminentes não complicadas é uma candidata à anestesia local sem pré-medicação. O pai pode ler uma história favorita ou colocar uma fita de áudio para a criança durante o procedimento. Uma camada espessa composta por lidocaína e creme de procaína (EMLA) é aplicado na área retroauricular com duas a três horas de antecedência. Azitromicina oral (Zitromax) é administrada de duas a três horas antes da cirurgia em crianças. Nos adultos, a ciprofloxacina (Cipro) é administrada uma hora antes da cirurgia. A superfície posterior e a superfície retroauricular de cada orelha é infiltrada lentamente com uma solução de lidocaína a 1% tamponados (Xylocaína) com epinefrina 1:100.000 por meio de uma agulha de calibre 27 ou 30. Isso é seguido por uma infiltração com bupivacaína (Marcaína), em solução de 0,25% com epinefrina 1:100.000. A lidocaína e a bupivacaína são reforçadas durante o procedimento, se necessário para permanecer dentro da dosagem recomendada.

Auxílios na Visualização

A atenção ao detalhe final pode determinar a diferença entre um resultado bom e excelente. Lupas altamente poderosas (4,5 × 28 a 33 cm distância de trabalho) e iluminação coaxial ajudam

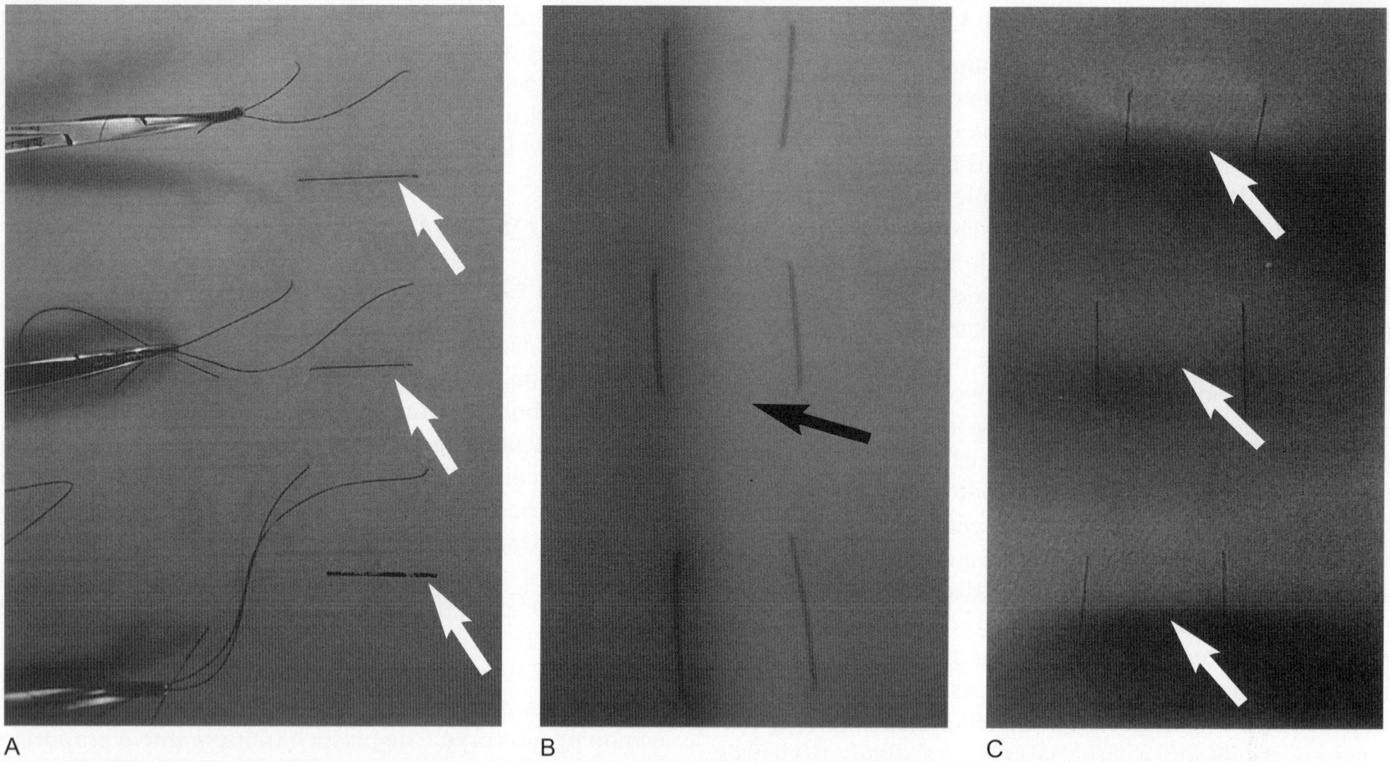

Figura 40-15. Cartilagem mole. A, suturas de colchoeiro posicionadas no modo de Mustardé em modelo de látex (modelo para a superfície posterior ou cartilagem auricular mole). As setas brancas apontam para o componente transverso (corda de arco) da sutura. Os fios comprimem as extremidades longitudinais da superfície anterior depois de serem apertadas. B, as extremidades longitudinais das suturas de colchoeiro comprimem o látex num "sulco anti-hélice". C, mesmo modelo como a Figura 40-14B depois que o látex foi sujeito ao movimento, mas as suturas mesmo não foram tocadas. O "sulco anti-hélice" longitudinal transforma-se em séries ondulatórias de sulcos transversos, cada um orientado da maneira do "terceiro pilar."

bastante na capacidade do cirurgião de avaliar a anatomia e a conduzir os passos operatórios.

MARCAÇÕES DO PACIENTE

As manipulações são realizadas como na consulta de planejamento. As marcações são realizadas com a tinta de violeta genciana para indicar as cristas da anti-hélice e para indicar os locais de todas as suturas, que são planejadas. Um jogo de fotografias instantâneas (Polaroid) das orelhas marcadas é realizado para o uso na sala de operação, juntamente com outras fotografias pré-operatórias. Na sala de operação, as marcações na pele são reforçadas depois que a preparação facial foi completada. As marcações não são tatuadas; ao invés disso, os julgamentos e posicionamento da sutura ou outra manipulação são realizadas pela manipulação intraoperatória, testando-se e observando-se cuidadosamente a anatomia da superfície posterior durante a manipulação da cartilagem auricular. As linhas da violeta genciana e as marcações da sutura servem mais como ensaio do que como guia intra operatório.

TÉCNICA OPERATÓRIA

Sutura da Otoplastia Típica (Orelha Proeminente com Cartilagem Flexível)

Incisão e Dissecção

1. *Incisão ou excisão da pele retroauricular* (Figura 40-10). A superfície posterior da cartilagem auricular é exposta pela ressecção do excedente pré-marcado de pele e tecido subcutâneo. A ressecção em crescente é realizada com largura suficiente para remover a pele redundante e com comprimento suficiente para proporcionar a exposição necessária do pólo superior ou inferior da base da orelha. A hemostasia é realizada com cautério bipolar; um cautério monopolar é evitado porque pode causar dano se tocar a cartilagem.
2. *Dissecção retroauricular.* As marcações retroauriculares são, obviamente, o inverso das marcações nomeadas anteriormente. Posteriormente, as "cristas" do pilar são de-

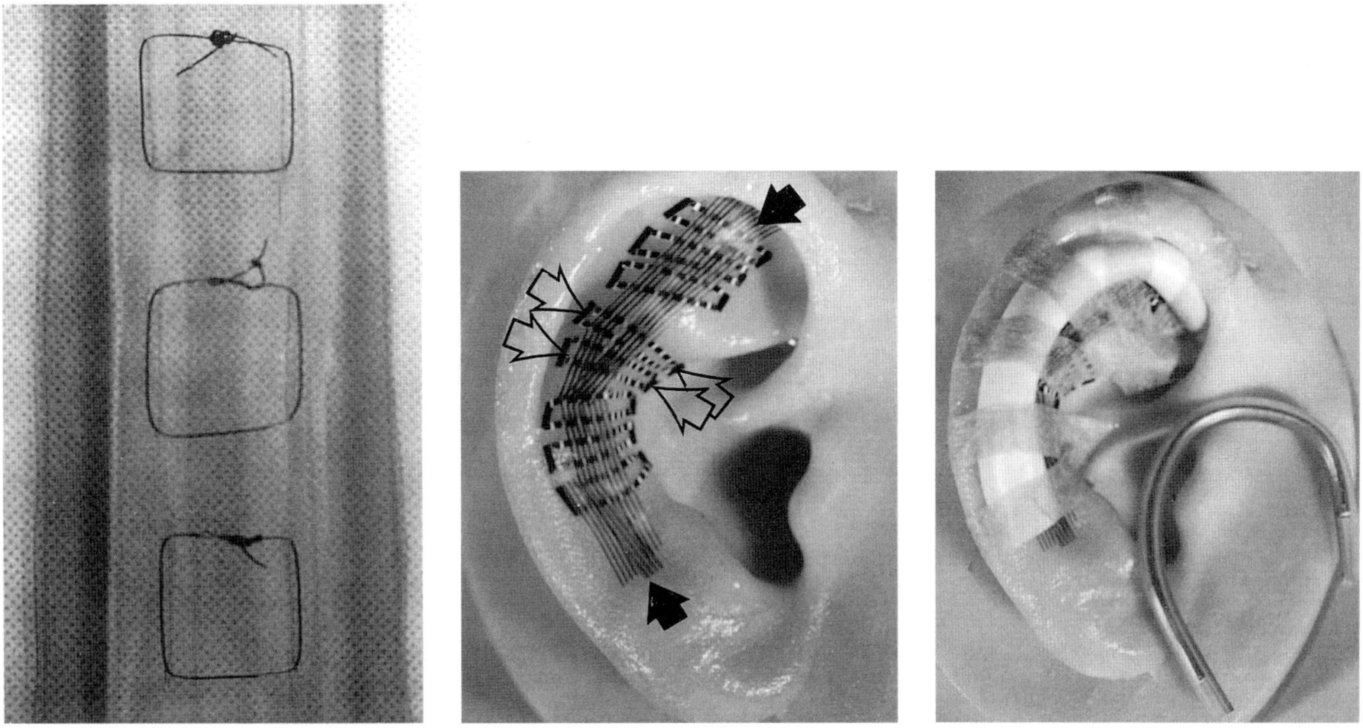

D E F

Figura 40-15 (Continuação). D, modelo de "anti-hélice"; utilizando uma folha flexível de etil-acetato nas suturas em colchoeiro cria-se um sulco longitudinal. O material é flexível mas não mole; curvatura da "anti-hélice" criou-se um pilar semi-rígido. E, meios cirúrgicos de prevenir o sulco anti-hélice virado. Setas pretas indicam linhas de fixação da superfície lateral do sulco. As setas abertas apontam para as suturas em colchoeiro, que são aumentadas em número (modelo acrílico da orelha). F, métodos externos de manter o sulco de anti-hélice longitudinal e prevenir a formação de sulcos transversos. Um pedaço de Microfoam enrolado, preso com fitas adesivas, mantém a integridade da fossa escafóide. Logo à frente da orelha acrílica está a estrutura de fio de cobre alojado em tubo flexível, de silastic que poderia ser utilizado em vez da fita de Microfoam, se fossem necessários moldes mais rígidos. (Técnicas na foto usam os mesmos princípios do tratamento não cirúrgico de orelhas proeminentes em neonatos) (ver Figura 40-1.)

pressões, e as fossas são projeções. O cirurgião assume essa percepção à medida que a dissecção prossegue. A superfície posterior da cartilagem auricular é exposta. A dissecção com a tesoura aberta é combinada à dissecção com bisturi. Tanto os músculos auriculares intrínsecos quanto extrínsecos tendem a se inserirem diretamente na cartilagem sem nenhum pericôndrio intermediário, colocando os locais de inserção em risco. Os entalhes na cartilagem são cuidadosamente evitados. Se os músculos intrínsecos e as fibras são espessos e obstrutivos, eles são removidos, prestando particular atenção às depressões da anti-hélice se as suturas Mustardé são planejadas. O músculo auricular posterior, com seus ventres e o ligamento retroauricular, servem como marcação. Na região profunda à inserção conchal do músculo auricular posterior encontra-se uma protrusão palpável da cartilagem, o pontículo, que proporciona uma ancoragem para o ligamento retroauricular.

A dissecção é então estendida perifericamente na concha e hélice-escafa quase na extremidade livre da hélice. A margem da hélice é completamente exposta se há planejamento para aparar ou manipular a margem. O cirurgião antecipa o local onde a cauda da hélice diverge da concha. A cauda é exposta com precisão, preservando seus ligamentos subcutâneos e também a pele no lóbulo da orelha. Uma cauda de hélice bem presa é um auxílio no posicionamento do lóbulo da orelha. O ápice do ângulo entre a cauda e a concha é o local de entrada para um túnel, se o mesmo for realizado na superfície anterior da anti-hélice (ver seção marcação de Stenstrom) (Figura 40-14). Se um ninho conchal for feito nas suturas da concha-mastóide (C-M), a dissecção e a excisão de tecidos moles são ampliadas como serão descritas posteriormente. Se um pólo superior proeminente da cartilagem auricular for trazido para mais próximo da cabeça com suturas separadas fossa-fáscia (F-F)

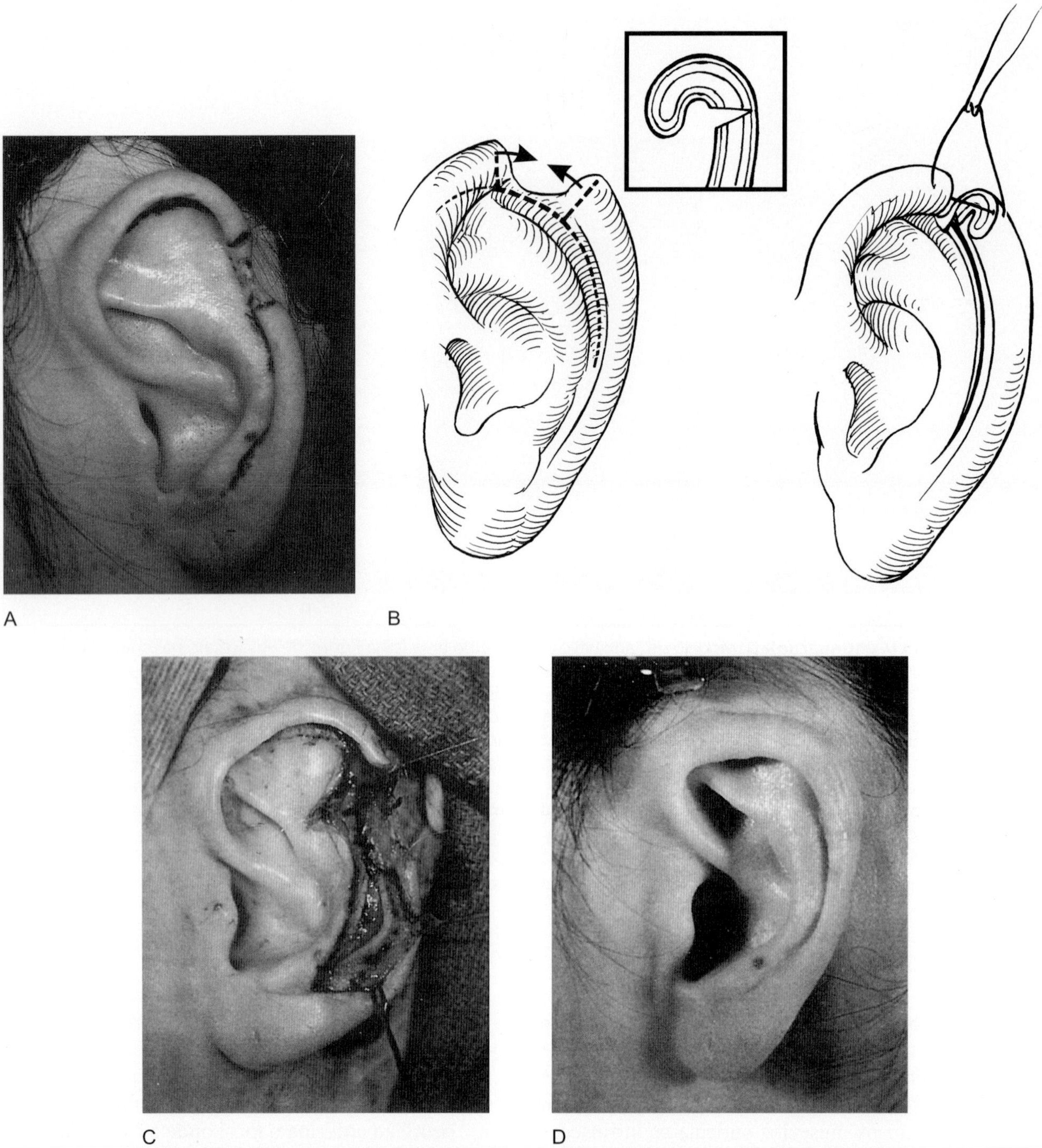

Figura 40-16. Otoplastia de redução de grandes orelhas proeminentes com defeitos iatrogênicos, utilizando excisões de Antia-Buch e retalhos de avanço. A, orelha esquerda após três otoplastias prévias para orelhas proeminentes. Dentre as deformidades de cartilagem, a grande pauta na cartilagem da hélice e fossa escafóide (conforme marcado) foi a mais notável. Um defeito similar, menos severo, estava presente à direita. As orelhas ainda estavam proeminentes e o eixo vertical era bem longo. B, diagrama das excisões de Antia-Buch modificadas e retalhos de avanço. C, retalhos elevados na cirurgia, e excisões iniciadas. D, visão pós-operatória.

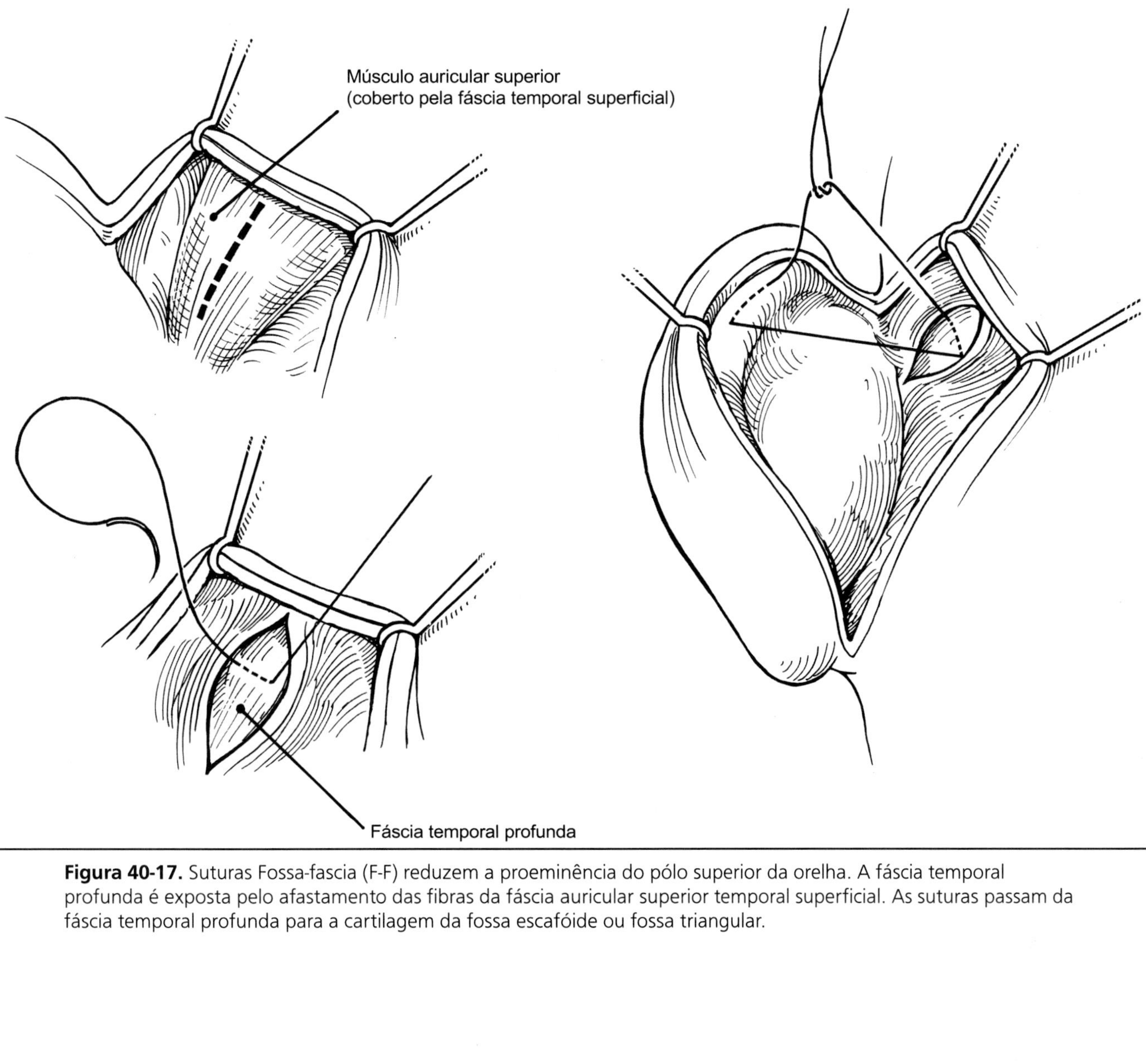

Figura 40-17. Suturas Fossa-fascia (F-F) reduzem a proeminência do pólo superior da orelha. A fáscia temporal profunda é exposta pelo afastamento das fibras da fáscia auricular superior temporal superficial. As suturas passam da fáscia temporal profunda para a cartilagem da fossa escafóide ou fossa triangular.

(Figura 40-17), a pele local e o couro cabeludo são elevados da fáscia temporal superficial e o pericôndrio da raiz da hélice (otobasion superius), como preparação para os passos que serão descritos posteriormente.

Suturas de Mustardé (Suturas Cunha-Fossa)

O cirurgião utiliza suturas de Mustardé para criar a crista da anti-hélice quando a causa da proeminência for uma deficiência ou ausência da antélice (Figuras 40-2, 40-18 e 40-19). Essas suturas criam ou aumentam a prega da antélice por aproximar a fossa escafóide à concha. Uma série de suturas horizontais são posicionadas em fileira, que centralizam na "crista" (depressão, vista posteriormente) da anti-hélice. Depois que se completar a preparação cirúrgica, o cirurgião molda a orelha com seus dedos, formando os contornos da anti-hélice. (Esse passo deve ser realizado pré-operatoriamente.)

1. *Incisão e dissecção*. Essas são realizadas como descritas previamente. O músculo em excesso e o tecido conectivo são retirados da área da dobra da anti-hélice. A orelha é manipulada e os locais da sutura são verificados.

2. *Posicionamento das suturas*. Eu prefiro as agulhas revestidas (p. ex., Ethicon RB-1, C-1, ou SH) porque elas apresentam menos tendência de rasgar a cartilagem. Eu uso com freqüência o polipropileno monofilamentar azul 5-0 ou 6-0 porque o polipropileno transparente não tem essas agulhas revestidas. No momento deste texto, não estava visível nenhuma sutura através da pele anterior. As suturas de polipropileno monofilamentar transparente são disponíveis numa variedade de agulhas de corte (p. ex., Ethicon P-4, PS-2), que também realizam uma sutura muito satisfatória. A primeira sutura penetra na espessura completa da cartilagem da fossa escafóide (potencial). O ponto é largo o suficiente para asse-

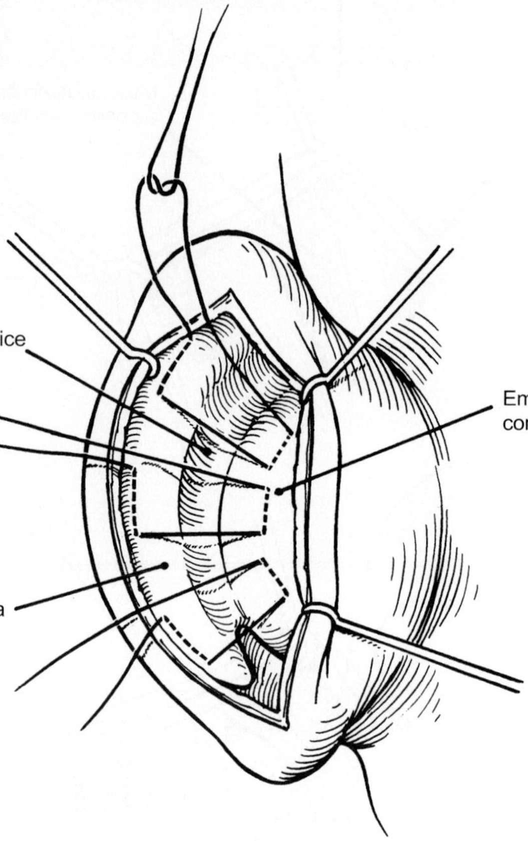

Figura 40-18. Suturas de Mustardé (escafa-concha) produzem ou aumentam a dobra da anti-hélice, onde a dobra está ausente ou subdesenvolvida. As suturas aproximam a fossa escafóide ou fossa triangular da parede conchal posterior. Na modificação de Kaye, as suturas são colocadas por abordagem anterior através de pequenas incisões

gurar a fixação da cartilagem mas não tão largo de forma a dobrar a cartilagem em qualquer eixo que não o da crista da anti-hélice. O segundo ponto abrange uma espessura completa da cartilagem conchal correspondente. A cada ponto, antes da agulha ser passada completamente através da cartilagem, a pele auricular anterior é verificada para ver se a sutura não atravessou a pele ou tecido subcutâneo. A linha de sutura é completa, e a sutura é terminada. A dobra resultante e as mudanças do contorno adjacente são analisadas.

3. *Posicionamento final das suturas.* As suturas de Mustardé são apertadas o suficiente para criar a prega da anti-hélice desejada e para permitir uma pequena quantidade de acomodação pós-operatória. A posição final da orelha é julgada examinando-se o rosto inteiro com ambas as orelhas expostas, posicionando a mesa o mais baixo possível para proporcionar uma boa perspectiva. Faz-se um esforço para posicionar a dobra de forma que a margem da hélice seja pouco visível do lado de fora da nova crista da anti-hélice.

   Uma vez que a prega correta da antélice for obtida, as suturas não coaptam a cartilagem superfície à superfície mas somente as aproximam. Uma sutura dupla transpõe o espaço formado. Se o eixo e a curva da anti-hélice parecerem corretos, os fios são reparados e colocados de lado. Depois que a série completa de suturas tiver sido concluída, a posição da orelha é verificada novamente, e as suturas são ajustadas, sendo feitos os nós. Em alguns casos, é mais conveniente posicionar, dar o nó e cortar as suturas individualmente.

4. *Abordagem anterior para dobrar a anti-hélice.* Uma alternativa para a abordagem posterior é o posicionamento de uma série de pequenas incisões anteriormente, através das quais as suturas são passadas através da cartilagem, subcutaneamente. Os nós são cortados anteriormente abaixo da pele.

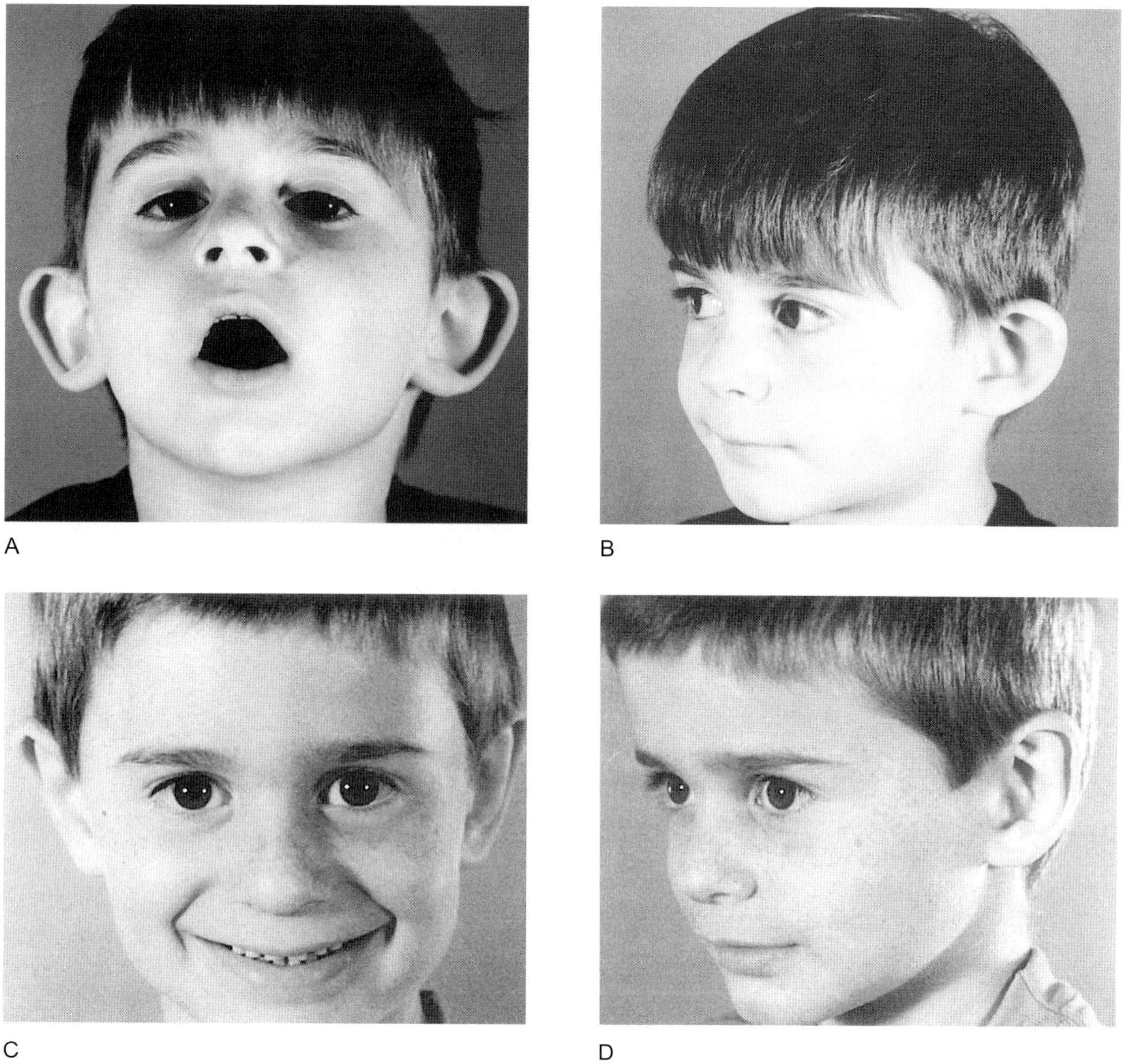

Figura 40-19. Suturas de Mustardé continuaram caudalmente com a sutura cauda-hélice-concha. A e B, menino de cinco anos, com proeminência auricular similar ao paciente na Figura 40-2. C e D, visão pós-operatória após a colocação das suturas de Mustardé na qual a sutura mais caudal fixou a cauda da hélice na parede posterior da concha.

5. *Modificações*. A sutura de Mustardé súpero-anterior pode ser mais eficaz se for posicionada desde a fossa triangular (ao invés da na concha) para a fossa escafóide, aumentando o pilar superior da anti-hélice. As suturas restantes passam da fossa escafóide para a concha. Às vezes uma sutura adicional é realizada, passando da cauda de hélice para a parede conchal posterior. Essa sutura tende a reforçar a prega da antélice e influenciar na posição do lóbulo da orelha (ver seção nas suturas do lóbulo). Passos especiais são necessários quando a cartilagem auricular é flexível e mole ou quando ela é espessa e dura.

Suturas da Concha-Mastóide (C-M)

As suturas C-M são suturas que corrigem as conchas excessivamente profundas (Figuras 40-3 e 40-20). Elas diminuem ou achatam a concha proeminente, diminuindo a distância entre a margem conchal e a área mastóide.

1. *Incisão e dissecção*. A incisão inicial e a dissecção são iniciadas como descritas; então a dissecção posterior e a excisão de tecidos moles são realizadas para auxiliar no rebaixamento da concha.
2. *Escavação do "ninho" conchal*. Os tecidos moles retroauriculares espessos são incisados e dobrados posteri-

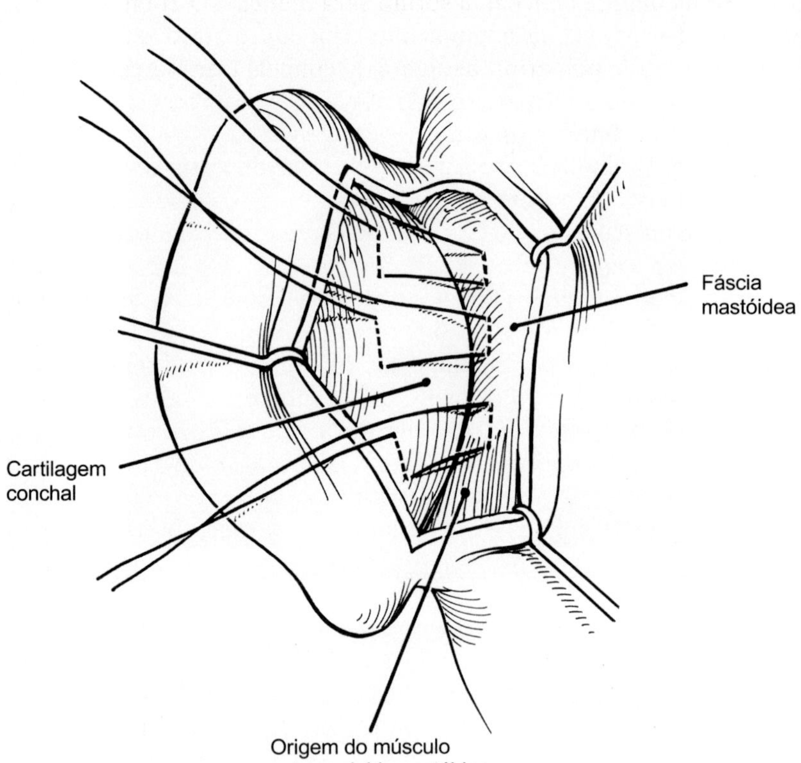

Figura 40-20. Suturas concha-mastóide (C-M) e "ninho" conchal. As suturas reduzem a projeção conchal excessiva, passando da cartilagem conchal para a fáscia mastoidea e para as fibras aponeuróticas da origem do músculo esternocleidomastóide. As suturas achatam a concha contra o processo mastóide. A remoção do excesso de tecidos moles proporciona uma identificação mais fácil da fáscia mastóide e contribui para a redução da projeção conchal.

ormente ou retirados para criar um "ninho" (cavidade) para acomodar o cálice conchal reposicionado (Figura 40-4). A pele mastóidea e o tecido subcutâneo são amplamente elevados do músculo auricular posterior, da origem do esternocleidomastóide, do tecido areolar gorduroso e da fáscia mastóidea interpostas. Os ramos das veias retroauriculares e o nervo auricular maior são identificados. O cirurgião pressiona a concha contra a superfície mastóidea para julgar quais tecidos moles devem ser extraídos para proporcionar o "ninho" côncavo, que é desenhado para refletir o formato da concha no que concerne o tamanho e a orientação. A forma oval objetivada é marcada com azul de metileno. O tecido é ressecado, incluindo o músculo auricular posterior, os tecidos areolares gordurosos, as camadas externas da fáscia mastóidea, e quaisquer estruturas neurovasculares interpostas que não podem ser prontamente empurradas para fora. Alternativamente, o oval é incisado juntamente com suas extremidades anterior, superior e inferior e dobrada, fixadas nas extremidades posteriores. Camadas suficientes de fáscia mastóidea, aponeurose do esternocleidomastóide, e o periósteo são mantidos na base do "ninho" para proporcionar uma ancoragem confiável para as suturas C-M. Se esses tecidos forem excessivamente ressecados, o periósteo mastóideo remanescente se torna muito fino para proporcionar uma ancoragem confiável. As vantagens de se remover os tecidos retroauriculares espessos são: (1) a altura conchal é naturalmente reduzida quando as novas superfícies retroauriculares são opostas, (2) a força da sutura necessária para reposicionar a cartilagem conchal é diminuída, e (3) as agulhas podem ser passadas através das camadas fasciais mais fortes da fáscia mastóidea e origem do esternocleidomastóide sob visão direta, não obstruídas por tecidos mole espessos sobrepostos.

Uma vez que a ancoragem propiciada pelos tecidos moles retroauriculares tenha sido liberada, a orelha perde a estabilidade posicional. Deve-se tomar cuidado para manter a orientação.

3. *Posicionamento das suturas*. As suturas C-M aproximam a parede posterior da concha e a fáscia mastóidea. Isso achata a concha proeminente e reduz a projeção da orelha. As suturas passam da parede conchal posterior para o periósteo e fáscia mastóideas. Devido ao fato das suturas C-M exercerem mais força do que as suturas de Mustardé, suturas de 4-0 ou 5-0 são empregadas. Os materiais e agulhas são os mesmos utilizados nas suturas de Mustardé. O cirurgião segura a orelha nessa nova posição para avaliar o posicionamento correto das suturas. Se o ponto da cartilagem for posicionado muito alto na parede do cálice conchal, a sutura achatará o cálice contra o processo mastóide excessivamente. Se o ponto na cartilagem for muito bai-

xo na parede conchal, a sutura será ineficaz. O alinhamento das suturas é importante. Um ponto mastóideo bem mais posterior alongará a concha transversalmente. Um ponto mastóideo que é bem mais anterior poderá achatar ou mesmo curvar o canal auditivo externo. O alinhamento superior-inferior deve ser levado em conta, porque a perda do suporte dos ligamentos e músculos torna isso possível para deslocar a orelha verticalmente.

Uma vez que os locais corretos tenham sido determinados, quatro ou cinco suturas de monofilamentos 4-0 ou 5-0 são posicionadas de acordo com as marcações anatômicas. O primeiro ponto atinge a espessura completa da cartilagem conchal, depois a fáscia ou a origem aponeurótica do músculo esternocleidomastóide. As suturas são apertadas, abaixando o cálice conchal no seu "ninho" e comprimindo as paredes laterais proeminentes de forma que o cálice conchal é mais largo.

4. *Fixando as suturas C-M*. Cada sutura é avaliada quando o cirurgião dá o primeiro nó, através do efeito de uma visão frontal completa do rosto e ambas as orelhas. Se a posição conchal for satisfatória, as suturas são completadas e cortadas. Se for necessário uma força extra durante o posicionamento inicial das suturas, os nós do cirurgião com laçadas triplas ou suturas em formato de oito são incorporados. As suturas em formato de oito são mais estáveis por manter a sua posição após a primeira laçada, mas elas podem apresentar uma tendência maior para lesar a cartilagem se fracionada e apertada; conseqüentemente, a tensão deve ser julgada cuidadosamente.

A elasticidade da cartilagem conchal transmite uma força contínua para as suturas durante o período de cicatrização e maturação. Portanto, os pontos no tecido devem atingir espessura ampla e largura, e a tensão sob a qual elas são presas deve dar uma aproximação sem estrangulamento. Se a posição da orelha parecer incorreta uma vez que as suturas foram completadas e cortadas, o posicionamento estratégico de uma outra sutura ou duas corrigirão geralmente o problema. Se o problema persistir, pode ser necessário remover e substituir algumas ou todas as suturas. Se uma protrusão particularmente severa da concha for corrigida, um efeito colateral natural é perder a curva transicional suave do assoalho conchal para a parede posterior, e apresentar uma crista na transição.

Sutura Fossa-Fáscia (F-F) para o Pólo Superior Proeminente

Às vezes o pólo superior de uma orelha proeminente é exagerado na sua protrusão e é difícil de corrigir com a combinação usual de Mustardé e suturas C-M (Figuras 40-5 e 40-17). Isso ocorre geralmente nos casos de orelha constrita. Ocasionalmente, um pólo superior agudamente proeminente será o único problema estético do paciente. Em tais casos, o ponto de ancoragem selecionado está na zona de fronteira da fáscia mastóide e a fáscia temporal profunda. Para efetividade maior, o uso da fáscia temporal profunda propriamente dita dá o melhor resultado. A sutura direta da cartilagem da fossa triangular, ou da fossa escafóide à fáscia temporal profunda, proporciona um controle excelente para o pólo auricular superior.

1. *Dissecção*. Uma elevação ampla da pele e couro cabeludo em ambos os lados do sulco auricular superior é realizada, expondo-se a cartilagem da parte mais anterior da fossa escafóide e da fossa triangular. No lado medial do sulco, a fáscia temporal superficial é exposta. A orelha é manipulada para avaliar-se o melhor local para o posicionamento da sutura. A fáscia temporal superficial é então aberta para expor a fáscia temporal profunda com uma dissecção com tesoura em direção vertical, evitando-se o dano às ramificações das veias temporais superficiais e retroauriculares.
2. *Posicionamento das suturas*. Utilizando-se as técnicas descritas acima, as suturas são posicionadas da fáscia temporal profunda para a cartilagem. Uma ou duas suturas cuidadosamente posicionadas são geralmente tudo o que se necessita, já que há pouca resistência.

Um efeito colateral é uma destruição ou a elevação do sulco auricular superior.

Lóbulos Proeminentes da Orelha

Não é incomum que os lóbulos da orelha persistam proeminentes depois que uma orelha proeminente foi reposicionada (Figura 40-21). Diversas técnicas provaram ser úteis.

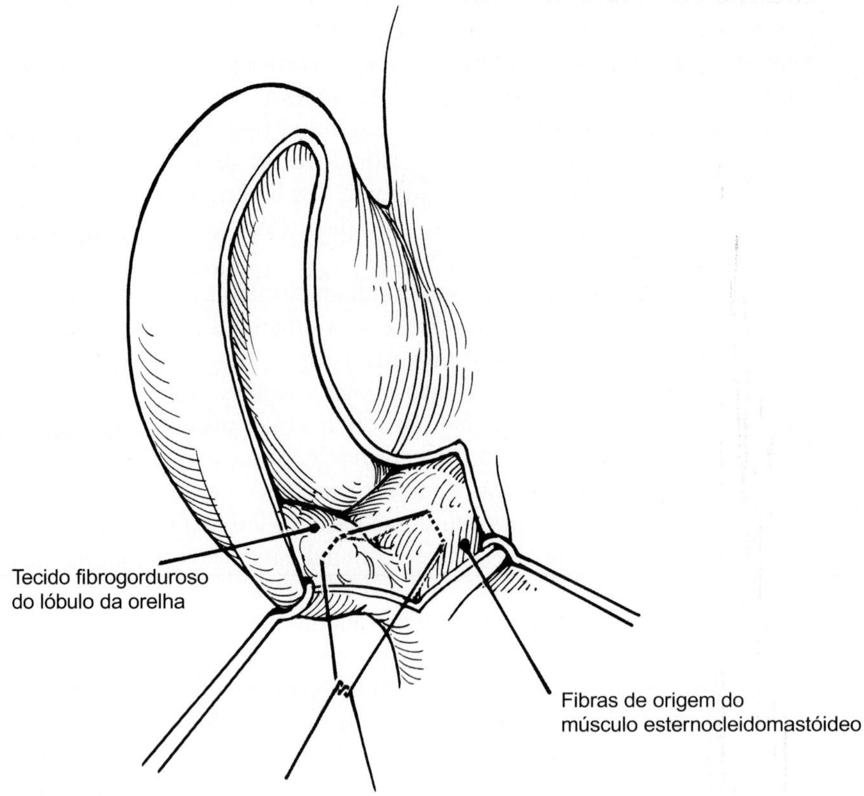

Figura 40-21. Suturas do lóbulo diminuem a proeminência do lóbulo da orelha que é projetado.

1. *Refixação padronizada dos lóbulos.* O padrão em crescente da excisão da pele retroauricular é estendido inferiormente para o sulco retroauricular. O padrão é alargado num formato de halteres dentro do sulco posterior do lóbulo da orelha. Conseqüentemente, os padrões espelhados de pele são removidos da superfície média do lóbulo e do processo mastóideo. O fechamento da pele reduz a proeminência do lóbulo da orelha. Um efeito colateral é a invasão da área de fechamento na área do lóbulo onde se coloca brinco. O posicionamento médio do lóbulo pode ser aumentado realizando-se suturas do tecido fibrogorduroso do lóbulo para a cartilagem conchal, ou para as fibras aponeuróticas da inserção do músculo esternocleidomastóide.
2. *Suturas de ancoramento do lóbulo percutâneo.* Uma ou mais perfurações de 2 mm são realizadas na superfície lateral do lóbulo da orelha e, utilizando-se tesouras de ponta fina, descola-se a pele em volta de cada perfuração para minimizar a ondulação do lóbulo. Uma sutura de polipropileno 7-0 numa agulha P-6 é passada através da perfuração e então abaixo da superfície da pele posterior do lóbulo de forma que emerja da ferida retro-auricular. Então um ponto de fixação é posicionado através da cartilagem conchal, após a qual o caminho da sutura é invertido de modo que emerja através da perfuração. Os caminhos de ida e volta da agulha são direcionados de forma que eles sejam separados por fibro-gordura espessa antes que eles convirjam na perfuração. A sutura é então completada de forma que a fibro-gordura incorporada na sutura é levada em direção ao ponto de ancoragem conchal e conseqüentemente, levando o lóbulo proeminente para uma posição discreta. As extremidades da pele da perfuração são manipuladas para evitar a penetração dérmica pela agulha na ondulação resultante. A sutura é cortada no nó, e a perfuração é fechada com polipropileno 7-0. Uma alternativa é inverter o processo, iniciando a primeira passada da sutura na cartilagem conchal, saindo da ferida da perfuração do lóbulo, e então reentrando na perfuração, passando a sutura abaixo da pele do lóbulo, e saindo próximo da concha. Uma sutura mais forte pode ser utilizada nessa variação alternativa, mas julgar a tensão correta para apertar a sutura é mais difícil.

Locais Combinados de Posicionamento da Sutura

As etapas de sutura durante a otoplastia são selecionadas para lidar com o problema clínico particular. As suturas discutidas podem ser utilizadas em combinação. A seqüência de passos é planejada para facilitar o posicionamento da sutura e para permitir a avaliação da posição da orelha à medida que os passos prosseguem. Geralmente, os diferentes tipos de pontos conchais podem ser utilizados. Quando esse for o caso, as suturas são mantidas separadas por grupo para evitar o emaranhamento. As suturas de Mustardé são separadas com pinças-mosquito anteriormente e isoladamente, as suturas C-M são separadas posteriormente num outro "mosquito" e as suturas F-F são separadas em outra. As suturas C-M são as primeiras; então as suturas de Mustardé são completadas, verificando-se a posição que assume das orelhas à medida que esses passos prosseguem. Finalmente, as suturas F-F e a do lóbulo são completadas.

Otoplastia e Cartilagem Auricular Dura, Pesada

Se a cartilagem das orelhas proeminentes for dura e pesada, a força necessária para mover a orelha pode provocar ruptura das suturas através da cartilagem, causando uma falha da otoplastia. As suturas C-M exercem mais tensão do que os outros tipos de suturas, e diversas modificações são propostas para melhorar a possibilidade de excesso de tensão.

Afinamento Conchal: Excisão da Cartilagem de Espessura Parcial, Abordagem Posterior

As áreas acessíveis do assoalho da cartilagem conchal são afinadas com bisturi, ou lâmina (Figuras 40-14 e 40-22). Deve-se tomar grande cuidado para evitar margens agudas ou fraturas. O aparamento deve ser contínuo do assoalho conchal para as paredes conchais, afinando-se a área de junção entre

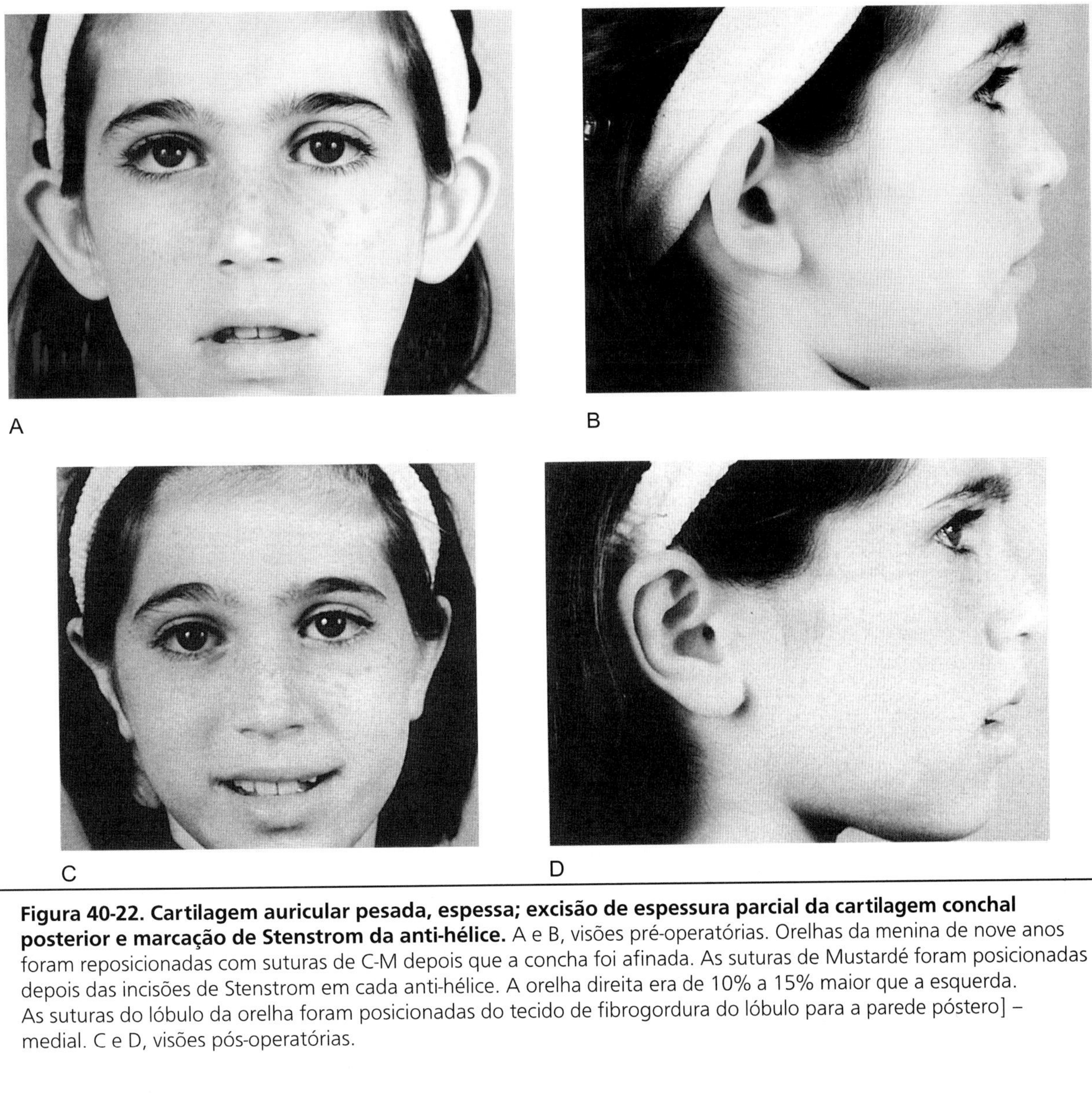

Figura 40-22. Cartilagem auricular pesada, espessa; excisão de espessura parcial da cartilagem conchal posterior e marcação de Stenstrom da anti-hélice. A e B, visões pré-operatórias. Orelhas da menina de nove anos foram reposicionadas com suturas de C-M depois que a concha foi afinada. As suturas de Mustardé foram posicionadas depois das incisões de Stenstrom em cada anti-hélice. A orelha direita era de 10% a 15% maior que a esquerda. As suturas do lóbulo da orelha foram posicionadas do tecido de fibrogordura do lóbulo para a parede póstero] – medial. C e D, visões pós-operatórias.

o assoalho e as paredes. O aparamento é continuado o mais distante possível tanto nas paredes conchais inferior quanto posterior. Esse passo sozinho pode reduzir a "mola" da concha suficientemente. O volume conchal diminuído acrescenta-se a facilidade da redução conchal. Um efeito colateral é o ângulo mais agudo ou sulco na zona de transição, entre as paredes e o assoalho conchais.

Excisão da Cartilagem Conchal de Espessura Total

1. *Abordagem Posterior.* Para uma cartilagem mais dura, mais espessa, a excisão de espessura completa da cartilagem conchal pode ser indicada (Figura 40-22). Através de uma abordagem posterior, a cartilagem é removida do chão e da zona de junção das paredes laterais. Quanto

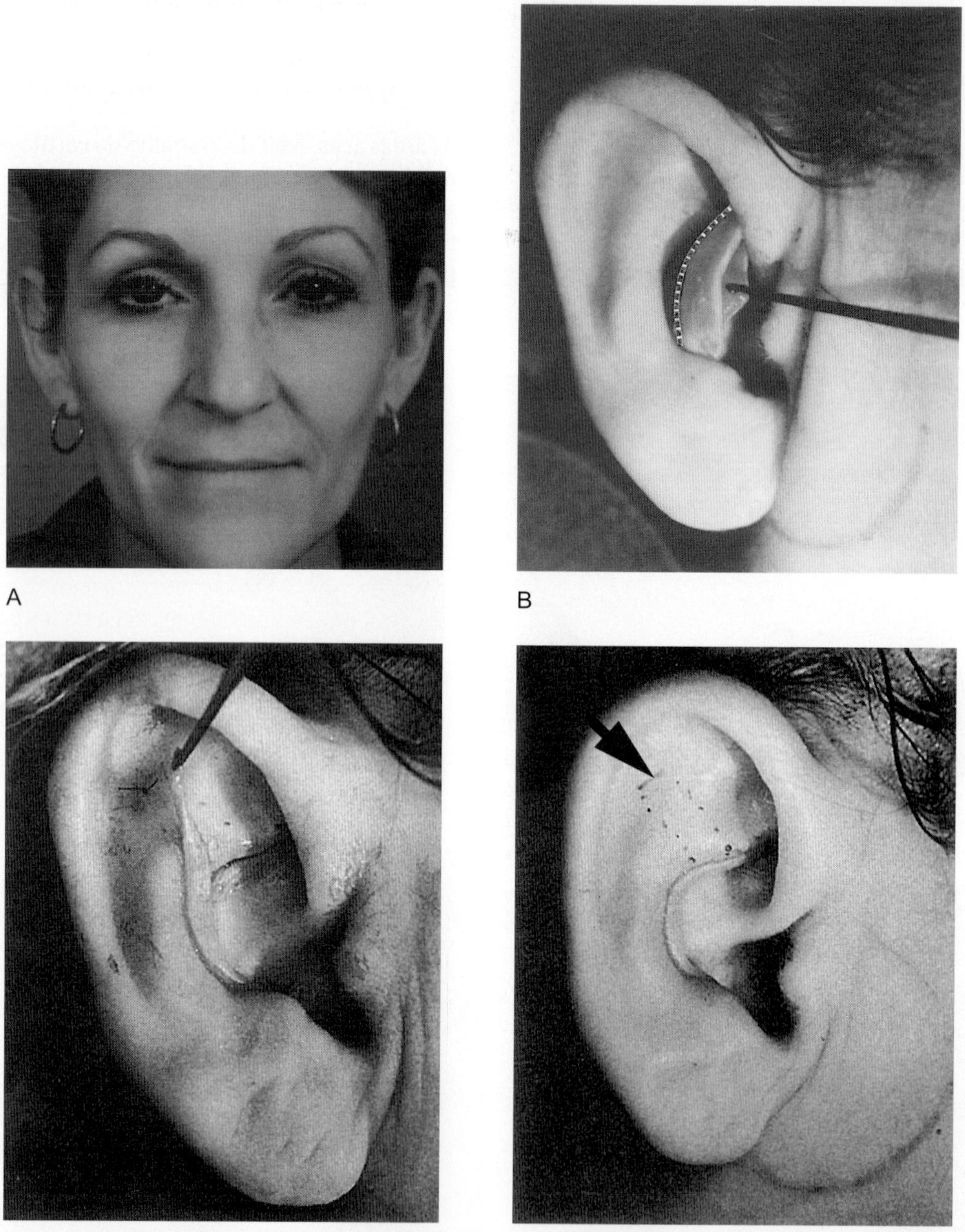

A B C D

Figura 40-23. Cartilagem auricular pesada, espessa; excisão anterior do excesso de cartilagem conchal; suturas de Kaye para anti-hélice após a abrasão da crista. A, mulher de 46 anos apresentou orelhas proeminentes com cartilagem auricular dura. B, após mover a cartilagem conchal através da incisão conchal anterior, o excesso de cartilagem foi extraído (linha pontilhada). C, área menor de pele conchal em excesso foi extraída (segura com fórceps) para assegurar a dobra fácil da pele. D, sutura de Kaye isolada foi posicionada (seta e marcações da caneta cirúrgica) para aumentar a dobra do pilar superior. A combinação das manobras deixou a área retroauricular livre para as linhas de sutura da ritidectomia de rotina.

mais além a excisão se estender no cálice conchal, mais precisamente a "mola" da concha será anulada.

2. *Abordagem anterior.* A popularidade dos enxertos de cartilagem auricular na reconstrução nasal tornou a abordagem anterior (Figura 40-23) à cartilagem conchal familiar para todos os cirurgiões plásticos. A retirada de uma crescente de espessura total da pele e cartilagem, centralizados na parede posterior mas incorporando os 180 graus posteriores inteiros da concha, cancela a resistência da cartilagem dura. O crescente da cartilagem é destinado para a aproximação precisa das extremidades de corte da cartilagem com suturas absorvíveis. O crescente de pele extraída é mais estreito do que o crescente da cartilagem. Isso proporciona uma facilidade no fechamento da pele, ao mesmo tempo removendo o suficiente para evitar a redundância. Um efeito colateral é uma cicatriz na concha anterior, que, com uma colocação cuidadosa, é inaparente. Ocasionalmente, a inclinação do cálice conchal faz com que seja difícil esconder a cicatriz. Também, as cicatrizes podem ultrapassar dentro de qualquer concavidade.

Incisões de Stentron na Anti-Hélice, Desgaste e Adelgaçamento

Quando a cartilagem pesada resiste ao efeito das suturas de Mustardé, a liberação do efeito de Gibson por incisões ou desgaste as cristas da anti-hélice faz com que a antélice se curve na direção correta como observado por Stenstrom (Figura 40-14). O acesso à crista anti-hélice é obtido pela dissecção de um túnel subcutâneo anterior, que inicia-se no ápice do ângulo entre a cauda da hélice e a concha e continua subcutaneamente pela crista da anti-hélice . Uma dissecção cuidadosa com tesouras de íris é direcionada pela crista na raiz e pilar superiores da antélice. Para a abrasão da antélice, é utilizada uma Midas B3D descartável ou broca de diamante B2D. Uma abrasão suficiente é produzida para ganhar a liberação desejada, mas toma-se o cuidado para evitar abrasão excessiva com a possibilidade de fratura e uma extremidade aguda.

Dobra Posterior da Anti-Hélice

O adelgaçamento direto da superfície posterior da cartilagem espessa da anti-hélice é outro método para se reduzir a resistência à formação da dobra da anti-hélice e de controlar a linha da dobra. A remoção da cartilagem da superfície posterior é contra ao "efeito de Gibson", mas isso é rapidamente superado pelas suturas de Mustardé. A excisão da cartilagem deve ser feita numa faixa larga o suficiente, deixando-se a espessura suficiente de forma que uma dobra aguda ou fratura não ocorra. Tal complicação comprometeria significativamente o resultado.

Otoplastia para Orelhas Proeminentes com Cartilagem Auricular Mole

As orelhas proeminentes com cartilagem mole são incomuns nas crianças e adultos (Figuras 40-15 e 40-24). Tais orelhas geralmente têm a margem de hélice incompleta e geralmente apresentam tanto uma anti-hélice deficiente quanto uma concha profunda. Alguns se apresentam com uma orelha de Stahl (discutidos posteriormente). Uma otoplastia com sutura padrão para orelhas proeminentes com cartilagem mole pode ser um procedimento incorreto. Uma vez que as suturas-chave são posicionadas, a correção pode parecer excelente, e então, dentro de uma questão de minutos, a posição da cartilagem muda e o que era primeiramente uma prega de anti-hélice satisfatória mude para uma série de ondulações transversas. Na cartilagem normal, uma prega da anti-hélice é formada pela compressão dos elemento de sutura, que são paralelos ao eixo da anti-hélice. Os elementos de sutura que atravessam o eixo servem para manter a compressão dos elementos axiais. Se a cartilagem for excessivamente flexível, a compressão e a deformação podem ser exercidas pelos elementos transversos das suturas. Essa deformação assume a forma de um arco transverso, tal como um terceiro pilar, ou uma série de ondulações. Com alguma manipulação menor da cartilagem, o formato próprio da prega da anti-hélice pode ser reparada, mas essa correção provavelmente será somente temporária.

Diversos passos são úteis para corrigir as orelhas proeminentes com cartilagem suave, mole.

Incisões de Stenstrom

Uma escoriação suave da cartilagem na crista da anti-hélice ajuda a dar estabilidade à prega da anti-hélice (Figura 40-8). A abrasão profunda poderia fraturar a cartilagem mole, causando extremidades e ângulos agudos.

Suturas Múltiplas

Se as suturas são posicionadas em intervalos muito próximos na anti-hélice, de forma que os elementos axiais das suturas são menores e mais próximos um do outro, a compressão axial da cartilagem é reforçada e a compressão oposta é enfraquecida (Figura 40-15).

Técnicas de Moldagem

Após a conclusão da marcação e da sutura, a estabilidade posterior é obtida pela moldagem da orelha com um molde almofadado ou um molde dentário composto (Figuras 40-1 e 40-24) e fitas adesivas.

Otoplastia para o Terceiro Pilar (Orelha de Stahl)

Terceiro Pilar Congênito

Apesar de se reportar que Stahl classificou uma série de deformidades relacionadas a orelha, o termo "orelha de Stahl" passou a significar um terceiro pilar da anti-hélice (Figura 40-8). Isto é, uma dobra elevada que atravessa o pólo superior da orelha do pilar inferior a margem superior da hélice superior e está associado com a deformidade local da cartilagem auricular. Às vezes a hélice é empurrada para uma proeminência de "orelha de duende". O pilar superior pode estar deformado ou ausente, e a margem da hélice pode ser parcial ou totalmente ausente.

Os pacientes com orelha de Stahl observados no nosso serviço têm associado uniformemente a proeminência das orelhas e a cartilagem mole. Se identificado no neonato, a orelha de Stahl é corrigida conservadoramente. Na orelha com um terceiro pilar pequeno, realizamos a otoplastia como descrito para orelhas com cartilagem suave, mole, com uma moldagem para obliterar o terceiro pilar.

Nos casos mais severos, com um terceiro pilar grande, firme, imóvel, o pilar propriamente dito é extraído com margem circular de cartilagem. O círculo é rodado em 90 graus e reposicionado de forma que o pilar é alinhado com a anti-hélice, não sendo mais evidente.

Terceiro Pilar Iatrogênico

Eu induzi iatrogenicamente a formação de um terceiro pilar no curso da realização de sutura em uma otoplastia num paciente com cartilagem suave, mole, e num tratamento não cirúrgico de uma orelha proeminente em neonato (Figura 40-24). A cartilagem neonatal apresenta características físicas remanescentes da orelha com cartilagem suave, mole e deve ser monitorada de perto durante o curso do tratamento não cirúrgico.

Em ambos os casos iatrogênicos, o problema foi corrigido com manobras de amoldamento da orelha.

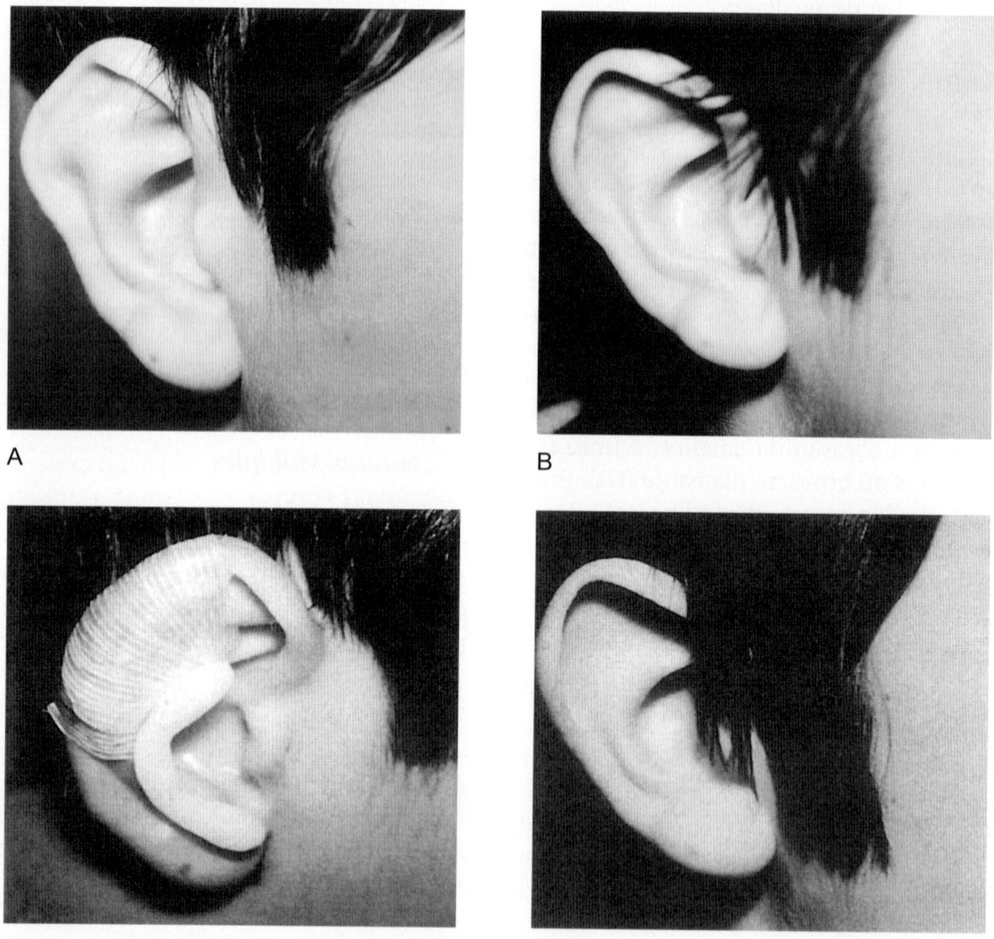

A B C D

Figura 40-24. Cartilagem suave, mole; terceiro pilar iatrogênico corrigido com otoplastia repetida e molde pós-operatório. A, visão pré-operatória de um menino de dez anos com orelhas proeminentes bilaterais com cartilagem suave, mole; a orelha direita estava mais proeminente do que a esquerda. B, visão pós-operatória. O terceiro pilar se desenvolveu quando a cartilagem suave mudou de posição depois que o curativo foi aplicado (ver Figura 40-14). C, otoplastia repetida, empregando incisões de Stenstrom da anti-hélice, suturas múltiplas de Mustardé, e molde pós-operatório da orelha com cera de osso. O arcabouço de cera em formato de C visível é para ilustração. O molde de cera verdadeiro é escondido por fitas adesivas que seguram a cera na fossa escafóide. D, visão pós-operatória mostra um residual indistinguível da terceiro crus.

Otoplastia para a Orelha Proeminente Constrita

Tanzer observou uma linha comum numa série de deformidades da orelha aparentemente não relacionadas. Ele percebeu que tanto as orelha que apresentavam deformidade leve quanto grave, compartilhavam o problema de um efeito "**cordão enrugado**" de circunferência diminuída da hélice. O crescimento e expansão da hélice, escafa, e estruturas relacionadas estavam deformadas pela inibição desse obstáculo circunferencial inflexível. O espectro de deformidades incluídas na categoria "orelha constrita" vai de "quase microtia" a "quase normal".

Constrição Severa

Brent aconselhou sabiamente que, se a orelha constrita necessita de mais de 1,5 cm de altura, comparado com a orelha normal, a correção do problema exige a substituição do arcabouço deformado com um arcabouço de cartilagem costal autóloga.

Constrição Moderada

Um número extraordinário de operações tem sido descrito para tratar a constrição moderada da orelha. A minha experiência tem me desapontado com os procedimentos que envolvem separação da cartilagem auricular em retalhos e enxertos que expandem a orelha quando reunidos numa forma diferente. A orelha pode parecer promissora em princípio mas então tende a se deformar à medida que a contração da pele cicatrizante sobrecarrega o arcabouço leve.

A adição da cartilagem costal à estrutura da cartilagem nativa como uma sobreposição, um molde ou uma armação tem sido uma ferramenta útil nas orelhas moderadamente constritas (Figura 40-7). Isso parecia ser um coadjuvante útil, que poderia trazer sucesso nos métodos "separação".

Constrição Suave

A proeminência, amputação do pólo superior, e da pele e cartilagem da hélice caracterizam a **constrição** suave da orelha (Figura 40-6). A redundância da hélice é aparada e fechada, a proeminência é corrigida com suturas de Mustardé e C-M, e o pólo superior é posicionado com suturas F-F. A orelha resultante necessita da altura de uma orelha normal, mas o formato melhorado torna a orelha discreta.

Criptotia

Na criptotia, o pólo ântero-superior da orelha é escondido, invaginado para frente e para trás numa bolsa de pele temporal (Figura 40-13). Com uma leve tração digital na orelha, as estruturas invaginadas superficializam-se, invertendo completamente a bolsa de pele, que se dobra ao redor da cartilagem com um discreto vestígio de pele. Se a tração digital for liberada, a orelha retrai para a bolsa novamente. A criptotia é rara entre indivíduos caucasianos mas comum entre japoneses. Numerosas operações para a criptotia são descritas por diversos autores japoneses. O tratamento não cirúrgico em crianças é descrito por Matsuo. A expansão do tecido da pele vizinha parece ser um método promissor para coreção da criptotia em adultos.

Macrotia

A macrotia verdadeira é rara (Figura 40-9). É mais visível se a orelha for proeminente; os métodos de otoplastia já descritos se aplicam para uma macrotia leve. Se a orelha é tão grande a ponto de ser verdadeiramente visível, a técnica de Antia-Buch e suas variações fornecem uma redução verdadeira da orelha com comprometimento estético mínimo (Figura 40-16).

Otoplastias Não-Cirúrgicas em Neonatos e Crianças

Matsuo relatou com sucesso o tratamento não cirúrgico em neonatos, em todas as deformidades da orelha mencionadas acima, exceto a macrotia (Figura 40-1). Ele descreveu um recurso de amoldamento com material plástico maleável, que ele fixou na orelha com fita adesiva. O início do tratamento deve ser o quanto antes possível, sendo a chave para o sucesso. Matsuo geralmente inicia o tratamento de recém-nascidos na enfermaria. Na minha experiência limitada, esse método se mostrou excelente se iniciado dentro dos primeiros dois ou três meses de vida. Uma armadura moldante formada com um fio de cobre e revestido com um curativo ou cobertura de fita Microfoam 3M ou tubo de plástico é dobrado para caber na orelha e moldado para pressionar as áreas deformadas em um formato normal. O cabelo é preso num raio de cerca de 5 cm ao redor da orelha. A orelha, o couro cabeludo e o molde são envoltos com adesivo de Mastisol ou tintura de benzoína. O molde é posicionado na orelha e é fixado com múltiplas fitas adesivas de 0,32 ou 0,64 cm. O molde e a orelha são fixados na pele periauricular e couro cabeludo com fitas adesivas de 0,64 a 1,27 cm. A orelha do neonato é delicada, e um ponto de pressão poderia causar dano. Conseqüentemente, a orelha é verificada freqüentemente e o molde é reajustado ou substituído conforme necessário. À medida que o cabelo cresce, prende-se de novo. Quando a orelha começa a reter o formato desejado, um rolo de fita Microfoam sem um guia de metal é utilizada como um molde. Finalmente, a orelha é presa com fita somente até que a nova posição fique estável. O tempo necessário para a correção varia enormemente, desde alguns dias até vários meses.

CURATIVOS

As extremidades das suturas intradérmicas são fixas com fitas adesivas. Uma gaze com vaselina é moldada nos contornos laterais da orelha e no sulco retroauricular. As orelhas são cobertas com curativos de gaze macios. Uma tira de Kerlix vertical grande é posicionada em cada olho, e a cabeça é enfaixada com um rolo de gaze Kerlix, aplicada levemente, fazendo pressão em ambas as orelhas. Cada tira de gaze vertical é então presa firmemente, comprimindo o enfaixamento da cabeça para limpar os campos visuais. O enfaixamento da cabeça é comprimido suavemente com fita crepe circunferencial. O enfaixamento é fixado na pele em diversos pontos para minimizar a movimentação.

CUIDADO PÓS-OPERATÓRIO

O curativo é removido no primeiro dia de pós-operatório para verificar qualquer hematoma, pontos de pressão, ou mudanças de posição. O curativo é substituído por gazes mantidas no local com uma rede cirúrgica elástica circunferencial ou com uma fita elástica para a cabeça. A posição das orelhas é verificada novamente em intervalos freqüentes. Características indesejáveis podem ser ajustadas no período pós-operatório inicial pela moldagem das orelhas com os métodos de tratamento não cirúrgicos. As visitas pós-operatórias são marcadas freqüentemente durante a fase pós-operatória inicial, de modo que a intercessão pronta com esses passos conservadores possam ser feitos, se necessário. Eu peço para o paciente olhar-se no espelho diariamente, para familiarizar-se com as características das orelhas novamente posicionadas, e para perceber qualquer mudança que chame a atenção.

Pré-operatoriamente, peço ao paciente ou pais para selecionar diversas faixas elásticas ou tiaras, sendo atrativos para o uso pós-operatório. A faixa na cabeça diminui a força que é realizada por quaisquer suturas C-M e ajuda a reduzir o edema. Faixa de tenistas geralmente são suficientes. O uso de duas faixas ao mesmo tempo pode ser útil. Os pais podem comprar material elástico padronizado do qual se faz tiaras de tecido para seus filhos. Peço aos meus pacientes para usarem tiaras elásticas na maior parte do tempo por três ou quatro meses, e então eu lhes peço para usar as fitas quando eles estão na sua privacidade em casa por outros três ou quatro meses. Se o paciente fica verdadeiramente envergonhado ou relutante de usar a tiara, eu não insisto nisso, mas as objeções são incomuns quando a razão é explicada.

Quaisquer suturas de pele são removidas no quinto dia aproximadamente. A sutura intradérmica no sulco retroauricular é deixada até o décimo dia ou mais.

PRECAUÇÕES

1. Modelagem sem cirurgia é uma estratégia eficaz para o tratamento de orelhas proeminentes durante o período neonatal. Os cirurgiões plásticos necessitam promover uma consciência desse fato entre os pediatras e médicos de primeiros cuidados.
2. A otoplastia adaptada ao problema auricular específico do paciente é uma estratégia eficaz para tratar orelhas proeminentes em crianças e adultos.
3. O conhecimento da anatomia auricular e as características da cartilagem auricular e a capacidade de aplicação de um rol eficaz de procedimentos cirúrgicos é a chave para o sucesso na otoplastia.
4. Corte ou extremidades fraturadas de cartilagem provocam sulcos ou cristas desagradáveis na pele e subcutâneo.
5. Sempre remova os curativos no dia seguinte da cirurgia. O comprometimento vascular ou a distorção da orelha pelos curativos que mudaram ou endureceram pode causar complicações maiores. Reaplique os curativos ou uma tiara quanto mais freqüente e duradouro possível conforme o necessário.

Leituras Selecionadas

Antia NH, Buch VI. Chondrocutaneous advancement flap for the marginal defect of the ear. *Plast Reconstr Surg* 1967;39:472-477.

Binder. Das morel'sche Ohr. *Arch Psychiatrie und Nervenkrankheiten* 1880;20:514-564.

Brent B. Reconstruction of the auricle (Chapter 30). In: McCarthy JG, ed. *Plastic Surgery.* Philadelphia: WB Saunders, 1990:2111.

Elliott RA. Otoplasty: a combined approach. *Clin Plast Surg* 1990;17:373-381.

Furnas DW. Suture Otoplasty Update. *Perspect Plast Surg* 1990;4:136-145.

Gault DT, Grippaudo FR, Tyler M. Ear reduction. *Br J Plast Surg* 1995;48:30-34.

Gibson T, Davis WB. The distortion of autogenous cartilage grafts: its cause and prevention. *Br J Plast Surg* 1958;10:257-274.

Hirose T, Tomono T, Matsuo K, et al. Cryptotia: our classification and treatment. *Br J Plast Surg* 1985;38:352-360.

Kaye BL. A simplified method for correcting the prominent ear. *Plast Reconstr Surg* 1967;40:448.

MacGregor FD. Ear deformities: social and psychological implications. *Clin Plast Surg* 1978;5:347-350.

Matsuo K, Hayashi R, Kiyono M, et al. Nonsurgical correction of congenital auricular deformities. *Clin Plast Surg* 1990;17:383-395.

Matsuo K. Study of cryptotia. I. Otoplasty for cryptotia. *J Jpn Plast Reconstr Surg* 1988;8:1233-1249.

Mustardé JC. Correction of prominent ears using buried mattress sutures. *Clin Plast Surg* 1978;5:459-464.

Mutimer KL, Mulliken JB. Correction of cryptotia using tissue expansion. *Plast Reconstr Surg* 1988;81:601-604.

Rogers BO. The role of physical anthropology in plastic surgery today. *Clin Plast Surg* 1974;1:439-498.

Stenstrom SJ, Heftner J. The Stenstrom otoplasty. *Clin Plast Surg* 1978;5:465-470.

Tan ST, Abramson DL, MacDonald DM, Mulliken JB. Molding therapy for infants with deformational auricular anomalias. *Ann Plast Surg* 1997;38:263-268.

Tanzer RC. The constricted (cup and lop) ear. *Plast Reconstr Surg* 1975;55:406-415.

Yamada A, Fukuda O. Evaluation of Stahl's ear, third crus of antihelix. *Ann Plast Surg* 1980;4:511-515.

Capítulo

41

Correção do Contorno Facial na Atrofia Hemifacial Utilizando a Transferência de Tecido Livre Microvascular

John W. Siebert ◆ Michael T. Longaker

AVALIAÇÃO DO DEFEITO

A doença de Romberg, ou atrofia hemifacial progressiva, foi primeiramente descrita por Parry em 1825 e mais tarde por Romberg, em 1846. Em pacientes com essa doença, o cirurgião reconstrutivo se depara com uma deformidade de contorno facial que pode envolver todos os componentes da forma facial, incluindo o tecido duro e mole. A atrofia geralmente envolve a pele e o tecido subcutâneo nos seus estágios mais iniciais e, subseqüentemente, pode envolver os músculos faciais e o esqueleto. Se o esqueleto facial subjacente estiver envolvido como na distopia orbital e oclusão cantal, a cirurgia óssea é realizada antes da reconstrução do tecido mole.

Indicações

O cirurgião se depara com um problema clínico caracterizado por uma atrofia hemifacial progressiva, seguida de uma aparência estável "queimada". Do ponto de vista reconstrutivo, o tratamento da doença de Romberg se concentra na restauração do contorno facial. Nós abordamos a reconstrução do contorno facial com uma escala reconstrutiva em mente: tecido local, tecido regional ou transferência de tecido livre. Entretanto, tem sido nossa experiência nos últimos 10 anos, na reconstrução de rostos de cerca de 70 pacientes com atrofia hemifacial, que a transferência de tecido livre proporciona os melhores resultados estéticos. Portanto, este capítulo revisa nossa técnica microcirúrgica de utilizar retalho circunflexo escapular estendido inframamário (IMECS).

CONTRA-INDICAÇÕES

Um paciente que está numa fase ativa ou progressiva da doença não é um candidato à reconstrução microvascular. Nós geralmente preferimos esperar um mínimo de 1 ano e meio a 2 anos depois que a atrofia parou de progredir (no momento da chamada aparência "queimada") antes de embarcar na reconstrução com retalho livre. Entretanto, em casos severos selecionados em que o tecido subcutâneo foi destruído, a intervenção mais antecipada melhora ou previne a atrofia dérmica sobrejacente e pode prevenir ou diminuir a perda esquelética subjacente também.

PREPARO DA SALA

Nós preparamos a sala com dois conjuntos de instrumentos: um para a coleta da área doadora e um para a dissecção da área receptora facial, ambas as quais prosseguem simultaneamente.

MARCAÇÕES NO PACIENTE

Todos os déficits de contorno facial, compreendendo desde o severo ao sutil, são marcados pré-operatoriamente com o paciente sentado em posição vertical (Figura 41-1). Não achamos necessário incorporar a modelagem facial como parte do nosso planejamento pré-operatório. A angiografia pré-operatória geralmente não é necessária.

TÉCNICA OPERATÓRIA

A área doadora ipsilateral é selecionada de forma que o posicionamento na mesa de operação é simplificado e a dissecção simultânea das áreas doadoras e receptoras possa ser realizada com facilidade.

A área receptora facial e as dissecções do retalho livre na área doadora são realizadas simultaneamente com o pacien-

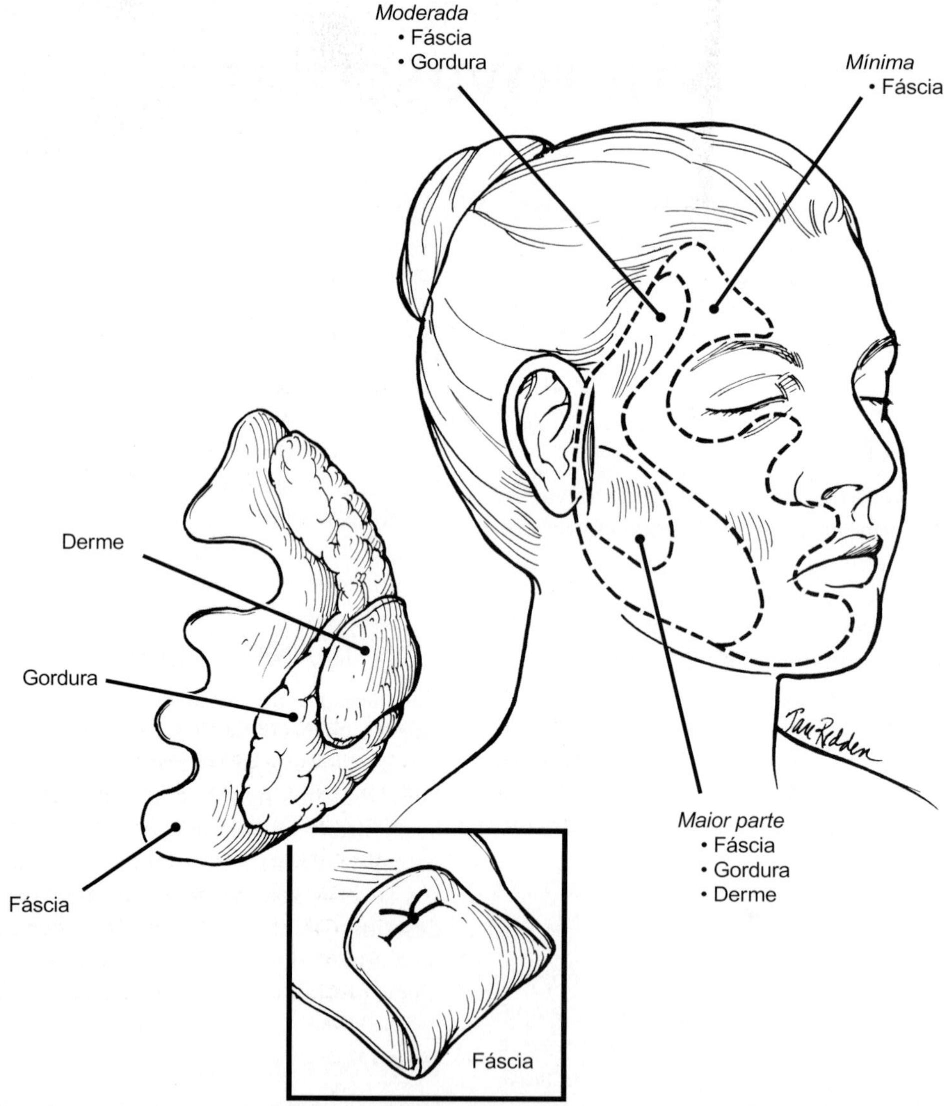

Figura 41-1. Desenho da linha dos defeitos de contorno pré-operatórios no lado direito do paciente com atrofia hemifacial. Áreas que necessitam de mais aumento exigem gordura da derme e fáscia, áreas que necessitam de quantidade moderada de tecido exigem gordura e fáscia, e áreas que necessitam de aumento mínimo e zona de transição na linha mediana facial exigem somente fáscia. Note que as extensões fasciais podem ser dobradas em uma camada ou mais, dando à cirurgia reconstrutiva a capacidade para corrigir deformidades variáveis com exigências mínimas.

te em posição supina na mesa de operação, exceto por uma saliência pequena atrás do ombro ipsilateral (Figura 41-2). Esse posicionamento operatório permite a exposição da origem da artéria circunflexa escapular sem comprometer a avaliação da simetria facial, como é o caso com uma posição de decúbito lateral.

A área receptora no rosto é dissecada através de uma incisão pré-auricular até o lóbulo da orelha. Raramente, uma incisão de suspensão da pele do rosto pós-auricular pode ser necessária por causa de uma veia temporal superficial inadequada.

A dissecção facial deve primária e primeiramente liberar completamente todo o tecido aderente para restaurar o contorno de tecido mole em simetria com o lado contralateral. Isso é obtido por um descolamento da pele facial além dos limites de atrofia, independentemente de sua distribuição. A dissecção pode ter que ser profunda na base alar da abertura piriforme para permitir o reposicionamento da junção alar-facial e a reconstrução da base do suporte alar deficiente numa dimensão ântero-posterior. A dissecção é freqüentemente necessária no lábio superior e adjacente à comissura labial para aumentar o lábio superior ipsilateral. O mau posicionamento e a deformidade da orelha são obtidos similarmente pela liberação de uma deficiência da retração de tecido na base da orelha, seguida pelo posicionamento do tecido no retalho vascularizado como necessário para construir o suporte da base da orelha. Em muitos casos, isso evita a necessidade de uma otoplastia subseqüente. A artéria e veia temporal superficial são dissecadas como vasos receptores para a transferência de tecido livre em todos os casos (exceto um nos 150 casos passados). Esponjas cirúrgicas são posicionadas dentro da bolsa após uma hemostasia meticulosa.

Nosso planejamento da área doadora do retalho livre envolve os retalhos IMECS. O desenho do retalho doador localiza o pedículo escapular circunflexo dentro do espaço triangular, o que é determinado pela ponta escapular e pela localização do músculo maior, cujas fibras correm paralelas

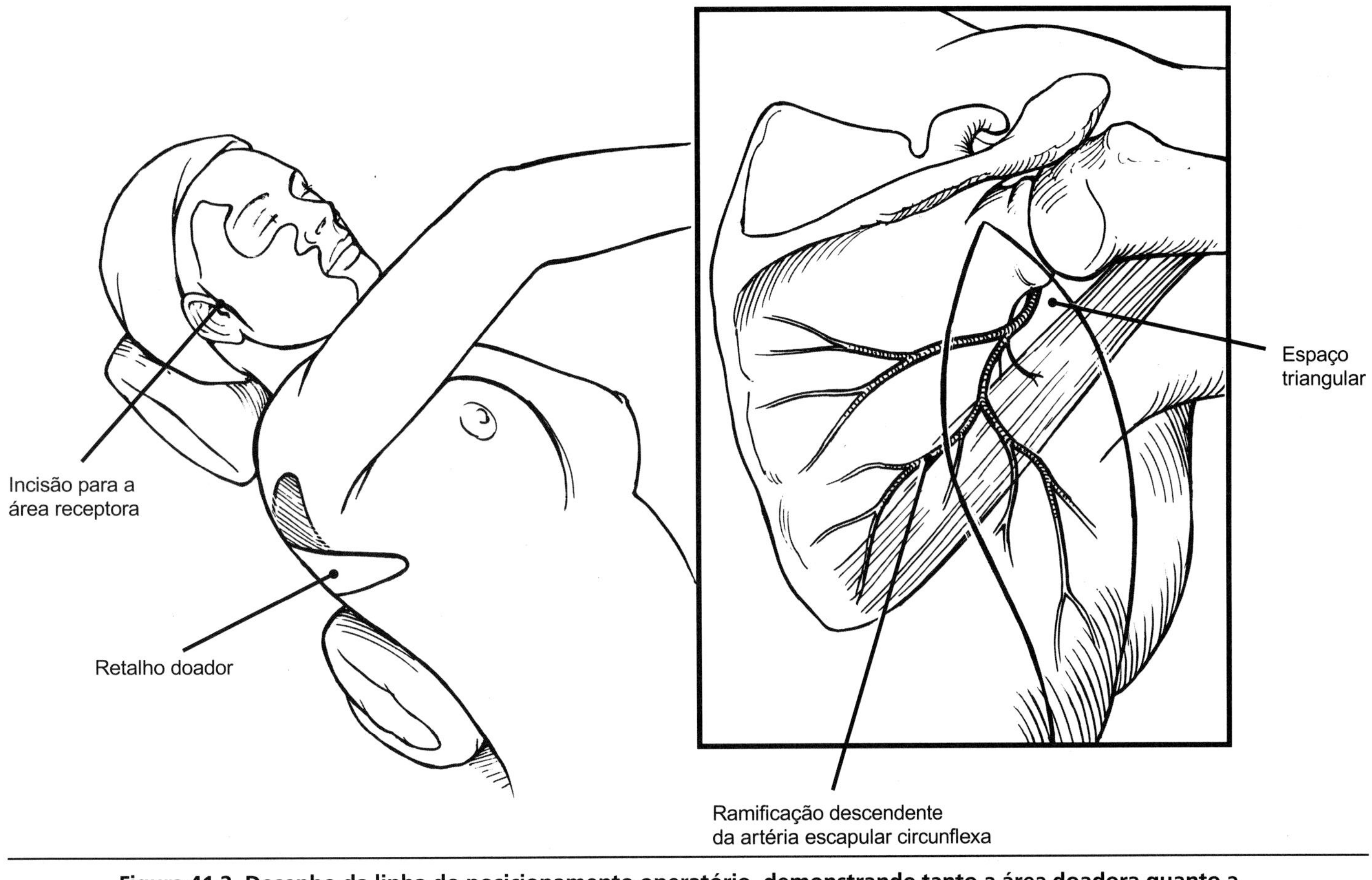

Figura 41-2. Desenho da linha do posicionamento operatório, demonstrando tanto a área doadora quanto a área receptora ipsilateral, permitindo dissecções simultâneas. O rosto é dissecado através de incisão pré-auricular limitada, parando no lóbulo da orelha. O retalho IMECS é dissecado com uma saliência atrás do ombro, permitindo o acesso à origem de pedículo vascular escapular circunflexo com o espaço anatômico triangular. Note que o eixo do retalho fica paralelo à dobra inframamária estendida.

à extremidade da escápula. A artéria circunflexa escapular dentro do espaço triangular é marcada na junção da margem superior do músculo redondo maior e da extremidade da escápula. Se um tecido mínimo for necessário para a reconstrução na área dos vasos receptores (artéria e veia temporal superficial), a espessura do retalho pode ser de somente 4 cm na área do espaço triangular, o suficiente para englobar o pedículo vascular. Com a nossa técnica, as ramificações ascendentes e descendentes da artéria circunflexa escapular são geralmente divididas dentro de 2 a 6 cm de sua origem. Um ponto técnico importante do desenho do retalho é baseado nas necessidades do tecido relativas ao local proposto das anastomoses dos vasos no rosto. Se o aumento do tecido for necessário, cefálica ou caudalmente aos vasos temporais superficiais no nível do arco zigomático, o desenho do retalho na área doadora se estenderá para o ombro, assim como para baixo da dobra inframamária.

O retalho IMECS é baseado nas ramificações anteriores da ramificação descendente da artéria circunflexa escapular. O retalho IMECS é desenhado para ficar paralelo, mas inferior, ao sulco inframamário ipsilateral (Figura 41-2). É importante manter a coleta do retalho abaixo da mama e não distorcer a dobra inframamária. Isso é especialmente crítico nas meninas adolescentes operadas antes que o seio complete o desenvolvimento. Senão, poderá resultar um duplo contorno da mama.

A pele e o tecido subcutâneo são incisados, e o retalho é elevado num plano subfascial utilizando-se a técnica retrógrada. A espessura da ilha de pele tirada é determinada pela espessura da deformidade facial que exige maior aumento de tecido. Isso ocorreu em alguns casos com exigências de retalho de espessura total (pele, gordura e fáscia) de mais de 8 a 9 cm de espessura. Conseqüentemente, o fechamento livre de tensão da área doadora de trás é a norma. Em casos que necessitem de espessuras maiores de pele, gordura e compostos fasciais, a expansão prévia do tecido cefalocaudal na área doadora pode ser necessária para permitir o fechamento primário. Onde há exigências de tecido fino, as extensões da fáscia torácica dorsal entre os planos subcutâneo e do músculo são incorporadas no retalho. Essas extensões fasciais são compostas de fáscia muscular regional. Ramificações separadas do pedículo vascular circunflexo escapular alimentam esse tecido. Extensões grandes e finas do retalho podem ser coletadas dessa maneira. Quantidades variáveis de gordura subcutânea podem ser deixadas intactas na fáscia para ajudar no aumento das áreas faciais que exigem quantidades moderadas de tecido. Um volume adicional pode ser obtido trazendo-se porções de músculo regional, tais como o músculo redondo maior, suprido pelas ramificações vasculares diretas, na medida do necessário. Depois da realização do retalho e da hemostasia, a ferida é fechada em camadas com drenos de sucção.

As anastomoses microscópicas são realizadas numa maneira término-terminal, venosa seguida por arterial, para prevenir a estase, e o retalho é condicionado no rosto (Figura 41-3). As exigências de profundidade e tamanho das extensões fasciais são verificadas. A pele é desepitelizada e aparada onde for necessário. A transição entre a extremidade de pele desepitelizada e as extensões fasciais corresponde à junção no rosto entre as áreas de severas a moderadas exigências mínimas de tecido. Essa transição deve ser adelgaçada para produzir um contorno facial natural.

A mesa de operação é posicionada para a inserção do contorno final com o paciente sentado. Não é utilizada nenhuma ilha de pele para monitoramento, a menos que esteja presente uma tensão indevida após o fechamento facial. O retalho é disposto no local próximo às anastomoses com diversas suturas absorvíveis sepultadas. O retalho é suturado no periósteo da margem infra-orbital e zigoma com sutura não-absorvível, utilizando-se orifícios perfurados se necessário, numa tentativa de prevenir o deslocamento para baixo. As extensões fasciais são presas no local medialmente utilizando-se sutura de náilon trazidas através da pele e presas em pequenas bolas de gaze com vaselina (Figuras 41-4 e 41-5). Similarmente, a junção da derme desepitelizada, aparada e extensões fasciais são seguras com pontos capitonados nas margem dos locais com deficiência maior de tecido mole. O retalho é sempre posicionado com o lado

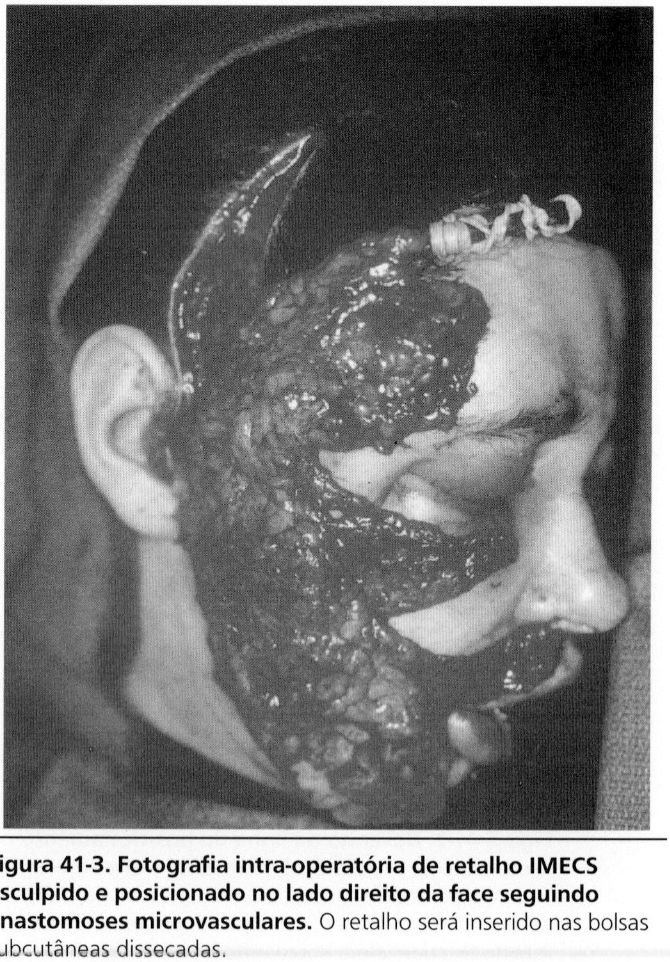

Figura 41-3. Fotografia intra-operatória de retalho IMECS esculpido e posicionado no lado direito da face seguindo anastomoses microvasculares. O retalho será inserido nas bolsas subcutâneas dissecadas.

da derme do retalho superficial. Todos os retalhos são monitorados pós-operatoriamente com análise de Doppler tanto das artérias quanto das veias.

As extensões da fáscia torácica dorsal são dobradas e interdigitadas na borda dos tecidos moles na zona juncional entre o contorno facial normal e anormal, assegurando uma transição suave (Figuras 41-4 e 41-5). Isso permite uma reconstrução natural das deformidade sutis geralmente encontradas na linha mediana facial ou nas pálpebras nos pacientes com atrofia.

As revisões dos retalhos são realizadas como necessário. O retalho é elevado no plano subcutâneo. A derme do retalho é deixada acima do plano de dissecção no lado inferior da pele facial suprajacente. A lipoaspiração isolada se provou inadequada para se obter um contorno final; o contorno direto, aberto, proporciona os melhores resultados. Os retalhos pequenos de *turn-over* podem ser utilizados para preencher áreas adjacentes deficientes de áreas de excesso. As verificações do contorno final são novamente feitas com o paciente sentado na mesa de operação, já que a posição deitada obscurecerá áreas sutis de excesso de retalho. O retalho é desepitelizado e esculpido antes de inserido nas bolsas subcutâneas dissecadas previamente no rosto.

CUIDADO PÓS-OPERATÓRIO

Não utilizamos nenhum curativo no rosto pós-operatoriamente. Um curativo frouxo de gaze é colocado na incisão da área doadora. Desde 1989, realizamos reconstruções microcirúrgicas de mais de 70 pacientes com atrofia facial. Isso representa um subconjunto na nossa experiência de mais de

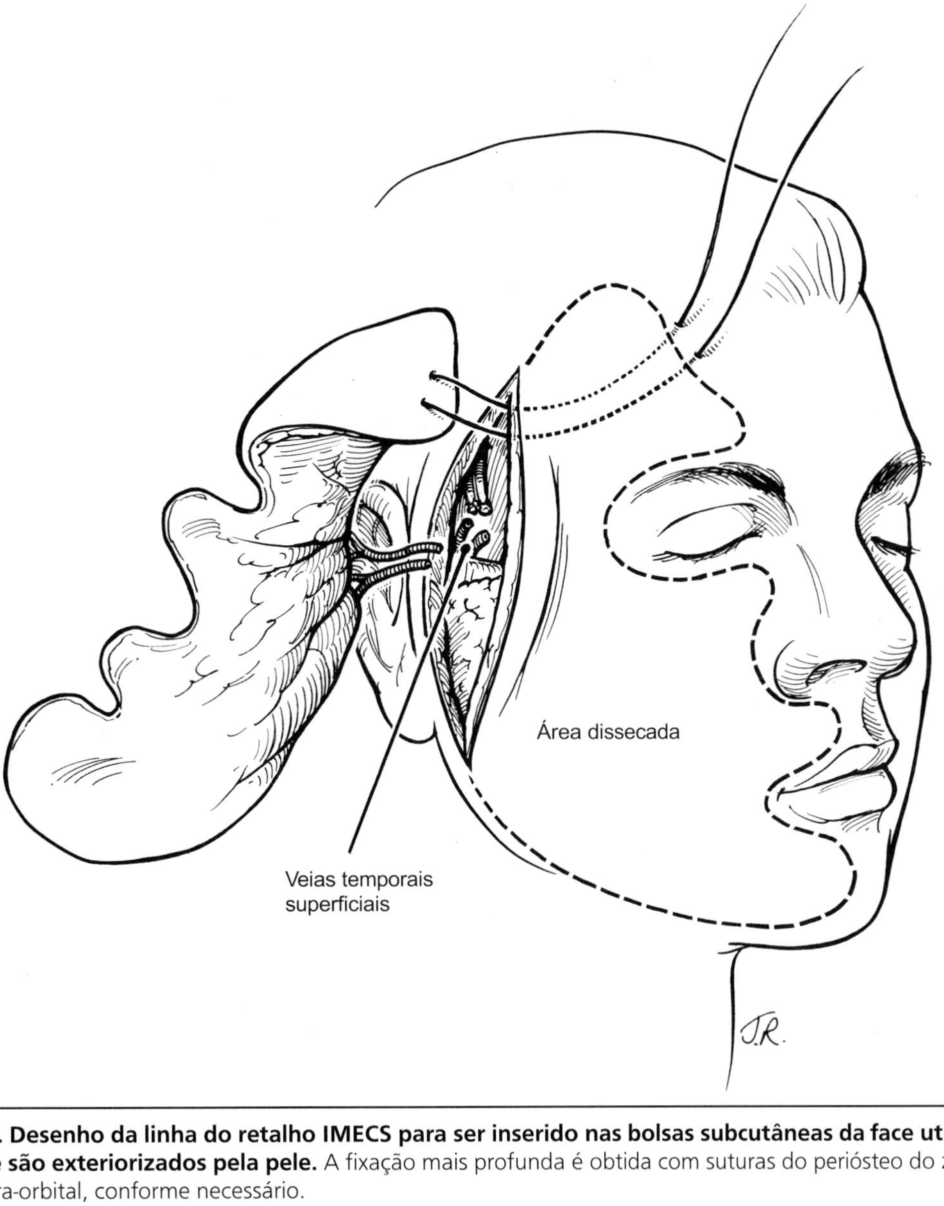

Figura 41-4. Desenho da linha do retalho IMECS para ser inserido nas bolsas subcutâneas da face utilizando-se pontos que são exteriorizados pela pele. A fixação mais profunda é obtida com suturas do periósteo do zigoma e margem infra-orbital, conforme necessário.

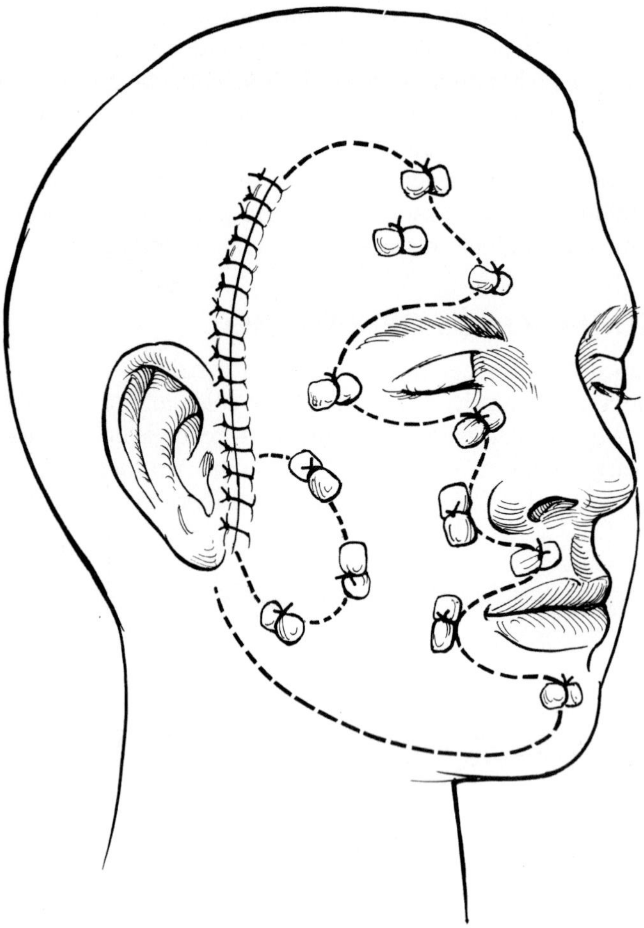

Figura 41-5. Desenho da linha do retalho inserido mostrando as suturas contínuas costuradas nos coxins. Note que os coxins são posicionados tanto na periferia quanto na junção das áreas entre as exigências de tecido mole severas e moderadas ou mínimas.

200 transferências de tecido livre para restaurar a simetria facial. Não houve perdas do retalho; as complicações foram mínimas. À medida que avaliamos criticamente nossas séries, o índice de hematoma pós-operatório foi de 10% nos primeiros 60 pacientes. Em nenhum desses casos o resultado estético final ficou comprometido. O índice de hematoma tem sido marcadamente reduzido com a experiência operatória crescente em lidar com a linha mediana facial através de exposição limitada. Nossa média de tempo operatório era inicialmente de 6 horas e meia e tem diminuído para 5 horas nos últimos 3 anos. Não deixamos uma ilha de pele para o monitoramento pós-operatório, mas monitoramos com sinais de Doppler nos primeiros 2 dias pós-operatórios. A duração da internação hospitalar diminuiu de 7 dias para 3 dias nos 3 últimos anos também. Antecipamos essa queda posteriormente, porque normalmente damos alta aos pacientes ainda com drenos na área doadora. Isso evita qualquer problema com seromas na área doadora. Os pacientes são vistos com 7 dias de pós-operatório no consultório, e as suturas pré-auriculares, curativos faciais e drenos da área doadora são removidos. Apesar de muitos dos nossos pacientes serem jovens, a morbidade perioperatória é mínima e as queixas são poucas. Em geral, nossos pacientes fazem uma dieta regular e iniciam os analgésicos orais no primeiro dia pós-operatório. Uma aspirina de 325 mg por dia é iniciada na sala de recuperação (administrada retalmente) e continua oralmente por 1 mês. A hidratação intravenosa continua no pós-operatório até que a via oral seja restabelecida. Geralmente, a linha intravenosa é removida no segundo dia pós-operatório.

PRECAUÇÕES

A restauração da simetria facial utilizando transferência de tecido livre representa o estágio mais recente na evolução da microcirurgia facial. Sentimos que nossa abordagem pode ser vista como uma microcirurgia facial estética. Nessas linhas, nós lutamos para melhorar tanto a aparência da área doadora quanto o receptor facial. A cicatriz da área doadora, assim como os retalhos escapulares e paraescapulares, foram inicialmente um problema tanto para o paciente quanto para o cirurgião. Realizamos diversos retalhos baseados nas epigástricas inferiores superficiais, tentando evitar a cicatriz alargada, geralmente hipertrófica, nas costas. O retalho baseado na artéria epigástrica inferior superficial limita a capacidade de incorporar as extensões de tecidos finos, flexíveis, além da largura do desenho da ilha de pele. Portanto, as deformidades sutis relacionadas à linha mediana geralmente observadas com a atrofia hemifacial podem ser resolvidas somente de uma maneira limitada. Por ser a incorporação da fáscia torácica dorsal essencial para um resultado estético facial ótimo, não quisemos abandonar o pedículo vascular circunflexo escapular. Conseqüentemente, nosso desenho do retalho evoluiu para a nossa abordagem corrente com o retalho IMECS. Isso resulta numa cicatriz muito melhorada na área doadora. O uso de técnicas endoscópicas pode melhorar isso ainda mais.

Talvez mais importante do que a cicatriz na área doadora sejam os resultados estéticos faciais otimizados. Novamente, nossa técnica foi refinada com a experiência. Nossa técnica pode ser dividida em quatro componentes: (1) realizar incisão pré-auricular de levantamento do rosto limitada, parando inferiormente no lóbulo da orelha; (2) tratar de todos os aspectos dos problemas de contorno, incluindo deformidades sutis na fronte, periórbita, nariz, lábios, queixo ou orelha deslocada com o retalho; (3) realizar procedimentos auxiliares onde necessário para maximizar o resultado estético final; e (4) obter a harmonia facial em vez da simetria facial absoluta em pacientes cujo globo pode ser retraído secundariamente por perda de volume intra-orbital como resultado de atrofia e cicatriz.

A incisão pré-auricular limitada evita o estigma da cirurgia reconstrutiva facial por eliminar a cicatriz do pescoço que é observada quando as ramificações da artéria carótida

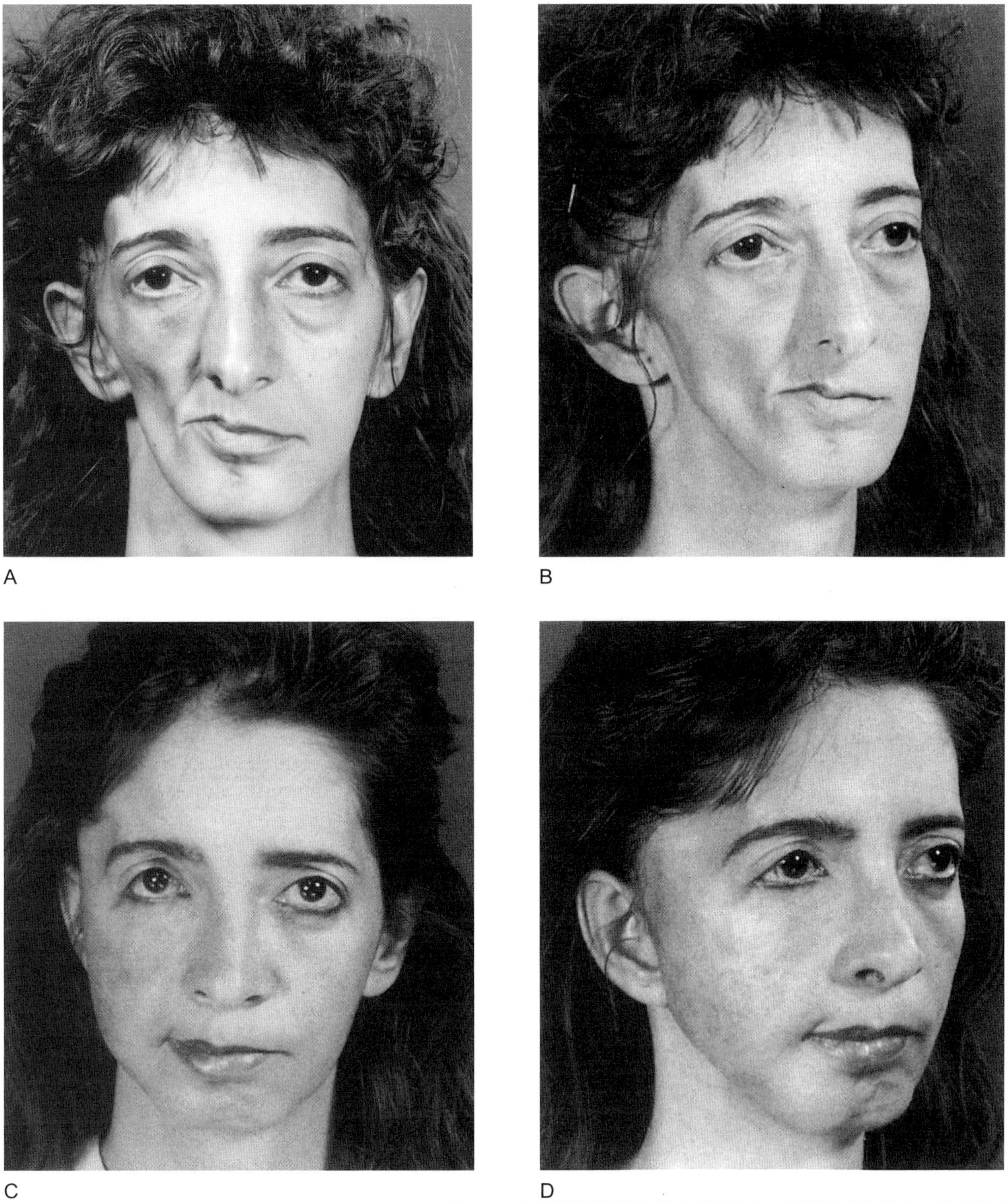

Figura 41-6. Mulher, 36 anos de idade, com atrofia hemifacial do lado direito. A, visão frontal pré-operatória. Note o envolvimento difuso do lado inteiro do rosto. B, visão oblíqua anterior direita pré-operatória. C, visão frontal pós-operatória 1 ano e meio após a transferência de tecido livre. A paciente também se submeteu a diversos procedimentos auxiliares, incluindo ressuspensão facial, blefaroplastias, rinoplastia e otoplastia direita. D, visão oblíqua anterior direita pós-operatória 1 ano e meio após a transferência de tecido livre. *(Reproduzido, com permissão, de: Longaker, MT and Siebert, JW: Microvascular free-flap correction of severe hemifacial atrophy. Plast. Reconstr. Surg. 96:800-809, 1995.)*

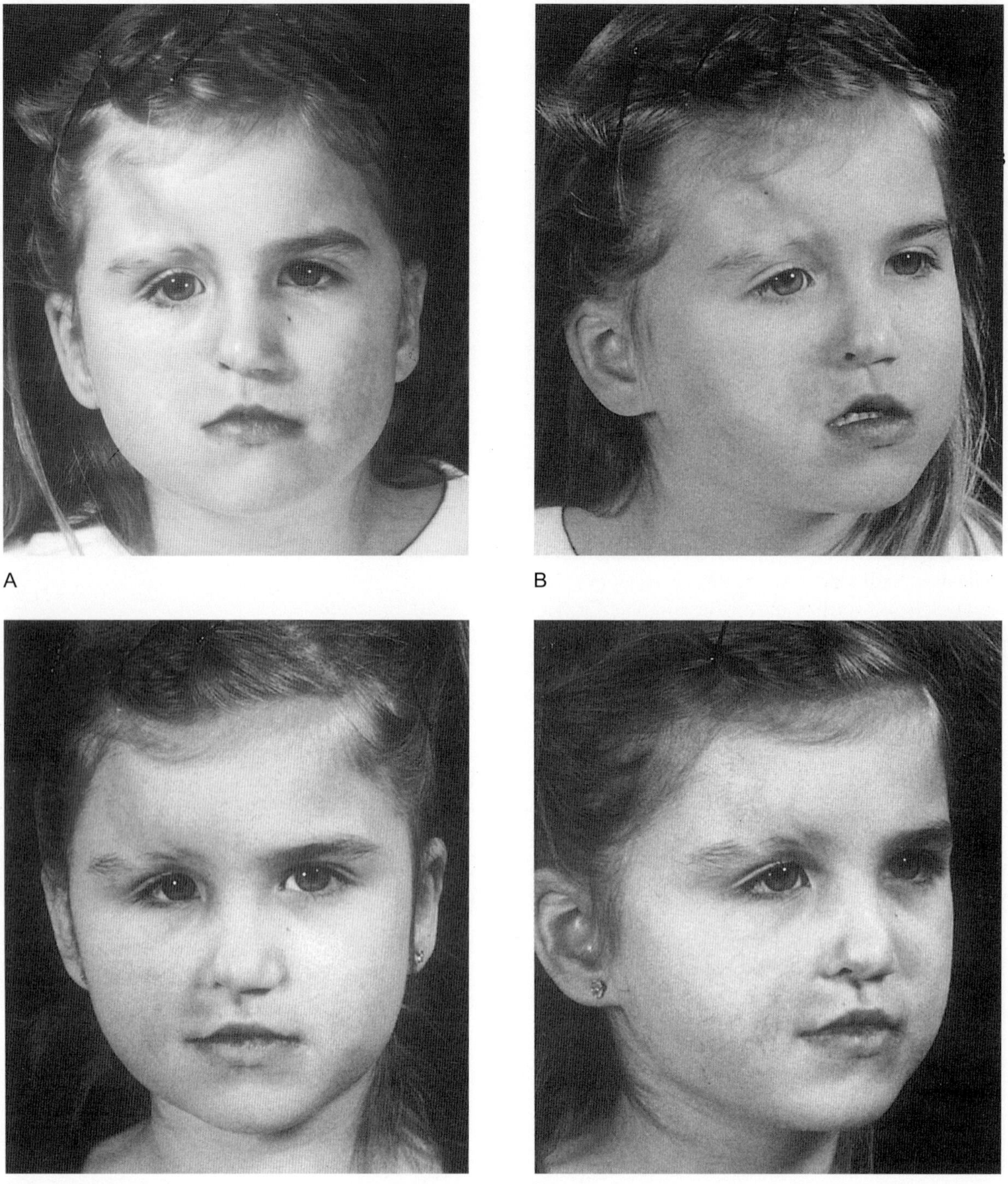

Figura 41-7. Menina, 6 anos de idade, com atrofia segmentar do lado direito, envolvendo lábio superior direito, bochecha, nariz, periórbita e testa. A, visão frontal pré-operatória. B, visão oblíqua anterior direita pré-operatória. C, visão frontal pós-operatória 1 ano após a transferência de tecido livre. *(Reproduzido, com permissão, de: Longaker, MT and Siebert, JW: Microvascular free-flap correction of severe hemifacial atrophy. Plast. Reconstr. Surg. 96:800-809, 1995.)*

externa e veias jugulares são utilizadas como vasos receptores. Através de nossa exposição limitada, a artéria temporal superficial e a veia se tornaram nossos vasos receptores quase que exclusivamente. Obviamente, muitos desses pacientes terão tido procedimentos craniofaciais prévios, e as veias temporais superficiais podem ter sido sacrificadas. Além disso, alguns pacientes apresentam-se com cicatrizes no pescoço que permitem um acesso aos vasos receptores do pescoço para a transferência de tecido livre. Diante de qualquer dessas situações, a incisão do pescoço pode ser utilizada para expor os vasos receptores. Entretanto, quando a artéria temporal superficial é palpável pré-operatoriamente, geralmente utilizamos uma incisão pré-auricular limitada. Esse tem sido o caso de todos com exceção de um de nossos 150 pacientes. Diferentemente dos outros, não encontramos nenhum problema com anastomoses microvasculares nos vasos temporais superficiais ou nos vasos mais profundos dentro da glândula parótida acessíveis através dessa incisão pré-auricular limitada.

Acreditamos que a correção de todos os problemas do contorno facial associados deve ser resolvida na operação inicial. Nossa abordagem utiliza extensões fasciais finas ou gordura e extensões fasciais que possam ser alargadas para corrigir deficiências da fronte, periórbita, bochecha, nariz, lábios, queixo e linha da mandíbula com o mesmo retalho (Figuras 41-6 e 41-7). Adicionalmente, as extensões fasciais finas podem ser postas em camadas para se corrigir as deficiências de tecido mole de espessura variável.

Para obter o melhor resultado reconstrutivo final, nossa técnica tem evoluído. Como resultado de uma avaliação crítica de nossos próprios resultados pós-operatórios, pensamos que o resultado geral foi bom mas poderia ser aperfeiçoado com procedimentos estéticos coadjuvantes. Uma maioria de nossos pacientes se submete a um recontorno mínimo do retalho, geralmente na área do pedículo vascular, de 4 a 6 meses de pós-operatório. Os procedimentos auxiliares, tais como ressuspensão facial, blefaroplastia, cantoplastias, aumento dos lábios e retoques do retalho de tecidos de áreas de excesso relativo para áreas de deficiência relativa, podem ser realizados nesse momento.

A restauração da harmonia facial deve ser o objetivo reconstrutivo global. Isso não significa a simetria facial em todos os casos. Em muitas vezes, o olho é retraído da atrofia intra-orbital ou cicatriz. Se o tecido mole fosse aumentado para ficar simétrico ao lado oposto, então o olho pareceria estar localizado numa caverna.

Leituras Selecionadas

Longaker MT, Flynn A, Siebert JW. Microsurgical correction of bilateral facial contour deformities. *Plast Reconstr Surg* 1996;98:951-957.

Longaker MT, Siebert JW. Microsurgical correction of facial contour in congenital craniofacial malformations: the marriage of hard and soft tissue. *Plast Reconstr Surg* 1996;98:942-950.

Longaker MT, Siebert JW. Microvascular free-flap correction of severa hemifacial atrophy. *Plast Reconstr Surg* 1995;96:800-809.

Siebert JW, Anson G, Longaker MT. Microsurgical correction of facial asymmetry in 60 consecutive cases. *Plast Reconstr Surg* 1996;97:354-363.

Siebert JW, Longaker MT. Microsurgical correction of facial asymmetry in hemifacial microsomia. *Opera Tech Plast Reconstr Surg* 1994;1:93-98.

Siebert JW, Longaker MT, Angrigiani C. The inframammary extended circumflex scapular flap: an aesthetic improvement of the parascapular flap. *Plast Reconstr Surg* 1997;99:70-77.

Parte

VII

Fissuras Craniofaciais

Capítulo

42

Correção da Fenda Labial Unilateral

Ghada Y. Afifi ♦ Robert A. Hardesty

Conforme Millard declarou, devemos concordar, 23 anos depois:

Semper investigans, nunquam perficiens.
Sempre pesquisando, nunca deixando de obter a perfeição.

Apesar da história da cirurgia plástica ter revelado muitas variações das técnicas cirúrgicas para reparar a fenda labial unilateral, o principal método que sobreviveu ao tempo é a técnica de rotação e avanço, primeiramente proposta por Millard, em 1957. A razão para essa popularidade é, provavelmente, a sua eficácia numa grande variedade de fendas labiais unilaterais, apesar de certas modificações poderem ser necessárias, conforme indicado pelas características anatômicas únicas do paciente.

AVALIAÇÃO DO DEFEITO

Deve-se, primeiramente, classificar o defeito da fenda labial antes de se considerar uma técnica cirúrgica para a reconstrução. As principais categorias da fenda labial incluem unilateral ou bilateral, e completo ou incompleto. A presença de uma tira de Simonart, com uma entrada nasal íntegra, deve também ser notada. Antes de planejar e iniciar o reparo, as marcações normais no lado não-fissurado devem ser notadas, juntamente com o reconhecimento do seu deslocamento (Figura 42-1).

1. Base alar alargada, deslocada superiormente.
2. Má orientação columelar, com perda de altura e deslocamento paramediano da base.
3. Pico do arco do cupido deformado e fissurado.
4. Calha do arco do cupido deslocado súpero-lateralmente.
5. Ausência do músculo orbicular da boca na fenda, com incompetência do lábio resultante.
6. Ausência da coluna filtral ipsilateral.
7. Obliteração da linha branca em ambos os lados da fenda.
8. Compressão dos segmentos da fenda labial para a maxila subjacente.

A avaliação do paciente com fenda labial deve incluir uma investigação e classificação completas de todas as outras estruturas potencialmente com fendas, tais como o processo alveolar e o palato. O restante do exame deve ser realizado minuciosamente para determinação de deformidades craniofaciais concomitantes, tais como a retromicrognatia na seqüência de Pierre Robin, bem como qualquer co-morbidade não-craniofacial anormal. Em conjunto então, a deformidade em fenda pode ser considerada uma entidade isolada ou um componente de um complexo sindrômico.

INDICAÇÕES

Todos os pacientes com deformidade em fenda labial devem ser avaliados quanto à correção da fenda, se a deformidade é unilateral ou bilateral, e se é completa ou incompleta. Os objetivos de um reparo de fenda labial incluem: (1) restauração dos defeitos funcionais e anatômicos do músculo orbicular da boca, (2) aumento do crescimento simétrico e do desenvolvimento da maxila e, conseqüentemente, do terço médio da face, e (3) reconstrução de um defeito facial e otimização da auto-imagem psicológica do paciente.

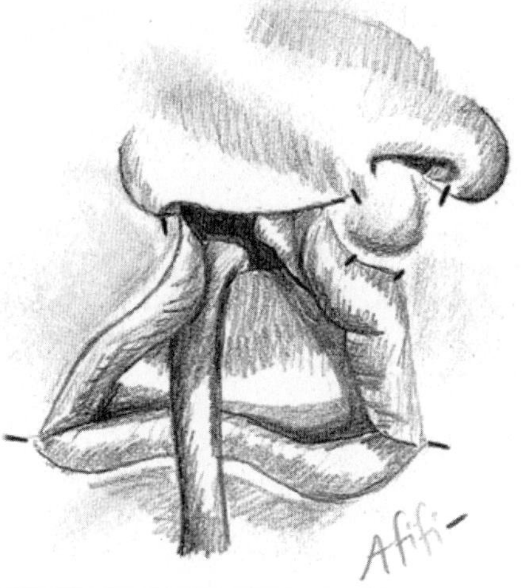

Figura 42-1. Fenda labial unilateral completa. Identificação da marcação.

Os princípios básicos da técnica de Millard são: (1) retornar o tecido normal deslocado à sua posição anatômica natural, conforme ditado pelas marcações dos tecidos moles contralaterais e (2) descartar o mínimo de tecido para melhor uso do que *temos* para criarmos o que *queremos*. A reconstrução inclui o aumento do segmento da fenda labial anormalmente encurtado, verticalmente orientado, com restabelecimento do músculo orbicular da boca interrompido e recriação da altura total do sulco labial. A simetria da base nasal e da ponta é um objetivo, se for anatomicamente possível, dados os defeitos específicos do paciente.

CONTRA-INDICAÇÕES

As contra-indicações ao reparo incluem dois subgrupos de pacientes: (1) aqueles que não necessitam de função de sua unidade nasolabial e (2) aqueles que apresentam um risco proibitivo à anestesia. Certamente, a primeira categoria pode ser controversa: uma criança pode ser neurologicamente comprometida ao ponto de ser alimentada através de um tubo de gastrostomia e é ventilador-dependente, então pode não haver um papel futuro previsto para a unidade da fenda nasolabial. Entretanto, para crianças menos incapacitadas que são cronicamente hospitalizadas, existem implicações para o possível uso futuro da unidade nasolabial para a alimentação, assim como implicações psicológicas para a auto-imagem.

Conseqüentemente, todos os pacientes com fenda labial devem ser encaminhados a uma equipe multidisciplinar para avaliação completa e uma tomada de decisão objetiva com os pais. Todos os candidatos devem ser considerados para o reparo cirúrgico, a menos que outras questões severamente mitigantes predominem, ou que existam contra-indicações, tais como ter nascido com ou adquirido condições co-mórbidas que tornam o reparo cirúrgico ou a anestesia proibitivos. Alguns exemplos incluem pacientes com distúrbios cardiopulmonares severos que não podem se submeter seguramente à anestesia geral. Nesses exemplos, o reparo é postergado até que possa ser realizado com risco aceitável.

TEMPO DO REPARO

A reconstrução da fenda labial isolada ou fenda lábio- palatina é realizada no Hospital da Criança da Universidade de Loma Linda de acordo com o nosso protocolo mostrado na Tabela 42-1, que tem evoluído nos últimos anos. Ocasionalmente, devido às restrições impostas pelo cuidado administrado, não mais obtemos impressões dentárias de rotina ou inserimos placas de moldes para otimizar e acelerar potencialmente a orientação apropriada do segmento maxilar.

Para fendas labiais isoladas, um reparo definitivo é realizado aos 3 meses de idade se o defeito é incompleto ou a distância dos segmentos da fenda labial é pequena. Para aqueles com fendas mais largas, uma adesão da fenda labial é realizada em 6 semanas, com o reparo em um segundo estágio definitivo, realizado aos 6 meses de idade. Esse protocolo confere a vantagem de reposicionar uma pré-maxila protrusa e rotacionada antes do reparo definitivo para se obter um resultado cirúrgico ótimo, livre de tensão. A definição exata das distâncias "grandes" *versus* "pequenas" entre os segmentos do lábio tem sido debatida por diferentes cirurgiões e instituições. Muitos cirurgiões, por exemplo, consideram, arbitrariamente, pequeno qualquer hiato de menos de 1 cm. Basta dizer que uma adesão do lábio é realizada ao arbítrio do cirurgião para (1) realinhar e estreitar o hiato dos segmentos maxilares e (2) simplificar e potencialmente facilitar o reparo definitivo, talvez especialmente para o cirurgião plástico com menos experiência.

CONSIDERAÇÕES PRÉ-OPERATÓRIAS

Todas as crianças são avaliadas por uma equipe multidisciplinar craniofacial antes da cirurgia. Os fatores relacionados ao paciente, tais como possíveis, diagnósticos co-mórbidos, estado das vias respiratórias e nível de hemoglobina, são revistos pré-operatoriamente e podem alterar a ocasião do reparo.

Pré-operatoriamente, o sangue é direcionado para uma contagem celular basal completa (CBC), tempo de protrombina (PT) e tempo de tromboplastina parcial (PTT) ditado pelo histórico de sangramento. O tipo sangüíneo e a prova cruzada não são rotineiramente obtidos, a menos que sejam necessários por condições co-mórbidas particulares.

TABELA 42-1. PROTOCOLO DA EQUIPE DE CRANIOFACIAL DA UNIVERSIDADE DE LOMA LINDA PARA A FENDA LABIAL E DO PALATO

Idade	***Tipo de fenda***			
	Fissura primária isolada		*Fenda primária e secundária do palato*	*Fenda secundária isolada*
	Lábio incompleto Microforme	*Palato primário Lábio completo*		
Nascimento	Avaliação da equipe multidisciplinar craniofacial completa ---→			
6 semanas		Adesão do lábio	Adesão do lábio (raramente: placas de molde passivo)	
3 meses	Reparo do lábio			
6 meses		Reparo do lábio	Reparo do lábio, impressões dentais	
1 ano			Reparo do palato ---→	
			Impressões dentais ---→	
	Avaliação da equipe multidisciplinar craniofacial completa ---→			
2 anos	Avaliação da equipe multidisciplinar craniofacial anualmente ---→			
3 anos			Avaliação anual da função velofaríngea	
			Conduta secundária da incompetência velofaríngea	
5-7 anos	←---- Aplicação de enxerto ósseo alveolar para a fenda primária ----→			
13-18 anos	← Rinoplastia com ou sem cirurgia ortognática conforme necessário →			

PREPARO INTRA-OPERATÓRIO

Anestesia Geral

Anestesia geral orotraqueal é administrada através de um tubo endotraqueal de tamanho apropriado posicionado e seguro na linha mediana do queixo; um tubo oral pode otimizar a visualização. O tubo deve ser confortavelmente seguro de forma que nenhuma tensão seja exercida nos tecidos moles, o que poderia potencialmente causar uma distorção do lábio.

Na nossa instituição, a máscara laríngea flexível para as vias aéreas (fLMA) foi introduzida e está sendo comparada à intubação endotraqueal tradicional, apesar de o diâmetro da fLMA ser relativamente grande na criança pequena. A máscara laríngea localiza-se na hipofaringe para protegê-la das secreções das vias aéreas superiores, sangue e debridamento cirúrgico. A porção do tubo flexível envolto no fio é estabilizada na linha mediana do queixo, como no tubo de Rae oral. A fLMA é defendida pelos nossos colegas anestesiologistas como uma excelente via aérea durante o reparo da fenda labial, mais do que nas fendas do palato, em que se pode obstruir a visualização do campo cirúrgico. Outras vantagens potenciais incluem a inserção simples (laringoscópio não é necessário), ausência de trauma às cordas vocais ou à traquéia, e um tubo respiratório de resistência baixa, relativamente calibroso. As desvantagens incluem possível protrusão anterior sem o componente flexível e o risco de regurgitação gástrica e aspiração em pacientes sem jejum (o que impediria o reparo). Os estudos ainda estão em curso na nossa instituição.

Antibióticos Profiláticos

Apesar da maioria das instituições administrar rotineiramente uma cefalosporina de primeira geração, tal como a cefazolina (Kefazol), nossa instituição na verdade não percebeu nenhuma diferença na taxa de infecção quando nenhum antibiótico foi administrado ao paciente saudável. Os grupos de estudo comparados foram aqueles que se submeteram ao reparo de 1983 a 1990, que receberam antibióticos profiláticos e aqueles que se submeteram ao reparo após 1990 e que não receberam antibióticos. Entretanto, os antibióticos apropriados são administrados em pacientes com certas condições, por exemplo, aqueles com doença cardíaca ou aqueles com dispositivos protéticos.

Posicionamento do Paciente

Após a intubação do paciente pela equipe de anestesia, a mesa é rotacionada em 180 graus (Figura 42-2). O paciente é posicionado na orientação reclinado com o topo da cabeça no mesmo nível da extremidade da mesa da sala de operação. Um coxim pode ser posicionado abaixo da escápula para neutralizar as características faciais na orientação horizontal para a visualização pelo cirurgião. Isso é geralmente favorecido mantendo-se a cabeça do paciente na posição neutra por meio de uma compressa circunferencialmente enrolada ou uma "rosca" pediátrica.

Preparamos então rapidamente o campo, depois cuidadosamente ocluímos as pálpebras, e mobilizamos o paciente, utilizando um campo cirúrgico para a cabeça. Quaisquer fixadores de campo utilizados são cobertos pelo último

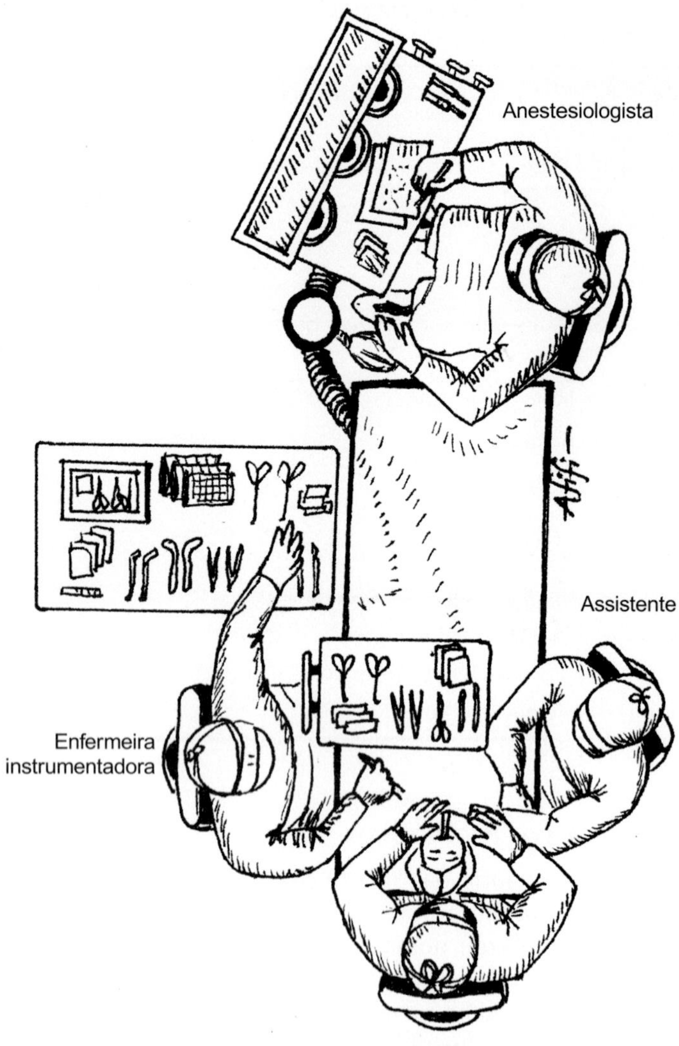

Figura 42-2. Disposição na sala de operação. *(Modificado de Smith HW.* The Atlas of Cleft Lip and Left Palate Surgery. *Grune & Stratton, 1983:147.)*

campo cirúrgico de papel, com adesivo por cima para evitar o emaranhamento da sutura durante o procedimento.

Preparo da Sala de Operação e Instrumentação

Durante a operação, o cirurgião senta-se à cabeceira da mesa, olhando para baixo com o rosto e boca do paciente invertidos, enquanto o assistente senta-se em qualquer lado do campo cirúrgico. A instrumentadora senta-se ao lado do cirurgião, oposto ao anestesista, com uma mesa de Mayo contendo os instrumentais mais uitlizados sobre a mesa de operação e os instrumentais menos utilizados na mesa de trás. A instrumentação nos reparos da fenda labial na nossa instituição é demostrada na Figura 42-3. O arranjo é completo para acomodar os instrumentais preferidos de cada cirurgião.

Marcações no Paciente

Pelo fato de que cada milímetro de tecido deve ser corretamente alinhado, a marcação dos limites para um reparo de fenda labial deve ser realizada antes da aplicação da anestesia local para evitar distorções do tecido e uma possível distensão, o que poderia causar um reparo inexato.

Os seguintes pontos críticos são cuidadosamente marcados (Figura 42-4):

- *Ponto 1*: Linha mediana do arco do cupido.
- *Ponto 2*: Pico do arco do cupido sem fenda.
- *Ponto 3*: Pico do arco do cupido planejado do lado com fenda (igual à distância do ponto 1 ao 2).
- *Ponto 4*: Um local cerca de 1 mm, superior à linha mediana da base da columela.
- *Ponto 5*: Lado da base alar sem fenda.
- *Ponto 6*: Lado da base alar com fenda.
- *Ponto 7*: Opcional (utilizado para estudo de longo prazo): comissura oral do lado sem fenda.
- *Ponto 8*: Opcional (utilizado para estudo de longo prazo): comissura oral do lado com a fenda labial.
- *Ponto 9*: Pico do arco do cupido antecipado no lado lateral da fenda, onde a linha branca está bem desenvolvida (medido do ponto 6 e igual à distância 5 a 2).

Antes da administração da anestesia local, a marcação dos pontos críticos é realizada com azul de metileno ou verde brilhante com a ponta de um chumaço de algodão ou cotonete quebrado ou desbastado para melhorar a precisão. A marcação também pode incluir as incisões verticalmente curvilíneas antecipadas do vermelhão em ambos os lados da fenda labial, que se origina dos pontos 3 e 9. Os locais em imagem espelhada desses pontos na mucosa lingual são marcados e estendidos lateralmente, antecipando-se a liberação da aderência dos tecidos moles labiais dos complexos maxilares subjacentes (Figura 42-5).

Anestesia Local

A infiltração dos tecidos é realizada com partes iguais de uma solução a 2% de lidocaína com epinefrina 1:100.000 e uma solução a 0,5% de bupivacaína (Marcaína) com epinefrina 1:100.000, o que resulta numa solução a 1% de lidocaína e 0,25% de bupivacaína. Conseqüentemente, as misturas são para analgesia intra-operatória e pós-operatória, respectivamente, bem como para a vasoconstrição (resultado da epinefrina) para minimizar a perda sangüínea. É importante infiltrar toda área que será operada e uma margem de tecido circundante para prevenir o sangramento. Isso inclui a superfície anterior dos segmentos maxilares antes de sua dissecção subseqüente para a mobilização anterior e medial das unidades labiais.

Deixa-se passar um período de 7 minutos para proporcionar um efeito vasoconstritor máximo. A dose máxima de

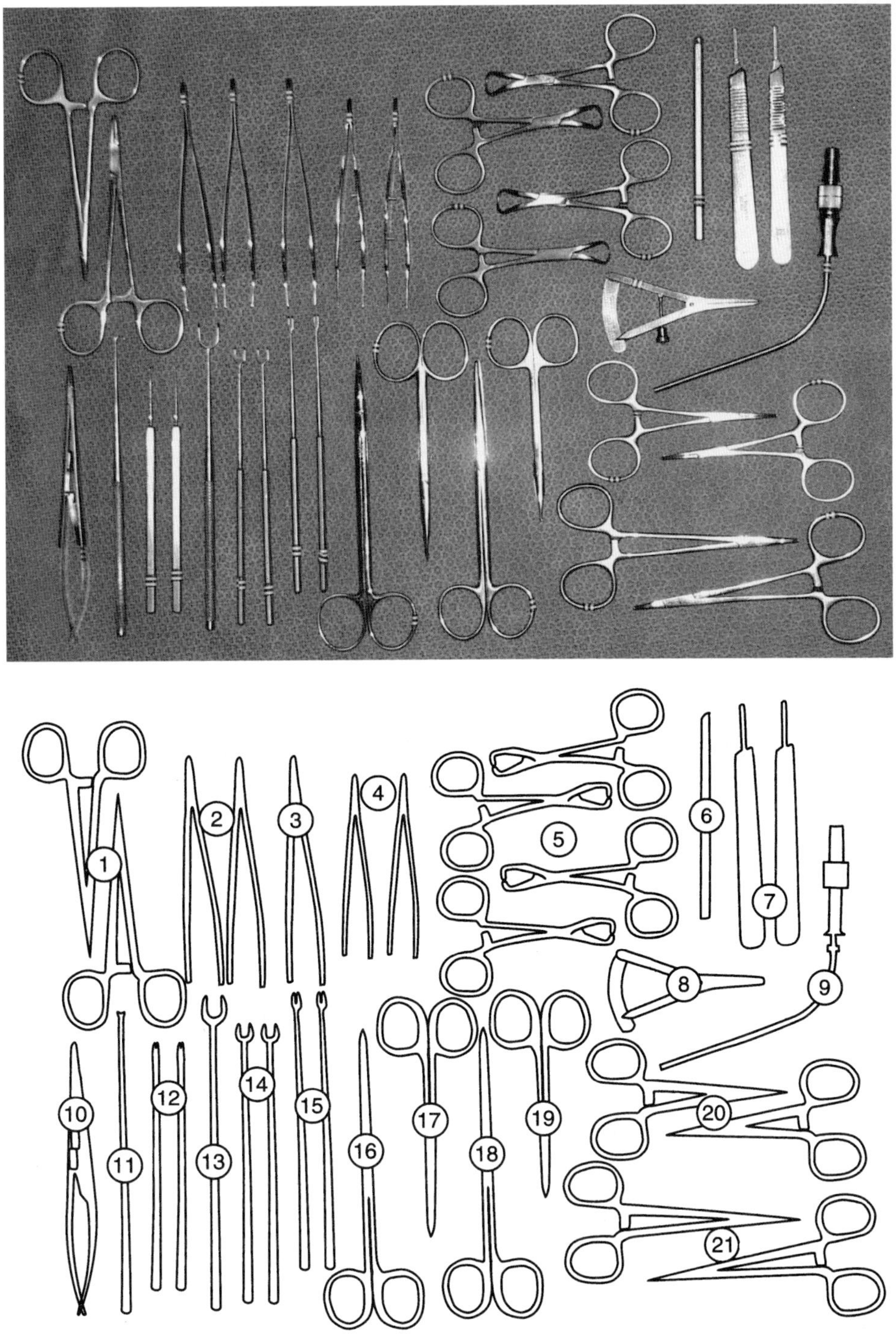

Figura 42-3. Instrumentação de reparo da fenda labial. (1) Dois porta-agulhas de Webster; (2) duas pinças de dente Adson; (3) pinças de Adson delicadas; (4) duas pinças de 0,5 mm; (5) quatro clipes de campo afiados (Backhaus); (6) lâmina manual do tipo "castos"; (7) dois cabos de bisturi nº 3; (8) compasso; (9) ponta de sucção francesa; (10) porta-agulha de Castroviejo; (11) gancho longo simples de pele; (12) dois ganchos simples de pele; (13) gancho duplo largo para a pele; (14) dois pequenos ganchos para pele; (15) dois pequenos ganchos estreitos para a pele; (16) tesoura de tenotomia grande curva; (17) tesouras de tenotomia retas curtas; (18) tesouras de sutura; (19) tesouras de tenotomia curvas curtas; (20) duas pinças-mosquito curvas; (21) duas pinças kelly curvas.

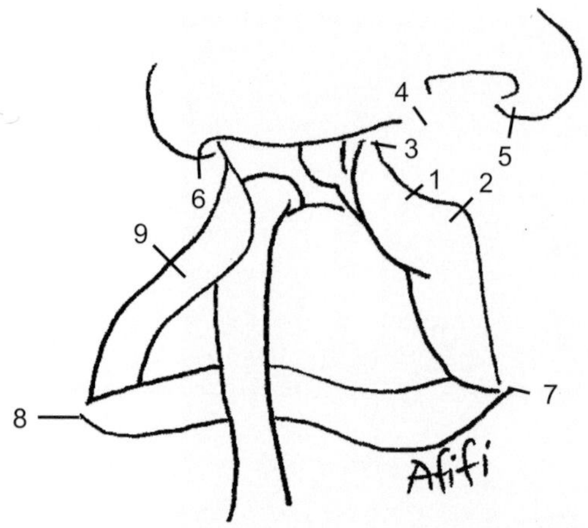

Figura 42-4. Identificação das marcações anatômicas na superfície da pele. O símbolo indica o lado da fenda.

Ponto

1 LP: Ponto baixo do arco do cupido
2 HP: Ponto alto do arco do cupido
3 HP': HP derivado para o lado da fenda = distância 1-2
4 CC: Columela central
5 AB: Base alar
6 AB': Base alar
7 Com: Comissura oral (opcional; utilizada para medição para estudo futuro)
8 Com': Comissura oral (opcional; utilizada para medição para estudo futuro)
9 L HP': HP antecipado da fenda labial lateral na linha branca (derivado de modo que a distância 5-2 = distância 6-9)

lidocaína com epinefrina é de 7 mg/kg (4 mg/kg sem epinefrina). Durante esse tempo, qualquer revisão necessária do procedimento ou a instrumentação seqüencial podem ser feitas com os assistentes e a equipe de enfermagem.

TÉCNICA OPERATÓRIA

Adesão da Fenda Labial

Uma adesão de fenda labial é considerada para cada paciente com fenda labial unilateral completa ou bilateral, que não pode ser reparada livre de tensão num procedimento de apenas um estágio. A largura anatômica exata dos segmentos da fenda labial que indica a necessidade de um procedimento em dois estágios nunca foi determinada. A decisão fica com a visão primária do cirurgião do caso individual.

Como os resultados foram considerados superiores, a abordagem em dois estágios é utilizada na Universidade de Loma Linda numa proporção significativa de pacientes com fenda labial completa unilateral ou bilateral, com poucas exceções (ver Tabela 42-1). Acredita-se que a adesão do lábio, geralmente realizada com 6 semanas de idade ou logo após, promova o alinhamento apropriado dos segmentos maxilares (placas de moldes passivos não são mais utilizadas devido à recusa de cobertura das empresas de seguro saúde). Também, acredita-se que o reparo definitivo do lábio tenha uma preservação maior da simetria da marcação pós-operatoriamente, porque é necessário menos tensão, do que num reparo de apenas um estágio para uma fenda

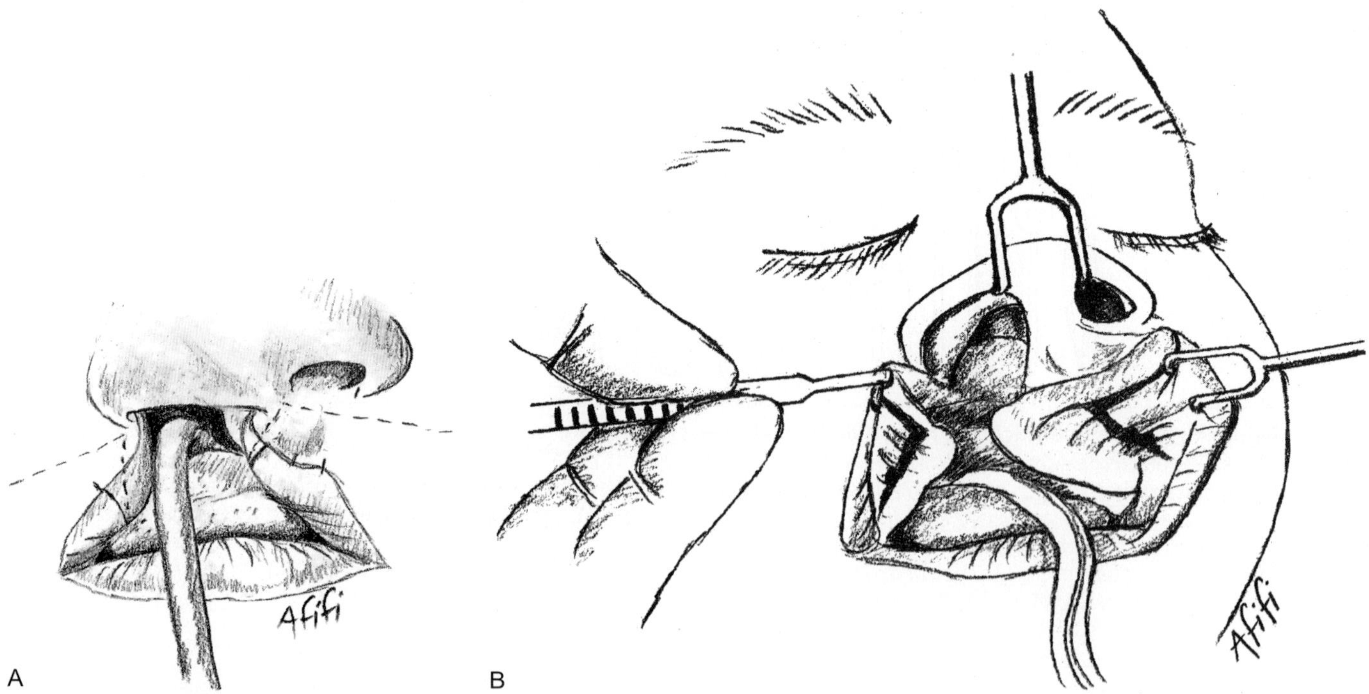

Figura 42-5. Marcações do vermelhão e da mucosa. A, as linhas tracejadas indicam as incisões futuras nos lados posteriores da mucosa. B, incisões realizadas nos lados da mucosa com incisões posteriores laterais para liberar os segmentos do lábio para eventual mobilização medial.

labial completa. Entretanto, é necessário reconhecer que a definição de um procedimento de adesão do lábio pode variar com a instituição. Incluímos a mobilização completa do segmento do lábio lateral através de uma dissecção maxilar supraperiosteal com a aposição dos tecidos moles dos segmentos do lábio medial lateral.

Retraindo a ponta nasal para cima e o segmento da fenda labial lateral para fora, a válvula nasal interna ipsilateral, ou extremidade da cartilagem alar, é primeiramente marcada desde a parte distal do domo para baixo da base do segmento do lábio, próximo ao componente maxilar (Figura 42-6). Essa marcação é então estendida ântero-inferiormente para o segmento do lábio lateral para a junção do vermelhão; todas as marcações estão dentro da mucosa. Um retalho triangular é então delineado retornando o desenho da marcação de volta para o segmento maxilar, alguns milímetros próximos ao sulco lingual-gengival, então desenhando um backcut posteriormente. A borda lateral do backcut previsto deve ser visualmente confirmada como sendo proximal ao orifício do ducto parotídeo. O retalho projetado é então moldado em L, ou "lateral", e conseqüentemente é assim chamado.

A incisão é então realizada como marcado acima (Figura 42-7). Toma-se cuidado para aumentar suavemente a espessura do retalho em L na sua base para evitar a amputação inadvertida. Depois que o backcut é realizado, com a ponta lateral anterior ao orifício do ducto parotídeo, uma dissecção supraperiosteal é realizada para liberar toda a amarração dos segmentos do lábio, lateral ao processo maxilar subjacente. O polegar ou outro dedo do cirurgião deve ser mantido gentilmente no canal infra-orbital para evitar uma dissecção superficial e um possível dano iatrogênico ao globo ocular ou nervo.

Uma vez que o segmento do lábio lateral tenha sido livremente mobilizado e justaposto à região prolabial sem tensão, interrompe-se a dissecção adicional. O retalho em L é rodado e inserido na incisão da válvula nasal interna já criada (Figura 42-8), utilizando sutura de Vicryl 5-0 interrompida. A atenção é então direcionada para o prolábio. Bem dentro da região da mucosa ao longo do futuro local necessário do ponto alto do cupido ipsilateral, um retalho em "M" é desenhado no segmento medial da fenda (Figura 42-9). Os folhetos do retalho são então virados para fora da base prolabial, como páginas de livro (Figura 42-10).

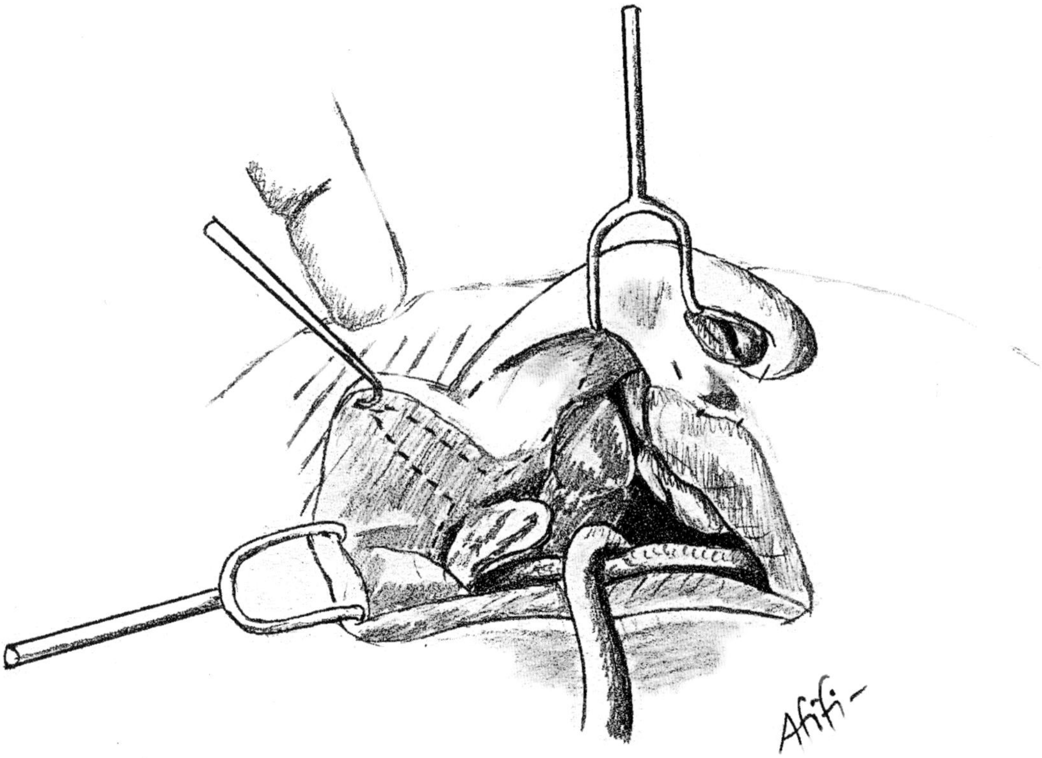

Figura 42-6. Adesão da fenda labial. Marcações da incisão. O desenho do retalho em "L" é feito juntamente com a válvula nasal interna, na direção do segmento do lábio lateral, então para trás, superior e paralelo ao segmento maxilar lateral. A área hachurada obliquamente indica o descolamento supraperiosteal do segmento maxilar ipsilateral inferior, liberando assim a amarração do segmento do lábio lateral para a mobilização medial. O dedo do cirurgião está no nervo alveolar inferior para proteção e reforço da região superior da dissecção.

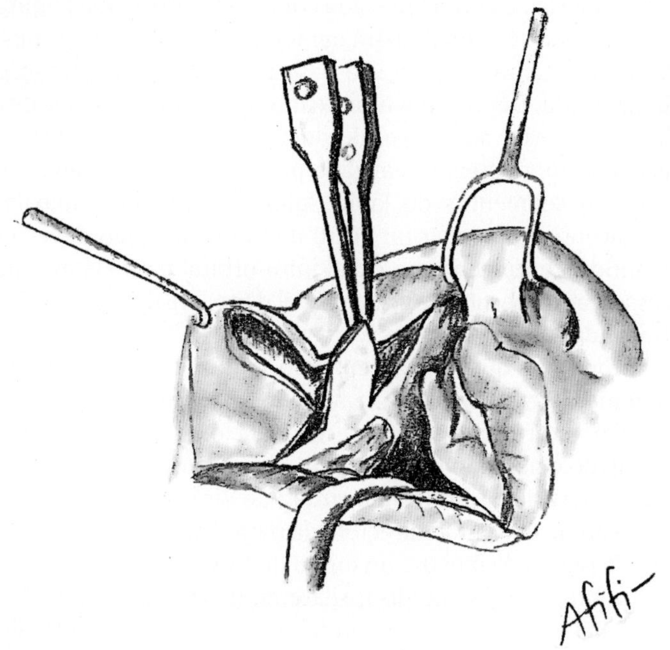

Figura 42-7. Adesão da fenda labial. Elevação e rotação do retalho em L.

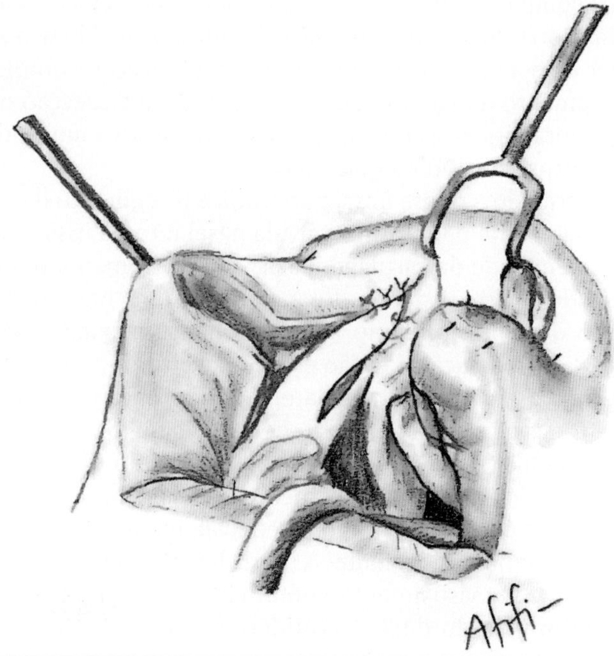

Figura 42-8. Adesão da fenda labial. Inserção do retalho em L.

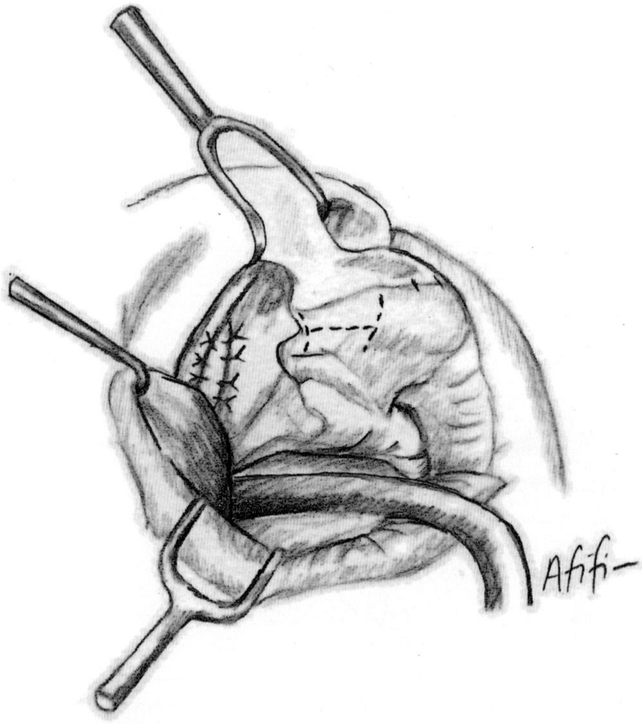

Figura 42-9. Adesão da fenda labial. Desenho do lábio medial. O retalho em "M" prolabial (linhas tracejadas) enfatizou bem as marcações laterais do futuro reparo definitivo.

Mobilizando o segmento lateral do lábio medialmente para encontrar o segmento medial, as três camadas são então reconstruídas (Figuras 42-10 e 42-11):

1. Camada mucosa interna (A até A'), com suturas de Vicryl 4-0 ou 5-0 invertidas interrompidas.
2. Músculo orbicular da boca mal posicionado: duas suturas contínuas horizontais sobrepostas.
3. Camada mucosa externa (B a B') com sutura de absorção rápida 5-0 simples interrompida (Figura 42-12).

A bacitracina é aplicada na ferida, e o cuidado pós-operatório do paciente é análogo àquele após o reparo definitivo do lábio (através de sutura não absorvivel).

Reparo Definitivo de Fenda Labial

Um reparo definitivo do lábio em um ou dois estágios é realizado em pacientes com fenda labial incompleta, naqueles com pequeno hiato interposto entre os segmentos do lábio e naqueles que se submeteram previamente a um procedimento inicial de adesão do lábio. O reparo é realizado entre 3 e 6 meses de idade como previamente indicado (Tabela 42-1).

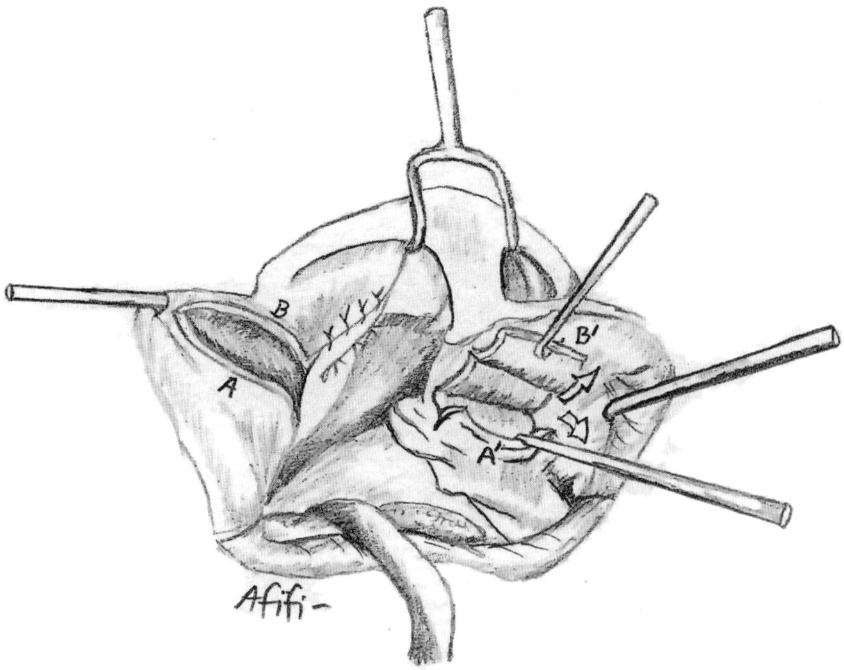

Figura 42-10. Adesão da fenda labial. Elevação dos folhetos do retalho em M. O fechamento em três camadas é realizado com as camadas internas da mucosa (A a A'), média muscular (através de duas suturas contínuas horizontais sobrepostas) e vermelhão da mucosa externa (B a B').

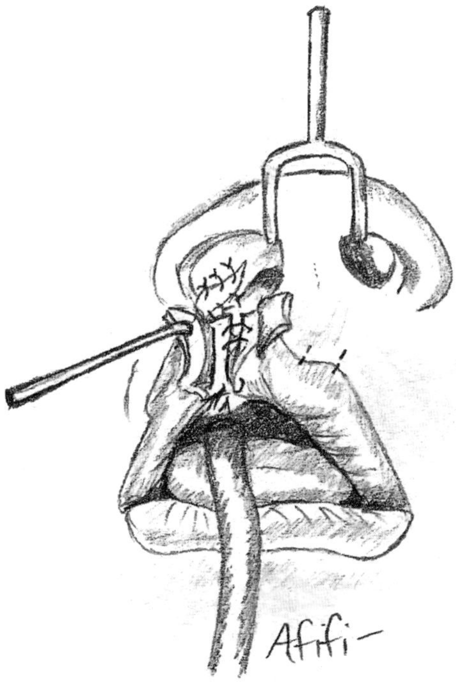

Figura 42-11. Adesão da fenda labial. Fechamento da camada da mucosa posterior, seguido pela aproximação das camadas musculares através de suturas contínuas horizontais.

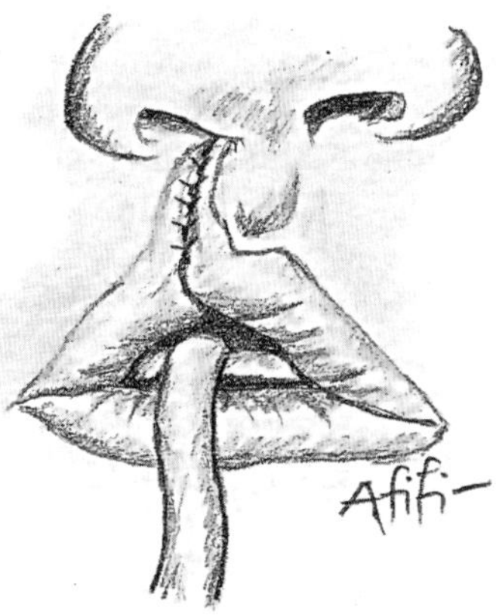

Figura 42-12. Adesão da fenda labial. O fechamento da camada final, da mucosa externa e do vermelhão.

TABELA 42-2. MEDIDAS REGISTRADAS ANTES DO REPARO DEFINITIVO DA FENDA LABIAL UNILATERAL

*Distância**	*Lado sem fenda*	*Lado com fenda*
HP a LP	1-2	Determina ponto 3 tal como 1-2 = 1-3
HP a AB	2-5	Determina ponto 9 tal como 5-2 = 6-9
CC a AB	4-5	Como o lado da fenda 4-6 torna-se maior, a diferença entre ambos determina o excesso horizontal da base nasal. Objetivo cirúrgico: 4-5 = 4-6 após o reparo
CC a HP	4-2	Como o lado da fenda 4-3 torna-se menor, a diferença entre ambos reflete a deficiência vertical da fenda labial medial. Objetivo cirúrgico = 4-2 = 4-3 após o reparo
HP a Com	2-7	Resultados 9-8 da identificação do ponto 9 como acima. Não utilizado para reparo, já que essa distância aumentará (registradas para uma investigação de longo prazo posteriormente)

*Ver Figura 42-4 para uma explicação da abreviação dos pontos de referência da marcação.

Para medir a disparidade de tecido envolvida, identificar a discordância do comprimento vertical e horizontal e então reconstruir a deformidade labial unilateral o mais preciso e objetivamente possível, medimos certas distâncias antes de fazer qualquer incisão. As marcações são identificadas como aquelas delineadas na Figura 42-4. As marcações obtidas, demonstradas na Tabela 42-2, são registradas pelo cirurgião assistente de forma que durante e após o reparo as mesmas marcações sejam recriadas para o lado da fenda conforme as existentes no lado sem a fenda. Apesar de ser mais fácil de gravar mentalmente essas medidas como refletindo as deficiências verticais e horizontais dos segmentos da fenda labial, o objetivo é reconstruir a fenda numa maneira tridimensional.

Depois da marcação apropriada de todos os pontos e medidas, as linhas de incisão são desenhadas. As marcações críticas, tais como pontos 3 e 9, que são os pontos mediais e laterais da junção da transição vermelhão linha branca que devem ser unidos, podem ser tatuadas na pele. Isso é realizado com uma agulha calibre 25 mergulhada em verde brilhante e colocada na derme exatamente nos pontos, ou 1 mm de cada lado, de forma que a lâmina de bisturi realize a incisão precisamente ao meio.

A injeção da anestesia local é então realizada. Os pontos críticos já estão marcados, então deve haver um perigo mínimo de distorção do tecido por causa da infiltração, que interfere no posicionamento das incisões.

Um gancho de pele duplo largo é posicionado no nariz, em ambos os lados da columela, para retrair gentilmente a ponta nasal do campo cirúrgico e melhorar a visualização.

Realiza-se uma incisão do ponto 3 para o 4, curvando em direção à fissura para aumentar o comprimento, e então para baixo ao redor do vermelhão para o ponto (3') em espelho da mucosa (Figura 42-13). No lado da mucosa, a incisão é estendida superiormente para o ponto de espelho da mucosa 4', então lateralmente para longe da fissura como uma incisão relaxadora logo acima do sulco lingual-gengival para liberar a unidade labial do segmento maxilar subjacente (Figura 42-14).

A incisão é realizada com uma lâmina nº 67 na pele do lábio superior para melhorar a precisão e com uma lâmina nº 11 no vermelhão e base alar. As extremidades da lâmina são viradas para aumentar os tecidos moles dentro dos re-

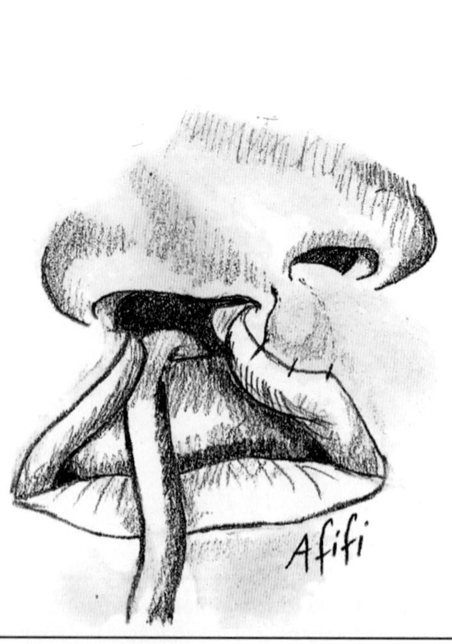

Figura 42-13. Reparo do lábio. Incisão medial da pele.

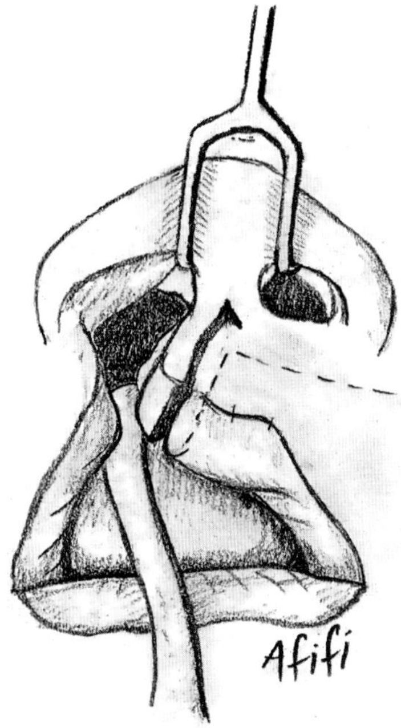

Figura 42-14. Reparo do lábio. A incisão da mucosa é delineada pela linha tracejada, que começa da incisão do vermelhão.

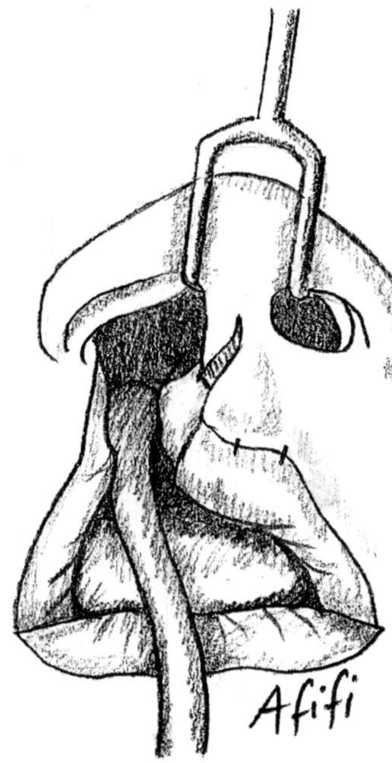

Figura 42-15. Reparo do lábio. Retalho C, ou columelar.

talhos dos segmentos mediais do lábio. O *backcut* da mucosa é estendido na linha mediana do segmento maxilar, estendendo-se em aproximadamente 2 cm, de forma que o segmento labial é mobilizado do processo maxilar subjacente. Obviamente, a incisão deve ser bem medial ao orifício do ducto parotídeo, o limite lateral para esse *backcut* da mucosa.

A pele e as incisões mucosas no aspecto medial do lábio fissurado devem, conseqüentemente, liberar completamente esse segmento medial do tecido da margem medial fissurado em deformidades completas ou do excesso de ponte de tecido em defeitos incompletos. A porção branca, ou não-vermelhão, da base columelar do lado da fenda pode então ser designada como o *retalho columelar ou C*, que aumentará e endireitará a columela (Figura 42-15). O segmento do lábio lateral será posicionado no ápice do retalho C, e uma pequena interdigitação pode ser utilizada conforme o necessário em direção à extremidade do reparo.

Com o assistente retraindo gentilmente a fenda labial medial caudalmente, um *backcut* do ponto 4 inferiormente, para baixo da coluna filtral normal pode ser realizado cuidadosamente até que a unidade labial esteja numa posição horizontal livre de tensão e "neutra", com o ponto 3 no mesmo plano horizontal que o ponto 2. Conseqüentemente, a rotação caudal do segmento do lábio medial permitirá a correção do encurtamento vertical do lábio (Figura 42-16).

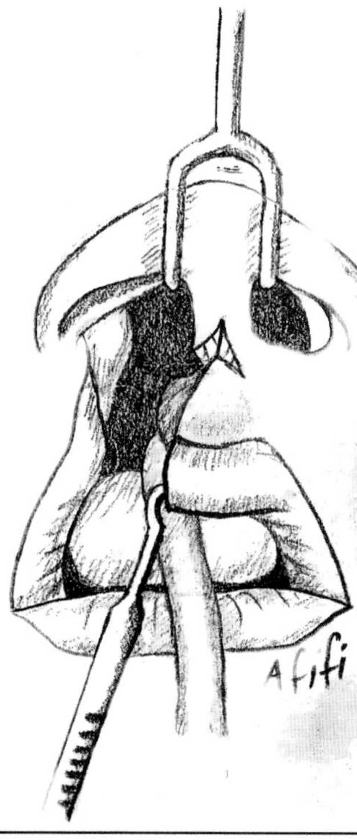

Figura 42-16. Reparo do lábio. Rotação caudal do segmento do lábio medial, *backcut* conforme necessário.

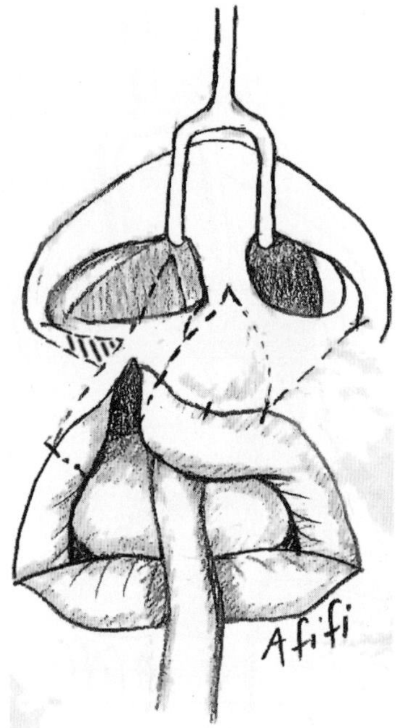

Figura 42-17. Reparo do lábio. Excisão do triângulo vertical para a base nasal estreita na fenda labial incompleta (o segmento hachurado é o triângulo da base alar, que pode ser excisado se o comprimento do lábio lateral for excessivo).

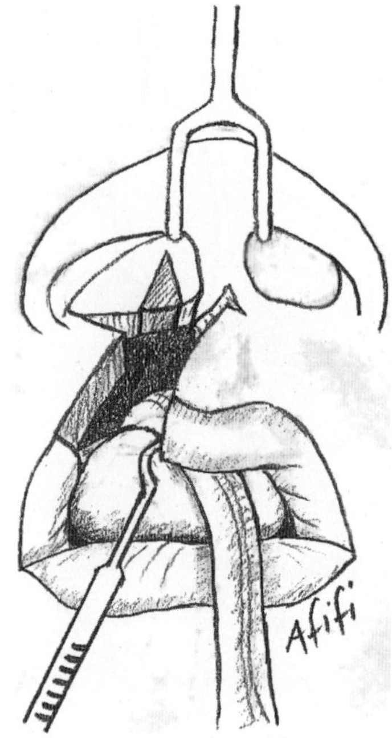

Figura 42-18. Reparo do lábio. Incisão da mucosa lateral na fenda labial incompleta.

Um fio maleável pode ser utilizado para medir a distância entre uma incisão posterior de 3 a 4, para confirmar que a distância 4 a 9 é suficientemente longa. Se essa distância for muito pequena, o ponto 9 necessita de ser remarcado lateralmente para se obter esse comprimento necessário, de forma que o reparo não fique pequeno. A espessura do excesso de base nasal do lado da fenda é então percebida revendo-se as distâncias anotadas na Tabela 42-2. Um triângulo vertical é desenhado lateral ao retalho em C, com a base medindo o mesmo que a espessura em excesso a ser removida, de forma que a espessura da base nasal da fenda seja igual à espessura da base nasal sem a fenda (Figura 42-17). Esse triângulo é excisado, com a incisão horizontal localizada no mesmo plano horizontal da base nasal normal para melhorar a simetria. Se o comprimento do lábio lateral for excessivo, um triângulo pode ser excisado inferior à base alar do lado da fenda para diminuir esse segmento.

Presumindo-se que a circunstância usual de que a distância 4 a 9 é excessiva nesse ponto, uma incisão de espessura total através da espessura inteira do lábio superior e seu ápice na base columelar, com incisão posterior apropriada, cria um segmento livre, não-amarrado (Figura 42-18).

A atenção é então direcionada para o aspecto lateral da deformidade da fenda. Em deformidades incompletas da fenda labial, realiza-se uma incisão do ponto 4 ao ponto 9 em espessura total através do lábio (Figura 42-18). Essa incisão é estendida ao redor do vermelhão do ponto 9 para a imagem 9' da mucosa lingual. No lado da mucosa, a incisão continua como uma incisão posterior estendendo-se lateralmente para fora da fissura, logo acima do sulco lingual-gengival (Figura 42-19). Dissecando-se posteriormente o segmento do lábio lateral do processo maxilar subjacente no plano supraperiosteal, a unidade labial lateral é liberada de forma que seja possível encontrar com seu correspondente medial após a mobilização. Novamente, o orifício do ducto parotídeo ipsilateral é o limite da marcação lateral. A unidade labial do lado da fenda lateral é agora liberada da base nasal e maxila subjacentes.

Nos defeitos de fenda labial unilateral *completa*, essa incisão do segmento do lábio lateral é realizada na porção branca do lábio, medial ao ponto 6, estendendo-se ao ponto 9, de tal forma que a distância de 2 a 5 e da incisão seja o

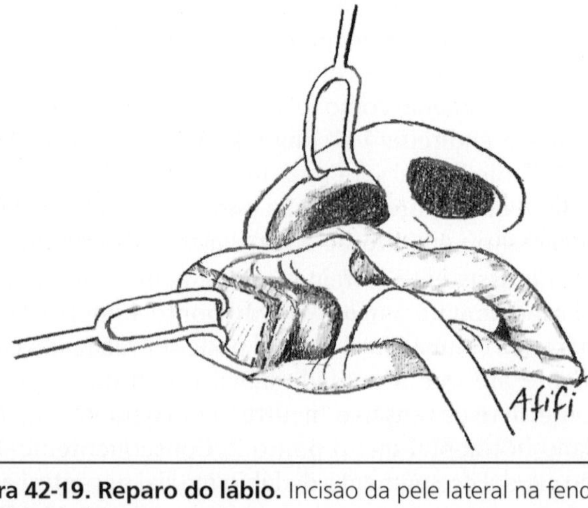

Figura 42-19. Reparo do lábio. Incisão da pele lateral na fenda labial incompleta.

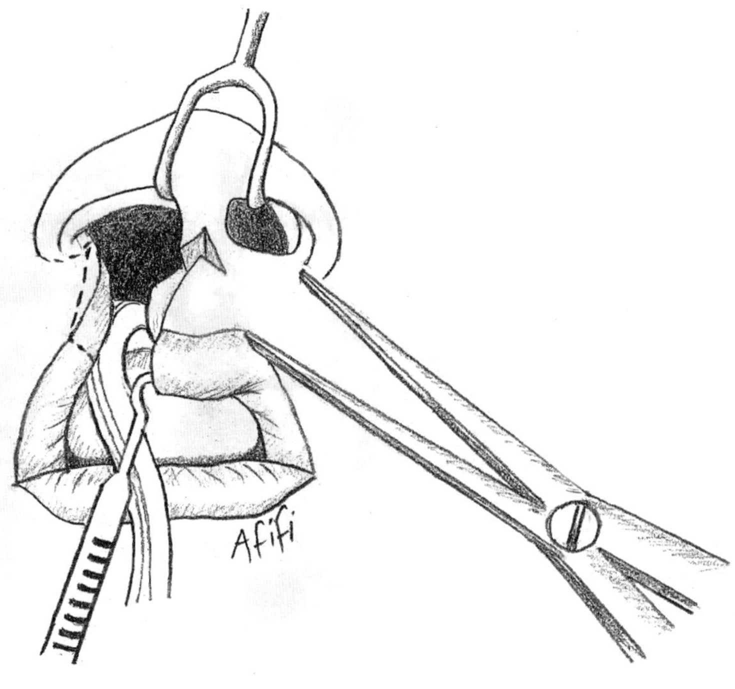

Figura 42-20. Reparo do lábio. Incisão da pele lateral na fenda labial completa.

mais medial possível para evitar qualquer incisão posterior da base alar desnecessário (Figura 42-20). Similarmente, como descrito na técnica para defeitos incompletos, a incisão é curvada ao redor da junção do vermelhão e espelhada no lado da mucosa. Uma incisão posterior é realizada lateralmente, logo acima do sulco lingual-labial, para dissecar supraperiostealmente o segmento do lábio lateral para mobilização medial.

A superfície anterior e, em uma maneira mais conservadora, a superfície posterior do músculo orbicular da boca devem ser liberadas da derme suprajacente e das camadas mucosas subjacentes, respectivamente. Toma-se o cuidado de manter os ligamentos orbiculares à borda do vermelhão para preservar a totalidade do lábio. As fibras são reorientadas de sua orientação verticalmente oblíqua nas bases alares para a orientação transversa normal (Figura 42-21).

Nesse intervalo, seja reparando uma deformidade completa ou incompleta, os segmentos do lábio tanto mediais quanto laterais devem estar livremente móveis, de forma que a mobilização, que deve ser ensaiada manualmente, resulte num fechamento futuro, livre de tensão. À medida que o segmento do lábio medial é rodado caudalmente, o segmento do lábio lateral será capaz de avançar medialmente em direção ao seu ápice, daí a técnica *rotação-avanço* popularizada originalmente por Millard.

O retalho em C pode ser primeiramente suturado na incisão posterior columelar oposto, endireitando assim a columela e ganhando comprimento vertical no lado da fenda. Isso é realizado com sutura de Vicryl 4-0 numa agulha curva pequena (Figura 42-22).

Uma sutura de Vicryl 4-0 interrompida é posicionada no vermelhão logo abaixo dos pontos 3 e 9 para assegurar a simetria e a posição apropriada do segmento do lábio durante o fechamento da camada mucosa: uma preensão é posicionada nas extremidades longas das suturas para permitir uma tração leve caudalmente pelo assistente, de forma que o primeiro cirurgião possa alinhar mais facilmente os segmentos do lábio medial e lateral juntos.

A camada mucosa é então fechada com suturas de Vicryl 4-0 interrompidas, iniciando de seu ápice aberto na base

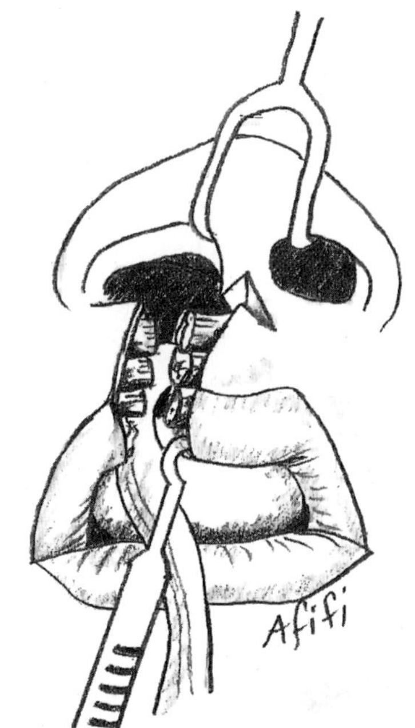

Figura 42-21. Reparo do lábio. Fibras do músculo orbicular da boca reorientadas transversalmente.

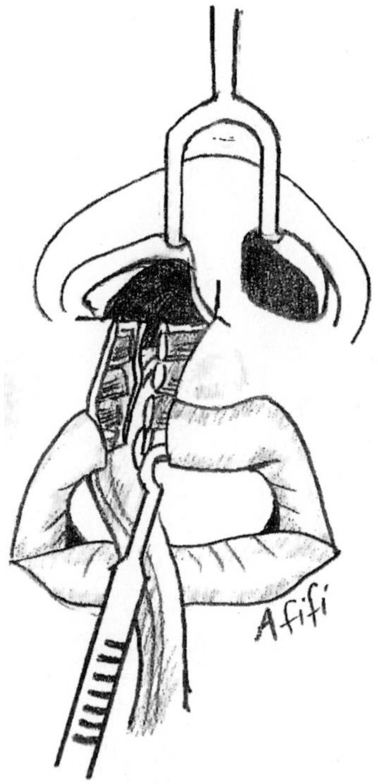

Figura 42-22. Reparo do lábio. Aposição do retalho em C para a columela.

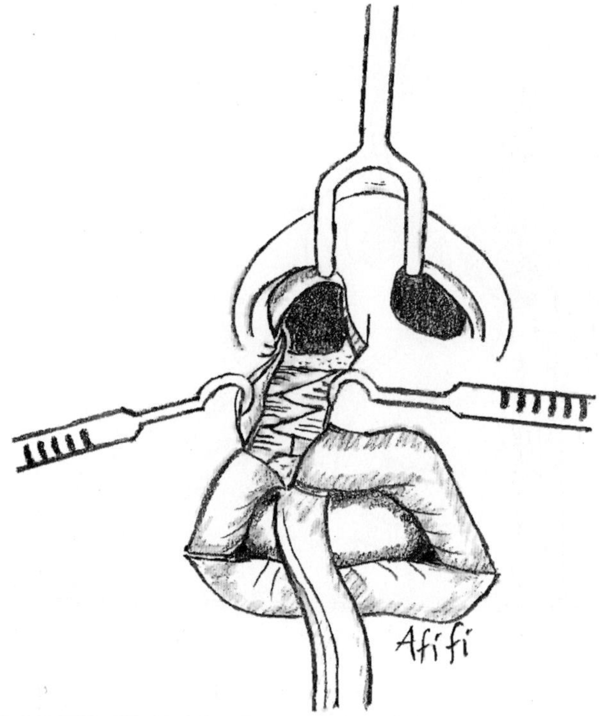

Figura 42-24. Reparo do lábio. Fechamento da camada do músculo; opção de interdigitação.

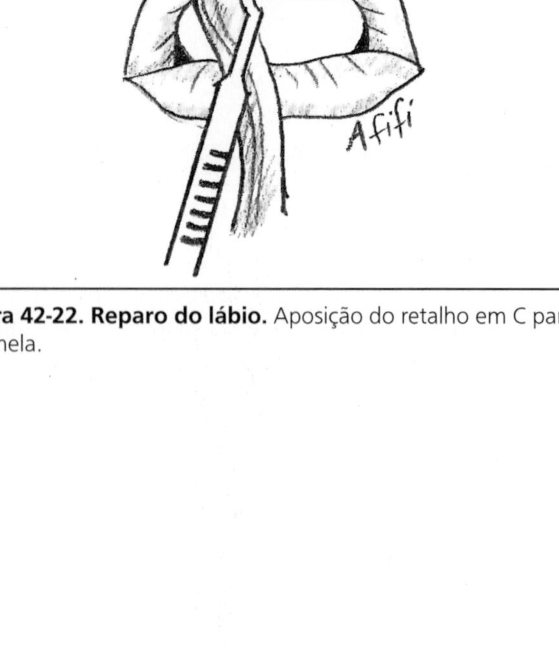

Figura 42-23. Reparo do lábio. Fechamento da camada mucosa.

columelar e progredindo inferiormente para a junção do vermelhão, com o cirurgião sempre verificando e mantendo o alinhamento vertical simétrico das unidades labiais (Figura 42-23). Isso é realizado com a ajuda da sutura de tração de guia para cima. Qualquer mucosa redundante é extraída. Algum excesso de vermelhão pode ser preservado na junção para preservar o volume do vermelhão normal e evitar qualquer deformidade sutil.

As extremidades das camadas do músculo orbicular da boca da fenda são suturadas juntas, com suturas contínuas horizontais de polidioxanona (PDS), apesar de agora a nossa instituição ocasionalmente interdigitar os segmentos musculares. Isso seria realizado, como descrito por Randall, após dividir um lado em três segmentos e o lado contralateral em dois segmentos (Figura 42-24). As fitas são então suturadas numa maneira sobreposta, resultando na interdigitação dos segmentos do músculo. Isso pode melhorar a continuidade do orbicular da boca e evitar o achatamento da cicatriz futura.

A camada de pele do lábio anterior é então reconstruída. A derme é progressivamente fechada com suturas de Vicryl 4-0 interrompidas. A fenda labial lateral é posicionada medialmente de forma que um fechamento simétrico livre de tensão é realizado. Dois parâmetros críticos são comparados.

Primeiramente, a espessura horizontal é tida como igual. A espessura da base nasal da fenda (distância 4 a 6) é feita igual a base nasal sem fenda (distância 4 a 5): tecido do assoalho nasal em excesso é excisado juntamente com qualquer tecido em excesso do retalho da extremidade medial da fenda labial lateral. Isso é realizado por meio de uma excisão triangular como descrito acima, com o ápice oculto no assoalho da entrada da narina superiormente (Figura 42-17). Toma-se cuidado para realizar isso vagarosa e meticulosamente, de forma que um excesso de ressecção é evitado. Adicionalmente, qualquer excisão de pele em excesso é feita o mais medial possível na columela, de forma que a cicatriz é ocultada mais na região do pilar medial do que de modo estenosante no meio do assoalho da narina na base alar.

Em segundo lugar, as distâncias verticais são tidas como iguais e simétricas. Isso inclui: pontos 1 a 2 iguais a 1 a 3, 4 a 3 iguais a 4 a 9 iguais a 4 a 2, e 5 a 2 iguais a 6 a 9. O fechamento da camada dérmica é então realizado. O retalho em C é suturado na incisão posterior da coluna filtral sem fenda. O segmento do lábio lateral é então suturado ao segmento medial. Através do fechamento com suturas invertidas 4-0, sepultadas e interrompidas, a simetria apropriada é sempre mantida (Figura 42-25). Um pequeno fechamento de Z-plastia pode ser realizado na junção da base columelar e do lábio superior para alinhar melhor as extremidades do retalho e diminuir ainda a contratura da cicatriz.

Uma camada final de sutura de Prolene 5-0 é então colocada nas extremidades da pele. Essa camada de sutura fina contínua assegura o alinhamento exato das margens do tecido. Uma gaze Xeroforme pequena enrolada pode ser colocada na entrada nasal da fenda, e é aplicada uma pomada de bacitracina na ferida. Alternativamente, pode ser colocada uma fita adesiva no fechamento para proteção adicional.

Exemplos clínicos são mostrados nas Figuras 42-26, 42-27 e 42-28.

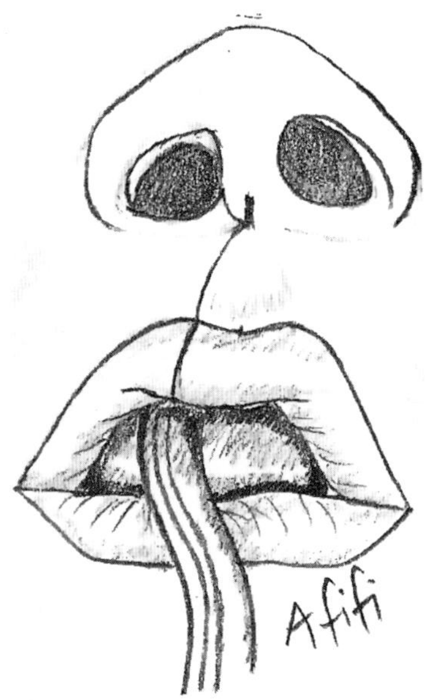

Figura 42-25. Reparo do lábio. Fechamento da camada de pele.

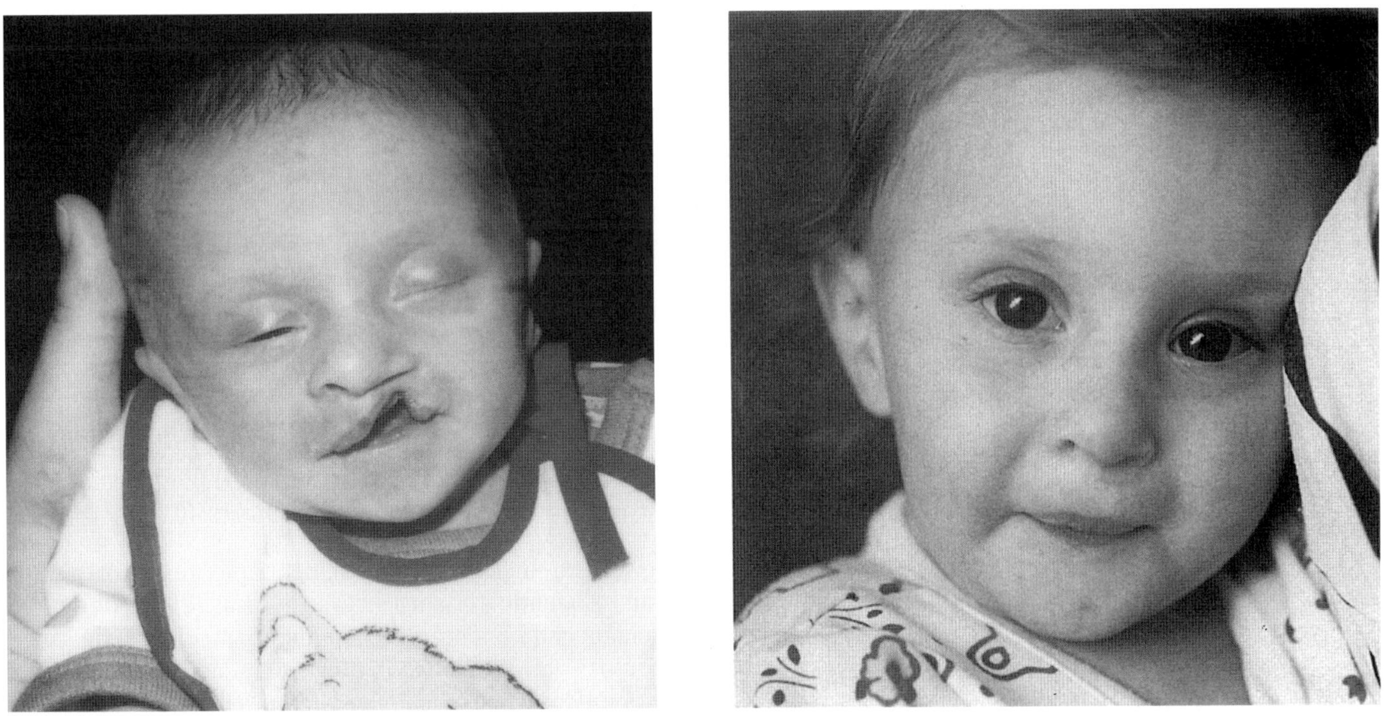

A B

Figura 42-26. Fenda labial incompleta do lado esquerdo. A, pré-operatoriamente. B, 2 anos de pós-operatório.

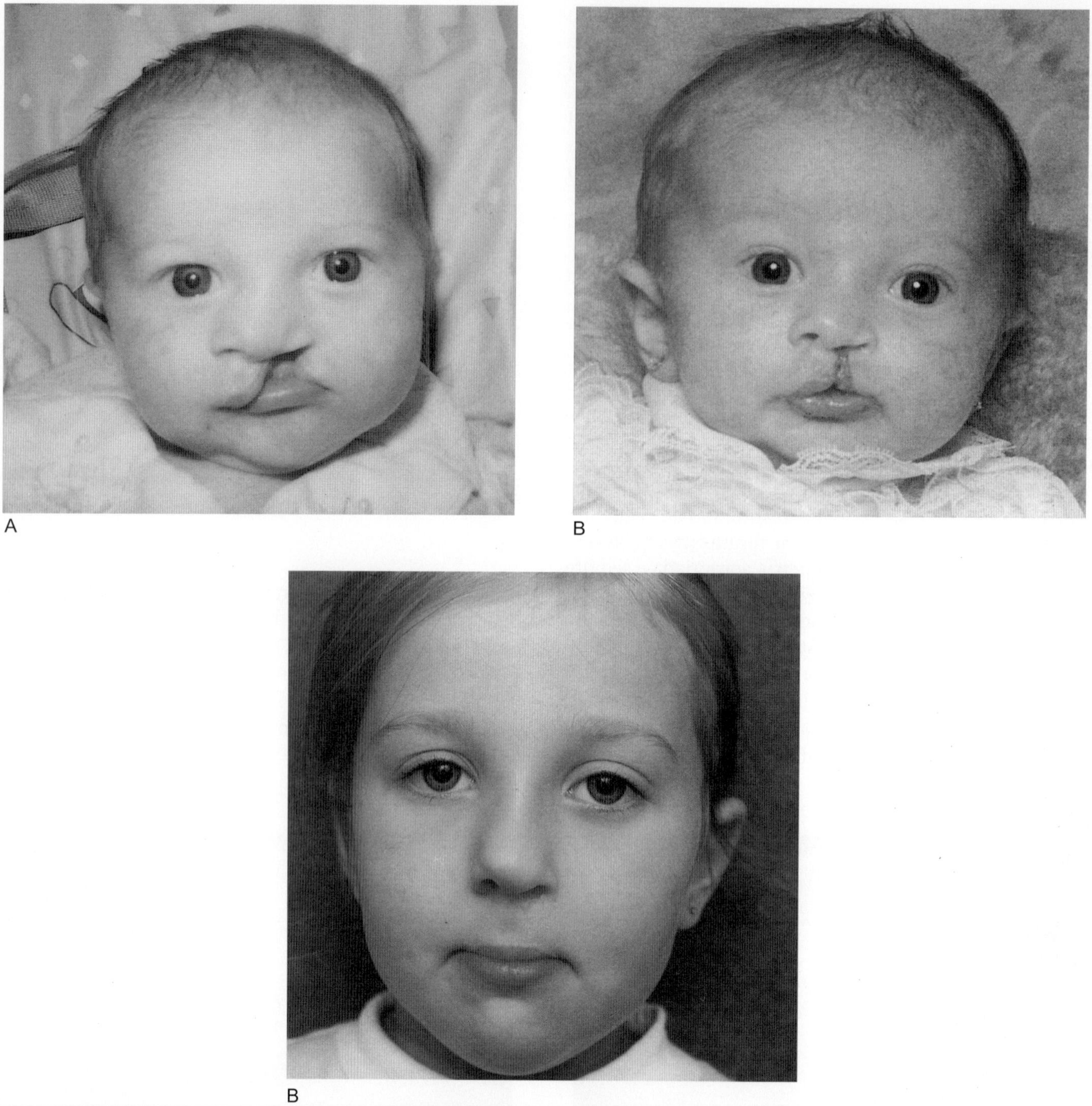

A B B

Figura 42-27. Fenda labial completa do lado esquerdo. A, pré-operatoriamente. B, após a adesão da fenda labial. C, 5 anos após o reparo definitivo do lábio. Note a margem alar residual malposicionada, que será reparada durante a rinoplastia.

RESULTADO

O tratamento da criança com fenda labial unilateral foi revisto no Hospital da Universidade de Loma Linda nos últimos 17 anos. Um total de 320 reparos de fenda labial unilaterais foi realizado. Quando avaliado *criticamente*, o índice de complicação foi inferior a 7%. No grupo inteiro, as seguintes incidências foram percebidas: (1) menos de 1% de incidência de deiscência (incluindo casos acidentalmente induzidos após trauma quando a criança estava em casa), (2) menos de 1% de incidência de infecção e (3) nenhuma incidência de sangramento. Como mencionado previamente, o uso profilático de antibióticos não fez qualquer diferença nas taxas de infecção. Mais importante, a simetria das marcações anatômicas foi muito satisfatória tanto para o cirurgião quanto para a família

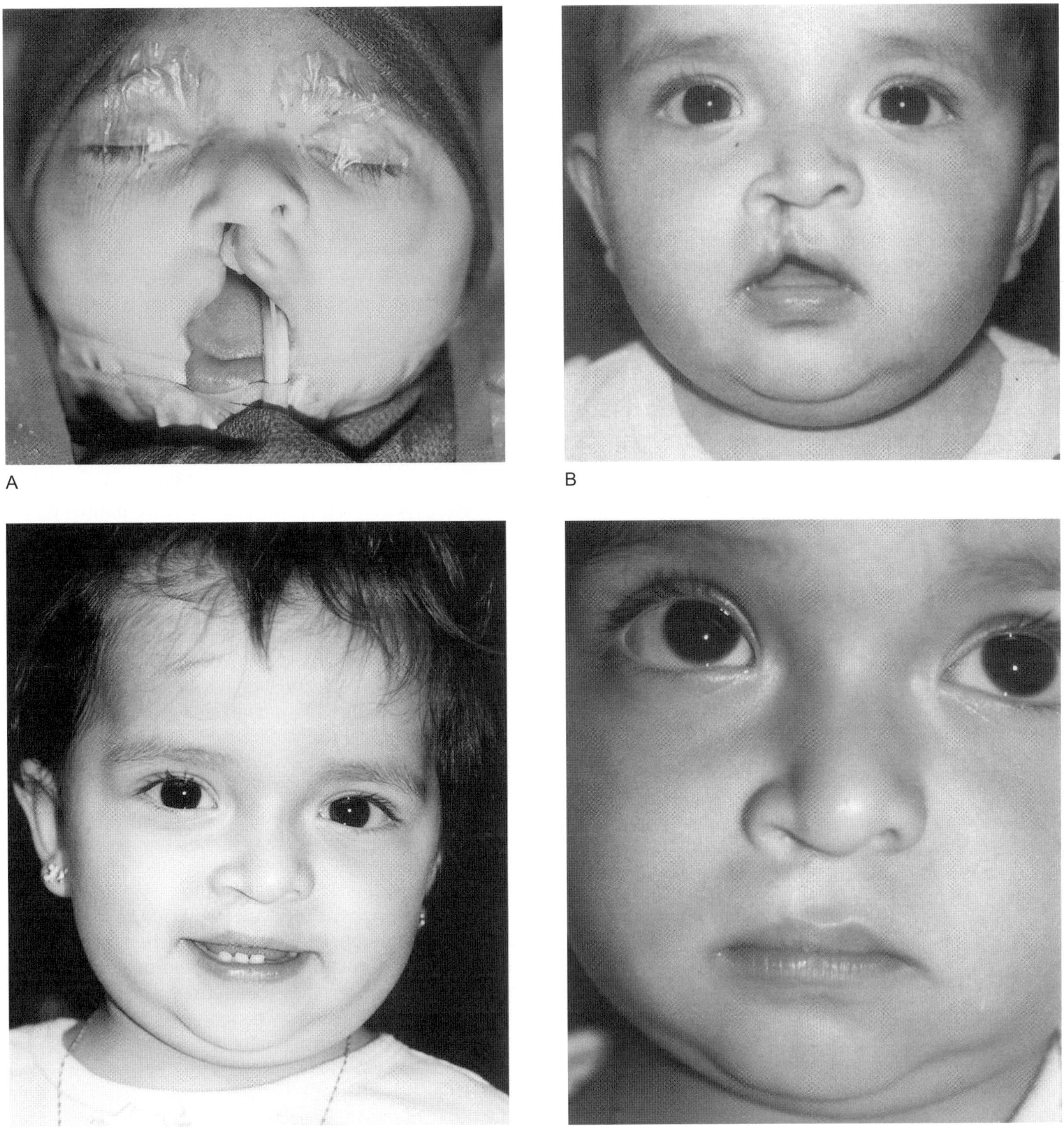

A B C D

Figura 42-28. Fenda labial completa do lado direito. A, pré-operatoriamente. B, após adesão do lábio. C, 1 ano após o reparo do lábio, em animação. D, 1 ano após o reparo do lábio, em foco. A cartilagem alar será tratada com rinoplastia futura.

do paciente, apesar de correntemente existirem avaliações mais objetivas com medidas precisas para se avaliar criticamente um resultado de longo prazo.

REPAROS DA FENDA LABIAL BILATERAL

Apesar dos objetivos anatômicos serem os mesmos para um reparo de fenda labial bilateral no que diz a respeito à simetria das bases alares, à configuração do arco do cupido e à restauração da competência oral, existem várias diferenças encontradas em pacientes que apresentam deformidades bilaterais. Elas resultam da apresentação mais complexa desse defeito. Por exemplo, as características únicas dos defeitos bilaterais completos incluem bases alares mais largas, columela aparentemente encurtada com ângulo nasolabial excessivamente obtuso e um segmento de prolábio hipoplásico. O último resulta em protrusão da pré-maxila e ausência de uma musculatura orbicular da boca no segmento prolabial, com ausência subseqüente de uma cova filtral central, colunas filtrais definidas ou tubérculo filtral.

Conseqüentemente, a técnica cirúrgica para reconstruir uma fenda labial bilateral é diferente. Não somente a continuidade do lábio tem de ser restaurada em conjunto com o segmento pré-maxilar-alveolar a ser remoldado, mas a reconstrução de um novo sulco labial-gengival, do arco do cupido e de um tubérculo filtral também é obrigatória. Nossa técnica envolve a incorporação de retalhos miomucosos ao longo da linha branca dos segmentos do lábio lateral, restauração da continuidade do músculo orbicular da boca e o uso de retalho prolabial para a criação do lábio superior central acima das linhas brancas justapostas bilateralmente. O leitor é incentivado a consultar outras fontes para uma descrição detalhada desse procedimento e para as leituras selecionadas no que concerne à técnica utilizada na nossa instituição. Assim como outros autores, nós realizamos o aumento columelar, a aplicação de enxerto de osso alveolar e uma rinoplastia mais formal da fenda, como indicado, em procedimentos subseqüentes.

CUIDADO PÓS-OPERATÓRIO

Na conclusão do reparo da fenda labial, a hemostasia é assegurada junto com uma reavaliação crítica da simetria dos pontos de marcação anatômicos conforme delineado acima. São mantidos a atenção e o cuidado durante a extubação e durante o período pós-operatório para evitar dano iatrogênico ao reparo. A criança é posicionada confortavelmente num berço ou assento de carro para criança numa posição vertical e os braços são posicionados com contenção. Isso é para prevenir a autolesão da manipulação ou do movimento da cabeça. A contenção é mantida por um período de cerca de 4 semanas de pós-operatório, pelo menos quando a criança não está sob supervisão.

A dieta é vagarosamente reintroduzida conforme o tolerado, e os pais são instruídos a ser cuidadosos com a alimentação de mamadeira. A criança é então vista em 1 semana para a remoção da sutura e em 3 semanas para assegurar que não existem complicações pós-operatórias imediatas. A cirurgia plástica de rotina e as visitas da equipe de craniofacial são então retomadas.

PRECAUÇÕES

A abordagem em relação ao paciente com fenda labial unilateral deve ser sistemática. Após a avaliação da história genética por uma equipe multidisciplinar, o defeito do paciente é especificamente delineado. Com o lábio incompleto ou um envolvimento completo do lábio com pequeno hiato, o reparo em um só estágio é realizado em 3 meses. Se há fissura completa com um hiato largo, uma adesão do lábio preliminar pode ser realizada em 6 semanas, com um reparo definitivo feito em 6 meses. Certamente, as opções para o molde alveolar e a manipulação ortopédica existem. A abordagem exata, geralmente depende da instituição, com discussões em curso apresentadas na literatura.

Nossa técnica para o reparo da fenda labial unilateral é uma variação do método de Millard de rotação-avanço. Pré-operatoriamente, marcamos precisamente pontos de referência anatômicos com e sem fenda e registramos certas distâncias críticas que devem ser reconstruídas no lado da fenda para combinar com o lado sem fenda. Elas incluem a largura da base nasal, a distância da columela central ao ponto alto do arco do cupido e da base alar ao ponto alto do arco do cupido. As camadas mucosa, muscular e da pele são reaproximadas sucessivamente livres de tensão. A interdigitação, tanto do músculo quanto dos retalhos do assoalho nasal, geralmente é realizada para aumentar a continuidade e minimizar a contração. A deformidade nasal é tratada simultaneamente, com melhora da posição columelar, base alar e vias aéreas nasais. O grau de reposicionamento da cartilagem alar varia de acordo com a severidade do defeito e do cirurgião.

Assim como em qualquer reconstrução, a atenção ao detalhe e a precisão da técnica é otimizada de forma que todos os componentes do defeito são melhor corrigidos, em menos estágios quanto possível. Como relatado, o reparo da fenda palatina, a aplicação do enxerto de osso alveolar e uma rinoplastia mais formal na fenda podem ser realizados em procedimentos subseqüentes.

Leituras Selecionadas

Afifi GY, Hardesty RA. Bilateral cleft lip repair. In: Achauer BM, ed. *Plastic Surgery. Indications, Operations, and Outcomes.* St. Louis: Mosby, 2000.

Millard DR Jr. *Cleft Craft.* Vol 1. Boston: Little, Brown, 1980.

Randall P, Whitaker L, LaRossa D. The importante of muscle reconstruction in primary and secondary deft lip repair. *Plast Reconstr Surg* 1974;54:316.

Witt PD, Hardesty RA. Rotation-advancement of the unilateral cleft lip. *Clin Plast Surg* 1993;20:633.

Witt PD, Moon W, Hardesty RA, et al. Infectious complications in the cleft lip and palate population. Presented at American College of Surgeons Annual Meeting, Santa Barbara, California, 1993. Abstract.

Capítulo 43

Reparo da Fenda Palatina

Ghada Y. Afifi ◆ Ashton A. Kaidi ◆ Robert A. Hardesty

Você deve ver claramente uma coisa em sua mente antes de fazê-la.

– Alex Morrison

Normalmente, as três técnicas mais comuns de reparo da fenda palatina originam-se ou representam variações dos princípios apresentados em: (1) palatoplastia em *push-back*, proposta por von Langenbeck em 1861; (2) palatoplastia de dois retalhos, conforme modificada por Bardach em 1967; e (3) Z-plastia dupla, proposta por Furlow em 1986.

Nossas manobras envolvidas nessas técnicas de reparo são apresentadas neste capítulo, incluindo variações e princípios importantes.

Nossa técnica preferida para o reparo da fenda palatina é detalhada e demonstrada esquematicamente. As diferentes técnicas de reparo são brevemente revistas, com identificação de suas indicações respectivas. O cuidado pré-operatório e intra-operatório também é revisto.

AVALIAÇÃO DO DEFEITO

É importante identificar primeiramente o desarranjo anatômico básico comum a todas as fissuras palatinas. Conforme ilustrado na Figura 43-1, existe uma orientação aberrante da musculatura do palato mole. Notadamente, o levantador do véu palatino, de uma orientação transversa normal, assume uma direção anormal ântero-posterior. Graus variados de fusão do tecido na linha mediana resultam num espectro de anomalias. Se a mucosa oral se fundir, resulta uma fenda palatina submucosa. As variações incluem fendas unilaterais ou bilaterais, primárias ou secundárias, com envolvimento direito ou esquerdo, conforme mostrado na Figura 43-2.

MOMENTO DO REPARO

Apesar de o momento exato do reparo da fenda palatina poder variar de cirurgião para cirurgião, há um consenso de que a maioria das fendas palatinas deve ser reparada numa extensão que vai de 6 a 18 meses de idade. Além da idade de 18 meses, há um risco associado crescente de distúrbios da fala, incluindo nasalidade anormal, emissão de ar nasal e incompetência velofaríngea. Antes dos 6 meses, pode haver riscos desnecessários de morbidade perioperatória relacionados à perda de sangue ou a comprometimento das vias aéreas.

O tipo e a severidade do palato fissurado ajudam a guiar o momento de nosso reparo cirúrgico. Nossa instituição repara as fendas do palato mole entre 4 a 12 meses de idade. O protocolo de nossa instituição no que concerne ao plano de tratamento geral para os pacientes com fenda labial e palatina é apresentado na Tabela 43-1.

INDICAÇÕES

Todas as crianças com diagnóstico de fenda palatina devem ser consideradas para reparo. Isso é para evitar as conseqüências imediatas de uma fenda não-reparada, tal como regurgitação nasal e irritação da mucosa nasofaríngea, bem como conseqüências futuras de incompetência velofaríngea, com fala prejudicada e subseqüente deficiência de comunicação.

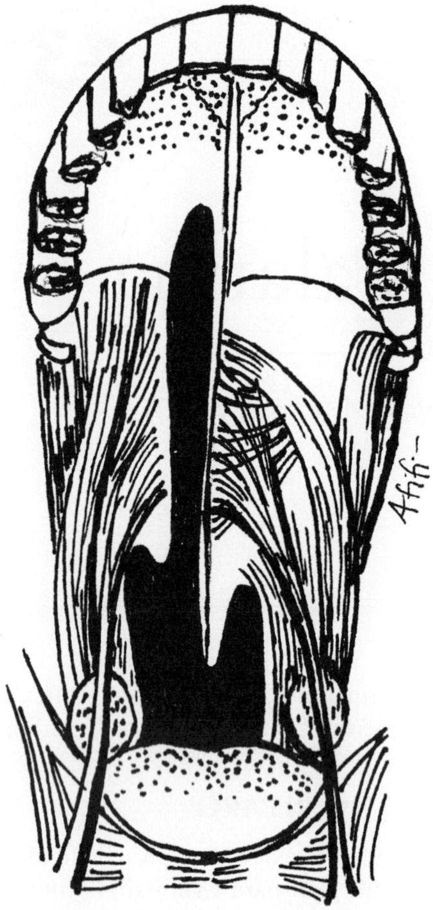

Figura 43-1. Representação esquemática da musculatura palatina normal (direita) e reorientação aberrante vista na fenda palatina (esquerda). Note a orientação mais longitudinal do músculo levantador do véu palatino com fibras inseridas na extremidade posterior do osso palatino e ao longo da margem da fenda óssea. (*Modificado de Veau, V. Division palatine. Paris: Masson, 1931.*)

CONTRA-INDICAÇÕES

As contra-indicações ao reparo da fenda palatina incluem aquelas específicas ao palato e aquelas não relacionadas ao defeito. Com respeito à fenda palatina, os pacientes com danos permanentes, neurológicos e outros, que nunca poderão ingerir alimento através da orofaringe e que nunca serão capazes de se engajar na fala são exemplos de pacientes para os quais, pela potencial morbidade, o reparo da fenda palatina é contra-indicado. Exemplos incluem crianças que sustentaram lesões neurológicas hipóxicas graves ou aquelas nascidas com danos neurológicos permanentes, incluindo aqueles da musculatura palatina.

A segunda categoria de contra-indicações inclui aquelas nascidas com ou sob o risco de desenvolver outras condições co-mórbidas que tornam proibitivo o procedimento cirúrgico do reparo da fenda. Exemplos incluem pacientes com distúrbios cardiopulmonares graves que não seriam capazes de se submeter a anestesia geral.

Qualquer criança que possa se encaixar em uma dessas categorias de contra-indicações ao reparo da fenda palatina deve, entretanto, ser encaminhada a uma equipe ou especialista craniofacial para se obter um diagnóstico apropriado, para que uma equipe direcionada contribua na decisão de realizar o reparo, e a criança seja acompanhada apropriadamente no caso de a situação mudar e o reparo ser indicado.

CONSIDERAÇÕES PRÉ-OPERATÓRIAS

Todas as crianças são avaliadas por uma equipe craniofacial multidisciplinar antes da cirurgia. Os fatores relacionados ao paciente tais como possível comorbidade, estado das vias aéreas e nível de hemoglobina são revistos pré-operatoriamente. Problemas nessas áreas podem alterar o momento do reparo. Por exemplo, pacientes com as vias aéreas potencialmente comprometidas, tais como aqueles com a seqüência de Pierre Robin, podem necessitar de um adiamento do reparo.

Pré-operatoriamente, realiza-se uma contagem de completa de hemácias (CBC), tempo de protrombina (PT) e tempo de tromboplastina parcial (TPP) conforme ditado pelo histórico de sangramento. O tipo sangüíneo e uma combinação de cruzamento não são rotineiramente obtidos, a menos que indicado por condições co-mórbidas particulares.

PREPARO INTRA-OPERATÓRIO

Anestesia Geral

A anestesia geral é induzida por inalação com máscara, após a qual o acesso intravenoso é obtido e a via aérea é mantida com um tubo endotraqueal. O tubo endotraqueal oral pré-curvado de Rae fornece a configuração perpendicular desejada para o posicionamento do abridor de boca de Dingman-Dott e o retrator (Figura 43-3).

A anestesia é mantida por um agente inalatório potente, o óxido nitroso, e oxigênio. Os narcóticos e relaxantes neuromusculares também podem ser administrados de acordo com a indicação do anestesista.

Na nossa instituição, a máscara laríngea flexível (MLF) foi introduzida como uma alternativa às técnicas de manutenção das vias aéreas tradicionais. A máscara laríngea fica na hipofaringe, proporcionando uma continuidade com as vias aéreas naturais e teoricamente protegendo-as das se-

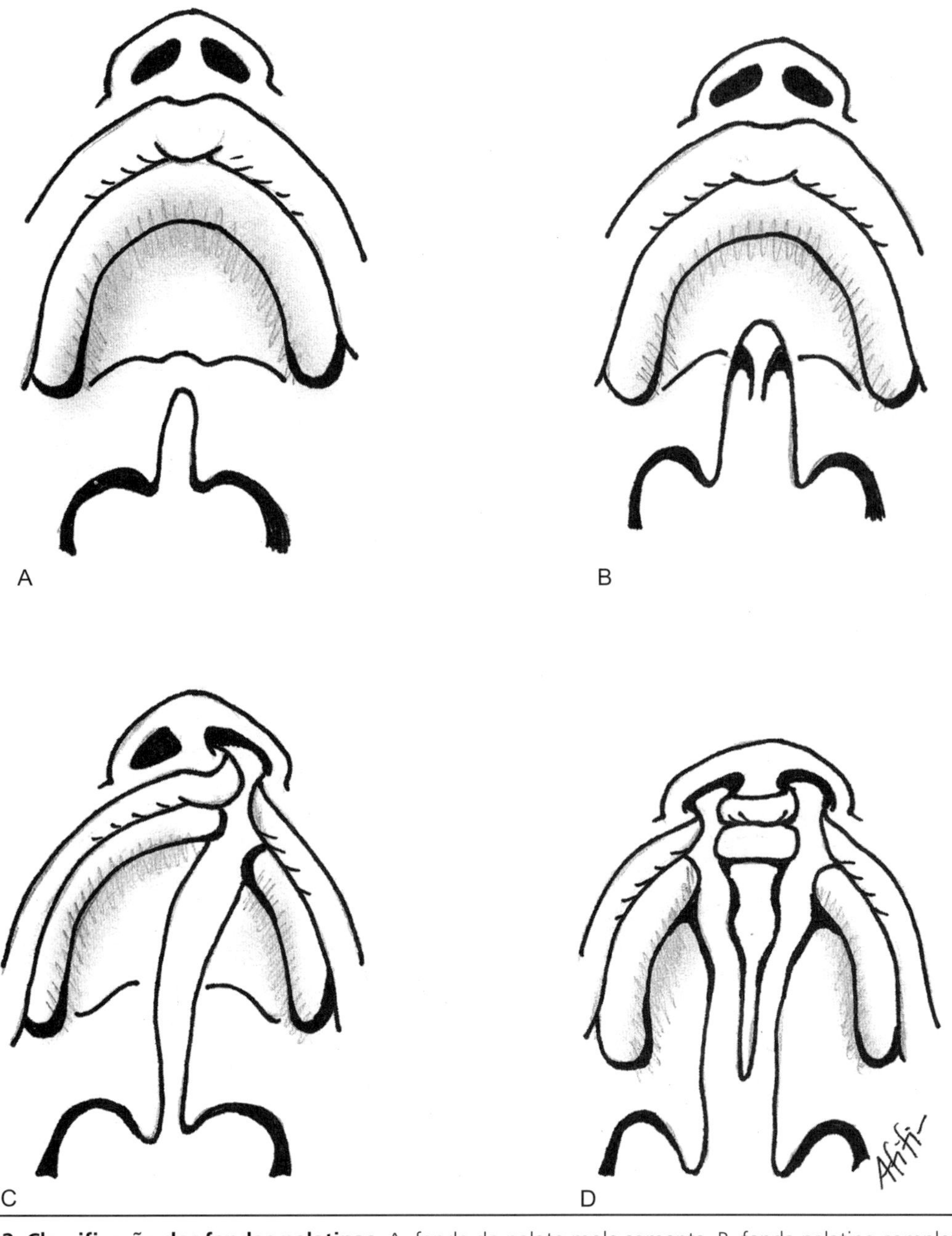

Figura 43-2. Classificação das fendas palatinas. A, fenda do palato mole somente. B, fenda palatina completa estendendo-se até o forâmen incisivo. C, fenda palatina unilateral e fenda pré-palatina. D, fenda completa bilateral do palato e pré-maxila.

creções das vias aéreas superiores, sangue e restos cirúrgicos. A porção do tubo flexível enrolado num fio pode ser estabilizada na linha mediana do queixo, como no tubo oral. A MLF é defendida pelos nossos colegas da anestesia como uma via aérea excelente durante o reparo da fenda palatina com potencial para uso durante o reparo da fenda palatina em crianças acima de 10 kg; seu uso pode ser expandido para crianças menores quando uma MLF menor é fabricada. Outras vantagens em potencial incluem a inserção simples (sem a necessidade de um laringoscópio), nenhum trauma para as cordas vocais ou traquéia e um orifício de respiração relativamente grande, de baixa resistência. As desvantagens incluem potencial perda de proteção contra a regurgitação gástrica e dificuldade de posicionamento com o retrator de Dingman em crianças que pesem menos de 10 kg. Os estudos estão em progresso na nossa instituição, liderados por Linda Wat, MD, do Departamento de Anestesiologia.

TABELA 43-1. PROTOCOLO DA EQUIPE CRANIOFACIAL DA UNIVERSIDADE DE LOMA LINDA PARA A FENDA LABIAL E PALATINA

Idade	*Tipo de fissura*			
	Fenda isolada primária		*Fenda do palato primária e secundária*	*Fenda secundária isolada*
	Lábio incompleto Microforma	*Lábio completo Palato primário*		
Nascimento	Avaliação completa da equipe craniofacial multidisciplinar - - - - - - - - →			
6 semanas		Adesão do lábio	Adesão do lábio (raramente: placas de molde passivo)	
3 meses	Reparo do lábio			
6 meses		Reparo do lábio	Reparo do lábio, impressões dentais	
1 ano			Reparo do palato - - - - - - - - →	
			Impressões dentais - - - - - - - - →	
	Avaliação completa da equipe craniofacial multidisciplinar - - - - - - - - →			
2 anos	Avaliação da equipe craniofacial multidisciplinar anualmente- - - - - - - - →			
3 anos			Avaliação anual da função velofaríngea	
			Tratamento da incompetência velofaríngea	
5-7 anos	←- - - - Aplicação de enxerto ósseo alveolar na fenda palatina primária - - - -→			
13-18 anos	← Rinoplastia com ou sem cirurgia ortognática conforme necessário →			

Antibióticos Profiláticos

Apesar de a maioria das instituições rotineiramente administrar uma cefalosporina de primeira geração, tal como a cefazolina (Kefazol) (25 mg/kg), a nossa instituição na verdade não percebeu nenhuma diferença nas taxas de infecção quando nenhum antibiótico foi administrado perioperatoriamente para pacientes saudáveis. Os grupos de estudo comparados foram aqueles que se submeteram ao reparo de 1983 a 1990, que receberam antibióticos profiláticos, e aqueles que se submeteram ao reparo da fenda palatina após 1990 que não receberam antibióticos. Entretanto, antibióticos apropriados são administrados em pacientes com certas condições, por exemplo, aqueles com doença cardíaca ou que usam próteses.

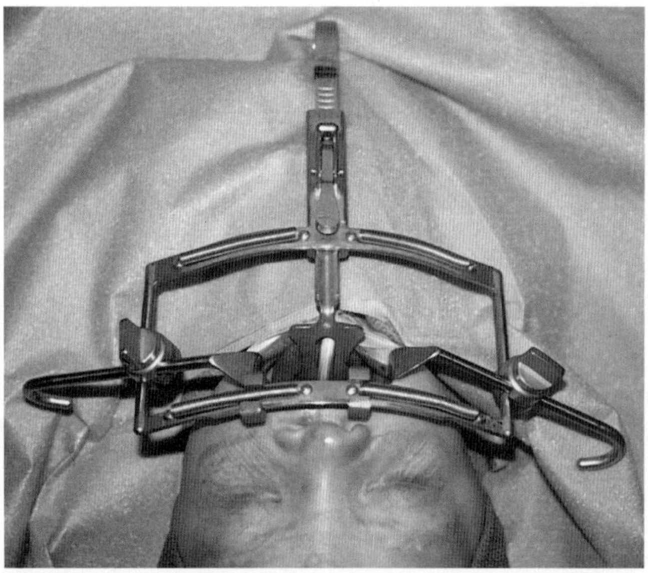

Figura 43-3. Preparo do paciente. O paciente posicionado com campos, curativos adesivos (Tagaderm) fechando os olhos, e retrator de Dingman inserido, expondo a fenda palatina.

Posicionamento do Paciente

Após a intubação do paciente pela equipe de anestesia, a mesa é rodada 180 graus (Figura 43-4). O paciente é posicionado com o topo da cabeça no mesmo nível da extremidade da mesa da sala de operação. Um coxim é posicionado abaixo da escápula para elevar os ombros e permitir a hiperextensão ou opistótono, o que pode ser posteriormente auxiliado por uma mesa da sala de operação com uma unidade de hiperextensão com a cabeça ajustável (Figura 43-5).

Um campo enrolado dobrado circunferenciadamente ou um travesseiro pediátrico de espuma em forma de rosca é posicionado abaixo da cabeça do paciente para mantê-lo na posição neutra. A mesa da sala de operação pode ser ajustada na posição de Trendelenburg, com o palato no plano horizontal para permitir posteriormente a visualização ótima pelo cirurgião. Embora algumas instituições preparem o rosto antes de um reparo da fenda palatina, não o fazemos rotineiramente por causa da flora oral usual no campo cirúrgico. Colocamos os campos cirúrgicos no paciente, entretanto. As coberturas adesivas (Tagaderm) são posicionadas bilateralmente para manter o fechamento da pálpebra, conseqüentemente evitando qualquer potencial dano córneo iatrogênico por agulhas ou solução preparatórias.

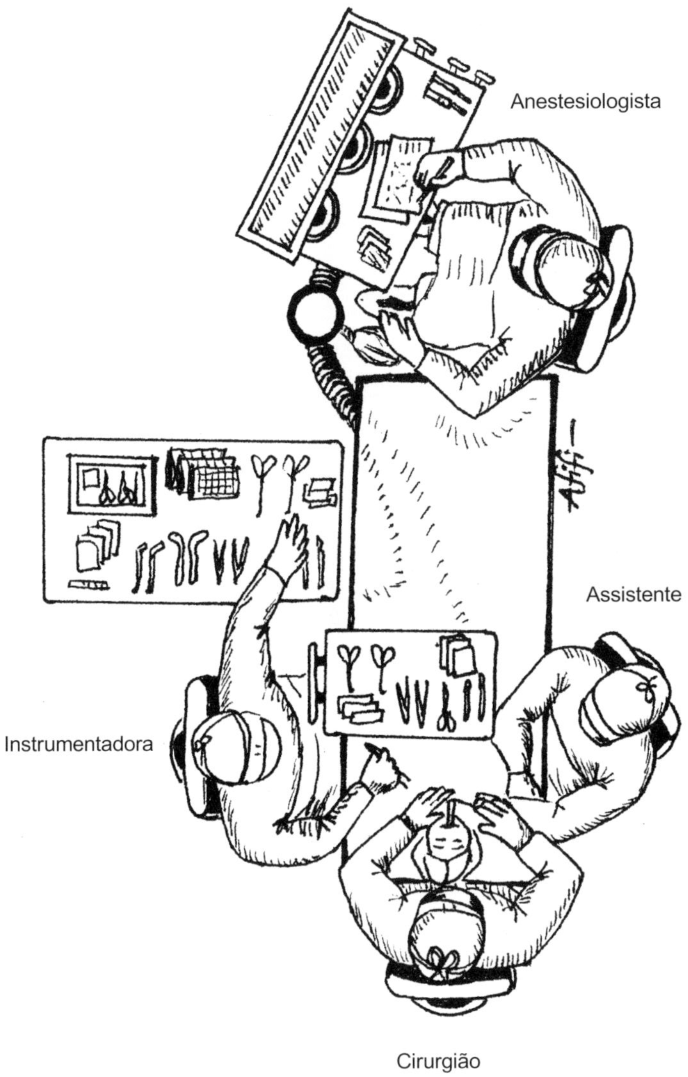

Figura 43-4. Preparo da sala de cirurgia. (*Modificado de Smith HW.* The Atlas of Cleft Lip and Cleft Palate Surgery. *Grune & Stratton, 1983:147.*)

Preparo da Sala e Instrumentação

Durante a cirurgia, o cirurgião senta à cabeceira da mesa, olhando para baixo no rosto e boca invertidos do paciente, e o assistente senta em qualquer lado do campo cirúrgico. A instrumentadora senta no lado oposto ao cirurgião, com a mesa de Mayo contendo os instrumentos mais críticos sobre a mesa de cirurgia e os instrumentos menos utilizados na mesa de trás (Tabela 43-4).

O instrumento para reparo da fenda palatina da nossa instituição é mostrado na Figura 43-6, com as lâminas utilizadas mostradas na Figura 43-7. É importante observar que esses itens específicos podem variar em função do treinamento e da preferência do cirurgião. Por exemplo, porta-agulhas de Randall-Brown ou o de Crile-Wood podem ser utilizados.

Anestesia Local

Antes da administração da anestesia local, a marcação dos retalhos é realizada com azul de metileno ou verde brilhante. A infiltração da mucosa do palato duro e mole é realizada com uma mistura 1:1 de solução de lidocaína a 2% (Xilocaína) com epinefrina 1:100.000 e 0,5% de bupivacaína (Marcaína) de epinefrina 1:100.000 (resultando em uma solução de 1% de lidocaína e 0,25% de bupivacaína com epinefrina). Essa combinação proporciona uma anestesia intra-operatória e pós-operatória, e a epinefrina induz a vasoconstrição para minimizar a perda de sangue. Deixa-se 7 minutos passarem para proporcionar o efeito hemostático máximo. Durante esse tempo, qualquer revisão necessária do procedimento pode ser feita pelos assistentes e pela equipe de enfermeiros.

REPARO CIRÚRGICO: PONTOS MAIS COMUMENTE CONSIDERADOS

Apesar do número de diferentes técnicas de reparo e variações propostas durante esses anos, certos pontos são geralmente aceitos e defendidos para evitar ou minimizar o risco de manipulação imprópria de tecido, fistulização, orientação do retalho palatino insuficiente e deiscência. Originalmente descritas por Bardach em 1967, filosofias similares ainda se aplicam. Na nossa instituição, aderimos ao seguinte:

1. Reparo completo da fenda palatina em um procedimento.
2. Fechamento de duas camadas – lados nasal e oral – da fenda do *palato duro* e fechamento de três camadas – mucosa nasal, músculo e mucosa oral – da fenda do *palato mole*. Os retalhos do *vômer* são utilizados para reconstruir o lado nasal do assoalho nasofaríngeo (Figura 43-8).
3. Aposição do tecido livre de tensão.
4. Evitar linhas de sutura sobrepostas, verticalmente alinhadas na região incisiva (e no resto do reparo da fenda do palato duro), para evitar uma fístula oronasal futura (Figura 43-8).
5. Suturas em U para ajudar na eversão das extremidades do retalho (*i. e.*, as margens dos retalhos mucoperiosteais) para evitar a formação de fístula posteriormente.
6. Quando possível, aposição da camada de mucosa nasal com a camada mucoperiosteal oral para minimizar a presença de qualquer espaço morto.

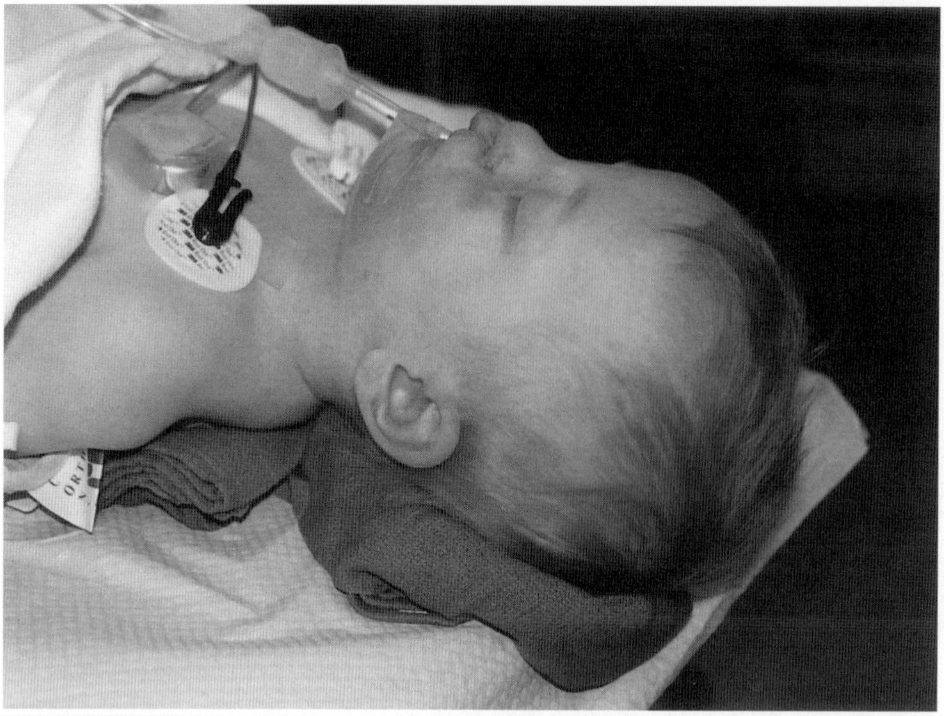

Figura 43-5. Posicionamento do paciente. A "rosca" mantém a cabeça na posição neutra e o campo enrolado e dobrado sob os ombros estende o pescoço, orientando a orofaringe em direção ao cirurgião para a exposição ótima.

7. Dissecção do músculo da extremidade posterior do palato duro e periósteo do lado nasal. Isso facilita o escorregamento do músculo palatino e maximiza o aumento palatino.
8. Manutenção da integridade do feixe neurovascular palatino maior pelo conhecimento do seu local de saída do seu forâmen.
9. Se possível, evitar grandes áreas de exposição de osso. Cobrimos com Gelfoam quando possível.
10. Transposição do tecido do palato duro, verticalmente orientado originalmente, para um plano mais horizontal, que pode facilitar o reparo de fendas mais largas.
11. Apreciação de uma proeminência do vômer, retalhos que podem permitir a reconstrução mais fácil das fendas bilaterais (por meio da retirada de mais tecido do plano vertical).

MÉTODO DE REPARO 1: PALATOPLASTIA DE DOIS RETALHOS

A palatoplastia de dois retalhos foi mais bem elucidada por Bardach, originalmente em 1967. Apesar de muitas variações apresentadas na literatura, ela ainda representa uma das maiores modalidades de reparo utilizadas para o reparo da fenda palatina hoje. O que se segue resume a técnica de Bardach.

As incisões são marcadas nas margens mediais da fenda e junção do palato duro alveolar lingual (Figura 43-9). Quanto mais larga a fenda, mais lateral a marcação nas margens mucoperiosteais da fenda na previsão de mais tecido necessário para criar a camada nasal. A anestesia local é infiltrada nos tecidos conforme já descrito. A incisão em qualquer dos lados da fenda é iniciada anteriormente e continuada posteriormente em direção ao palato mole na junção nasal-oral, mantendo tecido suficiente da margem oral para invaginação e finalizando na ponta da úvula. As incisões alveolopalatais laterais são então criadas e conectadas anteriormente com as incisões da margem da fenda.

A seguir, os retalhos mucoperiosteais orais são levantados pela inserção de um descolador de Woodson ou de Joseph na incisão lateral, e com o descolador mantido na superfície periosteal, dissecando gentil mas firmemente os retalhos mucoperiosteais anteriormente para o palato duro ósseo (Figura 43-10) até que sejam liberados das incisões da margem da fenda.

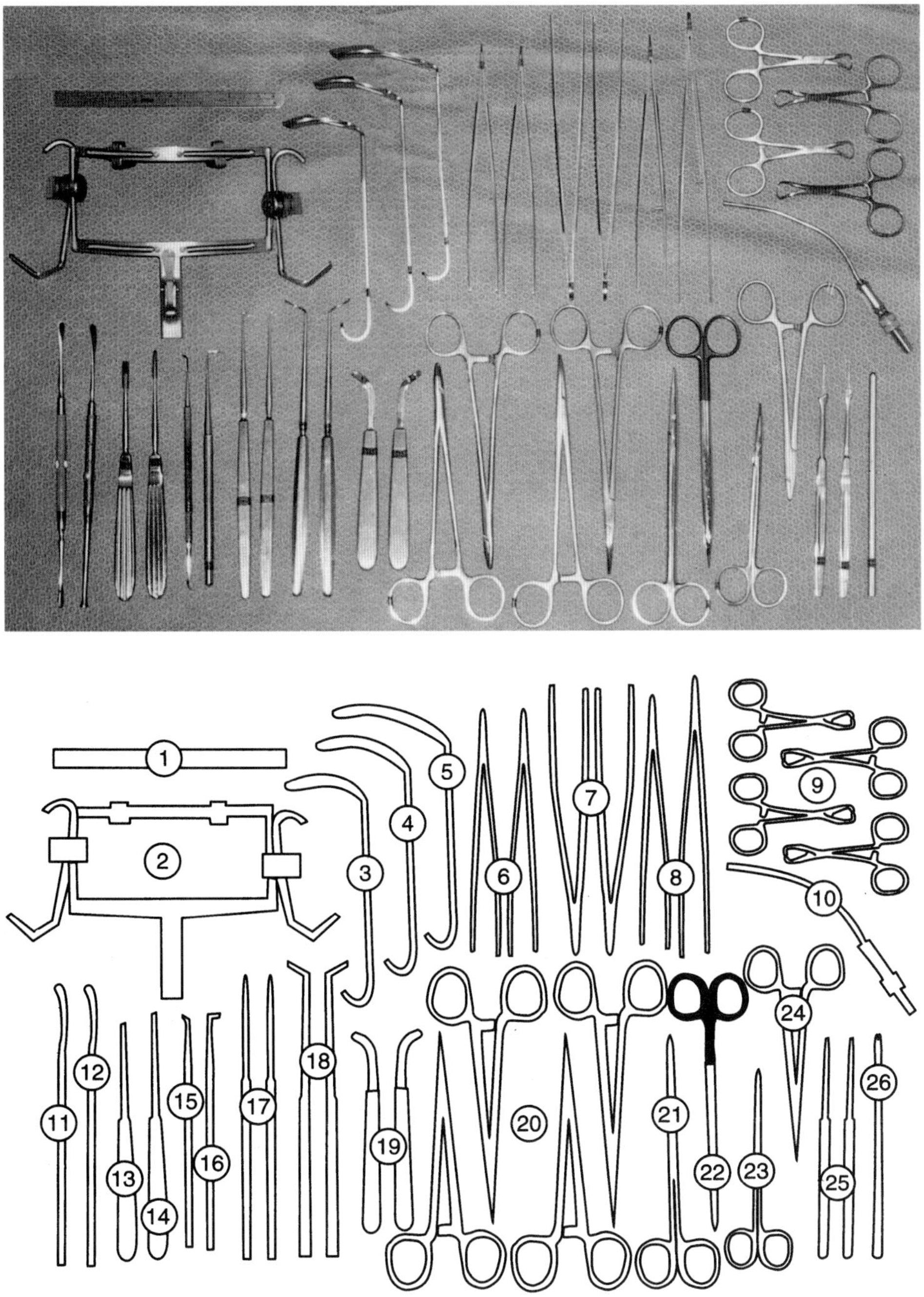

Figura 43-6. Instrumental de reparo da fenda palatina. (1) Régua medidora; (2) retrator de Dingman; (3) lâmina pequena da língua; (4) lâmina média da língua; (5) lâmina grande da língua; (6) dois fórceps pequenos de Cushing; (7) dois fórceps denteados de Cushing; (8) dois fórceps de Brown de 20 centímetros; (9) quatro prendedores de campos; (10) ponta de sucção calibre 9; (11) levantador Freer de extremidade dupla; (12) levantador de uma extremidade de Freer; (13) levantador de Joseph, P-4308; (14) levantador de Joseph, p-4307; (15) raspador fenda palatina e gancho afiado; (16) levantador da fenda palatina Cronin; (17) dois ganchos do palato; (18) dois raspadores curvos do palato; (19) dois levantadores do palato duro, direito e esquerdo; (20) quatro pinças hemostáticas; (21) tesoura longa, com curva delicada de 18 centímetros de Metzenbaum; (22) tesoura de Jamison, P-6848; (23) tesoura de tenotomia de Stevens; (24) porta-agulhas de Crile-Wood; (25) dois cabos de bisturi grandes; (26) alavanca cortante longa de Beaver.

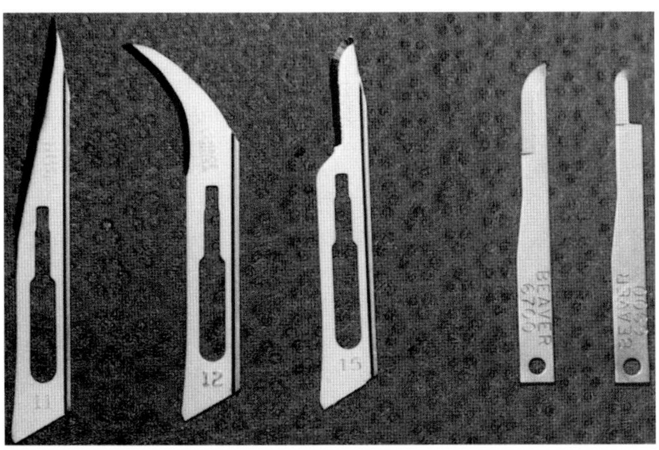

Figura 43-7. Lâminas de bisturi. Da direita para a esquerda: nº 11, nº 12, nº 15, Beaver 6700, Beaver 6900.

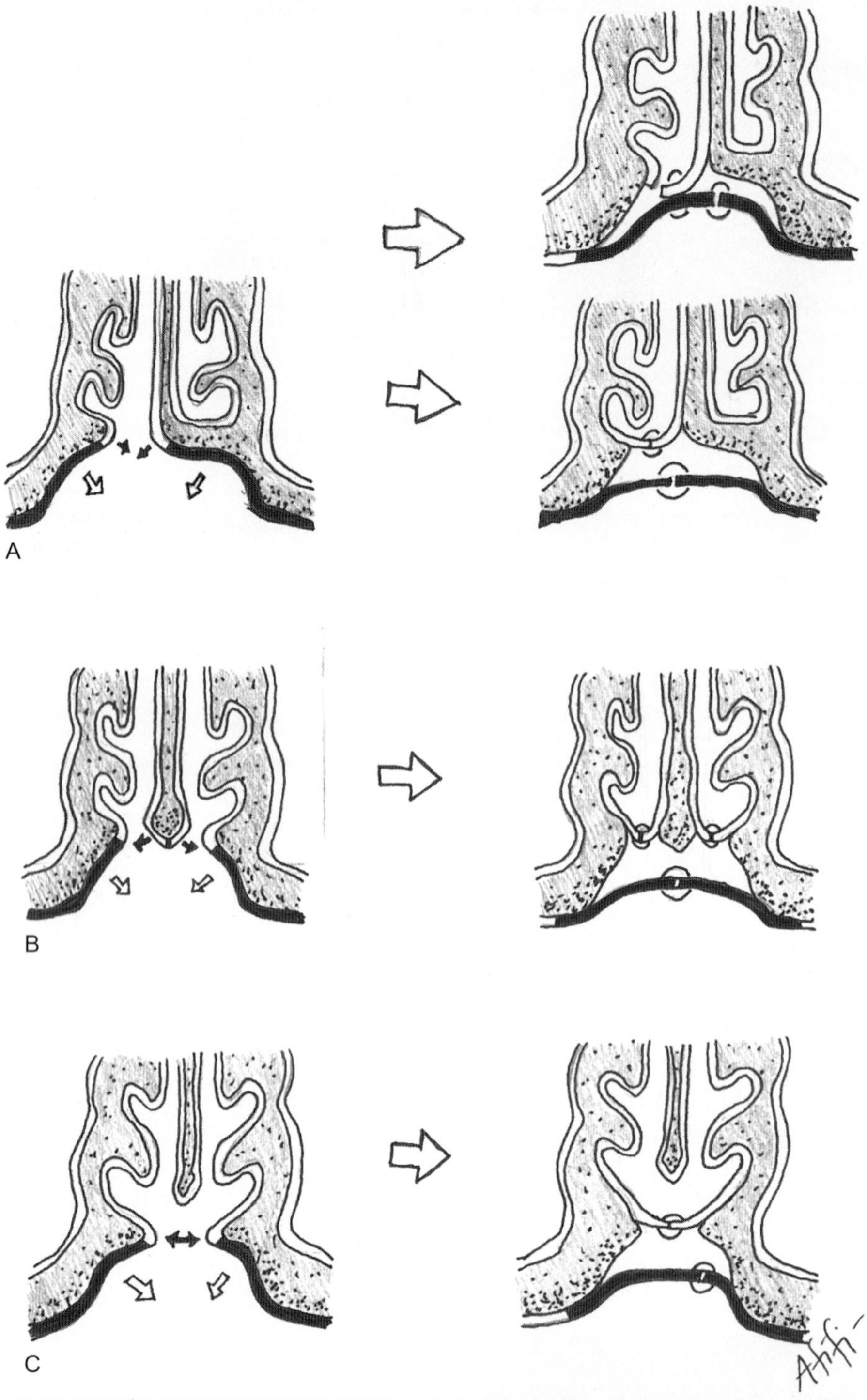

Figura 43-8. Reparo da fenda do palato duro em duas camadas. A, fenda unilateral com retalho de vômer (duas alternativas). B, fenda bilateral com retalhos de vômer bilaterais. C, fenda bilateral com aproximação de retalho da mucosa nasal (nenhum retalho de vômer). Note a não-sobreposição das linhas de suturas da camada nasal e oral (ver o método dos autores). (*Modificado de* Operative Techniques in Plastic and Reconstructive Surgery, *2 (4) Nov, 1995.*)

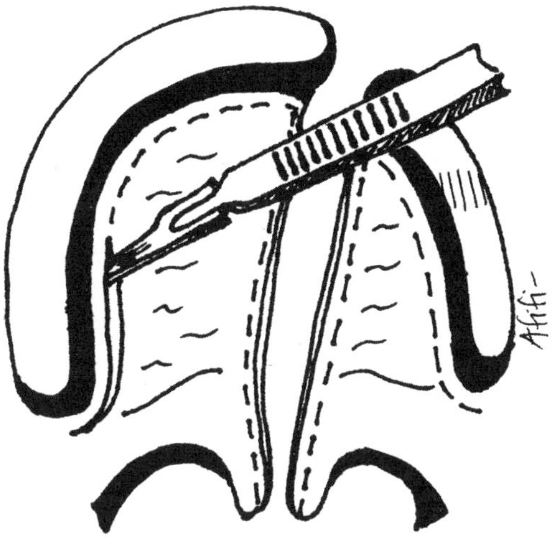

Figura 43-9. Palatoplastia de dois retalhos. Marcações da incisão.

Um raspador angulado para a fenda palatina (Padgett P-1282) é então utilizado para descolar a margem posterior do palato duro, estendendo a dissecção para a margem a fim de liberar a mucosa nasal do palato duro, raspando a superfície periosteal o tempo todo para evitar perfuração do retalho do lado nasal. Durante a mobilização cega, gentil, do retalho mucoperiosteal oral medialmente, o feixe neurovascular pode ser geralmente identificado saindo do forâmen palatino maior. Um gancho rombo pode ser colocado por debaixo do feixe para liberar parcialmente seu tronco principal do retalho, permitindo maior mobilidade do retalho medialmente (Figura 43-11).

O mucoperiósteo nasal é então largamente elevado através de um levantador periosteal, iniciando na extremidade posterior do palato duro previamente dissecado (Figura 43-12) e continuando anteriormente.

Conseqüentemente, a camada muscular do palato mole é completamente liberada do seu ligamento nessa região e do periósteo no lado nasal e então redirecionada para baixo e medialmente (Figura 43-13). Essa manobra aumenta o palato mole e permite a criação um deslizamento muscular.

O fechamento da camada nasal da fenda palatina é iniciado na crista alveolar com suturas de Vicryl 4-0 invertidas, de tal forma que os nós estejam na superfície nasal. Os pontos separados são então continuados do alvéolo posterior para a ponta da úvula, mantendo a simetria dos retalhos nasais (Figura 43-14). A camada do músculo é então suturada através de suturas de Vicryl 4-0, que podem ser posicionadas num padrão de sobreposição horizontal para um fechamento mais coeso de ambos os lados. Esse fechamento é iniciado na ponta da úvula para assegurar o alinhamento correto e conseqüentemente otimizar o movimento do palato mole.

A mucosa oral é então fechada, novamente iniciando na úvula e prosseguindo anteriormente (Figura 43-15). Os pontos de suturas são passados através da camada da mucosa oral e da camada do músculo em cada lado. Na região do palato duro, os pontos podem passar através da camada oral e nasal para obliterar o espaço morto: a sutura é inserida através de um retalho mucoperiosteal oral, então através da camada nasal, retornando anteriormente através do mesmo, antes de finalmente parar na camada da mucosa oral original para ser amarrada (Figura 43-15). O fechamento meticuloso deve deter o possível desenvolvimento futuro de fístulas oronasais.

Após completar o fechamento da fenda palatina, a área do osso exposto lateral aos retalhos mucoperiosteais deve ser avaliada, na junção lingual do alvéolo (Figura 43-16). Foi definido que na maioria dos casos o fechamento do hiato ou a aproximação da margem é possível para facilitar a cicatrização nesses locais. Em muitos exemplos, o fechamento direto livre de tensão não é possível, secundário à mobilização medial necessária dos retalhos orais para o reparo da fenda.

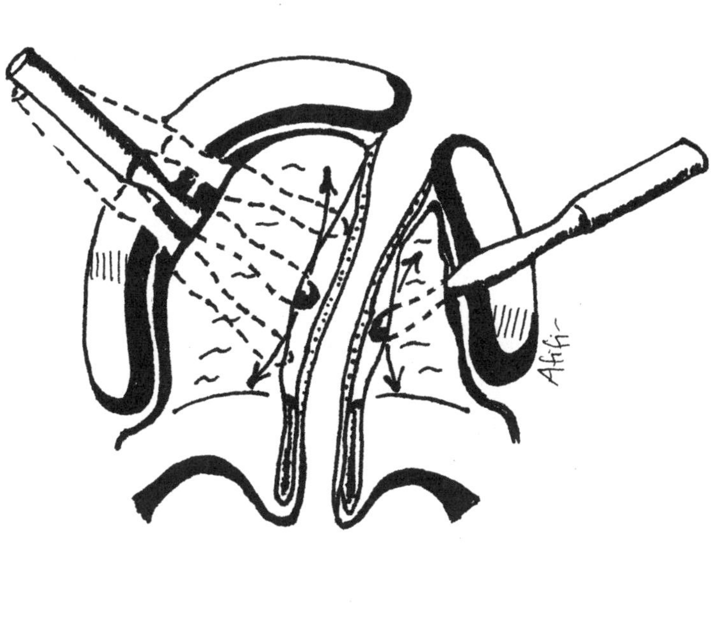

Figura 43-10. Palatoplastia de dois retalhos. Descolamento do retalho mucoperiosteal.

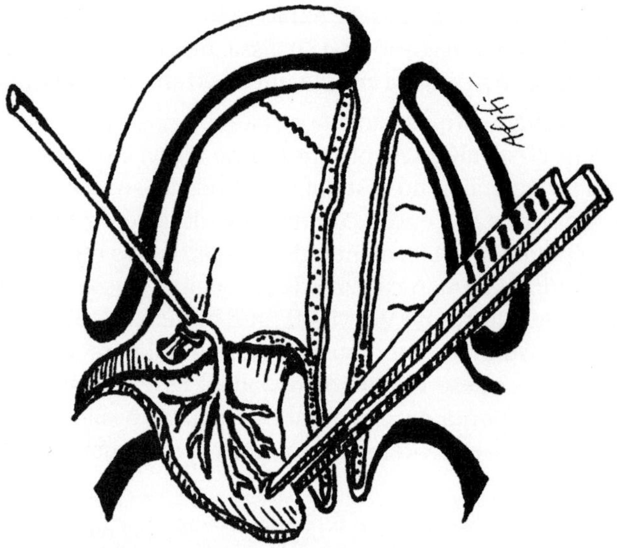

Figura 43-11. Palatoplastia de dois retalhos. Dissecção do feixe neurovascular para aumentar a mobilidade do retalho mucoperiosteal.

Os resultados dos estudos clínicos de Bardach revelaram a produção normal da fala em aproximadamente 75 a 85% dos pacientes. Incluindo o reparo de todos os tipos de fenda palatina, as fístulas oronasais desenvolveram-se numa média de 5,2% dos pacientes. O menor número de fístulas foi naqueles com fendas palatinas completas unilaterais (1,8%), com o maior número naqueles com deformidades bilaterais (8,3%). Pacientes com fenda palatina isolada apresentaram uma incidência de fístula de 4,5%.

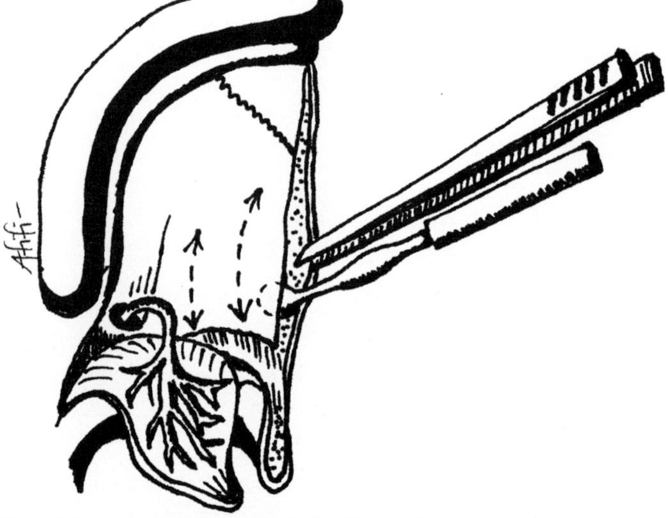

Figura 43-12. Palatoplastia de dois retalhos. Mobilização do mucoperiósteo nasal e a musculatura do palato mole da extremidade posterior do palato duro e superfície periosteal nasal.

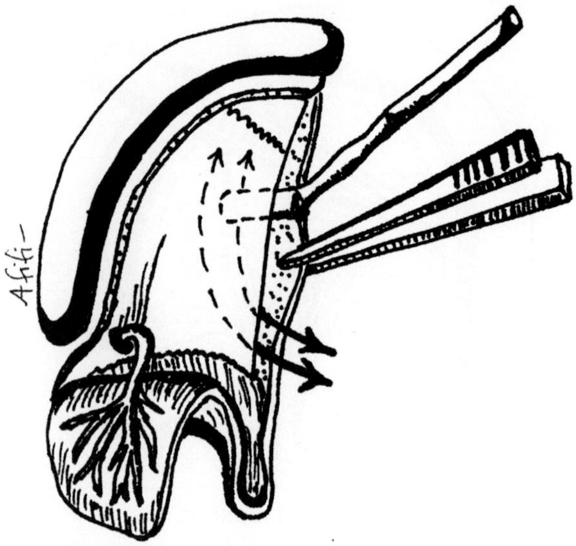

Figura 43-13. Palatoplastia de dois retalhos. Descolamento do retalho mucoperiosteal no lado nasal.

Modificações dos Autores

Nas laterais do osso do palato duro exposto, após a mobilização medial dos retalhos mucoperiosteais e o fechamento da sutura, escolhemos aplicar Gelfoam, mantido no local com pontos separados de Vicryl 4-0. Isso é geralmente realizado com somente alguns pontos. Mais significativamente, nos nossos 17 anos de experiência, não vivenciamos qual-

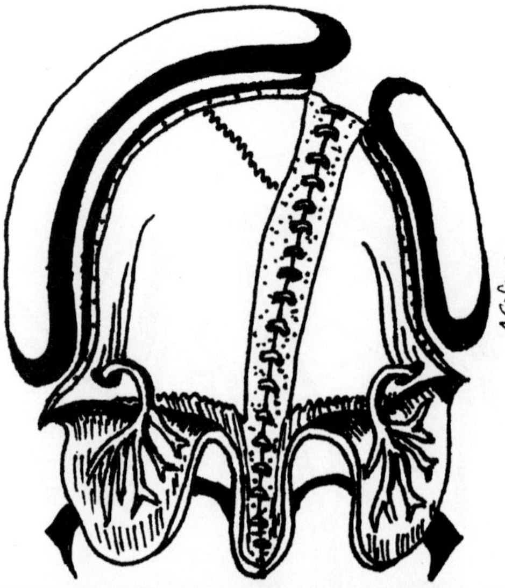

Figura 43-14. Palatoplastia de dois retalhos. Fechamento da camada nasal.

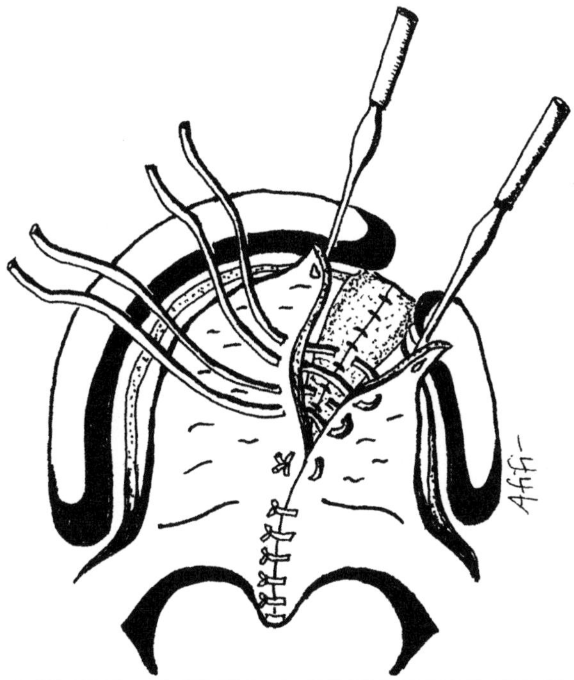

Figura 43-15. Palatoplastia de dois retalhos. Aproximação das camadas nasal e oral com suturas contínuas.

quer caso de hemorragia do paciente, que pode ocorrer das margens expostas dos retalhos mucoperiosteais. Também acreditamos que essa modificação cria ainda um ambiente úmido para a cicatrização da ferida, que pode acelerar a "remucosalização" dos locais de coleta dos retalhos.

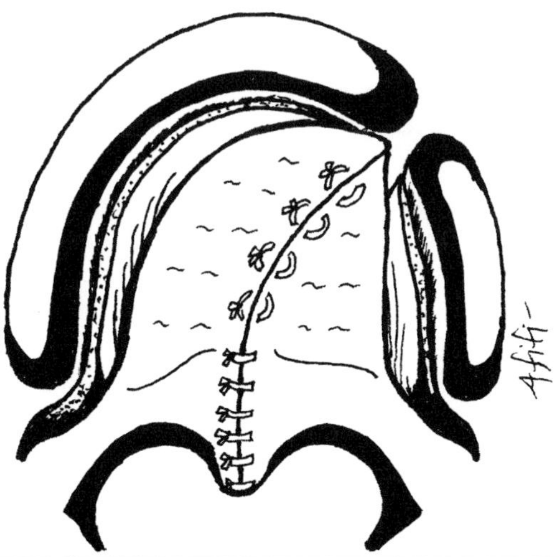

Figura 43-16. Palatoplastia de dois retalhos. Fechamento da mucosa oral. (Gelfoam pode ser posicionado no osso exposto pelas incisões relaxantes laterais e mobilização medial do retalho – ver "Modificações dos Autores" na página 488.)

Adicionalmente, após fechar os retalhos da camada nasal, realizamos uma veloplastia intravelar e um fechamento do retalho mucoperiosteal oral subseqüente, após o qual inserimos o retalho miomucoso oral em bloco sobre a fenda palatina com (1) o ápice próximo à fenda alveolar para preencher essa área com tecido e (2) a linha de sutura do lado oral *não sobreposta* à linha de sutura do lado nasal. Novamente, esse princípio é utilizado para minimizar o risco de fistulização através dessas camadas.

MÉTODO DE REPARO 2: Z-PLASTIA DUPLA

Leonard Furlow, Jr. apresentou primeiramente a Z-plastia dupla para o reparo da fenda palatina em 1978. A palatoplastia em um estágio difere dos reparos previamente apresentados para os palatos tanto duro quanto mole. O palato mole é reparado através de uma dupla Z-plastia inversamente orientada, envolvendo as camadas oral e nasal. Conforme mostrado na Figura 43-17, cada retalho posteriormente baseado na Z-plastia contém a camada muscular palatal mole ipsilateral, enquanto os retalhos baseados anteriormente são criados da camada de mucosa nasal ou oral somente. As incisões nos membros laterais dos retalhos baseados posteriormente dividem a aponeurose palatina, liberando os músculos para se tornarem retropostos e sobrepostos, de forma que a metade posterior do palato é reconstruída e a camada do músculo se torna orientada mais anatomicamente. Os retalhos mucosos baseados anteriormente também fecham a metade anterior do véu palatino.

O aumento do palato mole é, conseqüentemente, um resultado da geometria da Z-plastia e não da transposição de tecido do palato duro. Conseqüentemente, o reposicionamento dos retalhos do palato duro mucoperiosteais é evidenciado pela reorientação vertical a horizontal da musculatura, e quaisquer incisões relaxantes laterais se tornam estritamente opcionais para o aumento posterior futuro ou para fendas mais largas. A Z-plastia dupla resulta em melhoras significativas na fala, com um índice de competência velofaríngea relatado de 91%.

A seguir, uma descrição de Z-plastia dupla, incluindo destaques conforme notados originalmente pelo próprio Furlow.

Destaques Anatômicos

A anatomia da fenda palatina é mostrada na Figura 43-18. Antes de realizar a palatoplastia de Furlow, é crítico entender a relação do hâmulo, músculos constritor superior e elevador, aponeurose palatal e tuba auditiva. Numa fenda palatina, a aponeurose, os músculos palatinos, e o constritor superior formam um triângulo com o hâmulo no ápice.

Para liberar os músculos palatinos para a construção da cinta do músculo velar – que foi considerado o maior benefício da técnica de Furlow –, esse triângulo deve ser aberto pela

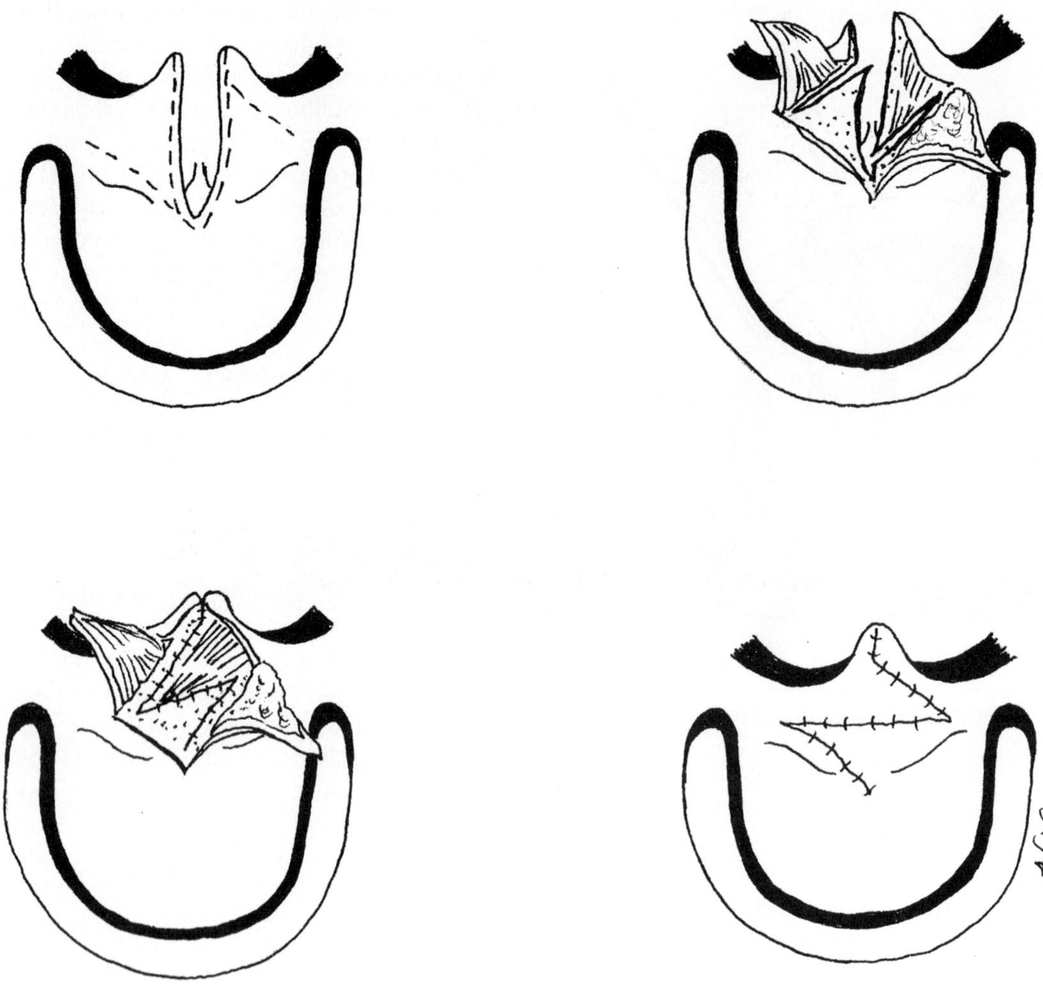

Figura 43-17. Z-plastia dupla de Furlow. Reparo da fenda palatina posterior.

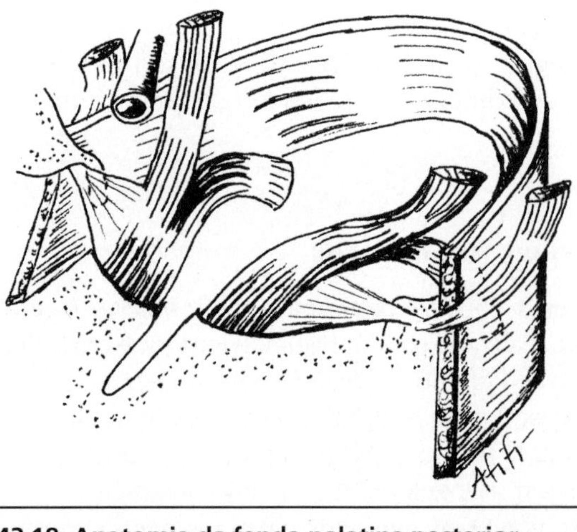

Figura 43-18. Anatomia da fenda palatina posterior. *(Modificado de* Operative Techniques in Plastic and Reconstructive Surgery, *2 (4) Nov, 1995.)*

divisão da aponeurose palatina. De uma maneira ótima, a aponeurose deve ser completamente dividida (Figura 43-19). As incisões do membro lateral dos retalhos baseadas posteriormente fazem isso automaticamente se apropriadamente posicionadas. Se, como pode ser realizado em muitas veloplastias, o músculo é desinserido sem uma divisão aponeurótica completa, somente a porção anterior do músculo pode ser reposicionada (Figura 43-19A). Com uma divisão aponeurótica completa, os músculos palatinos são totalmente liberados para serem transpostos e sobrepostos (Figura 43-19B).

Em fendas muito largas, as incisões relaxantes laterais podem se tornar necessárias e são criadas conforme necessárias da junção alveolopalatina anteriormente. Essas incisões podem se estender posteriormente e lateralmente atrás do processo alveolar para permitir mais transposição de tecido medialmente. Elas podem então continuar mais posteriormente em direção à faringe posterior desde que a

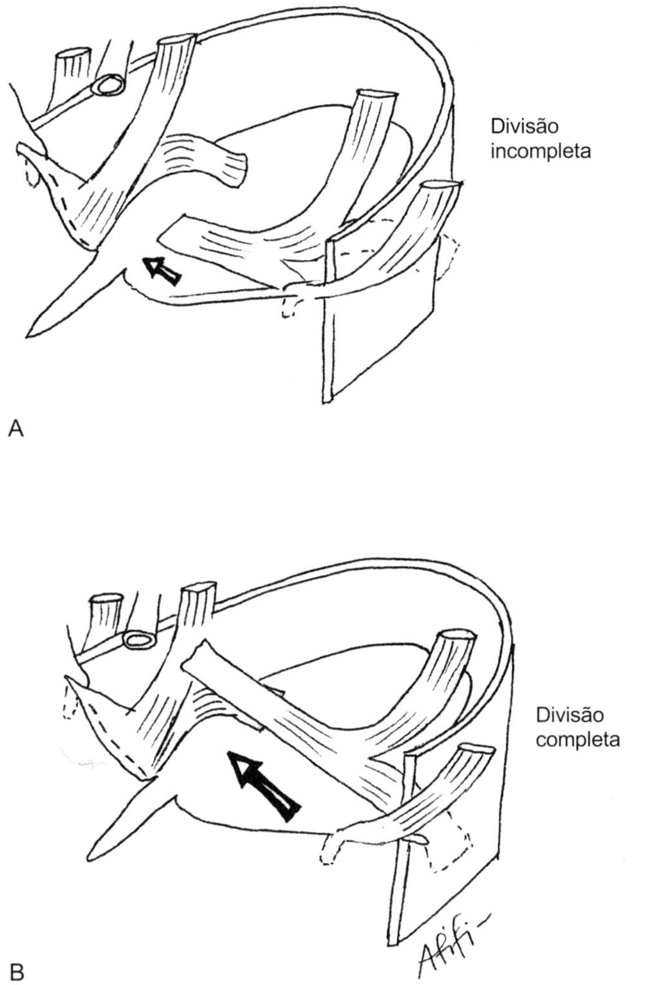

Figura 43-19. Veloplastia intravelar. Divisão da aponeurose palatina *incompleta* (A) *versus* completa (B). (Modificado de Operative Techniques in Plastic and Reconstructive Surgery, *2 (4) Nov, 1995.)*

integridade vascular dos retalhos baseados posteriormente da Z-plastia seja mantida (Figura 43-20).

Desenho Operatório

Desenho do Reparo da Fenda do Palato Duro

Os retalhos mucoperiosteais são elevados através das margens da fenda, classicamente descritas sem incisões relaxantes laterais, e fechados sendo transpostos da abóbada palatina para a orientação horizontal. Geralmente existe menos sobra do mucoperiósteo necessário do que quando são utilizadas incisões relaxantes, que podem ser necessárias para fendas mais largas. O lado nasal da fenda é fechado por intermédio da aposição do retalho de vômer (Figura 43-8A e B), ou, no caso de fendas palatinas secundárias, por meio de aproximação do retalho da mucosa nasal (Figura 43-8C).

Desenho do Reparo da Fenda do Palato Mole

Conforme descrito anteriormente, uma Z-plastia é criada no lado oral do palato mole com uma imagem inversa ou em espelho da Z-plastia criada no lado nasal correspondente (Figura 43-17). Os dois retalhos baseados posteriormente são elevados com o músculo palatino *versus* a camada da mucosa somente nos retalhos baseados anteriormente. Note que a Z-plastia pode ser realizada em qualquer direção. A orientação mostrada na Figura 43-17 é para um cirurgião destro: a parte mais difícil da dissecção (*i. e.*, a elevação do músculo do retalho oral baseado posteriormente da mucosa nasal) é conseqüentemente realizada com a mão direita. Um cirurgião canhoto pode achar a orientação inversa mais fácil.

Detalhes do Procedimento

Os braços laterais da incisão da Z-plastia terminam no hâmulo em cada lado (Figura 43-21). O hâmulo deve ser sentido em cada lado pela pressão firme com a ponta do dedo; ele pode ser marcado com tinta antes da injeção na área com anestesia local com epinefrina. O retalho direito baseado anteriormente é desenhado alguns milímetros anteriormente à úvula para o hâmulo ipsilateral; apesar de o ângulo poder ser mais próximo de 90 graus do que de 60 graus, quando o retalho for elevado, ele esticará de forma que o ângulo se aproximará dos 60 graus. A incisão posterior (linha lateral tracejada na Figura 43-21) é geralmente realizado ao redor do tubérculo maxilar medial para liberar adequadamente o retalho de mucosa. Um método alternativo é incluir uma porção da úvula no retalho (linha pontilhada na Figura 43-21).

Para minimizar a perda sangüínea, o lado direito não é incisado até que o lado esquerdo seja completado. A margem esquerda de fenda é incisada: cortar a superfície medial

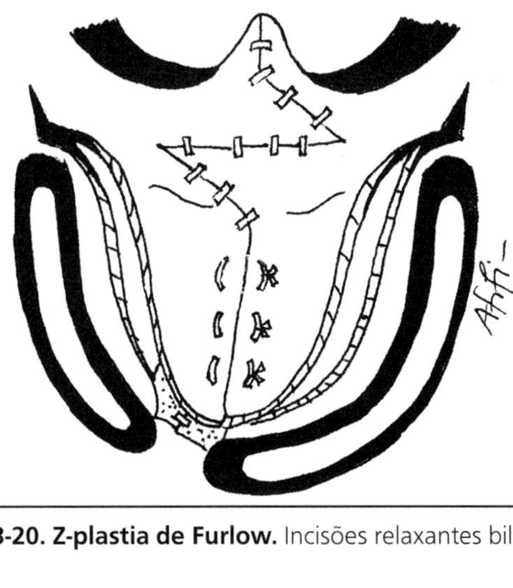

Figura 43-20. Z-plastia de Furlow. Incisões relaxantes bilaterais.

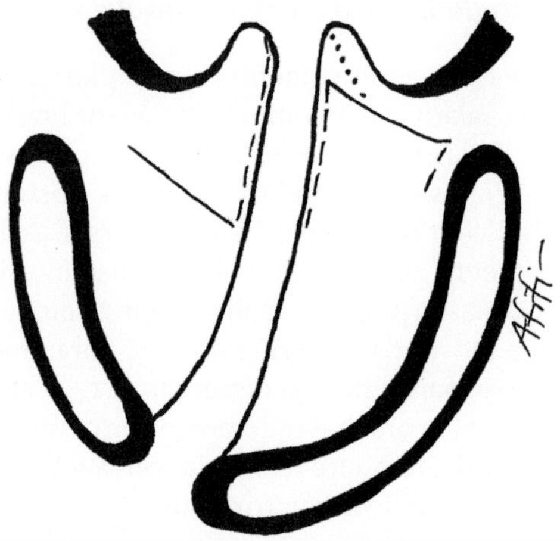

Figura 43-21. Reparo da Z-plastia dupla. Incisões do lado oral.

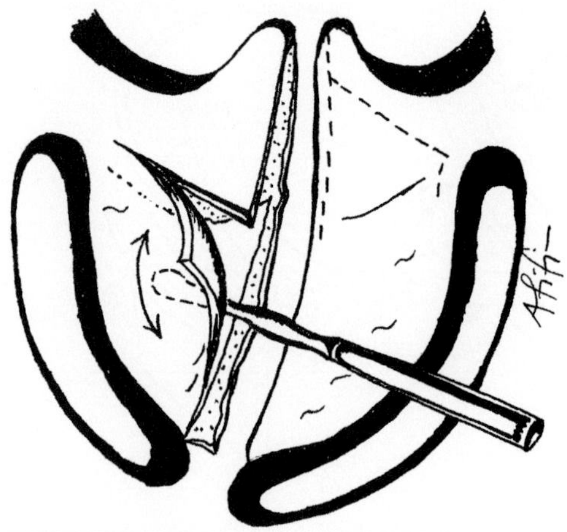

Figura 43-22. Reparo da Z-plastia dupla. Dissecção das camadas oral e nasal do palato duro.

da úvula, em vez de incisá-la, torna o seu fechamento mais fácil. A incisão da fenda do palato duro deve ser realizada precisamente pela margem da fenda para preservar a largura completa do retalho mucoperiosteal para o fechamento. As camadas de mucosa nasal e oral do palato duro são então dissecadas da superfície óssea (Figura 43-22).

O retalho mucoperiosteal esquerdo é então elevado da sua base periosteal com um levantador de Blair (em forma de taco de hóquei) ou um levantador periosteal reto; classicamente, isso é realizado sem as incisões relaxantes laterais (Figura 43-22). Para maior facilidade e precisão, isso pode ser realizado iniciando-se posteriormente e então continuando-se anteriormente através da incisão da margem da fenda.

A incisão do membro lateral esquerdo é realizada e a ponta do retalho é elevada. O músculo palatino é dissecado juntamente com o retalho baseado posteriormente como uma unidade miomucosa, separando as suas fibras da mucosa nasal. As tesouras curvas de Joseph são utilizadas com um movimento de empurrão da direção medial para lateral. É necessário calma e paciência para evitar a perfuração da mucosa nasal, o que pode potencialmente prejudicar a vascularidade do retalho da mucosa nasal (Figura 43-23).

A incisão do membro lateral divide a aponeurose completamente no local logo medial ao hâmulo, permitindo a rotação ótima do retalho (Figura 43-24). A dissecção não deve continuar lateral ao hâmulo ou constritor superior, ou esse músculo pode ser lesado. Ocasionalmente, para maximizar a mobilização do retalho medial, o hâmulo é parcialmente fraturado medialmente pelos cirurgiões: evita-se a fratura completa para se manter a tensão da fibra muscular e permitir a abertura da tuba auditiva.

Um descolador de Freer pode ser utilizado para a separação romba dos músculos palatinos do constritor superior lateral e da mucosa nasal. O orifício da tuba auditiva pode ser localizado pela ponta do levantador de Freer se ele não for visualizado. O músculo levantador é visto atravessando para cima logo posteriormente à tuba auditiva; é o mais anterior dos três músculos palatinos. Uma dissecção aguda ou abrupta nesse local pode danificar esse músculo. A dissecção deve permanecer medial ao constritor superior para evitar dano (Figura 43-25).

Quando o retalho é elevado e afastado, o retalho de Z-plastia da mucosa nasal é incisado com tesouras iniciando alguns milímetros anterior à ponta da úvula, abra-

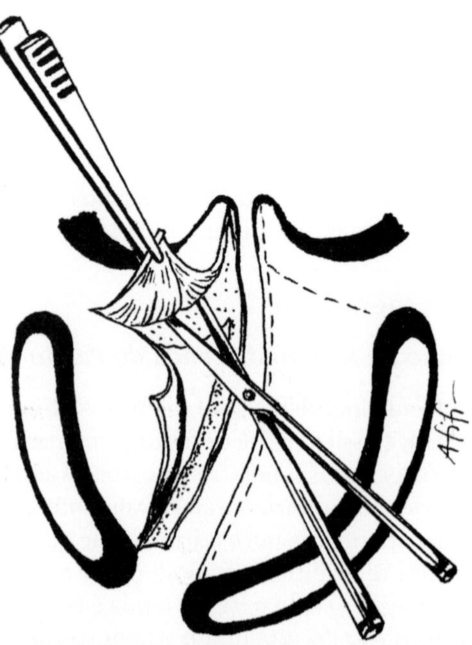

Figura 43-23. Reparo da Z-plastia dupla. Elevação do retalho miomucoso oral da camada mucosa nasal.

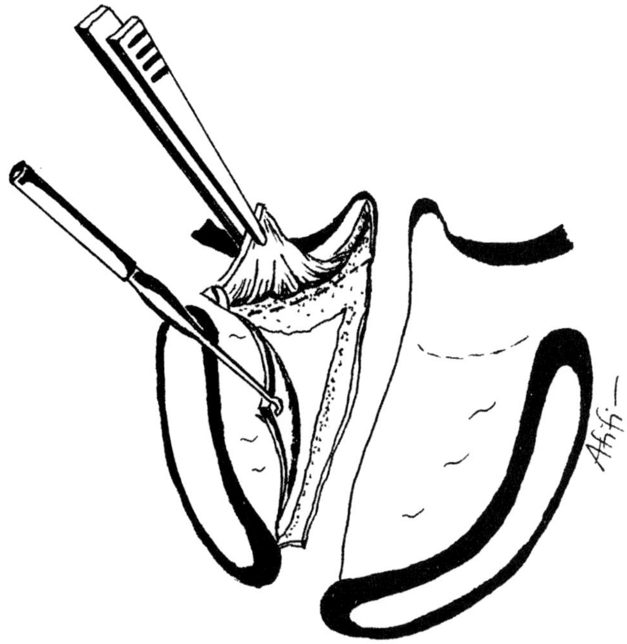

Figura 43-24. Reparo da Z-plastia dupla. Elevação do retalho miomucoso posterior com divisão completa da aponeurose palatina até logo medial ao hâmulo.

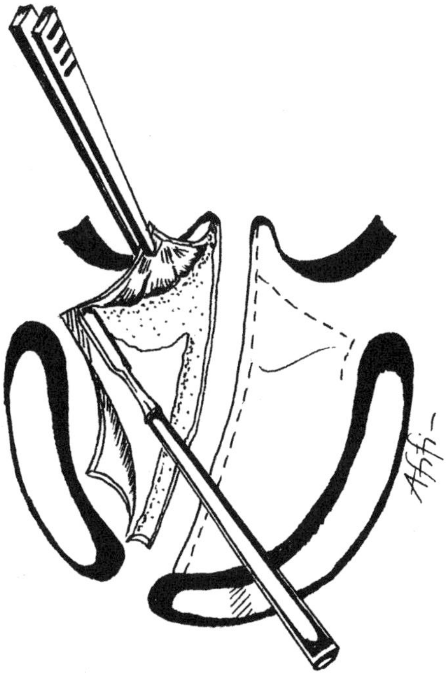

Figura 43-25. Reparo da Z-plastia dupla. Músculo palatino separado do músculo constritor superior.

çando a base do retalho retraído e parando logo próximo ao orifício da tuba auditiva (Figura 43-26). Não diminua essa incisão, porque poderia diminuir a quantidade de transposição dos retalhos bilaterais.

No lado direito, a fenda é similarmente incisada com a elevação dos retalhos mucoperiosteais e do vômer, conforme descrito previamente. O músculo palatino não deve ser separado da mucosa nasal nesse lado porque um retalho miomucoso baseado posteriormente é necessário (Figura 43-27). O retalho baseado anteriormente no lado oral é elevado gentilmente da camada do músculo através da dissecção com uma tesoura. O retalho pode então aumentar em espessura em direção à sua base, local de muitas glândulas salivares menores e aponeurose lateralmente. Esse plano de dissecção então conecta-se ao plano do mucoperiósteo elevado.

Para verificar o comprimento desse retalho, transponha-o para a fenda para avaliar o seu potencial para fechamento. Se o seu comprimento for deficiente, é feita uma incisão posterior ao alvéolo e os duros ligamentos fasciais de inserção ao palato duro são divididos para melhorar a mobilidade do retalho. Se necessário, a dissecção do tecido fibroso do feixe palatino maior é realizada, tomando-se cuidado para evitar o dano vascular, particularmente nas fendas largas.

O retalho nasal baseado posteriormente é então finalmente criado pela incisão do retalho miomucoso na junção medial com o palato duro e estendendo-se a incisão póstero-lateralmente (Figura 43-28). Devido ao fato de um retalho contralateral de mucosa, não miomucoso, ser inserido no ápice lateral, a incisão do membro lateral pode ser menor, de forma que a Z-plastia da mucosa não tem muito a alcançar, otimizando o aumento palatino longitudinal.

Depois da desinserção do músculo da extremidade posterior do palato duro, essa incisão é vários milímetros próxima à tuba auditiva, deixando mucosa nasal suficiente anteriormente para o posicionamento fácil da sutura. Lateralmente, a aponeurose é dividida com o retalho rodado medialmente do constritor superior ipsilateral conforme descrito previamente para o lado contralateral (Figura 43-29). Furlow aconselhou que quanto mais larga a fenda, mais largos serão necessários os ângulos dos retalhos da Z-plastia.

O retalho miomucoso nasal baseado posteriormente é suturado com categute cromado 4-0, posicionando-se a ponta no ápice da incisão do membro lateral oposto (Figura 43-29). Toma-se cuidado para evitar o posicionamento da sutura através da tuba auditiva ou músculo levantador. As metades uvulares são suturadas juntas, mantendo-se a simetria o tempo todo, e dois a três pontos são colocados no aspecto lateral interveniente desse retalho. Os retalhos de mucosa nasal e de vômer são então suturados no local.

A extremidade do retalho oral miomucoso é então suturada ao nível do hâmulo – não anterior a ele –, evitando que o comprimento ântero-posterior seja perdido. Isso pode ser

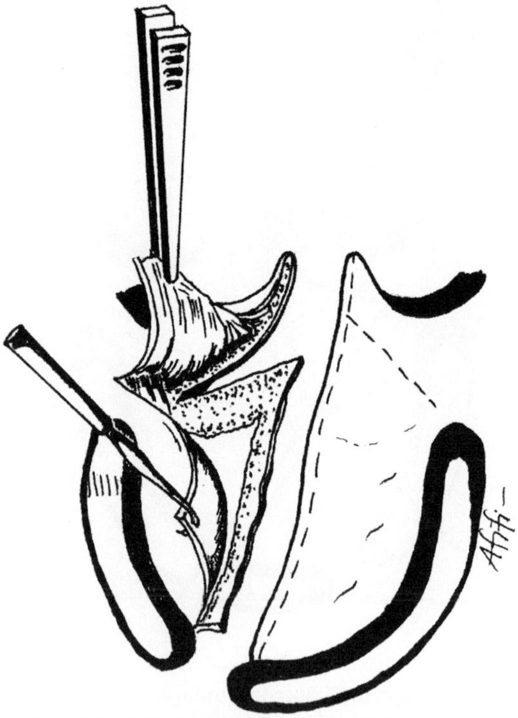

Figura 43-26. Reparo da Z-plastia dupla. Elevação do retalho da mucosa nasal com ápice logo medial ao orifício da tuba auditiva.

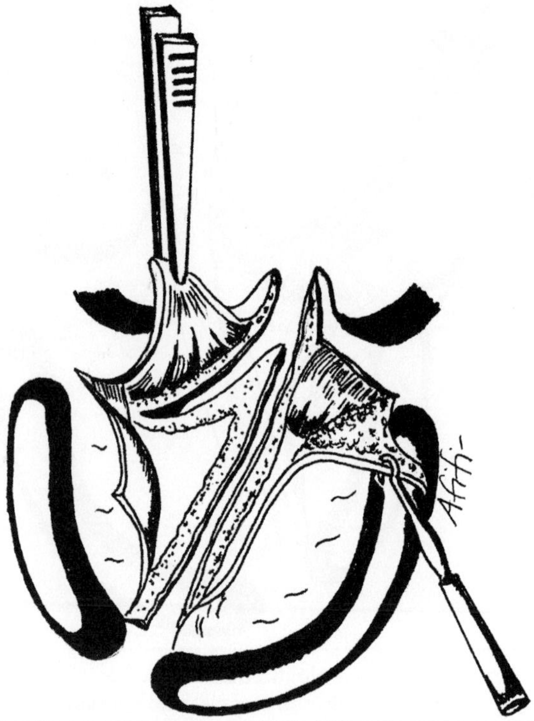

Figura 43-27. Reparo da Z-plastia dupla. Elevação do retalho da mucosa oral.

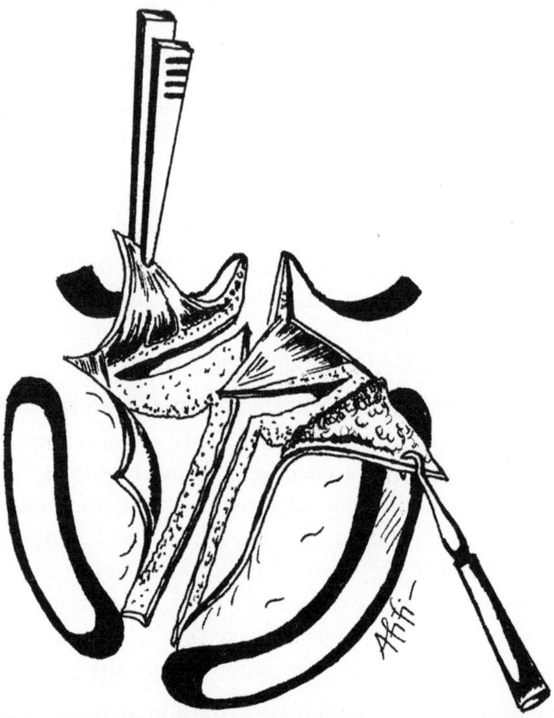

Figura 43-28. Reparo da Z-plastia dupla. Criando o retalho miomucoso nasal baseado posteriormente.

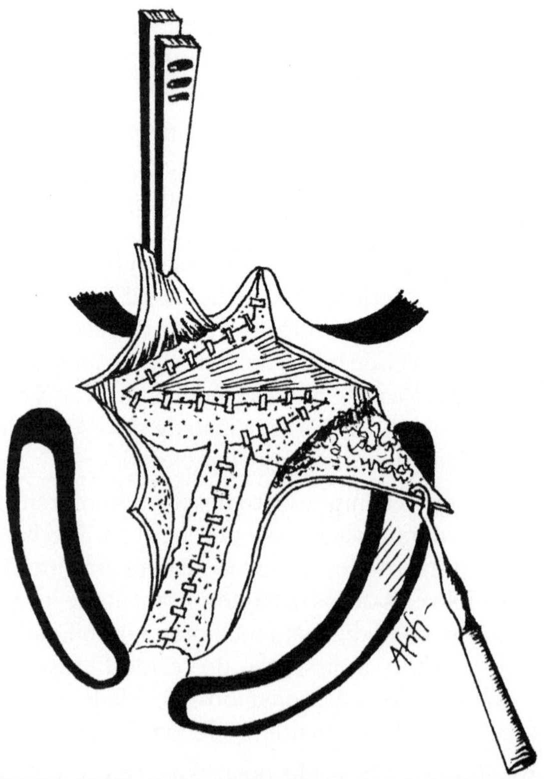

Figura 43-29. Reparo da Z-plastia dupla. Transposição do retalho da Z-plastia nasal.

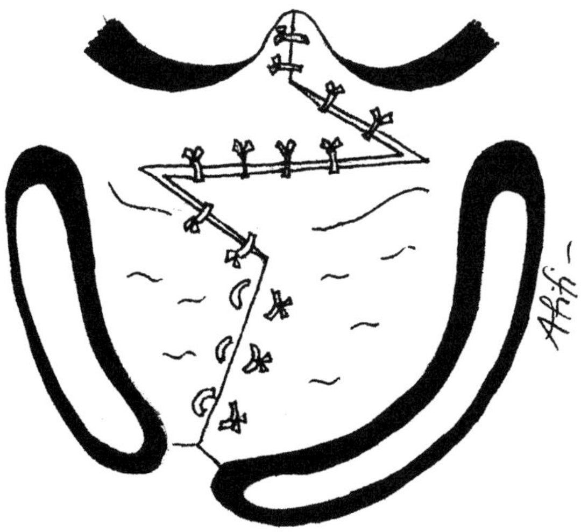

Figura 43-30. Reparo da Z-plastia dupla. Transposição do retalho da Z-plastia oral.

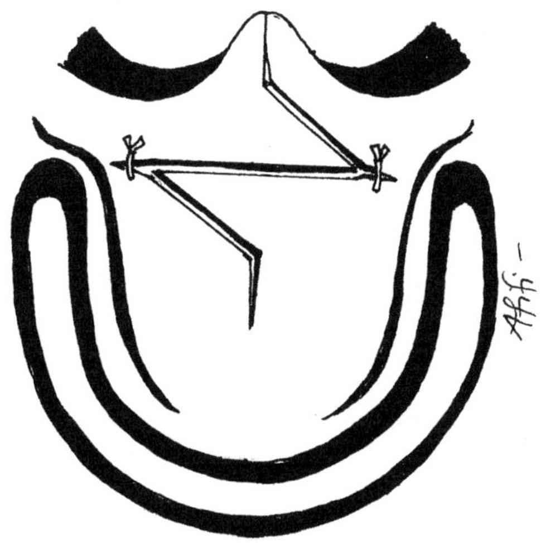

Figura 43-31. Reparo da Z-plastia dupla. Fechamento lateral V-Y.

feito com Vicryl 4-0 ou categute (Figura 43-30). O membro lateral é então fechado. Os músculos palatinos são agora sobrepostos, criando uma cinta muscular. O retalho direito de mucosa baseado anteriormente é então inserido. Uma incisão posterior e uma dissecção da base do retalho do tubérculo maxilar do osso subjacente são necessárias em aproximadamente 80 a 90% dos casos, de acordo com Furlow. O fechamento do palato duro é completado por oposição dos retalhos mucoperiosteais horizontalmente, por pontos contínuos horizontais.

Modificações dos Autores

Para palatos extremamente curtos, nós aumentamos o ângulo das Z-plastias para 70 a 80 graus. Isso permite a incorporação de tecido palatino lateral e o alongamento do palato.

Para criar um fechamento livre de tensão na linha mediana, utilizamos incisões relaxantes bilaterais (como na Figura 43-20). Para situações sem incisões relaxantes bilaterais, em que o fechamento livre de tensão é somente alguns milímetros curto lateralmente, um fechamento em V-Y da incisão do ângulo aberto pode ser realizado; entretanto, exerce-se cuidado para não afetar o comprimento total do palato se essa técnica for utilizada (Figura 43-31).

Modificação Proposta por Furlow

O que se segue é um resumo de opções para quando as fendas são muito largas para o fechamento padrão, originalmente descritas por Furlow, aplicadas de acordo com o necessário para apresentações difíceis de reparo de fenda palatina. Apesar de um resumo ser apresentado para a conclusão, o leitor deve consultar as leituras selecionadas para a elaboração de Furlow, incluindo sua própria representação diagramática (elaboração que está além do objetivo deste capítulo).

Retalho de Mucosa Nasal Curto

Se o retalho de mucosa nasal esquerdo não alcançar o ápice apesar da dissecção máxima da abóbada do palato duro póstero-lateral, um retalho em folha de livro da margem do vômer posterior pode fechar o pequeno defeito.

Se o defeito for muito grande para o procedimento acima, um retalho relativamente estreito, baseado superiormente na faringe, é mobilizado superiormente sobre os retalhos miomucosos na área deficiente. Aumentando o comprimento do retalho não-alinhado, os defeitos nasais do palato duro também podem ser fechados.

Retalho de Mucosa Oral Curto

Quando o retalho de mucosa oral direito não alcança o ápice contralateral, mesmo após a incisão posterior descrita previamente, a incisão posterior é estendida ao longo do alvéolo medial, e os ligamentos fasciais do retalho para o palato duro e o forâmen palatino maior são completamente liberados para maximizar a sua mobilidade.

Retalhos Mucoperiosteais Curtos

Quando os retalhos mucoperiosteais são muito curtos para fechar o palato duro, existem as seguintes opções:

1. O retalho de vômer pode ser suturado abaixo da extremidade do retalho mucoperiosteal, de acordo com a descrição de Hans Pichler. A área posterior do palato duro pode representar um desafio cirúrgico por causa da transição de um fechamento em uma camada para um fechamento em duas camadas no palato mole.
2. Se os vasos palatinos maiores estiverem intactos, as incisões relaxantes laterais podem ser utilizadas na junção alveolopalatina conforme notado previamente.

3. Um retalho miomucoso do bucinador do lado esquerdo pode ser utilizado alternativamente se os retalhos mucoperiosteais não alcançarem, mesmo após as incisões relaxantes laterais, ou quando a integridade dos vasos palatinos maiores for incerta.

Fenda com Largura Excessiva Anteriormente

Para fendas largas no alvéolo, Furlow oferece uma técnica para permitir o fechamento que foi inicialmente demonstrado por Lupercio. A incisão da junção do retalho vômer-mucoperiosteal no nível do forâmen incisivo é posicionada na linha mediana e então estendida anteriormente para trás em direção à margem da fenda posterior ao alvéolo anterior. O alongamento mucoperiosteal do retalho de vômer, com suas dimensões determinadas pelo defeito, é então virado em continuidade com o retalho de vômer e suturado no retalho mucoperiosteal contralateral.

Fendas Palatinas Submucosas ou Alongamento do Palato Secundário

Para pacientes com fendas palatinas submucosas ou aqueles que já se submeteram ao reparo da fenda palatina por retalhos paralelos não-Furlow, o tratamento cirúrgico da incompetência velofaríngea (VPI) inclui a conversão para uma Z-plastia à Furlow. Isso é realizado conforme delineado acima, com a necessária incisão longitudinal da linha mediana adicional anterior à extremidade do palato duro e se estendendo posteriormente através e bisseccionando a úvula.

Os retalhos usuais da Z-plastia são então baseados nessa secção criada iatrogenicamente. Está além do objetivo deste capítulo discutir as questões específicas no que concerne ao uso da Z-plastia de Furlow no tratamento de VPI. É suficiente dizer que o objetivo é alongar o palato e obter novamente uma orientação transversa mais normal da musculatura do palato mole.

Nossa instituição avalia primeiramente o paciente com VPI através da fala e avaliações aerodinâmicas, radiografias e nasoendoscopia. A pesquisa no nosso centro mostrou que a Z-plastia à Furlow pode ser uma correção cirúrgica eficaz para pacientes com VPI com um espaço velofaríngeo pequeno e central em uma fissura submucosa não-reparada ou para aqueles com um palato previamente reparado demonstrando uma linha mediana "deprimida" ou uma diástase muscular na nasoendoscopia.

Resultados da Z-Plastia Dupla

Conforme previamente mencionado, a Z-plastia dupla tem sido defendida por seu realinhamento anatômico teórico da musculatura palatina para recriar a cinta palatina e por seu índice de resolução de VPI de mais de 90%.

Nas séries de Furlow, as complicações mais significativas incluíram fístulas, reintubação por obstruções das vias aéreas pós-operatórias causadas por um edema na língua ou um retalho faríngeo concomitante, VPI e apnéia do sono obstrutiva de início tardio. Não houve transfusões, reoperações imediatas ou mortes.

MÉTODO DE REPARO 3: PALATOPLASTIA À VON LANGENBECK

Von Langenbeck originalmente propôs essa técnica de reparo em 1861 primariamente para reparo de defeitos envolvendo o palato secundário. Apesar de numerosas modificações nesse ínterim, essa palatoplastia sobreviveu ao teste do tempo.

Após a preparação pré-operatória e a administração de injeção local conforme enfatizado, previamente as marcações são delineadas para guiar as incisões subseqüentes. A incisão inicial é realizada em qualquer lado, posterior à curva da tuberosidade maxilar (Figura 43-32). Ela continua anteriormente na junção do alvéolo lingual e palato duro, com a lâmina nº 15 ou nº 11 mantida no ângulo reto do mucoperiósteo para maximizar a integridade do retalho. Em fendas do palato secundário somente, as incisões bilaterais se estendem 1 cm ou mais anteriormente à extremidade do defeito.

Um levantador com formato de L é inserido através da incisão lateral aproximadamente 1 cm anterior à tuberosidade maxilar, com a ponta firmemente raspando a superfície subperiosteal, elevando assim a espessura inteira do retalho mucoperiosteal dos processos palatinos maxilares e superfície óssea palatina (Figura 43-33). O levantador é então inserido novamente logo posterior à tuberosidade maxilar, sob a substância do palato mole, com sua extremidade apontando na direção da úvula. Rodando-o medial-

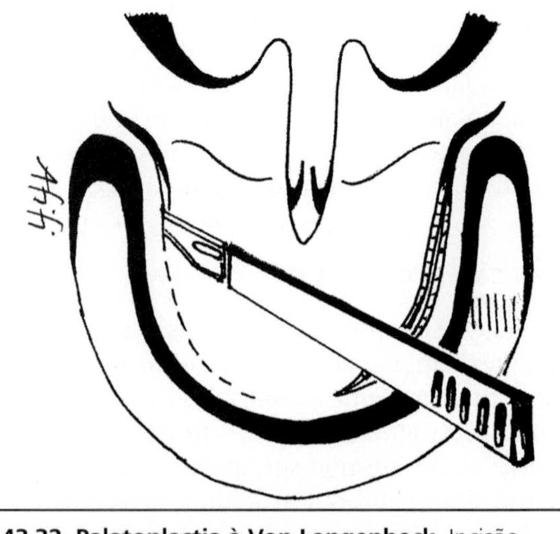

Figura 43-32. Palatoplastia à Von Langenbeck. Incisão.

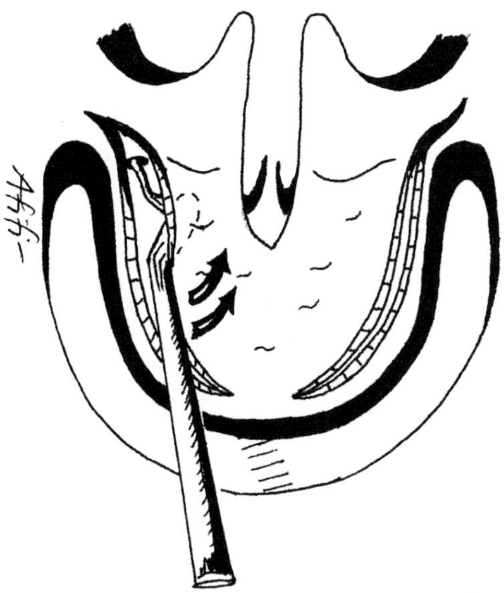

Figura 43-33. Palatoplastia à Von Langenbeck. Elevação do retalho mucoperiostal.

mente de forma que a ponta do instrumento entre em contato com área da espinha nasal póstero-medial, os retalhos póstero-laterais do palato mole são esticados medialmente, com cuidado simultâneo de um dano maior à artéria palatina na sua saída do forâmen.

O levantador com formato de L é então inserido novamente através da incisão lateral, agora anterior à tuberosidade maxilar (Figura 43-34). Com a ponta do levantador apoiada no osso subjacente, o retalho mucoperiosteal é mobilizado para longe do osso, expondo assim a artéria palatina maior na superfície inferior do retalho. Nesse ponto, a artéria deve ser dissecada de sua inserção no retalho retrogradamente até sua emergência no forâmen nasopalatino. A elevação é continuada na medida do necessário para liberar as bordas do defeito medial e anteriormente.

Quando a fissura envolve tanto o palato quanto o lábio, a dissecção do retalho mucoperiosteal continua anteriormente para o processo alveolar. Naqueles com fendas isoladas do palato secundário, completas ou incompletas, a dissecção continua na linha mediana logo anterior à fenda.

Utilizando uma lâmina reta nº 69 ou nº 11, as extremidades da fenda são incisadas e o retalho mucoperiosteal oral é separado da camada de mucosa nasal (Figura 43-34). Em casos com as fissuras se estendendo através do lábio, essa incisão se estende para o defeito alveolar conforme mencionado anteriormente, com o reparo de palatoplastia de duas camadas. Com fendas palatinas isoladas, a incisão é estendida ao redor da extremidade da fenda anterior, onde uma lâmina de ângulo reto completa a divisão das camadas oral e nasal. Uma lâmina reta então continua a incisão posteriormente nas margens mediais da fenda em direção às extremidades hemiuvulares. Um levantador em ângulo reto completa a elevação e a separação dos retalhos mucoperiosteais do osso palatino e extremidades da mucosa nasal.

Quando inserido novamente através da incisão lateral, o levantador deve ser capaz de escorregar por baixo do retalho mucoperiosteal para emergir entre as camadas de mucosa nasal e oral no lado medial da fenda. Em fendas unilaterais, a camada de mucosa do vômer é incisada longitudinalmente e elevada para a aproximação posterior do retalho de mucosa nasal. Em fendas bilaterais, uma incisão na linha média do vômer é realizada com elevação de cada retalho de vômer de forma que cada um possa ser mobilizado lateralmente para o fechamento bilateral com cada camada de mucosa nasal lateral. Com fendas estreitas bilaterais não é obrigatório elevar os retalhos de mucosa do vômer se os retalhos de mucosa nasal bilateral de um ou outro lado podem ser aproximados na linha mediana. As técnicas acima reconstroem o assoalho nasofaríngeo em pacientes com fendas palatinas completas.

Técnica de Veloplastia

Os retalhos mucoperiosteais são puxados para fora e posteriormente para longe do palato de forma que as tesouras possam completar a divisão de qualquer conexão residual entre os retalhos orais e a camada de mucosa nasal. A dissecção é no plano subperiosteal, logo abaixo das glândulas da mucosa do palato mole, para otimizar a espessura do retalho

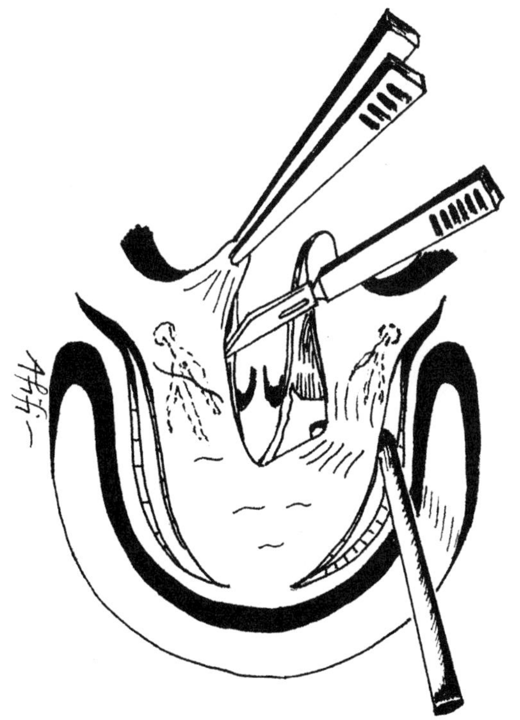

Figura 43-34. Palatoplastia à Von Langenbeck. Separação do retalho mucoperiosteal oral do retalho de mucosa nasal. Note o feixe neurovascular palatino maior lateralmente em ambos os lados.

e evitar o esburacamento do retalho. Os músculos levantador do véu palatino, uvular e palatofaríngeo são então visualizados com suas inserções na espinha nasal posterior e palato duro póstero-medial.

A camada da mucosa nasal é então elevada anteriormente do palato duro do lado nasal com um levantador de Freer ou um raspador de palato de ângulo reto. Deve-se tomar cuidado porque essa camada é fina e se rasga facilmente. O retalho é dissecado anteriormente na linha mediana naqueles com fendas palatinas isoladas ou próximo às fendas alveolares naqueles com fenda alveolar ou lábial concomitante.

Um fórceps de Brown-Cushing gentilmente abraça o feixe da musculatura póstero-lateral à espinha nasal posterior, dentro dos retalhos do palato mole. À medida que o fórceps arrasta os feixes póstero-medialmente, o tecido pode ser dissecado para permitir livremente que as camadas do músculo se encontrem no plano transverso. O reparo do palato é então iniciado.

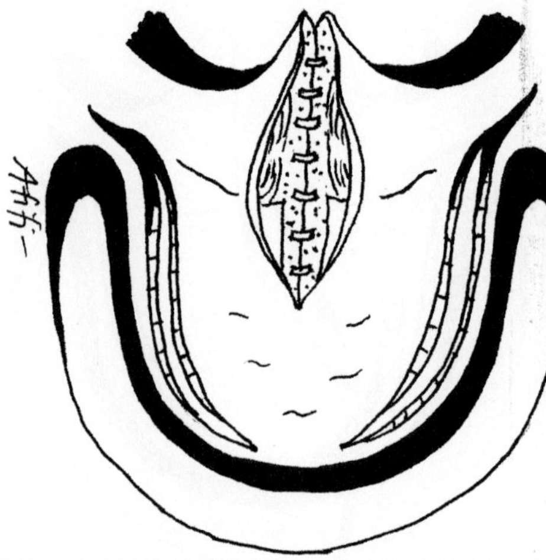

Figura 43-35. Palatoplastia à Von Langenbeck. Fechamento da camada de mucosa nasal.

Reparo do Palato

O fechamento da camada da mucosa nasal é realizado primeiramente (Figura 43-35). A aproximação do retalho inicia na junção anterior do retalho da mucosa nasal, com suturas cromadas 4-0 ou de Vicryl posicionadas de uma maneira invertida, de forma que o nó fique no lado nasal. Depois da mobilização adequada do tecido conforme descrito anteriormente, um fechamento sem tensão pode ser realizado. A simetria deve ser mantida, particularmente na úvula, onde as suturas mantidas temporárias podem ser utilizadas para auxiliar nesse empreendimento, até que ambas as hemi-úvulas possam ser aproximadas.

As camadas de músculo são então posicionadas (Figura 43-36). A aproximação direta do músculo pode não ser possível em casos com músculos levantadores pequenos, excesso de friabilidade e quaisquer riscos aumentados de rasgar com a sutura direta. Alternativamente, as suturas contínuas horizontais de fio 3-0 cromado podem ser posicionadas do lado oral de um retalho mucoperiosteal, através do seu levantador, através do levantador oposto e do retalho mucoperiostal contralateral, então de volta novamente com um "U" através do retalho mucoperiosteal ipsilateral de volta para o lado oral. A mesma técnica pode ser então utilizada para o próximo ponto, agora se originando do lado contralateral. Isso permite a aposição e a sobreposição das camadas musculares bilaterais com tração da sutura; até 0,5 cm ou mais de sobreposição do levantador é possível. Essas suturas miomucosas são amarradas após o fechamento dos retalhos mucoperiosteais orais.

Os retalhos mucoperiosteais são aproximados com pontos separados simples ou pontos em U, mantendo a simetria e a eversão das margens mediais do retalho (Figura 43-37). O fechamento evertido da ponta uvular para o ápice anterior da fenda palatina ajuda a evitar a formação de fístula.

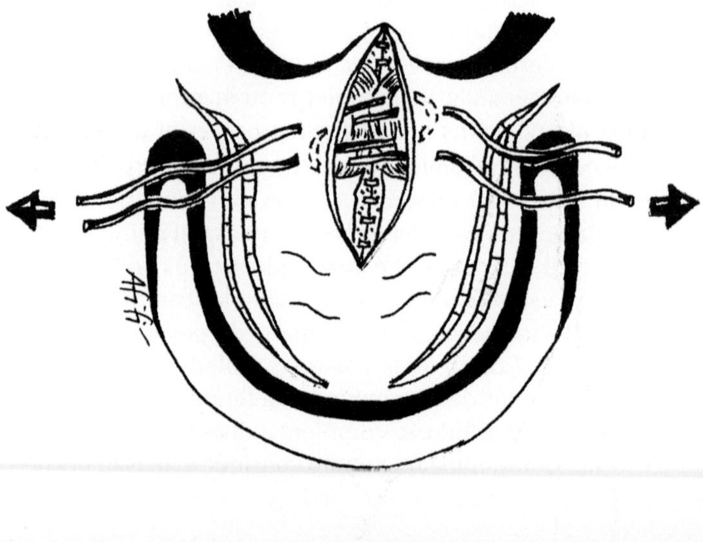

Figura 43-36. Palatoplastia à Von Langenbeck. Suturas contínuas horizontais sobrepostas para aproximar e juntar as camadas miomucosas contínuas.

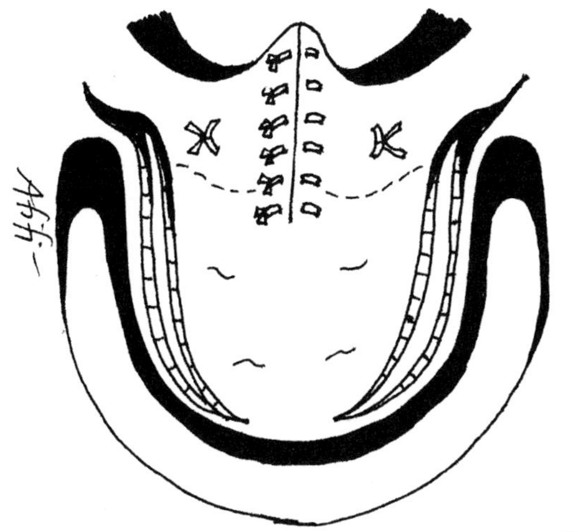

Figura 43-37. Palatoplastia à Von Langenbeck. Fechamento do lado oral dos retalhos miomucosos.

Modificações dos Autores

Como sempre, o fechamento livre de tensão é crítico e pode ser realizado em vários métodos consecutivos. Nós utilizamos os seguintes, conforme indicado pelo caso individual:

1. Divisão completa do tecido fibroso entre o retalho mucoperiosteal e a tuberosidade alveolomaxilar mais lateral.
2. Mobilização medial do retalho mucoperiosteal através da inserção do elevador com forma de L pela incisão lateral ou espaço de Ernst, com "torção" gentil, mas firme, medial do retalho.
3. Liberação de qualquer aderência da artéria palatina maior através da dissecção cuidadosa de traves fibrosas circundantes no local de saída nasopalatino para o alongamento necessário para liberar a restrição e melhorar a mobilização.

Em reparos utilizando essas incisões laterais, nós posicionamos o Gelfoam na superfície periosteal desnuda para maximizar a hemostasia; se necessário, seguramos com pontos de Vicryl 4-0. Nunca tivemos que reexplorar um paciente por sangramento.

MÉTODO DE REPARO 4: TÉCNICA PREFERIDA DOS AUTORES

Fendas Isoladas do Palato Secundário

Para pacientes com fendas isoladas do palato secundário, nós utilizamos o reparo de Dorrance. A razão para essa escolha é o resultado rápido e efetivo obtido na nossa instituição, incluindo a vantagem adicional do alongamento palatino com o reparo. Nossa série reúne um acompanhamento de 23 anos tanto da nossa clínica cirúrgica quanto de nossos encontros de equipe craniofacial multidisciplinar, que continuam a acompanhar os pacientes numa base de longo prazo, anualmente.

O reparo é iniciado após a preparação pré-operatória usual conforme delineado acima. Nós utilizamos verde brilhante para marcar nosso retalho, conforme mostrado na Figura 43-38. Infiltramos os tecidos com anestesia local e epinefrina nos locais cirúrgicos usuais, mas somos cuidadosos em injetar também no plano subperiosteal e na junção das camadas oral e nasal da fenda para iniciar a "hidro-dissecção".

Como o sangue corre para baixo como resultado da gravidade, a nossa incisão começa nos aspectos mediais das extremidades da fenda, porque essa é a região mais dependente (Figura 43-39). As margens da fenda são incisadas por inteiro até a ponta uvular enquanto um fórceps de dentes finos segura a hemiúvula para cima e posteriormente para facilitar a visualização da margem inteira em ambos os lados. Nenhum tecido é removido, e as fibras do levantador devem ser expostas.

A incisão lateral é então realizada, iniciando-se posterior à tuberosidade maxilar, vindo ao redor do cruzamento posterior do alvéolo e então continuando até a junção medial do alvéolo e palato duro. A lâmina nº 15 é mantida perpendicular à superfície do tecido e é movimentada num movimento de serra em miniatura para assegurar a estabilidade da superfície periosteal.

Um levantador periosteal de Joseph ou curvo é então inserido através da incisão lateral e desliza diretamente na superfície periosteal medialmente, mobilizando o retalho para cima e posteriormente (Figura 43-40). O levantador deve ser capaz de passar através da incisão medial já cortada, apesar de as tesouras poderem cortar qualquer trave de tecido conjuntivo, desconectando assim os retalhos mucope-

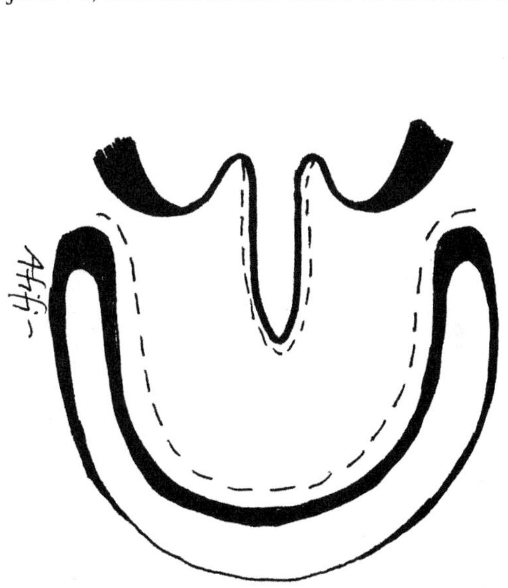

Figura 43-38. Reparo de Dorrance. Marcações da incisão.

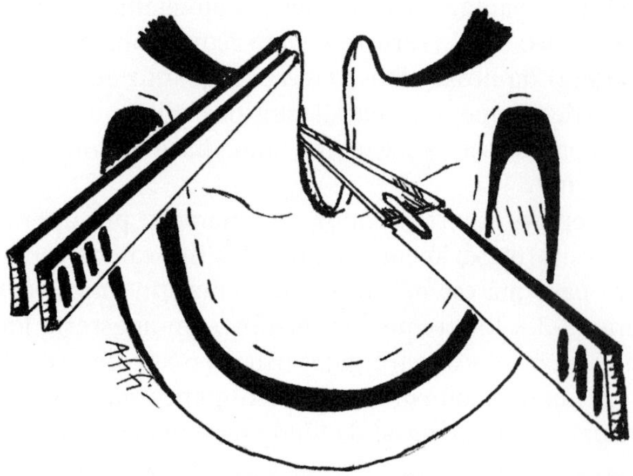

Figura 43-39. Reparo de Dorrance. Incisão das margens mediais da fenda.

riosteais da mucosa nasal. A área da rafe pterigomaxilar é aprofundada com uma tesoura pequena de Metzenbaum, expondo assim o processo hamular da placa pterigóide medial, que não é tipicamente fraturado.

O retalho mucoperiosteal é então afastado dorsalmente em direção à cavidade oral posterior; a aponeurose no palato duro posterior é cortada, e a elevação é continuada além do forâmen palatino maior. Se o feixe neurovascular limitar a mobilização do retalho medial, um gancho afiado para palato é utilizado para cortar as traves fibrosas, isolando assim os vasos e o nervo; o feixe pode ser ainda dissecado em 1 cm no retalho para mobilização máxima.

Com um raspador angulado do palato, o mucoperiósteo nasal é então elevado para baixo das margens da fenda e medialmente para permitir a flexibilidade e a possibilidade de um fechamento da mucosa nasal livre de tensão (Figura 43-41).

A camada nasal é então fechada com suturas de Vicryl 4-0 invertidas, mantendo um fechamento simétrico (Figura 43-42). Nós utilizamos uma sutura de três cruzamentos no ápice da fenda, na região do forâmen incisivo, para inverter posteriormente a mucosa, possivelmente minimizando a formação de uma fístula. Uma sutura horizontal é usada na ponta da úvula para assegurar um fechamento preciso.

Depois que o lado da mucosa nasal é fechado, os músculos são posicionados com suturas em U de sobreposição com Vicryl 4-0 (Figura 43-43). A sobreposição é realizada para assegurar uma aposição bem acomodada do músculo e diminuir a possibilidade de deiscência da ferida.

Os retalhos orais são então suturados com pontos separados, mantendo as bordas evertidas (Figura 43-44). O retalho é recolocado no palato duro nos lados direito e esquerdo, de forma que a área do forâmen incisivo é completa e maximamente coberta para minimizar qualquer risco de formação de fístula. O retalho é fixado ântero-lateralmente na mucosa alveolar circundante com pontos simples separados.

Qualquer superfície periostal exposta lateralmente é então coberta com Gelfoam, que é fixado com o mínimo necessário de pontos; nós utilizamos Gelfoam para maximizar a hemostasia de quaisquer superfícies cruentas. Também, dois ou três pontos horizontais são posicionados entre as camadas miomucosas nasal e oral. Nós os chamamos de pontos "dorminho-

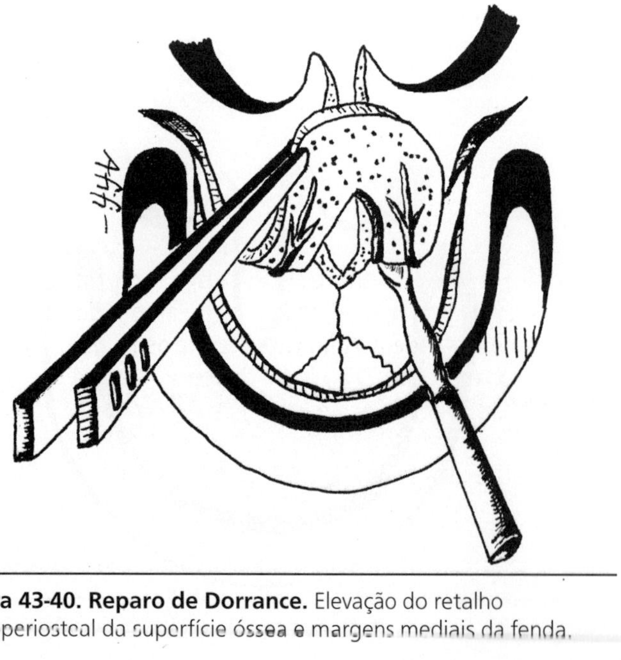

Figura 43-40. Reparo de Dorrance. Elevação do retalho mucoperiosteal da superfície óssea e margens mediais da fenda.

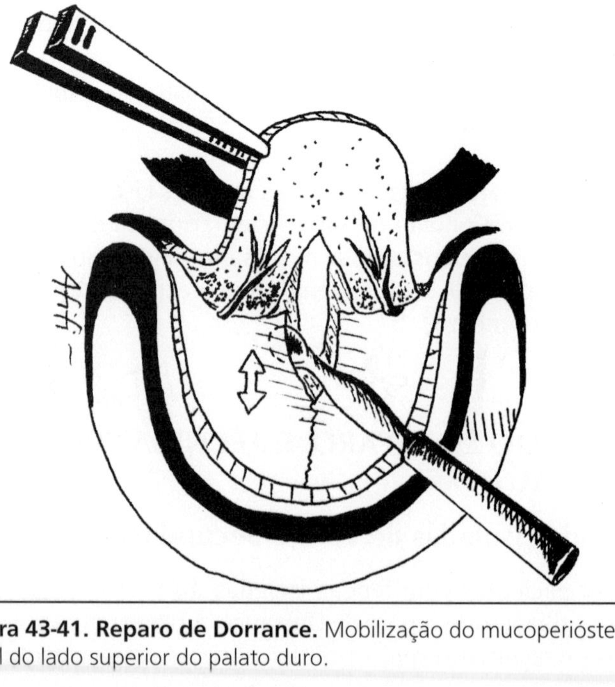

Figura 43-41. Reparo de Dorrance. Mobilização do mucoperiósteo nasal do lado superior do palato duro.

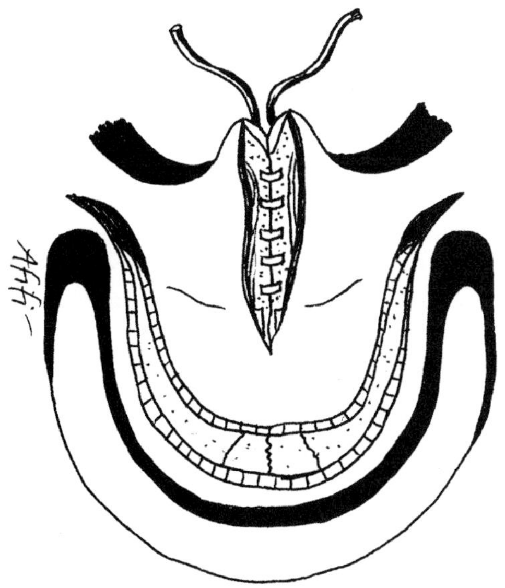

Figura 43-42. Reparo de Dorrance. Fechamento do lado nasal com aproximação do retalho mucoperiosteal.

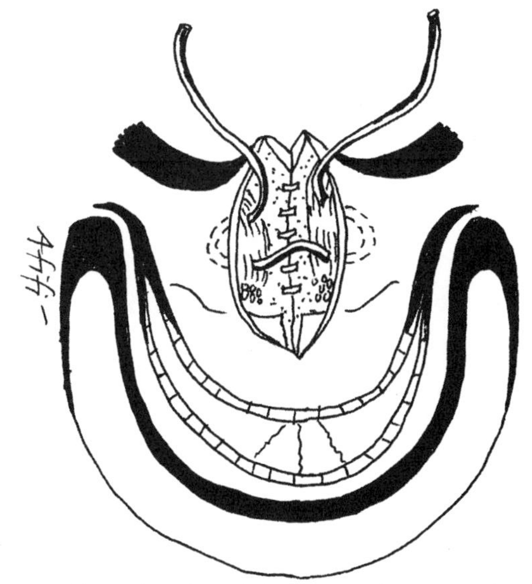

Figura 43-43. Reparo de Dorrance. Modificação da veloplastia intravelar.

cos": seu propósito é melhorar a hemostasia e obliterar qualquer espaço morto entre as camadas oral e nasal, permitindo assim que o cirurgião "vá dormir à noite" sem qualquer ansiedade no que concerne a um possível sangramento.

Os benefícios da técnica acima incluem: (1) resultados cirúrgicos comparáveis aos procedimentos descritos previamente com respeito à permeabilidade e índice de complicação, (2) facilidade técnica e tempo de operação mínimo (geralmente dentro de 30 minutos em fendas não-complicadas) e (3) o potencial para a conversão a uma Z-plastia para tratamento secundário de VPI (20% da incidência citada na maioria das séries).

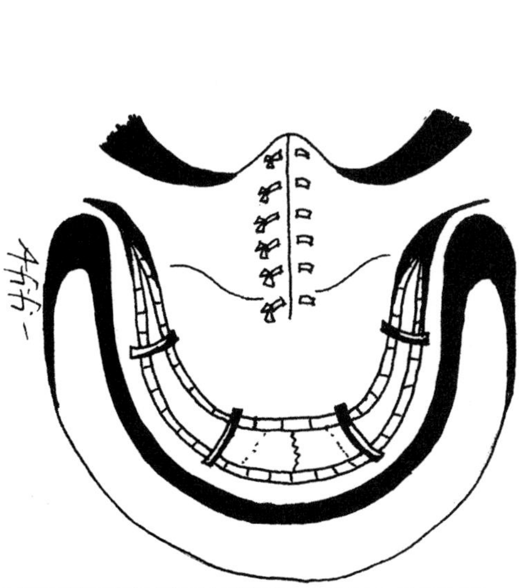

Figura 43-44. Reparo de Dorrance. Fechamento do lado oral com aproximação do retalho miomucoso.

Fendas Primárias e Secundárias Combinadas do Palato

Para pacientes com fendas completas através do palato primário e secundário, o reparo do defeito no palato duro é realizado por intermédio da aposição do retalho de vômer com retalhos incisados na fenda para a reconstrução inicial do assoalho nasofaríngeo. Uma incisão, geralmente na linha mediana, dependendo das características da fenda, é realizada na proeminência do vômer. Com um backcut lateral, o retalho de vômer é mobilizado, medial a lateralmente, no nível subperiosteal. Os retalhos da mucosa nasal são então mobilizados da superfície palatina óssea. Conseqüentemente, os retalhos da mucosa do vômer e nasal são suturados juntos para fechar o lado nasal do defeito, reconstruindo o assoalho nasofaríngeo. Para fendas largas, toma-se cuidado de incisar a margem medial da fenda mais lateralmente para assegurar um fechamento livre de tensão com o retalho de vômer.

O resto do defeito é reparado conforme descrito acima. A técnica de palatoplastia de dois retalhos é utilizada, com a inclusão de uma veloplastia intravelar para integridade muscular. Novamente, a linha de sutura do lado oral não deve se sobrepor diretamente à linha de sutura do lado nasal, minimizando o risco de fístula. Os ápices dos retalhos orais são orientados em direção ao local da fenda alveolar para maximizar o fechamento do tecido acima desse nível.

Defeitos Submucosos e Reparo Secundário da Incompetência Velofaríngea

Para os pacientes com uma fenda palatina submucosa que apresentam incompetência velofaríngea sintomática, uma avaliação inclui observações da fala e aerodinâmicas, radiografias e nasoendoscopia. Como previamente assinalado, a nossa instituição mostrou que a Z-plastia à Furlow pode ser uma correção cirúrgica eficaz para os pacientes com VPI com um hiato velofaríngeo central pequeno num defeito submucoso não-reparado ou para aqueles com um palato previamente reparado demonstrando uma "depressão" da linha média ou diástase muscular na nasoendoscopia.

Reparo Posterior de Pacientes com Incompetência Velofaríngea

Para os pacientes que apresentaram VPI pós-operatório com grandes hiatos velofaríngeos na nasoendoscopia, reservamos a opção do retalho faríngeo posterior, se existir um movimento da parede lateral adequado demonstrando que se pode esperar um fechamento velofaríngeo. Uma discussão completa da avaliação, algoritmo de tomada de decisão e opções cirúrgicas específicas para aqueles com VPI está além do objetivo deste capítulo (ver Capítulos 44 e 45).

Resultados

Depois de revisar durante 23 anos os procedimentos do reparo da fenda palatina realizados na nossa instituição, percebemos que o índice total de complicação foi de 13% quando examinado criticamente. As complicações incluíram: 8% de fístulas, menos de 1% de hemorragia e menos de 1% de infecção, independentemente da administração antibiótica profilática. Apesar de ainda ser objetivamente avaliado perioperatoriamente, o índice de VPI pós-operatório parece ser comparável com outras técnicas.

CUIDADO PÓS-OPERATÓRIO

Na conclusão do reparo da fenda palatina, a hemostasia é novamente assegurada, e qualquer sangue ou muco é gentilmente aspirado da nasofaringe ou orofaringe. O curativo da garganta é removido e conferido, e um cateter de borracha vermelho é gentilmente posicionado através da boca para dentro do estômago para aspirar qualquer sangue residual e na tentativa de prevenir qualquer êmese pós-operatória.

Apesar de nossa instituição achar desnecessário, alguns cirurgiões colocam um ponto de fio de seda com uma agulha reta na parte anterior da língua, deixando as pontas dos fios para serem colados na bochecha do paciente. Isso pode ser utilizado como uma manivela para puxar a língua anteriormente no caso de comprometimento das vias aéreas, agora que o fechamento do palato diminui o espaço da cavidade oral posterior; a sutura da língua é removida posteriormente à noite ou na manhã seguinte ao reparo se não for encontrada nenhuma dificuldade.

As imobilizações para o braço são aplicadas às crianças na sala de operação e utilizadas quando a criança não está sendo supervisionada nas 3 semanas pós-operatoriamente. Utilizando um bico cortado para evitar a sucção, líquidos são ministrados oralmente, conforme tolerado, durante 48 horas. A criança pode então começar uma dieta leve (*i. e.*, qualquer alimento com consistência suave). Confia-se cuidado aos pais acerca da inserção de objetos, tais como utensílios para alimentação, na boca, porque eles podem potencialmente usar o reparo do palato e colocar em risco a formação da fístula iatrogênica. Quando a ingesta oral é suficiente no período pós-operatório, os fluidos intravenosos podem ser suspensos.

O paciente é liberado com as instruções dietéticas apropriadas, bem como a medicação analgésica, mais facilmente tomada na forma de xarope. O paciente é visto em 1 semana e 3 semanas pós-operatoriamente para assegurar a falta de complicações pós-operatórias imediatas, antes do acompanhamento de rotina.

Nas visitas pós-operatórias de 8 semanas e 6 meses, o progresso do paciente é avaliado por um fonoaudiólogo e por membros pertinentes da equipe multidisciplinar craniofacial. Entre os parâmetros avaliados está a competência

TABELA 43-2. COMPARAÇÃO DAS TÉCNICAS DE REPARO DA FENDA PALATINA

	von Langenbeck	*Palatoplastia de dois retalhos*	*Z-plastia*	*Dorrance modificada*
Indicações				
Fenda palatina primária	–	–	–	–
Fenda palatina secundária	+	+	+	+
Primária e secundária combinadas	+	+	+	+
Vantagens				
Facilidade técnica	+	+	Levemente menor	+
Tempo operatório	+	+	Levemente aumentado	+
Desvantagens				
Competência velofaríngea	? menos	? menos	Melhorada	? menos

– não utilizada; *prim*, primária; *?, menos* competência velofaríngea relativamente menor; + correlação utilizada ou positiva; *sec*, secundária.

velofaríngea, à luz da tendência da série geral de uma necessidade de 20% de procedimentos faríngeos secundários. Os pacientes são encaminhados à fonoaudiologia, apesar de a duração variar conforme o paciente e a circunstância.

PRECAUÇÕES

Fendas do palato secundário, isoladas ou com fenda labial concomitante, apresentam-se com defeitos no palato mole e ósseo e uma orientação anormal da musculatura levantadora do véu palatino. Para permitir uma alimentação apropriada, a parada da regurgitação nasal do alimento e o desenvolvimento normal da fala, o reparo da fenda do palato deve ser realizado antes da idade de 1 ano. A reconstrução da cinta muscular do palato mole permite a competência velofaríngea, minimizando assim os procedimentos faríngeos secundários para tratar a insuficiência velofaríngea.

O leitor deve pesquisar as Leituras Selecionadas para detalhes adicionais e variações das técnicas de reparo; um resumo dos grandes reparos com as suas indicações, vantagens e desvantagens possíveis é apresentado na Tabela 43-2. Apesar do acordo geral no que se refere a esses pontos, os resultados de cada procedimento *dependem do cirurgião*, e até o momento nenhum estudo prospectivo randomizado grande foi realizado para comparar objetivamente essas entidades de maneira conclusiva.

Leituras Selecionadas

Bardach J, Salyer K, eds. *Surgical Techniques in Cleft Lip and Palate.* St. Louis: Mosby-Year Book, 1991.

Bardach J. Two-flap palatoplasty: Bardach's technique. *Oper Tech Plast Reconstr Surg* 1995;2:211-214.

Dorrance GM. *The Operativa Story of Cleft Palate.* Philadelphia: WB Saunders, 1933.

Dorrance GM, Bransfield JW. The pushback operation for repair of cleft palate. *Plast Reconstr Surg* 1946;1:145.

Furlow LT Jr. Cleft palate repair, by double opposing z-plasty. *Plast Reconstr Surg* 1986;78:724-736.

Furlow LT Jr. Cleft palate repair by double opposing z-plasty. *Oper Tech Plast Reconstr Surg* 1995;2:223-232.

Hodges PL, Pownell PH. Cleft palate and velopharyngeal function. *Sel Read Plast Surg* 1994;7:1-36.

Millard DR Jr. *Cleft Craft.* Vol 3. Boston: Little, Brown, 1980.

Salyer K, Bardach J. *Atlas of Craniofacial and Cleft Surgery. New York: Raven, 1996.*

Trier W. Primary palatoplasty. *Clin Plast Surg* 1985;12:659-674.

Veau V. *Bec-de-Lièvre.* Paris: Masson, 1938.

von Langenbeck B. Beitrage zur Osteoplastik. *Deutsche Min,* 1859;2:471.

von Langenbeck B. Operation der angebornen totalen Spaltung das harten Gaumens nach einer neuer Methode. *Gosch Deutsche Klin* 1861;3:231.

Witt PD, Moon W, Hardesty RA, et al. Infectious complications in the cleft lip and palate population. Presented at American College of Surgeons Annual Meeting, Santa Barbara, California, 1993. Abstract.

Witt PD, D'Antonio LL. Velopharyngeal insufficiency and secondary palatal management: a new look at an old problem. *Clin Plast Surg* 1993;20:707-721.

Capítulo 44

Retalho Faringiano

Samuel Stal ♦ Giulio Gherardini ♦ Ali M. Mosharrafa

AVALIAÇÃO DO DEFEITO

A pronúncia correta de vogais e consoantes (com exceção do "m" e do "nl") requer o fechamento do esfíncter velofaringiano. Este fechamento depende da ação de dois músculos: o elevador do véu palatino e o constritor superior da faringe. As ações destes músculos promovem um movimento de avanço e recuo do palato mole e um deslocamento medial das paredes laterais da faringe. Estes movimentos direcionam o fluxo aéreo pela boca e impedem a passagem de ar pelo nariz. A incompetência velofaringiana consiste na incapacidade de fechamento do esfíncter velofaringiano devido a uma disfunção neuromuscular. A insuficiência velofaringiana (IVF) é a impossibilidade de fechamento do esfíncter velofaringeano em decorrência de um defeito anatômico como fissura palatina, palato curto, fissura submucosa ou uma faringe excessivamente ampla. A natureza da alteração velofaringiana irá determinar o planejamento terapêutico. Este poderá variar desde um tratamento protético até procedimentos cirúrgicos, como aumento da parede faríngea ou do palato, esfincterofaringoplastia e retalho faringiano.

O motivo pelo qual se indica a correção cirúrgica da IVF é a possibilidade de se modificar a mecânica do esfíncter faringiano produzindo um mecanismo que permita uma fala mais funcional. Durante muitos anos, o manejo cirúrgico da incompetência velofaringiana esteve restrito a dois tipos de procedimentos: o retalho faringiano e a esfincterofaringoplastia. A possibilidade de movimento ativo do esfíncter faringiano promovido pela esfincterofaringoplastia tornou este procedimento bastante atrativo, devendo ser considerado em pacientes que apresentam bom movimento das paredes laterais do palato e da farínge e pequenas falhas centrais e laterais no fechamento do esfíncter velofaringiano. Quando o fechamento do esfíncter ocasiona grande falha central, a cirurgia de retalho faringiano permite um melhor controle das dimensões do defeito e é considerado o tratamento de escolha para IVF severa. O bom movimento da parede lateral melhora o prognóstico. Para uma avaliação mais precisa dos pacientes deve-se dispor de uma equipe multidisciplinar composta por foniatras, cirurgiões plásticos, dentistas, otorrinolaringologistas e fonoaudiologistas. As medidas específicas para o diagnóstico incluem anamnese e exame físico, avaliação da linguagem e da pronúncia e avaliação fonoaudiológica. Estudos da pressão de fluxo aéreo são importantes porque fornecem a medida objetiva do orifício velofaringiano na fonação. A nasofaringoscopia e a videofluoroscopia proporcionam informações objetivas a respeito da área de fechamento velofaringiano. A nasofaringoscopia tem um valor especial em pacientes que se submeteram a faringoplastia prévia na determinação do grau de fechamento velofaringiano, das dimensões das portas laterais durante a fonação e em repouso, e o tamanho e a posição do retalho faringiano anteriormente realizado. A escolha do retalho faringiano ou da esfincterofaringoplastia para o tratamento da IVF geralmente é baseada nos resultados da nasofaringoscopia. Em particular, deve-se investigar o movimento da parede lateral e velar da faringe. A ausência ou a limitação severa do movimento velar na direção póstero-superior, acompanhada de uma grande falha, necessita de correção com retalho faringiano. A ausência de movimento das paredes laterais da faringe no sentido medial constitui uma contra-indicação para a confecção do retalho faringiano, porque este procedimento resulta em duas portas laterais

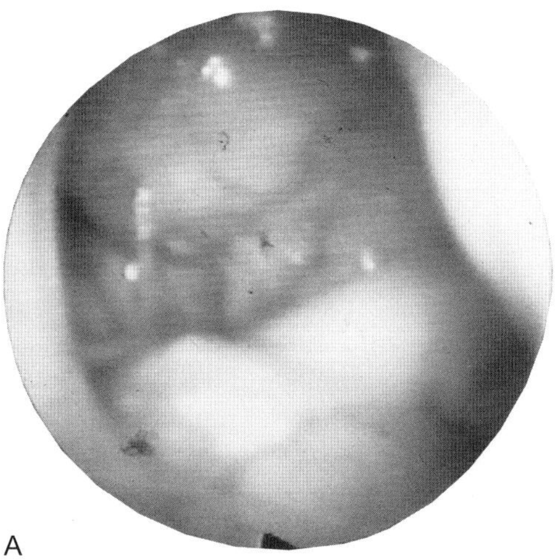

A

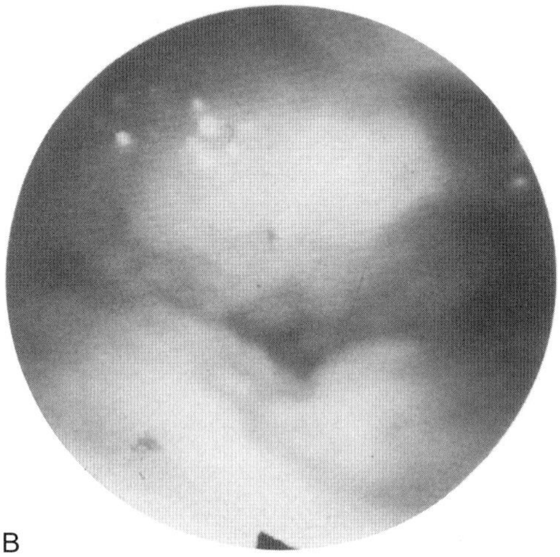

B

Figura 44-1. Estímulos orais de alta pressão (consoantes orais sustentadas [s] e repetições silábicas [pa, ta, ka]) necessitam de um fechamento velofaringiano total e são utilizados na nasofaringoscopia para uma avaliação adequada do fechamento velofaringiano. No palato normal, o movimento velar na direção póstero-superior, o movimento de medialização das paredes laterais da faringe e o movimento da parede posterior permitem o perfeito fechamento velofaringiano. O componente mais importante do fechamento velofaringiano para a fala é a movimentação velar (A). Deficiências no movimento velar podem necessitar de correções cirúrgicas. Geralmente, se o retalho faringiano é planejado, o movimento medial das paredes laterais da faringe (B) deve ser demonstrado uma vez que o procedimento cirúrgico resulta em duas portas laterais de cada lado do retalho que devem ser fechadas durante a fonação. Quando o movimento da parede lateral está ausente é recomendada a realização da esfincterofaringoplastia.

pequenas em cada lado do retalho que deve ser fechado durante a fonação (Figura 44-1). Se estiverem sendo observados movimentos deficientes, deve ser realizado um retalho mais largo, nestes casos poderão ocorrer vários graus de hiponasalidade à fonação ou apnéia obstrutiva do sono.

INDICAÇÕES

A cirurgia do retalho faringiano exige a criação de uma adesão estável do palato mole à parede posterior da faringe com confecção de um retalho de mucosa da faringe. O movimento aéreo é permitido somente pelas portas laterais deixadas em cada lado do retalho. O retalho impede a passagem de ar através da cavidade nasal durante a fonação e melhora a articulação sonora. A principal indicação para o retalho faringiano é a IVF, não resolvida pela terapia foniátrica, resultante de alterações no palato em decorrência de fissuras, alterações neurogênicas e pós-operatórias (adenoamigdalectomia, tumores). O procedimento está indicado para crianças com pelo menos quatro anos de idade, com boa audição, inteligência e saúde. A coaptação da borda posterior do palato mole à parede posterior da faringe foi originalmente descrita em 1865. Retalhos de pedículo inferior e superior são relatados na literatura; entretanto, os retalhos de pedículo superior constituem o tratamento de escolha.

CONTRA-INDICAÇÕES

As contra-indicações relativas para o retalho faringiano são: contra-indicações gerais para qualquer procedimento cirúrgico; movimento de medialização das paredes laterais da faringe limitados a nasofaringoscopia e risco potencial de comprometimento de vias aéreas (p. ex., mandíbula curta). Deve-se tomar cuidado com a confecção do retalho faringiano nos casos de síndrome velocardiofacial, no qual há um deslocamento medial das artérias carótidas tornando a dissecção do retalho aparentemente mais fácil, porém mais arriscada.

POSIÇÃO DO PACIENTE E PREPARO DA SALA

O paciente é colocado na mesa cirúrgica na posição supina com um coxim ou um suporte para os ombros colocado sob a região escapular a fim de promover uma extensão do pescoço. Geralmente utiliza-se um suporte de espuma ou silicone em forma de anel, que é colocado para apoiar a cabeça do paciente; a cabeceira da mesa cirúrgica poderá ser abaixada, caso haja necessidade de uma maior extensão do pescoço. A mesa cirúrgica é colocada na posição de declive ou Trendelenburg e o cirurgião posiciona-se na cabeceira da mesa. O assistente posiciona-se à direita da mesa, em frente ao cirurgião, e o anestesiologista posiciona-se à esquerda do paciente. Pacientes submetidos à cirurgia de retalho faringiano normalmente não necessitam de transfusão de sangue e o único exame laboratorial solicitado é a dosagem do hematócrito. Se houver anemia, esta deverá ser corrigida nas semanas que precedem a cirurgia.

TÉCNICA CIRÚRGICA

O tubo endotraqueal é fixado na região mentoniana do paciente com uma fita adesiva estéril, a fim de evitar a intubação seletiva do brônquio direito. Este tubo pode ser facilmente comprimido pelo afastador oral de Dingman, portanto deve ser colocado no centro do afastador. Tanto o cirurgião quanto o anestesiologista devem assegurar um adequado fluxo aéreo orotraqueal.

Retalho Superior

O afastador oral de Dingman é colocado e o tubo endotraqueal é posicionado no centro do afastador para prevenir a compressão do tubo. Infiltram-se cerca de 5-7 ml de solução de lidocaína (0,5%) com epinefrina na diluição de 1:200.000 na parede posterior da faringe. Enquanto se aguarda a ação do vasoconstritor (10 minutos), faz-se o tamponamento da garganta.

O palato mole é dividido na linha média e dá-se um ponto de reparo na extremidade de cada lado para tração. A divisão do palato mole permite a exposição da parede posterior da faringe cranialmente ao compartimento adenoideano, lateralmente às paredes laterais da faringe e caudalmente abaixo do tubérculo do atlas (Figura 44-2). A largura do retalho é estimada conforme o grau de hipernasalidade (hipernasalidade grave requer um retalho mais largo), a largura da parede posterior da faringe (que indica o tecido disponível) e a extensão da movimentação das paredes laterais da faringe. Geralmente a largura do retalho deve atingir dois terços da largura da parede posterior da faringe, até a largura máxima de 2 cm, não excedendo a largura da borda lateral da parede posterior. A extremidade distal do retalho é marcada conforme a distância da extremidade posterior do palato mole. O retalho deve alcançar, sem tensão, a extensão da região acima do tubérculo do atlas até a porção anterior da incisão do palato mole.

A incisão da mucosa é realizada com um bisturi de cabo longo. A incisão segue uma curvatura medial e posterior (Figura 44-3). Um ponto com fio de seda 4-0 é dado na extremidade do retalho faringiano servindo como ponto de tração. O plano de dissecção é identificado superficialmente à fáscia prevertebral. A dissecção é relativamente rápida pela manutenção da tração superior do retalho e pela dissecção direta e precisa a fim de se elevar o retalho proximalmente. Se a dissecção foi realizada no plano correto, o sangramento é mínimo. O fechamento da área doadora é realizado com pontos simples de fio cromado 3-0 (Figura 44-4). Eventualmente a área doadora poderá ser muito larga para um fechamento primário; nestes casos, a área doadora é mantida aberta ocorrendo cicatrização por segunda intenção. Nos casos em que houver diagnóstico pré-operatório de uma fissura submucosa e uma veloplastia intravelar for realizada, deve-se identificar a inserção anômala dos músculos elevadores, dissecá-las e dividi-las de maneira que estes músculos possam ser direcionados medial e posteriormente. A aproximação do músculo elevador orientado no sentido transverso é realizada com pontos de *vicryl* 3-0. Estas suturas são mantidas soltas até que a reaproximação do palato esteja completa. A extremidade do retalho faringiano é fixada em cada lado do palato mole com um ou dois pontos horizontais de espessura total com *vicryl* 3-0. As extremidades laterais do retalho faringiano são suturadas às extremidades laterais da face nasal do retalho do palato mole (Figura 44-5). O tamanho das portas é estimado inserindo-se um hemostato de ângulo reto. Finalmente, as duas suturas musculares são atadas e a linha média do palato mole é suturada com pontos de categute cromado 3-0 (Figu-

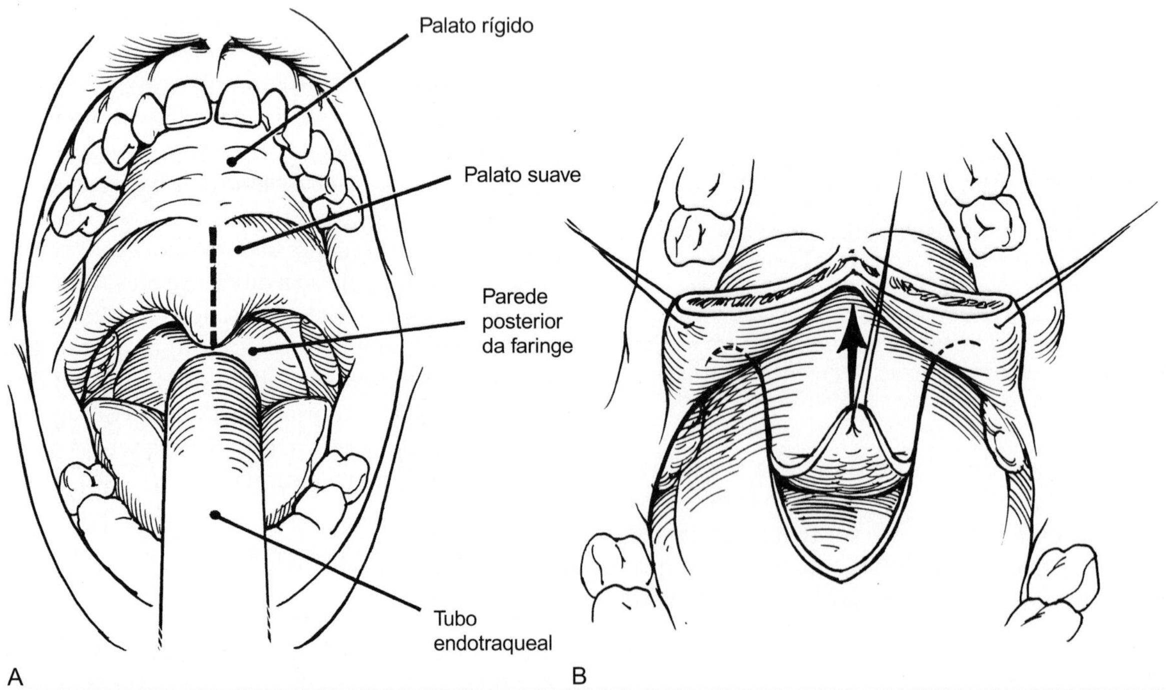

Figura 44-2A e **B.** O palato mole é incisado na linha média a partir da borda posterior do palato duro, permitindo a visualização da parede posterior da faringe.

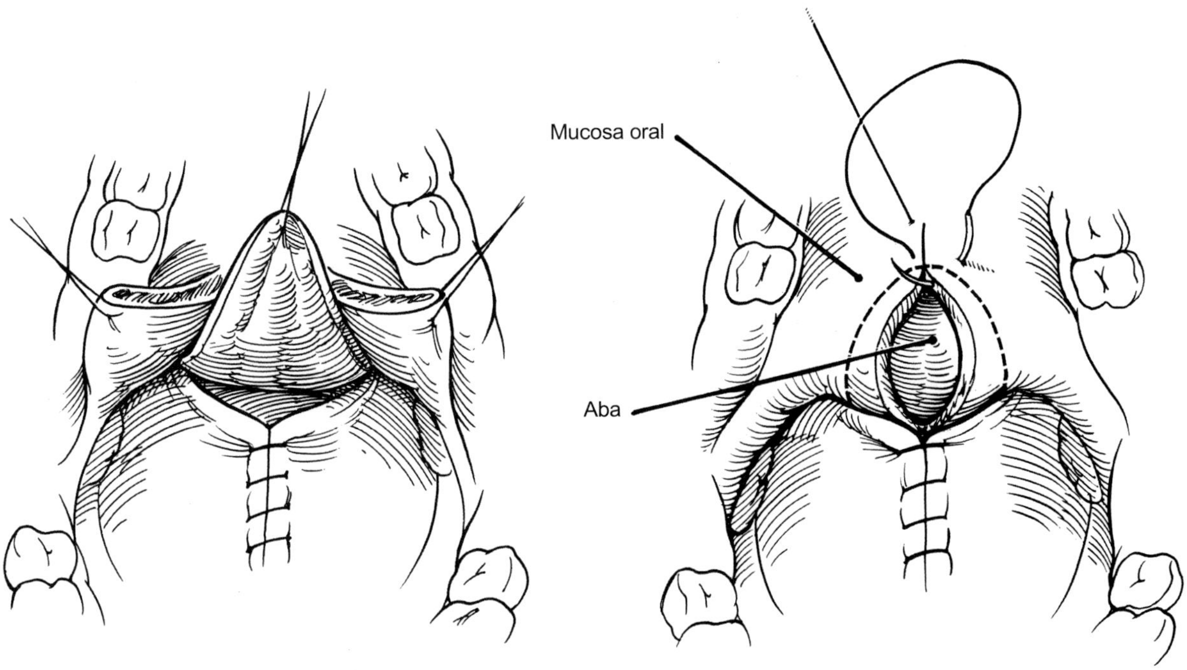

Figura 44-3. A largura do retalho deve atingir dois terços da largura da parede posterior da faringe. No retalho levantado, a incisão deve ser curva medial e posteriormente para facilitar o fechamento da área doadora.

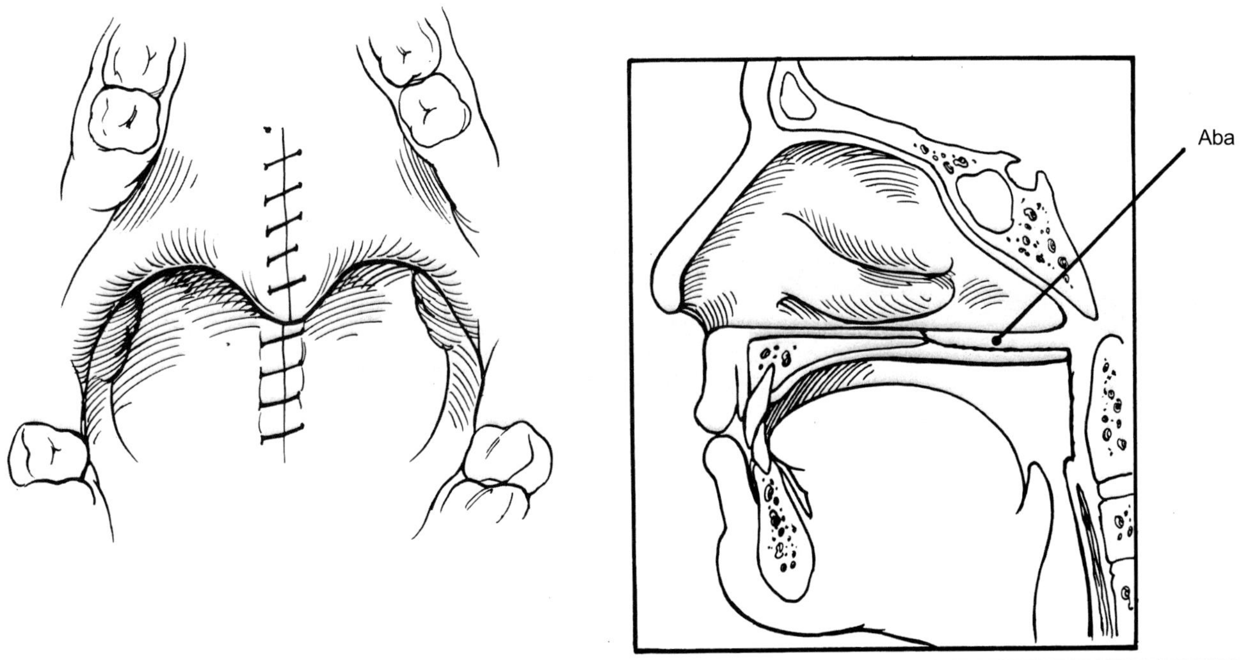

Figura 44-4. O fechamento da área doadora do retalho é realizado com pontos simples de fio cromado 3-0.

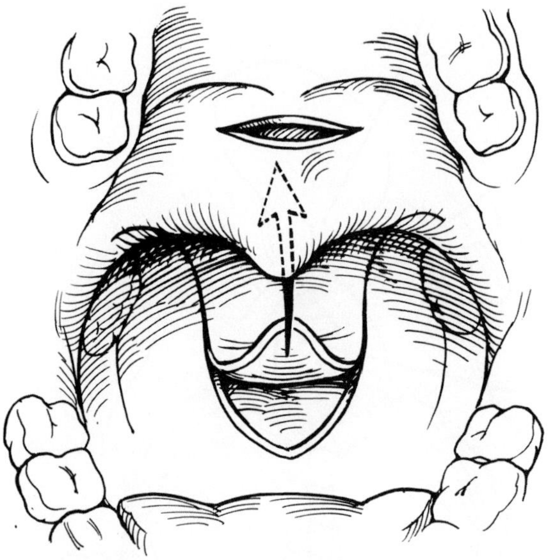

Figura 44-5. A extremidade do retalho faringiano é suturada na parte anterior do palato mole inserindo na face nasal do palato. As extremidades laterais são suturadas nas extremidades laterais do palato mole. Suturas horizontais são realizadas posteriormente até que se estabeleça o tamanho adequado da porta lateral.

ra 44-6). Faz-se a revisão da hemostasia na área operada com o paciente na posição cirúrgica e após o nivelamento da mesa. Como medida de segurança para o controle das vias aéreas em caso de emergência, dá-se um ponto de seda 2-0 na extremidade anterior da língua, mantendo-se as extremidades longas e prendendo-as com fita estéril na região geniana. Introduz-se um tubo nasofaríngeo de tamanho apropriado através de uma das duas portas laterais para a manutenção de urna via aérea patente. Uma sonda nasogástrica é colocada através da abertura narinária. Os tubos são fixados à columela com um ponto frouxo de seda 2-0.

CUIDADOS E SEGUIMENTO PÓS-OPERATÓRIO

O sangramento pós-operatório é mínimo. Administram-se antibióticos por via intravenosa no momento da cirurgia e no pós-operatório por via oral durante sete a 10 dias. A infusão de líquidos por via intravenosa é mantida até que a deglutição de líquidos por mais de 24 horas seja adequada. A obstrução de vias aéreas superiores pode complicar o período de pós-operatório imediato e os pacientes devem ser encaminhados à unidade de terapia intensiva, onde devem permanecer por pelo menos uma noite. Retira-se a sonda nasogástrica e, se o paciente estiver estável, é transferido para a enfermaria. O tubo nasal é retirado e havendo boa evolução o paciente recebe alta no terceiro dia de pós-operatório. Os pacientes são mantidos com dieta leve (sem sólidos) por duas semanas. A fonoaudiologia é reiniciada três semanas após a cirurgia e esperam-se bons resultados dentro de quatro a seis semanas.

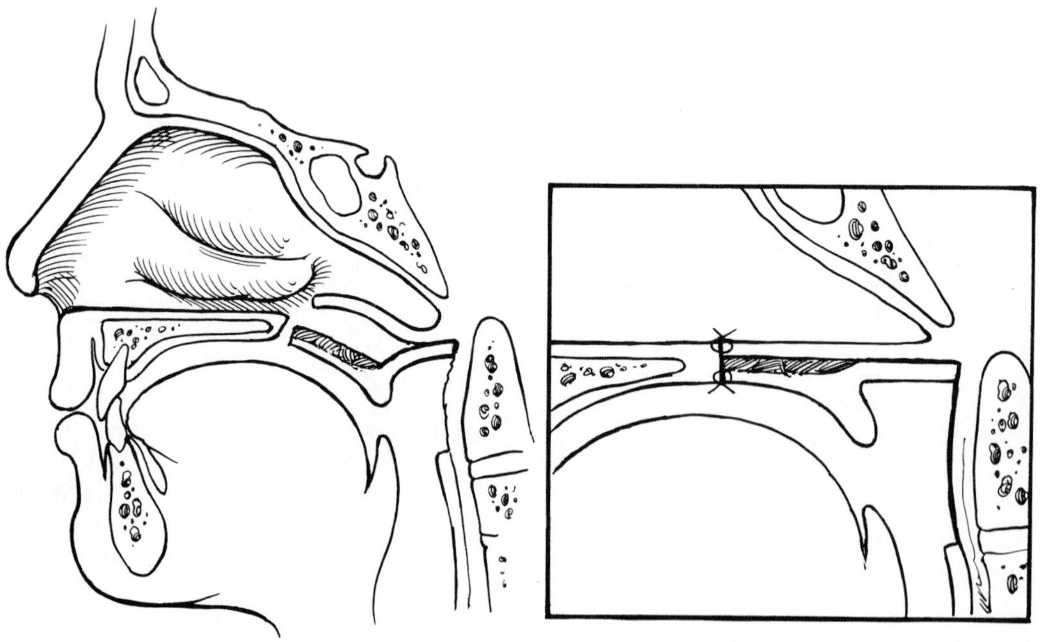

Figura 44-6. O músculo é suturado na linha média com pontos de *vicryl* 3-0 e o palato mole é fechado com pontos de fio 3-0 cromado.

Um aperfeiçoamento técnico alternativo no procedimento cirúrgico utiliza o retalho faringiano baseado superiormente. A face nasal cruenta deste retalho deve ser alinhada à mucosa nasal do palato para a redução da contratura e da tubulização do retalho. Pode haver dificuldade em promover o alinhamento do lado nasal do retalho em um palato mole anteriormente manipulado e com cicatriz. Algumas técnicas têm sido descritas para facilitar esta manobra. Chang divide a região velar central longitudinalmente para permitir o acesso à nasofaringe e à visualização direta do retalho de mucosa nasal. Owsley dividiu totalmente o palato mole na linha média para obter a mesma exposição. Em ambas as técnicas, o alinhamento dos retalhos de mucosa foi realizado com dois retalhos baseados na extremidade posterior do palato mole. O uso de dois retalhos faz com que a inserção no lado cruento do retalho faringiano seja difícil. Edgerton divide o palato mole transversalmente em um método semelhante ao aqui descrito, mas sutura o lado cruento do retalho faringiano baseado superiormente nas extremidades da divisão não promovendo o alinhamento da maior porção do lado nasal do retalho.

A técnica aqui descrita permite o fácil acesso para a realização de um único retalho de mucosa nasal baseado na extremidade posterior do palato mole previamente manipulado. Nenhuma tentativa foi feita para rever as indicações da escolha e da técnica cirúrgica geral.

Na Figura 44-7, podemos observar o retalho que foi elevado e a incisão transversa do palato mole que foi feita mais larga que o comprimento do retalho faringiano e estendendo-se o mais distante possível que o osso permitiu. São realizadas incisões paralelas mais largas que o retalho faringiano, estendendo-se da incisão transversa do palato mole posteriormente até 2 ou 3 mm da extremidade posterior da região velar. A musculatura do palato é mantida inalterada. O retalho é posicionado ao longo da borda posterior do pa lato mole e rebatido posteriormente para cobertura da su perfície cruenta da face inferior do retalho faringiano. O re talho faringiano é mobilizado o suficiente para permitir sua fixação o mais longe possível da musculatura do palato. A figura mostra o retalho faringiano suturado ao palato mo le e a porção rebatida do retalho nasal suturada com pontos simples de categute cromado 4-0. Isto permite um alinhamento completo do retalho faringiano. A área doadora criada pela dissecção do retalho na parede posterior da faringe é fechada somente se não houver qualquer tensão; outrossim, é mantida aberta para posterior epitelização. A deiscência ocasional e uma melhora mínima da fonação é uma possibilidade inerente a todas as cirurgias de retalho faringiano. Para alguns pacientes, este procedimento leva a uma melhora considerável e permanente da qualidade da fala com morbidade mínima.

ADVERTÊNCIAS

A técnica cirúrgica do retalho faringiano acima descrita é relativamente simples de ser realizada e cria portas cujo controle do tamanho é simples. As complicações mais freqüentes após a faringoplastia e a cirurgia do retalho faringiano são sangramento, obstrução nasal, apnéia obstrutiva do sono, separação do retalho (deiscência) e subcorreção da insuficiência velofaringiana. O exame perceptivo revela melhora imediata da hipernasalidade; entretanto a terapia fonoaudiológica é essencial para corrigir erros crônicos de articulação e melhorar a função da nova anatomia do paciente.

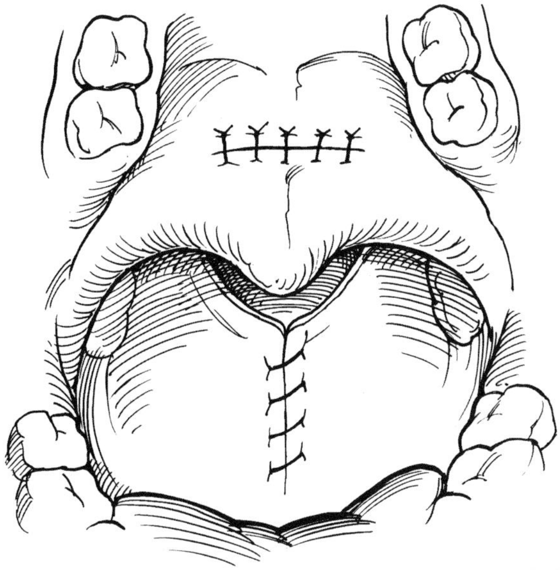

Figura 44-7. Aba faringeal foi anexada bem anterior no lado nasal do palato, e a aba mucosal nasal foi anexada na superfície em carne viva, utilizando suturas crômicas interrompidas.

Leituras Selecionadas

Chang WHJ. Partial palatal split palatoplasty. *Cleft Palate J* 1978;15:266-267.

Dalston RM, Warren DW. The diagnoses of velopharyngeal inadequacy. *Clin Plast Surg* 1985;12:685-695.

Davis DJ, Sagnall AD. Velopharyngeal incompetence. In: McCarthy JG, ed. *Plastic Surgery.* Vol. 4. Philadelphia: Saunders, 1990:2903.

Edgerton MT. The island flap push-back and the suspensory pharyngeal flap in surgical treatment of the cleft palate patient. *Plast Reconstr Surg* 1965;36:591-603.

Hardy SB, Spira M. Lining the superiorly based pharyngeal flap. *Ann Plast Surg* 1983;11:289-290.

Hogan VM. A clarification of the surgical goals in cleft palate speech and the introduction of the lateral port control (LPC) pharyngeal flap. *Cleft Palate J* 1973;10:331-345.

Kawamoto HK. Pharyngoplasty revisited and revised. *Oper Tech Plast Reconstr Surg* 1995;2:339.

Millard DR. *Cleft craft: the evolution of its surgery.* Vol. 3. Alveolar and palatal deformities. Boston: Little, Brown, 1980.

Morris HL, Bardach J, Jones D, et al. Clinical results of pharyngeal flap surgery: the Iowa experience. *Plast Reconstr Surg* 1995;95:652-662.

Owsley JQ Jr, Lawson LI, Miller ER, et al. Speech results from the high attached pharyngeal flap operation. *Cleft Palate J* 1970;7:306-317.

Owsley JQ Jr, Creech BJ, Dedo HH. Poor speech following the pharyngeal flap operation: etiology and treatment. *Cleft Palate J* 1972;9:312-318.

Owsley JQ Jr, Lawson LI, Miller ER, Blackfield HM. Experience with the high attached pharyngeal flap. *Plast Reconstr Surg* 1966;38:232-242.

Padgett EC, Stephenson KL. *Plastic and Reconstructive Surgery.* Springfield, IL: Charles C. Thomas, 1948.

Passavant G. On the closure of the pharynx in speech. *Virchows Arch* 1869;46:1.

Ross DA, Witzel MA, Armstrong DC, Thomson HG. Is pharyngoplasty a risk in velocardiofacial syndrome? An assessment of medially displaced carotid arteries. *Plast Reconstr Surg* 1996;98:1182-1190.

Schneider E, Shprintzen RJ. A surgey of speech pathologists: current trends in the diagnosis and management of velopharyngeal insufficiency. *Cleft Palate J* 1980;17:249-253.

Sirois M, Caouette-Laberge L, Spier S, et al. Sleep apnea following a pharyngeal flap: a feared complication. *Plast Reconstr Surg* 1994;93:943-947.

Valnicek SM, Zuker RM, Halern LM, Roy WL. Perioperative complications of superior pharyngeal flap surgery in children. *Plast Reconstr Surg* 1994;93:954-958.

Vedung S. Pharyngeal flaps after one- and two-stage repair of the cleft palate: a 25-year review of 520 patients. *Cleft Palate Craniofac J* 1995;32:206-215.

Winslow RB. The treatment of velopharyngeal incompetency by bilateral island Sandwich flap combined with superiorly based pharyngeal flap. *Cleft Palate J* 1974;11:272-285.

Capítulo 45

Faringoplastia do Esfíncter para a Disfunção Velofaringiana

Peter D. Witt

AVALIAÇÃO DO DEFEITO

Sabe-se que uma proporção bastante grande de crianças que se submetem a reparo da fenda palatina desenvolve distúrbios da fala. A disfunção velofaringiana inclui qualquer defeito de estrutura velar ou paredes faringianas no nível da nasofaringe em que há tecido insuficiente para realizar o fechamento ou há uma interferência mecânica no fechamento. A disfunção velofaringiana pode resultar de distúrbios anatômicos, mioneurais ou comportamentais, ou uma combinação desses. Entretanto, os tratamentos contemporâneos para a disfunção velofaringiana foram desenvolvidos sem se basear nessas causas. A obstrução parcial, seja temporária ou permanente, da porta velofaringiana é a razão única para a maioria dos tratamentos cirúrgicos. Das técnicas de tratamento cirúrgico permanente para a disfunção velofaringiana, a faringoplastia do esfíncter foi uma introduzida na esperança de criar um esfíncter neovelofaringiano dinâmico.

A faringoplastia do esfíncter envolve a construção de retalhos miomucosos palatofaringianos dos pilares tonsilares posteriores que são suturados à parede faringiana posterior e um ao outro. Conceitualmente, o objetivo do procedimento é estreitar o orifício velofaringiano central, diminuindo assim o fluxo de ar através do nariz durante a fonação. Diversos relatos recentes defenderam a faringoplastia do esfíncter para o tratamento da disfunção velofaringiana. As vantagens supostas desse procedimento incluem a facilidade técnica da execução, a falta de violação do velo e a possibilidade de fechamento esfinctérico dinâmico como resultado de inervação neuromuscular preservada. Essas vantagens a tornam uma alternativa cirúrgica atrativa para o retalho faringiano no tratamento da disfunção velofaringiana, particularmente naqueles pacientes sob risco de obstrução das vias aéreas.

INDICAÇÕES E SELEÇÃO DO PACIENTE

Avaliação da Fala e Velofaringiana

Os sintomas da disfunção velofaringiana, tais como a hipernasalidade ou a emissão nasal, podem apresentar uma multiplicidade de fatores causadores. Um diagnóstico cuidadoso é essencial na formulação de um plano de tratamento metódico. Geralmente, a análise de variáveis derivadas das avaliações de fonoaudiologia influencia a decisão da operação mais apropriada para um dado paciente.

Os pacientes que apresentam sintomas de disfunção velofaringiana (*i. e.*, hipernasalidade, emissão nasal, careta facial, más articulações compensatórias) durante a fala são encaminhados ao centro de diagnóstico velofaringiano para avaliações da fala perceptiva através de padrões gravados em vídeo, nasoendocópicas e fluoroscópicas. Os vídeos e as gravações do paciente são revistos por uma equipe interdisciplinar de disfunção velofaringiana (fonoaudiólogo, otorrinolaringologista, protéticos e cirurgião plástico) e chega-se a um consenso para a administração recomendada. Candidatos à faringoplastia do esfíncter preenchem ambos os critérios que se seguem: (1) disfunção velofaringiana causada por uma deficiência anatômica, mioneural ou combinada do esfíncter velofaringiano, que não se esperaria fosse tratada por uma terapia da fala apenas; e (2) indicações nasoendoscópicas pré-operatórias para a cirurgia, incluindo pacientes com padrões de fechamento coronal, circular ou arqueado ou hipodinamismo velofaringiano. Além disso, os pacientes que necessitam de uma administração velofaringiana cirúrgica que apresentem fatores de risco para a obstrução das vias aéreas superiores são preferencialmente recomendados para faringoplastia do esfíncter, com base em relatos de seu efeito negligível nas vias aéreas.

PREPARO DO PACIENTE

Avaliação das Vias Aéreas

A escolha de tonsilectomia pré-velofaringiana ou adenoidectomia é aconselhável para os pacientes nos quais a avaliação inicial das vias aéreas indica que a massa linfóide poderia comprometer o desenvolvimento da operação ou a permeabilidade das vias aéreas. A friabilidade do compartimento adenóide pode impedir o posicionamento das suturas ou a inserção do retalho na posição mais favorável. Normalmente, essa posição correlaciona-se com o nível da primeira vértebra cervical, conforme visto no exame videofluoroscópico lateral. A tonsilectomia ou a adenoidectomia é realizada 3 meses antes da faringoplastia do esfíncter, quando necessário para facilitar a execução técnica do procedimento.

Nós presumimos que as manifestações clínicas da disfunção velofaringiana (hipernasalidade, emissão nasal, careta nasal) pioram após a tonsilectomia e a adenoidectomia, e deve-se aconselhar os pacientes e parentes corretamente. Repetir a videonasoendoscopia e a videofluoroscopia da fala 3 meses após a tonsilectomia e a adenoidectomia para verificar as mudanças potenciais nos padrões do fechamento velofaringiano que podem alterar o plano de tratamento.

Avaliações de Subespecialidade

As consultas pré-operatórias com especialistas apropriados são recomendadas conforme a necessidade pela equipe velofaringiana interdisciplinar. A informação fornecida por especialistas em medicina genética, cardiologia, oftalmologia e psicologia pode ser relevante para os pacientes com síndromes de malformações múltiplas (*i. e.*, síndrome de Stickler, síndrome velocardiofacial, fenda de Treacher Collins e, possivelmente, da fenda palatina submucosa).

CONTRA-INDICAÇÕES

A faringoplastia do esfíncter pode ser contra-indicada nas seguintes circunstâncias: (1) a cirurgia é contra-indicada por causa do risco ou escolha do paciente; (2) um histórico neurológico conhecido ou suspeito com potencial para comprometimento das vias aéreas; (3) fechamento inconsistente, intermitente, que é responsável pela estimulação ou a terapia da fala; e (4) mais informações acerca do diagnóstico são necessárias (*i. e.*, situações com movimento mínimo da parede lateral). Pacientes que se submeteram a tonsilectomia pré-operatória podem apresentar tecido insuficiente ou cicatriz excessiva na região da faringoplastia proposta. A ausência de tecido miomucoso palatofaringiano doador adequado geralmente demanda um retalho faringiano, em vez de uma cirurgia de faringoplastia do esfíncter.

POSICIONAMENTO DO PACIENTE E PREPARO DA SALA

O paciente está posicionado em decúbito dorsal horizontal, com leve Trendelenburg. O cirurgião senta ou fica de pé na mesa, olhado para baixo, com o rosto invertido em relação ao paciente, e o assistente senta em qualquer lado da cabeceira da mesa da sala de cirurgia, de frente para o cirurgião. Uma toalha enrolada é posicionada abaixo da escápula, de forma que a cabeça e o pescoço fiquem em hiperextensão de um grau moderado. A hiperextensão excessiva não é necessária e deve ser evitada. As variações desenvolvimentais da espinha cervical superior são comuns na população com fenda palatina e podem ser reconhecidas em filmes cefalométricos e ainda em filmes de raios X videofluoroscópicos da fala. O processo odontóide da segunda vértebra cervical pode entrar no forâmen magno quando tanto o atlas quanto o eixo são posicionados superiormente. Em tais casos, a hiperextensão da cabeça poderia causar compressão da coluna cervical entre a margem posterior do forâmen magno e o odontóide. Uma bandeja típica dos instrumentos utilizados para a palatoplastia é mostrada na Figura 45-1. A adição de um retrator pilar tonsilar auxilia na visualização e manipulação de tecidos durante a cirurgia.

ANESTESIA

A anestesia endotraqueal geral é administrada através de um tubo oral de Rae. A cabeceira da mesa de cirurgia é virada em 90 graus para longe do equipamento anestésico. Os antibióticos não são administrados rotineiramente, exceto profilaticamente em casos de doença cardíaca ou síndrome velocardiofacial conhecida ou suspeita. A perda de sangue desse procedimento deve ser mínima (*i. e.*, 10 a 20 ml), e a transfusão deve ser raramente necessária.

PLANEJAMENTO E MARCAÇÕES NO PACIENTE

A magnificação de Loupe (2,5 ×) e uma luz na cabeça ajudam no planejamento, visualização e manipulação dos tecidos. O afastador bucal de Dingman e o curativo da garganta são posicionados. Os pilares tonsilares posteriores são examinados para confirmar a adequação do volume para a construção da faringoplastia do esfíncter (Figura 45-2). Um cateter de borracha vermelho é passado transnasalmente e suturado na úvula, e o velo é refletido na nasofaringe para se obter a exposição da parede faringiana posterior (Figuras 45-3 e 45-4). As suturas de seda permanente são posicionadas no aspecto caudal de cada pilar tonsilar posterior.

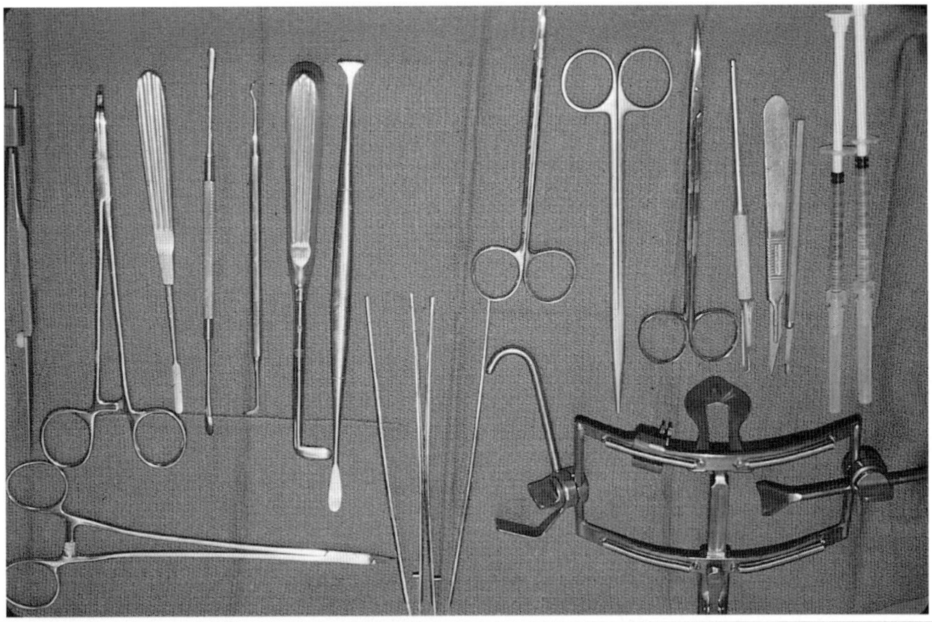

Figura 45-1. Bandeja de instrumentos utilizados para a faringoplastia do esfíncter. Fileira de cima (esquerda para a direita): cautério bipolar de ponta fina longa; porta-agulha; elevador de Joseph; elevador de Freer para dissecção da membrana mucosa nasal; medidor dental; elevador do palato de ângulo reto (Blair); retrator pilar tonsilar; tesoura de sutura; tesoura de tenotomia; tesoura de Metzenbaum; bisturi de lâmina nº 15 no cabo redondo; faca com lâmina nº 11; faca com lâmina Beaver nº 69 (cabo pequeno, redondo); duas seringas de tuberculina 1 cm^3 com Luer-lock e 3,8 cm, agulha calibre 25 com solução anestésica local. Fileira de baixo (esquerda para a direita): tesoura longa de ângulo reto; pinças longas de Brown-Adson (dois pares); afastador bucal de Dingman.

A linha de incisão transversa é traçada na parede faringiana posterior correspondente ao atlas, que é facilmente palpado com o dedo indicador (Figura 45-5). Muitas vezes, essa linha corresponde à junção do compartimento adenóide com a parede faringiana posterior. Se corresponde de 2 a 3 mm de tecido não-linfóide devem ser deixados para o posicionamento da sutura.

As linhas de incisão são marcadas com tinta indelével tanto no aspecto anterior quanto, com o auxílio de um retrator, posterior dos pilares tonsilares posteriores, identificando os retalhos miomucosos propostos (Figuras 45-6 e 45-7). Um anestésico local é infiltrado para propósitos hemostáticos.

TÉCNICA OPERATÓRIA

Iniciando à direita e então repetindo a mesma manobra na esquerda, o pilar tonsilar posterior é elevado como um retalho miomucoso baseado cranialmente (Figuras 45-8, 45-9 e 45-10). Os retalhos miomucosos palatofaringianos laterais são elevados à altura do fechamento velofaringianos objetivado conforme documentado na videofluoroscopia da fala pré-operatória.

A parede faringiana posterior é incisada transversalmente na área de inserção proposta em conjunção com a extensão cranial da elevação dos retalhos. O corte contínuo se estende do final superior do membro posterior de um reta-

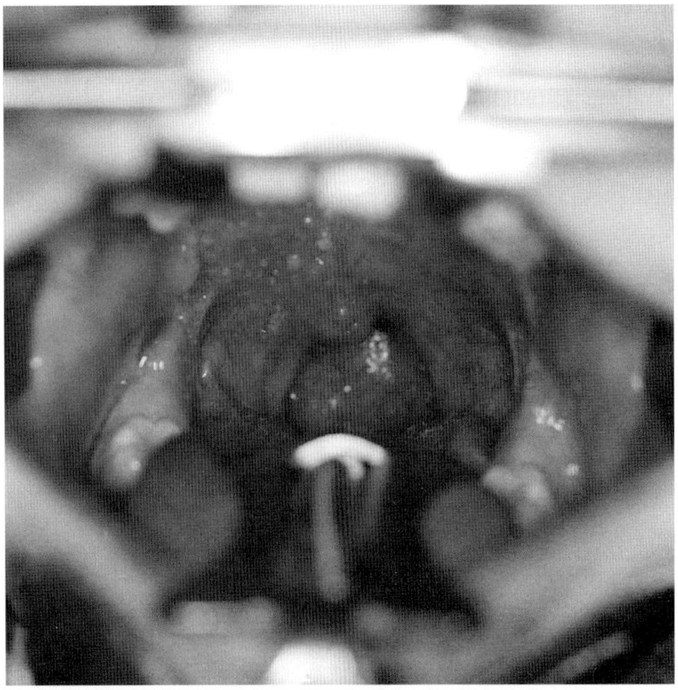

Figura 45-2. Os tecidos do velo e pilares tonsilares posteriores são examinados para confirmar a adequação de volume para a construção da faringoplastia do esfíncter.

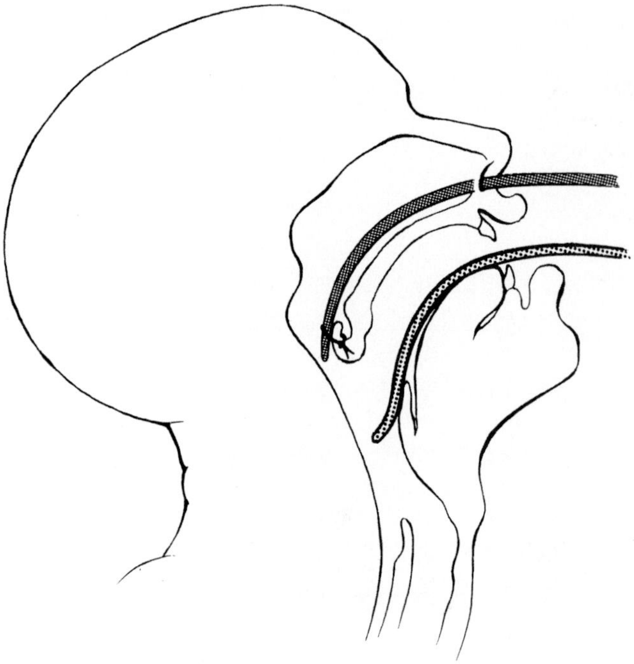

Figura 45-3. Esquema da visão lateral. Note que o cateter foi passado transnasalmente e preso na úvula.

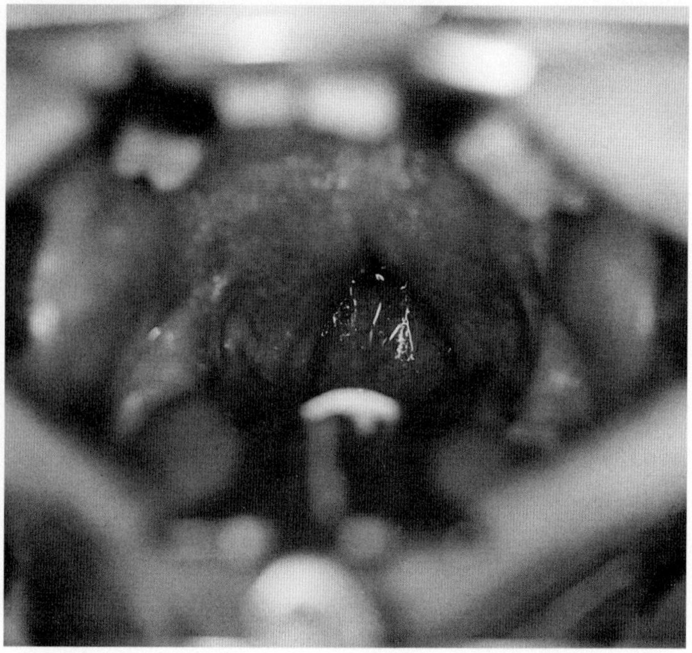

Figura 45-4. O velo foi elevado, expondo a parede faringiana posterior.

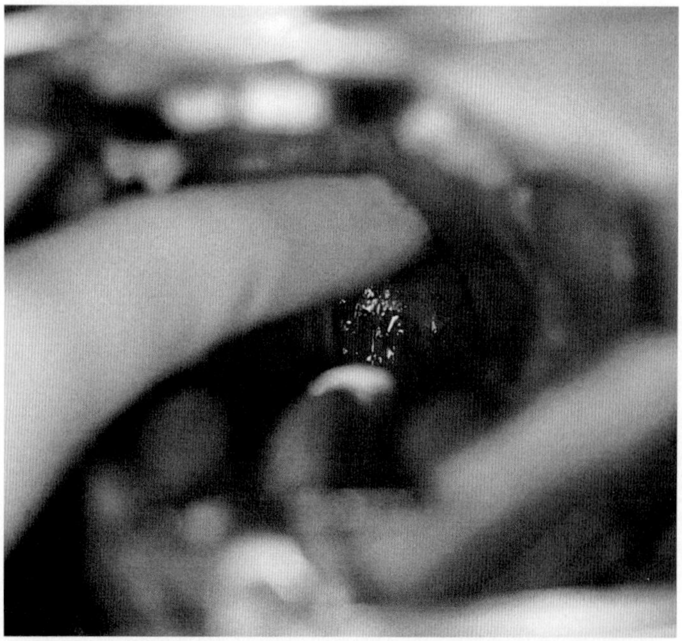

Figura 45-5. A posição da linha de incisão transversa é identificada na parede faringiana posterior correspondente ao atlas, que é facilmente palpado com o dedo indicador.

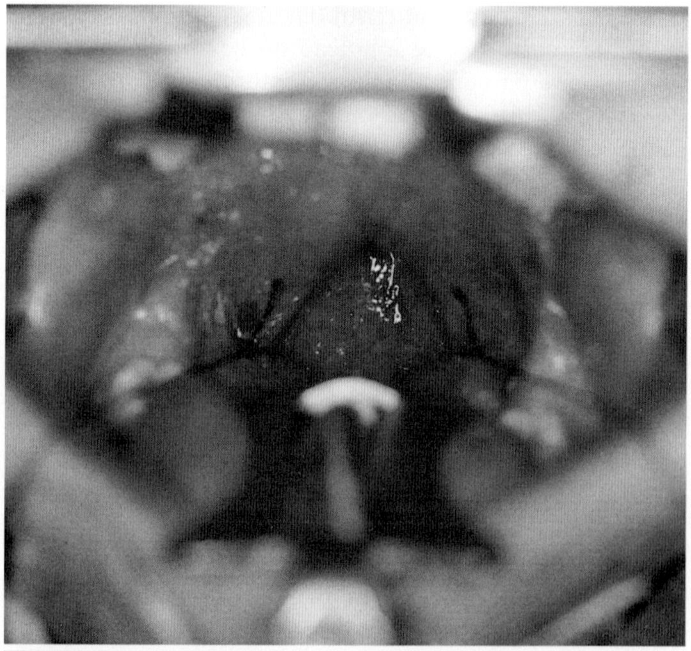

Figura 45-6. A orofaringe é visualizada com as áreas doadoras do retalho pilar superior enfatizadas. O tubo orotraqueal está no local. As suturas de seda permanente foram posicionadas em cada pilar distal para a exposição e retração.

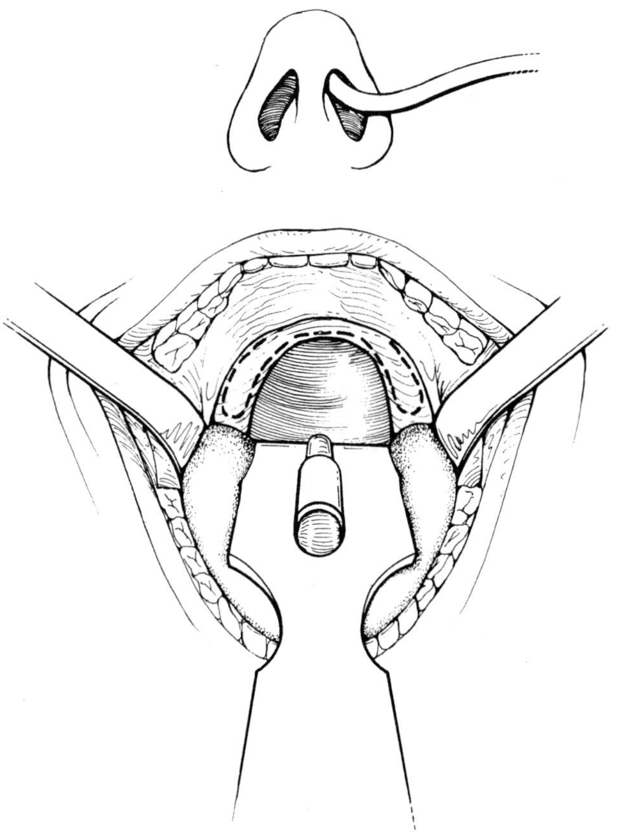

Figura 45-7. Esquema mostrando as incisões propostas (linhas tracejadas).

O orifício central da porta da faringoplastia do esfíncter na conclusão do procedimento deve admitir a largura de um dedo pequeno, cerca de 1 cm de diâmetro. Uma porta de faringoplastia do esfíncter "apertada" geralmente mede cerca de 0,5 cm de diâmetro, e uma porta de faringoplastia do esfíncter "larga" geralmente mede cerca de 1,5 cm de diâmetro.

CUIDADO PÓS-OPERATÓRIO

Após a cirurgia velofaringiana, os pacientes são rotineiramente hospitalizados durante uma noite para observação do comprometimento imediato das vias aéreas. Algumas crianças com condições sindrômicas podem necessitar de hospitalizações mais prolongadas. As suturas da língua e as talas do braço não são utilizadas. As recomendações para a alimentação pós-operatória incluem uma dieta pastosa ou de líquidos durante 3 semanas ou até a primeira visita ao consultório. Nesse momento, se a inspeção oral mostrar uma cicatrização satisfatória da ferida, uma dieta normal apropriada para a idade é retomada.

A avaliação velofaringiana pós-tratamento é feita em 3 e 12 semanas pós-operatoriamente e consiste nas mesmas avaliações perceptivas, nasoendoscópicas, fluoroscópicas e das vias aéreas realizadas pré-operatoriamente. O tratamento é considerado "de sucesso" se a ressonância oral perceptiva for aceitável, se existe um fechamento velofaringiano adequado na endoscopia ou fluoroscopia, se não existir nenhuma evidência subjetiva de obstrução das vias aéreas superiores e se não existir nenhuma apnéia do sono. A fun-

lho lateral para o outro e permite que os retalhos laterais sejam completamente inseridos. Esse desenho elimina a fístula bilateral inerente na construção original de Orticochea. Todas as suturas são deixadas em seqüência e subseqüentemente presas cranialmente a caudalmente (Figura 45-11). O cateter de borracha vermelho é removido antes das suturas.

A mucosa superior do retalho esquerdo é presa na mucosa da incisão superior da parede faringiana posterior. A mucosa caudal do retalho esquerdo é presa na mucosa superior do retalho direito, sobrepondo-se aos retalhos, conforme descrito por Hynes. A mucosa caudal do retalho direito é presa na mucosa inferior da parede faringiana posterior (Figuras 45-12, 45-13 e 45-14). A integridade do esfíncter recém-criado é avaliada pelo suturamento dos retalhos laterais seguramente um no outro e na membrana constritora superior e faringobasilar. É feita uma tentativa para capturar a mucosa, submucosa e epimísio com cada costura para maximizar seu poder de segurança. Os tecidos são aproximados sem tensão, e as áreas doadoras são fechadas. Todo o suturamento é realizado com poliglatina 4-0. Após a construção da faringoplastia do esfíncter, um tubo orogástrico é posicionado, o conteúdo gástrico é aspirado e o tubo é removido.

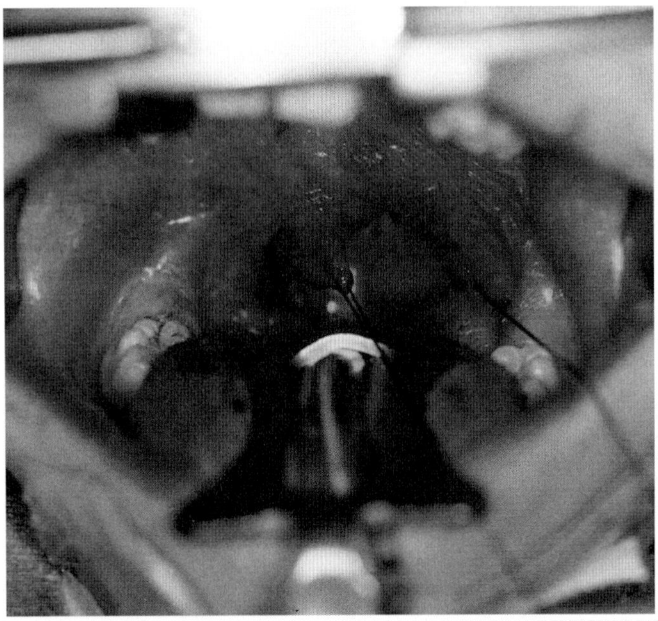

Figura 45-8. Elevação do retalho miomucoso palatofaringiano direita.

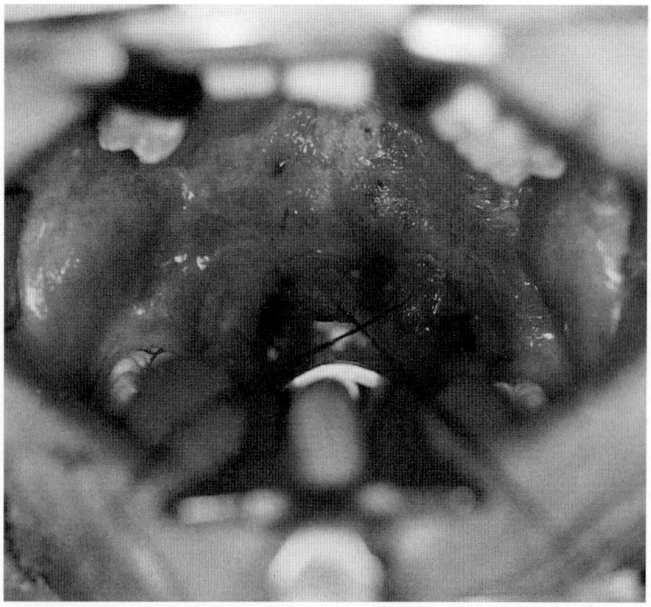

Figura 45-9. Elevação de ambos os retalhos pilares tonsilares.

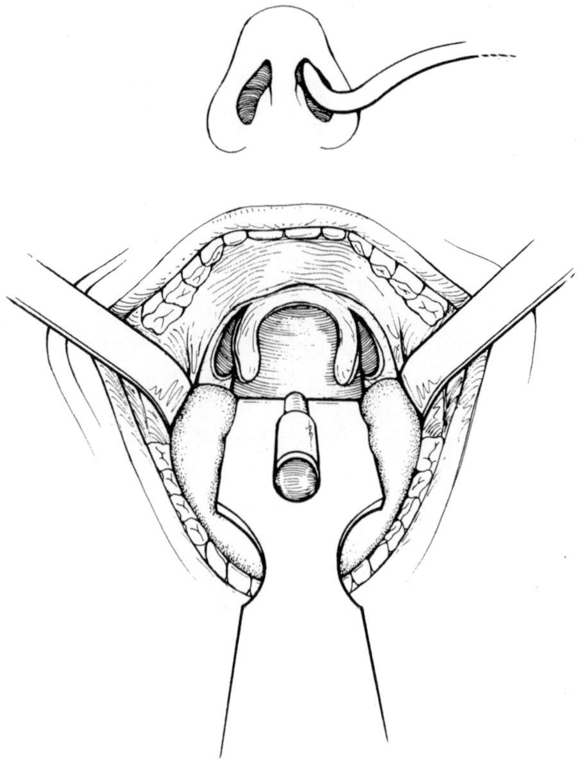

Figura 45-10. Esquema mostrando a elevação de ambos os retalhos pilares tonsilares.

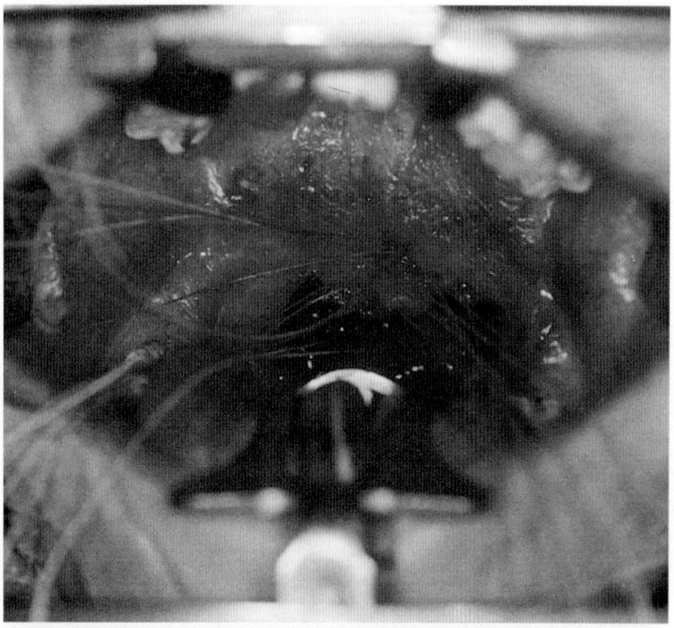

Figura 45-11. A mucosa superior do retalho esquerdo é presa à mucosa da incisão superior da parede faringiana posterior. A mucosa caudal do retalho esquerdo é presa à mucosa superior do retalho direito. A mucosa caudal do retalho direito é presa à mucosa inferior da parede faringiana posterior. Todas as suturas são posicionadas em seqüência antes de serem presas.

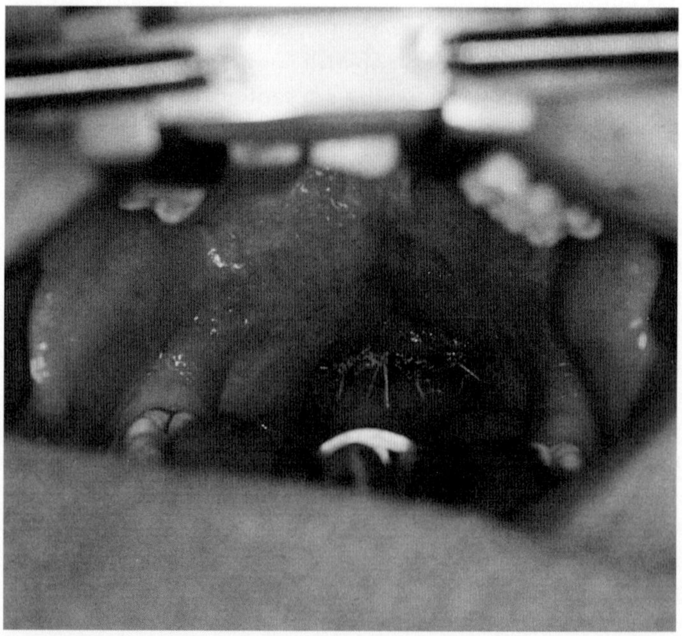

Figura 45-12. Conclusão da faringoplastia do esfíncter. A úvula ainda está refletida na nasofaringe. Note a porta velofaringiana central estreita.

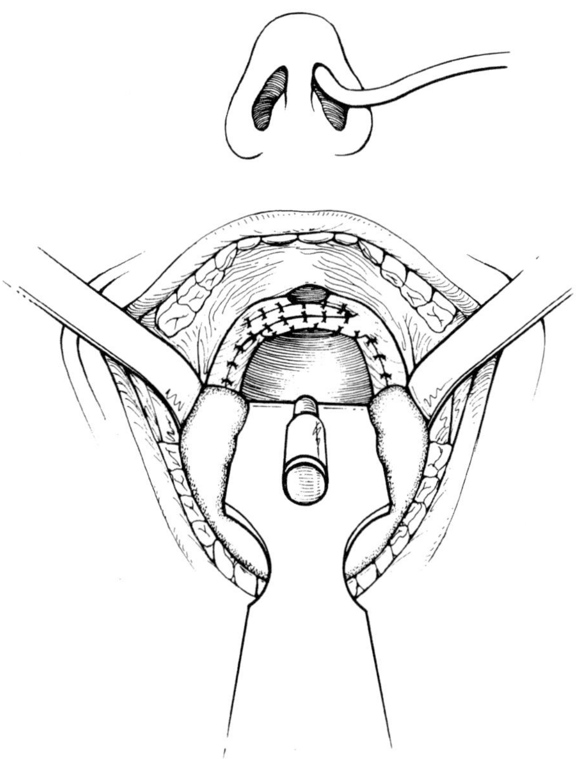

Figura 45-13. Esquema mostrando a faringoplastia do esfíncter concluída. Note que os retalhos são superpostos, suturados nos outros e à parede faringiana posterior.

ção velofaringiana é documentada. A administração primária resultante na hiponasalidade sem outra morbidade é considerada um resultado de sucesso.

Todos os pacientes que se submetem a intervenção cirúrgica para a disfunção velofaringiana devem receber uma avaliação pós-cirúrgica abrangente. Os sintomas velofaringianos podem ser diminuídos pela cirurgia, mas os erros de articulação residual e hábitos aprendidos podem persistir e, portanto, ser tratados com terapia comportamental. O resultado para outros pacientes pode demonstrar que a cirurgia foi uma decisão terapêutica apropriada, mas pode não ter proporcionado um mecanismo de fechamento adequado. Certamente, os resultados podem demonstrar nenhuma mudança perceptível na função velofaringiana em alguns pacientes após a cirurgia.

A avaliação pós-cirúrgica, especialmente com a observação direta da função velofaringiana, fornece um controle necessário ao cirurgião no que concerne aos sucessos ou fracassos, servindo assim como um mecanismo de controle da qualidade interna. Essa informação é essencial para a melhora contínua na técnica operatória. Sem isso, existem poucas chances de se prevenir a repetição dos mesmos defeitos, ou, pior, disseminar imprecisões dentro de nossa especialidade. A terapia da fala pós-cirúrgica, se indicada, deve ser baseada no mesmo processo de avaliação abrangente sugerido para o paciente pré-cirúrgico. Nunca se deve presumir que o paciente foi tratado com um mecanismo velofaringiano adequado que ele deve simplesmente aprender a utilizar efetivamente.

PRECAUÇÕES

Disfunção das Vias Aéreas: Apnéia Obstrutiva Aguda do Sono

A freqüência da apnéia obstrutiva do sono após a faringoplastia do esfíncter parece ser substancial; ocorreu em cerca de 13% dos 58 pacientes incluídos num relato preliminar do nosso centro. Parece garantido perguntar quais pacientes estão sob o risco de desenvolver apnéia obstrutiva do sono após a faringoplastia do esfíncter. A nossa experiência sugere que os fatores de risco supostos podem incluir: (1) microrretrognatia, (2) um histórico de disfunção respiratória perinatal, (3) idade jovem na cirurgia de faringoplastia do esfíncter e possivelmente (4) infecções do trato respiratório superior.

Ocasionalmente, a apnéia obstrutiva do sono pode ser severa o suficiente para precipitar a hospitalização e o tratamento com pressão positiva contínua das vias aéreas (CPAP). Até hoje, todos os pacientes assim tratados foram curados com sucesso, sem necessitar de uma ressecção cirúrgica dos retalhos da faringoplastia. Parece ser um período de adaptação durante o qual um ou mais do que se segue podem ocorrer: (1) o paciente se torna acostumado à permeabilidade diminuída do esfíncter velofaringiano, (2) a área do esfíncter sob repouso aumenta com a resolução de edema perioperatório e a progressão da contração da ferida pós-operatória e

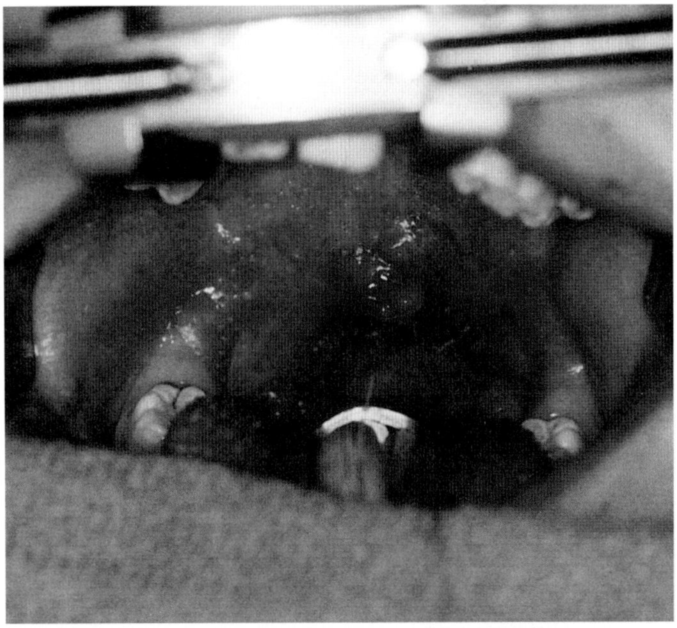

Figura 45-14. Faringoplastia do esfíncter concluída. A úvula foi liberada, obscurecendo a visão da porta velofaringiana central estreita.

(3) fatores não-identificados. A instrução dos pais, o monitoramento por telefone de um enfermeiro clínico em casa e visitas freqüentes ao consultório médico tornam o uso do domicílio e a cura da CPAP possíveis.

Um outro tema comum entre os pacientes afetados pela apnéia obstrutiva do sono é a idade jovem no tratamento. Os quatro pacientes que desenvolveram comprometimento clinicamente significativo e prolongado pós-operatório das vias aéreas tinham 5 anos de idade ou menos. Nós suspeitamos que a baixa capacidade residual funcional pulmonar em crianças pequenas pode colocá-las sob um risco maior de hipoxia de durações menores de apnéia do que em adultos.

Microrretrognatia

A predisposição dos pacientes para a microrretrognatia, com ou sem a seqüência de malformação de Pierre Robin, para a franca apnéia obstrutiva do sono após os procedimentos estreitantes velofaringianos, incluindo a faringoplastia do esfíncter, apóia a hipótese de que as vias respiratórias superiores desses pacientes permanecem comprometidas bem após o nascimento. Conseqüentemente, as crianças que apresentam uma melhora significativa ou resolução dos sintomas logo após o nascimento ainda podem apresentar vias aéreas comprometidas mas bem compensadas. A apnéia obstrutiva aberta do sono pode não se manifestar até o momento da palatoplastia ou tratamento velofaringiano, mesmo em algumas crianças que carecem das características anatômicas da seqüência de malformação de Pierre Robin. Tais crianças mantêm vias respiratórias permeáveis quando acordadas, mas, com a diminuição do apoio muscular faringiano durante o sono, desenvolvem a apnéia obstrutiva do sono. Elas podem demonstrar vários graus de respiração barulhenta quando acordadas ou dificuldades sutis na alimentação e ainda manter uma ventilação adequada quando acordadas. Entretanto, esses pacientes podem estar sob o risco de uma obstrução das vias aéreas no momento da cirurgia de faringoplastia do esfíncter.

O exame do período pós-natal imediato de uma criança, bem como o reconhecimento da presença de anomalias congênitas, pode fornecer informações preditivas importantes no que concerne ao potencial para as complicações das vias aéreas após o tratamento velofaringiano. Pode-se esperar que pacientes com a seqüência de malformação de Pierre Robin e histórias de complicações em meses iniciais de vida, bem como aqueles que apresentam síndromes congênitas identificáveis, demonstrem complicações das vias aéreas no momento do tratamento velofaringiano num número significativo de casos.

Altura da Inserção dos Retalhos de Faringoplastia

Recentemente, diversas tentativas de se analisar o resultado cirúrgico da faringoplastia do esfíncter têm aparecido na literatura. Riski documentou que a altura da inserção dos retalhos miomucosos palatofaringianos laterais é uma variável crítica para o sucesso operatório. Tendo o benefício da experiência previamente relatada de Riski, nós temos utilizado o controle radiográfico lateral pré-operatório para determinar o nível de fechamento experimentado. Temos obtido sucesso em inserir todos os retalhos nesse nível, e nenhum paciente nas nossas séries apresentou disfunção velofaringiana persistente causada por baixa inserção do retalho. Em vez disso, a deiscência do retalho foi a causa maior de disfunção velofaringiana persistente em nossas séries.

Deiscência

Existem diversas razões anatômicas e técnicas teóricas para a deiscência do retalho que merecem um comentário. Primeiramente, nós observamos um fenômeno de curva de aprendizagem como experiência que o cirurgião ganhou com a faringoplastia do esfíncter. A maioria (80%) dos casos de deiscência ocorreu durante nossa experiência inicial com o procedimento.

Segundo, a deiscência pode ser relacionada ao desenvolvimento prévio de tonsilectomia ou adenoidectomia. Um obstáculo freqüente ao posicionamento dos retalhos palatofaringianos o mais alto possível é um grande amortecedor adenóide. Se necessário, eu não hesito em realizar uma tonsilectomia ou adenoidectomia em preparação para um tratamento velofaringiano definitivo. Isso é feito para diminuir a possibilidade de obstrução da porta linfóide e as dificuldades técnicas associadas com o posicionamento de costuras no tecido adenóide friável. Eu tenho a hipótese que a deiscência do retalho pode ser causada pela tensão aumentada nos retalhos conforme a altura é maximizada. A tonsilectomia realizada num cenário prévio pode resultar na atrofia e cicatriz do músculo palatofaringiano, que pode destruir a integridade da faringoplastia. Essa afirmação permanece sem provas e deve ser revista à luz do achado de que 35% dos pacientes que se submetem a uma faringoplastia do esfíncter inicial de sucesso também se submeteram a tonsilectomia prévia ou adenoidectomia.

Terceiro, a deiscência pode se relacionar à configuração palatal e à microrretrognatia da seqüência de Pierre Robin. A fenda larga em forma de U geralmente resulta num velo pequeno e imóvel após a palatoplastia primária. Os pacientes com a seqüência de malformação de Pierre Robin geralmente carecem de um tecido pilar tonsilar posterior suficiente com o qual construir o esfíncter com uma inserção sem tensão. Claramente, a tensão excessiva pode comprometer a integridade da faringoplastia.

Quarto, a abertura oral reduzida e a faringe estreita dos pacientes com a seqüência de malformação de Pierre Robin comprometem o acesso cirúrgico com respeito tanto à visualização quanto à manipulação. A exposição adequada do campo cirúrgico é considerada essencial para a execução bem sucedida do procedimento nessas circunstâncias.

Tonsilectomia e Adenoidectomia

A realização da tonsilectomia ou adenoidectomia não parece se correlacionar abertamente com o fracasso da faringoplastia do esfíncter ou a necessidade de uma cirurgia revisional subseqüente. A tonsilectomia realizada em cenário prévio pode resultar em atrofia e cicatriz dos músculos palatofaringianos, que podem comprometer uma inserção em tensão dos retalhos. Sob tais circunstâncias, a porta velofaringiana resultante necessitaria ser apertada, devido à escassez relativa do tecido pilar tonsilar. Presumivelmente, quanto mais apertada a porta da faringoplastia do esfíncter, maior o potencial para morbidade das vias aéreas pós-operatoriamente. Eu não compreendo a influência da tonsilectomia no resultado da faringoplastia do esfíncter, particularmente na medida em que ela se relaciona com o possível desenvolvimento da apnéia obstrutiva pós-operatória do sono. Devido ao fato de as tonsilas e adenóides serem geralmente componentes importantes do mecanismo de fechamento velofaringiano, a tonsilectomia e particularmente a adenoidectomia devem ser evitadas em qualquer criança com sintomas de disfunção velofaringiana até que um diagnóstico diferencial seja estabelecido e um plano de administração seja formulado pelos cuidadores e aceito pelo paciente e pela família.

Artérias Carótidas Internas Anômalas

Aproximadamente todos os casos de síndrome velocardiofacial relatadas até a presente data têm se apresentado com fenda palatina e fala hipernasal. Portanto, a maioria necessitou de um tratamento cirúrgico da disfunção velofaringiana, mais freqüentemente com a cirurgia do retalho faringiano. Artérias carótidas internas anômalas têm sido demonstradas como uma característica freqüente da síndrome velocardiofacial. Se as pulsações observadas na parede faringiana posterior impediriam a cirurgia do retalho faringiano se elas ocorrem próximas à área doadora é um assunto de debate atualmente. A questão é: em centros onde a nasofaringoscopia não é realizada rotineiramente, o diagnóstico da síndrome velocardiofacial deve ser um empecilho suficiente para a aplicação de uma cirurgia do retalho faringiano? Devido ao fato de esses vasos localizados ectopicamente serem um risco em potencial para hemorragia durante a cirurgia do retalho faringiano, alguns cirurgiões defendem a faringoplastia do esfíncter em vez da cirurgia do retalho faringiano quando os estudos de imagem vascular pré-operatórios (angiografia ou videonasoendoscopia com ressonância magnética) demonstram pulsações observáveis na parede faringiana posterior.

Leituras Selecionadas

D'Antonio LL. Evaluation and management of velopharyngeal dysfunction: a speech pathologist's viewpoint. In: Lehman JA, ed. *Cleft Palate Surgery.* Hagerstown, Md.: JB Lippincott, 1992;86-111.

D'Antonio LL, Muntz HR, Marsh JL, et al. Practical application of flexible fiberoptic nasopharyngoscopy for evaluating velopharyngeal function. *Plast Reconstr Surg* 1988;82:611-618.

Hynes W. Pharyngoplasty by muscle transplantation. *Br J Plast Surg* 1951;3:128.

Jackson L Sphincter pharyngoplasty. *Clin Plast Surg* 1985; 12:711-717.

Lehman JA, Fishman JRA, Neiman GS. Treatment of cleft palate associated with Robin sequence: appraisal of risk factors. *Cleft Palate Craniofac J* 1995;32:25-29.

Orticochea M. Construction of a dynamic muscle sphincter in cleft palates. *Plast Reconstr Surg* 1968;41:323.

Pensler JM, Reich DS. A comparison of speech results after the pharyngeal flap and the dynamic sphincteroplasty procedures. *Ann Plast Surg* 1991;26:441-443.

Riski JE, Ruff GL, Georgiade GS, Barwick WJ. Evaluation of failed sphincter pharyngoplasties. *Ann Plast Surg* 1992;28:545.

Riski JE, Ruff GL, Georgiade GG, et al. Evaluation of the sphincter pharyngoplasty. *Cleft Palate Craniofac J* 1992;29:254-261.

Riski JE, Serafin D, Riefkohl R, et al. A rationale for modifying the site of insertion of the Orticochea pharyngoplasty. *Plast Reconstr Surg* 1984;73:882-594.

Skolnick ML, McCall GN. A radiographic technique for demonstrating the causes of persistent nasality in patients with pharyngeal flaps. *Br J Plast Surg* 1973;26:12.

Skolnick ML, McCall GN. Velopharyngeal competente and incompetence following pharyngeal flap surgery: video fluoroscopic study in multiple projections. *Cleft Palate J* 1972;9:1.

Sloan GM, Reinisch JR, Nichter LS. Surgical treatment of velopharyngeal insufficiency: pharyngoplasty vs. pharyngeal flap. *Plast Surg Forum* 1990;13:128.

Spier S, Rivlin J, Rowe RD, Egan T. Sleep in Pierre Robin syndrome. *Chest* 1986;90:711-715.

Witt PD, D'Antonio LL. Velopharyngeal insufficiency and secondary palatal management: a new look at an old problem. *Clin Plast Surg* 1993;20:707-721.

Witt PD, D'Antonio LL, Zimmerman GJ, Marsh JL. Sphincter pharyngoplasty: a preoperative and postoperative analysis of perceptual speech characteristics and endoscopic studies of velopharyngeal function. *Plast Reconst Surg* 1994;93:1154-1168.

Witt PD, Marsh JL, Grames LM, Muntz HR. Revision of the failed sphincter pharyngoplasty: an outcome assessment. *Plast Reconstr Surg* 1995;96:126-138.

Witt PD, Marsh JL, Grames LM, et al. Management of the hypodynamic velopharynx. *Cleft Palate Craniofac J* 1995;32:179-187.

Witt PD, Marsh JL, Muntz HR, et al. Nasal airway obstruction as a complication of sphincter pharyngoplasty. *Cleft Palate Craniofac J* 1996;33:183-189.

Witt PD, Rozzelle A, Marsh JL, et al. Do palatal lift appliances stimulate velopharyngeal neuromuscular activity? *Cleft Palate Craniofac J* 1995;32:469-475.

Parte VIII

Cirurgia Maxilofacial

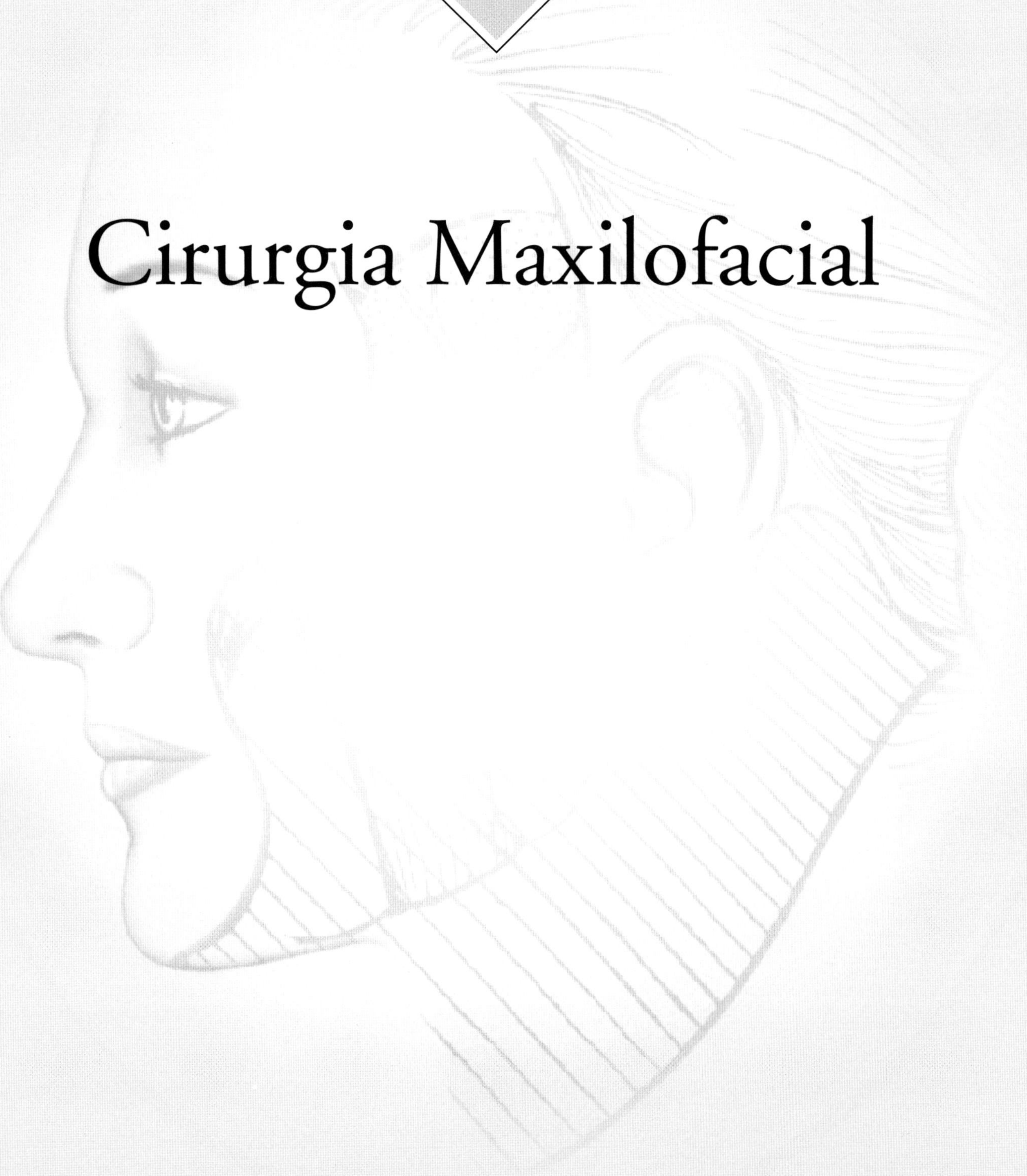

Capítulo 46

Abordagem das Fraturas Mandibulares

Norman Clark

A conduta nas fraturas mandibulares é direcionada para a restauração das relações pré-lesão entre mandíbula e maxila através das articulações temporomandibulares e da oclusão dentária, obtendo uma união estável dos fragmentos ósseos fraturados, mantendo ou restaurando a proporção e a simetria faciais e evitando complicações do trauma e de seu tratamento. Princípios básicos do manejo de fraturas, há alguns séculos, incluem uma redução precisa dos segmentos fraturados e imobilização adequada dos fragmentos para promover a cicatrização óssea. A seleção do método mais apropriado de tratamento da fratura é baseada no diagnóstico preciso de todas as lesões do paciente, tanto outras lesões maxilofaciais concomitantes quanto lesões associadas, já que estas podem ameaçar a vida do paciente. Diversos métodos de tratamento podem resultar numa cicatrização adequada de uma fratura. Entretanto, o tratamento deve ser individualizado às circunstâncias do paciente, levando em consideração o desejo e o consentimento do paciente quanto ao tipo de tratamento da fratura, e à experiência e habilidades do cirurgião. Métodos simples (*i. e.*, menos invasivos) mas eficazes para se atingir esses objetivos são geralmente os mais desejáveis. Inclusive, o custo imediato e total das diferentes modalidades de tratamento e seus resultados também devem ser considerados.

AVALIAÇÃO DO DEFEITO

Avaliação das Lesões Maxilofaciais

Um diagnóstico preciso – requisito para o planejamento e conduta ideais no tratamento das lesões maxilofaciais – exige uma anamnese precisa e completa, um exame físico detalhado e estudos radiológicos de qualidade para diagnóstico. Entretanto, muitas vítimas de trauma não podem se lembrar de detalhes do seu histórico médico, não podem fornecer uma história detalhada do acidente (ou não o fazem verdadeiramente) ou são incapazes ou não querem cooperar com o exame. Durante o exame, o cirurgião avalia a confiabilidade do paciente e o interesse no tratamento proposto e a probabilidade de adesão e acompanhamento.

História

Deve-se obter uma história detalhada com atenção a como e quando a lesão ocorreu e a qualquer tratamento prévio. O paciente também deve ser questionado acerca de danos faciais prévios, higiene dental, doença dentária ou periodontal, má oclusão prévia, tratamento ortodôntico e quaisquer sintomas da articulação temporomandibular (ATM). As queixas mais comuns dos pacientes com fraturas mandibulares agudas são dor e má oclusão. Outros sintomas incluem trismo, inflamação, edema, dormência e equimose.

O estudo de fotografias prévias da carteira, licenças de motorista ou da família permite que o cirurgião observe as assimetrias prévias e visualize o resultado desejado da reconstrução cirúrgica (baseada na forma e função antes do trauma).

Exame Físico

O exame maxilofacial completo inclui o crânio e a face, e é realizado de maneira sistemática. A avaliação começa observando a aparência, simetria, percebendo quaisquer contusões, lacerações ou feridas (tanto externas quanto intra-orais). Então se segue palpação seqüencial de todas as superfícies ósseas. Crepitação, discrepâncias, simetria da estrutura óssea e contorno e áreas sensíveis são percebidas. Uma avaliação da sensibilidade nervosa detecta déficits sensitivos. A avaliação motora então completa o exame da função de nervos cranianos. É essencial descrever qualquer dessas deficiências pré-operatoriamente no registro médico e informar ao paciente.

Avaliação Oral e Dentária

No caso de fraturas mandibulares suspeitas, é realizado um exame detalhado da mandíbula e da dentição. A inspeção visual deve ser feita tanto externa quanto intra-oralmente para assimetria, má oclusão, lacerações e equimoses. Uma avaliação da dentição do paciente, oclusão, excursão da mandíbula e simetria das arcadas dentárias é realizada. O paciente é examinado quanto a qualquer dente ausente (perda aguda ou pré-lesional), estabilidade de dentes remanescentes e alvéolos e feridas intra-orais que podem se comunicar com a fratura. O estado pré-lesional da saúde dental deve ser avaliado.

A palpação externa e interna cuidadosa da mandíbula revela áreas de sensibilidade e degrau ósseo ou crepitância. A região condilar pode ser palpada na área pré-auricular e posicionando um dedo nos canais auditivos externos. O grau de deslocamento e interrupção das arcadas dentárias e sua instabilidade devem ser avaliados. Uma busca por lacerações ocultas na orelha, incluindo o canal da orelha; no couro cabeludo; nas cavidades do nariz e da boca; e na faringe deve ser realizada. Quaisquer feridas extra-orais devem ser cuidadosamente avaliadas quanto a comunicação potencial com a mandíbula e a fratura.

Moldes Dentários

Os moldes feitos de impressões dentárias são úteis no diagnóstico de má oclusão e permitem uma visão lingual que é impossível de se observar no paciente intacto. Eles também são essenciais na construção de goteiras acrílicas e outros recursos estabilizadores para auxiliar o tratamento de fraturas envolvendo os processos alveolares da mandíbula e maxila. Documentações ortodônticas, moldes, filmes de raios X obtidos previos e outros arquivos dentários proporcionam dicas para a oclusão pré-lesional.

Avaliação Geral do Paciente

Também é necessário realizar uma avaliação geral do paciente antes de ele se submeter a estudos radiográficos ou cirurgia, por causa da freqüência de lesões associadas que podem se tornar uma ameaça à vida.

Exame Radiológico

Uma avaliação radiológica adequada de fraturas faciais suspeitas ou óbvias é um requisito para o diagnóstico preciso, planejamento eficiente, tratamento da fratura e uma avaliação pós-operatória correta.

A visão panorâmica proporcionada pela radiografia panorâmica (Panorex) é o estudo radiológico isolado mais informativo, porque mostra a mandíbula inteira e permite uma avaliação do estado da saúde dentária. O pantomógrafo é um tomógrafo não-linear, destinado a tomar um "corte" curvo através da face inferior e mandíbula. Um pantomógrafo de qualidade diagnóstica demonstra as articulações temporomandibulares, a mandíbula inteira, a maxila inferior e a dentição. O exame panorâmico deve ser geralmente obtido com um paciente que coopere, sentado ou numa posição de pé vertical; portanto, não é freqüentemente obtido na avaliação das fraturas mandibulares e maxilares no cenário de trauma múltiplo agudo.

A tomografia computadorizada (TC) é um outro estudo valioso na avaliação completa da mandíbula. Uma série axial de mapeamentos visualiza a mandíbula horizontal e côndilos também, já que as fraturas ou deslocamentos dessas regiões tendem a estar fora do plano do mapeamento. As fraturas que ficam paralelas aos cortes (*i. e.*, ângulo, ramificação, coronóide e fraturas alveolares) podem ser pobremente visualizadas. Existem programas comercialmente disponíveis que permitem a reconstrução de informações por TC axial nas visões do tipo pantomográficas. Os mapeamentos por TC também são uma ferramenta excelente para a avaliação radiológica pós-operatória da precisão da reconstrução.

Os filmes de raios X periapicais (intra-oral) dentários são eficazes para mostrar a raiz detalhada e anatomia alveolar. Além disso, a doença dental pré-lesional pode ser encontrada. Entretanto, filmes especiais, processamento e equipamento de raios X são necessários. Os raios X oclusais mandibulares intra-orais são muito eficazes para mostrar o córtex facial e lingual horizontais da mandíbula, mas novamente são necessários um filme e equipamento especiais.

Os filmes de raios X planos podem ser obtidos no departamento de emergência, mas eles são de uso limitado no diagnóstico e tratamento da maioria das lesões faciais. Largamente, essa série de raios X planos tem sido substituída pelo pantomógrafo e pela TC porque é uma substituta pobre para outros estudos radiográficos mandibulares. A série mandibular geralmente inclui uma visão póstero-anterior (PA), visão de Towne e as visões oblíquas laterais direita e esquerda. Essas incidências podem ser modificadas pelo paciente severamente ferido que deve permanecer em supino. A vantagem principal dessa técnica é que não é necessário nenhum filme ou equipamento especial e requer pouca cooperação do paciente.

CONSIDERAÇÕES DO TRATAMENTO DE FRATURAS MANDIBULARES

Princípios do Tratamento das Fraturas Mandibulares

A restauração da forma e função, que é de importância particular no tratamento das lesões craniomaxilofaciais, exige uma redução anatômica de fraturas faciais para restaurar a oclusão correta, a função da articulação temporomandibular e a aparência cosmética. A redução anatômica exata dos segmentos da fratura é crítica por causa da natureza imperdoável das técnicas de fixação interna rígida. A seleção da técnica de fixação apropriada é necessária para administrar as fraturas dos diferentes componentes do esqueleto facial. É crítico não só obter a redução anatômica das fraturas, mas também manter tal alinhamento durante a consolidação da fratura com estabilidade suficiente para assegurar a união óssea. A natureza do osso mandibular e a carga funcional da mandíbula tanto permitem quanto exigem equipamento de fixação robusto para assegurar a estabilidade adequada para a consolidação da fratura. A preservação do periósteo, inserções musculares e suprimento vascular do tecido mole associado auxilia a consolidação da fratura, especialmente quando ocorre fratura cominutiva. O acesso cirúrgico apropriado, ou o uso cuidadoso de perfuradores protetores de tecidos, e o uso de brocas adequadas com irrigação copiosa durante os procedimentos de perfuração com perfuradores de velocidade limitada (menos que 1.000 rpm) diminuem a morbidade do procedimento cirúrgico, melhoram a estabilidade da fratura e portanto melhoram o resultado. Uma fixação interna rígida adequada permite o reinício precoce do movimento e função mandibulares.

TABELA 46-1. INDICAÇÕES PARA O TRATAMENTO DE FRATURAS MANDIBULARES

Indicações para o tratamento fechado
Padrões simples, isolados, de fratura mandibular
Oclusão cêntrica adequada ou goteiras para estabilização intermaxilar e o paciente julgado colaborativo
Fraturas que não exijam um tratamento aberto
A maioria das fraturas pediátricas
A maioria das fraturas do côndilo
Indicações para o tratamento aberto
Técnicas fechadas são incapazes de obter ou manter a redução precisa
O acesso aberto necessário para obter a redução anatômica (fraturas deslocadas, instáveis)
Fraturas complexas
Oclusão cêntrica inadequada
Paciente incapaz, que não deseja ou provavelmente não vai colaborar
Necessário para evitar o obstrução do acesso das vias aéreas pela fixação intermaxilar (FMM) (p. ex., doença pulmonar obstrutiva crônica severa, distúrbios conclusivos)
Tratamento das complicações da fratura (p. ex., não-união, infecção)
Função precoce desejada
O paciente escolhe evitar a FMM

Indicações para o Tratamento Fechado

Muitos padrões mais simples de fraturas mandibulares terão boa evolução com métodos fechados de tratamento. As técnicas fechadas de tratamento de fratura mandibular dependem de *splints* entre mandíbula e maxila para restaurar a oclusão cêntrica (intercuspação máxima). A fixação intermaxilar (FMM) não é útil para restaurar as relações maxilomandibulares no paciente com um número inadequado de dentes que se relacionam oclusalmente, a menos que *splints* oclusais (*i. e.*, goteiras de Gunning) sejam utilizados. Mesmo se a mandíbula puder se relacionar precisamente com a maxila pelo uso de *splints*, estes necessitam de fios de suspensão circumandibulares e de nível superior, e ainda assim podem não proporcionar o grau necessário de estabilidade para promover a cicatrização adequada da fratura (Tabela 46-1).

Indicações para Tratamento Cirúrgico (Aberto)

Mesmo os padrões simples de fratura mandibular podem se beneficiar do tratamento aberto sob algumas circunstâncias (*i. e.*, não-adesão do paciente). O deslocamento significativo, a instabilidade, a cominuição, fraturas segmentares, fraturas com perda de osso e mandíbulas desdentadas atróficas geralmente exigem uma redução aberta e uma fixação interna rígida para uma consolidação ótima (Tabela 46-1).

Obter uma Redução Precisa

O tratamento cirúrgico (aberto) da fratura da mandíbula é indicado quando as técnicas fechadas falham em obter um resultado adequado. Alguns padrões de fratura e fraturas complexas, tais como fraturas cominutivas ou com múltiplos fragmentos, podem não ser reduzidos a níveis aceitáveis de precisão sem técnicas abertas para permitir a manipulação direta do fragmento. Em fraturas cujo tratamento é adiado por mais de 2 semanas, o hematoma interfragmentário organizado e os tecidos moles encarcerados podem impedir um redução adequada e necessitar de um manejo operatório para o debridamento. Apesar de a estabilização das fraturas ser melhorada com a redução aberta e fixação interna, a técnica é tecnicamente exigente, com uma curva de aprendizado.

Se a maxila não estiver disponível como uma órtese para a mandíbula, como em severas fraturas panfaciais ou fraturas que acometem a porção da maxila contribuindo para a oclusão, pode ser útil restaurar a forma da mandíbula por meio de técnicas abertas mais precisas e então utilizar a mandíbula restaurada como uma órtese para a reconstrução da oclusão maxilar e a maxila, dependendo da severidade das fraturas mandibulares e médio-faciais.

Manter a Redução Precisa

Alguns padrões de fratura, orientados desfavoravelmente em relação às forças de músculos inseridos, aos padrões da dentição e a outras forças agindo nos fragmentos da fratura apresentam uma tendência pronunciada a se deslocar. Esses padrões desfavoráveis de fratura exigem uma fixação interna para segurar a redução durante a cicatrização. Outros padrões de fratura (fraturas complexas) permanecem instáveis mesmo após a redução e exigem uma fixação interna para um resultado ótimo.

Evitar FMM Prolongada

A FMM fornece algum grau de controle dos fragmentos contendo os dentes; entretanto, a FMM também impõe alguma morbidade. A aplicação de fios circundentais e barras nas arcadas pode traumatizar diretamente a gengiva e, no mínimo, prejudicar a higiene oral, o que pode produzir uma inflamação significativa da gengiva e provavelmente resultar em algum grau de recuo gengival ou doença periodontal progressiva. Placas se formam com uma alteração do equilíbrio da flora para organismos anaeróbios mais virulentos. Além disso, mesmo se bem adequada e adaptada, a FMM geralmente inflige na mucosa bucal pequenas feridas e ulcerações que são bem desconfortáveis para muitos pacientes.

Mesmo quando bem adaptada e aplicada, a FMM emprega forças significativas nos dentes envolvidos e excede grandemente a magnitude de forças utilizadas para mover os dentes ortodonticamente. Essas forças podem alterar a posição do dente e as relações oclusais, contribuindo para uma má oclusão e traumatizando os dentes e seus ligamentos periodontais. A suscetibilidade a tais forças é aumentada com a inflamação periodontal associada induzida pela FMM.

Obviamente, o trato aerodigestivo superior é significativamente prejudicado pela FMM. Especialmente durante uma emergência de anestesia geral, a FMM é associada com dano de mecanismos respiratórios e pode contribuir para a aspiração ou parada respiratória. A FMM também deve ser minimizada ou evitada em pacientes com reserva respiratória reduzida, tais como pacientes com doença pulmonar obstrutiva crônica (DPOC), e em pacientes com reflexos protetores prejudicados (pacientes com danos no sistema nervoso central [SNC]).

Mesmo poucas semanas de FMM ocasionam efeitos deterioradores no sistema mastigatório. As superfícies articulares sob compressão sofrem necrose por pressão, liquefação da cartilagem articular e a formação de cistos intracartilaginosos. Com imobilização da articulação, existe uma contratura progressiva da cápsula articular e estruturas pericapsulares. A quantidade de degeneração da articulação sinovial e contratura induzida pela imobilização parece estar diretamente relacionada à duração e freqüência da imobilização. A imobilização causa a atrofia muscular. Apesar de o mecanismo exato para essa atrofia permanecer indefinido, existe perda de proteínas tanto contráteis quanto metabólicas das células musculares, que se inicia dentro de horas de imobilização. A quantidade de perda de proteína é dependente da posição e duração da imobilização.

Contra-Indicações ao Tratamento Cirúrgico (Aberto) das Fraturas Mandibulares

Duas categorias de contra-indicações ao tratamento cirúrgico de fraturas mandibulares são (1) fraturas que não necessitam de tratamento cirúrgico e (2) pacientes que não são candidatos ao tratamento cirúrgico. Muitos padrões simples de fratura apresentam resultados funcionais bons com tratamento conservador, não-operatório. Na realidade, essas fraturas têm melhores resultados com tal tratamento por evitar a morbidade potencial da cirurgia. Fraturas estáveis, não-deslocadas, podem necessitar de pouco mais além da avaliação, limitação da função através de uma dieta leve e observação expectante. Muitos outros padrões simples de fratura, mesmo se deslocados, podem ser aceitavelmente reduzidos e estabilizados com um período limitado de FMM. As fraturas mandibulares em crianças requerem menos comumente um tratamento aberto do que as fraturas em adultos. Os padrões de fratura em crianças tendem a ser mais incompletos ou fraturas mais simples; elas cicatrizam mais rapidamente. A sua oclusão é freqüentemente menos bem estabelecida e mais tolerante a discrepâncias pequenas, e tendem a se corrigir com o crescimento e a erupção da dentição permanente. Algum grau de remodelamento é possível com o crescimento e desenvolvimento contínuo.

Uma outra contra-indicação ao tratamento cirúrgico das fraturas mandibulares é o paciente que recusa o plano de tratamento. Outros pacientes, devido a lesões associadas ou à sua condição geral, podem ter riscos cirúrgicos elevados, e o cuidado definitivo de suas fraturas faciais pode ser adiado por algum tempo. Entretanto, mesmo esses pacientes se beneficiam com FMM e tratamento apropriado de feridas do tecido mole.

Considerações do Tratamento pelo Padrão de Fratura

Fraturas Simples

Os padrões simples de fratura, ou fraturas isoladas, lineares, não-complicadas, geralmente vão muito bem com o tratamento conservador de redução fechada e imobilização com FMM por até 8 semanas. As escolhas de tratamento devem ser individualizadas às circunstâncias específicas do caso apresentado. Pacientes confiáveis, colaborativos, que preferem o tratamento conservador e que terão o acompanhamento necessário, se adaptam bem à redução fechada e imobilização. Em pacientes não-colaborativos, mesmo fraturas simples podem se beneficiar de fixação interna rígida, que exige pouco ou nenhum esforço da parte do paciente.

Fraturas Complexas

FRATURAS MÚLTIPLAS OU SEGMENTÁRIAS. Muitas das fraturas mandibulares, talvez a maioria, envolvem mais do que uma fratura. As fraturas múltiplas são muito mais difíceis de ser tratadas, porque qualquer erro pequeno em um dos locais da fratura tende a multiplicar os erros gerais da redução. Geralmente, mesmo as fraturas distantes devem ser simultaneamente tratadas para a melhor precisão da redução. Pode ser útil simplificar as situações de fragmentos múltiplos numa aproximação de redução com fios interósseos, clampes de redução ou miniplacas temporárias.

Fraturas com Fragmento Inferior em "Borboleta". Um padrão comum, multifragmentado, de fratura é o padrão de fragmento da margem inferior em "borboleta". Tais fraturas são facilmente mal reduzidas, diminuindo o grau de apoio interfragmentar entre os fragmentos maiores. Comumente, os fragmentos maiores são reduzidos sem o fragmento em borboleta precisamente reduzido (os fragmentos maiores podem ser reduzidos com um fechamento parcial do defeito inferior). Essa má redução altera o plano oclusal, tende a deslocar a margem superior da mandíbula e impede que o fragmento em borboleta seja precisamente reduzido.

Fraturas Bilaterais em cada Hemimandíbula. As fraturas bilaterais, mesmo quando em lados opostos da mandíbula, geralmente necessitam de uma redução simultânea de ambos os lados. Qualquer discrepância pequena no primeiro local será magnificada no segundo local, possivelmente impedindo uma redução precisa do segundo local. A precisão da redução cortical lingual é especialmente crítica e pode ser difícil de avaliar diretamente. Sob a redução, o vão lingual em uma ou ambas as fraturas alarga o arco mandibular e impede uma restauração precisa da oclusão.

O padrão complexo de fraturas múltiplas pode ser simplificado pela redução aproximada em uma ou ambas as fraturas com fios interósseos, clampes ósseos ou fórceps de redução, ou estabilização temporária com miniplaca. Com fraturas largamente separadas, uma vez precisamente reduzidas, cada fratura pode ser fixada com placas separadamente. As barras em arco e a FMM podem de fato piorar a tendência a alargar os segmentos posteriores e inclinar lingualmente os molares mandibulares (Figura 46-1).

Fratura Anterior com Um ou Ambos os Côndilos Fraturados. Se existir uma dificuldade de controlar o deslocamento lateral da margem inferior do corpo posterior e ângulos, deve-se considerar redução aberta e fixação interna do côndilo ou côndilos. Uma vez que a liberdade do deslocamento ou angulação tenha sido controlada no côndilo (ou côndilos), a fratura anterior pode ser tratada mais precisamente pelas técnicas rígidas. Novamente, o princípio de simplificar uma situação de fratura múltipla é útil.

Fratura Segmentar Unilateral em uma Hemimandíbula. As fraturas múltiplas dentro de um lado da mandíbula podem ser tratadas como uma área de cominuição, apesar de os fragmentos serem largos o suficiente para aceitar um número adequado de parafusos para a fixação rígida. Se as fraturas forem relativamente próximas umas das outras, uma placa de longa extensão pode ser utilizada, fixando ambas as fraturas. Para as fraturas espaçadas umas das outras, placas maiores podem ser mais difíceis de ser adaptadas precisamente em ambos os locais da fratura simultaneamente. A situação de fratura múltipla complexa pode ser simplificada (*i. e.*, mantida numa redução aproximada) com uma estabilização interfragmentar com fio, miniplacas temporárias, ou com placas de atadura de tensão superior antes da adaptação e aplicação da placa longa. Guias pendentes são um auxílio útil. As fraturas também podem ser fixadas com placas de fixação separadas quando ambos os níveis de fraturas são precisamente reduzidos.

Fraturas Cominutivas

Com mecanismos de trauma de energia mais alta (p. ex., acidentes com veículos automotores, feridas de arma de fogo), a fragmentação se torna mais severa, resultando numa cominução. As fraturas cominutivas também são mais difíceis de ser expostas sem desvitalizar os fragmentos menores, por causa da larga zona de envolvimento. As fraturas cominutivas são mais difíceis de ser reduzidas precisamente por causa dos múltiplos fragmentos envolvidos (algo parecido com a construção de um navio numa garrafa, uma garrafa pequena, escura e profunda, freqüentemente obscurecida com sangue). Fragmentos menores podem não conter dentes para auxiliar na redução e estabilização. Esses fragmentos podem não ser grandes o suficiente para aceitar parafusos

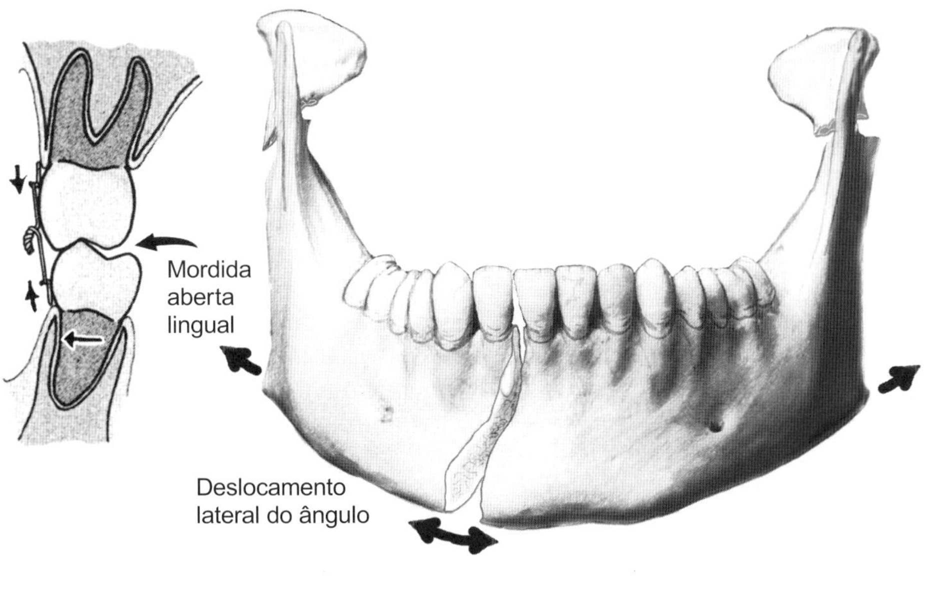

Figura 46-1. Mordida aberta lingual. Com fraturas mandibulares anteriores, os músculos da mastigação tendem a puxar os ângulos lateralmente, especialmente com fraturas dos côndilos ipsilaterais.

ou ser favoravelmente posicionados para aceitar parafusos através do número limitado de orifícios na placa. Se viável (*i. e.*, com aderência adequada do tecido mole), o estiramento posterior do tecido mole deve ser minimizado, com uma redução grosseira aceita (mas com uma restauração precisa da oclusão).

Geralmente, placas de reconstrução maiores são necessárias. Ocasionalmente, por causa de considerações do tecido mole, ou talvez por causa da impossibilidade de um tratamento definitivo baseado na condição do paciente, o tratamento temporário com um fixador externo é necessário. Quando o paciente melhora, ou o tecido mole permite, a fixação externa é convertida para uma fixação interna definitiva. Com uma perda óssea extensa, a aplicação de enxerto definitivo pode ser necessária, geralmente como um procedimento secundário, a menos que o envelope de tecido mole permita a aplicação de enxerto ósseo agudamente.

Se uma fratura cominutiva se tornou infectada antes do tratamento, o debridamento extenso de pequenos fragmentos ósseos é necessário. Com debridamento adequado, a reconstrução definitiva com uma placa de reconstrução longa pode ser realizada. Se a infecção se desenvolver depois que a fixação estável adequada foi posicionada, geralmente um corpo estranho é a fonte (seja um seqüestro ósseo ou um parafuso frouxo). Isso deve ser debridado para controlar a infecção, e a fixação rígida adequada é ainda mais essencial para o controle da infecção e para a eventual união óssea.

Fraturas no Paciente Edêntulo

As fraturas da mandíbula desprovida de dentes são geralmente conduzidas como outras fraturas mandibulares. As fraturas da mandíbula severamente atrófica são mais propensas a complicações. A mandíbula atrofiada, desprovida de dentes, se torna osteopênica e mais fraca com placas corticais finas. O potencial de cicatrização da fratura parece ser grandemente reduzido. Existe uma incidência de aterosclerose precoce da artéria alveolar inferior. Bradley descobriu que a artéria foi afetada cerca de 15 anos antes que as artérias carótidas, com um suprimento de sangue para mandíbula derivando principalmente dos vasos periosteais. Esses fatores contribuem para um potencial de cicatrização diminuído, resultando numa incidência de 20% de não-união.

Fraturas simples, não-deslocadas, podem geralmente ser administradas com uma dieta pastosa e observação. Entretanto, falta de dentes não indica falta de função. Pacientes edêntulos podem gerar forças significativas de mastigação. Pacientes edêntulos com mandíbulas fraturadas também podem ser tratados com imobilização da fratura com as próprias dentaduras do paciente ou um *splint* de Gunning. A imobilização adequada é às vezes difícil com esse método porque o alvéolo pode ser severamente atrofiado e a dentadura ou *splint* podem estar instáveis nos tecidos moles residuais sobre a mandíbula. As fraturas instáveis podem ser abertamente reduzidas e imobilizadas com fios interósseos ou, preferencialmente, com a fixação de uma placa rígida e parafuso. A aplicação primária do enxerto ósseo deve ser considerada. Na mandíbula severamente atrofiada, o periósteo pode ser deixado no osso para maximizar o suprimento de sangue, e a placa é posicionada sobre o periósteo. Geralmente, a menos que a fratura seja facilmente acessada na boca, o acesso extra-oral é preferível.

Fratura com Defeito Ósseo

As fraturas mandibulares com perda óssea segmentar geralmente se beneficiam da fixação rígida com uma placa de reconstrução. Essas placas suportam todas as forças no defeito e, portanto, devem ser grandes, com um número adequado de parafusos (quatro ou mais por fragmento) para assegurar a estabilidade. Entretanto, mesmo as maiores placas de reconstrução terminam por falhar, com uma incidência crescente de fratura da placa após 5 a 10 anos. Algum tempo antes disso, o defeito deve ser reconstruído com um enxerto ósseo ou retalho ósseo (transferência de tecido livre microvascular).

As feridas avulsivas com perda tanto de tecidos moles quanto de osso exigem um tratamento de ambos os déficits. Tal reconstrução pode ser simultânea (*i. e.*, transferência de tecido livre de retalho osteocutâneo, tal como retalho fibular), ou, mais comumente, seqüencial.

Seqüencialmente, os tecidos moles são primeiramente controlados (um ou mais debridamentos) e reconstruídos ou reparados. Durante o intervalo, o fragmento mandibular pode ser controlado com FMM ou com um fixador interno, evitando a contratura da cicatriz dos tecidos moles remanescentes e a má posição dos fragmentos mandibulares. Após o controle das feridas do tecido mole e, se necessário, reconstrução do tecido mole, o déficit ósseo é reconstruído. Com um envelope de tecido mole adequado, pode ser um enxerto ósseo ou placa de reconstrução com aplicação de enxerto secundária.

Fraturas Infectadas (Atraso do Tratamento)

Os pacientes com fraturas infectadas geralmente apresentam-se para cuidado algum tempo depois que sofreram a fratura. As feridas e fraturas infectadas geralmente apresentam uma inflamação intensa ao redor do local da fratura, e podem ter-se formado abscessos. Muitos apresentam-se espontaneamente drenados.

O exame usual e o estudo radiográfico são necessários, com o paciente recebendo antibióticos (p. ex., penicilina, clindamicina, uma cefalosporina mais metronidazol). A infecção ativa não impede um tratamento definitivo de fraturas mandibulares ou fixação interna.

A ferida da fratura infectada necessita de um debridamento adequado. Freqüentemente, um dente (ou dentes) é envolvido na infecção e deve ser extraído. Ocasionalmente, um debridamento preliminar é necessário antes do debridamento final e do tratamento definitivo da fratura.

Com um debridamento adequado, incluindo qualquer osso não-viável, a reconstrução definitiva com fixação rígida é indicada. Devido ao grau usual da reabsorção do fragmento, essas fraturas se tornam defeitos com vão. Eles devem ser tratados com placas rígidas (grandes) e pelo menos quatro parafusos por fragmento maior. Métodos não-rígidos de fixação ou estabilização prorrogam o controle da infecção e prolongam a cicatrização da ferida. A aplicação do enxerto ósseo é geralmente necessária para a união óssea. A aplicação primária do enxerto ósseo pode ser realizada com um debridamento adequado e controle de infecção ou pode ser prorrogado. Para casos extremos, um fixador externo pode ser um tratamento útil para restaurar o alinhamento mandibular e o movimento, com uma fixação interna secundária e aplicação de enxerto ou retalho ósseo.

Fraturas em Crianças

As fraturas mandibulares em crianças apresentam várias considerações adicionais aos esquemas de tratamento. Devido ao grande potencial de cicatrização das fraturas mandibulares pediátricas, a redução aberta com fixação interna é raramente indicada. Um arco isolado, barra arqueada ou um *splint* lingual estabilizam suficientemente a mandíbula na maioria dos casos, enquanto permitem a movimentação mandibular. Os ossos das crianças cicatrizam rapidamente, de forma que essas fraturas devem ser rapidamente reduzidas para evitar a má união. Também, períodos de imobilização podem ser reduzidos, às vezes a até 2 semanas. A maioria das fraturas pediátricas pode ser tratada com redução fechada e um período limitado de imobilização.

Dentes primários apresentam um formato cônico, tornando a aplicação das barras arqueadas mais difícil e menos estável. Na dentição transicional, os dentes primários podem estar sofrendo uma reabsorção da raiz e os dentes permanentes não estão completamente erupcionados. As barras arqueadas podem ser seguras com ligaduras circundentais leves de calibre 28, suplementadas com ligaduras circumandibulares. Além disso, os suportes ortodônticos colados podem ser úteis. Se há dentes erupcionados estáveis suficientes, primários ou permanentes, a estabilização maxilomandibular com elásticos interarcados proporciona uma estabilização adequada da fratura na maioria dos casos. Na dentição transicional ou na boca negligenciada, pode haver pouquíssimos dentes estáveis, não-cariados, em oclusão para tal estabilização. Nessa situação, um *splint* de acrílico lingual, seguro com fios circundentais e circumandibulares, é útil.

As indicações para a fixação interna incluem fraturas instáveis não-receptivas ao tratamento fechado e fraturas bilaterais com grande instabilidade. A presença de numerosos brotos dentais, a posição do canal mandibular e o potencial para o distúrbio de crescimento tornam a fixação interna mais arriscada; em tais casos, portanto, é utilizada somente quando necessário. Quando indicado, microplacas unicorticalmente afixadas ou miniplacas devem ser posicionadas na margem inferior da mandíbula. Devido ao potencial para distúrbio de crescimento, ao supercrescimento ósseo ou à translocação para dentro da mandíbula, o equipamento de fixação interno deve geralmente ser removido dentro de 6 a 8 semanas após a cicatrização inicial da fratura.

O côndilo é um centro de crescimento para a mandíbula. Um dano significativo, seja traumático ou cirúrgico, numa idade inicial, pode resultar no rompimento do côndilo, com hemartrose e um possível distúrbio de crescimento, artrite, distúrbio de mobilidade e anquilose. Os côndilos das crianças apresentam um potencial tremendo para o remodelamento. As fraturas condilares pediátricas devem ser tratadas pelas técnicas fechadas, evitando-se as técnicas abertas em quase todos os casos. As fraturas intracapsulares que não alteram a oclusão cêntrica não devem ser mobilizadas, para evitar a anquilose. A anquilose pode ocorrer posteriormente, mais de 12 meses após o dano, e exige uma conduta agressiva. As fraturas condilares unilaterais, com alteração da oclusão cêntrica, são tratadas com barras arqueadas ou goteiras linguais e estabilização entre as barras com elástico, permitindo a movimentação mandibular limitada por um período inferior a 1 semana. As fraturas deslocadas do côndilo bilateral, com colapso vertical posterior e da mordida aberta anterior, exigem uma redução fechada e FMM de até 4 semanas.

Considerações do Tratamento por Localização da Fratura

As fraturas mandibulares são as segundas fraturas faciais mais comuns (depois das fraturas nasais), respondendo por 10 a 25% de todas as fraturas faciais. Diversos grandes estudos das fraturas mandibulares relatam freqüências similares de localização da fratura e padrões. As fraturas mandibulares ocorrem em regiões que são mais fracas, especialmente naquelas sujeitas a forças tensionais, torcionais, ou de cisalhamento, as quais o osso não pode suportar tão bem como a compressão. Compilando vários estudos (Bochlogyros, Busuito, Chuong, Ellis, Hagan, Iizuka, James e Larsen) para um total combinado de 5.451 pacientes com 8.795 fraturas mandibulares, descobri que as freqüências regionais de fratura foram: corpo, 31,9%; ângulo, 27,5%; côndilo, 23,8%; parassínfise, 11,6%; sínfise, 5,8%; ramificação, 2,5%; coronóide, 1,8%, e alvéolo, 1,0% (Figura 46-2).

Existe uma diferença significativa de gênero na freqüência das fraturas mandibulares, com homens representando cerca de dois terços das fraturas mandibulares. A distribuição de idade das fraturas mandibulares apresenta um pico entre as idades de 16 e 40 anos, para os homens na segunda e terceira décadas e para as mulheres no início da quarta década.

As fraturas múltiplas são comuns; na série de James, 58% dos pacientes apresentaram fraturas múltiplas da mandíbula. Desses, 78,2% apresentaram duas fraturas, 15,8% apresentaram três fraturas, 3,4% apresentaram quatro fraturas, 1,4% apresentaram cinco fraturas e 1,4% apresentaram seis fraturas.

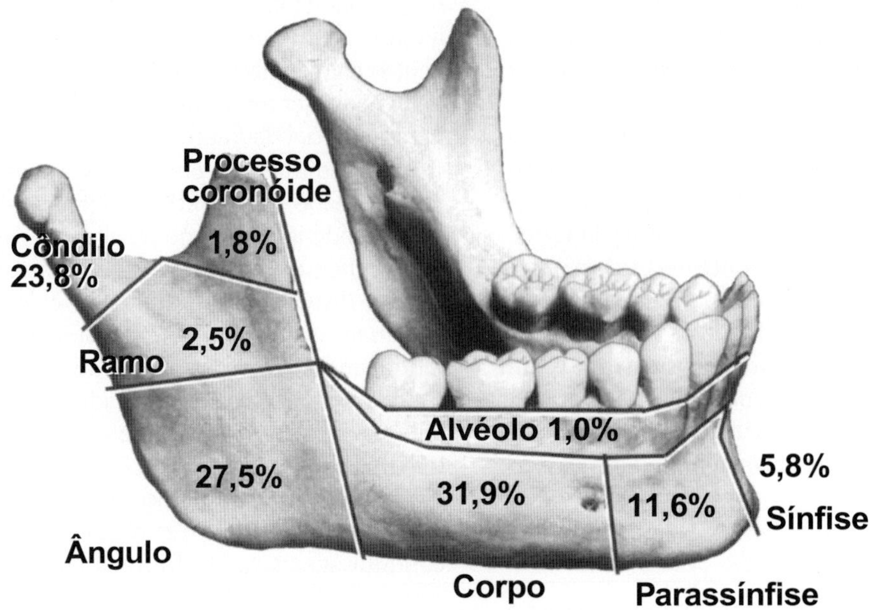

Figura 46-2. Freqüência da fratura mandibular. Freqüência (percentual) de diversos tipos de fraturas mandibulares de diversos estudos combinados (5.451 pacientes com 8.795 fraturas mandibulares).

Processo Alveolar e Dentes

O trauma maxilofacial é freqüentemente acompanhado por danos significativos aos dentes e suas estruturas de apoio. As fraturas alveolares acompanham quase todas as fraturas da mandíbula horizontal, mas as fraturas alveolares isoladas são incomuns (1% nos estudos). Geralmente, fragmentos alveolares pequenos, isolados, permanecem viáveis através da vascularização de sua mucosa anexa; portanto, a ligação com a mucosa não deve ser posteriormente reduzida. Esses fragmentos fraturados devem ser reduzidos e imobilizados com fixação interdental, com uma órtese ortodôntica de resina composta ou por uma órtese de acrílico dental. Se um segmento do processo alveolar foi separado ao ponto de ser grosseiramente desvitalizado, a remoção desse osso e dentes contidos é indicada.

Sínfise e Parassínfise

As fraturas de sínfise mandibular da linha mediana isolada são de alguma forma incomuns (5,8%). Quando ocorrem, tais fraturas são freqüentemente associadas com fraturas do côndilo. Tais fraturas anteriores são geralmente instáveis e se beneficiam da fixação interna por causa das forças torcionais e de tração extremas agindo na região, especialmente quando associadas a fraturas do côndilo. Nesses casos, existe uma tendência marcada para aumentar a distância entre os ângulos mandibulares, com os segmentos posteriores deslocando-se lateralmente. A FMM pode piorar essa tendência. As tomografias (TC) axiais geralmente mostram essas fraturas bem, mas elas podem ser pobremente mostradas nos pantomógrafos.

As fraturas parassinfisárias são mais comuns (11,6%) do que as fraturas da sínfise e são freqüentemente associadas a fraturas da mandíbula contralateral, seja no ângulo, côndilo ou corpo. As fraturas parassinfisárias podem ser tratadas na maioria como fraturas sinfisárias. Deve-se tomar cuidado para se evitar o dano ao nervo mental. Isso pode ser feito com exposição intra-oral cuidadosa e retração do nervo. A abordagem extra-oral, submentoniana, evita o nervo também. Os contornos nessa região podem ser bem difíceis de definir precisamente para adaptação da placa, e os guias inclinados são úteis. Adicionalmente, as mudanças severas na convexidade e concavidade que ocorrem na mandíbula anterior podem ser simplificadas pelo achatamento leve com um perfurador ou osteótomo. O córtex externo não é removido, mas a mudança de contorno é diminuída. Essa manobra também diminui o perfil da placa.

Corpo

As fraturas da região do corpo são comuns (31,9%). As fraturas da porção dental da mandíbula horizontal oferecem o potencial de estabilização direta através da colocação nos dentes de uma barra arqueada e posteriormente colocação de FMM. Para a fixação interna, a região do corpo pode ser abordada intra-oralmente, extra-oralmente, ou por uma combinação das duas técnicas. Anatomicamente, a área é um tanto difícil por causa do caminho variável do canal mandibular, que se inclina abaixo do nível do forâmen mentoniano. As placas fixadas bicorticalmente devem ser posicionadas abaixo do canal. O osso sobreposto ao canal e às raízes dos dentes também varia de espessura.

Ângulo

As fraturas do ângulo mandibular também são comuns (27,5%) e podem estar associadas a um côndilo contralateral ou outras fraturas mandibulares contralaterais. A exposição pode ser intra-oral ou extra-oral. As fraturas de ângulo, em relatos do seu tratamento na literatura, parecem apresentar um índice desproporcional de complicações, incluindo más uniões, não-uniões e infecção. Os índices mais altos de complicação, mesmo quando utilizando técnicas de fixação rígidas, podem estar relacionados à anatomia mandibular (contacto osso-interfragmento reduzido), a envolvimento comum do terceiro dente molar e à concentração das forças de deslocamento nessa zona transicional entre as porções horizontal e vertical da mandíbula. Geralmente a exposição cirúrgica inadequada é aceita, prejudicando a redução e a aplicação de fixação. Mesmo com técnicas rígidas de fixação, os índices de complicação são mais altos para fraturas de ângulo do que para outras regiões. As fraturas de ângulo devem ser respeitadas pelo seu potencial de desenvolver complicações.

Ramificação

As fraturas da ramificação são incomuns (2,5%) e em geral são relativamente estáveis por causa do efeito de suporte do músculo masseter e pterigóide medial. A menos que o deslocamento cause um encurtamento vertical, essas fraturas são geralmente imobilizadas com FMM. Se a redução aberta e a fixação rígida interna forem necessárias, uma abordagem extra-oral proporciona um acesso direto à fratura. Uma abordagem intra-oral pode ser utilizada com o auxílio de perfuração percutânea e instrumentos com ângulo reto.

Processo Coronóide

As fraturas isoladas do processo coronóide são incomuns (1,8%), e a possibilidade de fraturas concomitantes deve ser investigada. Essas fraturas isoladas são geralmente tratadas sem qualquer tipo de fixação, e o paciente é mantido numa dieta leve até que a dor seja sanada. Pacientes com queixas de dor severa podem se beneficiar de uma FMM de curto prazo para aliviar esse problema.

Côndilo

O processo condilar da mandíbula é um local comum de fratura (23,8%) por causa da fraqueza estrutural relativa da cabeça e colo condilares. A classificação da localização da fratura é importante tanto diagnosticamente quanto prognosticamente. A fratura pode ocorrer dentro da cápsula da articulação, seja envolvendo ou separando a superfície articular da cabeça condilar. Em qualquer dos casos, o suprimento de sangue ao fragmento proximal é severamente comprometido e pode sofrer uma necrose avascular.

As fraturas intra-articulares são excessivamente difíceis de se reduzir e fixar. Abrir a cápsula da articulação posteriormente compromete a vascularização dos fragmentos. Tais fraturas são todas impossíveis de fixar estavelmente por causa do osso cortical fino disponível para a colocação de parafuso ou pino. A osteoartrite é um resultado comum das fraturas intra-articulares, e sabe-se pouco acerca do destino do disco articular nessas fraturas. Freqüentemente, tais altos níveis de fratura não alteram a oclusão, e o tratamento deve ser inicialmente a limitação da função e a observação expectante. A movimentação precoce, especialmente em crianças, reduz a probabilidade de anquilose. Para tais fraturas, se alterar a oclusão, o paciente deve ser posicionado com FMM. A FMM deve ser breve, talvez com fio por 1 ou 2 semanas, com elásticos guias por mais até 2 semanas. Esse período de FMM seria seguido por uma fisioterapia progressiva para maximizar a abertura e protrusão da mandíbula. A oclusão deve ser seguida expectantemente pela recorrência da má oclusão.

As fraturas condilares também podem ocorrer através do colo condilar, inferiormente à cápsula articular. Tais fraturas podem não ser significativamente deslocadas ou anguladas por causa do suporte do fragmento proximal pela cápsula articular. Entretanto, mesmo com uma cápsula intacta, o músculo pterigóide lateral tende a deslocar ou angular o fragmento condilar proximal ântero-medialmente. Freqüentemente, tais fraturas se adaptam bem somente com FMM por até 6 semanas. Entretanto, essas fraturas do colo condilar baixo também podem estar associadas a interrupções da cápsula articular, com angulações mais severas, ou a deslocamentos dos fragmentos proximais. O deslocamento lateral, ou angulação médio-anterior de mais de 45 graus, sugere a interrupção da cápsula articular, e tais fraturas podem se beneficiar da redução aberta e fixação interna.

As indicações para a redução aberta das fraturas condilares incluem: (1) côndilo deslocado na fossa cranial média, (2) corpo estranho dentro da articulação, (3) deslocamento extracapsular lateral do côndilo, (4) côndilo deslocado funcionalmente bloqueando a abertura ou fechamento da mandíbula e (5) encurtamento vertical posterior da mandíbula com uma deformidade da mordida aberta persistindo após um período de triagem de 2 semanas de FMM. As indicações relativas incluem fraturas condilares bilaterais associadas com fraturas médio-faciais instáveis, cominutivas e fraturas condilares bilaterais num paciente desprovido de dentes quando uma goteira não estiver disponível ou impossível por causa de uma atrofia da crista alveolar.

Muitos métodos de estabilização têm sido descritos, incluindo placas rígidas, a fiação interóssea, o fio de Kirschner ou a fixação com pino e a substituição do côndilo com um enxerto costocondral ou prótese. A exposição da região condilar pode ser obtida intra ou extra-oralmente. O acesso extra-oral exige tanto uma abordagem submandibular quanto pré-auricular, dependendo da posição exata da fratura. Se necessário, a cabeça condilar pode ser removida para aplicar os parafusos apropriados e placas e então recolocada como um enxerto ósseo com fixação rígida, apesar de essa técnica resultar freqüentemente em necrose avascular da cabeça e desarranjos da coordenação do menisco.

PREPARO DA SALA

Posição do Paciente

Para o acesso do esqueleto facial, os pacientes são posicionados em posição supina. Utilizar um descanso neurocirúrgico para a cabeça melhora o acesso à face e à cabeça e proporciona uma boa estabilidade. O acesso à boca superior e inferiormente exige que o campo não seja dificultado pelo acesso da anestesia, pela instrumentadora e instrumentos cirúrgico ou por equipamento tal como cauterizadores. Ocasionalmente, pacientes com danos espinhais instáveis exigem uma estabilização da espinha com tração cranial, ou pelo menos um colar cervical.

Anestesia

A principal consideração no posicionamento do paciente e da mesa da sala de operação é a via de intubação. Para fraturas mandibulares isoladas, um tubo endotraqueal nasal deixa a boca desimpedida. Mesmo para o tratamento de fraturas que alteram a oclusão (fraturas maxilares e mandibulares), é geralmente possível posicionar o paciente na fixação intermaxilar, com o tubo endotraqueal oral passando ao redor dos molares mais posteriores. Sugere-se um tubo aramado, porque os tubos não-aramados tendem a angular quando aquecidos à temperatura corporal (aumentando a resistência das vias aéreas e impedindo a sucção endotraqueal). A cabeça pode necessitar ser reposicionada freqüentemente, de forma que o tubo deve ser seguro ancorado no pré-molar maxilar ou suturando-se um tubo nasal no septo membranoso. Deve-se tomar cuidado para evitar pressão prolongada de um tubo nasal contra a margem alar e necrose potencial. É claro, se justificado, a traqueostomia proporciona a melhor exposição da face. O uso de um tubo endotraqueal aramado, através da traqueostomia e suturado seguramente no pescoço, proporciona um acesso melhor do que o tubo de traqueostomia padrão para a sucção endotraqueal porque a conexão externa se torna mais acessível para a anestesia.

Equipe Cirúrgica

A instrumentadora pode se posicionar opostamente ao carro da anestesia, geralmente no lado do cirurgião, na cintura do paciente, ou atrás do cirurgião, à cabeça do paciente. O equipamento (*i. e.*, eletrocautério) e cabos deixando o campo (*i. e.*, sucção, gás, conexões elétricas) podem ser trazidos para fora do campo aos pés do paciente. A mesa pode necessitar ser reposicionada um tanto excentricamente na sala, de forma que a cabeça do paciente seja centralizada sob as luzes. Os focos frontais também são úteis para o cirurgião.

Geralmente, a aplicação da anestesia é no membro superior e estendida do lado menos danificado do paciente.

Planejamento do Tratamento

A seleção do plano de tratamento apropriado para a fratura mandibular, como para muitas outras lesões, é uma tarefa complexa, exigindo a consideração e a ponderação apropriada de muitos fatores para as lesões a um plano ótimo de tratamento. Deve ser escolhido o método menos invasivo de tratamento apropriado para as lesões do paciente e condição que também é condizente com o treinamento e habilidades do cirurgião e equipamento disponível. A condição geral do paciente e traumas associados, se existir algum, devem ser levados em consideração.

Manejo de Dentes dentro ou Próximos às Fraturas Mandibulares

Embora o tratamento das lesões dentais deva ser priorizado apropriadamente no contexto da condição geral do paciente e de outras lesões, muito freqüentemente lesões dentais significativas permanecem não-reconhecidas ou são simplesmente ignoradas até depois da alta do paciente. O tratamento deve ser individualizado para as circunstâncias do paciente, mas, geralmente, muitos dentes que estão envolvidos numa fratura de mandíbula podem ser salvos. Embora possa ser tecnicamente possível salvar esses dentes, fazer isso pode não ser do melhor interesse para o paciente. A salvação de alguns dentes associados com as fraturas mandibulares exige um tratamento dental apropriado, além do tratamento da fratura. Muitos pacientes não possuem recursos financeiros para realizar tal tratamento, que crescentemente não tem a cobertura de planos de saúde.

As fraturas da mandíbula horizontal geralmente envolvem os alvéolos ou raízes dentais. Qualquer fratura passando através do alvéolo ou de um dente deve ser considerada composta intra-oralmente, mesmo se a fratura não estiver deslocada e o dente estiver firme. Tais fraturas com dentes potencialmente envolvidos apresentam incidências mais altas de infecção (osteomielite), não-união, cicatrização prorrogada e dor dental severa (Tabela 46-2). Dentes com doença dental preexistente avançada (*i. e.*, cáries, doença periodontal) envolvidos na linha da fratura devem ser considerados para extração. A retenção de tais dentes aumenta o risco de infecção da fratura. Terceiros molares parcialmente erupcionados também devem ser considerados para a extração quando envolvidos na linha da fratura. A flora microbiológica associada com sulcos profundos anaeróbios do tecido

TABELA 46-2. MANEJO DOS DENTES DANIFICADOS DURANTE A FRATURA

Indicações para as extrações dentárias
Dentes frouxos ou avulsionados (perigo de aspiração)
Fratura da raiz
Alvéolo ósseo rompido por metade ou mais da circunferência ou raiz
Segmento alveolar não-viável
Doença dental avançada (p. ex., cáries prévias, doença periodontal ou periapical)
Dentes posteriores parcialmente erupcionados (com trauma do tecido mole) (p. ex., terceiros molares)
Contra-indicações às extrações dentárias*
Dente necessário para obter a redução anatômica
Dente essencial como parada oclusal remanescente
Dentes em crianças (contra-indicação relativa)

*Os dentes podem ser extraídos depois que a redução e fixação foram realizadas.

mole (opércula) desses dentes é parcialmente virulenta e propícia a causar infecção. Existem várias indicações para extrair dentes envolvidos com fraturas mandibulares. Os dentes frouxos ou avulsionados que apresentam perigo de aspiração devem ser debridados prontamente. Se um dente (ou dentes) está preso a um segmento alveolar não-viável, o segmento não-viável (e dente ou dentes) deve ser debridado.

Os dentes que tiveram a metade ou mais da circunferência de seus alvéolos ósseos rompidas devem ser extraídos, mesmo se aparentemente estáveis, especialmente se lesões mucosas estão associadas às fraturas alveolares. Tais dentes geralmente foram desvitalizados (o suprimento do nervo ou vascular à polpa dental foi interrompido). Os dentes com múltiplas raízes que apresentam uma ou mais de suas raízes rompidas dos seus alvéolos devem ser considerados para a extração. Apesar de a exposição de um ápice de raiz não desvitalizar completamente o dente, um pouco da polpa é desvitalizada, e o ápice é inoculado com fluidos orais, aumentando o risco de infecção (pulpite retrógrada) do dente. Pelo menos, tais dentes exigem uma terapia precoce de canal da raiz.

As feridas mucosas de espessura completa cobrindo as superfícies da raiz (córtex facial ou lingual perdido) geralmente são incapazes de cicatrizar sobre a raiz. A superfície da raiz não é um leito adequado para a ferida cicatrizar, e os reparos gengivais geralmente apresentam deiscência. Esses dentes podem estar estáveis e úteis para a oclusão e podem ser extraídos posteriormente. Um cuidado periodontal bom pode ser capaz de restaurar as relações periodontais nominais. Entretanto, se a ferida mucosa estiver associada diretamente à linha da fratura mandibular, especialmente se mais da metade do comprimento da raiz foi exposta ou o alvéolo também foi interrompido, deve-se considerar uma extração do dente.

As contra-indicações relativas para as extrações dentárias incluem dentes que são necessários para se obter uma redução anatômica de fraturas (*i. e.*, o contato ósseo das fraturas de ângulo, especialmente superiormente, é mínimo; a presença de um terceiro molar retido no alvéolo residual no fragmento oposto pode melhorar significativamente a precisão e estabilidade da redução). Os dentes que proporcionam paradas oclusais essenciais devem ser mantidos pelo menos durante a redução e fixação. Os dentes nas crianças, se estáveis, devem ser mantidos, apesar de exigirem uma avaliação dental e um possível tratamento. Os dentes primários ajudam a manter o espaçamento dental para permitir a erupção em ordem da dentição permanente.

Acesso Cirúrgico ao Esqueleto Mandibular

Princípios Gerais

Geralmente, a mandíbula anterior (horizontal) pode ser exposta com incisões intra-orais (acesso transmucosa), e na realidade virtualmente toda a mandíbula, incluindo o côndilo, pode ser abordada intra-oralmente. O controle dos fragmentos mais posteriores, proximais, é um pouco mais difícil, e perfuradores especiais com ângulo reto e direcionadores de fios são necessários para completar a fixação intra-oral. As técnicas transbucais (através da bochecha) com trocartes apropriados e outra instrumentação aumentam o acesso intra-oral, permitindo a perfuração e o posicionamento de parafusos de uma abordagem mais perpendicular, com cicatriz externa bastante aceitável. A rota extra-oral (transcutânea) proporciona uma exposição mais direta da mandíbula, especialmente da mandíbula vertical, permitindo um controle direto dos fragmentos proximais e distais. Na região do ângulo, a exposição lateral parece melhorar a precisão da redução para o praticante com menos experiência. Essas cicatrizes externas podem ser bem aceitáveis.

TÉCNICA OPERATÓRIA

Um grande número de técnicas está disponível para o manejo das fraturas mandibulares (Tabela 46-3). Esta seção discute os métodos preferidos do autor de manejo da fratura, utilizando a redução aberta e fixação interna para diversos padrões comuns e localizações das fraturas mandibulares. Para uma descrição detalhada das muitas abordagens cirúrgicas possíveis para a mandíbula, o leitor interessado é estimulado a consultar a monografia de Ellis e Zide.

Várias técnicas são úteis para simplificar o padrão da fratura e limitar a liberdade interfragmentar do movimento (Figura 46-3). Essas técnicas não pretendem promover a

TABELA 46-3. TRATAMENTO DA FRATURA MANDIBULAR

Métodos externos ou fechados
I. Função modificada (dieta leve)
II. Curativos
III. Goteira
IV. Ligaduras interdentárias e barras arqueadas
V. Fixação intermaxilar (FMM)
Métodos abertos
I. Redução aberta e FMM
II. Fixação externa
III. Fixação interna
A. Osteossíntese com fio
B. Osteossíntese com placa e parafuso
1. Osteossíntese não-rígida com placa e parafuso
2. Osteossíntese rígida com placa e/ou parafuso
a) Técnica não-compressiva
b) Técnica compressiva
(1) Fixação do parafuso de demora
(2) Fixação da placa de compressão

fixação definitiva da fratura ou fraturas. Em vez disso, essas técnicas ajudam na redução precisa e proporcionam a estabilização para permitir a adaptação da placa ou placas de fixação definitiva. Para fraturas dentro da porção dentada da mandíbula, posicionar uma barra da arcada e colocar o paciente na estabilização maxilomandibular (FMM) reduzem enormemente as fraturas mandibulares e diminuem bastante a liberdade para deslocar os fragmentos. A manipulação direta do fragmento e a estabilização, tal como por fios interósseos, miniplacas, parafusos de demora ou fórceps de redução, também proporcionam uma aproximação inicial da redução e ajudam a estabilizar os fragmentos para permitir a fixação definitiva.

Fratura Anterior (Fixação do Parafuso de Demora)

As fraturas anteriores (anteriores ao forâmen mentoniano da mandíbula horizontal – fraturas parassinfisárias (consideradas aqui incluindo as fraturas sinfisárias) – freqüentemente se adaptam melhor à redução aberta e fixação interna por causa das forças torcionais e distrativas que agem concentradas nessas fraturas. Isso é especialmente verdadeiro se há fraturas posteriores concomitantes do ângulo ou regiões condilares. A fixação dessas fraturas anteriores é mais bem realizada com uma construção de duas placas (placa da borda inferior, com uma placa de tensão mais superior) ou com parafusos de demora pareados.

Com a curvatura da mandíbula no plano axial na região parassinfisária, e devido ao fato de as fraturas dessa área serem geralmente de alguma forma oblíquas, a técnica do parafuso de demora funciona bem (Figura 46-4). A técnica do parafuso de demora, apesar de tecnicamente difícil, emprega a união óssea sob compressão, aumentando a fricção interfragmentar e resultando numa fixação muito rígida. A técnica do parafuso de demora introduz um mínimo de implante, especialmente implante sobrejacente a proeminências ósseas.

Assim como todas as fraturas que afetam a oclusão, um primeiro passo essencial é a colocação das barras da arcada e FMM, ou a aplicação de alguma outra forma de relacionar os dentes da mandíbula na maxila. O acesso cirúrgico à mandíbula anterior pode ser obtido por meio de incisões intra-orais ou extra-orais. Exceto as fraturas atróficas severamente cominutivas em mandíbulas desprovidas de dentes, onde a aplicação do enxerto ósseo agudamente é indicada, o autor prefere o acesso intra-oral, porque não é deixada nenhuma cicatriz externa. O acesso extra-oral submentoniano também proporciona excelente acesso à mandíbula anterior, evita a contaminação oral da fratura, e usualmente deixa uma cicatriz esteticamente aceitável.

O acesso intra-oral é começado com uma incisão da mucosa alveolar, no mínimo 4 a 5 mm inferior à junção mucogengival. A incisão ou elevação da gengiva anexada, que é friável uma vez elevada, deve ser evitada. A incisão mucosa pode ser feita com um bisturi ou com uma eletrocauterização no corte ou misto. A seguir, o plano de dissecção é desenvolvido em etapas para permitir o fechamento por planos.

Com a exposição adequada, e com a maxila e mandíbula na FMM, a fratura é reduzida, o que pode exigir a remoção dos hematomas interfragmentares ou tecidos moles interpostos. Especialmente com fraturas oblíquas, uma pinça óssea, tal como a pinça de Dingman, pode ser utilizada para segurar a redução da fratura durante o posicionamento dos parafusos de demora ou outras formas de fixação. A pré-compressão pode ser aplicada através da fratura posicionando-se um orifício de 1,5 a 2 mm no córtex anterior da mandíbula, cerca de 1 cm de ambos os lados da fratura, orientado um tanto obliquamente em direção à fratura. As pontas do fórceps de redução são posicionadas nos orifícios, e com a fratura manualmente reduzida, os fórceps são fechados no grau de compressão desejado. Com o fórceps no local, a estabilidade da redução é avaliada. A FMM pode ser liberada para se avaliar a precisão das relações oclusais. Tal estabilização positiva da fratura é exigida durante os passos múltiplos necessários para a técnica do parafuso de demora.

Com a fratura precisamente reduzida (a aplicação da fixação não melhorará posteriormente a redução) e mantida na redução, a fixação interna é aplicada. A técnica do parafuso de demora exige um contato ósseo amplo e emprega uma forte compressão entre os fragmentos para a estabilidade. A cabeça do parafuso é colocada contra o córtex mais próximo enquanto a parte da ponta do parafuso se conecta ao córtex mais distante, conseqüentemente comprimindo o fragmento

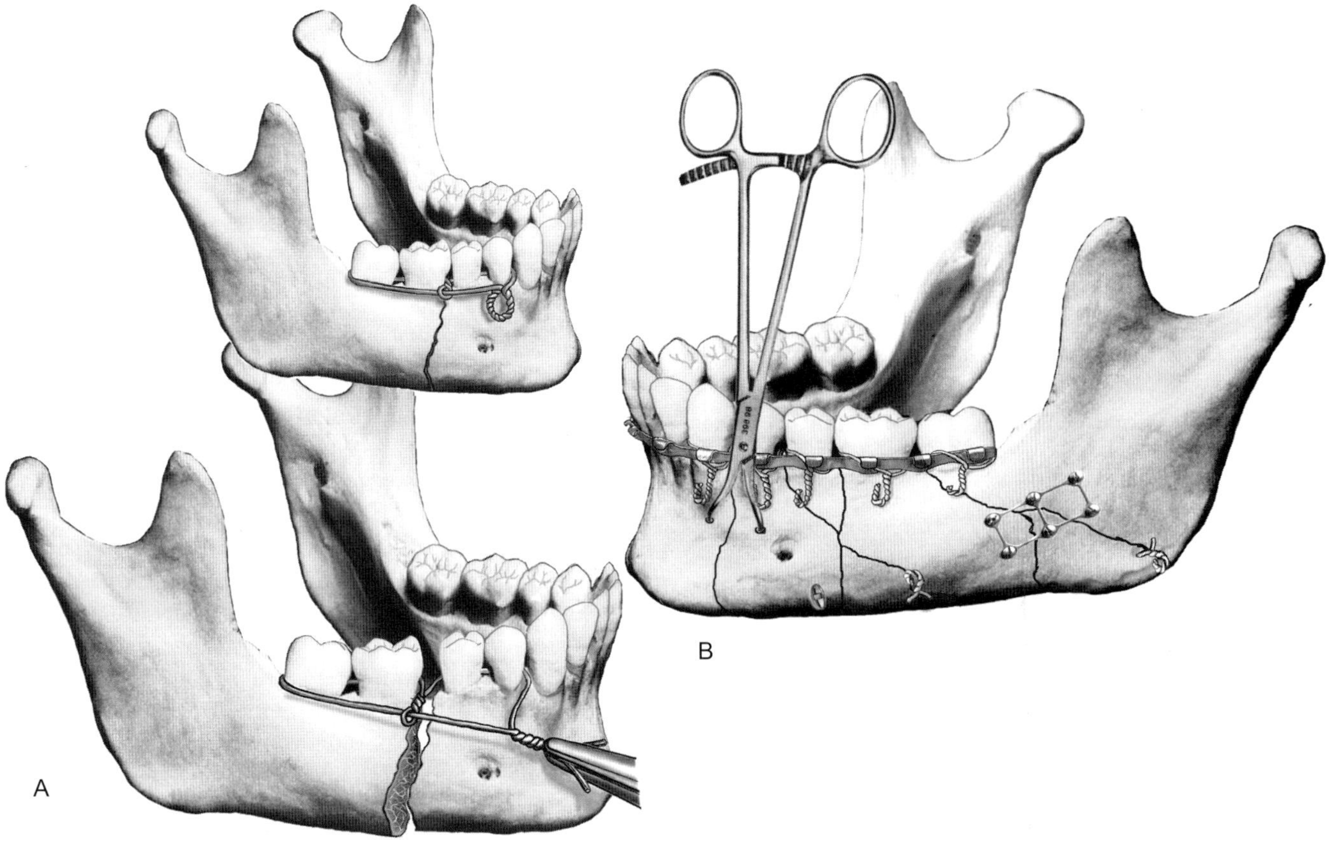

Figura 46-3. Simplificação dos padrões da fratura. Métodos para proporcionar a estabilidade e a redução grosseira, permitindo a fixação definitiva. A, fraturas simples podem ser aproximadas com fio para o posicionamento de barras arqueadas ou fixação interna. B, métodos adicionais que não a estabilização do fragmento no ínterim, incluindo a barra arqueada e FMM, fios interósseos (interfragmentares), parafusos de demora, miniplacas e fórceps de redução.

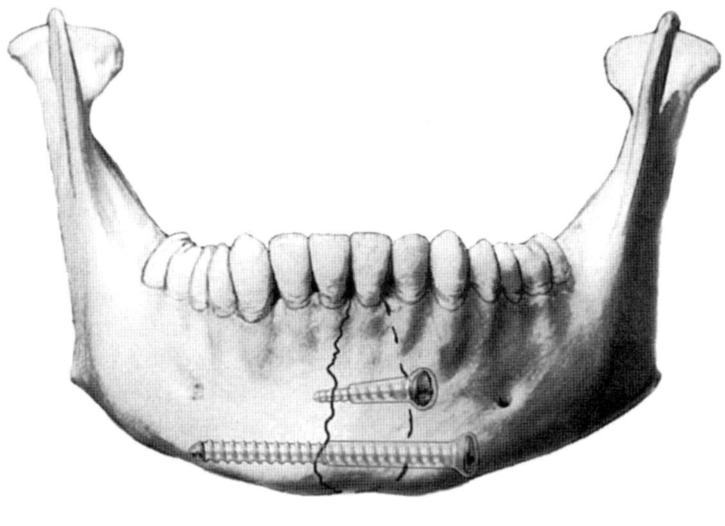

Figura 46-4. Fratura anterior da mandíbula. A técnica do parafuso de demora para a fixação da fratura de sínfise. A obliqüidade da fratura permite que o parafuso superior seja posicionado do córtex facial para lingual. O parafuso inferior se liga aos córtex faciais.

mais próximo entre a cabeça do parafuso e o fragmento mais distante. A seqüência de etapas e a instrumentação específica diferem um tanto entre os sistemas de placa. Entretanto, alguns princípios gerais se aplicam. Primeiramente, um córtex ósseo íntegro é necessário em ambos os lados da fratura, cuja distância está dentro do comprimento do parafuso mais comprido disponível. Na região parassinfisária, parafusos de até 40 mm de comprimento podem ser necessários. Em segundo lugar, uma seqüência de guias de perfuração e brocas de perfuração é necessária permitindo que o córtex próximo seja transperfurado para proporcionar o deslizamento do parafuso, ou parafusos de demora verdadeiros são necessários, com a parte do parafuso próximo da cabeça feita sem entalhes para evitar a entrada dos entalhes no córtex proximal.

Num sistema de placa de 2,4 mm comumente disponível (diâmetro externo do parafuso 2,4 mm e diâmetro interno da haste do parafuso 1,8 mm), a seqüência é como se segue:

1. O orifício de deslizamento é preparado no córtex proximal com a broca de perfuração de 2,4 mm e guia de perfuração. O posicionamento e angulação desse primeiro orifício devem ser feitos para se evitar dano às estruturas (*i. e.*, nervos mentoniano e alveolar inferiores), incluindo aqueles no lado oposto da fratura. O orifício também deve ser geralmente posicionado pelo menos 1 centímetro para fora da linha da fratura na superfície para evitar a fratura da extremidade do fragmento pelo parafuso de demora. A *cabeça do parafuso* desenvolve compressão máxima do fragmento proximal se perpendicular à superfície, e os *entalhes do parafuso* desenvolvem a compressão máxima da fratura se o parafuso cruzar perpendicularmente a linha da fratura. O melhor acerto entre esses dois objetivos é angular a broca de perfuração na bissecção do ângulo entre a linha da fratura e a superfície cortical a que a cabeça do parafuso será ligada. Esse orifício de deslizamento, de tamanho grande, não deve ser estendido além da fratura no fragmento distal.
2. A superfície do córtex mais próximo é contraposta para se adaptar ao formato da cabeça do parafuso e para distribuir mais largamente a força que a cabeça aplicará no córtex proximal.
3. É útil confirmar a precisão da redução antes de perfurar o fragmento distal. A guia de perfuração de 1,8 mm central, que possui um diâmetro externo de 2,4 mm, é utilizada para orientar a broca de perfuração de 1,8 mm no eixo do orifício proximal de 2,4 mm para perfurar através do fragmento distal.
4. O medidor de profundidade é utilizado para determinar o comprimento apropriado do parafuso, que, no caso de dois comprimentos disponíveis de parafuso, deve ser arredondado para o próximo parafuso mais longo.
5. Devido ao fato de isso ser um sistema auto-rosqueador, o próximo passo é colocar o parafuso. Em sistemas que necessitam de um rosqueamento separado do orifício, o instrumento para fazer rosca é agora empregado para preparar o fragmento distal para receber o parafuso. Depois de rosqueado, o parafuso de comprimento apropriado é posicionado.
6. Esse é um bom estágio de fixação para liberar o paciente da FMM e confirmar a precisão da restauração da oclusão.
7. Apesar de um parafuso de demora isolado aplicar uma forte compressão na fratura, com estabilidade significativa da fricção interfragmentar, existe uma resistência pobre à rotação no eixo longo do parafuso. Portanto, um segundo parafuso de demora deve ser posicionado pela mesma seqüência de passos para a resistência rotacional adequada. As limitações de espaço e a localização das raízes dentais geralmente requerem que o segundo parafuso seja colocado adjacente ao primeiro. Entretanto, a resistência à rotação é aumentada com distância do primeiro parafuso. O segundo parafuso pode ficar paralelo ao primeiro, mas a rigidez pode ser aumentada se os parafusos estiverem angulados relativamente uns dos outros. O segundo parafuso também pode ser posicionado do lado oposto da fratura, uma técnica útil se os parafusos devem ser posicionados incomumente próximos uns dos outros.

Após a fixação da fratura, o paciente deve ser liberado da FMM e a oclusão deve ser verificada. É essencialmente importante avaliar se os côndilos estão numa relação normal dentro da fossa glenóide à medida que os dentes são trazidos para a intercuspação máxima. É facilmente possível para os dentes ficar aparentemente na intercuspação máxima, com um ou ambos os côndilos direcionados numa posição anormal pela FMM. Quando a FMM é liberada, os côndilos retornarão a uma posição mais normal, resultando numa má oclusão.

Fratura do Corpo (Simples): FMM

As fraturas simples dentro da porção dentada da mandíbula são especialmente receptivas aos métodos fechados de redução e estabilização porque os dentes tanto proximais quanto distais à fratura proporcionam algum controle dos fragmentos (Figura 46-5). Além disso, existe geralmente um contato interfragmentar amplo. Antes da redução, a fratura ou fraturas devem estar adequadamente radiografadas para permitir um diagnóstico preciso. A oclusão também deve ser avaliada.

Com um diagnóstico preciso das lesões faciais e uma avaliação da oclusão pré-mórbida e alterações pós-danos, a fratura pode ser reduzida. Isso pode ser realizado no paciente consciente utilizando anestesia local (*i. e.*, bloqueios mandibulares

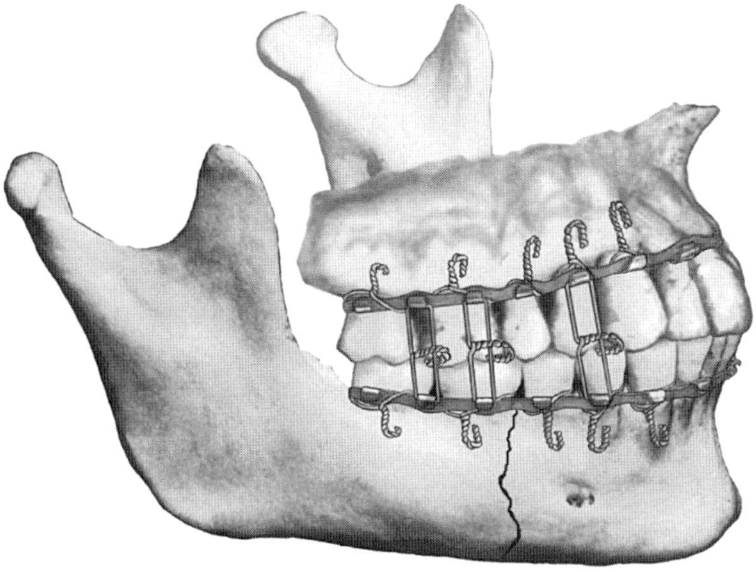

Figura 46-5. Fratura simples do corpo. Barra arqueada e FMM para o tratamento de uma fratura mandibular do corpo.

bilaterais, bloqueios infra-orbitais bilaterais, infiltrações bucais maxilares) ou com o paciente sob anestesia geral. Se for utilizada a anestesia local, o quadrante que está sendo preso com o fio é geralmente anestesiado. Se houver alguma questão acerca dos reflexos protetores do paciente e a capacidade de engolir, a anestesia geral é mais segura do que outros métodos que não garantem a proteção das vias aéreas.

É útil colocar o paciente na posição sentada um tanto vertical (p. ex., numa cadeira dentária), com boa iluminação e sucção disponíveis. Dependendo da extensão dos danos e dos dentes presentes, o posicionamento da barra arqueada geralmente se inicia no lado oposto ao dano no arco maxilar. Um comprimento da barra arqueada de Eric é cortado, geralmente estendendo-se ao redor do segundo molar ao segundo molar oposto. Toma-se cuidado para evitar uma extensão excessiva da barra arqueada além da extensão posterior necessária para estabilizar a fratura. É utilizado o fio de aço inoxidável (de calibre 26 ou 24) para circundar dentes afixando a barra arqueada a ambos os segmentos posteriores. Os fios são passados entre os dentes adjacentes e torcidos apertadamente na barra arqueada, segurando-a contra o dente. Deve-se tomar cuidado para evitar dano à gengiva. O fio deve ser posicionado apical à altura do contorno da coroa do dente. Após apertar o fio torcido, ele deve ser cortado e torcido numa pequena alça fechada, não se estendendo além da junção mucogengival. Geralmente, os fios circundentais são posicionados do segundo ou primeiro molar para o dente canino em ambos os quadrantes posteriores.

Geralmente, os dentes anteriores de uma só raiz não são utilizados para o posicionamento da barra arqueada, porque o fio circundental tende a expelir a raiz cônica dos dentes sem paradas cêntricas. Se os dentes anteriores são incluídos na estabilização da barra arqueada, esta deve ser protegida do deslocamento coronal com fios circumandibulares ou de suspensão. Além disso, um padrão de fios em formato de oito acima e abaixo do cíngulo do incisivo é utilizado, em vez de apenas uma simples alça.

A seguir, a barra arqueada mandibular é cortada no comprimento e aplicada aos dentes mandibulares, geralmente iniciando-se no quadrante não-danificado. Pode ser útil reduzir a mobilidade da fratura com o uso de um fio (uma alça de fio posicionada ao redor dos dois dentes próximos aos dois dentes adjacentes à fratura) (Figura 46-3A). O fio não deve ser muito apertado, ou a borda inferior da mandíbula pode sofrer distração. Finalmente, os fios circundentais são posicionados no quadrante danificado. Com tentativas de intercuspação máxima e ajuste do fio, a oclusão correta pode ser restaurada. Ocasionalmente, é necessário posicionar os fios no fragmento mandibular menor, deixando-os um pouco soltos, e então posicionar os dentes na intercuspação máxima antes do aperto final dos fios circundentais do fragmento menor. Depois de colocar e aparar os fios circundentais, os fios do interarco são colocados, geralmente três a quatro fios por lado.

Finalmente, a precisão da oclusão cêntrica (intercuspação máxima) é reavaliada. Não deve haver nenhuma extremidade de fio agudo exposta que possa machucar o paciente ou furar o cirurgião.

Pelo menos semanalmente, o paciente deve retornar para avaliação da oclusão e ajuste da FMM conforme necessário. Uma boa higiene oral deve ser estimulada. Uma escovação cuidadosa e o uso de produtos são essenciais. O autor prefere uma mistura de partes iguais de creme dental, peróxido de hidrogênio e água. Uma aplicação de jato de água é especialmente útil se não existe nenhuma ferida intra-oral ou incisões que possam ser rompidas pelo jato líquido.

À medida que a cicatrização da fratura se desenvolve, o local da fratura deve se tornar menos doloroso. Isso pode ocorrer em até 4 semanas, mas leva tipicamente até 6 semanas. Nesse ponto, pode haver indicações radiológicas de formação de calo. Quando existem sinais clínicos de fratura cicatrizando no ponto de estabilidade, o paciente pode ser liberado da FMM. A função deve permanecer limitada, com uma dieta leve, e a oclusão reavaliada em poucos dias a 1 semana. Se a fratura se torna novamente mais dolorosa (instabilidade aumentada e movimentação interfragmentar) ou a oclusão muda, o paciente é redirecionado a FMM rígida (de fio). Se a fratura e a oclusão permanecerem estáveis, permite-se que o paciente aumente a função com uma dieta crescentemente texturizada, apesar de a barra arqueada mandibular dever ser deixada por 2 semanas ou mais para estabilizar a fratura.

Fratura do Corpo (Fratura Cominutiva): Fixação da Placa de Reconstrução

A seguir, o tratamento de uma fratura cominutiva do corpo é considerada. Tipicamente, padrões de fratura cominutiva apresentam poucos fragmentos relativamente grandes ou um padrão extenso de numerosos pequenos fragmentos. As fraturas cominutivas de grande fragmento permitem o contato interfragmentar, e os fragmentos intercalados aceitarão um ou mais parafusos para a fixação (Figura 46-6). Em tais fraturas, com a restauração da continuidade óssea, a mandíbula restaurada aceita alguma carga e pressão agindo na região da fratura, de forma que placas com carga compartilhadas e menores podem ser utilizadas. Fraturas de pequenos fragmentos impedem o contato interfragmentar e são propícias a um colapso e perda do comprimento do arco, e os fragmentos são geralmente tão pequenos que impedem o posicionamento do parafuso. Além disso, a elevação periosteal extensa para a fixação desvitaliza os fragmentos menores, levando a uma reabsorção ou seqüestro. Sem o contato interfragmentar, a placa utilizada para a fixação deve carregar todas as cargas ou esforços que agem na região fraturada, exigindo uma placa robusta, tal como uma placa de reconstrução.

Uma fratura cominutiva de pequenos fragmentos é discutida aqui. O acesso à fratura do corpo pode ser obtido seja por meio de abordagens intra-orais ou extra-orais ou de abordagens intra-oral ou extra-oral combinadas ou transbucal. O acesso aos locais de fratura não é difícil com qualquer uma das abordagens; entretanto, a visualização da redução da fratura, o controle dos fragmentos e a perfuração e a aplicação dos parafusos podem ser bem difíceis sem os instrumentos apropriados (*i. e.*, trocartes transbucais, guias e brocas de perfuração estendidas ou perfuradores ou direcionadores de parafuso em ângulo reto). O autor prefere a abordagem intra-oral, suplementada com a técnica transbucal conforme necessário, para a maioria das fraturas do corpo. Entretanto, a abordagem externa evita a inoculação do local da fratura com fluidos orais, possivelmente reduzindo o risco de infecção, especialmente dos fragmentos menores, que se comportam como enxertos ósseos.

Com o paciente na FMM e acesso ao local da fratura obtido, a redução da fratura é realizada. Em fraturas de fragmentos grandes, pode ser útil simplificar o padrão da fratura por meio da fiação interfragmentária ou pela aplicação de miniplacas interfragmentárias menores (2,0 mm) (Figura 46-2). A redução do número de fragmentos e seu grau de liberdade permitem uma melhor redução da fratura geral. Com um padrão de cominuição com pequenos fragmentos, pode não ser possível reduzir anatomicamente todos os fragmentos. Fazer isso necessitaria de uma elevação periosteal extensa, com a desvitalização do fragmento. Em vez disso, em tais fraturas, os maiores fragmentos devem ser reduzidos nas suas posi-

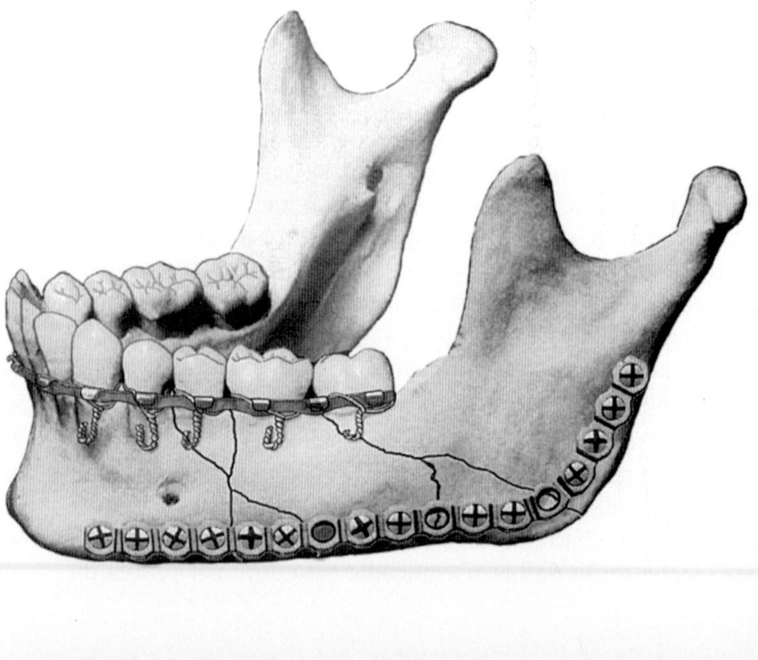

Figura 46-6. Fratura cominutiva do corpo. Esse padrão complexo de fratura é tratado com uma barra da arcada mandibular, FMM e uma placa de reconstrução fixada bicortical de 2,4 mm. Note que quatro parafusos foram posicionados em ambos os fragmentos maiores e dois parafusos (se possível) nos fragmentos intercalados.

ções de antes da lesão relativas umas às outras e ao maxilar (restaurando a oclusão), e então a placa de reconstrução é adaptada e aplicada. Se fragmentos intercalados malposicionados impedem a restauração, os fragmentos menores exigem uma redução ou debridamento.

Com padrões simples de fratura e contato interfragmentar, os parafusos para fixação da placa aos fragmentos maiores são necessários em pelo menos três córtex em qualquer lado da fratura. Com fraturas cominutivas e carga exercida crescentemente pela placa, mais parafusos e córtex são necessários. O autor prefere utilizar parafusos bicorticais e coloca pelo menos quatro parafusos nos fragmentos maiores em ambos os lados da fratura.

Com exceção dos sistemas de placa trancada, mesmo com fraturas cominutivas, as placas devem ser precisamente contornadas ao formato e à relação pelo menos dos fragmentos maiores. Uma placa imprecisamente adaptada inevitavelmente deforma os fragmentos para caber na placa, e não a placa para caber no osso. Uma adaptação precisa é mais difícil com as placas de reconstruções fortes e os padrões de fragmentos pequenos de cominuição. O uso de moldes pendentes simplifica grandemente o encurvamento da placa, reduzindo o trabalho de movimentação repetitiva e reduzindo o número de inserções e remoções da placa através do acesso cirúrgico com um trauma associado do tecido mole.

Com a placa de reconstrução cortada no comprimento e contornada para se adaptar ao molde, tenta-se uma adaptação. O autor acha útil segurar a placa nos fragmentos com os fórceps. Os fórceps, aplicando a placa forçosamente contra o fragmento, indicam claramente se há um desencontro de contorno significativo. Com o fórceps seguro aplicado à placa e ao fragmento maior em ambas as extremidades da região fraturada, é até possível liberar a FMM para avaliar a oclusão.

Com a placa de reconstrução precisamente adaptada aos fragmentos mandibulares maiores, quatro ou mais parafusos bicorticais são posicionados em ambos os fragmentos maiores na borda inferior, geralmente indo para fora e para longe do local da fratura. Uma vez afixado nos fragmentos maiores, qualquer fragmento maior intercalado pode ser afixado na placa também. Depois que a placa foi aplicada, é essencial liberar o paciente da FMM para avaliar a oclusão e a posição das articulações temporomandibulares. Os dentes remanescentes devem entrar facilmente na oclusão cêntrica pré-mórbida (intercuspação máxima). Discrepâncias clinicamente significativas exigem remoção da placa de reconstrução, remodelação e reaplicação. É incomum poder utilizar os orifícios dos parafusos originais, pelo menos em ambos os fragmentos.

Fratura de Ângulo (Fixação de Duas Placas)

Uma fratura de ângulo mandibular internamente afixada com uma colocação de duas placas é considerada nesta seção (Figura 46-7). As fraturas de ângulo mostram padrões variáveis de fratura, de forma que o tratamento deve ser individualizado. A anatomia do ângulo mandibular não é bem adaptada para a estabilidade após a fratura, mesmo com fixação interna. As superfícies interfragmentárias disponíveis para contato são severamente limitadas, e os córtex mediais e laterais relativamente finos apresentam um potencial limitado de segurança do parafuso. Além disso, as forças sempre em mutação que atuam nessa junção entre as porções horizontais e verticais da mandíbula produzem padrões variáveis de compressão, tensão e torção, e não há uma zona estável de neutralidade. As fraturas de ângulo apresentam um índice desproporcionalmente alto de complicação e podem

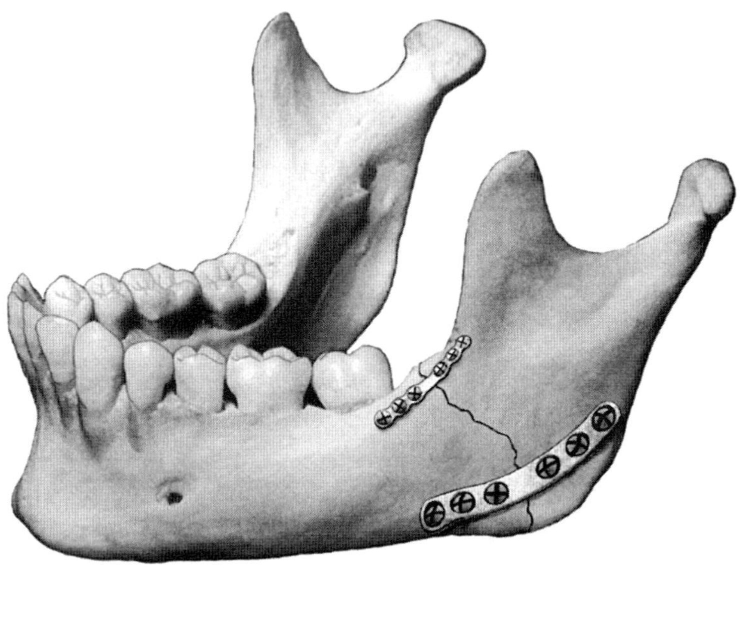

Figura 46-7. Fratura do ângulo mandibular. Duas miniplacas, superior de 2,0 mm, monocortical, e placa bicortical inferior de 2,4 mm.

se adaptar melhor ao grau intencionalmente "supermotorizado" da fixação interna. A colocação de duas placas, com uma miniplaca (2,0 mm) afixada à margem superior com parafusos monocorticais e uma placa de margem inferior (2,0 a 2,3 mm) afixada com parafusos monocorticais ou bicorticais, é significativamente mais forte mesmo que quando uma placa de margem inferior maior (2,3 a 2,7 mm) é utilizada.

O acesso ao ângulo mandibular pode ser obtido intra-oralmente ou extra-oralmente. A abordagem intra-oral não deixa uma cicatriz externa e utiliza um plano profundo de dissecção que é protetor das ramificações inferiores do nervo facial. Entretanto, a abordagem exige uma instrumentação adequada, incluindo os retratores angulares, fórceps ósseos, perfuradores de ângulo reto e guias. A fratura pode ser bem visualizada com a abordagem intra-oral, mas o fragmento proximal pode ser difícil de controlar durante os passos iniciais da adaptação e aplicação da placa. A abordagem intra-oral pode ser suplementada com o trocarte transbucal e a instrumentação com guia de perfuração.

A abordagem extra-oral deixa uma cicatriz externa mas uma cicatriz que é esteticamente aceitável. A incisão de Risdon inframandibular modificada ou incisão retromandibular coloca a cicatriz resultante nas rugas faciais ou em regiões de sombra. Com qualquer das abordagens, é útil usar um estimulador de nervo para identificar as ramificações inferiores do nervo facial, que são variáveis na localização relativa à mandíbula. (Bloqueio motor do final da placa ["relaxamento do músculo"] deve ter sido evitado ou invertido.) Inicialmente na experiência de um cirurgião, o acesso extra-oral parece proporcionar melhor visualização direta e controle dos fragmentos (proximal e distal). A técnica pode ser suplementada com a instrumentação transbucal para o posicionamento mais anterior do parafuso.

Independentemente da via de acesso, um primeiro passo crítico no tratamento das fraturas de ângulo é posicionar os dentes na oclusão cêntrica com FMM.

Com acesso ao aspecto lateral da região do ângulo ganho, a fratura é reduzida. Os fragmentos podem ser controlados com fórceps ósseos, um fórceps de redução ou fios interfragmentários. Uma outra técnica de controle de fragmento é prender a miniplaca da borda superior adaptada ao fragmento proximal com um ou mais parafusos. A placa pode então ser utilizada para controlar e manter em redução esse fragmento proximal, primeiramente ao se posicionar os parafusos do fragmento anterior e então para a adaptação e fixação da placa inferior. As fraturas difíceis de controlar ou as fraturas de múltiplos fragmentos podem se beneficiar da redução e estabilização temporária com as miniplacas, e os desenhos em "3-D" ou estruturais são particularmente úteis (Figura 46-3). Com liberdade de deslocamento limitada, as placas maiores podem ser adaptadas e aplicadas. A placa maior pode ser aplicada sobre a placa "temporária".

Geralmente, o autor reduz manualmente a fratura, mantém a redução com um fórceps de redução, posiciona a placa da borda superior (pelo menos dois parafusos monocorticais por fragmento maior), e então posiciona a placa da borda inferior. Dependendo do padrão da fratura, de outras fraturas potenciais e do paciente, a placa inferior pode ser uma miniplaca afixada monocorticalmente ou uma placa mandibular afixada bicorticalmente (2,3 a 2,7 mm), com três parafusos por fragmento maior.

Hipercurvatura é uma técnica para assegurar que a redução lingual é tão boa quanto a redução facial (Figura 46-8). Como sempre, as placas a serem afixadas no córtex lateral são adaptadas para se conformarem passivamente aos contornos dos córtex faciais precisamente reduzidos. O último passo antes da fixação da mandíbula é a adição de uma placa média, pendente sobre a linha da fratura, fazendo com que a placa se eleve da linha da fratura em 1 mm (a placa é feita levemente mais curva do que a mandíbula). Quando a placa é afixada na mandíbula, inicialmente os córtex linguais são colocados em contato, e depois os córtex faciais (como efeito resultando em grau limitado de compressão lingual).

Em outras formas que não fórceps de redução e hipercurvatura o autor prefere não utilizar as placas para desenvolver a compressão da fratura. Apesar de as fraturas comprimidas serem mais estáveis do que as fraturas não-comprimidas, a ativação das unidades de compressão das placas mandibulares maiores parece perturbar freqüentemente a oclusão, pelo menos nas mãos do autor.

Fratura Condilar

Como mencionado previamente, o tratamento das fraturas condilares permanece uma controvérsia. Para algumas fraturas, a restauração da altura vertical da mandíbula posterior é um passo crítico no tratamento de fraturas maxilofaciais. Pragmaticamente, quanto menor a fratura (p. ex., não-articular, extracapsular), mais receptivas são a redução aberta e fixação interna, e essas fraturas se comportam mais como fraturas mandibulares distais (Figura 46-9).

O acesso ao côndilo mandibular pode ser obtido intraoralmente, apesar de esse acesso limitar o controle do fragmento proximal. Tal abordagem, num nível profundo às ramificações do nervo facial, protege o nervo. O acesso externo, tal como o da incisão pré-auricular, proporciona um acesso direto ao fragmento proximal. O acesso adicional ao aspecto inferior da mandíbula posterior pode exigir uma outra incisão, abaixo do nível do nervo facial. O acesso externo deve cruzar o nível do nervo facial, que deve ser identificado e protegido. O autor geralmente prefere o acesso externo ao côndilo.

Com o acesso externo proporcionado à região condilar, o local da fratura é identificado. O fragmento proximal tenderá a ser angulado ou deslocado ântero-medialmente pela

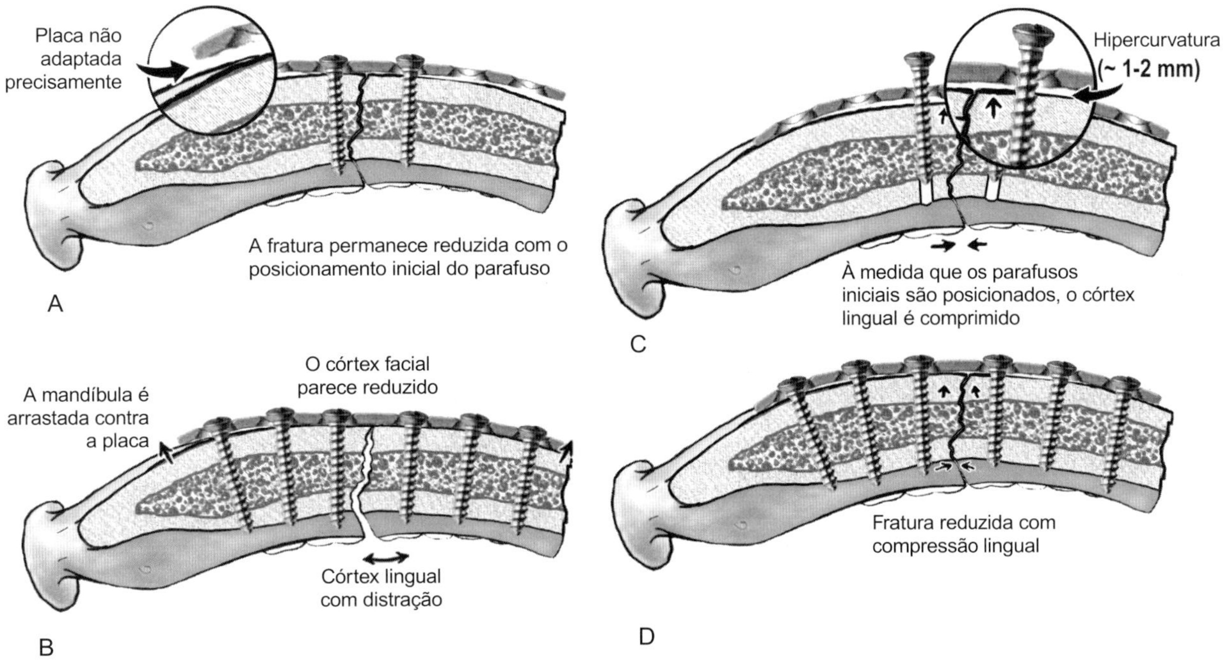

Figura 46-8. Placa hipercurvada para a compressão lingual. A, placa imprecisamente adaptada, com fratura bem reduzida. B, à medida que parafusos adicionais são posicionados, os fragmentos são arrastados contra a placa (e não da placa para o osso). Os córtex faciais permanecem em contato aparente, mas os córtex linguais sofrem distração. C, a distração lingual pode ser evitada adicionando uma hipercurvatura leve (de 1 a 2 mm) (mais côncava em relação à fratura) sobre o nível da fratura, depois que a placa foi precisamente adaptada para reduzir a fratura. D, à medida que os parafusos são posicionados, os fragmentos são arrastados para a placa. Com a placa hipercurvada, os fragmentos são arrastados para o contato interfragmentar, e inicialmente nos córtex linguais. Quando os córtex linguais entram em contato, a placa é elasticamente deformada para inverter a hipercurvatura, que é convertida para o desdobramento elástico da placa que comprime os córtex linguais juntos.

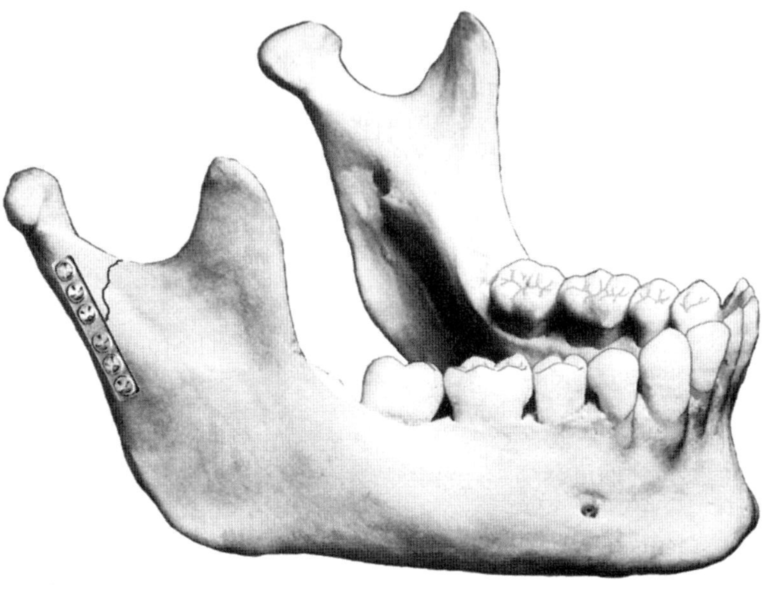

Figura 46-9. Fratura condilar. Fratura condilar do colo (não-articular, extracapsular) tratada com uma placa de compressão dinâmica de 2,0 mm.

ação do músculo pterigóide lateral. O controle adequado do fragmento proximal pode exigir a abertura lateral da cápsula articular. Com a interrupção do suprimento de sangue endosteal ao fragmento proximal, a ligação com a cápsula da articulação deve ser perturbada o menos possível. Se a cápsula é aberta, o menisco também deve ser examinado e consertado, se rompido.

O controle do fragmento proximal pode ser obtido com um Backhaus de toalha, um fio de transfixação, ou colocando-se um fio de Kirschner de pequeno calibre na área do pólo lateral do côndilo. Também pode ser útil posicionar a placa de fixação no fragmento proximal e utilizar a placa para reduzir o fragmento. Essas manobras são auxiliadas liberando a FMM e fazendo distração do ângulo ipsilateral inferiormente. Com a redução do fragmento antes da fixação, o paciente é posicionado na FMM.

Ocasionalmente, o padrão da fratura é receptivo à fixação com parafusos de demora. Mais usualmente, com contato fragmentar limitado e com o padrão oblíquo comum da fratura, uma placa de fixação de alça contínua é necessária. Placas maiores (2,3 a 2,7 mm) tendem a apresentar orifícios de parafusos distantes, impedindo a colocação de pelo menos dois parafusos no fragmento proximal. As placas de 2,0 mm tendem a ser muito maleáveis às forças funcionais resistentes e exigem uma FMM de pós-redução. Algumas das placas de 2,0 mm mais fortes, tais como placas manuais mais rígidas, placas de minifragmentação ou placas de compressão dinâmicas, servem para uma fixação mais rígida. Idealmente, pelo menos dois parafusos podem ser posicionados proximal e distalmente.

Após a redução e fixação do côndilo, a FMM pode novamente ser liberada, e a oclusão e a movimentação condilar devem ser verificadas. Se aceitáveis, a cápsula e as incisões de acesso são fechadas.

ASPECTOS DO CUIDADO PÓS-OPERATÓRIO

Cuidado Pós-Operatório

Os antibióticos pré-operatórios e perioperatórios, que cobrem a flora da pele e a flora oral (p. ex., penicilina, clindamicina ou cefalosporina), são claramente de benefício para as fraturas mandibulares compostas de pele ou mucosa oral. O benefício dos antibióticos pós-operatórios é menos bem estabelecido e é geralmente baseado empiricamente ou na experiência ou treinamento do médico.

O controle das vias aéreas é crítico para o paciente na FMM, especialmente durante uma emergência da anestesia, quando os reflexos protetores podem ser prejudicados. Antes da extubação, o estômago deve ser aspirado com um tubo nasogástrico ou orogástrico para minimizar o risco de vômito e aspiração. Uma posição com a cabeça levantada ajuda o controle da secreção e a deglutição por gravidade. O inchaço facial pode ser bem impressionante após o tratamento aberto das fraturas mandibulares e outras fraturas faciais. As compressas frias e os curativos com gelo, bem como uma posição elevada da cabeça, minimizam e ajudam a curar o edema. Os pacientes devem ser extubados quando alertas o suficiente para ter os reflexos protetores restaurados. Os cortadores de fio e a sucção adequada devem ser sempre mantidos no paciente para permitir a liberação da FMM para o acesso de emergência das vias aéreas.

Dieta

Gelo e líquidos límpidos podem ser iniciados uma vez que o paciente esteja alerta o suficiente para engolir e proteger as vias aéreas. Os líquidos iniciais permitem que o paciente aprenda a engolir com a FMM. Entretanto, é comum para os pacientes com fratura facial, especialmente aqueles em FMM, apresentar uma absorção oral que é inadequada para manter uma hidratação necessária, uma nutrição muito menos adequada, por diversos dias. A hidratação intravenosa deve ser mantida até que a absorção oral seja adequada. Após 1 a 2 dias, a dieta deve progredir para líquidos totais e pode passar a incluir alimentos batidos. Aqueles pacientes que se espera não readquirir rapidamente a capacidade de engolir (p. ex., por causa de consciência danificada ou traqueostomia) devem ter sondas de alimentação flexíveis de pequeno diâmetro posicionadas para assegurar um retorno pronto à nutrição adequada. Muitos pacientes se beneficiam de um aconselhamento de dieta, já que a perda de peso durante FMM pode exceder quase 7 kg.

Goteiras e FMM

A higiene oral deve ser fortemente estimulada, especialmente em pacientes com feridas orais compostas ou lacerações intra-orais. A placa oral, o filme bacteriano que cresce rapidamente sobre as superfícies orais, se torna crescentemente anaeróbio e virulento à medida que amadurece. As escovas de dentes pediátricas suaves e colutórios misturados com peróxido de hidrogênio são úteis mas geralmente desconfortáveis (*i. e.*, há uma adesão muito pobre do paciente), e quando os pacientes estão em FMM a maioria da mucosa oral e as superfícies dentais não são acessíveis à escova de dentes. Se as vias aéreas estão protegidas (p. ex., o paciente está alerta, existe um balão endotraqueal no tubo de traqueostomia ou o tubo endotraqueal está inflado), soluções orais com colutório antimicrobiano e peróxido de hidrogênio ou outras soluções (*i. e.*, clorexidina) podem limpar as superfícies inacessíveis. Se não existem feridas ou incisões intra-orais, irrigadores orais (*i. e.*, utensílios Water Pik) melhorarão mais a higiene oral. Entretanto, mesmo a pressão relativamente baixa de tais irrigadores pode romper os reparos de mucosa delicados ou dissecar em incisões. Muitos pacientes se sentem incomodados pelas numerosas extremidades afiadas de barras de arco e ligaduras de fios. Eles se beneficiam da aplicação de cera dental suave sobre os pontos afiados. A cera deve ser periodicamente removida pelo menos uma vez ao dia para permitir a higiene oral.

Higiene Oral

No paciente com trauma múltiplo e em muitos pacientes com FMM para o aumento da estabilização da fratura facial, especialmente aqueles com feridas intra-orais extensas, a higiene oral é pobre ou prejudicada pela FMM e pela condição do paciente. Tais pacientes se beneficiam do regime de higiene oral de liberar a FMM e escovar os dentes e a mucosa oral inacessíveis por causa da fixação intermaxilar a cada 3 a 5 dias, até que possam realizar a higiene oral pessoal. Para aqueles com rebaixamento mental ou reflexos protetores, fazer isso com segurança exige intubação e anestesia geral. Também é uma boa oportunidade de levar as articulações temporomandibulares através da amplitude passiva de exercícios de movimentação, ajustar os fios da FMM e avaliar a precisão da oclusão cêntrica restaurada.

Avaliação da Oclusão Cêntrica

No final dos casos de fratura mandibular, a estabilização maxilomandibular deve ser liberada e a oclusão cêntrica e a posição condilar e a movimentação confirmadas. Se a má oclusão é notada nesse momento, a redução e fixação devem ser revistas. Se a oclusão cêntrica foi restaurada precisamente e a fixação rígida adequada for assegurada, o paciente pode ser liberado da FMM, melhorando a segurança de emergência da anestesia. Entretanto, mesmo com fixação rígida adequada, muitos pacientes se beneficiam de um breve período (até diversos dias) de FMM para "descanso do tecido".

Reabilitação Terapêutica

A reabilitação após sustentação e tratamento das fraturas faciais, especificamente as fraturas mandibulares, é direcionada a recuperar a mobilidade e a força e evitar complicações. Os exercícios musculares foram recomendados para o tratamento dos distúrbios da articulação temporomandibular. A reabilitação funcional exige a participação ativa do paciente. Casos selecionados, especialmente aqueles com danos significativos do côndilo ou FMM prolongada, se beneficiam do encaminhamento a um fisioterapeuta. Os objetivos da fisioterapia incluem: manutenção da mobilidade e força; restauração da extensão normal do movimento, na medida do possível; restauração do movimento coordenado, equilíbrio do maxilar e função muscular; e a força crescente progressiva.

Nos pacientes sem danos do côndilo (articulação temporomandibular) com fixação interna estável (não tendo sido realizada FMM pós-operatoriamente), pode haver um pequeno declínio na mobilidade do maxilar. Para os pacientes tratados com um curso de FMM ou com danos da articulação temporomandibular, quando o paciente é liberado da FMM ele inicia uma abertura vertical ativa limitada com excursões direita e esquerda e protrusão. A abertura e o fechamento contra a resistência (isométrica), com exercícios de movimento assistidos, melhoram a força e extensão de movimento. O movimento guiado ou assistido na frente de um espelho, com ou sem resistência e palpando os músculos da mastigação, ajuda com a coordenação do músculo e a reducação.

Para alguns pacientes com discrepâncias oclusais menores ou dentes ausentes, o tratamento dental com ajustes oclusais e restauração dental protodôntica deve ser incluído na reabilitação oral.

COMPLICAÇÕES DAS FRATURAS MANDIBULARES

Várias complicações surgem durante e após o tratamento das fraturas mandibulares e outras fraturas faciais. Algumas surgem do dano inicial, e podem surgir do tratamento da fratura ou fraturas. Tais complicações incluem má oclusão, má união, não-união, falha ou exposição do equipamento e infecção. Também, os pacientes podem contribuir para complicações por não-adesão passiva ou ativa, tal como remoção da FMM ou das barras arqueadas. Geralmente, as complicações que surgem durante o tratamento das fraturas mandibulares se desenvolvem da falha de seguir os princípios básicos de tratamento. Uma discussão detalhada das complicações no tratamento das fraturas maxilofaciais pode ser encontrada em Clark e Manson (1993).

ADVERTÊNCIAS

Por várias razões, o tratamento das fraturas mandibulares permanece desafiador. Os resultados ótimos podem ser confiavelmente obtidos pela adesão a princípios testados pelo tempo. O tratamento de padrões às vezes difíceis e complexos de fraturas mandibulares é baseado na compreensão e aplicação de poucos princípios relativos: biologia do osso e cicatrização da fratura; anatomia da mandíbula, dentição, oclusão e envelope de tecidos moles; e técnicas de fixação da fratura. O cirurgião proficiente que trata de tais fraturas necessita de várias técnicas em seu arsenal cirúrgico e necessita estar adaptado à instrumentação exigida para essas técnicas. Entretanto, métodos e materiais continuam a se desenvolver, o que deve continuar a melhorar o cuidado e o resultado do paciente. Hoje em dia, um bom resultado para o tratamento da fratura mandibular deve ser considerado nada menos que uma união óssea, com recuperação completa da função, incluindo uma oclusão funcional estável e uma estabilidade da articulação temporomandibular completa com amplitude normal de movimento. A sensibilidade facial e a função motora devem estar intactas, e nenhuma cicatriz desfigurante deve estar aparente.

Leituras Selecionadas

Amaratunga NA. The relation of age to the immobilization period required for healing of mandibular fractures. *J Oral Maxillofac Surg* 1987;45:111-113.

Andreasen JO, Andreasen FM. *Textbook and Color Atlas of Traumatic Injuries to the Teeth.* Philadelphia: CV Mosby, 1994.

Assael LA. Evaluation of rigid internal fixation of mandible fractures performed in the teaching laboratory. *J Oral Maxillofac Surg* 1993;51:1315-1319.

Beckers HL. Treatment of initially infected mandibular fractures with bone plates. *J Oral Surg* 1979;37:310-313.

Beekler DM, Walker RV. Condyle fractures. *J Oral Surg* 1969;27:563-564.

Bikle DD. Effects of alcohol abuse on bone. *Compr Ther* 1988;14:16-20.

Blevins C, Gores RJ. Fractures of the mandibular condyloid process: results of conservative treatment in 140 patients. *J Oral Surg* 1961;19:392.

Bochlogyros PN. A retrospective study of 1,521 mandibular fractures. *J Oral Maxillofac Surg* 1985;43:597-599.

Bradley PF. Injuries of the condylar and coronoid process. In: Rowe NL, Williams JL, eds. *Maxillofacial Injuries.* Edinburgh, Scotland: Churchill Livingstone, 1985:337-362.

Brown AC, Sataloff RT. Special anesthetic techniques in head and neck surgery. *Otolaryngol Clin North Am* 1981;14:587-614.

Bruce RA, Strachan DS. Fractures of the edentulous mandible: the Chalmer J. Lyons Academy study. *J Oral Surg* 1976;34:973-979.

Busuito MJ, Smith DJ Jr, Robson MD: Mandibular fractures in an urban trauma center. *J Trauma* 1986;26:826-829.

Champy M, Lodde JP, Schmitt R, et al. Mandibular osteosynthesis by miniature screwed plates via a buccal approach. *J Maxillofac Surg* 1978;6:14-21.

Chayra GA, Meados LR, Laskin DM. Comparison of panoramic and standard radiographs for the diagnoses of mandibular fractures. *J Oral Maxillofac Surg* 1986;44:677-679.

Chuong R, Donoff RB, Guralnick WC. A retrospective analysis of 327 mandibular fractures. *J Oral Maxillofac Surg* 1983;41:305-309.

Clark NL, Manson PN. Complications of maxillofacial trauma surgery. In: Eisele DW, ed. *Complications in Head and Neck Surgery.* Baltimore: Mosby, 1993.

Clark NL, Birely B, Manson PN, et al. High-energy ballistic and avulsive facial injuries: classification, patterns, and an algorithm for primary reconstruction. *Plast Reconstr Surg* 1996;98:583-601.

Clark NL. Mandibular fractures. In: Georgiade GS, et al, ed. *Georgiade Plastic, Maxillofacial, and Reconstructive Surgery.* 3rd ed. Baltimore: Williams & Wilkins, 1997.

Dahlstrom L, Kahnberg KE, Lindahl L. 15 years follow-up on condylar fractures. *Int J Oral Maxillofac Surg* 1989;18:18-23.

Dierks EJ. Management of associated dental injuries in maxillofacial trauma. *Otolaryngol Clin North Am* 1991;24:165-179.

Dodson TB, Perrott DH, Kaban LB, Gordon NC. Fixation of mandibular fractures: a comparative analysis of rigid internal fixation and standard fixation techniques. *J Oral Maxillofac Surg* 1990;48:362-366.

Ellis E III, Reynolds ST, Park HS. A method to rigidly fix high condylar fractures. *Oral Surg Oral Med Oral Pathol* 1989;68:369-374.

Ellis E III, Carlson DS. The effects of mandibular immoblization on the masticatory system: a review. *Clin Plast Surg* 1989;16:133-146.

Ellis E III, Ghali GE. Lag screw fixation of mandibular angle fractures. *J Oral Maxillofac Surg* 1991;49:234-243.

Ellis E III, Moos KF, el-Attar A. Ten years of mandibular fractures: an analysis of 2,137 cases. *Oral Surg Oral Med Oral Pathol* 1985;59:120-129.

Ellis E III, Zide MF. *Surgical Approaches to the Facial Skeleton.* Philadelphia: Williams & Wilkins, 1995.

Evans GR, Clark N, Manson PN, Leipziger LS. Role of mini- and microplate fixation in fractures of the midface and mandible. *Ann Plast Surg* 1995;34:453-456.

Evans GR, Clark N, Manson PN. Technique for costochondral graft placement. *J Craniofac Surg* 1994;5:340-343.

Gelb H. *Clinical Management of Head, Neck, and TMJ Pain and Dysfunction.* Philadelphia: WB Saunders, 1977.

Hagan EH, Huelke DF. An analysis of 319 case reports of mandibular fractures. *J Oral Surg* 1961;19:93.

Hayward JR. Fractures involving the mandibular condyle: a posttreatment survey of 120 cases: Chalmer J. Lyons Club. *J Oral Surg* 1947;5:45.

Heslop IH, Clarke PB, Becker R, Blenkinsopp P. Mandibular fractures: treatment by open reduction and direct skeletal fixation. In: Rowe NL, Williams JL, eds: *Maxillofacial Injuries.* London: Churchill Livingstone, 1985.

Hoffman WY. Choices in the treatment of mandibular fractures. *Prob Plast Reconstr Surg* 1991;1:238-252.

Iizuka T, Lindgvist C, Hallikainen D, et al. Severe bone resorption and osteoarthritis after miniplate fixation of high condylar fractures: a clinical and radiologic study of thirteen patients. *Oral Surg Oral Med Oral Pathol* 1991;72:400-407.

Iizuka T, Lindgvist C. Rigid internal fixation of fractures in the angular region of the mandible: an analysis of factors contributing to different complications. *Plast Reconstr Surg* 1993;91:265-271.

Iizuka T, Lindgvist C. Rigid internal fixation of mandibular fractures: an analysis of 270 fractures treated using the AO/ASIF method. *Int J Oral Maxillofac Surg* 1992;21:65-69.

James RB, Fredrickson C, Kent JN. Prospective study of mandibular fractures. *J Oral Surg* 1981;39:275-281.

Klotch DW, Lundy LB. Condylar neck fractures of the mandible. *Otolaryngol Clin North Am* 1991;24:181-194.

Kraus SL. *TMJ Disorders: Management of the Craniomandibular Complex.* New York, Churchill Livingstone, 1988.

Kromer H. The closed and open reduction of condylar fractures. *Dent Rec* 1953;73:569.

Kroon FH, Mathisson M, Cordey JR, Rahn BA. The use of miniplates in mandibular fractures: an in vitro study. *J Craniomaxillofac Surg* 1991;19:199-204.

Larsen OD, Nielsen A. Mandibular fractures: I. An analysis of their etiology and location in 286 patients. *Scand J Plast Reconstr Surg* 1976;10:213-218.

Lindahl L. Condylar fractures of the mandible: I. Classification and relation to age, occlusion, and concomitant injuries of teeth and teeth-supporting structures, and fractures of the mandibular body. *Int J Oral Surg* 1977;6:12-21.

Magee WP Jr. Dental principles applied to management of mandibular fractures. In: Schultz RC, ed. *Facial Injuries.* 3rd ed. St. Louis: Mosby-Year Book, 1988.

Marciani RD, Haley JV, Kohn MW. Patient compliance–a factor in facial trauma repair. *Oral Surg Oral Med Oral Pathol* 1990; 70:428-430.

Michelet FX, Deymes J. Osteosynthesis with miniaturized screwed plates in maxillo-facial surgery. *J Maxillofac Surg* 1973;1:79-84.

Neal DC, Wagner WF, Alpert B. Morbidity associated with teeth in the line of mandibular fractures. *J Oral Surg* 1978;36: 859-862.

Niederdellmann H, Shetty V. Lag screws in mandibular fractures. In: Yaremchuk MJ, Gruss JS, Manson PN, eds. *Rigid Fixation of the Craniomaxillofacial Skeleton.* Boston: Butterworth Heinemann, 1992.

Niederdellmann H, Shetty V. Solitary lag screw osteosynthesis in the treatment of fractures of the angle of the mandible: a retrospective study. *Plast Reconstr Surg* 1987;80:68-74.

Passeri LA, Ellis E III, Sinn DP. Relationship of substance abuse to complications with mandibular fractures. *J Oral Maxillofac Surg* 1993;51:22-25.

Prein J, Beyer M. Management of infection and nonunion in mandibular fractures. *Oral Maxillofac Surg Clin North Am* 1990;2:187.

Proffit WR, Vig KWL, Turvey TA. Early fracture of the mandibular condyles: frequently an unsuspected cause of growth disturbances. *Am J Orthod* 1980;78:1-24.

Raveh J, Vuillemin T, Ladrach K, et al. Plate osteosynthesis of 367 mandibular fractures: the unrestricted indication for the intraoral approach. *J Craniomaxillofac Surg* 1987;15:244-253.

Reil B, Kranz S. Traumatology of the maxillofacial region in childhood. *J Maxillofac Surg* 1976;4:197-200.

Roed-Petersen B, Andreasen JO. Prognosis of permanent teeth involved in jaw fractures: a clinical and radiographic follow-up study. *Scand J Dent Res* 1970;78:343-352.

Rowe NL. Fractures of the jaws in children. *J Oral Surg* 1969;27: 497-507.

Rudderman RH, Mullen RL. Biomechanics of the facial skeleton. *Clin Plast Surg* 1992;19:11-29.

Schwimmer A. Lag screw techniques and advanced applications. In: Greenberg AM, ed. *Craniomaxillofacial Fractures.* New York: Springer-Verlag, 1993.

Shetty V, Freymiller R. Teeth in the fracture line. *J Oral Maxillofac Surg* 1989;47:1303.

Smith BR, Johnson JV. Rigid fixation of comminuted mandible fractures. *J Oral Maxillofac Surg* 1993;51:1320-1326.

Spiessl B, ed. *New Concepts in Maxillofacial Bone Surgery.* New York: Springer-Verlag, 1976.

Spiessl *B. Internal Fixation of the Mandible: A Manual of AO/ASIF Principles.* New York: Springer-Verlag, 1989.

Thiele RB, Marcoot RM. Functional therapy for fractures of the condyloid process in adults. *J Oral Maxillofac Surg* 1985;43: 226-228.

Upton LC. Management of injuries to the temporomandibular joint region. In: Fonseca RJ, Walker RV, eds. *Oral and Maxillofacial Trauma.* Philadelphia: Saunders, 1991:834.

Yaremchuk MJ, Manson PN. Rigid internal fixation of mandible fractures. In: Yaremchuck MJ, Gruss JS, Manson PN, eds. *Rigid Fixation of the Craniomaxillofacial Skeleton.* Boston: Butterworth-Heinemann, 1992.

Zallen RD, Curry JT. A study of antibiotic usage in compound mandibular fractures. *J Oral Surg* 1975;33:431-434.

Zide MF, Kent JN. Indications for open reduction of mandibular condyle fractures. *J Oral Maxillofac Surg* 1983;41:89-98.

Zou ZJ, Wu WT, Sun GX, et al. Remodelling of the temporomandibular joint after conservative treatment of condylar fractures. *Dentomaxillofac Radiol* 1987;16:91-98.

Capítulo 47

Abordagem às Fraturas Maxilofaciais Superiores

Norman Clark

Com o propósito do tratamento da fratura maxilofacial, o esqueleto facial pode ser conceituado como duas metades funcional e morfologicamente distintas, divididas no nível Le Fort I (superior aos ápices dos dentes maxilares) (Figura 47-1). A metade inferior contém e apóia a oclusão e o trato digestivo superior, estando envolvida na movimentação esquelética facial (p. ex., mastigação, deglutição, fala). A metade superior, composta da face média e calota craniana anterior, circunda, apóia e protege o trato respiratório superior, os olhos e o cérebro. Além disso, a face superior conecta a face inferior, mantendo a oclusão à base craniana.

A abordagem das fraturas da face inferior é discutida no Capítulo 46. O tratamento das fraturas da região facial superior é complicado por diversos fatores, incluindo a natureza do esqueleto (osso lamelar fino com pontos de apoio e potencial de segurança do parafuso reduzidos); cominuição freqüente da fratura; e freqüência de níveis múltiplos de fratura e extensão para regiões circundantes. A face média é composta em sua maior parte de osso lamelar fino, com pilares ósseos mais espessos estruturalmente importantes ou suporte de osso. Além disso, somente as porções anteriores do esqueleto da face média são praticamente acessíveis para a fixação. Conceitualmente, a metade superior da face é considerada uma estrutura dependente, suspensa, que se projeta da base craniana. A reconstrução precisa do esqueleto facial fraturado deve ser baseada nas relações do maxilar inferior (o alvéolo e palato, ou o nível Le Fort I) à mandíbula; da porção superior do maxilar à base craniana (região frontal e base craniana); e por último, nas zonas maxilares inferior e superior entre si.

Os avanços nos materiais (metais e polímeros) e nas técnicas de acesso cirúrgico e fixação esquelética, bem como avanços na compreensão e aplicação de princípios biomecânicos, melhoraram drasticamente o tratamento das fraturas faciais. Embora nem todas as fraturas faciais exijam uma fixação interna para um resultado ótimo, existem numerosas vantagens nas técnicas de redução aberta e fixação interna das fraturas faciais.

AVALIAÇÃO DAS FRATURAS

Avaliação dos Danos Maxilofaciais

Um diagnóstico preciso, requisito para a escolha do melhor tratamento, exige um exame físico detalhado e estudos radiográficos de alta qualidade.

O exame físico inicia-se com a história precisa e continua com o exame completo do paciente. Muitas vítimas de trauma não são capazes de lembrar detalhes de seu histórico médico, não podem ou preferem não contar a história precisa do acidente, ou nem mesmo cooperar com o exame. Muitos pacientes com danos maxilofaciais podem apresentar lesões associadas e com potencial risco de vida.

O exame maxilofacial completo inclui o crânio e a face e é realizado de maneira sistemática. A avaliação começa na análise a aparência e simetria, anotando-se qualquer contu-

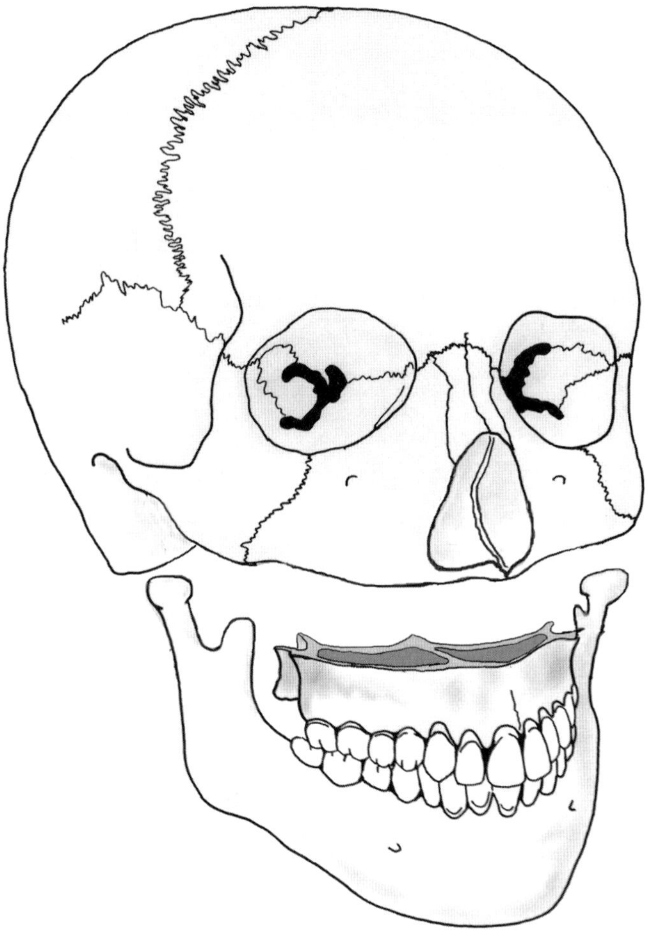

Figura 47-1. Regiões de reconstrução facial. Para considerações de reconstrução, o esqueleto craniomaxilofacial pode ser dividido em metade inferior "oclusal" e metade superior "estrutural".

são, laceração ou arranhaduras. Segue então a palpação seqüencial de todas as superfícies ósseas. Crepitação, discrepâncias, assimetria da estrutura óssea e contorno, e áreas de sensibilidade são percebidas. A avaliação do nervo sensorial detecta os déficits sensoriais. A avaliação motora então completa o exame da função do nervo craniano. Uma pesquisa de lacerações ocultas na orelha, incluindo o canal da orelha, o couro cabeludo, as cavidades do nariz ou cavidade oral e a faringe, deve ser conduzida.

A oclusão do paciente, a excursão da mandíbula e a simetria das arcadas dentárias são avaliadas. A presença de dentes fraturados, ausentes ou malconservados e a capacidade de trazer os dentes para uma intercuspação completa (oclusão cêntrica) são notadas. Lacerações intra-orais, buracos, discrepância de níveis, dor ou movimento anormal da oclusão devem levantar a possibilidade de fraturas envolvendo os dentes da maxila e mandíbula. As arranhaduras, lacerações ou equimose no palato, sulco bucal e gengiva sugerem fratura subjacente.

O exame do olho consiste na avaliação da acuidade visual, resposta pupilar, movimento extra-ocular, visão dupla, campos periféricos, pressão intra-ocular e fundo de olho. Se a limitação do movimento extra-ocular for observada, um teste de ducção forçada deve ser realizado para descartar aprisionamento mecânico.

Fotografias antigas (fotos de carteira, carteira de motorista ou da família) são úteis para demonstrar a estrutura da face do paciente antes do trauma. A assimetria facial preexistente e as deformidades às vezes não são facilmente percebidas no exame clínico de uma face um tanto contundida e inchada. Um estudo de fotografias antes do trauma permite que o cirurgião observe as assimetrias pré-trauma e visualize o resultado desejado da reconstrução cirúrgica.

As radiografias de raios X simples podem ser obtidas no departamento de emergência mas são de uso limitado no diagnóstico e tratamento da maioria das lesões faciais. O uso de radiografias simples tem sido largamente substituído pela tomografia computadorizada (TC).

A TC craniofacial é um componente essencial de avaliação da maioria das lesões faciais superiores. Deve ser obtida após o exame inicial do paciente e a estabilização dos sinais vitais, e o paciente deve estar no mínimo estável antes de uma TC. Em pacientes que necessitam de uma TC do crânio, um período adicional aceitavelmente breve para imagem da face pode resultar em informações adicionais para o cirurgião maxilofacial. Geralmente, a combinação de um exame físico e radiografias apropriadamente obtidas (TC axial, do crânio e face com janelas ósseas e de tecidos moles, suplementada com imagens coronais das órbitas ou reconstruções coronais e sagitais) permite um diagnóstico preciso e um plano de tratamento detalhado para qualquer lesão facial.

As impressões dentárias e modelos proporcionam um registro essencial da oclusão para casos com fraturas que causam alterações da oclusão. Eles são úteis na construção de *splints* acrílicos e outros recursos estabilizantes para auxiliar no tratamento de fraturas que envolvem os processos alveolares da mandíbula e maxilar. Os registros dentários consistem em tirar impressões e fazer modelos de pedra. Registros ortodônticos previamente obtidos ou modelos, filmes dentários de raios X prévios e outros registros dentários proporcionam dicas para a oclusão antes do trauma. Os pacientes edêntulos geralmente apresentam relações dentárias anormais. Além disso, tais pacientes às vezes necessitam de goteiras como "paradas oclusais" para suplementar a oclusão ausente. Os pacientes edêntulos devem ter suas dentaduras utilizadas na redução da fratura como um recurso de posicionamento. As dentaduras fraturadas podem ser reparadas com acrílico ou talas que substituam as dentições podem ser feitos baseados nas impressões dentárias.

Plano de Tratamento

Com um diagnóstico preciso e completo das lesões totais e maxilofaciais do paciente, o plano de tratamento é finalizado. A seleção do plano de tratamento apropriado para as fraturas maxilofaciais, assim como para outros danos, é uma tarefa complexa, exigindo a consideração e ponderação apropriada de muitos fatores a fim de se obter um plano de tratamento ótimo, que pode ter de ser modificado com os achados operatórios. O planejamento do tratamento inclui a escolha entre o método aberto e fechado, e caso o método aberto de tratamento seja escolhido as escolhas são feitas levando em consideração o acesso cirúrgico, as técnicas para fixação e outros fatores. Geralmente, mais de um regime de tratamento pode ter um bom resultado. Deve ser utilizado método de tratamento menos invasivo para os danos e condição do paciente e que seja condizente com o treinamento e a habilidade do cirurgião e o equipamento disponível. A condição geral do paciente e lesões associadas devem ser levadas em conta. Além disso, a avaliação do cirurgião da probabilidade de adesão do paciente deve ser incluída no planejamento.

A localização e a natureza da fratura ou fraturas afetam as escolhas do tratamento. Muitas fraturas faciais podem ser bem manejadas com métodos fechados de redução e estabilização. Padrões mais extensos e severos de lesões apresentam resultados melhores com o tratamento aberto e fixação interna. O tempo decorrido após o trauma também afeta as escolhas de tratamento, uma vez que as taxas de complicação aumentam com a demora entre a lesão e o tratamento (p. ex., infecção, não-união), exigindo meios mais eficazes de redução e estabilização.

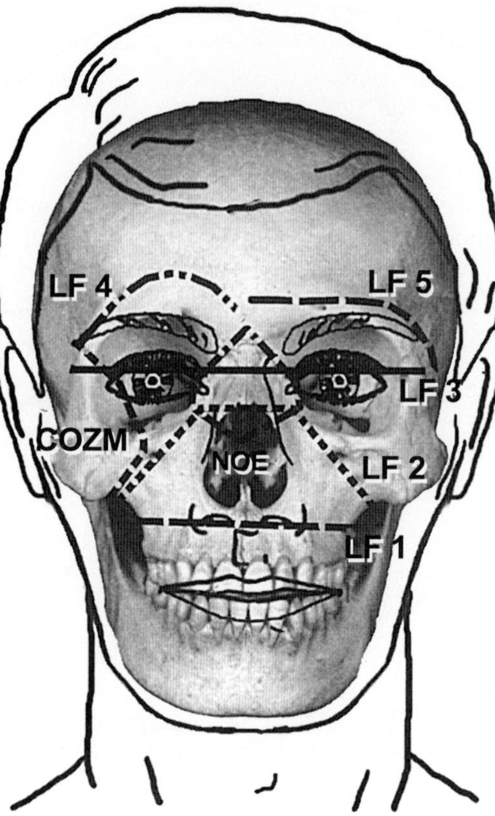

Figura 47-2. Padrões de fratura facial superior comum. Os padrões comuns de fratura da região facial "apoiadoras" superiores. LF1, Le Fort 1; LF2, Le Fort II; LF3, Le Fort III; LF4, disjunção craniofacial se estendendo para a região frontal e fossa craniana anterior; LF5, disjunção craniofacial se estendendo posteriormente para o suporte esfenóide e para a fossa craniana média; NOE, etmóide orbitonasal; COZM, complexo orbitozigomaticomaxilar. Fraturas frontal e nasal isoladas não foram indicadas.

Padrões de Fratura

Embora as fraturas maxilofaciais de cada paciente apresentem características e anatomia únicas, clinicamente existem padrões comuns de lesões (Figura 47-2). As fraturas tendem a se propagar em padrões similares, através de regiões estruturalmente mais fracas do esqueleto. Com mecanismos de baixa energia, tais como um soco na bochecha, as fraturas tendem a ser simples, não-cominutivas e restritas à região de impacto. Os mecanismos da lesão de energia intermediária, tais como uma queda, podem infligir padrões simples ou intermediários de fratura, geralmente com alguma cominuição limitada à região do dano, e fraturas simples se estendendo para regiões adjacentes. Os mecanismos de alta energia, tais como acidentes de veículos automotores, geralmente infligem padrões complexos de fratura, com extensa cominuição e extensão para regiões adjacentes e até mesmo distantes. Tais mecanismos de lesão também podem infligir danos severos, com avulsão de tecidos moles, complicando a reconstrução futura. As forças compressivas aplicadas a uma porção relativamente forte do esqueleto podem impor forças de cisalhamento, tensoras ou torcionais em regiões adjacentes ou mesmo distantes do esqueleto facial que excedem os limites estruturais e resultam em fraturas distantes em relação ao ponto de impacto.

Fraturas Frontais

O osso frontal forma a porção anterior do crânio (abóbada craniana), as margens orbitais anteriores, o teto das órbitas e o seio frontal, se presente. Os padrões de fratura da região frontal envolvem uma ou mais dessas estruturas e podem se estender para a face média e crânio posterior.

As fraturas frontais simples (lineares) que não se propagam inteiramente pelo osso frontal (fraturas essencialmente incompletas) são minimamente deslocadas e inerentemente estáveis e, portanto, não exigem outro tratamento além da observação expectante de problemas potenciais do SNC e alterações nos seios da face. Níveis mais altos de energia freqüentemente produzem padrões de alastramento da fratura com depressão central, cominuição e extensão para regiões faciais adjacentes. A barra frontoorbital, relativamente espessa, osso forte que forma as margens orbitais superiores e a região glabelar, é o limite que une o crânio e a face média, e a sua reconstrução é tanto funcional quanto esteticamente significativa. Esse osso forte, quando fraturado, é freqüentemente deslocado e fraturado cominutivamente, exigindo reconstrução. Comumente, as fraturas frontais também envolvem os seios da face.

Fraturas Zigomáticas

Raramente, as fraturas são restritas ao osso zigomático, sendo então fraturas típicas do arco. Tais fraturas, a menos que estejam deslocadas para a fossa temporal o suficiente para interferir no movimento da mandíbula (processo coronóide), não têm significado funcional. A deformidade pode não ser aparente se o edema induzido pelo dano estiver presente. O contorno lateral da bochecha pode ser melhorado com métodos semi-abertos de redução. Uma outra forma rara de fraturas zigomáticas isoladas é limitada à margem ínfero-lateral orbital.

As fraturas da órbita lateral, geralmente referidas imprecisamente como "fraturas tipo tripé", são mais precisamente descritas como fraturas do complexo orbitozigomaticomaxilar (COZM) (Figura 47-3). Através da articulação com a maxila, o zigoma contribui para o assoalho orbital, para a margem orbital inferior e o pilar maxilar lateral. Através das articulações com os ossos frontal e esfenóide, o zigoma contribui para a órbita lateral e a fossa temporal. Na sua articulação com o osso temporal, o zigoma forma o arco zigomático. Todos esses compõem o COZM.

As fraturas laterais da face média comumente resultam numa série de fraturas que circundam o zigomático, interrompendo as articulações do zigomático com os ossos maxilares frontais, esfenóides e temporais. Os mecanismos de lesão de baixa energia geralmente produzem fraturas simples dessas articulações, com pouca cominuição ou deslocamento. Mesmo deslocadas, tais fraturas são geralmente estáveis quando reduzidas e não exigem uma fixação interna. Tais fraturas tipicamente têm angulação e deslocamento medial do fragmento zigomático maior para a órbita, que pode prejudicar o volume orbital, exigindo uma redução. Os mecanismos de dano de alta e média energia produzem zonas de cominuição, graus maiores de deslocamento e fraturas que se estendem para estruturas adjacentes. Essas fraturas exigem reconstrução, restauração do volume e formato orbital e restauração dos pilares da face média. Tais fraturas apresentam angulações complexas, rotações e deslocamentos que são difíceis de serem avaliados e reduzidos por exposições cirúrgicas limitadas. A avaliação visual direta do aspecto orbital da fratura zigomaticoesfenóide é essencial para a redução precisa dessas fraturas. Geralmente, após a redução do fragmento zigomático maior, um defeito residual significativo do assoalho orbital exige uma restauração com um enxerto ósseo ou um implante aloplástico.

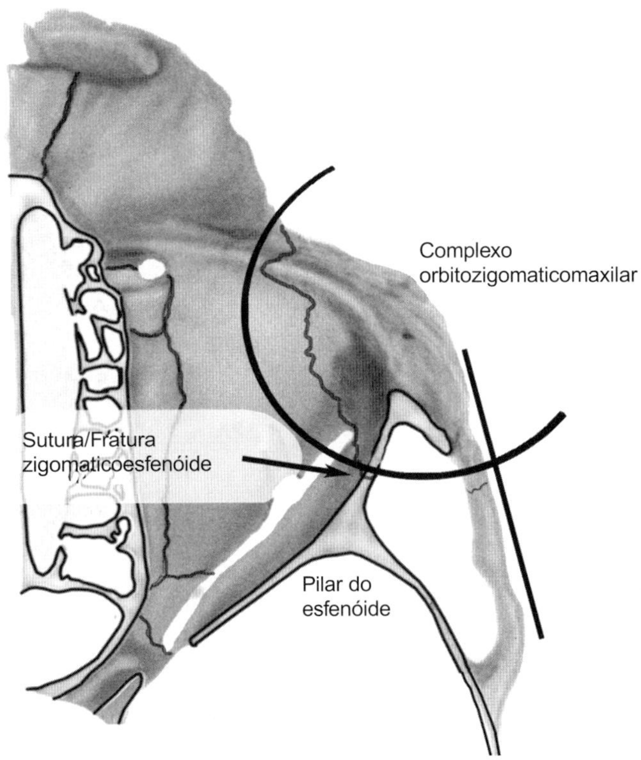

Figura 47-3. Complexo orbitozigomaticomaxilar. Secção axial do arco zigomático; note o achatamento do arco. Nas fraturas COZM, a avaliação do alinhamento da fratura zigomaticoesfenóide é crítica para a redução COZM tridimensional precisa.

Fraturas Nasoorbitoetmoidais

As fraturas mediais da órbita comumente envolvem os ossos nasal, lacrimal e etmóide. O termo fraturas naso-orbitoetmoidais (NOE) é utilizado para as lesões que envolvem várias estruturas delicadas na confluência do nariz, órbitas e seio etmoidal, geralmente se estendendo para o seio frontal, base anterior do crânio e abertura piriforme (Figura 47-4). A abordagem dessas estruturas e a reconstrução da arquitetura tridimensional complexa da área NOE tanto dos tecidos duros e moles são um dos problemas mais difíceis no tratamento do trauma facial.

Os padrões comuns de fratura incluem as fraturas monobloco (fragmento grande, central unificado com ambos os tendões cantais mediais anexados), fraturas unilaterais e fraturas bilaterais, com ou sem a cominuição adjacente à inserção do tendão cantal ou através da inserção do tendão.

Os mecanismos do dano de baixa energia tendem a criar padrões simples de fratura, com fragmentos menores e maiores, sem cominuição. Os mecanismos de energia intermediária causam graus crescentes de cominuição entre a o segmento de inserção do tendão cantal medial e zonas circundantes. Os mecanismos de alta energia infligem cominuição extensa, tanto ao redor quanto através do local da inserção do tendão cantal medial, geralmente com fraturas

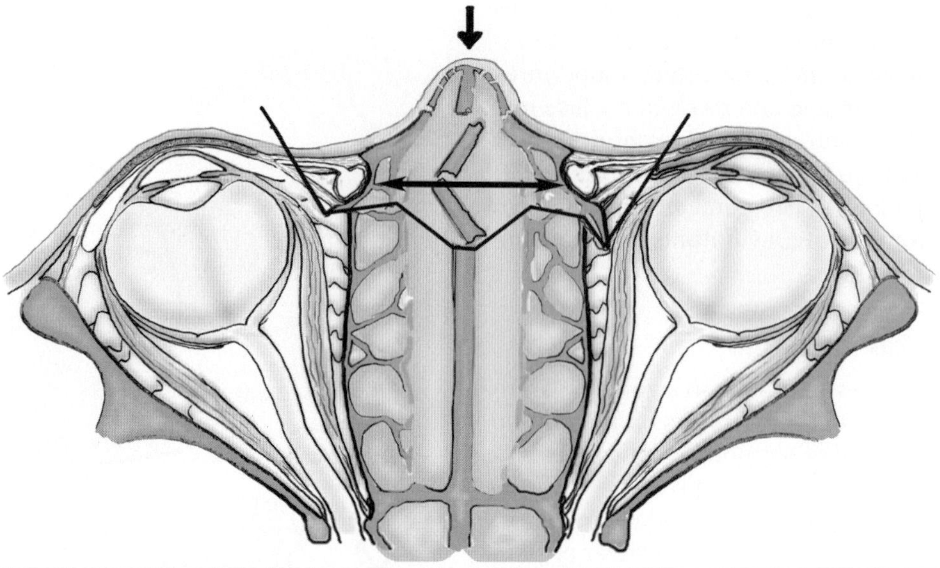

Figura 47-4. Fratura nasoorbitortmoidal (NOE) deslocada. Secção axial no nível das inserções do tendão cantal. O padrão da fratura NOE aumentou a espessura interorbital (transnasal) e a perda da projeção central.

se estendendo amplamente para zonas adjacentes. Freqüentemente, tais padrões severos de fratura causam uma interrupção marcada das órbitas com interrupções do assoalho e da parede medial, bem como a destruição do esqueleto nasal. Tais fraturas também se estendem comumente para a região frontal e fossa craniana anterior ou para a maxila.

O tratamento das fraturas NOE é direcionado para a restauração da projeção da região central da face média. A correção da projeção da face média controla reciprocamente a largura do rosto médio. Ao contrário, a falha na restauração da projeção anterior da lateral mais larga e redonda. A face média central precisamente restaurada também serve de limite, se estendendo da base craniana para a porção oclusal da maxila. O tratamento da fratura NOE também é direcionado à restauração do formato e volume orbitais e à restauração da relação da inserção do tendão cantal medial, na qual a correção esquelética afeta diretamente os tecidos moles subjacentes.

Fraturas Orbitais

Sete ossos (frontal, zigomático, maxilar, esfenóide, lacrimal, etmóide e palatino) formam a órbita óssea. Conforme descrito acima, diversos padrões de fratura envolvem potencialmente a órbita. Além das fraturas orbitais descritas acima (COZM e NOE), também existem as fraturas tipo *blow-out* do assoalho orbital: o volume orbital (adulto) fica em torno de 33 a 35 ml, e uma mudança no volume orbital de 10% (3,5 ml) é significativa. Se as mudanças no volume orbital são deixadas sem correção (ou são incorretamente reconstruídas), podem resultar diplopia e mau posicionamento ocular (p. ex., enoftalmo, exoftalmo, distopia ocular vertical e horizontal). O edema intra-orbital e diversos graus de disrupção do sistema suspensor do globo e tecidos periorbitais podem tornar difícil a previsão de quais danos levarão a mudanças orbitais significativas. Por último, a correção secundária de mudanças orbitais estabelecidas é excessivamente difícil.

Fraturas Tipo Le Fort

A descrição original das fraturas tipo Le Fort enumera padrões recorrentes de fraturas da face média originadas por trauma fechado (p. ex., balas de canhão lançadas em cabeças de cadáveres) (Figura 47-2). As fraturas tipo Le Fort são fraturas complexas que se propagam através da maxila e ossos adjacentes, separando a porção oclusal da maxila e palato do esqueleto facial mais superior ou base craniana. Os padrões da fratura variam de fraturas circundantes mais simples para padrões complexos de cominuição e combinações com outras fraturas faciais. As fraturas tipo Le Fort I são fraturas transversas propagadas através do seio maxilar e assoalho do nariz, separando a porção oclusal da maxila (alvéolo e palato) da face média e propagando-se posteriormente através das placas pterigóideas para completar a disjunção oclusal maxilar. As fraturas tipo Le Fort II propagam-se mais obliquamente, incluindo mais da maxila inferior e abertura piriforme no fragmento oclusal inferior, separando a maxila inferior e nariz da face média lateral e órbitas, e podem envolver a região NOE. As fraturas tipo Le Fort III também envolvem uma série transversa de fraturas, propagando-se anteriormente através das órbitas lateral e medial, separando a face média da face superior. Apesar de não fazerem parte da descrição original de Le Fort, as fraturas de alto nível (Le Fort III) que se estendem para a região frontal e fossa craniana anterior (estendendo-se pela barra fronto-orbital) são às vezes referidas como fraturas tipo Le Fort IV. Também não incluídos na descrição original das fraturas complexas da face média, os padrões Le Fort de alto nível de fratura podem estender-se posteriormente através da fossa craniana anterior ou esfenóide, com disrupção do pilar esfenóide para a fossa média. Tais fraturas podem ser consideradas fraturas tipo Le Fort V.

Freqüentemente, tais padrões complexos de fratura não interrompem o esqueleto facial simetricamente. No lado do impacto, a força danificadora impõe um nível alto de fratura (*i. e.*, Le Fort III), enquanto no lado oposto a série de fraturas propaga-se num nível mais inferior (*i. e.*, Le Fort I ou II).

Fraturas Panfaciais

O termo *fraturas panfaciais* foi cunhado para definir padrões mais extensos e complexos de fratura envolvendo tanto a face estrutural superior quanto a face inferior que apóia a oclusão (Figura 47-5). O tratamento deve ser individualizado ao padrão da fratura, e uma descrição detalhada do tratamento dessas fraturas está além do objetivo desta seção. Entretanto, os padrões variáveis aparentemente complexos de fraturas panfaciais podem ser conceitualmente simplificados em combinações das fraturas descritas acima. Geralmente, pelo menos algumas áreas de fratura apresentam padrões simples de fratura sem cominuição. Os princípios gerais de tratamento dessas fraturas incluem um trabalho com o esqueleto facial *sound* ou base craniana nas zonas de interrupção, com restauração da projeção facial para controle da largura facial. Outros princípios importantes de tratamento incluem intervenção precoce, tratamento aberto (amplo acesso) e fixação interna estável, com reconstrução apropriada de elementos que suportam peso com aplicação de enxerto ósseo. Também é essencial uma atenção cuidadosa à restauração precisa do formato e volume orbitais para um resultado ótimo.

INDICAÇÕES PARA TRATAMENTO

Algumas fraturas faciais são mais apropriadamente abaixadas por técnicas fechadas, porque o resultado não é melhor com o tratamento aberto. Entretanto, muitas fraturas faciais superiores apresentam resultados melhores com o tratamento aberto. Geralmente, o tratamento aberto de fraturas faciais permite uma redução mais precisa e melhor fixação.

Tempo de Instituição do Tratamento

O tratamento precoce (24 a 72 horas após o dano) de fraturas faciais geralmente fornece o melhor resultado, uma vez que o trauma da cirurgia é baseado na resposta ao dano original, com menos efeito do que dois insultos com intervalo mais amplo. Os fragmentos são mais fáceis e mais precisamente redutíveis porque o hematoma interfragmentário não está organizado, as extremidades do fragmento não não foram absorvidas, e os tecidos moles sobrejacentes não se tornaram endurecidas ou adquiriram configurações deformadas. Quaisquer feridas abertas associadas cicatrizam melhor se tratadas prontamente.

A intervenção tardia no momento da fase inflamatória de cicatrização da ferida (14 dias ou mais após o dano) compromete o resultado. Os tecidos moles estão mais indurados e hipervascularizados (com sangramento aumentado) porém são menos tolerantes em relação à elevação extensa. As feridas se tornam colonizadas, se não infectadas. A cicatrização óssea teve início numa má posição, com reabsorção do osso e cicatrização do periósteo e tecidos moles adjacentes. Os hematomas interfragmentários se organizam, e qualquer cicatriz de pontos moles presas interfere na redução do fragmento. Além disso, a cicatrização da lesão do tecido mole é menos previsível durante a fase inflamatória da cicatrização da ferida.

Tratamento Aberto

O tratamento aberto das fraturas permite um acesso direto aos fragmentos da fratura e a aplicação da fixação esquelética direta. As indicações para o tratamento aberto de fraturas incluem fraturas que são significativamente deslocadas o suficiente para apresentar conseqüências funcionais ou estéticas garantindo a intervenção cirúrgica, que não pode ser precisamente reduzida através das técnicas fechadas. As considerações funcionais incluem alteração do volume e formato orbitais, prejuízo às vias nasais, alteração da oclusão, e invasão do zigoma e maxilar, atrapalhando o movimento da mandíbula. Algumas fraturas faciais também podem aprisionar os tecidos moles adjacentes, tais como o aprisionamento de um músculo de motilidade ocular numa fratura orbital. Tal aprisionamento deve ser liberado precocemente para minimizar o dano aos tecidos moles delicados. As indicações estéticas para o tratamento cirúrgico das fraturas da face média incluem deformidades ósseas, tais como deslocamentos do fragmento e desnivelação. Os deslocamentos significativos dos contornos ósseos (*i. e.*, eminência malar) ou áreas de ligamento de tecido mole ao esqueleto facial (*i. e.*, inserções cantais mediais e laterais) afetam os tecidos moles subjacentes e se beneficiam da correção anatômica.

Fixação Interna

A fixação interna das fraturas, se tecnicamente bem feita, proporciona uma estabilidade interfragmentária maior durante a cicatrização da fratura, com aumento dos índices de união óssea, melhora da função com movimentação precoce e taxas mais baixas de não-união e infecção.

A fixação interna das fraturas faciais compreende desde a osteossíntese com fio ou fixação com fio de Kirschner até a fixação da placa e parafuso (incluindo as técnicas de parafuso de demora). A fixação percutânea com o fio de Kirschner não requer uma exposição ou descolamento do osso mas não proporciona visualização direta da redução. A estabilidade interfragmentária é dependente da fricção entre o fio e o osso e proporciona resistência suficiente à compressão com suporte interfragmentário adequado. Os fios múltiplos, especialmente se oblíquos um em relação ao outro, aumentam mais a estabilidade da fixação.

A osteossíntese com fio requer alguma exposição dos fragmentos da fratura, porém pequeno descolamento periósteo. A fixação com fio proporciona uma boa resistência à tensão e à compressão com suporte ósseo adequado. A fixação com fio apresenta uma baixa resistência à rotação e à compressão, se houver um suporte ósseo inadequado, e baixa resistência a torção perpendicular ao plano da fratura.

Os implantes modernos de fixação (p. ex., placas, parafusos) feitos de titânio, ligas de titânio, Vitallium ou aço inoxidável são muito bem tolerados (biocompatíveis) e amplamente disponíveis. Diversos fabricantes oferecem uma variedade de tamanhos de placas e parafusos e configurações que permitem que as escolhas de fixação sejam altamente individualizadas em relação ao padrão e à severidade da fratura e à constrição dos tecidos moles. Quando apropriadamente escolhidos para a natureza da fratura e para as forças que agem para deformar a fratura, a fixação de placa e parafuso é resistente a compressão, tensão e torção (Figuras 47-5 e 47-6). O benefício da estabilização melhorada da fratura é adquirido à custa da maior exposição da fratura e descolação periosteal.

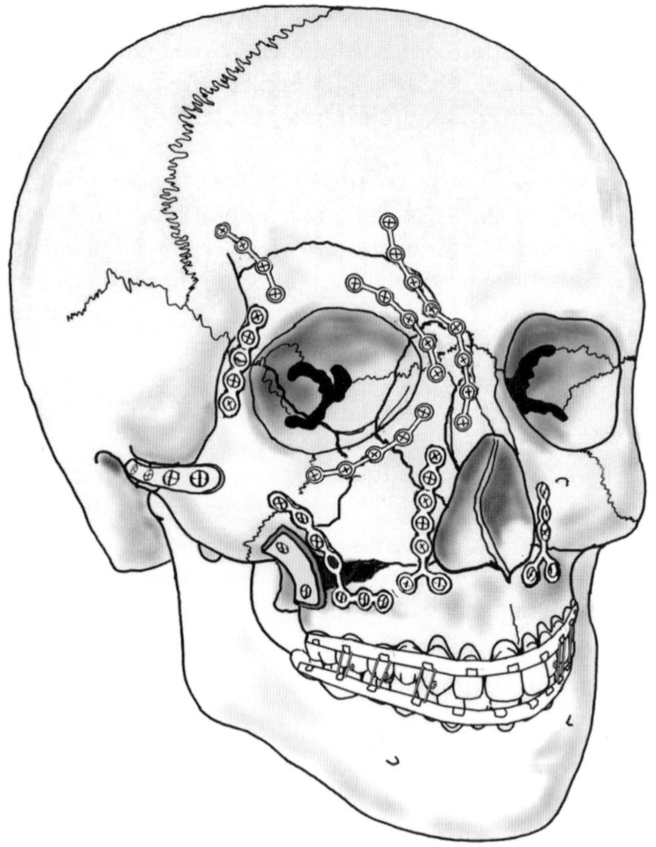

Figura 47-5. Fraturas panfaciais. Série complexa de fraturas faciais envolvendo ambas as metade superior e inferior. O fragmento maxilar inferior é reduzido para a mandíbula com fixação intermaxilar (IMF). O rosto superior é reconstruído da região frontal central, consertando as fraturas NOE, e então reconstruindo a órbita externa (margem orbital inferior e OMZC). A órbita interna não exigiu reconstrução. Por último, o fragmento maxilar inferior é reduzido para o rosto superior reconstruído no nível Le Fort I. Note o uso de enxerto ósseo no pilar maxilar lateral direito por causa da perda de osso segmentar de mais de 5 mm.

Aplicação do Enxerto Ósseo

Certas porções do esqueleto facial superior são zonas de apoio de peso importantes (pilares ósseos ou suporte) sujeitas a lesões de estresse de repetição. Se essas regiões puderem ser reconstruídas com contato interfragmentário e a união óssea for obtida, o osso vivo, responsivo, há de acomodar e se adaptar às forças que atuam na área. Entretanto, se houver um hiato ósseo (nenhum contato ósseo interfragmentário), mesmo se o hiato for atravessado por uma placa forte (1,5 a 2,0 mm), ou se a união óssea não for obtida, a tensão repetitiva do implante resultará, por fim, em falência da fixação. Tais hiatos ósseos nas zonas de sustentação da face superior devem ser reconstruídos com enxertos ósseos para restaurar o suporte esquelético vivo que foi perdido.

CONTRA-INDICAÇÕES

Existem algumas poucas contra-indicações absolutas para o tratamento das fraturas faciais superiores. A razão mais comum para o adiamento do tratamento das fraturas faciais é quando a condição geral do paciente compromete o tratamento seguro da fratura facial. Muitos pacientes com fratura facial também possuem outros danos (p. ex., CNS, tórax, abdômen) que requerem um tratamento mais precoce, manejo ou observação mais detalhados. Entretanto, as feridas do tecido mole que acompanham a fratura facial ainda requerem uma abordagem precoce, e as fraturas faciais são beneficiadas pela estabilização facial inferior com fixação intermaxilar (FIM). O dano direto ao globo é uma outra contra-indicação relativa ao tratamento aberto de fraturas orbitais, ou mesmo à manipulação fechada de fraturas periorbitais.

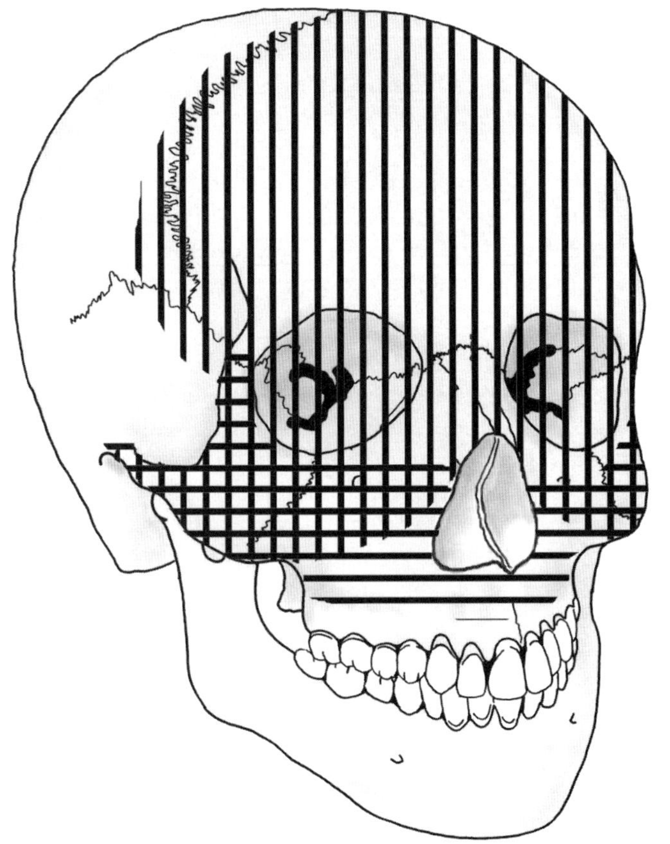

Figura 47-6. Seleção de emplacamento sugerido. Seleção do tamanho do emplacamento sugerido do autor por região. As linhas verticais indicam o uso de microplacas (0,8 a 1,3 mm), e as linhas horizontais indicam o uso de miniplacas (1,5 a 2,0 mm).

Para tais pacientes, o tratamento é geralmente adiado até que o dano do globo esteja estabilizado.

Nem todas as fraturas apresentam um resultado melhor com o tratamento aberto. As fraturas simples, especialmente aquelas minimamente deslocadas, podem apresentar um resultado clinicamente aceitável com técnicas fechadas de tratamento, enquanto evitam a morbidade potencial das técnicas de tratamento aberto.

Obviamente, um paciente que não aceita o plano de tratamento operatório não é um candidato cirúrgico.

PREPARO DA SALA

Posicionamento do Paciente

Para acessar o esqueleto facial, os pacientes são posicionados em supino. O uso de rodilhas melhora o acesso à face e cabeça e proporciona boa estabilidade. O acesso ao couro cabeludo pela parte superior e à boca pela parte inferior exige que o campo não seja violado pelo acesso da anestesia, pela instrumentadora e instrumentos cirúrgicos, ou por equipamento tal como bisturi elétrico. Ocasionalmente, em pacientes com lesões espinhais instáveis, a espinha exige uma estabilização com tração cranial, um colete tipo halo ou pelo menos um colar cervical.

Anestesia

A principal consideração ao se posicionar o paciente e a mesa é a via de intubação. Especialmente com fraturas faciais superiores, a anestesia geral é aplicada através de intubação oroendotraqueal. Se a fixação intermaxilar não for necessária, um tubo oral de Rae maximiza o acesso cirúrgico ao rosto superior. Mesmo para o tratamento das fraturas que alteram a oclusão (fraturas maxilares e mandibulares), é geralmente possível posicionar o paciente em FIM, com o tubo endotraqueal oral passando ao redor dos molares posteriores. Sugere-se o uso de um tubo aramado, porque os tubos não-aramados tendem a entortar quando aquecidos à temperatura corporal, conseqüentemente aumentando a resistência aérea e dificultando a sucção endotraqueal. Ocasionalmente, a via nasal de intubação com um tubo endotraqueal de Rae nasal proporcionará um acesso aceitável à face média, especialmente se houver danos faciais inferiores associados, apesar de esse procedimento dificultar o acesso à região frontal através do acesso coronal. Obviamente, se justificado, a via de intubação por traqueostomia proporciona a maior exposição do rosto. O uso de um tubo endotraqueal blindado, intubando a traquéia através da traqueostomia e suturado ao pescoço, melhora o acesso em relação à traqueostomia padrão às vias aéreas para a sucção endotraqueal porque a acoplagem externa torna-se mais acessível para a anestesia.

A cabeça pode necessitar de reposicionamentos freqüentes, de forma que o tubo deve ser seguramente ancorado, tal como através da fixação do tubo ao pré-molar maxilar ou através da sutura do tubo nasal a septo membranoso. Deve-se tomar cuidado para evitar uma pressão prolongada do tubo nasal contra a margem alar pelo risco potencial de necrose.

Equipe Cirúrgica

A instrumentadora pode ficar em oposição ao aparato de anestesia, geralmente ao lado do cirurgião, na cintura do paciente ou atrás do cirurgião, à cabeça do paciente. O equipamento (*i. e.*, máquina de cautério) e os tubos que saem do campo (*i. e.*, sucção, gás e conexões elétricas) podem ser trazidos para fora do campo aos pés do paciente. A mesa pode necessitar de posicionamento um tanto excêntrico na sala, de forma que a cabeça do paciente esteja centralizada sob as lâmpadas. Focos frontais também são úteis para o cirurgião.

Geralmente, a aplicação da anestesia é realizada sobre a extremidade superior estendida do lado menos danificado do paciente ou, com um tubo de ventilação ampliado, sobre as pernas do paciente.

TÉCNICA OPERATÓRIA PARA AS FRATURAS FACIAIS SUPERIORES

Considerações Gerais

O tratamento das fraturas faciais superiores envolve a restauração da forma facial, com reconstrução dos elementos estruturais significativos e certos formatos e volumes de regiões importantes, tais como a órbita. Um tratamento seguro, eficaz, de danos maxilofaciais extensos tem sido possível com a ampliação de técnicas reconstrutivas craniofaciais, incluindo o acesso cirúrgico ampliado (desenvolvimento facial), fixação interna sítio-específica, aplicação de enxerto ósseo e abordagem aperfeiçoada do tecido mole (ressuspensão dos tecidos moles faciais descolados).

Acesso Cirúrgico

O acesso cirúrgico ao esqueleto facial proporciona uma visualização direta das fraturas, acesso para a manipulação de fragmentos (redução) e exposição para a aplicação de dispositivos de fixação interna e enxertos, e permite uma avaliação visual direta da redução acurada pós-tratamento. A maior parte do aspecto externo do esqueleto facial é acessível com as técnicas de desenvolvimento da face na cirurgia craniofacial. O acesso cirúrgico ao esqueleto facial superior inclui abordagem coronal, abordagens periorbitais e abordagens transorais (Figura 47-7). Os leitores interessados podem recorrer à monografia de Ellis e Zide.

Tratamento das Fraturas do Arco Zigomático

O padrão de fratura deve ser avaliado e a necessidade do tratamento deve ser determinada. As fraturas isoladas do arco zigomático geralmente demonstram deslocamento medial, resultando de impactos diretos laterais. Mais freqüentemente, a deformidade em W (com depressão da bochecha lateral logo anterior à fossa glenóide) é identificada. Às vezes a depressão não pode ser vista até que o inchaço se resolva. Se

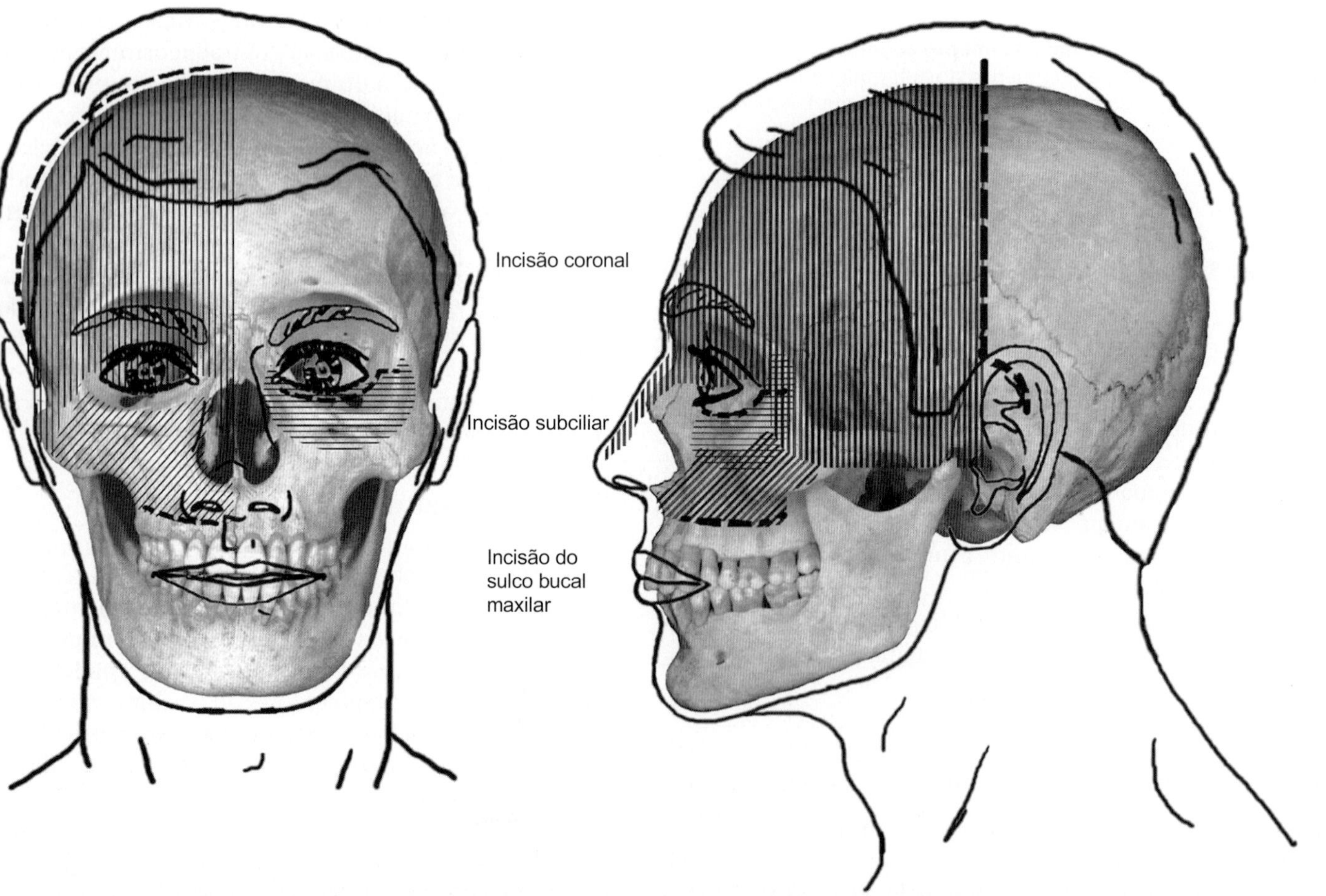

Figura 47-7. Acesso cirúrgico ao esqueleto facial superior. O crânio anterior e o acesso cirúrgico do esqueleto facial superior através das incisões do sulco bucal coronal, subciliar (transconjuntival) ou maxilar.

o deslocamento medial for suficiente, o arco interfere com o movimento do processo coronóide da mandíbula.

A chave para o tratamento das fraturas do arco zigomático é a apreciação da forma verdadeira do processo temporal do zigoma. Não forma um arco: em vez disso, tem a forma de um pilar flutuante, achatado em sua porção média, apoiando a projeção da face média a partir da base cranial (Figura 47-3).

As fraturas isoladas do arco são geralmente estáveis uma vez reduzidas, a menos que lateralmente deslocadas ou severamente cominuídas. Várias abordagens foram desenvolvidas para permitir o acesso limitado necessário para a redução das fraturas zigomáticas: Gillis (incisão temporal), Dingman (incisão no supercílio lateral), Keen (incisão do sulco bucal) e Lonthrop (transantral de Caldwell-Luc). O autor prefere a abordagem de Keen porque não deixa nenhuma cicatriz externa.

Uma incisão pequena, de 1 a 2 cm, é feita no sulco bucal maxilar, bem acima da mucosa alveolar, sobre o primeiro ou segundo molar. A incisão é realizada profundamente, abaixo da parede antral. Ao ser elevada subperiostealmente, numa direção súpero-posterior, a dissecção é feita ao redor do pilar maxilar lateral para o aspecto inferior da fossa temporal e profundamente ao zigoma. A dissecção é estendida posteriormente profunda ao arco zigomático. Geralmente, a fratura do arco pode ser facilmente palpada com um instrumento na incisão. Um levantador largo, rombo (p. ex., elevador de Gillis, som uretral) é introduzido sob o arco e utilizado para se aplicar uma força de redução lateral contra os dedos estabilizadores externamente do cirurgião. Similarmente, o corpo malar pode ser reduzido com o levantador posicionado mais anteriormente, sob o corpo do zigoma, e com uma força direcionada ântero-lateral, à medida que o cirurgião palpa as margens orbitais laterais e inferiores.

Essas técnicas exigem uma aplicação sutil da força de redução numa direção para reduzir e desimpactar o fragmento. Geralmente, apenas uma tentativa pode ser feita antes que os ligamentos periosteais que estabilizam a redução sejam interrompidos. Também é necessária uma longa experiência para avaliar precisamente a redução, que não pode ser prejudicada por um edema facial significativo.

Tratamento das Fraturas COZM

O acesso às margens orbitais inferior e lateral e assoalho orbital é obtido por meio de uma das incisões de acesso periorbital (o autor prefere a incisão subciliar ampliada). Uma incisão acessória no supercílio lateral ou pálpebra pode melhorar o acesso à margem orbital lateral superior. O acesso ao pilar zigomaticomaxilar lateral é obtido pela incisão do sulco bucal maxilar. O acesso ao arco zigomático, fossa temporal e órbita superior é obtido por abordagem coronal.

Para a maioria das fraturas COZM, apenas o acesso anterior (incisões do sulco periorbital ou sulco bucal) é necessário tanto para a redução quanto para a fixação estável de no mínimo duas áreas de fratura (pilar zigomaticomaxilar, margem orbital inferior, ou margem orbital lateral), o que geralmente proporciona uma estabilidade adequada. Para as fraturas que exigem uma reconstrução precisa do arco, tal como as fraturas marcadamente deslocadas, ou fraturas COZM que coexistem com outros padrões severos de fraturas médio-faciais (p. ex., as fraturas de NOE ou Le Fort III), o acesso ao arco é obtido por abordagem coronal (acesso posterior). Geralmente, é útil reconstruir primeiramente o arco, então a órbita externa e finalmente a órbita interna.

A reconstrução do arco depende do grau de fragmentação do arco e ao seu limite para as regiões temporal e malar. As fraturas mais simples do arco que justificam um tratamento aberto têm freqüentemente fraturas sagitalmente orientadas e podem ser rigidamente fixadas por uma técnica de parafuso de demora. Os arcos mais altamente fragmentados exigem fixação com placa, e quanto maior o grau de fragmentação, mais forte a placa deve ser. As fraturas segmentares mais largamente separadas podem ser reduzidas separadamente, geralmente com miniplacas (1,5 a 2,0 mm). Pode ser útil reduzir grosseiramente o fragmento maior malar e o estabilizar temporariamente no local com fios interósseos ou microplacas temporárias (nas margens orbitais lateral e inferior), de forma que o arco possa ser mais precisamente reduzido. As fraturas do arco altamente cominuídas podem ser atravessadas com placa de adaptação de 2,0 mm ou uma placa de minifragmentação mais forte (2,0 mm).

Em relação às fraturas anteriores das margens orbitais e pilar maxilar lateral, o fragmento malar maior é grosseiramente reduzido, se isso não tiver sido feito em conjunto com a reconstrução do arco. Isso pode ser feito com uma sonda romba ou levantador posicionado na fossa temporal, por cima ou por baixo do arco. Além disso, um instrumento de apreensão ósseo, tal como a pinça de Dingman, pode ser utilizado para prender a margem orbital lateral inferior de uma maneira que se evite o acesso que bloqueia as fraturas adjacentes da margem orbital. Alternativamente, um parafuso de Carroll-Girard ou fio de Kirschner pode ser posicionado no corpo malar para o controle do fragmento. Mesmo com acesso cirúrgico generoso, nem todos os pilares podem ser visualizados simultaneamente, Os fragmentos necessitam ser grosseiramente reduzidos e pelo menos temporariamente estabilizados na posição com os fios ou microplacas, permitindo a avaliação da precisão da redução.

A estabilização temporária é útil na fratura zigomaticofrontal e na margem orbital inferior. Os ajustes finais da posição óssea são então realizados, e, à medida que o fragmento malar maior é reduzido no alinhamento, o processo esfenóide do zigoma (parede orbital anterior lateral) atinge um alinhamento com a asa maior da esfenóide. Essa relação é um guia sensível tanto para a projeção malar quanto para a redução apropriada do arco e restabelece o volume orbital apropriado (confirmado pelo alinhamento apropriado da fratura zigomaticoesfenóide).

Com uma redução precisa do fragmento zigomático central maior, a fixação final pode prosseguir. O autor geralmente prefere começar com a fixação final (depois que o arco foi reconstruído) com fixação às margens orbitais, tanto na margem inferior quanto lateral, ou ambas). Isso pode ser realizado com microplacas (0,8 a 1,3 mm), e essas placas são geralmente utilizadas para a estabilização do fragmento temporário inicial. Após a estabilização da margem, a precisão da redução é confirmada pelo exame da fratura zigomaticoesfenóide e da fratura do pilar maxilar lateral. Se necessário, são feitos ajustes, às vezes exigindo uma revisão das placas da margem. Com uma redução precisa, o pilar maxilozigomático lateral é fixado. Devido ao fato de os tecidos moles sobrejacentes serem mais espessos aqui, uma placa maior, geralmente no formato de L, com 2,0 mm, é escolhida se não houver um defeito ósseo segmentar. A placa é posicionada posteriormente sobre o osso mais espesso da margem lateral do seio maxilar. A ramificação pequena da placa é aplicada na porção superior do alvéolo maxilar, acima dos ápices dos dentes posteriores.

Os defeitos ósseos de 5 mm ou mais do pilar maxilar lateral devem ser reconstruídos com um enxerto ósseo. O osso da calvária pode ser utilizado, fechado como um enxerto de espessura parcial através do reto de acesso coronal. Se esse osso forte for utilizado, ele pode substituir ou complementar a fixação com placa.

Depois que a órbita externa é reconstruída, a órbita interna é avaliada, já que ocorre freqüentemente, com redução do segmento lateral maior, um defeito significativo do assoalho, exigindo uma reconstrução para restaurar o formato e volume orbitais, conforme descrito posteriormente na seção de fratura em alçapão do assoalho da órbita.

Tratamento das Fraturas NOE

O padrão da fratura deve ser avaliado radiograficamente com imagens em TC axiais e coronais de corte fino, e as necessidades de exposição devem ser determinadas. Geralmente, os padrões NOE significativos exigem incisões de acesso coronal palpebral inferior e bilateral. O acesso limitado, mesmo através da ampliação de feridas existentes, é raramente adequado para a redução e fixação precisas. Para se obter um acesso adequado pela abordagem coronal, a dissecção subperiosteal em direção aos tetos orbitais e para baixo do dorso nasal é necessária. Na exposição cirúrgica, deve-se tomar cuidado para se evitar a interrupção da inserção do tendão cantal medial ao redor da fossa lacrimal e a lesão do sistema de drenagem lacrimal.

Uma decisão precoce que deve ser feita é se a redução posterior transnasal é necessária, com base no padrão da fratura, que pode não ser acessível até que seja diretamente examinado. Os padrões de fratura que apresentam fragmentos amplos cantais, centrais, grandes (*i. e.*, fraturas em monoblocos), não exigem redução transnasal. Em padrões mais altamente fragmentados de fratura, geralmente o fragmento central cantal pode ser identificado. Devido ao fato de a fixação às regiões circundantes ser totalmente anterior ao ligamento do tendão, é necessário um controle da distância interorbital com fios transnasais posicionados posteriormente (Figura 47-8). Esses fios devem ser posicionados, mas não apertados, antes da redução final de fragmentos NOE.

Cantopexia Transnasal

A redução transnasal pode ser necessária para o controle da distância posterior entre o canto medial e a rotação látero-anterior do segmento que contém a inserção do tendão cantal. Os fios transnasais devem ser posicionados posterior-

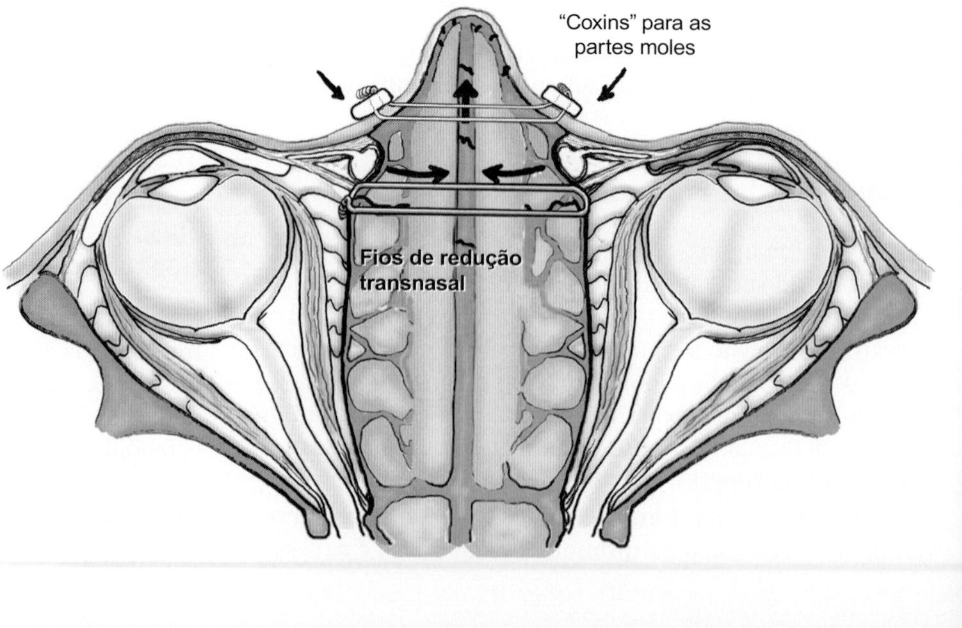

Figura 47-8. Fratura NOE reduzida. Fios de redução transnasais corretamente posicionados, posteriores à inserção do membro posterior do tendão cantal medial, restaurando a largura interorbital (a super-redução é impossível). Os pilares anteriores, transnasalmente estabilizados do tecido suave, adaptam os tecidos suaves nasoperiorbitais na concavidade naso-orbital (mas eles não reduzem as fraturas).

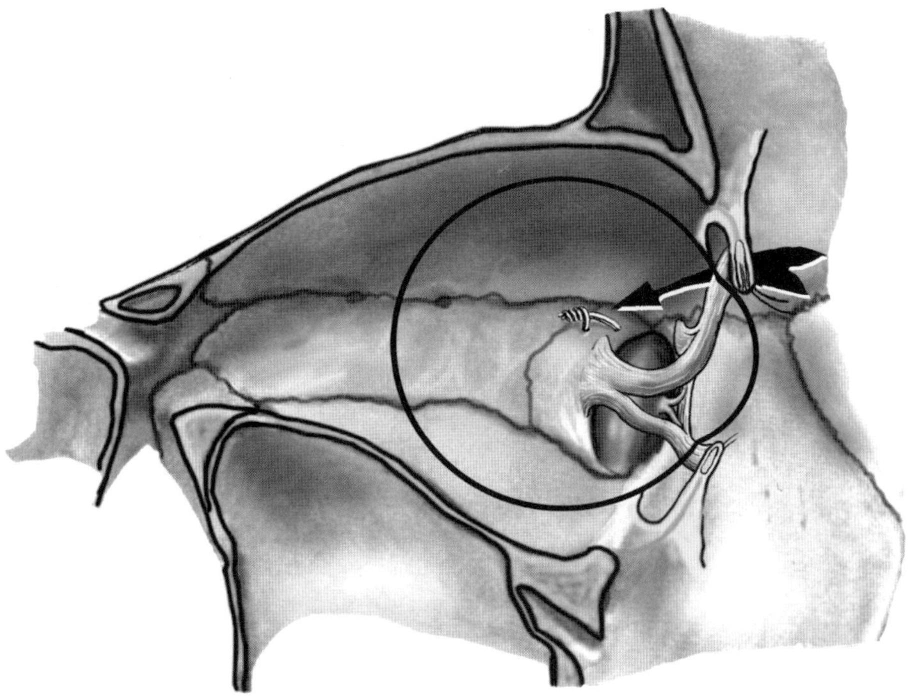

Figura 47-9. Canto lateral do aspecto lateral. Vetor póstero-medial de força *(seta)* posicionado nos tendões cantais mediais pelos fios de redução transnasais corretamente posicionados (posteriores e superiores à inserção do membro posterior do tendão cantal medial posterior na crista lacrimal posterior).

mente à inserção dos tendões cantais mediais (geralmente um tanto superior e posterior à fossa lacrimal) (Figuras 47-8 e 47-9). Isso é mais facilmente realizado após a exposição das fraturas, antes que as zonas circundantes sejam reduzidas e fixadas.

Os fragmentos cantais são identificados pelo acesso coronal. Idealmente, o ligamento cantal não deve ser destacado das inserções sobre as cristas lacrimais anterior e posterior na exposição e redução da região NOE. (Felizmente, o tendão é raramente destacado durante o dano inicial.) Isso requer uma dissecção precisa. Um vetor de força posteriormente direcionado, logo posterior ao aspecto anterior do globo, direciona o fragmento medial e posteriormente, adaptando as pálpebras contra o globo, restaurando a distância interorbital, e recriando a concavidade na junção cantal-nasal medial.

Os fragmentos cantais podem ser rotacionados lateralmente, para torná-los mais acessíveis para a escavação. Se possível, dois orifícios são posicionados nos fragmentos, antes da crista posterior da fossa lacrimal. Os orifícios de 1,0 a 1,5 mm são cavados nos fragmentos (atravessando a parede lateral do nariz). Dependendo da mobilidade e do tamanho dos fragmentos, pode ser mais fácil amarrar o par dos fios de redução manualmente. Ainda é necessário atravessar o septo, o que pode ser feito elevando ou removendo o dorso nasal (se fraturado). Se os fragmentos cantais não forem móveis o suficiente para se fazer isso, uma agulha de raquianestesia de calibre 18 curvada pode ser passada pela órbita, através do septo (por meio de pressão da mão) e, com um pouco de sorte, através do conjunto oposto de orifícios. Deve-se tomar cuidado para proteger o globo da agulha afiada. Com a agulha no local, um fio ou fios (fio de calibre 26 para a redução óssea e fio de calibre 28 para a readaptação do tecido suave) são amarrados através de uma órbita para o oposto, e a agulha é removida. Após posicionar os fios para a redução transnasal e a adaptação das partes moles, os fios podem ser puxados do caminho para permitir uma redução melhor e fixação esquelética das porções mais anteriores das fraturas NOE. Após a fixação esquelética externa, a atenção é voltada para os fios transnasais e o controle da distância interorbital posterior. É virtualmente impossível supercorrigir (diminuir) a distância interorbital. A distância cantal interna óssea em caucasianos deve ser de 16 a 23 mm, e devem ser adicionados 5 a 7 mm por lado da espessura do tecido mole, para um total de 26 a 37 mm.

Se o ligamento cantal realmente exigir um religamento, deve ser conectado a um conjunto adicional de fios de redução transnasal, que são passados posterior e superiormente à fossa lacrimal. Primeiramente, o ligamento é identificado e transfixado com sutura. Isso é feito por meio de uma incisão externa transversa pequena, medial à fissura palpebral. Essa sutura é passada para o aspecto interno da incisão coronal e para um conjunto separado de fios transnasais. Um reparo mais forte é feito transpassando-se o tendão por um orifício na órbita medial (de forma que o tendão cicatrize dentro do osso, ao invés de aderir à superfície óssea). Em alguns casos, o osso frágil dessa área é cominuto e o ponto de inserção do fio transnasal precisa ser reconstruído. Isso pode ser feito com um enxerto ósseo ou por um orifício numa placa de fixação posicionada convenientemente. O fio é então passado pelo enxerto ósseo ou um dos orifícios da miniplaca. Após completar o reparo esquelético, os fios cantais (um para cada tendão cantal) são apertados para reaproximar o ligamento cantal do osso lacrimal. A aplicação do enxerto ósseo orbital deve ser completada antes que o religamento cantal seja realizado; caso contrário, há uma tendência de desinserir o canto do olho. Se o ligamento cantal tiver sido parcialmente desinserido, deve ser completamente religado. Apertar esses fios de fixação do tendão é o último passo na aproximação das parte moles e requer um reposicionamento preciso do ligamento cantal ao esqueleto ósseo.

Devido à dissecção extensa geralmente necessária para expor e tratar essas fraturas, os coxins ("botões na pele") são úteis para moldar a pele nasal e medial cantal na convexidade contra a margem orbital e nariz. Isso pode ser mais bem realizado ainda com um outro par de fios transnasais leves (de calibre 28). Os fios devem ser posicionados quando os outros fios (orbitais) são posicionados. Depois dos reparos do tendão cantal e esquelético, os fios do botão de pele são direcionados através da pele e apertados sobre coxins de feltro ortopédico de 6,2 centímetros de espessura em gaze xeroforme. Os fios são apertados para desenvolver um vetor póstero-medial de força, reformando a concavidade dos tecidos moles do canto medial e junção nasal.

Reconstrução Óssea

Dependendo do grau de fragmentação e cominuição, a complexidade da série de fraturas deve ser simplificada com montagem temporária e estabilização com fios interfragmentares, reunindo a unidade NOE. Essa unidade pode então ser posicionada para restaurar a projeção anterior do rosto médio central e juntado aos pilares faciais periféricos superiormente ao osso frontal e inferiormente à margem infra-orbital e maxilar. Com as órbitas mediais anteriores reconstruídas, as regiões faciais adjacentes são reunidas ao rosto médio central restaurado. A fixação anterior com microplacas ou miniplacas é adequada. Para evitar o estiramento dos ligamentos do tecido mole dos fragmentos NOE, as placas espaçadoras longas da região frontal às margens orbitais inferiores ou maxilar devem ser evitadas.

Órbita Interna

Após a reconstrução do esqueleto externo, a inspeção da órbita média e inferior revela se existe necessidade de reconstrução interna. Os esforços são direcionados para restaurar o formato orbital e o volume. A localização do osso intacto atrás da órbita é determinada. Os enxertos ósseos ou material aloplástico podem então ser posicionados entre as margens reconstruídas e o osso intacto posterior.

No chão, uma margem de osso intacto está geralmente presente de 30 a 38 mm atrás da margem anterior. Essa margem pode ser facilmente encontrada se um explorador rombo for posicionado através da órbita no sino maxilar, contra a parede posterior do sino. O descolador é direcionado superiormente até o lado do sino da margem posterior ser localizado. Os enxertos ósseos ou implantes aloplásticos podem ser estruturados para espaçar o defeito entre a margem anterior reconstruída e a margem anterior. Conceitualmente, o osso intacto ao redor do defeito orbital interno deve ser identificado como um guia de modelamento e posicionamento dos enxertos ósseos ou implantes.

Na órbita média, a margem posterior intacta do osso está geralmente presente ou logo antes do forâmen etmoidal posterior. Os enxertos ósseos devem ser posicionados dessa área, estendendo-se anteriormente até que se identifique o sistema lacrimal. O contorno normal da órbita média é relativamente achatado no plano sagital.

Após o posicionamento de um enxerto ou implante intra-orbital, um teste de ducção forçada deve ser feita para assegurar que as partes moles periorbitais não sejam aprisionadas. A posição do globo deve ser avaliada. Entretanto, no final de um caso de fratura facial longa, o edema orbital torna sua avaliação menos confiável. O supercontorno da reconstrução orbital interna é realizado no ponto da proptose leve, compensando a resolução do edema e a reabsorção dos enxertos ósseos. A pressão ocular crescente deve ser evitada.

Reconstrução Nasal

Muitos padrões NOE de fratura interrompem o apoio esquelético do nariz. O esqueleto nasal é exposto através do acesso coronal durante a exposição para o tratamento das fraturas NOE. Se fragmentos nasais maiores estiverem presentes, eles são reduzidos e estabilizados com microplacas ou fios, e a glabela e o sino frontal são reconstruídos pela reunião óssea. Se houver falta de apoio septal, a aplicação de enxerto nasal dorsal é necessária para restabelecer a altura e a projeção anterior do nariz. Um enxerto ósseo também pode ser necessário no dorso nasal para aumentar a altura nasal, para suavizar o contorno nasal dorsal, ou para aumentar a projeção. É fixado na raiz nasal com uma miniplaca ou parafusos *lag*. As suturas não-absorventes suspendem o septo cartilaginoso para o enxerto dorsal. A ponta do enxerto é posicionada por baixo e entre os *domes* das cartilagens alares. Dessa maneira, uma ponta nasal suave, de aparência natural e concavidade *supratip* pode ser obtida. O osso ou costela craniais são as escolhas para enxertos; costelas são mais facilmente contornadas, mas os enxertos calvariais sofrem menos reabsorção. Ocasionalmente, os enxertos de cartilagem suporte caudal devem ser adicionados para recriar o apoio do tecido mole para a ponta nasal e columela. Para permitir um posicionamento preciso de um enxerto da ponta e provisão para o apoio da columela, uma abordagem da rinoplastia aberta é preferida. O uso de *splints* septais de Doyle com suturas reabsorvíveis transeptais ajuda a posicionar e suportar o septo intranasalmente após uma redução.

Administração das Partes Moles

O uso de coxins nas partes moles ajuda a aproximar a pele (que pode ter sido descolada) ao esqueleto nasoetmoidal ósseo. Eles ajudam a restabelecer o "vale naso-orbital" de Converse e prevenir o acúmulo de inchaço do tecido suave ou hematoma entre o esqueleto reconstruído e a pele (Figura 47-8). Os coxins utilizados devem ser protegidos com algodão ortopédico, enrolados com gaze xeroforme e embebidos com ungüento antibiótico. Devem ser limpos diariamente com peróxido de hidrogênio e removidos de uma a três semanas após a cirurgia. Esses "coxins de compressão", se mantidos limpos e não excessivamente apertados, não devem danificar os tecidos subjacentes. Esses coxins de compressão não têm função na manutenção da distância intercantal, que deve ser obtida com uma redução aberta interna (fios transnasais separados).

Fratura *Blowout* do Assoalho Orbital

As fraturas do soalho orbital com volume potencialmente alterado e as fraturas do assoalho com encarceramento de partes moles extra-oculares que limitam a movimentação ocular exigem um tratamento aberto. O acesso à metade inferior da órbita pode ser obtido através de uma das incisões da pálpebra inferior (o autor prefere a incisão subciliar estendida, apesar de o acesso transconjuntival estendido também ser útil).

Com acesso ao assoalho orbital, a dissecção subperiosteal é continuada posteriormente até que a área de dano seja circunscrita e a anatomia normal residual seja definida. A dissecção pode ser bem difícil nas áreas de cominuição.

A órbita é rudemente cônica no formato, com o ápice direcionado medialmente cerca de 4,5 a 5 cm posterior ao canto medial. O formato da órbita é complexo. Anteriormente, no nível da margem, o aspecto inferior da órbita é côncavo transversalmente, de alguma forma achatado, e bem convexo sagitalmente. Logo atrás da margem, o assoalho orbital torna-se côncavo, tanto transversal quanto sagitalmente. Cerca de metade do caminho para trás do ápice, o soalho achata-se transversalmente e se torna convexo, com uma proeminência sagitalmente. Essa proeminência, posterior ao pólo inferior do globo, é crítica para suportar a posição do globo na órbita interrompida. Os enxertos ósseos ou implantes aloplásticos devem ser configurados para restaurar o contorno. Posterior e lateralmente, o assoalho da fissura orbital inferior e fossa pterigóide cai. Medialmente, o assoalho se curva para cima, em direção ao ápice orbital.

A escolha do material para restauração da órbita interna continua controversa. O enxerto ósseo é extremamente bem tolerado e sua história de uso é bem provada. Entretanto, existe uma morbidade do local doador potencial (p. ex., concussão, sangramento intercranial, dano cerebral), e, pelo menos nas mãos do autor, há um potencial para uma reabsorção significante. O material Alloplast, seja na forma de malha metálica ou implante (titânio ou Vitallium) ou material sintético (MedPor), apresenta a vantagem de não precisar de nenhum local doador e não haver nenhuma reabsorção, mas é, de certo modo, mais suscetível à infecção e, se não estavelmente afixada à órbita óssea, sujeito à extrusão.

Após o modelamento apropriado e afixamento do enxerto ou implante na órbita, um teste de ducção forçada deve ser feito para assegurar que os tecidos moles orbitais não foram aprisionados.

Fechamento, Curativos e Drenos

Fechamento do Tecido Suave

Com uma exposição cirúrgica estendida do esqueleto facial e descolamento eficaz dos tecidos moles do esqueleto, deve-se direcionar a atenção à restauração dos pontos esqueléticos de ligamento para que os tecidos moles recriem as relações normais das partes moles no esqueleto subjacente durante a cicatrização (Figura 47-10). Sem tal suspensão do tecido mole para o posicionamento apropriado no esqueleto, a ptose das partes moles, especialmente à medida que o edema é curado, cria uma aparência exageradamente enrugada, cansada, velha.

A fáscia da bochecha (e coxim da gordura malar) ou extremidade periostal é ressuspensa através da sutura a margem orbital inferior lateral (prendendo-se através de um orifício perfurador na margem) ou a uma placa da margem orbital (com um fio permanente ou vagarosamente reabsorvível), criando um vetor súpero-lateral de força contra-agindo à ptose dos tecidos da bochecha, perda da proeminência da bochecha, e aprofundando a dobra nasolabial. A suspensão deve ser para a margem orbital e não para a pálpebra inferior, ou certamente resultará em ectrópio.

Se o tendão cantal lateral foi disenserido, é realizado remoção. O canto lateral é isolado e um fio de sutura forte, permanente (3-0 Mersilene ou Prolene) é passado através do tendão e ligado a um fio de aço ou passado através de um orifício perfurado na margem lateral ou orifício da placa. Isso deve ser feito para criar um vetor de força posterior ou de alguma forma superior, direcionando o canto e a pálpebra inferior lateral e posteriormente contra o globo. O ponto de inserção geralmente não deve ser no aspecto anterior de margem, mas 2 a 3 mm posterior à margem (geralmente dentro da margem). O ponto de inserção deve ser 3 a 4 mm superior ao ligamento original no tubérculo de Whitnall para acomodar um relaxamento inevitável da reinserção.

Quando uma incisão transconjuntival ampliada é utilizada, o membro inferior dividido do canto lateral é cuidadosamente reinserido ao ligamento preservado do membro superior do tendão cantal.

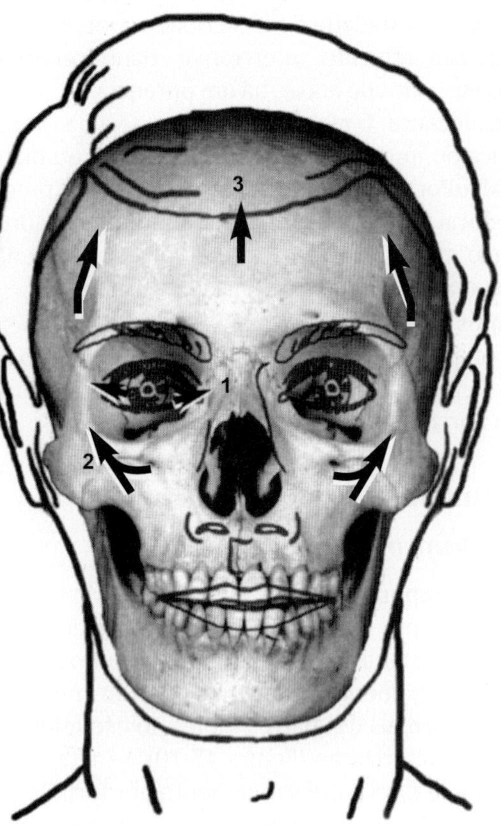

Figura 47-10. Reinserção dos tecidos moles a pós-redução. Após a exposição, redução e fixação das fraturas faciais superiores, é essencial recriar diversas áreas importantes de inserção dos tecidos moles para o esqueleto reconstruído. 1, inserção apropriado de posições dos tendões cantais palpebrais e os adapta ao globo; 2, ligamento do rim orbital inferior lateral do periósteo da bochecha inferior; 3, gálea frontal e temporal e ligamento fascial.

Num nível mais superficial, o fechamento da pele da pálpebra inferior tende a formar um espaço morto tetraédrico sobre a margem orbital lateral. Isso deve ser obliterado por religar o aspecto inferior do músculo ocular orbicular do retalho inferior dissecado para o periósteo da margem superior. Essa manobra cria um estreitamento da pálpebra inferior, ajudando a aproximá-la do globo.

Os tecidos moles da testa, regiões frontais e temporais devem ser suspensos para evitar a ptose da fronte e da sobrancelha e concavidade temporal. Lateralmente, as extremidades incisadas da fáscia temporal devem ser ressuturados à extremidade posterior, criando vetores súpero-laterais de força, redobrando os tecidos da testa temporais e laterais. A aponeurose da gala medial deve ser aproximada à extremidade de corte posterior para criar um vetor superior para a área frontal central.

Curativos

Os curativos para a maioria dessas incisões faciais podem ser tão simples, a ponto de utilizar-se somente ungüento antibiótico. Os ungüentos baseados em petróleo tendem a manter a suavidade do incrustamento inevitável nas linhas de sutura e diminuir a colonização microbiológica desses ferimentos. Os ungüentos oftalmológicos devem ser utilizados para as incisões da pálpebra.

O edema periorbital freqüentemente intenso pode comprometer o fechamento da pálpebra, e suturas de Frost, da pele da pálpebra inferior (posicionada lateral ao limbo lateral da córnea) amarrado à pele da testa frontal lateral, são úteis para assegurar a proteção da córnea. Para evitar a exposição corneal franca, uma tarsorrafia é útil.

As incisões coronais tendem a apresentar uma drenagem serossanguínea e são cobertas com ungüento antibiótico e gaze não aderente (xeroforme) e um curativo volumoso, absorvente (gaze enrolada Kerlix) durante um ou dois dias.

Os danos nasais podem ser imobilizados externamente, e os danos septais significativos podem ser tratados com *splints* septais intranasais (Doyle II ou revestimento silástico com suturas reabsorvíveis transeptais) e curativo nasal. O crescimento bacteriano pode ser reduzido com a impregnação de ungüento antibiótico, mas o curativo ainda deve ser mudado a cada dois ou quatro dias, e os *splints* septais removidos em cinco a sete dias.

Drenos

O autor rotineiramente utiliza drenos somente para a incisão coronal. Um dreno laminar de tamanho grande *(i. e.,* dreno plano de Jackson-Pratt ou Blake de 10 mm) é posicionado na extensão retroauricular da incisão coronal ou em uma ferida incisada separada no couro cabeludo. Os drenos não são posicionados se houver uma fístula de fluido cerebroespinhal ou se houver uma craniostomia com um reparo dural. O dreno ou drenos são geralmente removidos no segundo dia pós-operatório ou quando a drenagem for menor que 30 ml/dia.

Ocasionalmente, em casos com sinusite ou prejuízo suspeito da drenagem antral, um pequeno segmento de dreno de Penrose é deixado através da incisão do sulco bucal para o antro maxilar. Este é suturado no local para prevenir a aspiração e pode ser removido em alguns dias.

Cuidado Pós-Operatório

Cuidado da Ferida

Muitas incisões faciais e feridas tendem a produzir um exsudato seroso, que forma uma crosta que é retida por suturas e pêlos faciais. A crosta causa irritação, é colonizada por microorganismos, e torna a remoção da sutura mais difícil. A limpeza minuciosa das feridas faciais para remover essa crosta, com dobra a meio peróxido de hidrogênio ou solução salina, é útil, à medida que se continua com a aplicação de ungüento antibiótico.

O edema periorbital pós-operatório intenso responde bem à elevação da cabeça e o uso de compressas de água gelada. Um bolo de gaze ou compressa é umedecido numa tigela de água gelada mantida ao lado da cama, torcida, e então aplicada sobre os olhos. Se a área facial for mantida seca, o bolo de gaze pode ser posicionado numa bolsa plástica ou embrulhado num plástico. Também, freqüentemente, o filme de lágrimas é alterado por algum tempo após a cirurgia da pálpebra, e o uso de lágrimas artificiais ou lubrificantes oftalmológicos é útil.

O fechamento da pálpebra e a proteção corneal devem ser assegurados nos primeiros dias após a cirurgia. Pode ser necessário microporar temporariamente ou suturar as pálpebras juntas ou ocluir o olho para prevenir a desidratação corneal.

Se não amplamente raspado pré-operatoriamente, o couro cabeludo pode ser lavado com peróxido de hidrogênio ou xampu 48 a 72 horas após a incisão coronal ter sido fechada, para iniciar o processo de remoção do sangue coagulado do cabelo.

Avaliação Pós-Operatória

Para resultados ótimos, a avaliação pós-operatória é um passo crítico para cada paciente. Tal avaliação sistemática dos resultados é essencial no processo de aprendizado para o cirurgião.

Inicialmente, no quarto de recuperação, mesmo com uma recuperação parcial da anestesia, um rápido exame físico da visão dever ser feito. Para pacientes sedados, o exame da resposta pupilar a uma luz forte com resposta consensual dá uma rude indicação de caminhos aferentes e eferentes intactos. Mesmo se as pálpebras não puderem ser abertas, uma luz brilhante geralmente permite uma resposta de contração. A acuidade visual diminuída ou perda da percepção de luz (especialmente se acompanhada por dor orbital severa inesperada), pressão ocular aumentada e proptose são sinais graves, sugestivos de pressão intraorbital perigosamente aumentada, hematoma retrobulbar, edema, enxerto ou implante excessivamente contornado. A pronta intervenção é necessária para preservar a visão.

A avaliação radiológica pós-operatória é um passo essencial na avaliação do sucesso da reconstrução facial, ganhando a apreciação de técnica cirúrgica e avaliando resultados menos ótimos. Tal avaliação radiológica do pós-tratamento é o padrão de cuidado no tratamento ortopédico; os cirurgiões maxilofaciais não devem aceitar um padrão inferior.

Reabilitação Terapêutica

Devido ao fato de o esqueleto facial superior reconstruído ser primariamente estrutural, existe um pequeno papel para a terapia ocupacional pós-tratamento ou física ou reabilitação das fraturas faciais. Certamente, os danos do SNC, danos oculares e fraturas que alteram a oclusão ou danos da função da junta temporomandibular podem apresentar sérias seqüelas e podem-se beneficiar dessas intervenções.

Cuidado de Acompanhamento

O cuidado de acompanhamento para os danos faciais superiores pode ser dividido em períodos inicial e tardio. O cuidado inicial é o mesmo para a maioria das outras intervenções cirúrgicas e inclui uma avaliação de resultados; remoção das suturas da pele, grampos e drenos; avaliação da cicatrização da ferida inicial. Felizmente, com uma intervenção inicial e boa técnica cirúrgica, tais problemas tendem a ser menores e os problemas severos tendem a ser raros. O FIM utilizado para suplementar a fixação das fraturas faciais superiores, higiene oral, ajuste do FIM, liberação do FIM e reabilitação pós-FIM devem ser feitos conforme descrito no Capítulo 46 nas fraturas mandibulares.

O acompanhamento tardio consiste primariamente de observação observada em busca de seqüelas indesejadas da intervenção cirúrgica (*i. e.*, ectrópio da pálpebra inferior) e das fraturas faciais (*i. e.*, enoftalmo, má união).

PREVENÇÕES: ERROS COMUNS

Provavelmente, o erro mais comum no tratamento das fraturas faciais superiores é a redução óssea imprecisa. Parece haver uma tendência profunda para aceitar a exposição cirúrgica inadequada. Muito comumente, a precisão tridimensional atual da redução não é apreciada por este acesso limitado. Existe uma tendência maior de fixar fragmentos no local do que precisamente os reduzir antes da fixação. Os fragmentos imprecisamente reduzidos, quando fixados em mau alinhamento, não se corrigem. A falência em restaurar a projeção facial resulta numa face superior alargada. Um outro erro comum é o uso de uma fixação inadequada. As placas pequenas, maleáveis (e por conseqüências facilmente adaptáveis), de fixação, são deformadas, ou os parafusos no osso fino são afrouxados, portanto não conseguindo manter a redução, especialmente nos vãos ósseos e áreas de cominuição.

A administração inadequada do tecido mole (má posição dos tecidos moles), que é mais freqüentemente causada pela falência em restaurar o envelope de tecidos moles propriamente no esqueleto facial reconstruído, também contribui para o desfiguramento facial. Os tecidos moles devem ser reposicionados no esqueleto e suspensos para o esqueleto médio-facial em diversas áreas essenciais.

CONCLUSÃO

O tratamento das fraturas faciais superiores continua desafiador. Hoje em dia, um bom resultado para o tratamento da fratura facial deve ser considerado não menos que uma união óssea em acidentes, com uma recuperação total da função, incluindo uma oclusão funcional estável com uma extensão da junta temporomandibular de movimento. A sensibilidade facial e a função motora devem estar intactas, e não deve haver nenhuma cicatriz desfigurante aparente.

O tratamento ótimo dos padrões algumas vezes desorientado e a complexidade das fraturas faciais superiores são baseados na compreensão e aplicação de relativamente poucos princípios: a biologia do osso e a cicatrização da fratura, a anatomia do esqueleto facial e o envelopamento dos tecidos suaves, e técnicas de fixação da fratura. O cirurgião proficiente que trata de tais fraturas necessita de um variado número de técnicas no seu armamento cirúrgico e ter conhecimento da instrumentação necessária para estas técnicas. A demonstração de imagem pós-operatória é essencial para avaliar a precisão da redução.

Os resultados ótimos podem ser confiavelmente obtidos pela aderência de princípios testados pelo tempo. Entretanto, os métodos e materiais continuam a evoluir, e devem melhorar o cuidado ao paciente e o resultado.

Leituras Selecionadas

Clark NL. Frontal sinus fracture management. Presented at Advances and controversies in craniofacial trauma. Symposium, November 21, 1993, Dallas, Texas.

Clark NL. Midface fractures: subunit principles of reconstruction. Presented at the American Association of Plastic Surgeons Annual Meeting, May 3, 1995, San Diego, California.

Clark NL, Birely B, Manson PN, et al. High-energy ballistic and avulsive facial injuries: classification, patterns, and an algorithm for primary reconstruction. *Plast Reconstr Surg* 1996;98:583-601.

Clark NL, Manson PN. Complications of maxillofacial trauma surgery. In: Eisele DW, ed. *Complications in Head and Neck Surgery.* Baltimore: Mosby, 1993.

Clark NL, Manson PN, Sargent L. Panfacial fractures: improving results in midface fracture treatment. Presented at the American Society of Plastic and Reconstructive Surgeons Annual Meeting, October 8, 1995, Montreal, Canada.

Clark NL, Manson PN, Sargent L. Zygomatic fractures: improving results in midface fracture treatment. Presented at the American Society of Plastic and Reconstructive Surgeons Annual Meeting, October 8, 1995, Montreal, Canada.

Converse JM, Smith B. Naso-orbital fractures and traumatic deformities of the medial canthus. *Plast Reconstr Surg* 1996;38:147-162.

Dingman RO, Natvig P. *Surgery of Facial Fractures.* Philadelphia: WB Saunders, 1964.

Ellis E, Zide MF. *Surgical Approaches to the Facial Skeleton.* Baltimore: Williams & Wilkins, 1995.

Evans GR, Clark NL, Manson PN. Identification and management of minimally displaced nasoethmoidal orbital fractures. *Ann Plast Surg* 1995;35:469-473.

Evans GR, Clark NL, Manson PN, Leipziger LS. Role of mini- and microplate fixation in fractures of the midface and mandible. *Ann of Plast Surg* 1995;34:453-456.

Gruss JS. Complex nasoethmoid-orbital and midfacial fractures: role of craniofacial surgical techniques and immediate bone grafting. *Ann Plast Surg* 1986;17:377-390.

Gruss JS, Phillips JH. Complex facial trauma: the evolving role of rigid fixation and immediate bone graft reconstruction. *Clin Plast Surg* 1989;16:93-104.

Knight JS, North JF. The classification of malar fractures: an analysis of displacement as a guide to treatment. *Br J Plast Surg* 1961;13:325-339.

Leipziger LS, Manson PN. Nasoethmoid orbital fractures: current concepts and management principles. *Clin Plast Surg* 1992;19:167-193.

Lisman RD, Barna N, Smith BC. Internal orbital fractures: controversies in the surgical decision. *Prob Plast Reconstr Surg* 1991;1:365.

Manson PN. Facial injuries. In: McCarthy JG, ed. *Plastic Surgery.* Philadelphia: WB Saunders, 1990.

Manson PN, Markowitz B, Mirvis S, et al. Toward CT-based facial fracture treatment. *Plast Reconstr Surg* 1990;85:202-212.

Markowitz BL, Manson PN. Panfacial fractures: organization of treatment. *Clin Plast Surg* 1989;16:105-114.

Markowitz BL, Manson PN, Sargent LA, et al. Management of the medial canthal tendon in nasoethmoid orbital fractures: the importance of the central fragment in classification and treatment. *Plast Reconstr Surg* 1991;87:843-853.

Paskert JP, Manson PN. The bimanual examination for assessing instability in naso-orbito-ethmoidal injuries. *Plast Reconstr Surg* 1989;83:165-167.

Paskert JP, Manson PN, Illiff NT. Nasoethmoidal and orbital fractures. *Clin Plast Surg* 1988;15:209-223.

Phillips JH, Gruss JS, Wells MD, Chollet A. Periosteal suspension of the lower eyelid and cheek following subciliary exposure of facial fractures. *Plast Reconstr Surg* 1991;88:145-148.

Rohrich RJ, Watumull D. Comparison of rigid plate versus wire fixation in the management of zygoma fractures: a long-term follow-up clinical study. *Plast Reconstr Surg* 1995;96:570-577.

Rowe NL, Killey HC. *Fractures of the Facial Skeleton.* 2nd ed. Edinburgh: E & S Livingstone, 1970.

Rowe NL, Williams JLI. *Maxillofacial Injuries.* 2nd ed. New York: Churchill Livingstone, 1994.

Sargent LA. Nasoethmoid orbital fractures. *Prob Plast Reconstr Surg* 1991;1:426.

Stranc MF, Robertson GA. A classification of injuries of the nasal Skeleton. *Ann Plast Surg* 1979;2:468-474.

Ungley HG, Suggit SC. Fractures of the zygomatic tripod. *Br J Surg* 1944;32:287.

Watumull D, Rohrich RJ. Zygoma fracture fixation: a graduated anatomic approach to management based on recent clinical and biomechanical studies. *Prob Plast Reconstr Surg* 1991;1:350.

Capítulo 48

Reconstrução dos Defeitos Orbitais

Michael P. Grant ♦ Nicholas T. Iliff ♦ Paul N. Manson

A correção cirúrgica dos defeitos orbitários pós-traumáticos é um dos procedimentos mais desafiadores na reconstrução facial. O progresso observado no tratamento dos traumatismos da órbita evoluiu dos princípios de exposição e reposicionamento segmentar proposto por Tessier no manejo das anomalias congênitas e traumáticas até os métodos contemporâneos de reparação facial pós-traumática. Um profundo conhecimento da anatomia da órbita é imprescindível para que o tratamento cirúrgico destes problemas seja bem-sucedido. O planejamento cirúrgico deve basear-se na avaliação detalhada de partes moles, do esqueleto facial e do sistema visual, combinada a cortes coronais e axiais de uma tomografia computadorizada de alta resolução. Devido à geometria única da órbita, pequenos erros na reconstrução podem produzir resultados subótimos, tanto funcionais como cosméticos. O sucesso final ou falha do procedimento depende da execução correta do planejamento terapêutico, reposicionamento da parte óssea da órbita e correção do deslocamento e alteração da forma das partes moles.

Conceitualmente, a órbita pode ser modelada como uma pirâmide ou um cone de base elíptica. Este modelo conceitual pode ser subdividido em três segmentos: (1) anterior, representado pelo rebordo orbitário; (2) médio; e (3) posterior. O rebordo orbitário consiste de três partes, o segmento médio de quatro e o posterior de apenas uma parte (Figura 48-1). Traumas de força suficiente para causar danos à órbita geralmente produzem lesões do rebordo orbitário e do segmento médio.

O rebordo orbitário (órbita anterior) divide-se em três partes: o zigoma, lateral e inferiormente, a porção supra-orbitária, superiormente, e a porção nasoetmoidal, medialmente (Figura 48-1). Posterior ao rebordo, a geometria da órbita e as inter-relações anatômicas entre as várias partes tornam-se cada vez mais complexas. O segmento médio da órbita contém quatro subdivisões: o teto, a parede lateral, a parede medial e o assoalho (Figura 48-1). O contorno do teto, que se estende posteriormente, apresenta uma dupla curvatura superior, ambas de medial para lateral e uma no sentido ântero-posterior. O assoalho, ao contrário, é inicialmente côncavo e logo posterior ao globo ocular, torna-se convexo, inclinando-se superiormente num ângulo de 30° e criando (com a parede medial) uma zona de constrição pós-bulbar (Figura 48-1). Continuando, combinando com a inclinação medial do assoalho em aproximadamente 45° , e num sentido de lateral para medial, há a formação de uma "saliência ínfero-medial", quando o assoalho encontra a parede medial vertical. Esta saliência ínfero-medial é o determinante crítico da posição do globo ocular, sendo esta referência da arquitetura ocular freqüentemente esquecida na correção de lesões desta área. A parede medial da órbita é formada por uma delgada placa orbitária do osso etmóide, o qual inicialmente se projeta para dentro logo posteriormente ao globo. O forâmen etmóide posterior passa ao longo da parede medial e marca os limites entre os segmentos médio e posterior e deve alertar o cirurgião da proximidade do nervo óptico (Figura 48-1). Deve-se lembrar ainda que este forâmen é um marco de localização da última placa óssea intacta ao lado da parede medial, o que pode facilitar a colocação de implantes durante a reconstrução orbitária. A parede lateral é a mais resistente de todas e é composta pelo processo orbitário do zigoma e a grande asa do esfenóide. O segmento posterior é composto de uma delgada placa óssea, além de incorporar o forâmen óptico e as fissuras orbitárias superior e inferior.

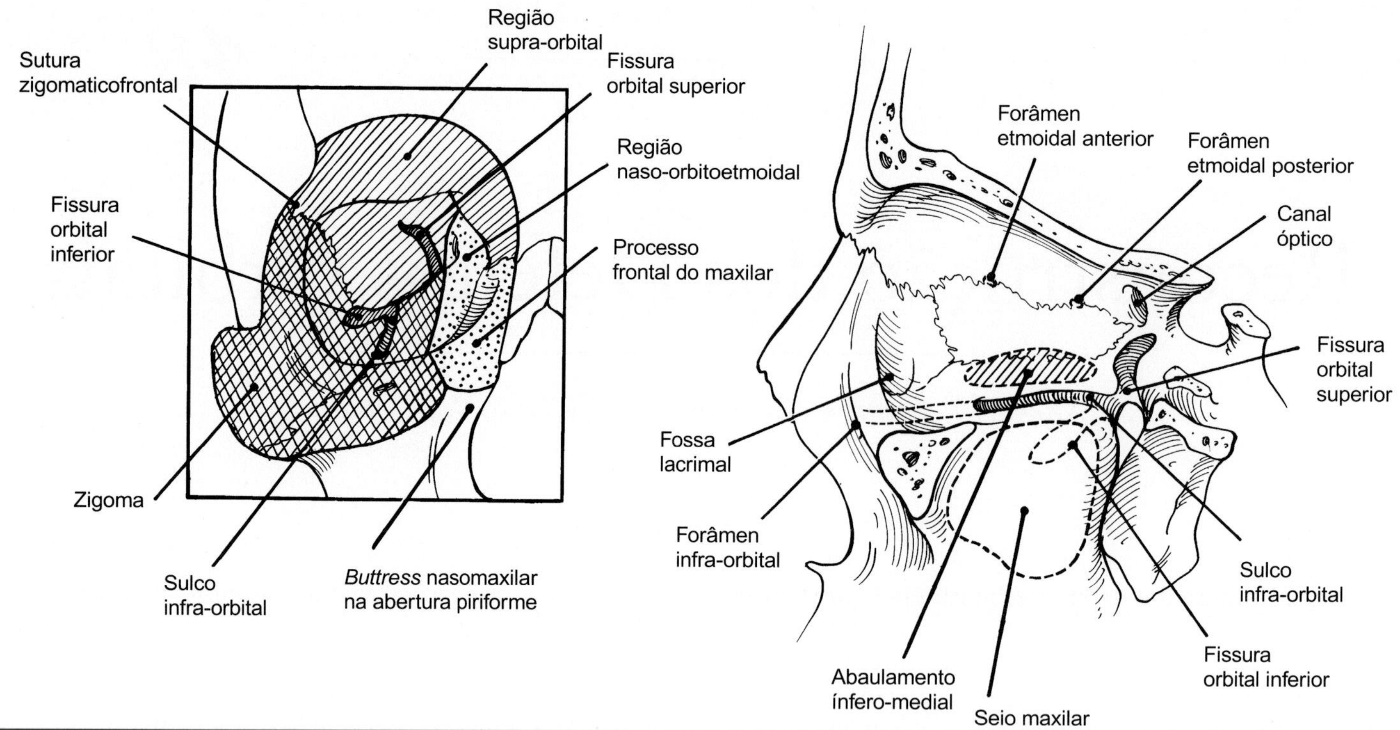

Figura 48-1. O segmento orbitário anterior pode ser dividido em três partes: primeiro, o zigoma, da sutura zigomaticofrontal ao promontório nasomaxilar do forâmen piriforme; segundo, o supra-orbital, da sutura zigomaticofrontal até o processo frontal da maxila; terceiro, região naso-orbitoetmoidal do processo frontal ao rebordo orbitário inferior, estendendo-se do promontório nasomaxilar até o forâmen piriforme. Há alguns marcos importantes na parede medial da órbita: movendo-se no sentido ântero-posterior, a fossa lacrimal encontra-se logo atrás do rebordo medial. O forâmen etmoidal anterior fica no encontro do etmóide com o osso frontal, aproximadamente 20 a 25 mm posterior ao rebordo orbitário. Seguindo posteriormente, o forâmen etmoidal posterior é encontrado 30 a 35 mm posterior ao rebordo orbitário. Dissecções posteriores ao forâmen etmoidal posterior não são recomendáveis pois o canal óptico com o correspondente nervo encontra-se logo a seguir. O forâmen etmoidal posterior também marca a localização aproximada da lâmina posterior da parede remanescente do seio etmóide, geralmente intacta nos traumas e que pode ser usada nas reconstruções com implantes ou enxertos ósseos. Na junção do assoalho de órbita com a sua parede medial (entre o forâmen etmoidal anterior e o forâmen etmoidal posterior medialmente) encontra-se a saliência ínfero-medial.

Imediatamente posterior ao rebordo orbitário encontra-se a fossa nasolacrimal. Posteriormente, o assoalho da órbita é composto primariamente pelo teto do seio maxilar. A região mais freqüentemente comprometida nas fraturas de assoalho de órbita é no sentido de medial à fissura orbitária inferior. Inferiormente, a placa posterior é encontrada entre 30 e 35 mm posterior ao rebordo orbitário.

A forma e o volume da órbita óssea determinam a posição do globo e do conteúdo periorbitário; entretanto, a acurácia com o que o rebordo e as paredes são reconstruídas irá determinar o sucesso da correção cirúrgica. Já que o volume da órbita é de 30 a 35 ml, mudanças pequenas (aproximadamente 10%) podem causar mudanças na posição do globo ocular. A forma da órbita pode ser modelada como um cone, e o volume de uma estrutura cônica é determinado pela relação $\pi r^2 \times 1/2\ h$ (Figura 48-2). Entretanto, as considerações mais importantes ao determinar o volume são o raio do cone (a posição do rebordo) e a altura do cone (extensão ântero-posterior) da órbita. Segue-se então que deslocando ou rodando o rebordo somente poucos milímetros, aumenta-se o volume da órbita significativamente, porque, na fórmula, o raio é elevado ao quadrado. Deslocando-se o rebordo inferiormente ou fazendo o mesmo com uma das paredes internas também se causa um aumento de volume da órbita, numa escala linear; o total do aumento de volume é aproximadamente igual à área de deslocamento multiplicada pelo total de deslocamento. O volume isoladamente não é o maior determinante da posição do globo ocular ou da aparência do conteúdo orbitário. O formato das paredes orbitárias é também importante e determina a aparência das partes moles envolvidas no trauma.

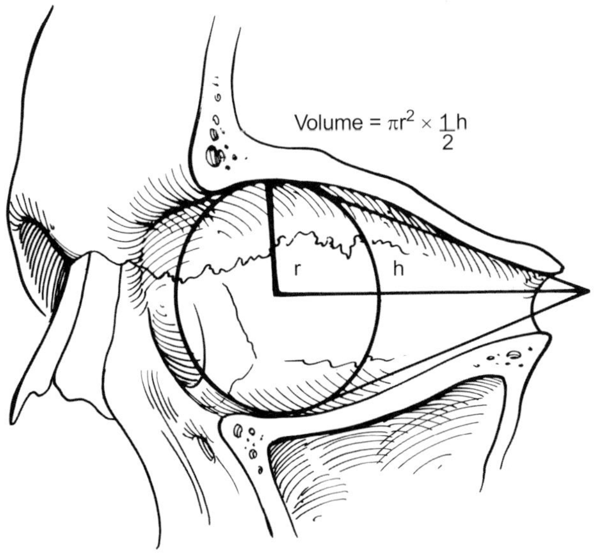

Figura 48-2. O volume de cada órbita é de aproximadamente 30 cm³ e tem um formato de cone. O volume desta estrutura cônica pode ser determinado pela fórmula $\pi r^2 \times 1/2$ h. A posição do rebordo orbitário determina o raio do cone. Pequenas diferenças na posição do rebordo afetam o volume da órbita.

Além da necessidade da restauração acurada da integridade do esqueleto facial, o cirurgião deve estar atento às complexas inter-relações existentes entre os ossos, as partes moles e o globo ocular. O globo é suspenso pelas partes moles, sustentado por um grupo de ligamentos de dimensões muito variáveis e esticados entre as paredes ósseas, sendo os ligamentos cantais medial e lateral os mais robustos (Figura 48-3A). Fraturas orbitárias podem resultar em rupturas de ligamentos que podem levar à extrusão da gordura intraconal, reduzindo efetivamente o suporte do globo ocular, podendo ainda ocorrer um distúrbio no suporte à pálpebra. Geralmente as partes moles acompanham o deslocamento ósseo, desenvolvendo um padrão de cicatrização interna, o que dificulta seu reposicionamento original. Este fenômeno torna-se problemático nas reconstruções orbitárias tardias, quando, ao se reposicionar as partes moles, pode-se obter uma imediata melhora na posição do globo mas que não se mantém caso não haja um bom suporte ósseo ou seja colocado um material aloplástico que preencha as perdas. Às vezes, os implantes podem funcionar como agentes inibidores destes processos cicatrizantes das partes moles, levando literalmente a empurrar o globo à posição desejada.

Enoftalmia pós-traumática é um defeito funcional e cosmético de difícil correção e geralmente multifatorial, mas cujo mecanismo preciso de instalação ainda não é totalmente conhecido. Várias teorias tentam explicar o fato, incluindo aumento do volume ósseo, atrofia gordurosa, contratura de partes moles, fibrose, influências neurogênicas e perda de suporte ligamentoso. Estudos sugerem que o mecanismo de instalação da enoftalmia pós-traumática em órbitas não-operadas envolve o deslocamento do tecido orbitário, ocorrido provavelmente pela disrupção da integridade dos ligamentos de partes moles, dentro de uma alargada cavidade orbitária. Observações recentes sugerem que as causas de uma enoftalmia residual após reconstruções orbitárias podem não ser totalmente resultantes do mesmo mecanismo e outros estudos são necessários para responder estas questões. O conceito atual é de que órbitas submetidas à reconstrução podem apresentar mais atrofia que aquelas que não foram operadas.

Desde que a enoftalmia primária pós-traumática esteja relacionada diretamente com o aumento do volume orbitário, parece lógico que se possa determinar o grau de enoftalmia que será criado por um trauma específico se se puder calcular o volume e, por meio disto, possibilitar um planejamento terapêutico para estes pacientes portadores de fraturas orbitárias. Outros estudos têm demonstrado que um aumento de 1 cm³ no volume orbitário irá provocar aproximadamente 1 mm de enoftalmia. Além disso, determinou-se que, para se causar mais de 3 mm de enoftalmia, que a maioria dos pacientes considera como intolerável, são necessários apenas 13% de aumento no volume orbitário. Estas relações foram obtidas em pacientes que apresentavam somente fraturas isoladas do assoalho ou da parede medial da órbita, não estando claro ainda se são válidas em fraturas extensas ou naqueles já submetidos a procedimentos cirúrgicos corretivos fracassados. Entretanto, acredita-se que se possa desenvolver uma estratégia sistemática, talvez computadorizada, para avaliar e predizer manobras terapêuticas exatas aplicáveis em casos específicos de fraturas de assoalho ou parede medial de órbita e assim conseguir prever qual delas produzirá os melhores resultados.

AVALIAÇÃO DO TRAUMATISMO

O planejamento cirúrgico deve basear-se no exame físico cuidadoso e numa avaliação radiológica completa. No exame físico, é obrigatória a análise detalhada das partes moles e do componente ósseo (Figura 48-3B). O exame das partes moles verifica a posição das sobrancelhas, pálpebras e os cantos medial e lateral em três dimensões, relacionando-os com os achados do lado contralateral. A presença de deformidade no sulco supratarsal indica que alguma pressão deve ser feita ao longo da parte inferior da órbita, logo atrás da mesma no sentido de forçar a gordura orbitária superior contra o teto e assim causar a protrusão do olho, corrigindo a deformidade. O comprimento e a largura da fissura palpebral, bem como a posição e o deslocamento de vários componentes das partes moles, como por exemplo a gordura da eminência malar e o músculo zigomático maior, devem ser corretamente avaliados e comparados bilateralmente. Em muitos traumatismos orbitários agudos, bem como naqueles com dissecções subperiosteais prévias, onde os tecidos

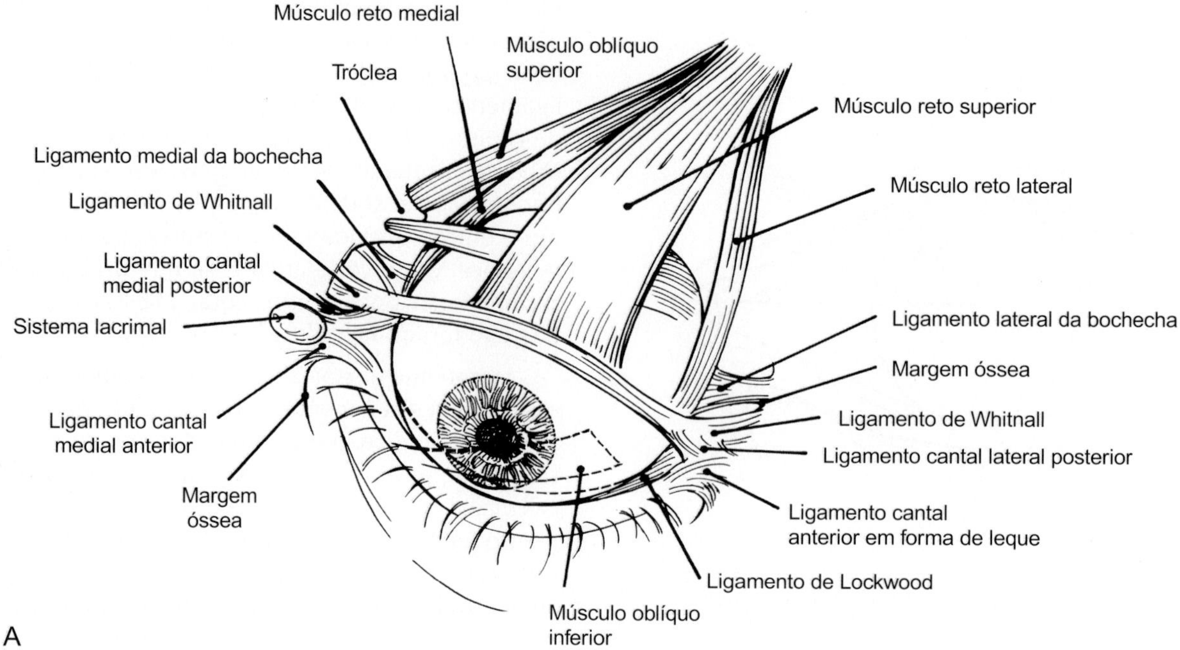

Figura 48-3. A, o globo ocular está suspenso pelas partes moles por um feixe de ligamentos de vários tamanhos estirados entre as paredes ósseas da órbita. O ligamento cantal medial insere-se na margem medial das placas tarsais superior e inferior. Este ligamento bifurca-se, formando uma ramificação anterior e outra posterior, sendo a primeiro a mais espessa. Esta ramificação anterior insere-se no processo frontal da maxila, através do osso nasal; uma porção profunda insere-se na delgada crista lacrimal posterior, anterior à inserção do septo orbitário e lateral ao globo ocular.

O ligamento cantal lateral também se divide em ramificações anterior e posterior. O complexo cantal lateral insere-se na face orbitária interna do zigoma na forma de um leque. A ramificação posterior insere-se no tubérculo de Whitnall e encontra-se superiormente com o corno lateral do elevador da aponeurose. Inferiormente, encontra-se com o ligamento de Lockwood, ou um feixe de fáscia estendendo-se do zigoma, caminhando sob o globo ocular e inserindo-se na borda inferior da ramificação posterior do tendão cantal medial. O ligamento de Lockwood está intimamente associado com a fáscia capsulopalpebral, um dos folhetos do músculo reto inferior e com a cápsula de Tenon. Superiormente, o globo ocular está suspenso pelo ligamento de Whitnall da tróclea e através da glândula lacrimal até a parede orbitária lateral; o ligamento de Whitnall está intimamente relacionado com a fáscia dos músculos reto superior e dos elevadores e com a cápsula de Tenon. Um suporte adicional é dado pelos ligamentos *check* medial e lateral, os quais, junto com o septo orbitário, inserem-se no osso lacrimal e zigoma. Este feixe ligamentoso originado na gordura intra e extraconal fornece mais um suporte ao globo ocular.

moles não foram bem reposicionados com relação ao esqueleto, as partes moles podem migrar inferior e medialmente. Esta migração produz um efeito que acentua a deformidade do deslocamento posterior da eminência malar e diminui a distância entre o sulco nasolabial e a parte mais espessa dos tecidos moles da região malar.

O globo ocular deve ser examinado pela sua posição com relação ao rebordo orbitário, estruturas médio-faciais e paredes laterais da órbita. Uma linha média vertical imaginária deve ser traçada verticalmente, passando pelo nariz, e a distância da pupila, a cada canto, medida a partir da linha média. A distância entre a pupila e o rebordo orbitário lateral é medida da mesma forma e os rebordos superior e inferior são comparados bilateralmente pela simetria (isto é, altura vertical e projeção) e suas relações com o globo ocular. A relativa posição ântero-posterior dos olhos é mais bem avaliada pelo ângulo inferior. A exoftalmetria de Hertel é sensível ao definir a diferença na posição do globo ocular somente se a área do rebordo orbitário lateral foi identificada como estando simetricamente posicionada anterior e posteriormente e esteja simétrica com relação ao lado oposto. A presença de comprometimento do nervo infra-orbitário e da função dos músculos orbicular do olho e elevadores devem ser pesquisados, bem como de qualquer evidência de

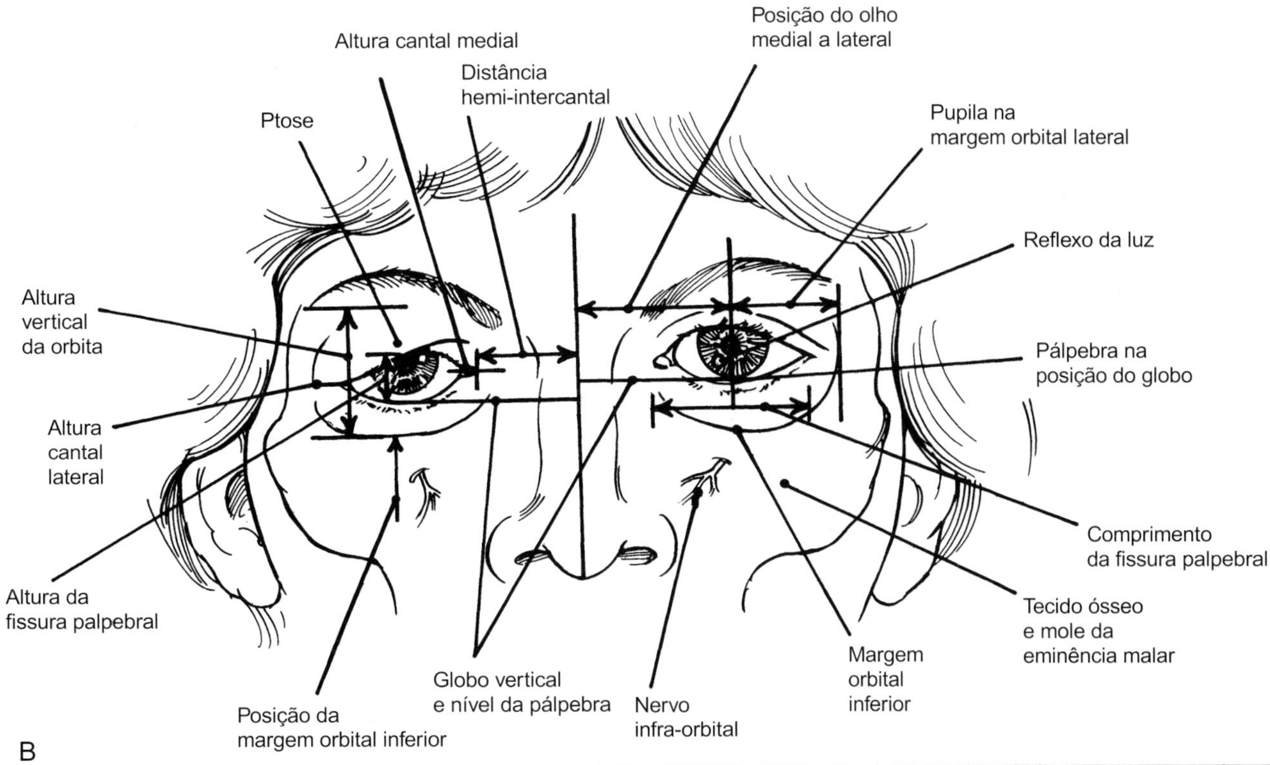

Figura 48-3 (Continuação). B, ao se examinar pacientes com traumatismo orbitário, as partes moles e as estruturas ósseas devem ser cuidadosamente avaliadas. Observe o reflexo córneo à luz, o que pode fornecer informações importantes quanto à posição do globo ocular. A posição e função das pálpebras, bem como a posição dos cantos medial e lateral são críticos na determinação da extensão do trauma orbitário. A ptose pode ser conseqüência da enoftalmia ou secundária à própria lesão da pálpebra. O examinador deve avaliar a sensibilidade na região do nervo infra-orbitário e palpar o palato duro e o sulco gengivolabial. A simetria da região malar deve ser comparada com o lado contralateral ao trauma.

obstrução do sistema lacrimal. O comprimento e a largura das fissuras palpebrais e a posição dos cantos também devem ser comparados.

A avaliação por imagem inclui radiografias comuns mas estas raramente fornecem uma acurada avaliação anatômica da posição do rebordo e a extensão do trauma intra-orbital. A tomografia computadorizada com cortes finos, tanto em planos axiais quanto em coronais e com janelas ósseas ou de partes moles são essenciais. A tomografia computadorizada tridimensional é útil na comparação de simetria e de posicionamento mas acrescenta pouco na análise da porção interna da órbita. Raras vezes uma reconstrução tomográfica fornece detalhes suficientes da intrincada anatomia interior da órbita. A tomografia deve também visualizar cavidades adjacentes e estruturas como o cérebro, a fossa anterior, a órbita posterior, todos os seios paranasais (se estão obstruídos, eles requerem drenagem anterior à reconstrução orbitária), o arco zigomático, os alvéolos maxilares e a região temporal. Deve-se ter cuidado para não ser enganado pela posição da órbita. Um teto de órbita deslocado pode causar uma queda da mesma. Quando é acompanhada por uma fratura no assoalho, a reconstrução isolada do mesmo empurra o globo para a frente mas não para cima, pois o teto não foi corrigido.

O sistema sensorial visual deve ser avaliado, incluindo, no mínimo: (1) acuidade visual; (2) função pupilar, incluindo especificamente a presença ou ausência de déficit pupilar aferente; (3) mobilidade ocular (se qualquer diplopia ou restrição a movimentos oculares for percebido, uma avaliação dos músculos oculares é mandatória para documentar qualquer desalinhamento horizontal ou vertical ou desequilíbrio muscular); (4) exame através da lâmpada de fenda do segmento anterior para descartar lesões de córnea; e (5) exame de fundo de olho para avaliar o nervo óptico e a retina. Se o cirurgião não estiver capacitado, um oftalmologista deve ser consultado.

Através destas medidas relativamente simples de avaliação do contorno orbitário, da situação do globo ocular, da posição das partes moles e volume orbitário, pode-se formar uma idéia das alterações de posição das estruturas que devem sofrer intervenções corretivas.

INDICAÇÕES DE TRATAMENTO

Os traumatismos orbitários podem apresentar um largo espectro de comprometimento, variando de fraturas isoladas do assoalho de órbita ou de sua parede medial até fraturas de todas as paredes da órbita, geralmente concomitantes a outras, como do zigoma ou tipo Le Fort. Fraturas pequenas e isoladas do assoalho ou da parede medial da órbita (menos que 100 mm^2 em área total), sem evidência de aprisionamento de musculatura extra-ocular, pode ser observada por meio de sinais como a enoftalmia, que pode ser inaceitável cosmeticamente para o paciente. Na nossa experiência, fraturas isoladas do assoalho ou da parede medial maiores que 100 mm^2 em área total geralmente começam a produzir enoftalmia de mais de 2 mm; a maioria dos pacientes considera que mais de 3 mm de enoftalmia produzem inaceitáveis alterações na aparência. Fraturas zigomáticas sem ou com o mínimo deslocamento e articulação temporomandibular normal podem ficar em observação e corrigidas caso a função ou mau efeito estético se tornem evidentes. Traumatismos orbitários com deslocamentos importantes do rebordo, fraturas cominutivas múltiplas ou lesões de várias paredes geralmente requerem correção cirúrgica e rígida fixação para se obterem ótimos resultados funcionais e estéticos.

CONTRA-INDICAÇÕES

A correção cirúrgica do traumatismo orbitário deve ser feita sem atrasos; entretanto, há algumas contra-indicações para realizá-la. A primeira e mais óbvia é a existência concomitante de outras lesões que exijam medidas médicas ou cirúrgicas que estabilizem o paciente. A presença ainda de infecção de partes moles, subperiosteal ou sinusal, resultante do atraso na transferência do paciente para hospitais de referência, pode impedir a utilização de materiais de inclusão. Nesta situação, a drenagem de abscessos e de sinusites e o tratamento com antibióticos intravenosos específicos devem ser realizados antes do tratamento das fraturas. O tratamento de ruptura ocular e de um eventual hifema pode causar um atraso de pelo menos 10 dias no tratamento das fraturas, com uma resolução final muitas vezes dependendo da intervenção de um oftalmologista.

PREPARO INTRA-OPERATÓRIO

O paciente deve ser posicionado de forma que sua cabeça seja acessível em todas as direções.

Costuma ser uma boa idéia fixar o tubo endotraqueal num dente bicúspide superior íntegro. *Drills* de alta e baixa rotação devem estar disponíveis, bem como instrumentos de correção de fraturas faciais, tais como descoladores, instrumentos de rinoplastia para acesso endonasal e uma microagulha de Colorado. Instrumentos para obtenção de enxerto ósseo de várias localidades, como de calota craniana, costela ou osso ilíaco para correção do seio frontal e/ou órbita, também devem estar disponíveis. Enxertos de costela permitem o uso simultâneo de osso e cartilagem no nariz; enxertos de calota para a órbita fornecem a melhor estabilidade; os de ilíaco fornecem a melhor obliteração do seio frontal. Uma sonda vesical de Foley deve ser instalada. Várias áreas devem ser preparadas como eventuais doadoras: a combinação de calota e costela é freqüentemente utilizada pois a face tem áreas mais bem corrigidas com enxertos provenientes de várias localidades. Instrumentos para o manejo de vias lacrimais devem estar à disposição, como por exemplo tubos de silicone, dilatadores lacrimais e sondas lacrimais, quando cirurgias são indicadas para a região nasoetmoidal.

PLANEJAMENTO DAS INCISÕES

A utilização de incisões locais é possível, dependendo de sua localização e da necessidade de acesso a várias sub-regiões orbitárias (Figura 48-4). Geralmente, prefere-se a incisão coronal, pois ela permite uma boa exposição do osso frontal, rebordo orbitário superior, metade superior medial da órbita e da parede lateral superior.

Uma máxima exposição da parte inferior da órbita é obtida através da incisão subciliar, com um retalho musculocutâneo desenvolvido para o rebordo orbitário inferior. Esta incisão tem uma alta incidência de exposição de esclera e retração palpebral. A incisão subciliar de Converse preserva o músculo orbicular pré-tarsal e está sujeita a uma menor incidência de exposição de esclera. Em pacientes que já se submeteram anteriormente a esta incisão, a realizada na profundidade do fórnice conjuntival tem menos chance de produzir retração palpebral (Figura 48-4). Esta incisão freqüentemente necessita ser acompanhada de uma cantotomia lateral para permitir uma melhor exposição e prevenir uma queda da pálpebra. Após a cantotomia, a pálpebra é literalmente virada e a incisão é feita na profundidade do fórnice, com a ajuda de retratores de pálpebra inferior. Dessa maneira, a "área palpebral crítica" (placa tarsal – região juncional do septo) é evitada e a probabilidade de causar ectrópio é bem reduzida. Em pacientes com o tônus palpebral reduzido, como nos idosos, podem ainda ser utilizadas incisões alternativas, como a cutânea mediotarsal ou a do rebordo inferior. Estas incisões localizam-se abaixo da placa tarsal e sobre o rebordo inferior, respectivamente, além de serem feitas na face medial da pálpebra inferior; o ideal seria que elas não ultrapassassem a margem lateral da pupila para evitar o edema do canto do olho. A cicatriz cutânea desta incisão é levemente mais perceptível que a subciliar, mas quase não é notada, especialmente nos idosos, nos quais as rugas estão presentes, o tônus da pálpebra inferior está reduzido e a chance de ectrópio com incisão subciliar ser maior. A incisão do sulco gengivobucal é usada toda vez que a exposição da região piriforme lateral, do suporte zigomaticomaxilar ou a face anterior da maxila são necessários.

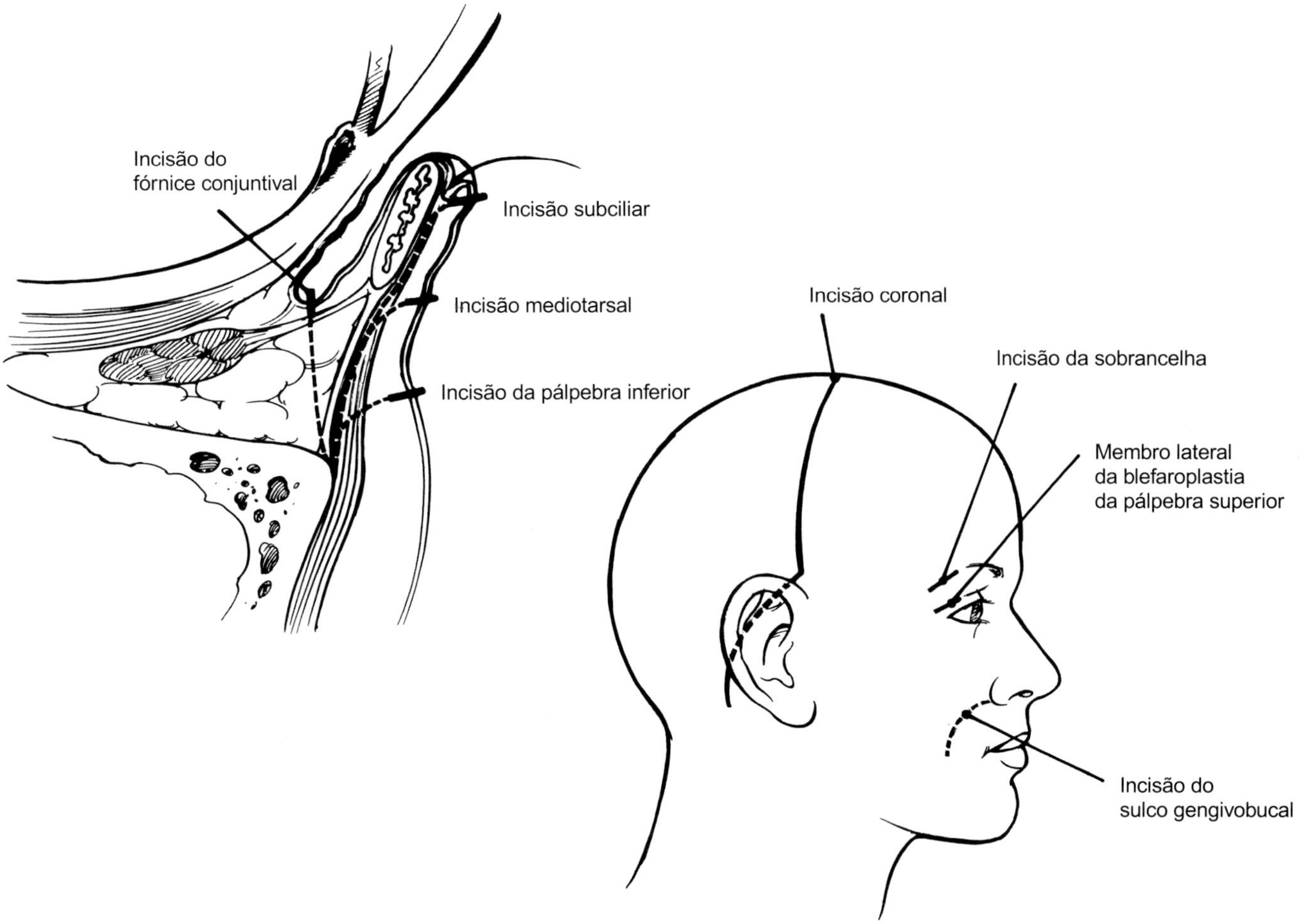

Figura 48-4. Planejamento de incisões. Uma boa exposição é crítica para uma adequada redução e fixação de fraturas orbitárias. Conceitualmente, três incisões são necessárias para a completa reconstrução da órbita. O rebordo superior e lateral e as paredes superior, medial e lateral são mais bem abordadas pela incisão coronal. Incisões alternativas incluem a do sulco palpebral superior ou incisões locais. O rebordo inferior pode ser exposto através de uma série de incisões, incluindo a incisão no fórnice conjuntival inferior, a subciliar ou no próprio rebordo inferior. A parede medial pode ser alternativamente abordada via incisão de Linch; entretanto, uma boa exposição da parede medial inferior também pode ser obtida pelas incisões no fórnice conjuntival inferior ou subciliar, quando o globo ocular é rechaçado lateralmente. Finalmente, a incisão no sulco gengivobucal permite um bom acesso à porção inferior do complexo nasoetmoidal e áreas zigomáticas, além de ser extremamente estética.

Observe que na incisão do fórnice conjuntival inferior obtém-se uma melhor retração palpebral do que a subciliar ou a incisão conjuntival *standard*. Ocasionalmente pode ocorrer uma retração de pálpebra inferior após a utilização da incisão do fórnice conjuntival inferior.

Uma laceração local pode servir como substituta de qualquer uma das incisões descritas; entretanto, geralmente as lacerações não podem ser estendidas, sob o risco de causarem conseqüências nem sempre bem-vindas.

Conceitualmente, três incisões são necessárias para uma completa reconstrução orbitária: a coronal, a inferior do fórnice conjuntival e a do sulco gengivobucal (Figura 48-4). A incisão coronal permite o acesso do rebordo orbitário superior, do rebordo orbitário lateral e de sua parede, o rebordo orbitário e parede medial e as paredes profundas lateral, medial e superior da órbita. A presença de fraqueza do músculo orbicular do olho ou de encurtamento da pálpebra inferior deve ser levado em conta ao se planejar as incisões para minimizar a interferência na função palpebral. No geral, as incisões conjuntivais com uma pequena cantotomia lateral são preferíveis devido à possível ocorrência de uma forte retração e conseqüente queda do canto do olho. Uma incisão no fórnice conjuntival com uma pequena cantotomia lateral permite um acesso à área da fissura orbitária inferior, do assoalho da órbita, à região medial e inferior da órbita e à glândula lacrimal. A incisão do sulco gengivobucal possibilita o acesso à porção inferior da nasoetmóide à unidade zigomaticomaxilar. É óbvio que se o zigoma e o nasoetmóide estão posicionados, a incisão gengivobucal não é necessária. A necessidade ou não de uma incisão superior depende de uma cuidadosa análise através da tomografia computadorizada dos componentes do rebordo orbitário e da posição das paredes medial e lateral. Geralmente é difícil dissecar mais que a metade da porção medial da órbita através de uma incisão orbitária inferior ou muito além da sutura zigomaticofrontal através de uma incisão no fórnice conjuntival e liberação do canto lateral. A totalidade das regiões lateral e súpero-medial podem ser alcançadas por uma incisão coronal. Não se deve esquecer que podem ser necessárias incisões adicionais para a doação de enxerto ósseo (calota craniana ou costela). Embora a costela seja mais maleável e mais fácil para ser trabalhada, também é a que mais apresenta reabsorção com o tempo. Esta reabsorção óssea pode ser minimizada pela boa fixação dos enxertos ósseos e tanto o osso como o material aloplástico colocado na órbita devem ser bem fixados para evitar seu deslocamento.

ABORDAGEM CIRÚRGICA

Antigamente se acreditava que as partes moles de toda a circunferência da órbita deveriam ser dissecadas para se obter uma mudança na posição do globo ocular, sendo estes tecidos apoiados atrás do globo em todas as localizações para corrigir a enoftalmia. Recentemente, verificou-se que tais manobras não são necessárias; de fato, elas não levam a um reposicionamento que possa ser reconhecido como uma "reconstrução anatômica", além de poder causar lesões no sistema visual. Acreditamos que a anatomia da deformidade deveria ditar a anatomia da correção cirúrgica.

Conceitualmente, a correção pós-traumática de deformidades orbitárias envolve três fases:

1. Mobilização das partes moles para além da área de fratura.
2. Reposicionamento (com síntese) das secções anterior e média do rebordo orbitário e de suas paredes na posição de origem.
3. Relocação das partes moles nas superfícies ósseas específicas.

Fase 1 permite que as partes moles e o osso sejam mobilizados. A área de mobilização deve incluir uma área pouco além da área de fratura. Embora antigamente se acreditasse que todos os ossos e partes moles da órbita devessem ser mobilizados em todos os casos, hoje se considera raramente necessária esta mobilização maior que a metade da região além do trauma. A fase 2 restaura a integridade anatômica do esqueleto facial, e a restauração das partes moles em seu estado pré-traumatismo é obtida na fase 3 (Figura 48-5).

Geralmente pressupõe-se que a maioria dos pacientes têm um volume normal de seu conteúdo. Embora exames de tomografia computadorizada possam mostrar atrofia gordurosa, é geralmente difícil confirmar isto sem a ajuda de sofisticados programas computadorizados. Estes devem permitir a restauração do volume orbitário e então demonstrar a posição das partes moles e o volume original. Ao se obter a reconstrução óssea, as partes moles da órbita espalham-se e são moldadas para sua configuração original pelo reposicionamento das paredes e do rebordo orbitário. A reparação de fraturas mais complexas exigem estratégias como as ilustradas na Figura 48-6. Geralmente reposicionamos primeiramente o rebordo orbitário e depois reconstruímos as paredes internas da órbita. O reposicionamento de cada segmento do rebordo requer um cuidadoso alinhamento com todos os referenciais adjacentes (marcos normais não-fraturados) aos quais cada segmento do rebordo estão conectados. São eles:

Pontos de Alinhamento do Osso

- *Zigoma:* osso frontal, arco zigomático, alvéolo maxilar, rebordo orbitário inferior, órbita lateral (Figura 48-1).
- *Rebordo orbitário superior:* osso frontal, fossa temporal, processo frontal do zigoma, teto da órbita, processo frontal da maxila (Figura 48-1).
- *Região nasoetmóide:* processo angular interno do osso frontal, etmóide, nariz, rebordo orbitário inferior e abertura piriforme (Figura 48-1).

Para se tratar com sucesso uma fratura de uma parede isolada (por exemplo, uma fratura de assoalho), uma estratégia como a mostrada na Figura 48-5 pode ser utilizada.

Para cada segmento a ser realinhado, todas as articulações periféricas que servem de referência devem ser visualizadas simultaneamente. Isto pode requerer a visualização delas através de várias incisões: por exemplo, para o zigoma, três incisões são necessárias (Figura 48-6). Geralmente, a posição do osso é inicialmente obtida com a utilização de fios de aço, como por exemplo na sutura zigomaticofrontal. Uma placa pode substituir o fio somente quando dois pontos estão firmemente posicionados. O restante do osso pode então ser corretamente posicionado e a acurácia do posicionamento aumentada com cada área de fixação. A ordem de fixação varia com o trauma mas geralmente, no caso do zigoma, um fio de aço (ou placa com dois parafusos) deve ser colocado na sutura zigomaticofrontal, no arco e no rebordo orbitário inferior. O osso é então minimamente estabilizado, observando-se o alinhamento na órbita lateral no momento em que o arco é mobilizado medialmente, fazendo-se uma tração através da eminência malar e estabilizando com uma placa e parafuso. O alinhamento que se obtém na órbita lateral é o melhor guia para o posicionamento no sentido medial para lateral do arco zigomático. O complexo zigomaticomaxilar está finalmente reposicionado. Usualmente um ponto com fio de aço é colocado no rebordo orbi-

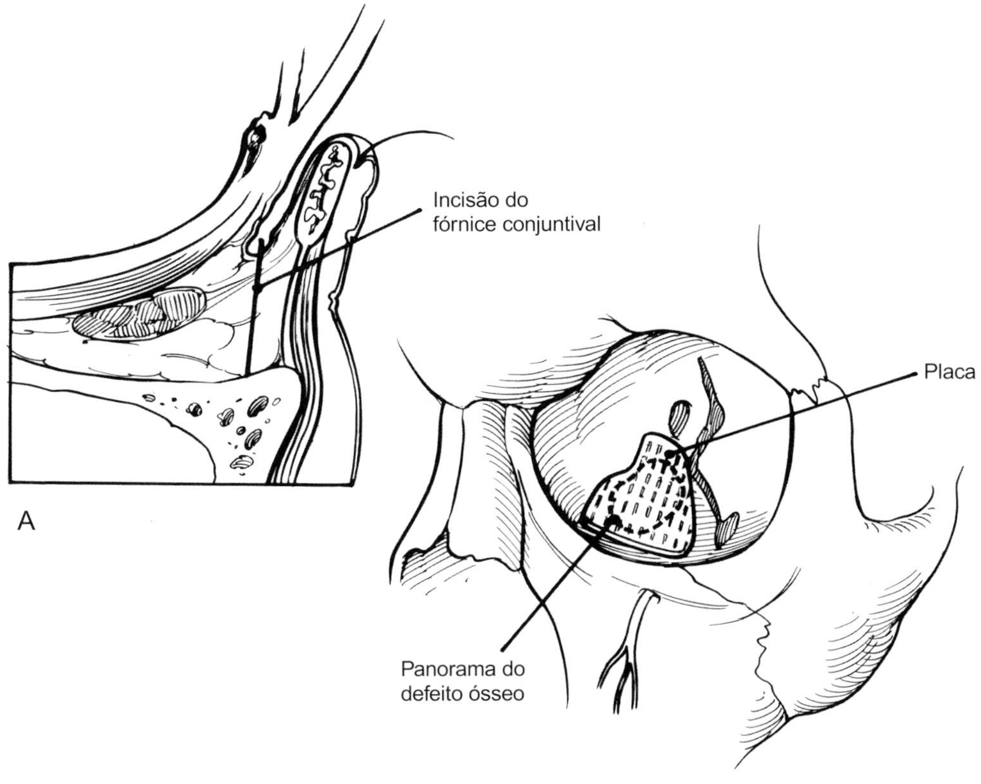

Figura 48-5. Tratamento de uma fratura isolada do assoalho de órbita. Após a indução da anestesia, testes forçados de ducção são realizados apertando o globo no limbo inferiormente com um afastador ocular de 0,5 mm, tentando-se rodar o olho. O olho é apertado no sentido medial e mobilizado de medial para lateral. Uma placa palpebral é usada para se elevar delicadamente o olho, com o assistente puxando a pálpebra inferiormente com o auxílio de um ponto de reparo (fio de seda 5-0 ou 4-0) ou de um retrator de pálpebra, expondo o fórnice conjuntival inferior. O rebordo é palpado e uma microagulha de Colorado é utilizada para se fazer a incisão diretamente sobre o periósteo ao longo do contorno orbitário inferior, passando por toda a espessura da conjuntiva e do fórnice inferior. A, instrumentos são reposicionados e o retrator de pálpebra trocado por um pequeno retrator e o periósteo é incisado com uma microagulha de Colorado ou com um bisturi lâmina 15. O periósteo é elevado com um elevador de periósteo de Freer e o assoalho exposto. Sendo definida a extensão da fratura, uma placa de titânio ou MedPor é moldada, ultrapassando em poucos milímetros as bordas da fratura e implantada no local. O cirurgião não deve encarcerar ou seccionar o nervo infra-orbitário nesta dissecção, ou lesar os músculos reto inferior ou oblíquo inferior. B, vê-se que a maioria das fraturas são mediais ao nervo infra-orbitário; em alguns casos, este nervo está incluso nos tecidos de partes moles lesados no traumatismo.

tário inferior para controlar deslocamentos. O promontório zigomaticomaxilar deve ser visto antes e depois da redução do arco zigomático, apenas para se certificar do alinhamento geral e de não ter havido um grande deslocamento causado pela manipulação. Cada segmento do rebordo orbitário deve ser avaliado, da mesma maneira, antes da fixação definitiva. As reconstruções mais difíceis envolvem traumas que deslocam todas as quatro paredes e todos os segmentos do rebordo orbitário. O reconhecimento da deformidade de cada área é então crítico, e o exame físico detalhado e a tomografia computadorizada são guias importantes para se decidir o procedimento correto.

Após o reposicionamento do rebordo, as paredes internas da órbita devem ser reconstruídas. Nós acreditamos que pelo menos duas delas devem ser fixadas rigidamente (Figura 48-6). Geralmente o teto e o assoalho são locais mais passíveis de fixação rígida. O teto é mais bem abordado via correção intracraniana, desde que uma exposição intracraniana simultânea da órbita superior é facilmente alcançada com a necessária exposição para correção intracraniana. A correção do teto por enxerto, quando necessária, deve ser feita externamente, usando os restos ósseos pós-traumáticos. A posição correta do assoalho é mais bem identificada pela dissecção do osso intacto na porção posterior da órbita. Em

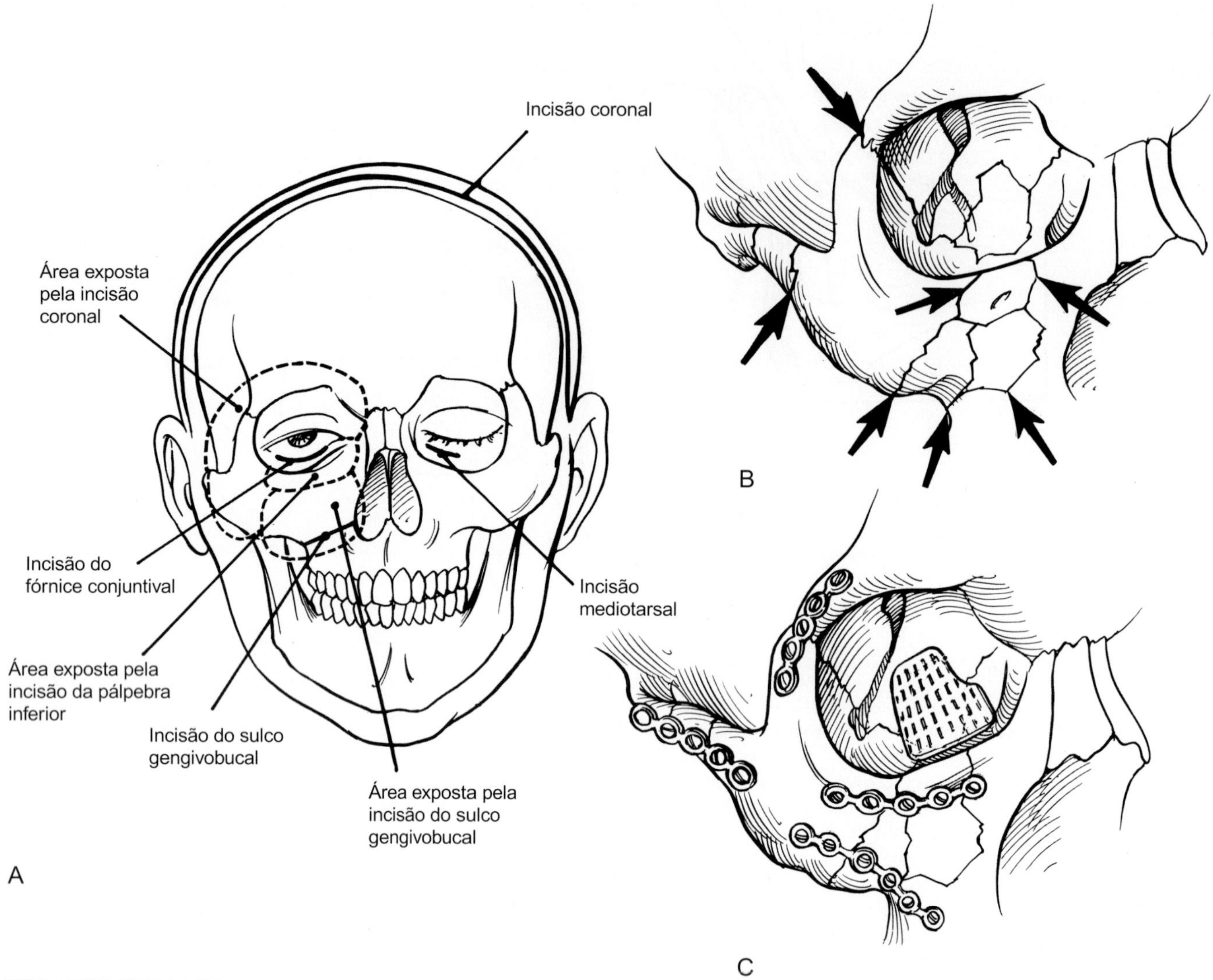

Figura 48-6. Tratamento da fratura orbitária completa. O paciente é portador de fratura zigomática e orbitária, com deslocamento do zigoma e fratura de moderada extensão do assoalho de órbita. A, mostra três incisões: coronal, do fórnice conjuntival inferior e do sulco gengivobucal. B, vê-se fratura na sutura zigomaticofrontal, arco zigomático, rebordo orbitário inferior e assoalho. A incisão coronal expõe o rebordo superior e o arco zigomático.
A colocação de miniplacas deve começar com o uso de um parafuso em cada lado da placa para o reposicionamento, seguida das outras localizações para se obter o correto alinhamento. C, nota-se o rebordo inferior através da incisão conjuntival inferior, e miniplaca colocada na fratura do rebordo inferior. A placa é colocada no rebordo inferior, observando-se o alinhamento do zigoma, alternando com a visão através do acesso coronal, do rebordo inferior e do sulco gengivobucal, sendo a fratura reduzida à medida que os parafusos são apertados. Fraturas complexas devem ser visualizadas seqüencialmente através das múltiplas incisões para que se alcance o alinhamento perfeito. Após a redução da fratura zigomática, o assoalho (que foi explorado com a ajuda de um elevador periosteal) é redefinido pela anatomia e logo reduzida. A placa mostrada em C é colocada de forma similar à mostrada na Figura 48-5. Todas as incisões são suturadas por planos, reposicionando o periósteo.

ambos, teto e assoalho, enxertos ósseos ou material aloplástico são colocados no sentido da órbita posterior até a órbita anterior, sobre as bordas do defeito anatômico identificado e são rigidamente fixados para garantir que não se desloquem. O osso é preferido para o teto. A escolha de metal, material aloplástico ou osso depende da preferência do cirurgião, do grau de exposição dos seios maxilar, etmoidal ou frontal e da ausência de mucosa (risco de infecção subseqüente), e da necessidade de se antever uma fixação estável. As paredes medial e lateral são mais bem tratadas com um enxerto interno, em que o osso é colocado no defeito e pressionado contra a reconstrução do assoalho. Na maioria das vezes, é difícil fixar rigidamente os enxerto ósseos nestas áreas, mas nunca se deve deixar de tentar fazê-lo. A fixação melhora as chances de sucesso da reconstrução, previne a migração do enxerto e aumenta a probabilidade de "pega" do mesmo. Atualmente, tem-se também a disponibilidade de grades metálicas para a reconstrução da parede medial e do assoalho de órbita.

Na reconstrução das paredes orbitárias, deve-se considerar um modelo conceitual do rebordo, das paredes e do efeito sobre o volume e sobre o deslocamento de partes moles por cada um destes segmentos. Cada segmento tem um efeito sobre o volume final da pirâmide. É óbvio que diminuindo o tamanho da base da pirâmide obtém-se a mais efetiva redução do volume orbitário. Movendo o rebordo para frente ou para trás afeta-se a extensão do cone, causando um efeito linear no volume. Movendo uma parede para dentro ou para fora, ocorre somente um aumento de volume no modo linear, já que há uma tendência em aumentar a área do cone sobre o volume de uma estrutura sólida de base elíptica (Figura 48-2). É comum que se façam osteotomias no rebordo em qualquer paciente com mau posicionamento do rebordo, para que se obtenha uma diminuição do volume. O erro mais comum nestes casos ocorre quando é realizado o reposicionamento dos rebordos lateral e inferior causando um alargamento e um deslocamento inferior, o que leva a um grande aumento do volume do cone. Um deslocamento de 5 mm no rebordo causa uma enoftalmia acentuada; desse modo, a determinação correta da posição do rebordo é essencial para o sucesso da correção cirúrgica. Caso o rebordo inferior não seja corretamente reposicionado, a pálpebra inferior (que está conectada ao septo orbitário) ficará numa posição inferior e produzirá uma exposição de esclera ou ectrópio.

CUIDADOS PÓS-OPERATÓRIOS

Ao se finalizar a reconstrução orbitária interna, exames cuidadosos devem ser feitos comparando-se a pré-dissecção com a pós-dissecção (antes da inserção do enxerto ósseo), tendo a intenção de verificar se há ou não o comprometimento dos músculos extra-oculares que possa ter sido causado pela inserção de enxertos ou material aloplástico. Entretanto, somente a existência de dois exames prévios podem validar o achado posterior de comprometimento funcional muscular.

A córnea deve ser sempre protegida pelo fechamento palpebral e ungüento oftálmico. A tensão oftálmica deve ser verificada durante e ao final da cirurgia. Uma sutura de Frost deve ser feita na pálpebra inferior para fixá-la superiormente durante 48 horas, sendo fixada na fronte sob tração. Um discreto curativo compressivo é aplicado sobre as pálpebras, protegendo-se o olho com ungüento oftálmico. O ungüento de benzoína é aplicado sobre a bochecha e a fronte e dois tampões oculares e fitas adesivas não-alergênicas são usados para a compressão discreta.

No pós-operatório, a visão deve ser avaliada pelo menos duas vezes ao dia. A mobilidade do olho pode ser reduzida pelo edema. Alguns cirurgiões acreditam que corticóides reduzem o edema, mas a droga deve ser dada antes da cirurgia para ter seu efeito maximizado. Os corticóides devem ser mantidos por 48 horas no pós-operatório. Não se sabe se a incidência de infecção aumenta com o uso de corticóides. Espera-se que ocorra a diplopia no período pós-operatório imediato mas que geralmente se resolve com a resolução do edema.

O edema conjuntival é às vezes importante, levando, eventualmente, à manutenção de antibioticoterapia e/ou ungüento oftálmico. Estes ungüentos oftálmicos com corticóide não devem ser usados por pacientes com pressão intraocular elevada ou com infecção local. Às vezes, uma leve massagem nas partes moles ajuda na melhora do edema.

PRECAUÇÕES

1. A obstrução de seios paranasais e infecção devem ser tratadas antes da reconstrução.
2. A diplopia pode ser causada ou eliminada nas reconstruções orbitárias em aproximadamente 5 a 10% dos pacientes. Na dissecção, os músculos extra-oculares são geralmente visualizados e devem ser protegidos para minimizar a ocorrência de diplopia.
3. Um bom exame físico, além da análise acurada dos cortes de tomografia computadorizada, provém as bases anatômicas para uma cirurgia com êxito.
4. Conceitualmente, tanto osteotomias quanto enxertos ósseos são necessários na maioria dos casos.
5. Uma precisão considerável no realinhamento do rebordo e da reconstrução da parte interna da órbita são necessárias para se obter bons resultados.
6. As partes moles devem ser mobilizadas e reposicionadas ao esqueleto após a cirurgia.
7. A visão deve ser avaliada tanto antes quanto após a cirurgia.
8. Espera-se um certo grau de reabsorção óssea quando se usa enxerto ósseo.

9. Uma subcorreção é mais bem tolerada do que uma supercorreção.
10. Uma avaliação completa, incluindo cortes axiais e coronais finos, define a verdadeira extensão do defeito.
11. A anatomia do defeito deve ditar a anatomia do reparo.
12. O volume orbitário deve ser restaurado ao máximo, tendo como ideal o volume normal, incluindo um meticuloso alinhamento do rebordo orbitário.

Literaturas Selecionadas

Antonyshyn O, Gruss JS, Galbraith DJ, Hurwitz JJ. Complex orbital fractures: a critical analysis of immediate bone graft reconstruction. *Ann Plast Surg* 1989;22:220.

Bite U, Jackson IT, Forbes GS, Gehring GE. Orbital volume measurements in enophthalmos using three dimensional CT imaging. *Plast Reconstr Surg* 1985;75:502.

Converse JM, Smith B. Enophthalmos and diplopia in fractures of the orbital floor. *Br J Plast Surg* 1957;9:265.

Glassman RD, Manson PN, Vanderkolk CA, et al. Rigid fixation of internal orbital fractures. *Plast Reconstr Surg* 1990;86:1103.

Grant MP, Iliff NT, Manson PN. Strategies for the treatment of enophthalmos. *Clin Plast Surg* 1997;24:539.

Jackson A, Whitehouse RW. Low dose computed tomographic imaging in orbital trauma. *Br J Radiol* 1993;66:655.

Koorneef L. *Seccional Anatomy of the Orbit.* Amsterdam: Aeolus Press, 1981.

Koorneef L. *Spatial Aspects of the Orbital Musculo-fibrous Tissue in Man.* Amsterdam: Swets and Zeitinglinger, 1977.

Lang W. Traumatic enophthalmos with retention of perfect acuity of vision. *Trans Ophthalmol Soc UK,* 1889;9:41.

Manson PN, Clifford CM, Su CT, et al. Mechanisms of global support and posttraumatic enophthalmos: I. The anatomy of the ligament sling and its relation to intramuscular cone orbital fat. *Plast Reconstr Surg* 1986;77:193.

Manson PN, Grivas A, Rosenbaum A, et al. Studies on enophthalmos: II. The measurement of orbital injuries and their treatment by quantitative computed tomography. *Plast Reconstr Surg* 1986;77:203.

Manson PN, Iliff NT. Post-traumatic enophthalmos. In: Marsh J, ed. *Current Therapy in Plastic and Reconstructive Surgery.* Philadelphia: BC Decker, 1985:123.

Manson PN, Iliff NT. Surgical anatomy of the orbit. In: Marsh J, ed. *Current Therapy in Plastic and Reconstructive Surgery.* Philadelphia: BC Decker, 1985:117.

Manson PN, Ruas EJ, Iliff NT. Deep orbital reconstruction for correction of post-traumatic enophthalmos. *Clin Plast Surg* 1987;14(1):113.

Manson PN, Ruas EJ, Iliff NT, Yaremchuk M. Single eyelid incision for exposure of the zygomatic bone and orbital reconstruction. *Plast Reconstr Surg* 1987;79:120.

Pearl RM. Surgical management of volumetric changes in the bony orbit. *Ann Plast Surg* 1987;19:349.

Schubert W, Quillopa N, Shons AR. A study of orbital anatomy and volume for the correction of enophthalmos. *Surg Forum* 1990;41:597-599.

Whitehouse RW, Batterbury M, Jackson A, et al. Prediction of enophthalmos by computed tomography after "blow out" orbital fracture. *Br J Ophthalmol* 1994;78:618.

Capítulo

49

Lesões do Complexo Naso-Orbitoetmoidal

Michael P. Grant ♦ Nicholas T. Iliff ♦ Paul N. Manson

O diagnóstico e a correção cirúrgica das lesões do complexo naso-orbitoetmoidal (NOE) permanece como um dos procedimentos mais desafiadores para o cirurgião plástico. Conceitualmente, a região NOE pode ser definida como o centro na parte superior do terço médio da face. É uma área complexa e esteticamente difícil, composta pela união do nariz, do crânio e das regiões orbitais ínfero-mediais. Uma fratura na região NOE, na sua forma mais simples, ocorre quando as margens da fratura facial isolam fragmento ou fragmentos de osso que contenham as inserções do ligamento medial cantal.

O sucesso da correção cirúrgica das lesões do complexo NOE depende de um conhecimento amplo da complexa anatomia desta região. O esqueleto central da face tem seu suporte estrutural derivado do pilar vertical criado pelo processo frontal da maxila e pelo processo angular interno do osso frontal, reforçado pela porção proximal dos ossos do nariz. O pilar posterior no plano ântero-posterior desta região, ou seja, a parede medial da órbita, é composto pelo osso lacrimal, pela lâmina papirácea e pelo osso etmóide. Os ossos que compreendem a parede medial possuem uma resistência relativamente baixa, em comparação com o pilar vertical, e, assim, eles tendem a sofrer facilmente uma fratura cominutiva, levando a fraturas mediais por explosão. As artérias etmoidais anteriores e posteriores atravessam a parede medial na órbita na margem superior da lâmina papirácea e são sujeitas a lesões, o que pode levar à formação de um hematoma na órbita. A visualização da artéria etmoidal posterior deve alertar o cirurgião da grande proximidade do nervo óptico e do forâmen (5 mm), que se localizam diretamente ao longo da parede medial da órbita, imediatamente posterior e inferior ao vaso. A margem superior desta região é o osso frontal, que contém o seio frontal em sua parte central. A parede anterior do seio é significativamente mais grossa que a parede posterior e proporciona o principal suporte estrutural superior; a parede posterior divide o seio frontal da fossa craniana anterior e conteúdos intracranianos, compreendendo as meninges e o lobo frontal. Inferiormente, o assoalho do seio frontal forma a porção medial do teto da órbita, assim como o teto dos seios etmoidais. Posteriormente, o teto do etmóide é composto pelo assoalho da fossa craniana anterior. A região anterior ao osso esfenóide, estendendo-se lateralmente às respectivas paredes médias das órbitas e inferiormente ao seio frontal e à fossa craniana anterior, incluindo os etmóides, é geralmente chamada de espaço interorbital. Este espaço contém várias estruturas frágeis, que podem ser lesadas por traumas do complexo NOE.

O complexo NOE inclui várias estruturas críticas de tecidos moles, das quais as mais importantes são os ligamentos cantais mediais e os sistemas lacrimais.

AVALIAÇÃO DO DEFEITO

Qualquer trauma direto ao complexo NOE deveria levar o examinador a considerar a possibilidade de uma fratura NOE, até que esta seja descartada através de exame físico e imagens de tomografia computadorizada (CT). As lesões de alta velocidade na parte central da face não só ocasionam fraturas NOE, mas também resultam em outras fraturas da face, assim como lesões intracranianas e lesões ao olho e perioculares. Desta forma, um exame físico detalhado juntamente com imagens de tomografia computadorizada em cortes finos nos planos axial e coronal, incluindo janela óssea e dos tecidos moles, são fundamentais para a realização de um diagnóstico radiológico seguro da lesão da estrutura facial anterior e da órbita.

A inspeção inicial deve enfocar a posição relativa e a condição dos tecidos moles e a pirâmide nasal. Edemas faciais e equimoses podem obscurecer os detalhes precisos, entretanto, a posição do canto medial, incluindo a avaliação da distância intercantal, comprimento das fissuras palpebrais, e a posição do ligamento cantal ântero-posterior e vertical são observações iniciais importantes. Hematomas bilaterais em forma de óculos (um hematoma periorbital restrito à distribuição do septo) sugerem o diagnóstico. O aumento na distância intercantal, ou telecanto, é uma característica de fraturas NOE. Aumentos da distância do canto e do comprimento da fissura da pálpebra, entretanto, podem ser encontrados em fraturas incompletas (do Tipo I), com deslocamento medial de fraturas e impactação. O encurtamento da distância intercantal e deslocamento cantal em conjunto criam um aumento no comprimento da fissura da pálpebra, o que é associado a um fragmento do osso impactado que contém o ponto de inserção do tendão medial cantal. A seguir, a altura e a projeção da pirâmide nasal devem ser avaliadas; a pirâmide nasal pode ser deslocada em vários fragmentos ou como uma só unidade.

Tanto o dorso nasal quanto o septo caudal devem ser palpados para avaliar a presença e a qualidade do suporte cartilaginoso. Qualquer deficiência sugere a necessidade de enxerto de osso ou cartilagem. Na presença de uma fratura NOE, a pirâmide nasal é tipicamente movida para trás e levemente para baixo, levando a uma perda na altura do nariz, elevação da ponta do nariz e aumento na distância interorbital, achatamento do dorso nasal, desaparecimento do suporte caudal do septo, e deslocamento do canto e dos sistemas lacrimais. A presença e localização de qualquer laceração facial deve ser observada, já que elas podem fornecer um acesso ao esqueleto facial, substituindo uma das incisões cirúrgicas para esta região.

Após inspeção da área NOE, uma leve palpação de todos os componentes deve ser realizada. De uma forma sistemática, as margens orbitais, o dorso nasal, o septo caudal, e a inserção dos ligamentos cantais mediais devem ser palpados. Freqüentemente, na presença de uma fratura NOE, a descontinuidade ou o degrau da margem orbital podem ser palpados tanto na inserção superior ou inferior à inserção do ligamento cantal medial. A palpação do dorso nasal pode revelar uma instabilidade lateral ou a perda do suporte posterior da pirâmide nasal, que são achados físicos consistentes relacionados com as fraturas NOE. Fraturas palpáveis na superfície anterior dos ossos do nariz não implicam com certeza em uma fratura NOE. As fraturas nasais com depressão importante são facilmente confundidas com as fraturas NOE. Em fraturas instáveis, uma firme pressão do dedo colocado diretamente sobre o ligamento cantal produz um *click* por conta do fragmento ósseo móvel.

Em casos em que a inspeção e exames físicos levam à confirmação direta de uma fratura NOE, ou haja suspeita de uma fratura mas o grau de instabilidade da fratura não é claro, deve ser realizado um exame bimanual. Quando este é realizado corretamente, o exame bimanual é a manobra para o diagnóstico definitivo, definindo a presença de fraturas do complexo NOE. Uma pinça de Kelly é colocada dentro do nariz e avançada até uma posição na parede naso-orbital diretamente oposta à inserção do ligamento cantal medial. O dedo indicador é então colocado, do lado de fora, diretamente sobre o ligamento cantal medial, e aplica-se uma pressão medial e posterior, diretamente sobre a inserção do ligamento. O dedo do examinador deve ser colocado suficientemente posterior para ficar sobre a verdadeira inserção do ligamento cantal medial, evitando uma avaliação falso-positiva através da pressão da fratura nasal. A estabilidade do fragmento de osso de suporte do canto pode agora ser determinada por uma tentativa em mover o fragmento da direção medial para lateral. A mobilidade do fragmento é um diagnóstico de uma fratura NOE completamente instável. A falta de mobilidade do fragmento, na presença de alguns sinais deste tipo de fratura, é possível em duas condições: (1) se o fragmento não foi deslocado e está estável (fratura incompleta), ou (2) se o fragmento foi deslocado e impactado.

O sistema sensorial visual deve ser avaliado, incluindo pelo menos os itens seguintes: (1) acuidade visual; (2) função pupilar, incluindo a presença ou ausência de defeitos pupilares aferentes; (3) motilidade ocular (se for notada qualquer diplopia ou restrição, deve ser obtida uma avaliação específica do músculo do olho para documentar qualquer alteração no alinhamento horizontal ou vertical, ou instabilidade); (4) exame de lâmpada de fenda do segmento anterior para diagnosticar uma perfuração corneal ou hifema; (5) um exame de fundo de olho para avaliar o nervo óptico e definir qualquer lesão na retina. Se o cirurgião não for capaz de realizar este exame, deve ser feita uma consulta com um oftalmologista antes da operação.

Por causa da grande proximidade da fossa craniana anterior ao complexo NOE, um exame neurológico específico deve ser realizado para excluir a possibilidade de lesões no cérebro, lacerações durais, pneumoencéfalo e fístula liquórica. Em lesões diretas por alta velocidade, as fraturas cominutivas da fossa craniana anterior são geralmente freqüentes. Deve-se procurar uma consulta neurocirúrgica assim que qualquer uma dessas condições for identificada ou suspeitada. Contusões do lobo frontal geralmente produzem sintomas discretos.

Além do exame físico detalhado, o paciente que sofreu um trauma do terço médio da face com suspeita de uma fratura do complexo NOE deve ser submetido a uma tomografia computadorizada com imagens tanto no plano axial quanto coronal, incluindo janelas de osso e de tecidos moles da órbita, seios da face e cérebro. Imagens radiográficas através de planigrafia ou imagens reconstruídas de tomografia computadorizada não fornecem uma resolução para definir precisamente o padrão de fraturas. Um completo e preciso exame físico, juntamente com o estudo apropriado das imagens, deve permitir que o cirurgião defina as linhas de fratura e as relações dessas linhas com o fragmento de osso ao redor do ligamento cantal medial. A análise correta do padrão de fraturas do complexo NOE e o reconhecimento da presença ou da ausência de outras fraturas faciais associadas é necessário para planejar a mais apropriada estratégia para o reparo da fratura.

CLASSIFICAÇÃO COMO BASE PARA O ACESSO OPERATÓRIO

As fraturas do complexo NOE podem ser distribuídas em três grupos, conforme a abordagem cirúrgica necessária para o tratamento. A base para este sistema de classificação é o padrão da fratura e a posição do fragmento de osso que suporta o ligamento cantal, a presença de fraturas nas articulações periféricas, e a presença de fraturas internas, particularmente no osso onde se insere o ligamento cantal. As fraturas estão classificadas como:

I. Fraturas completas ou incompletas com um único fragmento.
   IA. Fratura incompleta com um único fragmento.
   IB. Fratura completa com um único fragmento.
   IC. Fratura completa monobloco bilateral.
II. Fraturas cominutivas externas à inserção do ligamento cantal.
III. Fraturas cominutivas que se estendem dentro da inserção do ligamento cantal.

Lembre-se, como foi citado acima, que uma fratura NOE é definida como uma fratura que separa o fragmento do osso que contém a inserção do ligamento cantal medial (dois terços inferiores da margem orbital medial). Para produzir esse tipo de fratura em sua forma mais simples, pelo menos quatro linhas de fratura devem estar presentes, incluindo o osso nasal lateral; a parede medial da órbita ou etmoidal; a margem infra-orbital, que se estende através do pilar nasomaxilar na abertura piramidal; e o processo frontal do maxilar no processo angular interno do osso frontal. As fraturas NOE podem ser unilaterais (33%) ou bilaterais (67%); quando elas forem bilaterais, os padrões de fratura são freqüentemente estendidos a fraturas adjacentes. Além disso as fraturas NOE podem ser simples ou cominutivas, isoladas à região central na linha média da face, ou encontradas em associação a outras fraturas faciais.

ACESSO OPERATÓRIO

São usadas três abordagens gerais para os três tipos de fraturas NOE.

O tipo I de fratura consiste em um único fragmento de osso conectado ao ligamento cantal medial. As lesões deste tipo podem ser unilaterais ou bilaterais, completas ou incompletas. Dois tipos específicos de fraturas do tipo I merecem uma discussão específica. O primeiro (IA) é uma fratura incompleta, ou então chamada fratura em galho verde. Uma fratura incompleta possui um deslocamento da margem infra-orbital e da abertura piramidal mas não há deslocamento da articulação entre o processo frontal do maxilar e o processo angular interno do osso frontal (Figura 49-1A). No segundo tipo (IB) de fratura, a articulação superior também é fraturada e deslocada, o que requer também uma redução superior (Figura 49-1B). O tipo IC é uma fratura completa, a qual também pode ser descrita como uma fratura NOE em monobloco (Figura 49-2). Neste tipo de fratura, todo o complexo bilateral NOE é desarticulado, criando um único fragmento ósseo grande, o qual inclui a inserção de ambos os ligamentos cantais mediais. Nem todos os grandes segmentos de fraturas NOE necessitam de redução e fixação interna em cada articulação, e serão imprescindíveis avaliação e experiência para selecionar um tratamento mínimo necessário que seja, porém, eficaz. Em cada uma dessas fraturas, o ligamento cantal permanece fixo ao osso e não precisa de manipulação separada ou fixação.

Todos os tipos de fratura do tipo II são, por definição, completos e resultam em vários fragmentos de osso, os quais na sua maioria também são cominutivos. Essas lesões podem ser tanto unilaterais quanto bilaterais. O fragmento central em uma lesão do tipo II é geralmente grande, mas as fraturas são *externas* à inserção do ligamento cantal mas dentro do fragmento central. Essa é a característica principal na diferenciação de uma fratura do tipo II de uma fratura do tipo III (Figura 49-3).

As fraturas do tipo III são caracterizadas pela cominuição da área do osso abaixo da inserção do ligamento cantal medial. Neste tipo de lesões, uma das três situações pode ocorrer: (1) as linhas de fratura isolam um pequeno fragmento de osso que contém a maior parte da inserção do ligamento; (2) as linhas de fratura estendem-se difusamente pelo fragmento de osso abaixo da inserção do tendão; ou (3) o tendão é separado do fragmento de osso. A situação mais comum é a primeira, em que o ligamento cantal medial está parcialmente conectado a vários fragmentos pequenos de osso; e a menos comum é a terceira, com separação do ligamento, que ocorre raramente e é geralmente acompanhada por uma laceração direta da pele adjacente ao canto (Figura 49-4).

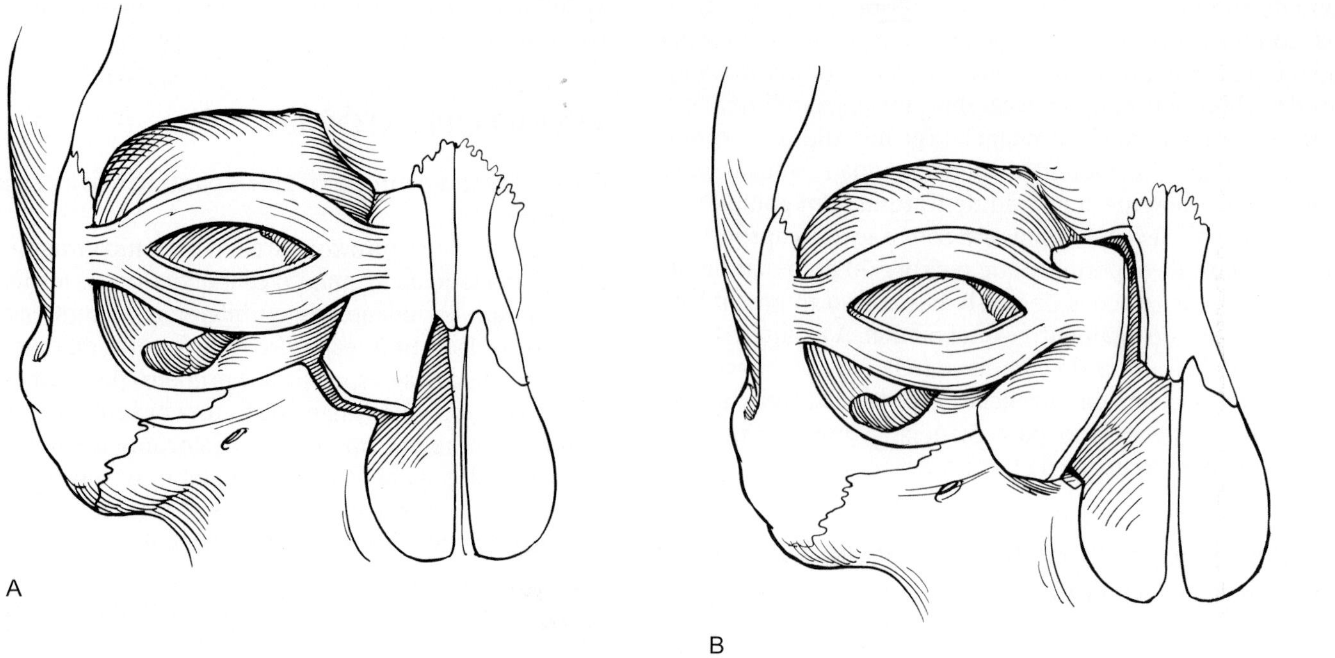

Figura 49-1. Fraturas do tipo I. A, fratura incompleta "em galho verde" do tipo IA. Nesta fratura não existe deslocamento superior no processo angular interno do osso frontal; entretanto, existe uma fratura com deslocamento da margem inferior da órbita e da abertura piriforme. B, fratura completa do tipo IB. As fraturas completas têm deslocamento superior no processo angular interno do osso frontal e inferiormente na margem inferior da órbita e na abertura piriforme. A fratura necessita de tratamento operatório em três locais. Na fratura incompleta, o deslocamento pode ser corrigido abordando-se somente as fraturas inferiores.

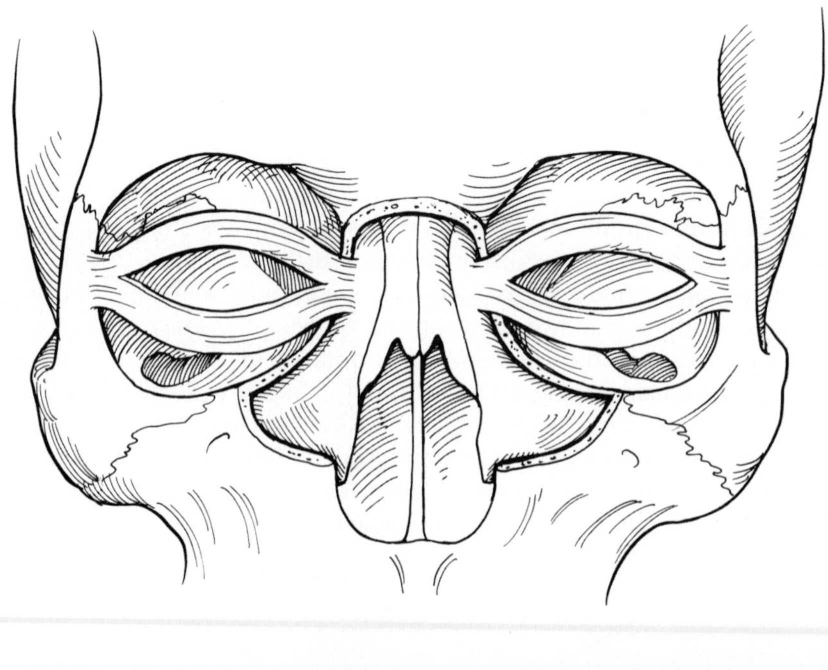

Figura 49-2. Fratura NOE em monobloco (monobloco bilateral completo). Essa fratura resulta em um único fragmento de fratura bilateral que isola um único fragmento ósseo contendo as inserções de ambos os ligamentos cantais mediais. Já que a continuidade do osso é mantida através da linha média, o telecanto não é possível.

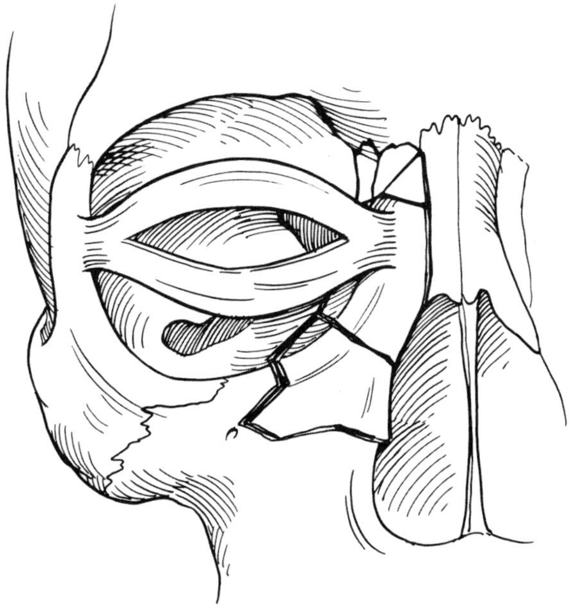

Figura 49-3. Fratura completa do tipo II. As fraturas do tipo II podem ser tanto unilaterais quanto bilaterais; fratura unilateral é aqui demonstrada. Note que a fratura é cominuída externamente à inserção do ligamento cantal medial. A identificação apropriada e o tratamento do "fragmento central" durante a dissecção e a fixação são aspectos críticos do tratamento da fratura.

INDICAÇÕES

Pacientes com fraturas NOE não tratadas, com diagnóstico errado, ou com o tratamento tardio, geralmente têm mais deformidades estéticas significativas e alteração funcional do que aqueles que passaram por um tratamento precoce com redução definitiva. Com base nesta observação, nós defendemos o diagnóstico precoce e preciso do tipo da fratura, seguido pela reconstrução dos fragmentos de osso, baseados em uma técnica de redução aberta que una todos os fragmentos. No caso de uma lesão do tipo I em que o deslocamento é mínimo, o cirurgião pode decidir observar o paciente, da mesma maneira que são observados os pacientes que sofrem uma fratura pequena do assoalho da órbita ou da parede medial da órbita. Esta é uma situação incomum, já que a maioria das fraturas NOE tem deslocamento e são cominutivas, e por esse motivo necessitam de intervenção cirúrgica.

CONTRA-INDICAÇÕES

A redução e fixação interna das fraturas do complexo NOE devem acontecer o mais rápido possível, por causa da sua relação peculiar dos tecidos moles e osso nesta área. Ocorrem menos distorções nos tecidos moles quando as reduções ósseas são precoces ou imediatas. Entretanto, existem

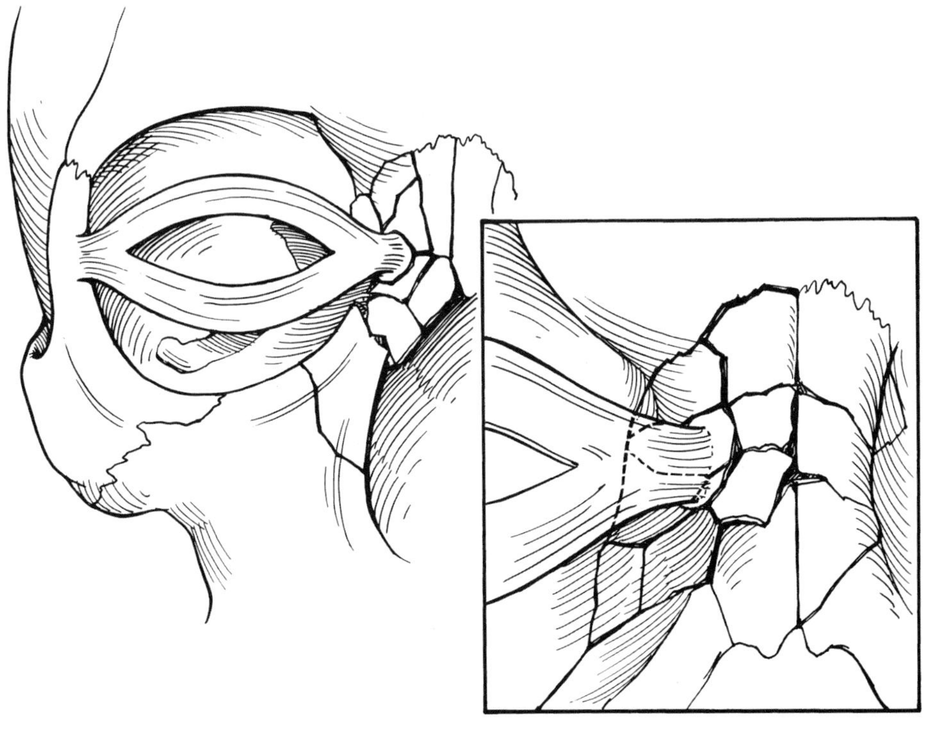

Figura 49-4. Fratura do tipo III. A fratura do tipo III é definida como uma fratura completa com a cominuição do fragmento central ou separação do tendão. Nessas situações, a redução transnasal do ligamento cantal é necessária juntamente com a redução do processo frontal do maxilar.

contra-indicações no reparo de lesões do complexo NOE. A primeira e mais óbvia é a presença de lesão concomitante que necessite de tratamento médico e cirúrgico de urgência para estabilizar o paciente. Além disso, a presença de infecção de tecidos moles, subperiósteo, ou infecção no seio, que resultaram em um atraso no tratamento do paciente, podem excluir a utilização de uma redução aberta e o uso de objetos metálicos internos até que a infecção esteja controlada. Nesta situação, a drenagem do abscesso ou do seio afetado e um tratamento com utilização de antibióticos intravenosos seria prudente antes de realizar o reparo da fratura. O tratamento de ruptura ocular, da mesma forma que a presença de micro-hifemas ou um hifema em camadas, resulta em um atraso no tratamento da fratura em pelo menos 10 dias, e a solução acontece com uma avaliação feita com um oftalmologista que faça o reparo do globo ocular ou observe o progresso do sangramento intra-ocular.

ORGANIZAÇÃO DA SALA

A intubação do paciente deve ser endotraqueal. No caso de pacientes que sofrerão uma fixação intermaxilar, o tubo pode ser passado através de uma abertura na arcada dentária ou amarrado por trás dos dentes, se possível. Apesar das fraturas nasoetmoidais poderem ser reduzidas com intubação nasotraqueal, isso é menos indicado e necessita de uma manipulação maior do paciente.

O paciente deve estar posicionado de forma que a cabeça possa ser alcançada por trás e por ambos os lados. Isto requer que os monitores de anestesia e conexões do sistema de inalação sejam colocados em um ângulo apropriado. Estes podem ficar envolvidos com coberturas estéreis de forma que a boca e toda a face possam ser alcançadas, e o rosto possa ser movido em qualquer direção necessária. Em pacientes com fraturas cervicais, a rotação e flexão da cabeça pode ser contra-indicada.

Na mesa de operação deve ter um motor de alta velocidade e outro de baixa velocidade. O motor de baixa velocidade é para a fixação de placas e parafusos e o de velocidade alta é para outros propósitos. Isto é útil na preparação de duas áreas para a retirada de enxertos: (1) a costela, que pode incluir cartilagem para o enxerto na ponta do nariz, um suporte da columela (um enxerto triangular como Fernando Ortiz Monasterio), ou um enxerto para espinha nasal. O enxerto parcial de costela pode ser depositado em várias camadas no dorso nasal ou deve ter sua medula removida para que seja somente necessária uma fina estrutura para o dorso; (2) área doadora do crânio. Em pacientes com fraturas do seio frontal que necessitam de um grande volume de osso esponjoso, pode também ser preparado o local para retirada de enxerto da crista ilíaca.

A mesa de operação deve incluir materiais para a redução da fratura facial e instrumentos para a fixação com placas e parafusos. Os sistemas de placa e parafusos de 1,3 e 1,5 mm são adequados na maioria dos casos, e também devem estar disponíveis placas de titânio para o assoalho da órbita e para o canto medial. Fios de aço n°s 30, 28 e 26 são colocados na mesa para a osteossíntese inicial dos fragmentos de osso. Uma sutura não-absorvível entrelaçada 2-0 ou 3-0 é preferível para a fixação do ligamento cantal em vez de fios de aço separados para cada ligamento cantal. É preferível também uma irrigação com antibióticos.

A sala deve ter um grande negatoscópio para a observação de raios X, e imagens axiais e coronais de tomografias computadorizadas com janelas de osso e tecidos moles. É fundamental ter fotos do paciente anteriores à lesão para fornecer a informação relacionada com o contorno facial, a altura, a projeção e a inclinação do nariz; assim como informações sobre a proeminência do globo e a fixação das pálpebras. Em alguns centros, as imagens intra-operatórias de tomografias computadorizadas estão disponíveis, também podendo ser utilizadas para fornecer e adequar a redução. As placas para o assoalho da órbita devem estar disponíveis no caso de necessidade deste tipo de suporte. Material para suportes externos (Xeroforme, feltro ortopédico, agulha nº 18, e Supramid de 2,0 mm) devem estar disponíveis se for necessário um suporte externo da pele para o esqueleto subjacente.

PLANEJAMENTO DA INCISÃO

Para alcançar a exposição ótima de toda a região do complexo NOE, são necessárias três incisões (Figura 49-5):

1. Uma incisão coronal permite ao cirurgião uma exposição excelente da margem superior e medial da órbita assim como dos ossos nasais. A dissecção subperiosteal permite o exame completo da articulação do processo frontal do maxilar com o processo angular interno do osso frontal. Além desta, todas as áreas do teto da órbita, da parede medial da órbita, do osso frontal, do seio frontal, e da sutura zigomaticofrontal podem ser visualizadas através desta incisão. A tróclea deve ser cuidadosamente descolada sob o periósteo evitando uma lesão ao músculo. Deve ser tomado muito cuidado quando dissecar inferiormente no nível da parede medial e evitar a desinserção do ligamento medial cantal. O fragmento do osso central deve ser dissecado em sua superfície, evitando qualquer lesão ao ligamento. Os fragmentos cominuídos do osso do nariz podem dificultar a visualização da passagem do fio transnasal e podem ser removidos para melhorar a visualização e recolocados após a redução transnasal do processo frontal do maxilar.
2. Uma incisão subciliar na pálpebra inferior, uma incisão no sulco da pálpebra ou uma incisão conjuntival (combinada com uma pequena cantotomia lateral quando for necessário) proporcionam a exposição da margem inferior da órbita, da parede inferior medial, e do assoalho da órbita. Nós preferimos a incisão do fórnix inferior, já que ela tem uma incidência menor de complica-

ções, e acreditamos que ela oferece resultados estéticos superiores. Entretanto, a escolha entre essas incisões é baseada na preferência do cirurgião. Deve-se tomar cuidado para evitar qualquer lesão ao aparelho de drenagem lacrimal e do saco lacrimal enquanto se realiza a dissecção: o músculo oblíquo inferior deve ser desinserido com cuidado da margem inferior da órbita no sentido medial.

3. Uma incisão no sulco gengivobucal é necessária para examinar as articulações inferiores dos ossos do complexo NOE, principalmente a margem inferior da órbita que se estende até os suportes nasomaxilar e zigomaticomaxilar na abertura piriforme. Nós achamos que esta incisão é *crítica* para fornecer a exposição adequada para a redução precisa das fraturas cominutivas da inserção inferior do suporte NOE. Além disso, esta incisão é esteticamente favorável já que a cicatriz não é visível.

Lacerações podem proporcionar um acesso limitado ao esqueleto NOE; entretanto, raramente elas fornecem a exposição adequada para que seja realizada uma redução significativa. Nós não defendemos a utilização de incisões locais, exceto em raras situações em que fraturas localizadas são amenizadas por incisões que são esteticamente aceitáveis, tais como em pacientes carecas. O membro horizontal sozinho, da abordagem "céu aberto" de Converse ou a incisão vertical sobre a raiz do nariz são duas escolhas aceitáveis para o caso de incisões locais. As incisões locais poucas vezes são as mais apropriadas ou a melhor escolha estética.

ABORDAGEM CIRÚRGICA

Como foi descrito anteriormente, as fraturas do complexo NOE podem ser divididas em três grupos baseados na posição e no padrão da fratura com relação ao fragmento de osso unido ao ligamento cantal. A avaliação pré-operatória através de tomografia computadorizada revela o padrão de fratura, e, portanto, direciona a abordagem cirúrgica. A anatomia da deformidade deve também ditar a anatomia da correção cirúrgica.

As fraturas do tipo I podem posteriormente ser divididas em fraturas incompletas (fraturas em galho verde) e fraturas completas. As fraturas incompletas necessitam de redução e fixação com miniplacas somente na margem inferior da órbita e na abertura piriforme. Estes reparos podem ser realizados através de uma ou duas das três incisões: (1) incisão do sulco gengivobucal ou possivelmente (2) uma incisão no fórnice da conjuntiva (ou subciliar). Além disso, o cirurgião pode também explorar o assoalho da órbita e a parede medial inferior da órbita com a segunda incisão. Em nossa experiência, fraturas importantes do assoalho da órbita geralmente acompanham fraturas NOE.

O diagnóstico de uma fratura completa do tipo I implica não só no deslocamento das articulações inferiores do suporte NOE, mas também superiormente, no ângulo interno do processo do osso frontal. Este padrão de fratura deve ser abordado com uma incisão superior, tanto no local da incisão através da laceração quanto com uma incisão bicoronal padrão combinada com as incisões da pálpebra e do

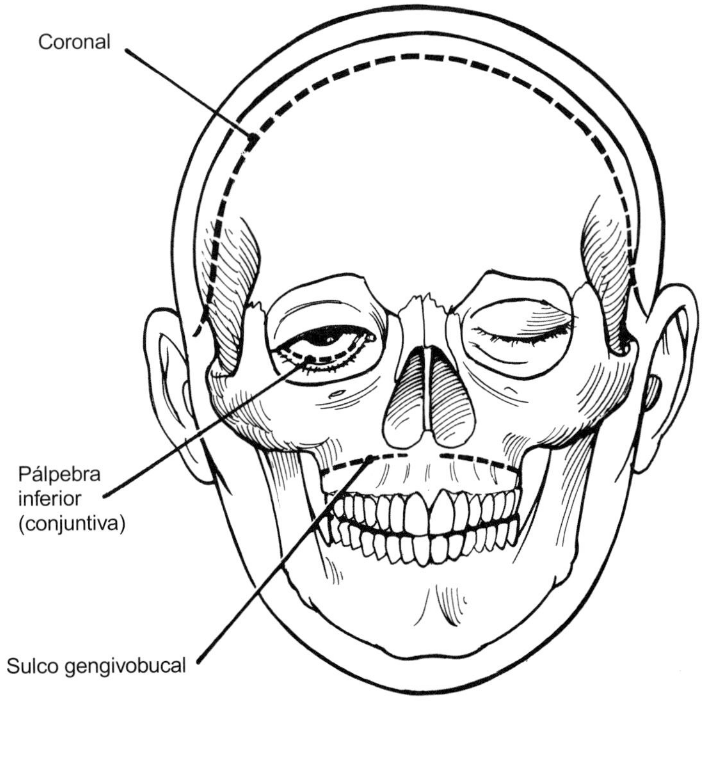

Figura 49-5. Três tipos de incisões necessárias para a exposição completa: coronal, na pálpebra inferior e no sulco gengivobucal.

sulco, descritas acima. As fraturas do tipo IC necessitam de três incisões. Todas as fraturas do tipo II necessitam de três incisões para expor completamente todas as articulações (as margens piriformes, as margem inferiores da órbita e a junção nasofrontal).

As incisões superiores e inferiores são necessárias para a exposição adequada das fraturas do tipo II (Figura 49-6). O primeiro passo fundamental da redução é a identificação do fragmento central. A dissecção subperiosteal dos tecidos que circundam o fragmento central deve acontecer até que a inserção do ligamento cantal medial seja identificada. Esta é difícil de ser reconhecida, já que a transição do periósteo para o ligamento é gradual, e para isso é necessário muita experiência. O tendão não deve ser desinserido. Se o ligamento é parcial ou completamente desinserido acidentalmente, deve ser definitivamente reinserido de forma semelhante às fraturas do tipo III no final da redução do osso. Se a exposição não é suficiente, os fragmentos do osso nasal podem ser removidos, o que irá facilitar a passagem dos fios transnasais de redução. Uma vez que a exposição satisfatória for alcançada, os fios transnasais são passados através de buracos perfurados no fragmento central do osso posicionados superior e posterior à inserção do ligamento cantal medial e à fossa lacrimal. Todos os ossos fraturados da margem da órbita e do nariz são então unidos com os fios. Os fios transnasais *não* devem ser colocados anteriormente à inserção do tendão, pois isso resulta na migração lateral do fragmento de osso (Figura 49-6) e em um telecanto pós-operatório. Depois que os fios transnasais são colocados na posição apropriada, a redução do fragmento central é obtida com o ajustamento dos fios. Hipocorreção da distância intercantal é uma complicação pós-operatória comum, ao passo que a hipercorreção (distância intercantal muito estreita) ocorre raramente. Desta forma, o cirurgião deve realizar uma redução agressiva e procurar diminuir a distância interorbital. Uma vez que a redução do fragmento central estiver completa, os fragmentos ósseos adjacentes são reduzidos pelo ajustamento dos fios que foram colocados previamente. Todo o complexo NOE, agrupado com fios, é então fixado às áreas fixas adjacentes com placas de 1,3 mm. Todo o complexo NOE é então estabilizado em suas articulações com a fixação utilizando placas e parafusos.

As fraturas nas quais o ligamento cantal medial é avulsionado ou separado parcialmente do fragmento de osso, por causa da extensão das linhas da fratura sob a inserção deste tendão, são classificadas como fraturas do tipo III e não são comuns. São necessárias exposições inferiores e superiores simultaneamente, e a primeira meta do tratamento é a reconstituição e a redução transnasal dos fragmentos ósseos da margem medial. Se a fratura estiver altamente cominuída, toda a margem medial da órbita é melhor substituída com um enxerto de osso. Nós somos a favor de enxerto de osso do crânio para esse propósito, entretanto, também podem ser utilizados, da mesma forma, enxertos da costela. Os enxertos são fixados com uma pequena placa e parafusos e fios de aço transnasais. Após a redução da margem medial, os cantos mediais são reinseridos ao processo frontal do maxilar, utilizando pares separados de fios transnasais finos (nº 28), que são específicos para a redução do ligamento cantal (podem ser utilizados os mesmos orifícios superiores e posteriores à fossa lacrimal). É criada uma incisão de 3 a 4 mm horizontal, diretamente sobre o ligamento cantal, imediatamente medial à comissura palpebral; o canto é dissecado livremente e então suturado nos fios transnasais com suturas não-absorvíveis passadas por dentro da exposição coronal. Os fios são então passados através de buracos localizados superiores e posteriores à fossa lacrimal. Cada canto deve ter um grupo separado de fios. Uma vez que a redução do fragmento central estiver completa, os outros fragmentos podem ser assegurados ao fragmento central com o ajustamento dos fios. Todo o complexo NOE é assim estabilizado em suas articulações periféricas com placas e parafusos de *fixação*. Como um último passo antes do fechamento do corte, os ligamentos cantais são reduzidos.

As fraturas do complexo NOE são acompanhadas pela formação de edema nos tecidos moles e hematomas. O edema crônico e o acúmulo de sangue subcutâneo podem levar ao endurecimento significativo da pele e dar uma aparência de telecanto, mesmo na presença de uma redução óssea adequada. Suportes externos bem acolchoados para a compressão da pele podem ser posicionados ao longo das paredes laterais do nariz, de ambos os lados, para diminuir o endurecimento dos tecidos moles. Estes suportes são fabricados de feltro ortopédico de 4 mm de espessura, envolvidas em Xeroforme, com um pequeno pedaço de 2,0 mm de cobertura de Supramid colocado do lado de fora para acrescentar uma rigidez. Os suportes são mantidos no lugar por dois fios separados, um passado através dos orifícios da redução dos cantos e o outro passado através do nariz logo inferior aos ossos nasais. O fio inferior é passado logo acima da abertura piriforme. Estes suportes não proporcionam nenhum suporte para as margens mediais da órbita ou para a redução dos ligamentos cantais, mas eles são úteis para manter a pele pressionada ao osso e para diminuir a formação de edemas e hematomas pós-operatórios, assim como as mudanças crônicas que resultam desta condição. São colocados suportes nasais por dentro do nariz para o apoio do septo nasal fraturado.

CUIDADOS PÓS-OPERATÓRIOS

Todos os pacientes que sofreram fraturas NOE necessitam de monitoramento pós-operatório da percepção à luz e da visão por pelo menos 24 horas. Não deve ser utilizado nenhum anticoagulante neste período. A cabeça do paciente deve ser mantida em posição elevada e o cuidado com a linha de incisão deve ser lavada quatro vezes por dia com solução salina de peróxido de hidrogênio com metade da composição e um bálsamo leve (de pH neutro) tal qual um óleo mineral, gel de petróleo ou bacitracina. Ao redor dos olhos,

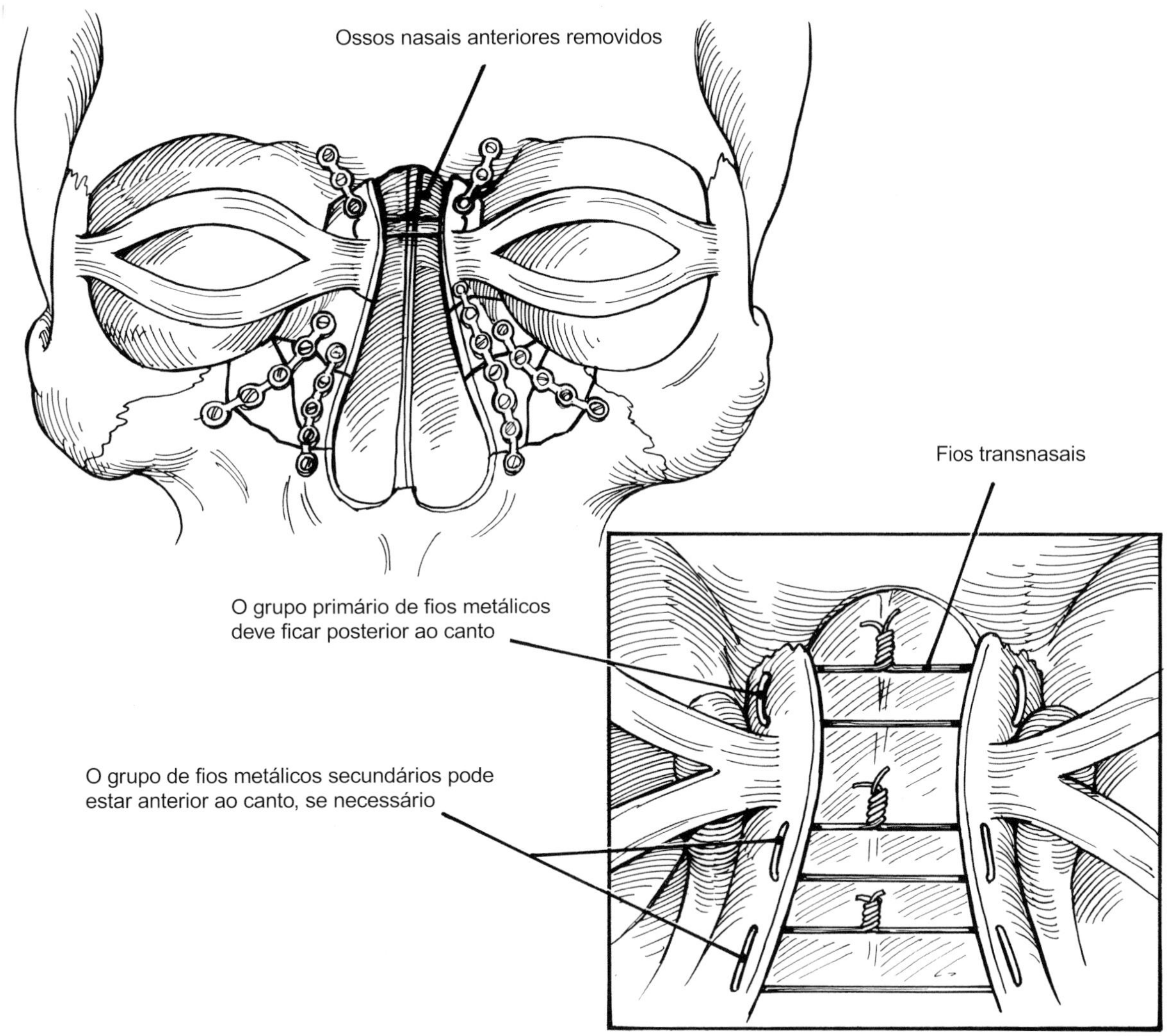

Figura 49-6. Estratégia para a redução de fratura cominuída unilateral do tipo II com um grande fragmento central que contém a inserção do tendão medial cantal. O aspecto superior da fratura é exposto através de uma incisão coronal. A fratura necessita de fios de aço transnasais, os ossos do nariz podem ser removidos temporariamente para fornecer uma exposição máxima para a redução do processo frontal. Fios transnasais de nº 28 são passados através de orifícios colocados superior e posteriormente à fossa lacrimal. Após a recolocação dos ossos do nariz, também podem ser utilizados parafusos para fixar enxertos ósseos no dorso nasal, se necessário. Após a união de todas as pequenas fraturas com os fios de aço, é utilizada uma fixação rígida para estabilizar esses fragmentos que foram unidos ao esqueleto que está intacto na periferia do segmento nasoetmoidal. Já que a distância entre os tecidos moles dos cantos é raramente hipercorrigida, a redução transnasal deve diminuir a distância entre as margens médias da órbita. Após o fechamento das incisões, bolsas para os tecidos moles são seguradas por dois fios transnasais adicionais, um colocado na hora da redução cantal superiormente, e o outro passado inferiormente acima da abertura piriforme. A redução dos tecidos moles ajuda na prevenção do espessamento dos tecidos moles, o qual produz um telecanto, da mesma forma que um edema crônico produz cicatrizes no tecido após a cirurgia.

as pomadas devem ser de uso oftalmológicos (pH corrigido para a utilização oftalmológica). A utilização crônica de bacitracina resulta em reações alérgicas em pelo menos 10% dos pacientes.

A utilização de curativos apertados na testa após a incisão coronal deve ser evitada ou pelo menos deve ser cuidadosamente monitorada, já que a cabeça irá inchar e o material do curativo pode gerar uma necrose por causa da pressão na testa. É nossa regra abrir o curativo na noite da operação, checando a percepção à luz cuidadosamente por várias vezes.

O paciente é avisado para não assoar o nariz porque este pode levar as secreções nasais para dentro dos tecidos moles das órbitas ou para dentro dos espaços que circundam a dura-máter. Já que as fraturas NOE têm relação com os espaços extradurais, esta é uma consideração muito séria. Nós tentamos evitar o tamponamento do nariz.

É indicada a administração de antibióticos por 48 horas. Em pacientes com fístulas liquóricas, que não passaram por um fechamento direto da fístula, a observação cuidadosa deve continuar para o caso de evidências do fechamento da fístula.

Os pacientes com fístulas liquóricas devem receber somente antibióticos perioperatórios, não o tratamento com antibiótico por tempo prolongado, já que este tipo de tratamento na presença de uma fístula prolongada seleciona somente o organismo ao redor das meninges como sendo resistente.

Em paciente com coxins moles localizados ao redor da pele do nariz, devem ser elevados, a pele limpa e lubrificada, e a tensão deve ser ajustada diariamente, dando atenção à necrose da pele. A pele deve ser limpa com soluções antisépticas e alguma pomada de antibiótico colocado ao redor dos fios transnasais. Se estas placas de suporte permanecerem no local sem a limpeza ou com pressão excessiva, podem acontecer infecções nos tecidos moles através da pele, o que rapidamente irá provocar uma ulceração.

O cuidado com as áreas doadoras depende do local em questão. Agentes anestésicos de longa duração podem diminuir o desconforto das regiões da costela e da crista ilíaca no período pós-operatório imediato. Por outro lado, os pacientes podem tomar banho em 48 horas, secando a área cuidadosamente. Secadores de cabelo muito quentes devem ser evitados até que suas sensações voltem ao normal.

PRECAUÇÕES

1. O diagnóstico exato é necessário para selecionar a exposição e o plano para a redução operatória.
2. Estabelecer a redução com fios de aço.
3. O fio da redução transnasal é o ponto chave para a fixação.
4. Tanto os tecidos moles quanto os ossos necessitam de redução.
5. A órbita e o nariz geralmente necessitam de enxertos ósseos.
6. A acuidade visual deve ser checada após a operação.
7. O erro mais comum no tratamento de uma fratura NOE é a falha no seu reconhecimento.
8. A exposição adequada geralmente inclui três incisões: uma coronal, uma inferior ao fórnix da conjuntiva e uma no sulco bucal. As incisões são necessárias para determinar a extensão da fratura e fornecer alinhamento e fixação.
9. A redução transnasal do "fragmento central" de suporte do ligamento cantal é o procedimento intra-operatório mais crítico necessário para proporcionar uma distância intercantal ótima após a operação.
10. Os tecidos moles devem ser cuidadosamente reinseridos ao esqueleto e cobertos com suportes nasais aplicados externamente para alcançar uma cura ótima desta região esteticamente sensível.

Leituras Selecionadas

Converse JM, Hogan VM. Open-sky approach for reduction of naso-orbital fractures: case report. *Plast Reconstr Surg* 1970;46:396.

Converse JM, Smith B. Naso-orbital fractures and traumatic deformities of the medial canthus. *Plast Reconstr Surg* 1966;38:147.

Gruss JS. Fronto-naso-orbital trauma. *Clin Plast Surg* 1982;9:577.

Gruss JS. Naso-ethmoid-orbital fractures: classification and role of primary bone grafting. *Plast Reconstr Surg* 1985;75:303.

Markowitz BL, Manson PN, Sargent L, et al. Management of the medial canthal tendon in nasoethmoid orbital fractures: the importance of the central fragment in clarification and treatment. *Plast Reconstr Surg* 1991;87:843.

Merville LC, Real JP. Fronto-orbital nasal dislocations: initial total reconstruction. *Scand J Plast Reconstr Surg* 1981;15:287.

Paskert JP, Manson PN. The bimanual examination for assessing instability in naso-orbito-ethmoidal injuries. *Plast Reconstr Surg* 1989;83:165.

Stanc MF. Primary treatment of naso-ethmoid injuries with increased intercanthal distance. *Br J Plast Surg* 1970;23:8.

Stanc MF. Treatment of naso-ethmoid injuries with special reference to canthal problems. In: *Transactions of the Fifth International Congress of Plastic Surgery.* Amsterdam: Excerpta Medica, 1975:367-369.

Zide B, McCarthy J. The medial canthus revisited–an anatomical basis for canthopexy. *Ann Plast Surg* 1983;9:1.

Capítulo 50

Cirurgia Ortognática

Bradley C. Robertson ◆ William A. Crawley

Antigamente, o objetivo principal da cirurgia ortognática era estabelecer uma relação funcional balanceada da maxila e mandíbula determinada pela estabilidade oclusal. Entretanto, nas duas últimas décadas, a cirurgia ortognática desenvolveu-se de maneira que, agora, as áreas dentárias e cirúrgicas aliadas valorizam a dramática relação entre o esqueleto da face e os tecidos moles subjacentes. Hoje, o objetivo da cirurgia ortognática não é somente estabelecer estabilidade oclusal mas também obter uma estética harmoniosa entre o esqueleto e os tecidos moles

O objetivo deste capítulo é fornecer ao leitor uma abordagem interdisciplinar para o diagnóstico, planejamento e tratamento das deformidades dentofaciais. Os esforços combinados das especialidades dentária e cirúrgica através de todas as fases do tratamento é essencial para resultados satisfatórios funcionais e estéticos.

AVALIAÇÃO DO DEFEITO

Uma abordagem sistemática para desenvolver um banco de dados abranjente ajuda a estabelecer um plano de tratamento individualizado. Este banco de dados deve incluir:

- Uma história médica e dental completa.
- Um exame do esqueleto facial e dos tecidos moles.
- A avaliação da função temporomandibular.
- Um exame intra-oral dental e oclusal.
- Fotografias intra e extra-orais.
- Radiografias (cefalograma lateral, cefalograma ânteroposterior [AP] panorâmico, e radiografias apicais).
- Modelos de estudos dentais e registros em cera da mordida.

História Médica e Dental Completa

A importância de uma história médica e dentária completa não pode ser exagerada. É neste momento que a equipe deve estabelecer precisamente o que o paciente percebe como problemas estéticos e funcionais. É fundamental determinar se o paciente tem expectativas realísticas e se ele está preparado psicologicamente para mudanças potencialmente dramáticas na aparência facial.

A maioria das condições médicas preexistentes, uma vez reconhecidas, podem ser tratadas efetivamente para permitir que a cirurgia proceda sem nenhum acontecimento inesperado; entretanto, as condições de alteração da cicatrização, sangramentos e doenças em órgãos mais importantes devem ser identificados. Anestesia hipotensiva é geralmente empregada na cirurgia ortognática, o que necessita de uma avaliação profunda da função renal. Da mesma forma, as síndromes que afetam as estruturas dentofaciais devem ser reconhecidas, já que elas podem complicar o tratamento.

Uma história completa do crescimento e desenvolvimento dentofacial, aparelhos ortodônticos anteriores, se o paciente chupava o dedo, ou pressionava a língua, da saúde dental, e terapias restauradoras ou periodontais devem ser obtidos. A avaliação da função temporomandibular deve ser realizada, e um histórico de hábitos de parafunção ou dor devem ser documentado. Na maioria dos casos, a correção de uma má higiene bucal, hábitos parafuncionais e de dor devem acontecer antes da ocorrência da cirurgia ortognática. O cirurgião deve trabalhar em conjunto com um ortodontista para se certificar de que as compensações dentárias foram eliminadas antes da cirurgia, para diminuir a recidiva pós-cirúrgica.

Exame do Esqueleto Facial e dos Tecidos Moles

Quando se inicia o exame extra-oral, é importante estabelecer uma postura de repouso e natural da cabeça e das estruturas faciais. O examinador deve avaliar a face de frente, três quartos e visão de perfil, e identificar qualquer desproporção entre os terços superior, médio e inferior da face. A linha média de cada um dos terços faciais verticais deve ser marcada e os desvios são observados. As linhas médias dentais da maxila e mandíbula devem ser comparadas com as linhas médias dos tecidos moles da face.

Cada uma das proporções verticais e sagitais da face devem ser avaliadas sem como elas se relacionam umas com as outras. As dimensões das estruturas faciais individualmente devem ser medidas e documentadas (Figura 50-1). Os planos horizontais da órbita, da base da asa nasal, oclusal e gonial devem ser comparados entre eles e as inclinações anotadas. As dimensões intercantais e interpupilares também devem ser medidas. As relações entre o dorso do nariz, a ponta do nariz e a base da asa devem ser avaliadas bem como a medição do ângulo nasolabial (Figura 50-2).

A posição e a relação dos lábios em repouso devem ser avaliadas, notando a presença de uma tensão no músculo, para a competência do lábio. Da mesma forma, deve ser observada a posição do lábio superior com relação aos dentes incisivos e das comissuras orais com relação aos dentes caninos. Estas mesmas relações são avaliadas com a movimentação facial e um sorriso natural. Normalmente, em repouso, os lábios são separados sem tensão muscular, as comissuras orais são localizadas logo acima da extremidade da cúspide do canino, e 2 a 3 mm de exposição das margens dos dentes incisivos. Um sorriso natural fornece uma boa exposição dos incisivos maxilares, com uma leve demonstração das margens das gengivas. Quando o terço facial inferior for examinado, é importante avaliar a posição do lábio inferior. Se este estiver evertido, o examinador deve determinar se isso é resultado de um desequilíbrio dentofacial ou hipertropia verdadeira do lábio. A avaliação do comprimento do lábio, da profundidade do sulco labiomental, posição do mento, e o tônus do músculo mental. Notar a relação entre a ponta do nariz e o mento e entre o mento e o pescoço.

Na visão de perfil, cada uma das estruturas faciais é avaliada novamente, tanto individualmente quanto entre elas. As proporções verticais são medidas e a maxila, a mandíbula e a região submental são avaliadas na dimensão ântero-posterior (Figura 50-2).

Função da Articulação Temporomandibular

Primeiramente, avaliar a extenção dos movimentos, documentando em milímetros a abertura vertical interincisiva. Também se deve avaliar os graus de excursão lateral direito e esquerdo e a protrusão da mandíbula. A excursão assimétrica, ou o desvio da linha média, deve ser observado. Durante este exame, a articulação temporomandibular deve ser palpada e auscultada, e quaisquer sons patológicos ou crepitação devem ser observados. Uma história de bruxismo, dores matinais na articulação temporomandibular, espasmo muscular, padrão de desgaste oclusal atípico e a incapacidade de

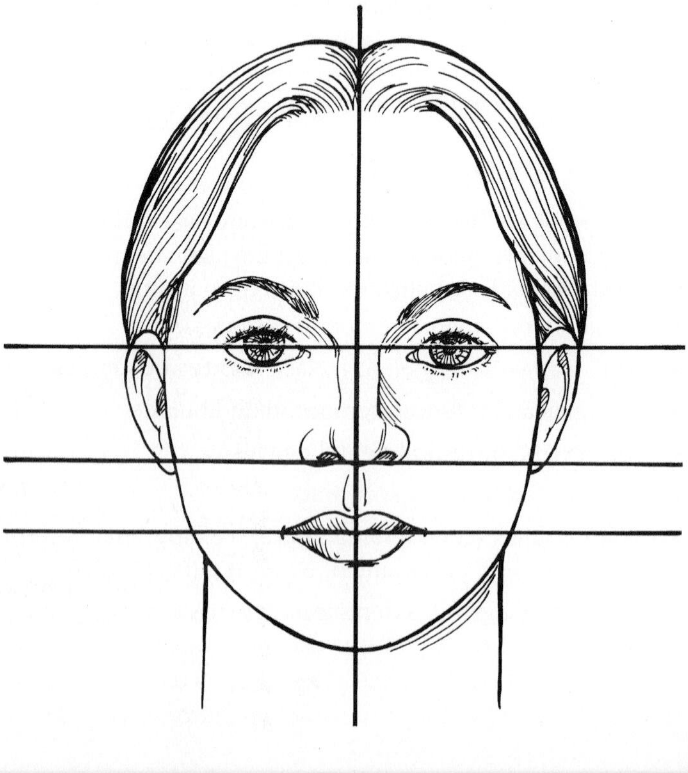

Figura 50-1. Características faciais frontais. Documentar as assimetrias, tecidos moles e linhas médias dentofaciais. Checar os planos horizontais dos olhos, abas nasais e dentes.

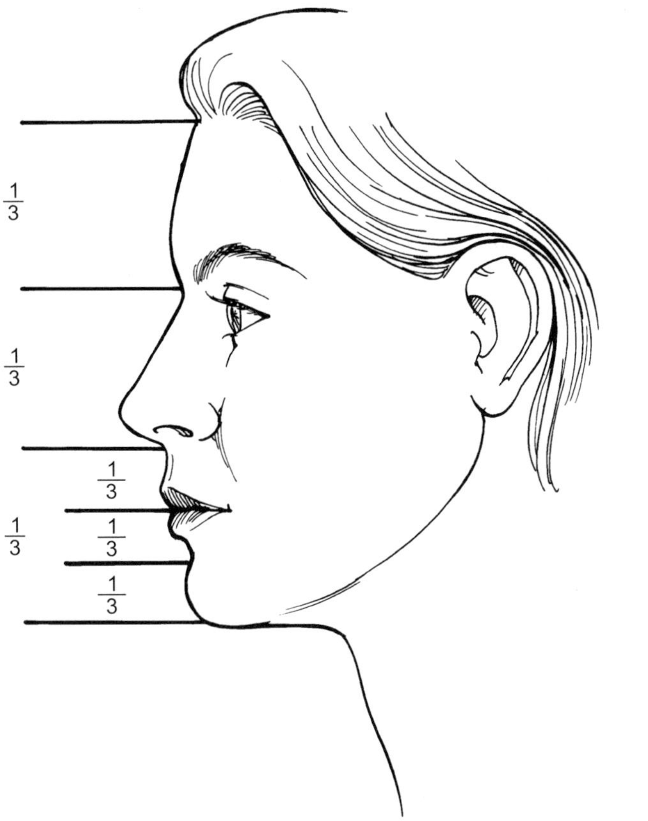

Figura 50-2. Dimensões verticais no perfil. Avaliar as relações da região frontal com a ponta do nariz e da ponta do nariz com o mento.

o paciente demonstrar suas relações oclusais (por exemplo: a chamada mordida imaginária) são exemplos de hábitos parafuncionais e devem ser amplamente avaliados. Em geral, pacientes com dor na articulação temporomandibular ou hábitos parafuncionais devem ser tratados primeiramente com um curso regulamentado de fisioterapia e goteiras antes de proceder à cirurgia ortognática.

Exames Intra-Oral, Dental e Oclusal

O exame intra-oral começa com a avaliação geral da higiene oral e da saúde dental. A qualidade e a quantidade de gengiva inserida deve ser avaliada, e o grau de doença periodontal deve ser observado. O palato mole e a fala devem ser avaliados pela competência velofaríngea. A posição da língua deve ser observada tanto em repouso quanto durante o ato de engolir.

Os dentes são contados, e aqueles que foram extraídos ou os supranumerários são registrados. As cáries e as obturações são documentadas. Examina-se a oclusão dental, documentando a classificação de Angle dos caninos e dos primeiros molares. A sobremordida e a sobressaliência são registradas, bem como a presença de uma mordida aberta ou cruzada. Quando esses tipos de mordidas estiverem presentes, os dentes envolvidos são observados. O plano oclusal tanto do arco maxilar, quanto mandibular deve ser avaliado, observando-se o grau da curvatura ântero-posterior (curva de Spee) e a curvatura transversa (curva de Wilson). Os dentes apinhados e os espaços sem dentes são registrados.

Radiografias

As radiografias fornecem informações suplementares importantes, e dão suporte para o exame clínico na confirmação do diagnóstico e no desenvolvimento de um plano para o tratamento. O cefalograma fornece um critério esquelético sobre o qual o cliente pode ser avaliado com relação ao tempo ou os resultados podem ser comparados com os dados normais. O cefalograma lateral é realizado em todos os pacientes, e as relações verticais e horizontais da maxila e da mandíbula e suas relações entre si e com a base do crânio são determinadas. São obtidos um cefalograma ântero-posterior e uma radiografia panorâmica, quando for observada alguma assimetria. A radiografia panorâmica também é um procedimento de rotina. Esse é um tipo de radiografia de excelente visão, já que ela permite a avaliação de toda a saúde dental e das estruturas de suporte adjacentes, determinação das relações dos côndilos mandibulares dentro da fossa glenóide e a avaliação da posição dos dentes não erupcionados, assim como a proximidade da raiz dos dentes entre si. Se for realizada uma osteotomia dentoalveolar segmental, deve ser realizada antes uma radiografia periapical para verificar o espaço suficiente entre as raízes dos dentes.

Fotografias

Devem ser realizadas fotografias para ajudar no planejamento pré-operatório, assim como nas comparações longitudinais. As fotografias faciais de frente, oblíquas e de perfil da face são procedimentos de rotina. Estas devem ser realizadas com a cabeça em posição natural e suplementadas, se necessário, com o paciente sorrindo. As fotografias intraorais devem demonstrar o arco dental e as relações oclusais. Quando houver assimetria facial, devem ser realizadas incidências especias como visão inferior.

Modelo Dental e Registro da Mordida

O modelo dental em gesso inicial e o registro da mordida com relação cêntrica acrescentam uma terceira dimensão ao banco de dados. Os modelos dentais devem ser seccionados e montados segundo o registro da mordida com relação cêntrica. A partir dos modelos de estudo, pode-se avaliar mais seguramente o grau de compensação dental para as deformidades dentofaciais. As discrepâncias na largura do arco dental, tamanho dos dentes, apinhamento ou espaços, assim como as angulações dos dentes, podem ser medidos. Quando as osteotomias da maxila e da mandíbula são planejadas, deve ser utilizado o arco facial. O arco facial irá permitir a montagem do modelo dental maxilar em um articulador semi-ajustável e similar às relações entre a maxila e a base do crânio anterior. É importante entender que a base do crânio age como a referência principal para os casos de cirurgia ortognáticas nas quais são realizadas cirurgias maxilomandibulares ou de maxilares isoladamente.

INDICAÇÕES E CONTRA-INDICAÇÕES

O plano de tratamento é realizado a partir dos dados analisados e da lista de problemas que foram priorizados. Geralmente, existem muitas opções para o tratamento. Na maioria das situações com deformidades ósseas e dentais, o plano ideal irá envolver um planejamento ortodôntico e cirúrgico coordenado. Correspondendo às fases iniciais do tratamento, a saúde dental deve ser estabilizada, o que inclui hábitos de higiene dental, obturação de dentes cariados, estabelecimento de estruturas de suporte periodontal, e a eliminação de hábitos parafuncionais. Uma vez iniciado o tratamento ortodôntico pré-cirúrgico, o paciente deve tomar consciência de que geralmente a má oclusão irá piorar, já que as compensações dentais preexistentes serão eliminadas no preparo para a cirurgia. O objetivo desta fase é nivelar e alinhar os dentes em suas bases ósseas maxilar e mandibular, para que, uma vez reposicionados cirurgicamente, os dentes fiquem com uma relação oclusal estável.

Ocasionalmente, o paciente com uma má oclusão dento-esquelética irá preferir não proceder com a combinação de ortodontia e cirurgica ortognática. Neste caso, o paciente deve saber que as relações oclusais finais são geralmente alcançadas pelo ortodontista após compensações dentais e com limitada correção das desproporções do esqueleto. Situações como esta são inclinadas à recorrência ou aquisição eventual de hábitos parafuncionais, dores na articulação temporomandibular, e perda prematura nos dentes devido a uma aceleração na doença periodontal.

TRATAMENTO

Hoje em dia, as osteotomias maxilares e mandibulares, quando combinadas com os conceitos de fixação rígida e técnicas de enxerto de osso, permitem a correção das deformidades dentofaciais em todos os planos com uma possibilidade mínima de recorrência. O posicionamento para todos os casos de cirurgia ortognática é virtualmente o mesmo. O paciente é colocado em posição supina em uma estrutura para a cabeça em forma de ferradura (Mayfield). A intubação nasal é realizada, e o tubo endotraqueal é conectado ao nariz utilizando um adaptador em curva de 45 graus e conectado ao tubo de extensão. Este, por sua vez, é fixado na testa do paciente sobre um apoio.

O anestesista deve estar preparado para realizar uma anestesia hipotensiva, com o objetivo de reduzir a perda de sangue intra-operatória.

Osteotomias Maxilares

A osteotomia Le Fort I é o procedimento principal para o reposicionamento de toda a unidade dentoalveolar maxilar, e uma vez que esta unidade for mobilizada, o maxilar pode ser reposicionado ao longo de um eixo vertical ou horizontal, inclinado para corrigir uma assimetria ou segmentado nos casos de discrepância da largura do arco.

Osteotomia Le Fort I

É feita uma incisão na profundidade do vestíbulo maxilar que se estende entre os primeiros molares direito e esquerdo (Figura 50-3). A dissecção subperiosteal é direcionada posteriormente até a sutura pterigomaxilar, e anteriormente até a abertura piriforme. O mucoperiósteo nasal é elevado do assoalho nasal e da região da espinha nasal. Marcas de referência vertical são feitas no osso nas regiões dos caninos e dos molares para ajudar na determinação da quantidade de movimentos verticais ou horizontais necessários quando ocorrer o reposicionamento do maxilar.

A osteotomia horizontal Le Fort I é feita 5 mm acima do ápice dos dentes, utilizando uma serra reciprocante. Enquanto a serra é passada na região anterior, é colocado um elevador entre a parede nasal lateral e o mucoperiósteo nasal, para proteger a mucosa. Posteriormente, atrás do segundo molar, essa osteotomia é direcionada inferiormente até a região caudal da fissura pterigomaxilar. Esta manobra diminui a necessidade de uma secção através desta fissura com um osteótomo. Adicionalmente, isso irá evitar que uma fratura incontrolável se estenda para cima e lesione a artéria maxilar interna. Depois, é usado um osteótomo com guia para completar a osteotomia ao longo da parede nasal lateral e embaixo do septo nasal. Finalmente, um osteótomo curvo e colocado lateralmente, dentro da fissura pterigoma-

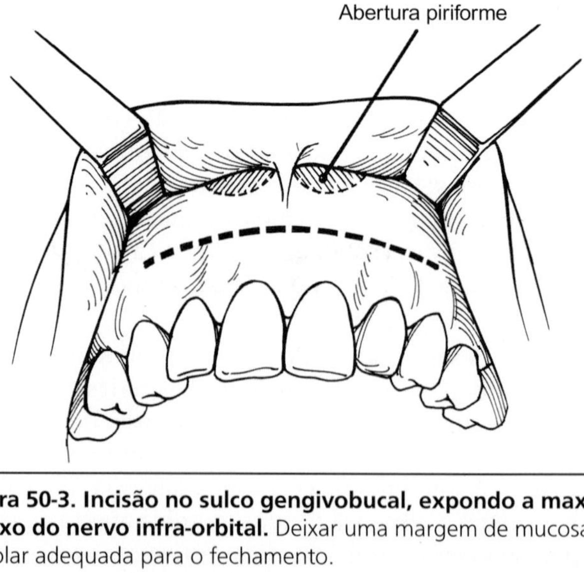

Figura 50-3. Incisão no sulco gengivobucal, expondo a maxila abaixo do nervo infra-orbital. Deixar uma margem de mucosa alveolar adequada para o fechamento.

xilar inferiormente, e batido de leve e medialmente para separar a união posterior da maxila do pterigóide (Figura 50-4). O cirurgião deve colocar o dedo indicador ao longo do palato, logo atrás da tuberosidade, enquanto este passo final é realizado, para sentir a separação enquanto ela ocorre. Neste ponto, as osteotomias Le Fort I já estão completadas e a maxila é fraturada para baixo com manipulação do polegar ou do dedo indicador. Se não ocorrer a mobilização facilmente, o cirurgião deve checar as osteotomias, principalmente na região da junção pterigomaxilar. Uma vez que a maxila esteja fraturada e mobilizada, ela pode ser reposicionada ao longo do eixo vertical ou horizontal ou, ainda, segmentada.

Durante o reposicionamento da maxila, o cirurgião deve ter disponível um aparelho interdental de acrílico fabricado antes da operação de acordo com os modelos dentais montados no articulador. A goteira é colocada entre os dentes e a fixação oclusal é realizada (Figura 50-5). Durante o reposicionamento da maxila, é importante checar os côndilos na fossa glenóide, e qualquer contato na osteotomia Le Fort I é removido com broca. Exceto quando forem reposicionados inferiormente, deve existir um contato de osso com osso quando a maxila for recolocada.

Uma vez reposicionada, a osteotomia é rigidamente estabilizada nas regiões zigomaticomaxilar e na abertura piriforme (Figura 50-6). Os parafusos monocorticais evitam lesar a raiz dos dentes. Após a estabilização, a fixação oclusal é liberada, a goteira removida, e é feita uma rotação da mandíbula com os côndilos localizados dentro da fossa glenóide para verificar a oclusão desejada. No geral, com estabilização rígida da osteotomia, não é necessário o bloqueio maxilomandibular.

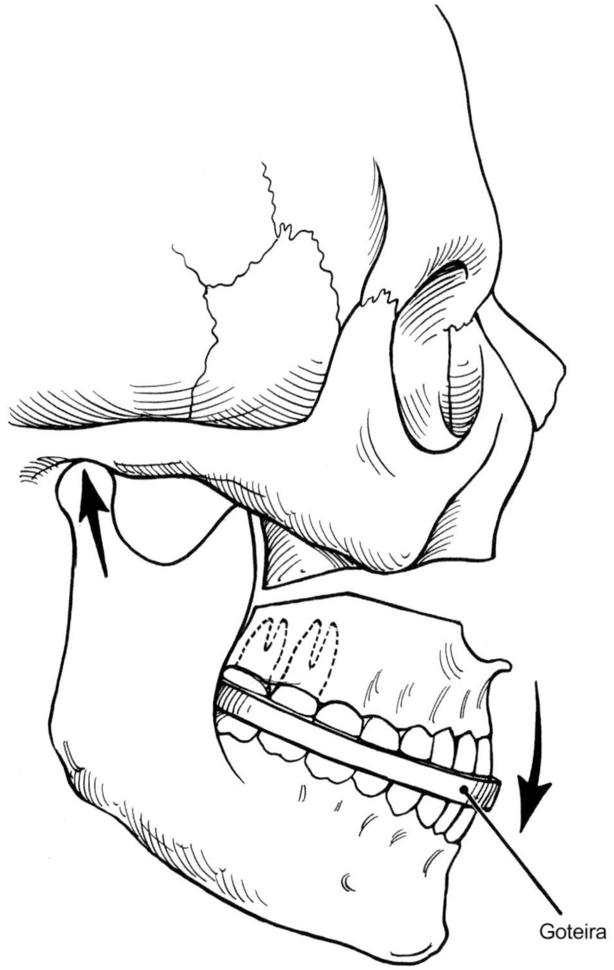

Figura 50-5. Após reposicionamento para baixo, goteira é utilizada para ajustar a posição do maxilar corretamente desejada. O côndilo é posicionado enquanto a maxila é reposicionada.

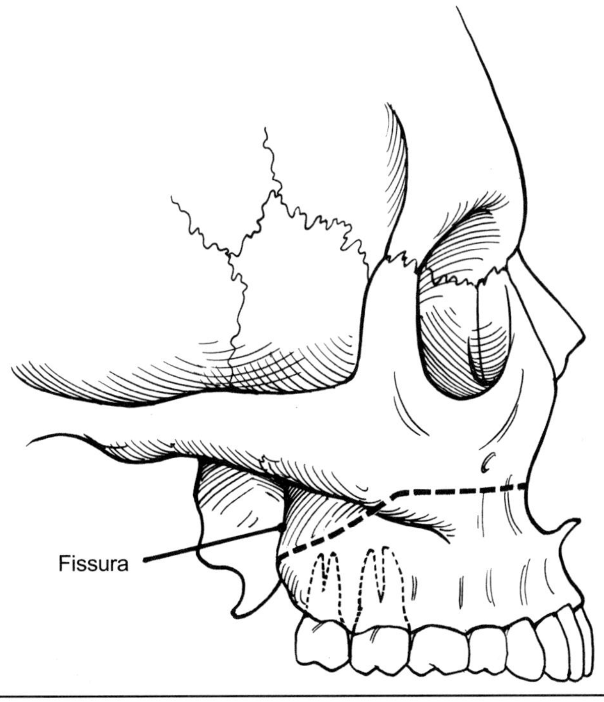

Figura 50-4. O corte da serra estende-se através do pilar zigomaticomaxilar até a abertura piriforme. Por trás dos molares a osteotomia estende-se para baixo em direção à fissura pterigomaxilar.

Excesso Maxilar Vertical

A denominada "síndrome da face longa" é o exemplo clássico do excesso maxilar vertical. Esses pacientes apresentam os seguintes sinais:

- Perfil facial convexo.
- Exposição excessiva dos dentes incisivos em repouso.
- Exposição exagerada da gengiva quando sorri.
- Incompetência labial e tensão no músculo mentual.
- Pinçamento da asa nasal e dorso nasal convexo.
- Má oclusão classe II com mordida aberta anterior.

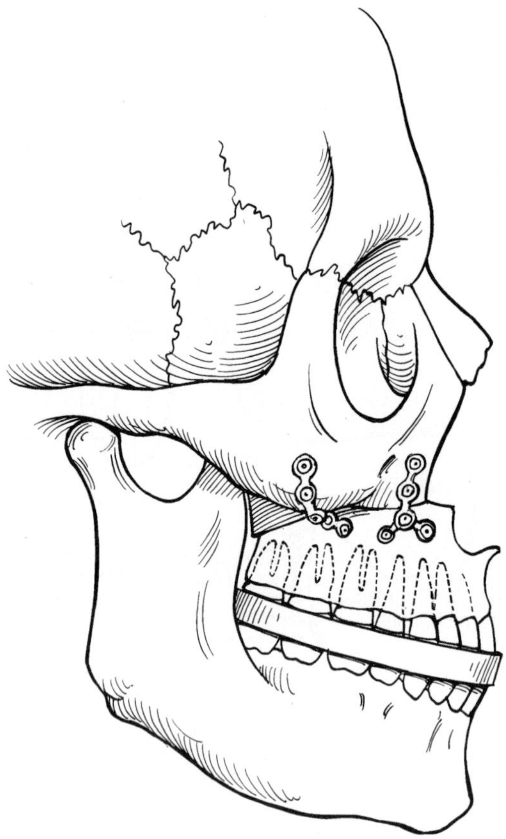

Figura 50-6. Fixação rígida na abertura piriforme e pilar zigomaticomaxilar.

- Aumento da altura do terço inferior da face e diminuição na altura posterior da face.
- Ângulo do plano mandibular em degrau.
- Mento retraído e ângulo mentocervical pouco definido.

O segmento Le Fort I é posicionado nestes pacientes superiormente utilizando a relação do lábio até o incisivo como a chave determinante da quantidade de impactação. Enquanto a maxila se move para cima, o lábio superior irá encurtar aproximadamente 20% da distância, entretanto, é necessária uma hipercorreção de 20%. Da mesma forma, enquanto a maxila se move para cima, ajustamento ântero-posterior é geralmente necessário para compensar a autorotação da mandíbula, quando esta é trazida para oclusão. No caso de impactações da maxila de mais de 5 mm, existe uma possibilidade de desvio do septo nasal e de fechamento das vias aéreas.

Nestas situações, um aumento da abertura piriforme pode ser necessário para evitar o aumento exagerado da largura ou elevação da base alar. Ocasionalmente, com impactações de mais de 8 mm, é necessária uma osteotomia tipo ferradura dentro do palato, deixando o segmento central para baixo enquanto a unidade dentoalveolar de fora se move para cima. Em impactações da maxila de menos de 5 mm, todo o maxilar pode geralmente ser movido para cima sem comprometimento nasal.

Deficiência Maxilar Vertical

A assim chamada "síndrome da face curta" é manifestada por:

- Perfil facial côncavo ou plano.
- Terço inferior da face curto.
- Ângulo agudo entre a columela e o lábio.
- Lábio superior fino e atrófico, com suporte labial fraco.
- Incisivos escondidos atrás do lábio superior (aparência desdentada).
- Linha labial invertida e exposição mínima dos dentes quando sorri.
- Má oclusão classe III com sobremordida profunda.
- O cefalograma mostra um ângulo do plano mandibular agudo.

Nestes pacientes, a maxila é reposicionada inferiormente, otimizando as dimensões verticais, e a relação da exposição do lábio superior até os incisivos. Na verdade, deveria haver 2 a 3 mm de exposição dos incisivos com o lábio superior em repouso. Para evitar a recorrência, são necessárias uma fixação rígida e enxertos interposicionais.

Deficiência Maxilar Horizontal

Estes pacientes tipicamente manifestam achados semelhantes à deficiência maxilar vertical, além de:

- Perfil facial côncavo.
- Ângulo agudo entre a columela e o lábio.
- Base alar estreita com suporte pobre do osso.
- Sulco nasolabial profundo nos pacientes mais idosos.
- Má oclusão classe III.

Quando o avanço do maxilar é maior que 5 mm, é necessário um enxerto de osso entre a placa pterigóide e a tuberosidade do maxilar. Além disto, o aumento do osso geralmente é necessário anteriormente ao redor da abertura piriforme.

Excesso Maxilar Horizontal

O excesso maxilar horizontal é freqüentemente um componente do excesso maxilar vertical, o qual deve ser tratado com uma operação para mover posteriormente a maxila. No recuo maxilar, o cirurgião remove o osso da região posterior da tuberosidade da maxila. Quando o tamanho do recuo é maior que 5 mm, a placa pterigóide pode ser fraturada por trás para permitir o movimento necessário.

Osteotomias Maxilares Segmentadas

As osteotomias segmentadas da maxila são realizadas entre os ápices dos dentes, uma vez a maxila esteja fraturada para baixo. Isso é alcançado com uma combinação de finas serras e osteótomos. Deve-se tomar cuidado para evitar uma lesão à mucosa palatina que contém a vascularização para a maxila.

Osteotomias Mandibulares

Osteotomia Bilateral Sagital das Ramificações

Geralmente, a osteotomia mandibular mais utilizada é a osteotomia sagital com separação das ramificações, que foi descrita pela primeira vez por Obwedeser e Trauner. A vantagem principal desta osteotomia é que ela permite que se mantenha o contato ósseo durante o reposicionamento anterior ou posterior e portanto diminua uma possível recidiva. A técnica básica necessita da mesma preparação que a osteotomia Le Fort I. Incisões bilaterais de 3 cm são feitas ao longo da linha oblíqua externa da ramificação ascendente da mandíbula. A dissecção subperiosteal é direcionada superiormente para o processo coronóide e para baixo ao longo do córtex bucal para a região do primeiro molar. Uma pinça é colocada alta no processo coronóide para ajudar na retração. A dissecção subperiosteal continua medialmente na ramificação para identificar e afastar anterior e medialmente o nervo alveolar inferior. A osteotomia da ramificação medial é feita somente no córtex lingual e estende-se posterior e superior à línfula (Figura 50-7). A seguir, a osteotomia estende-se para baixo na ramificação ascendente entre as linhas oblíqua externa e interna, e pára imediatamente proximal ao segundo molar (Figura 50-7). Esta osteotomia deve ser feita logo através do córtex e paralela ao córtex lateral. O afastador do processo coronóide é removido e o tecido mole da boca é retraído. Realiza-se uma osteotomino córtex lateral até a margem inferior da mandíbula. Na margem inferior, a osteotomia faz uma curva ao seu redor para incluir 2 a 3 mm do córtex medial. Na realização deste tipo de osteotomia, deve-se tomar cuidado para evitar uma penetração medular profunda e uma lesão ao nervo alveolar. São então inseridos osteótomos paralelos ao córtex bucal, que são usados para dividir os segmentos corticais laterais e mediais. Quando os dois segmentos forem separados, uma fratura controlada na superfície medial conecta a osteotomia na margem inferior da mandíbula até a osteotomia logo superior e posterior à língua; ela não se estende à margem posterior da ramificação (Figura 50-8). Geralmente, com a osteotomia sagital completada, o nervo alveolar inferior permanece dentro do osso trabecular medular do segmento distal. Entretanto, sua localização deve ser verificada e se por sorte ele estiver inserido ao córtex lateral do segmento proximal, ela deve ser cuidadosamente dissecado, permitindo movimentos com o segmento distal.

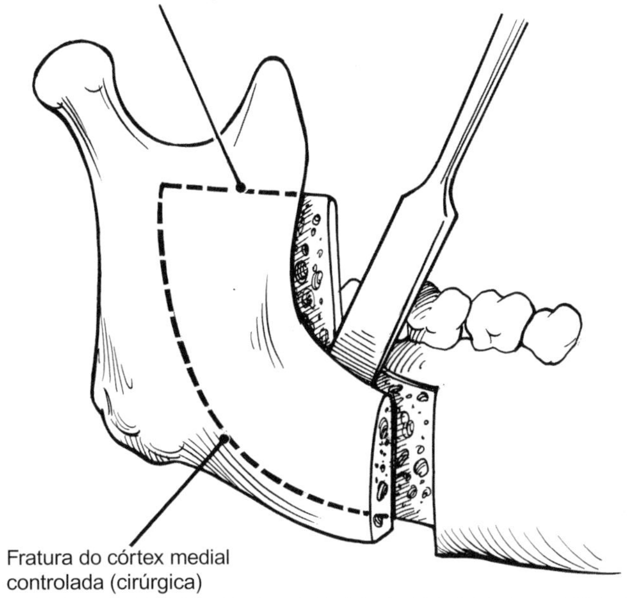

Figura 50-8. A divisão da osteotomia é completada com um osteótomo segurando o córtex bucal. Medialmente, o cirurgião cria uma fratura controlada da margem inferior da osteotomia até a osteotomia lingual.

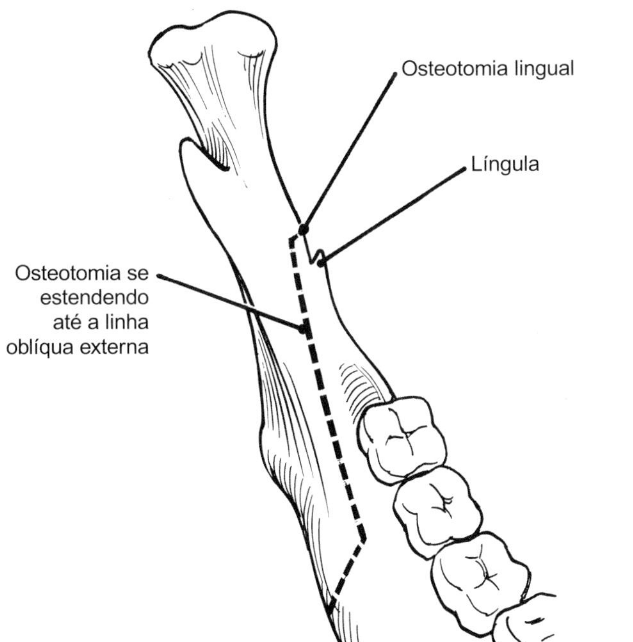

Figura 50-7. Osteotomia lingual é realizada com uma broca, estendendo-se através do córtex da crista oblíqua interna. A osteotomia continua ao longo da crista oblíqua externa.

Uma vez que os segmentos estiverem mobilizados livremente, a goteira interdental previamente preparada é utilizada como chave de oclusão e estabelece uma nova posição do segmento distal. A fixação em oclusão é realizada. O segmento proximal é então posicionado, mantendo os côndilos na fossa glenóide. A fixação interóssea é realizada com a colocação de fios de aço na posição retromolar ou com fixação rígi-

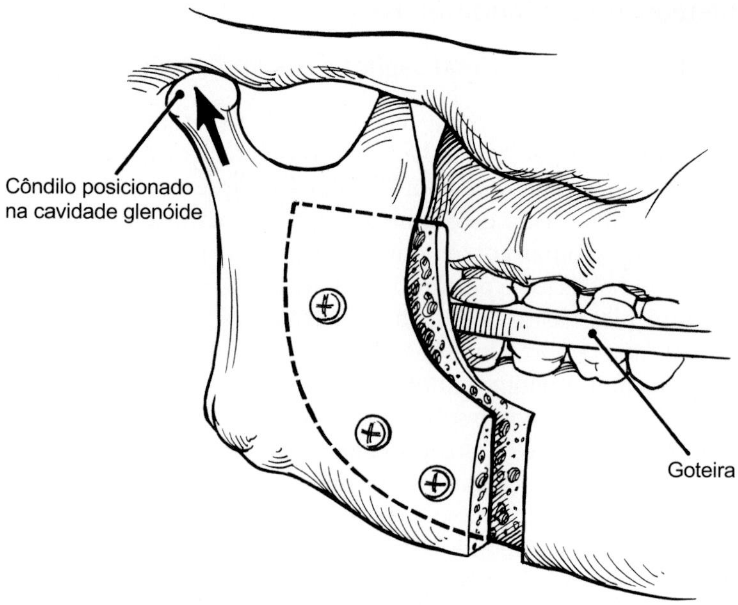

Figura 50-9. O côndilo é colocado passivamente na cavidade glenóide e os segmentos são fixados.

da (Figura 50-9). Se for utilizado fio de aço é necessário um bloqueio maxilomandibular por cinco a seis semanas.

Após a estabilização interóssea, a fixação maxilomandibular é removida e a mandíbula é rodada com o côndilo na fossa para verificar a precisão da oclusão desejada.

A osteotomia sagital da ramificação mandibular é usada universalmente tanto para avanços mandibulares simétricos ou assimétricos e para recuos simétricos. Apesar disso, ela é contra-indicada para situações de assimetria significativa que necessitem de uma rotação horizontal do segmento distal. Nessas situações, o segmento proximal é deslocado lateralmente, causando uma tensão na articulação temporomandibular. Além disso, esta osteotomia não é indicada para o caso de recuos mandibulares de mais de 10 mm.

A lesão ao nervo alveolar inferior e a fratura do segmento proximal da ramificação não são freqüentes, mas podem complicar a osteotomia sagital bilateral da ramificação. Se o nervo for lesado, o reparo do nervo será realizado antes da fixação óssea. Quando o segmento proximal é fraturado, a redução anatômica e a estabilização são necessárias para assegurar a posição correta dos côndilos dentro da fossa glenóide.

Osteotomia Vertical das Ramificações Mandibulares

No caso de grandes recuos da mandíbula ou reposicionamento assimétrico da mandíbula, o cirurgião deve considerar uma osteotomia vertical tanto intra quanto extra-oral, como é o caso de classe III com prognatismo grave.

É feita uma incisão na pele de 3 cm, 2 cm abaixo do ângulo da mandíbula. É realizada uma dissecção através do platisma. Uma vez abaixo do platisma, o restante da dissecção é cuidadosamente continuado, com a ajuda de um estimulador de nervo, para identificar o nervo marginal da mandíbula. Este nervo geralmente se localiza dentro da camada superficial da fáscia cervical profunda. Uma vez visualizado, o nervo é afastado para cima, com os tecidos moles ao redor. A dissecção é aprofundada até o músculo masseter, que é incisado ao longo da margem inferior da mandíbula. A dissecção subperiosteal é direcionada superiormente ao longo da ramificação lateral para expor a incisura sigmóide e o processo coronóide. Ao longo do córtex lingual, o músculo pterigóide medial é liberado do ângulo e um retrator maleável é colocado ao longo do córtex medial para proteger o nervo alveolar inferior e os tecidos moles circunjacentes durante a osteotomia vertical. Esta, é marcada estendendo-se da incisura sigmóide até o ângulo da mandíbula. A antelíngula no córtex lateral deve estar anterior à marca. É utilizada uma serra reciprocante na osteotomia, inclinando posteriormente e parando antes da finalização da osteotomia do córtex medial, o que previne uma lesão ao nervo alveolar. A osteotomia é completada medialmente utilizando um osteótomo. O segmento proximal é puxado lateralmente, e as bordas irregulares do osso são removidas. O segmento distal livre é deslocado posterior e medialmente ao segmento proximal. O paciente é colocado em oclusão e em bloqueio maxilomandibular. Geralmente, a fixação interóssea não é utilizada, e a imobilização intermaxilar é mantida por cinco a seis semanas. Alguns cirurgiões colocam um fio de estabilização através dos segmentos da osteotomia para segurar o segmento condilar em sua posição anatômica vertical correta, evitando uma queda condilar e a má oclusão.

Uma abordagem intra-oral para a osteotomia vertical é reservada para assimetrias menos significativos ou recuos. É feita uma incisão intra-oral de 3 cm ao logo da ramificação mandibular ascendente, paralela e imediatamente lateral à linha oblíqua externa. A dissecção subperiosteal é direcionada superiormente para o processo coronóide e posteriormente ao longo da ramificação, expondo a incisura sigmóide e as margens inferior e posterior da ramificação. A antelíngula é identificada e realiza-se uma osteotomia vertical da incisura sigmóide até o ângulo mandibular utilizando uma serra oscilante de 105 graus. Os passos restantes são os mesmos da abordagem extra-oral para a osteotomia vertical.

CUIDADOS PÓS-OPERATÓRIOS

Após a operação, a coordenação continuada entre o cirurgião e o ortodontista é fundamental para que os resultados sejam ótimos. A maioria dos pacientes necessitam de seis a nove meses adicionais de tratamento ortodôntico pós-cirúrgico para o ajustamento preciso da oclusão.

Uma radiografia panorâmica é obtida para determinar a relação entre os côndilos da mandíbula e a fossa glenóide, e para avaliar a posição das osteotomias com a dentição. Além disso, o cefalograma lateral é repetido em intervalos de seis meses por dois anos. Estes dados são comparados aos dados da análise pré-operatória e avaliados quanto à acurácia do reposicionamento cirúrgico e do grau de redidiva.

PRECAUÇÕES

A conduta nas deformidades dentofaciais podem ser trazidas para dentro de uma perspectiva com uma abordagem coordenada e sistemática no diagnóstico, planejamento e tratamento. Quando o plano de tratamento for obtido, o cirurgião deve fazer referência não somente às relações entre os dados existentes e os dados normativos, mas também às percepções dos pacientes com relação ao problema e suas expectativas. O plano feito para um indivíduo não pode ser aplicado universalmente, e várias opções podem ser aplicadas para qualquer paciente.

Leituras Selecionadas

Bell WH, Proffit WR, White RP. *Surgical Correction of Dentofacial Deformities.* Philadelphia: WB Saunders, 1980.

Epker BN. Modifications in the sagittal osteotomy of the mandible. *J Oral Surg* 1977;35:157.

Epker BN, Woldord LM. *Dentofacial Surgical-orthodontic Correction.* St. Louis: CV Mosby, 1980.

Ferraro JW. *Fundamentals of Maxillofacial Surgery.* New York: Springer, 1977.

Kawamoto HK. Simplification of the Le Fort I osteotomy. *Clin Plast Surg* 1989;16:777.

Vig KD, Ellis E. Diagnosis and treatment planning for surgical orthodontic patient *Clin Plast Surg* 1989;6:645.

Parte

IX

Cirurgia de Mama e Tronco

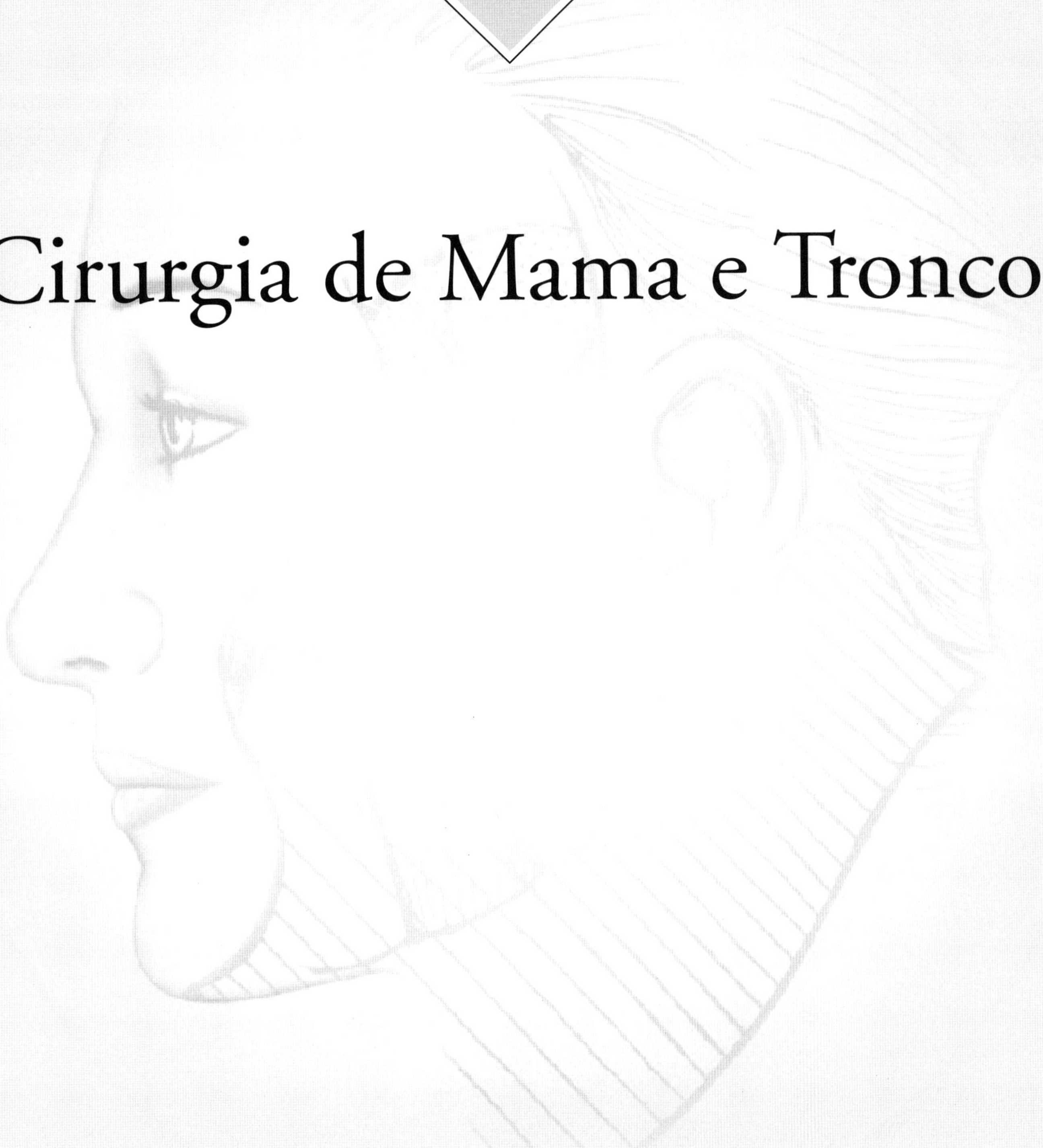

Capítulo 51

Dissecção Axilar

Jozef Zoldos ◆ Howard D. Edington ◆ J. William Futrell

AVALIAÇÃO DO DEFEITO

O tratamento do sistema linfático, especialmente os linfonodos regionais como uma parte da terapia contra o câncer, permanece filosoficamente problemático. A abordagem precoce ablativa de Halsted aos nodos regionais origina-se da observação de que a cadeia de drenagem linfática era um local precoce e previsível para uma falha no tratamento. A ressecção em bloco parecia, e ainda parece, em circunstâncias apropriadas, consistente com a abordagem cirúrgica agressiva para o tratamento de tumores malignos locais e regionais. Assim como várias modalidades terapêuticas, entretanto, tem sido difícil verificar, sem nenhum equívoco, que esta abordagem resulta em uma melhora no total da mortalidade ou benefícios de sobrevivência livres de doenças.

A proposta de uma "hipótese alternativa" para metástases de câncer feita por Bernard Fischer e seus colaboradores sugere que a disseminação dos tumores pode ocorrer precocemente na evolução de uma malignidade (por exemplo, câncer de mama) e que o processo é freqüentemente sistêmico desde o principio. De acordo com este esquema, a doença nos linfonodos, quando identificada clinicamente, representa uma variável de prognóstico que indica progressão provavelmente sistêmica. Seguindo esta visão, a dissecção dos linfonodos poderia ser potencialmente útil, não como uma terapia propriamente dita, mas para estadiar a doença, e talvez predizer a necessidade para uma imunoterapia sistêmica, ou uma quimioterapia.

INDICAÇÕES

Os três objetivos básicos da dissecção linfonodal axilar são: (1) a remoção terapêutica da doença clinicamente aparente, (2) a remoção profilática dos linfonodos possivelmente envolvidos na doença subclínica e, (3) o estadiamento patológico do câncer. Os detalhes clínicos e os objetivos da operação dependem da indicação. Uma dissecção nodal de estadiamento é menos indicada e deve estar associada a uma taxa menor de morbidez que a uma dissecção terapêutica. Os linfonodos axilares drenam estruturas dos membros superiores, ombros, pescoço, mamas, tórax e área lombar. Uma dissecção axilar pode ser um componente da estratégia de tratamento para uma grande variedade de diagnósticos histopatológicos, que incluem câncer de mama, melanoma maligno, carcinoma de células escamosas, entre outros. A necessidade de uma remoção adequada dos linfonodos da axila deve enfatizar a manutenção da função do ombro e dos membros superiores.

CONTRA-INDICAÇÕES

A dissecção nodal eletiva não deve ser realizada em todas as situações nas quais existe um crescimento maligno próximo à axila. A disseminação das células malignas não obedece necessariamente às vias de drenagem anatômicas clássicas, e os territórios dérmicos podem, em certas ocasiões, ser drenados para o lado oposto, ou qualquer outra cadeia linfática não prevista. Uma linfocintilografia pré-operatória pode ser útil na identificação da cadeia de drenagem correta de uma determinada região anatômica. O mapeamento dos linfonodos feito com uma injeção intradérmica de um corante vital (como, por exemplo, azul de issosulfano) pode identificar o linfonodo dominante (nodo sentinela) que está drenando um tumor, e uma linfadenectomia seletiva pode em último caso substituir uma dissecção convencional no caso de estadiamento. Adicionalmente, existem algumas condições, tais como obesidade mórbida ou uma radioterapia regional anterior, que agem como contra-indicações relativas na realização de uma dissecção axilar linfonodal eletiva, já que elas podem substancialmente aumentar a morbidez de um procedimento como este. Finalmente, uma dissecção nodal eletiva não deve ser realizada se for demonstrado que ela não irá influenciar o curso da doença, ou se os resultados da dissecção não afetarem as decisões do tratamento. Em todas as situações, os riscos e os benefícios da dissecção nodal devem ser avaliados cuidadosamente antes de serem feitas as recomendações finais.

AVALIAÇÃO PRÉ-OPERATÓRIA

Os pacientes com neoplasia maligna devem ser examinados detalhadamente antes de passarem por uma dissecção axilar. A amplitude de movimentos do ombro deve ser determinada antes da operação para relatar qualquer deficiência preexistente e fornecer alguma idéia para o possível andamento da reabilitação pós-operatória. Procedimentos cirúrgicos prévios ou invasão dos nervos por neoplasias malignas podem estar associados a uma deficiência funcional do membro superior ou da região do ombro.

Como foi mencionado anteriormente, a disseminação de células malignas não obedece necessariamente aos padrões clássicos da anatomia. Os territórios dérmicos podem, freqüentemente, deslocar-se para outras cadeias nodais não previstas. Deve-se dar mais importância à linfocintilografia pré-operatória para identificar a cadeia de drenagem correta para determinada região anatômica. A identificação do linfonodo sentinela com técnicas utilizando corantes vitais também deve ser considerada como uma alternativa para uma dissecção formal no caso de propósitos de estadiamento.

ANATOMIA

A axila é uma região em forma de pirâmide entre o lado da parede lateral do tórax e o braço. O espaço é delimitado anteriormente pelo músculo peitoral maior e pelo peitoral menor, assim como pela fáscia clavipeitoral; posteriormente pelos músculos subescapular, redondo maior e latíssimo do dorso, medialmente pelas quatro ou cinco costelas superiores e pelos espaços intercostais cobertos pelo músculo serrátil anterior, e na lateral, encontram-se o músculo coracobraquial e o úmero. A base da axila é formada pela fáscia axilar, e o seu ápice estende-se superior e medialmente para dentro do triângulo posterior do pescoço como o canal cervicoaxilar, o qual contém os vasos axilares e o plexo braquial.

A artéria axilar estende-se através da face superior da axila (Figura 51-1), dando várias ramificações que podem ser encontradas durante a dissecção axilar, a saber, as artéria toracoacromial e torácica lateral, que surgem da segunda parte da artéria axilar, e a artéria subescapular, que se ramifica na artéria toracodorsal, surgindo da terceira parte da artéria axilar. As veias pareadas que se inserem na veia axilar acompanham estas artérias. O plexo braquial é localizado ao longo da face superior da axila e é intimamente associado à artéria axilar. O nervo toracodorsal é uma ramificação do cordão posterior do plexo braquial e corre obliquamente através da axila para suprir as inervações motoras do músculo latíssimo do dorso. Ele se insere no espaço axilar por trás da artéria e da veia axilar, aproximadamente 3 cm medial à artéria subescapular, e logo se junta à artéria toracodorsal em seu curso até o músculo latíssimo do dorso. O nervo toracodorsal geralmente pode ser sacrificado tendo somente uma pequena perda na extensão e abdução do braço. O nervo torácico longo é uma ramificação importante do plexo braquial proximal que supre a inervação do músculo serrátil anterior. Ele corre ao longo deste músculo superficialmente próximo ao músculo subescapular. O sacrifício deste nervo leva à elevação da escápula, o que pode ser considerado uma deformidade significativa. Dentro da face profunda da axila estão os nervos peitorais lateral e medial. Esses nervos fornecem inervações motoras aos músculos peitoral maior e menor e geralmente são preservados durante uma dissecção axilar. Finalmente, os nervos intercostobraquiais que se originam do segundo e do terceiro nervos intercostais passam através do corpo da axila para fornecer sensibilidade à face medial do braço. Estes nervos geralmente são sacrificados durante uma dissecção axilar, o que leva a hiperestesia ou anestesia ao longo da face póstero-medial do braço. Embora a maioria das pessoas tolerem este defeito, a sensação pode ser desagradável, e os pacientes devem ser informados pré-operatoriamente desses possíveis resultados.

Os linfonodos axilares, que contam geralmente de 20 a 30, são dispostos em três grandes grupos. Os nodos do nível I são aqueles localizados lateralmente ao peitoral menor. Eles podem ser divididos posteriormente em grupo lateral, grupo peitoral, grupo subescapular e grupo central. Os nodos do nível II, ou apical, são aqueles localizados posteriormente ao músculo peitoral menor e são um foco de drenagem mais profunda para os nodos do nível I. O maior grupo de nodos é o do nível III, o qual está localizado medial ao músculo peitoral menor. Os vasos linfáticos eferentes desses nodos unem-se formando o tronco subclávio, que drena centralmente.

PREPARAÇÃO DA SALA E DO PACIENTE

A sala é preparada para anestesia endotraqueal geral padrão. O paciente é colocado em posição supina na mesa de operações com o braço ipsilateral abduzido sobre uma prancha para o braço. Um pequeno campo enrolado é colocado sob a escápula ipsilateral para ajudar na exposição da axila duran-

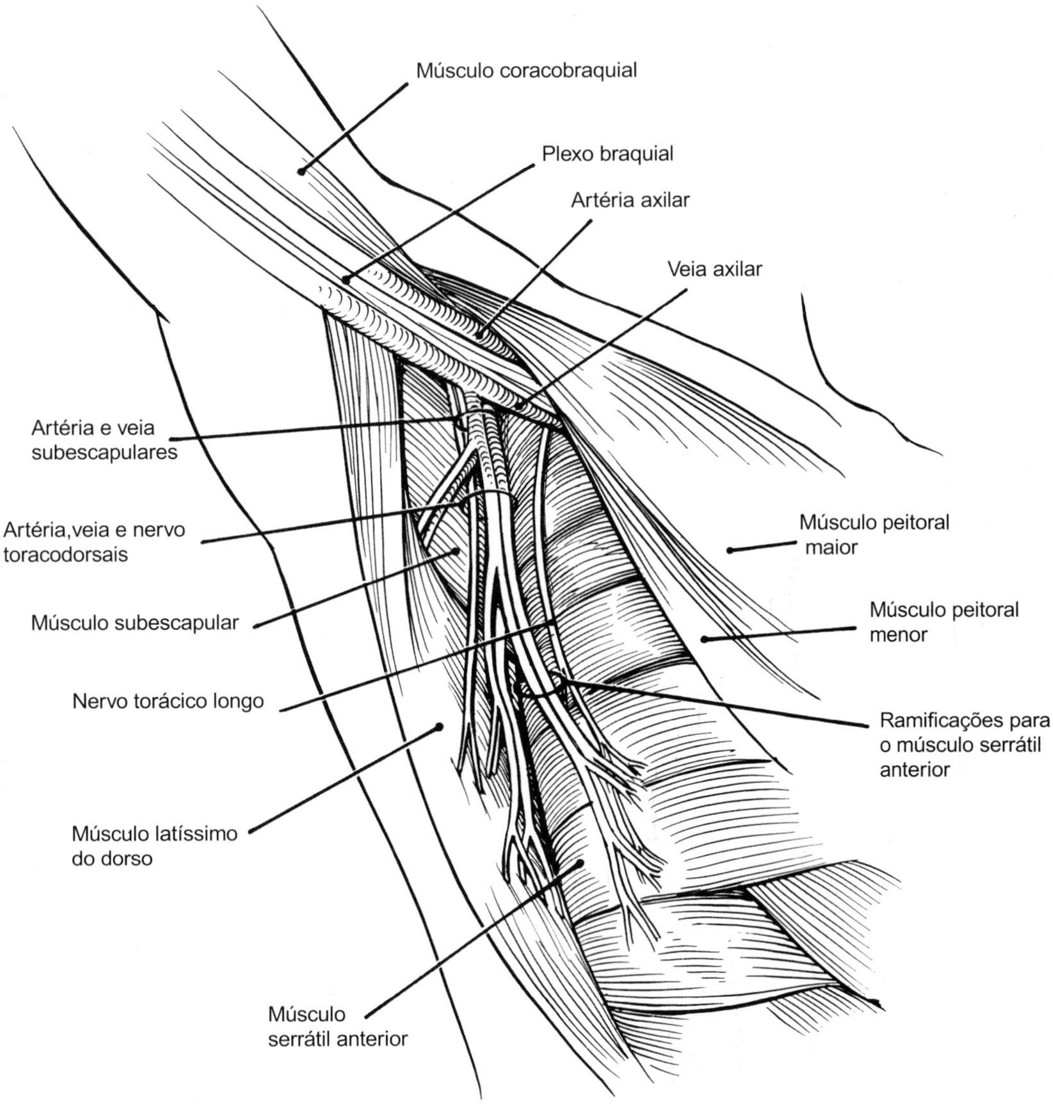

Figura 51-1. Anatomia da axila. Os músculos latíssimo do dorso e o peitoral são retraídos para expor os vasos axilares e o plexo braquial que passam através da face superior da axila. Os linfonodos axilares são localizados entre as estruturas expostas e circundados pelo coxim de gordura axilar.

te a dissecção. Os pêlos da axila são raspados, e o peito, ombro, axila e braço ipsilaterais são preparados com uma solução anti-séptica padrão (Figura 51-2). A área é coberta, e o antebraço é enrolado em campos estéreis para que o braço possa ser movimentado durante a operação. Para facilitar a identificação dos nervos durante o procedimento, devem ser evitados agentes bloqueadores neuromusculares durante a anestesia geral, para que os nervos possam ser estimulados. É geralmente administrada para profilaxia uma dose de antibióticos parenterais.

TÉCNICA OPERATÓRIA

Incisão

A exposição adequada dos componentes da axila é geralmente alcançada criando-se uma incisão transversa em uma dobra natural da pele. A incisão pode então ser estendida caudalmente ao longo da linha axilar posterior, se necessário, para uma exposição adicional (Figura 51-3). Isto mantém a incisão bem escondida por motivos estéticos e, ao mesmo

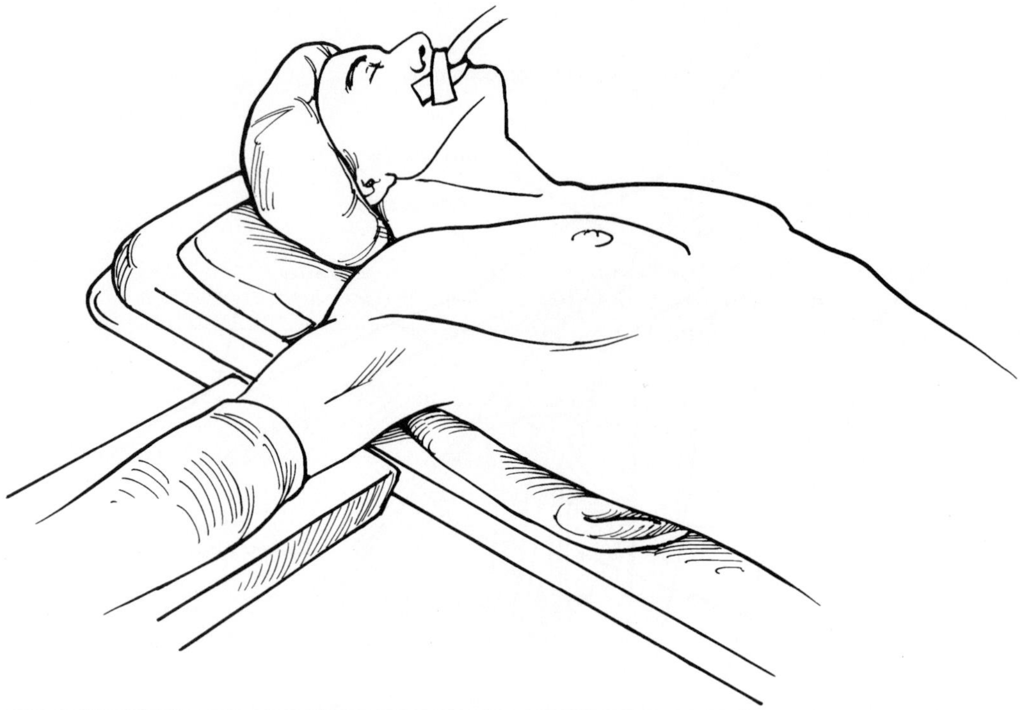

Figura 51-2. Posicionamento do paciente. A anestesia geral é induzida e tórax, pescoço, ombro, axila e braço ipsilaterais são preparados. O braço é colocado lateralmente em um suporte. O antebraço é enrolado em campos estéreis. Um pequeno rolo é colocado sob a axila ipsilateral para facilitar o acesso.

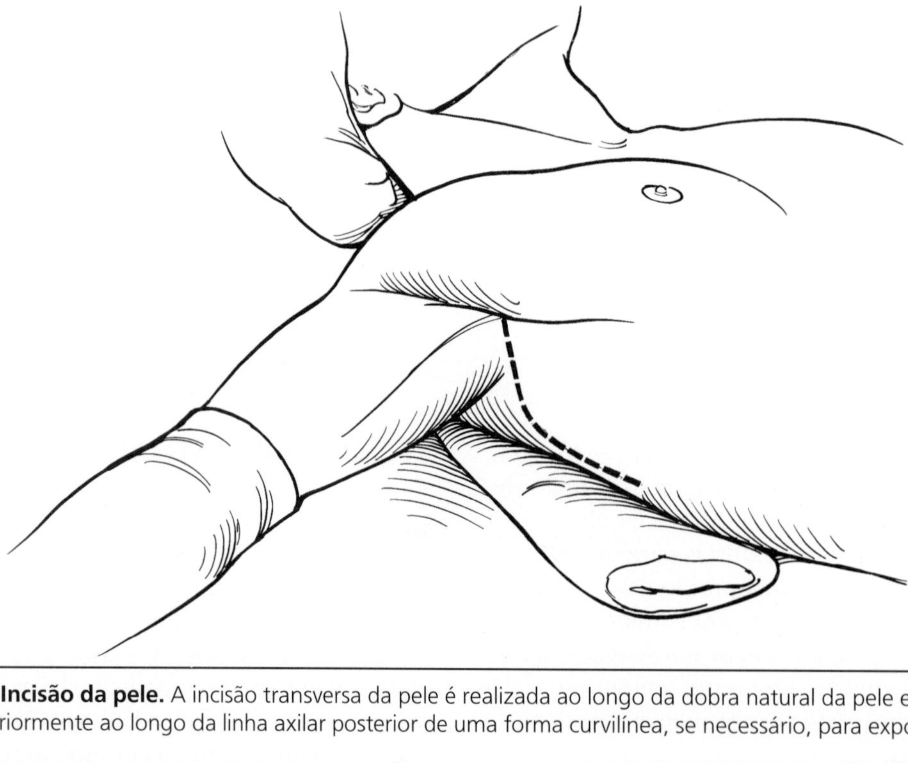

Figura 51-3. Incisão da pele. A incisão transversa da pele é realizada ao longo da dobra natural da pele e pode se estender inferiormente ao longo da linha axilar posterior de uma forma curvilínea, se necessário, para exposição adicional.

tempo, fornece a exposição adequada da axila para realizar o procedimento. A incisão na pele pode ser modificada se a primeira lesão puder ser removida em continuidade com os componentes axilares.

Elevação do Retalho da Pele

Os retalhos de pele são dissecados circunferencialmente do local da incisão até a periferia da lesão, deixando os conteúdos axilares no lugar. Uma dissecção precisa é realizada com a ajuda de ganchos de pele e afastadores. A face anterior da dissecção procede acima do músculo peitoral maior, estendendo-se superiormente da clavícula até aproximadamente o nível do mamilo, inferiormente. Superiormente, a dissecção procede até a área de inserção do músculo peitoral maior no úmero. A extensão inferior da elevação do retalho da pele é o músculo serrátil anterior aproximadamente no nível da sexta costela, e a extensão posterior da dissecção é a margem lateral do músculo latíssimo do dorso.

Dissecção dos Conteúdos Axilares

A dissecção dos conteúdos axilares é iniciada anteriormente com uma incisão da fáscia do músculo peitoral ao longo da periferia da dissecção anterior. A dissecção desenvolve-se lateralmente até a margem livre do músculo peitoral maior. Deve ser feita uma rotação do braço acima do peito para relaxar o músculo peitoral maior, e continuar a dissecção profundamente a este músculo, utilizando dissecção romba e precisa, até que o músculo peitoral menor seja identificado. O peitoral maior pode ser afastado anteriormente para facilitar a dissecção (Figura 51-4). A face lateral do latíssimo do dorso é identifi-

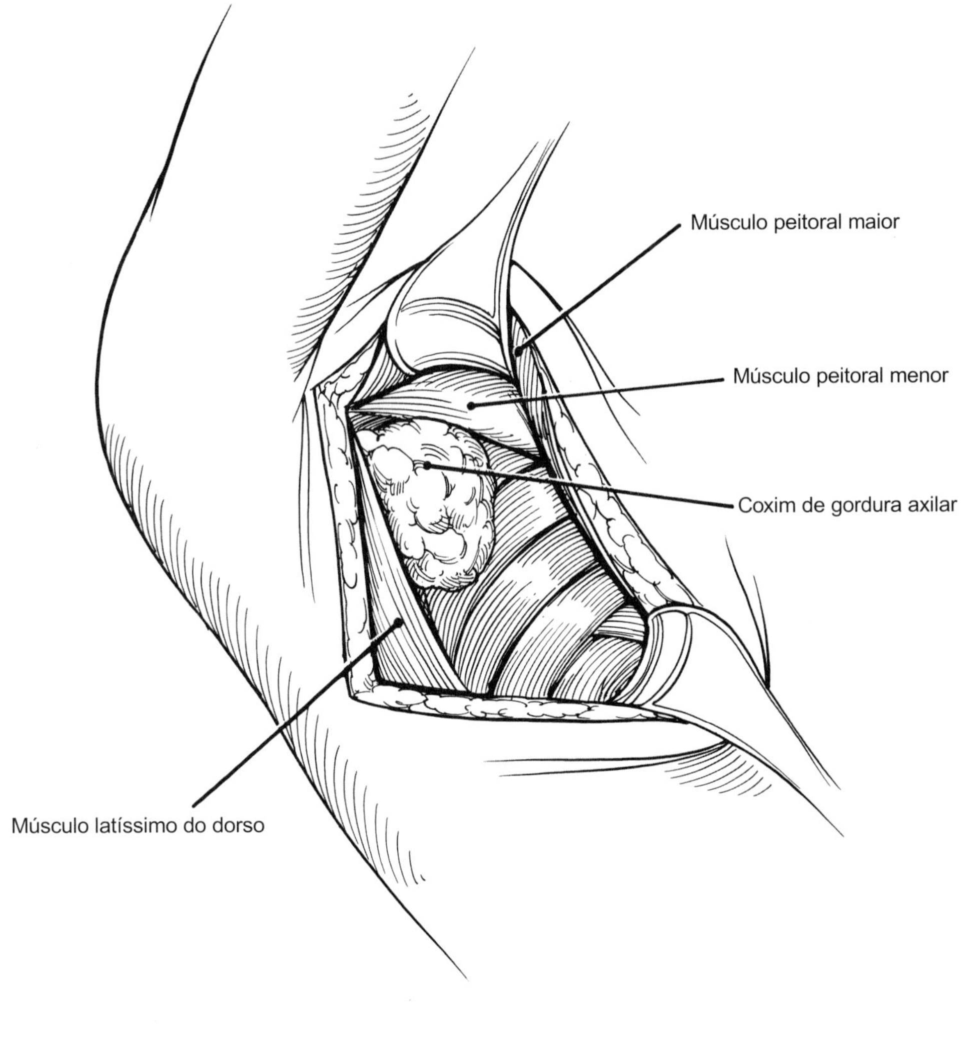

Figura 51-4. A exposição do músculo peitoral menor. Após a elevação inicial dos retalhos da pele, a fáscia do músculo peitoral maior é incisada e o músculo é afastado anteriormente conforme a dissecção procede ao longo da face profunda do músculo com o braço em rotação anterior até que o músculo peitoral menor seja identificado.

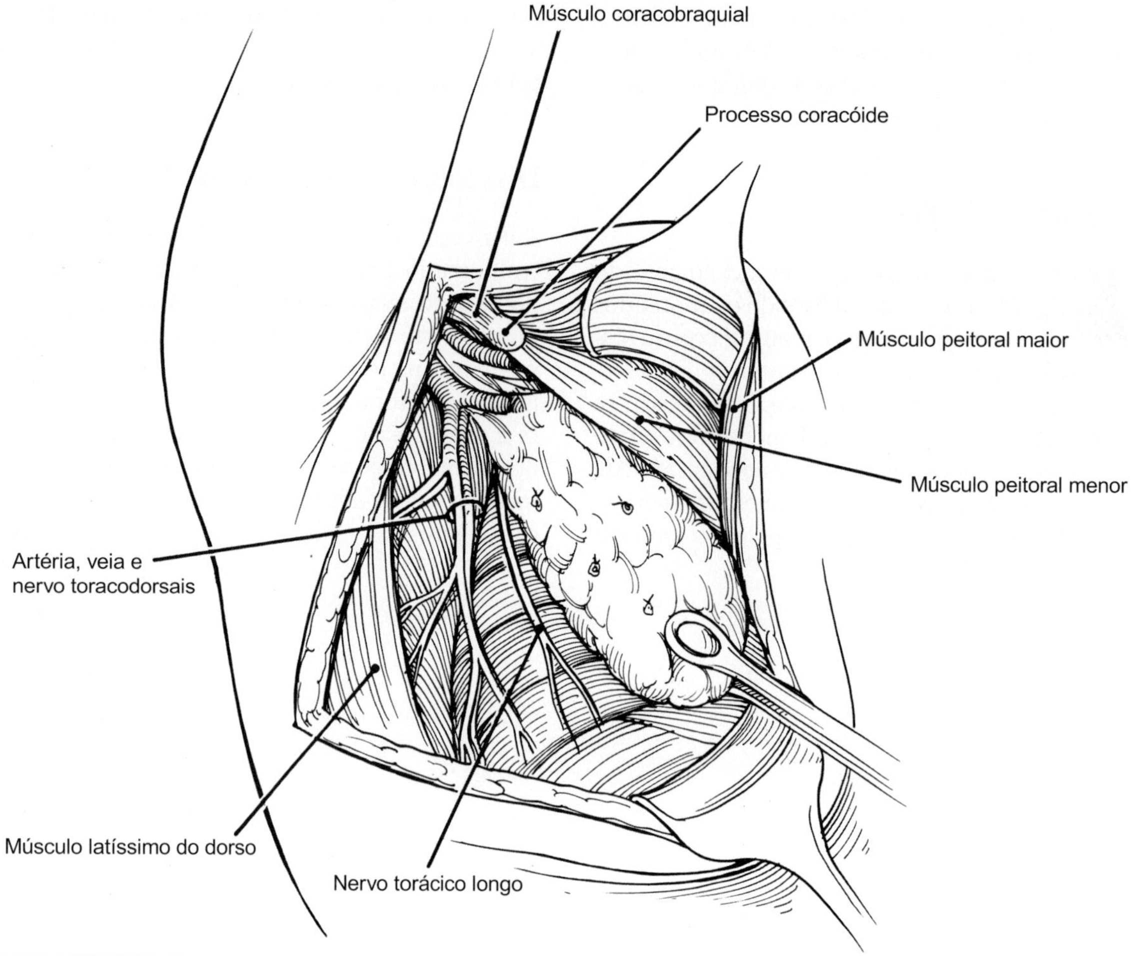

Figura 51-5. Dissecção dos conteúdos axilares da veia axilar. Após a identificação do músculo latíssimo do dorso ao longo da face posterior da incisão, a dissecção procede da lateral para a medial com a dissecção dos conteúdos axilares a partir da artéria e da veia axilares. Deve-se tomar cuidado durante essa parte do procedimento para preservar a integridade dos nervos toracodorsal e torácico longo.

cada neste ponto, e esta é exposta da área de inserção no úmero até a extensão inferior da dissecção. Superiormente, a veia axilar é identificada imediatamente anterior à inserção do músculo latíssimo do dorso, e então é iniciada a dissecção dos conteúdos axilares desde a artéria à veia axilar, da direção lateral para a medial, tomando cuidado para ligar todos os vasos sangüíneos que se desloquem anterior e inferiormente durante a dissecção. No caso de tratamento de neoplasias cutâneas, a dissecção dos conteúdos axilares deve incluir tradicionalmente os tecidos areolares subjacentes ao plexo braquial e os vasos, já que existe uma alta incidência de metástases nesta região, comparadas com malignidades mamárias. Durante esta parte do procedimento, deve-se aumentar o cuidado para assegurar a preservação dos nervos toracodorsal e torácico longo, e o eixo subescapular vascular (a menos que eles estejam envolvidos com a neoplasia) (Figura 51-5). O nervo torácico longo é localizado no sulco formado pelos músculos subescapular e serrátil anterior e ambos os nervos localizam-se superficiais à fáscia que envolve os músculos. Eles podem ser testados com um estimulador elétrico de nervos, ou eles podem ser gentilmente comprimidos com uma pinça para tecidos moles para elucidar a atividade muscular. Os vasos subescapulares saem da artéria e da veia axilar em uma direção, de certa forma, posterior, e a sua integridade deve ser preservada durante a operação, se possível.

Neste ponto, os conteúdos axilares já foram liberados dos vasos axilares e do plexo braquial lateral e superiormente até o ponto em que o músculo peitoral menor se insere no processo coracóide da escápula. Deve-se tomar a decisão de remover o músculo peitoral menor junto com a peça (Figura 51-6), ou de afastá-lo anteriormente com o peitoral maior (Figura 51-7) para facilitar a exposição da maioria dos tecidos de suporte linfático medial. A ressecção do músculo deve ser considerada se o paciente for grande, ou se existir uma doença macroscópica nos linfonodos mais profundos. Alternativamente, se o acesso for limitado, a inserção do músculo dentro do processo coracóide da escápula pode ser seccionada e então reinserida após a finalização

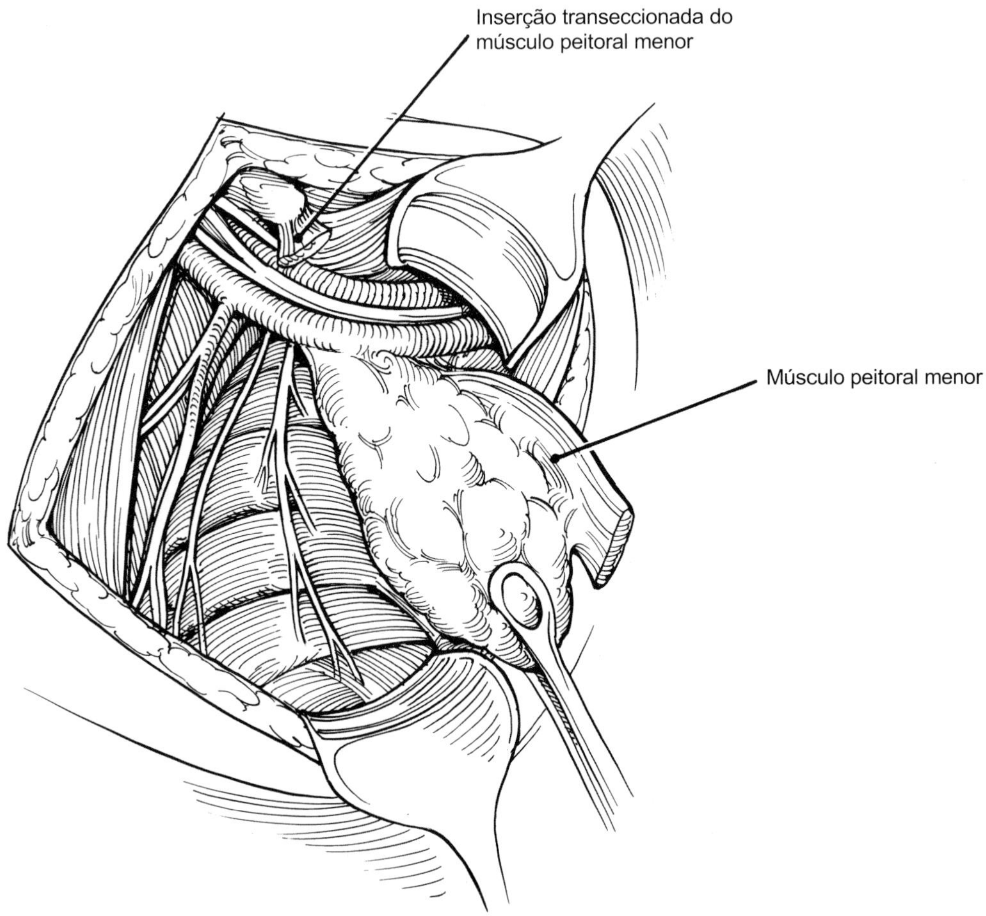

Figura 51-6. Dissecção dos conteúdos axilares profundos até o músculo peitoral menor com a ressecção deste músculo. Se for escolhida a ressecção do músculo peitoral menor com os conteúdos axilares, a sua inserção deve ser seccionada e o músculo é então removido com a peça cirúrgica para permitir a avaliação dos linfonodos do nível II e do nível III.

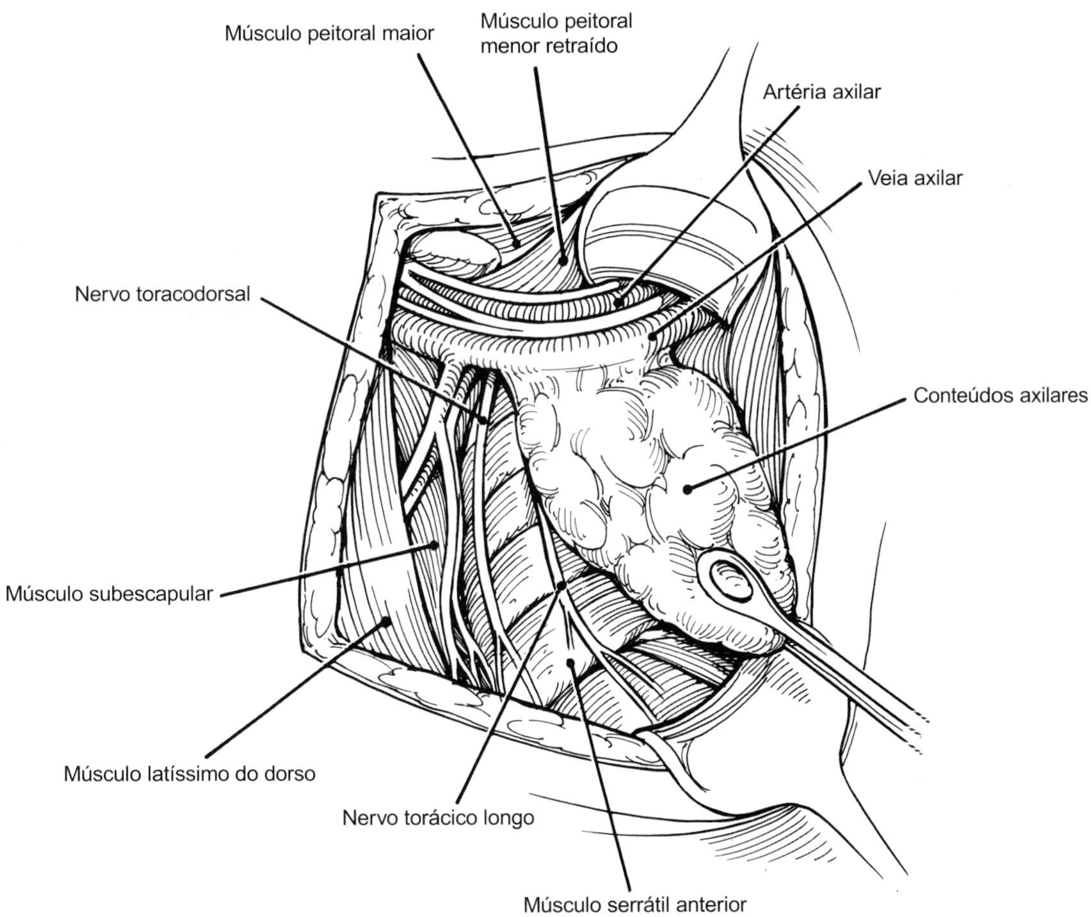

Figura 51-7. Dissecção dos conteúdos axilares profundos até o músculo peitoral menor com retração e preservação do músculo. Se o peitoral menor deve ser preservado durante a dissecção axilar, ele pode ser geralmente retraído com o braço em rotação anterior sobre o peito para facilitar a dissecção dos linfonodos dos níveis II e III.

da dissecção. Normalmente, a retração anterior do músculo com o braço abduzido acima do peito facilita a exposição adequada da extensão medial da dissecção. Esta dissecção então continua medialmente até o ápice da axila com a remoção de todos os nodos de níveis II e III entre a parede do peito e os vasos axilares.

A parte final do procedimento envolve a finalização da dissecção. Esta é realizada com dissecção precisa dos conteúdos axilares para fora da axila enquanto uma leve tração inferior na peça cirúrgica é feita. Deve-se aplicar medidas cuidadosas para prevenir um dano acidental aos nervos torácico longo ou ao toracodorsal. Durante a dissecção, os nervos intercostobraquiais, assim como alguns das ramificações cutâneas dos nervos intercostais, são usualmente removidos com a peça, causando uma hipoestesia da face medial do braço e da região da axila.

Fechamento do Corte

Após a remoção, a peça é marcada com suturas para identificar vários níveis de nodos linfáticos para ajudar no estadiamento patológico do tumor. O corte é então detalhadamente irrigado, e uma hemostasia rigorosa é realizada (Figura 51-8). Uma ou duas unidades de drenagem são colocadas dentro da ferida cirúrgica através de incisões separadas, e os drenos são fixados com suturas de pele. O corte é fechado por camadas, aproximando-se a derme profunda com suturas absorvíveis 4-0, suturando-se a pele com suturas everti-

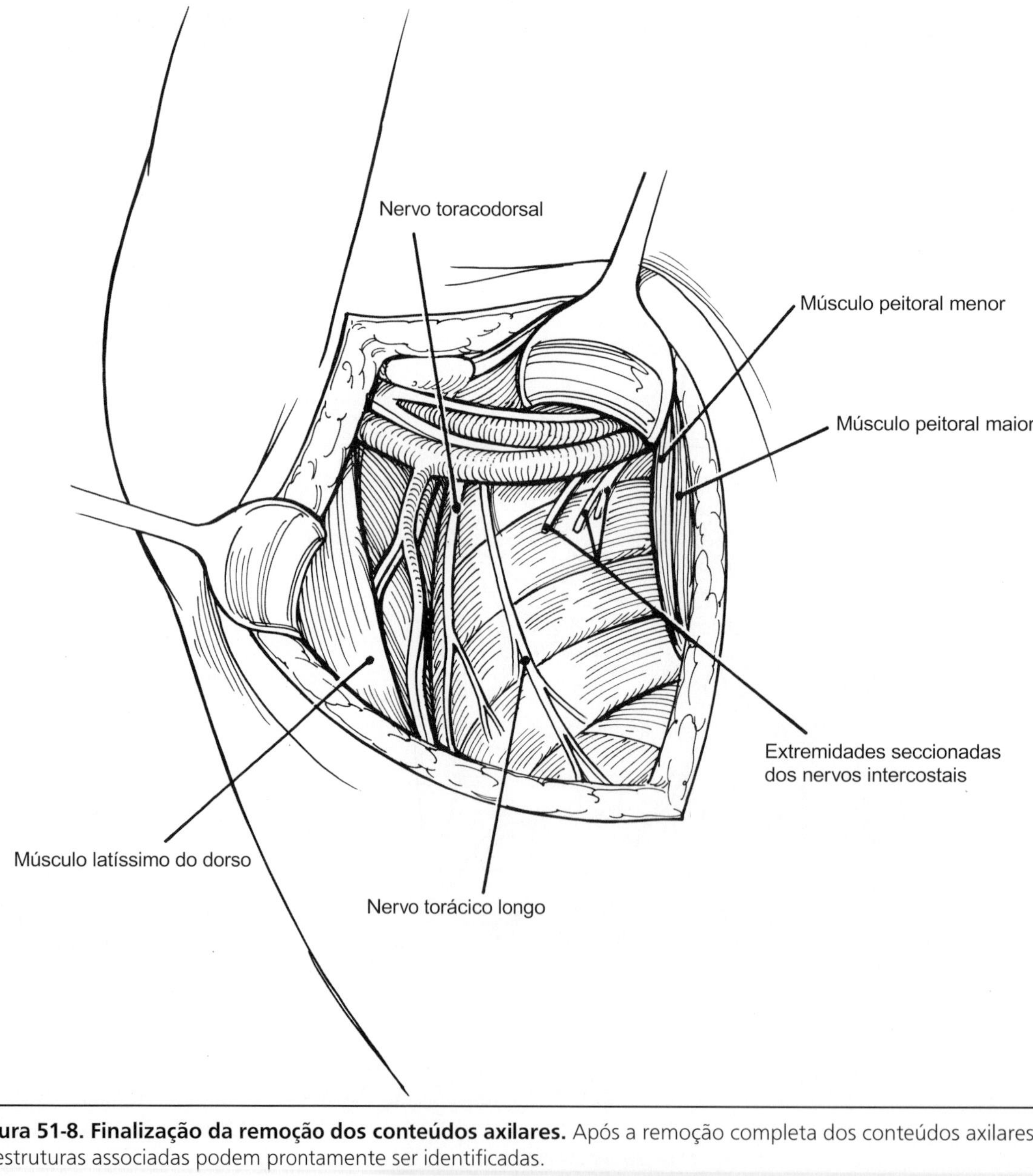

Figura 51-8. Finalização da remoção dos conteúdos axilares. Após a remoção completa dos conteúdos axilares, as estruturas associadas podem prontamente ser identificadas.

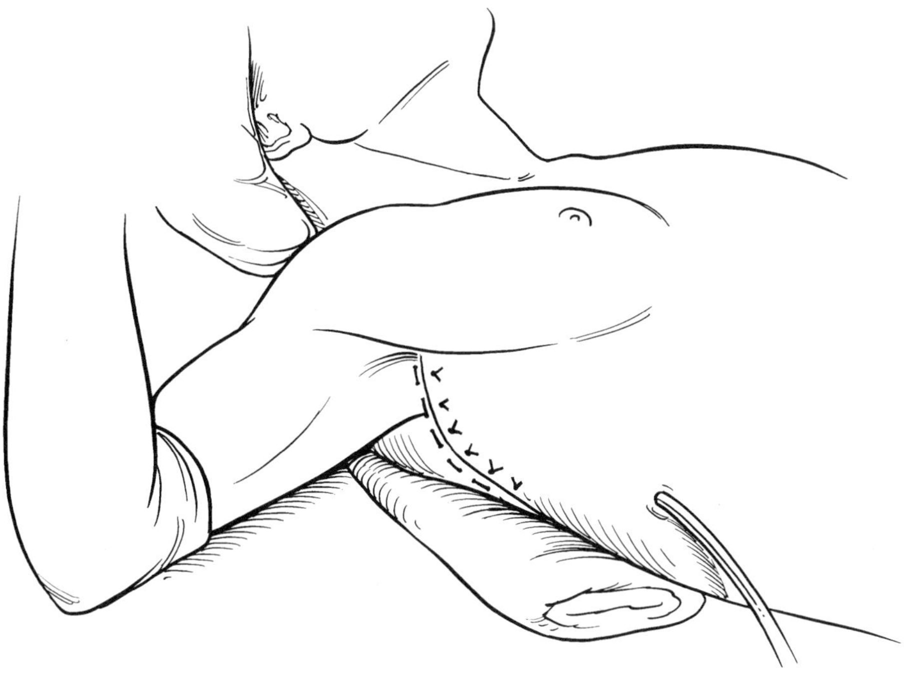

Figura 51-9. Fechamento do corte. Após a hemostasia ser obtida e a ferida cirúrgica ser abundantemente irrigada, drenos de sucção em sistema fechado são inseridos e o corte é fechado em camadas.

das de monofilamento 4-0 para selar o corte (Figura 51-9). É aplicada ao ferimento uma cobertura com uma simples gaze fofa.

CUIDADOS PÓS-OPERATÓRIOS

Tempo de Retirada de Curativos, Drenos e Suturas

A extremidade ipsilateral é elevada com dois travesseiros após a operação. O curativo pode ser removido após 24 horas e a incisão deve ser inspecionada. Os curativos são reaplicados e trocados, se for necessário. As suturas são removidas após 10 a 14 dias depois da operação. Os pacientes devem ser orientados a umedecer o corte até que os drenos sejam retirados. Estes são geralmente checados a cada quatro ou seis horas, e são mantidos no local até que a drenagem seja menor que 20 a 30 ml por um período de 24 horas. Isto geralmente ocorre entre o quinto e o 10° dia após a cirurgia. Tomar cuidado para não remover os drenos prematuramente, já que a quantidade dos fluidos expelidos geralmente aumenta depois que o paciente começa a se mexer. Após a remoção dos drenos, os cortes são observados e qualquer acúmulo de fluidos deve ser aspirado.

Fisioterapia e Reabilitação

Aos pacientes é permitido caminhar imediatamente após a cirurgia, mas a utilização significativa do membro superior ipsilateral deve ficar limitada até que os retalhos estejam aderidos, o que geralmente ocorre em três a sete dias. Daí para a frente, os pacientes devem ser encorajados a utilizar o braço cuidadosamente, progressivamente, até que os movimentos e funções que ele realizava antes da operação retornem. Os exercícios consistem em pentear o cabelo, e elevar o braço em uma parede, e devem ser iniciados ao final da primeira semana após a operação. Se for notada alguma limitação de funções, depois da segunda ou terceira semana pós-operatória, deve ser aplicado um regime agressivo de fisioterapia para prevenir alguma rigidez no ombro.

COMPLICAÇÕES E PRECAUÇÕES

A complicação mais comum associada à dissecção axilar é a formação de uma linfocele (em 7% dos casos). Os seromas transitórios provavelmente ocorrem com mais freqüência do que isso, mas eles geralmente respondem a medidas de precaução. As linfoceles são mais eficientemente prevenidas com a manutenção dos drenos até que a saída de fluidos esteja significativamente escassa. Outras complicações incluem: a infecção do corte (5%), a necrose da pele da região (0,8%), numa neurapraxia transitória na distribuição do nervo musculocutâneo (2%) e um edema transitório (4%). Podem ocorrer lesões neuropráxicas ao plexo braquial, mas estas são geralmente evitadas com atenção cuidadosa à posição do braço durante a operação. Também pode ocorrer um linfedema persistente no braço, porém, isto é mais freqüentemente associado a dissecções axilares para o caso de um carcinoma de mama que para malignidades cutâneas.

Leituras Selecionadas

Berman CG, Norman J, Cruse CW, et al. Lymphoscintigraphy in malignant melanoma. *Ann Plast Surg* 1992;28:29-32.

Crafts RC. Upper limb. In: *A Textbook of Human Anatomy.* 3rd ed. New York: John Wiley & Sons, 1985:755-882.

Karakousis CP, Hena MA, Emrich LJ, Driscoll DL. Axillary node dissection in malignant melanoma: results and complications. *Surgery* 1990;108:10-17.

Karakousis CP, Rao U. Axillary node dissection in malignant melanoma. *Surg Gynecol Obstet* 1981;152:506-509.

Ketcham AS, Cretien PB. Radical axillary dissection. In: Malt RA, ed. *Surgical Techniques Illustrated: A Comparative Atlas.* Philadelphia: WB Saunders, 1985:800-806.

Norman J, Wells K, Kearney R, et al. Identification of lymphatic drainage basins in patients with cutaneous melanoma. *Sem Surg Oncol* 1993;9:224-227.

Platt R, Zucker JR, Zaleznik DF, et al. Perioperative antibiotic prophylaxis and wound infection following breast surgery. *J Antimicrob Chemother* 1993;31(suppl B):43-48.

Uren RF, Howman-Gilas RB, Shaw HM, et al. Lymphoscintigraphy in high-risk melanoma of the trunk: predicting draining node groups, defining lymphatic channels and locating the sentinel node. *J Nuclear Med* 1993;34:1435-1440.

Capítulo 52

Mastoplastia de Aumento

Sheri Slezak

AVALIAÇÃO DO DEFEITO

A consulta pré-operatória é o fator mais importante para o êxito e a satisfação tanto do paciente quanto do cirurgião. Geralmente, o aconselhamento pré-operatório leva mais tempo do que a própria cirurgia. Uma paciente completamente informada, que possui objetivos realísticos, ficará satisfeita com seus resultados; uma paciente que "nunca soube que um implante poderia romper-se", ou "cujo implante ficou muito pequeno", ou ainda que "nunca soube que ele poderia cair após a cirurgia" não ficará feliz nos anos seguintes.

Até os dias de hoje, o FDA (Food and Drug Administration) permite somente a utilização de implantes de solução salina para o aumento de mamas. Os implantes de silicone podem ser utilizados em protocolos para algumas circunstâncias, tais como o vazamento da salina resultando em enrugamento, mastopexia e recolocação unilateral de um implante de gel.

Exame Físico

Deve ser realizado um exame físico na consulta inicial, avaliando e registrando a saúde geral da paciente, antecedentes, medicamentos em uso, alergias e expectativas. Deve ser dada uma atenção específica aos seguintes itens:

1. *Tamanho atual da mama.* Uma paciente que tem uma pequena quantidade de tecido mamário irá necessitar de um grande implante para chegar a um tamanho grande, e o implante será facilmente palpável. Uma paciente com volume mamário médio irá necessitar de um implante menor para chegar ao tamanho grande, e seu tecido da mama mais espesso irá esconder ondas e a sensação de "borracha" do implante com mais eficácia que a paciente com mamas pequenas que colocou um implante maior.
2. *Tamanho desejado da mama.* Fazer as seguintes perguntas: Quais são os objetivos da paciente? Ela quer um tamanho específico de mama? Estar ciente de que as pacientes têm diferentes conceitos sobre o que é um tamanho grande, e que grande para uma mulher pode não ser para outra.
3. *Altura, peso e tamanho do quadril da paciente.* Os implantes maiores irão combinar com quadris maiores, porém grandes implantes não parecerão naturais em mulheres pequenas com pouca massa corporal.
4. *Diâmetro da base da mama.* Um implante de 300 ml parecerá pequeno em um tórax largo, porém, grande em um tórax mais estreito, onde ele terá uma plataforma menor para se estabelecer e, por este motivo, ficará mais projetado. O diâmetro da base não pode ser o único determinante do tamanho do implante, já que uma paciente pode querer um tamanho médio e outra com a mesma base preferir um tamanho grande.
5. *Ptose.* A ptose é uma fonte comum de insatisfação pós-operatória. Se o mamilo fica abaixo do sulco mamário, o aumento não proporcionará um resultado estético agradável. A mastopexia pode ser necessária, juntamente com o aumento. Se isto for adequadamente discutido antes da operação, a paciente irá ter uma idéia realista da forma da sua mama no período pós-operatório.
6. *Concavidade do pólo superior.* Isso é pronunciado na mama ptótica e na que sofreu involução. Algumas pacientes querem uma clivagem do pólo superior, enquanto outras acham que isso não fica muito natural.
7. *Tamanho da aréola.* Uma aréola muito pequena não irá permitir uma abordagem periareolar.

8. *Assimetrias da mama e da aréola.* As mamas antes da operação sempre são diferentes quanto ao seu formato e tamanho, isso também é verdadeiro depois da operação. Essa diferença deve ser apontada para a paciente, evitando expectativas não-realísticas de duas mamas perfeitamente idênticas.
9. *Posição do sulco inframamário.* O sulco pode ser abaixado durante a operação para o caso de implantes maiores ou para esconder mamas com ptose.
10. *Espessura da pele.* Pacientes muito magras irão palpar mais facilmente o implante e as rugas do implante serão mais visíveis.
11. *Presença de estrias.* As estrias não são modificadas com a cirurgia. Elas podem ficar com uma aparência um pouco melhor no começo como resultado do alongamento, mas elas ainda estarão presentes.

Como Escolher o Tamanho

O tamanho do implante que será colocado é freqüentemente uma questão para uma longa discussão. Lembre-se de que o tamanho escolhido deverá ser o que a paciente escolheu, e não o que o cirurgião deseja. Um mesmo tamanho não serve para todas. Será de grande ajuda perguntar para a paciente as seguintes questões: (1) Você gostaria de ter os seios do tamanho P, M ou G? (2) Você gostaria que as pessoas notassem seus seios sob as roupas ou em roupas de banho? (3) Você se importa se os seus familiares e amigos perceberem que você fez o implante?

Eu acredito que esses comentários da paciente se relacionam aos seguintes tamanhos de implante:

1. Um implante de 250 ml (tamanho P): "Eu não quero que ninguém saiba."
2. Um implante de 300 a 400 ml (médio): "Eu não quero que ninguém saiba quando me virem de roupa, mas quero parecer bem-dotada e ser admirada em roupas de banho."
3. Um implante de 425 ml ou maior (tamanho grande): "Eu quero o maior possível". "Eu quero que as pessoas notem meu peito". "Está tudo bem se as pessoas souberem."

Permita à paciente colocar os implantes de 200 a 500 ml sob seu *soutien* e deixe que elas se olhem no espelho do consultório.

O cirurgião deve avaliar o tamanho atual das mamas da paciente e o tamanho escolhido para verificar se a sua escolha é realística e corresponde com seus desejos verbalmente expressados. Discutir as discrepâncias ou os interesses com a paciente. Quanto mais informações o cirurgião puder dar à paciente sobre como ela quer ficar, maiores as chances de o cirurgião ter uma paciente feliz e satisfeita.

Permitir que a paciente escolha o tamanho do implante é muito importante – várias mulheres escolhem um tamanho, mas após a operação desejam que tivessem escolhido um maior. Eu deixo a responsabilidade da escolha com a paciente. Se ela estiver realmente indecisa ou em dúvida entre dois implantes, deve-se considerar um implante salino que poderá ser ajustado pós-operatoriamente.

Nome da paciente:	______________________
Tratamento:	________ ml inflada até ____________ ml
Forma:	Redonda, perfil alto baixo, ajusta de pós-operatório
Textura:	Lisa, texturizada
Local:	Submuscular, retroglandular
Incisão:	Sulco mamário, areolar, axilar, umbilical
Anestesia:	Geral, local

Figura 52-1. Gráfico da paciente, a ser completado após a consulta pré-operatória.

Ao final da(s) consulta(s) pré-operatória(s), deve ser preenchida uma ficha (Figura 52-1) para cada paciente. Esta clara documentação evita uma confusão no dia da cirurgia, quando a paciente for pré-medicada. Precaução: as pacientes geralmente ligam no dia anterior à operação para pedir um implante maior. Um estoque de implantes por consignação no consultório é muito importante.

Incisões

São possíveis várias incisões diferentes. A incisão *inframamária* é escondida pelo sulco, e a paciente não irá vê-la quando olhar para baixo. Ela permite um fácil acesso à posição submuscular. Entretanto, a incisão será notada quando a paciente ficar nua. A qualidade das cicatrizes varia de praticamente imperceptíveis até grandes e notáveis.

A incisão *areolar* cicatriza extremamente bem resultando uma marca praticamente imperceptível, mas é possível uma insensibilidade do mamilo após a operação. Esta incisão torna a colocação submuscular mais difícil com exceção nas mamas flácidas. A incisão areolar pode também seccionar alguns ductos da mama, o que pode trazer algumas bactérias: a infecção do implante e a extrusão podem causar sofrimento tecidual do mamilo ou fibrose.

A incisão *axilar* resulta em uma mama sem cicatrizes. Porém a cicatriz axilar pode ser visualizada em roupas sem mangas. A simetria do pólo inferior pode causar algum problema, já que a região é difícil de ser visualizada, a menos que seja usado um endoscópio.

As incisões *umbilicais* também permitem que as mamas fiquem livres de cicatrizes, mas são necessários instrumentação endoscópica e habilidades específicas. Os fabricantes de implante não recomendam a colocação endoscópica, e foi notado que as embalagens vinham com esta observação há algum tempo.

Implantes

Os implantes podem ser colocados *submuscularmente* ou *subglandularmente*. A colocação embaixo do músculo tem uma incidência menor de contratura capsular e dobras, da mesma forma que as mamografias ficam mais fáceis para a leitura. A

TABELA 52-1. COLOCAÇÃO DOS IMPLANTES DE MAMAS

Submuscular	*Subglandular*
Menos contratura capsular	Preenche a pele excessiva
Menos dobras notáveis	Boa projeção, menos volume no pólo inferior
Implante menos palpável	Menos dores, recuperação mais rápida
Melhor delineação do tecido mamário na mamografia	Mais contratura capsular, dobras, aspecto de borracha, prótese palpável
Distorção com a função do peitoral	

desvantagem da colocação submuscular é a deformidade da mama associada a contrações peitorais; se a paciente faz exercícios ou dança, com frequência, essa deformidade pode ser notada em trajes de banho ou roupas justas.

A colocação subglandular é a localização natural da mama. O implante completa o excesso de pele, como visto na atrofia e pseudoptose pós-parto. O implante acomoda-se naturalmente com o próprio tecido da mama da paciente, e existe uma incidência menor de uma "dupla bolha" com o passar do tempo. A colocação subglandular em mulheres magras resulta em mais bordas e aspecto endurecido, com palpação das margens do implante na mama (Tabela 52-1).

Formato e Textura

O formato pode ser perfil alto ou baixo. Um implante perfil alto deixa o pólo superior mais cheio. Um implante perfil baixo proporciona menos volume no pólo superior, o que parece mais natural, mas nem sempre é o resultado desejado. Deve-se perguntar à paciente como ela se sente sobre isso. A maior parte das pacientes que farão reconstrução de mama desejam um implante perfil baixo (como, por exemplo, mais próximo ao formato anatômico).

A textura do implante pode ser lisa ou texturizada. Os implantes texturizados têm uma taxa de contratura menor, porém, o tecido pode aderir-se ao implante, causando um enrugamento notável. Esse aspecto de rugas aumenta com o tempo, ao passo que a pele se alonga. Um implante liso é mais fácil de ser inserido. Os implantes texturizados permanecem mais altos por duas semanas, mas todos os implantes eventualmente se acomodam no mês seguinte à operação.

INDICAÇÕES

As indicações básicas para a cirurgia de implante de mama são: (1) hipoplasia mamária e (2) uma paciente bem informada e com objetivos realísticos e motivação intrínseca, que está ciente que os implantes podem não durar a vida toda e podem necessitar de uma cirurgia no futuro.

Os livros de informações do FDA e o encarte da embalagem do implante devem ser fornecidos a cada paciente antes da operação para reforçar as informações verbais que foram dadas a ela. Um fato interessante, que encontrei, é que as pacientes com empregos em que são oferecidas gorjetas, como garçonetes, dançarinas, cabeleireiras e balconistas de bares, relatam benefícios econômicos reais, como um aumento nas gorjetas após a colocação do implante. Estas mulheres têm uma motivação econômica para a cirurgia. Outras mulheres relatam um aumento na confiança e no prazer da aparência com uma fisionomia mais balanceada. As mulheres com uma hipoplasia após o nascimento dos filhos e amamentação, geralmente querem recuperar sua aparência antiga. As mulheres que trabalham na indústria do entretenimento geralmente sentem que a imagem corporal é um requisito para a sua profissão. Seja lá qual for a sua motivação, estas pacientes devem aprender as complicações possíveis dos implantes. Assim, elas podem avaliar se o risco de complicações vai compensar os benefícios em suas situações pessoais (Tabela 52-2).

CONTRA-INDICAÇÕES

Eu me recusei a realizar a cirurgia de aumento das mamas nas seguintes situações:

1. Ptose de segundo ou terceiro grau. Estas pacientes são infelizes com sua aparência flácida, que aumenta com o tempo, após a colocação do implante, conforme a pele se alonga. Elas podem preferir considerar um aumento com mastopexia.
2. Uma paciente que é motivada por fatores externos, como o desejo de agradar o marido, o namorado ou os pais.

TABELA 52-2. COMPLICAÇÕES DOS IMPLANTES DE MAMAS

Endurecimento/Contratura
Rupturas
Enrugamento
Infecções
Ptose com o envelhecimento
Mudanças na mamografia
Hematomas
Falta de sensibilidade no mamilo
Cicatrizes
Deformidade muscular
Assimetria

3. Uma paciente que deseja implantes de mais de 800 ml.
4. Uma paciente que não é capaz de entender ou aceitar as complicações dos implantes após duas consultas.
5. Qualquer paciente com algum tipo de infecção aguda.

PREPARAÇÃO DA SALA

A paciente é colocada na mesa de operações com seus braços abertos em 90° e apoiados, para que possa ser elevada para uma posição sentada enquanto estiver desacordada. Anestesia geral permite um maior tempo cirúrgico para a avaliação das regiões e do sulco em simetrias.

Um sistema de enchimento fechado deve ser utilizado para preencher os implantes. Uma solução salina em recipientes abertos na mesa pode estar contaminada com microorganismos ou fungos do ar.

Os extensores **Bovie** ou afastadores iluminados ajudam na visualização completa da região. No caso de uma cirurgia endoscópica, é utilizado um monitor de vídeo com um laparoscópio de 10 mm. Moldes salinos são necessários para a dissecção do local.

MARCAÇÃO DA PACIENTE

O sulco inframamário é marcado na posição de pé (Figura 52–2). Ela fica 1 cm mais alta na posição supina. A mama é empurrada para cima, medialmente e lateralmente para definir os limites da mama. Se não existe um sulco inframamário,

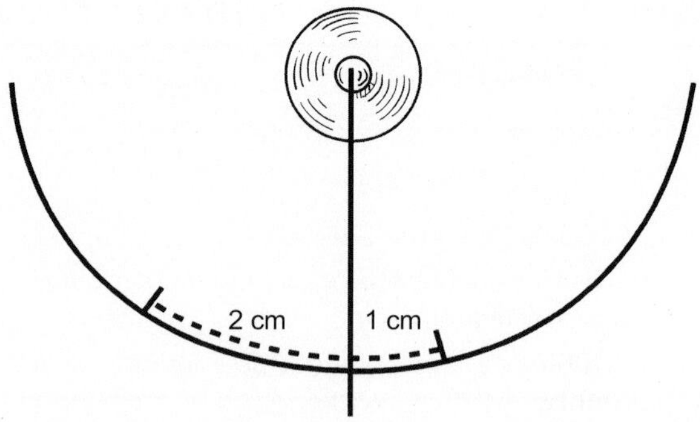

Figura 52-2. Marcas na paciente para a incisão inframamária.

este é desenhado 5 a 6 cm abaixo do mamilo. Para a incisão inframamária, uma linha de 3 cm é marcada 0,5 cm acima do sulco. Dois terços desta incisão se localizam laterais à linha medial da mama.

Para o caso de uma incisão areolar, é desenhada uma incisão de 3 cm na margem medial e inferior do mamilo (Figura 52-3), e o cirurgião deve estar ciente que o quarto nervo intercostal se insere aproximadamente na posição de sete horas no lado direito, e cinco horas no lado esquerdo. Algumas pacientes possuem mamilos muito pequenos para a incisão areolar.

Para a incisão axilar é escolhida uma prega natural da pele na parte inferior da axila. É tomado cuidado para manter a incisão, por trás da linha axilar anterior. Para uma incisão umbilical, é feita uma incisão de 2 cm na sombra superior da prega umbilical.

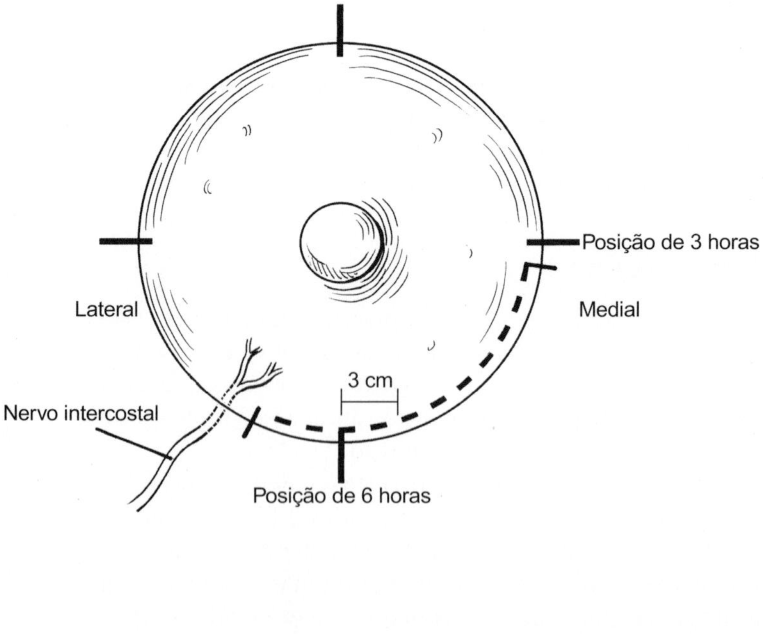

Figura 52-3. Marcas na paciente para incisão areolar.

TÉCNICA OPERATÓRIA

São administrados antibióticos intravenosos e inicia-se a indução anestésica. A paciente é preparada e coberta com os braços posicionados a 90°, como foi descrito anteriormente.

A pele e a gordura subcutânea são incisadas e identifica-se o músculo peitoral. A dissecção continua para baixo ou por cima do músculo, como planejado. A loja é dissecada sob visualização direta. Qualquer sangramento é cauterizado. Deve-se tomar o cuidado com as perfurantes intercostais medialmente. A dissecção não deve cruzar a linha mediana. As dissecções lateral e inferior são reservadas até que sejam checadas a simetria da loja e a colocação do implante. A dissecção lateral é feita primeiramente com os dedos para evitar a secção do nervo intercostal até a aréola.

Se for realizada uma dissecção submuscular as inserções do músculo peitoral na porção ínfero-medial devem ser liberadas, desde a posição de três horas até a posição de seis horas, para diminuir as deformidades observadas com a contração do músculo peitoral.

O local é irrigado com solução salina diluída com povidona-iodo (Betadine), ou com uma solução antibiótica. A hemostasia é rigorosamente checada. É aberto um implante estéril. Não é permitido tocar a pele da paciente ou as coberturas durante a preparação. O ar no implante é removido e as margens são enroladas centralmente. A válvula de enchimento é conectada ao implante, e este é colocado no local. As margens são desenroladas e posicionadas com os dedos.

O enchimento do implante até o tamanho desejado é facilmente alcançado com um sistema fechado de enchimento de uma só vez. Exceder o enchimento em 25 a 50 ml (dependendo do tamanho do implante) é recomendado pelos fabricantes para diminuir o enrugamento. Exceder o enchimento acima deste nível pode comprometer o implante. O enchimento abaixo do nível normal causa enrugamento e bordas.

A paciente é trazida até a posição ereta e as mamas são checadas quanto à sua simetria. Pode ser realizada uma dissecção lateral com os dedos para aumentar o volume lateral. A dissecção inferior irá abaixar o sulco inframamário. A válvula de enchimento é puxada.

Fecha-se a incisão com três camadas: a da fáscia profunda, a da derme profunda e a de fechamento subcuticular. Se foi aplicada uma tensão excessiva nas margens da pele e elas parecem lesadas, pode ser removido 1 mm desta antes do fechamento.

Outras Abordagens

Na *abordagem areolar*, a dissecção inicial pode proceder através do tecido da mama, ou pode ser feito um túnel inferior à margem da mama. Esta última abordagem é mais fácil de ser realizada em pacientes de pequenas mamas e elimina uma possível contaminação dos ductos das mamas por bactérias. O aumento submuscular com a abordagem areolar é mais difícil, porém também é possível. O peitoral é liberado centralmente na direção de suas fibras, e a dissecção, então, procede como foi descrito acima.

Na *abordagem axilar*, o músculo peitoral é identificado superiormente. A dissecção procede acima ou abaixo do músculo, tendo cuidado para não estender a dissecção lateralmente à linha axilar anterior. As dissecções inferior e medial são cuidadosamente completadas para que a loja não se encha de sangue e sejam obtidas lojas simétricas na posição sentada. Um endoscópio ou um afastador iluminado são muito úteis. A colocação do implante e o enchimento são realizados da mesma forma descrita anteriormente. A incisão é fechada com suturas profundas absorvíveis e fechamento subcutâneo da pele.

A técnica *umbilical endoscópica* é feita com uma incisão de 1,5 cm na sombra umbilical superior. A fáscia é identificada, e um mamoscópio é passado subcutaneamente no nível da fáscia até o centro das mamas. O obturador é removido e o laparoscópio é utilizado para verificar a posição correta e a hemostasia. Ambos os dispositivos são então removidos.

Um molde é envolvido e colocado na ponta do mamoscópio. Um tubo de enchimento é então passado através de um túnel. Coloca-se o implante através do túnel até dentro da área da mama. O molde inflado é utilizado para dissecar obtusamente a bolsa. A solução salina é removida e checada a hemostasia. O implante permanente é colocado, sem traumas ou abrasão metálica. Toda a porta de enchimento é removida e as incisões umbilicais são fechadas. Somente o aumento subglandular é realizado e as pacientes devem ser orientadas de que sangramentos podem necessitar de uma conversão para uma técnica aberta. Deve-se checar com o representante do implante se o fabricante cobre implantes colocados através de técnica endoscópica em seu programa para autorização de substituição.

CUIDADOS PÓS-OPERATÓRIOS

A incisão é coberta com gazes estéreis. Eu recomendo que a paciente coloque um *soutien* de bom suporte desde a sala de operações para diminuir a movimentação. Eu acredito que curativos superiores para abaixar o implante ou envoltórios elásticos (Ace) não são necessários. A própria gravidade irá acomodar o implante em uma a três semanas. Não são utilizados drenos.

A paciente pode esperar dores moderadas por dois a cinco dias, principalmente se os implantes forem colocados submuscularmente. As suturas são removidas entre o sétimo e o 14º dia após a operação, a sutura subcuticular não deixará nenhuma marca. Utiliza-se um *soutien* dia e noite por uma semana para diminuir a movimentação e as dores, ele é removido diariamente para o banho, a partir do primeiro dia pós-operatório. São administrados antibióticos por cinco dias para proteger contra organismos estranhos, embora isso seja provavelmente desnecessário. Os implantes irão parecer mais altos por uma a três semanas, e ficarão rígidos por duas a quatro semanas. Não devem ser usados *soutiens* meia-taça (com metal) até seis a oito semanas após a cirurgia. As visitas pós-operatórias são agendadas em uma semana, quatro semanas, três meses, seis meses e, depois, anualmente. Eu ofereço consultas anuais sem cobrar para as minhas pacientes que fizeram a cirurgia de aumento para assegurar o acompanhamento adequado. São marcadas mamografias de acordo com o guia de prevenção regular do câncer. As pacientes são encorajadas a realizar auto-exames para o caso de patologias nas mamas. É ensinada uma massagem à paciente, se forem usados implantes lisos, enquanto os implantes texturizados não são massageados.

PRECAUÇÕES

A consulta pré-operatória para a paciente que deseja aumentar as mamas pode levar de 30 a 60 minutos, mas é a sua melhor garantia de uma paciente feliz após a cirurgia. A documentação de seus conselhos irá ajudá-lo, se a paciente ficar insatisfeita. Também informações da FDA, folhetos da embalagem dos implantes e livros da American Society of Plastic Surgeons podem ajudar a paciente a dar seu completo e informado consentimento. A possibilidade de uma ruptura futura deve ser discutida. As pacientes devem participar na elaboração de todas as decisões, incluindo tamanho, tipo, colocação e incisões. A maioria das pacientes fica muito contente com sua nova aparência e sente que os benefícios do aumento das mamas ultrapassam as possíveis complicações.

Leituras Selecionadas

Baker JL. Augmentation mammaplasty. In: Peck GG, ed. *Complications and Problems in Aesthetic Surgery.* New York: Gower Medical, 1992:91-923.

Biggs TM, Yarish RS. Augmentation mammaplasty: a comparative analysis. *Plast Reconstr Surg* 1990;85:368.

Breast implant information package. Rockville, MD: US Food and Drug Administration, 1997.

Burkhardt BR, Dempsey PD, Schnur PL, Tofield JJ. Capsular contracture: a prospective study of the effect of local antibacterial agents. *Plast Reconstr Surg* 1986;77:919.

Deapen DM, Brody GS. Augmentation mammaplasty and breast cancer: a 5-year update of the Los Angeles study. *Plast Reconstr Surg* 1992;89:660.

Eaves FF III, Bostwick J III, Nahai F, et al. Endoscopic techniques in aesthetic breast surgery: augmentation, mastectomy, biopsy, capsulotomy, capsulorrhaphy, reduction, mastopexy, and reconstructive techniques. *Clin Plast Surg* 1995;22:683.

Farina MA, Newby BG, Alani HM. Innervation of the nipple-areola complex. *Plast Reconstr Surg* 1980;66:497.

Hakelius L, Ohlsen L. A clinical comparison of the tendency to capsular contracture between smooth and textured gel-filled silicone mammary implants. *Plast Reconstr Surg* 1992;90:247.

Johnson GW, Christ JE. The endoscopic breast augmentation: the transumbilical insertion of salina-filled breast implants. *Plast Reconstr Surg* 1993;92:801.

Spear SL, Matsubla H, Little JW III. The medial periareolar approach to submuscular augmentation mammaplasty under local anesthesia. *Plast Reconstr Surg* 1989;84:599.

Tebbetts JB. Transaxillary subpectoral augmentation mammaplasty: long-term follow-up and refinements. *Plast Reconstr Surg* 1984;74:636.

Capítulo

53

Mastoplastia Redutora

Benjamin E. Cohen ♦ Michael E. Ciaravino

A etiologia da hipertrofia mamária é incerta e provavelmente envolve combinações de fatores hormonais, genéticos e de desenvolvimento. O que está claro, no entanto, são os efeitos físicos e psicossociais de possuir mamas excessivamente grandes. Os objetivos da cirurgia para redução das mamas são reduzir o volume total da mama, manter a viabilidade do mamilo e aréola, e alcançar uma forma que seja esteticamente agradável. Um grande número de técnicas foi desenvolvido e alcançou efetivamente estes objetivos. Entre as técnicas mais comuns, estão a do pedículo inferior e a do pedículo superior. A amputação parcial da mama é uma terceira técnica com enxerto de complexo areolopapilar, e é útil em reduções de mamas extremamente grandes ou em pacientes com fatores de risco significativos.

AVALIAÇÃO DO DEFEITO

A avaliação detalhada pré-operatória é essencial. Durante a consulta, um histórico médico detalhado, incluindo a idade em que ocorreu o desenvolvimento das mamas, gravidez anterior ou esperada, ou ainda amamentação, mudanças no peso, histórico de fumo, e todas as suas condições médicas são registradas. É determinado se existe um histórico de câncer de mamas na família. São realizadas mamografias se a idade ou o histórico da paciente justificam tal pedido. As motivações da paciente para procurar a ajuda médica são enfatizadas. Os sintomas relacionados com o peso das mamas, tal como dores no pescoço, costas e ombros, devem ser documentados.

No exame físico, o tamanho total e o formato das mamas são observados. A pele deve ser examinada com relação à elasticidade, flacidez, estrias, erupções cutâneas e depressões, como conseqüência das alças do *soutien*. Qualquer assimetria é identificada e apontada para a paciente. É realizado um exame bimanual, à procura de tumores e avaliar a consistência do parênquima. A posição do complexo areolopapilar é avaliada com relação ao sulco inframamário. Tiram-se as medidas da fúrcula esternal até o mamilo e do mamilo até o sulco inframamário, indicando o grau de correção vertical que será necessário. Esses fatores, juntamente com as expectativas da paciente quanto ao tamanho, irão determinar a quantidade da redução necessária, da mesma forma que o método mais apropriado a ser utilizado. É importante estimar o peso da redução pré-operatoriamente; a habilidade para fazer tal estimativa só é alcançada com experiência.

INDICAÇÕES

A indicação mais comum para a redução das mamas é aliviar a dor e o desconforto decorrentes de mamas pesadas e pendentes. As pacientes geralmente reclamam de dores crônicas nas costas e no pescoço, dores de cabeça, no ombro e depressões significativas das alças dos *soutiens*. A neuropatia dos membros superiores e mudanças posturais também são observadas. São comuns assaduras e outras manifestações dermatológicas no sulco inframamário. As mulheres com hipermastia geralmente são limitadas em sua capacidade de praticar atividades físicas e exercícios, o que pode ser um fator no desenvolvimento de uma obesidade. Várias delas têm dificuldade para encontrar roupas de seu tamanho. O impacto psicossocial da hipermastia é significativo e várias pacientes ficam envergonhadas com o tamanho de suas mamas. A mamoplastia de redução pode eliminar, ou pelo menos diminuir, esses problemas na maioria da vezes. A redução das mamas também pode ser indicada para a correção de assimetrias causadas por uma hiperplasia unilateral ou para alcançar a simetria após uma reconstrução unilateral de mama.

A técnica de redução selecionada deve depender das características físicas da paciente, de sua opinião quanto às cicatrizes, e da avaliação e da experiência do cirurgião. A técnica do pedículo inferior é provavelmente a abordagem mais amplamente utilizada na mamoplastia para redução, hoje em dia. É uma técnica confiável associada ao alto grau de satisfação da paciente e do cirurgião, e pode ser utilizada para praticamente todos os tamanhos e tipos de mama. O complexo areolopapilar pode ser transposto sobre uma distância considerável, e a sensibilidade desta área e a habilidade de produzir leite são geralmente preservadas. Esta técnica também é eficaz na correção de assimetrias das mamas e ptoses.

Uma grande variedade de técnicas do pedículo superior foi descrita. A mamoplastia vertical, popularizada por Lejour, é uma técnica de pedículo superior que elimina a necessidade de uma cicatriz inframamária horizontal. Ela é baseada nos princípios de enfraquecimento da maior parte da pele para promover sua retração, a supercorreção da elevação para produzir melhores resultados a longo prazo, e lipoaspiração para facilitar a elaboração do formato da mama e remoção dos tecidos. Apesar desta técnica poder ser utilizada para mamas de todos os tamanhos, nós achamos que ela se adapta melhor em pequenas e moderadas reduções. A ausência da incisão inframamária é um benefício em pacientes propensas à cicatrização hipertrófica ou naquelas que são muito preocupadas com relação às cicatrizes. A principal desvantagem desta técnica são os resultados finais que não são obtidos imediatamente, e tanto as pacientes quanto o cirurgião devem contentar-se com mamas de uma certa forma deformadas, enrugadas durante os primeiros meses pós-operatórios. É fundamental que a paciente entenda claramente esses fatos antes da cirurgia para evitar surpresas desagradáveis durante a primeira troca dos curativos.

A amputação com enxerto do complexo areolopapilar é uma técnica de mamoplastia rápida e eficaz que é utilizada quando existe uma preocupação particular sobre a segurança da paciente, ou sobre a viabilidade da área do mamilo. Já que esta é aplicada como um enxerto, o complexo areolopapilar pode ser elevado a uma distância significativa, enquanto a transposição em uma técnica com pedículo seria muito longa para ser considerada segura. Também é indicada para as pacientes que necessitem de grandes reduções, já que grandes volumes de tecido glandular devem ser removidos sem a preocupação de preservar o pedículo vascular. Outras indicações incluem pacientes com um alto grau de risco anestésico, ou aquelas que já passaram por uma cirurgia nas mamas e que possuem provavelmente algum comprometimento na vascularização do pedículo. As desvantagens desta técnica são a perda da sensibilidade na área do mamilo, incapacidade de amamentar, e hipopigmentação do complexo areolopapilar, notado especialmente em mulheres de pele escura. A hipopigmentação ocorre por causa da perda quase inevitável de uma certa parte do enxerto com a cicatrização secundária subseqüente.

A despeito da técnica escolhida, é essencial que, durante a consulta, a paciente e o cirurgião discutam detalhadamente os riscos e benefícios do procedimento, os desejos da paciente e as limitações baseadas nas suas características morfológicas.

CONTRA-INDICAÇÕES

A paciente deve compreender os critérios usuais para se submeter a um procedimento cirúrgico eletivo. Não existe idade limite específica, desde que a paciente esteja em perfeitas condições de saúde. As condições médicas, tal como diabetes e hipertensão, devem ser adequadamente controladas. As tabagistas devem ser informadas dos riscos aumentados de necrose dos retalhos e sobre problemas na cicatrização da ferida, e assim devem parar de fumar pelo menos algumas semanas antes da cirurgia. As pacientes devem ser cuidadosamente avaliadas para confirmar se elas são verdadeiras candidatas à redução de mamas. Não é incomum para uma paciente com ptose severa apresentar a vontade de uma redução quando na verdade ela necessita de uma mastopexia. Deve ser realizado um exame detalhado das mamas em todas as pacientes, e são realizadas mamografias naquelas acima de 35 anos ou com alguma história de câncer de mama na família. Qualquer achado suspeito deve ser analisado por um oncologista antes da realização de uma redução de mamas eletiva.

PREPARAÇÃO DA SALA

As reduções de mamas devem ser realizadas em uma sala de operações amplamente equipada e sob anestesia geral. O anestesista deve-se posicionar na cabeça da paciente. Uma cama ajustável eletrônicamente com a capacidade de inclinar as costas até uma posição ereta é muito importante. Meias altas até a coxa e dispositivos de compressão são recomendados. Uma sonda de Foley geralmente não é necessária. Uma régua estéril, e um areolótomo de Freeman de 38 a 42 mm são de grande utilidade na preparação. Uma unidade de cauterização de Bovie será utilizada para a maior parte da dissecção e para a hemostasia.

MARCAÇÕES DA TÉCNICA DO PEDÍCULO INFERIOR

A marcação precisa pré-operatória é essencial para a obtenção de um bom resultado cirúrgico. Todas as incisões planejadas são determinadas e marcadas antes da cirurgia, eliminando a necessidade de muita improvisação e adivinhação durante o curso do procedimento. A marcação é geralmente realizada no quarto da paciente no pré-operatório, com a paciente sentada, de frente para o cirurgião. Utilizam-se uma caneta de marcação de ponta de feltro, uma fita métrica e um molde em forma de fechadura. Os pontos da fúrcula esternal e medioclavicular são identificados e marcados. Uma linha é

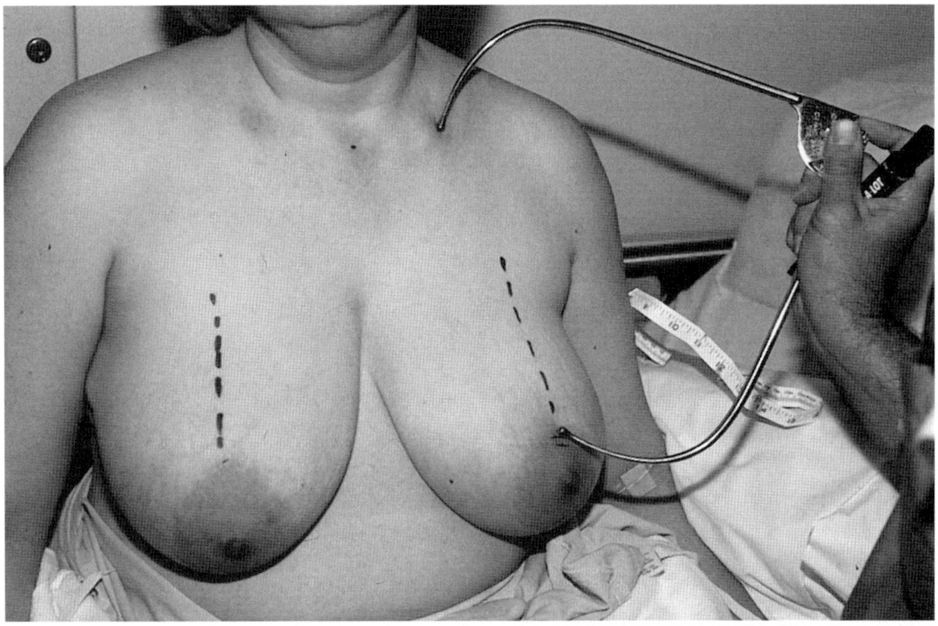

Figura 53-1. Marcação para a técnica do pedículo inferior. O meridiano da mama e do sulco inframamário são marcados. Compassos obstétricos são úteis para recolocar o nível do sulco inframamário na superfície anterior das mamas, identificando a localização futura do complexo areolopapilar.

desenhada do ponto medioclavicular através do complexo areolopapilar, marcando o meridiano das mamas em cada uma delas. O sulco inframamário também é marcado. Posteriormente, a nova posição da área do mamilo é determinada utilizando a prega inframamária como ponto de identificação. A posição da prega é transferida para a superfície anterior da mama e marcada. Um compasso obstétrico, se estiver disponível, demonstra-se particularmente útil para a marcação deste ponto (Figura 53-1), que corresponde à futura colocação do mamilo.

Nós não recomendamos basear a colocação do mamilo em distâncias específicas a partir da fúrcula esternal ou relativa ao úmero pois tais abordagens não são confiáveis. Cuidados especiais devem ser tomados para prevenir a colocação do mamilo em uma posição muito alta, um erro comum que é extremamente difícil de ser corrigido posteriormente. O sulco inframamário deve terminar 3 a 4 cm do processo xifóide para evitar uma cicatriz facilmente visível e potencialmente hipertrófica. No meridiano da mama, a marca inframamária é feita de 0,5 a 1 cm acima do sulco anatômico para evitar a tensão excessiva no local do fechamento do "T". Lateralmente, a marcação inframamária deve seguir o contorno normal da mama para cima, em vez de continuar lateralmente na prega de gordura. Isto ajuda a confinar a cicatriz resultante na mama e melhorar o formato final.

A incisão lateral pode-se estender intra-operatoriamente, se necessário, para dar um acabamento suave. O molde ajustável em forma de fechadura é posicionado (Figura 53-2). A largura da fechadura é ajustada de acordo com as características da mama e da quantidade de ressecção necessária. Mamas flácidas e ptóticas podem necessitar de um afastamento dos braços verticais da fechadura para permitir que uma quantidade maior de pele seja removida, enquanto mamas grandes e rígidas podem necessitar de um estreitamento, para evitar um fechamento tenso da pele. A largura dos braços da fechadura também pode ser estimada pelo deslocamento da mama lateral e medialmente, para marcar cada membro onde ele se corresponde com o meridiano da mama. Nós preferimos errar no lado de uma ressecção mais conservadora da pele inicialmente, já que mais pele pode ser removida intra-operatoriamente. O molde em forma de fechadura é então delineado com a caneta marcadora. A altura dos braços verticais deve medir de 5 a 6 cm do fundo do círculo da fechadura. São desenhadas linhas nos ângulos retos da base dos braços verticais da fechadura para cruzar com a marca do sulco inframamário lateral e medialmente (Figura 53-3). O restante das marcas é feito com a paciente colocada na posição supina. O pedículo inferior planejado é desenhado verticalmente abaixo do complexo aréolomamilar (Figura 53-4). Ele deve medir aproximadamente 8 a 9 cm de largura na sua base e estar centralizado em uma linha que vai do mamilo até o sulco inframamário. Ele se estende 1 cm ao redor e acima do complexo areolopapilar. O tamanho real do pedículo é alterado de acordo com as demandas de tecido de cada caso.

TÉCNICA OPERATÓRIA: PEDÍCULO INFERIOR

A redução das mamas é realizada na sala de operações sob anestesia geral. A paciente é colocada na posição supina com os braços abduzidos a 80°. Os braços devem estar suficientemente apoiados e segurados em suportes próprios para

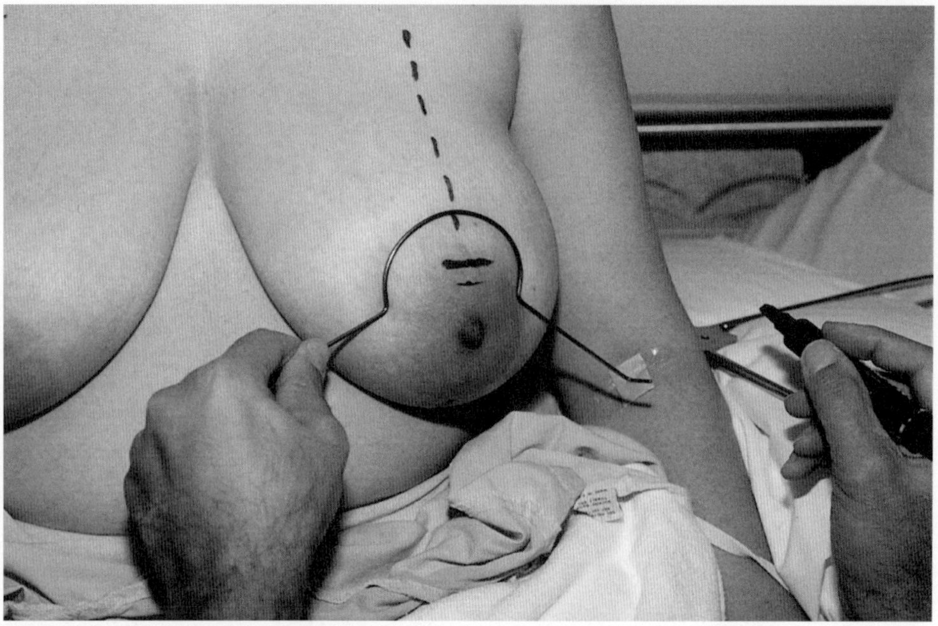

Figura 53-2. Marcação para a técnica do pedículo inferior. O molde de metal em forma de fechadura é contornado. Os braços verticais devem medir de 5 a 6 cm.

os braços com fitas ou ajustadores de velcro para permitir que a cama seja inclinada até uma posição completamente ereta várias vezes durante a operação. As marcas pré-operatórias são reavaliadas com uma régua e reforçadas com uma caneta marcadora, ou marcadas levemente com um bisturi. As mamas são preparadas e aplicadas coberturas estéreis. Enquanto o assistente segura a mama com a aréola moderadamente esticada, o cirurgião aplica um dispositivo de marcação, o areolótomo de aço inoxidável, de 38 ou 42 mm, realizando uma impressão na aréola para a redução (Figura 53-5). A aréola é marcada ou incisada até a derme. A outra mama é segurada com a mesma intensidade e pelo mesmo assistente, para diminuir a possibilidades de diferenças no tamanho areolar.

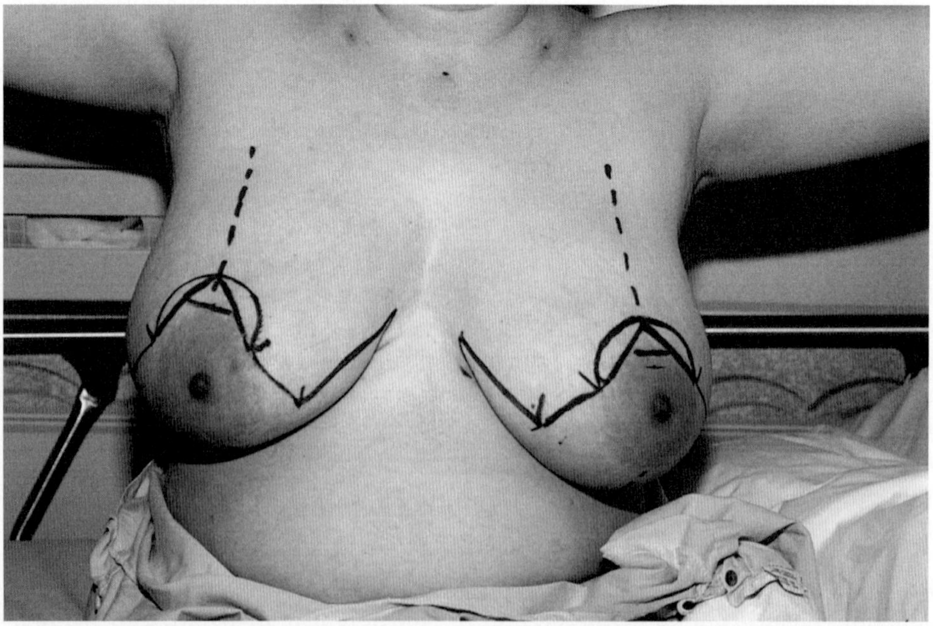

Figura 53-3. Marcação para a técnica do pedículo inferior. Marcação pré-operatória finalizada.

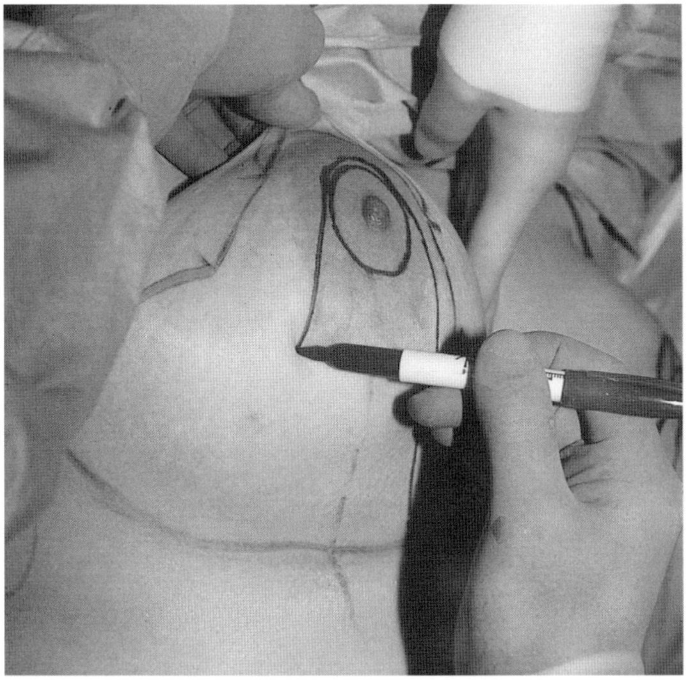

Figura 53-4. Marcação para a técnica do pedículo inferior. O pedículo inferior é marcado com a paciente na posição supina. A largura recomendada do pedículo é de 8 a 9 cm.

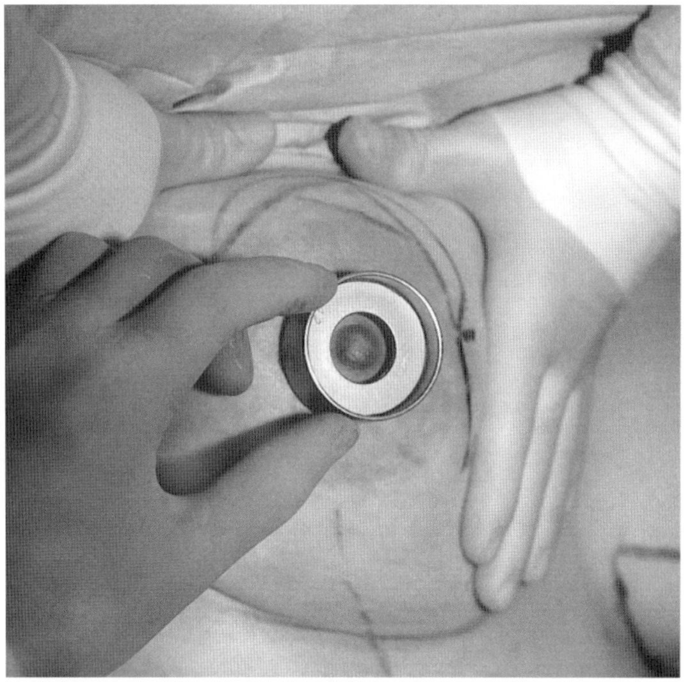

Figura 53-5. Técnica para a redução de mama pelo pedículo inferior. É utilizado um "areolótomo" de 38 a 42 mm para marcar a redução da areola.

A desepitelização da pele sobre o pedículo inclui uma margem de 1 cm ao redor da margem superior do complexo areolopapilar, sendo realizada com a mama sob tensão (Figura 53-6). Uma tração correta é a chave para uma desepitelização rápida. Um coxim de laparotomia pinçado justamente ao redor da base da mama pode ser útil se a mama é de certa forma flácida. A desepitelização é realizada usando um bisturi com uma lâmina nº 10 ou uma tesoura no formato Mayo. A desepitelização é feita para facilitar a cicatrização na ocorrência de uma pequena perda de pele na linha de fechamento, para preservar o plexo vascular subdérmico e para permitir que o manuseio e a orientação do pedículo sejam mais fáceis.

A ressecção do tecido da mama deve ser sistemática, embora a seqüência exata dos procedimentos possa variar. Geralmente, começamos com a ressecção da cunha medial da mama (Figura 53-7). A pele ao longo da margem medial do pedículo é incisada através da derme. É utilizado um eletrocautério de corte, para a dissecção do parênquima da mama. A regra mais importante da redução de mama pelo pedículo inferior é manter o pedículo bem vascularizado (Figura 53-8). Isso é alcançado por meio de um leve nivelamento da dissecção para longe da base do pedículo, evitando a tendência comum de enfraquecer o pedículo. O assistente deve manter a mama centralmente na parede do tórax enquanto o cirurgião protege o pedículo com sua mão livre. A dissecção deve-se estender quase até o nível da fáscia do peitoral, deixando uma fina camada de tecido sobre a fáscia. A incisão medial inframamária é feita e a dissecção continua superiormente no mesmo plano. A incisão inferior do retalho é feita, e estende-se perpendicularmente até a parede do tórax. A cunha medial de tecido da mama é removida e pesada.

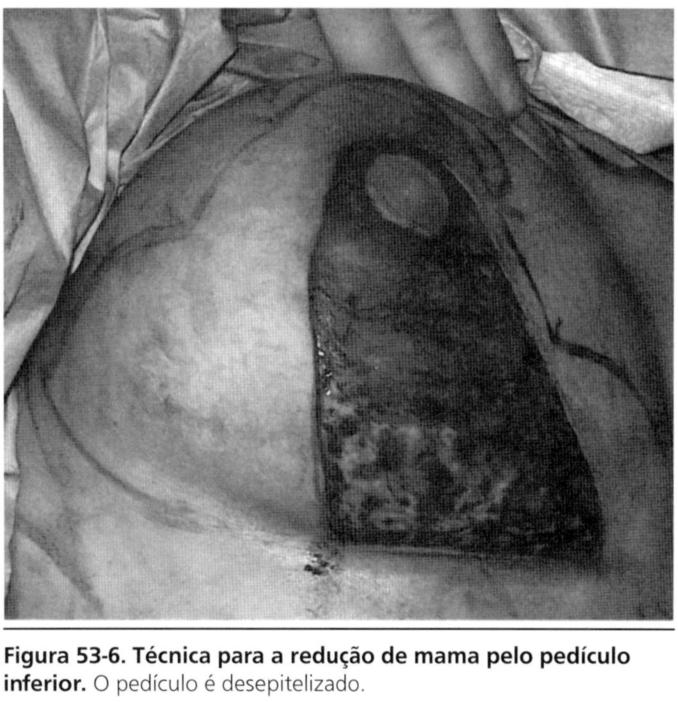

Figura 53-6. Técnica para a redução de mama pelo pedículo inferior. O pedículo é desepitelizado.

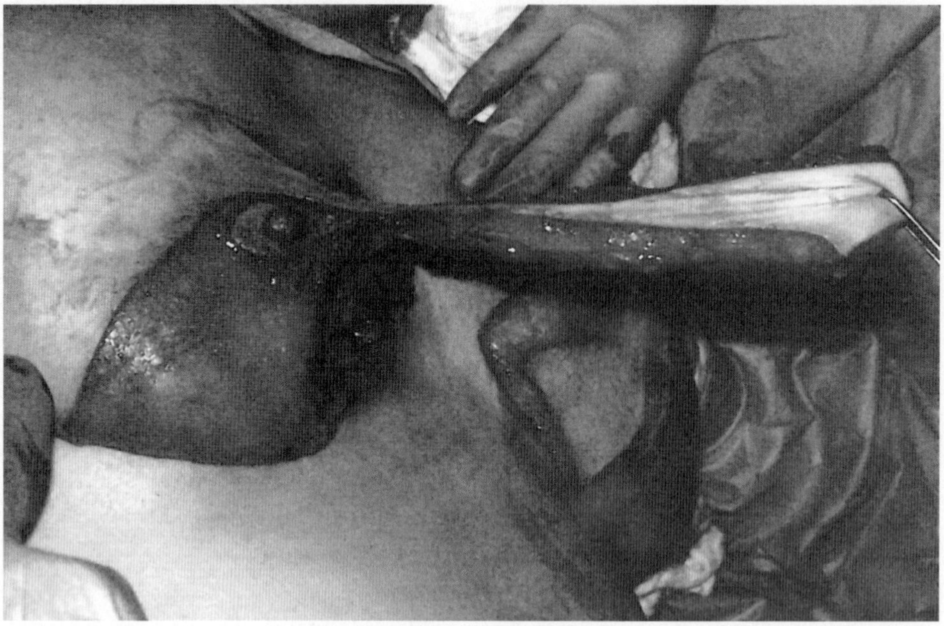

Figura 53-7. Técnica para a redução de mama pelo pedículo inferior. Ressecção da cunha medial da mama.

A cunha lateral da mama é abordada essencialmente da mesma forma. Novamente, deve-se tomar cuidado para evitar o enfraquecimento do pedículo. É importante manter uma fina camada de tecido da mama sobre o músculo peitoral para preservar os vasos e os nervos que se localizam lateralmente. O excesso de tecido adiposo deve ser removido da prega lateral de gordura, embora a excisão dos vasos linfáticos axilares deva ser evitada. Em geral, é removido mais tecido lateral que medialmente.

A marcação do molde da forma de fechadura é incisado ao longo dos braços verticais e estende-se através do local areolopapilar proposto para formar um triângulo no ápice do molde em fechadura. Nós evitamos fazer uma incisão circular da fechadura até que a ressecção esteja completada, a

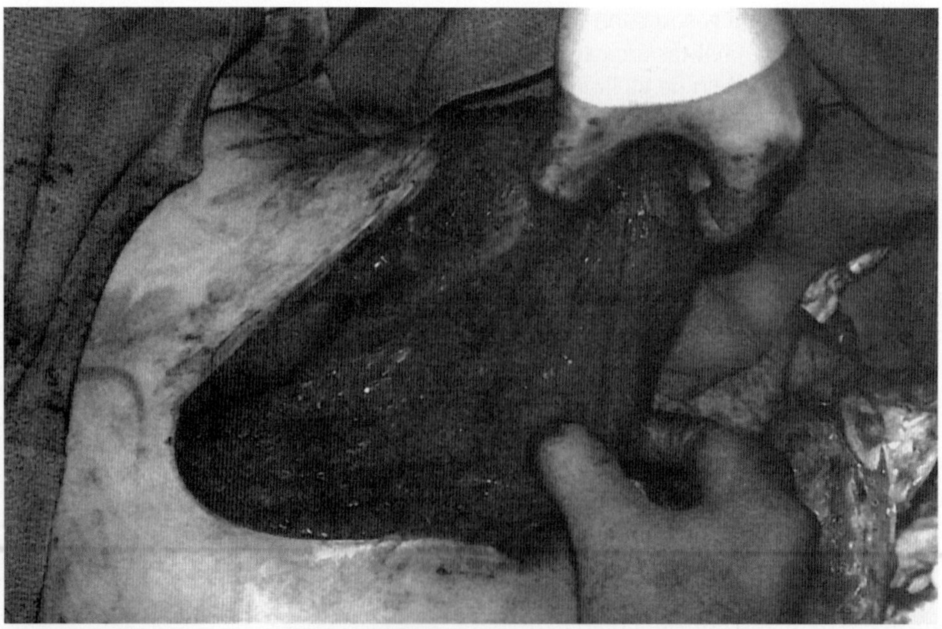

Figura 53-8. Técnica para a redução de mama pelo pedículo inferior. Pedículo após a ressecção lateral e medial da cunha da mama.

pele temporariamente fechada e a paciente tenha sido inspecionada na posição sentada. Esta técnica ajuda na obtenção de simetria nos complexos areolopapilares.

Um retalho superior composto de pele, tecidos subcutâneos e tecido mamário é elevado com aproximadamente 2 cm de espessura com o eletrocautério de corte (Figura 53-9). Deve-se tomar muito cuidado para evitar que seja feita uma cavidade na parte superior da mama. Aplicamos pinças de Leahy ou de Allis na margem do retalho e o assistente a segura em 45 graus na direção vertical, o que facilita amplamente a dissecção uniforme do retalho. O retalho superior deve ser elevado e da mesma forma diminuindo até a fáscia peitoral. O volume restante de tecido das mamas superior ao pedículo é removido. Toma-se novamente muito cuidado para evitar o enfraquecimento do pedículo, e recomenda-se uma leve incisão em "J" para fora da base, o que irá preservar um suprimento sangüíneo máximo para o pedículo sem desfazer o volume.

A mama contralateral é abordada da mesma maneira. Os dois lados devem ser cuidadosamente inspecionados para assegurar que o volume dos pedículos e dos retalhos seja igual. Os retalhos de pele são temporariamente fechados com suturas de seda 2-0 ou grampos, e a paciente é colocada sentada na posição ereta (Figura 53-10). As mamas são comparadas quanto ao seu tamanho, formato e simetria. Os ajustes no envelope da pele e as correções das "orelhas de cachorro" são feitas com suturas de "ponto de alfaiate". A posição final do complexo areolopapilar é checada, e se necessário ela é alterada, e marcada nesta posição. A paciente é então abaixada até a posição supina, os cortes são reabertos, e os ajustes necessários são feitos. Ambos os lados são inspecionados quanto à sua hemostasia e irrigados com solução salina. Geralmente não são utilizados drenos de sucção.

Antes do fechamento, pode ser vantajoso dar um apoio medial ao pedículo com algumas suturas absorvíveis. Os retalhos são aproximados até a prega inframamária colocando-se uma sutura oculta de Vicryl 2-0 através da derme profunda e dos tecidos subcutâneos com um ponto de três laçadas, formando a junção do fechamento em "T" (Figura 53-11). A incisão inframamária é fechada em camadas utilizando suturas separadas ocultas de Vicryl 3-0 nos tecidos mais profundos e com pontos correntes subcuticulares de Prolene 3-0 na pele. O braço vertical do fechamento do "T" é fechado com suturas separadas de Vicryl 4-0, seguidas por suturas contínuas de sutura subcutâneas Prolene 3-0. (Figura 53-12). A pele no local do complexo areolopapilar é removida e o complexo é trazido e segurado com Vicryl 4-0 na derme profunda, seguido por uma sutura contínua completa 4-0 de pontos subcuticulares. Fitas estéreis são aplicadas em todas as incisões. Os curativos consistem em chumaços de gaze estéril de 4×4 e segurados com uma fita. Uma outra alternativa é a utilização de um *soutien* cirúrgico largo e macio.

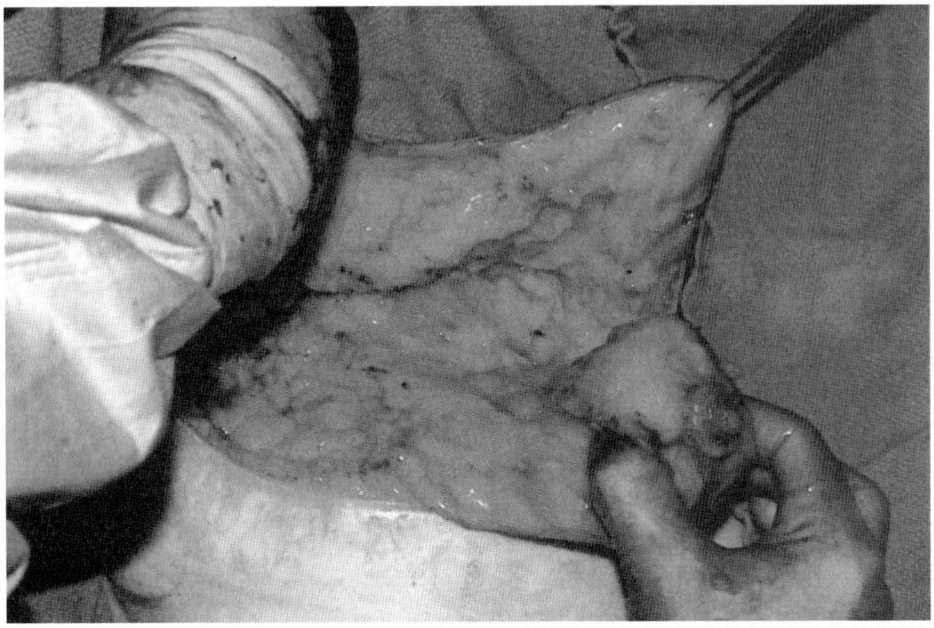

Figura 53-9. Técnica para a redução de mama pelo pedículo inferior. Desenvolvimento do retalho superior.

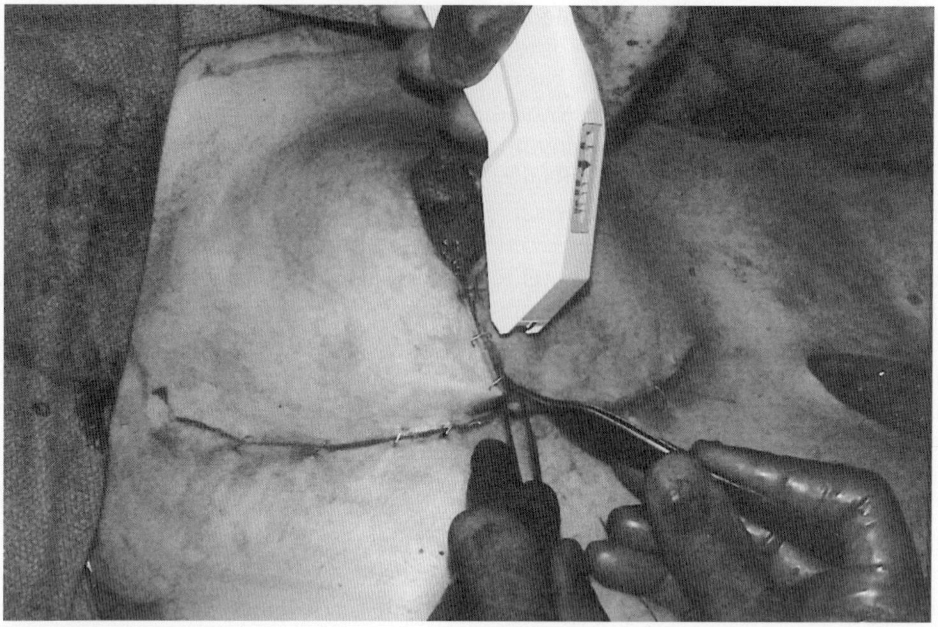

Figura 53-10. Técnica para a redução de mama pelo pedículo inferior. Fechamento temporário para inspeção das mamas em uma posição quase ereta.

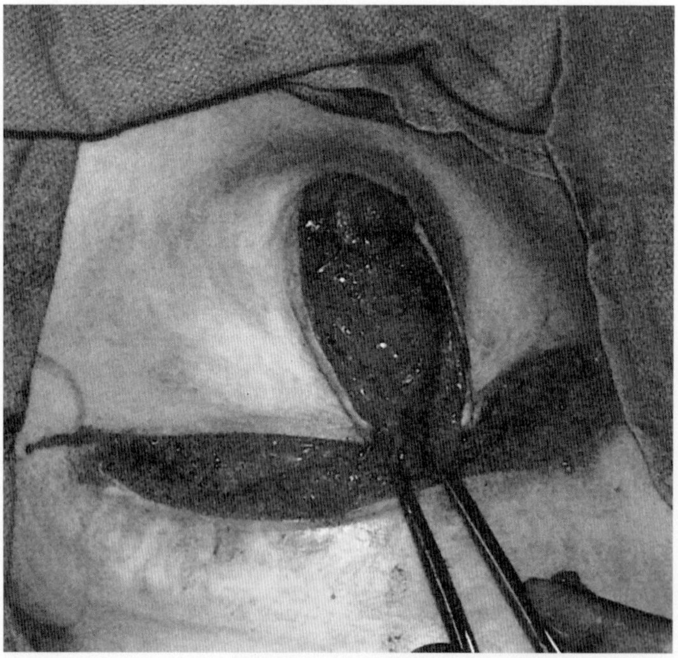

Figura 53-11. Técnica para a redução de mama pelo pedículo inferior. O complexo areolomamilar é trazido através da pele e suturado na sua posição. Os retalhos de pele são agrupados com pontos de três nós.

MARCAÇÕES DA MAMOPLASTIA VERTICAL DE LEJOUR

Da mesma forma que acontece na técnica do pedículo inferior, a marcação é feita pré-operatoriamente com a paciente sentada ou de pé em uma posição ereta. Nesta técnica, entretanto, a marcação é realizada a mão livre, em vez de utilizar um aparato de metal. (Figuras 53-13 a 53-15). A linha medial é marcada primeiro desde a fúrcula esternal até o processo xifóide e o sulco inframamário é marcado bilateralmente. O meridiano vertical da mama é determinado de cada um dos lados e marcado através de cada sulco inframamário até o abdômen. Essa distância geralmente mede de 10 a 12 cm da linha mediana. A posição futura do mamilo é determinada e marcada na superfície anterior da mama como descrita anteriormente. A distância da fúrcula esternal com relação a cada mamilo deve ser medida e os dois lados comparados. Posteriormente, são feitas duas linhas verticais, que irão corresponder às margens medial e lateral da ressecção da pele. Enquanto é realizado o deslocamento da mama, superior e medialmente, a linha que passa através do sulco inframamário, que corresponde ao meridiano da mama, é estendida para cima na mama, marcando-se a margem lateral. Do mesmo modo, a mama é deslocada superior e lateral-

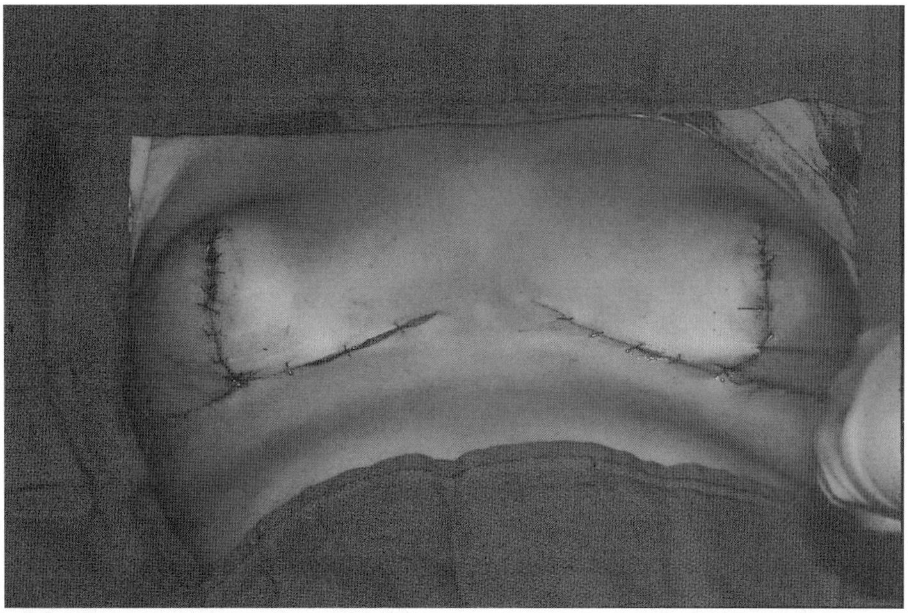

Figura 53-12. Técnica para a redução de mama pelo pedículo inferior. Fechamento completo.

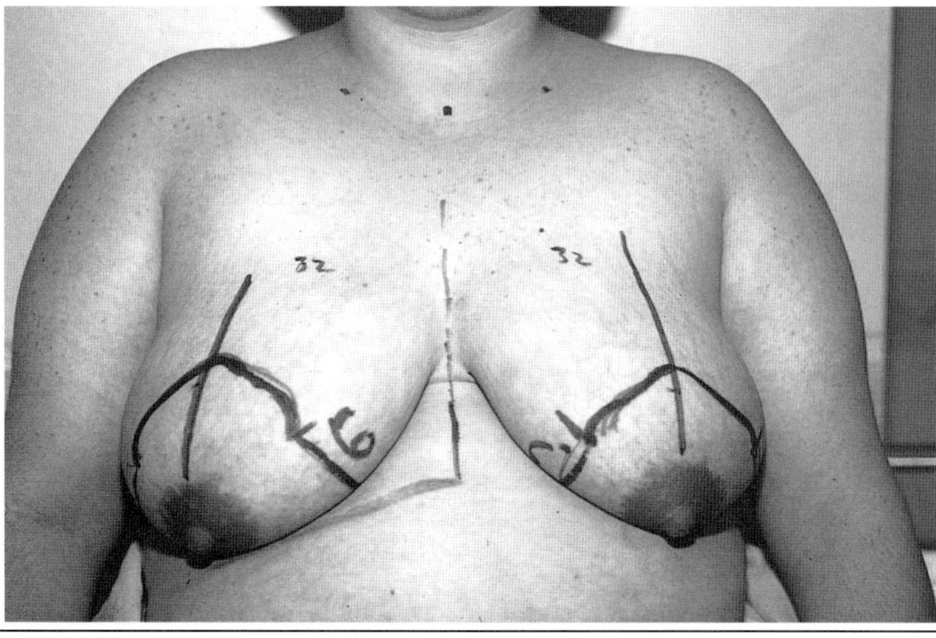

Figura 53-13. Marcação para a mamoplastia vertical de Lejour. A linha medial e o meridiano de cada mama são marcados. A posição do mamilo é determinada da mesma forma que na técnica do pedículo inferior.

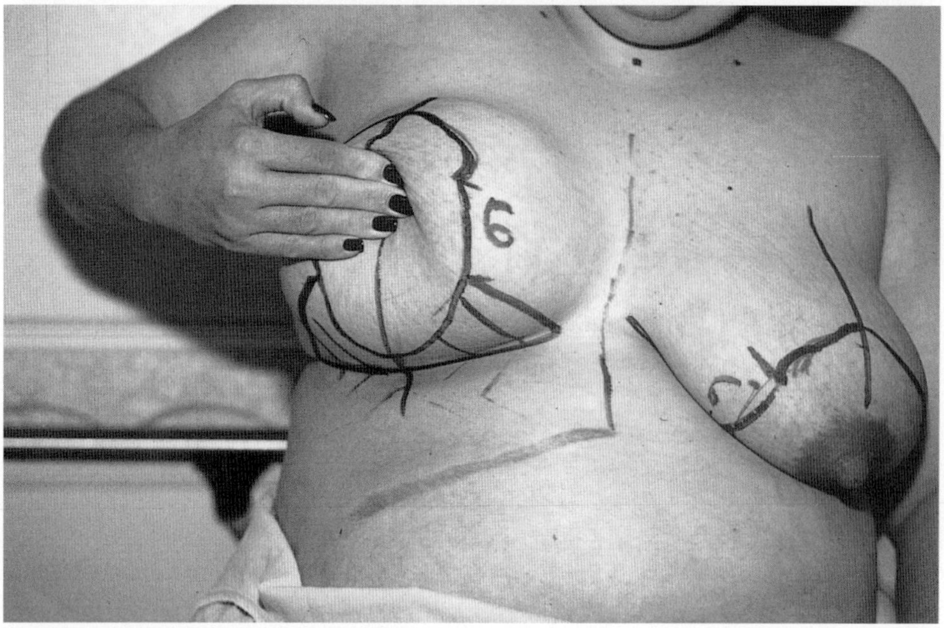

Figura 53-14. Marcação para a mamoplastia vertical de Lejour. As mamas são deslocadas para marcar os pilares laterais e mediais a 6 cm. A delimitação periareolar é em forma de mesquita e mede de 14 a 16 cm.

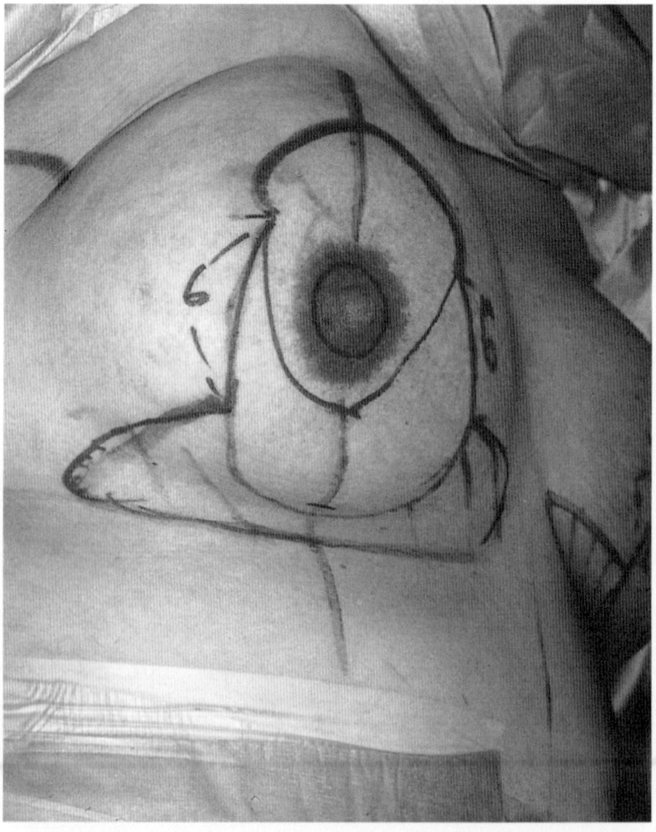

Figura 53-15. Marcação para a mamoplastia vertical de Lejour. As marcas inferiores são de 2 a 4 cm acima da prega inframamária.

mente para marcar a margem medial. Essas linhas verticais se unem inferiormente até uma linha curvilínea desenhada de 2 a 4 cm acima do sulco inframamário. Superiormente, essas linhas se conectam com o contorno periareolar, que é desenhado 2 cm acima da nova localização do mamilo, mais para a forma de "abóbada de mesquita" do que para um círculo. A proposta desta variação é para produzir uma aréola mais circular, com uma tensão menor, quando a pele estiver fechada. Esta circunferência periareolar deve medir 14 a 16 cm. Exceder esses valores pode predispor um alargamento da aréola e das cicatrizes.

A lipoaspiração é geralmente realizada em conjunto com a mamoplastia vertical de Lejour, embora ela não seja necessária e não esteja limitada a esta técnica de redução das mamas. Os benefícios propostos da lipoaspiração incluem a facilidade na formatação do seio, sensação de maciez, preservação dos vasos sangüíneos e nervos, e um grau maior de redução das mamas. É difícil determinar antes da operação o quanto a gordura contribui para a composição da mama, por este motivo, a lipoaspiração é geralmente feita sob avaliação.

TÉCNICA OPERATÓRIA: MAMOPLASTIA DE LEJOUR

A aréola é marcada para reduzir seu diâmetro até 38 ou 42 mm. A pele ao seu redor, incluindo aquela dentro da demarcação em forma de abóbada acima, e 2 ou 3 cm abaixo da aréola, é desepitelizada (Figura 53-16). Isso é feito antes da lipoaspiração, já que a desepitelização é mais fácil de se realizar enquanto a mama ainda está rígida. Se a lipoaspiração é utilizada, é feita uma incisão de 1 cm logo acima da marca curvada inferior da pele, e uma quantidade moderada de solução local, composta por 0,25% de lidocaína e 1:400.000 de epinefrina, é infiltrada profundamente na mama. Uma cânula de 6 mm obtusa é utilizada para a realização da lipoaspiração de todas as áreas da mama, com exceção do local por trás do mamilo (Figura 53-17). Continuar a lipossucção até que não seja obtido mais nenhum retorno ou até que a aspiração contenha sangue.

A redução das mamas começa com a incisão da pele ao longo das marcas medial, lateral e inferior (Figura 53-18). A pele acima da face inferior da mama é enfraquecida em um plano subcutâneo, da mesma forma que é realizada a mastectomia. Recomenda-se dissecar com um eletrocautério de corte ou com uma tesoura de dissecção. É fundamental que os retalhos sejam relativamente finos (por exemplo, menos de 1 cm) para promover a contração do excesso de pele, o que é fundamental para o sucesso deste procedimento, na ausência de uma incisão inframamária. A dissecção é realizada para baixo, no nível do sulco inframamário, e continua superiormente, por cima da fáscia do peitoral, liberando a parte inferior da mama. Centralmente, esta dissecção continua embaixo do complexo areolopapilar até o limite superior da mama; posteriormente, duas incisões verticais de 6 cm (uma medial e uma lateral) são feitas da face inferior da futura aréola até a parte inferior da mama. Estas incisões são realizadas através do parênquima até a parede do tórax, isolando a porção central de tecido a ser removido (Figura 53-19) e criando pilares de 6 cm laterais e mediais de tecido

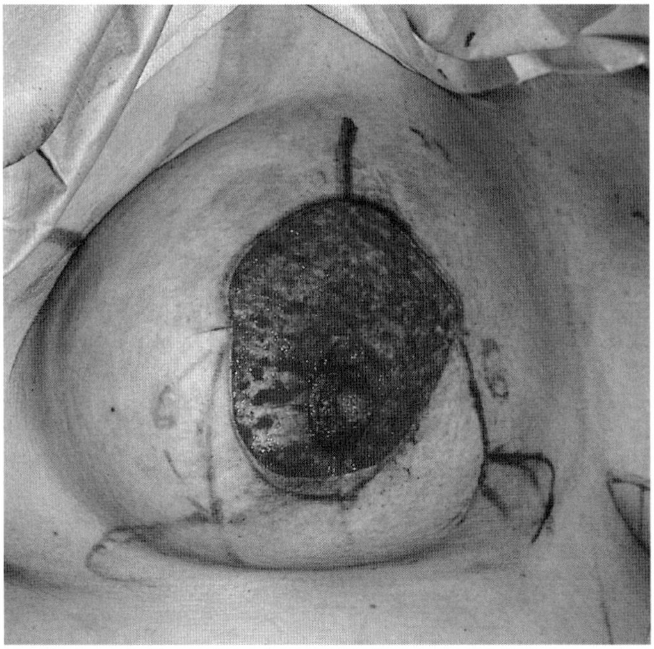

Figura 53-16. Técnica para a mamoplastia vertical de Lejour. Desepitelização.

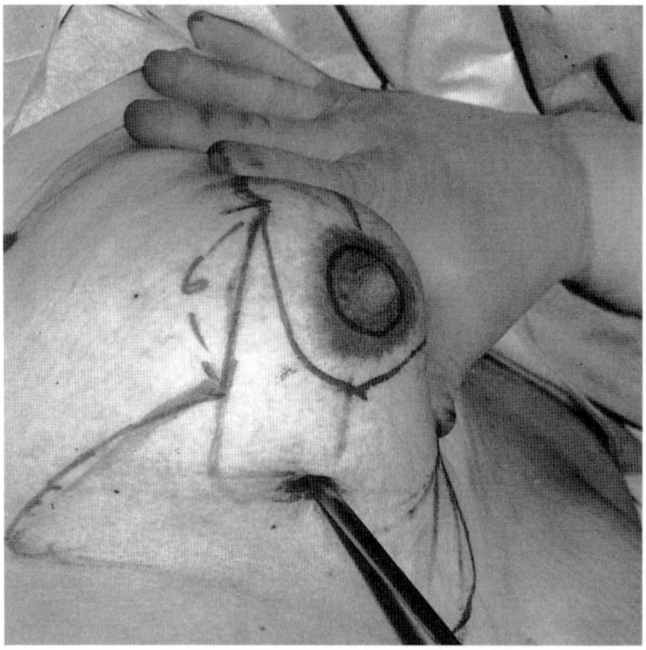

Figura 53-17. Técnica para a mamoplastia vertical de Lejour. Lipossucção da mama. A incisão é colocada acima da marca inferior, na porção da mama que será removida.

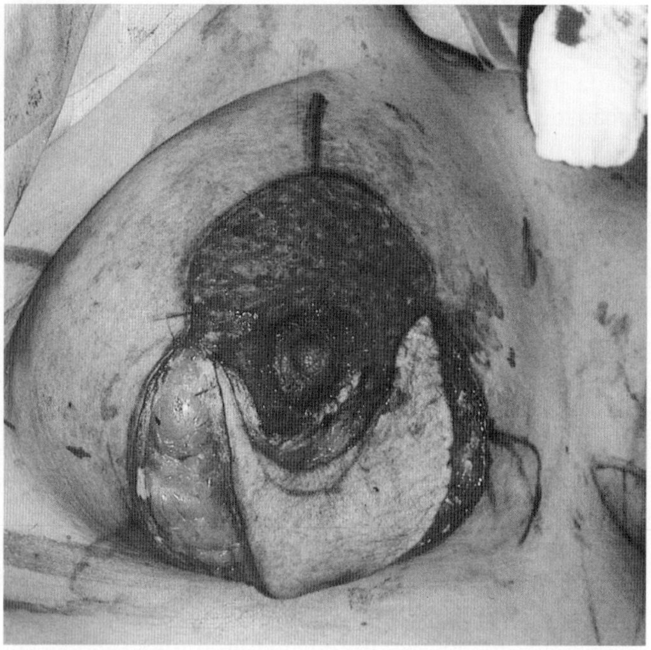

Figura 53-18. Técnica para a mamoplastia vertical de Lejour. A face inferior da mama é diminuída elevando os retalhos finos, inferiores.

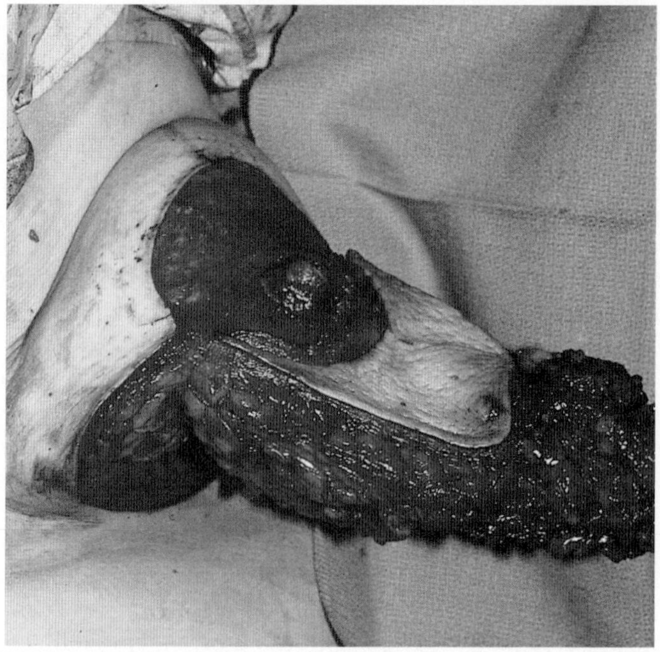

Figura 53-19. Técnica para a mamoplastia vertical de Lejour. Tecido da mama isolado para ser removido.

da mama, os quais serão suturados juntos. Por baixo dos pilares, estas incisões verticais divergem para fora para permitir a remoção dos tecidos lateral e medial da parte inferior da mama. O tecido da mama que é então removido, desta forma, consiste na parte de baixo da mama, inferior à aréola e suas extensões laterais e mediais (Figura 50-20). A pele entre a aréola e a incisão inferior também é removida junto com a glândula. Em mamas grandes, é removido um tecido adicional da parte de trás do complexo areolopapilar, tomando-se o cuidado de preservar um pedículo com pelo menos 2 a 3 cm de espessura. A ressecção do tecido na técnica de Lejour é de alguma forma análoga à remoção das linhas mediais e laterais da mama, da mesma forma que o pedículo, na técnica do pedículo inferior.

Posteriormente, a mama é elevada o mais alto possível na parede do tórax para que a glândula seja suturada no nível da aréola superior no músculo peitoral com suturas de Vicryl 2-0 (Figura 53-21). Esta hipercorreção intencional cria um aumento temporário no volume da mama, o qual será aliviado com o tempo. As suturas adicionais não devem ser colocadas do parênquima para o músculo, porque isto pode impedir a mama de se acomodar após a operação. A aréola é suturada em sua nova posição com pontos separados de Vicryl 4-0 na derme profunda. Coloca-se um dreno sobre o peito e este é trazido até a incisão. Os pilares lateral e medial da mama são aproximados utilizando-se várias suturas fortes de Vicryl, colocadas profundamente, para obter uma aparência cônica, aumentar a projeção e eliminar a tensão na pele (Figura 53-22).

Após formatar a mama, uma quantidade significativa de pele fica rapidamente aparente. Embora este excesso possa ser corrigido pela excisão da pele criando uma cicatriz horizontal inframamária, na maioria dos casos, isto pode ser tratado com um fechamento vertical de duas camadas, as quais se junta o excesso de pele nas dobras (Figura 53-23). Uma sutura contínua de Vicryl 3-0 subcutânea é colocada desde a pele até a glândula, de uma forma que as rugas na pele se reduzam consideravelmente em seu comprimento. Este comprimento é posteriormente reduzido pela colocação de uma sutura subcuticular mais superficial de Prolene 4-0 com pontos bem pequenos. As incisões verticais enrugadas, embora com má aparência na mesa de operações, melhoram com o tempo. Um curativo firme é aplicado na parte inferior da mama com a função de suporte.

Na finalização do tratamento, as mamas devem parecer mais volumosas no topo, e planas, com uma margem mais enrugada, na parte inferior (Figura 53-24). Desde que a paciente e o cirurgião estejam cientes desse acontecimento, a ansiedade e a insatisfação pós-operatória são evitadas.

MARCAÇÃO: AMPUTAÇÃO COM ENXERTO DO COMPLEXO AREOLOPAPILAR

A marcação pré-operatória da amputação com enxerto do complexo areolopapilar é semelhante àquela utilizada na técnica do pedículo inferior. O meridiano da mama, o sulco inframamário, e a posição aproximada do mamilo são deter-

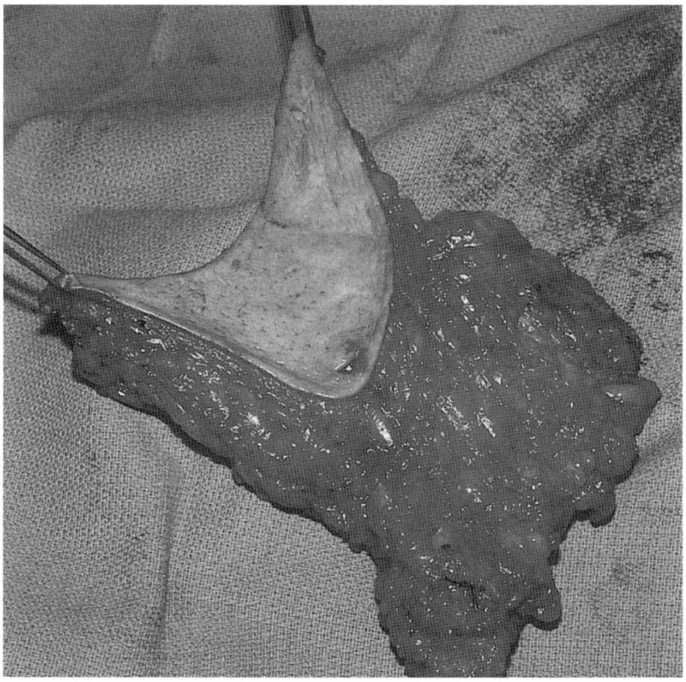

Figura 53-20. Técnica para a mamoplastia vertical de Lejour. Esta peça consiste na face inferior da mama, incluindo as extensões laterais e mediais.

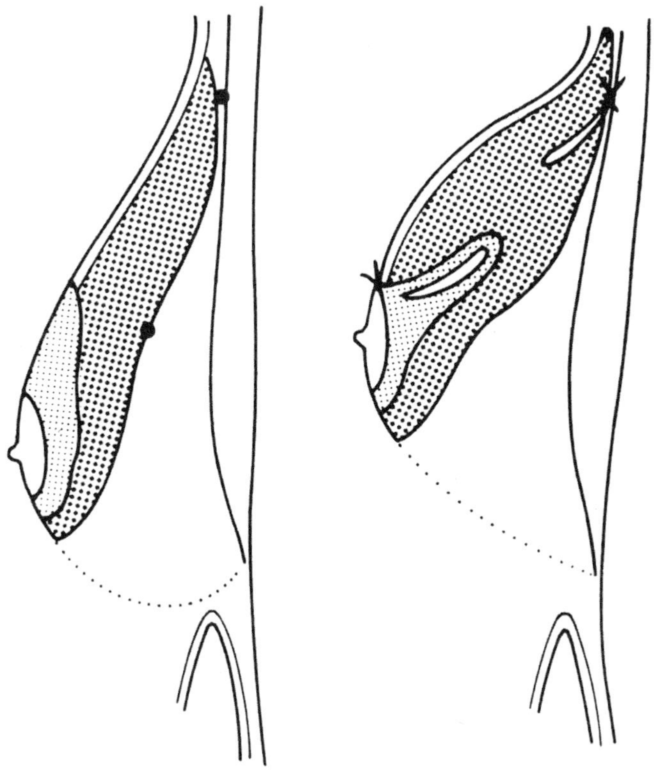

Figura 53-21. Técnica para a mamoplastia vertical de Lejour. Fixação superior da mama. *(De Cohen M. Mastery of Plastic Surgery. Boston: Little, Brown, and Co., 1994:2152. Reimpresso com permissão.)*

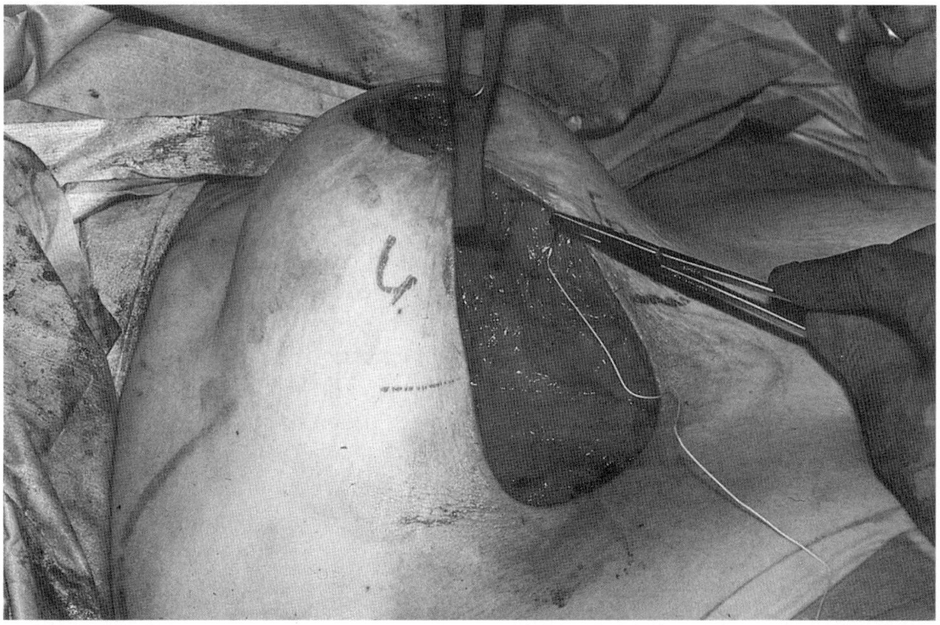

Figura 53-22. Técnica para a mamoplastia vertical de Lejour. Fechamento do parênquima da mama em forma de cone.

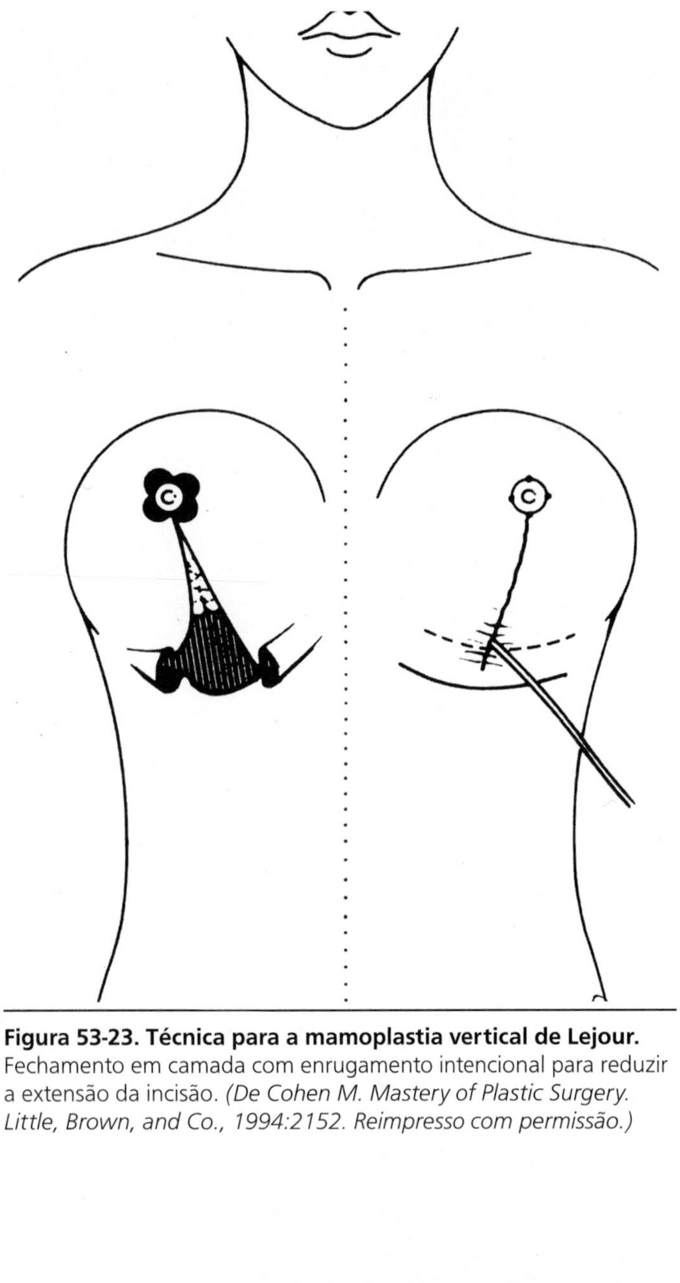

Figura 53-23. Técnica para a mamoplastia vertical de Lejour. Fechamento em camada com enrugamento intencional para reduzir a extensão da incisão. *(De Cohen M. Mastery of Plastic Surgery. Little, Brown, and Co., 1994:2152. Reimpresso com permissão.)*

minados e marcados como descrito anteriormente. Pode ser utilizado um molde em forma de fechadura padrão. No entanto, já que a posição atual do complexo areolopapilar é determinada intra-operatoriamente após a elevação da mama, nós preferimos modificar esta marcação pelo desenho dos braços verticais em forma de um triângulo, em vez de fazê-la em uma localização específica com o molde padrão de fechadura (Figura 53-25). Esta decisão de utilizar o molde ou o desenho de triângulo depende da preferência do cirurgião.

TÉCNICA OPERATÓRIA: REDUÇÃO COM ENXERTO DO COMPLEXO AREOLOPAPILAR

A técnica da amputação com enxerto do complexo areolopapilar é segura e confiável. É relativamente fácil de ser realizada. A mama é colocada sob um alongamento moderado e a aréola é marcada com um areolótomo de 42 mm. O complexo areolopapilar é então removido em um único enxerto de espessura total e preservado em uma gaze umedecida em solução salina. A área dentro do molde de fechadura ou do triângulo é desepitelizada (Figura 53-26). Inicia-se a ressecção glandular com a remoção da porção inferior da mama abaixo da marca (Figuras 53-27 e 53-28). Um pedículo do tecido da mama desepitelizado e baseado inferiormente pode ser preservado e dobrado sob o centro da mama para aumentar a sua projeção e tamanho. Ele também pode ser preservado inicialmente para assegurar que o volume adequado das mamas será mantido. Um fechamento temporário é realizado com suturas de seda em um "T" invertido (Figura 53-29). A mesa é inclinada até uma posição ereta e as mamas são inspecionadas quanto ao tamanho, formato e simetria. Se forem necessárias, são feitas suturas de ponto de alfaiate. O fechamento final é realizado em camadas, utilizando suturas ocultas absorvíveis seguidas por uma sutura subcuticular contínua de Prolene 3-0 de pontos interrompidos. A posição do enxerto do complexo areolopapilar é escolhida conforme a inspeção visual e com as medições específicas. Em circunstâncias ideais, a localização dos enxertos do complexo areolopapilar devem corresponder ao centro da elevação da mama e medir de 5 a 6 cm de sua margem inferior até o sulco inframamário. A distância do mamilo até a clavícula e a fúrcula external deve ser comparada entre os dois lados. Após escolher a posição do enxerto, o local é marcado utilizando azul de metileno e um areolótomo de 42 mm, e então ele é desepitelizado. A parte inferior dos complexos areolopapilares é afinada até o nível da sua derme, e os enxertos são colocados nos seus locais definidos (Figura 53-30). Os enxertos são estabilizados com um curativo compressivo de seda 4-0 confeccionado a partir de um algodão com glicerina misturada envolvido com uma gaze de Xeroforme (Figura 53-31). Um chumaço de gaze de proteção tamanho 4 × 4 e uma fita de curativo são aplicados.

CUIDADOS PÓS-OPERATÓRIOS

A paciente deve passar a noite no hospital. As dores geralmente não são intensas e podem ser tratadas facilmente. São administrados antibióticos intravenosos, em uma ou duas doses adicionais, e, então, estes são substituídos por antibióticos orais, por 48 horas. Nenhum exame de laboratório é necessário após a cirurgia. Os curativos são removidos no primeiro dia após a operação e então recolocados com gazes limpas ou um *soutien* cirúrgico. Lejour recomenda que seja utilizado um *soutien* de suporte durante dia e noite por dois meses após a cirurgia. Se forem utilizados drenos, o débito é cuidadosamente registrado e os drenos são removidos quando o produto for menor do que 30 ml por um período de 24 horas. A paciente poderá tomar banho no primeiro dia após a operação se não houverem drenos, pois de outra forma, só quando eles forem removidos. Ela é instruída para evitar levantamento de pesos e atividade física intensa por

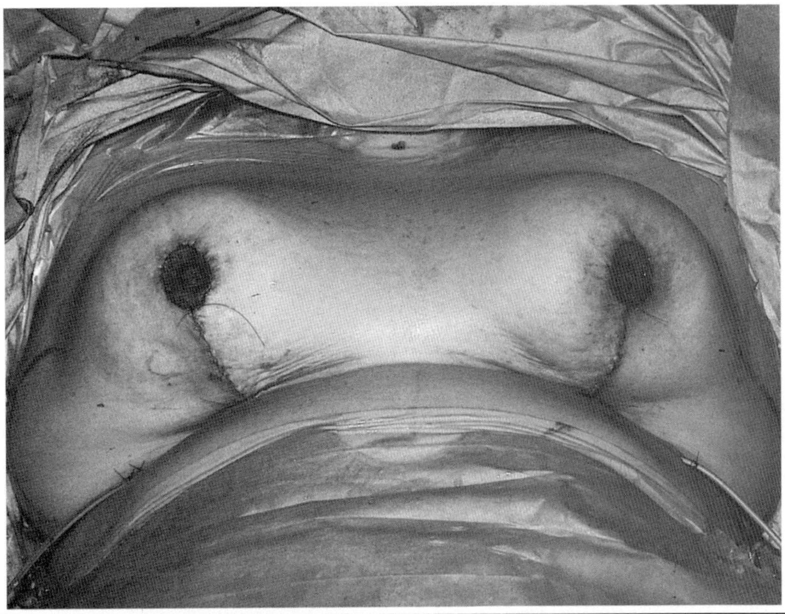

Figura 53-24. Técnica para a mamoplastia vertical de Lejour. Fechamento completo. Observe o enchimento superior; flacidez inferior e enrugamento; drenos.

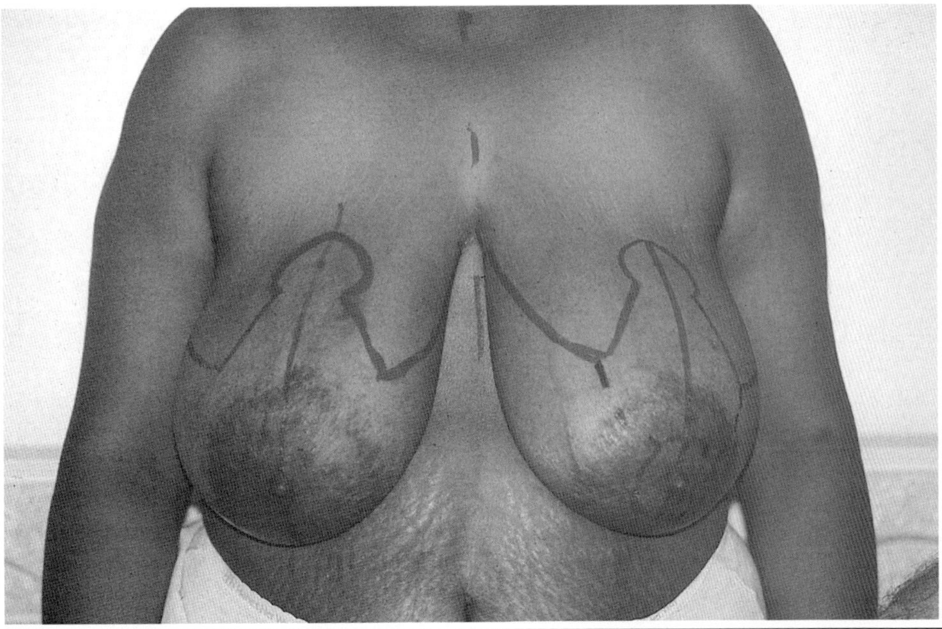

Figura 53-25. Marcação para a amputação com enxerto livre do complexo areolopapilar. O molde em forma de fechadura também pode ser utilizado, como foi descrito aqui. Entretanto, pode ser mais aconselhável começar com um molde triangular que com um de fechadura, para que a posição do complexo areolopapilar possa ser ajustada.

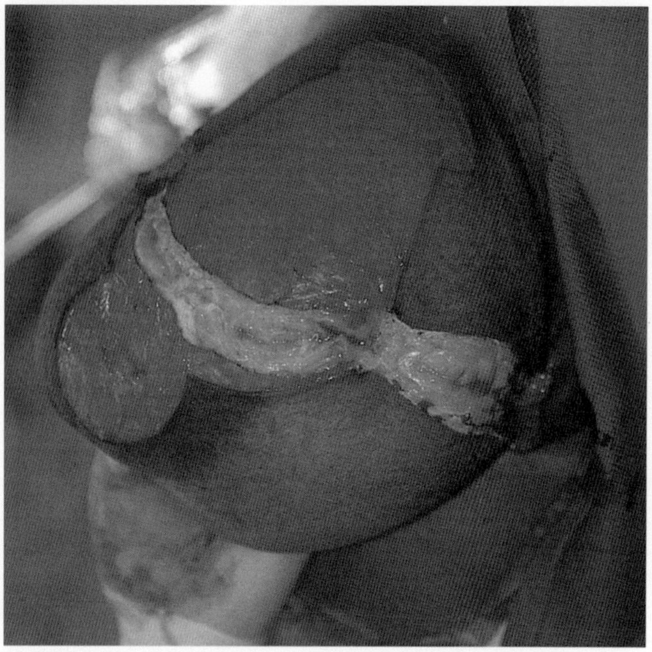

Figura 53-26. Técnica para a amputação com enxerto do complexo areolopapilar. O complexo areolopapilar é retirado como um enxerto de espessura total. A área periareolar é despitelizada.

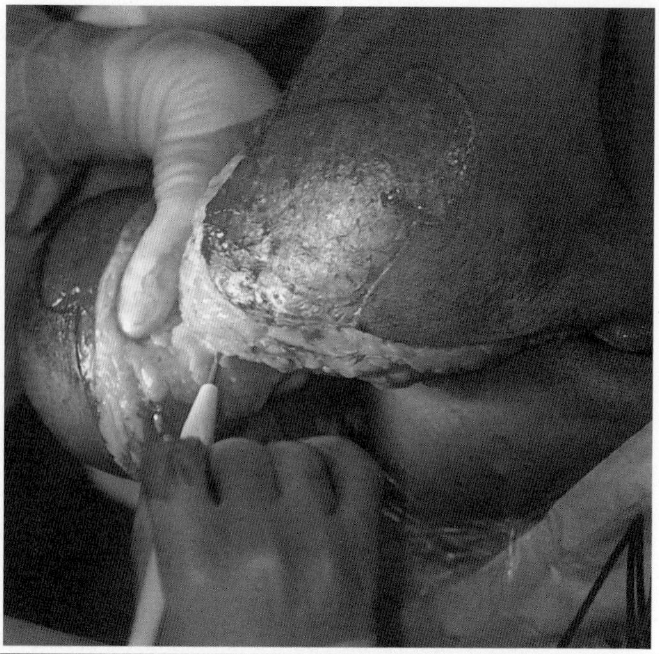

Figura 53-27. Técnica para a amputação com enxerto do complexo areolopapilar. Ressecção glandular.

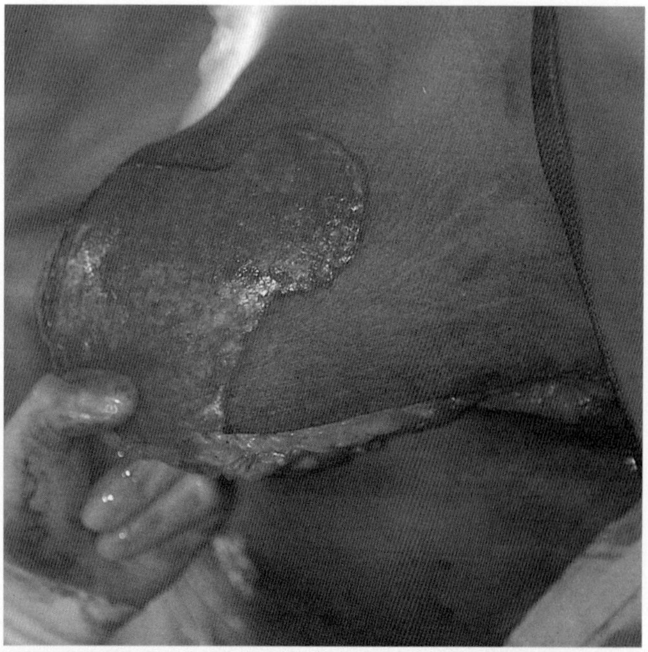

Figura 53-28. Técnica para a amputação com enxerto do complexo areolopapilar. Ressecção glandular.

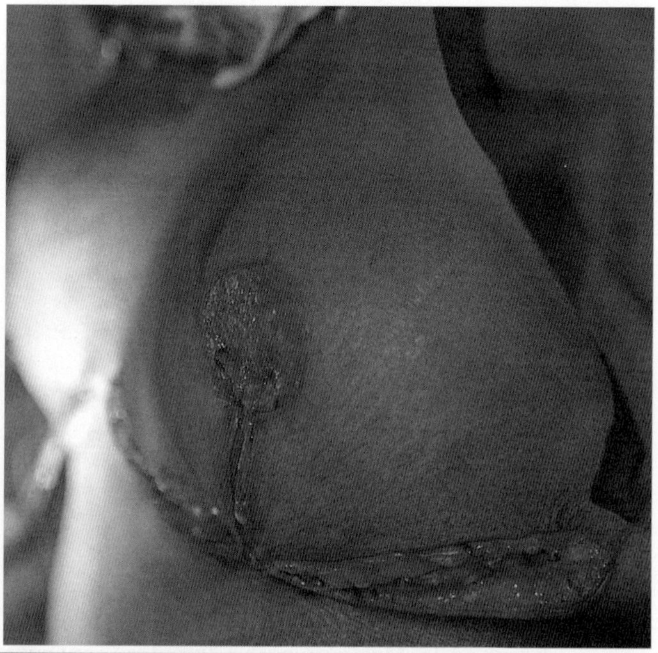

Figura 53-29. Técnica para a redução com enxerto do complexo areolopapilar. Fechamento temporário.

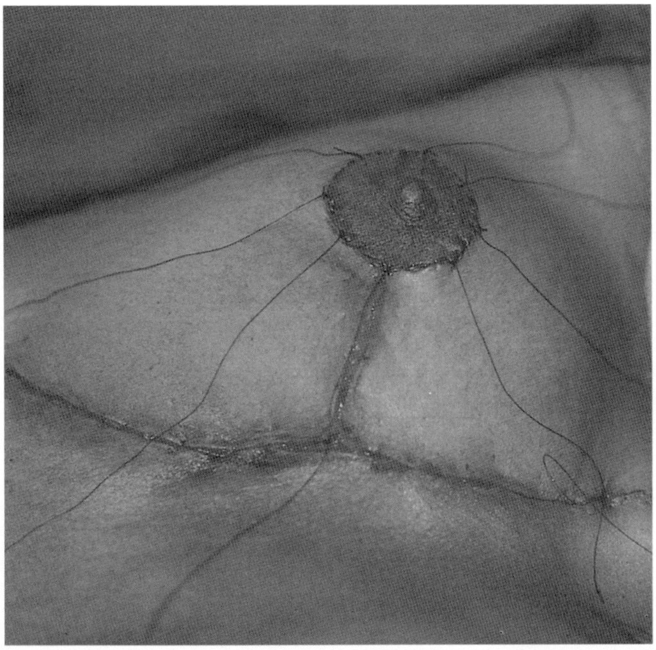

Figura 53-30. Técnica para a redução com enxerto do complexo areolopapilar. Enxerto do complexo areolopapilar adelgaçado colocado no leito desepitelizado.

pelo menos 4 semanas depois da cirurgia. As suturas de pontos simples de Prolene são removidas de sete a 10 dias após a operação. Após seis a 12 meses são realizadas mamografias de todas as pacientes acima de 35 anos de idade, como novas imagens para informações iniciais, documentando as mudanças radiográficas nas mamas após a operação.

PRECAUÇÕES

1. Todas as pacientes devem ser informadas detalhadamente sobre os riscos da mamoplastia de redução, incluindo as possibilidades de cicatrizes, assimetria, perda da aréola ou mamilo e diminuição na sensibilidade.
2. A técnica da mamoplastia de redução deve ser individualizada de acordo com as características das mamas, as condições médicas da paciente e as preferências do cirurgião. Os casos que necessitam de reduções de um grande volume ou de transferência do mamilo sobre uma distância significativa podem ter uma abordagem mais segura através da técnica de amputação com implante livre do complexo areolopapilar, em vez das técnicas pediculares.

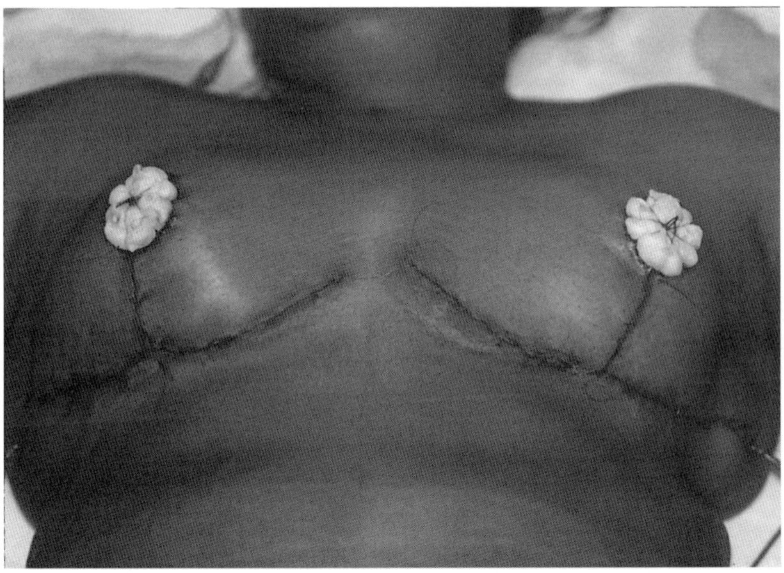

Figura 53-31. Técnica para a amputação com enxerto do complexo areolopapilar. Enxertos do complexo areolopapilar mantidos com curativo de Brown.

3. A marcação segura antes da operação é muito importante, entretanto, o formato final da mama e a simetria são alcançados durante a operação. Após a ressecção inicial do tecido, as mamas são inspecionadas, com a paciente na posição ereta e os ajustes são feitos com suturas de "ponto de alfaiate" ou com grampos.
4. A determinação apropriada da nova localização do complexo areolopapilar é essencial. O posicionamento errado do complexo areolopapilar é difícil de corrigir secundariamente.
5. A viabilidade do complexo areolopapilar deve ser preservada através do desenvolvimento de um pedículo com boa perfusão ou um leito de enxerto dérmico. Deve-se evitar a tendência de enfraquecer o pedículo. Se a viabilidade do complexo areolopapilar for duvidosa ao final do procedimento, este deve ser convertido para um enxerto.

Leituras Selecionadas

Courtiss EH, Goldwyn RM. Reduction mammaplasty by the inferior pedicle technique. *Plast Reconstr Surg* 1977;59:500-507.

Gradinger GP. Reduction mammaplasty with nipple graft. In: Goldwyn RM, ed. *Reduction Mammaplasty.* Boston: Little, Brown, 1990:513-529.

Lejour M. Vertical mammaplasty and liposuction of the breast. *Plast Reconstr Surg* 1994;94:100-114.

Little JW, Spear SL, Romm S. Reduction mammaplasty and mastopexy. In: Smith JW, Aston SJ, eds. *Grabb and Smith's Plastic Surgery.* Boston: Little, Brown, 1991:1157-1185.

Maxwell GP, White DJ. Inferior pedicle technique of breast reduction. In: Jurkiewicz MJ, Culbertson JH, eds. *Operative Techniques in Plastic and Reconstructive Surgery.* Philadelphia: WB Saunders, 1996:170-175.

Capítulo 54

Mastopexia

Bernard W. Chang

A ptose ou flacidez das mamas é a razão mais comum para a realização de uma mastopexia. A ptose pode estar presente desde o início do desenvolvimento das mamas, ou pode-se desenvolver com o envelhecimento. Vários fatores contribuem para a ptose das mamas, incluindo seu desenvolvimento anormal, fraqueza no tônus da pele, alterações involucionais pós-parto, mudanças no peso corporal e fatores gravitacionais, com aumento na tração da pele. A mastopexia pode ser realizada para redefinir o formato da mama e restaurar proporções mais harmoniosas. Ela também pode ser realizada para adquirir simetria em anormalidades do desenvolvimento, e para mamas contralaterais que foram submetidas a uma mastectomia com reconstrução.

AVALIAÇÃO PRÉ-OPERATÓRIA

Quando a mama é examinada, é importante saber previamente as relações ideais entre as várias estruturas anatômicas da mama. Em uma mama ideal, a posição do mamilo geralmente se localiza aproximadamente a 2 cm acima da projeção do sulco inframamário. Idealmente, a maior parte do tecido mamário deve estar centralizada por trás do complexo aréolopapilar, sem uma quantidade significativa de pele do mamilo até o sulco inframamário (o ideal na maioria dos casos é 7 cm). As medidas são determinadas e registradas depois que os pontos anatômicos forem estabelecidos. Estes incluem a linha mediana do tórax, a fúrcula external, o sulco inframamário e os meridianos das mamas (desenham-se linhas dos pontos medioclaviculares até a porção medial de cada mama, projetados até o sulco inframamário, que geralmente são desenhados através do complexo areolopapilar). As medidas são tiradas da fúrcula esternal até os mamilos, dos mamilos até o sulco inframamário e dos mamilos até a linha mediana, da mesma forma que a largura das mamas e o diâmetro das aréolas. A quantidade de tecido da mama é avaliada da mesma forma. Em alguns casos, o complexo areolopapilar pode ser deslocado medial ou lateralmente e pode haver a necessidade de centralizá-los. É observado qualquer grau de assimetria, com atenção para as medidas e tamanho das mamas, e estas são transmitidas ao paciente. A assimetria pode ser compensada pela quantidade de pele retirada de cada lado e com o posicionamento do complexo areolopapilar no mesmo nível.

GRAUS DA PTOSE

Baseado em avaliação pré-operatória, cada paciente pode ser classificada de acordo com o grau de ptose presente, como foi descrito por Regnault:

Classe 1 (ptose menor): O mamilo localiza-se no nível do sulco inframamário, porém acima do contorno inferior da glândula e do bojo de pele.

Classe 2 (ptose moderada): O mamilo localiza-se abaixo do nível do sulco, mas permanece acima do pólo inferior da mama.

Classe 3 (ptose maior): O mamilo localiza-se abaixo do nível do sulco inframamário e no pólo inferior da mama.

Pseudoptose: Caracterizada por uma mama hipoplástica na qual todos os quadrantes inferiores parecem ter descido enquanto o mamilo permanece acima do sulco inframamário.

Ptose glandular: Caracterizada pela descida dos quadrantes inferiores da mama com a retenção do mamilo em seu nível normal (bastante comum após redução das mamas).

INDICAÇÕES

As pacientes com ptose que desejam uma aparência melhor das mamas e que estão prontas para aceitar as cicatrizes necessárias são candidatas a uma mastopexia. As candidatas geralmente incluem aquelas com ptoses de classe 1 a 3. As pacientes que apresentam pseudoptose também podem beneficiar-se de uma mamoplastia de aumento. As pacientes com mamas maiores podem necessitar da realização de algum grau de redução. Procedimentos para simetria contralateral no caso de anormalidades de desenvolvimento (Figura 54-1A a D) e reconstrução após uma mastectomia, podem requerer mastopexia, principalmente na paciente submetida à reconstrução com expansor ou implante.

CONTRA-INDICAÇÕES

As contra-indicações para o caso de uma mastopexia incluem as pacientes que não estão prontas para aceitar cicatrizes nas mamas, pacientes com expectativas equivocadas e pacientes com outros problemas médicos significativos (como doenças cardiovasculares ou doenças pulmonares). As pacientes com um histórico de tabagismo pesado também têm grandes riscos de complicações na cicatrização.

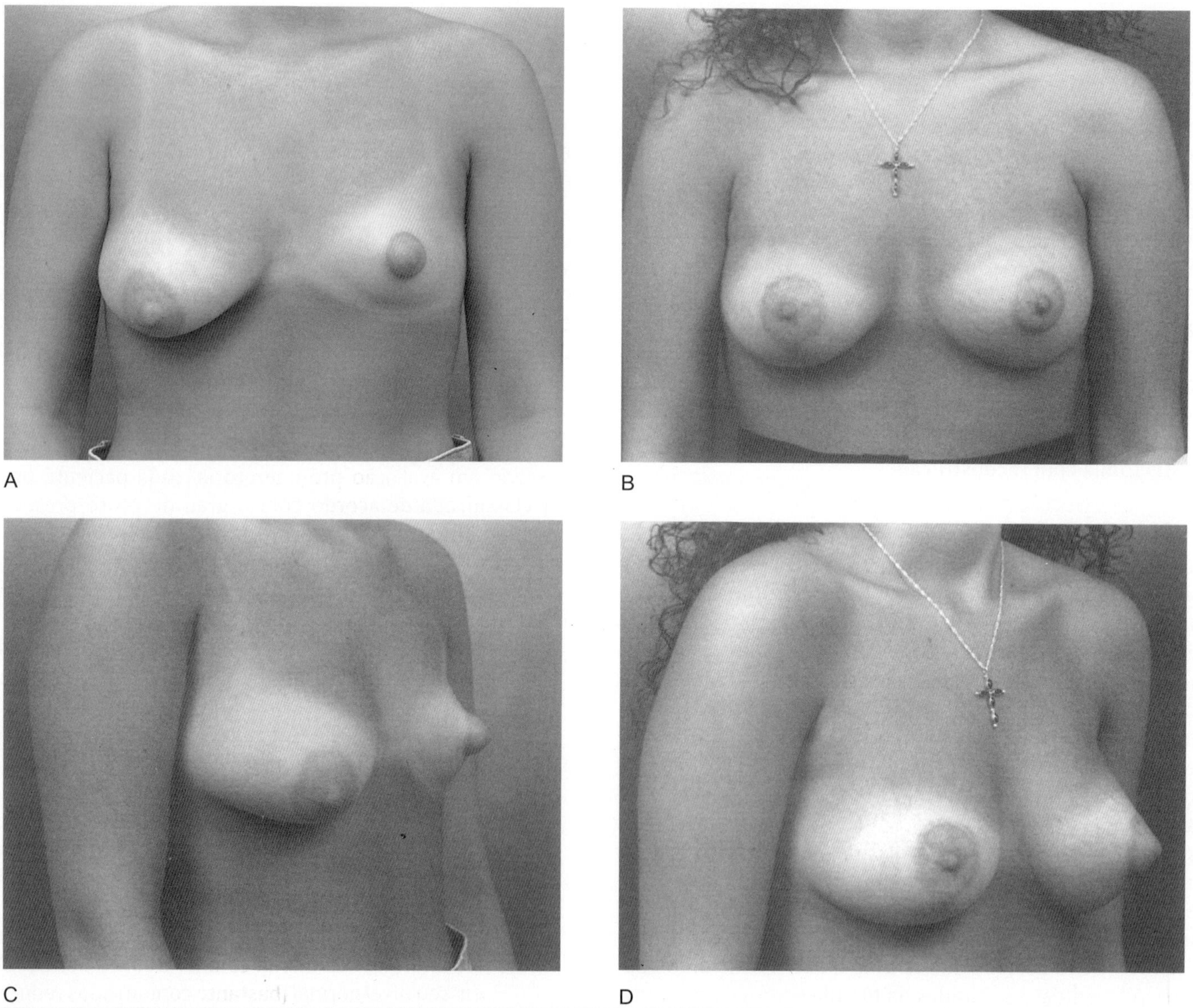

Figura 54-1. A, visão pré-operatória de uma paciente de 26 anos com assimetria congênita das mamas. B, resultado no 6º mês à direita e mamoplastia de aumento à esquerda com implante salino submuscular pós-operatório após uma mastopexia. C, visão oblíqua pré-operatória. D, visão oblíqua pós-operatória.

Riscos de sensibilidade alterada na mama e nos mamilos também devem ser discutidos e algumas pacientes podem escolher não realizar a cirurgia por conta de possíveis complicações ou cicatrizes.

PREPARAÇÃO DA SALA

A paciente é colocada na posição supina com ambos os braços apoiados em suportes. A paciente é centralizada na mesa com os ombros no mesmo nível. Geralmente não é necessária uma sonda urinária e é utilizado um equipamento de monitorização padrão. A mesa de operações deve permitir que a paciente seja posicionada sentada durante o procedimento. A anestesia local com sedativos intravenosos pode ser suficiente para os graus mais baixos de correção. No caso de grandes quantidades de ressecção de pele e elevação de retalhos, é necessária uma anestesia geral.

MARCAÇÃO DA PACIENTE

As marcações pré-operatórias variam, dependendo do grau da ptose presente. Tais marcações são feitas na posição ortostática (Figura 54-2A e B). Todos os pontos anatômicos são identificados e marcados (linha média da mama, meridiano da mama, sulco inframamário). Quando da marcação do sulco inframamário, é importante seguir a margem lateral até a linha axilar anterior. Freqüentemente, em pacientes obesas, o sulco inframamário estende-se como uma prega de pele e de gordura até as costas. Essa não é a linha apropriada para ser seguida, já que pode acontecer uma deformidade lateral em “orelha de cachorro”. Essa dobra de tecido lateral pode ser lipoaspirada como parte do procedimento operatório para se alcançar um resultado melhor.

Depois de desenhar as marcas anatômicas básicas, determina-se a nova posição do complexo areolopapilar ao longo do meridiano da mama. A projeção do sulco inframamário na parte anterior da mama é determinada com um compasso (ou por meio de palpação), e uma marca é feita 2 cm acima deste nível. Esta é a nova posição central para o complexo areolopapilar. Uma marca adicional é feita 2 cm acima deste ponto e define a margem superior do complexo areolopapilar, reposicionado. Utilizando um molde de metal maleável de Weiss, a delimitação do novo local do complexo areolopapilar é desenhada utilizando a marca superior para alinhar o topo do dispositivo do molde. O grau de abertura do molde de metal pode ser ajustado, dependendo do grau de ptose e da proximidade do complexo areolopapilar já existente. Quando são necessários somente graus menores de elevação do complexo areolopapilar, o molde de metal de Weiss pode ser colocado de forma que a aréola existente seja englobada pela porção circular do dispositivo. Já que a circunferência do molde de Weiss permanece constante, a abertura ou o fechamento da largura do dispositivo sempre resulta em um círculo de diâmetro constante. Uma vez que a posição do complexo areolopapilar foi determinada, ela não deve ser alterada intra-operatoriamente, já que a avaliação mais segura para se alcançar a simetria é na posição ortostática. O restante das marcas são geralmente feitas na posição supina e são realmente mais fáceis nesta posição se houver uma ptose mais significativa. As linhas curvilíneas são então desenhadas desde as margens inferiores da marca circular do complexo areolopapilar até o sulco inframamário. Para o caso de graus menores de ptose, não deve ser necessária nenhuma incisão horizontal adicional. Para os graus maiores de ptose, em que a distância da parte inferior das marcas do complexo areolopapilar até o sulco inframamário é maior, pode ser necessária a marcação de um componente hori-

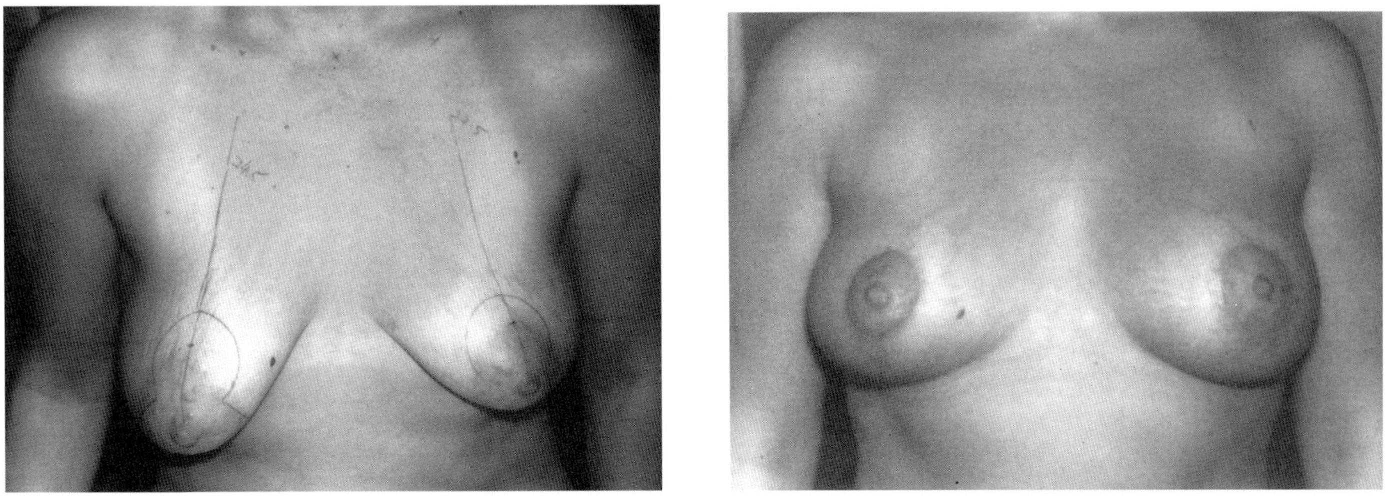

A B

Figura 54-2. A, visão pré-operatória de uma paciente com assimetria de mamas. Ptose das mamas. B, visão pós-operatória após mastopexia bilateral, depois de três meses.

zontal de pele para ser removido. A margem inferior da elipse horizontal é determinada pela dobra inframamária e a margem superior é marcada de 5 a 6 cm abaixo da parte inferior da marca do complexo areolopapilar. Os braços da elipse horizontal são marcados aproximadamente equivalentes aos lados medial e lateral. Os ajustes finais no formato são feitos na finalização da operação com a paciente sentada na posição do dorso elevado.

Técnicas alternativas para mastopexia, as quais limitam a extensão das incisões ou o grau de corte, foram também descritos. O propósito de todas essas técnicas diferentes é o mesmo. A meta é aproximar ou reajustar o envelope de pele da mama para reduzir a quantidade de ptose da mama. Goulian descreveu a técnica da mastopexia dérmica, a qual é realizada com corte mínimo e somente remoção de pele. Benelli descreveu uma técnica em que as incisões são limitadas até o exterior da aréola e o tecido circunferencial em forma de uma rosca é removido do redor do complexo areolopapilar. Esta técnica pode resultar em alguns graus de nivelamento da região central da mama. Regnault descreveu uma técnica, chamada técnica B, nas quais as incisões são limitadas até a porção lateral do sulco inframamário, complexo areolopapilar e até um componente vertical do complexo areolopapilar. Lejour descreveu uma técnica para ptose de grau leve a significativo, utilizando uma incisão vertical somente, e aproximando o excesso de pele com uma sutura de aproximação ao longo do fechamento vertical da pele.

TÉCNICA OPERATÓRIA

Após a finalização das marcas, a paciente é trazida até a sala de operações e colocada na posição supina. São administrados antibióticos antes da operação. Geralmente, é indicada anestesia geral, entretanto, em pacientes com graus menores de ptose, a anestesia local com sedativos intravenosos pode ser utilizada. A pele é então preparada e marcada no sulco inframamário no meridiano da mama. O complexo areolopapilar existente é alongado e uma incisão circunferencial é feita entre 38 e 42 mm. O restante das marcas da mama são incisadas com um bisturi e continuadas através da camada dérmica utilizando eletrocautério. A desepitelização das áreas marcadas é realizada com tesouras curvas de Mayo. A pele circundante é então descolada para que a pele possa ser fechada com uma tensão mínima (geralmente 1 a 3 cm). Os retalhos são elevados em pelo menos 1 cm de espessura para evitar que ocorra isquemia nas margens do corte. O mamilo é elevado para cima, até a posição nova designada pré-operatoriamente. Preliminarmente, é realizado um fechamento com grampos, e a paciente é colocada na posição sentada. A pele excedente é removida, se isto for necessário para refinar o formato final. O excesso de pele é freqüentemente removido das porções mediais e laterais da mama, para posteriormente criar uma mama arredondada, ao contrário de uma aparência "achatada". O fechamento final é realizado com suturas dérmicas absorvíveis invertidas, seguidas por um fechamento completo subcuticular e fitas estéreis (Steri-Strips). Geralmente não há a necessidade de drenos.

CURATIVOS E CUIDADOS PÓS-OPERATÓRIOS

São aplicadas gazes Xeroforme nas mamas, seguidas por uma grossa gaze de algodão e um *soutien* cirúrgico. A mastopexia geralmente é realizada na paciente sem a necessidade de internação, ao menos que esta seja feita em conjunto com outros procedimentos que necessitem de internação. A paciente é orientada para mudar os curativos no segundo dia após a operação e limpar as linhas das suturas com peróxido de hidrogênio. Se for utilizado um dreno, os curativos e os drenos são removidos no consultório, no segundo ou terceiro dia após a operação. A paciente é então liberada para molhar as linhas de incisão. Os retalhos de pele são inspecionados para o caso de sinais de isquemia, na primeira visita pós-operatória. As mudanças na sensibilidade da pele ou mamilos são observadas da mesma forma. As visitas de acompanhamento são marcadas para um mês, seis meses, e um ano, para avaliar os resultados estéticos, cicatrizes e qualquer mudança sensorial na pele.

PRECAUÇÕES

É sempre importante avaliar as necessidades da paciente com o maior cuidado possível, para que ambos, paciente e médico, fiquem satisfeitos com os resultados da cirurgia. Isso é particularmente verdadeiro em uma mastopexia. Como cirurgiões plásticos, nós estamos sempre sentindo que somos capazes de produzir a menor quantidade possível de cicatrizes. No caso de pacientes com graus moderados de ptose, o grau de cicatrização pode não ultrapassar os benefícios de uma aparência melhorada. Deve-se informar à paciente, mostrar fotos de resultados diversos e de vários tipos de cicatrizes, discutir os riscos e as complicações, e ter certeza de que a paciente tem expectativas realísticas, antes de proceder a cirurgia.

Leituras Selecionadas

Benelli L. Technique de plastie mammaire: le "round bloc." *Rev Fr Chir Esthet* 1988;50:7.

Bostwick J. *Plastic and Reconstructive Breast Surgery.* St. Louis: Quality Medical, 1990.

Goulian D. Dermal mastopexy. In: Lewis JR, ed. *The Art of Aesthetic Plastic Surgery.* Boston: Little, Brown, 1989:873.

Lejour M. *Vertical Mammaplasty and Liposuction.* St. Louis: Quality Medical, 1994.

Regnault P. Ptosis, asymmetry, tubular breast, and congenital anomalies. In: Owsley JQ, Peterson RA, eds. *Symposium on Aesthetic Surgery of the Breast.* St. Louis: CV Mosby, 1978.

Capítulo

55

Reconstrução das Mamas com Implantes e Expansores de Tecido

Scott L. Spear ◆ *Michael S. Beckenstein*

Apesar das restrições legais e regulamentares, a reconstrução mamária com próteses mantém um papel significativo na reconstrução pós-mastectomia. As vantagens da reconstrução mamária com implantes foram primeiramente descritas por Freeman. A introdução da expansão tecidual nos anos 1980 aumentou a versatilidade deste método e expandiu suas indicações. Desde então, avanços adicionais nos conceitos, técnicas, e formas dos implantes melhoraram ainda mais os resultados estéticos. Ao mesmo tempo, Noone *et al.* demonstraram que uma reconstrução imediata com prótese não interfere no rastreamento de recorrência local, e, na verdade, é bem aceita pelas pacientes.

Existem vários aspectos da reconstrução com uso de prótese que a tornam atrativa às mulheres. Este método evita operações longas e complicadas, exposição prolongada aos agentes anestésicos e longos períodos de hospitalização, que são associados à reconstrução com tecido autógeno. A escolha da reconstrução com prótese evita os riscos, efeitos colaterais e o período de recuperação prolongado que acompanham os procedimentos autógenos. Apesar das limitações da reconstrução com implante, quando esta é comparada com a reconstrução autógena, freqüentemente muitas mulheres escolhem a primeira alternativa. Isso particularmente acontece em casos de reconstrução bilateral quando a simetria com um implante é menos problemática e a reconstrução autóloga bilateral pode exigir muito da paciente e do cirurgião. O uso de expansor ou implante pode ser desejável para mulheres de mamas pequenas, pacientes mais velhas e aquelas que estão menos motivadas. Mulheres ativas que não têm tempo para a recuperação necessária após a reconstrução autóloga, também podem ficar propensas a escolher o uso de prótese.

Nossa preferência atual dentre as técnicas de reconstrução com próteses é a técnica em dois tempos utilizando o sistema bidimensional McGhan (McGhan Medical Corporation, Santa Barbara, Califórnia). Este método inclui a expansão inicial com um expansor texturizado, preenchido com solução salina, através de um sistema de válvula integrada. Isto permite expansões mais suaves com menos complicações ou dificuldades técnicas. O segundo tempo é geralmente realizado após três a seis meses e envolve um implante de formato anatômico texturizado e preenchido com solução salina. Nós utilizamos uma abordagem dimensional, na qual as próteses são escolhidas através da previsão da largura da nova mama. Esta largura é igual à base do diâmetro da mama contralateral, que é medida, mais de uma vez, com um compasso e um molde. A largura do molde geralmente varia de 11,5 a 15,5 cm com os volumes entre 230 a 650 ml, respectivamente. Este sistema de duas fases com implantes salinos permite resultados bons até mesmo excelentes com poucas complicações. Nós acreditamos que este método já seja considerado o padrão-ouro para a reconstrução com próteses de mamas.

AVALIAÇÃO DA DEFORMIDADE

Quando é realizada uma reconstrução imediata, é importante avaliar todos os tecidos que irão cobrir a prótese. O reconhecimento precoce, a correção, e o tratamento da pele marginal e dos retalhos musculares irão ajudar a evitar sérios problemas posteriores. O suprimento vascular dos retalhos cutâneos deve ser avaliado, e em casos de viabilidade duvidável, pode ser útil a fluoresceína intra-operatória. Toda a pele claramente necrótica deve ser removida antes do fechamento da incisão.

O músculo também deve ser inspecionado e qualquer defeito mínimo deve ser reparado com suturas simples coberto, com tela de Vicryl ou pode não ser reparado se o defeito for coberto com retalhos cutâneos saudáveis. Os defeitos moderados podem ainda ser reparados com a tela de Vicryl, ao passo que os defeitos maiores precisam de um retalho do latíssimo dorsal para cobrir o expansor. Em casos nos quais existe uma deformidade significativa dos tecidos moles, pode ser prudente postergar o procedimento imediato e optar por uma reconstrução tardia.

A reconstrução com prótese tardia tem riscos substancialmente menores que a reconstrução imediata. Infecção da incisão, extrusão do implante ou outros problemas de cicatrização são raros nos casos tardios. Em tais situações, é importante determinar se existe tecido mole suficiente para permitir um resultado estético adequado (por exemplo: a quantidade e a qualidade da pele, gordura e músculo que estão disponíveis).

INDICAÇÕES E CONTRA-INDICAÇÕES

A reconstrução com prótese é indicada para a paciente que passa por uma mastectomia radical modificada e que deseja um implante para reconstruir sua mama. O tamanho da mama contralateral e a quantidade de pele removida durante a mastectomia determinam se é necessário somente um implante ou uma abordagem em dois tempos com expansor. Este método também é indicado para casos selecionados de mastectomia subcutânea nos quais as mamas têm várias cicatrizes, tecido subcutâneo fino ou sulco inframamário bem definido. A reconstrução com implantes é também indicada para a paciente que deseja tecido autólogo mas não é uma candidata ideal para este procedimento, por motivos de obesidade, cicatrizes, falta de tecido disponível ou saúde.

É bem sabido que a radioterapia peri-operatória interfere em todos os tipos de reconstrução mamária. Nestas situações os resultados são melhores quando é utilizado tecido autólogo, e também as taxas de complicações são menores. Alguns podem discordar que a reconstrução com prótese seja contra-indicada quando for utilizada radioterapia. Nós acreditamos que esta abordagem em dois tempos pode ser bem sucedida (próspera) em alguns pacientes com um grau mínimo de radiação. Em pacientes com injúrias visíveis pela radiação moderadas, um retalho miocutâneo pode ter que acompanhar o expansor ou o implante. A reconstrução com prótese não é geralmente a primeira escolha das pacientes que provavelmente irão receber radiação posterior. Estas pacientes devem ser orientadas de que devem escolher um método autógeno ou aceitar os resultados menos adequados de uma reconstrução com prótese.

MARCAÇÃO DA PACIENTE

Quando uma reconstrução com prótese for realizada, o planejamento pré-operatório meticuloso, a avaliação da deformidade, e a marcação pré-operatória são essenciais para alcançar resultados estéticos ótimos. Deve ser realizada uma avaliação cuidadosa da outra mama e as decisões devem ser feitas baseadas na necessidade de qualquer modificação. Nós preferimos não alterar uma mama normal e esteticamente atraente, e geralmente só modificamos aquelas que irão ter algum benefício com uma redução ou mastopexia.

É importante planejar a incisão com o cirurgião oncológico para que possa ser realizada uma ressecção segura e completa, preservando-se o máximo de pele da mama possível. Em pacientes com câncer de mama, a excisão da pele deve compreender o local da biópsia e a aréola, facilitando o acesso até a axila. Nós acreditamos que o conceito de preservação de pele seja geralmente aplicável para a reconstrução com prótese, enquanto a incisão periareolar isolada não é útil e é difícil de ser fechada, exceto naqueles casos em que é utilizado um retalho para substituir a pele que foi perdida. Quando a mama oposta está sendo modificada, a incisão de mastectomia deve ser desenhada, sempre que possível, de modo que as cicatrizes resultantes sejam equivalentes às do outro lado.

A paciente deve ser marcada na posição ereta, com sua face voltada para a frente e seus braços ao longo do corpo. A linha média, os sulcos inframamários, e as margens laterais e mediais da mama são demarcados. As demarcações finais são preservadas na cirurgia arranhando-se a pele levemente com uma agulha de calibre 18 (Figura 55-1).

A seleção do tamanho apropriado do expansor tecidual ou do implante é baseada na largura da mama. A utilização de compassos ou de um molde ajudam nesta escolha. Escolher um implante baseado unicamente no volume não é apropriado quando se utiliza a abordagem dimensional para a reconstrução com prótese.

PREPARAÇÃO DA SALA

A paciente é colocada na mesa de operações na posição supina, com os ombros nivelados e os quadris localizados na dobra da mesa. Os braços são estendidos em suportes acolchoados apropriados ou colocados na posição curvada, com as mãos embaixo do quadril. Se o cirurgião oncologista pedir que o braço afetado seja estendido durante a mastectomia, este braço pode ser colocado mais tarde ao lado da paciente. Dois conjuntos de instrumentos são necessários para este procedimento, um para a parte oncológica e o outro para a parte de reconstrução.

É utilizado um compressor ao redor de um frasco de filtro de solução salina fisiológica para infundir a solução para dentro do expansor. Este frasco está conectado a uma agulha de calibre 21 no campo cirúrgico através de tubo de conexão estéril. É de grande ajuda tingir a solução salina com algumas gotas de azul de metileno, pois irá ajudar na detecção de qualquer vazamento perioperatório.

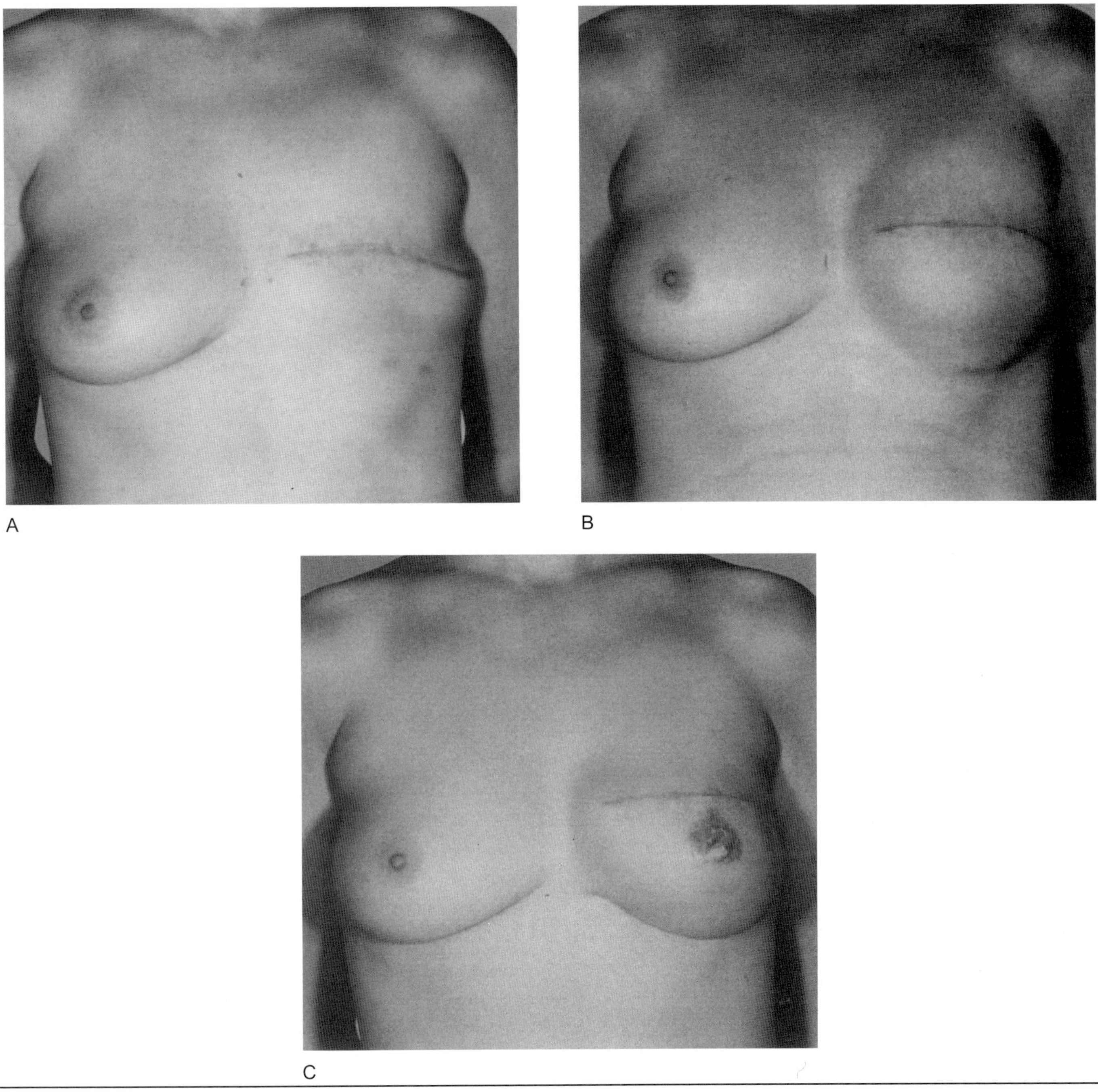

Figura 55-1. Paciente com 36 anos, que passou por uma mastectomia radical modificada na mama esquerda seis meses antes. Reconstrução de mama tardia, em duas fases, em que no primeiro estágio foi utilizado um expansor McGhan tipo 133, com 600 ml e 14 cm de largura, e no segundo, um implante McGhan tipo 363 de 510 ml, ao mesmo tempo que foi realizada a reconstrução do complexo areolopapilar. Será feita uma tatuagem em 10 a 12 semanas. A, antes do expansor. B, durante a utilização do expansor. C, após a colocação do implante e reconstrução do mamilo.

TÉCNICA OPERATÓRIA

O Primeiro Tempo

Tanto por razões estéticas quanto por segurança, o expansor de tecido é colocado no mínimo, no plano subpeitoral, na maioria dos casos. Em situações em que a integridade da cobertura de tecidos moles está em questão, uma loja submuscular completa proporciona melhor cobertura para a prótese. Em casos de reconstrução imediata, uma vez que a hemostasia foi alcançada e os tecidos moles foram avaliados, a loja subpeitoral pode ser realizada com a elevação da margem lateral do músculo peitoral maior. Isso pode ser alcançado com um eletrocautério de fibra óptica ou sucção, ou com um endoscópio e afastadores longos de ângulo reto. O músculo é elevado da lateral e para medial liberando suas inserções cuidadosamente. O músculo peitoral menor é também elevado e incorporado à loja (Figura 55-2). A margem medial da loja deve corresponder precisamente às marcações pré-operatórias, o músculo peitoral maior pode ser seccionado medialmente, até o nível da fáscia peitoral nesta região. A fáscia deve ser preservada para evitar que a prótese migre através da linha média. A loja é confeccionada no sentido cranial, próximo do nível da clavícula. Esta dissecção pode ser realizada com dissecção romba, uma vez que o plano subpeitoral foi alcançado. A parte inferior da loja é realizada com a elevação da margem inferior do músculo, finalmente entrando no plano subcutâneo ou subfascial na maior parte da extensão inferior da dissecção. A dissecção segue cuidadosamente neste plano, para ajudar a criar o sulco inframamário, o qual deve corresponder precisamente à marcação pré-operatória. Uma vez que a loja foi criada, sua continuidade é verificada digitalmente dentro de suas margens, assim qualquer trave é transeccionada sob visualização direta.

Durante a reconstrução imediata, se for necessária uma loja submuscular completa, esta é criada inicialmente com a elevação do músculo peitoral maior ao longo do comprimento de suas fibras, aproximadamente 1 cm da margem lateral (Figura 55-3). O plano subpeitoral é atingido e a dissecção segue lateralmente em direção ao músculo serrátil anterior. Este músculo é elevado em continuidade com os músculos peitorais, elevando-se as origens do músculo de suas costelas respectivas (Figura 55-4). Deve se tomar cuidado para permanecer na superfície externa das costelas, já que a entrada no espaço intercostal pode criar um pneumotórax. Uma vez que as tiras de músculo foram elevadas de suas costelas individuais, o cirurgião pode colocar um afastador dentro de cada um destes túneis e elevar o músculo para fora, expondo suas inserções na fáscia e nos músculos intercostais. Com a dissecção cuidadosa utilizando um cautério, essas inserções são seccionadas, o que eleva completamente o músculo serrátil anterior da parede lateral do tórax. A margem lateral da loja deve estar de acordo com a marcação pré-operatória. O restante da loja subpeitoral é realizada de maneira semelhante à da técnica somente subpeitoral, com a exceção de que não entre no plano subcutâneo inferiormente. A margem inferior do músculo peitoral é elevada em continuidade com a bainha do reto ou com o músculo reto até o nível do sulco inframamário.

Uma vez que a loja foi cuidadosamente dissecada, realiza-se a hemostasia com o eletrocautério. Um ou dois drenos de sucção são colocados na loja e na axila e são exteriorizados através da pele da parede lateral do tórax. O expansor tecidual é primeiramente preparado, verificando se não existem vazamentos ou defeitos na sua superfície. O expansor é colocado dentro da loja enquanto ainda está preenchido com ar. É fundamental que a margem inferior do dispositivo seja colocada precisamente ou levemente abaixo do nível do novo sulco inframamário. Uma agulha 20 ou 21 é inserida através do músculo ou da pele para dentro do expansor, sob visualização direta. Após retirar todo o ar, inicia-se a infusão da solução salina utilizando um sistema passivo, incluindo um aparato de infusão de pressão e ao mesmo tempo é feito o fechamento da ferida. Isto acelera a execução do procedimento substancialmente e expande o músculo mais lentamente do que abruptamente, como seria o caso quando uma seringa é utilizada. O músculo é aproximado com uma sutura contínua absorvível monofilamentar (por exemplo, polidioxanone 3-0 com uma agulha SH). Um afastador de faixa deve ser usado para proteger o expansor. O fechamento da pele é realizado por planos colocando-se um curativo com gaze de Xeroforme ou Tegaderm. O expansor geralmente é inflado aproximadamente com 200 até 300 ml de solução salina, ou até que exista uma evidência de qualquer tensão indesejada na incisão. A remoção da agulha acontece no final do procedimento.

A paciente geralmente tem alta hospitalar dentro de 48 horas e retorna ao consultório na semana seguinte após a operação, para avaliação da incisão e dos retalhos cutâneos. Se o tecido cutâneo estiver viável, a expansão adicional começa mais ou menos duas semanas após e continua em intervalos semanais até que o volume desejado seja instilado. Em cada expansão é instilado o volume máximo que for tolerado, desta forma a solução salina é tipicamente instilada até que a paciente sinta algum desconforto ou que o expansor pareça tenso para o cirurgião que está examinando. O expansor é preenchido finalmente com 10% a 20% a mais para ajudar a criar um grau modesto de flacidez necessária para um bom resultado. Os drenos são removidos quando for coletado menos de 30 ml por dia ou após 14 dias, o que ocorrer primeiro.

O expansor é deixado no local por três a seis meses, ou ocasionalmente mais tempo, para permitir que os tecidos subjacentes se tornem flexíveis. Este período varia e depende de fatores como terapia adjuvante, cicatrização e duração do processo ativo de expansão. A quimioterapia não deve interferir no processo de expansão, contudo, o segundo tempo deve ser retardado até que o estado imunológico da paciente retorne ao normal. Uma radioterapia adjuvante deve ser retardada, se isto for possível, até que o processo de expansão ativa esteja finalizado. Isso raramente é um

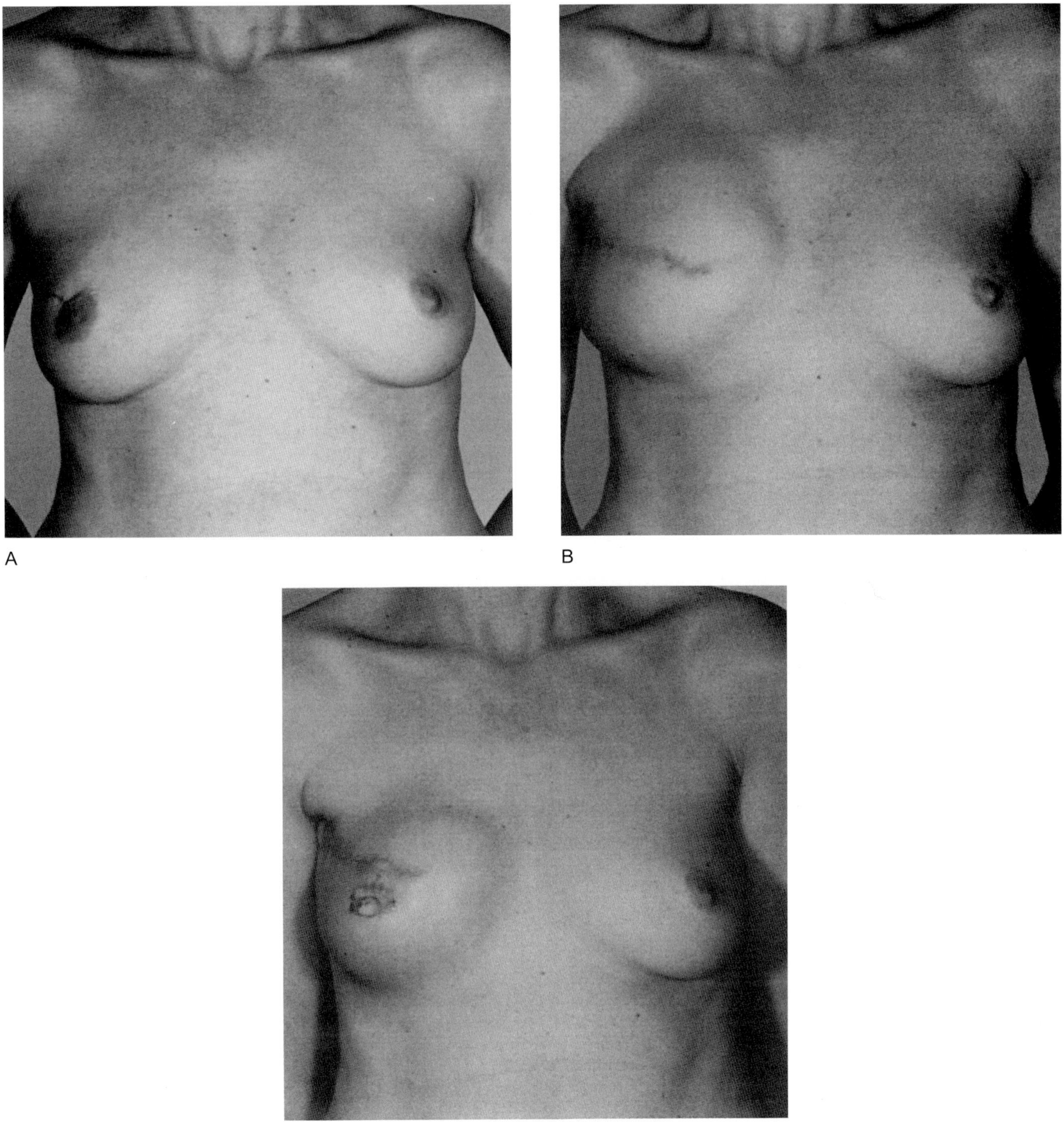

A B C

Figura 55-2. Mulher com 52 anos, com carcinoma ductal *in situ*, encontrado em uma mamografia de rotina. Reconstrução em duas fases com colocação imediata de um expansor de tecido McGhan, de 13 cm de largura e 500 ml, seguido após quatro meses da substituição por um implante McGhan tipo 363, com 310 ml, no momento da reconstrução do mamilo. Será feita uma tatuagem 10 a 12 semanas depois. A, antes da mastectomia. B, após a mastectomia, com o expansor colocado no local. C, após a colocação do implante e reconstrução do mamilo.

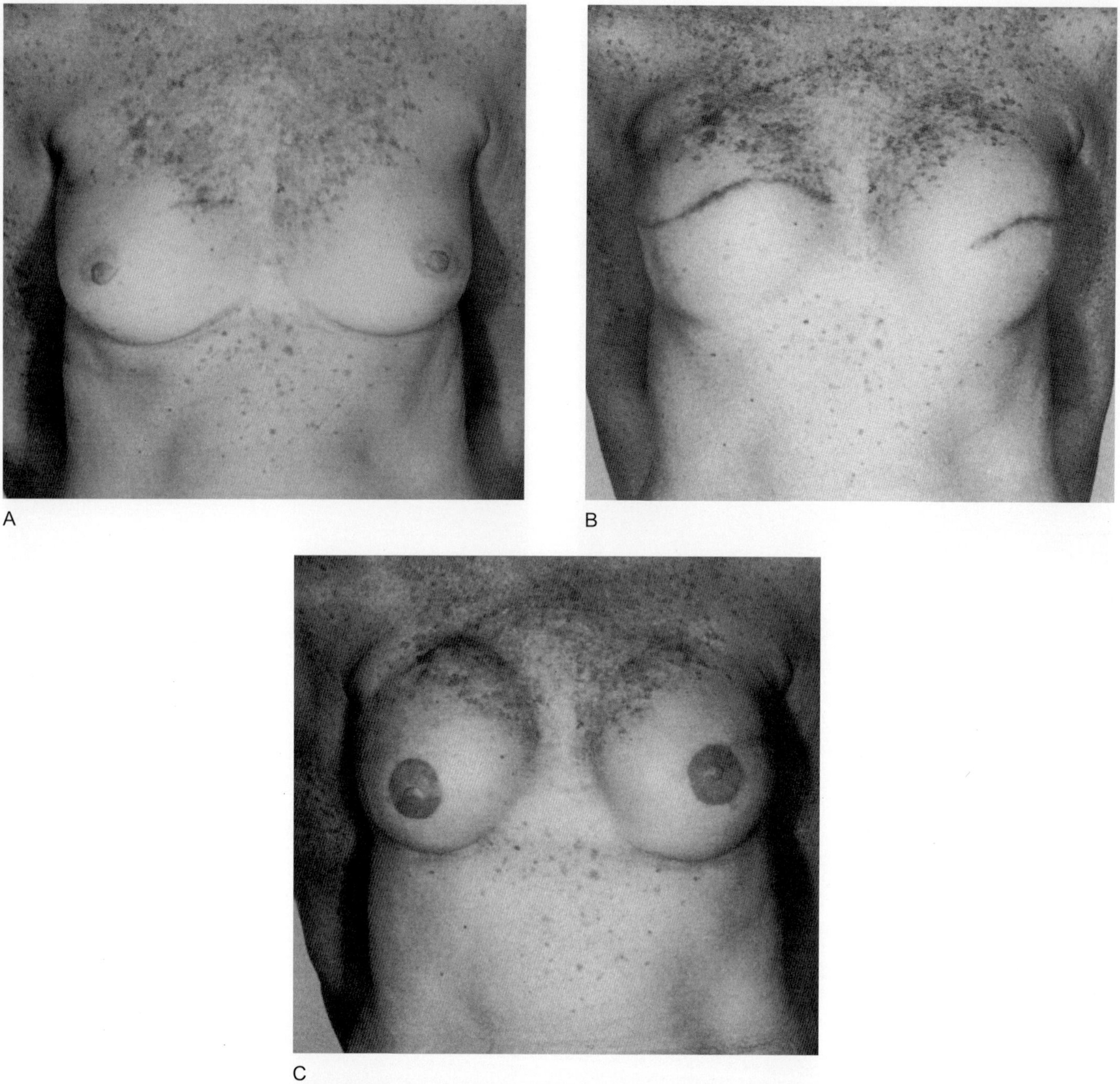

A B C

Figura 55-3. Paciente com 54 anos com carcinoma lobular bilateral. A paciente passou por mastectomia bilateral e reconstrução imediata com um expansor de tecido McGhan do tipo 133, com 12 cm de largura e 400 ml. A reconstrução foi completada quatro meses depois com a substituição dos expansores por implantes bilaterais McGhan do tipo 468 com 380 ml, e também a reconstrução simultânea dos mamilos. As reconstruções foram finalizadas com a tatuagem três meses depois. A, antes das mastectomias. B, após as mastectomias bilaterais, e colocação dos expansores. C, finalização da reconstrução com a colocação dos implantes em seus lugares.

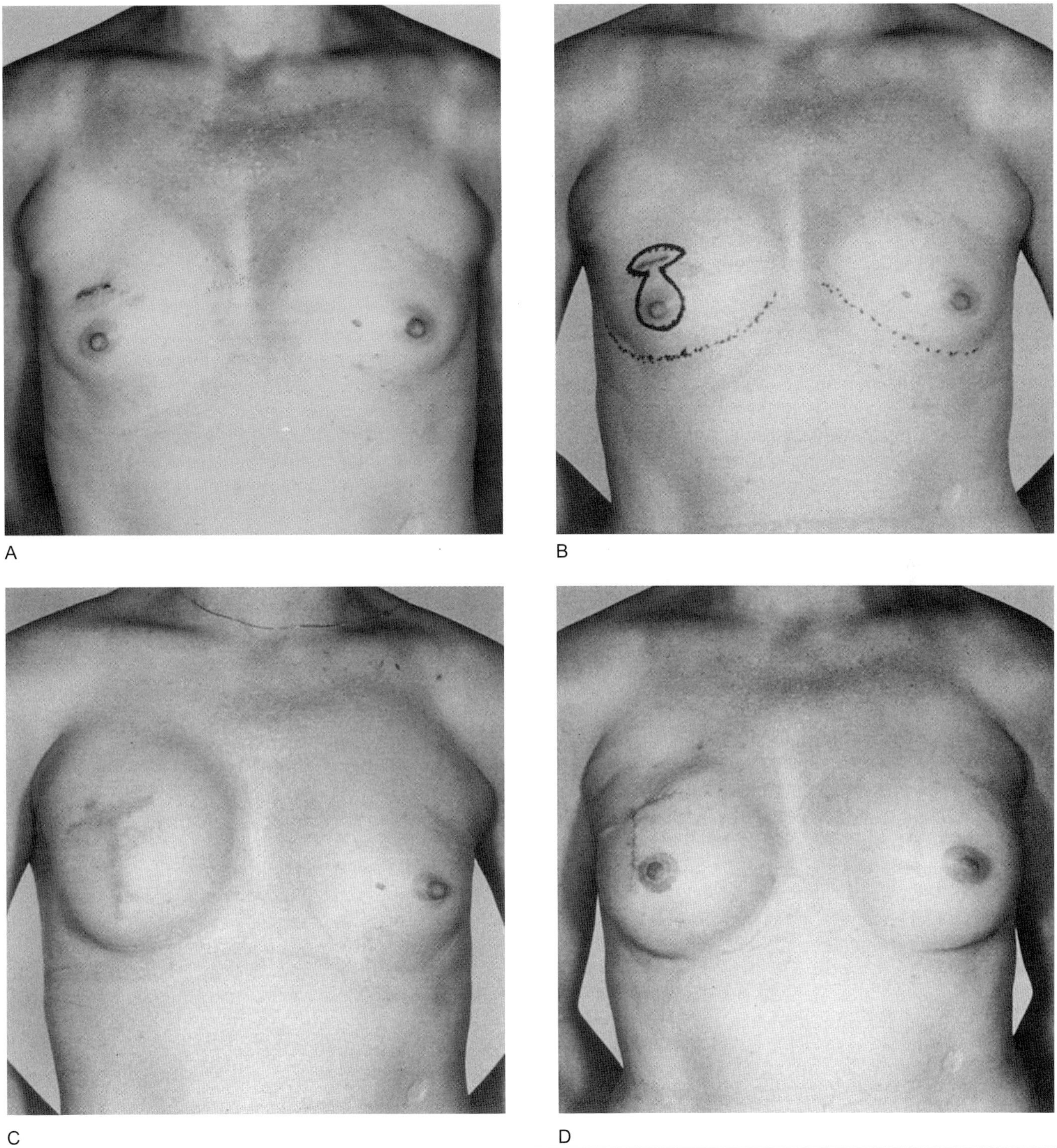

Figura 55-4. Mulher com 41 anos de idade, com câncer na mama direita, confirmado por uma biópsia. A paciente teve a reconstrução imediata da mama com um expansor de tecido McGhan do tipo 133, de 12 cm de largura e 400 ml. Quatro meses depois, o expansor foi substituído por um implante ajustável de Becker de 300 ml, e a mama esquerda foi aumentada com um implante subpeitoral McGhan do tipo 363. A tatuagem finalizou a reconstrução dois meses depois. A, antes da mastectomia. B, marcação para a mastectomia. C, expansor colocado no local. D, resultado após a colocação do implante, tatuagem e aumento da mama esquerda.

problema, já que a radiação quase sempre segue uma quimioterapia adjuvante, o que leva meses. É importante observar a necrose da pele precocemente, para proteger o expansor. Se as margens da incisão se tornarem necróticas, nós preferimos removê-las dentro de 14 dias da cirurgia e fechar a ferida primariamente, o que é um procedimento tipicamente de consultório. Isso assegura a cobertura do dispositivo com um tecido bem vascularizado e diminui o risco de exposição do mesmo. Se a perda de tecidos moles for extensa, pode ser necessário um retalho musculocutâneo do latíssimo do dorso para salvamento.

O Segundo Tempo

O planejamento e a preparação pré-operatória são semelhantes aos da primeira fase e as dimensões e tamanho dos implantes são escolhidos utilizando a abordagem dimensional. A posição do implante, especialmente o nível do sulco inframamário, deve ser cuidadosamente avaliada. Quaisquer mudanças no nível do sulco devem ser cuidadosamente marcadas antes da operação. Deve ser considerado o ajuste da mama contralateral, incluindo a hipótese de uma mastopexia, redução, aumento, mastectomia ou revisão de um procedimento anterior.

Uma incisão é feita e a cicatriz da mastectomia é removida parcial ou totalmente. Com o eletrocautério, o tecido subcutâneo e o músculo peitoral são divididos até que a cápsula do expansor seja encontrada. Esta cápsula é aberta e o expansor é removido com separação romba de sua cápsula. Pode ser necessário retirar um pouco da solução salina do expansor, para facilitar sua remoção.

São realizadas, quando necessário, capsulotomias ou capsulectomias. Uma capsulorrafia, ou realização de sulco interno, geralmente é necessária para elevar ou definir o sulco inframamário. Uma capsulectomia é realizada ao longo do pólo inferior da loja para expor o plano subcutâneo, criando um envelope mais complacente ao implante. Um dreno de sucção é colocado e exteriorizado através da parede lateral do tórax. O implante é preparado de forma padrão e inserido dentro da loja. O volume apropriado de solução salina é instilado, a incisão é aproximada com grampos de pele, e a paciente é colocada sentada. As mamas são inspecionadas quanto à sua simetria em tamanho, contorno e posição do sulco. Os ajustes necessários são feitos e, quando o resultado é satisfatório, a incisão é fechada por planos, incluindo os músculos e a pele, e então é coberta com Tegaderm e colocados os curativos apropriados. Também pode ser realizada a reconstrução do complexo areolopapilar no mesmo momento em que o expansor é trocado. Uma faixa é colocada ao redor do tórax da paciente no seu pólo superior, para prevenir a migração do implante superiormente após a operação. Também é colocado um *soutien* na paciente, a menos que tenha sido feita uma reconstrução do complexo areolopapilar.

CUIDADOS PÓS-OPERATÓRIOS

O segundo tempo é geralmente um procedimento sem internação e a paciente é liberada logo após a conclusão do tratamento. O acompanhamento ocorre em intervalos de quatro, 10, e 17 dias após a cirurgia. O dreno geralmente é removido em sete a 10 dias, e a faixa e o *soutien* são utilizados continuamente por 10 a 14 dias. Nós utilizamos suturas absorvíveis para que a remoção das suturas não precise ser marcada.

PRECAUÇÕES E DISCUSSÃO

Alguns pontos importantes devem prevenir alguns problemas comuns. É essencial que um planejamento cuidadoso pré-operatório seja feito o procedimento apropriado deve ser escolhido para a candidata apropriada. Medições cuidadosas pré-operatórias são necessárias para escolher o tamanho e o formato correto do expansor e do implante. Deve ser decidido também se haverá alguma mudança na mama contralateral. Uma vez que o planejamento cirúrgico está formulado, ele deve ser coordenado com o cirurgião oncológico para assegurar que a excisão será adequada. Antes da cirurgia, especialmente no caso de uma mastectomia, a marcação pré-operatória deve ser arranhada na pele da paciente, o que irá prevenir que as marcas fundamentais sejam removidas durante a mastectomia. É desencorajador chegar na sala de operações para a fase de reconstrução somente e descobrir que a marcação do sulco inframamário foi removida. O sulco inframamário deve ser preservado sempre que possível. Se for ocorrer um erro no posicionamento do sulco, ele deve ser cranialmente. É mais fácil abaixar o sulco do que suspendê-lo no segundo tempo.

O cirurgião deve exercitar uma boa avaliação quando estiver preenchendo o expansor durante a primeira fase. Se houver muita tensão na pele, pode resultar em necrose do retalho, o que pode prejudicar a reconstrução. Se existe alguma dúvida da tensão na pele devido ao volume de solução salina que foi injetado dentro do expansor, simplesmente deve-se remover um pouco! Não existe perigo em injetar somente 100 a 200 ml na hora da cirurgia.

Finalmente, se uma necrose se desenvolver nas margens da pele dentro do curso pós-operatório, esta deve ser removida imediatamente, já que isto reduz os riscos de exposição do dispositivo. Não é sábio esperar para ver se a área afetada irá cicatrizar por 2ª intenção, pois isso geralmente não acontece.

Este sistema em dois tempos de reconstrução utilizando expansores teciduais de formato anatômico, texturizados, seguidos por implantes texturizados, produzem resultados previsíveis e consistentes. A abordagem dimensional proporciona ao cirurgião versatilidade e uma excelente escolha de implantes que produzam realmente bons resultados. Nós acreditamos que este método é o novo padrão-ouro da reconstrução mamária com próteses.

Leituras Selecionadas

Argenta LC. Reconstruction of the breast by tissue expansion. *Clin Plast Surg* 1984;11:257.

Freeman BS. Subcutaneous mastectomy for benign breast lesions with immediate or delayed prosthetic replacement. *Plast Reconstr Surg* 1962;30:676-682.

Hartrampf CR, Scheflan M, Black PW. Breast reconstruction following mastectomy with a transverse abdominal island flap. Anatomical and clinical observations. *Plast Reconstr Surg* 1982;69:219.

Little JW, Golembe EV, Fisher JB. The "living bra" in immediate and delayed reconstruction of the breast following mastectomy for malignant and nonmalignant disease. *Plast Reconstr Surg* 1981;68:392-403.

Maxwell GP, Falcone PA. Eighty-four consecutive breast reconstructions using a textured silicone tissue expander. *Plast Reconstr Surg* 1992;89:1092.

Maxwell GP, Spear SL. *Two-stage hreast reconstruction using the salive Biodimensional™ system.* Monograph. Santa Barbara, Calif.: McGhan Medical Corp, 1994.

Noone RB, Frazier TG, Hayward CZ, et al. Patient acceptance of immediate reconstruction following mastectomy. *Plast Reconstr Surg* 1982;9:632-638.

Noone RB, Murphy JB, Spear SL, et al. A 6-year experience with immediate reconstruction after mastectomy for cancer. *Plast Reconstr Surg* 1985;76:258-269.

Radovan C. Breast reconstruction after mastectomy using the temporary expander. *Plast Reconstr Surg* 1982;69:195-206.

Slavin SA, Colen SR. Sixty consecutive breast reconstructions with inflatable expanders: a clinical appraisal. *Plast Reconstr Surg* 1990;86:910-919.

Spear SL, Majidian A. Immediate breast reconstruction in two stages using textured, integrated valve tissue expanders arid breast implants: a retrospective review of 171 consecutive breast reconstructions from 1989 to 1996. *Plast Reconstr Surg* 1998;101:53.

Spear SL, Maxwell GR Reconstruction and the radiated breast: is there a role for implants? Invited discussion. *Plast Reconstr Surg* 1995;96:1111.

Spear SL, Stefan MM. Breast reconstruction with expanders and implants. *Opera Tech Plast Reconstr Surg* 1994;1:13-21.

Capítulo

56

Reconstrução Mamária com Retalho Miocutâneo do Latíssimo Dorsal

Michael Klebuc ◆ Lisa Otto ◆ Jeffrey Friedman ◆ Gregory R. D. Evans

O retalho miocutâneo do latíssimo dorsal tem apresentado utilidade e longevidade incomparáveis. Descrito pela primeira vez em 1896 por Tansini, o retalho do latíssimo dorsal tornou-se um método de reconstrução mamária confiável e de primeira linha. Tradicionalmente, o retalho miocutâneo é colocado sobre um implante para fornecer uma reconstrução em estágio único. Esta hibridez de modalidades une os benefícios (ptose, maciez e adaptabilidade) e desvantagens (contratura capsular, falha no implante, cicatriz no dorso) de reconstruções autógenas e com implantes. Reconstruções refinadas podem ser alcançadas quando estas propriedades físicas são reconhecidas e controladas de forma vantajosa. Apesar desta técnica ser bem descrita, existem pontos importantes que são dignos de repetição. Adicionalmente, a reconstrução dos defeitos de mastectomias segmentares, utilização de implantes expansores, mastectomias com aproveitamento de pele, retalhos expandidos e a dissecção assistida por laparoscopia representam as aplicações correntes e em desenvolvimento desta técnica.

INDICAÇÕES

A reconstrução mamária utilizando o retalho miocutâneo do latíssimo dorsal associada à colocação de um implante é um procedimento confiável e proporciona freqüentemente uma mama com aparência natural, com ptose e consistência que se encontra classificada em algum lugar entre a reconstrução com implante e uma reconstrução completamente autógena. A reconstrução mamária através do latíssimo dorsal está bem indicada para a paciente que (1) já passou por múltiplas operações abdominais anteriores, (2) possui limitações nos tecidos moles infra-umbilicais, (3) panículo extensamente pendente ou (4) abdominoplastia anterior que limite a possibilidade de reconstrução com retalho miocutâneo do reto abdominal transverso (TRAM). A reconstrução em tempo único é bem aplicada a pacientes que têm mamas de pequeno a moderado tamanho.

Se a paciente deseja uma gravidez no futuro, o retalho do latíssimo dorsal não viola a parede abdominal anterior, embora tenham sido relatadas gravidezes de sucesso após a reconstrução com o TRAM. O tempo de recuperação geralmente é menor que nas reconstruções com TRAM, já que os efeitos da cirúrgia abdominal são evitados. Devido à menor presença de componentes ao acaso no retalho do latíssimo dorsal, este pode ser mais resistente aos efeitos de *diabetes mellitus* e do fumo. Entretanto, a porção distal do músculo e da pele pode sucumbir a estes efeitos. A reconstrução mamária com o retalho do latíssimo dorsal pode ser utilizada em pacientes com radioterapia prévia, entretanto, naquelas que sofreram tratamento axilar extensivo os cuidados devem ser maiores. O latíssimo dorsal é também uma opção se houver falha na reconstrução com TRAM. Fisher demonstrou, experimental e clinicamente, que "o fluxo reverso" através do ramo do serrátil anterior preservado quando proximalmente hà divisão dos vasos toracodorsais pode sustentar o retalho do latíssimo dorsal. Este padrão vascular permite a utilização do latíssimo dorsal após uma falha na reconstrução com retalho TRAM livre. Adicionalmente, o latíssimo dorsal representa uma importante opção para pacientes reconstruídas com TRAM e que apresentam um segundo carcinoma primário na mama contralateral. Freqüentemente é difícil alcançar simetria especialmente em pacientes com ptose, se implante for usado sozinho.

Em pacientes mais robustas, com mamas relativamente pequenas, um retalho miocutâneo estendido do latíssimo dorsal pode proporcionar uma reconstrução autógena pura. Uma porção superior e inferior de tecido subcutâneo e de fáscia podem ser transferidos em conjunto com a ilha da pele (de até 30 × 8 cm) e render um volume semelhante a uma mama de 300 a 400 ml, sem necessidade do uso de próteses.

Maior versatilidade foi alcançada com a utilização do retalho associado a um expansor e um implante. Após a operação, o volume da prótese pode ser ajustado para melhorar a simetria. Isso é realizado por meio de uma abordagem adjacente, que é posteriormente removida sob anestesia local.

O retalho miocutâneo do latíssimo dorsal também foi utilizado em reconstrução de deformidades regionais de mamas que surgem após uma mastectomia segmentar e após radiação para os estágios I e II de câncer de mama. O retalho pode ser utilizado com uma ilha de pele, ou então desepitelizado. Freqüentemente, os defeitos são limitados e o retalho pode ser dividido, para preservar um segmento do músculo. Taxas de recorrência local de 2% a 6% foram relatadas após segmentectomia e radioterapia, o que necessitou de seguimento oncológico pós-operatório cuidadoso. As mamografias pré e pós-operatórias (em seis meses) são fundamentais para ajudar na diferenciação entre microcalcificação maligna e necrose do tecido gorduroso.

Por fim, o retalho do latíssimo dorsal é uma fonte de tecido autólogo saudável e não-irradiado, para reconstruir os defeitos da parede do tórax após uma mastectomia de resgate e quimiorradioterapia neoadjuvante no estágio IV de câncer de mamas.

CONTRA-INDICAÇÕES

Uma desvantagem da reconstrução com o retalho do latíssimo dorsal é a necessidade freqüente de um implante para alcançar o volume desejado. Os implantes têm suas complicações próprias, que incluem taxas de extrusão, migração, infecção e contratura capsular de 25% a 31%. Estudos recentes relataram taxas de ruptura a longo prazo de mais de 50% em implantes de gel de silicone antigos. Por este motivo, nós acreditamos que é essencial, durante a avaliação pré-operatória, enfatizar que implantes mamários não duram para sempre. Eles são dispositivos, e como todos os outros, eventualmente sucumbem à sua utilização. As pacientes às quais é oferecida esta opção de reconstrução não devem ficar hostis à possibilidade de uma troca de implante futura, ou de uma revisão.

A avaliação da função motora e a inspeção das pregas axilares posteriores quanto à sua simetria são realizadas durante a primeira visita. As alterações na aparência normal do latíssimo dorsal podem indicar a necessidade de uma outra opção de retalho. Pede-se às pacientes para que coloquem suas mãos nos quadris e empurrem para dentro, enquanto o médico observa se ocorre abertura nas escápulas e contração muscular. Adicionalmente, abrir os braços em posição sentada permite avaliar a função do latíssimo dorsal. A artéria e o nervo toracodorsal localizam-se em proximidade direta e a desnervação é associada a uma alta taxa de lesão vascular. O músculo desnervado é fraco e atrófico, porém pode ser transferido se a ramificação do serrátil for preservada. Pode ser indicada uma avaliação pré-operatória com Doppler, angiografia com ressonância magnética ou arteriografia. Uma outra alternativa é a exploração do pedículo antes da elevação do retalho. A perda funcional da elevação do grande dorsal é mínima. Entretanto, foram registradas reclamações de pacientes atletas que participavam de esqui, boliche e levantamento de pesos.

A perda do latíssimo dorsal pode ser problemática em pacientes com artrose do joelho ou fraqueza nos membros inferiores, resultante de acidente vascular cerebral ou poliomielite. Isto porque o músculo pode influenciar a marcha com a elevação da hemipelve, permitindo uma locomoção mais fácil. O latíssimo dorsal desempenha um papel importante em transferências para cadeira de rodas e sua perda pode se mostrar prejudicial em pacientes paraplégicos. A seleção de retalhos alternativos pode ser indicada para esses pacientes.

Adicionalmente, uma cicatriz de toracotomia pósterolateral é altamente sugestiva de dano ao suprimento sangüíneo intramuscular e uma grande contra-indicação. A dissecção prévia de linfonodos axilares e a irradiação são associadas a maiores taxas de complicações, mas não são contra-indicações absolutas para esta técnica.

MARCAÇÃO DA PACIENTE

A popularidade do desenho convencional do retalho, horizontalmente orientado, tem diminuído gradualmente. Embora se esconda por baixo do *soutien*, a cicatriz tende a hipertrofiar e alargar, sendo uma fonte constante de descontentamento. As reconstruções de mastectomias segmentares, entretanto, colocam-se em oposição a este princípio. As dimensões da ilha de pele são freqüentemente limitadas (tensão na ferida reduzida) e a cicatriz resultante é menor e bem camuflada pela maioria dos trajes de banho e *soutiens*. As ilhas de pele oblíquas e orientadas lateralmente produzem cicatrizes esteticamente mais aceitáveis. O desenho oblíquo é bem adequado a pacientes acima do peso. A ilha de pele é desenhada para incorporar uma "prega" de pele e tecido celular subcutâneo, o qual orienta a cicatriz ao longo das linhas de tensão relaxada da pele. A largura do retalho cutâneo geralmente mede 7 a 8 cm, mas pode ser estendida para 12 cm quando for necessário. Um "teste de pinça" bidigital *(pinch test)* verifica a habilidade para aproximar a incisão proposta antes da elevação do retalho. O comprimento do retalho geralmente mede 20 a 30 cm.

A “prega” de gordura é marcada pré-operatoriamente na posição ortostática, assim como a localização dos sulcos inframamários. Um molde é confeccionado intra-operatoriamente, correspondendo ao defeito da pele. Este é transferido para a região dorsal, usando a região apical posterior da axila como pivô, determinando a posição exata da ilha de pele e a precisão de seu alcance.

Os defeitos segmentares podem necessitar de retalhos compostos predominantemente por músculos e tecido subcutâneo, com ilha de pele limitada ou inexistente. Neste caso, uma pequena incisão horizontal no dorso, escondida pelo *soutien*, proporciona um bom resultado estético.

Uma ilha de pele em flor-de-lis (em forma de “T”), com braços de 7 a 10 cm de largura, pode ser desenhada como uma tentativa de aumentar o volume do tecido mole disponível. O fechamento produz uma cicatriz em “T” invertido nas costas. A aproximação com tensão da incisão resulta em necrose do ponto de trifurcação. Adicionalmente, uma ilha orientada obliquamente pode ser marcada no dorso com prolongamentos superiores e inferiores de subcutâneo, estendendo-se até as margens do músculo.

PREPARAÇÃO DA SALA

Orientar a paciente para deitar-se em decúbito lateral com o ombro abduzido, para proporcionar acesso livre ao tórax posterior e à axila. (Figura 56-1). A paciente é colocada em um coxim desinflável que se estende desde a região trocantérica até a origem da axila. Toma-se muito cuidado para assegurar que o dispositivo não se estenda posteriormente além dos processos espinhosos. Um coxim é colocado sob a axila para prevenir contra lesões no plexo braquial, e os pulsos distais são palpados para avaliar as suas perfusões. O braço livre é envolvido com uma bandagem impermeável até a sua metade, sendo colocado em um suporte alto como uma mesa de Mayo acolchoada. Uma outra alternativa seria preparar todo o braço e enrolar a mão com campos estéreis

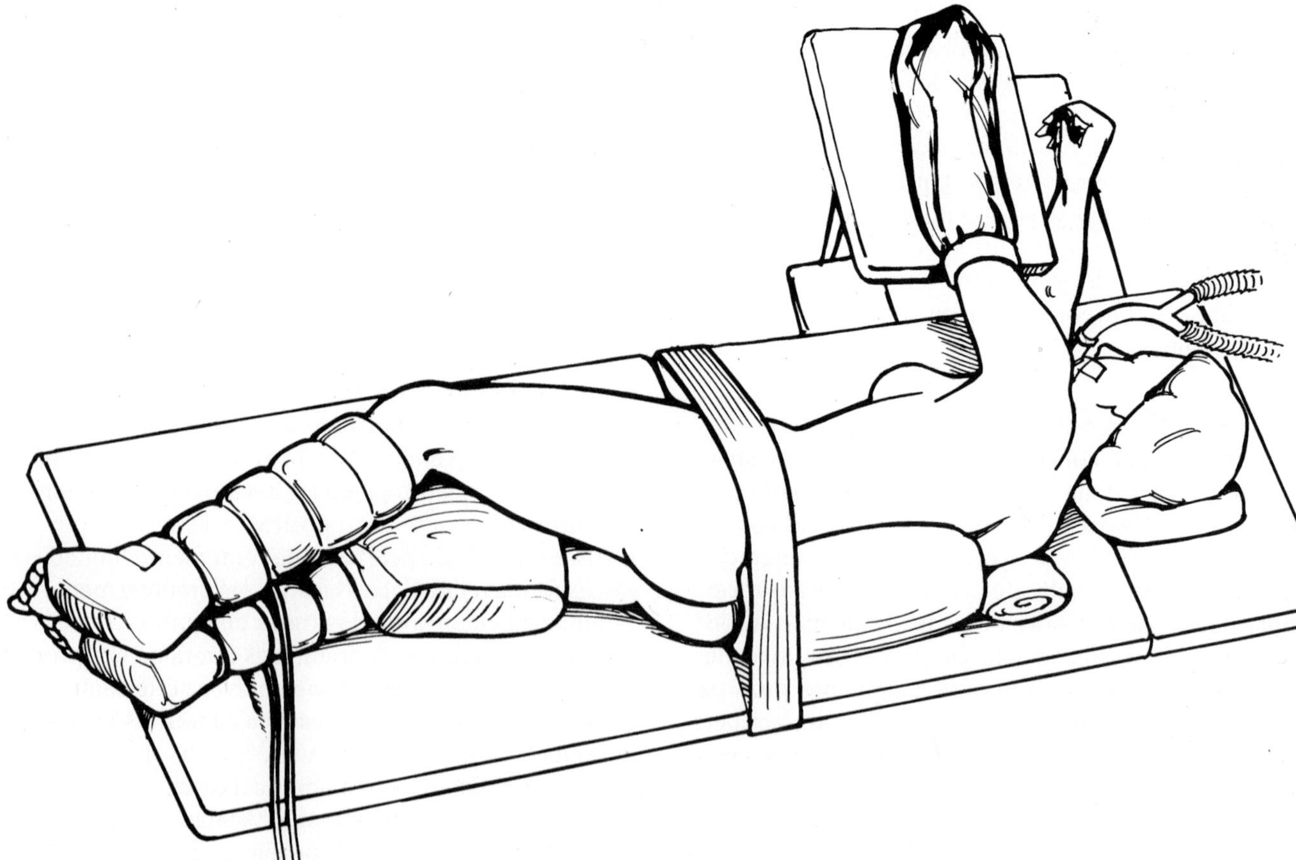

Figura 56-1. Preparação da sala. A paciente é colocada na posição de decúbito lateral com suporte de um coxim desinflável. O braço é envolvido independente e os processos espinhosos são expostos.

presos com pinças penetrantes. Envolver o braço nesta posição conveniente permite uma ampla exposição cirúrgica e facilita a dissecção da axila. Uma sonda de Foley, assim como dispositivos de compressão intermitente para profilaxia de trombose venosa profunda, fazem parte de um procedimento padrão. É tomado um grande cuidado com os pontos de apoio. Um travesseiro é posicionado entre os joelhos, e os maléolos são cobertos com protetores de espuma para o calcanhar. Apoiar a cabeça em uma espuma em forma de rosca protege contra o dobramento e pressão da orelha. A posição da mama inferior deve ser avaliada para proteger contra qualquer pressão que possa resultar em necrose. Uma fita passando sobre a espinha ilíaca posterior ajuda a segurar a paciente na mesa cirúrgica. O contato direto com a pele é evitado para prevenir lesões tipo queimaduras. Os membros inferiores são cobertos com um cobertor térmico para modular a temperatura. Adicionalmente, a colaboração com os serviços de anestesia, com relação ao posicionamento de eletrodos e acesso venoso geralmente se mostram bastante úteis. A parede do tórax e a axila são preparadas da forma padrão, e o local da operação é demarcado com campos ou fitas adesivas plásticas de 10 × 10 cm. Novamente, as fitas não devem cobrir os processos espinhosos, que se demonstram importantes pontos anatômicos. O braço livre é retirado através da abertura no campo operatório, o que produz a exposição adequada da área cirúrgica. Os aparelhos especiais necessários geralmente incluem uma válvula iluminada e clipes cirúrgicos descartáveis, o que tendem a diminuir o tempo de operação.

Vários pontos importantes aparecem quando a paciente é reposicionada no decúbito dorsal para a colocação do retalho. A esterilidade do campo operatório é mantida cobrindo-se o retalho e a parede anterior do tórax com um curativo adesivo e oclusivo de poliuretano. O coxim é removido, e os membros superiores são presos em suportes para os braços reforçados com espuma, com chumaço ou com gaze de rolo de algodão macia. Os ombros não devem ser abduzidos mais do que 80 a 85 graus, já que a hiperextensão pode levar à plexopatia braquial. A região trocantérica da paciente deve estar colocada sobre a dobra da mesa, e a capacidade de ajustar a mesa para a posição sentada deve ser verificada antes. Cobrir o tórax deixando ambas as mamas expostas permite a comparação quanto à sua simetria durante a operação.

A preparação da sala é diferente para o caso de reconstruções imediatas bilaterais. Neste caso, a paciente pode ser colocada na posição pronada e sempre que possível é utilizada uma abordagem de duas equipes. A mastectomia e a reconstrução também podem ser realizadas simultaneamente, com a paciente na posição lateral, quando a equipe da mastologia estiver de acordo. Alternativamente, a mastectomia pode ser realizada com a paciente em posição de semidecúbito com ampla antissepsia. A rotação completa para a posição de decúbito lateral é realizada antes da dissecção completa do latíssimo dorsal sem preparar novamente o campo de operação.

TÉCNICAS DE ELEVAÇÃO DO LATÍSSIMO DORSAL

Anatomia

O latíssimo dorsal é extenso, fino e de formato triangular localizado no tronco posterior, que mede aproximadamente 25 × 35 cm. Ele se origina da fáscia toracolombar, a qual é aderida à crista ilíaca posterior e às últimas seis vértebras torácicas e vértebras sacrais. O músculo sobrepõe o ângulo inferior da escápula e existem inserções secundárias às quatro costelas mais inferiores, o que pode dificultar a elevação do retalho. As fibras musculares convergem e giram 180° em direção à axila, onde a porção tendinosa se insere no sulco intertubercular do úmero. O músculo serve para aduzir, extender e rodar medialmente o úmero e também para mover a escápula em direção à parede do tórax. O sinergismo muscular, contudo, parece compensar efetivamente a ausência do latíssimo dorsal.

O latíssimo dorsal é classificado com um retalho muscular do tipo V, pois contém um pedículo dominante associado a vários pedículos secundários. A artéria e a veia toracodorsal são os principais responsáveis pelo suprimento sangüíneo para o latíssimo dorsal e são ramificações terminais do sistema subescapular (Figura 56-2). Os vasos subescapulares originam-se da terceira porção da artéria e da veia axilar. Elas percorrem aproximadamente 5 cm e depois se dividem, formando os vasos circunflexos escapular e toracodorsal. Os vasos toracodorsais correm ao longo da axila posterior e liberam uma a três ramificações para o músculo serrátil anterior, antes de penetrar na superfície profunda do latíssimo dorsal 8,7 cm distal da origem dos vasos subescapulares e 2 cm medial da margem do músculo. Os vasos toracodorsais têm comprimento médio de 9,2 cm e diâmetro médio de 2,7 mm (artéria) e 3,4 mm (veia). Em aproximadamente 85% das pacientes a artéria toracodorsal se divide em uma ramificação transversa e uma lateral após penetrar no músculo. A ramificação transversa segue um curso medial 3,5 cm abaixo da margem superior. A ramificação lateral corre paralela à margem lateral, 2 cm da margem livre. A variação mais freqüente intramuscular é a ausência da ramificação transversa. Entretanto, a ramificação lateral é invariavelmente presente.

Existe variedade na rede vascular subescapular em aproximadamente 10% dos pacientes e a familiaridade com os padrões de ramificações diminui a confusão intra-operatória. Proximalmente, a artéria subescapular pode se originar 4 a 4,5 cm medial à veia, e correr por 5 a 6 cm antes de se unir próxima às ramificações circunflexa escapular ou serrátil. Os vasos circunflexos escapulares podem ser encontrados duplicados surgindo do tronco subescapular. Adicionalmente, as ramificações circunflexas escapulares podem se originar diretamente dos vasos axilares. Não é freqüente aterosclerose no sistema subescapular (ocorre em menos de 10% dos vasos examinados) e, quando presente, raramente é oclusiva. O suprimento sangüíneo secundário do latíssimo

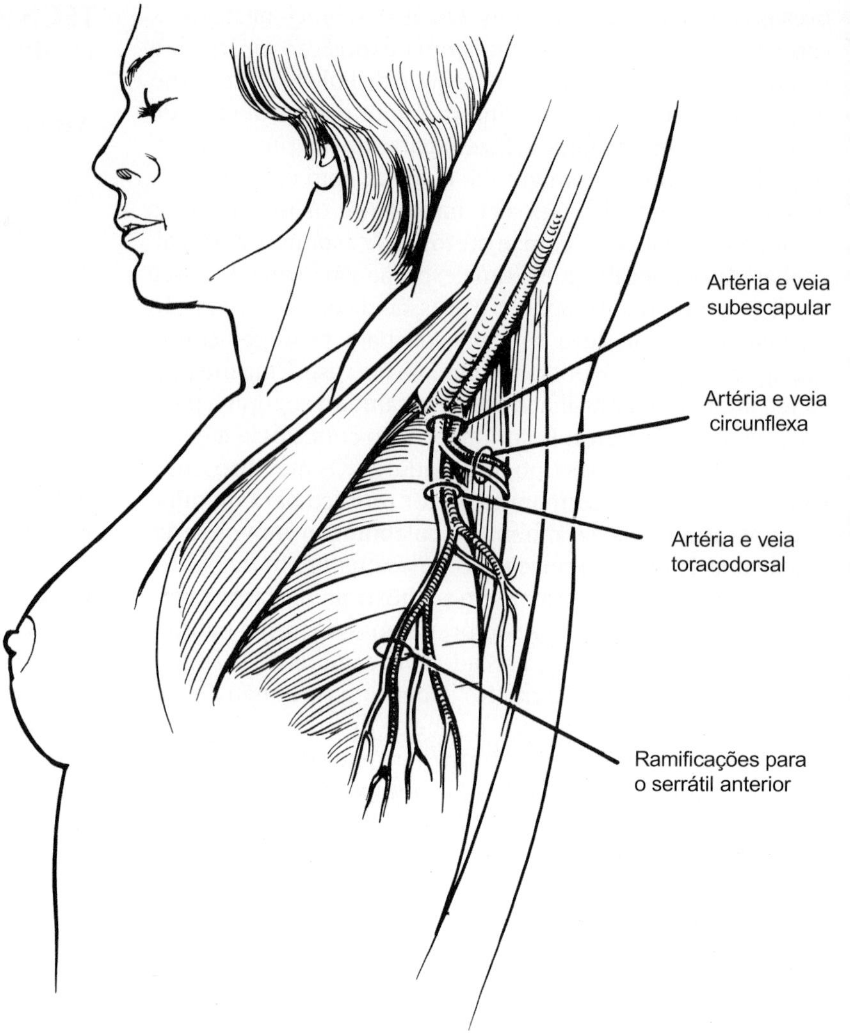

Figura 56-2. Anatomia vascular. Retalho muscular do tipo V com o principal suprimento sangüíneo fornecido pela artéria e veia toracodorsal. Os pedículos secundários originam-se das perfurantes paraespinhais. O fluxo adequado pode ser fornecido pela ramificação do serrátil depois que os vasos toracodorsais estiverem ligados proximalmente.

dorsal é fornecido por uma série de perfurantes paraespinhais, que penetram no músculo aproximadamente a 8 cm da linha média.

A inervação motora do latíssimo dorsal é proporcionada pelo nervo toracodorsal, que se origina do cordão posterior do plexo braquial. Ele corre adjacente ao pedículo vascular e segue um padrão de ramificação intramuscular semelhante.

Retalho Miocutâneo Tradicional com Implante

A execução do retalho começa com a incisão da ilha de pele previamente desenhada. A dissecção é realizada através dos tecidos fibrogordurosos do dorso e se direciona para fora da ilha de pele, para incorporar o número máximo de perfurantes musculocutâneas (Figura 56-3). Após alcançar o músculo, a atenção é direcionada para elevar pele e tecido subcutâneo espesso da parte lateral e medial do dorso. A elevação dos retalhos desenvolve-se na camada fibroareolar de tecido, diretamente acima da fáscia muscular. A dissecção estende-se inferiormente e medialmente até que a fáscia toracolombar seja visualizada. A elevação do retalho na direção caudal é mais fácil com a utilização de um afastador iluminado. A dissecção é realizada com bisturi elétrico. A liberação nesta região pode ser realizada até um ponto 5 a 7 cm acima da espinha ilíaca posterior. Lateralmente, a elevação do retalho da pele é finalizada quando a margem lateral livre do músculo for encontrada. A dissecção superior é estendida até o ângulo inferior da escápula. A partir deste ponto, a dissecção pode continuar seguramente em direção à axila, já que o pedículo, corre profundamente ao músculo.

A elevação da superfície profunda é realizada através da margem lateral livre no terço médio do músculo (Figura 56-4). Esta zona de segurança relativa está localizada entre a origem secundária do músculo (nas quatro costelas inferio-

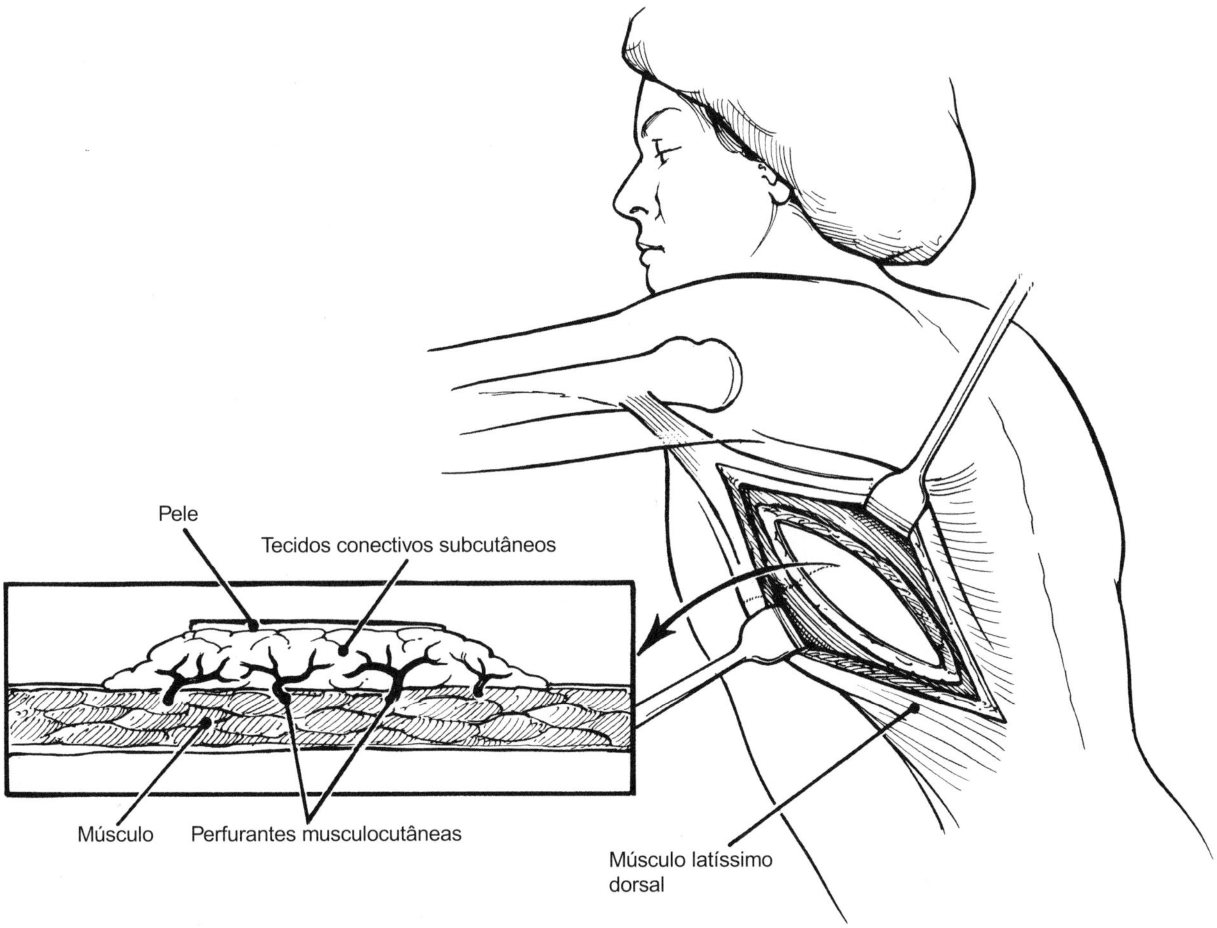

Figura 56-3. A dissecção é biselada para fora da ilha de pele para incorporar o número máximo de perfurantes musculocutâneas para aumentar a perfusão cutânea.

res e inserção do serrátil anterior) e o pedículo vascular, superiormente. Um plano avascular, ligado por um tecido areolar fino, está presente nesta região, permitindo que a dissecção seja rápida. A definição deste plano e a leve tração facilitam amplamente a separação do latíssimo dorsal do serrátil anterior adjacente e a confluência do oblíquo externo, serrátil posterior inferior, e grande dorsal, das quatro costelas inferiores. Após liberar os dois terços distais da margem lateral, a origem inferior do músculo é incisada através da fáscia toracodorsal e refletida. A dissecção profunda progride em uma direção de baixo para cima, ao longo do plano relativamente avascular.

Grandes perfurantes musculocutâneas, que são encontradas surgindo dos sistemas paraespinhoso e intercostal-posterior, devem ser cuidadosamente ligadas com nós ou clipes cirúrgicos. Isso é fundamental, já que as ligaduras removidas durante a transposição do retalho e os vasos cauterizados são sujeitos a episódios de hipertensão pós-operatória, os quais podem produzir sangramentos excessivos e formação de hematomas. Conforme se aproxima do ângulo inferior da escápula, o plano de dissecção pode se tornar progressivamente obscuro. Essa ambigüidade resulta da coalescência dos tecidos conectivos dos músculos serrátil anterior, redondo maior e rombóide, com o latíssimo dorsal (Figura 56-5). Para prevenir a elevação acidental destes músculos associados, devemos redirecionar a atenção à margem superior do músculo. A dissecção é retomada entre o ângulo inferior da escápula e os processos espinhosos, nos quais os planos teciduais são mais claros.

Com suas origens completamente divididas e o músculo debatido, a dissecção continua em direção à axila. O feixe neurovascular toracodorsal será identificado penetrando na superfície posterior do músculo, aproximadamente 10 cm abaixo da inserção do úmero, ou no ponto mesoaxilar com o braço abduzido a 90 graus. As ramificações do serrátil anterior são geralmente visualizadas antes e precedem a proximidade dos vasos dominantes. Deve-se agora iniciar a dissecção com uma tesoura com a ajuda de uma lupa de au-

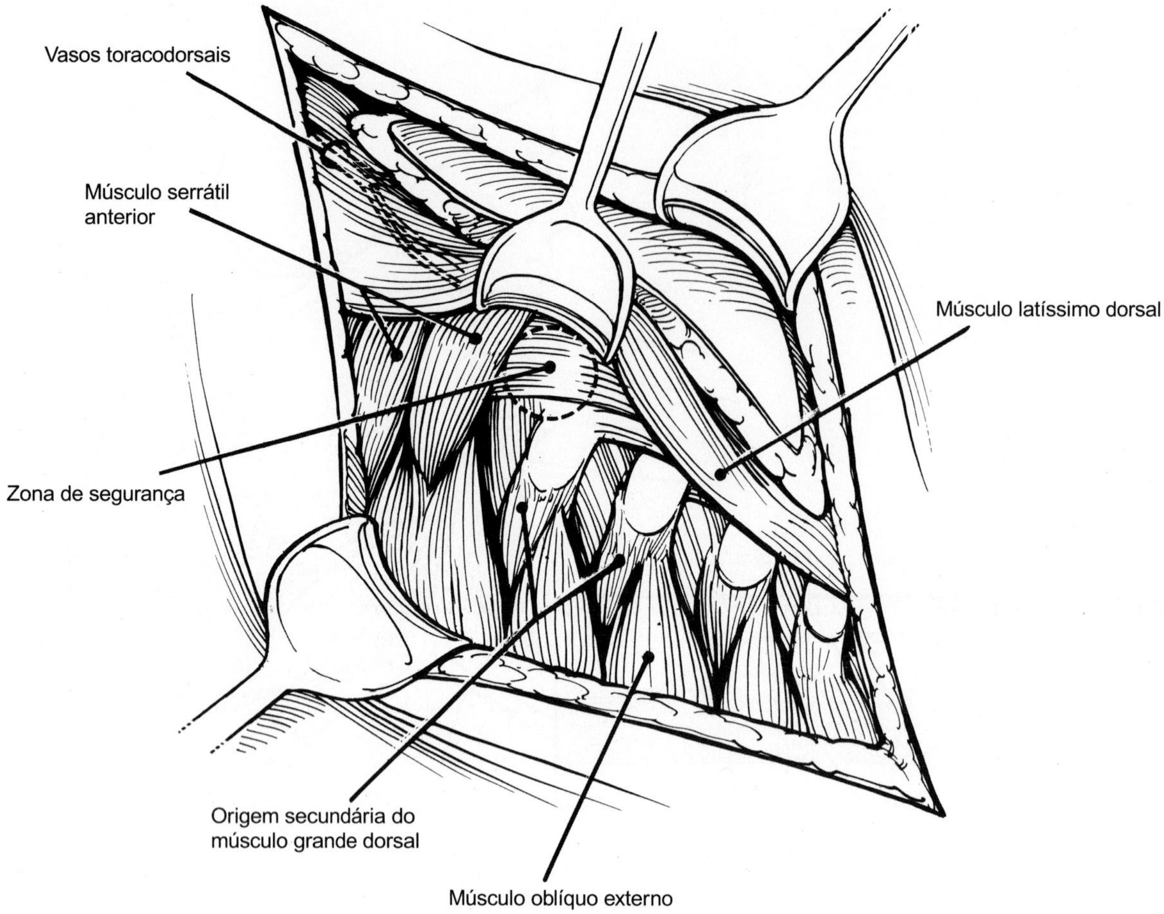

Figura 56-4. A abordagem da face profunda através do terço médio da margem lateral livre permite um fácil acesso para o plano avascular.

mento, para definir a anatomia vascular e isolar o nervo toracodorsal, que pode ser removido segmentalmente e ligado (Figura 56-6). Pode-se passar o dedo ao redor do músculo próximo à sua inserção para resguardar o pedículo subjacente. A origem do músculo é seccionada para aumentar a mobilidade do retalho, quando isto for necessário (Figura 56-7).

É criado um túnel subcutâneo na axila, ligando as duas regiões, através do qual o retalho é transposto. Um ponto de pivô alto na axila proporciona o preenchimento de tecidos moles e reduz o vazio da parede anterior do tórax, uma característica da mastectomia. O retalho é passado através do túnel utilizando um leve empurrão, já que puxar tende a produzir lesões de tração e vasoespasmo. O retalho pode ser colocado em um saco de filme de raios X esterilizada, o que reduz a resistência dos tecidos moles e pode facilitar o processo (Figura 56-8). O pedículo pode funcionar como uma correia vascular, limitando a mobilidade do retalho. Este efeito de "cabresto" pode ser diminuído com a divisão das ramificações vasculares até o serrátil anterior. A ligadura das ramificações do serrátil deve ser realizada com cuidado em reconstruções tardias. A anatomia vascular local deve estar claramente definida para assegurar que os vasos toracodorsais não foram ligados previamente e que o músculo não estava sendo perfundido unicamente através de fluxo retrógrado através das ramificações do serrátil. Em casos de reconstrução tardia, pode ser preferível verificar a integridade do pedículo através de uma pequena incisão ao longo da prega axilar posterior antes de executar a dissecção do retalho. Nos casos onde somente as perfurantes paraespinhosas alimentam o músculo, há a necessidade de uma conversão para uma operação microcirúrgica, o que significativamente altera o tempo do procedimento.

Neste ponto, o retalho relocado e o local da mastectomia são cobertos com um curativo largo, transparente, adesivo de poliuretano, e é realizado um fechamento por planos da incisão dorsal sobre drenos de sucção a vácuo. A incisão é aproximada com suturas absorvíveis 2-0 e 3-0 na fáscia superficial e na derme. As margens da pele são trazidas para a posição com uma sutura subdérmica absorvível monofilamentar 4-0. São colocados dois drenos de blake nº 15 através de incisões separadas na porção mais inferior da incisão,

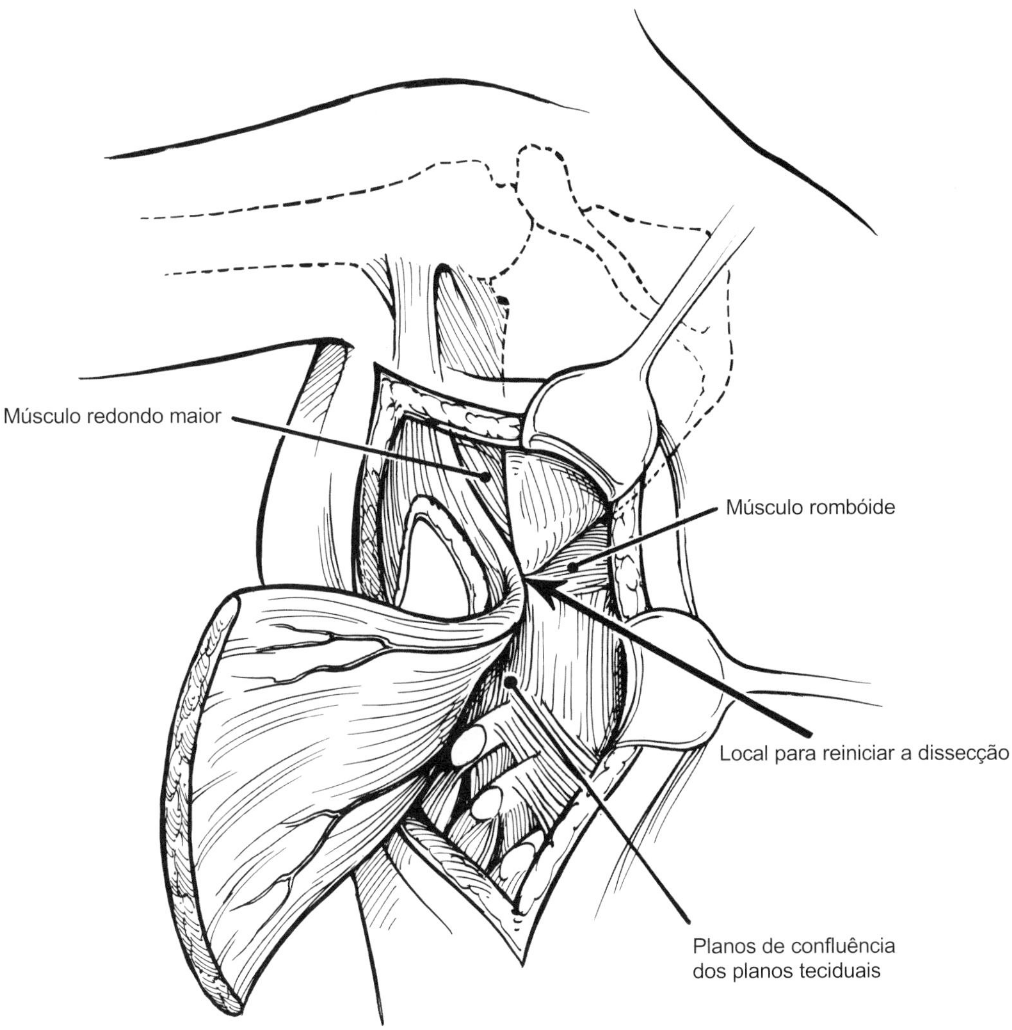

Figura 56-5. Coalescência dos planos de tecidos pode se desenvolver onde o latíssimo dorsal se encontra com o redondo maior e o serrátil anterior. O redirecionamento da dissecção para a margem supero-medial, entre os processos espinhosos e a escápula, pode auxiliar no re-estabelecimento do plano de dissecção.

saindo próximo à linha mesoaxilar para evitar o desenvolvimento de necrose por pressão, enquanto se reclina a paciente para a posição supina. Também é evitado o fechamento da incisão com grampos, pois pode ocorrer um efeito de necrose por pressão, além da possibilidade de desconforto para a paciente. A paciente é solta e colocada na posição sentada.

O posicionamento e o formato do volume da mama são definidos agora, caracterizando a proficiência e a habilidade artística do cirurgião. O volume da mama resulta da combinação do envelope de pele residual, proporcionado pelos retalhos da mastectomia, juntamente com um implante subpeitoral e com o retalho miocutâneo. A seleção apropriada do implante é raramente descrita, mas é essencial para que simetria e projeção sejam alcançadas. A base da mama que não foi operada é medida e é selecionado um implante correspondente à sua largura. Medir pré-operatoriamente a mama contralateral com moldes pré-fabricados (distribuídos por vários fabricantes) ajuda na seleção do tamanho apropriado. Um pôster de parede que demonstre as larguras, volumes e projeções de todos os implantes, juntamente com moldes intra-operatórios, também simplificam o processo. O perfil anatômico dos implantes mostra-se benéfico para o caso de pacientes que necessitam de um maior volume no pólo superior.

É criada uma loja subpeitoral e a porção lateral da dissecção é limitada para prevenir a migração do implante em direção à axila. Um molde de implante é colocado dentro da loja subpeitoral e é coberto com o retalho do latíssimo dorsal, que é fixado com grampos nesta posição temporariamente (Figura 56-9). O molde é inflado com solução salina até atingir o volume e projeção desejados. Agora, o molde é trocado por um implante permanente de volume equivalente, e toma-se cuidado para assegurar a cobertura total do implante com o músculo (Figura 56-10). É importante fechar as laterais do defeito para prevenir a migração do latíssimo dorsal e do implante. Várias suturas laterais e mediais ancorando o grande dorsal ao peitoral maior podem ajudar.

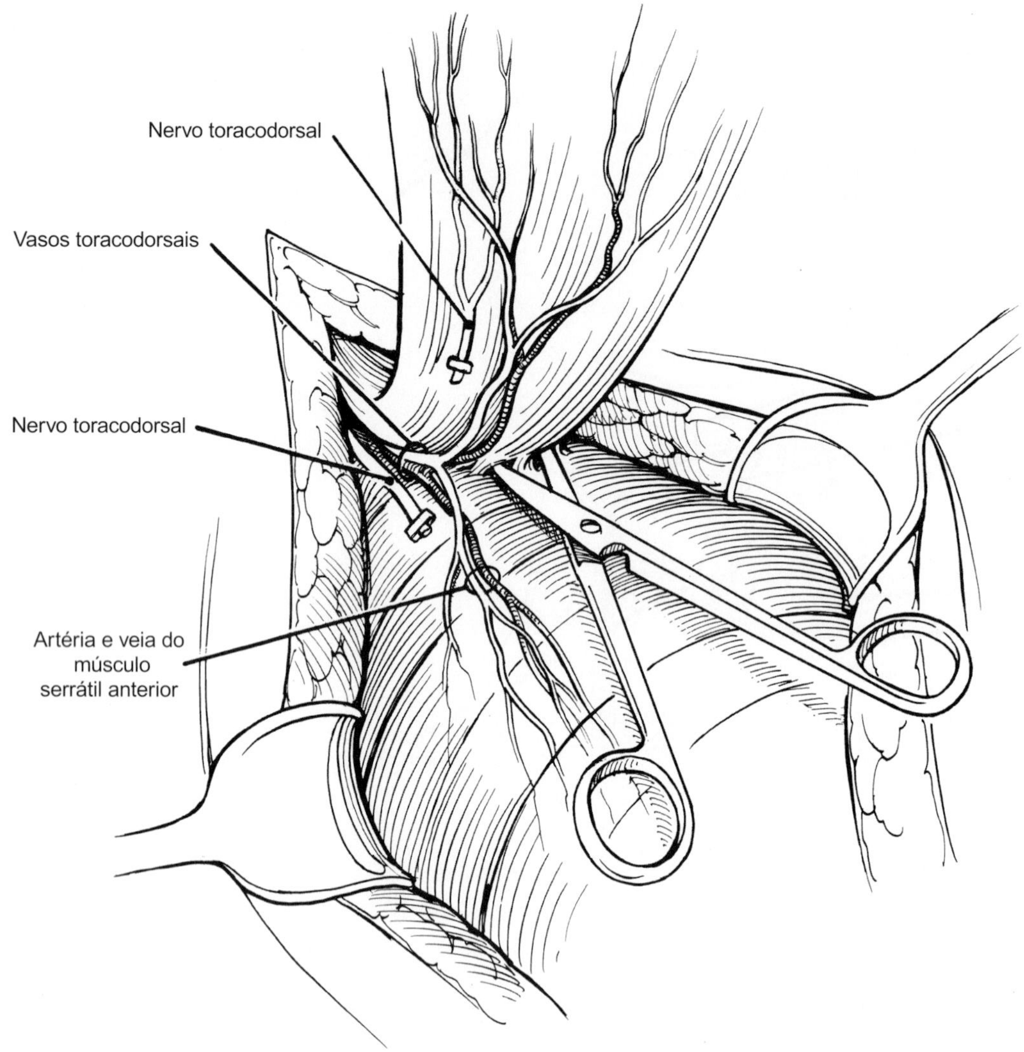

Figura 56-6. A dissecção com tesouras, auxiliada por uma lupa de aumento, é iniciada quando a ramificação do serrátil e o segmento distal dos vasos toracodorsais aparecerem no campo de visão.

Maior flexibilidade pode ser alcançada com a substituição para um implante expansor. O volume do dispositivo pode ser ajustado pós-operatoriamente através de uma válvula de preenchimento, que é facilmente removida sob anestesia local na própria clínica.

A excisão extensa do peitoral maior pode deixar uma musculatura residual insuficiente para cobrir o implante. Nesta situação, o implante é colocado em posição subcutânea e coberto com o latíssimo dorsal.

Deve ser dada uma atenção especial à localização do sulco inframamário. O melhor resultado é alcançado na reconstrução imediata, quando a estrutura não foi violada durante a mastectomia. O reposicionamento é alcançado através da fixação com suturas do retalho inferior da mastectomia até a fáscia da parede do tórax ou do periósteo da costela, com a paciente sentada, se for necessário (Figura 56-11). Em reconstruções tardias, utiliza-se a ilha de pele seguindo uma orientação oblíqua ínfero-lateral, sem a preocupação com a incisão da mastectomia, produzindo uma alça de tecidos moles com maior ptose, e um sulco inframamário mais regular. Freqüentemente, uma parte considerável do retalho inferior da mastectomia é retirada e substituída por pele do retalho. O retalho residual inferior da mastectomia geralmente evolui bem, apesar de ter seu suprimento sangüíneo com padrão randomizado cruzado pela cicatriz antiga da mastectomia. O sulco é marcado na parede do tórax e o excesso de pele é desepitelizado. Se as marcas pré-operatórias se tornaram obscuras, a posição do sulco é determinada com a medição de sua localização na mama oposta em relação ao umbigo. A sutura da derme do retalho à pele desepitelizada da parede do tórax é um bom procedimento, e produz um sulco inframamário bem definido. O implante é completamente coberto com o músculo, e a pele é fechada em camadas, com um dreno de sucção fechado. Alternativamente, uma margem da pele infe-

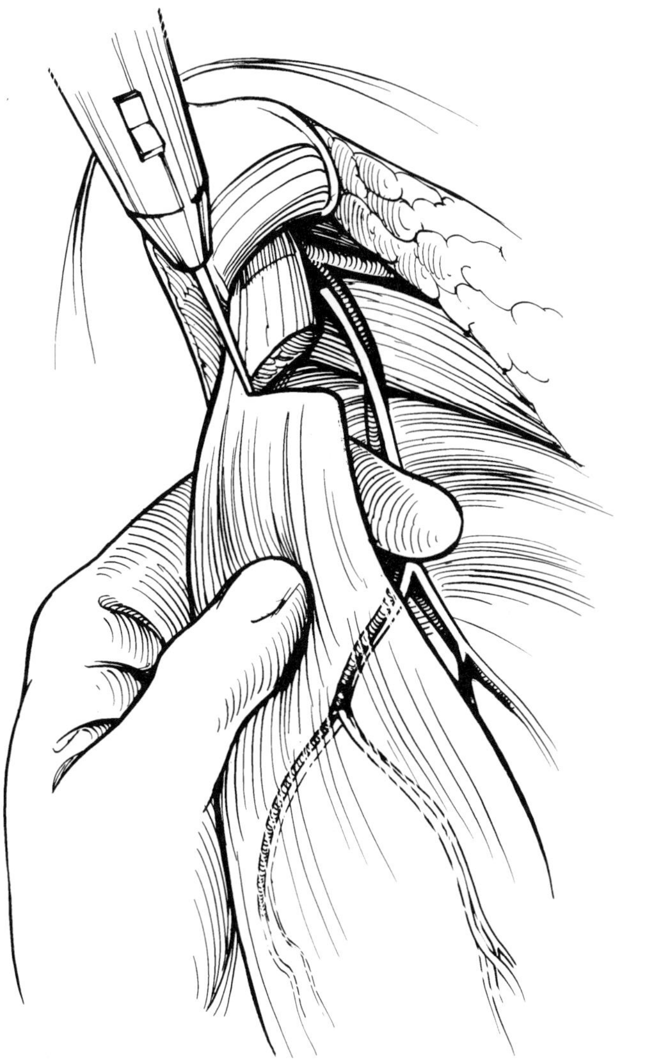

Figura 56-7. A inserção do úmero é liberada com o pedículo protegido por uma interposição dos dedos.

rior é preservada, no sulco inframamário, após reelevar o retalho da mastectomia. Esta porção de pele proporciona um bom local para a fixação das suturas, e uma área de transição entre a pele do retalho e o sulco inframamário, com o benefício de ficar escondido sob o pólo inferior da mama. Um ou dois drenos de Blake são colocados através de incisões separadas, na região mais inferior da incisão. O retalho do latíssimo dorsal é fixado na parede do tórax com suturas absorvíveis 3-0, e a ilha de pele é suturada na derme com fios absorvíveis 3-0, seguidas por suturas absorvíveis contínuas intradérmicas.

Reconstrução com o Latíssimo Dorsal Ampliado

Uma reconstrução puramente autógena, com volumes de 300 a 400 ml, pode ser alcançada com o latíssimo dorsal, através do aumento na quantidade de tecido fibrogorduroso incorporado ao retalho. Uma impressão geral do volume de tecidos moles disponíveis pode ser calculada utilizando fórmulas especiais, contudo, na prática, isto pode não ser muito útil. Retalhos de pele e subcutâneo do dorso são elevados num plano natural entre a camada de tecido subcutâneo imediata e o tecido fibrogorduroso profundo mais denso. A camada de tecido fibroso é elevada em continuidade com o latíssimo dorsal e pode ser estendida além das margens do músculo. Podem também ser elevadas ilhas de pele de até 8 × 30 cm, e em formato de flor-de-lis, que fornecem áreas de superfície maiores, enquanto a aproximação da incisão é facilitada. O fechamento da incisão produz uma cicatriz em forma de T. O restante do procedimento progride como foi descrito na seção sobre a técnica geral. Mais uma vez, o fechamento lateral é fundamental, para que a mama fique no formato correto e para prevenir a migração lateral do músculo.

Retalho do Latíssimo Dorsal: Assistido por Laparoscopia

A assistência laparoscópica permite a elevação do latíssimo dorsal através da incisão de mastectomia preexistente e evita cicatrizes adicionais no dorso. Utilizando esta técnica, um retalho puro muscular pode ser mobilizado para permitir a cobertura de um implante de mama após uma mastectomia com preservação de pele, ou para fornecer uma quantidade considerável de tecido muscular funcional para a reconstrução de anormalidades na parede do tórax (síndrome de Poland). O latíssimo dorsal é abordado através de uma incisão limitada póstero-axilar. Auxiliada por um afastador iluminado, em formato de C, aproximadamente metade da dissecção pode ser realizada utilizando a técnica convencional (Figura 56-12). Quando a visão direta se torna limitada, a assistência laparoscópica é iniciada. Um trocarte óptico é inserido entre o latíssimo dorsal e o tecido fibrogorduroso para produzir uma série de túneis subcutâneos adjacentes. Um balão é introduzido dentro das cavidades e insuflado para dissecção. Posteriormente, isto faz com que a pele e os tecidos subcutâneos sejam separados do músculo subjacente e seja criada uma cavidade óptica. A dissecção com o balão prossegue quase sem sangramento, já que as perfurantes musculocutâneas são preservadas. Estas perfurantes são clipadas ou seccionadas com tesouras de cauterização sob visão laparoscópica (Figura 56-13). Estas manobras são repetidas ao longo da superfície profunda do músculo, o qual é menos aderente e rende-se rapidamente a esta técnica. O músculo agora é transferido e inserido como descrito na técnica convencional.

Reconstrução de Defeitos Segmentares com o Latíssimo Dorsal

O latíssimo dorsal vem sendo utilizado para a reparação de deformidades regionais após uma ressecção de um segmento mamário e radioterapia. Por causa dos efeitos a longo prazo da radioterapia, a utilização de implantes deve ser evitada. Conseqüentemente, o latíssimo dorsal fornece tecido bem vascularizado para preencher o defeito (Figura 56-14).

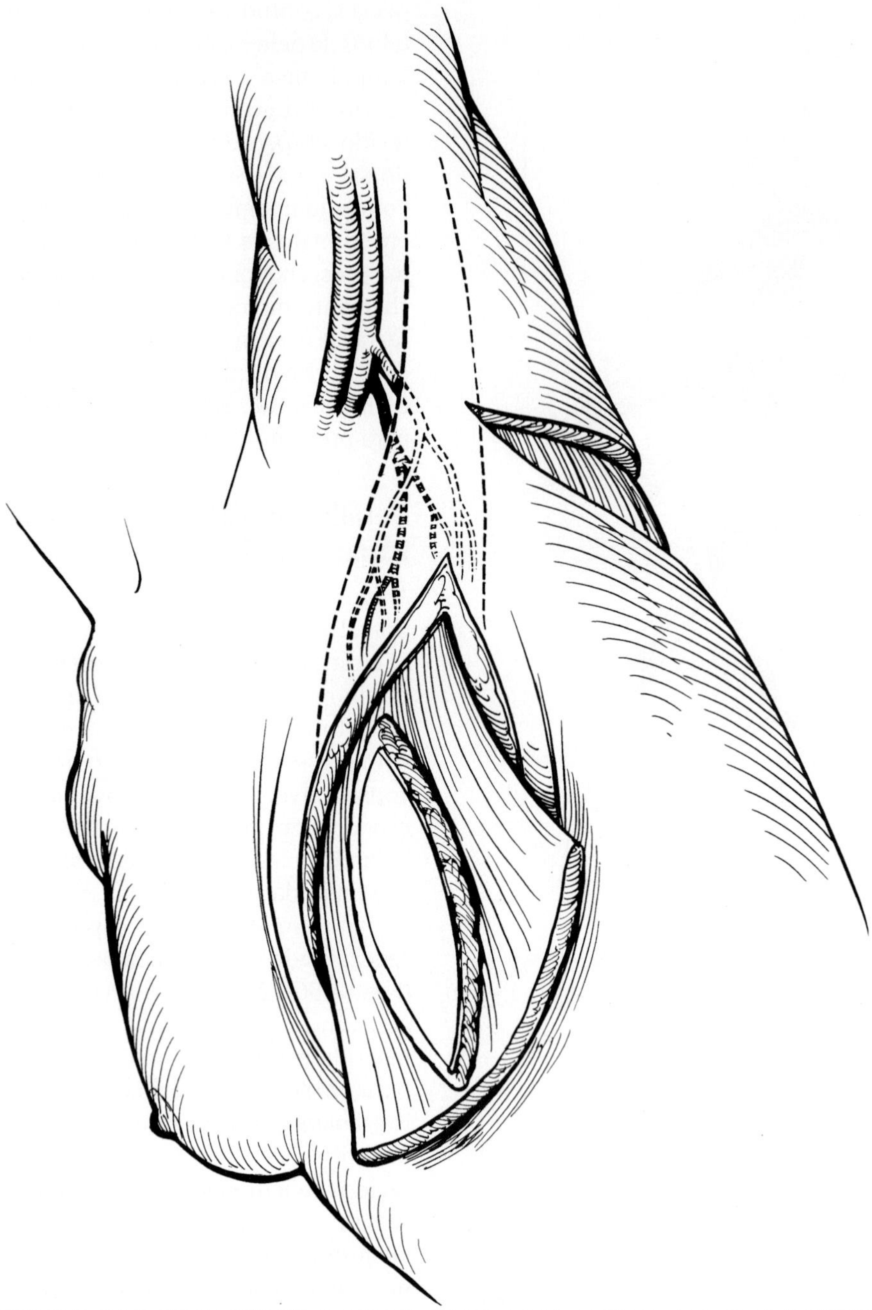

Figura 56-8. O retalho removido é transferido através de um túnel axilar alto. Evita-se uma largura excessiva para prevenir o deslocamento lateral quando for utilizado um implante de mama.

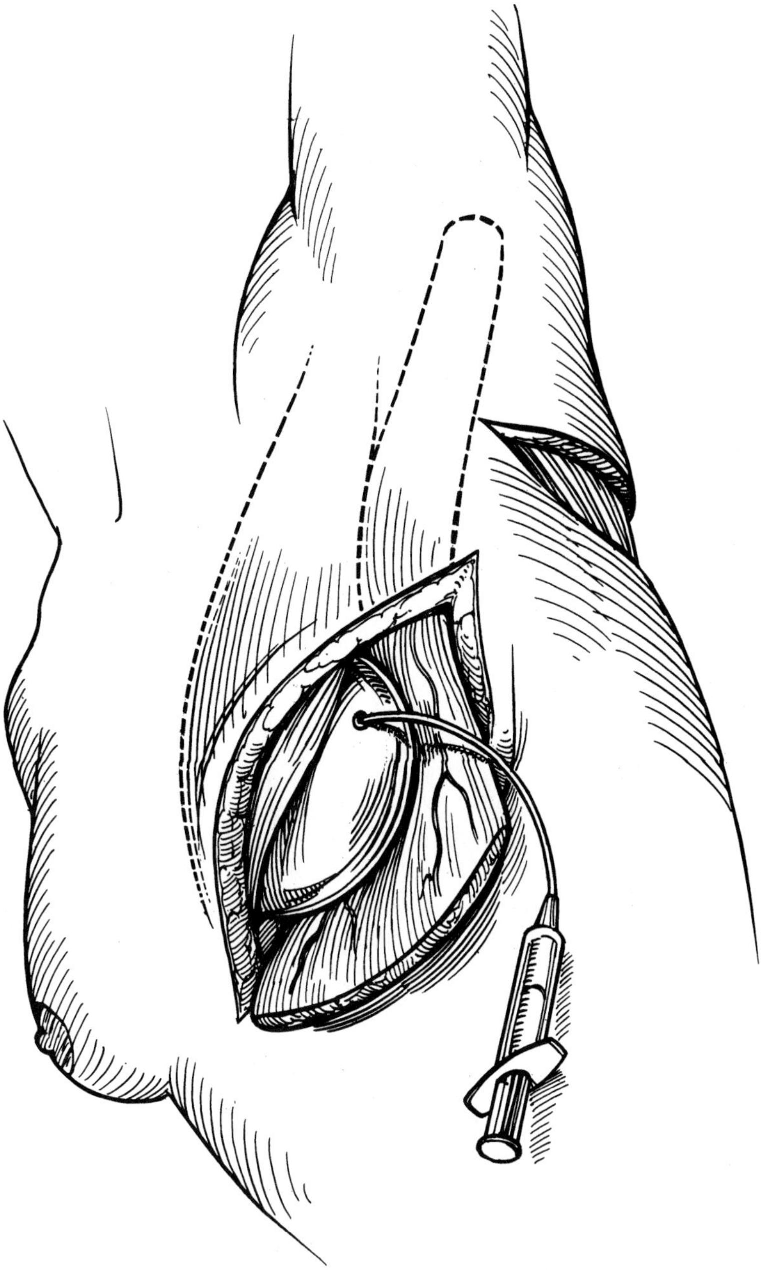

Figura 56-9. Um molde de implante vazio é posicionado na loja subpeitoral antes do fechamento temporário com grampos.

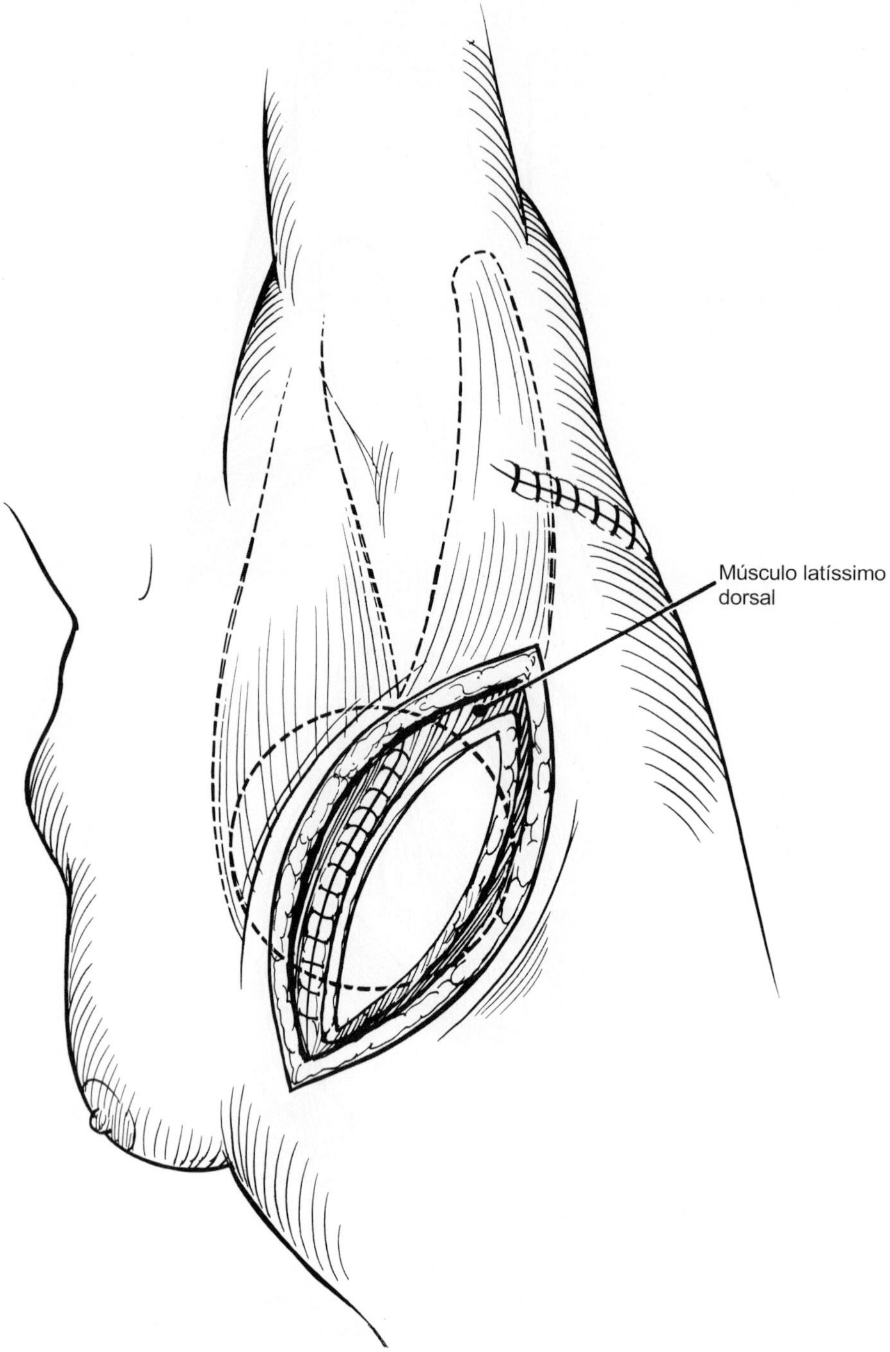

Figura 56-10. É alcançada a cobertura completa do implante com o músculo.

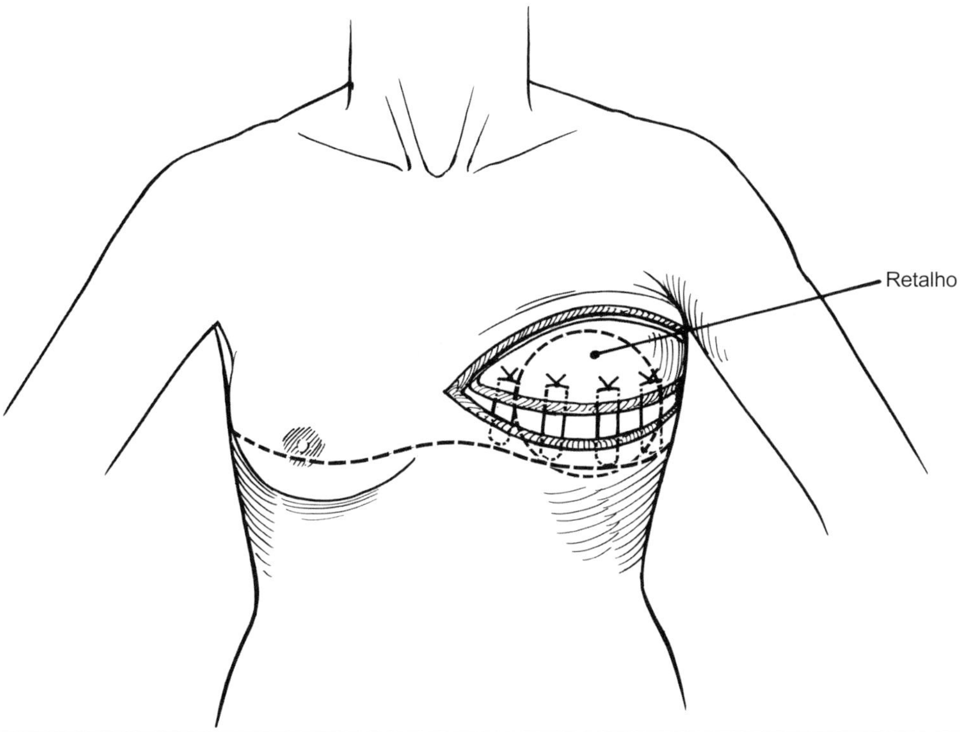

Figura 56-11. A simetria dos sulcos inframamários pode ser alcançada com a fixação de pontos (absorvíveis de monofilamento 3-0) se o retalho da mastectomia foi desenvolvido excessivamente na direção caudal. O retalho do sulco inframamário definido é suturado à pele da parede do tórax desepitelizada (técnica de Ryan), uma fita do retalho da mastectomia inferior é preservada para facilitar a sua inserção.

O músculo é dissecado como foi destacado anteriormente. Devido ao volume de tecido requisitado não ser tão extenso quanto na mastectomia, este retalho freqüentemente pode ser realizado apenas com o músculo. Alternativamente, com a expansão do volume da mama, uma quantidade adicional de pele pode ser necessária para evitar necrose no retalho da mama. Depois de o retalho ser dissecado e elevado, o músculo é transferido como descrito anteriormente. Uma incisão lateral na mama ou um aumento na incisão da segmentectomia, pode ser realizada para a inserção do tecido. A preservação do mamilo é crítica. Pode ser necessária uma liberação da glândula remanescente da mama do músculo peitoral maior, para que o retalho tenha uma melhor adaptação. Uma outra alternativa é a liberação da pele da mama conforme o músculo é colocado dentro do defeito. O músculo é suturado ao tecido remanescente e toma-se o cuidado para assegurar que não ocorra nenhuma migração lateral. Um enchimento lateral pode estar presente como o resultado da rotação do músculo. As incisões são fechadas com suturas dérmicas absorvíveis 3-0 e suturas absorvíveis de monofilamento 4-0 para a aproximação da pele.

CURATIVOS

Os curativos apropriados variam da simples aplicação de uma pomada antibiótica até a colocação frouxa de um chumaço de gaze de algodão com uma bandagem elástica. Uma fita de espuma é colocada intermitentemente de uma forma arqueada sobre o pólo superior da mama reconstruída, para prevenir a migração lateral ou para cima do implante. Depois de sete a 10 dias pós-operatórios, coloca-se na paciente um *soutien* esportivo de algodão sem a base de metal.

CUIDADOS PÓS-OPERATÓRIOS

Exames físicos proporcionam a avaliação pós-operatória adequada do retalho do latíssimo dorsal, que geralmente é robusto e bem perfundido. As pacientes recebem uma terapia antibiótica intravenosa no período peri-operatório e continuam com antibiótico oral por cinco a sete dias. A formação de seroma na incisão torácica posterior é uma complicação comum resultante da remoção prematura do dreno. Deixar os drenos posteriores no local por aproximadamente duas semanas, ou até que a drenagem coletada seja menor que 30 ml pelo período de 24 horas por dois dias consecutivos, reduziu significativamente a taxa de formação de seroma. Exercícios leves ativos, incluindo a circundução dos ombros, e "caminhar os dedos" por uma parede abduzindo o ombro, são começados no terceiro dia após a operação.

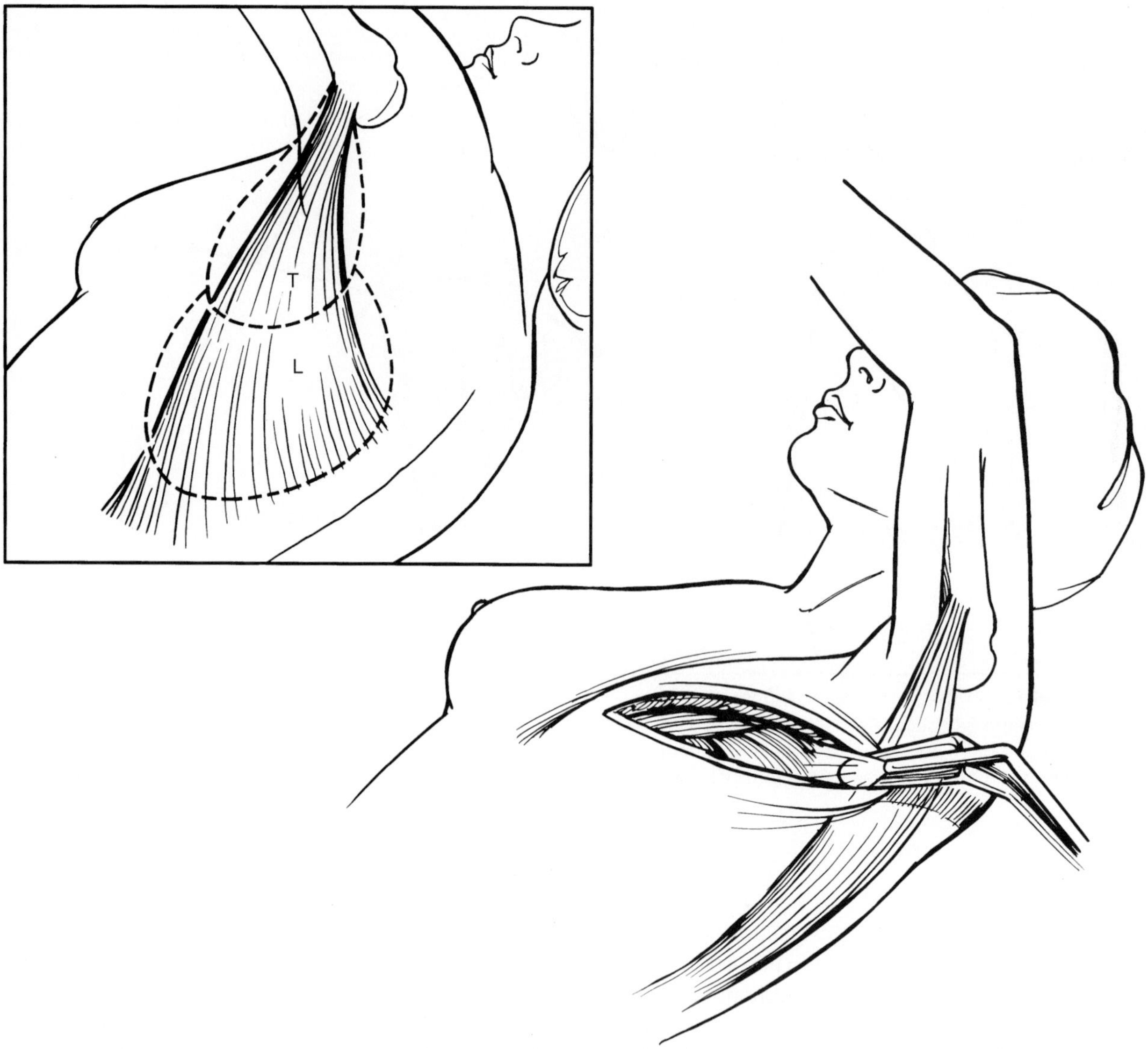

Figura 56-12. Dissecção de músculo assistido laparoscopicamente. L, um afastador iluminado em forma de C e os instrumentos endoscópicos são utilizados após completar 40% a 50% da dissecção com a técnica tradicional (T).

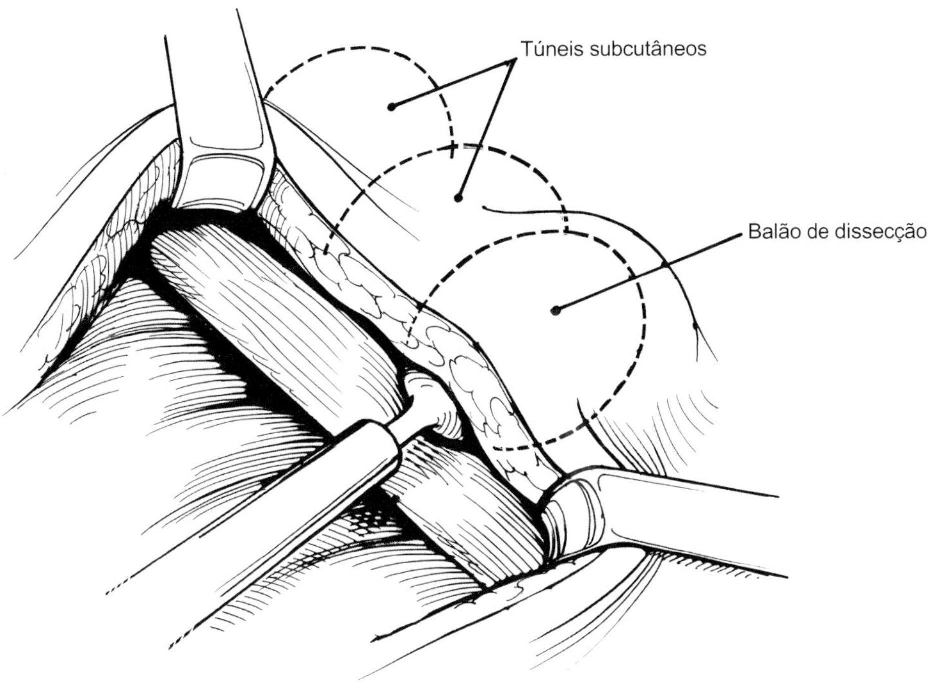

Figura 56-13. Dissecção do músculo assistido laparoscopicamente. Túneis subcutâneos são criados com o trocarte óptico. Os túneis subcutâneos são estendidos para grandes cavernas, utilizando um balão de dissecção. Uma imagem de vídeo de septos de tecido conectivo residual e de perfurantes musculocutâneas sendo dissecadas com tesouras de cauterização endoscópicas.

PRECAUÇÕES

1. Avaliar a anatomia vascular local antes da operação se a paciente tem um latíssimo dorsal desnervado, ou explorar o pedículo toracodorsal antes da elevação do retalho.
2. Orientar a ilha de pele na posição oblíqua ou lateral melhora a estética da incisão do dorso.
3. Ilhas de pele com mais de 8 cm de largura podem se mostrar difíceis de fechar. Avaliar com um teste de pinçamento bidigital antes de incisar.
4. Existe um plano avascular entre a origem secundária do músculo a partir das quatro costelas inferiores e a inserção do serrátil anterior. A dissecção profunda é facilitada através da abordagem do músculo através desta zona de segurança.
5. As perfurantes paraespinhosas musculocutâneas devem ser ligadas para maior segurança, prevenindo a formação de um hematoma pós-operatório.
6. Moldes intra-operatórios são úteis para avaliar o tamanho apropriado do implante.
7. Debridar as margens contundidas ou comprometidas dos retalhos da mastectomia antes de o inserir. Desenhar a ilha de pele um pouco maior do que o previsto por um molde permite essa flexibilidade. Se a dúvida persistir, pode ser usada fluoresceína para avaliar a viabilidade da pele.
8. Atrasar a retirada dos drenos de sucção fechada do dorso por aproximadamente 14 dias, ou até que a saída seja menor que 30 ml em 24 horas, por dois dias consecutivos, irá amplamente reduzir a possibilidade de formação de seroma.

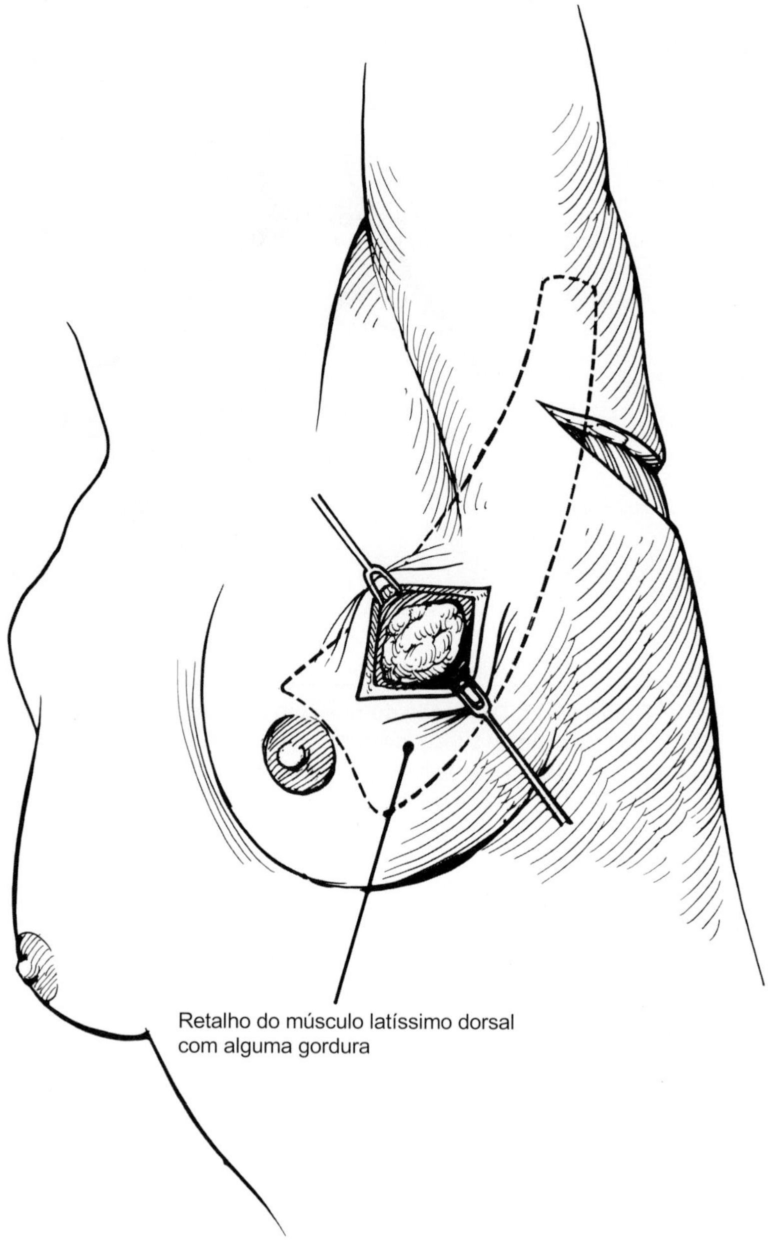

Figura 56-14. Reconstrução de mastectomia segmental pode ser realizada com todo o retalho do latíssimo dorsal ou com uma parte dele. O retalho pode ser (1) musculocutâneo, (2) musculocutâneo desepitelizado, ou (3) tecido muscular e fibrogorduroso.

Leituras Selecionadas

Bartlett SP, May JW, Yarenchuk MJ. The latissimus dorsi muscle: a fresh cadaver study of the primary neurovascular pedicle. *Plast Reconstr Surg* 1981;67:631-636.

Beekman WH, Feitz R, Hage JJ, et al. Life span of silicone gel-filled mammary prostheses. *Plast Reconstr Surg* 1997;100:1723-1726.

Bostwick J III. Partial breast reconstruction using a latissimus dorsi flap. *Perspect Plast Surg* 1996;10:109-111.

Carlson GW, Bostwick J III, Styblo TM, et al. Skin-sparing mastectomy: oncologic and reconstructive considerations. *Ann Surg* 1997;225:570-575.

Chen L, Hartrampf CR, Bennett GK. Successful pregnancies following TRAM flap surgery. *Plast Reconstr Surg* 1993;91:69-71.

Fisher J, Bostwick J III, Powell RW. Latissimus dorsi blood supply after thoracodorsal vessel division: the serratus collateral. *Plast Reconstr Surg* 1983;72:502.

Germann G, Steinau HU. Breast reconstruction with the extended latissimus dorsi flap. *Plast Reconstr Surg* 1996;97:519-526.

Hokin J, Inoue T, Sasake K, et al. Breast reconstruction without an implant: results and complications using an extended latissimus dorsi flap. *Plast Reconstr Surg* 1987;79:58.

Kroll S, Schusterman MA, Reece GP, et al. Breast reconstruction with myocutaneous flaps in previously irradiated patients. *Plast Reconstr Surg* 1994;93:460-469.

Kroll S, Schusterman MA, Tadjalli HE. Risk of recurrence after treatment of early breast cancer with skin-sparing mastectomy. *Ann Surg Oncol* 1997;4:193-197.

Laitung JFG, Peck F. Shoulder function following the loss of the latissimus dorsi muscle. *Br J Plast Surg* 1985;38:375.

Lejour M, Alemanno P, De Mey A, et al. Analysis of 56 breast reconstructions using the latissimus dorsi flap. *Ann Chir Plast Esthet* 1985;30:7.

Marshall DR, Anstee EJ, Stapleton MJ. Soft tissue reconstruction of the breast using an extended composite latissimus dorsi myocutaneous flap. *Br J Plast Surg* 1984;37:361.

Masuoka T, Fujikawa M, Yamamoto H, et al. Breast reconstruction after mastectomy without additional scarring: application of endoscopic latissimus dorsi muscle harvest. *Ann Plast Surg* 1998;40:123-127.

Moore TS, Farrell LD. Latissimus dorsi myocutaneous flap for breast reconstruction: long-term results. *Plast Reconstr Surg* 1991;89:667-672.

Slavin SA, Love SM, Sandowski N. Reconstruction of the radiated parcial mastectomy defect with autogenous tissue. *Plast Reconstr Surg* 1992;90:854-856.

Slavin SA, Schnitt SJ, Duba RB, et al. Skin-sparing mastectomy and immediate reconstruction: oncologic risks and aesthetic results in patients with early-stage breast cancer. *Plast Reconstr Surg* 1998;102:49-62.

Tobin GR, Schusterman BA, Peterson GH, et al. The intramuscular neurovascular anatomy of the latissimus dorsi muscle: the basis for splitting the flap. *Plast Reconstr Surg* 1981;67:637-641.

Wolf LE, Biggs TM. Aesthetic refinements in the use of the latissimus dorsi flap in breast reconstruction. *Plast Reconstr Surg* 1982;69:788-793.

Capítulo 57

Reconstrução Mamária com Retalho TRAM

Bonnie J. Baldwin

A reconstrução mamária com retalho miocutâneo transverso do reto abdominal (TRAM) oferece uma reconstrução de tecido completamente autógeno para mulheres que necessitam de uma reconstrução mamária imediata ou tardia. A cicatriz do local doador na parte inferior do abdômen é escondida pela maioria dos tipos de roupa. O sucesso da reconstrução depende da atenção aos detalhes para a preservação de um bom suprimento sangüíneo quando for planejada a marcação de pele do TRAM, e durante a seleção das perfurantes do músculo reto até a ilha de pele. O retalho pode ser pediculado baseado nos vasos epigástricos superiores, incluindo um ou dois músculos retos abdominais, dependendo do volume de tecido necessário. O retalho TRAM pode também ser transferido através de microcirurgia se o suprimento sangüíneo para o retalho estiver lesionado por uma cirurgia anterior, ou se o cirurgião da reconstrução tem experiência em microcirurgia e prefere esse procedimento.

AVALIAÇÃO DO DEFEITO

A quantidade de pele e o volume de tecido necessários precisam de uma avaliação antes da reconstrução. Para o caso de pacientes que tem o local da mastectomia cicatrizado, o retalho proporciona a pele adequada para reconstruir a cobertura da pele, assim como o tecido adiposo para aumentar o volume da mama. Para o caso de uma reconstrução imediata, após uma mastectomia com preservação de pele, o TRAM é desepitelizado, e a gordura subcutânea do TRAM é inserida sob os retalhos da mastectomia. Durante a reconstrução imediata, tanto os cirurgiões oncológicos quanto os de reconstrução podem operar simultaneamente, comunicando-se o tempo todo durante o procedimento cirúrgico, sobre as incisões e sobre o defeito da mastectomia. A semelhança entre volume de tecido do retalho TRAM da paciente e o tamanho de mama que ela deseja determinam o sucesso eventual dos resultados estéticos da reconstrução. Um retalho espesso para a reconstrução de uma mama menor geralmente requer uma segunda revisão quanto à simetria, enquanto uma paciente mais magra com reconstrução de uma mama maior pode necessitar de aumento com implante ou redução da mama oposta.

INDICAÇÕES

A reconstrução mamária é indicada para as mulheres com seqüelas após mastectomia nas quais a utilização de uma prótese externa restringe seu estilo de vida ou afeta negativamente sua auto-imagem. Para estas mulheres, que gozam de boa saúde e concordam com o defeito que resultará no local doador e com a recuperação pós-operatória, o retalho TRAM proporciona uma excelente reconstrução mamária autógena. A reconstrução mamária com retalho TRAM é particularmente atrativa para mulheres que sofreram radiação prévia e que têm riscos maiores de desenvolver uma contratura capsular com a reconstrução com implante.

O retalho TRAM pode ser transferido para a parede do tórax na forma de retalho pediculado ou como retalho microcirúrgico. A familiaridade do cirurgião e da instituição com cirurgias microvasculares influenciam esta escolha. As pacientes com cicatrizes na porção superior do abdômen que excluem a possibilidade de um retalho pediculado do reto necessitam de uma transferência microcirúrgica do TRAM. Outras indicações são sujeitas às preferências do cirurgião.

CONTRA-INDICAÇÕES

Cicatrizes abdominais estratégicas pré-operatórias podem interferir no suprimento sangüíneo do retalho TRAM. A ilha de pele disponível para a reconstrução é reduzida pelas cicatrizes verticais e horizontais que cruzam o retalho TRAM (por exemplo na linha média inferior, apendicectomia). A importância destas cicatrizes depende do volume de tecido necessário para a preparação da mama. As contra-indicações para o retalho TRAM pediculado incluem incisões prévias ipsilaterais subcostais, paramedianas e incisão de Chevron, que interrompe ambos os pedículos dos retos. No caso do retalho TRAM microcirúrgico, uma apendicectomia anterior, uma grande incisão inferior transversa, ou história de procedimento de dissecção inguinal pode romper os vasos epigástricos inferiores do lado da cirurgia anterior. Embora hajam relatos de retalhos TRAM após procedimentos de abdominoplastia, tais retalhos possuem riscos, já que as perfurantes da pele e do tecido subcutâneo vindas do pedículo foram cirurgicamente divididas. Lipoaspiração abdominal prévia também pode romper a maioria das perfurantes. A reconstrução mamária com o retalho TRAM é uma grande operação da parede abdominal. Hartrampf destacou quais as condições que ele acreditava serem contra-indicações para uma reconstrução com TRAM de sucesso, incluindo doenças cardiovasculares sérias, doença pulmonar crônica, hipertensão descontrolada, obesidade mórbida e diabetes dependente de insulina. O fumo, a obesidade moderada, doenças autoimunes, e diabetes não-dependente de insulina aumentam o risco de complicações, mas não são consideradas contra-indicações.

PREPARAÇÃO DA SALA

A paciente é colocada na mesa da sala de operações na posição supina. A mesa é posicionada de forma que o dorso possa ser elevado durante a operação, com a paciente fazendo flexão dos quadris, para avaliar a simetria, enquanto é modelado o formato das mamas. A cabeça da paciente é estabilizada seguramente para prevenir qualquer lesão no pescoço enquanto a paciente estiver ereta. No caso de transferência do retalho microcirúrgico de TRAM, uma camada de espuma protetora é colocada sobre a face para prevenir que alguma pressão seja feita nas estruturas faciais da paciente pelo cirurgião auxiliar durante a anastomose microvascular. Em uma reconstrução imediata, pode-se colocar uma espuma em "casca de ovo" na mesa de operações abaixo da axila para a sua exposição, o que não interfere na simetria, quando a mama for modelada. Os braços são fixados com faixas em suportes para os braços localizados por volta de 75 a 80 graus para fora da mesa. Toma-se cuidado para assegurar que o nível dos suportes esteja levemente abaixo do nível dos ombros, para prevenir o estiramento do plexo braquial enquanto a paciente está na posição sentada. Por causa da grande área de superfície do corpo exposta e a necessidade de manter a temperatura corporal durante o procedimento cirúrgico, a sala é aquecida antes da chegada da paciente. A colocação de dois ou mais pedais no chão para os eletrocautérios permite que dois cirurgiões plásticos trabalhem simultaneamente, ou então, que o mastologista e o cirurgião plástico, no caso de reconstrução imediata, trabalhem juntos. As meias de compressão ou botas Venodyne de compressão intermitente são recomendadas durante o procedimento cirúrgico.

MARCAÇÃO DA PACIENTE

O transverso reto abdominal inferior é o desenho usual para o retalho TRAM e é centralizado na região infra-umbilical (Figura 57-1). As margens começam logo acima do umbigo e terminam na crista suprapúbica. Isso deixa a cicatriz menos visível e proporciona uma ligação mais longa do pedículo com o retalho TRAM. Outras localizações na parede abdominal oferecem alternativas se cicatrizes abdominais ou quaisquer outras circunstâncias excluírem a possibilidade de desenho do retalho inferior. A marcação do retalho pediculado e do retalho microcirúrgico são semelhantes (Figura 57-2).

Em paciente saudáveis com abdômen sem cicatrizes, a margem superior da pele do retalho abdominal é desenhada na forma de uma linha curva partindo do limite superior do umbigo em direção a cada espinha ilíaca ântero -superior. A margem inferior da pele é desenhada a partir da crista suprapúbica lateralmente ao longo da prega natural da pele curvando-se para cima até encontrar a linha superior desenhada anteriormente. A distância entre as duas linhas é desenhada para se igualar à largura da mama normal, mas é limitada pela quantidade de pele necessária para o fechamento da área doadora; desta forma, algumas vezes isso só pode ser determinado depois que a paciente estiver sob anestesia geral e a parede abdominal estiver completamente relaxada. Variando a posição onde as linhas superior e inferior se encontram, a extensão lateral da cicatriz da área doadora pode ser colocada acima ou abaixo da espinha ilíaca anterior, dependendo da preferência da paciente.

Se o retalho TRAM for transferido pediculado, o planejamento pode ser influenciado pela decisão de transferir monopediculado ou bipediculado. Esta decisão depende do volume de tecido necessário para assemelhar a mama normal e a saúde geral (por exemplo caso de fumo ou obesidade) da paciente. Para o monopediculado, o desenho é centralizado sobre o músculo reto ipsilateral, e para o retalho bipediculado toda a elipse central abdominal fica no centro do desenho. Os detalhes dos desenhos pré-operatórios do TRAM para o formato das mamas combinar com o defeito da parede do tórax em reconstruções tardias, são ilustrados

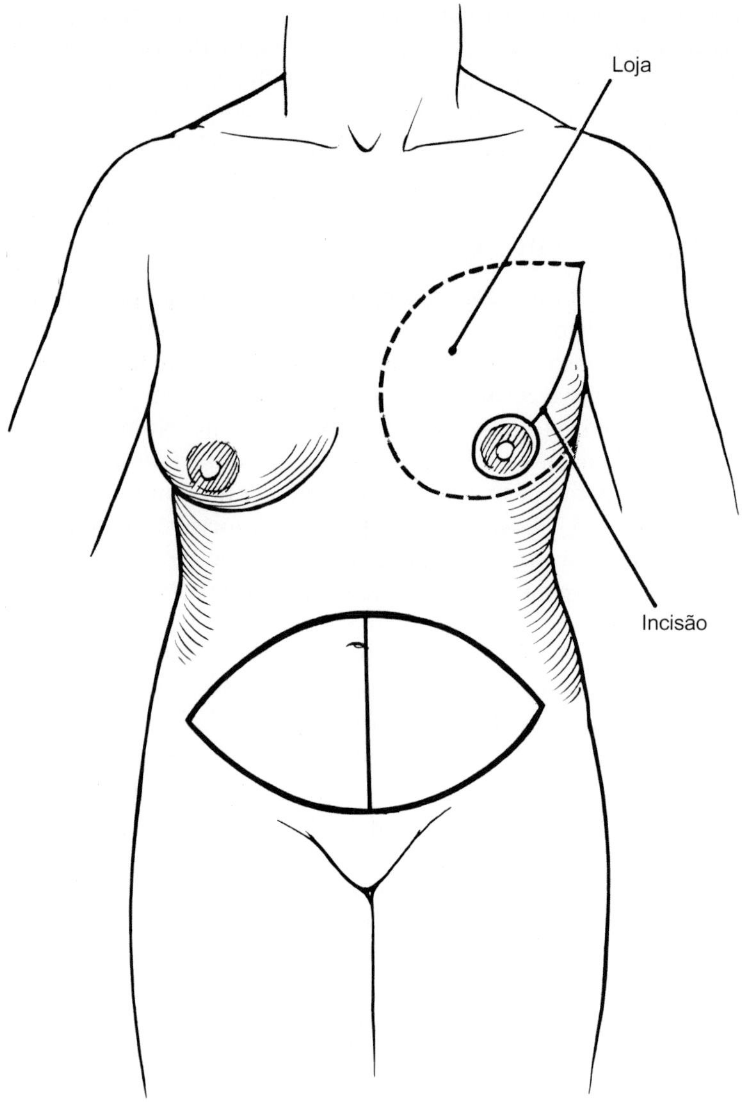

Figura 57-1. Marcação pré-operatória para o retalho TRAM e a loja da mama.

mais claramente por Hartrampf. Para reconstrução com o retalho TRAM microcirúrgico, a orientação da mama normal guia o uso do pedículo vascular ipsilateral ou contralateral.

TÉCNICA CIRÚRGICA

Para TRAM monopediculado, o retalho é elevado lateralmente até a margem do grupo de perfurantes do lado do pedículo. Do lado oposto, as perfurantes são sacrificadas e a dissecção do retalho é realizada através da linha média no nível da bainha anterior do reto até as perfurantes mediais do retalho. A bainha é dividida lateralmente, bem próxima às perfurantes, e os vasos epigástricos inferiores são identificados e ligados, após a preservação do comprimento adequado para o resgate microvascular, se este for necessário (Figura 57-3). Após dividir a bainha medialmente ao grupo medial de perfurantes, o cirurgião deve escolher tirar toda a largura do músculo para o pedículo ou dividir o músculo lateral ou medialmente, ou mesmo ambos. A meta para cada paciente é alcançar um retalho TRAM seguro e confiável, enquanto o dano com relação à integridade da parede abdominal é diminuído. Seccionar o músculo reto distalmente para cima da linha arqueada, ajuda a preservar a integridade da parte inferior do abdômen. Após a elevação do retalho superior do abdômen, é mais seguro utilizar um Doppler transcutâneo para ajudar na marcação dos vasos epigástricos superiores na parede abdominal superior. Então, tanto a fáscia pode ser dividida fora do centro do pedículo ou uma faixa da fáscia pode ser preservada sobre o pedículo vascular. Se for realizada uma dissecção com divisão do músculo, esta é continuada até a margem subcostal. É criado um túnel no sulco inframamário medial e sobre o processo xifóide para preservar o importante ponto anatômico do sulco inframamário. O retalho monopediculado realiza, geralmente, uma rotação de 90° a 180° para dentro da área receptora no tórax (Figuras 57-4 e 57-5). O retalho pode ser realizado baseado tanto no reto contralateral quanto no ipsilateral.

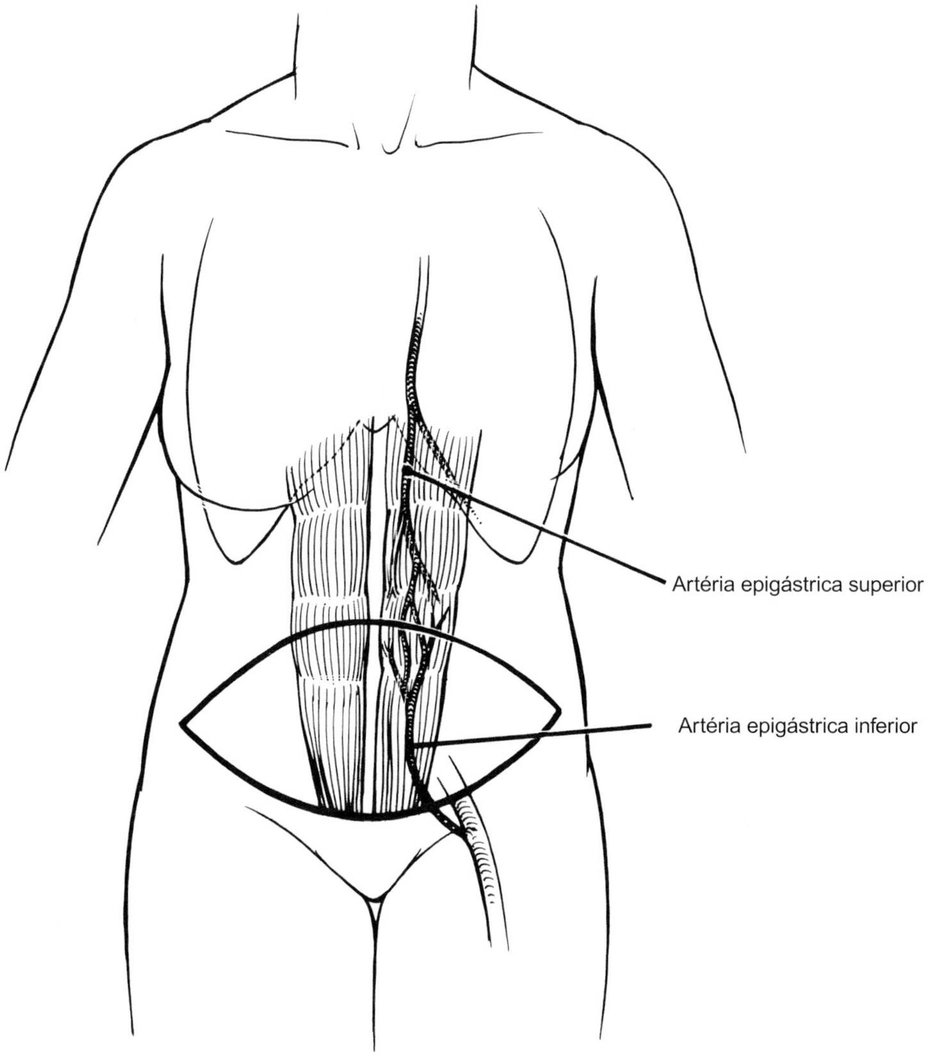

Figura 57-2. Suprimento sangüíneo para o retalho TRAM dos vasos epigástricos superiores (retalho pedículado) ou dos vasos epigástricos inferiores (retalho microcirúrgico).

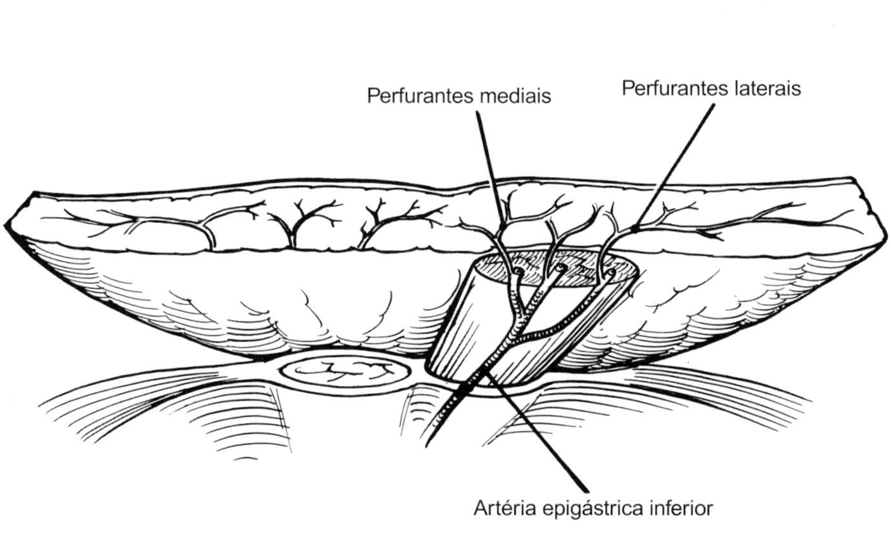

Figura 57-3. Vasos perfurantes laterais e mediais do músculo reto até a porção de pele.

O retalho TRAM bipediculado (um retalho com dois pedículos vasculares) é indicado se o volume do retalho da maa necessário é maior que o contido em 60% a 70% da elipse abdominal inferior, ou se a paciente apresenta contra-indicações relativas ao retalho TRAM por causa da circulação microvascular prejudicada. Da mesma forma que ocorre com o monopediculado, as perfurantes são localizadas primeiro, neste caso bilateralmente. A fáscia é dividida, e os vasos epigástricos inferiores são localizados e divididos. A dissecção continua na parte de baixo de um dos retos, até o músculo medial, ou o músculo é dividido preservando 1 a 2 cm do músculo e a fáscia. O músculo é então dividido distalmente. O restante da dissecção continua semelhante à do retalho de TRAM com pedículo único. O retalho TRAM é reatido em cima do outro lado, as perfurantes mediais do seundo lado são identificados, e a fáscia é dividida logo medial às perfurantes. O músculo é dividido distalmente, e então ambos os pedículos são dissecados para fora da bainha posterior do reto até a margem subcostal, após a identificação do pedículo vascular epigástrico superior e a divisão da fáscia da parede abdominal superior.

No caso de transferência de retalho TRAM microcirúrgico, a técnica de identificação das perfurantes é idêntica à técnica do retalho TRAM com pedículo. Por causa do forte suprimento sangüíneo dos vasos epigástricos inferiores profundos ao retalho TRAM, é possível transferir o retalho tanto com o grupo medial quanto lateral de perfurantes ou com 2 ou 3 grandes perfurantes. Durante a exposição das perfurantes laterais e mediais, decide-se qual grupo parece ser o maior. Após esta decisão, um plugue de músculo somente, com a sua fáscia circundante, pode ser retirado com as perfurantes selecionadas. Os vasos epigástricos inferiores são localizados afastando-se as fibras musculares do reto inferiormente, para assegurar que o pedículo principal leve às perfurantes selecionadas. A fáscia é dividida inferiormente em direção lateral à região inguinal, diretamente sobre os vasos epigástricos inferiores. O retalho microcirúrgico também pode ser realizado com ambos os grupos de perfurantes, utilizando tanto uma fita muscular quanto toda a sua largura. Assim, a margem lateral do músculo reto é afastada, e os vasos epigástricos inferiores profundos são examinados diretamente antes de executar a excisão do músculo e da fáscia. É bastante válido dissecar o pedículo vascular até a sua origem para dar o comprimento máximo à anastomose microvascular. O retalho confeccionado é então transferido para os vasos toracodorsais preparados, facilmente acessível na reconstrução imediata ou nos vasos torácicos internos, geralmente expostos no terceiro espaço intercostal.

O fechamento da parede abdominal é facilitado preservando-se o máximo de fáscia possível, sem comprometer a vascularização do retalho. Geralmente, a parede abdominal anterior é fechada primariamente (Figura 57-6). Ocasionalmente, é necessária uma interposição de pedaço de tela de

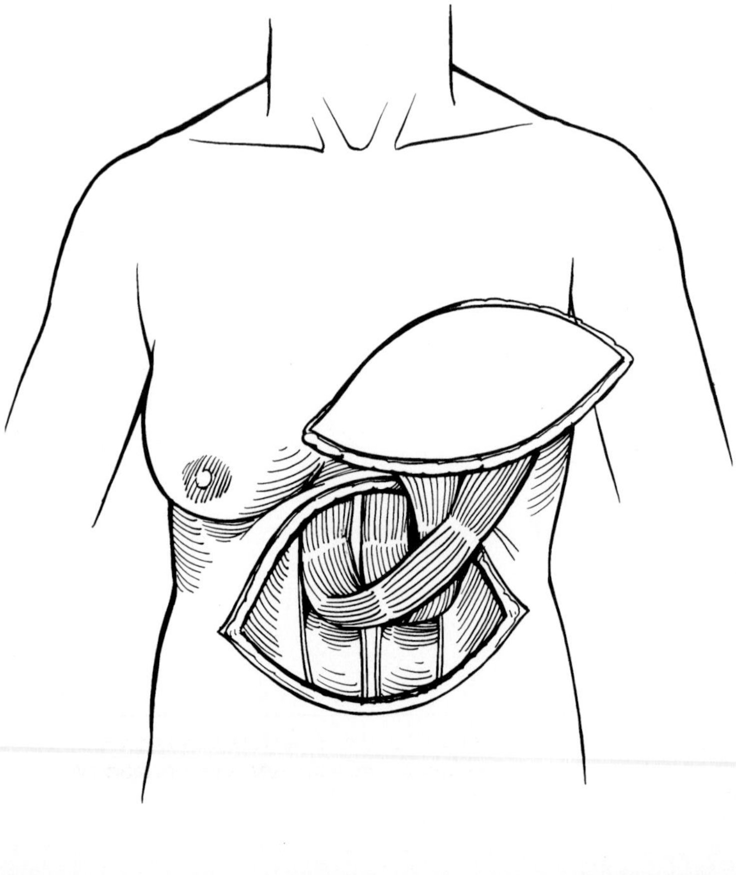

Figura 57-4. Colocação do retalho TRAM contralateral, fazendo uma rotação de 180° (pedículo duplo).

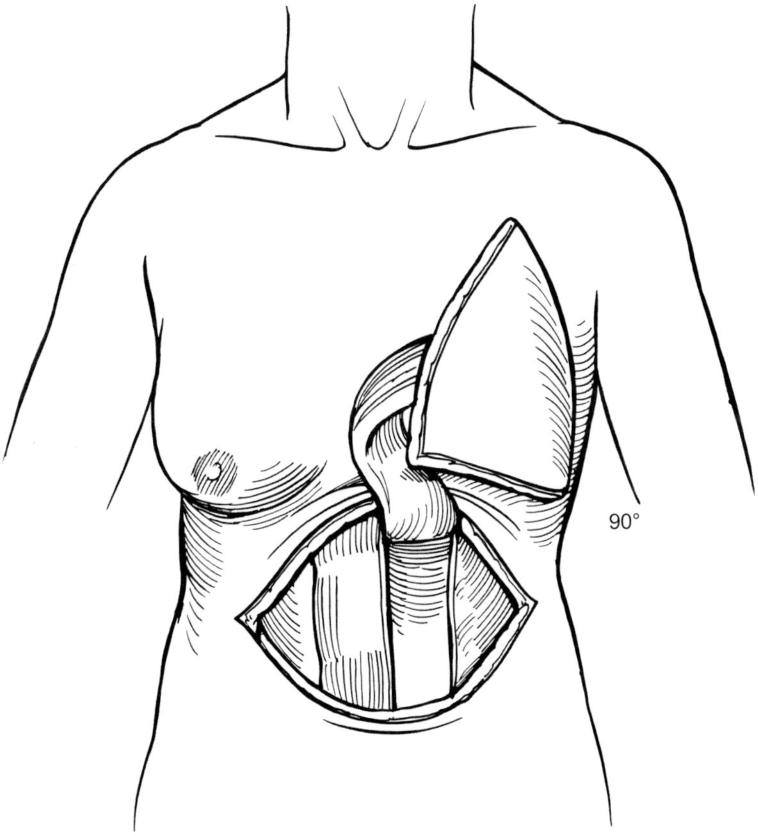

Figura 57-5. Colocação do retalho TRAM ipsilateral, fazendo uma rotação de 90° (pedículo único).

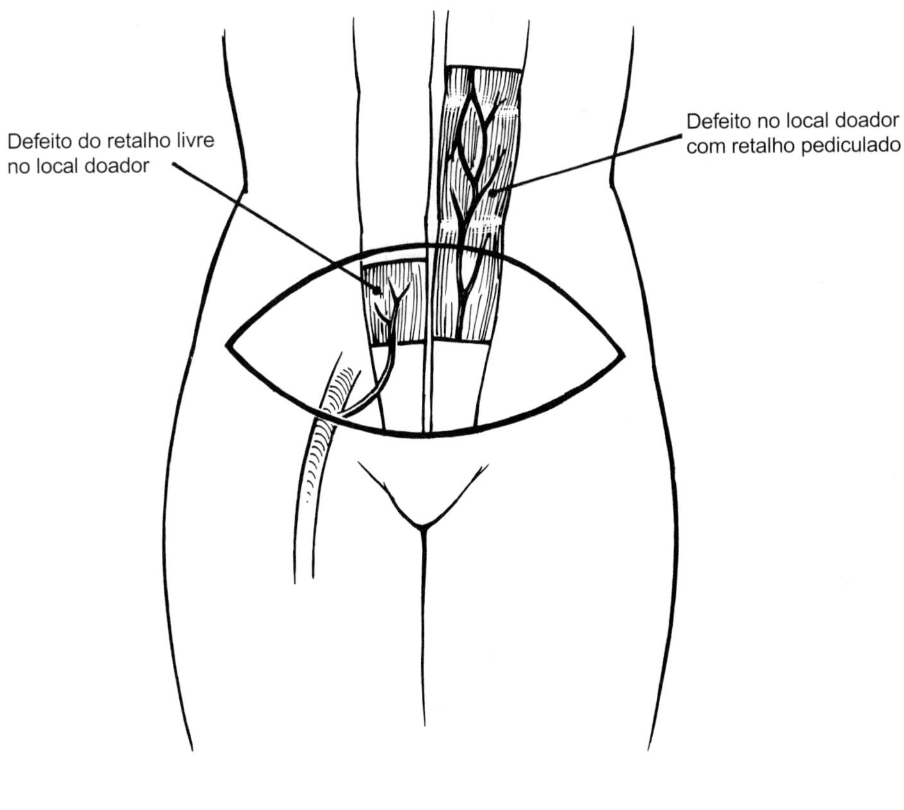

Figura 57-6. Defeito da área doadora do abdômen com coleta de retalho microcirúrgico (E) e coleta de um monopediculado (D).

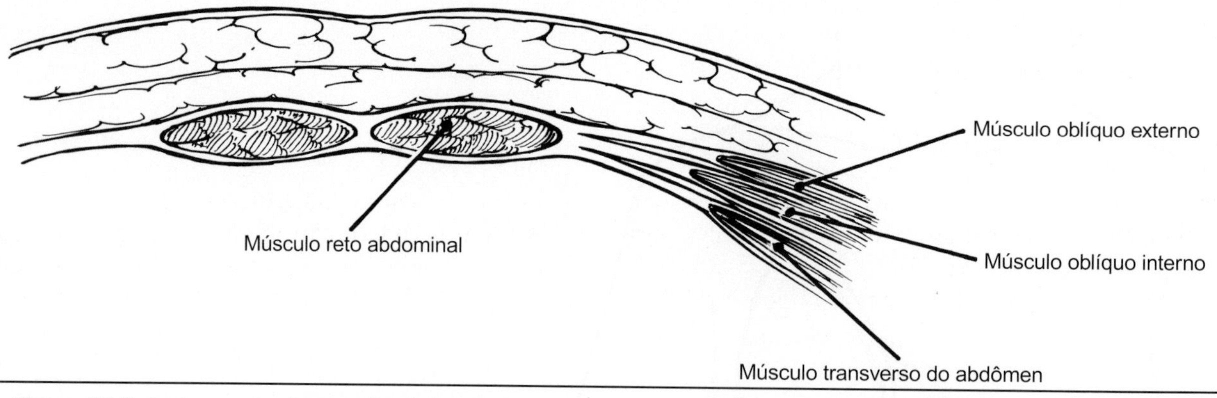

Figura 57-7. Fechamento da parede abdominal. Inserção de uma secção cruzada de camadas oblíquas externas e internas.

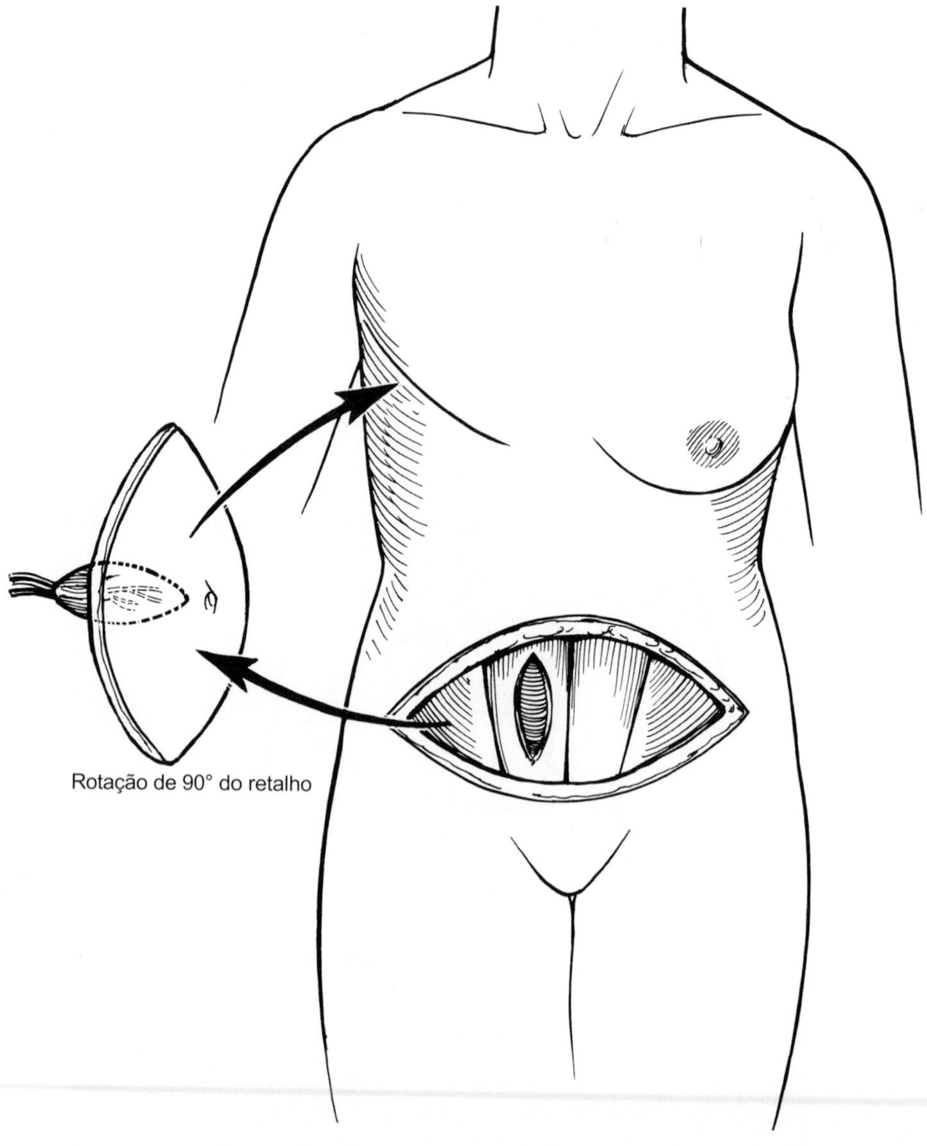

Figura 57-8. Posicionamento ipsilateral do retalho TRAM microcirúrgico para uma mama modelada verticalmente.

Marlex. O defeito fascial é fechado com uma camada dupla. A primeira camada é executada com sutura contínua não-absorvível do tipo Prolene ou náilon 1-0. É importante incluir o oblíquo interno, particularmente abaixo da linha arqueada, quando este pode retrair profundamente e lateralmente a camada do oblíquo externo. A fáscia pode ser aproximada diretamente, ou, se existir uma flacidez excessiva, a margem lateral da fáscia pode ser aproximada à linha alba para reforço adicional. Se as suturas lacerarem a fáscia, uma tela de Marlex é colocada sobre o fechamento abdominal inferior e fixada com Prolene 3-0, depois que a segunda camada for fechada. A segunda camada do fechamento começa na margem subcostal, e continua de modo contínuo até o púbis com suturas de Prolene 3-0. Na área epigástrica e suprapúbica inferior, a fáscia é imbricada para prevenir abaulamentos nestas duas áreas, relativas à parede abdominal inferior recentemente ajustada (Figura 57-7).

Quando estiver modelando a mama, há determinada preferência do cirurgião sobre o posicionamento do retalho TRAM na parede do tórax. A reconstrução unilateral com um pedículo ou bipedículo é geralmente posicionada ipsilateralmente tanto em uma posição girada 90° no sentido anti-horário, quanto em uma posição girada 180° no sentido horário. A escolha depende tanto da tensão no pedículo quanto da modelagem da mama. Um retalho TRAM posicionado horizontalmente pode ser de formato cônico inferiormente para aumentar a projeção central. No caso de reconstrução bilateral das mamas, o retalho TRAM geralmente é transferido ipsilateral para prevenir a compressão do pedículo dorsal. Para a reconstrução com um TRAM microcirúrgico, o retalho é colocado ipsilateralmente para uma mama modelada mais vertical e contralateralmente, para uma mama configurada horizontalmente (Figura 57-8). Em reconstrução imediata após mastectomia com preservação de pele, o retalho é fixado circunferencialmente à parede do tórax com suturas de Vicryl 3-0 e examinado quanto à sua simetria com a cabeça da mesa elevada. Então, é reduzido o quanto for necessário para ajuste aos retalhos da mastectomia e ao formato da mama. Em reconstruções tardias, geralmente se remove o retalho inferior da mastectomia até 1-2 cm do sulco inframamário pré-marcado. O retalho é inserido inferiormente e então é moldado sob o retalho residual superior da mastectomia, superior e lateralmente, enquanto a paciente está na posição ereta (Figura 57-9). O fechamento da pele é completado com uma sutura interrompida de Vicryl 2-0 na camada mais profunda da incisão abdominal, e uma sutura de Vicryl 3-0 para o fechamento dérmico da mama e do abdômen. É realizado o fechamento intradérmico com fio não-absorvível removível (Prolene) ou absorvível (polidioxanone-PDS) 3-0. Dois drenos são colocados sob o retalho abdominal e um ou dois drenos em cada loja.

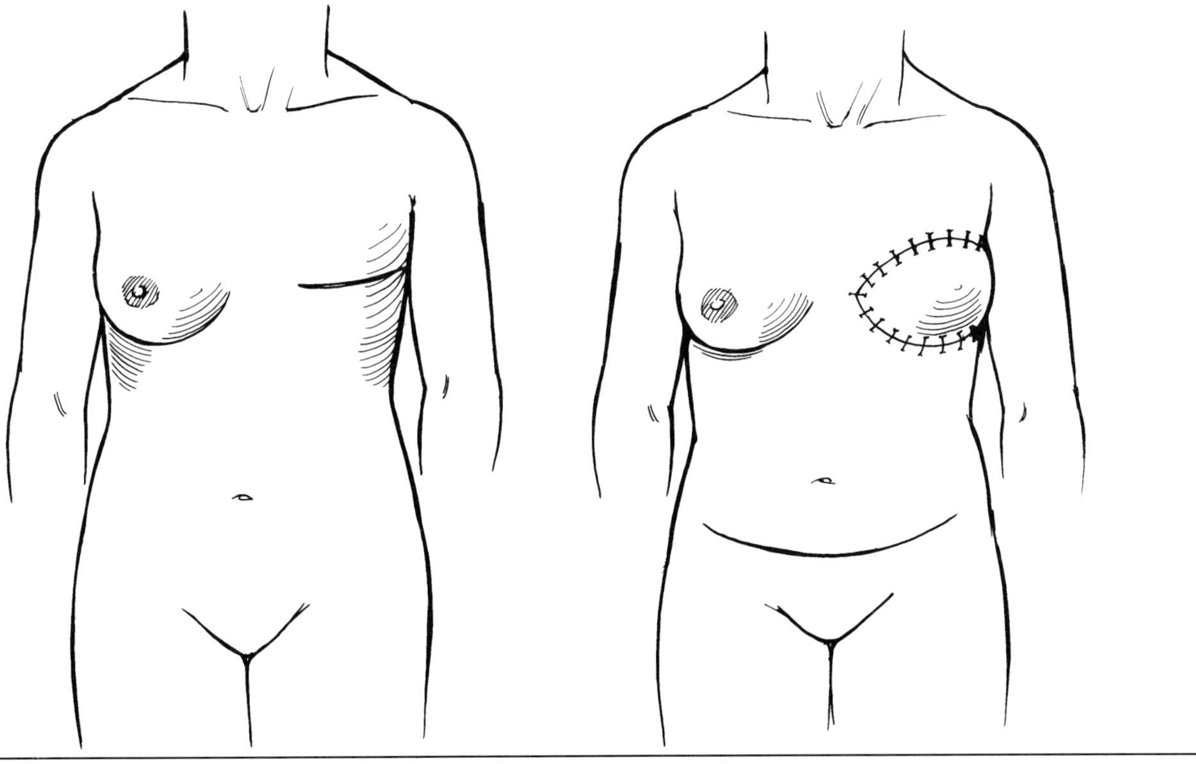

Figura 57-9. Inserção do retalho TRAM com o retalho inferior da mastectomia aparado e o retalho TRAM suturado à parede do tórax circunferencialmente.

CUIDADOS PÓS-OPERATÓRIOS

Após a cirurgia, a paciente é mantida bem hidratada em uma sala aquecida para diminuir a vasoconstrição. A sonda nasogástrica, que fora colocada intra-operatoriamente, é geralmente removida ao final da cirurgia. A dieta da paciente avança lentamente por volta de três a quatro dias, começando com líquidos claros no primeiro dia após a operação. Na tarde deste primeiro dia, a paciente recebe assistência para sentar-se do lado da cama ou em uma cadeira. A deambulação começa no segundo dia pós-operatório, e a sonda de Foley é removida neste mesmo dia. São usadas botas de Venodyne até que as caminhadas comecem. Deve haver um excelente controle da dor por meio do uso de bomba analgésica (PCA) da qual ela é liberada pelo terceiro ou quarto dia pós-operatório. A paciente recebe alta no quarto ou quinto dia após a cirurgia.

Se um TRAM pediculado se tornar congesto, a observação é o tratamento de rotina. Entretanto, a paciente pode ser levada novamente à cirurgia em uma tentativa de descomprimir ou reposicionar o retalho, quando a congestão é reconhecida dentro do período de 6 a 8 horas após a cirurgia. Se uma área menor do retalho TRAM ou do retalho da mastectomia desenvolver esta congestão e for delimitado nos primeiros três a quatro dias, o retalho pode ser debridado cirurgicamente antes da alta do hospital.

Para o retalho microcirúrgico TRAM, se houver congestão arterial ou venosa deve ser reabordado imediatamente. O retalho é monitorado a cada hora, geralmente pelo dispositivo Doppler de mão, por dois ou três dias pós-operatórios. Nenhum método de anticoagulação mostrou-se eficaz na melhora da sobrevivência do retalho TRAM microcirúrgico. O retalho necessita de revascularização dentro de 6 ou 8 horas de oclusão para manter a sua viabilidade.

Os drenos são removidos quando o débito for menor que 30 ml em 24 horas. Nenhum curativo especial é colocado nas incisões. Steri-Strips ou pomadas de antibiótico são colocados nas incisões. Nenhuma peça de suporte para as mamas, ou um *soutien* cirúrgico largo podem ser usados pelas primeiras semanas. A reconstrução do mamilo é geralmente postergada para três meses, para permitir que o edema do local cirúrgico diminua e para assegurar que a reconstrução seja simétrica antes de executar a colocação do mamilo.

PRECAUÇÕES

1. Antes da cirurgia, deve-se passar um tempo com a paciente discutindo a complexidade da reconstrução com o retalho TRAM, para prepará-la para possíveis complicações, incluindo a perda do retalho, e a necessidade de um período adequado de recuperação para a cicatrização da parede abdominal.
2. Marcar precisamente a paciente antes da operação, tanto no retalho abdominal quanto na área receptora no tórax, para assegurar a quantidade apropriada de tecido para a reconstrução da mama e o posicionamento adequado na parede do tórax para a simetria.
3. Escolher cuidadosamente as perfurantes para a ilha de pele para manter a vascularização do retalho, enquanto é deixado o máximo de fáscia anterior suficiente para permitir o fechamento primário da fáscia e, possivelmente, a preservação de uma faixa contínua do músculo reto.
4. Desenvolver um plano pós-operatório com a equipe de enfermagem para ajudar a paciente no controle eficaz das suas dores e a caminhar de tempos em tempos, e para o caso da paciente que realizou o retalho TRAM microcirúrgico, um protocolo para o monitoramento com Doppler pós-operatório, e a notificação apropriada.

Leituras Selecionadas

Bostwick J. Abdominal flap reconstruction. In: Bostwick J, ed. *Plastic and Reconstructive Breast Surgery.* St. Louis: Quality Medical, 1990:759.

Grotting JC, Urist MM, Maddox WA, Vasconez IO. Conventional TRAM flap versus free microsurgical TRAM flap for immediate breast reconstruction. *Plast Reconstr Surg* 1989;83:828.

Hartrampf CR Jr, ed. *Hartrampf's Breast Reconstruction With Living Tissue.* New York: Raven Press, 1991.

Hartrampf CR Jr, Bennett GK. Autogenous tissue reconstruction in the mastectomy patient: a critical review of 300 patients. *Ann Surg* 1987;205:508.

Schusterman MA, Kroll SS, Miller MJ, et al. The free TRAM flap for breast reconstruction: a single center's experience with 211 consecutive cases. *Ann Plast Surg* 1994;32:234.

Capítulo

58

Reconstrução Areolopapilar

Bradley P. Bengtson

AVALIAÇÃO DO DEFEITO

Na tentativa de alcançar resultados estéticos e funcionais melhores em qualquer procedimento de reconstrução, alguns fatores devem ser reconhecidos e cuidadosamente avaliados. Os dois mais importantes são: (1) o estudo da *anatomia normal*, incluindo uma *avaliação precisa tridimensional do defeito*, e (2) a reconstrução do defeito com tecido semelhante, levando em consideração os tipos de tecido e a estrutura tridimensional. A melhor reconstrução autógena, associada ao menor grau de morbidade, é obtida pela substituição milimétrica do volume de tecido que for removido, com o mesmo tipo de tecido. Com isto, obtém-se a maior preservação possível da anatomia normal da área operada. Hoje, a reconstrução neste nível não é ainda tecnicamente possível; com o advento e a utilização de cultura de tecidos em conjunto com matrizes estruturais de suporte, a pré-fabricação de todos os tipos de tecido irá nos deixar mais próximos de otimizar os resultados e diminuir a morbidade. O cirurgião reconstrutor pode, entretanto, melhorar os resultados, sendo um estudioso ávido da anatomia contralateral "normal" da paciente, e escolhendo um método de reconstrução que melhor se encaixe e substitua todos os tecidos que estão faltando. Isso realmente acontece em todas as reconstruções, sejam elas mandibulares, nasais ou areolopapilares, todas as quais devem enfocar o restabelecimento do revestimento, do osso, ou de partes moles e da pele, quando indicado. Desta forma, a melhor reconstrução areolopapilar (RAP) inclui a avaliação de todas as estruturas presentes: o corpo da papila e sua projeção, a aréola, a superfície externa e a coloração.

ANATOMIA

Para reconstruir qualquer estrutura do corpo, o cirurgião deve estudar o formato anatômico original e moldá-lo, de acordo com suas variações mais comuns. Se estiver sendo realizada uma reconstrução unilateral, esta "anatomia original" será inspirada na estrutura contralateral da paciente, a menos que esta estrutura deva ser alterada. Muitas variações comuns da papila e do tecido areolar foram descritas. Os anseios e preocupações da paciente também representam um papel fundamental na decisão a ser tomada. Fatores anatômicos importantes incluem a posição do complexo areolopapilar na mama nas posições ereta e supina e tamanho, coloração, textura, assim como qualquer irregularidade da aréola. Da mesma forma, tamanho, coloração, altura da projeção e ângulo da papila devem ser avaliados de acordo com os objetivos da paciente. A dimensão "ideal" da mama e da papila devem ser estudadas e avaliadas. A papila, na verdade, é fundamental, sendo o ponto "principal" de refinamento da mama e ajuda a definir o formato e o aspecto final da mama.

A posição normal da papila é 19 a 21 cm da incisura esternal ou da linha médio-clavicular e geralmente de 9 a 11 cm da linha média. A distância do sulco inframamário até a papila é de aproximadamente 8 cm e da margem areolar inferior até o sulco inframamário, 6 cm. A média do diâmetro areolar é de 42 a 45 mm e o diâmetro da papila é de 8 mm (varia entre 5 e 10 mm) com uma projeção de 4 a 6 mm, sem ser estimulado. A própria aréola projeta-se do montículo da mama alguns milímetros, e contém um número variável de glândulas de Montgomery. A coloração varia amplamente e depende da raça e da paridade, sendo geralmente mais escura e de textura mais espessa do que a pele circundante.

Quando as reconstruções unilaterais são realizadas, a meta deve ser, da mesma forma que planejada com a própria mama, parecer o máximo possível com o complexo areolopapilar contralateral. As diferentes técnicas de reconstrução e variações técnicas individuais podem produzir resultados variáveis, o que permite a escolha entre várias técnicas de acordo com uma situação específica (por exemplo, quando for realizada uma reconstrução de um mamilo pequeno e não projetado em contraste com um grande mamilo bem projetado).

INDICAÇÕES

Anteriormente, a papila e a aréola não eram enfatizadas ou mesmo não eram consideradas importantes após a reconstrução da mama e, portanto, geralmente não eram reconstruídas. Entretanto, como as técnicas de reconstrução de mamas melhoraram dramaticamente e evoluíram, a RAP está sendo realizada com muito mais freqüência. Isso é um reflexo tanto do nível de sofisticação das técnicas utilizadas e da qualidade das reconstruções que estão sendo obtidas. A maioria das pacientes e dos cirurgiões plásticos não considera uma reconstrução mamária finalizada até que a RAP esteja completa. A vontade das pacientes e o reembolso de seguradoras podem ser questões relevantes, entretanto, por conta da quantidade limitada de tempo cirúrgico que está geralmente envolvido, a rápida recuperação e as baixas incidências de complicações, a RAP deveria ser oferecida a praticamente todas as pacientes. A papila e a aréola são os pontos mais enfocados da mama, e a reconstrução é indicada para todas as pacientes, com exceção daquelas com malignidades ativas ou progressivas.

CONTRA-INDICAÇÕES

A principal contra-indicação para a RAP é a progressão ativa da doença de base. Neste caso, a RAP deve certamente ser retardada (ou talvez não realizada) até que o câncer esteja controlado. Como em todas as formas de reconstrução relacionadas com o câncer, o primeiro e principal objetivo é o tratamento adequado da malignidade específica, e esta meta nunca deve ser comprometida. Se o retalho, ou o tecido utilizado na reconstrução das mamas tiver sido submetido à radiação, isso pode ser considerado uma contra-indicação relativa para a RAP, entretanto, com as informações adequadas e o envolvimento da paciente nas decisões do processo, a RAP pode ser realizada se as mudanças presentes na pele forem mínimas. O tempo da RAP após a radiação será tratado mais tarde. Eu falo de uma RAP como uma reconstrução de tecido autógeno; eu prefiro não realizar reconstruções com implantes em mamas que foram irradiadas, ou em pacientes que têm a possibilidade de receber radiação, devido à probabilidade de dificuldade de cicatrização da incisão, com subseqüente infecção do implante, extrusão ou contratura capsular. Eu consideraria a RAP como uma contra-indicação relativa para uma paciente com tecido irradiado e submetida à reconstrução somente com expansor. A "contra-indicação" final é a escolha da paciente. Embora eu informe as pacientes que minha preferência e expectativa são relativas à finalização da reconstrução das mamas com a RAP, algumas pacientes escolhem não passar por este procedimento. Depois que elas recebem as informações sobre o procedimento, sua morbidade mínima, tempo de recuperação e pós-operatório, a maioria das pacientes escolhe realizar o procedimento.

MOMENTO DA RAP

A maioria dos procedimentos de RAP é mais bem realizada após a reconstrução da mama. Eu realizo a RAP com mais freqüência seis meses após a reconstrução das mamas. Geralmente, em conjunto com qualquer revisão da mama que possa ser eventualmente necessária e um mês após a finalização da quimioterapia da paciente, quando esta for necessária. As mudanças de formas pós-operatórias ocorrem em todas as mamas, e é mais difícil tentar mobilizar um complexo areolopapilar realizado no momento da reconstrução mamária, do que reconstruí-lo no local correto, uma vez que estas mudanças já ocorreram. As complicações também não podem ser previstas com 100% de exatidão, e se uma necrose da gordura ou da pele desenvolver-se após a cirurgia, a posição do mamilo pode ser afetada. Isto não significa que a reconstrução imediata do mamilo nunca possa ser considerada. Se uma mastectomia com pequena remoção de pele é feita e a reconstrução escolhida é muito previsível, e não é necessária a correção da mama contralateral, uma RAP imediata pode ser considerada (por exemplo, uma reconstrução com o grande dorsal e implante, onde o volume da mama pode ser simetrizado facilmente, ou uma reconstrução com retalho miocutâneo livre transverso do reto abdominal [TRAM] associado a uma mastectomia com pequena remoção de pele). Como foi discutido, a RAP não é um procedimento longo, e por ter um efeito dramático completando a aparência da mama, eu acredito que é geralmente melhor retardá-lo até que o volume e o contorno da mama estejam estáveis. Com a melhora da previsibilidade das técnicas de reconstrução de mamas e com o aumento das experiências individuais dos cirurgiões, a RAP imediata pode-se tornar um pouco mais comum. Desta forma, cada cirurgião deve avaliar sua eficácia na obtenção de bons resultados na posição correta da papila e as taxas de revisões cirúrgicas para determinar o melhor tempo para a reconstrução individual de cada paciente. Como foi discutido na seção sobre as contra-indicações, a RAP em uma mama que recebeu radiação é controversa. Se a RAP for considerada em tal situação, eu iria realizar a reconstrução com tecido autógeno irradiado, e, embora não exista nenhum dado específico a respeito do intervalo de tempo ótimo, esperaria um mínimo de seis a oito semanas após a finalização da radioterapia e radiação aguda antes de proceder com a RAP.

PREPARAÇÃO DA SALA E DO EQUIPAMENTO

A preparação e o equipamento necessários para a RAP são mínimos. A cirurgia pode ser realizada como um procedimento de consultório. Eu realizo o procedimento com técnica estéril isolando ambas as mamas da paciente com campos cirúrgicos. A administração de antibióticos não é um procedimento de rotina, ao menos que sejam realizados outros procedimentos ou que a paciente tenha um implante mamário.

As drogas anestésicas geralmente utilizadas são a lidocaína com epinefrina e os instrumentos são uma fita métrica, um areolótomo, um bisturi de lâmina nº 15, uma pinça de Adson, um porta-agulhas e ganchos de pele. Um cautério bipolar também deve estar disponível.

MARCAÇÃO DA PACIENTE

De acordo com a escolha do método de reconstrução, o posicionamento do complexo areolopapilar é a parte mais crítica deste procedimento. A marcação da paciente depende de vários fatores, incluindo: (1) reconstrução unilateral em vez de bilateral; (2) a individualidade da anatomia da mama "reconstruída" e da normal; (3) o posicionamento da paciente; e (4) a preferência do cirurgião e da paciente quanto à posição da papila.

O ideal é que a papila fique localizada exatamente na mesma posição da papila contralateral, ou, se o procedimento for bilateral, a posição é baseada nas dimensões e anatomia de uma mama normal. Contudo, estas podem variar se as mamas não forem de tamanho e forma iguais. Assim, a melhor reconstrução das papilas começa com a reconstrução estável e correta da mama.

A escolha da posição apropriada para a localização da papila é feita com a paciente sentada ou na posição em pé, geralmente com a paciente colocada em frente a um espelho de corpo inteiro, para que ela e o cirurgião possam interagir e decidir sobre a posição. Eu coloco uma marca, na maioria das vezes, na mama, no local ideal do ponto de vista da paciente e do meu, e então faço a confirmação com as medições necessárias. Em reconstruções unilaterais, o mamilo e a aréola podem ser medidos no lado da reconstrução. Sensores adesivos de eletrocardiograma (ECG) também funcionam bem para marcar temporariamente a posição dos mamilos. As marcas para a referência na incisura esternal, linha médio-clavicular e linha média são escolhidas e checadas novamente. Os ombros são avaliados quanto à sua simetria. Quaisquer assimetrias, tais como angulações do esterno ou de tecidos moles do pedículo da TRAM, são levadas em consideração quanto ao posicionamento apropriado com relação à linha média. Depois de as medidas serem feitas e a papila e a aréola serem desenhadas, pede-se à paciente uma opinião sobre o posicionamento. Se a posição geral estética da papila e da aréola não corresponderem às medidas, estas devem ser checadas mais uma vez. Se elas ainda assim não corresponderem (por exemplo: "alguma coisa parece errada") então isto é porque os cones mamários não estão simétricos. Nesta situação, o cirurgião e a paciente devem decidir qual deve ser a prioridade: as medidas numéricas, a visão geral ou a aparência da posição da papila e da aréola. Esta situação particularmente é vista em mastectomias com remoção de pele. Em geral a posição correta da papila é aquela que aparenta ser mais simétrica, levando em conta a posição indicada pelas marcações numéricas, se existe alguma discrepância. Uma fita adesiva temporária e um areolótomo, ou um pedaço de papel podem ser utilizados. Esta é a melhor oportunidade para explicar à paciente que existirão diferenças quando ela estiver na posição supina, e para apresentar a ela as expectativas de acordo com as expectativas finais do cirurgião. Em reconstruções bilaterais, a posição da papila é primeiramente determinada com marcadores temporários e a partir de então a posição é confirmada comparando-a com as medições da mama. Em raras circunstâncias, uma variação menor da posição da papila pode ser alterada levemente por causa de uma cicatriz subjacente, embora um outro tipo de reconstrução, como do retalho em alça, pode ser escolhido se as cicatrizes podem afetar a viabilidade do tecido.

De quatro a seis semanas após a RAP e completamente cicatrizado, é realizada a tatuagem da papila. Eu geralmente utilizo o sistema de Permark. A coloração é escolhida pela paciente, preocupando-se com algumas cores mais comuns utilizadas pelas pacientes que passam pela reconstrução bilateral. No caso das reconstruções unilaterais, o pigmento de tatuagem é escolhido e deve ser levemente mais escuro que a cor areolar normal da paciente. É utilizada uma agulha nº 14 ou 18 para o Permark. A paciente é submetida à suplementação multivitamínica com ferro, já que o pigmento é baseado em ferro e teoricamente pode ser absorvido se a paciente tiver alguma deficiência em ferro. A paciente também deve ser informada que uma tatuagem secundária para aproximação da cor geralmente é necessária, pois é difícil obter um pigmento com a cor completamente uniforme em uma sessão.

TÉCNICA OPERATÓRIA

Deve-se tomar a precaução de, quando o cone mamário estiver sendo reconstruído, acrescentar 1 a 1,5 cm de diâmetro de tecido adicional acrescentado à região areolar e do mamilo, durante a preparação do tecido necessário para a RAP. Isso é especialmente útil em mastectomias com pouca remoção de pele, nas quais a papila e o tecido areolar são os únicos tecidos cutâneos removidos na mastectomia. Neste caso, se o diâmetro areolar original era de 4 cm e a área de remoção de pele está localizada na região da aréola, e desta forma, um defeito de 5 cm na pele é formado, o cirurgião pode trazer de 6 a 6,5 cm de pele para o coxim. A aréola normal também fica mais projetada que o cone mamário e o tecido adicional acrescentado ajuda a reduzir o nivelamento ou a subprojeção que pode ocorrer quando a papila for reconstruída.

TABELA 58-1. FONTES MAIS COMUNS PARA A RECONSTRUÇÃO AREOLOPAPILAR

Tecido		*Método/Fonte*	*Local*
Aréola	Local	Pele local/tatuagem	Tecido local
	Distante	Enxertos de pele	Aréola contralateral
			Orelha de cão/pele lateral (mama)
			Orelha de cão/pele lateral (abdômen)
			Coxa proximal
			Coxa medial, abaixo da prega cutânea
			Lábios
Papila	Local	Tecido local/pele da mama ou do retalho	Tecido local
	Distante	Outros locais	Papila contralateral
			Polpa digital
			Lóbulo da orelha
			Cartilagem
			Enxertos de gordura
	Aloenxerto		
	Inclusão		

Aproximadamente 100 tipos e variações de RAP, da mesma forma que dezenas de tecidos para a substituição da papila, já foram descritos (Tabela 58-1). Estas podem ser classificadas como autógenas ou aloplásticas, ou por localização, como local, regional ou distante. Geralmente, eu realizo a reconstrução da papila com tecido local (por exemplo, da pele da mama) ou tecido trazido para a reconstrução original do cone mamário. Eu raramente realizo um enxerto de pele para a reconstrução da aréola, mas me baseio na tatuagem da papila para a coloração da aréola. Se o enxerto for preferível, ou desejado pela paciente ou pelo cirurgião, ou para o caso da melhor reconstrução possível, isso pode ser feito no momento da reconstrução da papila. Se for utilizado o enxerto de pele, eu recomendo a utilização de um retalho "deslizante" *(skate flap).* Este tipo de reconstrução foi muito bem descrito e possivelmente foi o tipo mais comum de reconstrução usado no passado. Eu acredito, no entanto, com os avanços na tecnologia e nas técnicas de tatuagem, que o enxerto de pele não é necessário, particularmente quando se considera a morbidade potencial da área doadora. A opinião das pacientes é válida, de acordo com suas próprias expectativas, e todas as pacientes opinam nas decisões do processo. Da mesma forma que na escolha do método de reconstrução das mamas, algumas pacientes querem o método mais fácil e têm expectativas estéticas menores, enquanto outras querem o melhor, sem levar em conta a área doadora e outros fatores. A tatuagem por si só não fornece a textura, a redundância adicional de tecido ou a projeção normal da aréola, e, se foi obtido um excelente cone mamário, eu geralmente irei realizar o procedimento que possibilite a melhor RAP, se a paciente concordar. Existe, entretanto, sempre o risco de morbidade da área doadora. Eu evito áreas doadoras de enxerto na coxa ou região perineal. Na minha opinião, e de outros autores, o benefício da cor a longo prazo desaparece e as complicações não justificam o processo. Pode ser utilizado tecido da lateral da mama ou do abdômen, mas eles podem ter diâmetro insuficiente ou podem causar deformidade na área doadora. A utilização da pele da porção medial da coxa logo abaixo da virilha foi defendida por alguns autores.

Os três tipos mais comuns de RAP que eu realizo são (1) o retalho em estrela modificado, (2) o retalho em alça dupla oposta e (3) o retalho em rabo de peixe modificado. Todos estes têm algumas vantagens e desvantagens, e cada método será descrito e apresentado abaixo.

Alguns estudos estão sendo desenvolvidos para determinar a projeção a longo prazo e a durabilidade dos vários tipos de reconstrução do complexo areolopapilar, dependendo do tipo de tecido utilizado, o que será útil no futuro para ajudar na escolha do melhor método de reconstrução, de acordo com as circunstâncias individuais. Pigmentos de tatuagem e tecnologia adicionais irão, sem dúvida, estar disponíveis em um futuro próximo.

Retalho em Estrela Modificado

O método corrente mais comum que eu utilizo para a reconstrução da papila é o retalho em estrela modificado. Ele é rápido, fácil de ser realizado, ensinado, reprodutível e adaptado ou modificado, dependendo das cicatrizes e das necessidades de tamanho. Os locais doadores dos retalhos são facilmente aproximados e estão dentro dos limites da região a ser tatuada.

Uma vez que a posição da papila foi determinada, as cicatrizes na área da mama são avaliadas. O desenho da estrela é então delineado, baseado em um pedículo bem vascularizado. Eu geralmente o baseio mais caudal ou inferiormente. As dimensões da papila contralateral são medidas e o diâmetro de base apropriado é escolhido (geralmente de 1,5 cm). Os braços são então desenhados e geralmente têm de 1,5 a 2 cm de comprimento, o que facilita o fechamento (Figura 58-1). Os braços laterais são elevados na sua completa espessura, incluindo a derme, e a capa, ou o ápice, do retalho é elevada na espessura completa, incluindo a gordura subjacente (Figura 58-2). São feitos pequenos *cut back* (de 2 a 3 mm) na base para permitir a leve rotação da base do mamilo e para diminuir a torção no pedículo. Um gancho de pele é utilizado para aplicar uma leve tração e facilitar a dissecção. É feita uma rotação nos braços, que são unidos, e suturados com sutura de categute 5-0 (Figura 58-3). As áreas doadoras são descoladas e suturadas com fios absorvíveis 4-0 (eu geralmente utilizo Monocryl) e categute de rápida absorção 5-0 (para a pele). O fechamento das áreas doadoras também ajuda na manutenção da projeção do mamilo. A base dos retalhos também é suturada na pele e um retalho com o outro. A gordura do ápice do retalho é removida e seu contorno é melhorado quando necessário (Figura 58-4).

Eu utilizava no passado envoltórios plásticos de proteção, mas hoje em dia eu os substituí por curativo com antibiótico e não aderentes, tais como gaze de Xeroforme. A minha impressão é de que ocorre uma diminuição gradual na projeção com o passar das semanas e meses, o que não é afetado por pressão local no período pós-operatório, embora se deva evitar traumas. A paciente é instruída a aplicar o curativo antibiótico por 72 horas nas pequenas áreas abertas e manter a área coberta e protegida por uma semana. Ela pode tomar banho de chuveiro ou banheira, mas deve evitar o contato direto da pressão da água. A tatuagem da papila é então marcada para quatro a seis semanas após a RAP.

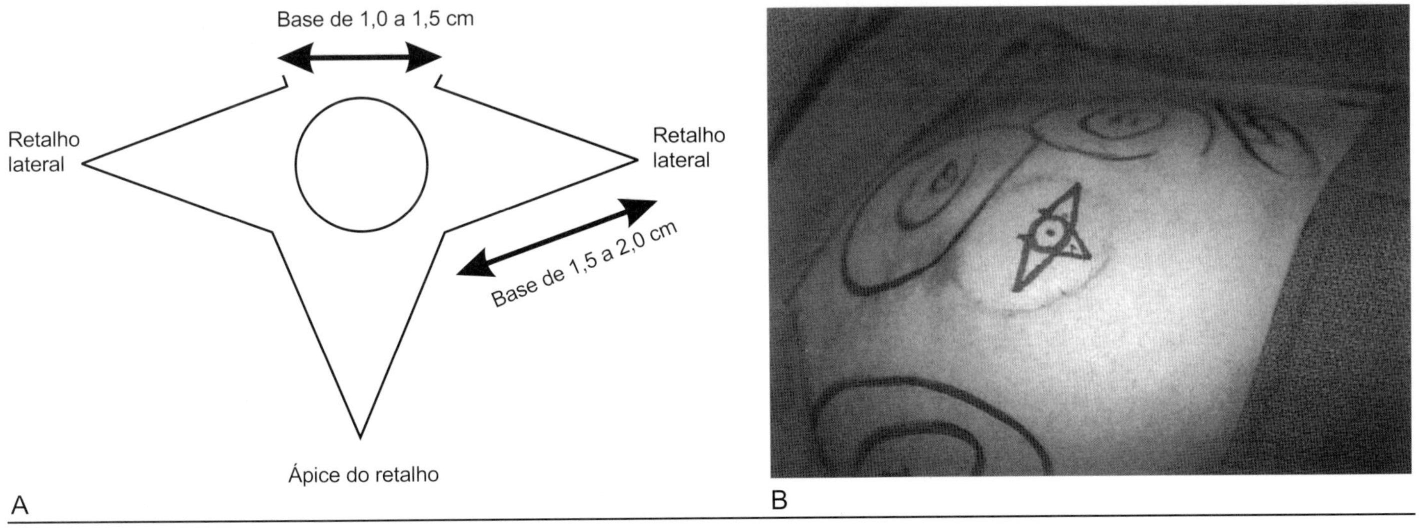

Figura 58-1. Retalho em estrela modificado. Em A e B, a base do retalho determina a posição da papila e é marcada em 1 a 1,5 cm, dependendo do tamanho da papila contralateral ou do tamanho desejado. Os ápices e os retalhos laterais são marcados em 1,5 a 2 cm. A base deve ser orientada para fora de qualquer cicatriz (para aumentar o suprimento sangüíneo) e baseada em qualquer direção.

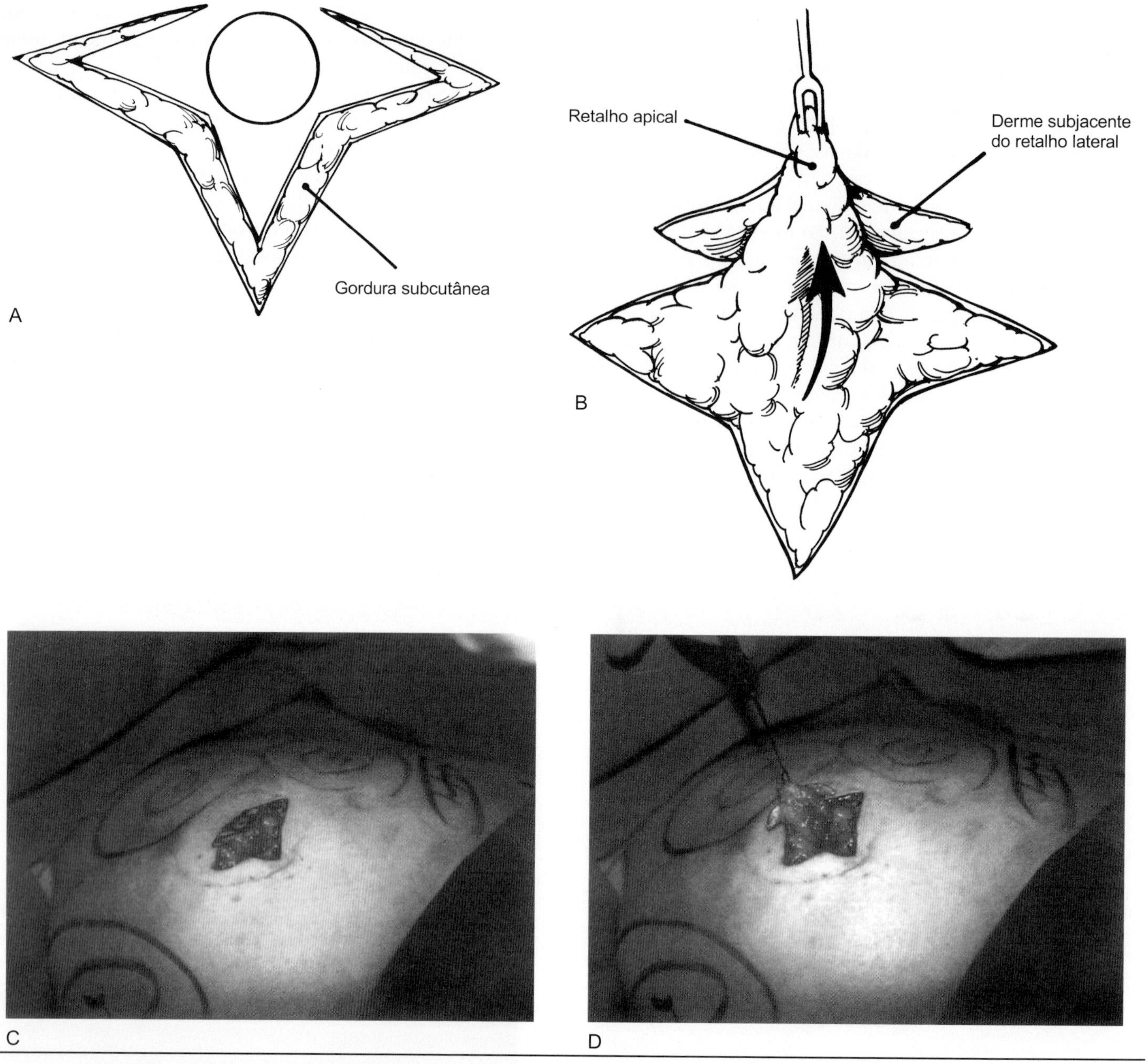

Figura 58-2. Retalho em estrela modificado. Em A, B, C e D o retalho do ápice é elevado em toda a sua espessura, incluindo um pouco da gordura subjacente para aumentar a projeção. Os retalhos laterais são elevados para incluir toda a derme subjacente.

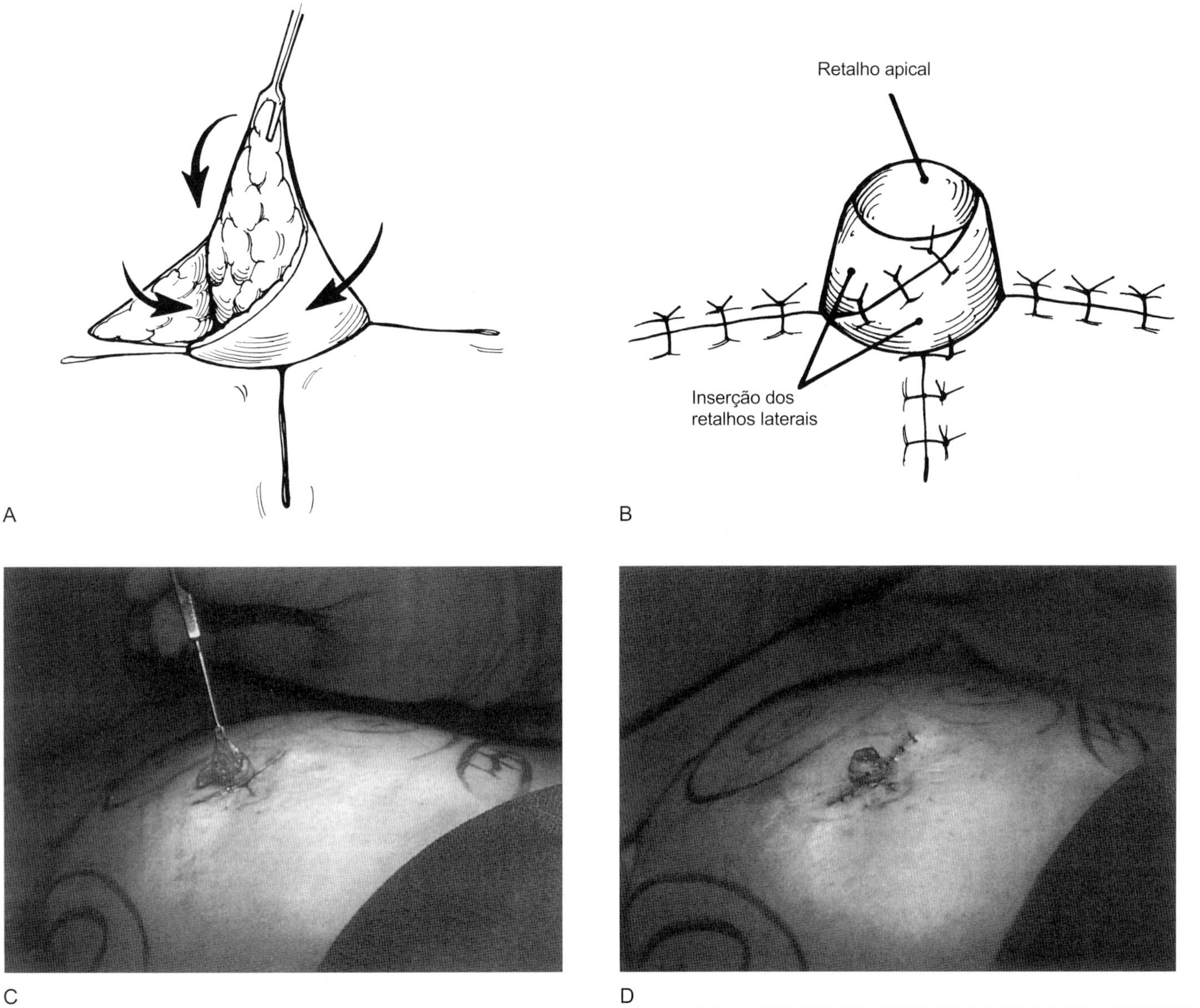

Figura 58-3. Retalho em estrela modificado. Em A, B, C e D, os retalho laterais são interdigitados e inseridos, um na base e o outro na extremidade do retalho lateral oposto, com sutura cromada de 5-0. As áreas doadoras dos retalhos são descoladas e fechadas com suturas intradérmicas absorvíveis e suturas cromadas 5-0 na pele.

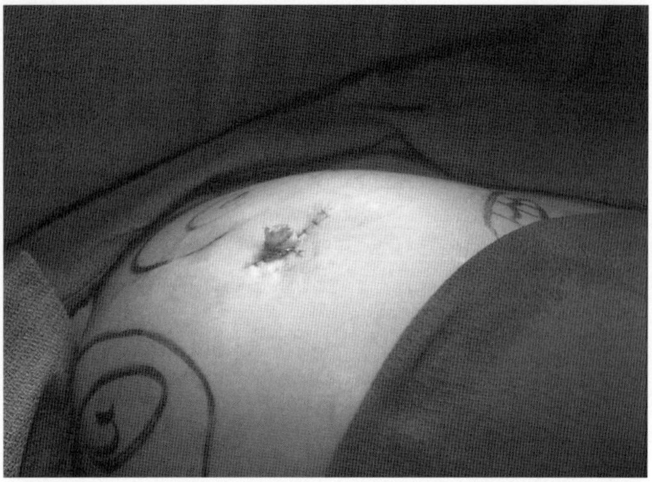

A

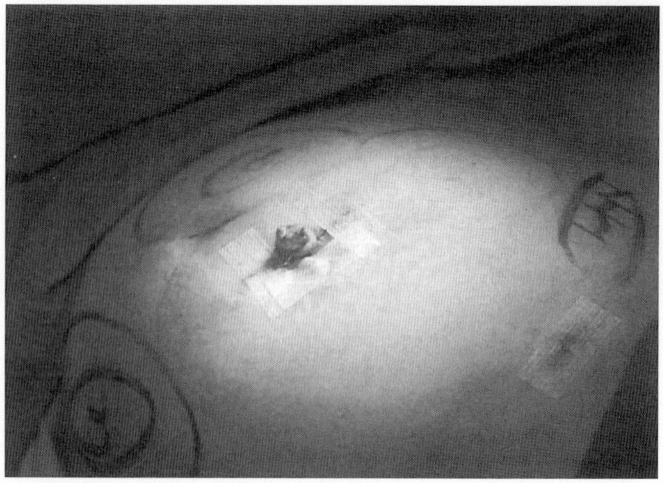

B

Figura 58-4. Retalho em estrela modificado. Em A e B, o retalho apical é recortado e inserido sobre a parte de cima, ou "chapéu" para completar a reconstrução da papila. Visões de cima e lateral da reconstrução completa.

Retalho em Alça Dupla Oposta

Este retalho é um bom método para o cirurgião ter em seu armamentário. Eu utilizo este método para as reconstruções do complexo areolopapilar (CAP) que necessitam de uma base mais larga ou ampla para o CAP. Devido à sua grande dimensão e por ser realizado com retalhos duplos, esta papila tem, na minha experiência e na do seu criador, uma excelente projeção a longo prazo. Ela, no entanto, leva mais tempo para ser realizada e pode resultar em uma deformidade no tecido, ao menos que seja trazido tecido adicional para ser usado na reconstrução. Ela também pode ser utilizada quando uma cicatriz estiver exatamente onde a papila deve estar e quando, em outras formas de reconstrução, a viabilidade dos retalhos de pele ficar comprometida. Ela também pode ser utilizada em reconstruções secundárias.

Eu sigo a descrição destacada por Kroll. O retalho é desenhado e orientado ao longo da cicatriz (Figura 58-5). Eu

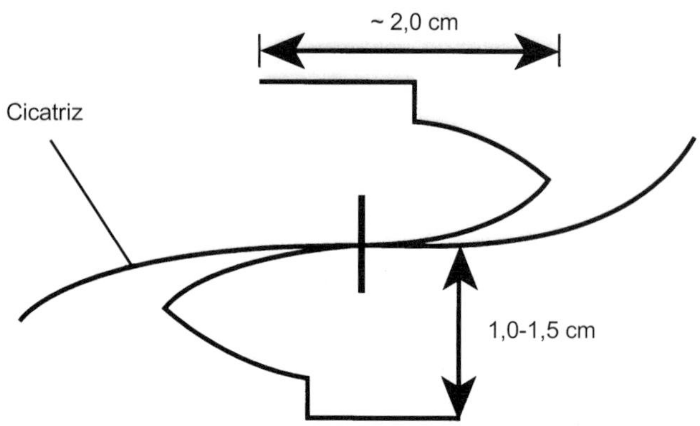

A

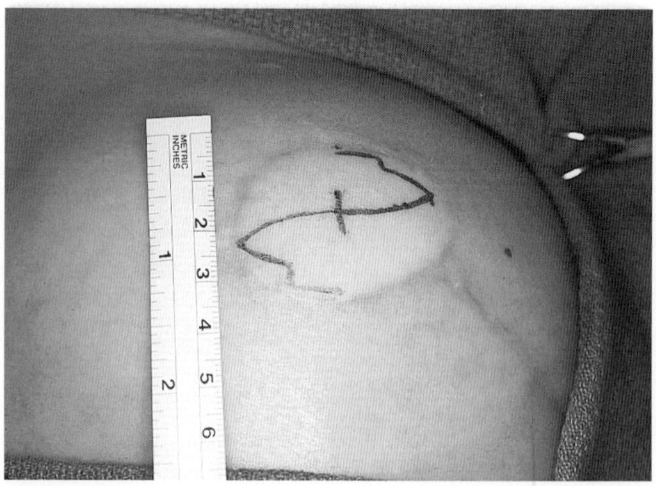

B

Figura 58-5. Retalho em alça dupla oposta. Em A e B, o retalho em alça dupla oposta é orientado ao longo de qualquer cicatriz, se existe alguma. O comprimento total é geralmente marcado entre 3 a 4 cm, dependendo das necessidades.

faço a extremidade mais pontuda para facilitar o fechamento primário, já que eu não realizo enxerto de aréola geralmente, fazendo em vez disto, uma tatuagem intradérmica. Com este método de retalho, da mesma forma que acontece com o retalho em forma de estrela, é trazido tecido adicional no momento do procedimento de reconstrução original da mama, o que é útil para facilitar a reconstrução do CAP e a sua projeção, sem causar alguma irregularidade no cone mamário. As alças são elevadas em sua completa espessura com elevação de alguma gordura subjacente na base (Figura 58-6). A extremidade do retalho é então inserida na alça do lado contralateral. Após a sua inserção, a qual é realizada com suturas cromadas 5-0, as bases são aproximadas para ajudar e facilitar a projeção principal da área da papila e aréola. Eu utilizo suturas absorvíveis 4-0, como Monocryl. A seguir, insere-se a alça de maneira semelhante à posição de "mãos rezando", realizada com suturas cromadas 5-0 (Figura 58-7). As áreas doadoras do retalho são então descoladas e fechadas com suturas de Monocryl 4-0 (Figura 58-8).

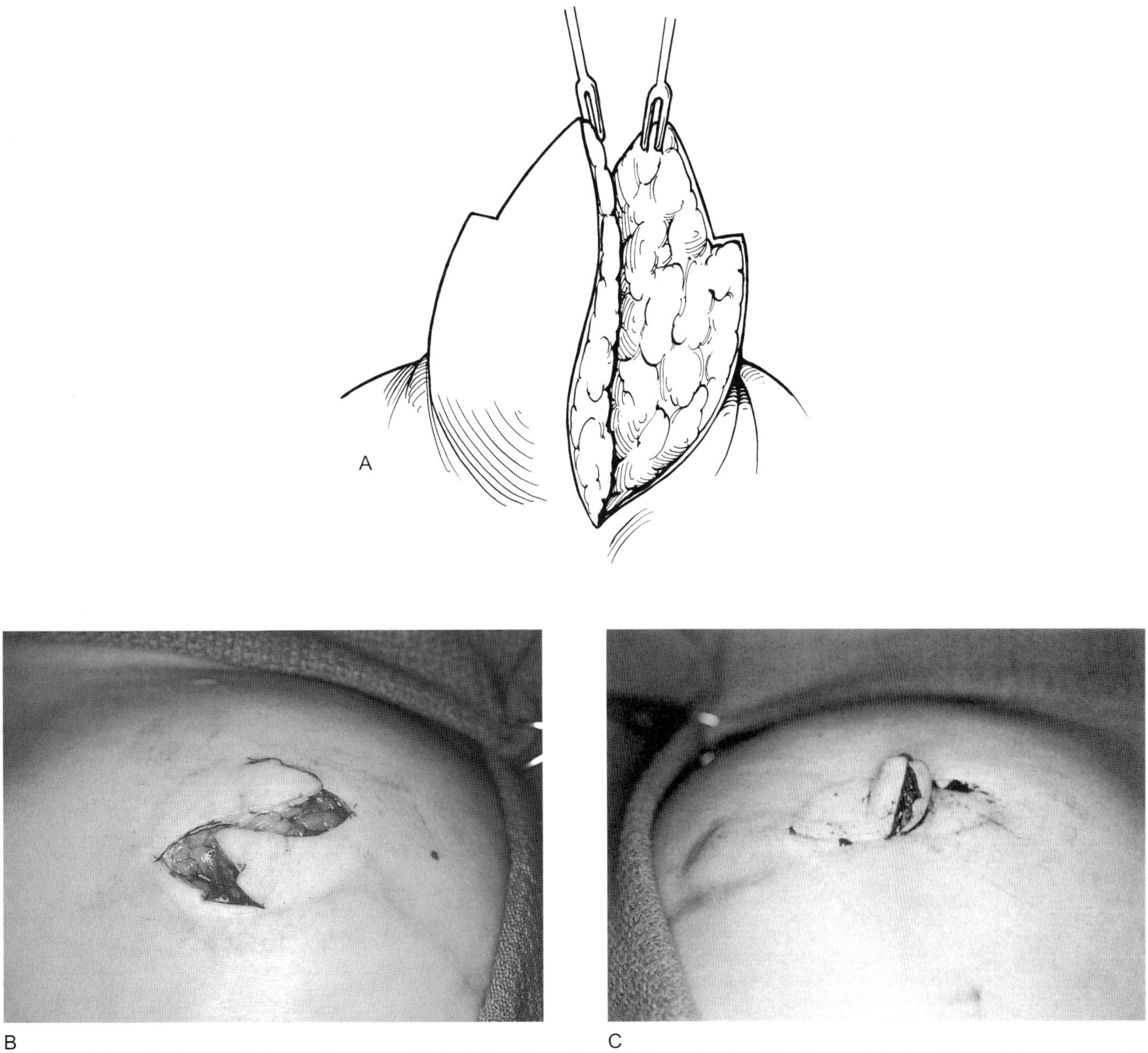

Figura 58-6. Retalho em alça dupla oposta. Em A, B e C, os retalhos da alça são elevados em toda a sua espessura, incluindo a derme e alguma gordura subjacente na base dos retalhos. São usados ganchos de pele para retrair gentilmente os retalhos, e as bases são assim aproximadas.

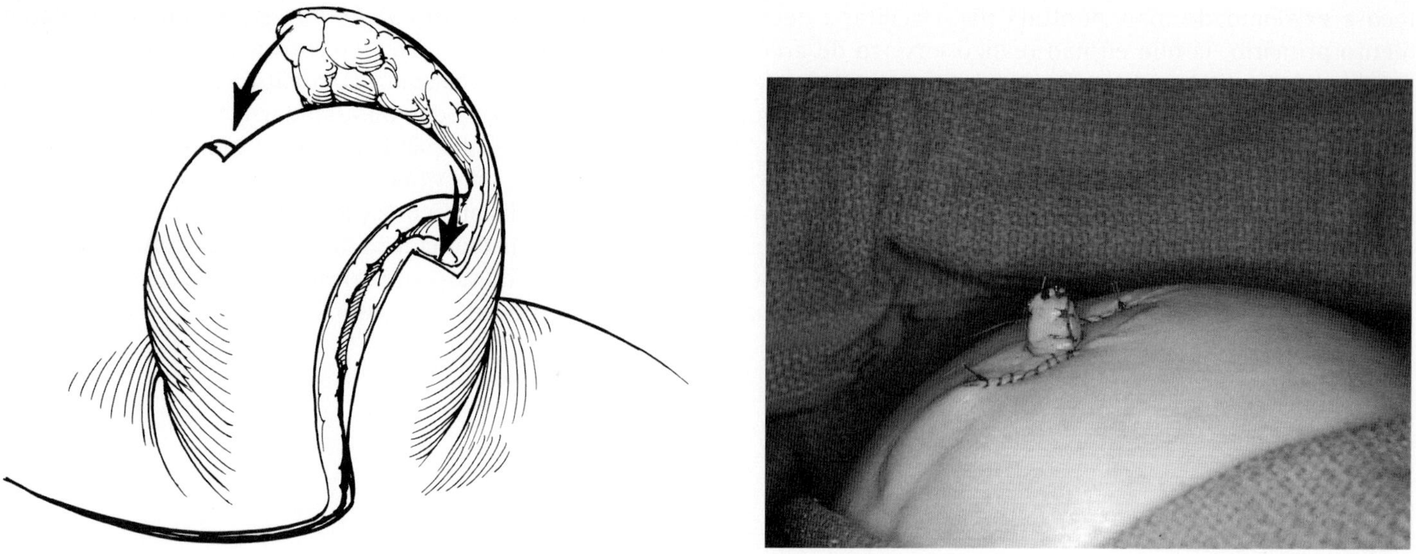

A B

Figura 58-7. Retalho em alça dupla oposta. Em A e B, as pontas dos retalhos são intermediadas até a área aberta da alça e interdigitadas semelhante a "mãos rezando".

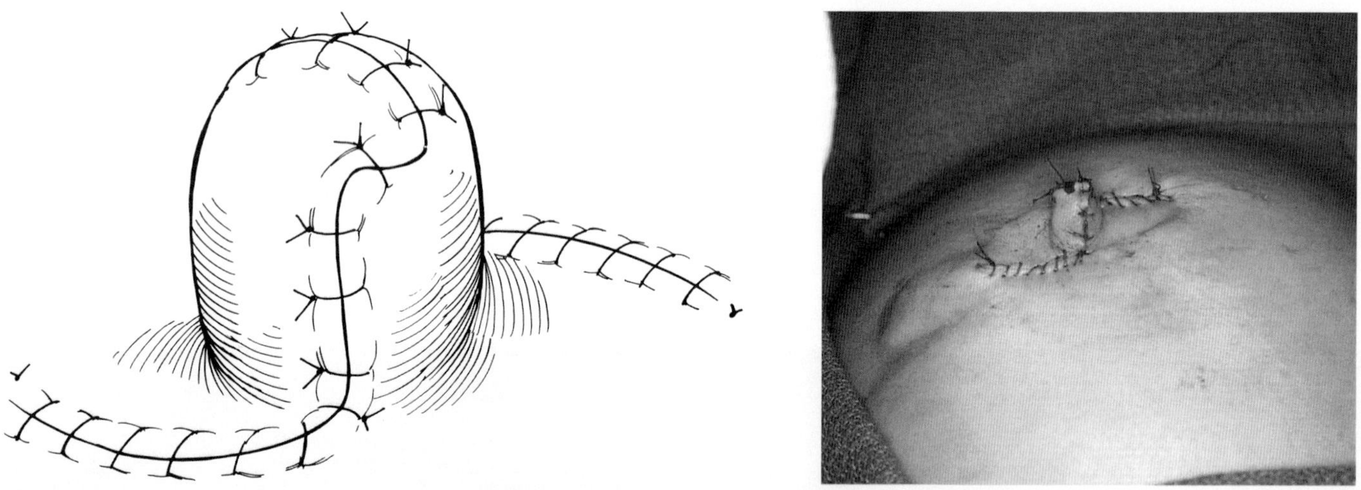

A B

Figura 58-8. Retalho em alça dupla oposta. Em A e B, uma finalização do fechamento e inserção é realizada com suturas profundas dérmicas de Monocryl 4-0 e suturas cromadas 5-0.

Retalho em Rabo de Peixe Modificado

O retalho modificado em rabo de peixe é elevado e então fechado de forma semelhante ao retalho de estrela. Seu benefício é que os retalhos podem ser modificados e desenhados em vários ângulos diferentes. Já que somente dois retalhos serão elevados, ele tende a ter um volume menor, e eu utilizo este método para a reconstrução de papilas menores.

O retalho em rabo de peixe modificado é versátil. Embora os braços do retalho possam fazer uma rotação para qualquer lado de 90 a 180 graus, eu acho que o ângulo de 90 graus facilita a rotação e o melhor fechamento (Figura 58-9). O desenho destes retalhos pode variar para assegurar a vascularização, e a orientação ao redor das cicatrizes no cone mamário. As asas laterais dos retalhos são elevadas da mesma forma que o retalho em estrela modificado e o retalho de alças duplas opostas, deixando quantidades variáveis de gordura subcutânea, com a camada mais grossa de gordura mais próxima à base da papila (Figura 58-10). Ganchos de pele são então utilizados para elevar a base do retalho, e as asas laterais fazem uma rotação e os retalhos são unidos. A extremidade do retalho é cortada e seu contorno é regularizado para se adaptar à ponta do retalho da mesma forma que no procedimento em estrela (Figura 58-11). Realiza-se o descolamento das áreas doadoras e o fechamento (Figura 58-12). Como é sugerido por alguns autores, a porção em forma de V da pele restante pode ser desepitelizada e suturada até a base da papila para ajudar na projeção.

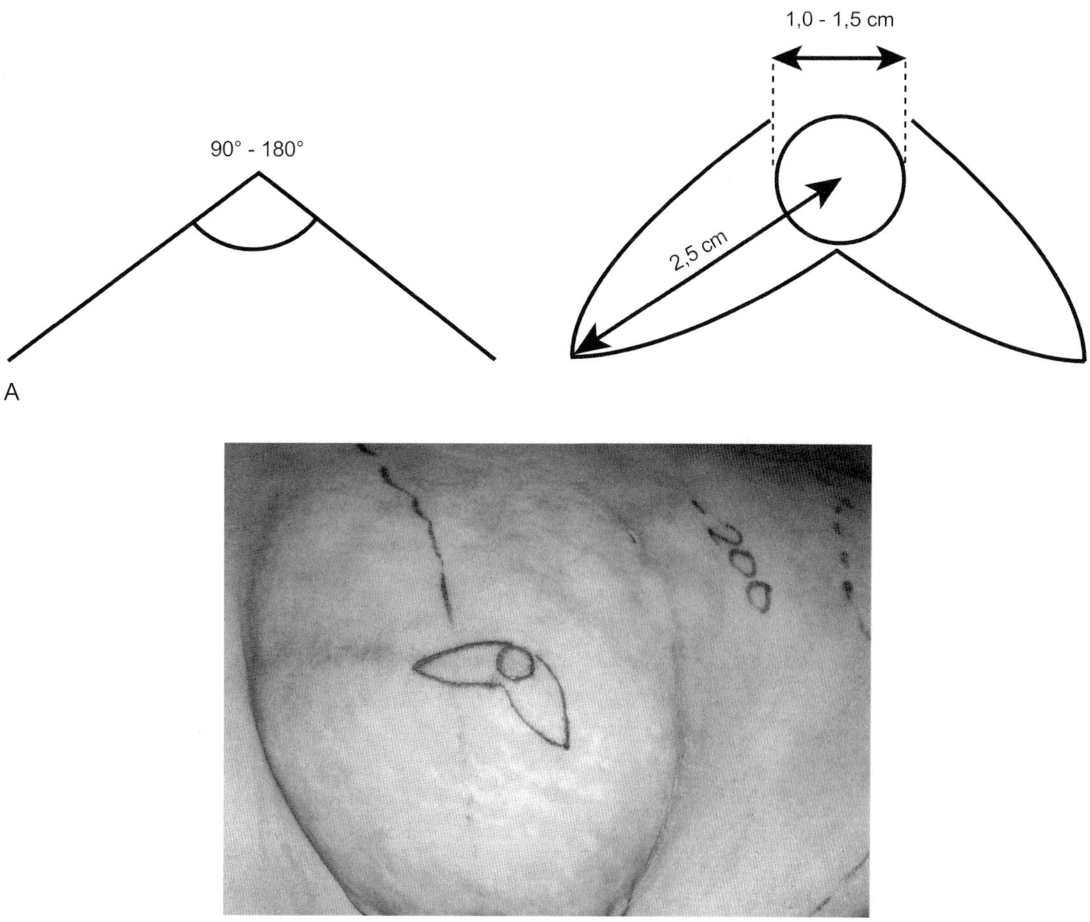

Figura 58-9. Retalho em rabo de peixe modificado. Em A e B, o retalho em rabo de peixe modificado é desenhado de 90 a 180 graus, geralmente mais próximo aos 90 graus, com a largura da base de 1 a 1,5 cm e comprimento do retalho de 2 a 2,5 cm. *(Fotografia: cortesia do Dr. Jim Grotting.)*

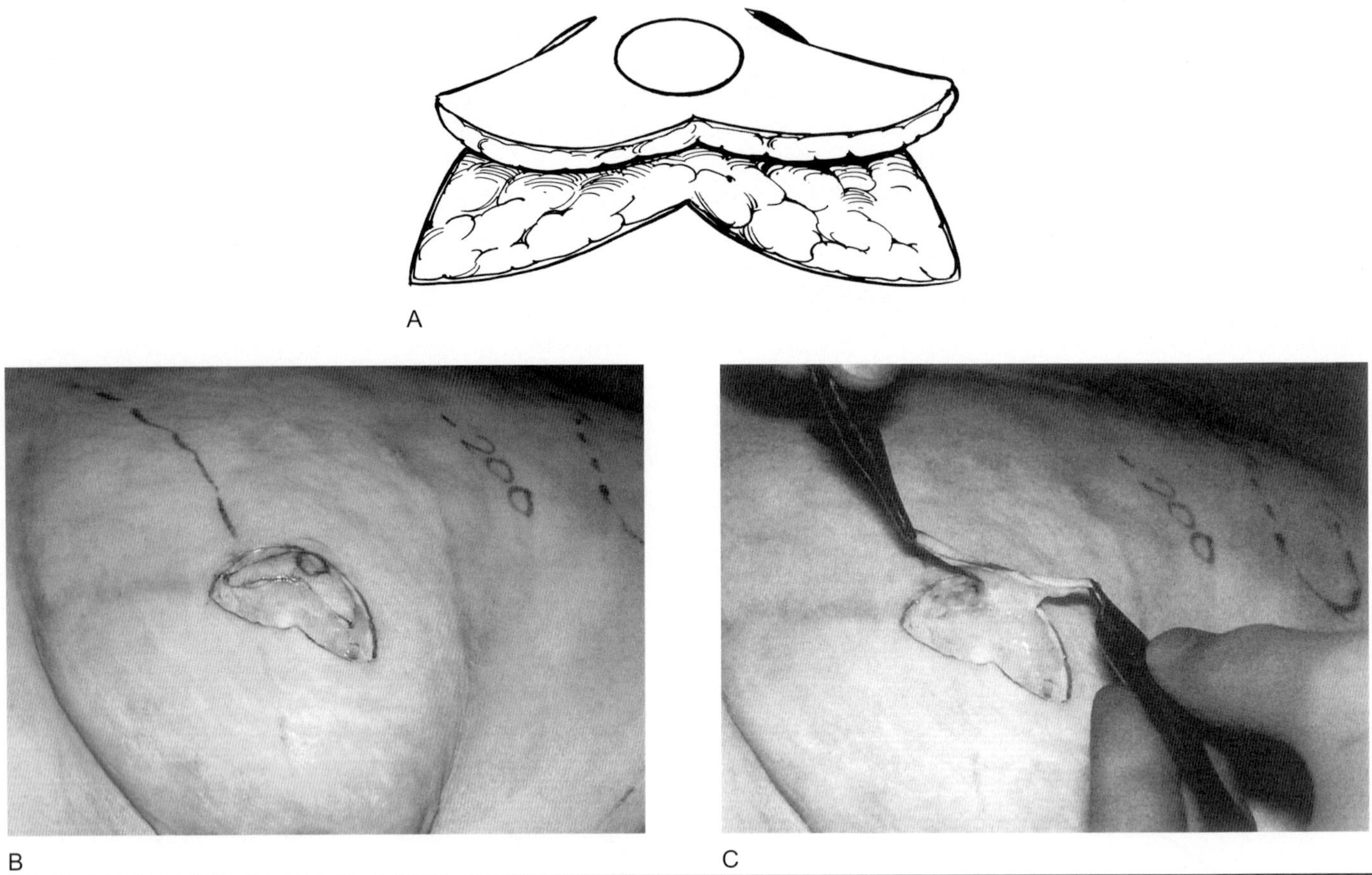

Figura 58-10. Retalho em rabo de peixe modificado. Em A, B e C as asas são elevadas em toda sua espessura, incluindo alguma gordura subjacente, tornando-se mais profundo e preservando mais gordura na base. *(Fotografias: cortesia do Dr. Jim Grotting.)*

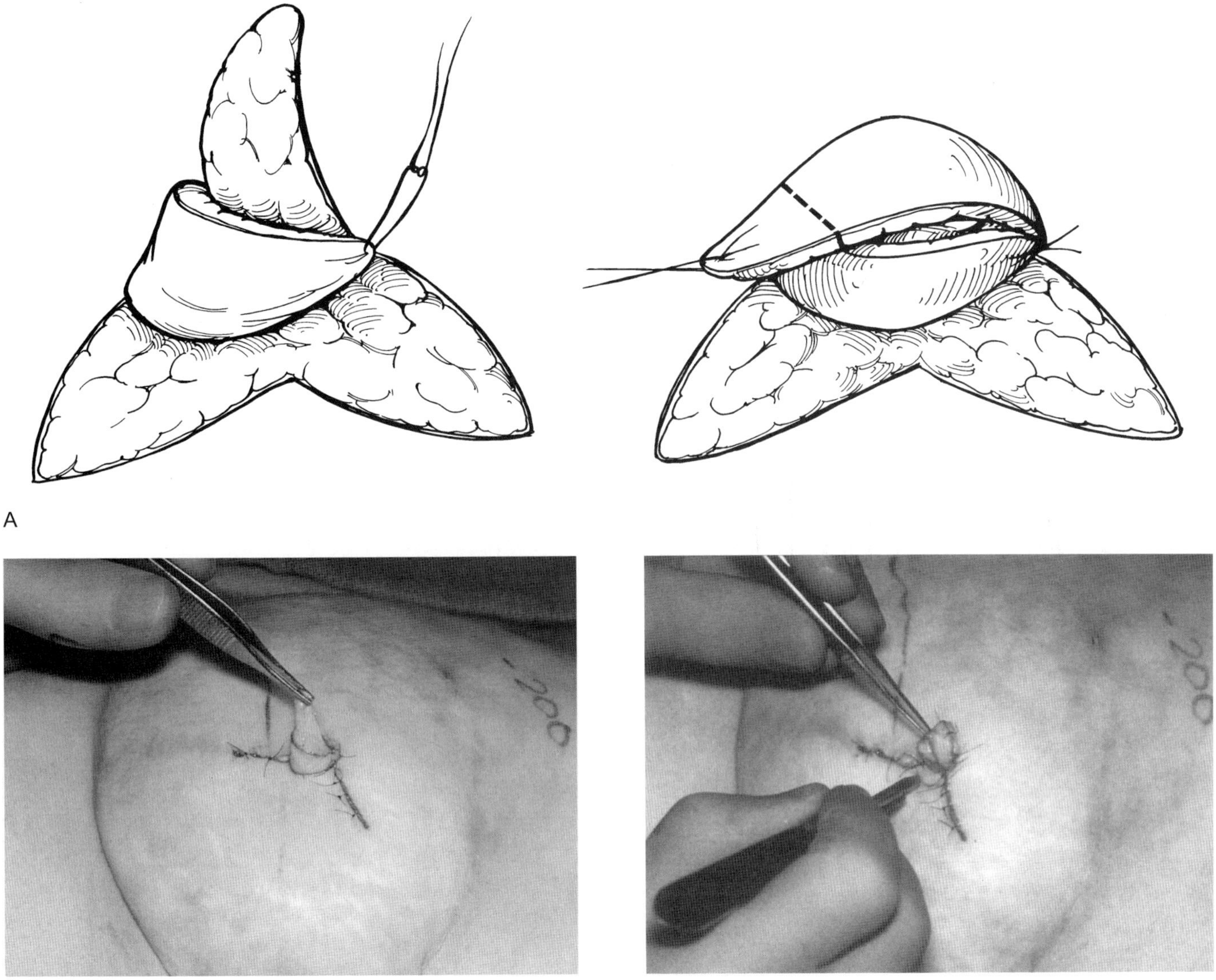

A

B C

Figura 58-11. Retalho em rabo de peixe modificado. Em A, B e C, é então realizada uma rotação com um retalho e este é inserido na base do outro retalho. O segundo retalho também realiza uma rotação sobre a parte de cima e emagrecido. O segundo retalho também pode ser desepitelizado para obter uma quantidade adicional. O canto da base pode da mesma forma ser desepitelizado para "projetar" o retalho. *(Fotografias: cortesia do Dr. Jim Grotting).*

CUIDADOS PÓS-OPERATÓRIOS

Os cuidados pós-operatórios após a RAP não são complicados. Os curativos estéreis são aplicados por 48 horas, e um curativo antibiótico é aplicado à própria área da papila. São colocadas fitas Steri-Strips nas regiões das áreas doadoras na base da papila. Uma seringa cortada de 10 ml pode ser usada se se deseja proteção. A cura geralmente ocorre sem nenhuma complicação dentro de uma semana. As pacientes podem tomar banho de chuveiro, evitando o contato direto da pressão da água na área da papila durante as 48 horas após a cirurgia. Se ocorrer perda parcial de pele, o que não é comum, é aplicado um curativo antibiótico.

De quatro a seis semanas após a finalização do RAP e cicatrização completa, a paciente é agendada para a tatuagem intradérmica areolopapilar. Eu utilizava freqüentemente o sistema Permark e uma agulha Permark de nº 14 ou 18 (Figura 58-13). A paciente é colocada sob suplementação vitamínica com ferro, para diminuir a possibilidade de absorção desse componente. Após a finalização da tatuagem, são colocados curativos Xeroforme e a paciente é instruída a

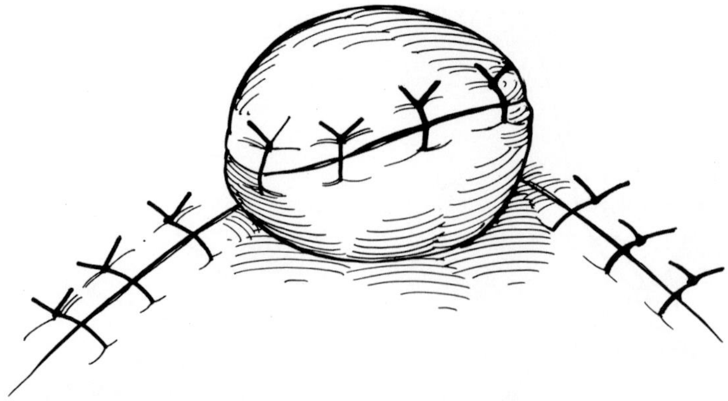

A

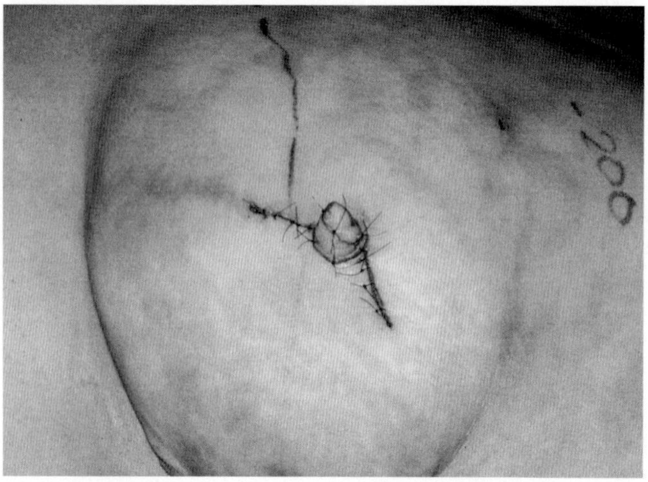

B

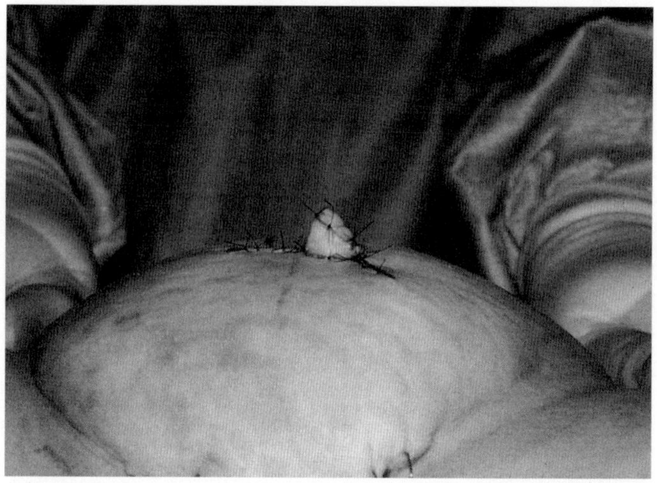

C

Figura 58-12. Retalho em rabo de peixe modificado. Em A, B e C, a finalização do fechamento é realizada com pontos invertidos absorvíveis 5-0 e suturas cromadas 5-0 na pele. As áreas doadoras são deslocadas e fechadas de forma semelhante. As tatuagens são realizadas de quatro a seis semanas depois. *(Fotografias: cortesia do Dr. Jim Grotting.)*

evitar a pressão da água diretamente sobre a área do complexo areolopapilar por 48 horas. A paciente é reavaliada por seis a oito semanas após a primeira tatuagem do mamilo, e uma melhora no mamilo e uma retatuagem são realizadas, se necessário.

PRECAUÇÕES

1. Observar a localização da cicatriz quando escolher o tipo e o posicionamento da reconstrução da papila.
2. Escolher o melhor método para mimetizar a papila e aréola contralaterais, dependendo das características do tecido e do desejo da paciente, da mesma forma que os objetivos do cirurgião, preferências e experiência.
3. Trazer tecido adicional durante a reconstrução original do cone mamário para contar com o tecido necessário para a reconstrução do mamilo.
4. Se você tem sorte o bastante para finalizar uma bonita reconstrução do cone mamário, faça o que for necessário para obter as melhores papila e aréola possíveis.
5. As pacientes que fumam devem ser advertidas fortemente para que parem.
6. Ampliar a utilização das novas tecnologias de tatuagem da papila com cosméticos permanentes.

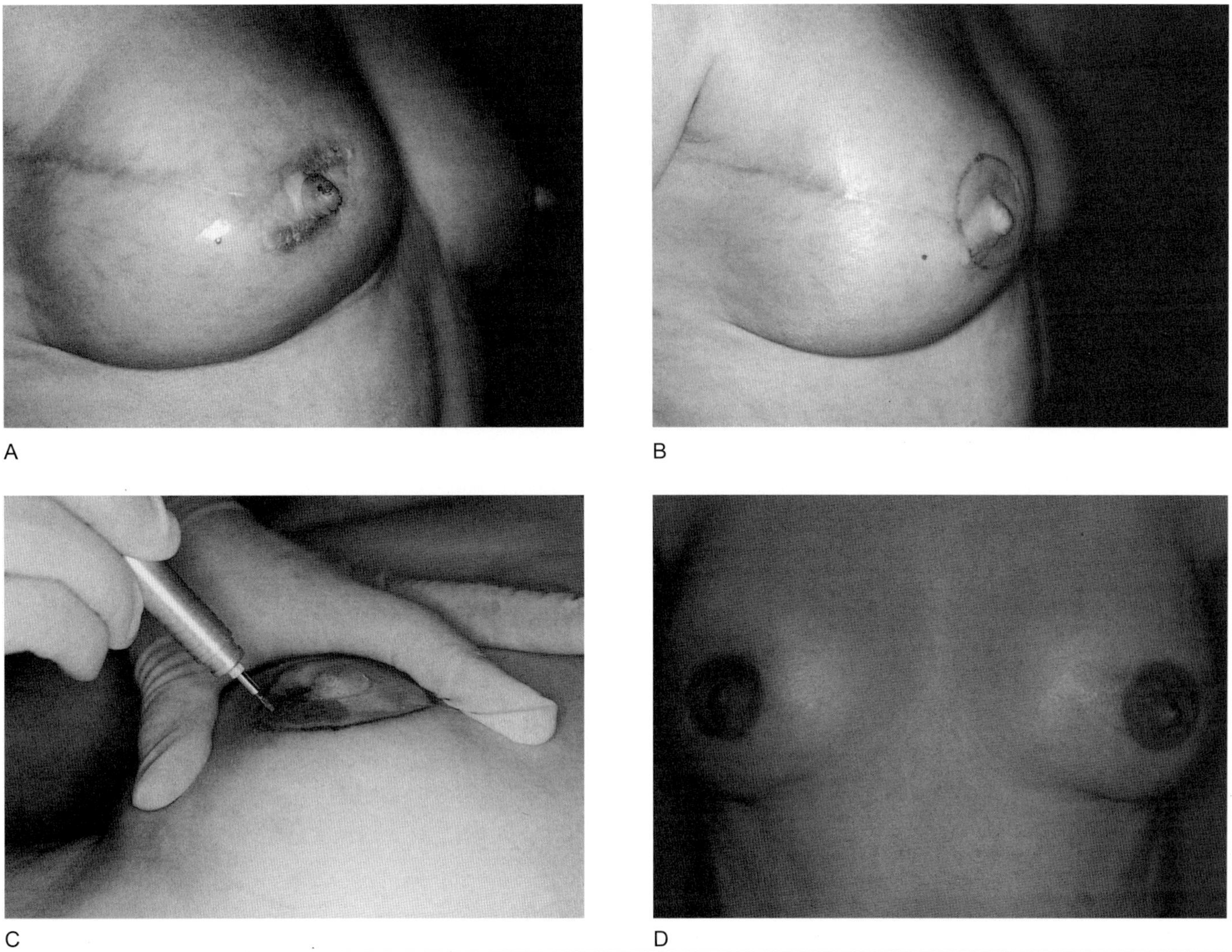

Figura 58-13. Tatuagem areolopapilar. Em A, B, C e D, de quatro a seis semanas após a finalização da reconstrução da papila, a tatuagem é feita com o sistema Permark e agulhas nº 14 ou 18. A coloração desbota nos meses subseqüentes e são necessários alguns retoques.

Leituras Selecionadas

Anton MA, Eskenazi LB, Hartrampt CR Jr. Nipple reconstruction with local flaps: star and wrap flaps. *Perspect Plast Surg* 1991;5:67-78.

Becker H. The use of intradermal tattoo to enhance the final result of nipple-areola reconstruction. *Plast Reconstr Surg* 1986;77:673.

Bostwick J. *Plastic and Reconstructive Breast Surgery.* St. Louis: Quality Medical, 1990.

Grotting JC, ed. *Reoperative Aesthetic and Reconstructive Plastic Surgery.* St. Louis: Quality Medical, 1995:1136-1143.

Hartrampf CR, Culbertson JH. A dermal-fat flap for nipple reconstruction. *Plast Reconstr Surg* 1984;73:982.

Kroll S, Hamilton S. Nipple reconstruction with the double-opposing tab flap. *Plast Reconstr Surg* 1989;84:520.

Kroll S. Nipple reconstruction with the double-opposing tab flap. *Plast Reconstr Surg* 1999;104:511.

Little JW. Nipple-areolar reconstruction. In: Habal MB, et al., eds. *Advances in Plastic and Reconstructive Surgery,* Vol 3. Chicago: Mosby-Year Book, 1987:43.

Little JW. Nipple-areola reconstruction. *Clin Plast Surg* 1984;11:351.

Penn J. Breast reduction. *Br J Plast Surg* 1978;7:357.

Ramirez MA. Normal size and shape of the breast and elaboration of a natural pattern. *Aesth Plast Surg* 1978;2:383.

Rees TD. Reconstruction of the breast areola by intradermal tattooing and transfer: case report. *Plast Reconstr Surg* 1975;55:620.

Spear SL, Convit R, Little JW. Intradermal tattoo as an adjunct to nipple areola reconstruction. *Plast Reconstr Surg* 1989;83:907.

Capítulo

59

Ginecomastia

Anne M. Wallace

A ginecomastia é definida como o aumento da mama masculina causado pelo desenvolvimento e proliferação de tecido mamário feminino. A proliferação em si é benigna e, como tal, geralmente é subestimada. Entretanto, um grande número de agentes e condições patológicas podem levar à ginecomastia, sendo necessário ter um completo entendimento de sua patogênese.

AVALIAÇÃO DA DEFORMIDADE

A ginecomastia fisiológica possui três picos de desenvolvimento distintos que são considerados secundários às mudanças relativas no nível de androgênio-estrogênio. O primeiro pico encontra-se nas primeiras semanas da vida neonatal e é relacionado aos níveis de estrogênio circulante no ambiente materno. O segundo pico ocorre durante a puberdade, aos 14 anos. A maioria destes casos resolve-se espontaneamente até o final da adolescência. O pico final ocorre no fim da vida adulta, geralmente após os 50 anos, e é provavelmente relacionado aos níveis decrescentes de androgênio.

Como é sabido, a proliferação das mamas masculinas pode ocorrer quando há um desequilíbrio nas taxas de androgênio-estrogênio. Isto pode ser devido ao aumento do nível de estrogênio, diminuição do androgênio, defeitos de receptor, ou alguma alteração na sensibilidade da mama ao estrogênio. Portanto, quando a ginecomastia acontece, deve ser realizada uma análise sistemática da sua possível patogênese. A lista de remédios, tumores e condições que podem causar a ginecomastia está constantemente recebendo alguns itens adicionais; assim, devemos investigar as medicações usuais dos pacientes ou a presença de doenças. Algumas das causas mais comuns estão apresentadas na Tabela 59-1.

DIAGNÓSTICO

O diagnóstico e a causa da ginecomastia devem ser realizados somente após uma avaliação cuidadosa do paciente. Não se deve presumir que a proliferação das mamas é idiopática e benigna.

História do Paciente e Exame Físico

Uma história detalhada é essencial para se descobrir a causa da ginecomastia. Deve ser realizado um exame físico detalhado, incluindo o exame dos testículos, para excluir a possibilidade de neoplasia. O exame apropriado das mamas é realizado palpando-se o complexo areolopapilar (CAP) entre o polegar e o dedo indicador. Um botão de tecido glandular abaixo da aréola sugere o desenvolvimento de ginecomastia. Massas irregulares podem representar câncer de mama e, o aumento de gordura difusa, sem a presença de proliferação glandular específica é provavelmente uma pseudoginecomastia. Se o aumento da mama é definido como glandular e o paciente está na idade da puberdade, recomenda-se nova avaliação em intervalos de seis meses. Entretanto, o aparecimento do aumento das mamas em homens *adultos* necessita de uma investigação maior.

Avaliação Laboratorial

Se a história e o exame físico estão normais ou se o exame físico revela uma lesão palpável, a dosagem plasmática dos níveis de testosterona, estradiol, gonadotrofina coriônica humana (HCG) e hormônio luteinizante (LH) é necessária. Os níveis baixos de testosterona podem significar hipogonadismo primário ou secundário e serão diferenciados pelos níveis altos ou baixos de LH e hormônio folículo-estimulante

TABELA 59-1. CAUSAS PATOLÓGICAS DE GINECOMASTIA

Drogas

Hormônios: estrogênio, gonadotrofina, androgênios aromáticos, antiandrogênios (ciproterona), flutamida, hormônios do crescimento

Agentes quimioterápicos: agentes alquilantes

Antibióticos/agentes antituberculosos: isoniazida, cetoconazol, metronidazol, minociclina

Agentes cardiovasculares: bloqueadores de canais de cálcio, inibidores de enzima conversora da angiotensina (ECA) (captopril, enalapril), anti-hipertensivos (metildopa, reserpina, aldomet), digital, amiodarona

Agentes antiúlceras: cimetidina, omeprazol, ranitidina

Agentes do sistema nervoso central: diazepam, antidepressivos tricíclicos, fenitoína, dietilpropiona, haloperidol

Drogas de abuso: álcool, maconha, heroína, metadona, anfetaminas

Outros: auranofina, clomifeno, etretinato, penicilamina, sulindac, teofilina, metotrexato, vitamina E

Neoplasias

Tumores de células produtoras de esteróides

a. Testiculares: de células germinativas, células de Leydig, células de Sertoli

b. Supra-renais: hiperplasia, carcinoma, ou adenoma

Tumores com produção paraneoplásica de gonadotropina coriônica humana

a. Carcinoma de células gigantes do pulmão

b. Câncer pancreático

c. Câncer gástrico

d. Carcinoma de células transicionais da bexiga

Outros distúrbios urológicos

Hipogonadismo primário ou secundário

Síndromes de insensibilidade androgênica

Anormalidades cromossômicas

Defeito enzimático testicular

Hermafroditismo

Outras condições médicas associadas

Cirrose hepática

Hipertireoidismo

Falência renal

Má nutrição

(FSH), respectivamente. Os níveis elevados de estradiol ou HCG justificam o exame testicular por ultra-som. Se não for encontrada nenhuma neoplasia testicular, uma tomografia computadorizada (CT) do tórax e do abdômen deve ser realizada para descartar a possibilidade de uma massa supra-renal ou tumor extragonádico de células germinativas. Se os valores encontrados estiverem normais, um ultra-som testicular ainda deve ser considerado. Os valores normais de laboratório podem ser suficientemente anormais para um paciente em particular, causando ginecomastia. A ginecomastia pode ser o único sinal de um tumor testicular subjacente.

O Papel da Mamografia

Existem controvérsias se todos os homens com aumento difuso das mamas ou aqueles com massas centrais palpáveis irão necessitar de uma mamografia. O diagnóstico de ginecomastia não requer uma confirmação mamográfica, mas o diagnóstico de um câncer de mama deve ser sempre considerado. O câncer de mama no homem representa até 0,5% de todos os cânceres de mama nos Estados Unidos e freqüentemente se apresenta como uma protuberância firme, localizada centralmente e sem dor. Esta apresentação é semelhante à da ginecomastia unilateral, da qual deve ser diferenciada. Por este motivo, se existe alguma razão para se suspeitar de malignidade, deve ser realizada uma mamografia. A síndrome de Klinefelter, particularmente, é descrita como responsável pelo aumento no risco de câncer de mama bem como uma incidência de 67% de ginecomastia. Além do mais, é sabido que os membros masculinos de famílias que carregam a mutação do gene BRCA1 ou BRCA2 não só podem transmitir a mutação do gene que causa o câncer de mama, como também são mais suscetíveis a desenvolver, eles próprios, o câncer de mama. Assim, se há uma suspeita de ginecomastia em um paciente com uma história familiar importante de câncer de mama, deve-se considerar sempre uma mamografia.

A Figura 59-1 mostra as imagens craniocaudais de uma ginecomastia típica, à esquerda, muito mais pronunciada que à direita. Uma opacidade discóide abaixo da papila, sem a evidência de retração do mamilo ou espessamento da pele, é característica de uma fase inicial da ginecomastia. Os pacientes geralmente apresentam uma fase tardia ou fibrosa, e a opacidade discóide torna-se mais triangular e irradia-se para fora da mama, em um padrão dendrítico. Na ginecomastia severa ou glandular difusa, toda a mama apresenta um tecido heterogeneamente denso. Isto ocorre em homens que foram submetidos a uma terapia com estrogênio exógeno. Os resultados da mamografia destes pacientes se parecem muito com aqueles de mulheres na pré-menopausa, com mamas fibrocísticas densas. Em contraste, os achados da mamografia que sugerem malignidade incluem espiculação, calcificações, excentricidade, ou mudanças na pele ou na papila. Esses achados obviamente necessitam de uma avaliação adicional.

Avaliação Patológica

A aspiração com agulha fina (PAAF) tornou-se o padrão na avaliação da doença mamária palpável em mulheres, e está tornando-se uma ferramenta cada vez mais comum no diagnóstico de patologias mamárias nos homens. No caso de aumento das mamas masculinas nos quais o diagnóstico de

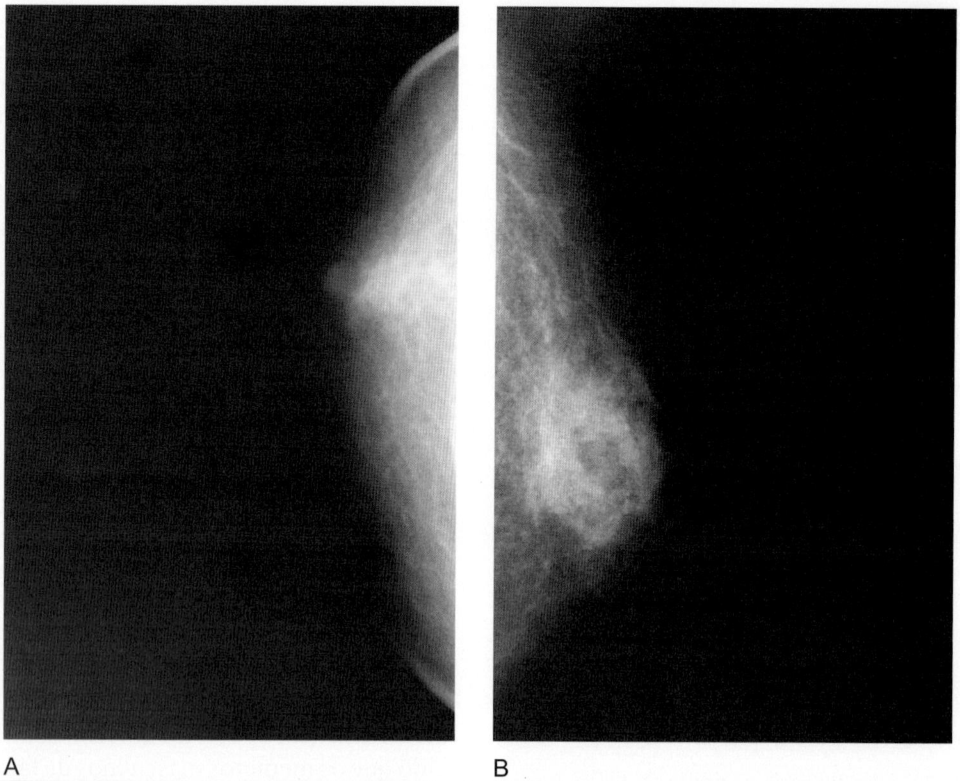

Figura 59-1. Mamografias craniocaudais das mamas direita (A) e esquerda (B) de um homem. A mama esquerda mostra uma ginecomastia com tecido discóide e nenhuma retração da pele.

ginecomastia não é evidenciado pela história, exame físico, ou avaliação radiológica, a PAAF é uma técnica confiável e útil. Esta pode facilmente ser realizada, e os resultados são geralmente conhecidos no mesmo dia ou dentro de 24 horas. O cirurgião aspira o tecido utilizando uma agulha 22 ou 25 conectada a uma seringa plástica. Três punções diferentes são realizadas para aumentar a sensibilidade. O técnico da citopatologia prepara o fluido aspirado em um grupo de lâminas, as quais passam por um processo de coloração do tipo Papanicolaou.

A Figura 59-2 demonstra a citologia típica da ginecomastia. Os grupos de grandes células são vistos como unidades bastante coesas, associadas a uma leve aparência de células papilares. São descritos núcleos bipolares, e com estroma celular fibroso. Pode haver alguma interpretação de atipia por causa da hiperplasia epitelial que geralmente é observada na ginecomastia. O carcinoma, entretanto, apresenta-se em grupos de células não-coesas, com atipia nuclear e pleomorfismo.

A histologia da ginecomastia tem sido amplamente estudada. O colágeno do tipo VI é ausente em mamas de homens normais, porém é mais abundante em homens com ginecomastia e câncer de mama, do que no estágio fibroso, sugerindo que o colágeno do tipo VI está envolvido no remodelamento que ocorre. Se a atipia é sugerida na PAAF, é requisitada uma biópsia aberta. A Figura 59-2 mostra uma histologia normal da ginecomastia com um raro aparecimento de tecido ductal benigno em um suporte de estroma fibroso.

INDICAÇÕES E CONTRA-INDICAÇÕES

O tratamento da ginecomastia pode ser dividido em abordagem clínica e cirúrgica. A cura ocorre geralmente com a simples remoção de todos os agentes causadores da ginecomastia ou o tratamento de doenças que levem ao seu desenvolvimento. Para os casos que ocorrem durante a puberdade, é normal a regressão espontânea.

Tratamento Clínico

Para o tratamento clínico ser efetivo, ele deve ser iniciado durante a fase inicial proliferativa da ginecomastia. Uma vez que a fase fibrótica estiver estabelecida, as terapias clínicas não serão mais eficazes. Ao mesmo tempo, nesta fase inicial ativa é mais fácil ocorrer a regressão espontânea, como resultado da cessação dos agentes causadores. Portanto, a eficácia do tratamento clínico é difícil de quantificar.

O tratamento clínico é baseado na mudança da taxa de androgênio-estrogênio, tanto pela alteração dos níveis de testosterona, quanto pela alteração dos níveis de estrogênio. A testosterona, a diidrotestosterona e o danazol têm sido utilizados com graus variáveis de sucesso. Deve-se considerar que a testosterona pode ser convertida perifericamente em estradiol e poderia talvez piorar a ginecomastia.

Alterar o nível de estrogênio é a forma mais comum do tratamento clínico. Clomifeno e tamoxifeno, ambos antiestrogênicos, têm sido usados e apresentaram resultados eficazes, particularmente diminuindo-se a dor. Inibidores da aromatase também estão sendo avaliados. Com as tendências recentes nas pesquisas clínicas em direção a novos antiestrogênicos e inibidores da aromatase, como adjuntos ou substitutos para o tamoxifeno no tratamento do câncer de mama, não existe nenhuma dúvida que novos agentes serão sugeridos para o tratamento da ginecomastia.

TÉCNICA CIRÚRGICA

O tratamento cirúrgico da ginecomastia é ditado pela severidade da doença e o grau da hipertrofia glandular. Por esta razão, o espectro de procedimentos varia de lipoaspiração, com ou sem excisão glandular, até procedimentos de completa redução de mamas.

Tratamento Cirúrgico da Ginecomastia com Pequena ou Nenhuma Ptose

A maioria dos homens jovens com ginecomastia que persiste após a puberdade se encontra nesta categoria. Os homens mais velhos que apresentaram uma ginecomastia secundária a um tumor podem ter uma ptose mínima. Neste caso a lipoaspiração tem demonstrado ser altamente próspera, especialmente quando é realizada excisão periareolar.

Técnica

As áreas que devem ser aspiradas são marcadas antes da operação (Figura 59-3). Tanto a anestesia local quanto geral podem ser utilizadas, dependendo da vontade do paciente. Duas pequenas incisões são realizadas ao redor da aréola. Se necessário, uma incisão inframamária ou axilar pode ser associada. A mama é infiltrada com 1 litro de solução salina com 50 ml de lidocaína e uma ampola de epinefrina 1:1.000, levando a concentração final de epinefrina para 1:1.000.000. Após o tempo apropriado para que o efeito hemostático se estabeleça, a lipoaspiração começa. Nós utilizamos uma combinação de lipoaspiração assistida por ultra-som com uma seringa de lipoaspiração padrão. A cânula assistida por ultrasom pode ser oca ou sólida. A cânula de extremidade sólida é passada com delicadeza através da área designada na mama, tomando-se o cuidado para não queimar a pele circundante. Uma vez que a gordura estiver emulsificada, a cânula da seringa é inserida e usada para retirar a gordura. Já que a mama é uma combinação de gordura, parênquima e ligamentos de sustentação, é geralmente necessário ser persistente na área designada até que o tecido da mama seja "liberado" dos ligamentos de sustentação. A chave para a lipoaspiração da mama é a paciência e a persistência. O procedimento deve continuar em cada zona marcada pré-operatoriamente até que o contorno satisfatório seja alcançado. Finalmente, realiza-se a lipoaspiração sob o complexo areolopapilar.

Uma vez que a lipoaspiração estiver completa, existirá um tecido glandular remanescente que não poderá ser aspirado: a quantidade varia, dependendo da severidade da doença. Realizamos uma modificação na técnica de "pull-throug". Através das mesmas duas incisões feitas de cada lado da aréola, é colocado um pequeno afastador sob o complexo areolopapilar, aproximadamente 1 cm abaixo da pele, para não deixar a aréola sem contato com tecido de suporte. O tecido glandular é facilmente puxado através destas incisões, já que ele foi liberado da gordura e dos ligamentos de sustentação através da lipoaspiração anterior. São usadas tesouras para dissecar delicadamente o tecido glandular tanto superficial quanto profundamente. Este procedimento é continuado até que o contorno apropriado seja alcançado. Geralmente, esta dissecção discreta é necessária somente ao redor da aréola, mas pode ser realizada mais profundamente na mama, se necessário. O núcleo do tecido glandular é então removido em bloco e pode ser mandado para a patologia. O cirurgião pode continuamente palpar a mama com seus dedos para avaliar a extensão da excisão do tecido. A mama natural do homem tem aproximadamente 1 cm de tecido remanescente.

O cuidado pós-operatório consiste do uso de malha elástica, usada continuamente por três semanas ou mais, se necessário. A formação de hematomas e seromas são possíveis complicações, que devem ser resolvidas rapidamente, para evitar deformidades no contorno.

Tratamento Cirúrgico da Ginecomastia com Hipertrofia Excessiva ou Ptose

Uma variedade de técnicas tem sido descrita para o paciente que possui mamas grandes e que necessitam de uma redução. Os objetivos da cirurgia são a redução do complexo areolopapilar, a quase ablação das mamas e a remoção do excesso de pele. As dificuldades, entretanto, são a redução da mama e do excesso de pele sem criar uma mama cônica. A mastectomia subcutânea semicircular intra-areolar de Webster tem sido utilizada com sucesso em ressecções de até 500 g sem excesso severo de pele. Em casos sérios de ginecomastia com excesso de pele, uma mastectomia subcutânea é combinada com retalhos de pedículo superior ou inferior ao CAP. Evitando o padrão de Wise de ressecção, a forma final em T e a mama cônica também são evitadas. A modificação na técnica de Dufourmental-Mouly permite a rotação superior do complexo areolopapilar em um pedículo vertical desepitelizado. Isso resulta em uma cicatriz periareolar e oblíqua. Finalmente, os casos extremos podem ser tratados com uma mastectomia subcutânea inframamária, ressecção do excesso de pele e enxerto livre do CAP. O autor utiliza uma técnica modificada de redução mamária na periareolar.

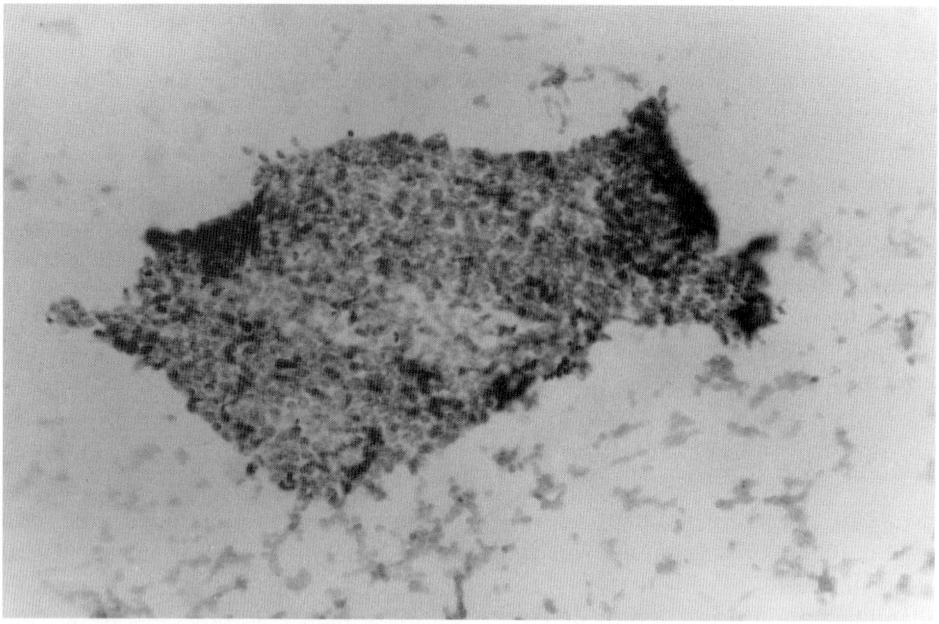

A

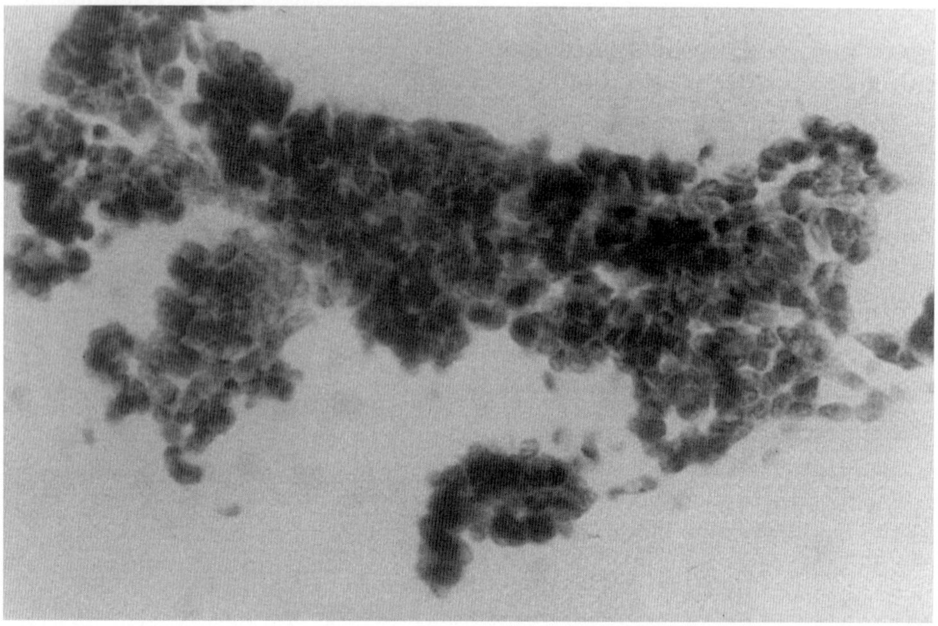

B

Figura 59-2. A e B, a aspiração com agulha fina na ginecomastia (coloração Papanicolaou 200× e 400×.)

Técnica

O paciente é marcado em pé. A linha mediana e a prega inframamária são marcadas. Os pontos de A a D (mostrados na Figura 59-4) são baseados na nova posição do mamilo. Em estudos realizados previamente, mostrou-se a média do mamilo masculino sendo de 21 cm da incisura supraesternal ou de um terço da distância da incisura supraesternal até o púbis. A média da distância entre os mamilos é de 22 cm. O mamilo masculino divide o plano horizontal, então as distâncias do mamilo até a linha mediana externa e do mamilo até a linha axilar anterior devem ser equivalentes. Esta distância será aproximadamente 11 cm (a metade da distância entre os mamilos). Um ponto a 7 cm acima da prega inframamária é marcado como a margem inferior da aréola. Os pontos A, B, C e D são marcados aproximadamente 1 cm para fora de cada uma destas marcas anatômicas. O diâmetro da

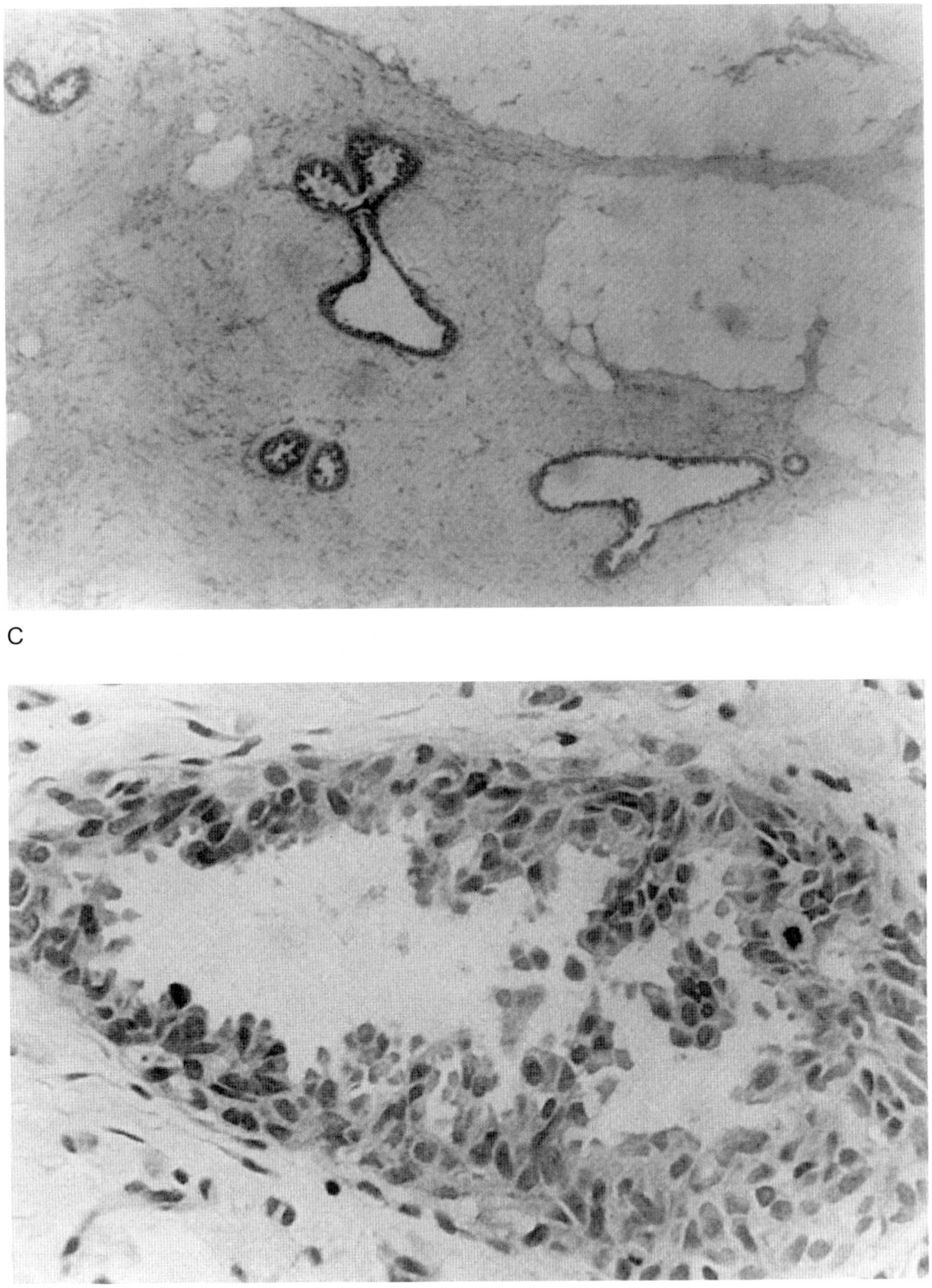

C

D

Figura 59-2 (Continuação). C e D, a biópsia (hematoxilina-eosina 40× e 400×). Note as grandes células coesas sem atipia e o estroma fibroso formando-se ao fundo.

aréola masculina varia de 25 a 35 mm (desta forma, a média é 30 mm): a nova circunferência é delimitada apropriadamente. Os pontos A, B, C, e D são conectados; a área ao redor da aréola é desepitelizada. O complexo areolopapilar é elevado em um pedículo inferior de 8 cm de largura e somente 1 a 2 cm de espessura. Todo o tecido remanescente da mama é removido através desta incisão, do mesmo modo que a mastectomia subcutânea. A aréola é então suturada em bolsa no local, com uma sutura de **Gortex** 4-0. Qualquer excesso de pele pode ser removido com desepitelização do pedículo inferior e fechamento da pele verticalmente. A lipoaspiração pode ser acrescentada para definir o contorno. Se necessário, são colocados drenos. São aplicadas fitas Steri-Strips e *bandagens Ace*.

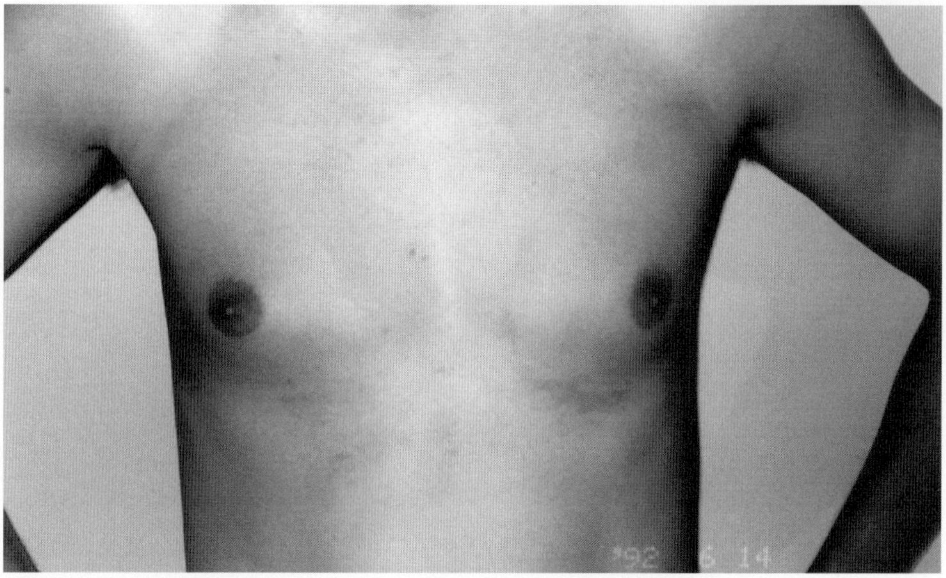

A

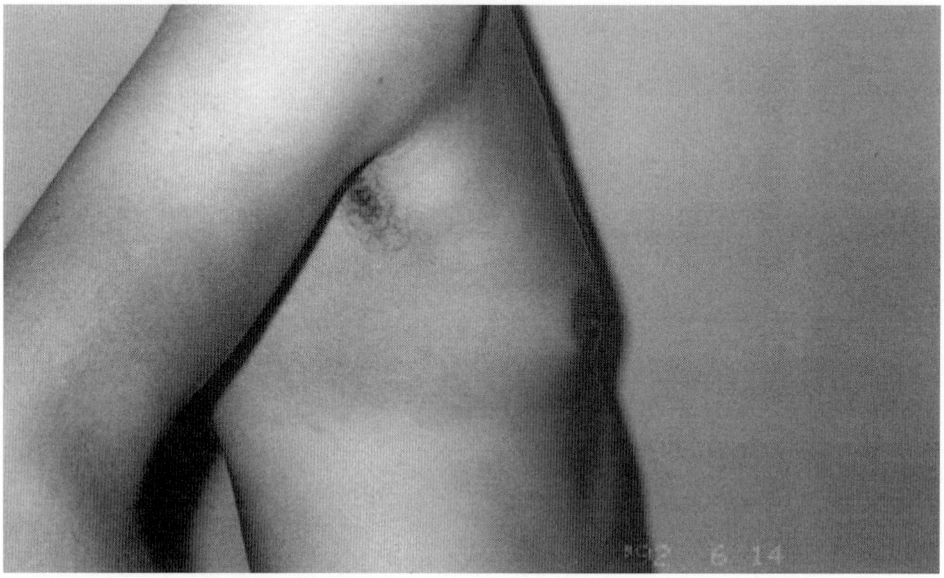

B

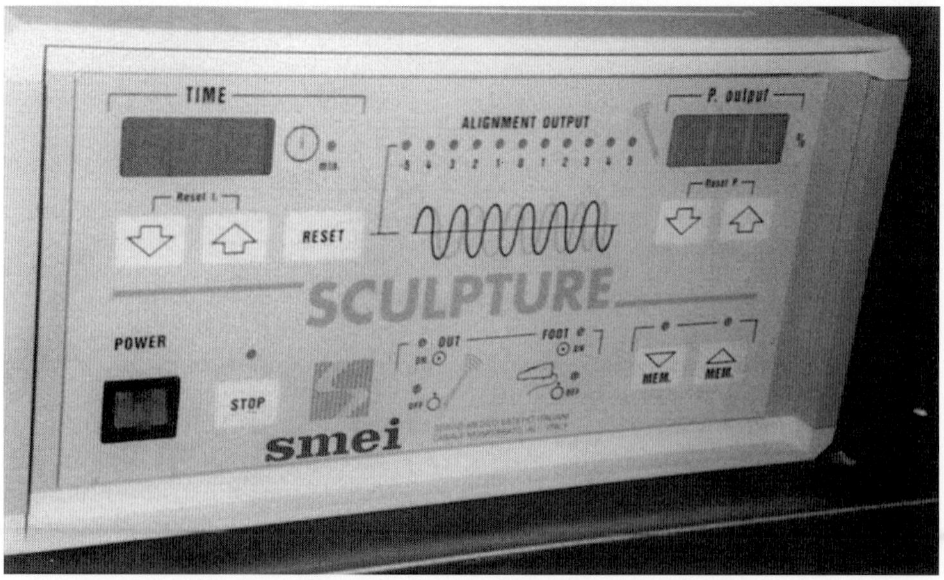

C

Figura 59-3. A e B, ginecomastia ântero-posterior e lateral pré-operatória. C, máquina para lipoaspiração ultra-sônica.

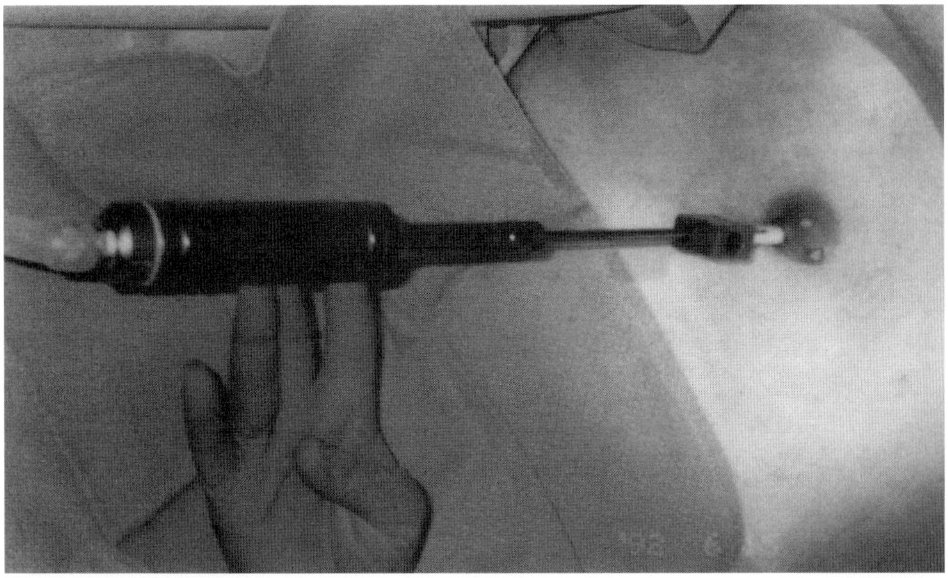

D

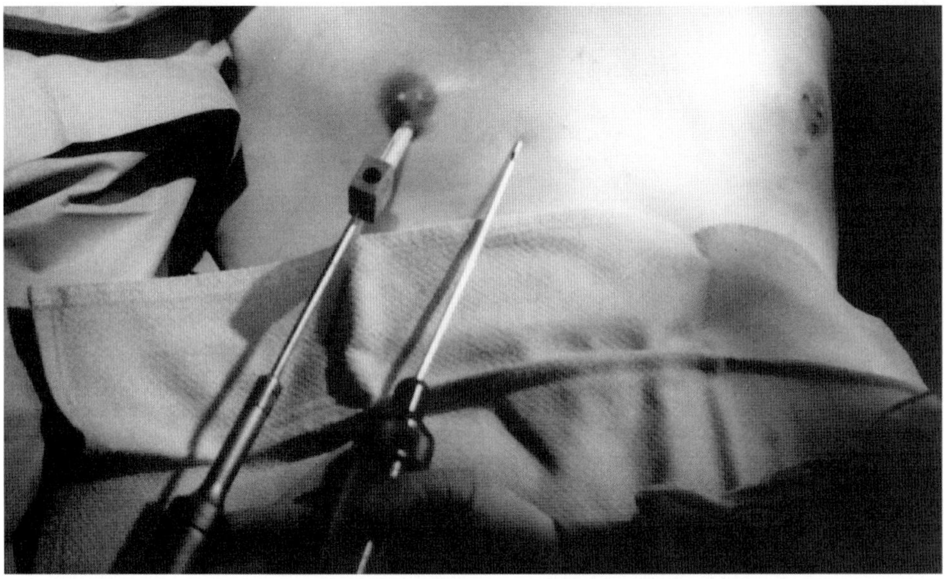

E

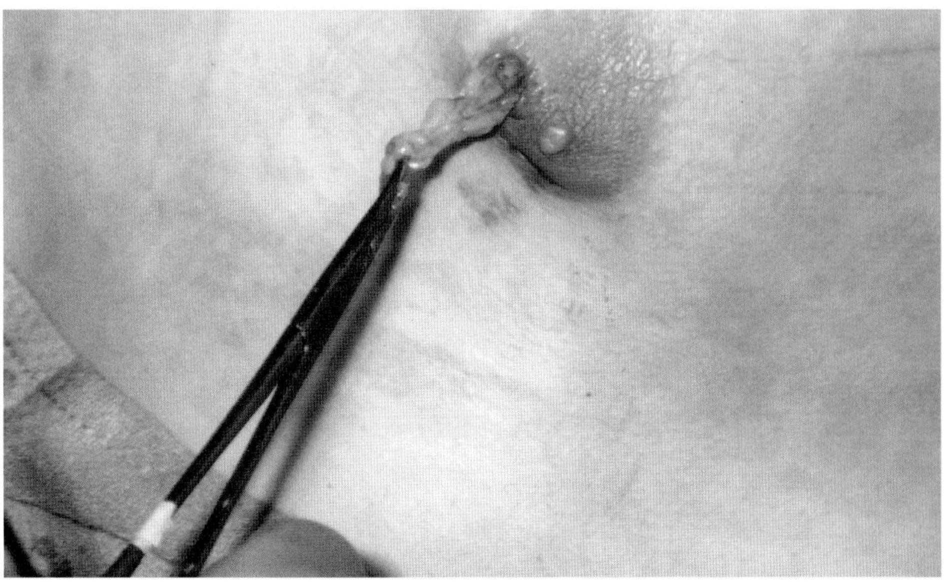

F

Figura 59-3 (Continuação). D, cânula ultra-sônica inserida. E, cânula e seringa ultra-sônicas utilizadas em conjunto. F, dissecção discreta do tecido glandular. *(Continua.)*

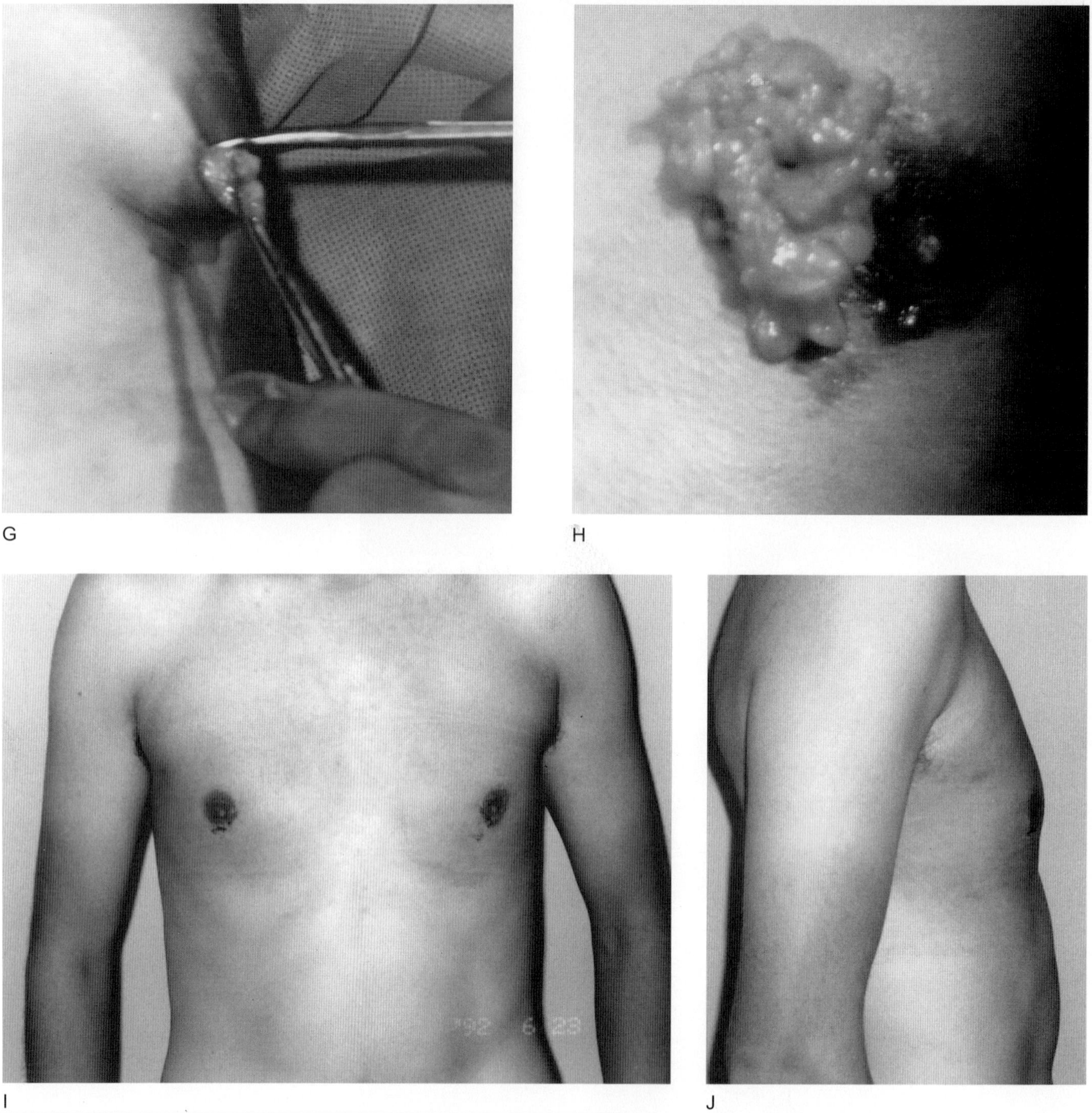

Figura 59-3 (Continuação). G, dissecção discreta do tecido glandular. H, tecido já excisado. I e J, visões ântero-posterior e lateral nove dias após a operação.

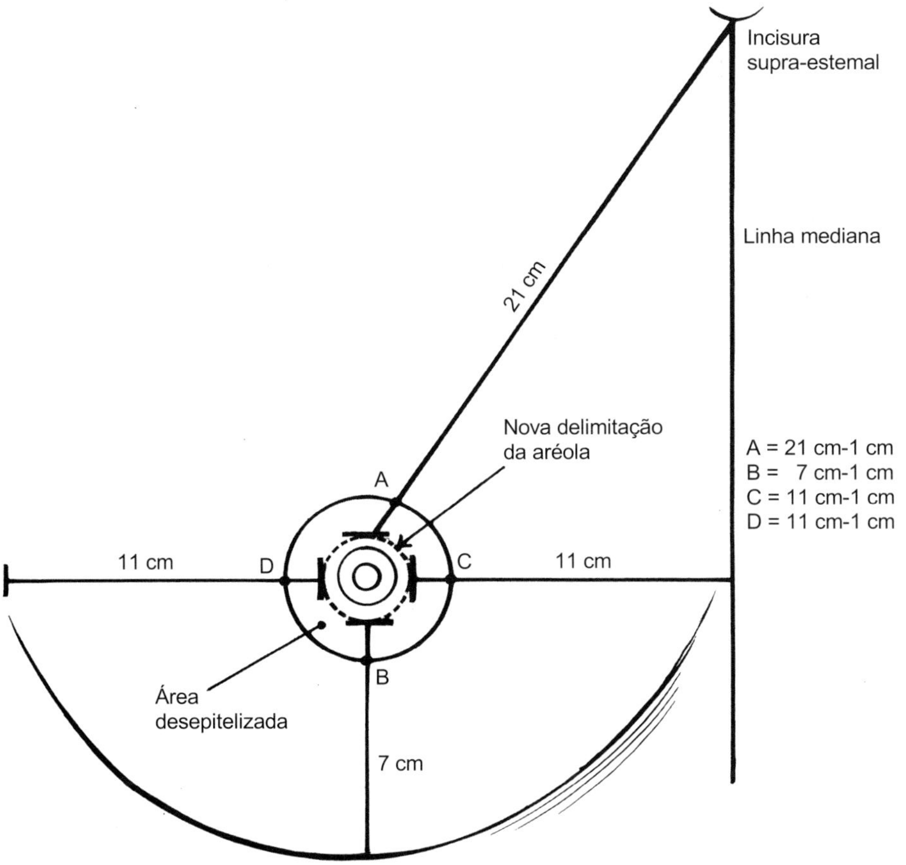

Figura 59-4. Delimitação da mamoplastia redutora periareolar e mastectomia subcutânea. A, ponta da aréola. B, base da nova aréola. Extensões medial (C) e lateral (D) da nova aréola.

CUIDADOS PÓS-OPERATÓRIOS

O paciente é observado no terceiro dia pós-operatório; as bandagens são removidas e reaplicadas por 24 horas durante duas semanas. Deve-se usar a bandagem diariamente por mais quatro semanas, se o paciente for capaz de suportá-las.

Os drenos são removidos quando a drenagem for menor que 30 ml em um período de 24 horas.

PRECAUÇÕES

Os cuidados com o paciente com ginecomastia são complexos quanto ao diagnóstico apropriado, e também importantes quanto ao tratamento cirúrgico. Deve-se ter atenção quanto à possibilidade de câncer de mama, ou alguma patologia subjacente que esteja causando a ginecomastia. Uma vez que o tratamento cirúrgico para a ginecomastia estiver estabelecido, o grau de hipertrofia e o excesso de pele estabelecem o método. A maioria dos pacientes fica satisfeita com a lipoaspiração e os pequenos procedimentos de excisão. Os casos mais sérios de ginecomastia necessitam de técnicas de redução. Assim que o procedimento for escolhido, o contorno natural da mama do homem deve sempre ser lembrado e este contorno deve ser realizado cuidadosa e meticulosamente.

Leituras Selecionadas Sugeridas

Abramo AC. Axillary approach for gynecomastia liposuction. *Aesthetic Plast Surg* 1994;18:265-268.

Badve S, Sloane JP. Pseudoangiomatous hyperplasia of male breast. *Histopathology* 1995;26:463-466.

Benelli L. A new periareolar mammaplasty: the "round block" technique. *Aesthetic Plast Surg* 1990;14:93-100.

Beraka GJ. Correction of gynecomastia with an inframammary incision and subsequent scar. *Plastic Reconstr Surg* 1995;96:1753-1754.

Berensztein E, Belgorosky A, de Davila MTG, Rivarola MA. Testicular steroid biosynthesis in a boy with a large cell calcifying Sertoli cell tumor producing prepubertal gynecomastias. *Steroids* 1995;60:220-225.

Boring CC, Squires TS, Tony T, Montgomery S. Cancer statistics. *CA Cancer J Clin* 1994;44:7-26.

Boyd IW. Gynaecomastia in association with calcium antagonista. *Med J Aust* 1996;161:328.

Braunstein GD. Diagnoses and treatment of gynecomastia. *Hosp Prac* 1993;30:37-46.

Braunstein GD. Gynecomastia. *N Engl J Med* 1993;328:490-495.

Brenner P, Berger A, Schneider W, Axmann HD. Mala reduction mammoplasty in serious gynecomastias. *Aesthetic Plast Surg* 1992;16:325-330.

Bretteville-Jensen G. Surgical treatment of gynecomastia. *Br J Plast Surg* 1975;28:177.

Burges HE, Shousha S. An immunohistochemical study of the long-terra effects of androgen administration on female-to-male transexual breast: a comparison with normal female breast and male breast showing gynaecomastia. *J Pathol* 1993;170:37-43.

Carvajal A, Martin Arias LH. Gynecomastia and sexual disorders after the administration of omeprazole. *Am J Gastroenterol* 1995;90:1028-1029.

Castro-Magnana M, Angulo M, Uy J. Male hypogonadism with gynecomastia caused by late-onset deficiency of testicular 17-ketosteroid reductase. *N Engl J Med* 1993;328:1297-1301.

Cavanah SFW, Dons RF. Partial 3β-hydroxysteroid dehydrogenase deficiency presenting as new-onset gynecomastia in a eugonadal adult male. *Metabolism* 1993;42:65-68.

Cespades RD, Caballero RL, Peretsman SJ, Thompson IM. Cryptic presentations of germ cell tumors. *J Am Coll Surg* 1994;178:261-265.

Chantra PK, So GJ, Wollman JS, Bassett LW. Mammography of the male breast. *Am J Roentgenol* 1995;164:853-858.

Cohn L, Feller AG, Draper MW, et al. Carpal tunnel syndrome and gynaecomastia during growth hormone treatment of elderly men with low circulating IGF-I concentrations. *Clin Endocrinol* 1993;39:417-425.

Collins PC, Field LM, Narina RS. Liposuction surgery and autologous fat transplantation. *Clin Dermatol* 1992;10:365-372.

Cooper RA, Gunter BA, Ramamurthy L. Mammography in men. *Radiology* 1994;191:651-656.

Copenhagen Study Group for Liver Diseases. Testosterone treatment of men with alcoholic cirrhosis: a double-blind study. *Hepatology* 1986;6:807.

Courtiss EH. Reduction mammaplasty by suction alone. *Plastic Reconstr Surg* 1993;92:1276-1289.

Das DK, Junaid TA, Mathews SB, et al. Fine needle aspiration cytology diagnoses of male breast lesions: a study of 185 cases. *Acta Cytol* 1995;39:870-876.

Davies JP, Price-Thomas JM. Gynaecomastia in association with minocycline. *Br J Clin Pract* 1995;49:179.

De Benito J, Sanza IF. Periareolar techniques for mammary reduction and elevation. *Aesthetic Plast Surg* 1993;17:311-316.

Dufourmentel L. L'incision arolaire dana la chirurgie du sein. *Bull Mem Soc Chir Paris* 1928;29:9.

Forst T, Beyer J, Cordas U, et al. Gynaecomastia in a patient with a hCG producing giant cell carcinoma of the lung. *Exp Clin Endocrinol* 1995;103:28-32.

Gana BM, Windsor PM, Lang S, et al. Leydig cell tumor. *Br J Urol* 1995;75:673-685.

Glass AR. Gynecomastia. *Endocrinol Metab Clin North Am* 1994;23:825-837.

Guillou L, Gebhard S. Gynecomastia with unusual intraductal "clear cell" changes mimicking Pagetoid ductal spread of lobular neoplasia. *Pathol Res Pract* 1995;191:156-163.

Hussain MA, Tyagi SP, Tyagi N, Khan MH. Stromal cellular response in breast tumours and allied lesions. *J Indian Med Assoc* 1992;90:119-121.

Jacobs U, Klein B, Klehr HU. Cumulative side effects of cyclosporine and Ca antagonists: hypergalactinemia, mastadenoma, and gynecomastia. *Transplant Proc* 1994;26:3122.

Jones D, Davison D, Holt S, et al. A comparison of danazol and placebo in the treatment of adult idiopathic gynaecomastia: results of a prospective study in 55 patients. *Ann R Coll Surg* 1990;72:296.

Kornstein AN, Cinelli PB. Inferior pedicle reduction technique for larger forms of gynecomastia. *Aesthetic Plast Surg* 1992;16:331-336.

Kuhn J, Roca R, Laudas M, et al. Studies on the treatment of idiopathic gynaecomastia with percutaneous dihydrotestosterone. *Clin Endocrinol* 1983;19:513.

Lanigan D, Choa RG, Evans J. A feminizing adrenocortical carcinoma presenting with gynaecomastia. *Postgrad Med J* 1993;69:481-483.

Lanzafame S, Magro G, Colombatti A. Expression and distribution of type VI collagen in gynecomastia. *Acta Histochem* 1994;96:219-223.

Lemack GE, Poppas DP, Vaugan ED. Urologic causes of gynecomastia: approach to diagnoses and management. *Urology* 1995;45:313-319.

Lindquist M, Edwards IR. Endocrine adverse effects of omeprazole. *BMJ* 1992;305:451-452.

Llop R. Gynecomastia associated with enalapril and diazepam. *Ann Pharmacother* 1994;28:671-672.

Luckey RC. Modified technique for correction of gynecomastia. *Plastic Reconstr Surg* 1992;89:767.

Magro G, Lanzafame S, Colombatti A. Immunohistochemical staining patterns of type VI collagen in the normal, hyperplastic, and neoplastic adult male breast. *Pathology* 1994;86:142-145.

Malozowski S, Stadel BV. Prepubertal gynecomastia during growth hormone therapy. *J Pediatr* 1995;126:659-661.

Matoska J, Ondrus D, Talerman A. Malignant granulosa cell tumor of the testis associated with gynecomastia and long survival. *Cancer* 1992;69:1769-1772.

McDermott M, Hofeldt F, Kidd G. Tamoxifen therapy for painful idiopathic gynecomastia. *South Med J* 1990;83:1283.

Morselli PG. "Pull-through": a new technique for breast reduction in gynecomastia. *Plastic Reconstr Surg* 1996;97:450-454.

Moul JW, Moellman JR. Unnecessary mastectomy for gynecomastia in testicular cancer patient. *Mil Med* 1992;157:433-434.

Murphy TP, Ehrlichman RJ, Seckel BR. Nipple placement in simple mastectomy with free nipple grafting for severe gynecomastia. *Plastic Reconstr Surg* 1994;94:818-823.

Nagi DK, Jones WG, Belchetz PE. Gynaecomastia caused by a primary mediastinal seminoma. *Clin Endocrinol* 1994;40:545-549.

Neild D. Gynaecomastia in bodybuilders. *Br J Clin Pract* 1995;49:172.

Nishiyama T, Washiyama K, Tanikawa T, et al. Gynecomastia and ectopic human chorionic gonadotropin production by transitional cell carcinoma of the bladder. *Urol Int* 1992;48:463-465.

O'Hanlon DM, Kent P, Kerin MJ, Given HF. Unilateral breast masses in men ovar 40: a diagnostic dilemma. *Am J Surg* 1995;170:24-26.

Otto C. Unilateral gynecomastia induced by treatment with diltiazem. *Arch Intern Med* 1994;154:351.

Pope HG, Katz DL. Psychiatric and medical effects of anabolic-androgenic steroid use. *Arch Gen Psychiatry* 1994;51:375-382.

Reyes RJ, Zicchi S, Hamed H, et al. Surgical correction of gynaecomastia in bodybuilders. *Br J Clin Pract* 1995;49:177-179.

Rissanen TJ, Makarainen HP, Kallioinen MJ, et al. Radiography of the male breast in gynecomastia. *Acta Radiol* 1992;33:110-114.

Roberts HJ. Vitamin E and gynecomastia. *Hosp Prac* 1994;29:12.

Rosenberg GJ. A new cannula for suction removal of parenchymal tissue of gynecomastia. *Plastic Reconstr Surg* 1994;94:548-551.

Samdal F, Kleppe G, Amland PF, Abyholm F. Surgical treatment of gynaecomastia. *Scand J Plast Reconstr Hand Surg* 1994;28:123-130.

Sneige N, Holder PD, Katz RL, et al. Fine-needle aspiration cytology of the male breast in a cancer center. *Diagn Cytopathol* 1993;9:691-697.

Souto CAV, Oliveira M da C, Teloken C, et al. Persistence of mullerian duct derivative syndrome in 2 male patients with bilateral cryptorchidism. *J Urol* 1995;153:1637-1638.

Stark GB, Grandel S, Spilker G. Tissue suction of the male and female breast. *Aesthetic Plast Surg* 1992;16:317-324.

Stepanas A, Burnet R, Harding P, et al. Clomiphene in the treatment of pubertal-adolescent gynecomastia: a preliminary report. *J Pediatr* 1977;90:651.

Tan TT, Khalid BAK. Primary infertility in a phenotypic male with 46XX chromosomal constitution. *Postgrad Med J* 1993;69:315-317.

Thomas E, Lerous JL, Blotman F. Gynecomastia in patients with rheumatoid arthritis treated with methotrexate. *J Rheumatol* 1994;21:1777-1778.

Tolis G, Karalis K, Kyriakos GM. Gynecomastia. *Curr Ther Endocrinal Metab* 1994;5:370-371.

Uchida, T, Ishii M, Motomiya Y. Fibroadenoma associated with gynaecomastia in an adult man. *Scand J Plast Reconstr Hand Surg* 1993;27:327-329.

Umekita Y, Fujiyoshi T, Takasaki T, et al. Immunohistochemical studies of S-100 protein expression in myoepithelial cells of benign breast diseases and normal breast tissues. *In Vivo* 1993;7:415-418.

Villalpando S, Mondragon L, Barron C, et al. Role of testosterone and dihydrotestosterone in spontaneous gynecomastia of adolescentes. *Arch Androl* 1992;28:171-176.

Volpi R, Maccarini PA, Boni S, et al. Case report: Finasteride-induced gynecomastia in a 62-year-old man. *Am J Med Sci* 1995;309:322-325.

Webster JP. Mastectomy for gynecomastia through a semicircular intraareolar incision. *Ann Surg* 1946;124:557.

Wolman SR, Sanford J, Ratner S, Dawson PJ. Breast cancer in males: DNA content and sex chromosome constitution. *Mod Pathol* 1995;8:239-243.

Capítulo 60

Reconstrução da Parede Torácica

Gregory P. Reece ◆ Daniel Goldberg

Antes de realizar uma reconstrução da parede torácica, várias questões devem ser consideradas. Todas as condições clínicas do paciente devem ser avaliadas e as funções cardiovasculares devem ser otimizadas. A extensão de uma doença maligna e a presença de alguma lesão pulmonar ou mediastinal induzida por radiação devem ser avaliadas por meio de história e exame físico, testes de função pulmonar e tomografia computadorizada do tórax. Os pacientes com antecedente pessoal de alguma cirurgia ipsilateral da parede torácica ou terapia com altas doses de radiação na parede torácica ou axila podem não ser candidatos a alguns tipos de reconstrução, tais como a com o retalho do latíssimo dorsal. Sob estas circunstâncias, deve ser considerada uma outra opção de retalho. Deve ser realizada biópsia para o caso de lesões suspeitas, incluindo úlceras infectadas da parede torácica, para determinar a presença de neoplasias malignas. A partir desta informação, o potencial tamanho do defeito esquelético da parede torácica deve ser estimado para determinar se os órgãos vitais serão expostos ou removidos após a ressecção da parede torácica e se será necessária uma prótese para a mesma. O cirurgião também deve determinar se o paciente precisará ser reposicionado durante a cirurgia. Por exemplo, as ressecções esternais são geralmente realizadas com o paciente colocado na posição supina. Se for considerado o retalho do latíssimo dorsal para a reconstrução, o cirurgião irá ter que reposicionar o paciente para dissecar o retalho do grande dorsal. Desta forma, um outro retalho que não necessite de reposicionamento seria uma melhor opção.

Somente depois que estas questões forem enfocadas, o cirurgião pode selecionar o melhor método de reconstrução da parede torácica. Neste capítulo, nós revisamos alguns dos retalhos mais utilizados para a reconstrução da parede torácica. Estes retalhos incluem o grande dorsal, os retos abdominais e o retalho miocutâneo do peitoral maior, assim como o retalho do omento. Embora a Universidade do Texas M. D. Anderson Cancer Center seja bastante conhecida pela utilização de microcirurgia em pacientes com câncer, na nossa opinião, da mesma forma que na opinião de outros autores, um retalho microcirúrgico para a reconstrução da parede torácica é raramente indicado.

■ RETALHO MIOCUTÂNEO DO LATÍSSIMO DORSAL

AVALIAÇÃO DA DEFORMIDADE

Após a ressecção da parede torácica, os cirurgiões torácico e plástico devem determinar se será necessária uma prótese para a parede torácica, como a tela de Marlex com ou sem metil metacrilato, para proteger os órgãos vitais expostos e para prevenir insuficiência pulmonar pós-operatória. Como via de regra, não é necessária uma prótese para prevenir a insuficiência pulmonar quando menos de três ou quatro costelas forem removidas. Em casos de deformidade em mais de quatro costelas e no caso de pacientes que passaram por uma esternectomia, uma prótese é útil para prevenir qualquer movimento paradoxal da parede torácica, diminuindo a dependência de um ventilador mecânico e a permanência no hospital, além de manter o contorno da parede torácica. No entanto, o tamanho exato da deformidade esquelética da parede torácica que necessita de uma prótese para evitar a insuficiência pulmonar permanece desconhecido, e cada caso deve ser considerado individualmente.

O fechamento das partes moles é planejado determinando-se o tamanho e a forma da deformidade dos tecidos. Se o paciente não passou por nenhuma radioterapia, o tecido mole ao redor da deformidade pode freqüentemente ser descolado e avançado para diminuir o tamanho da deformidade e, portanto, diminuir a ilha de pele do latíssimo dorsal requerido. Para o caso de deformidades da parede torácica localizadas em tecidos irradiados, esta manobra geralmente não é possível e, então, ou a ilha de pele deve ser moldada para preencher todo o defeito ou o defeito deve ser fechado com o latíssimo dorsal e um enxerto de pele sobre o mesmo. Se for utilizado um retalho miocutâneo, pode ser feito um molde do defeito para transferir o desenho para a ilha de pele do grande dorsal.

Se o paciente está sendo submetido a uma ressecção da parede torácica no caso de um câncer de mama avançado, a mama e a parede torácica podem geralmente ser reconstruídas simultaneamente usando um retalho miocutâneo ampliado do latíssimo dorsal. A decisão para realizar uma reconstrução como esta deve ser realizada pré-operatoriamente após consultar o cirurgião oncologista, o clínico oncologista e o radioterapeuta. Os fatores que devem ser considerados são o tamanho da mama que deve ser reconstruída, a quantidade de pele da parede torácica a ser removida, a disponibilidade de pele e de tecido subcutâneo suficiente para criar o tamanho necessário para a mama e para fechar o defeito da pele, a extensão da doença da paciente, a probabilidade de recorrência e a necessidade de uma terapia adjuvante pós-operatória. Já que vários destes pacientes têm uma doença bastante avançada e a presença de uma mama reconstruída pode comprometer a realização adequada de tratamentos tais como a radioterapia, a decisão de realizar uma reconstrução de mama deve ser adiada até que toda a terapia adjuvante seja completada e a paciente esteja livre da doença.

INDICAÇÕES

O retalho miocutâneo do grande dorsal é indicado em qualquer deformidade da parede torácica localizada dentro de seu arco de rotação. O retalho geralmente é utilizado para deformidades laterais e anteriores; entretanto, as deformidades esternais localizadas nos dois terços superiores do esterno também podem ser fechados com este retalho.

CONTRA-INDICAÇÕES

A contra-indicação mais comum para o retalho miocutâneo do grande dorsal é um antecedente de uma cirurgia anterior na parede torácica no lado ipsilateral. Uma toracotomia realizada do mesmo lado da deformidade da parede torácica por razões relacionadas ou não, é geralmente considerada uma contra-indicação absoluta para o retalho miocutâneo do grande dorsal. Embora vários cirurgiões torácicos tentem agora preservar este músculo quando for possível, uma toracotomia através desta abordagem geralmente envolve a transecção do músculo em sua porção medial, para proporcionar uma melhor exposição. Os vasos sangüíneos toracodorsais, que são o suprimento sangüíneo principal para este retalho, são às vezes lesados ou seccionados em pacientes que necessitam de uma dissecção axilar por qualquer outra razão. Já que o nervo é intimamente associado ao pedículo vascular, um latíssimo dorsal funcional é geralmente considerado uma evidência de que o seu pedículo vascular ainda está intacto. A função do latíssimo dorsal pode ser avaliada pré-operatoriamente pedindo-se que o paciente faça força para baixo com o cotovelo contra a mão do examinador enquanto este palpa o músculo. Todavia, a descrição cirúrgica da dissecção axilar deve sempre ser cuidadosamente revisada antes de se considerar esta opção de retalho.

As contra-indicações relativas do uso do retalho miocutâneo do latíssimo dorsal incluem um histórico de terapias com altas doses de radiação na área do retalho ou na axila ipsilateral, um linfedema grande no membro superior ipsilateral e defeitos maciços na parede torácica que envolvam a base do retalho. Uma incisão bem cicatrizada de um dreno torácico que fora colocado através da margem anterior do retalho do músculo do grande dorsal não é uma contra-indicação para a utilização deste retalho.

PREPARAÇÃO DA SALA

Na maioria dos casos, o paciente é posicionado em decúbito lateral para a dissecção do retalho. Esta posição permite a ressecção do tumor e a reconstrução imediata da maioria das deformidades anteriores, laterais, posteriores e até esternais da parede torácica, sem a necessidade de reposicionar o paciente. Os pacientes que necessitam de uma ressecção esternal na posição supina devem ter sua ferida cirúrgica fechada com curativos estéreis e a sua posição mudada para a posição de decúbito lateral para fechamento da ferida operatória com o retalho do latíssimo dorsal. Todos os pacientes posicionados em decúbito lateral devem ter um coxim colocado sob a axila e a cabeça deve ser posicionada apropriadamente para evitar qualquer lesão ao plexo braquial. Da mesma forma, o braço ipsilateral deve ser preparado e envolvido com campos estéreis, de forma que permita a manipulação do braço para facilmente dissecar o pedículo vascular.

MARCAÇÃO DO PACIENTE

O latíssimo dorsal origina-se da crista ilíaca, da superfície externa do músculo oblíquo externo, da fáscia toracolombar e das espinhas das seis vértebras inferiores, posteriormente. O músculo insere-se no tubérculo menor e no sulco intertubercular do úmero. A porção medial da margem superior do músculo passa sobre a **ponta** da escápula. Da mesma forma, o músculo é inserido no músculo serrátil anterior e em várias costelas em sua superfície posterior.

O suprimento sangüíneo deste retalho surge predominantemente da artéria e da veia toracodorsal e das ramificações terminais da artéria e da veia subescapular. À medida que os vasos toracodorsais entram na parte proximal do músculo, dividem-se em uma ramificação horizontal superior que passa ao longo da margem superior do músculo e uma ramificação inferior oblíqua que percorre a margem oblíqua anterior do músculo. Outras contribuições vasculares, que devem ser ligadas quando o retalho do latíssimo dorsal é elevado, originam-se das ramificações posteriores dos vasos intercostais e dos vasos perfurantes paraespinhais.

Os pontos anatômicos de referência do retalho miocutâneo do latíssimo dorsal podem ser demarcados pré-operatoriamente com o paciente colocado em pé, porém a marcação mais freqüente é a intra-operatória, realizada depois que o defeito já foi criado. Para evitar um fechamento com enxerto de pele de espessura parcial do local doador, a ilha de pele deve ser desenhada de modo que a largura da ilha não ultrapasse 10 cm, e de modo que a ilha seja posicionada sobre os dois terços proximais do retalho, onde as perfurantes provenientes do músculo para a pele são mais numerosas (Figura 60-1). Já que o suprimento sangüíneo da extremidade distal (origem) do latíssimo dorsal surge das perfurantes paraespinhais, as ilhas de pele localizadas sobre a extremidade distal do músculo geralmente não são confiáveis. Entretanto, se o retalho do latíssimo dorsal for desenhado para incorporar todo o sistema arterial toracodorsoescapular, praticamente a metade da pele das costas pode ser removida para reparar um defeito maciço da parede torácica.

TÉCNICA CIRÚRGICA

Com o paciente preparado e envolvido em um campo estéril, a pele é incisada em uma linha oblíqua da prega axilar posterior em direção ao longo do perímetro da ilha de pele. A incisão é biselada para longe da ilha de pele por 1 ou 2 cm à medida que a dissecção procede em direção ao músculo. A pele sobrejacente ao músculo é então descolada proximamente em direção à inserção e distalmente até a origem para que a única pele remanescente no músculo seja a ilha de pele. Para prevenir a avulsão da ilha de pele, esta parte da pele é suturada à fáscia do músculo com pontos simples separados, circunferencialmente.

O músculo é então elevado de seu leito, começando na sua margem ântero-lateral, próxima à origem do músculo serrátil anterior, prosseguindo em direção à extremidade escapular. Quando estiver próximo de completar esta parte, a dissecção é direcionada distalmente à espinha e à crista ilíaca posterior. Todas as grandes ramificações posteriores dos vasos sangüíneos intercostais e dos vasos perfurantes paraespinhais que irrigam o latíssimo dorsal são ligados com sutura de seda 3-0. Toma-se muito cuidado para prevenir uma elevação acidental do músculo serrátil anterior próximo à espinha. Após elevar a extremidade distal do músculo, o retalho também é elevado proximalmente até o pedículo vascular, tomando-se cuidado para não lesar o nervo torácico longo. Um túnel subcutâneo é criado entre a axila e a deformidade da parede torácica. O retalho é temporaria-

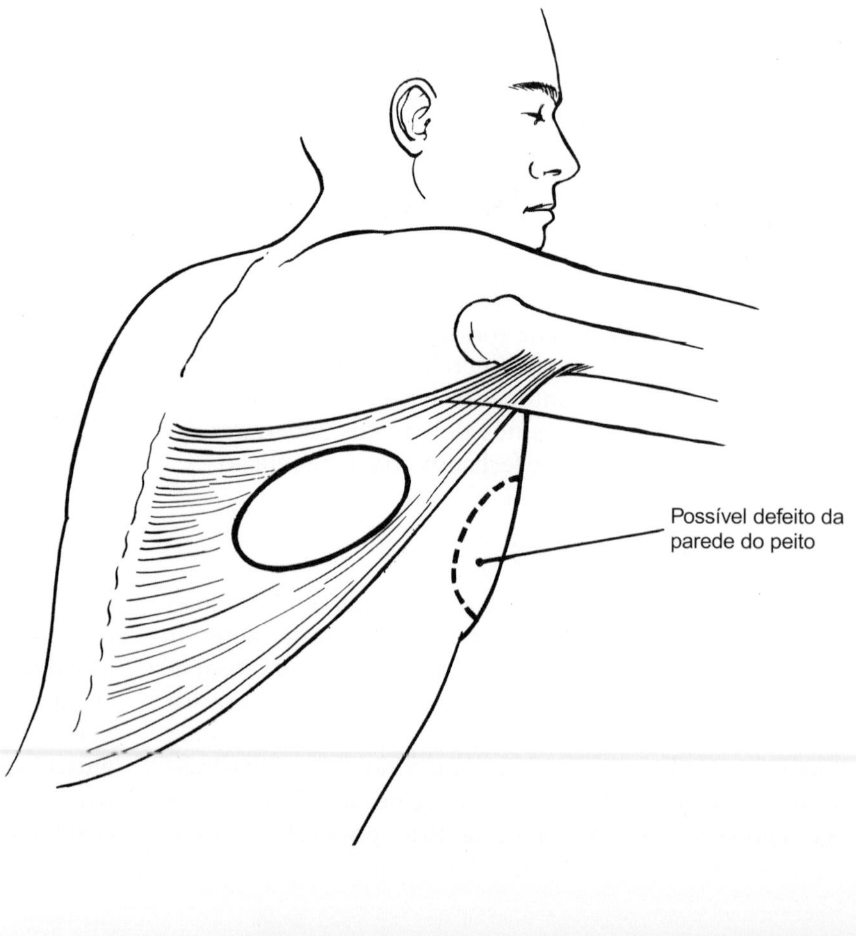

Figura 60-1. A ilha de pele do retalho deve ser desenhada sobre o latíssimo dorsal após determinar primeiramente o tamanho do defeito da parede torácica e a distância do defeito até a inserção do músculo grando dorsal. O desenho da ilha de pele é facilitado fazendo-se um molde do defeito com um papel de luva esterilizada e transferindo-o até a localização apropriada no músculo. A ilha de pele deve ser desenhada não maior que 10 cm, para evitar problemas no fechamento primário do local doador.

mente levado através deste túnel para verificar a posição da ilha de pele. Se a ilha de pele não for facilmente inserida na deformidade, o retalho é levado para a posição original através do túnel, e a ramificação do serrátil dos vasos toracodorsais é ligada. O pedículo vascular pode ser dissecado até os vasos axilares, se necessário, para aumentar a mobilidade do músculo (Figura 60-2). Se esta manobra ainda assim não for bem-sucedida, a inserção do músculo deve ser ligada e o músculo deve ser avançado o máximo possível, sem tensão excessiva no pedículo vascular. Uma vez que toda a extensão do pedículo vascular tenha sido utilizada, o retalho deve ser suturado à parede torácica para evitar tensão no pedículo, a partir de um deslocamento gravitacional do retalho quando o paciente se colocar em pé.

Se for planejada uma reconstrução de mama simultânea, deve ser desenhado um retalho ampliado do latíssimo dorsal. Embora o padrão flor-de-lis tenha sido descrito para este procedimento, o fechamento e a cicatrização do local doador demonstram problemas em nossa experiência. A incisão do local doador freqüentemente tem uma cicatrização deficiente, onde os três braços da incisão se juntam, o que geralmente resulta em necrose da pele e deiscência. Isto acontece especialmente com pacientes que fumam. Alternativamente o retalho miocutâneo ampliado com latíssimo dorsal pode ser elevado com uma ilha de pele de forma elíptica, utilizando as mesmas dimensões da ilha de pele de um retalho miocutâneo convencional do latíssimo dorsal. A diferença entre os dois procedimentos é a forma como a ilha de pele é dissecada. Em vez de se deslocar para fora da ilha de pele por somente 1 ou 2 cm antes de alcançar o músculo, o cirurgião disseca em direção oposta à ilha de pele aproximadamente 10 cm abaixo da margem inferior da incisão da ilha de pele, e 6 a 8 cm acima da margem superior (Figura 60-3). A pele remanescente sobre o latíssimo dorsal deve ter pelo menos 1 cm de espessura para prevenir problemas de cicatrização da ferida devido à fraca perfusão.

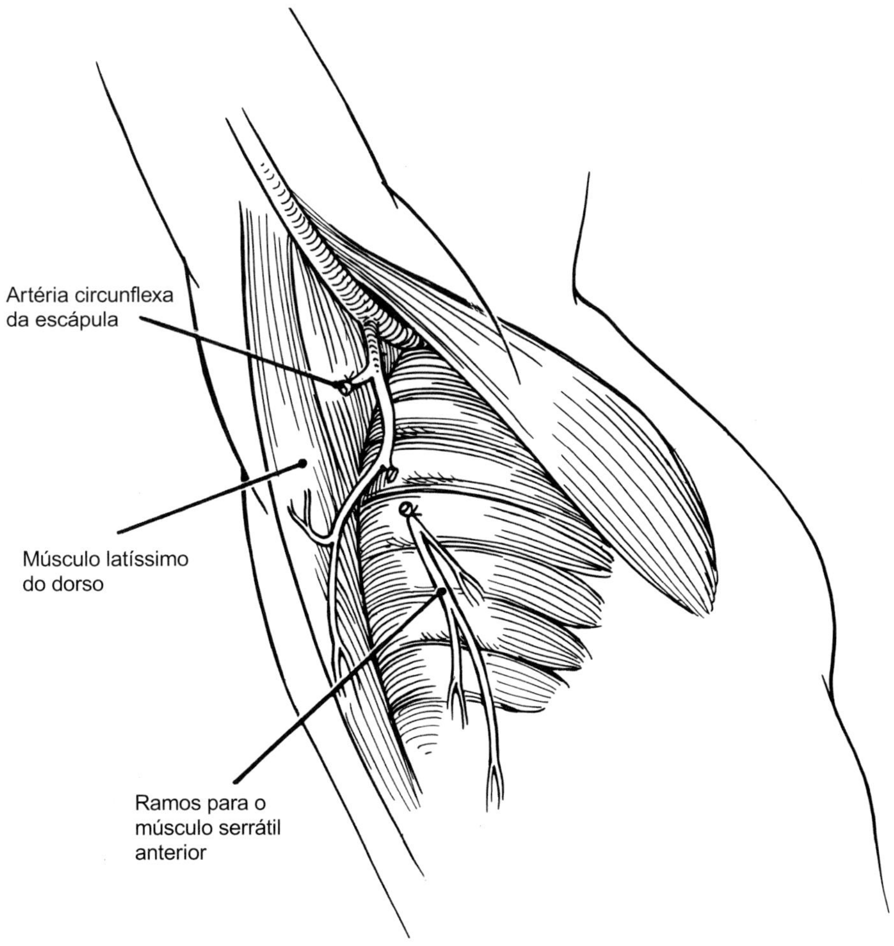

Figura 60-2. As ramificações do músculo serrátil anterior e artéria escapular circunflexa são dissecadas, pinçadas e ligadas, o que libera efetivamente o pedículo vascular do retalho para facilitar a sua rotação. A dissecção é mais facilmente alcançada a partir da superfície inferior do retalho.

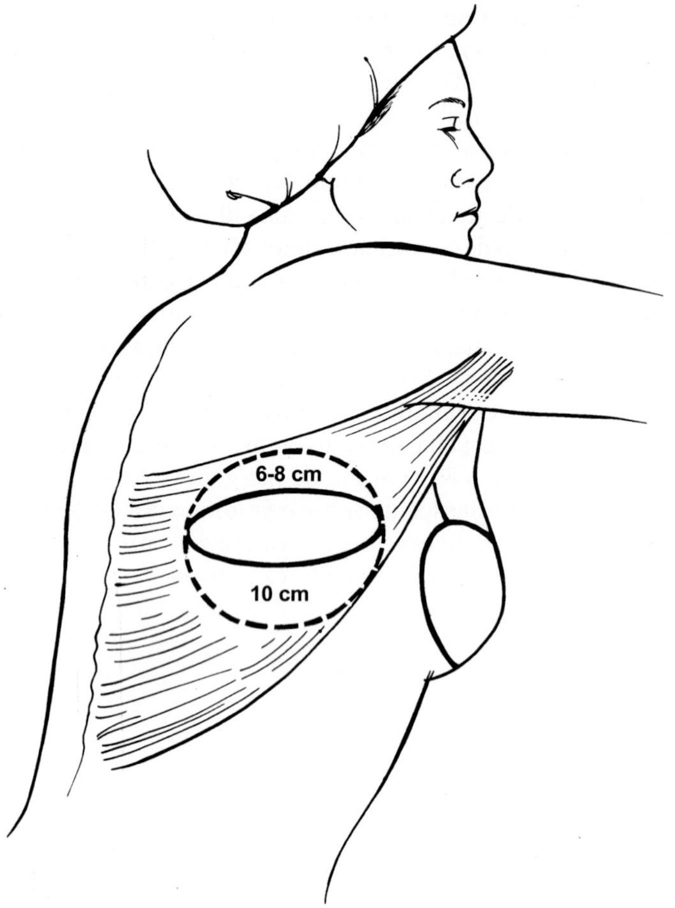

Figura 60-3. Retalho ampliado do latíssimo dorsal é desenhado com a ilha de pele sob orientação transversa ou diagonal para facilitar a inserção do retalho na deformidade. A dissecção pode ser realizada até 10 cm a partir das margens da pele. Para prevenir problemas com a cicatrização no local doador, os retalhos cutâneos do local doador devem ter pelo menos 1 cm de espessura.

Após realizar a hemostasia de todas as feridas, é colocado um sistema de drenagem fechado para o local doador e o local receptor. Um dreno é colocado no tórax no espaço pleural e exteriorizado através de uma incisão separada. O retalho é posicionado utilizando fechamento em dois planos e o local doador é fechado da forma convencional.

CUIDADOS PÓS-OPERATÓRIOS

O paciente geralmente é mantido em unidade de terapia intensiva (UTI) de 24 a 48 horas. Os pacientes geralmente não necessitam de ventilação mecânica auxiliar, ao menos que tenha sido reconstruído um defeito muito grande na parede do tórax, somente com tecidos moles. O dreno torácico é colocado em selo d'água, com sucção de 20 cm e uma radiografia do tórax é obtida para avaliar a posição do dreno e a expansão dos pulmões. Devem ser colhidas gasometrias sangüíneas assim que o paciente chegar à UTI e geralmente são necessárias depois também. As feridas operatórias são limpas a cada troca e são aplicados peróxido de hidrogênio e bálsamo de bacitracina.

Na maioria dos casos, o paciente é posicionado na cama tanto na posição supina como em decúbito lateral do lado contralateral da reconstrução. Isto evita a compressão acidental do pedículo do retalho pelo peso do braço se o paciente estiver em decúbito lateral, ou a compressão da pele dorsal da área doadora pelo peso do corpo contra a cama.

O dreno de tórax é geralmente removido dentro das primeiras 24 a 48 horas se não houver nenhum vazamento de ar ou pneumotórax. Desta forma, um acompanhamento com filmes de raios X deve ser realizado após a remoção do dreno. Após a transferência para o quarto, o paciente recebe os cuidados de rotina com as feridas cirúrgicas, os drenos são removidos quando a drenagem for menor que 30 ml, em um período de 24 horas. Se forem utilizadas suturas externas ou grampos, eles são geralmente removidos no oitavo dia após a operação, se tiverem sido colocados pontos subdérmicos absorvíveis. Alternativamente, utilizar uma sutura absorvível de monofilamento, tal como a Poliglactin 910, colocada de forma intradérmica, torna a remoção da sutura desnecessária.

As complicações mais comuns associadas à utilização do retalho do latíssimo dorsal são as drenagens serosas prolongadas e a formação de seroma no local doador. Os drenos são geralmente deixados no local por duas a três semanas até que a drenagem diminua o suficiente para retirá-los. Os pequenos seromas (de 50 ml ou menos) que se formam após a retirada dos drenos são usualmente observados, porém os seromas maiores necessitam geralmente de uma ou mais aspirações com uma técnica estéril, na clínica.

REABILITAÇÃO

Na maioria dos casos, a reabilitação é mínima. Alguns pacientes podem ter uma diminuição na amplitude de movimentos no ombro ipsilateral se eles não começarem exercícios para variar os movimentos ao final da terceira semana pós-operatória. Os pacientes podem ter uma lesão de estiramento do plexo braquial se o braço for hiperabduzido e o pescoço flexionado em direção ao ombro oposto durante a dissecção do retalho. Isto pode ser evitado através da limitação do grau de abdução do braço e pelo posicionamento adequado da cabeça.

PRECAUÇÕES

Embora o retalho miocutâneo do latíssimo dorsal seja bastante confiável, existem algumas precauções que devem ser lembradas para evitar complicações. Estas incluem:

1. Evitar colocar as ilhas de pele sobre a extremidade distal do músculo, porque o suprimento sangüíneo até a extremidade distal (origem) do latíssimo dorsal surge

das perfurantes paraespinhais, que estão geralmente além da área divisora dos vasos toracodorsais.

2. Evitar os hematomas pós-operatórios por meio da ligadura das ramificações posteriores dos vasos intercostais e perfurantes paraespinhais que entram no latíssimo dorsal.
3. Evitar a elevação do músculo serrátil anterior, com a dissecção do latíssimo dorsal da direção lateral até a medial, sobre o serrátil anterior.
4. Evitar tensão excessiva no pedículo vascular com a sutura da inserção do músculo em uma localização diferente da parede torácica, se a inserção foi dividida.
5. Para o caso de um retalho ampliado do latíssimo dorsal, deixar a pele do dorso com pelo menos 1 cm de espessura e limitar a dissecção inferior da ilha de pele para não mais de 10 cm abaixo da margem inferior, para evitar uma perfusão fraca da pele e problemas subseqüentes na cicatrização das incisões.

RETALHO OMENTAL

AVALIAÇÃO DA DEFORMIDADE

Existem vários fatores sobre o defeito que devem ser considerados antes de escolher o retalho omental para a reparação da parede torácica. Estes fatores incluem o tamanho, a localização e a profundidade da ressecção da parede torácica, assim como o histórico de radioterapia, a presença de uma infecção e a necessidade de uma prótese na parede torácica. Já que o omento é fino e bastante flexível na maioria dos pacientes, ele é ideal para o reparo de defeitos de tamanho pequeno a médio na parede torácica. A localização mais comum para estes defeitos é a região ântero-inferior da parede torácica e os dois terços inferiores do esterno. Na maioria dos casos o defeito é fechado colocando o omento dobrado sobre si mesmo em uma ou mais vezes, para aumentar a espessura da cobertura com tecidos moles sobre a ferida antes que seja coberta com um enxerto de pele de espessura parcial.

Em caso de grandes defeitos na parede torácica, especialmente aqueles localizados na área superior do tórax, existe geralmente quantidade insuficiente de omento para ser dobrado e somente uma fina camada de tecido vascularizado fica disponível para o enxerto de pele. Isto não representa um problema se o defeito for superficial, como ocorre no caso de uma remoção de uma úlcera superficial da parede torácica induzida por radiação, pois o enxerto de pele se adapta bem ao omento e o retalho protege a parede torácica. Em contraste, defeitos da parede torácica de grande espessura geralmente necessitam de um implante coberto com uma camada relativamente espessa de tecidos moles, ou, se uma infecção estiver presente, um retalho volumoso para reparar a parede torácica. O omento geralmente não é constituído por tecido mole suficiente para alcançar qualquer um destes objetivos e uma outra opção de retalho deve ser considerada.

Para alcançar os defeitos da região superior do tórax, o omento deve ser cortado para alongar o seu pedículo, o que diminui a quantidade de omento disponível para cobrir qualquer coisa que não seja uma pequena ferida no tórax. Se o paciente não passou por uma radioterapia, os tecidos moles ao redor de um grande defeito da parede torácica podem algumas vezes ser descolados e avançados para reduzir o tamanho do defeito, o que pode permitir que o restante da ferida seja fechado com um retalho de omento e enxerto de pele. Esta manobra geralmente não é disponível se o paciente passou por uma quantidade significativa de radiação na parede torácica.

Somente após considerar estes possíveis problemas e as contra-indicações listadas abaixo, o cirurgião responsável pela reconstrução pode utilizar com sucesso o retalho do omento para a cobertura da parede torácica.

INDICAÇÕES

O retalho omental é utilizado com mais freqüência para o reparo de defeitos esternais, especialmente nos dois terços inferiores do esterno. Entretanto, este retalho pode estender-se e cobrir pequenos defeitos da parede torácica, praticamente em qualquer lugar na parede anterior do tórax.

CONTRA-INDICAÇÕES

A coleta do omento requer uma laparotomia. Assim, os pacientes que já passaram por várias laparotomias não são bons candidatos para este tipo de retalho. As contra-indicações absolutas para o retalho omental incluem um paciente com histórico de bridas abdominais, ascite resultante de causas cardíacas ou de malignidades, desnutrição protéica e cirrose hepática. Uma laparotomia para estadiamento anterior por um câncer de ovário também é uma contra-indicação absoluta. As contra-indicações relativas para o retalho omental são: (1) alguma cirurgia gástrica anterior, na qual os vasos gastroepiplóicos podem ter sido ligados, e (2) obesidade mórbida. O omento de pacientes obesos tende a ser muito mais espesso e menos flexível do que o desejado, devido às quantidades significativas de tecido adiposo. Desta forma, a mobilização e a rotação do retalho são muito mais difíceis do que em pacientes não-obesos.

PREPARAÇÃO DA SALA

O paciente é colocado em posição supina na mesa de operações de forma que o cirurgião e o assistente possam trabalhar em ambos os lados da mesa. O tórax e o abdômen são submetidos à anti-sepsia e campos estéreis são colocados.

MARCAÇÃO DO PACIENTE

O retalho omental é retirado através de uma incisão feita na linha mediana na região superior do abdômen. Não é necessária qualquer outra marcação, a menos que sejam utilizados outros retalhos para reparar o defeito da parede torácica.

TÉCNICA CIRÚRGICA

Feita a anti-sepsia do abdômen e do tórax, realiza-se uma incisão na linha mediana abdominal superior e um afastador Balfor é colocado para fornecer a exposição. O omento maior e o cólon transverso são mobilizados e liberados através desta incisão. O omento é uma continuação do peritônio parietal do estômago, da primeira parte do duodeno, que se estende caudalmente sobre o intestino delgado em direção à pelve por uma distância variável e então retorna cranialmente para revestir o cólon transverso. As camadas descendentes e ascendentes do omento são fundidas e inseparáveis. Os vasos gastroepiplóicos esquerdo e direito são o principal suprimento sangüíneo do omento. Estes vasos percorrem ao longo da grande curvatura do estômago e se anastomosam, formando o arco da artéria gastroepiplóica. As artérias gástricas curtas ramificam-se para fora da arcada ao longo do lado gástrico do arco. As artérias omentais direita, medial e esquerda ramificam-se para o lado omental do arco gastroepiplóico para formar uma rede vascular do omento e realizam uma anastomose entre cada uma ao longo da extremidade inferior do omento. O lado direito do omento também é suprido por uma artéria omental acessória, que não faz parte da rede vascular omental principal (Figura 60-4).

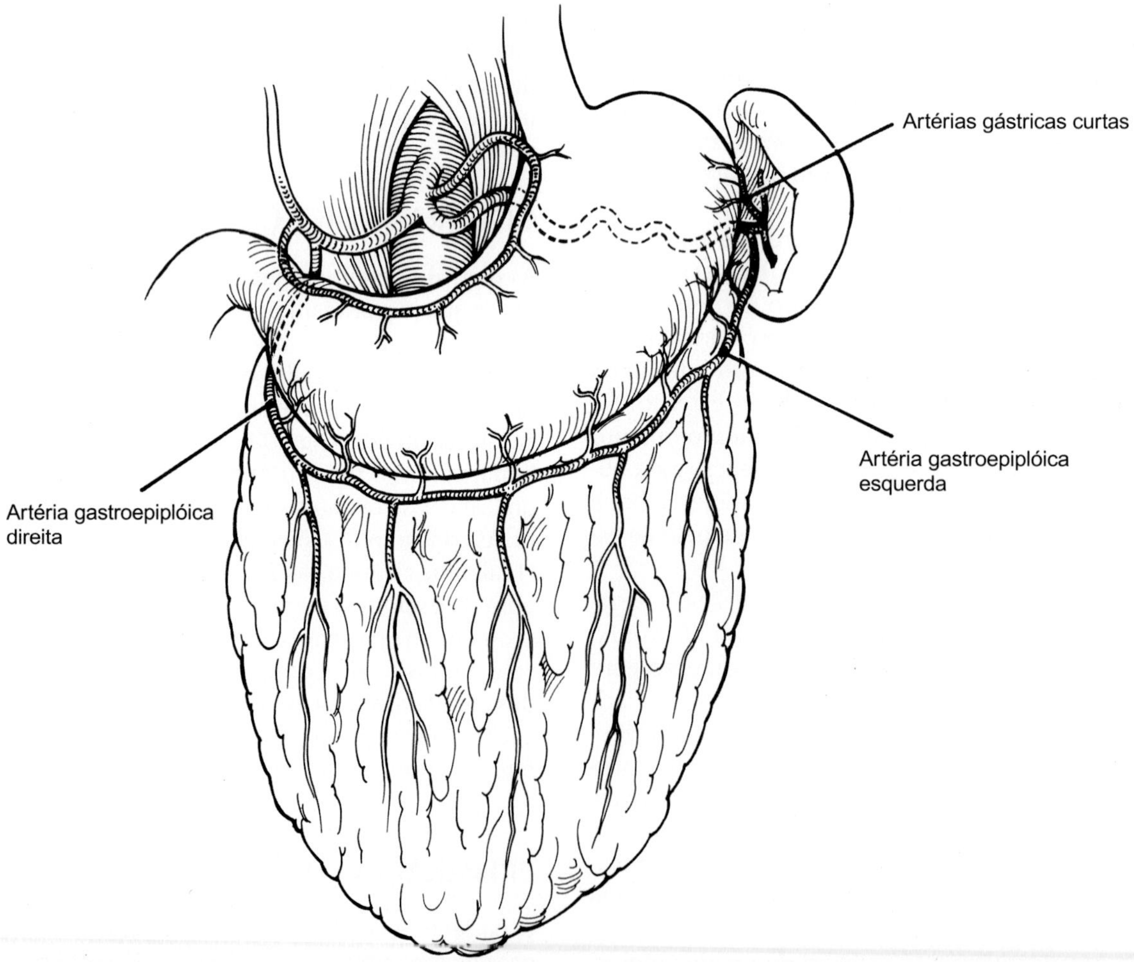

Figura 60-4. O suprimento sangüíneo para o omento surge das artérias gastroepiplóicas esquerda e direita e das artérias gástricas curtas.

Se o defeito da parede torácica está localizado no terço inferior do esterno e o paciente tem um omento longo, o retalho irá geralmente alcançar o defeito sem tensão. Se o retalho não alcançar ou se o defeito está em localização mais alta na parede torácica, podem ser adotados, os seguintes procedimentos para alongar progressivamente o pedículo, para que este alcance o defeito.

A primeira manobra é separar o omento do cólon transverso. Este procedimento é relativamente rápido e sem nenhuma perda significativa de sangue, se a dissecção estiver limitada ao plano avascular localizado entre estas estruturas. Se for necessário um pedículo mais longo, os vasos gastroepiplóicos direito e esquerdo são identificados e os vasos gástricos curtos, localizados entre a grande curvatura do estômago e o arco vascular gastroepiplóico, são ligados e divididos (Figura 60-5). Se o defeito da parede torácica estiver localizado no terço inferior do esterno, este defeito pode geralmente ser coberto sem nenhuma dissecção extra do omento. O pedículo pode ainda ser alongado ligando a artéria e a veia gastroepiplóica esquerda, para que os vasos gastroepiplóicos direitos se tornem o pedículo vascular do retalho (Figura 60-5). Raramente, o omento é utilizado para cobrir defeitos distantes que precisam de um pedículo vascular mais extenso. Nestas circunstâncias, o pedículo omental pode ser alongado através da ligadura e divisão do arco vascular gastroepiplóico entre as ramificações omentais mediais, aumentando-se o comprimento em direção à extremidade livre do omento. Já que estes vasos formam uma arcada vascular ao longo da extremidade livre do omento, o pedículo pode ser ainda mais alongado através da secção da arcada gastroepiplóica entre a saída dos vasos omentais direitos e mediais e secção dos vasos omentais mediais logo antes da sua comunicação com a arcada vascular terminal. Apesar desta última manobra aumentar o pedículo vascular, para que ele possa alcançar o pescoço, o tamanho do retalho fica diminuído.

É criado um grande túnel subcutâneo entre a cavidade abdominal e o defeito esternal ou da parede torácica. O omento é passado através do túnel e inserido na parede torácica ou no defeito do esterno com suturas absorvíveis. Se existe alguma suspeita de o túnel ser muito estreito ou possa estreitar-se posteriormente, devido ao edema, ele deve ser aberto em toda sua extensão e deve enxertar-se pele com o omento sobre o defeito. Alternativamente, o omento pode ser passado através do defeito diafragmático, se uma parte anterior do diafragma tiver sido removida com o esterno. O defeito diafragmático deve ser reparado de forma que o pedículo do omento possa passar através do diafragma sem nenhuma restrição, porém prevendo-se uma hérnia diafragmática.

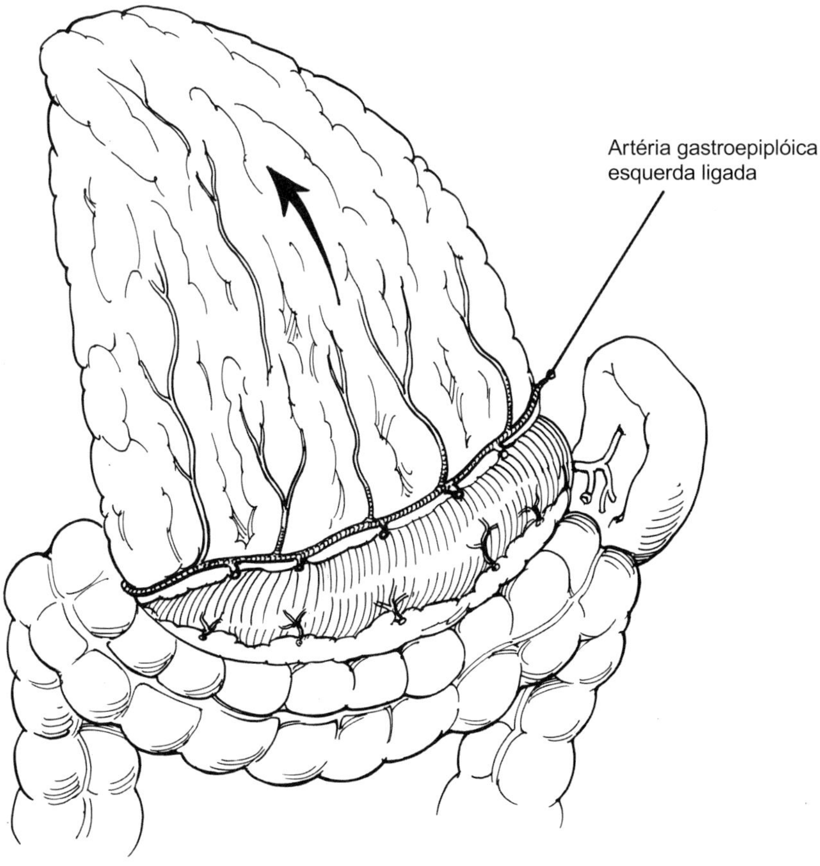

Figura 60-5. A ligadura da artéria e da veia gastroepiplóica esquerda resulta em um grande arco de rotação, suficiente para fechar praticamente qualquer defeito da parede torácica, localizado abaixo do manúbrio esternal.

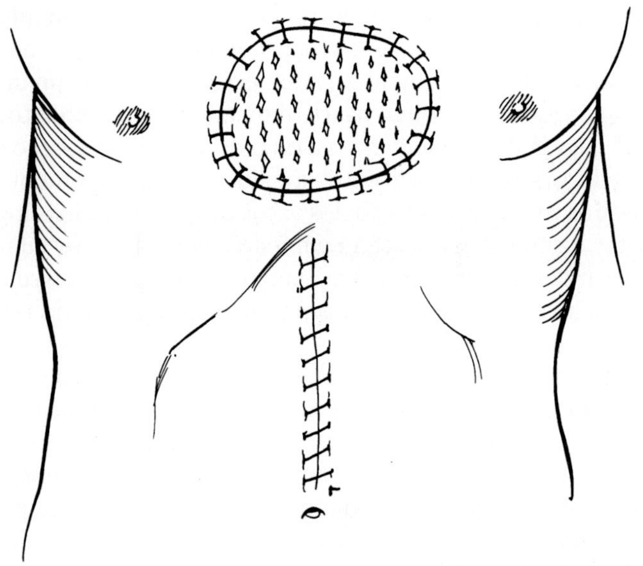

Figura 60-6. O retalho omental é inserido no defeito e coberto com enxerto de pele. São então colocados os drenos torácicos, se for indicado, e a incisão do local doador é fechada primariamente.

Antes de posicionar o retalho, podem ser colocados drenos no tórax através de incisão lateral à incisão abdominal (qualquer lado), se necessário. A incisão abdominal é então fechada com fio não-absorvível forte. Para evitar a compressão do pedículo vascular à medida que este sai do abdômen, a fáscia não deve ser fechada muito apertada ao redor do pedículo vascular, mas ela deve ser justa o bastante para prevenir uma hérnia. A pele abdominal é suturada da forma usual. O omento é então inserido no defeito, fixado com fios absorvíveis e um enxerto de pele de espessura parcial é fixado sobre o omento, utilizando grampos ou fio de categute cromado (Figura 60-6).

Por causa da natureza delicada do retalho omental, nós não colocamos rotineiramente curativos que exerçam pressão no enxerto de pele. Na maioria dos casos, é colocada uma gaze vaselinada sobre o enxerto, seguida por compressas molhadas em solução fisiológica. O peso destes curativos exerce pressão suficiente ao enxerto, para que ele seja aderido à pele, sem obstruir o fluxo sangüíneo do retalho.

CUIDADOS PÓS-OPERATÓRIOS

Se o paciente possui comorbidades significativas ou necessita de uma ventilação pós-operatória, é levado para a unidade de terapia intensiva até se estabilizar. Senão, como a maioria dos pacientes, retorna para seu leito após a recuperação da anestesia. Os drenos do tórax são removidos durante as primeiras 24 a 48 horas, se não existir nenhum vazamento de ar ou pneumotórax, que são diagnosticados por exames clínicos ou radiológicos. Todos os pacientes recebem cuidados pulmonares intensivos, que consistem de espirometria de incentivo e exercícios de respiração profunda.

Os pacientes são encorajados a sentar em uma cadeira no primeiro dia após a operação e a andar o mais cedo possível assim que eles não dependam mais de ventilação mecânica. Os curativos sobre o enxerto de pele são colocados pelos cinco primeiros dias após a operação e mantidos no local com faixas crepe quando o paciente sair da cama. As suturas ou grampos são removidos no oitavo dia pós-operatório se suturas dérmicas absorvíveis tiverem sido feitas no momento do fechamento das incisões, ou no 14º dia pós-operatório se somente tiver sido realizada aproximação externa da pele. Não é permitido aos pacientes comer ou beber até que os sinais de funcionamento do intestino tenham retornado.

As complicações do retalho omental incluem íleo paralítico, obstrução intestinal, peritonite, bridas e hérnia. Se a fáscia é fechada de forma muito justa no local onde o pedículo vascular transpassa a parede abdominal, a perfusão do retalho torna-se prejudicada, evidenciado por congestão venosa e necrose subseqüente.

REABILITAÇÃO

Este retalho é bem tolerado e não necessita de reabilitação para a maioria dos pacientes. Entretanto, alguns pacientes podem ter irregularidades secundárias no contorno pós-operatório, à retração do retalho e à perda do suporte esquelético. Os pacientes devem ser avisados destes problemas antes da operação.

PRECAUÇÕES

O retalho omental é bastante confiável desde que o cirurgião avalie cuidadosamente o defeito e entenda profundamente as limitações do retalho. Da mesma forma, o cirurgião deve-se certificar de que o túnel subcutâneo e as aberturas fascial e diafragmática ao redor do pedículo não são excessivamente justas e também que existe espaço suficiente para permitir o edema pós-operatório, que pode ocluir o fluxo sangüíneo para o retalho.

■ RETALHO DO RETO ABDOMINAL

AVALIAÇÃO DO DEFEITO

O músculo reto abdominal e seus retalhos miocutâneos têm uma vasta aplicação na reconstrução de defeitos da parede torácica anterior. Infecção da incisão esternal após esternectomia mediana, necrose da parede torácica induzida por radiação e tumores do tórax são as principais ocasiões que necessitam da reconstrução da face anterior do tórax. Como em outros defeitos da parede torácica, a estabilidade da parede torácica e a cobertura das estruturas vitais encabeçam a lista das prioridades. Deve ser considerada a estabilização da parede torácica antes da cobertura com tecidos moles em pacientes que tiverem sofrido a ressecção de mais de quatro costelas e naqueles que passaram por uma esternectomia total. A profundidade da ferida e a espessura do defeito devem ser avaliados. O tecido subcutâneo da parede abdominal anterior é mais espesso que o da parede torácica, e as vantagens de se obter o músculo reto com ou sem sua camada subcutânea sobrejacente e a pele devem ser levados em conta.

O reparo do defeito dos tecidos moles no tórax é determinado primeiramente por meio de avaliação das dimensões da ferida. A ilha de pele do retalho miocutâneo deve ser bem planejada antes de se elevar o retalho, medindo e transferindo as dimensões do defeito torácico para o local no abdômen. A seleção de qualquer retalho deve basear-se na provisão de uma quantidade adequada de tecido em uma proximidade adequada à ferida. Um retalho do reto abdominal com pedículo superior faz uma rotação até um ponto imediatamente caudal ao arco costocondral e alguns centímetros laterais à linha medial. O comprimento do músculo reto, especialmente se ele for desenhado com um componente cutâneo, pode alcançar toda a parede anterior do tórax.

INDICAÇÕES

O retalho do reto abdominal tem uma aplicabilidade na reconstrução de defeitos na parte inferior do esterno e paraesternais e de espessura total na parede torácica ânterolateral. O retalho é útil para cobertura do coração e de outras estruturas mediastinais, em pacientes com tórax longo que passaram por uma esternotomia onde a cobertura com o retalho do peitoral não é suficiente. O reto abdominal é um músculo espesso e durável e dele pode-se esperar a proteção adequada às estruturas mediastinais vitais. Tanto neste caso quanto em outros onde a cobertura de pele não está em questão, a transferência somente do músculo reto pode produzir um volume vascular para o preenchimento do espaço morto e o tratamento de feridas crônicas ou com infecção.

Quando a cobertura com pele ou o reparo de um defeito profundo é necessário, o retalho vertical miocutâneo do reto abdominal (VRAM) ou o retalho transverso miocutâneo do reto abdominal (TRAM) são considerados (Figura 60-7). O músculo reto com uma ilha de pele orientado verticalmente constitui um retalho extremamente confiável com uma dissecção simples e direta. Ele é a primeira escolha para o caso de defeitos das regiões esternal inferior ou paraesternal, que possam necessitar de um volume adicional e substituição de pele. Contanto que os vasos ipsilaterais torácicos internos não tenham sido danificados, o suprimento sangüíneo para o retalho é excelente. Quando estes vasos tiverem sido seccionados, é possível elevar o retalho baseado na sétima ou oitava artéria intercostal. Espera-se que o músculo sobreviva baseado neste suprimento sangüíneo secundário superior, porém o fluxo sangüíneo para a pele subjacente e para os tecidos subcutâneos pode ser tênue, e uma ilha de pele não deve ser considerada confiável nesta situação. Com os vasos torácicos internos intactos, pode-se elevar um retalho miocutâneo com um componente cutâneo bastante largo, fazendo deste retalho uma potente arma na reconstrução de grandes defeitos da parede torácica anterior. Com suficiente planejamento, o local doador pode ser fechado primeiramente, mesmo em pacientes mais magros. Ocorrerá com o desvio ipsilateral do umbigo, que deve ser discutido com o paciente antes da operação.

O retalho TRAM tornou-se o retalho de escolha para a reconstrução mamária pós-mastectomia. Este retalho pode transferir uma grande quantidade de tecido para a parede torácica de uma forma bastante confiável, com menos deformidades no local doador do que o retalho VRAM. A parte cutânea do TRAM, contudo, tem um suprimento sangüíneo menos vigoroso que o retalho VRAM. A área de pele localizada após a ilha mediana pode ter sua vascularização comprometida, especialmente em pacientes com antecedentes de tabagismo e obesidade. Um retalho bipediculado do reto mostra-se bem mais confiável na transferência de uma ilha cutânea abdominal grande e bilateral para o tórax. Por causa da largura da ilha de pele, o retalho transverso do reto tem um arco de rotação maior e a variedade de defeitos que podem ser reconstruídos com o mesmo é maior que com o retalho verticalmente orientado.

O retalho microcirúrgico do reto abdominal baseado na artéria e veia epigástricas inferiores tem sido bem descrito. A utilização deste retalho na reconstrução da parede torácica é, entretanto, limitada. A grande maioria dos defeitos na parede torácica pode ser reparada com retalhos pediculados confiáveis. Mesmo assim, ainda há casos em que as opções de retalhos pediculados padronizados estão esgotadas e a utilização do retalho microcirúrgico do reto pode ser apropriada. Os vasos epigástricos inferiores são longos e de grande calibre e podem ser anastomosados em vasos cervicais, remanescentes dos vasos torácicos internos ou mesmo dos grandes vasos.

CONTRA-INDICAÇÕES

As contra-indicações para a utilização do músculo reto abdominal incluem a destruição ou a transecção alta do músculo devido a uma cirurgia abdominal anterior, ou à presença de ostomia intestinal ou urinária ipsilateral. Uma contra-indicação relativa, porém relevante, é a remoção ou obstrução da artéria e veia torácica interna ipsilaterais. Como foi discutido acima, a transferência do retalho miocutâneo do reto abdominal na ausência de vasos torácicos internos deve ser evitada, embora a rotação do retalho muscular seja geralmente segura. A transferência de um retalho miocutâneo do reto abdominal é contra-indicada em um paciente que passou anteriormente por um procedimento com deslocamento significante da parede abdominal, tal como uma abdominoplastia. A radiação torácica pré-operatória, situação em que podem ter sido incluídos os vasos torácicos internos, era tida anteriormente como uma contra-indicação para a obtenção do músculo reto baseada no seu suprimento sangüíneo superior. Um trabalho recente demonstrou que o músculo reto abdominal pode ser elevado com segurança

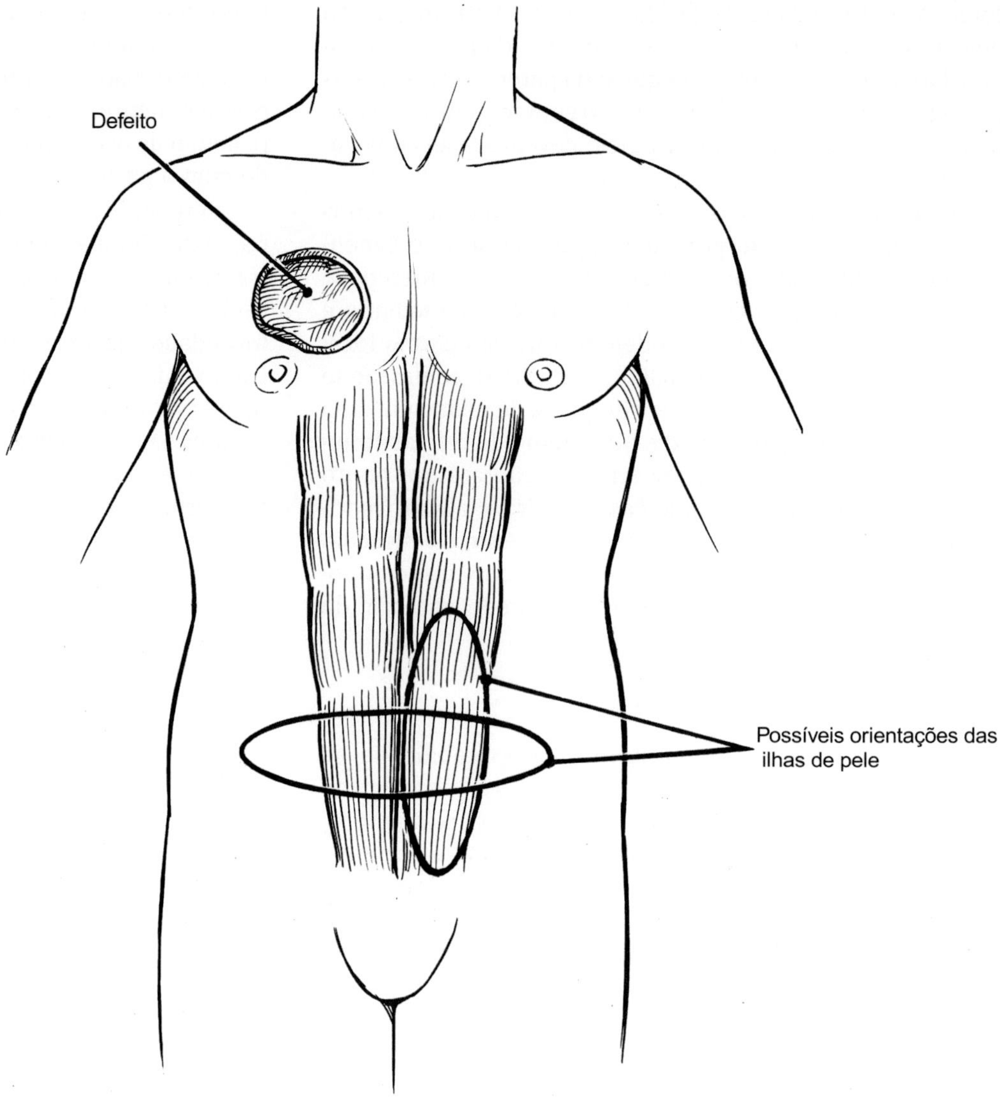

Figura 60-7. Para os casos de defeitos entre moderados e grandes da parede torácica localizados em qualquer um dos lados do esterno, o retalho miocutâneo vertical ou transverso do reto abdominal (VRAM ou TRAM respectivamente) é uma boa opção de reconstrução. Para se estar seguro da viabilidade do retalho, o suprimento sangüíneo do retalho deve-se basear no músculo contralateral.

quando baseado no eixo torácico interno-epigástrico superior, mesmo com um histórico de radiação direta nos vasos.

A utilização de segmento de pele orientado transversalmente sobre o músculo reto (retalho TRAM) é relativamente contra-indicada em pacientes obesos. Toda a pele e tecido subcutâneo após a linha mediana ficam com risco de necrose. Até a projeção lateral da pele e partes moles no lado ipsilateral podem estar em risco em pacientes com uma doença microvascular significativa .

PREPARAÇÃO DA SALA

O músculo reto é melhor dissecado com o paciente colocado em posição supina. Os defeitos na parede torácica que se estendem lateralmente ao redor do tórax podem requerer que o paciente seja colocado na posição de um quarto de decúbito lateral. Esta pode propiciar o acesso ao defeito da parede torácica e também deixa a parede abdominal com a exposição adequada para a dissecção do músculo. Quando este tipo de posicionamento é utilizado, o braço ipsilateral ao defeito pode ser incluído no campo de operação, ou pode ser abduzido e flexionado e fixado a uma mesa de Mayo estéril e com campos cirúrgicos. Se a cirurgia for realizada com o paciente em posição supina, os braços devem ser completamente abduzidos e fixados em braçadeiras.

Deve ser realizada a tricotomia do tórax e abdômen, e o preparo deve incluir todo o tórax (incluindo ombros e axilas), abdômen e virilha.

MARCAÇÃO DO PACIENTE

A dissecção do músculo reto abdominal somente para a reconstrução da parede torácica deve ser realizada através de uma incisão paramediana direita. Esta incisão, desenhada aproximadamente 3 cm lateral à linha mediana, proporciona o acesso adequado à superfície anterior do músculo e também acesso medial e lateral do retalho para elevação do mesmo. Na região superior, a incisão pode-se comunicar diretamente com o defeito torácico, ou o músculo deve ser passado através de um túnel de tamanho adequado subcutâneo na região xifóide.

Se algum componente cutâneo for necessário para o retalho, as dimensões do defeito na parede torácica devem ser medidas e um molde é feito e transferido para a localização apropriada na parede abdominal. Os defeitos finos e relativamente longos (especialmente aqueles com orientação cefalocaudal) são mais bem reparados com o retalho VRAM (Figura 60-8). Os defeitos de pele orientados horizontalmente, a menos que sejam imediatamente adjacentes ao abdômen superior, são geralmente mais bem reconstruídos com o retalho TRAM. Já que a maioria dos vasos musculocutâneos perfurantes estão centralizados ao redor do umbigo, o desenho de qualquer ilha de pele deve incluir esta região para aumentar o número de vasos perfurantes incluídos. Deve ser feita alguma reconciliação entre um defeito de formato singular e a criação de um local doador que possa ser fechado de forma suficiente. Geralmente a porção cutânea do retalho TRAM é desenhada da forma elíptica padrão, com tamanho suficiente para acomodar o contorno do defeito específico da parede torácica, sendo que o excesso do retalho pode ser retirado. O local doador neste caso pode ser fechado de forma simples e confiável.

TÉCNICA CIRÚRGICA: O RETALHO DO MÚSCULO RETO ABDOMINAL

É feita uma incisão paramediana, e a dissecção é realizada até o nível da fáscia anterior do reto, a qual é incisada verti-

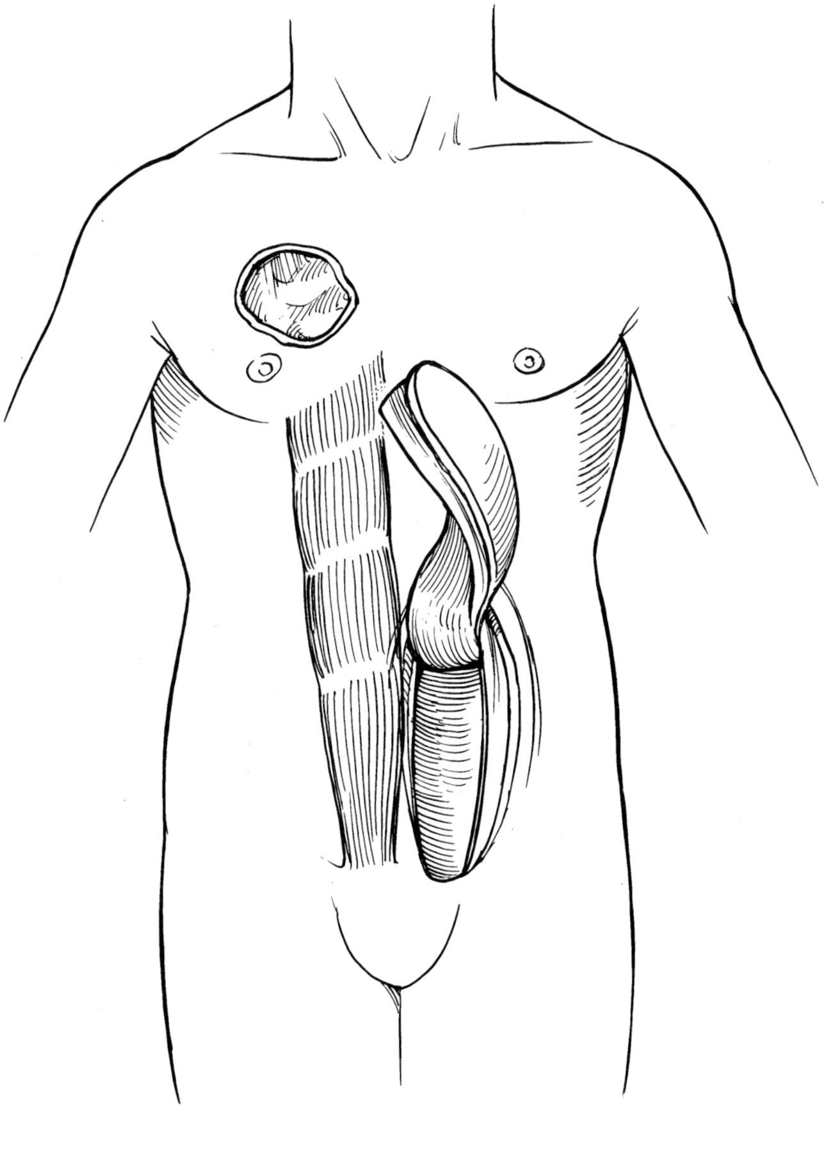

Figura 60-8. A ilha de pele é elevada com o músculo e passada através de um túnel subcutâneo dissecado entre o local doador e o defeito da parede torácica. Um ou mais drenos a vácuo são colocados para drenar ambos os locais cirúrgicos antes do fechamento.

calmente, aproximadamente 2 a 3 cm lateral à linha alba, deixando o músculo reto exposto. A bainha do reto anterior, com a pele e o tecido subcutâneo intactos, é descolada do músculo. A margem medial do músculo reto é identificada e dissecada na direção cefálica e caudal. As intersecções tendíneas são seccionadas bem próximas à superfície do músculo. Deve-se tomar cuidado para não romper a vasculatura, que pode ser bastante superficial no nível das linhas. A bainha anterior do reto é então dissecada lateralmente. Toma-se cuidado para identificar, ligar e seccionar os feixes neurovasculares, que entram no músculo ao longo de sua superfície póstero-lateral. O músculo pode então ser inteiramente dissecado até a ramificação púbica ou pode ser seccionado no nível da linha arqueada. Se isto for feito, é sugerida a sutura da margem superior da extremidade do músculo reto seccionado à linha arqueada para ajudar a prevenir hérnias na parede abdominal abaixo deste nível. Se todo o músculo é retirado, a artéria e a veia epigástrica inferior são ligadas e transeccionadas. Ao se deixar um comprimento adequado da artéria e da veia epigástrica no retalho muscular, proporciona-se a oportunidade de aumentar a circulação no retalho por anastomoses microcirúrgicas, embora este procedimento seja mais indicado ao retalho TRAM com sua ilha de pele e irrigação mais precária. O retalho é então cuidadosamente elevado da direção caudal para a direção cefálica, tomando-se cuidado para identificar os vasos epigástricos, que correm sob a superfície posterior do músculo. Se a artéria torácica interna estiver intacta, as ramificações neurovasculares súpero-laterais do músculo devem ser identificadas e seccionadas, tomando cuidado para não lesionar acidentalmente os vasos epigástricos superiores. A obliteração prévia dos vasos torácicos internos, entretanto, necessita da identificação e preservação cuidadosa dessas contribuições vasculares intercostais superiores. A separação do músculo do arco costocondral é o passo final. Já que o suprimento sangüíneo para o músculo surge da região posterior do gradeado costal, a secção do músculo deve ser feita na superfície anterior da costela mais inferior. Uma tração cuidadosa do músculo para baixo e a transecção das fibras musculares sobre a superfície anterior da região mais inferior do gradeado costal irá prevenir uma lesão acidental ao pedículo vascular. A vasculatura epigástrica superior agora pode ser identificada. Quaisquer inserções remanescentes podem ser seccionadas e o músculo agora está livre para ser rodado para o tórax. Como foi demonstrado, o local doador e o receptor podem estar comunicados por uma incisão na pele, ou pode ser criado um generoso túnel subcutâneo, através do qual o músculo pode ser passado.

TÉCNICA CIRÚRGICA: RETALHO VERTICAL DO RETO ABDOMINAL (VRAM)

Se for planejado um retalho do reto com um componente cutâneo, uma ilha de pele orientada verticalmente é desenhada primeiro sobre a superfície do músculo (Figura 60-8). Mesmo em pacientes mais magros, uma ilha de pele com uma largura de 9 cm irá permitir o fechamento adequado do local doador. Após fazer as incisões da pele, a dissecção em direção ao centro do retalho (na direção medial a partir da incisão lateral, e da direção lateral a partir da incisão medial) devem ser realizadas em um nível logo acima da fáscia. Os grupos medial e lateral de perfurantes estão separados aproximadamente em 4 cm entre si, e a largura da fáscia anterior do reto que deve ser sacrificada é igual ou maior que esta. Leva-se tempo para identificar os grupos laterais e mediais, entretanto, poupar a margem da fáscia do reto anterior medial e lateralmente irá auxiliar no fechamento adequado da parede abdominal após a obtenção do retalho. Deve-se tomar cuidado ao se demarcar a incisão da pele ao redor do umbigo. O próprio umbigo, e mais uma pequena quantidade de tecido subcutâneo na sua base, devem ser mantidos.

Quando um retalho somente de componente muscular é dissecado e existe um descolamento mínimo subcutâneo, a bainha do reto anterior pode ser fechada diretamente e a ferida não precisa ser drenada. Se existe um descolamento subcutâneo significativo (como geralmente acontece no caso de uma dissecção de um retalho miocutâneo), a bainha anterior do reto deve ser reparada e o espaço virtual sobre ela deve ser drenado pós-operatoriamente. O fechamento com tela nesta situação raramente é indicado.

TÉCNICA CIRÚRGICA: RETALHO TRANSVERSO DO RETO ABDOMINAL

Ao se demarcar a porção cutânea do retalho TRAM, deve-se tomar cuidado para incluir o máximo do número de perfurantes musculocutâneas no retalho. O padrão vascular destas perfurantes é bem compreendido. Já que existe uma predominância de vasos perfurantes na região periumbilical, a ilha de pele deve incluir esta área. Não é fator tão importante se é planejada uma elipse de pele no abdômen médio ou abdômen inferior, desde que seja incluído um número adequado de perfurantes periumbilicais. A linha superior da elipse deve passar sobre o umbigo. Os ápices laterais do desenho da elipse ficam no nível das espinhas ilíacas ântero-superiores. A incisão inferior da elipse do retalho TRAM pode variar quanto ao seu posicionamento. A melhor forma de se avaliar esta colocação é flexionar levemente a mesa e apertar com ambas as mãos para avaliar a quantidade de tecido do retalho a ser colhido. Os pontos correspondentes na pele da parede abdominal devem ser marcados, o que irá ajudar a planejar a curva inferior da elipse. A postura conservadora no posicionamento desta linha raramente deixa o cirurgião em uma situação na qual o fechamento do local doador é difícil.

Depois de delimitar o retalho na parede abdominal, as incisões do retalho TRAM são feitas e a dissecção é realizada em ambos os lados do retalho, da região lateral para medial. O umbigo é circuncisado e um coxim de gordura é deixado na base do umbigo para assegurar sua viabilidade. A superfície contralateral do retalho é elevada primeiramente. A dissecção é realizada acima da fáscia abdominal, medialmente à linha alba, ligando todos as perfurantes do músculo reto contralateral. A dissecção é então feita cruzando a linha alba por aproximadamente 1 cm até que o grupo medial de perfurantes do músculo reto a ser retirado seja identificado. A bainha do reto é então incisada verticalmente, logo medialmente a este grupo de perfurantes. Uma vez que a porção vermelha do músculo reto é identificada através de uma pequena janela na fáscia, uma pinça hemostática e um cautério ou tesouras adequadas podem ser utilizados para abrir a fáscia verticalmente. Uma dissecção lateral para medial semelhante do molde de pele até o músculo também é realizada até que o grupo de perfurantes laterais seja identificado. Da mesma forma, somente aquela fáscia necessária para manter as perfurantes musculocutâneas deve ser sacrificada. A artéria e a veia epigástrica inferior devem ser dissecadas até o nível dos vasos ilíacos e seccionadas. A parte distal do músculo reto é então transeccionada. Diferentemente da dissecção do retalho vertical do reto, uma ilha de pele de abdominoplastia e o tecido subcutâneo são elevados da direção caudal para cranial, para alcançar a região superior do músculo reto. A fáscia anterior do reto é então incisada na linha mediana e cuidadosamente aberta para permitir a elevação do músculo a partir da bainha fascial. Novamente, deve-se tomar cuidado para identificar a artéria e a veia epigástrica superior que percorrem sob a superfície posterior do músculo, e protegê-las. As ramificações neurovasculares laterais devem ser ligadas e seccionadas, e o músculo reto deve ser transeccionado de sua origem na superfície inferior do arco costocondral, para permitir a rotação livre e a excursão máxima até o tórax.

O fechamento da fáscia do reto deve ser meticuloso. Deve-se tomar cuidado para identificar a aponeurose do músculo oblíquo interno, especialmente em região caudal à linha arqueada, e incluí-la no fechamento para evitar a formação de uma hérnia posteriormente. O local de dissecção do músculo unilateral pode quase sempre ser fechado primariamente sem a utilização de uma tela, enquanto o fechamento de um local doador bilateral freqüentemente necessita de tela para assegurar um reparo abdominal adequado.

CUIDADOS PÓS-OPERATÓRIOS

Os retalhos do reto que são utilizados para a reconstrução da parede torácica devem ser monitorizados da mesma forma que qualquer retalho muscular ou musculocutâneo. Obviamente, aqueles retalhos que são cobertos não podem ser visualmente inspecionados para avaliar seu *status*. Os sistemas de monitoramento de retalhos encobertos, os quais podem ser úteis no monitoramento de retalhos microcirúrgicos, são de valor limitado na monitorização de retalhos pediculados encobertos. Estes são mais freqüentemente sujeitos à perda parcial do retalho, a qual não pode ser detectada através de um sistema de monitorização interno. Retalhos utilizados para a cobertura de superfície devem ser avaliados regularmente quanto à sua temperatura, edemas, coloração e perfusão capilar. A formação de hematomas ao redor do pedículo vascular dentro do túnel subcutâneo pode contribuir para o comprometimento do retalho. A observação regular e a resposta rápida predizem a recuperação da maioria destes retalhos. Os drenos nos tecidos subcutâneos mais profundos devem ser removidos quando a drenagem total diária não exceder 35 ml por dreno.

REABILITAÇÃO

Os pacientes que passaram pela retirada de um ou ambos os músculos retos devem ser orientados para evitar esforços por seis semanas. Os pacientes podem andar, subir e descer escadas com cuidado, porém qualquer levantamento de peso ou alongamento são proibidos. A cura adequada da fáscia pode ser esperada para dentro de seis semanas, e o paciente pode começar um programa guiado por terapia para retornar às atividades diárias normais e esportivas. Recomenda-se que os pacientes nos quais o músculo reto abdominal foi retirado passem por um programa progressivo de alongamento abdominal após as seis primeiras semanas. Praticamente todos os pacientes retornam aos seus níveis de alongamento e força abdominal pré-operatórios após a retirada deste músculo.

PRECAUÇÕES

O músculo reto abdominal e os retalhos miocutâneos são altamente versáteis para a utilização no reparo da parede torácica. Tais retalhos são quase sempre disponíveis para a utilização como retalho pediculado e podem ser transferidos em várias configurações para apropriadamente reconstruir vários defeitos torácicos inferiores e laterais. Alguns pontos devem ser enfatizados novamente:

1. A obliteração dos vasos torácicos internos ipsilaterais pode excluir a possibilidade de utilização do retalho com uma ilha cutânea.
2. As dimensões do defeito da pele da ferida torácica devem ser transferidas para o abdômen, tomando cuidado para incluir a região rica em perfurantes, próxima ao umbigo.
3. Somente a fáscia anterior do reto, incluindo os vasos perfurantes essenciais, deve ser sacrificada.
4. O fechamento fascial abdominal (inclusive da camada do músculo oblíquo interno) é imperativo.

■ RETALHO DO MÚSCULO PEITORAL MAIOR

AVALIAÇÃO DO DEFEITO

O músculo peitoral maior é bastante útil para a reconstrução das áreas inferior do pescoço, ântero-superior do tórax (especialmente nos dois terços superiores da área esternal), e das áreas da axila e do ombro. Por causa de sua extensão relativamente longa como um retalho de ilha muscular (30 cm após a mobilização), o músculo também é útil para a utilização intratorácica.

ANATOMIA

O músculo peitoral maior é um músculo espesso, largo, em forma de leque com componentes clavicular e esternal. A origem da porção clavicular do músculo se dá entre a metade medial e os dois terços da clavícula, percorrendo lateralmente, formando a lâmina anterior do músculo que se insere no sulco bicipital do úmero. A porção esternal do músculo origina-se da superfície anterior do esterno a partir da segunda até a sexta costela. Ao segui-lo superiormente, ele forma as lâminas medial e posterior, as quais também se inserem no sulco bicipital. A anatomia vascular do músculo é semelhante à do latíssimo dorsal, na qual a superfície espessa súpero-lateral do músculo é suprida por um único pedículo vascular dominante e a região larga, plana e medial é suprida por uma série de perfurantes segmentares. Quando elevado, pode-se esperar que todo o músculo sobreviva suprido por qualquer um destes sistemas vasculares. Esta anatomia vascular torna o músculo particularmente útil e dá ao cirurgião uma flexibilidade significativa quanto ao desenho do retalho, à sua rotação e transferência.

INDICAÇÕES

Por causa do grande número de esternotomias medianas para cirurgias abertas do coração, o músculo peitoral maior é utilizado com mais freqüência para o fechamento de deiscências esternais. A ressecção de um tumor ou um trauma que deixe defeitos significativos nos tecidos moles e ósseo nos dois terços superiores do tórax também podem ser reparados com o músculo peitoral. Sendo ele espesso, largo e bem vascularizado, e já que possui um excelente arco de rotação na parte superior do tórax, ele pode ser usado para cobrir enxertos de costelas ou telas, utilizado na reconstrução da parede torácica, ou ele pode ser passado pelo tórax para cobrir uma fístula broncopleural, para obliterar o espaço morto, e para separar ou proteger estruturas vitais.

O músculo pode também ser dissecado como um retalho miocutâneo, se for incluída a pele sobre ele. O local doador de pequenas ilhas de pele pode geralmente ser disfarçado no sulco inframamário ou antiga prega subpeitoral, porém a retirada de um grande segmento de pele necessita de enxerto de pele. Entretanto, este enxerto provavelmente é colocado diretamente sobre a parede torácica, e isto geralmente não é o desejado. Deve-se tomar precauções com relação a mulheres nas quais o tecido mamário será interposto entre o músculo e a pele de um retalho miocutâneo, comprometendo a confiabilidade da pele sobre ele. A clavícula e a costela vascularizadas também podem ser incluídas na elevação do músculo peitoral. Geralmente utilizados para a reconstrução de tecidos moles e duros na cabeça e pescoço, tais retalhos osteomusculares têm utilização limitada no tórax. Contudo, se a transferência de músculo com um ou dois segmentos relativamente curtos de osso é necessária, este retalho também pode ser desenhado.

Os defeitos da parte superior do tórax com um grande espaço morto requerem o uso de ambos os músculos peitorais. Cada músculo deve ser elevado com os vasos toracoacromiais súpero-laterais e avançado para o defeito da ferida esternal superior como um retalho "deslizante" do peitoral. Um ou ambos os músculos peitorais (dependendo do estado da artéria torácica interna) pode ser elevado baseado na vasculatura medial segmentar e "rolado" em direção ao defeito. Vários cirurgiões utilizam uma combinação destas técnicas para a obliteração de um defeito grande da linha mediana torácica superior, onde o retalho do peitoral é elevado baseado no sistema torácico interno intacto, e rolado até o defeito, enquanto o músculo contralateral é elevado baseado em sua artéria toracoacromial e deslizado sobre o primeiro músculo peitoral para aumentar o volume e proporcionar uma cobertura maior.

CONTRA-INDICAÇÕES

As contra-indicações absolutas para a utilização do retalho do músculo peitoral na reconstrução da parede torácica são: (1) ausência congênita ou adquirida do músculo; (2) uma ferida torácica substancialmente fora do arco de rotação do músculo; e (3) a ausência ou obliteração de ambos os pedículos vasculares. As contra-indicações relativas incluem uma cicatriz cirúrgica ou traumática que divida ou cruze uma porção substancial do corpo do músculo, perda da função de outros músculos principais da cintura escapular, a obliteração de um grupo de pedículos vasculares (levando necessariamente à elevação do retalho baseado em sua vasculatura remanescente), e a necessidade de um grande retalho miocutâneo, o que deixaria o local doador necessitando de um enxerto de pele.

PREPARAÇÃO DA SALA

Os pacientes que terão um ou ambos os músculos peitorais dissecados devem ficar colocados na posição supina com os braços abduzidos e firmemente fixados em suportes para os braços. Todas as regiões do tórax anterior, axila e ombros devem estar preparadas e cobertas no campo operatório. Se o músculo tiver de ser retirado a partir de uma incisão esternal mediana, instrumentos longos, incluindo um conjunto de afastadores iluminados, são essenciais. O operador pode também escolher a utilização de um foco com luz para fornecer a visualização adequada dentro do que será uma cavidade cirúrgica escura e profunda.

MARCAÇÃO DO PACIENTE

Quando um ou ambos os músculos peitorais são dissecados para reparar defeitos esternais, cada um dos músculos pode ser alcançado a partir da margem da própria ferida, e geralmente não é necessária nenhuma marcação na superfície cutânea. Vários cirurgiões preferem liberar a inserção do músculo peitoral na prega axilar anterior através de uma contra-incisão separada. Esta incisão é desenhada fazendo-se o pinçamento do músculo peitoral entre o polegar e o indicador onde ele forma a prega axilar anterior no nível do ápice da axila. Uma incisão vertical de 6 a 8 cm de comprimento deve ser marcada na pele sobre o músculo nesta região. A superfície inferior desta incisão deve ser curvada para baixo sobre a superfície caudal do músculo em direção à fossa axilar. O pólo superior da incisão é estendido até o sulco deltopeitoral, o qual pode ser palpado com os dedos.

Se o músculo peitoral não for dissecado através de uma ferida esternal preexistente, ele pode ser: (1) abordado através da margem de outra ferida torácica que deve ser reparada; ou (2) dissecado através de uma incisão separada. Dependendo da escolha do suprimento sangüíneo, a localização do defeito torácico e o plano de inclusão de uma ilha cutânea, as incisões podem variar. A incisão mais útil é geralmente realizada ao longo da margem lateral do músculo peitoral. Este pode ser curvado medialmente sob a mama no sulco subpeitoral em um homem, ou sob o sulco inframamário, no caso de uma mulher. Através desta incisão, pode-se ganhar o acesso adequado para toda a superfície do músculo e o músculo pode então ser elevado para qualquer lado dos pedículos vasculares.

No caso do homem, o desenho da ilha cutânea deve ser centrado em uma linha desenhada a partir da ponta do acrômio até o processo xifóide. Esta linha representa o curso da ramificação peitoral da artéria toracoacromial. Espera-se que o local doador para uma ilha de pele de 8 cm de largura seja fechado na maioria dos indivíduos (Figura 60-9).

TÉCNICA CIRÚRGICA

Naqueles pacientes com feridas esternais, o músculo é mais bem elevado a partir da região medial para a lateral. A dissecção deve começar na margem esternal da ferida através da identificação de um plano entre o tecido subcutâneo do tórax e a superfície anterior da fáscia do peitoral. A dissec-

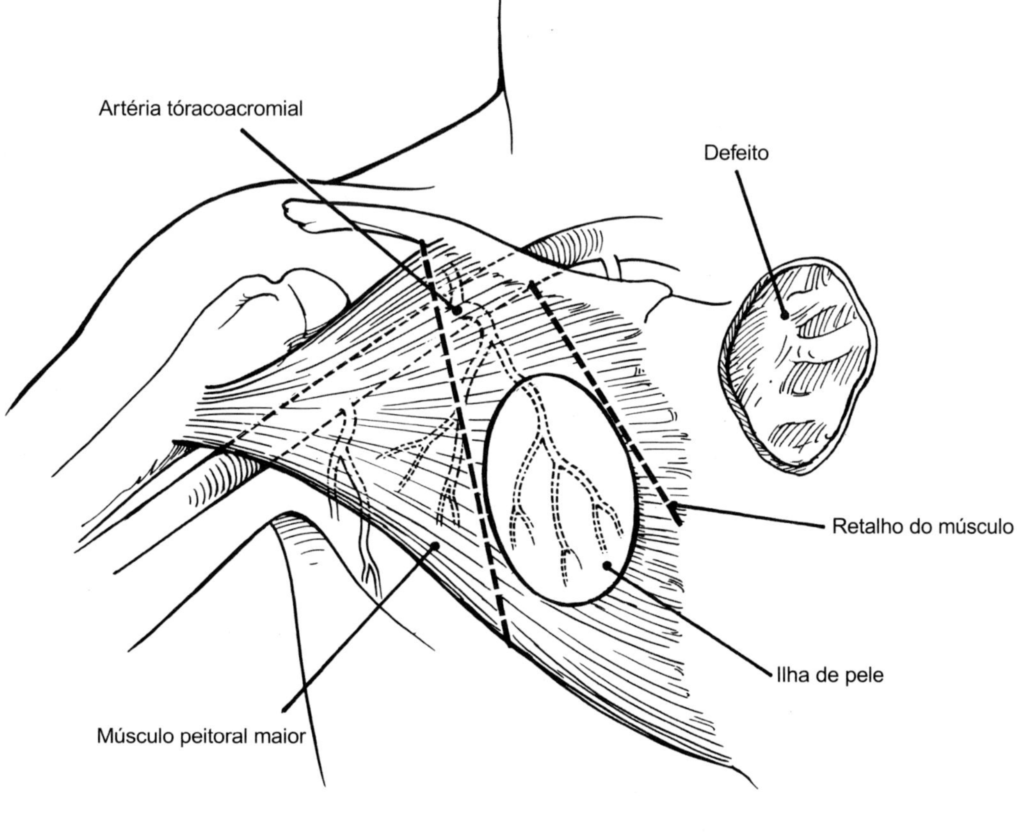

Figura 60-9. Para assegurar a viabilidade da ilha de pele do retalho miocutâneo do peitoral maior, a ilha de pele pode ser desenhada imediatamente medial à areola e deve ser larga o bastante para capturar o máximo possível de vasos sangüíneos perfurantes. Mesmo o defeito da pele sendo pequeno, é desenhada uma grande ilha de pele, a porção de pele que não é desejada é desepitelizada e inserida sob a pele intacta.

ção sobre a superfície da fáscia do peitoral continua em direção à axila. Toda a superfície anterior do músculo deve ser exposta. A dissecção próxima à inserção do músculo pode ser difícil a partir de uma abordagem medial. Na maioria dos pacientes, uma contra-incisão sobre a prega axilar anterior é recomendada. A partir desta abordagem, a superfície anterior do músculo nesta região pode ser exposta por meio da elevação do tecido subcutâneo e esta zona de dissecção pode ser conectada à zona primária. O músculo é então elevado da parede torácica. Já que a inserção do músculo é na superfície anterior do esterno e na porção superior da aponeurose do músculo oblíquo externo, o estabelecimento do plano correto de dissecção pode ser difícil inicialmente, ao se trabalhar da direção medial para a lateral. A inspeção da superfície lateral do músculo peitoral, entretanto, revela um plano subpeitoral de fácil identificação, o qual pode ser identificado digitalmente pelo cirurgião. É sugerido que a elevação do músculo propriamente dito seja iniciada através da retração da pele da parede torácica, e elevação da porção inferior do músculo peitoral, na direção lateral para medial, onde o plano de dissecção inicial é prontamente identificado. À medida que a dissecção progride súpero-lateralmente, o músculo fica mais fácil de ser elevado. Deve-se tomar cuidado para identificar o músculo peitoral menor e deixá-lo no seu lugar. A dissecção ao longo da superfície anterior do músculo peitoral menor leva o cirurgião à ramificação peitoral menor da artéria toracoacromial. Esta é uma forma segura de alcançar este pedículo. Este vaso deve ser ligado próximo à superfície do músculo peitoral menor para evitar a lesão do tronco principal da artéria. A porção medial da cabeça clavicular do músculo é então dissecada da clavícula, novamente trabalhando de forma medial para a lateral. Deve-se tomar cuidado ao aproximar-se da junção dos terços medial e lateral da clavícula, de onde não só a artéria e a veia toracoacromial emergem, mas também a veia subclávia pode ser encontrada imediatamente mais profunda a este ponto anatômico. A direção mais segura nesta região pode, portanto, proceder na direção lateral para a medial. Se utilizada, a contra-incisão é usada para seccionar a inserção do músculo. Deve-se tomar cuidado para identificar e liberar a veia cefálica. Após a secção, a cabeça mais espessa do músculo pode ser pinçada com uma pinça de Allis ou de Babcock e levada à ferida medial. Procede-se com a dissecção cuidadosa da porção superior do músculo. A artéria toracoacromial deve ser identificada assim que ela sai do espaço subclavicular e entra na superfície posterior do músculo peitoral maior. Todas as fibras do músculo laterais a este vaso são dispensáveis e devem, de fato, ser seccionadas para aumentar a excursão do retalho do músculo. A inspeção cuidadosa do pedículo revela que seu curso inicial, após emerger do espaço subclavicular profundo, é em direção ínfero-lateral antes que ele se volte medialmente para cursar em direção caudal na direção das fibras do peitoral. A dissecção cuidadosa dos tecidos conectivos laterais ao "cotovelo" deste vaso irá permitir que o cirurgião alongue o pedículo e aumente seu comprimento. Finalmente, as inserções do músculo na clavícula devem ser seccionadas para mobilizar completamente o retalho do músculo peitoral.

A primeira fase na elevação do músculo peitoral cujo pedículo será medial é idêntica àquela descrita acima (Figura 60-10). Toda a superfície anterior deve ser dissecada livre do tecido subcutâneo sobrejacente. O músculo deve, obviamente, permanecer inserido na parede torácica na sua superfície medial. A elevação do músculo, portanto, deve começar com a secção da inserção na linha axilar anterior. Novamente, uma pequena contra-incisão nesta região é altamente útil. Uma vez que o músculo foi seccionado, ele é cuidadosamente dissecado para fora da parede torácica na direção lateral para medial. Este é um plano bem definido e a dissecção procede de forma fácil. Quando a artéria e a veia toracoacromiais são encontradas ao entrar na parte inferior do músculo peitoral, elas são ligadas e seccionadas. O músculo é então posicionado medialmente, enquanto as inserções fibrosas da clavícula são cuidadosamente seccionadas. As inserções à parede torácica que partem da região inferior são da mesma forma divididas. À medida que o músculo é levado medialmente, os vasos perfurantes da artéria torácica interna que se projetam a partir dos espaços intercostais aparecem no campo de visão. Deve-se tomar cuidado para identificar e proteger estes vasos. Nenhuma inserção medial a estas perfurantes precisa ser dividida, já que estes próprios vasos limitam a transferência medial do músculo (Figura 60-10).

Se um retalho miocutâneo é planejado, a ilha de pele deve ser desenhada de uma destas formas: (1) como foi descrito acima (Figura 60-9); ou (2) na região inframamária, centrado sobre o sulco inframamário. Se a elipse é centrada sobre uma linha que se conecta do acrômio até o processo xifóide, é utilizada uma extensão ínfero-medial e súpero-lateral no molde de pele central para acessar o músculo. A pele é incisada até o músculo, circundando a elipse e estendendo a incisão até a linha axilar anterior. Os retalhos cutâneos são elevados e o músculo é exposto (Figura 60-9). A dissecção submuscular é então iniciada da direção lateral para medial, seccionando as inserções inferiores primeiramente, e trabalhando na superfície lateral do esterno, seccionando as fibras musculares e ligando os vasos perfurantes. A mobilização máxima é novamente alcançada por meio da secção da inserção do músculo peitoral e liberando todas as inserções claviculares. Mais uma vez, a artéria toracoacromial deve ser identificada no local em que surge da fossa subclavicular e em que entra no músculo peitoral em sua superfície posterior (Figura 60-11).

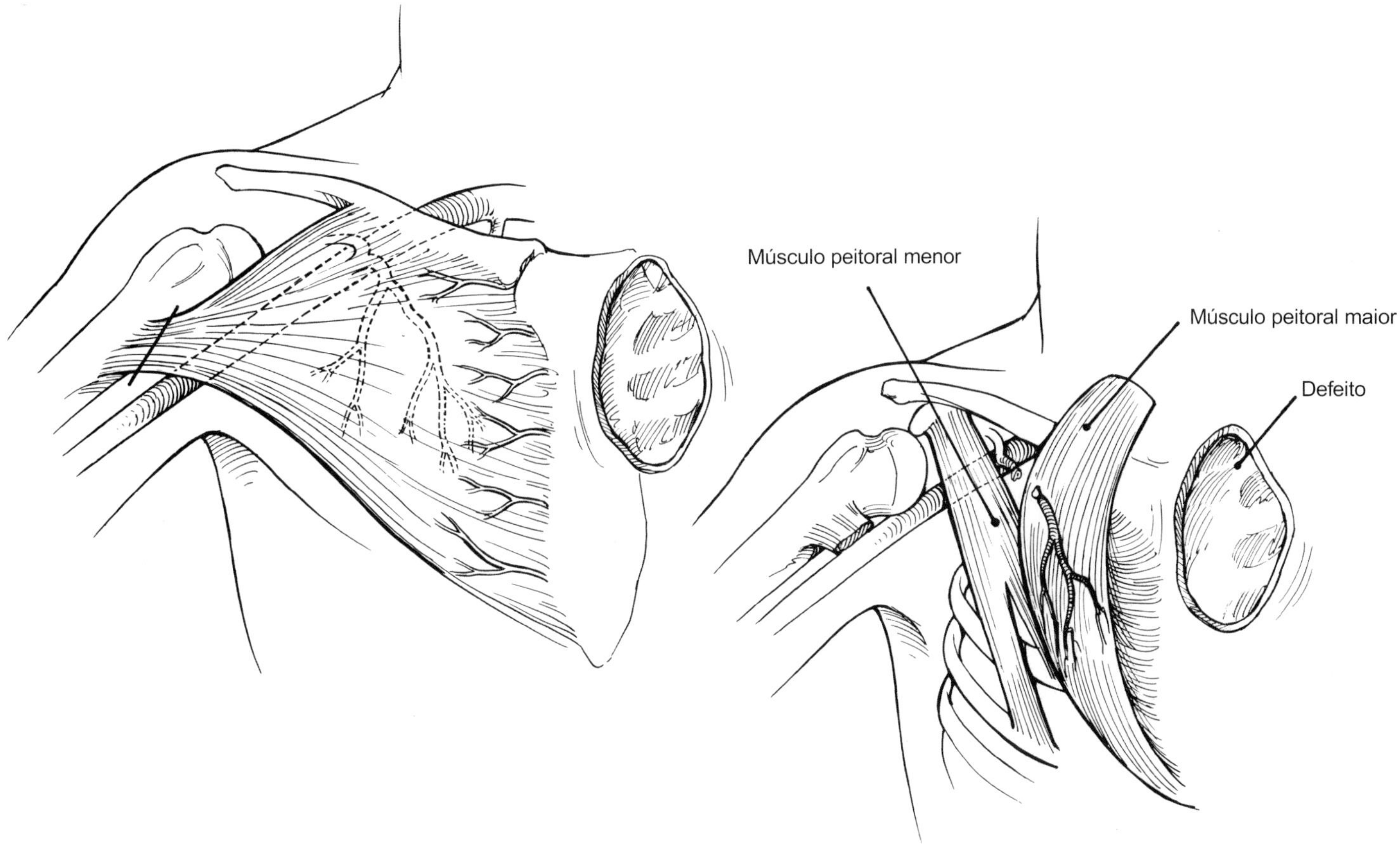

Figura 60-10. Uma outra alternativa é a secção dos vasos toracoacromiais e a inserção e as ligações claviculares do músculo peitoral maior podem ser dissecadas para que o músculo possa ser rebatido para o defeito esternal imediatamente adjacente ao esterno. Já que o suprimento sangüíneo para este desenho de retalho do peitoral maior depende da integridade dos vasos perfurantes intercostais que saem dos vasos sangüíneos torácicos internos e já que a superfície posterior do músculo será exposta, a ilha de pele não é viável e o músculo deve ser dissecado com pele. Este tipo de reparo é contra-indicado se os vasos torácicos internos foram utilizados anteriormente para um procedimento de revascularização do miocárdio ou ligados durante a ressecção de um tumor.

Todas as áreas principais da dissecção devem ser drenadas com drenos a vácuo. Já que o paciente estará em posição supina por um certo período de tempo, a drenagem dos espaços dependentes, tais como as depressões mediastínicas, algumas localizações intratorácicas e algumas regiões axilares devem ser incluídas. Os preenchimentos do espaço morto esternal devem ser bem drenados acima e abaixo do retalho do músculo. Todas as feridas devem ser fechadas por planos. Incisões de esternotomia que tenham estado abertas por um longo período de tempo podem ter margens cicatrizadas e extraídas, tornando o fechamento da pele mais difícil do que o desejado. Em tais casos, é recomendável o uso de fios de suturas monofilamentares grossos, não-absorvíveis, para reforçar o fechamento e suportar a linha de sutura durante a cicatrização. Estas podem ser deixadas no local, se necessário, por quatro a seis semanas enquanto a força tênsil da fenda aumenta.

CUIDADOS PÓS-OPERATÓRIOS

Os curativos pós-operatórios podem ser removidos no segundo dia e suturas devem ser limpas com solução de peróxido de hidrogênio diluídos meio a meio. Alguns cirurgiões enfatizam a descontinuidade da terapia com antibióticos intravenosos logo após a cirurgia se ocorreu o debridamento adequado do esterno. Outros promovem um período prolongado da antibioticoterapia intravenosa para tratar daqueles pacientes com o diagnóstico de osteomielite esternal. Se a osteomielite não é antiga e for realizado debridamento agressivo de osso e cartilagem viáveis da ferida torácica, é plausível descontinuar os antibióticos após um breve uso perioperatório.

Os drenos devem ser regularmente cuidados e seu débito quantificado. Eles podem ser removidos quando o débito diário for menor que 35 ml. Os cuidados extras devem ser tomados com os drenos que se comunicam com os espaços

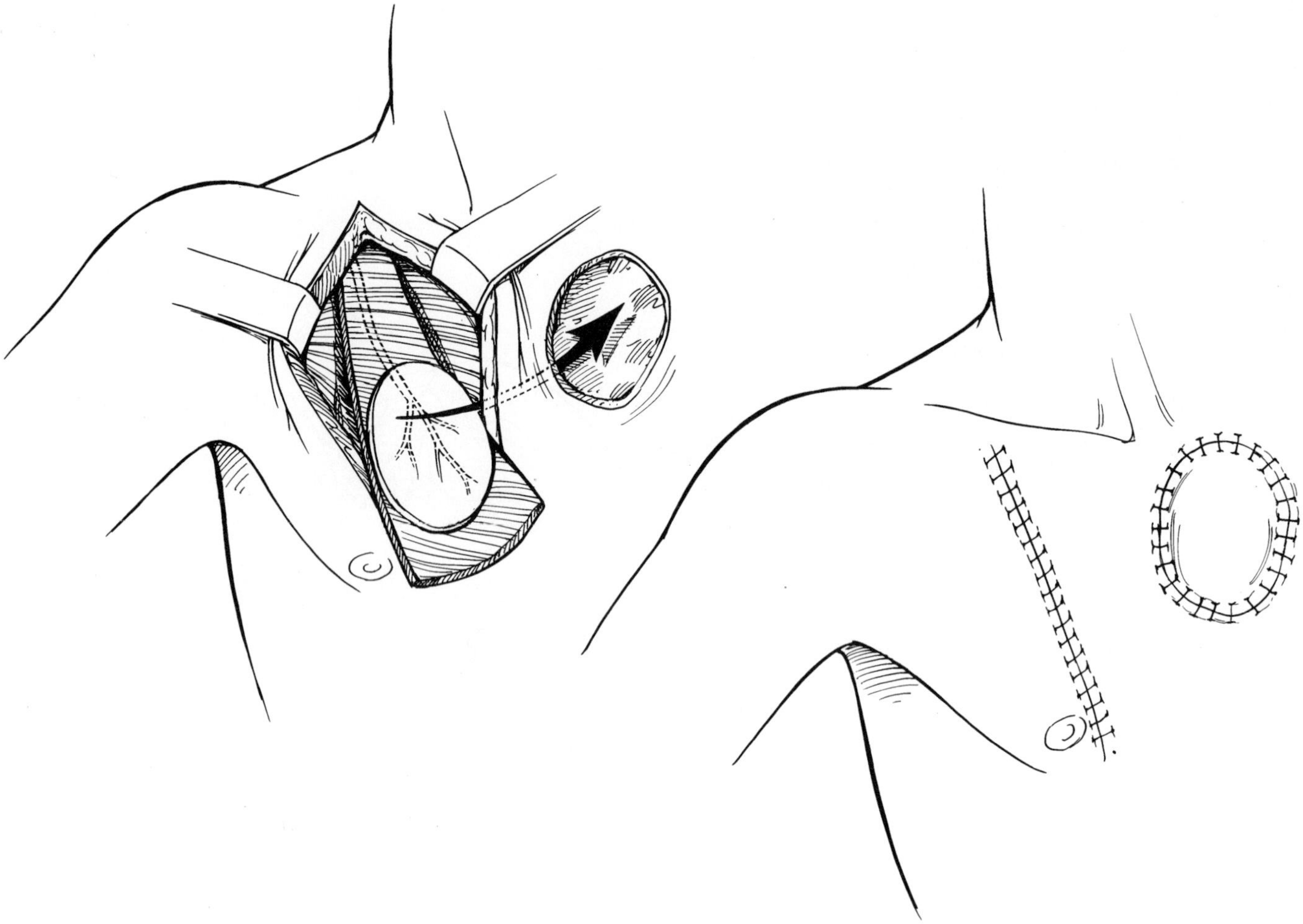

Figura 60-11. A porção do músculo peitoral maior que contém a ilha de pele é cuidadosamente dissecada para incluir a ramificação dos vasos sangüíneos toracoacromiais que suprem o retalho. É dissecado um túnel subcutâneo a partir da área doadora principal até o defeito, e o retalho é transferido e acomodado no defeito. Um ou mais drenos de sucção são colocados para drenar os dois sítios cirúrgicos antes do fechamento.

intratorácicos, já que estes drenos devem ser mantidos sob baixa sucção constante para desencorajar o desenvolvimento de um pneumotórax, até que eles sejam removidos.

Quaisquer áreas de deiscência superficial das incisões devem ser tratadas com a remoção das suturas da pele da área afetada, irrigações freqüentes do corte, e curativo com gazes. Se isto for corretamente realizado, a reconstrução com o retalho de músculo na parede torácica proporcionará a cobertura adequada para quaisquer estruturas vitais profundas. Portanto, uma deiscência significativa da ferida, na pior das hipóteses, deixaria exposto um músculo esquelético saudável. Mesmo deiscência após fechamento de lesões torácicas induzidas por radiação podem cicatrizar por segunda intenção, se forem ministrados cuidados conservadores adequados.

REABILITAÇÃO

O músculo peitoral é responsável pela adução do ombro, rotação interna do braço e elevação anterior do braço com relação ao tronco. Estes três movimentos do braço são os mais prejudicados com a dissecção deste músculo. Os outros músculos da cintura escapular podem compensar, na maioria das vezes, a perda do músculo peitoral. Começando seis semanas após a operação, um programa consistente e razoavelmente rigoroso de fisioterapia deve ser realizado com ênfase na variação de movimentos, flexibilidade e fortalecimento muscular. Mesmo em pacientes que tiveram ambos os músculos peitorais maiores retirados, pode-se esperar um retorno a um nível de atividade quase normal com relação ao pré-operatório.

PRECAUÇÕES

O músculo peitoral é o principal recurso na reconstrução da parede torácica, especialmente no caso de defeitos provenientes de uma esternotomia mediana. Seu duplo suprimento sangüíneo permite sua utilização tanto como um "substituto" quanto como um retalho de avanço. A determinação do estado dos vasos torácicos internos é, portanto, o fator mais importante na seleção e marcação do retalho. A elevação do retalho pode quase sempre ser realizada através do próprio defeito da parede torácica, diminuindo as cicatrizes e as possibilidades de uma cicatrização pobre e necrose do retalho de pele. A secção da inserção do músculo medial ao úmero é recomendada em praticamente todos os casos para aumentar a mobilidade do retalho.

Leituras Selecionadas

Al-Captain KM, Breach NM, Kaplan DO, Goldstraw P. Soft-tissue reconstruction in thoracic surgery. *Ann Thoracic Surg* 1995;60:1372-1375.

Alday ES, Goldsmith HS. Surgical technique for omental lengthening based on arterial anatomy. *Surg Gynecol Obstet* 1972;135:103.

Arnold PG, Lovich SF, Pairolero PC. Muscle flaps in irradiated wounds: an account of 100 consecutive cases. *Plast Reconstr Surg* 1994;93:324-327.

Arnold PG, Pairolero PC. Intrathoracic muscle flaps in the surgical management of life-threatening hemorrhage from the heart and great vessels. *Plast Reconstr Surg* 1988;81:831.

Arnold PG, Pairolero PC. Reconstruction of the radiation-damaged chest wall. *Surg Clin North Am* 1989;69:1081-1089.

Arnold PG, Pairolero PC. Surgical management of the radiated chest wall. *Plast Reconstr Surg* 1986;77:605-612.

Arnold PG, Pairolero PC. Use of pectoralis major muscle flaps to repair defects of anterior chest wall. *Plast Reconstr Surg* 1979;63:205.

Bobin JY, Crozet B, Ranchere JY. Using the costal muscle flap with latissimus dorsi muscle to repair full-thickness anterior chest wall defects. *Ann Plast Surg* 1988;20:471-476.

Bostwick J III, Nahai F, Wallace JG, Vasconez LO. Sixty latissimus dorsi flaps. *Plast Reconstr Surg* 1979;63:31.

Boyd AD, Shaw WW, McCarthy JG, et al. Immediate reconstruction of full-thickness chest wall defects. *Ann Thorac Surg* 1981;32:337-346.

Bury TF, Rece GP, Janjan NA, McMurtrey MJ. Closure of massive chest wall defects after full-thickness chest wall resection. *Ann Plast Surg* 1995;34:409-414.

Cohen M, Silverman NA, Goldfaden DM, Levitsky S. Reconstruction of infected median sternotomy wounds. *Arch Surg* 1987;122:323.

Coleman JJ, Bostwick J. Rectus abdominis muscle-musculocutaneous flaps in chest wall reconstruction. *Surg Clin North Am* 1989;667:1029.

Das SK. The size of the human omentum and methods of lengthening it for transplantation. *Br J Plast Surg* 1976;29:170.

Fisher J, Bostwick J III, Powell RW. Latissimus dorsi blood supply after thoracodorsal vessel division: the serratus collateral. *Plast Reconstr Surg* 1983;72:502.

Fix RJ, Vasconez LO. Use of the omentum in chest-wall reconstruction. *Surg Clin North Am* 1989;69:1029-1046.

Granick MS, Larson DL, Solomon MP. Radiation-related wounds of the chest wall. *Clin Plast Surg* 1993;20:559-571.

Harashina T, Takayama S, Ikuta Y, et al. Reconstruction of chest-wall radiation ulcer with free latissimus dorsi muscle flap and meshed skin graft. *Plast Reconstr Surg* 1983;71:805-808.

Hasse J. Reconstruction of chest wall defects. *Thorac Cardiovas Surg* 1991;39(suppl 3):241-247.

Hyans P, Moore JH, Sinha L. Reconstruction of the chest wall with e-PTFE following major resection. *Ann Plast Surg* 1992;29:321-327.

Jacobs EW, Hoffman S, Kirschner P, Danese C. Reconstruction of a large chest wall defect using greater omentum. *Arch Surg* 1978;113:886-887.

Jurkiewicz MJ, Arnold PG. The omentum: an account of its use in the reconstruction of the chest wall. *Ann Surg* 1977;185:548-554.

Jurkiewicz MJ, Bostwick J III, Hester TR. Infected median sternotomy wounds: successful treatment by muscle flaps. *Ann Surg* 1980;191:738.

Kim PS, Gottlieb JR, Harris GD, et al. The dorsal thoracic fascia: anatomic significance with clinical applications in reconstructive microsurgery. *Plast Reconstr Surg* 1987;79:72-80.

Kroll S. *Reconstructive Plastic Surgery for Cancer.* St Louis, MO: CV Mosby, 1996.

Kroll SS, Schusterman MA, Larson DL, et al. Long-term survival after chest-wall reconstruction with musculocutaneous flaps. *Plast Reconstr Surg* 1990;86:697-701.

Kroll SS, Walsh G, Ryan B, et al. Risks and benefits of using Marlex mesh in chest wall reconstruction. *Ann Plast Surg* 1993;31: 303-306.

Larson DL, McMurtrey MJ. Chest wall reconstruction. *Adv Plast Reconstr Surg* 1987:2:217-244.

Larson DL, McMurtrey MJ. Musculocutaneous flap reconstruction of chest wall defects: an experience with 50 patients. *Plast Reconstr Surg* 1984:73:734-740.

Larson DL, McMurtrey MJ, Howe HJ, Irish CE. Major chest wall reeonstruction after chest wall irradiation. *Cancer* 1982;49:1286-1293.

Magee WP, McCraw JB, Horton CE, et al. Pectoralis "paddle" myocutaneous flaps, the workhorse of head and neck reconstruction. *Am J Surg* 1980;140:507.

Maxwell GP, McGibbon BM, Hoopes JE. Vascular considerations in the use of a latissimus dorsi myocutaneous flap after a mastectomy with an axillary dissection. *Plast Reconstr Surg* 1979;64:771.

McCormack PM. Use of prosthetic materiais in chest-wall reconstruction. *Surg Clin North Am* 1989;69:965-973.

McCraw JB, Arnold PG. *Atlas of Muscle and Musculocutaneous Flaps.* Norfolk, VA: Hampton Press, 1986:265.

McCraw JB, Penix JO, Baker JW. Repair of major defects of the chest wall and spine with the latissimus dorsi myocutaneous flap. *Plast Reconstr Surg* 1978;62:197.

Miller LB, Bostwick J III, Hartrampf CR, et al. The superiorly based rectus abdominis flap: predicting and enhancing its blood supply based on an anatomic and clinical study. *Plast Reconstr Surg* 1988;81:713.

Miyamoto Y, Hattori T, Niimoto M, Toge T. Reconstruction of full-thickness chest wall defects using rectus abdominis musculocutaneous flap. *Ann Plast Surg* 1986;16:90-97.

Nahai F, Morales L, Bone DK, Bostwick J III. Pectoralis major muscle turnover flaps for closure of the infected sternotomy wound with preservation of form and function. *Plast Reconstr Surg* 1982;70:471.

Neal HW, Kreilein JG, Schreiber JT, Gregory RO. Complete sternotomy for chronic osteomyelitis with reconstruction using a rectus abdominis myocutaneous island flap. *Ann Plast Reconstr Surg* 1981;6:305.

Pairolero PC, Arnold PG. Bronchopleural fistula: treatment by transposition of pectoralis major muscle. *J Thorac Cardiovasc Surg* 1980;79:142.

Pairolero PC, Arnold PG. Thoracic wall defects: surgical management of *205* consecutive patients. *Mayo Clin Proc* 1986;61:557.

Pierce WS, Tyers GFO, Waldhausen JA. Effective isolation of a tracheostomy from a median sternotomy wound. *J Thorac Cardiovasc Surg* 1973;66:841.

Press BHJ. Reconstruction of a large chest wall defect with a musculocutaneous free flap using anterolateral thigh musculature. *Ann Plast Surg* 1988;20:238-241.

Roswell AR, Davies DM, Eisenberg N, Taylor GI. The anatomy of the subscapular-thoracodorsal arterial system: study of 100 cadaver dissections. *Br J Plast Surg* 1984;37:574.

Roswell AR, Eisenberg N, Davies DM, Taylor GI. The anatomy of the thoracodorsal artery within the latissimus dorsi muscle. *Br J Plast Surg* 1986;39:206.

Rouanet P, Fabre JM, Tica V, et al. Chest wall reconstruction for radionecrosis after breast carcinoma therapy. *Ann Plast Surg* 1995;34:465-470.

Samuels L, Granick MS, Ramasastry S, et al. Reconstruction of radiation-induced chest wall lesions. *Ann Plast Surg* 1993;31:399-405.

Spear SL, Oldham RJ. A lengthened omental pedicle in facial reconstruction. *Plast Reconstr Surg* 1986;77:828.

Tobin GR. Pectoralis major muscle-musculocutaneous flaps for chest wall reconstruction. *Surg Clin North Am* 1989;69:991.

Tobin GR, Bland KI, Adcock R. Surgical anatomy of the pectoralis major muscle and neurovascular supply. *Surg Forum* 1981;32:573.

Weinzweig N, Yetman R. Transposition of the greater omentum for recalcitrant median sternotomy wound infections. *Ann Plast Surg* 1995;34:471-477.

Capítulo

61

Utilização do Retalho Glúteo para Úlceras por Pressão

Gregory R. D. Evans ♦ Ali Gürlek

AVALIAÇÃO DO DEFEITO

As úlceras por pressão (escaras ou úlceras de decúbito) ocorrem quase invariavelmente sobre proeminências ósseas. A pressão direta e as forças de cisalhamento são fatores fundamentais na sua formação. Desnutrição, anemia e doenças crônicas também podem contribuir prejudicando o suprimento sangüíneo e retardando a cicatrização. A necrose resultante da pele geralmente é pequena quando comparada com a área necrótica sobre o osso, fazendo com que a ferida se assemelhe a um cone invertido. As úlceras por pressão sacrais são as mais comuns entre pacientes que permanecem deitados em decúbito dorsal, enquanto as isquiáticas aparecem mais em pacientes sentados. As úlceras por decúbito são geralmente recorrentes, especialmente em pacientes com lesão medular que freqüentemente necessitam de várias cirurgias no decorrer de suas vidas. Por este motivo, o tratamento cirúrgico inicial deve objetivar uma cobertura adequada e duradoura e ser menos invasivo possível, procurando-se preservar áreas doadoras de futuros retalhos, no caso de recorrência da lesão.

O estado geral do paciente deve ser melhorado antes da operação. A restauração do balanço nitrogenado positivo é fundamental, assim como os níveis adequados de hemoglobina , hematócrito e proteínas plasmáticas. Infecções do trato urinário devem ser tratadas antes da cirurgia. A osteomielite é uma possibilidade e deve ser avaliada. Se houver suspeita de infecção, é necessária uma biópsia. O tratamento da infecção óssea envolvendo a articulação do quadril é tão importante quanto o fechamento da úlcera.

Todas as úlceras por pressão sofrem colonização por bactérias e o tecido de granulação consiste em uma reação imunológica contra esses microorganismos. Desta forma, as culturas das lesões têm pouca eficácia. Nestes casos, a cultura da biópsia pode predizer melhor a possibilidade de uma infecção. Se a contagem de colônias de bactérias for maior que 1×10, deve-se considerar a utilização de antibióticos sistêmicos e locais e retardar o fechamento da lesão.

Os exames laboratoriais incluem hemograma completo, dosagem de albumina e proteínas totais, coagulograma, urina I, culturas e radiografias dos ossos. As úlceras devem ser examinadas manualmente para avaliar-se a profundidade e o tamanho da lesão, a bursa, as proeminências ósseas subjacentes e a proximidade com o reto. Os pacientes devem ser submetidos a uma dieta hiperprotéica e pobre em resíduos. É importante averiguar-se a presença de cicatrizes ou de retalhos cirúrgicos prévios, pois uma cirurgia anterior pode eventualmente, inviabilizar a utilização de um determinado retalho, por comprometer a sua irrigação. A presença de espasmos também deve ser considerada. A realização de um retalho muscular em pacientes com espasmos intensos é destinada ao fracasso devido à tensão na linha de sutura, ocasionada pela contratura constante do músculo. Hoje em dia, esses espasmos podem geralmente, ser controlados farmacologicamente.

INDICAÇÕES

O retalho muscular do glúteo é o ideal para a cobertura das úlceras sacrais e isquiáticas. As úlceras trocantéricas também podem ser tratadas com esse retalho, porém a mobilização do músculo sem tensão para essas regiões pode ser difícil. O retalho do glúteo pode ainda ser utilizado no fechamento de defeitos na região lombar inferior, embora a mobilização do músculo no sentido cranial seja freqüentemente limitada. A divisão do retalho miocutâneo em dois retalhos com ilhas de pele separadas pode facilitar o fechamento das feridas em região lombar.

A vantagem do retalho do músculo glúteo é a espessura do tecido muscular e do tecido adiposo, os quais proporcionam um coxim espesso e bem vascularizado preenchendo o espaço morto. A sua utilização como um retalho musculocutâneo proporciona uma resistência natural contra as forças de cisalhamento. O rico suprimento sangüíneo cutâneo oriundo das ramificações perfurantes musculofasciocutâneos das artérias glúteas superior e inferior, torna-o um retalho seguro e bem vascularizado. A inclusão de ramificações do nervo cutâneo posterior da coxa pode proporcionar sensibilidade ao retalho. No caso de defeitos na região sacral, o retalho poderá ser pediculado nos vasos glúteos superiores. Para a cobertura da região isquiática o retalho poderá ser pediculado na artéria glútea inferior. Retalhos miocutâneos bilaterais, com ilha de pele, podem ser utilizados na forma de avanço em V-Y para cobertura de lesões na região sacral.

CONTRA-INDICAÇÕES

Por causa da possibilidade de perda funcional do músculo, o emprego do retalho do glúteo máximo, muscular ou miocutâneo, em pacientes que deambulam deve ser visto com cuidado. A elevação do membro inferior exige uma forte estabilização do quadril e o sacrifício do músculo glúteo pode provocar uma seqüela funcional importante. Em alguns casos, a dissecção do músculo em sua porção superior e inferior, separadamente, pode permitir a sua utilização sem comprometer a deambulação.

O músculo possui um arco de rotação limitado, razão pela qual não é muito indicado para cobertura de lesões em regiões laterais e anteriores.

MARCAÇÃO DO PACIENTE E PREPARAÇÃO DA SALA

Em paraplégicos podem ser usadas a anestesia local ou a sedação, porém, dá-se preferência à anestesia geral devido à ansiedade do paciente. A anestesia deve ser induzida e a sonda endotraqueal inserida e fixada com o doente ainda na maca, em decúbito dorsal. Somente após estes procedimentos, o paciente é então, posicionado na mesa de operações em decúbito ventral.

Os pacientes paraplégicos apresentam variações de pulso e pressão sangüínea por falta de uma resposta fisiológica simpática compensadora ao trauma cirúrgico e à perda sangüínea. Daí a necessidade de cuidado rigoroso com a eventual hipovolemia. A equipe de anestesia deve estar ciente destas possíveis oscilações hemodinâmicas. A preparação mecânica do intestino começa um dia antes da cirurgia. O cólon e o reto devem ser esvaziados no pré-operatório para se prevenir uma eventual contaminação fecal do sítio operatório. A dieta obstipante pode ser iniciada antes e continuada por até quatro a cinco dias depois da operação. A sonda vesical deve ser trocada por uma nova logo antes da cirurgia.

Ao se colocar o paciente em decúbito ventral, o cirurgião deve ter especial cuidado com as pernas, joelhos, espinhas ilíacas anteriores, superiores, cristas tibiais e pés, protegendo-os com coxins ou suportes bem acolchoados. Da mesma forma, a compressão de mamas, tórax, ombros e cabeça pode ser prevenida com o uso de um coxim sob o tórax e travesseiros de espuma ou rodilhas sob a cabeça.

O retalho pode ser elevado como um retalho muscular ou miocutâneo. O músculo isoladamente, contudo, fornece menos cobertura e geralmente não é utilizado sozinho. A marcação do retalho pode ser feita com o paciente em decúbito ventral ou em pé (no caso do paciente que deambula). A inserção e a origem do músculo são delineadas pela marcação da margem lateral do sacro e do trocânter maior do fêmur. A espinha ilíaca póstero-superior (EIPS) e a tuberosidade isquiática vão determinar o limite medial do retalho. A crista ilíaca determina a margem superior, enquanto a prega glútea estabelece a inferior. A espinha ilíaca ântero-superior (EIAS) e a marcação realizada sobre o trocânter maior vão delimitar a margem lateral do retalho. A artéria glútea superior pode ser identificada na superfície da pele por um ponto localizado 5 cm distalmente à espinha ilíaca póstero-superior e 5 cm lateralmente à linha média. A artéria glútea inferior localiza-se 3 cm distalmente ao vaso glúteo superior (Figura 61-1). Assim, a artéria glútea superior pode ser marcada na superfície da pele, por meio de um ponto localizado a 1/3 ao longo de uma linha traçada a partir da EIPS até o trocânter maior e a artéria glútea inferior por outro ponto situado no meio da linha traçada entre a EIPS e a tuberosidade isquiática.

O músculo glúteo máximo tem dimensão média de 24 × 24 cm e pode ser dividido em duas metades, as quais podem ser elevadas separadamente como retalho muscular ou miocutâneo com ilha de pele. O defeito resultante da lesão após o seu debridamento e as condições da pele adjacente à lesão é que vão determinar o desenho do retalho, a localização e as dimensões da ilha pele. A ilha de pele superior é localizada inferior e lateralmente à EIPS e é elevada com a metade superior do músculo (Figura 61-2A). A ilha de pele inferior é centralizada superiormente à tuberosidade isquiática em uma linha que passa entre a tuberosidade do ísquio e do trocânter maior (Figura 61-2B). Para os casos de retalhos de avanço em V-Y, a ilha de pele é localizada na metade medial do músculo (Figura 61-2A). A extensão posterior do retalho glúteo na coxa pode estender-se até 3 cm acima da fossa poplítea e é baseada na ramificação descendente da artéria glútea inferior. Esse retalho posterior da coxa pode ser inervado pelo nervo cutâneo posterior da coxa. Seu território cutâneo se localiza no terço médio entre o ísquio e o trocânter maior, com dimensão máxima de 10 × 35 cm. Se a

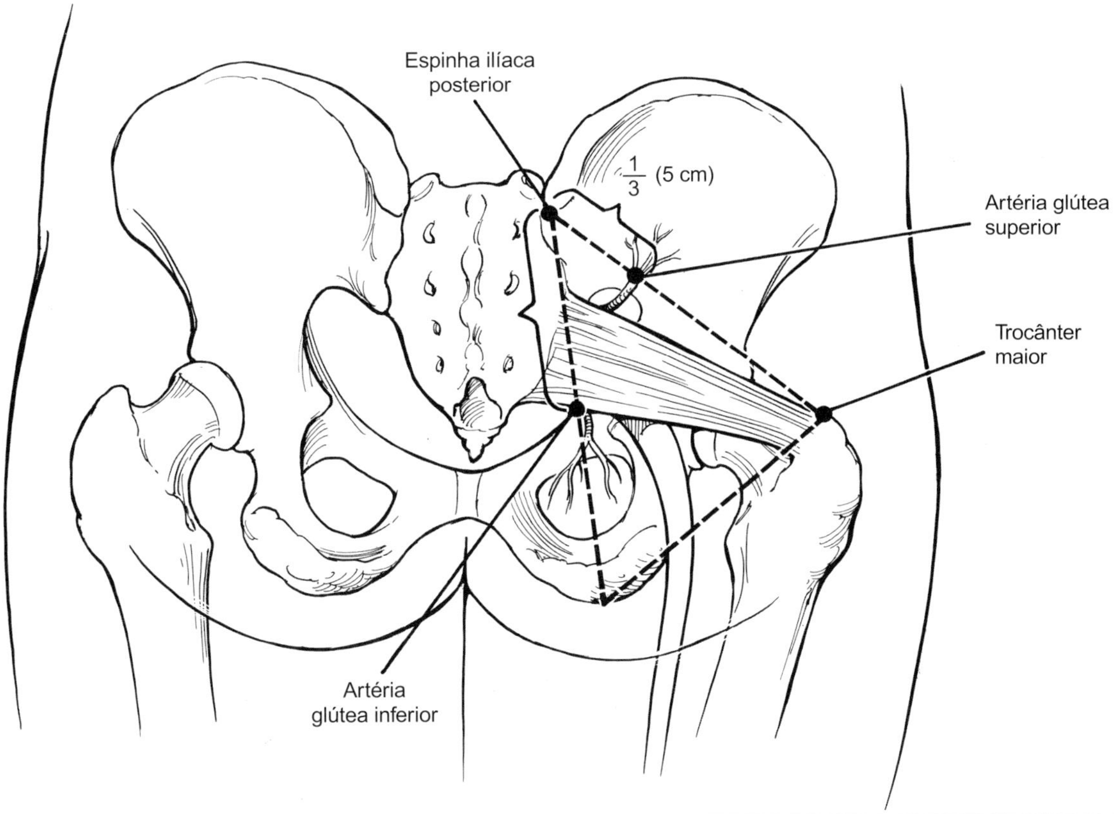

Figura 61-1. Pontos anatômicos dos vasos glúteos.

largura de sua área doadora for menor que 7 cm, ela pode ser fechada por sutura primária (Figura 61-2C).

TÉCNICA CIRÚRGICA

Anatomia

O músculo glúteo máximo é quadrangular, largo, espesso, superficial e constitui a proeminência das nádegas. Ele se origina na linha glútea posterior do ísquio e na superfície lateral do sacro e cóccix, na fáscia sacro-espinhal e nos ligamentos sacro-isquiático e sacro-tuberoso. A porção maior do músculo insere-se ao longo do trato ílio-tibial da fáscia lata e a porção inferior profunda, no trocânter maior do fêmur. O retalho é do tipo III, com dois pedículos dominantes: as artérias glúteas superior e inferior, que são ramificações diretas da artéria ilíaca interna. Esses vasos emergem separadamente, a partir da artéria ilíaca interna e saem da pelve juntos, acompanhados dos nervos glúteos superior e inferior e suas veias comitantes, através da margem lateral do sacro (Figura 61-2D).

O território cutâneo do músculo glúteo máximo pode se estender desde a T12 até a fossa poplítea e, lateralmente, desde a EIAS até a face lateral da coxa, englobando todo o território do tensor da fáscia lata (TFL). A artéria glútea inferior supre os dois terços inferiores do músculo glúteo e a pele por meio das perfurantes. Conseqüentemente, todo o músculo máximo, juntamente com a pele sobrejacente, pode ser avançado verticalmente baseado na artéria glútea inferior.

A inervação motora de todo o músculo glúteo máximo se faz pelo nervo glúteo inferior (L5 até S2). As fibras do glúteo máximo possuem elasticidade suficiente para permitir seu avanço em diferentes direções. A liberação da origem das fibras permite avanço de até 10 cm no sentido medial, bilateralmente, sem que haja rompimento das suas inserções ou comprometimento de seu pedículo vascular. Da mesma forma, a liberação das suas inserções permite um avanço lateral significativo.

O músculo glúteo máximo é um forte extensor e rotador lateral da coxa.

Debridamento

As margens da úlcera por pressão são cobertas por um tecido de granulação pálido, brilhante e doente. Um grau variável de descolamento pode estar presente ao redor da periferia da lesão. A pele suprajacente e a bursa devem ser removidas. O tingimento do tecido de granulação com azul de metileno pode auxiliar, permitindo ao cirurgião visualizar toda a parede da bursa no ato da sua excisão (Figura 61-3A e B). O debridamento inadequado pode levar a recidivas e não-cicatrização da ferida operatória.

Uma vez que as proeminências ósseas desempenham um papel importante tanto na formação quanto na recidiva das úlceras por pressão, faz-se necessária uma ressecção

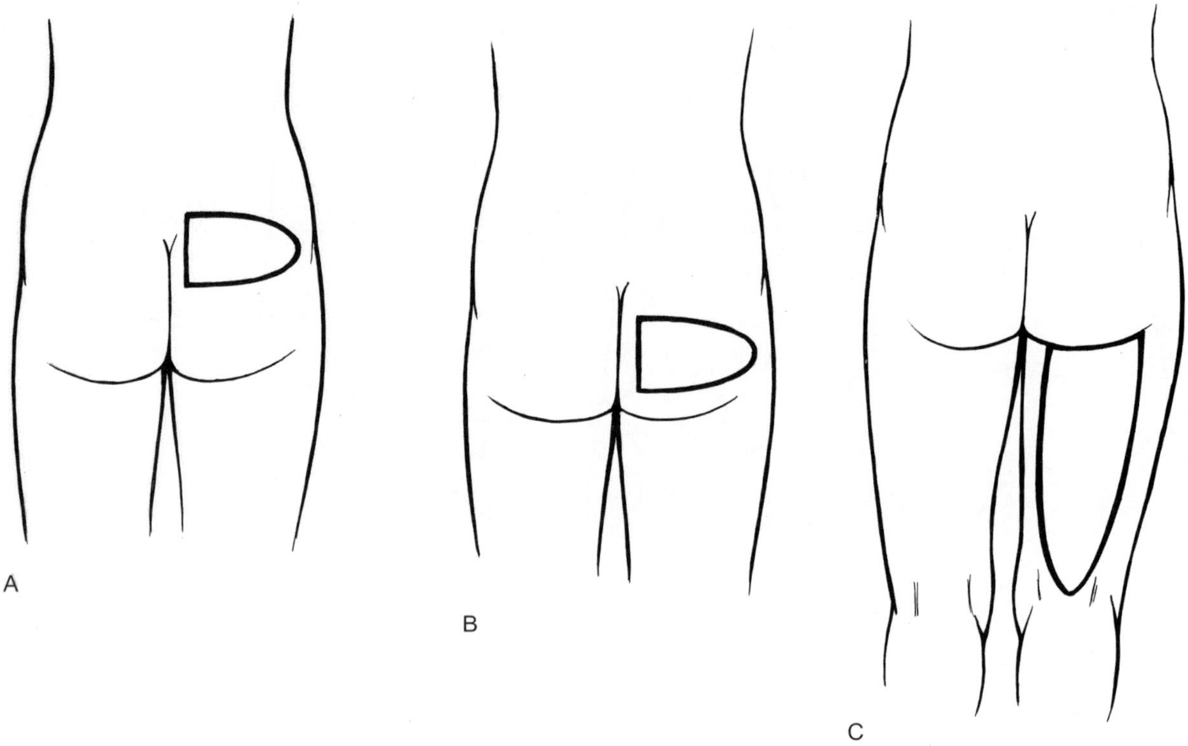

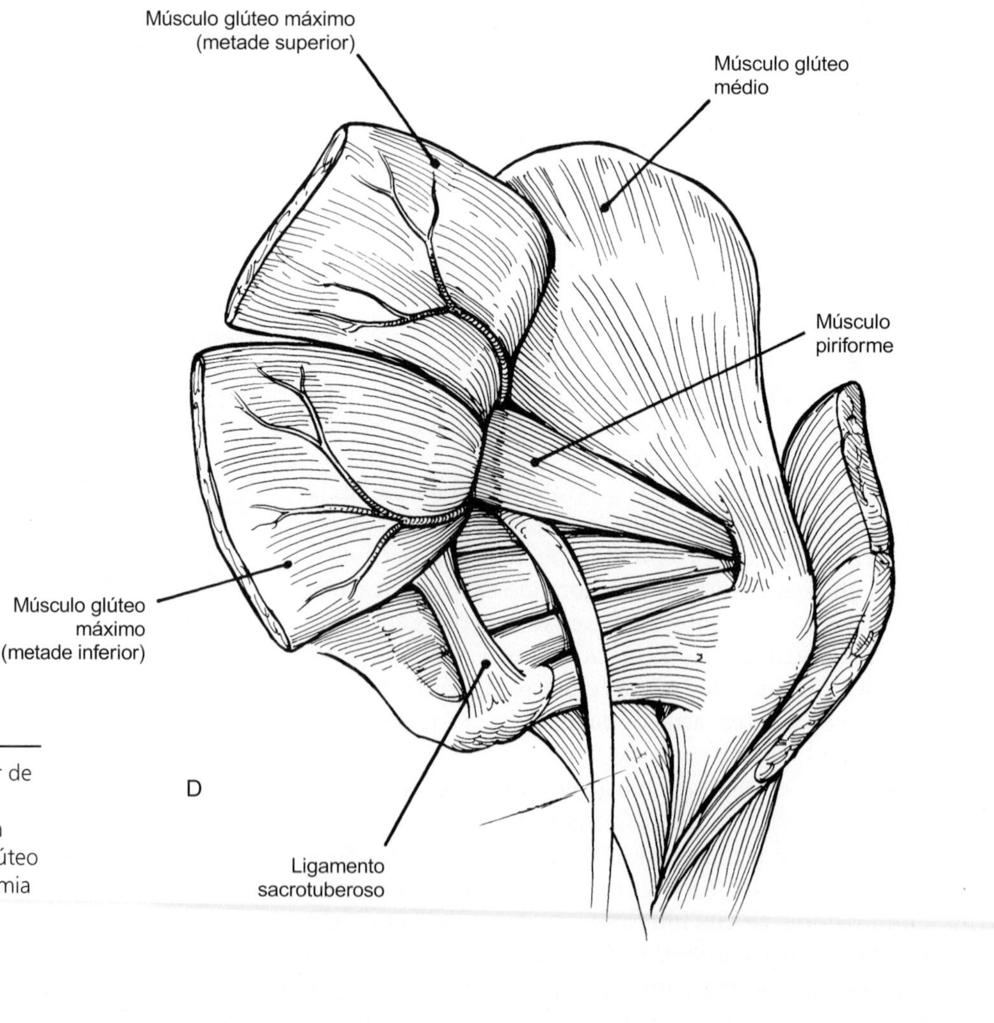

Figura 61-2. A, retalho segmentar superior de avanço em V–Y, desenho da ilha de pele. B, retalho segmentar inferior de avanço em V–Y, desenho da ilha de pele. C, retalho glúteo da coxa, desenho da ilha de pele. D, anatomia do músculo com o nervo e suprimento sangüíneo.

parcial das mesmas. A osteotomia total deve ser evitada sempre que for possível, já que uma alteração no balanço pélvico pode produzir novas ulcerações secundárias. Por outro lado, se houver osteomielite, todo o osso deve ser ressecado (Figura 61-3C). Se houver necessidade de ressecção completa do sacro, o plexo venoso sacral deve ser preservado para evitar-se o sangramento.

Se a úlcera for infectada, o debridamento e o fechamento da lesão com retalhos devem ser feitos em dois ou vários tempos cirúrgicos diferentes. Primeiramente deve-se retirar todo o tecido necrótico e contaminado. Após o debridamento, o paciente é submetido a curativos, várias vezes ao dia, onde é feita a limpeza da ferida com soluções anti-sépticas e a oclusão com antibióticos tópicos e curativos úmidos. O debridamento farmacológico ou enzimático por si só, é pouco eficaz nestes casos.

Técnica Operatória

Após o debridamento amplo e a rigorosa hemostasia, procede-se a reparação da lesão resultante com um retalho suficientemente grande ou maior do que o previsto (pelo menos 2 ou 3 cm) para assegurar um fechamento sem tensão. Para a elevação de um retalho miocutâneo de rotação, são incisa-

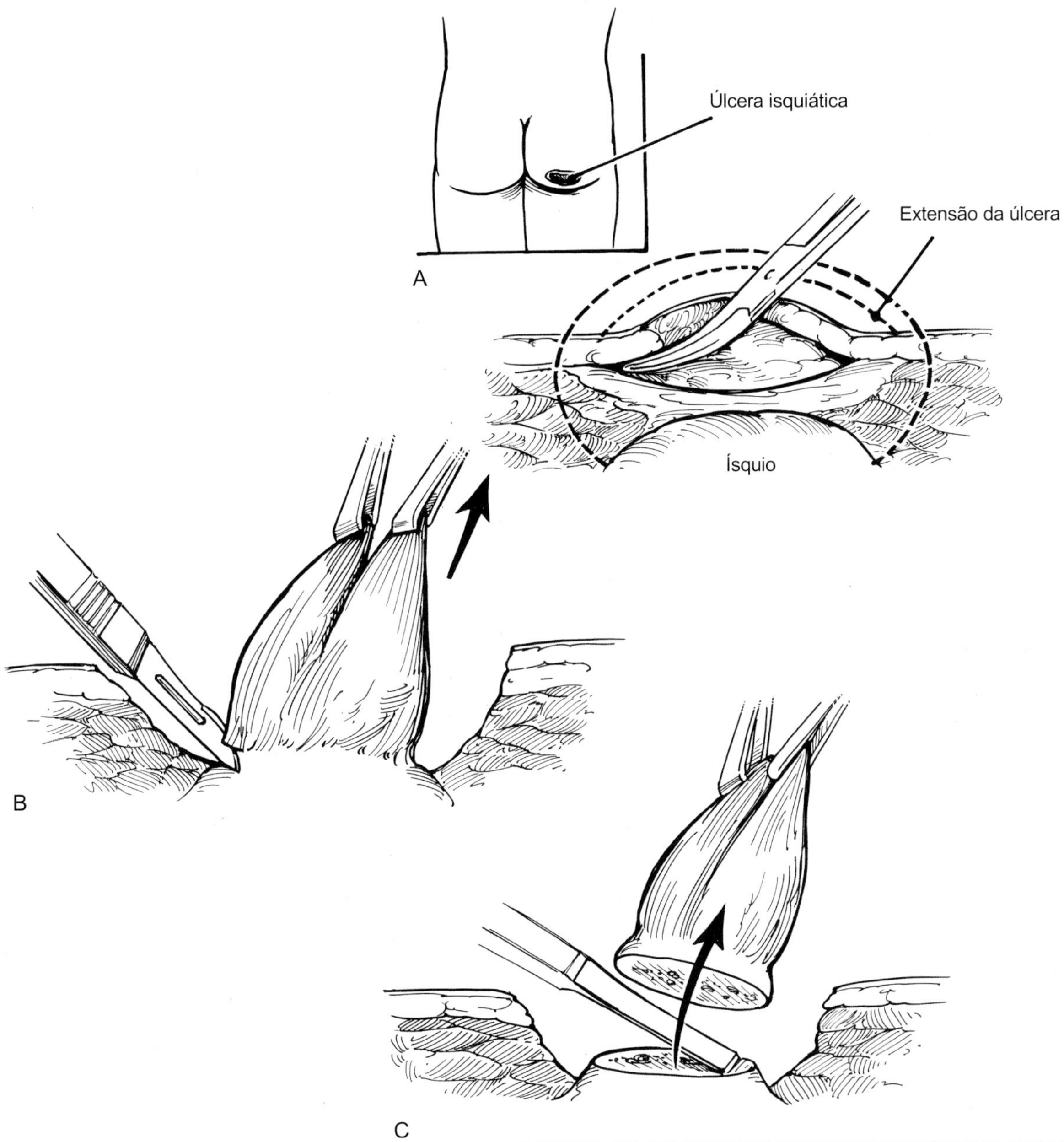

Figura 61-3. A, uma úlcera isquiática. As margens são demonstradas com uma pinça colocada dentro da cavidade. B, extensão da ressecção dos tecidos moles. C, remoção parcial da tuberosidade isquiática.

dos a pele, o tecido celular subcutâneo e a inserção do músculo. O glúteo máximo é liberado nas margens inferior e lateral sem descolá-lo do tecido subcutâneo. O músculo é então dissecado em um plano sobre o glúteo médio, onde não há sangramento, e elevado na direção súpero-medial junto com a pele e o tecido celular subcutâneo suprajacente. O músculo piriforme é a referência para a identificação e proteção do pedículo vascular e do nervo ciático. As artérias glúteas superior e inferior são identificadas e o músculo liberado na sua origem para permitir a rotação apropriada do retalho musculocutâneo. No caso de pacientes que deambulam, a metade inferior do músculo deve ser mantida íntegra (Figura 61-4). Uma incisão relaxadora pode ser realizada para facilitar a rotação do retalho, mas tomando-se o cuidado para não se lesar o pedículo vascular.

Uma vez elevado o retalho, realiza-se a sua rotação para a cobertura do defeito sacral. Após a revisão da hemostasia, as fibras musculares do retalho são suturadas, sem tensão, ao músculo glúteo máximo contralateral. A porção subcutânea do retalho é suturada às margens da lesão e a pele é reparada através de sutura com fios não-absorvíveis. São utilizados drenos a vácuo de sucção contínua, os quais são colocados na área receptora do retalho. A área doadora pode ser fechada por sutura primária ou com enxertos de pele.

Em pacientes que não deambulam, a liberação do músculo, tanto na sua origem quanto na sua inserção, pode levar à instabilidade do quadril e acarretar uma seqüela funcional significativa. O avanço do retalho em V-Y ou a extensão da pele até a parte posterior da coxa pode permitir a rotação de grandes dimensões de pele sem sacrifício do músculo. O retalho glúteo em avanço é desenhado para manter-se a integridade do músculo, sua integridade e os três sistemas arteriais principais (as artérias glúteas superior, inferior e as anastomoses cruciformes). Após a incisão da ilha de pele, a dissecção do retalho é aprofundada em direção ao músculo. Uma ampla dissecção subcutânea é então realizada além da ilha de pele. O músculo glúteo é elevado na sua origem, liberando-o do periósteo do sacro e do cóccix. A dissecção progride inferiormente até que o ligamento sacrotuberoso seja identificado e as artérias pudendas sejam ligadas.

O músculo glúteo é seccionado fora do ligamento, porém, o próprio ligamento não deve ser lesado. De outra for-

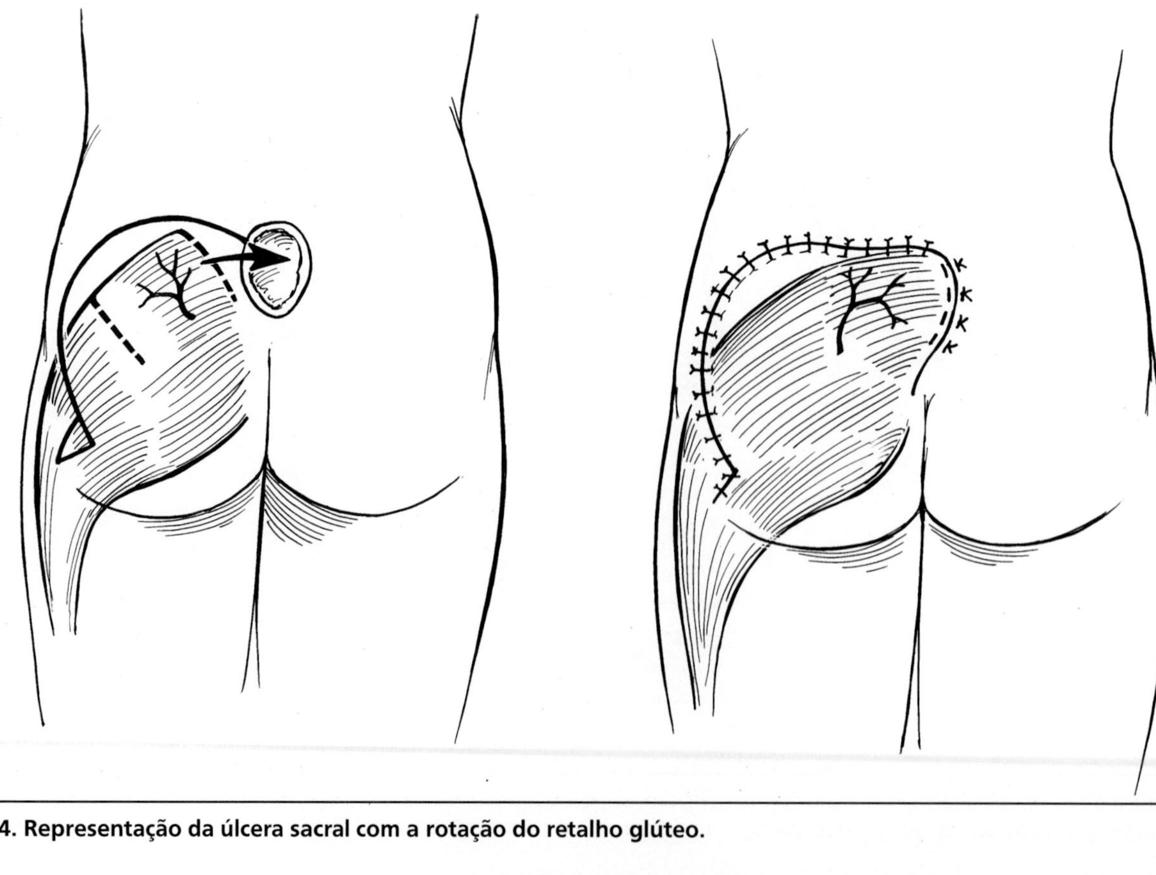

Figura 61-4. Representação da úlcera sacral com a rotação do retalho glúteo.

ma, o plano de dissecção se perde e o pedículo pode ser lesado. Os pedículos neurovasculares superior e inferior são identificados e as fibras remanescentes da origem muscular são rompidas. Se o tamanho do defeito for grande, o músculo glúteo máximo pode ser separado do médio para aumentar o grau de avanço em direção ao defeito e então este é fechado com pontos não-absorvíveis. As margens da pele são suturadas com pontos não-absorvíveis após a colocação dos drenos a vácuo. A área doadora é fechada em V-Y (Figura 61-5). Como a inserção e o pedículo neurovascular foram mantidos, a capacidade de deambulação do paciente é preservada. No caso do paciente que não anda, pode-se realizar um avanço maior (de até 22 cm) seccionando-se a inserção do músculo.

Uma ilha de pele de 10 × 15 cm pode ser elevada na coxa posterior proximal como extensão do retalho do glúteo. Essa extensão pode fornecer um arco de rotação mais amplo que permita a cobertura do trocânter, sacro, espinha lombar e torácica inferior, assim como o períneo (Figura 61-6). A dissecção começa na coxa posterior. Após a identificação das fibras de inserção do glúteo máximo no quadril, inicia-se uma dissecção romba abaixo do músculo. As fibras do glúteo máximo que se inserem no trato iliotibial são seccionadas com cuidado para se identificar o feixe vascular. Se necessário, no nível do septo intermuscular lateral, duas ou três ramificações septocutâneas da primeira e da segunda artéria perfurante da femoral profunda, são ligadas e seccio-

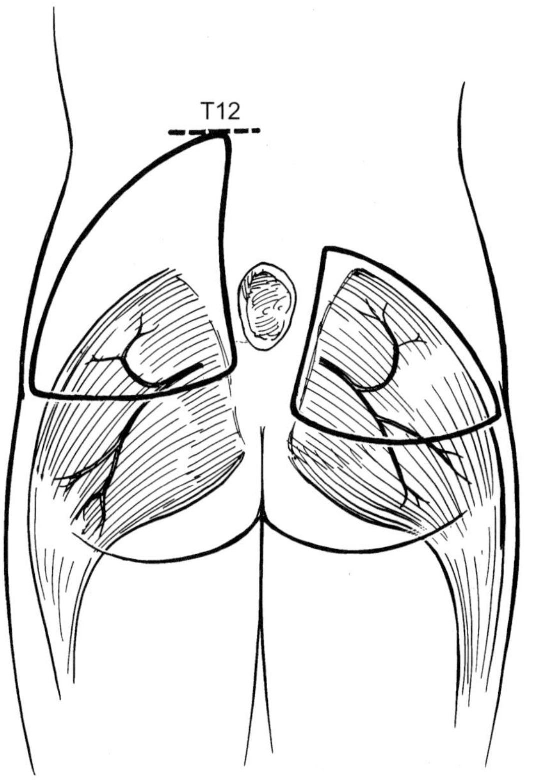

Figura 61-5. Retalho glúteo em avanço. A ilha de pele é limitada à região glútea (direita). A ilha de pele é estendida acima do músculo até a altura da T12 (esquerda).

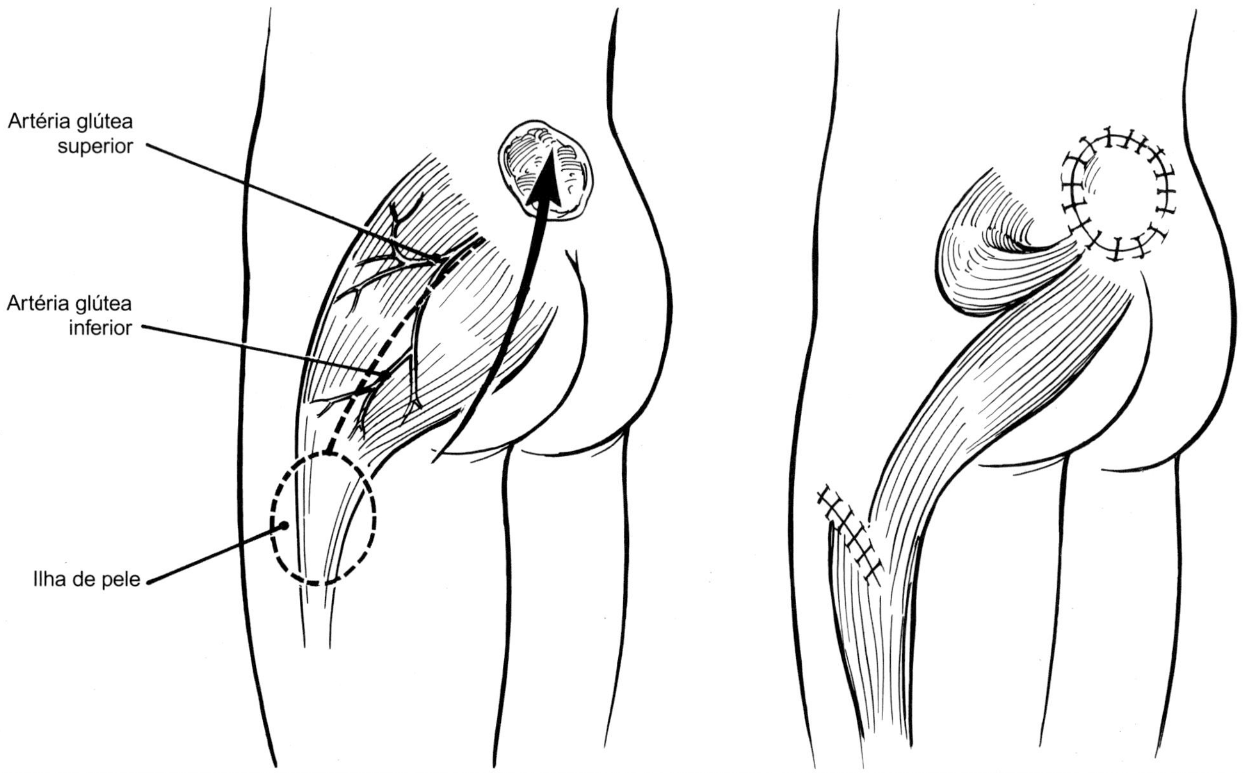

Figura 61-6. Retalho da região posterior proximal da coxa com ilha de pele.

nadas. O retalho é rodado e a sua sensibilidade mantida pelas ramificações do nervo cutâneo femoral posterior.

Retalho Póstero-Lateral da Fáscia Lata ou Retalho Póstero-Lateral da Coxa

O retalho fasciocutâneo do terço posterior da coxa é baseado na primeira perfurante da artéria femoral profunda. Este retalho que pode incluir algumas fibras do músculo glúteo máximo, pode ser elevado e avançado na forma de V-Y, para cobrir defeitos na região trocantérica. Sua vantagem sobre o retalho do TFL está no seu volume que é o que mais se assemelha ao volume do defeito, obliterando o espaço morto (Figura 61-7).

Ilha de Músculo ou Retalho Musculocutâneo

A ilha de pele e o tecido subcutâneo são incisados até a fáscia do glúteo máximo. É recomendável suturar temporariamente o tecido subcutâneo à fáscia para se prevenir um descolamento acidental. A origem do músculo e a sua inserção são seccionadas para que o retalho possa ser avançado. O retalho é elevado sobre o feixe vascular que pode se dividido, permitindo a confecção de dois retalhos musculares, superior e inferior, com comprimento equivalente ao de seus respectivos pedículos.

A metade superior do músculo pode ser liberada da sua inserção e o conjunto do músculo com sua ilha de pele elevado na direção súpero-medial, protegendo-se os vasos glúteos superiores. O retalho pode ser usado para se cobrirem lesões sacrais. As fibras musculares são suturadas à margem contralateral sem nenhuma tensão e o coxim cutâneo inserido no defeito e suturado às bordas com pontos não-absorvíveis. Cuidado especial para se proteger o pedículo vascular de qualquer tensão! A área doadora é fechada em V- Y e drenos de sucção são colocados para se evitar hematomas ou coleções líquidas sob o retalho (Figura 61-8A).

Quando o defeito sacral for maior que 6 cm, são utilizados retalhos musculocutâneos em ilha bilaterais. Após a dissecção e o avanço dos retalhos, eles são suturados um ao outro na linha média, reconstruindo-se a prega interglútea. As áreas doadoras são fechadas novamente em V-Y.

Como alternativa, pode-se usar a metade inferior do músculo. A dissecção se faz de maneira semelhante e o seu emprego se faz, geralmente, para a cobertura de defeitos isquiáticos (Figura 61-8B).

Finalmente, o retalho glúteo pode ser elevado como uma unidade completa com o retalho musculocutâneo do grande dorsal e a pele lombar, por meio de uma dissecção submuscular ampla, sem a necessidade de seccionar a inserção dos músculos, para cobrir grandes defeitos lombares inferiores ou lombossacrais (Figura 61-9).

CUIDADOS PÓS-OPERATÓRIOS

O período de hospitalização é de duas a quatro semanas, a durante os quais o paciente é mantido sob rígido controle nutricional, com dieta hiperprotéica e hipercalórica. Deve-se evitar pressão direta sobre o retalho, o que se consegue mantendo o paciente em decúbito ventral sobre colchão de ar. Os drenos são mantidos, geralmente, por uma a duas semanas para se evitar acúmulo de coleções líquidas. Podem ser necessários alguns agentes farmacológicos para se prevenir a contaminação das incisões por fezes ou para o con-

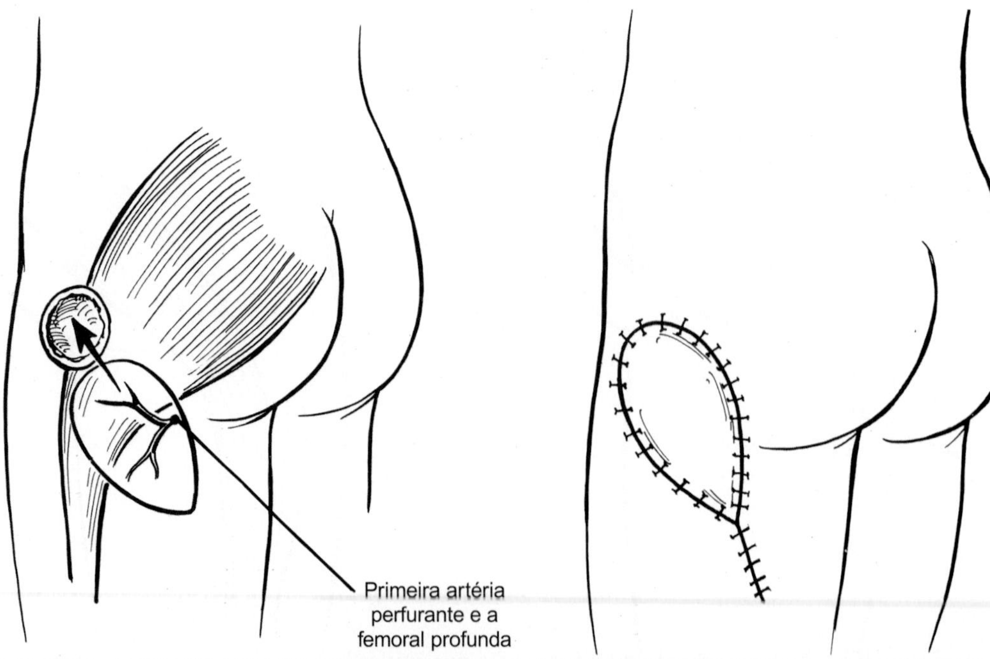

Figura 61-7. Retalho póstero-lateral da fáscia *lata* ou retalho póstero-lateral da coxa.

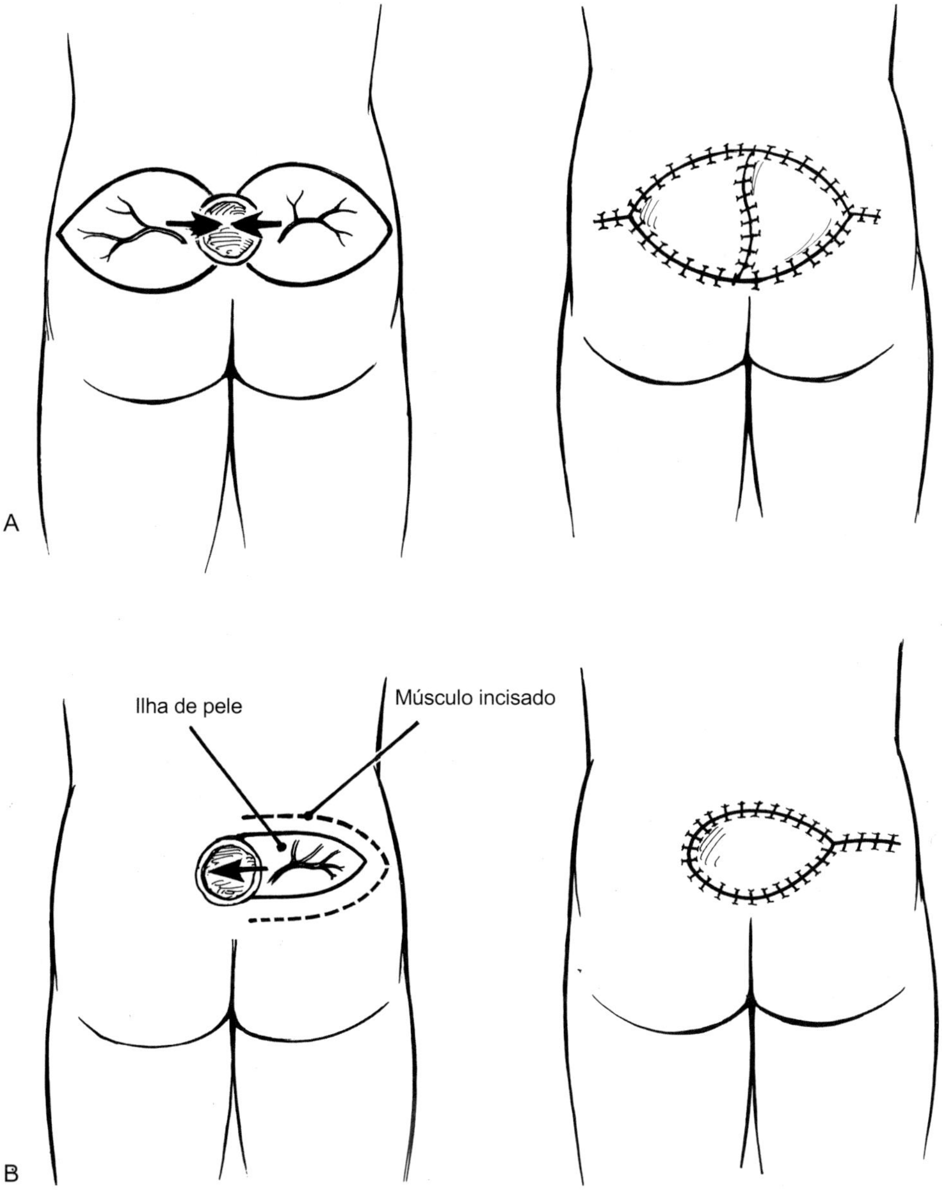

Figura 61-8. A, retalho em ilha da artéria glútea superior, bilateral. B, retalho em ilha da artéria glútea inferior, unilateral.

trole dos espasmos musculares. Os pontos são retirados ao final da segunda ou da terceira semana pós-operatória e inicia-se a fisioterapia.

Curativos especiais não são necessários e manter a ferida cirúrgica exposta permite a sua observação diária cuidadosa. A proteção do local contra pressões é essencial para um resultado bem-sucedido. A reabilitação é também de importância vital para o sucesso do tratamento e em alguns pacientes são até recomendadas mudanças no estilo de vida para prevenirem-se recidivas.

PRECAUÇÕES

As complicações mais importantes são hematoma, perda total ou parcial do retalho, perda do enxerto de pele, deiscência das suturas, recidiva, acúmulo de serosidade e infecções. O bom planejamento e o debridamento eficaz são fundamentais para o sucesso da reconstrução. A obliteração do espaço morto é muito importante. A utilização de drenos de sucção pode ajudar e eles são mantidos habitualmente por período prolongado. Embora a perda do retalho não seja muito freqüente, a anatomia cirúrgica da região glútea pode estar ocasionalmente alterada. Deve-se ter cuidado para se evitar a lesão do nervo ciático.

Perda do retalho

Com a melhora do entendimento da irrigação sangüínea, da circulação e dos territórios vasculares, assim como o empre-

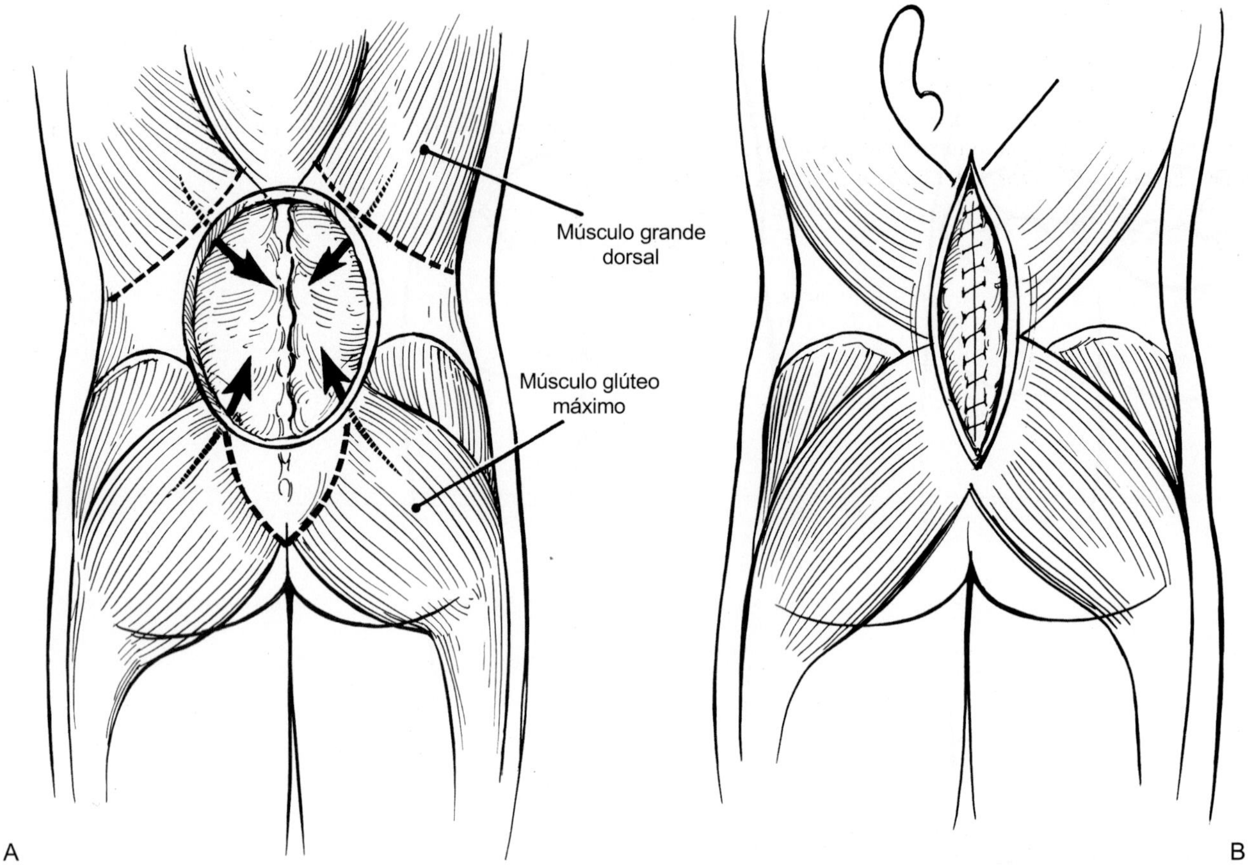

Figura 61-9. Fechamento dos grandes defeitos lombar inferior e lombossacro. A, uma ilustração seccional cruzada das anastomoses entre o latíssimo dorsal e os vasos glúteos superiores que suprem a pele lombar. B, ilustrações esquemáticas da dissecção submuscular do retalho, aproximação e fechamento.

go freqüente dos retalhos musculares e musculocutâneos, a incidência de perda parcial ou total do retalho tem diminuído muito.

Seroma

A formação de coleções serosas é observada geralmente após o fechamento da ferida. O espaço morto residual, uma imobilização inadequada e uma ressecção incompleta da bursa são as suas principais causas. Os drenos de sucção devem ser mantidos por 10 a 14 dias. Se a coleção serosa se desenvolver, a mobilização do paciente deve ser retardada até que ocorra a cicatrização completa da ferida.

Infecção das Incisões

Apesar da realização de culturas pré-operatórias e do debridamento adequado dos tecidos moles e ósseos, as infecções das incisões permanecem sendo uma complicação pós-operatória séria por conta das condições clínicas gerais dos pacientes, bem como da localização das lesões. Quando as infecções são diagnosticadas, estas devem ser tratadas agressivamente com drenagens e antibióticos apropriados. Hematomas ou serosidades não-tratados ou reconhecidos, podem predispor a infecções da ferida cirúrgica e perda do retalho.

Deiscência

Esta complicação é observada mais freqüentemente em pacientes com desnutrição ou quando o retalho foi suturado sob tensão ou na presença de espasmos. Quanto à nutrição, todos os esforços devem ser realizados para melhorá-la. A tensão na sutura geralmente é indicativa de um planejamento pré-operatório inadequado do retalho ou de uma tentativa de fechamento da área doadora com sutura primária, quando deveriam ter sido empregados enxertos de pele.

Recidiva

As taxas de recidiva permanecem altas após a reparação cirúrgica, a despeito dos avanços das técnicas cirúrgicas. A reabilitação e a educação do paciente são fundamentais na prevenção de novas lesões.

Leituras Selecionadas

Buhanan DL, Agris J. Gluteal plication closure of sacral pressure ulcers. *Plast Reconstr Surg* 1983;72:49-54.

Colen CR. Pressure sores. In: McCharty, ed. *Reconstructive Surgery.* Philadelphia: WB Saunders, 1990:3797-3835.

Cormack GC, Lamberty BG. *The Arterial Anatomy of Skin Flaps.* 2nd ed. Edinburgh, Scotland: Churchill Livingstone, 1994:218-224, 234-238.

Dolezal R, Cohen M, Schultz RC. Use of clinitron therapy unit in the immediate postoperative tare of pressure ulcers. *Ann Plast Surg* 1985;14:33-36.

Dumurgier C, Lantier L, Rougereau G, Pujol G. Musculocutaneous island flap using the superior part of glutens maximus. *Ann Chir Plast Esthet* 1991;36:125-131.

Ferrei BA, Osterweil D, Christenson P. Randomized trial of lowair-loss beds for treatment of pressure ulcers. *JAMA* 1993;269:494-497.

Ger R, Levine SA. The management of decubitus ulcers by muscle transposition. *Plast Reconstr Surg* 1976;58:419-428.

Heywood AJ, Quaba AA. Modified glutens maximus V-Y advancement flaps. *Br J Plast Surg* 1989;42:263-265.

Mathes SJ, Nahai F. Reconstructive surgery: principies, anatomy and technique. New York: Churchill Livingstone/Quality Medical Publishing, 1997:500-535.

Minami RT, Mills R, Pardoe R. Glutens maximus myocutaneous flaps for repair of pressure sores. *Plast Reconstr Surg* 1977;60:242-249.

Parkash S, Banerjee S. The total glutens maximus rotation and other glutens maximus musculocutaneous flaps in the treatment of pressure ulcers. *Br J Plast Surg* 1986;39:66-71.

Ramirez OM. The distal glutens maximus advancement flap for coverage of trochanteric pressure sores. *Ann Plast Surg* 1987;18:295-302.

Ramirez OM. The sliding plication glutens maximus musculocutaneous flap for reconstruction of sacrococcygeal wounds. *Ann Plast Surg* 1990;24:223-230.

Ramirez OM, Hurwitz DJ, Futrell JW. The expansiva glutens maximus flap. *Plast Reconstr Surg* 1984;80:757-768.

Ramirez OM, Orlando JC, Hurwitz DJ. The sliding glutens maximus myocutaneous flap: its relevante in ambulatory patients. *Plast Reconstr Surg* 1984;74:68-75.

Ramirez OM, Ramasastry SS, Granick MS, et al. A new approach to closure of larga lumbosacral meningomyelocele defects. *Plast Reconstr Surg* 1977;80:779-807.

Ramirez OM, Swartz WM, Futrell JW. The glutens maximus muscle: experimental and clinical considerations relevant to reconstruction in ambulatory patients. *Br J Plast Surg* 1987;40:1-10.

Scheflan M, Nahai F, Bostwik J. Glutens maximus island musculocutaneous flap for closure of sacral and ischial ulcers. *Plast Reconstr Surg* 1981;68:533-538.

Snively SL, Tebbetts JB. Pressure sores. *Sel Read Plast Surg* 1986;3:1-31.

Stevenson TR, Pollock RA, Rohrich RJ, VanderKolk CA. The gluteus maximus musculocutaneous island flap: refinements in design and application. *Plast Reconstr Surg* 1987;79:761-768.

Wilk A, Rodier C, Beau C, et al. Glutens maximus muscular flap in the treatment of sacral pressure sores: a 10-year review. *Ann Chir Plast Esthet* 1991;36:132-137.

Williams PL, Warwick R, Dyson M, Bannister LH, eds. *Cray's Anatomy.* 37th ed. Edinburgh: Churchill Livingstone, 1989.

Capítulo 62

Utilização do Retalho Posterior da Coxa para Úlceras por Pressão

Gregory R. D. Evans ◆ Giulio Gherardini ◆ Simon Trulek

O termo latino "*decumbere*" (permanecer deitado) sugere o principal mecanismo patofisiológico no desenvolvimento das úlceras de decúbito: a pressão. As úlceras por pressão são um problema médico e cirúrgico que ocorre em vários pacientes e constitui uma grande cepa nos gastos do Sistema de Saúde. A prevenção permanece como pedra fundamental do tratamento. A educação deve enfatizar os protocolos de prevenção, a identificação prévia dos pacientes de risco, as estratégias de tratamento de uma úlcera já existente e a reabilitação após o tratamento cirúrgico. Os problemas médicos coexistentes devem ser tratados imediatamente para se evitar a debilitação geral adicional e diminuir a incidência de isquemia no tecido, induzida pela pressão.

AVALIAÇÃO DO DEFEITO

A região isquiática é a mais comum para o desenvolvimento de soluções de continuidade dos tecidos moles seguida, em ordem decrescente de freqüência, pelo do trocânter, sacro, calcanhares, occipício, escápula e cotovelos. A pressão capilar externa prolongada na pele acima de 32 mm de Hg leva a formação de edema, inflamação e eventual necrose. Os pacientes com lesões iatrogênicas ou traumáticas no quadril são mais predispostos a desenvolverem ulcerações na região trocantérica. As úlceras por pressão ocorrem invariavelmente sobre proeminências ósseas. Em algumas culturas do Médio Oriente, onde a posição de decúbito lateral é muito utilizada, a ocorrência de úlceras trocantéricas é maior do que a de isquiáticas.

O defeito é avaliado primeiramente com a apreciação das condições gerais do paciente. A restauração do balanço nitrogenado positivo antes da operação é fundamental. Os níveis de hemoglobina, hematócrito e proteína plasmática são importantes e devem ser corrigidos. Qualquer infecção concomitante no trato urinário deve ser tratada antes da cirurgia. Todas as úlceras por pressão sofrem colonização bacteriana e o tecido de granulação presente na ferida é decorrente de uma reação imunológica contra esses microorganismos. Portanto, culturas de secreções da ferida são pouco eficazes nestes casos. Devem ser realizadas culturas em biópsias do tecido e se a contagem de microorganismos for maior que 1×10, deve-se aplicar antibióticos tópicos bactericidas.

Os pacientes devem ser orientados e concordar quanto ao tempo de internação, de 3 a 6 semanas, período durante o qual sua mobilidade ficará limitada na maior parte do tempo. A cooperação do paciente é essencial para o sucesso do tratamento e a comunicação pré-operatória evita maiores dificuldades pós-operatórias.

Os exames laboratoriais incluem o hemograma completo, as proteínas totais e frações, o coagulograma, a urina, as culturas e radiografias dos ossos. Os pacientes são submetidos a dieta hiperprotéica e pobre em resíduos. As úlceras devem ser examinadas manualmente para se avaliar a profundidade e o tamanho da bursa, as proeminências ósseas subjacentes e as suas relações com o reto, a presença ou não de cicatrizes de cirurgias prévias com ou sem rotação de retalhos. Não raramente, uma cirurgia anterior pode inviabilizar o emprego de determinado retalho por comprometer a sua irrigação sangüínea. Os espasmos musculares devem ser controlados farmacologicamente. Retalhos cirúrgicos em pacientes com espasmos musculares são destinados ao insucesso devido a constante tensão na linha de sutura provocada pela contratura muscular.

INDICAÇÕES

O retalho posterior da coxa é indicado para correção de lesões em região isquiática e trocantérica, quando não houver possibilidade do uso do retalho do tensor da fáscia lata (Figura 62-1). Pode-se utilizá-lo como retalho fasciocutâneo ou miofasciocutâneo e seu emprego é particularmente útil em pacientes não-paraplégicos pela possibilidade de se preservar a sensibilidade e o desempenho motor. Como em qualquer reparação cirúrgica, o fechamento das úlceras com retalho o posterior da coxa deve ser precedido de cuidados com a ferida, com a pele e com a reposição nutricional. A automotivação, o entendimento dos problemas e a cooperação do paciente são requisitos absolutos para o sucesso do resultado cirúrgico.

CONTRA-INDICAÇÕES

A presença de cicatrizes ou cirurgias prévias, onde haja suspeita de lesão da artéria glútea inferior ou de suas ramificações, são contra-indicações para a utilização do retalho posterior da coxa. Cuidados pessoais precários e histórico de recidiva de ulcerações são contra-indicações relativas, assim como as condições clínicas gerais debilitadas do paciente.

POSICIONAMENTO DO PACIENTE

O tratamento deve ser iniciado antes da operação, com cuidados locais com a pele, dispersão da pressão sobre a ferida e cuidados clínicos gerais com restauração do balanço nitrogenado positivo, correção da anemia e hidratação. Não deve existir nenhum foco de infecção local ou sistêmica. Além do mais, todos os agentes comórbidos devem ser removidos antes da cirurgia. Os pacientes devem ser instruídos sobre os cuidados pré e pós-operatórios, assim como sobre os possíveis resultados. No pré-operatório deve-se iniciar a profilaxia antiinfecciosa com antibióticos e proceder-se à sondagem vesical, além do preparo intestinal.

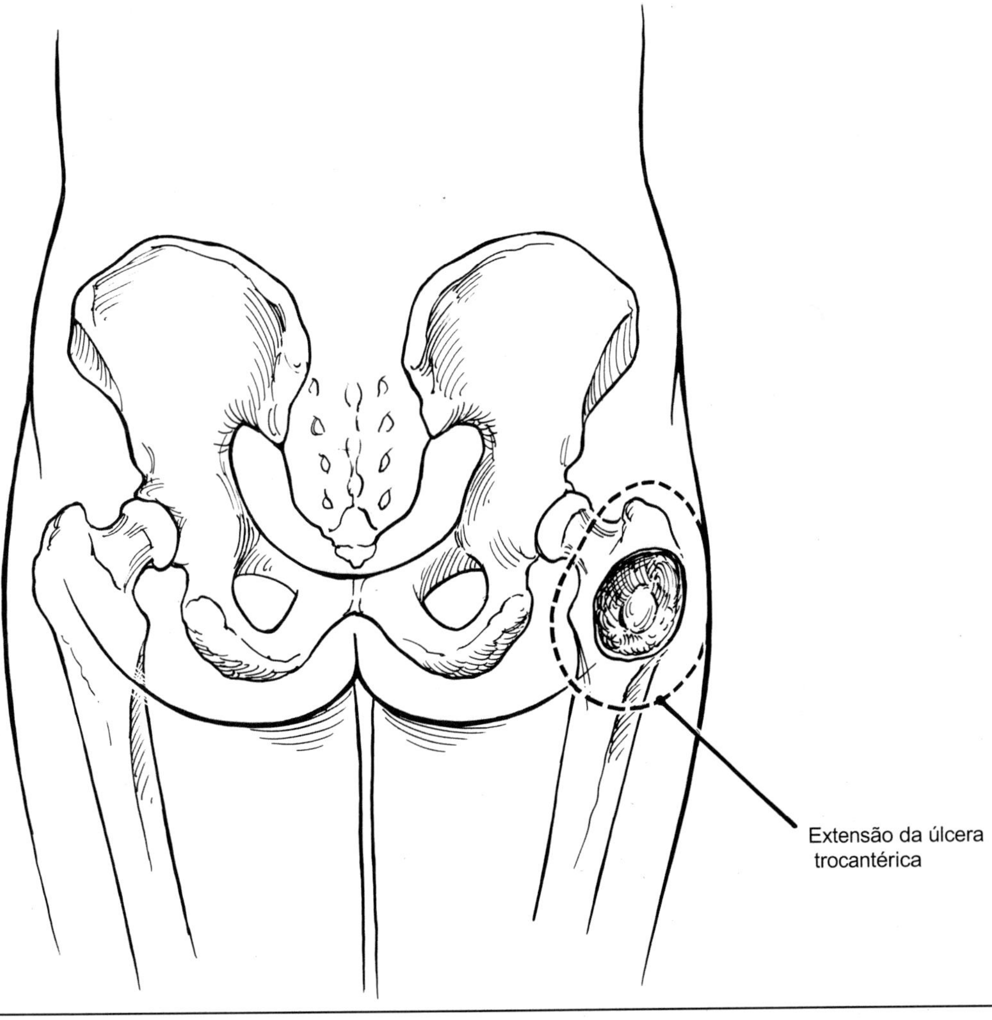

Figura 62-1. Úlcera trocantérica.

Para promover-se uma exposição adequada do campo operatório, o paciente deve ser posicionado em decúbito ventral com o quadril em pronação ou em semipronação, o que se consegue colocando-se um coxim ou um suporte macio sob o tórax, e outro sob a espinha ilíaca ântero-superior do mesmo lado da úlcera, de modo a promover-se uma rotação da pelve em 20 graus. Isto permite ao cirurgião, não somente a exposição e o debridamento da lesão trocantérica, mas também maior flexibilidade na dissecção do retalho. O cirurgião se posiciona do mesmo lado da úlcera e o assistente, do lado oposto. A anestesia empregada geralmente é a geral com entubação endotraqueal. Ao colocar-se o paciente em decúbito ventral, o cirurgião deve estar especialmente atento em fornecer um suporte acolchoado com travesseiros ou coxins de proteção para as pernas, joelhos, espinhas ilíacas ântero-superior, cristas tibiais e pés. A compressão sobre mamas, tórax, ombros e cabeça pode ser evitada colocando-se coxins sob o tórax e travesseiros ou espumas em forma de anel (rodilhas) sob a cabeça.

Os pacientes paraplégicos apresentam oscilações em seus níveis de pressão sangüínea e na pulsação e devido à falta de uma resposta simpática fisiológica compensadora, a hipovolemia deve ser compensada e tratada com rigor. Para isto a equipe de anestesia deve estar ciente destas possíveis oscilações hemodinâmicas. A preparação mecânica do intestino geralmente começa no dia anterior ao da cirurgia. O cólon e o reto devem se esvaziados pré-operatoriamente para se prevenir uma contaminação fecal das incisões. A dieta obstipante é iniciada antes e mantida por 4 a 5 dias após a operação.

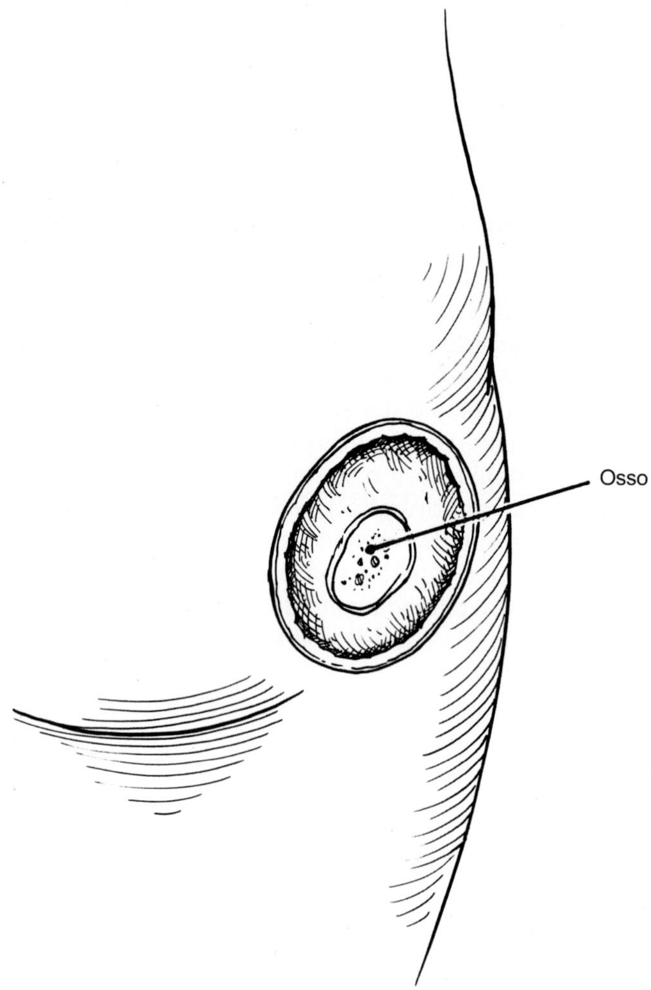

Figura 62-2. Defeito após o debridamento da úlcera trocantérica.

TÉCNICA OPERATÓRIA

O retalho posterior da coxa é um retalho fasciocutâneo ou miofasciocutâneo seguro no tratamento de lesões das partes posterior, medial e lateral da coxa. Ele pode fornecer sensibilidade sobre as áreas de pressão crítica com uma morbidez mínima da área doadora. O retalho é desenhado sobre o curso extrapélvico da artéria glútea inferior. O ponto de rotação do retalho situa-se 5 cm acima da tuberosidade isquiática e o eixo central do retalho, na metade da distância entre o trocânter maior e a tuberosidade isquiática, perpendicularmente à prega glútea.

As margens da úlcera de pressão são normalmente cobertas com um tecido de granulação pálido, brilhante e doente. Um grau variável de descolamento pode estar presente ao redor da periferia da úlcera. A extensão da lesão pode ser avaliada colocando-se uma pinça dentro da ferida e aplicando-se uma leve pressão para cima. Toda a bursa, incluindo a cicatriz circundante, deve ser removida. O trocânter maior deve ser raspado com osteótomos e regularizado com rugina para eliminar quaisquer proeminências ósseas e retirar todo o osso macroscopicamente comprometido por infecção ou necrose (Figura 62-2). Deve se evitar a osteotomia total, uma vez que a alteração no equilíbrio pélvico pode produzir úlceras secundárias, embora toda parte infectada do osso deva ser removida. A tintura da cavidade da úlcera com azul de metileno pode auxiliar na visualização da cápsula da bursa e, portanto, na remoção completa da mesma. Falhas no debridamento podem provocar recidivas. Se houver infecção, a reparação cirúrgica deverá ser feita por etapas: na primeira, o debridamento, e algumas semanas depois, após o controle da infecção, o fechamento da ferida com retalho.

O retalho posterior da coxa é desenhado sobre o eixo central do pedículo neurovascular que se localiza a meia distância entre o trocânter maior e a tuberosidade isquiática (Figura 62-3). Traça-se, através dele, uma linha perpendicular à prega glútea, na linha média. Uma hemostasia rigorosa e um fechamento sem tensão (através da elevação de um retalho maior do que o previsto), asseguram uma cicatrização sem problemas. Para que a área doadora possa ser fechada primariamente, a largura do retalho deve ser menor que 12 cm; o comprimento pode estender-se até 34 cm (Figura

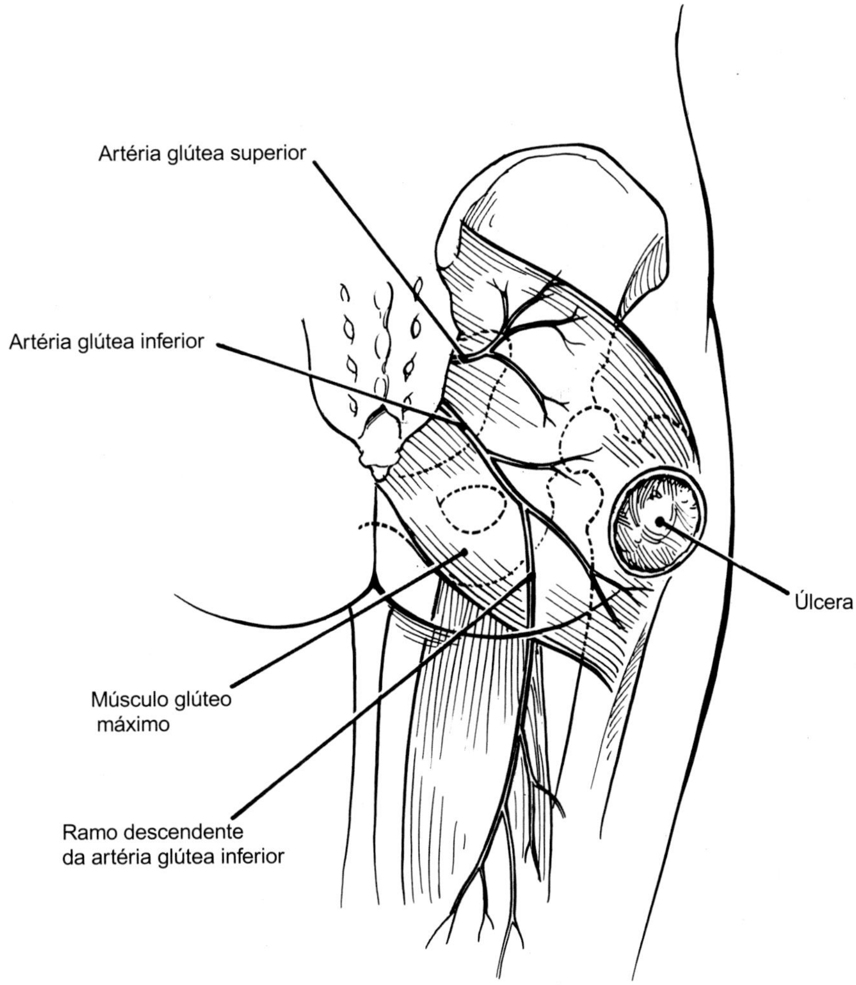

Figura 62-3. Anatomia das regiões glútea e posterior da coxa.

62-4). Como alternativa, o retalho pode ser desenhado em forma de triângulo com base proximal, cujo vértice pode ser estendido até 4 cm para dentro da fossa poplítea. O arco superior de rotação do retalho pode alcançar o sacro e a espinha ilíaca ântero-superior. Lateralmente, o retalho posterior da coxa pode cobrir o trocânter maior e, medialmente, o púbis (Figura 62-5). Toda coxa posterior, desde o trato ílio-tibial até o septo intermuscular medial pode ser elevada. A sobrevivência da pele da região posterior da coxa depende das anastomoses entre as perfurantes musculocutâneas das artérias glútea superior, inferior, circunflexa femoral medial e primeira perfurante da femoral profunda e que constituem o plexo perifascial e subdérmico da coxa posterior.

Inicia-se a dissecção do retalho com uma incisão na pele e na fáscia profunda ao longo da sua margem inferior. Isto protege o nervo ciático que nesta localização está abaixo do bíceps femoral. Certifica-se do correto plano de dissecção pela visualização do nervo cutâneo posterior da coxa e dos vasos glúteos inferiores. O nervo e os vasos são então ligados em sua porção mais distal e os seus cotos proximais liberados de suas inserções à musculatura profunda, com cuidado para não se separar o retalho do pedículo vascular. A fáscia profunda é incisada e descolada lateral e medialmente, em direção à linha média e a dissecção prossegue em sentido proximal até o nível da borda inferior do músculo glúteo máximo. As fibras do glúteo máximo são então liberadas, gradualmente, do trato ílio-tibial, septo intermuscular e do fêmur. No nível da borda lateral do septo intermuscular pode ser necessária a ligadura de dois ou três vasos septocutâneos, ramificações da primeira e segunda perfurantes da artéria femoral profunda. Se, ainda assim, o comprimento do pedículo vascular for insuficiente para a transposição e rotação do retalho, a primeira artéria perfurante encontrada proximalmente pode ser seccionada sem comprometer a viabilidade. Do mesmo modo, o próprio glúteo máximo pode ser seccionado medial e lateralmente, conservando-se o seu pedículo neurovascular, e incluído no retalho a ser transposto (Figura 62-6). No

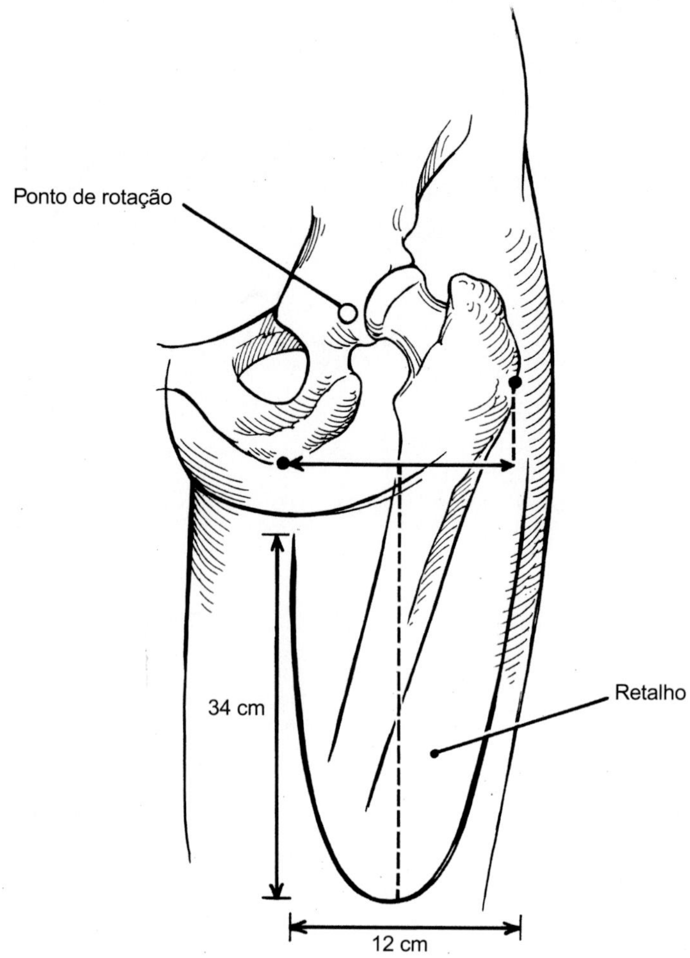

Figura 62-4. O retalho posterior da coxa é delimitado no curso extrapélvico do vaso glúteo inferior. O ponto de rotação do retalho fica a 5 cm acima da tuberosidade isquiática, o eixo central do retalho fica na linha média entre o trocânter maior e a tuberosidade isquiática e perpendicular à crista glútea.

ato da transferência do retalho para a área receptora, é possível que haja uma ponte de pele separando o retalho da lesão. Para que essa transferência possa ser realizada sem obstáculos, é possível criar-se um túnel sob essa ponte, por onde o retalho vai ser deslizado e acomodado. A sua desepitelização nesta área vai permitir o contato direto entre duas superfícies cruentas (do retalho e da ponte de pele), permitindo a cicatrização. Entretanto, essa manobra deve ser realizada com muito cuidado. Se houver sinais de compressão do retalho ou de seu pedículo, pela ponte de pele, esta deve ser seccionada. Deve-se ter cuidado para não lesar as ramificações da artéria glútea inferior e do nervo ciático. A área doadora é fechada primariamente na maioria dos casos. Entretanto, se a largura do retalho for maior que 12 cm e o fechamento primário não for possível, podem ser utilizados enxertos de pele parciais.

O retalho posterior da coxa pode também ser empregado em forma de ilha. Nesta circunstância, a ilha é incisada e o pedículo neurovascular dissecado cuidadosamente em plano subfascial até que se alcance o comprimento apropriado.

CUIDADOS PÓS-OPERATÓRIOS E AVALIAÇÃO DO ACOMPANHAMENTO

A morbidez pós-operatória é geralmente mínima. O paciente é transferido diretamente da mesa de operações para a cama com colchão de ar e encaminhado à unidade de recuperação pós-anestésica.

O dreno de sucção por sistema fechado é mantido por uma a duas semanas, assim como a antibioticoterapia específica para microorganismos identificados na cultura. O colchão de ar é utilizado por pelo menos três semanas. A mobilização e a reabilitação começam em duas a três semanas após a operação. Os fisioterapeutas trabalham constantemente, desenvolvendo uma agenda apropriada de exercícios para que o paciente possa retornar às suas atividades diárias, utilizando e transferindo-se da e para a cadeira de rodas. A orientação e a educação quanto à prevenção das recidivas deve continuar após a alta hospitalar, com acompanhamento de todas as especialidades envolvidas. Os cui-

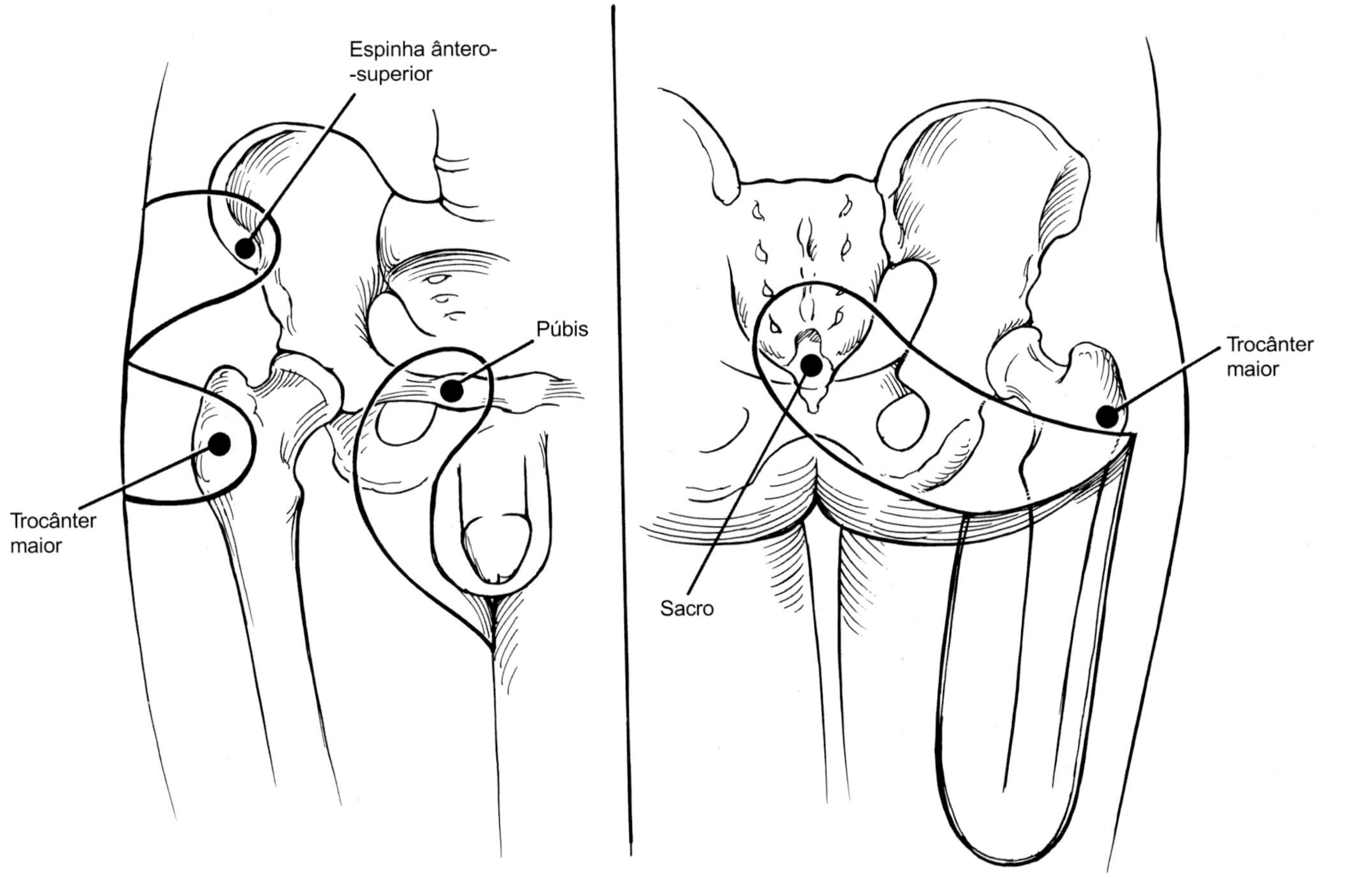

Figura 62-5. O arco de rotação do retalho posterior da coxa inclui o sacro e as espinhas ilíacas ântero-superiores superiormente, o trocânter maior lateralmente, e o púbis medialmente.

dados domiciliares, se necessário, devem ser supervisionados através de visitas de equipes de enfermagem.

PRECAUÇÕES

A técnica de dissecção do retalho posterior da coxa é relativamente fácil de ser executada, fornece um retalho confiável, com possibilidade de ter a sensibilidade preservada, e com baixa morbidez na área doadora. Poucas complicações são associadas ao seu uso, entre elas, a disestesia do retalho, conseqüente à compressão do nervo, a diminuição da sensibilidade e a sensação de desconforto na área doadora. A anatomia da artéria glútea inferior também pode ser variável. Em um terço dos pacientes, numerosas ramificações saem dela e anastomosam-se com os vasos do pedículo principal, no nível da margem inferior do músculo glúteo máximo. Nestes casos, é importante não se esqueletizar o vaso e incluir a fáscia profunda e uma porção do músculo.

O tratamento das úlceras por pressão envolve abordagens intensivas na educação e reabilitação do paciente, além de intervenções pré e pós-operatórias. O retalho, por si só, não é suficiente para tratar as úlceras permanentemente; o trabalho em grupo multidisciplinar é essencial para obterem-se resultados satisfatórios, além de reduzir as cargas emocional, médica e financeira dos pacientes.

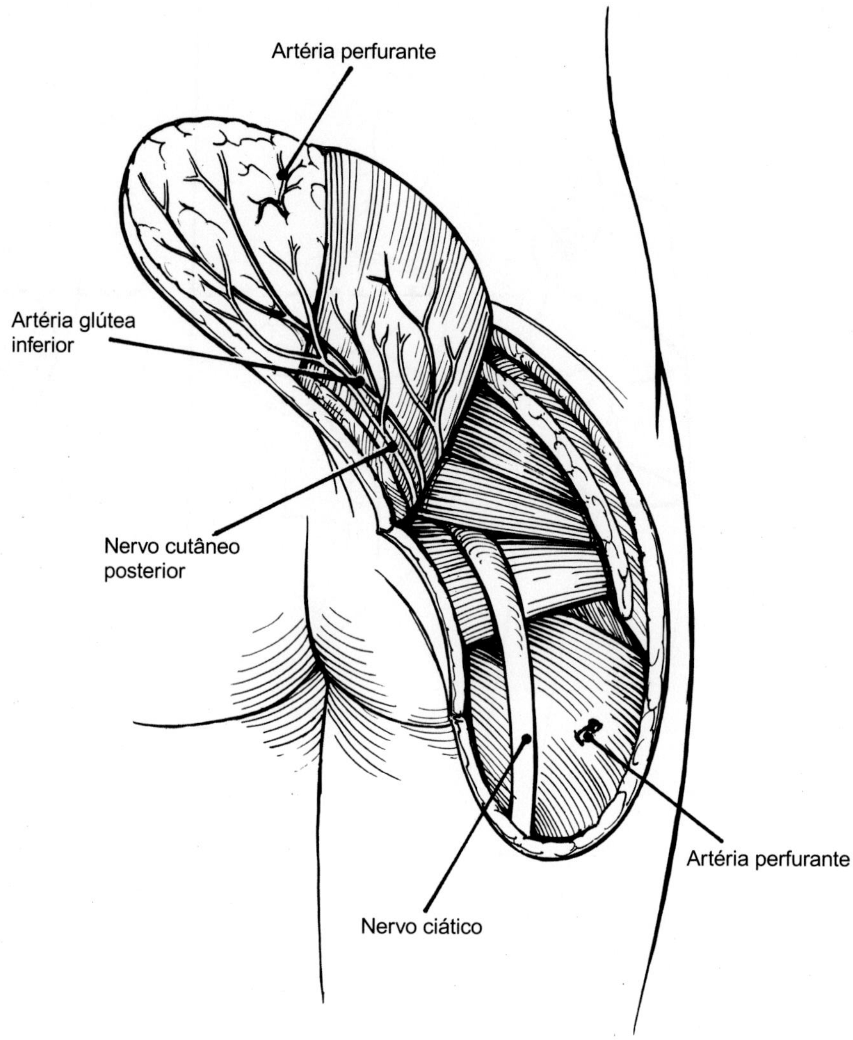

Figura 62-6. A anatomia vascular da artéria glútea inferior pode variar. As grandes perfurantes são geralmente encontradas no nível da margem inferior do glúteo máximo; as perfurantes podem ser seccionadas se for necessária uma mobilidade maior. O glúteo máximo pode ser seccionado medial e lateralmente até o pedículo neurovascular e incluído no retalho.

Leituras Selecionadas

Bunkis J, Walton RL, Hurwitz DJ. The gluteal thigh flap for reconstruction of lateral thigh defects. In: Strauch B, Vasconez L, Hall-Findlay EJ, eds. *Encyclopedia of Flaps.* Boston: Little, Brown, 1990.

Hurwitz DJ. Closure of a larga defect of the pelvic cavity by an extended compound myocutaneous flap based on the inferior gluteal artery. *Br J Plast Surg* 1980;66:736.

Hurwitz DJ, Swartz WM, Mathes SJ. The gluteal thigh flap: a reliable, sensata flap for the closure of buttocks and perineal wounds. *Plast Reconstr Surg* 1981;68:521.

LeQuang C. Two new free flaps developed froco aesthetic surgery. II: the inferior gluteal thigh flap. *Aesthetic Plast Surg* 1980;4:159.

Minami RT, Mills R, Pardoe R. Glutens maximus myocutaneous flaps for repair of pressure sores. *Plast Reconstr Surg* 1977;60:242.

Ramirez OM. The distal glutens maximus advancement musculocutaneous flap for coverage of trochanteric pressure sores. *Ann Plast Surg* 1987;18:295-302.

Ramirez OM. The sliding plication glutens maximus musculocutaneous flap for reconstruction of sacrococcygeal wounds. *Ann Plast Surg* 1990;24:223-230.

Ramirez OM, Hurwitz DJ, Futrell JW. The expansiva glutens maximus flap. *Plast Reconstr Surg* 1984;74:757-768.

Capítulo

63

Tratamento Cirúrgico do Linfedema Pós-Mastectomia

Michael J. Miller ♦ Mark Smith

O linfedema ocorre quando a produção linfática regional (isto é, a carga linfática) excede a capacidade do sistema linfático em devolver o fluido para a circulação central (ou seja, ultrapassa a capacidade de transporte linfático). O linfedema pós-mastectomia é uma forma de linfedema adquirido, decorrente da linfadenectomia axilar após o tratamento de câncer de mama. A incidência tem sido relatada tradicionalmente entre 10% a 15%, sendo que as taxas mais altas relatadas foram de 25%. A radioterapia adjuvante aumenta o risco. Na Universidade do Texas, no MD Anderson Cancer Center, os pacientes são informados de que eles possuem aproximadamente 10% de chance de um linfedema após uma mastectomia radical modificada, e até 50% de chance se o tratamento cirúrgico for combinado com radioterapia.

Após a cirurgia para o câncer de mama, a carga linfática nos membros superiores permanece normal, mas a capacidade de drenagem linfática é reduzida por causa da obliteração dos canais linfáticos através da axila. Geralmente existem ramificações colaterais suficientes para prevenir o acúmulo linfático. Entretanto, em algumas mulheres, o transporte se torna inadequado e há acúmulo de fluidos. Uma paciente pode permanecer normal por vários anos após a cirurgia, mas desenvolver sintomas posteriormente, causados por perda progressiva dos vasos linfáticos colaterais resultante da fibrose causada pela radiação ou pela repetição de pequenos episódios de inflamação e infecção. Sem levar em conta a sua causa, esta é uma condição crônica que leva à frustração tanto da paciente quanto do médico. Ela foi até mesmo nomeada "a complicação esquecida". As pacientes com recursos podem viajar por todo o mundo à procura de um tratamento inovador que ofereça a elas uma nova esperança no alívio dos sintomas como o peso, a deformidade e a necessidade de uma rotina diária de descompressão, que leva tempo. O tratamento ideal para o linfedema ainda não existe, porém a escolha dos tratamentos apropriados pode oferecer uma melhora significante dos sintomas.

AVALIAÇÃO DO DEFEITO

Embora o edema nos membros superiores após a dissecção dos linfonodos axilares geralmente represente o início do linfedema adquirido, duas outras causas importantes devem ser consideradas. Uma é a recorrência do câncer de mama, causando a obstrução da axila. A outra é a obstrução venosa central, que geralmente resulta de uma trombose associada à utilização de um cateter venoso central permanente por um longo período, usado para a administração da quimioterapia. O histórico e o exame físico são geralmente suficientes para o diagnóstico. A tomografia computadorizada do tórax, estudo Doppler e a venografia são importantes para confirmar o diagnóstico em pacientes selecionadas. Raramente a linfangiografia é útil. Após a confirmação do linfedema, o grau de edema deve ser registrado, incluindo a severidade dos sintomas, tempo de duração, episódios de celulite, nível funcional de deficiência e a capacidade e força de vontade da paciente em concordar com um programa de tratamento médico.

INDICAÇÕES E CONTRA-INDICAÇÕES PARA A CIRURGIA

Atualmente não existe cura para o linfedema pós-mastectomia. Tratamentos eficazes diminuem os sintomas de peso e deformidade do contorno, reduzindo o risco de infecção, fibrose progressiva e deficiência funcional. Os cuidados envolvem combinação de esforços de uma equipe multidisciplinar, composta de médicos clínicos, cirurgiões e fisioterapeutas. Os pacientes necessitam de um monitoramento regular e acesso a cuidados de emergência para o caso de uma infecção ou lesão à região afetada. O fisioterapeuta deve estar treinado com métodos de descompressão do membro prejudicado. A maioria das pacientes pode ser tratada clinicamente e, algumas pacientes, cuidadosamente selecionadas, são candidatas à cirurgia. Os cirurgiões interessados no tratamento de linfedema devem estar familiarizados com os procedimentos microlinfáticos. Os cuidados sistemáticos podem diminuir os sintomas e melhorar amplamente a qualidade de vida destes pacientes. É importante lembrar alguns aspectos relevantes na anatomia e no funcionamento linfático e revisar os tratamentos médicos, para entender as opções de tratamento cirúrgico.

Anatomia e Fisiopatologia

Nos membros, o sistema linfático consiste de uma rede de vasos de parede fina que transportam a "linfa'", um complexo líquido contendo o excesso de fluidos, proteínas, produtos metabólicos, bactérias e materiais estranhos macromoleculares, do espaço intersticial para a circulação. O sistema começa com os linfáticos terminais localizados próximo ao lado venoso do leito capilar. Nos tecidos superficiais, os linfáticos terminais esvaziam-se em um plexo dérmico que os drena para um canal coletor e, finalmente, deste para os troncos linfáticos, que passam imediatamente superficiais à fáscia que cobre o músculo e cursa juntamente com as veias cefálica e basílica. Os compartimentos subfasciais dos membros possuem um padrão de drenagem separado e não contribuem para o edema do linfedema adquirido. O sistema linfático é drenado na circulação central bilateralmente na base do pescoço.

O fluxo linfático inicia-se com o gradiente de pressão do fluido através das paredes dos vasos terminais. O fluido é então impelido proximalmente por vários mecanismos, incluindo o movimento dos tecidos moles circundantes, a músculos lisos nas paredes dos vasos linfáticos, contrações dos músculos periféricos, compressão dos linfáticos pela pulsação arterial e pelos gradientes de pressão intra-abdominal e intratorácica. Uma redução do número absoluto de canais linfáticos ou uma falha nos vários mecanismos que promovem o fluxo levará à diminuição na capacidade de transporte linfático e acúmulo periférico de fluido linfático (isto é, linfedema). O ponto final do linfedema crônico é a fibrose causada pela deposição de proteínas e "debris" no espaço intersticial. Os tecidos e a pele tensos e edematosos ficam mais suscetíveis à lesão e ao colapso. A liberação prejudicada de bactérias e materiais estranhos, juntamente com o aumento do volume intersticial com fluido rico em proteínas, leva o paciente susceptível a episódios recorrentes de infecção, que levam posteriormente à destruição linfática. Em raras ocasiões, os tecidos com linfedema crônico podem evoluir para uma degeneração maligna, como um linfangiossarcoma. O tratamento é realizado para aliviar os sintomas e prevenir estas complicações.

Tratamento Clínico

O tratamento principal é clínico, e a maioria das pacientes será controlada com sucesso pela combinação de medidas mecânicas e farmacológicas não-invasivas. Durante os primeiros estágios, uma simples elevação do membro e a utilização regular de aparelhos de pressão constante podem ser suficientes. Em pacientes obesas, a redução do peso também ajuda. No caso de edema mais sério, pode ser associada uma compressão pneumática seqüencial.

O tratamento com drogas foi planejado para reduzir a carga linfática. O sucesso dos agentes diuréticos é limitado e eles são mais eficazes quando a hipervolemia sistêmica é um fator de contribuição significativa. A preocupação com os agentes diuréticos consiste na possibilidade de que o aumento na concentração de proteínas intersticiais irá resultar em fibrose. As benzopironas são uma classe promissora de medicamentos. Estas parecem reduzir o alto volume de proteínas no fluido do linfedema, por meio da estimulação da proteólise. Em 1993, um estudo comparou a ação da cumarina benzopirona a um placebo descobriu que a droga ativa reduzia significativamente a quantidade média do fluido do edema nos membros, resultando em aumento no amolecimento, aumento na mobilidade dos membros e redução dos sintomas, com poucos efeitos colaterais. Vários outros medicamentos foram estudados e ainda estão na fase de testes. Parece improvável que irá surgir uma terapia com drogas que proporcionará alívio de uma forma única, sem causar nenhum efeito colateral sistêmico significativo, ou alterações no equilíbrio sistêmico dos fluidos.

O chamado "tratamento complexo do *linfedema*", ou *tratamento descongestivo complexo* é um método de popularidade crescente. Estas técnicas foram introduzidas primariamente por Emil Vodder por volta de 1930 e consistem em uma massagem manual do tronco adjacente até o membro afetado, para "teoricamente" estimular o fluxo linfático antes de tentar descomprimir o membro linfedematoso. As aplicações constantes envolvem uma abordagem sistemática, que envolve a limpeza e lubrificação meticulosa da pele, massagens manuais, bandagens compressivas e fisioterapia ativa. A massagem é realizada para direcionar o fluxo em direção aos canais linfáticos colaterais, guiado pela anatomia linfática presumida. A técnica manual pode ser superior aos aparelhos de compressão, já que pode ser mais controlada e talvez tenha menor possibilidade de causar uma lesão maior aos canais linfáticos nos tecidos sob compressão. Uma redução média de 40% foi relatada em pacientes pósmastectomias que utilizaram este tipo de tratamento não-invasivo. É possível que uma combinação de uma terapia manual e o uso de medicamentos possa fornecer um resultado melhor nos pacientes em vez de utilizar cada método isolado.

Adicionalmente a estas terapias, os pacientes devem ser instruídos quanto aos passos para prevenir as complicações. A higiene meticulosa é essencial. As lesões no membro afetado devem ser evitadas, tendo atenção especial quanto a manicures, punções venosas, medições da pressão sangüínea, mordidas de insetos, arranhões de animais de estimação, queimaduras de cozinha ou de cigarro e jóias. Se ocorrer alguma lesão é imprescindível o cuidado imediato, mesmo com lesões aparentemente pequenas. Pode ocorrer celulite difusa rapidamente, a qual pode ser de difícil controle. Episódios recorrentes de infecção ou inflamação podem levar à piora no linfedema, já que mais canais linfáticos colaterais se tornam obliterados.

Várias outras novas terapias medicamentosas foram relatadas, e elas incluem métodos como aquecimento do membro e infusão intra-arterial regional de linfócitos autólogos. Tais intervenções são experimentais e ilustram a natureza difícil do problema.

Tratamento Cirúrgico

As pacientes que têm uma resposta fraca ao tratamento clínico podem ser candidatas a uma cirurgia. Vários procedimentos cirúrgicos foram descritos para tratar o linfedema. Procedimentos de excisão removem o excesso de pele e o tecido subcutâneo linfedematoso e cobertura da extremidade com retalhos locais (por exemplo, procedimento de Sistrunk) ou com enxertos de pele (por exemplo, procedimento de Charles). Estes são os procedimentos mais antigos para o tratamento do linfedema, descritos há 80 anos. A excisão e a cobertura com retalhos de pele locais geralmente devem ser realizadas em duas fases para prevenir que os retalhos fiquem desvitalizados. Uma das metades do membro pode ser finalizada antes, seguida algumas semanas após por um segundo procedimento na outra metade. A excisão completa até a fáscia, com enxerto de pele, é um método eficaz para a diminuição do membro. O enxerto de pele pode ser adiado por 24 a 48 horas, uma vez que a excisão geralmente resulta em uma grande perda de fluidos. A transfusão é comum após estes procedimentos. Estas técnicas são mais úteis nos membros inferiores e no escroto. Elas são raramente necessárias para tratar um linfedema pós-mastectomia. A razão principal para se considerar um procedimento excisional é a presença significativa de fibrose irreversível.

Recentemente, a lipoaspiração foi defendida no tratamento do linfedema. A lipossucção provavelmente age através (1) da redução do volume de tecido subcutâneo e (2) substituindo o tecido mole complacente por uma cicatriz menos distensível. A lipectomia deve ser classificada como uma técnica excisional e deve ter o mesmo grupo de indicações para reduzir o volume em casos que são resistentes aos tratamentos não-cirúrgicos ou procedimentos cirúrgicos fisiológicos. Os pacientes devem ser selecionados cuidadosamente e ter expectativas realistas sobre os resultados. Da mesma forma que outros procedimentos cirúrgicos para o linfedema, a lipoaspiração não é curativa. Estes pacientes ainda necessitam de um programa de tratamento rigoroso após a cirurgia.

Em pacientes com edema reversível e fibrose mínima que continuam a ter dificuldades, mesmo com o tratamento clínico rigoroso, um procedimento cirúrgico fisiológico pode ser considerado. Os procedimentos fisiológicos são desenvolvidos para aumentar o transporte linfático criando novos canais de drenagem para o sistema venoso. As tentativas prévias incluem linfangioplastia, retalhos fasciocutâneos e omentais pediculados, transferência ou transplante de linfáticos e anastomose linfático-venosa. No entanto, estes procedimentos foram completamente abandonados ou tiveram somente aceitação limitada, pois seus resultados eram altamente variáveis e geralmente falhavam em fornecer uma resposta duradoura. Alguns destes procedimentos podem ser considerados para pacientes com um linfedema debilitante e expectativa de vida pequena, nos quais uma resposta limitada pode proporcionar algum grau de alívio.

A cirurgia microlinfática é o procedimento fisiológico, constituindo a maior promessa para a melhora do linfedema. A técnica mais sofisticada é o transplante de vasos linfáticos descrita por Baumeister. Os troncos linfáticos são retirados dos membros inferiores e utilizados para criar um desvio na axila, com a criação de uma anastomose linfolinfática no braço e no pescoço. Esta técnica representa a verdadeira reconstrução linfática, a estratégia mais fisiológica para restaurar o equilíbrio linfático normal. Todavia, é uma técnica inovadora e ainda não foi amplamente adotada. O'Brien e seus colaboradores desenvolveram e popularizaram a técnica mais utilizada hoje em dia: a anastomose microlinfaticovenosa término-lateral. Este é o procedimento que é atualmente oferecido aos pacientes selecionados no M. D. Anderson Cancer Center. São criadas múltiplas anastomoses microlinfaticovenosas término-laterais no punho e no braço, proporcionando um retorno direto do fluido para o sistema venoso e efetivamente desviando a obstrução linfática da axila. A chave para garantir o seu sucesso é a seleção cuidadosa do paciente. O linfedema deve ser severo o suficiente para criar uma pressão hidrostática constante excedendo a pressão venosa, e a fibrose existente deve ser mínima. Os pacientes que sofrem uma piora nos sintomas, com infecções recorrentes ou com uma deficiência funcional significativa, a despeito do tratamento clínico padrão, também podem ser considerados como possíveis candidatos à cirurgia. Mesmo nestes pacientes, entretanto, os resultados são variados. Os centros com as maiores experiências relatam 73% de melhoras sintomáticas e 42% a 55% demonstram uma redução perceptível no volume do membro. Nossa experiência mais limitada reflete estes resultados, e embora alguns pacientes não aparentem nenhum benefício, os resultados de sucesso são extremamente gratificantes para os pacientes e o cirurgião.

AVALIAÇÃO PRÉ-OPERATÓRIA E PREPARAÇÃO

A avaliação pré-operatória estabelece o estado inicial da saúde do paciente, a severidade e o histórico natural das suas condições, e o grau de resposta com um programa de tratamento clínico bem desenvolvido. Os candidatos devem estar livres de qualquer condição de co-morbidez que exclua a possibilidade de anestesia geral. A cirurgia deve ser retardada em pacientes que apresentem fatores que possam predispô-lo a uma deficiência de cicatrização, tais como uma terapia adjuvante para câncer, imunossupressão, diabetes e um histórico de radioterapia para o campo de operação previsto, ou uma tendência a pouca colaboração com os cuidados pós-operatórios. A seriedade do linfedema é indicada pelo tamanho absoluto do membro, pelas medidas necessárias para controlar o edema, a incidência de celulite e o grau de deficiência funcional. Também é importante avaliar o grau de lesão dos linfáticos axilares. A nossa observação clínica é que uma hipoplasia subclínica do sistema linfático pode estar presente em alguns pacientes nos quais o linfedema pós-mastectomia se desenvolve. Em pacientes em que o linfedema se desenvolve após uma dissecção padrão e descomplicada da axila, geralmente é difícil identificar os canais linfáticos apropriados para criar a anastomose. Em contraste, em pacientes com histórico de uma intervenção axilar mais severa e operações múltiplas, existem linfáticos superficiais grandes e dilatados que são prontamente identificados no momento da cirurgia, a despeito de possuir um volume semelhante de edema. Baseados nesta observação, nós estamos mais inclinados a oferecer uma cirurgia microlinfática para os pacientes com história de dissecção axilar alta, múltiplas cirurgias e radioterapia, em vez de indicá-las para pacientes sintomáticos submetidos à dissecção axilar simples. Finalmente, nos pacientes escolhidos para a cirurgia, é importante obter informações quantitativas a respeito do volume do edema para monitorar os resultados da cirurgia. A circunferência do braço medida em pontos padronizados no antebraço e no braço é um simples método para obter informações úteis. Informações mais precisas são alcançadas por meio da avaliação do transporte linfático, medido por taxas de depuração de contraste de material radioativo ou pelo volume real do membro medido através do deslocamento de fluidos ou imagens de ressonância magnética.

■ TÉCNICA DE ANASTOMOSE MICROLINFATICOVENOSA TÉRMINO-LATERAL

A técnica empregada na Universidade do Texas, no M. D. Anderson Cancer Center, é baseada na descrição de Degni. Essencialmente, múltiplas anastomoses linfaticovenosas término-laterais são criadas através da invaginação das extremidades dos vasos linfáticos dentro dos lumens de veias superficiais adjacentes no punho e na fossa antecubital.

PREPARAÇÃO DA SALA

A sala é organizada de maneira semelhante a uma cirurgia padrão de mão. O paciente é colocado na posição supina com o membro envolvido abduzido sobre a mesa de operações, fixado a um suporte para a mão. Um microscópio preso ao teto é trazido para o campo pelo outro lado do paciente. Um modelo fixado ao chão pode ser posicionado na parte de cima da mesa para a mão com uma enfermeira ao seu lado (Figura 63-1). A anestesia geral é melhor, já que os bloqueios regionais às vezes não são confiáveis em membros linfedematosos que já passaram por alguma cirurgia axilar. Também é difícil predizer quanto tempo levará todo o procedimento e é melhor não estar limitado pela duração de um bloqueio regional.

PROCEDIMENTO

Já que o membro linfedematoso se encontra suceptível à infecção, uma preparação meticulosa e técnicas de esterilização são indispensáveis. Antibióticos profiláticos eficazes contra organismos comuns na pele são administrados. É aplicada uma bandagem de compressão no membro, para reduzir o fluído intersticial, melhorar a visualização intra-operatória e aumentar o transporte linfático, assim como facilitar a identificação dos canais linfáticos.

O punho é explorado primeiro. Os canais são identificados com uma injeção subcutânea de 1% de azul de isossulfano aquoso (Lymphazurin) nos espaços interdigitais e uma injeção intradérmica imediatamente distal à prega de flexão do cotovelo. Deve ser realizado um pequeno teste da injeção, para assegurar que o paciente não é alérgico a ela. Após a injeção, alguns vasos linfáticos tingidos começam a aparecer através da pele. Eles estão localizados logo abaixo da derme, devendo ser tomados cuidados extras assim que a pele é incisada. A finalização da incisão através da pele é feita sob visão do microscópio operatório.

Ao entrar no espaço subcutâneo, os tecidos são dissecados com tesouras ou com pinça hemostática, utilizando um movimento expansivo orientado ao longo do eixo do membro, paralelo aos vasos linfáticos. Os canais dilatados aparecem como estruturas de parede fina preenchidas com o corante azul. Os tecidos são explorados por toda a largura do punho e os vasos maiores são então individualizados, utilizando instrumentos microcirúrgicos. Se não for identificado nenhum vaso adequado, a exploração prossegue em direção à veia cefálica, onde canais linfáticos maiores tendem a se localizar. Após selecionar vários linfáticos adequados, as veias subcutâneas são identificadas e isoladas. Os vasos selecionados são aqueles localizados adjacentes ao canal linfático, que podem ser mobilizados para alcançar o vaso sem produzir tensão.

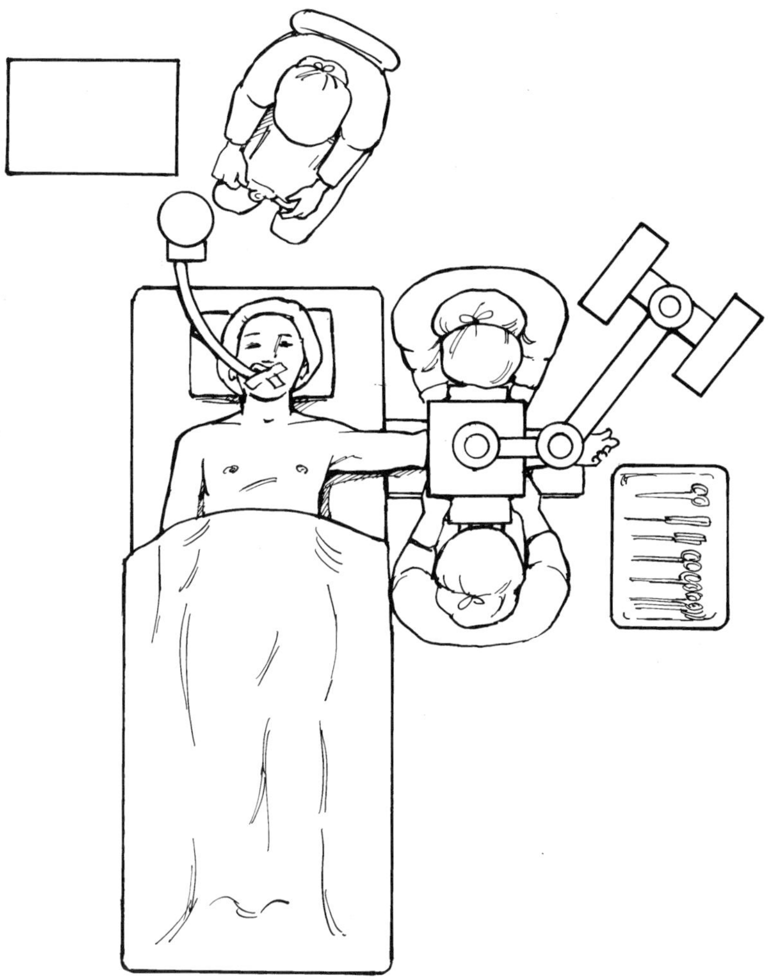

Figura 63–1. Disposição da sala de operações.

Uma anastomose término-lateral é realizada através de uma venotomia na parede lateral da veia que está à frente do vaso linfático (Figura 63–2). Uma agulha de seringa com diâmetro um pouco maior que o vaso linfático fornece o meio eficaz para criar uma venotomia apropriada. É realizada uma anastomose em manga de camisa com uma sutura de náilon 10-0 ou 11-0, primeiro através da parede da veia e saindo pela venotomia. Uma sutura de chuleio horizontal é realizada na parede do vaso linfático passando a agulha para dentro do lúmen, capturando a parede do vaso e retornando ao lúmen. Finalmente, a sutura passa através da venotomia e para fora da parede da veia adjacente àquela previamente colocada. Quando a sutura é atada, o vaso linfático é puxado para dentro do lúmen da veia e drena diretamente o fluxo para a corrente sangüínea. Se a venotomia for muito grande, ela pode ser ajustada ao redor do vaso linfático, com a colocação de suturas através da superfície distal da venotomia. Geralmente, uma única sutura é necessária. Este processo é repetido para cada uma das anastomoses, criando tantas conexões quantos forem os vasos linfáticos disponíveis. A evidência do fluxo linfático pode ser demonstrada por meio de compressão no membro distalmente e observando o fluido linfático passar e deixar o canal linfático enquanto ele entra na veia.

Uma vez que o trabalho esteja completo no punho, as atenções se voltam para a fossa antecubital. Esta é explorada de modo semelhante ao do punho e as anastomoses término-laterais são criadas entre os linfáticos e as veias adjacentes. Se for possível, um total de pelo menos três ou quatro conexões anastomóticas devem ser criadas.

Na finalização da cirurgia, as incisões são irrigadas com solução salina e fechadas, tomando cuidado para evitar uma lesão aos linfáticos subcutâneos. As incisões são cobertas com gazes absorventes e o membro é envolvido frouxamente com uma atadura elástica. É preciso cuidado para evitar uma compressão excessiva nos locais da cirurgia microlinfática. O paciente recebe um tratamento profilático com antibióticos intravenosos perioperatórios, com um agente de defesa contra os organismos mais comuns na pele (por exemplo, cefalosporina de primeira geração)

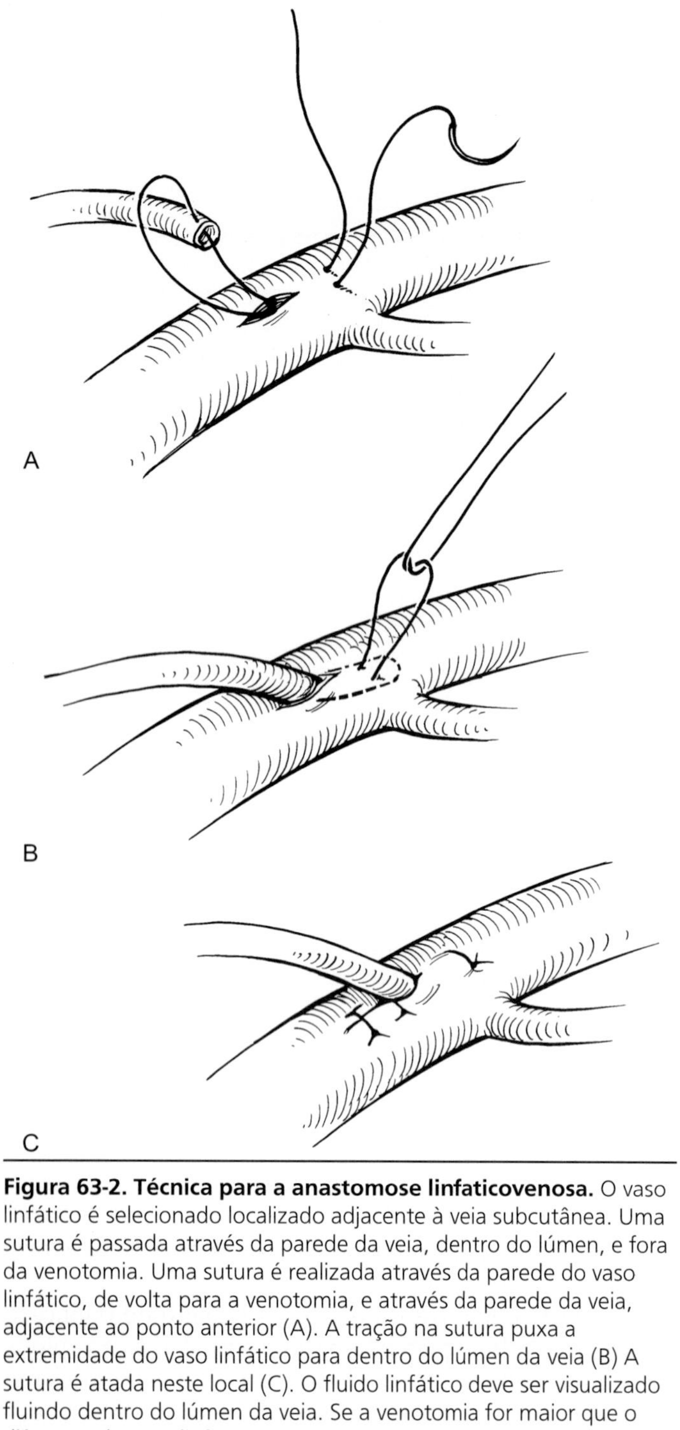

Figura 63-2. Técnica para a anastomose linfaticovenosa. O vaso linfático é selecionado localizado adjacente à veia subcutânea. Uma sutura é passada através da parede da veia, dentro do lúmen, e fora da venotomia. Uma sutura é realizada através da parede do vaso linfático, de volta para a venotomia, e através da parede da veia, adjacente ao ponto anterior (A). A tração na sutura puxa a extremidade do vaso linfático para dentro do lúmen da veia (B) A sutura é atada neste local (C). O fluido linfático deve ser visualizado fluindo dentro do lúmen da veia. Se a venotomia for maior que o diâmetro do vaso linfático, uma única sutura pode ser colocada na veia para estreitar a venotomia em um ângulo agudo da anastomose.

CUIDADOS PÓS-OPERATÓRIOS

O paciente é liberado geralmente para casa no dia seguinte e é instruído para manter o membro elevado. Ele pode ser acompanhado ambulatorialmente dentro de uma semana. Geralmente não há descompressão do membro nos primeiros dias, com um retorno gradual do edema nas semanas seguintes.

REABILITAÇÃO

O paciente pode começar as intervenções costumeiras (por exemplo: aparelho de compressão, massagens, compressão seqüencial) como for indicado pelo grau de edema recorrente. Deve ser enfatizado que estes procedimentos raramente eliminam a necessidade da fisioterapia convencional, porém os pacientes apropriadamente selecionados desfrutam dos benefícios de ter o edema mais controlável. As anastomoses linfaticovenosas não restauram o fluxo linfático normal, no entanto, ajudam a manter o equilíbrio, aumentando a capacidade de transporte linfático.

PRECAUÇÕES

Não existe cura para o linfedema pós-mastectomia. Os tratamentos clínicos e cirúrgicos são desenvolvidos para melhorar o equilíbrio entre a formação e o transporte linfáticos. A terapia clínica é o carro-chefe do tratamento. Os tratamentos cirúrgicos raramente eliminam a necessidade de intervenções clínicas, contudo, em pacientes cuidadosamente escolhidos, a cirurgia pode aumentar a eficácia da compressão e da massagem. Os requisitos-chave para a seleção dos pacientes sujeitos à cirurgia microlinfática são: (1) edema progressivo, episódios de infecção ou debilidade funcional, a despeito de uma aderência relatada aos tratamentos clínicos, e (2) uma fibrose mínima. Os pacientes recebem os melhores cuidados em um ambiente com equipe multidisciplinar.

Leituras Selecionadas

Apesos J, Chami R. Functional applications of suction-assisted lipectomy: a new treatment for old disorders. *Aesthetic Plast Surg* 1991;15:73-79.

Baumeister RGH, Siuda S, Treatment of lymphedema by microsurgical lymphatic grafts: what is proved? *Plast Reconstr Surg* 1990;85:34-74.

Boris M, Weindorf S, Lasinski B. Lymphedema reduction by noninvasive complex lymphedema therapy. *Oncology* 1994;8:95-106.

Bunce IH, Mirolo BR, Hennessy JM, et al. Post-mastectomy lymphedema treatment and measurement. *Med J Aust* 1994;161:125-128.

Casley-Smith JR. Treatment of lymphedema by complex physical therapy, with and without oral and topical benzopyrones: what should therapists and patients expect? *Lymphology* 1996;29:76-82.

Casley-Smith JR, Morgan RG, Piller NB. Treatment of lymphedema of the arms and legs with 5,6-benzo-falphal-pyrone. *N Engl J Med* 1993;329:1158-1163.

Cluzon RV, Alliot F, Ghabboun S, Pascot M. Treatment of secondary lymphedema of the upper limb with CYCLO 3 FORT. *Lymphology* 1996;29:29-35.

Degni M. New microsurgical technique of lymphaticovenous anastomosis for the treatment of lymphedema. *Lymphology* 1981;14:61-63.

Farncombe M, Daniels G, Cross L. Lymphedema: the seemingly forgotten complication. *Pain Symp Manag* 1994;9:269-276.

Filippetti M, Santoro E, Graziano F, et al. Modern therapeutic approaches to postmastectomy brachial lymphedema. *Microsurgery* 1994;15:604-610.

Foldi E, Foldi M, Clodius L. The lymphedema chaos: a lancet. *Ann Plast Surg* 1989;22:505-515.

Gan JL, Li SL, Cai RX, Chang TS. Microwave heating in the management of postmastectomy upper limb lymphedema. *Ann Plast Surg* 1996;36:576-580.

Lerner R, Requena R. Upper extremity lymphedema secondary to mammary cancer treatment. *Am J Clin Oncol* 1986;9:481.

Miller TA. Lymphedema. In: Grabb WC, Smith JW, eds. *Plastic Surgery.* New York: Little, Brown, 1979:826-837.

Nagata Y, Murara R, Mitsumori M, et al. Intraarterial infusion of autologous lymphocytes for the treatment of refractory lymphoedema. Preliminary report. *Eur J Surg* 1994;160:105-109.

Nava VM, Lawrence WT. Liposuction on a lymphedematous arm. *Ann Plast Surg* 1988;21:366-368.

Obrien BM, Khazanchi RK, Kumar PAV, et al. Liposuction in the treatment of lymphedema: a preliminary report. *Brit J Plast Surg* 1989;42:530-533.

O'Brien BM, Mellow CG, Khazanchi RK, et al. Long-term results after microlymphaticovenous anastomosis for the treatment of obstructive lymphedema. *Plast Reconstr Surg* 1990;85:562-572.

O'Brien BM, Sykes P, Threlfall GN, Browning FS. Microlymphaticovenous anastomoses for obstructive lymphedema. *Plast Reconstr Surg* 1977;60:197-211.

Pecking AP, Fevrier B, Wargon C, Pillion G. Efficacy of Daflon 500 mg in the treatment of lymphedema (secondary to conventional therapy of breast cancer). *Angiology* 1997;48:93-98.

Silver D, Puckett CL. Lymphangioplasty: a ten-year evaluation. *Surgery* 1976;80:748-755.

Stone EJ, Hugo NE. Lymphedema. *Surg Gynecol Obstet* 1972;135:625.

Treves N. An evaluation of the etiologic factors of lymphedema following radical mastectomy. *Cancer* 1957;10:444.

Parte X

Reconstrução Inguinal e Peniana

Capítulo 64

Dissecção Inguinal e Linfadenectomia Regional

W. John Kitzmiller ♦ Henry W. Neale

AVALIAÇÃO DA DEFORMIDADE

A dissecção inguinal com linfadenectomia regional é indicada como um procedimento diagnóstico ou terapêutico em pacientes que tiveram uma neoplasia maligna primária com diagnóstico ou suspeita de drenagem linfática para linfonodos inguinais superficiais ou profundos. As entidades patológicas que mais podem beneficiar-se da dissecção inguinal e linfadenectomia regional são carcinoma epidermóide da genitália externa e melanoma do membro inferior ipsilateral, parte anterior ou posterior inferior do tronco, região glútea ou períneo. Ocasionalmente, um carcinoma das células escamosas nas mesmas localizações anatômicas irá metastizar até os linfonodos inguinais.

INDICAÇÕES

As indicações para a dissecção inguinal em pacientes com melanoma continuam a se desenvolver. Existe um consenso clínico consistente de que, se a condição geral do paciente é boa, a dissecção inguinal deve ser realizada na presença de linfonodos palpáveis. Em pacientes com doença inguinal e em que os resultados de imagens de tomografia computadorizada (CT) não demonstram o aumento dos linfonodos profundos, uma excisão paliativa dos linfonodos superficiais pode melhorar a qualidade de vida mesmo que a cirurgia não seja curativa. Uma biópsia aspirativa com agulha fina pode confirmar o envolvimento metastásico histológico dos linfonodos antes da linfadenectomia, sem aumentar significativamente a morbidade. A perfusão isolada do membro já foi realizada no momento da linfadenectomia regional sem apresentar um aumento substancial na morbidade.

Não têm sido mostrados benefícios conclusivos ou reais de sobrevida após linfadenotomia regional em um grupo de pacientes com melanoma com linfonodos não-palpáveis. Aproximadamente 80% dos pacientes com melanoma de espessura intermediária e linfonodos não-palpáveis possuem resultado negativo em testes de micrometástases após uma linfadenectomia regional. Para diminuir esta alta incidência de intervenção em pacientes para os quais não há benefício, a biópsia do linfonodo sentinela foi desenvolvida. Em estudos preliminares, a linfocintilografia e a biópsia do linfonodo sentinela demonstraram ter sensibilidade e especificidade quanto a micrometástases em 90% dos casos nos linfonodos regionais. A linfocintilografia oferece uma orientação para determinar o caminho da drenagem linfática em áreas ambíguas, como a área próxima às linhas mediais anterior e posterior do tronco. A morbidade do procedimento é mínima. O valor destes testes deve ser confirmado com estudos posteriores. No futuro, a indicação para uma linfadenectomia regional inguinal ocorrerá quando a biópsia do linfonodo sentinela for positiva.

A linfadenectomia regional deve ser contra-indicada se existe alguma evidência de metástases disseminadas por outras vísceras.

PREPARAÇÃO DO PACIENTE, PREPARAÇÃO DA SALA E POSICIONAMENTO DO PACIENTE

A dissecção inguinal com a linfadenectomia regional é geralmente realizada sob anestesia geral, embora se use anestesia peridural em alguns pacientes selecionados. São recomendados antibióticos pré-operatórios e, como medida padrão, nós preferimos cefalosporina de primeira geração. Na presença de um ferimento crônico aberto na área que é drenada pelos linfonodos envolvidos, a escolha dos antibióticos perioperatórios é guiada pelas culturas pré-operatórias. É recomendado um tratamento profilático contra trombose venosa profunda. Nós usamos rotineiramente botas de compressão intermitente e reservamos as terapias anticoagulantes para os pacientes de alto risco. Os pacientes devem ter cuidados especiais para a lavagem da região a ser operada com sabonete antibactericida na noite anterior à operação. Realiza-se a tricotomia na manhã da cirurgia.

O paciente é posicionado na mesa da sala de operações na posição supina com o quadril flexionado e abduzido, realizando uma rotação externa. A perna e o tornozelo são colocados em um suporte de travesseiros ou sacos de areia (Figura 64-1). É realizada sondagem vesical. Nos homens, o escroto é mantido do lado da coxa contralateral. O campo cirúrgico é preparado desde a altura do joelhos até as margens costais superiores, medialmente até o tubérculo púbico contralateral, e lateralmente passando além da espinha ilíaca superior.

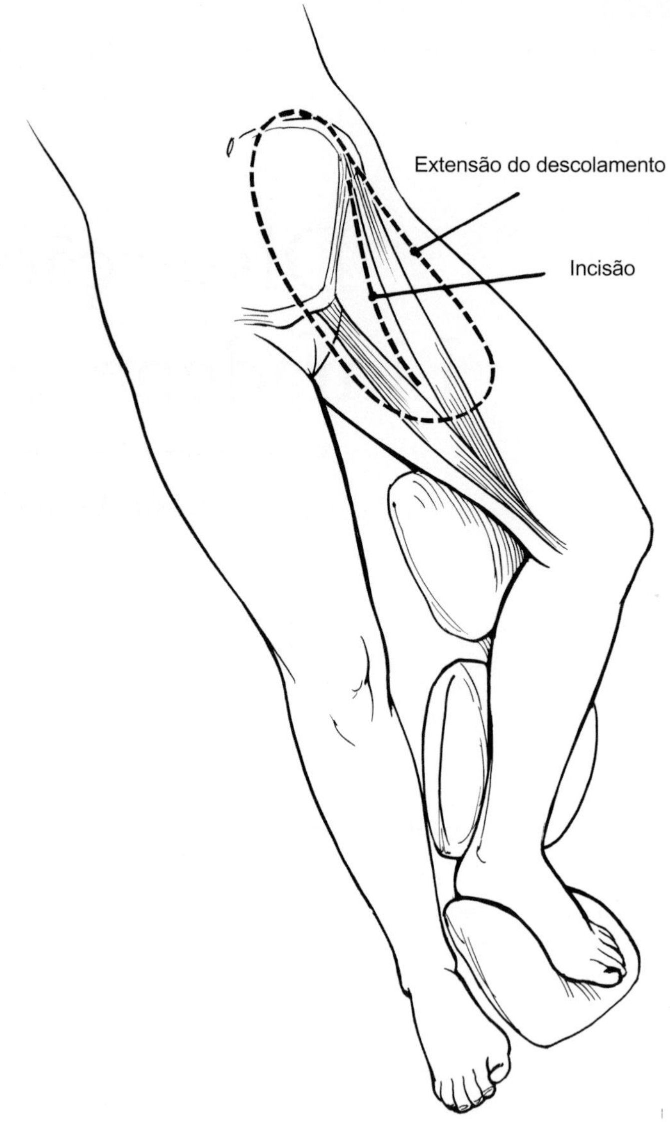

Figura 64-1. Posicionamento do paciente e incisão para a linfadenectomia regional.

TÉCNICA OPERATÓRIA

A incisão é realizada ao longo de uma linha oblíqua dois dedos medial a partir da espinha ilíaca ântero-superior até o ápice do triângulo femoral. O ápice do triângulo femoral é definido lateralmente pelo músculo sartório e medialmente pelo adutor longo. O assoalho do triângulo femoral é formado pelos músculos abdutor longo e o iliopsoas. Se existe algum local onde foi realizada anteriormente uma biópsia, este deve ser incluído na incisão. As incisões em T e incisões paralelas não são recomendadas por causa de seu alto risco de sofrimento da pele. A incisão vertical sobre os vasos femorais também não é indicada, já que possui um grande risco de problemas com a cicatrização. O nível de descolamento começa imediatamente superficial à fáscia de Scarpa, mantendo de 2 a 3 mm da gordura subcutânea nos retalhos de pele (Figura 64-2). De acordo com que a dissecção prossiga lateral e medialmente, os retalhos são gradualmente mais espessos. Se existe algum volume na região inguinal, é melhor excisar a pele ao longo dos linfonodos, em vez de manter retalhos de pele de viabilidade duvidável com uma possibilidade de comprometer a ressecção oncológica. O descolamento é completado lateralmente à espinha ilíaca ântero-superior, medialmente até o tubérculo púbico, superiormente na região logo abaixo do umbigo e inferiormente no ápice do trígono femoral.

A linfadenectomia superficial é iniciada lateralmente com uma incisão da fáscia subjacente ao músculo sartório (Figura 64-3). A dissecção prossegue medialmente. O nervo cutâneo lateral da coxa é identificado e preservado, a menos que ele esteja amplamente invadido pelo tumor. Na margem inferior da dissecção, a veia safena é identificada e ligada (Figura 64-4). Começando inferiormente, o conteúdo fibrolinfático do trígono femoral é rebatido superiormente e a bainha femoral anterior é incisada e incluída na peça. As ramificações da artéria e da veia femoral são ligadas e seccionadas à medida que são encontradas. A dissecção continua superiormente até o nível do ligamento inguinal. A peça é mantida em continuidade com o tecido adiposo areolar

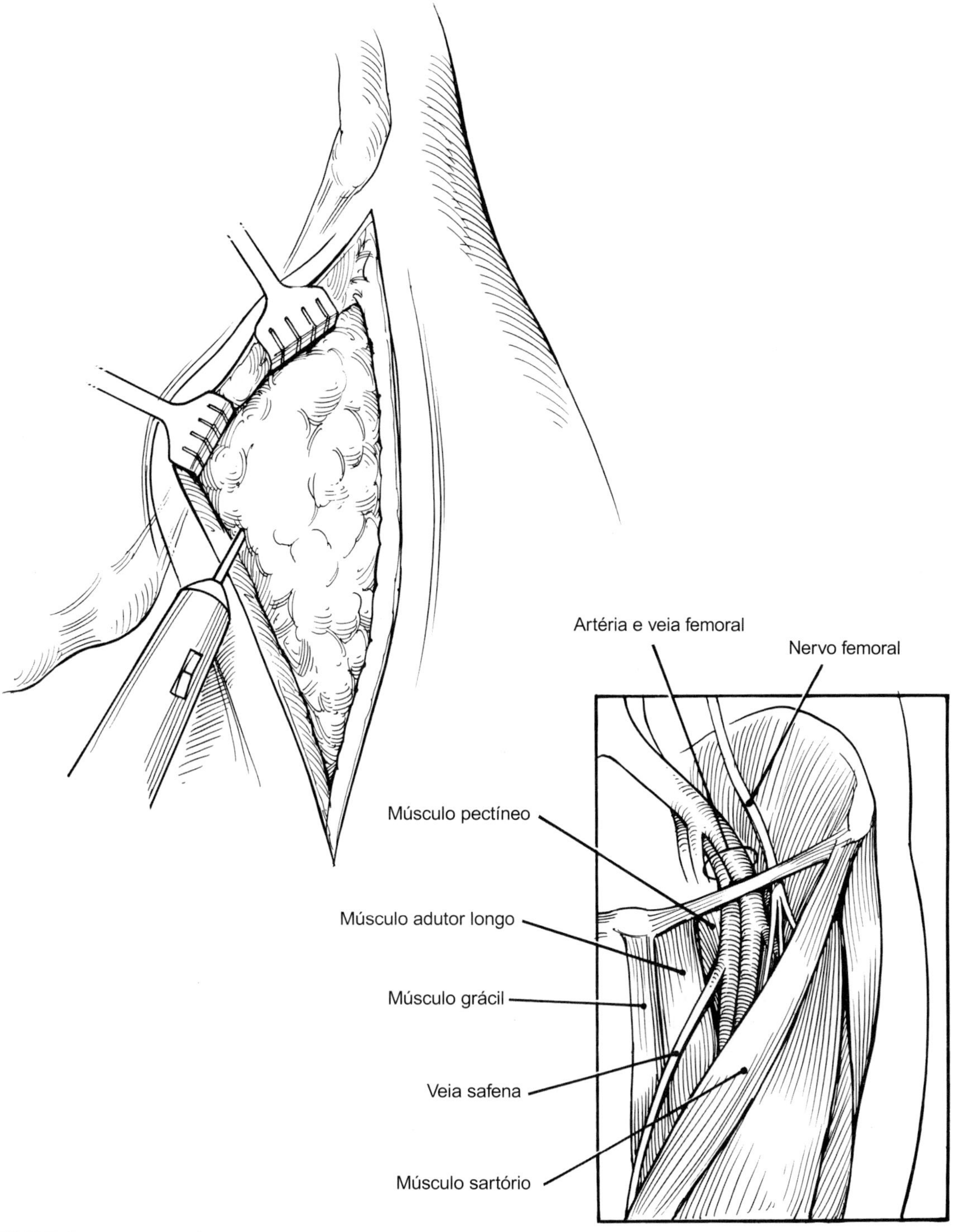

Figura 64-2. A elevação dos retalhos de pele em um plano apropriado é fundamental para diminuir as complicações.

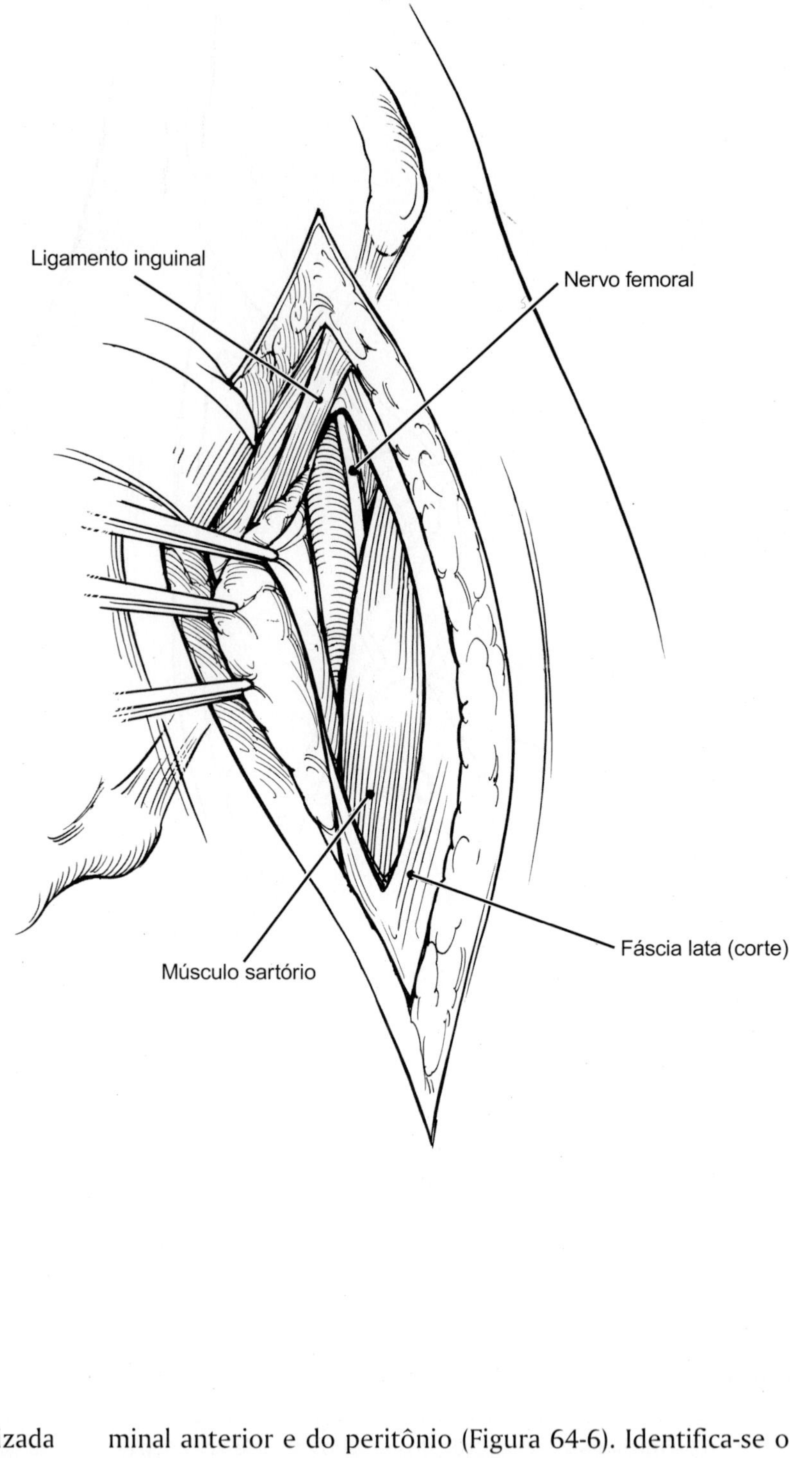

Figura 64-3. A linfadenectomia superficial progride do sentido lateral para o medial, com a incisão da fáscia do músculo sartório prosseguindo medialmente superficial ao nervo femoral.

medial à veia femoral. A dissecção superficial é finalizada com a remoção do tecido adiposo do ligamento inguinal, inferiormente, e medialmente para fora da musculatura da parede abdominal, mantendo a continuidade com a parte inferior da peça (Figura 64-5).

O ligamento inguinal é dividido 2 cm medial à sua inserção na espinha ilíaca ântero-superior. Os músculos oblíquo externo, oblíquo interno e transverso do abdômen são divididos longitudinalmente, dando acesso ao plano retroperitonial. O ligamento inguinal é tracionado e a artéria e a veia epigástrica inferior são ligadas e seccionadas, permitindo que haja uma tração medial da musculatura da parede abdominal anterior e do peritônio (Figura 64-6). Identifica-se o ureter, que é rebatido medialmente. Com esta exposição adquirida, a dissecção é conduzida em blocos superiormente até a bifurcação das artérias ilíacas interna e externa. O assoalho da dissecção nessa altura é o músculo iliopsoas. O nervo genitofemoral representa a margem lateral da dissecção. Medialmente, completa-se a dissecção na face medial da veia ilíaca externa. Anteriormente à veia ilíaca externa, estão os linfonodos obturadores, que são identificados e removidos. O nervo obturador é identificado posteriormente e preservado (Figura 64-7). Deixa-se a peça inserida e em continuidade com a peça superficial medial à veia femoral.

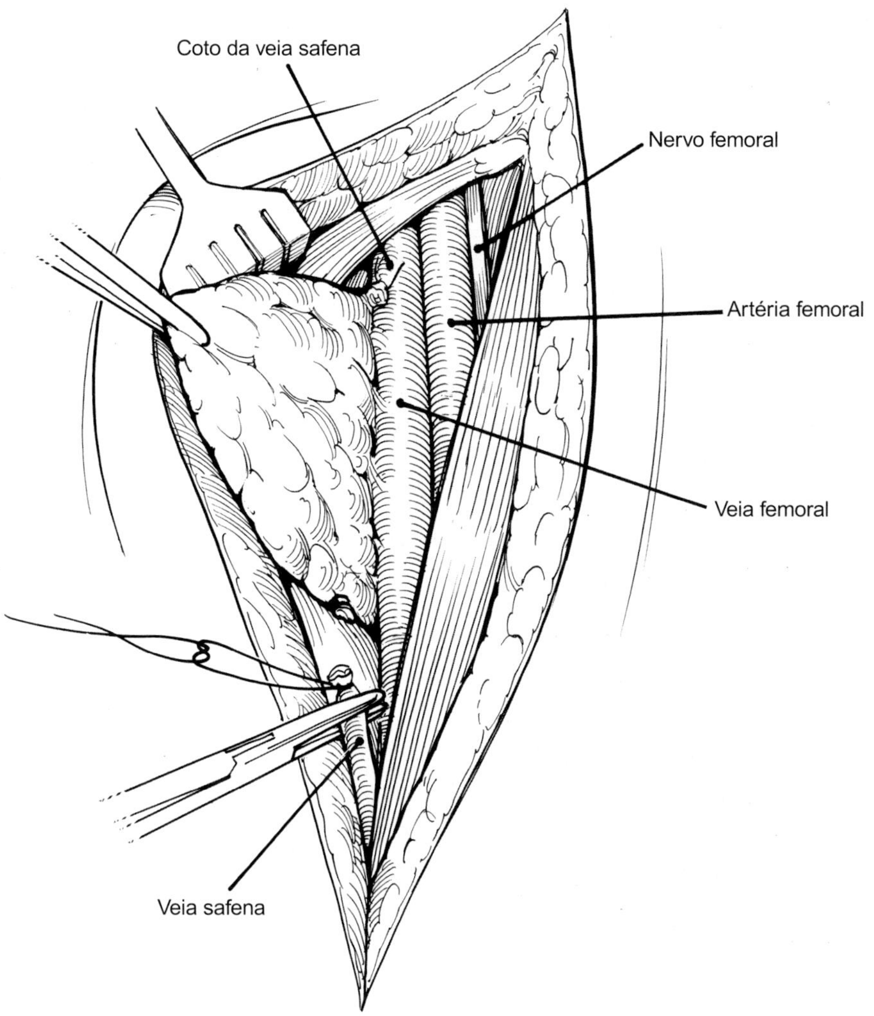

Figura 64-4. A veia safena é ligada no ápice do trígono femoral.

Se for necessário, a dissecção pode ser facilmente estendida até o nível da bifurcação da aorta. A peça é removida em bloco, identificada, e enviada para o patologista.

O ligamento inguinal é reparado e suturado ao ligamento de Cooper, medialmente à veia femoral. Uma incisão de relaxamento na bainha anterior do reto facilita o fechamento sem tensão excessiva, como é realizado para o reparo de uma hérnia de MacVey (Figura 64-8). Os músculos transverso do abdômen, oblíquo interno e externo são suturados em camadas, com fios absorvíveis. O músculo sartório pode ser elevado, incisado proximalmente e voltado sobre os vasos femorais para proteção adicional (Figura 64-9). A pele é fechada em dois planos após a locação dos drenos de sucção. Se existe alguma dúvida quanto à viabilidade dos retalhos cutâneos, pode-se administrar fluoresceína intravenosa e os retalhos são então inspecionados com uma lâmpada de Wood. Se existe alguma dúvida na viabilidade, os retalhos devem ser debridados intra-operatoriamente. Uma vez realizado o fechamento da pele, os drenos são conectados à sucção. É possível realizar um fechamento primário na maioria dos casos.

CUIDADOS PÓS-OPERATÓRIOS

Os curativos compressivos são evitados neste caso com a utilização de drenos de sucção. Curativos leves com gazes são fixados no local com micropore, e o paciente é transferido, idealmente, da mesa da sala de operações para a cama do leito. Nas primeiras 12 a 24 horas, o paciente é mantido em repouso no leito. A utilização de um suporte para o pé e um trapézio colocado acima da cabeça ajudam a recuperação. As botas de compressão da panturrilha são mantidas geralmente até que o paciente esteja andando. Os pacientes podem andar até um certo limite, no dia seguinte à cirurgia. O membro inferior envolvido é coberto com bandagens elásticas (Ace) desde os artelhos até a virilha, e evita-se ficar sentado ou em pé por um tempo prolongado. Enquanto o paciente está na cama, recomenda-se uma posição de semi-Fowler. Os antibióticos parenterais são mantidos até que os drenos sejam removidos. Estes são retirados depois que o paciente já estiver andando e a drenagem ser menor que 30 ml em um período de 24 horas. Se ocorrerem seromas após a retirada dos drenos, realiza-se aspiração intermitentemente por

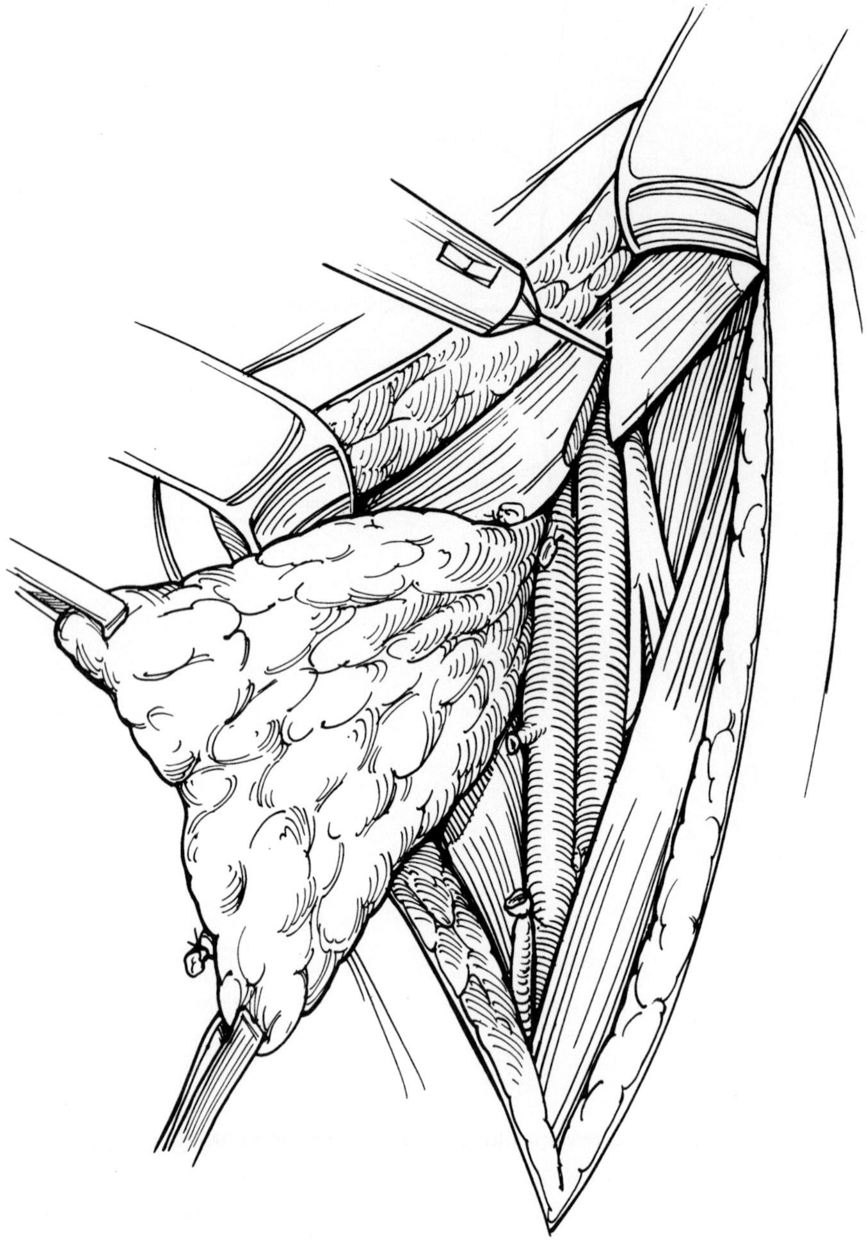

Figura 64-5. Após a finalização da dissecção inguinal superficial, os músculos laterais da parede abdominal são incisados junto com o ligamento inguinal.

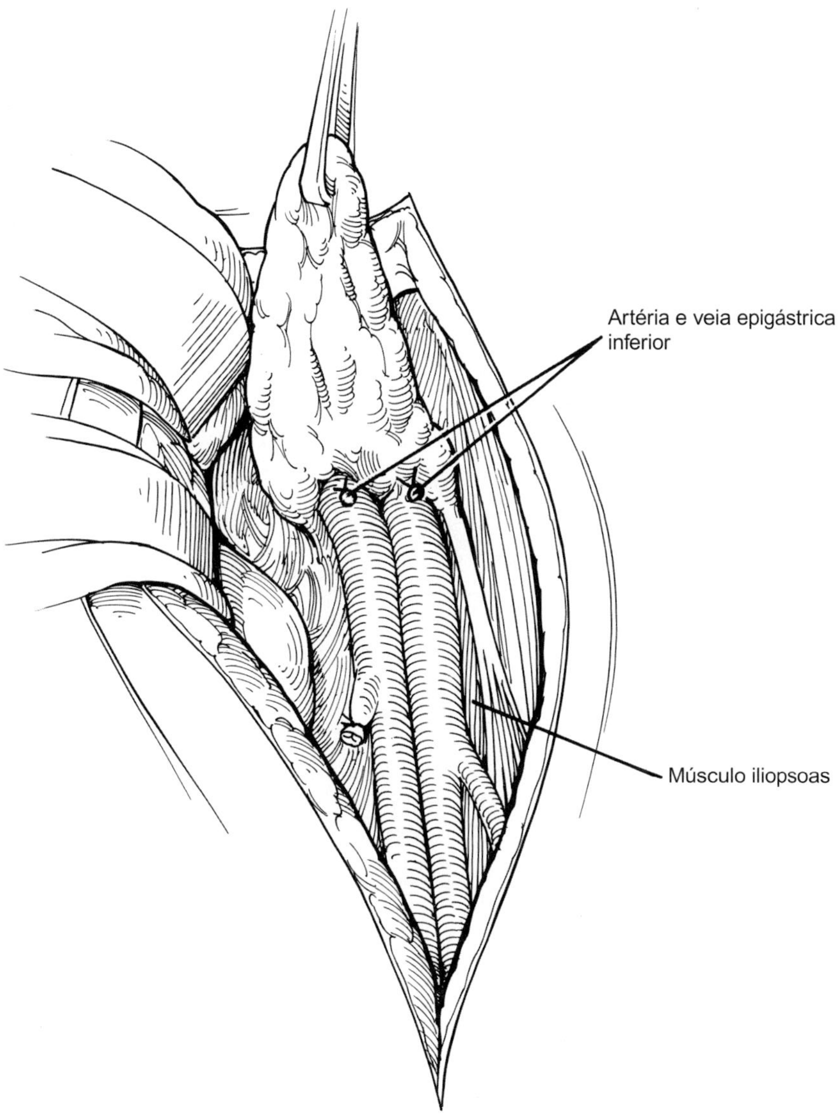

Figura 64-6. O conteúdo da parede abdominal e peritoneal são rebatidos medialmente, permitindo a exposição do espaço retroperitoneal.

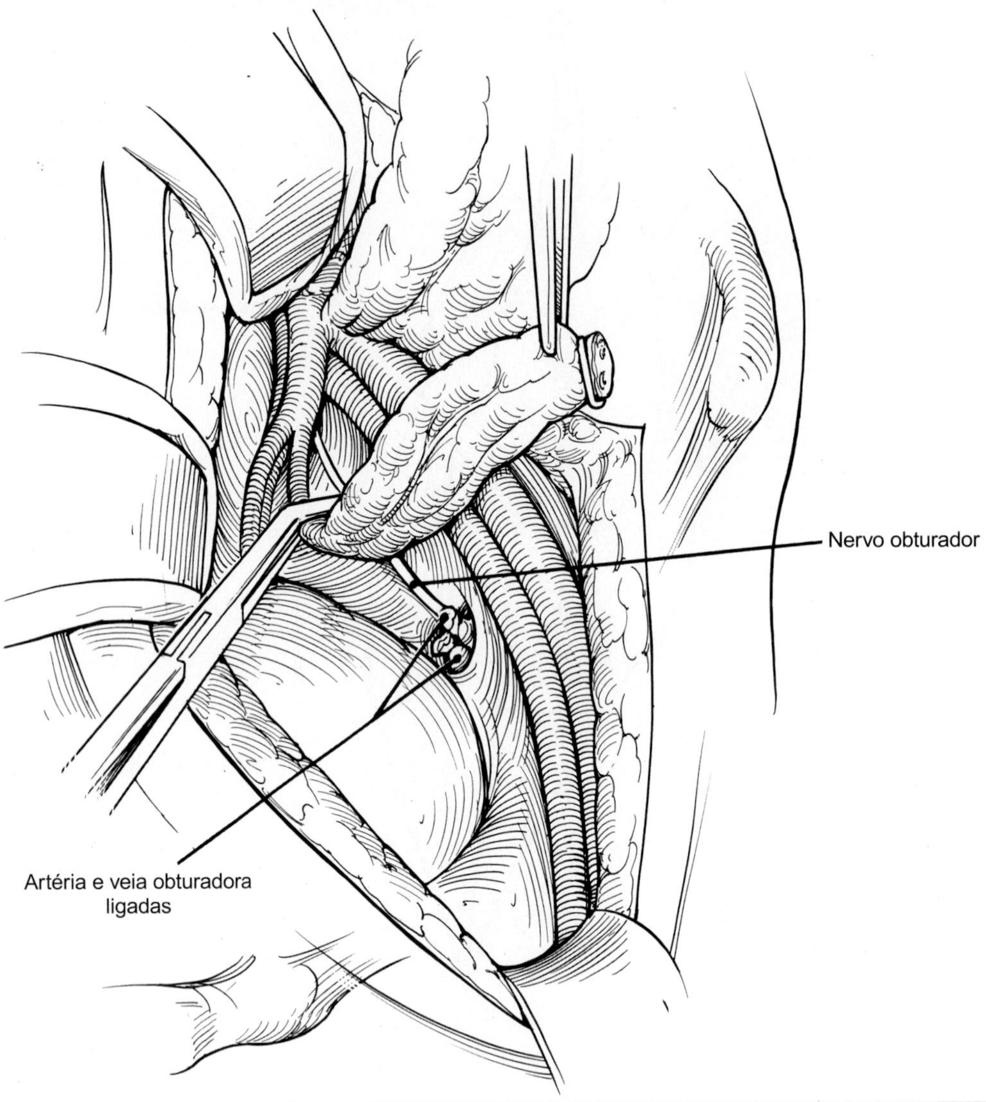

Figura 64-7. A dissecção é completada com a dissecção dos linfonodos obturadores.

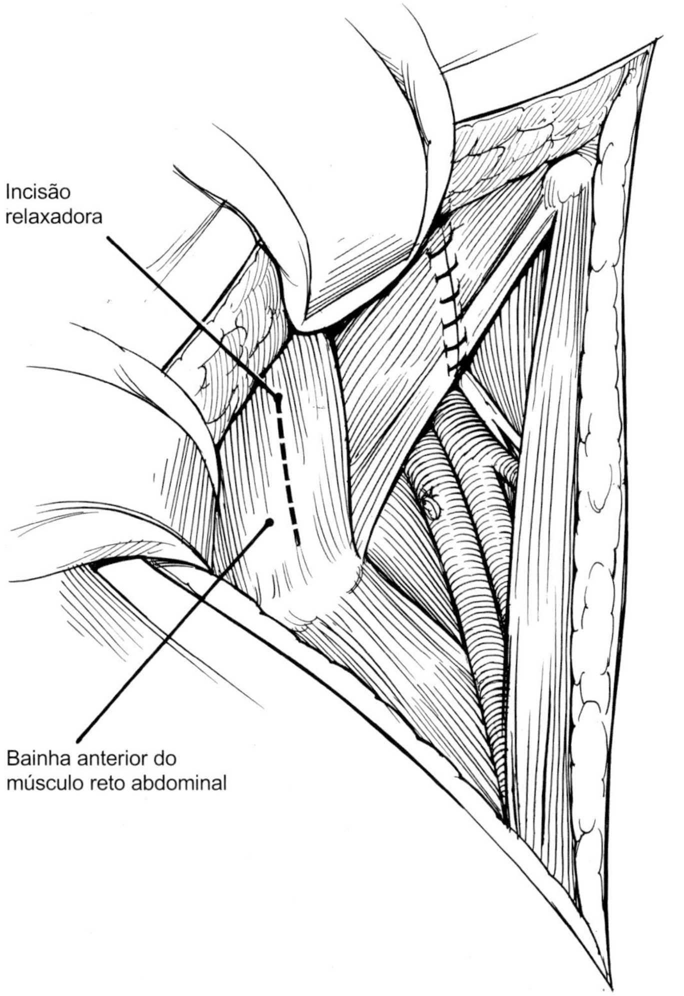

Figura 64–8. Uma incisão de relaxamento da bainha anterior do reto pode aliviar a tensão no fechamento da parede abdominal.

meios estéreis. As suturas são removidas de 10 dias a duas semanas após a cirurgia. São recomendadas meias de média compressão para diminuir o risco de um edema. Se este edema for observado a despeito destas medidas, prescreve-se uma bomba de compressão em série.

As complicações pós-operatórias mais comuns são o sofrimento cutâneo, infecção, seroma e edema pós-operatório do membro inferior. O sofrimento da pele é diminuído, evitando-se o seu fechamento sob tensão com retalhos de viabilidade duvidável. A viabilidade do retalho é mantida com a elevação cuidadosa do mesmo e a ressecção da pele que esteja com a viabilidade questionável ou envolvida pelo tumor. Bem melhor do que fechar a ferida sob tensão, é utilizar retalhos miocutâneos, que permitem prontamente a obliteração do espaço morto e proporcionem um fechamento da ferida sem tensão. A infecção da ferida pode ser diminuída com a utilização de antibióticos profiláticos. O seroma pode ser evitado com a ligação cuidadosa no tecido areolar ao redor dos vasos ilíacos e femorais. A utilização de drenos de sucção no local até que o paciente esteja andando ajudam a diminuir esta complicação. O edema pós-operatório pode ser diminuído mantendo o paciente no leito nos primeiros dias, e permitindo um mínimo de caminhada com a utilização de meias de compressão.

PRECAUÇÕES

A dissecção inguinal com linfadenectomia regional utilizando esta técnica é baseada em princípios cirúrgicos seguros: a remoção em bloco da cadeia linfática envolvida e o fechamento das feridas sem tensão com tecidos bem vascularizados. Se existe alguma dúvida quanto ao envolvimento da pele sobre os linfonodos envolvidos, esta deve ser removida com a peça. A viabilidade do retalho cutâneo é avaliada por meio da presença de sangramento dérmico, juntamente com a utilização de fluoresceína para exame com uma lâmpada de Wood. As margens da pele devem ser removidas até onde o tecido estiver claramente viável. Se estas margens não podem ser aproximadas sem aplicar tensão excessiva, recomenda-se a utilização de um retalho miocutâneo para permitir o fechamento apropriado. Esta abordagem permite uma ressecção agressiva dos linfáticos envolvidos e a maior chance de uma cicatrização sem complicações dos cortes.

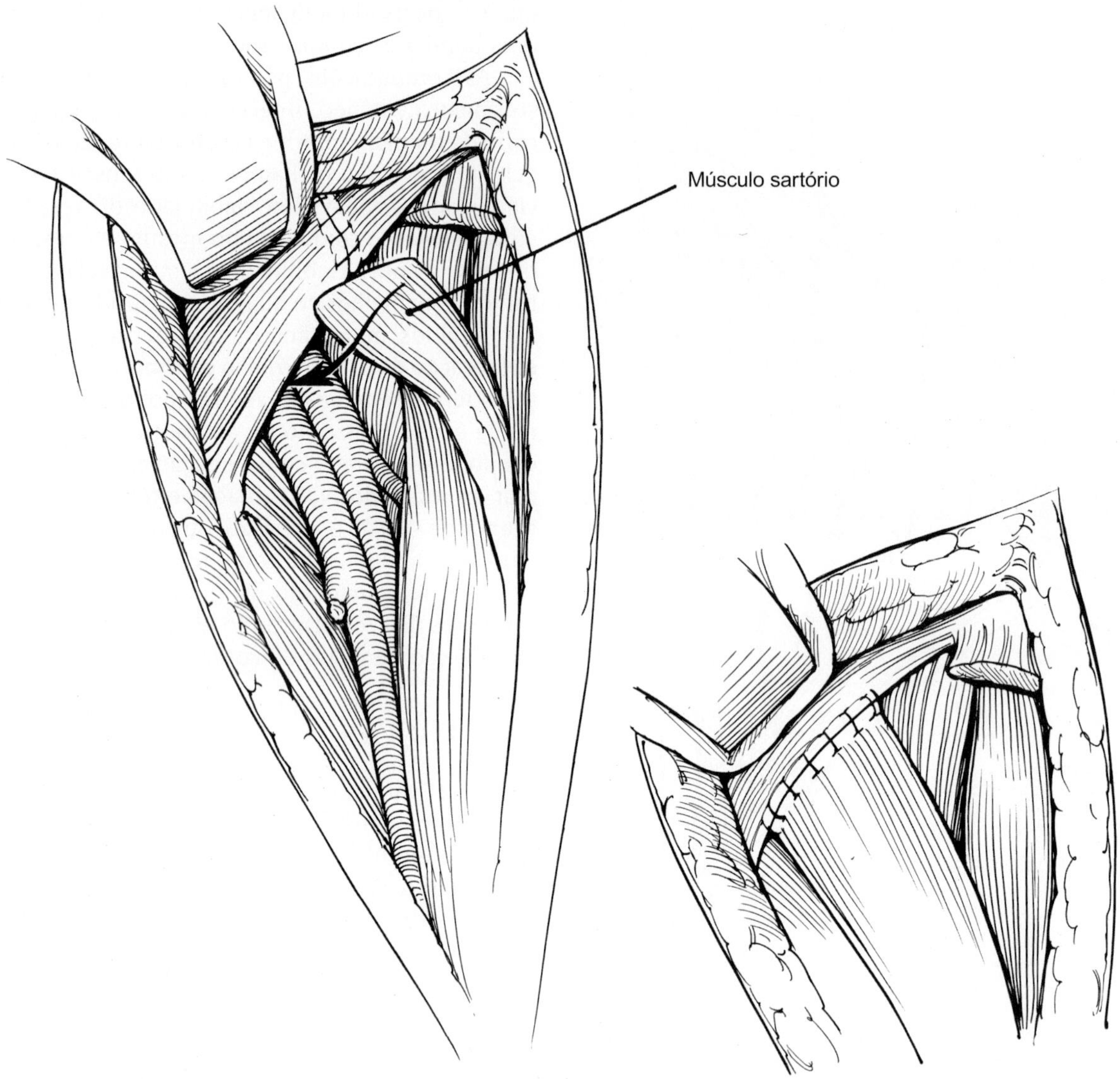

Figura 64–9. O músculo sartório é usado em transposição, freqüentemente, como um retalho para a cobertura dos vasos femorais.

Leituras Selecionadas

Baas PC, et al. Groin dissection in the treatment of lower-extremity melanoma: short-term and long-term morbidity. *Arch Surg* 1992;127:281-286.

Beattie EJ Jr. *Ilioinguinal Lymph Node Dsssection: An Atlas of Advanced Surgical Techniques.* Philadelphia: WB Saunders, 1968:386-403.

Hill HL, Hester TR, Nahai F. Groin and perineum reconstruction. Chapter 23. In: Mathes SJ, Nahai F, eds. *Clinical Applications for Muscle and Musculocutaneous Flaps.* St. Louis: CV Mosby, 1982:402-422.

Karakousis CP. Ilioinguinal lymph node dissection. *Am J Surg* 1981;141:299-303.

Whitmore WF, Vagaiwala MR. A technique of ilioinguinal lymph node dissection for carcinoma of the penis. *Surg Gynecol Obstet* 1984;159:573-578.

Capítulo

65

Reconstrução Inguinal Utilizando o Tensor da Fáscia Lata

Peter C. Neligan

Os pacientes com grandes ferimentos na região inguinal representam um problema particular de reconstrução. A região inguinal é uma área peculiar, que combina elementos de força miofascial, que influenciam na integridade da cavidade abdominal, além de desempenhar o papel de condutora das estruturas neurovasculares para os membros inferiores. A reconstrução da região inguinal deve oferecer um reparo forte, assim como fornecer tecidos moles adequados para proteger estas estruturas.

AVALIAÇÃO DO DEFEITO

O defeito deve ser avaliado cuidadosamente e as necessidades da reconstrução devem estar baseadas nesta avaliação. A causa do defeito é importante, da mesma forma que seu estado atual: a presença de infecções, o estado dos tecidos circundantes, se há necessidade de um debridamento; todos estes são pontos importantes a serem determinados. No caso de ferimentos na região inguinal é importante verificar se os defeitos incluem todas as camadas da musculatura abdominal, se as estruturas vasculares estão expostas, se é necessário cobrir com pele, e quais serão as necessidades da reconstrução (p. ex., se o paciente tem alguma possibilidade de passar por radioterapia pós-operatória; o nível de atividade física que o paciente realiza). Estes fatores determinam não só o tipo de reconstrução mais apropriado, mas também, como no caso das estruturas vasculares expostas, a urgência do fechamento.

Os retalhos do tensor da fáscia lata (TFL) e do reto femoral (descrito no Capítulo 66) são ideais para a reconstrução da região inguinal (Figura 65-1), e a escolha de qual retalho usar é geralmente determinada pela preferência do cirurgião, ou então, pelas necessidades especiais do reparo. A quantidade de tecido transferido em qualquer um destes dois retalhos pode ser aumentada incorporando-se uma extensão da fáscia. Na verdade, no caso de grandes defeitos, são utilizados os dois retalhos.

INDICAÇÕES

As maiores indicações para a utilização do retalho do TFL são a reconstrução da região trocantérica e da região inferior do abdômen e inguinal. Por causa da abundância de fáscia que pode ser transferida com este retalho, ele cabe particularmente para situações nas quais o fechamento de um defeito envolvendo a integridade muscular da parede abdominal é preocupante. Como é um retalho miofascial, ele é útil principalmente para a reconstrução em que não está em questão cobrir o defeito com pele. Ele possui um arco de rotação que inclui a região inferior do abdômen, a região inguinal e o períneo anterior, o trocânter e o quadril (Figura 65-1). Da mesma forma que acontece com o reto femoral, o retalho do TFL pode ser utilizado para a reconstrução de defeitos fasciais nos quais a utilização de tela é contra-indicada ou para substituir uma tela contaminada. Sua utilização na reconstrução de defeitos abdominais em pacientes que passaram anteriormente por uma radioterapia também é reconhecida. O retalho pode ser miofascial ou miofasciocutâneo, com ilha de pele isolada ou, como é mais comum, com uma ponte de pele (Figura 65-2).

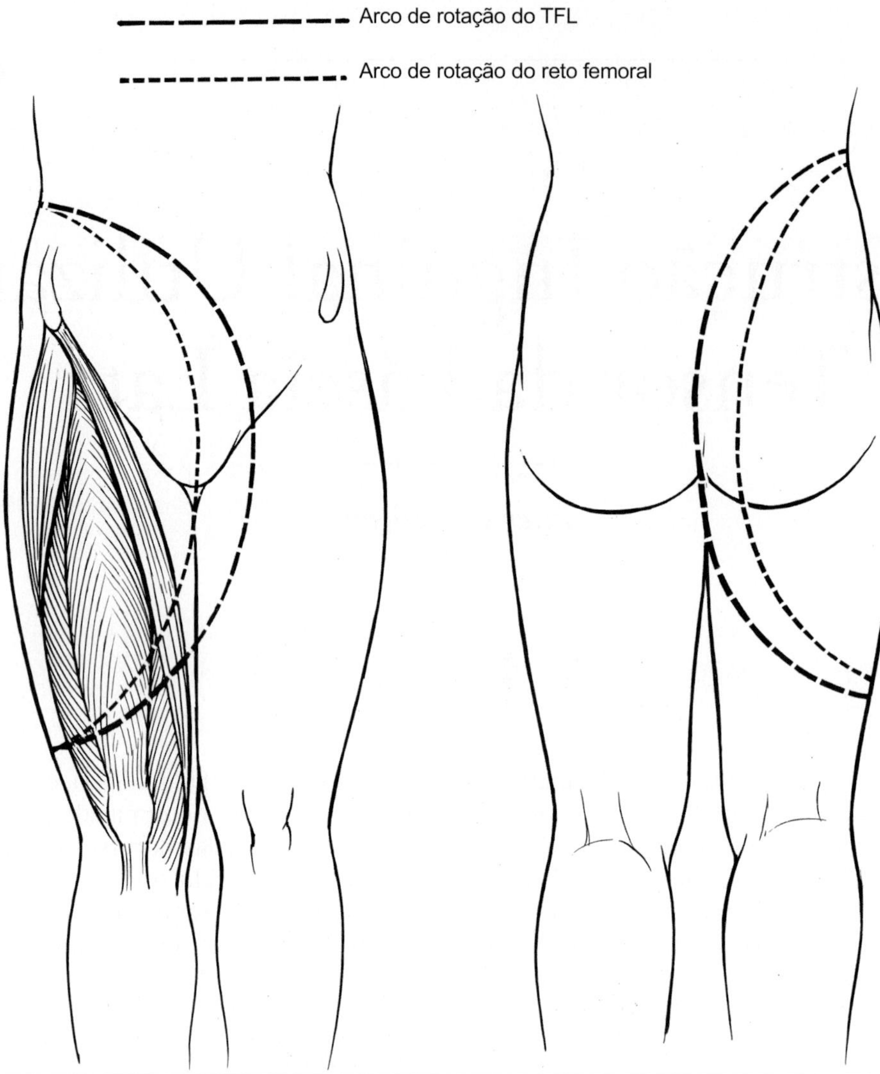

Figura 65-1. Arco de rotação do tensor da fáscia lata e do reto femoral.

CONTRA-INDICAÇÕES

A utilização de uma grande porção de pele suprafascente ao retalho pode dificultar o fechamento direto do local doador, o que requer, conseqüentemente, um enxerto, deixando um defeito estético indesejável. O molde de pele pode não estar exatamente distal, sendo 30 cm o limite superior que pode ser transferido com segurança e sem prejuízo. Para proteger a estabilidade lateral do joelho, o retalho não deve exceder além de 8 cm do joelho. Se o defeito que deve ser reconstruído inclui uma perda significativa de tecidos moles, pode ser preferível um retalho mais volumoso, como o do reto femoral. Alguns argumentam que um retalho muscular pode ser preferível em um leito contaminado. A utilização do retalho do TFL em um indivíduo atlético pode levar a uma certa instabilidade lateral no joelho. Como no caso do reto femoral, o retalho TFL não pode ser utilizado para reconstruir ferimentos muito extensos da região inguinal, que sejam resultado de traumas, ablação de tumor ou reconstrução vascular que envolve os vasos femorais.

PREPARAÇÃO DA SALA

O paciente é colocado na posição supina na mesa de operações. O retalho também pode ser elevado com o paciente colocado em decúbito lateral. A escolha da posição é determinada pelo defeito que deve ser fechado. Para a reconstrução da região inguinal, é preferida a posição supina. Flexionando o quadril e o joelho, com o quadril realizando uma rotação interna, a elevação do retalho é facilitada (Figura

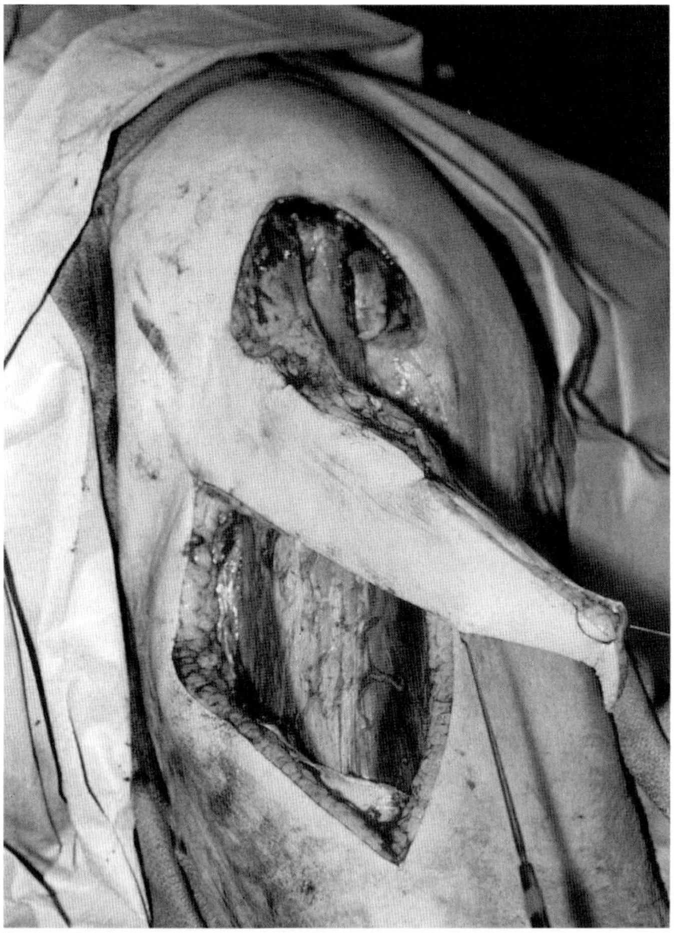

Figura 65-2. O tensor da fáscia lata sendo elevado com uma ponte de pele intacta.

65-3). A perna não deve ser envolvida, para que esta posição possa ser trocada durante o procedimento, a fim de aumentar a exposição do defeito e facilitar a inserção do retalho. Este procedimento não é realizado com duas equipes, portanto não existem recomendações específicas na arrumação da sala.

MARCAÇÃO DO PACIENTE

O TFL origina-se da superfície lateral da espinha ilíaca ântero-superior, da superfície anterior da crista ilíaca adjacente e da superfície profunda da fáscia lata. A sua inserção fica na superfície lateral do joelho, para o qual ele funciona como um estabilizador lateral. O músculo TFL se localiza entre o bíceps femoral, posteriormente, e o reto femoral, anteriormente. O músculo vasto lateral é inserido à superfície profunda da fáscia lata, porém não contribui para o suprimento vascular da fáscia lata. A extremidade distal da porção cutânea do retalho é, de certa forma, não-confiável. A extensão máxima do retalho de pele que pode ser elevado sem autonomização é de 30 cm, embora se o retalho for autonomizado, ele pode ser elevado a 8 cm do joelho. A largura máxima da pele que permite o fechamento direto do defeito secundário é de aproximadamente 10 cm.

TÉCNICA CIRÚRGICA

O Retalho do TFL

O músculo é exposto através de uma incisão feita lateralmente ao longo do eixo central do retalho. As dissecções começam distal e anteriormente, prosseguindo da direção cau-

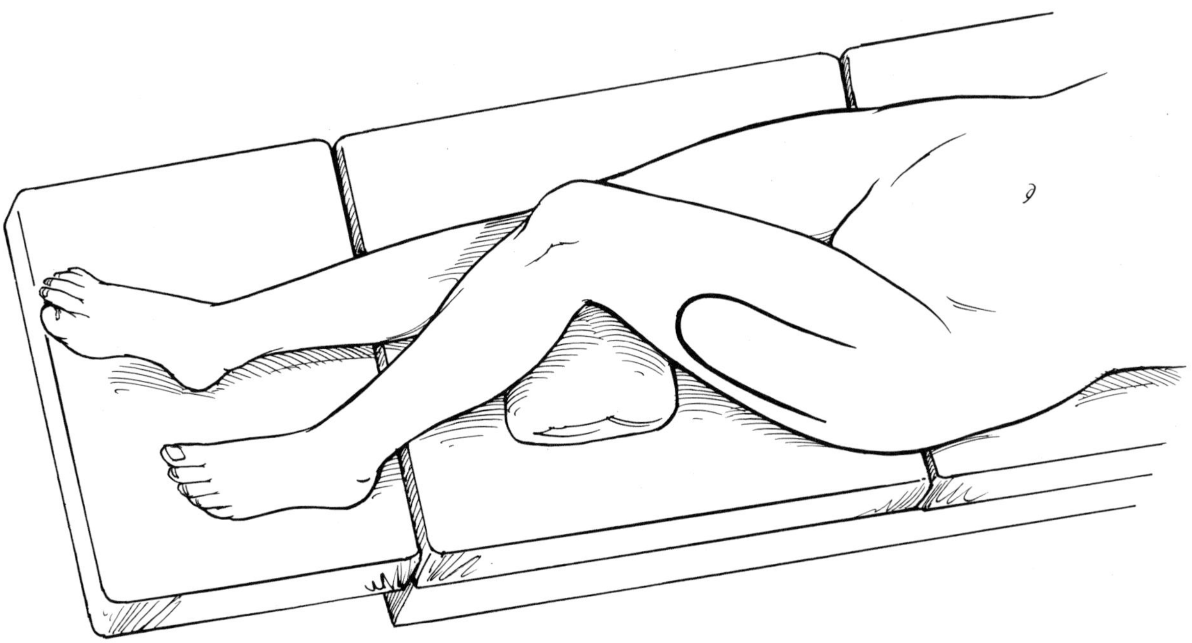

Figura 65-3. Posicionamento do paciente para coleta do retalho.

dal para a cefálica. O plano entre a superfície profunda da fáscia lata e o vasto lateral subjacente é facilmente identificado. O músculo TFL é identificado na superfície profunda da fáscia quando a dissecção prossegue proximalmente. O pedículo principal encontra-se inserido à superfície profunda do músculo, aproximadamente a 10 cm abaixo da espinha ilíaca ântero-superior (Figura 65-4).

Retalho Fasciomiocutâneo

Este retalho pode ser elevado com uma ilha de pele ou mais freqüentemente, pode incluir uma ponte de pele (Figura 65-2). Uma grande porção suprafascente de pele medindo o máximo de 20 × 30 cm pode ser incluído. Entretanto, a largura de pele no retalho deve ser limitada a aproximadamente 10 cm se for desejado o fechamento primário da área doadora.

CUIDADOS PÓS-OPERATÓRIOS

Um volumoso curativo é aplicado à perna. Ao contrário do retalho do reto femoral, a imobilização do joelho não é uma necessidade no caso do retalho do TFL. Se, no entanto, o local doador foi fechado com um enxerto de pele, é aplicada uma tala de gesso por cinco a seis dias para melhor integração do enxerto. Coloca-se um dreno de sucção na perna, o qual é exteriorizado por uma incisão separada, como é descrito no caso do retalho do reto femoral. Os drenos são removidos quando a drenagem se tornar mínima, o que geralmente acontece em três a quatro dias. O tratamento do feri-

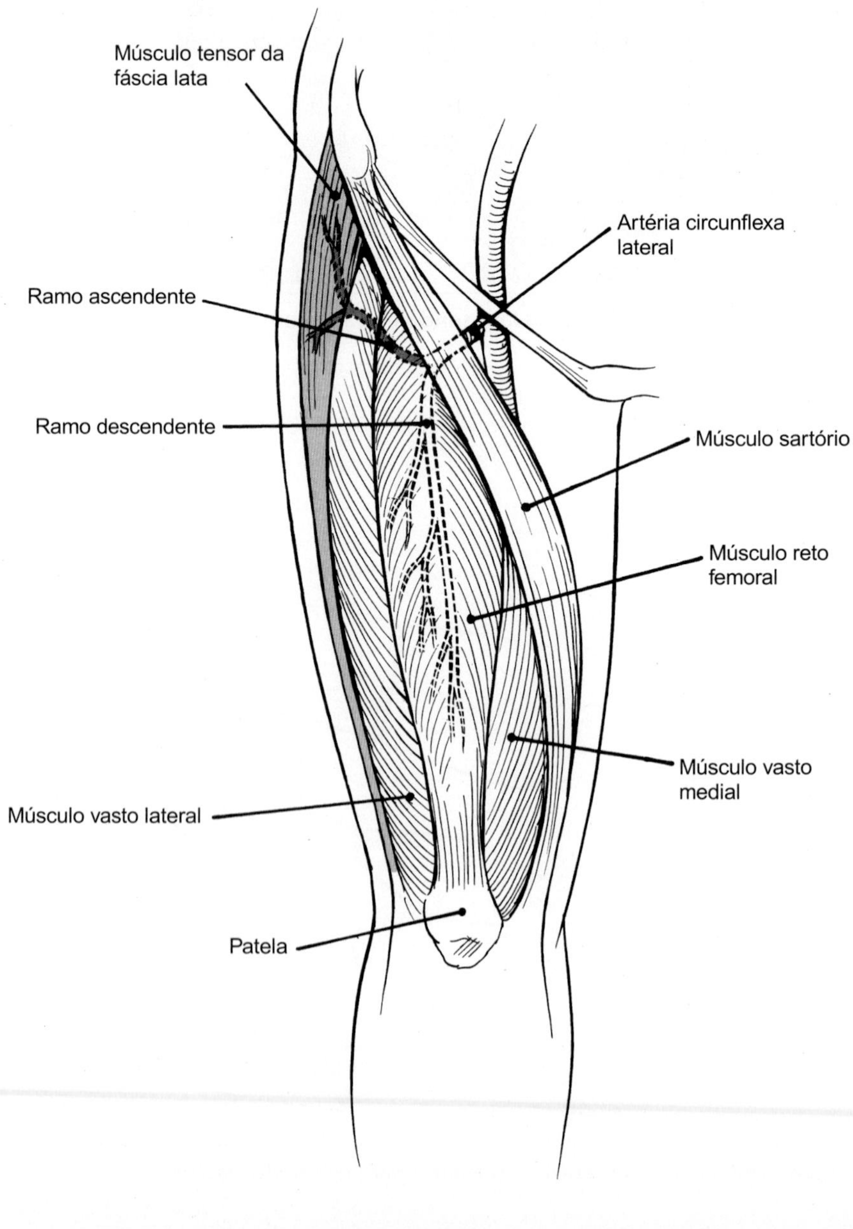

Figura 65-4. Anatomia do tensor da fáscia lata.

mento abdominal é descrito no capítulo referente ao retalho do reto femoral (Capítulo 66).

REABILITAÇÃO

Em casos nos quais o defeito foi fechado diretamente, encoraja-se a deambulação precoce. Uma instabilidade lateral no joelho não é freqüente. Se ocorrer, o tratamento é realizado por transferência do tendão do reto femoral para dentro da faixa distal do tensor. Porém, na minha prática isto nunca foi necessário.

PRECAUÇÕES

Este retalho é uma das principais escolhas para a reconstrução da região inguinal. Sua utilização é determinada pelas características do ferimento a ser reconstruído. Ele tem a vantagem da mínima morbidade no local doador, quando utilizado apropriadamente.

Por causa da grande qualidade da fáscia e a necessidade, na maioria dos casos, de reconstrução para restabelecer a integridade da parede abdominal, deve-se fazer uma menção especial com relação à técnica de inserção da fáscia. Eu considero este retalho como uma tela biológica. Por esta razão, em defeitos de espessura completa ou em casos nos quais a integridade da cavidade abdominal foi rompida, eu insiro meticulosamente o elemento fascial do retalho, para reparar o defeito da parede abdominal com uma camada de suturas interrompidas não-absorvíveis, seguida por uma segunda camada de chuleio com fio inabsorvível para reforçar. Esta é a chave para a utilização da resistência do retalho e para alcançar um reparo que possa manter a integridade da cavidade abdominal.

Leituras Selecionadas

Bostwick J, Hill H, Nahai F. Repairs in the lower abdomen, groin or perineum with myocutaneous or omental flaps. *Plast Reconstr Surg* 1979;63:186.

Cormack CG, Lamberty BGH. Lateral circumflex femoral artery. In: *The Arterial Anatomy of Skin Flaps.* Edinburgh, Scotland: Churchill Livingstone, 1986;317.

Ger R, Duboys E. The prevention and repair of large abdominal wall defects by muscle transposition: a preliminary communication. *Plast Reconstr Surg* 1983;72:170.

McCraw JB. Tensor fascia lata. In: Arnold PG, ed. *McCraw and Arnold's Atlas of Muscle and Musculocutaneous Flaps.* Norfolk, Virginia: Hampton Press, 1986;423.

Nahai F, Hill H, Hester T. Experiences with the tensor fascia lata flap. *Plast Reconstr Surg* 1979;63:788.

Ramasastry S, Liang M, Hurwitz D. Surgical management of difficult wounds of the groin. *Surg Gynecol Obstet* 1989;169:418.

Santanelli F, Berlin O, Fogdestam I. The combined tensor fasciae latae/rectus femoris musculocutaneous flap: a possibility for major soft tissue reconstruction in the groin, hip, gluteal, perineal and lower abdominal regions. *Ann Plast Surg* 1993;31:168.

Wangensteen OH. Repair of recurrent and difficult hernias and other large defects of the abdominal wall employing the ileotibial tract as a pedicle flap. *Surg Gynecol Obstet* 1934;59:766.

Weinstein L, Kovachev D, Chagliassan T. Abdominal wall reconstruction. *Scand J Plast Reconstr Surg* 1986;20:109.

Capítulo

66

Reconstrução Inguinal Utilizando o Reto Femoral

Peter C. Neligan

A reconstrução inguinal abrange um desafio peculiar por causa das características anatômicas desta região. A região inguinal age tanto como guardiã da integridade da cavidade abdominal, como condutora para as principais estruturas neurovasculares até os membros inferiores. A reconstrução inguinal é complicada pelo fato de esta região ser particularmente móvel, e qualquer reparo ser sujeito a forças repetidas que tendem a rompê-lo.

AVALIAÇÃO DO DEFEITO

O defeito deve ser cuidadosamente examinado, e as necessidades da reconstrução devem estar baseadas neste exame. A causa do defeito é importante, da mesma forma que seu estado atual: a presença de infecção, o estado dos tecidos circundantes e a necessidade de debridamento posterior, sendo todas estas questões importantes a serem determinadas. No caso de ferimentos na região inguinal, é importante verificar se o defeito inclui todas as camadas da musculatura abdominal, se as estruturas vasculares estão expostas, se é necessária a cobertura cutânea do defeito e quais serão as necessidades da reconstrução (se o paciente deve passar por radioterapia pós-operatória, qual o seu nível de atividade física). Estes fatores determinam não somente o tipo de reconstrução mais apropriado, mas também, como no caso das estruturas vasculares expostas, a urgência do fechamento.

Os retalhos do músculo tensor da fáscia lata (TFL) (vide Capítulo 65) e do reto femoral são ambos indicados para a reconstrução da região inguinal (Figura 66-1), e a escolha de qual retalho usar geralmente é determinada pela preferência do cirurgião, ou então pelas necessidades especiais do reparo. A quantidade de tecido transferida em cada retalho pode ser aumentada incorporando-se uma extensão de fáscia. Na verdade, no caso de grandes defeitos, os dois retalhos podem ser utilizados.

INDICAÇÕES

A maior indicação para a utilização do retalho do reto femoral é a reconstrução da região inferior do abdômen e inguinal, particularmente onde o fechamento em questão é de um defeito de espessura total ou de um defeito que envolve a integridade muscular da parede abdominal. Isto acontece por causa da fáscia extremamente densa e robusta que é encontrada na superfície profunda do músculo, a qual é ideal para a reconstrução destes tipos de defeitos (Figura 66-2). O retalho do reto femoral tem sido utilizado para a reconstrução da região inferior do abdômen e região inguinal desde o início dos anos 1970 e apareceu precocemente na escala de evolução dos retalhos miocutâneos. Seu arco de rotação inclui a região inguinal, o períneo anterior, o trocânter e o quadril (Figura 66-1). O umbigo constitui o limite superior de alcance do retalho. Este alcance pode ser aumentado quando o músculo é virado, em vez de realizar uma rotação. Enquanto existem vários retalhos regionais que alcançam estas áreas, somente os retalhos do reto femoral e do TFL podem participar da reconstrução da região inferior do abdômen com a força que suas fáscias podem proporcionar. Isto é

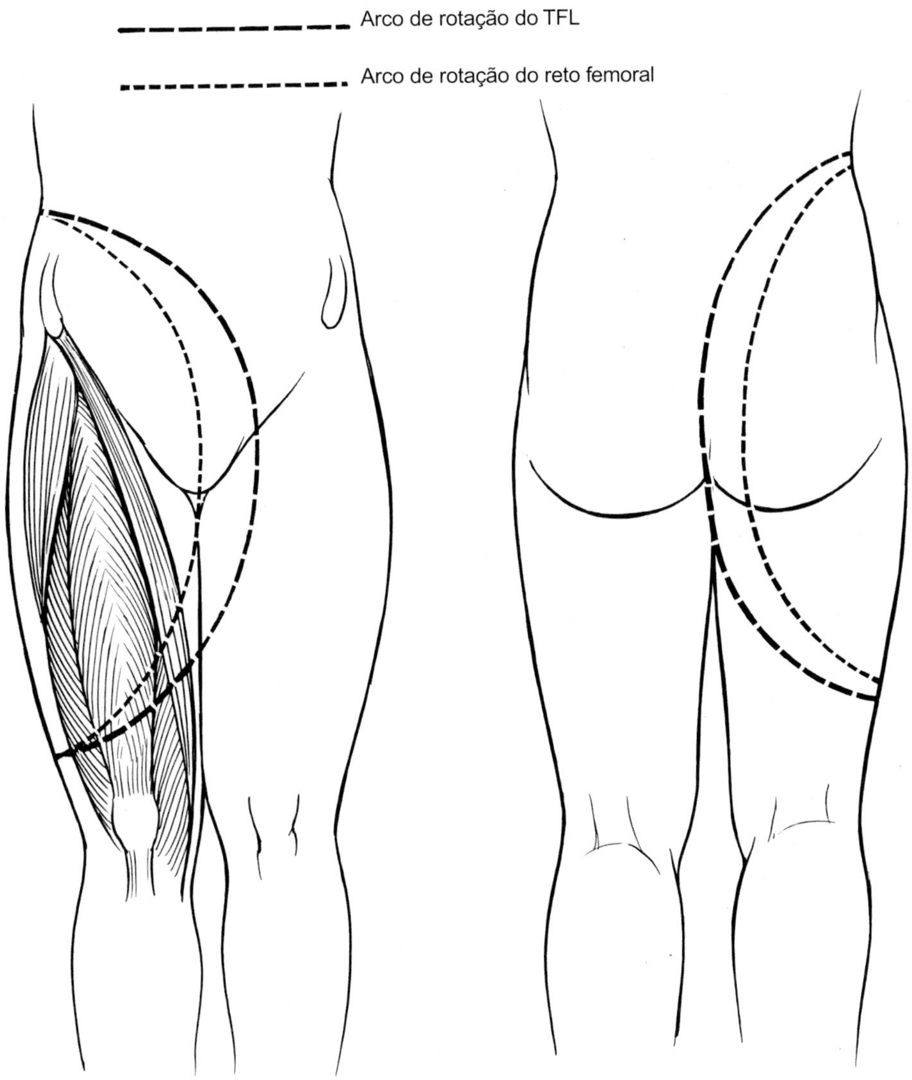

Figura 66-1. Arco de rotação do tensor da fáscia lata e do reto femoral.

especialmente útil na reconstrução de defeitos fasciais nos quais a utilização de tela é contra-indicada, ou, como ocorre com freqüência, na substituição de telas infectadas. O retalho pode ser elevado como um retalho muscular, ou como um retalho miocutâneo, tanto com uma ilha de pele quanto com uma ponte de pele (Figura 66-3).

CONTRA-INDICAÇÕES

Com os cuidados apropriados, o defeito da área doadora é aceitável, porém é necessária atenção especial para a reconstrução do mecanismo de extensão do quadríceps após a elevação do retalho, já que a falta da extensão terminal pode, de outro modo, resultar em incapacidade do paciente. Este retalho, portanto, não deve ser usado em pacientes que trabalham ou cujo estilo de vida requer um ótimo funcionamento do joelho. A utilização de uma grande área de pele pode impedir o fechamento primário da área doadora, o que determina a necessidade de enxerto de pele, deixando um defeito estético indesejável. Em ferimentos mais extensos da região inguinal que resultaram de trauma, ablação de tumor e reconstrução vascular envolvendo os vasos femorais, o retalho do reto femoral não pode ser usado.

PREPARAÇÃO DA SALA

O paciente é colocado na posição supina na mesa de cirurgia. Dependendo da configuração do defeito a ser reconstruído, geralmente é mais fácil deixar a perna livre de qualquer fixação, pois sua posição poderá ser mudada durante o procedimento para aumentar a exposição do defeito e facilitar a inserção do retalho. Este não é um procedimento para ser realizado por duas equipes, portanto, não existem considerações específicas para a arrumação da sala.

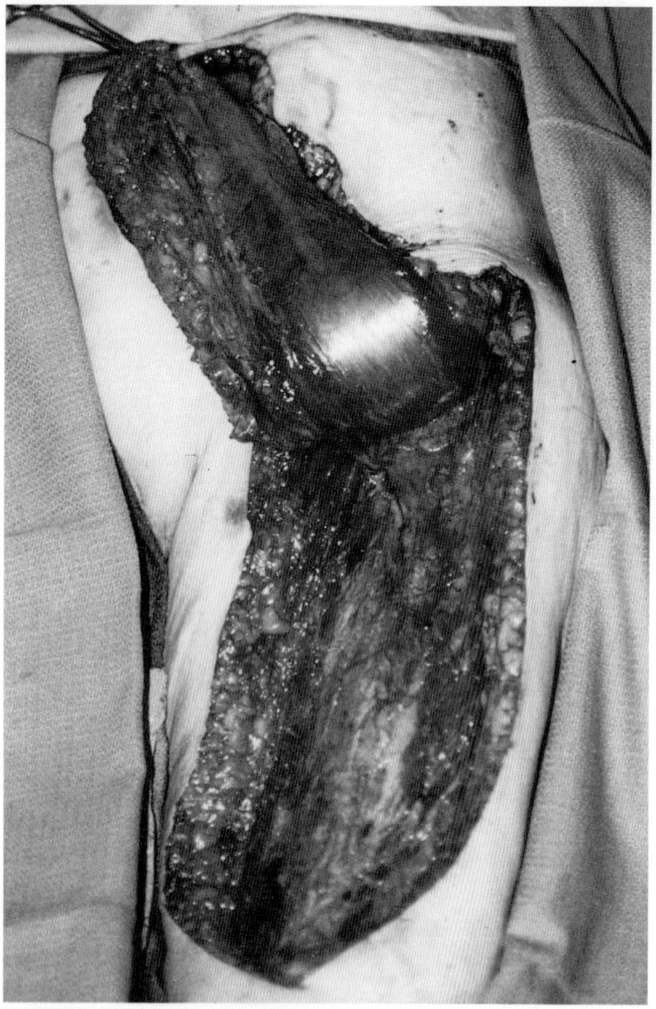

Figura 66-2. Fáscia densa na superfície profunda do músculo reto femoral.

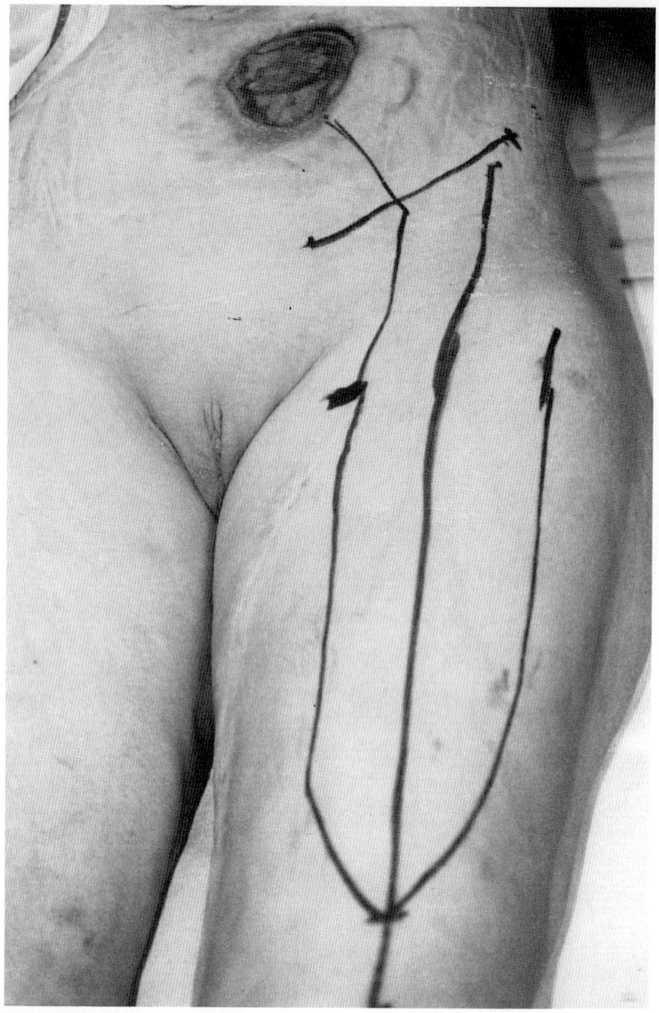

Figura 66-3. Marcações na superfície para o retalho do reto femoral. O retalho está sendo usado com uma ponte de pele intacta.

MARCAÇÃO DO PACIENTE

A origem do músculo reto femoral é na espinha ilíaca ântero-inferior e adjacente à margem do acetábulo. Sua inserção fica no pólo superior da patela, percorrendo a região anterior da coxa entre os músculos vasto lateral e medial (intermédio) (Figura 66-4). O tendão de inserção é separado do fêmur pela bolsa suprapatelar e torna-se confluente com o tendão do quadríceps, o qual também incorpora o grupo dos músculos vastos. O eixo central do músculo é representado por uma linha desenhada entre a espinha ilíaca ântero-superior e a patela. A área cutânea do retalho é desenhada em relação a este eixo central (Figura 66-3). A extremidade distal do retalho está a 6 cm acima do ápice da patela. As dimensões máximas da área cutânea são 20 × 30 cm, mas a largura máxima para permitir o fechamento primário do defeito secundário é de aproximadamente 10 cm.

TÉCNICA OPERATÓRIA

Anatomia

O reto femoral possui um pedículo vascular dominante que surge a partir da ramificação descendente da artéria circunflexa lateral femoral. As descrições da anatomia vascular na literatura variam. Pode existir um número de pedículos secundários não-dominantes: superiormente, a partir da ramificação ascendente da artéria circunflexa femoral, lateral e inferiormente, de ambas as ramificações da artéria circunflexa femoral lateral e da artéria femoral (Figura 66-4).

Retalho do Músculo Reto Femoral

O músculo é exposto através de uma incisão feita ao longo do eixo central do músculo como foi descrito anteriormente. A dissecção começa distalmente pela identificação da inser-

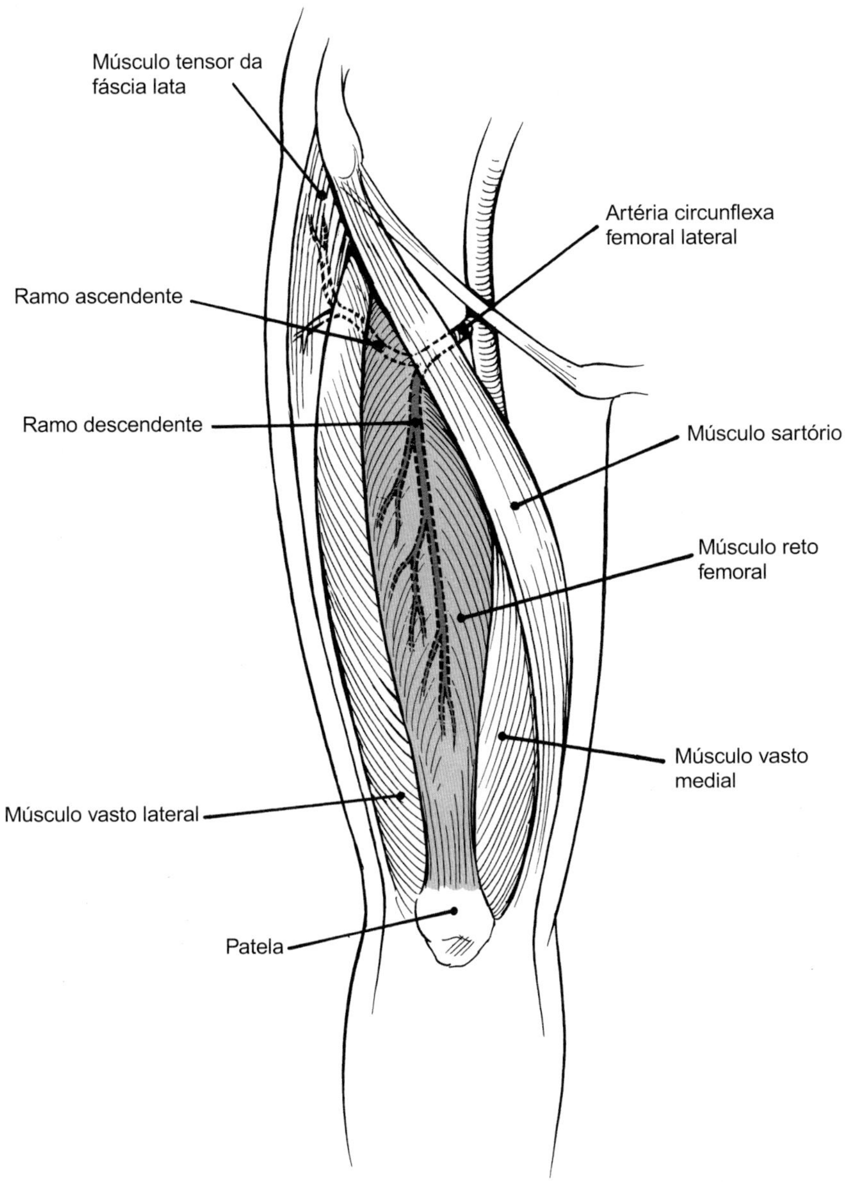

Figura 66-4. Anatomia do músculo reto femoral.

ção tendinosa do músculo (Figura 66-4). A divisão do músculo deve ser realizada pelo menos 6 cm acima da patela para preservar a integridade do tendão e da bolsa suprapatelar. Os músculos vastos devem ser separados do reto neste ponto. A dissecção é realizada da porção distal para a proximal e da lateral para a medial. O pedículo secundário que parte do ramo descendente da artéria circunflexa femoral lateral será identificado e ligado. O pedículo principal é identificado penetrando a superfície profunda do músculo aproximadamente 10 cm abaixo da espinha ilíaca ântero-superior (Figura 66-4). A esse nível, o músculo sartório cruza a margem medial do músculo.

Retalho Miocutâneo

O retalho pode ser transferido incorporando um molde de ilha de pele, ou pode ser incluído a uma ponte de pele (Figura 66-3). Um grande molde de pele medindo aproximadamente 20 × 30 cm pode ser incluído. Entretanto, a largura do molde de pele deve se limitar a 10 cm aproximadamente, se for realizado o fechamento primário da área doadora. O molde da pele deve ser centralizado e definido sobre os dois terços proximais do músculo. Distalmente a esta distância, o molde de pele se torna inviável. Proximalmente, o músculo sartório atravessa a origem do reto femoral (Figura 66-4). Este fato deve ser lembrado quando o molde de pele for desenhado.

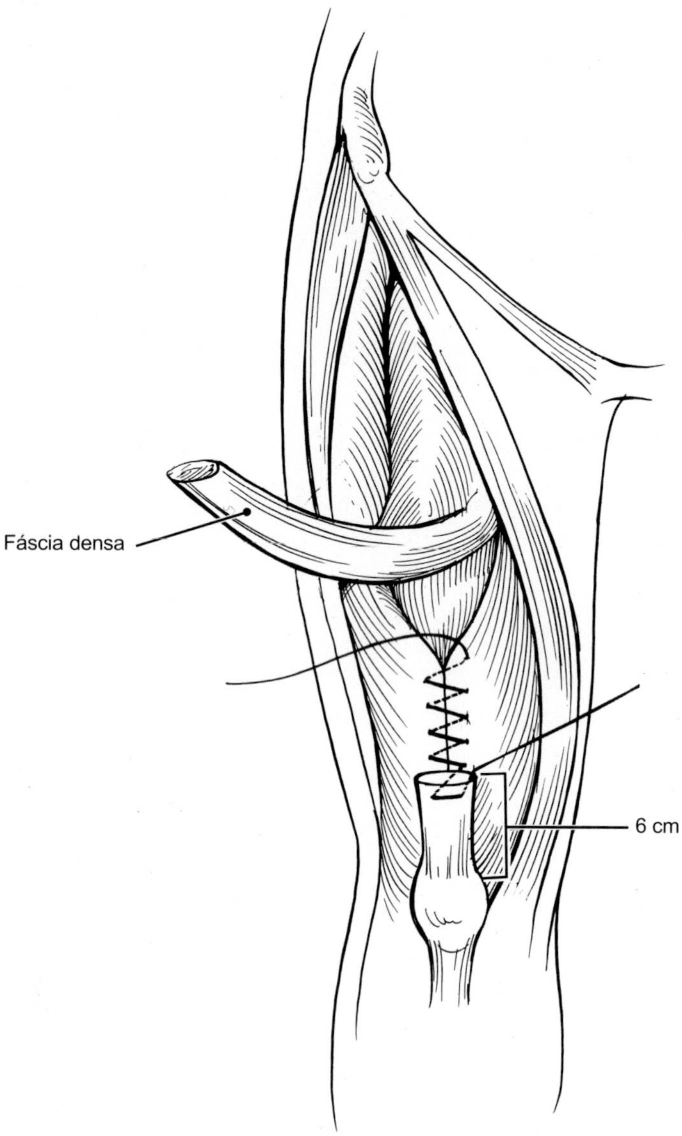

Figura 66-5. Centralização do mecanismo de extensão.

A centralização do mecanismo do quadríceps é de vital importância antes do fechamento. Utiliza-se sutura interrompida de fio forte não-absorvível. Os músculos vasto lateral e medial são unidos na linha medial aproximadamente a 15 cm acima do ponto do músculo que foi lesado distalmente (Figura 66-5). Pelo fato de a perna estar sem fixações, essa plicatura, que é realizada para maximizar a extensão do joelho, pode ser feita de forma frouxa para permitir a flexão do joelho.

Um dreno de sucção é colocado na perna e exteriorizado por uma incisão separada, a qual eu prefiro colocar mais proximal, já que isto facilita a remoção do dreno sem prejudicar o curativo.

CUIDADOS PÓS-OPERATÓRIOS

É realizado um curativo volumoso na perna, com uma tala de gesso mantendo o joelho em extensão. A colocação proximal do dreno de sucção facilita sua retirada sem prejudicar o curativo. O tipo de curativo abdominal depende da utilização ou não de um enxerto de pele. Neste caso é utilizado um curativo oclusivo para manter o enxerto em contato com os músculos subjacentes. Novamente, um dreno de sucção posicionado no ferimento inguinal é exteriorizado por uma incisão separada.

Os drenos são removidos quando a drenagem se torna mínima, o que acontece normalmente em três a quatro dias. Se o curativo oclusivo foi utilizado sobre um músculo coberto por enxerto de pele, ele é deixado no local por um mínimo de cinco dias, a menos que alguns fatores como celulite circundante ou odor característico exijam que o local seja inspecionado. Um enfaixamento abdominal é utilizado para fornecer um suporte durante a cicatrização, e este é utilizado por três semanas pós-operatórias. Deve-se tomar cuidado para que isto não cause uma pressão indevida no pedículo.

REABILITAÇÃO

É muito importante assegurar que a extensão do joelho seja preservada com um déficit mínimo. Ao final, o paciente utiliza talas por duas semanas. Depois disto, a amplitude de movimentos é aumentada ativa e passivamente em todas as articulações, prestando atenção particular ao joelho. Iniciam-se os exercícios para aumentar a força do quadríceps. Os pacientes freqüentemente possuem dificuldades para subir escadas no início, e estes exercícios são de grande ajuda para esta atividade.

PRECAUÇÕES

O retalho do reto femoral é um dos principais retalhos para a reconstrução inguinal. Sua utilização é determinada pelas características particulares do ferimento a ser reconstruído. Ele possui a vantagem de mínima morbidade da área doadora quando utilizado de forma apropriada. Por causa da forte capacidade da fáscia e da necessidade, na maioria dos casos, da reconstrução inguinal para restaurar a integridade da parede abdominal, deve-se fazer uma observação especial quanto à técnica de inserção da fáscia. Eu considero este retalho como sendo uma rede biológica. Portanto, no caso de defeitos de espessura total ou em situações nas quais a integridade da cavidade abdominal foi rompida, eu insiro cuidadosamente o elemento fascial do retalho para reparar o defeito da parede abdominal com uma camada de sutura interrompida inabsorvível, seguida por uma segunda camada de sutura contínua inabsorvível, para reforçar. Esta é a chave para utilizar a resistência total do retalho e para alcançar um reparo que possa manter a integridade da cavidade abdominal.

Leituras Selecionadas

Arai T, Ikuta Y, Ikeda A. A study of the arterial supply in the human rectus femoris muscle. *Plast Reconstr Surg* 1993;92:43.

Bhagwat B, Pearl R, Laub D. Uses of the rectus femoris myocutaneous flap. *Plast Reconstr Surg* 1978;62:698.

Bostwick J, Hill H, Nahai F. Repairs in the lower abdomen, groin or perineum with myocutaneous or omental flaps. *Plast Reconstr Surg* 1979;63:186.

Brown D, Sicard G, Flye M, Khouri R. Closure of complex abdominal wall defects with bilateral rectus femoris flaps with fascial extensions. *Surgery* 1993;114:112.

Caulfield W, Curtsinger L, Powell G, Pederson W. Donor leg morbidity after pedicled rectus femoris muscle flap transfer for abdominal wall and pelvic reconstruction. *Ann Plast Surg* 1994;32:377.

Cormack GC, Lamberty BGH. Lateral circumflex femoral artery. In: *The Arterial Anatomy of Skin Flaps.* Edinburgh, Scotland: Churchill Livingstone, 1986:314.

Dibbell DJ, Mixter R, Dibbell DS. Abdominal wall reconstruction (the "mutton chop" flap). *Plast Reconstr Surg* 1991;87:60.

Ger R, Duboys E. The prevention and repair of large abdominal wall defects by muscle transposition: a preliminary communication. *Plast Reconstr Surg* 1983;72:170.

Hoffman W, Trengove fones G. The rectus femoris flap. In: Strauch B, Vasconez LO, Hall-Findlay EJ, eds. *Grabb's Encyclopedia of Flaps.* Boston: Little, Brown, 1990:1408.

McCraw JB. Tensor fascia lata. In: Arnold PG, ed. *McCraw and Arnold's Atlas of Muscle and Musculocutaneous Flaps.* Norfolk, Virginia: Hampton Press, 1986:423.

Ramasastry S, Liang M, Hurwitz D. Surgical management of difficult wounds of the groin. *Surg Gynecol Obstes* 1989;169:418.

Santanelli F, Berlin O, Fogdestam I. The combined tensor fasciae latae/rectus femoris musculocutaneous flap: a possibility for major soft tissue reconstruction in the groin, hip, gluteal, perineal and lower abdominal regions. *Ann Plast Surg* 1993;31:168.

Silberman D, Elliott L, Hoffman G. Extended myofascial thigh flaps for repair of large full thickness abdominal wall defects. *Ann Plast Surg* 1985;15:170.

Weinstein L, Kovachev D, Chagliassan T. Abdominal wall reconstruction. *Scand J Plast Reconstr Surg* 1986;20:109.

Capítulo 67

Construção e Reconstrução Peniana

Lawrence J. Gottlieb ◆ Sandeep S. Jejurikar ◆ Laurence A. Levine

Os avanços recentes na cirurgia microneurovascular têm permitido aos cirurgiões plásticos utilizar novas opções na construção peniana. Desde sua descrição inicial, surgiram várias modificações da técnica do retalho livre radial do antebraço para a construção peniana. Com o retalho livre radial do antebraço modificado, pode ser construído com segurança um falo esteticamente aceitável e funcional, com morbidade mínima. Este retalho de poucos pêlos é fino e possui flexibilidade suficiente para incorporar uma uretra vascularizada. Ele permite aos pacientes eliminar a urina na posição de pé através do meato distal. Ele também proporciona a possibilidade de sensação de proteção e erógena, assim como a colocação de uma prótese peniana que permita o coito com sucesso.

AVALIAÇÃO DO DEFEITO

A avaliação pré-operatória cuidadosa da anatomia é essencial. A chave é não avaliar o que foi perdido, mas determinar o que está presente e se está em estado normal. Os componentes cujo enfoque é mais importante são a qualidade da pele circundante e dos tecidos moles, a anatomia vascular receptora, os nervos pudendos, a uretra, a bexiga e o sistema de ejaculação, assim como o corpo cavernoso. Em homens que perderam a haste do pênis em caso de trauma ou de cirurgia, a questão mais importante é se a lesão é limitada à haste, ou se existe alguma lesão mais proximal. Em pacientes com genitália ambígua, é importante avaliar a presença de quaisquer estruturas dos ductos de Wolff ou Müller. No caso de trauma pélvico severo ou na região inguinal, pode ser necessário uma arteriografia para avaliar os vasos receptores. Um exame sensorial cuidadoso pode determinar o nível da lesão no nervo e um estudo urodinâmico, da mesma forma que um exame genitourinário (GU), também pode ser necessária.

INDICAÇÕES

Os pacientes com deformidades penianas severas, tanto congênitas quanto adquiridas, secundárias a trauma, infecção ou neoplasia maligna, são candidatos potenciais à reconstrução peniana utilizando o retalho livre radial do antebraço. Os pacientes com disforia de gênero podem se tornar candidatos para a construção peniana, se eles já passaram pelas predeterminadas linhas de referência psicológica e de personalidade, estabelecidas pela Harry Benjamin International Gender Dysphoria Association.

CONTRA-INDICAÇÕES

A construção peniana eletiva microneurovascular complexa não é apropriada para pacientes com doenças cardíacas, vasculares ou metabólicas, da mesma forma que naqueles com problemas psiquiátricos ou psicológicos, que não melhorariam com este procedimento. Deve-se considerar também o nível de expectativa dos pacientes e a habilidade de lidar com possíveis complicações e cicatrizes significativas na área doadora. Uma lesão anterior em ambos os antebraços ou na vascularização dos membros superiores exclui obviamente a possibilidade de utilização do retalho livre radial do antebraço.

PREPARAÇÃO DA SALA

O paciente é colocado na mesa de cirurgia na posição supina com o braço doador (geralmente não deve ser o lado dominante) estendido em um suporte. Os transexuais e homens com uretrostomias perineais são colocados na posição de litotomia durante a parte de "preparação do local receptor" do caso. Os outros pacientes devem ser colocados na posição supina em uma posição de "perna de sapo". As botas de compressão pneumática seqüencial dos membros inferiores, utilizadas durante o procedimento cirúrgico, são desconectadas durante o período em que o paciente estiver na posição de litotomia (para evitar a síndrome compartimental dos membros inferiores).

MARCAÇÃO DO PACIENTE

O braço não-dominante é escolhido geralmente como área doadora. Deve ser realizado o teste de Allen no pré-operatório em todos os pacientes nos quais se considera a utilização do retalho livre radial do antebraço. Arteriografias geralmente não são necessárias. Os pacientes com resultados duvidosos no teste de Allen podem passar por um Doppler com dupla imagem para delinear a anatomia vascular do arco palmar da mão.

O desenho do retalho é delineado na superfície volar do antebraço (Figura 67-1). Não deve ser realizada tricotomia. Isto permite que as marcas planejadas para a neo-uretra sejam feitas seguramente na parte volar do antebraço com uma quantidade mínima de pêlos. Isto também é útil para delinear o curso da artéria radial e as veias principais.

O retalho é desenhado com a neo-uretra geralmente localizada centralmente em continuidade com a neoglande. Este desenho evita uma linha de sutura circunferencial do meato sem sacrificar o comprimento e leva a um resultado estético melhor. As dimensões do retalho dependem das necessidades e desejos do paciente, da mesma forma que o tamanho do antebraço e a quantidade de tecido subcutâneo presente. A largura do retalho deve variar diretamente com a quantidade de tecido subcutâneo presente. Enquanto foi descrita inicialmente uma largura de 13 cm para a reconstrução peniana, nós consideramos este valor inadequado para formar um "tubo" com o retalho e permitir o fechamento sem tensão. Adicionalmente, o comprimento do retalho inicialmente descrito de 10 cm geralmente não é satisfatório para uma inserção com sucesso. Na maioria dos casos, as dimensões do retalho têm um valor mínimo de 15 × 17 cm. O tamanho do punho pode limitar a largura do retalho distalmente, onde ele deve ser reduzido gradualmente para 13 a 14 cm (Figura 67-2). A quantidade diminuída de tecido subcutâneo nesta área permite a formação do tipo e a dobra, a despeito da largura menor. Em casos em que a uretra natural termina no períneo, a extensão da neo-uretra pode ser aumentada com segurança para 25 cm pela delimitação de uma extensão proximal logo acima do cotovelo.

TÉCNICA CIRÚRGICA

Depois de exsangüinar o membro superior utilizando uma faixa de Esmarch, infla-se um torniquete estéril até 250 mmHg. Duas faixas de pele, cada uma com 1 cm de largura, uma de cada lado da neo-uretra planejada, localizada centralmente, são desepitelizadas da margem proximal do retalho até 3 cm acima da porção distal. A desepitelização deve ser estendida ao redor da extremidade proximal da neo-uretra planejada. O lado ulnar destas faixas é incisado até a camada subcutânea.

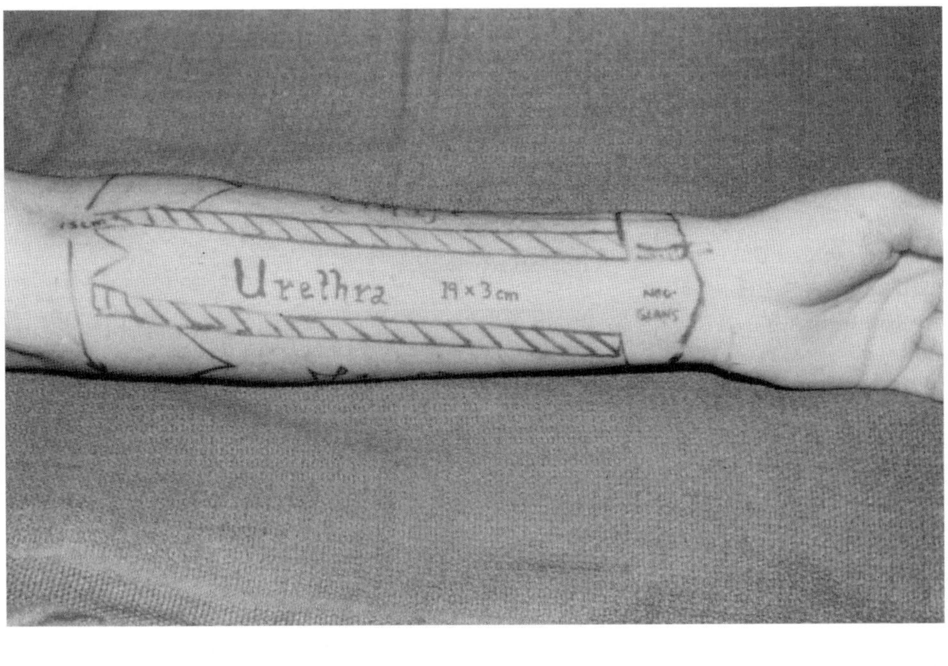

Figura 67-1. Desenho do retalho marcado no antebraço não-dominante.

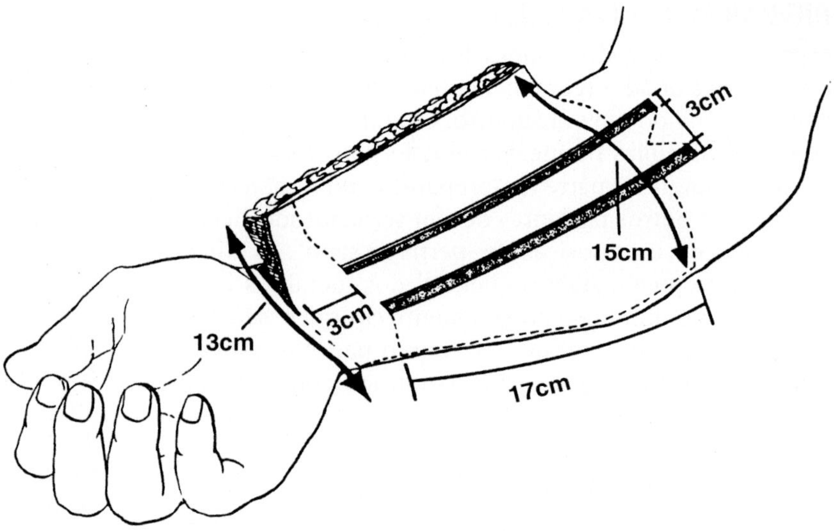

Figura 67-2. Dimensões do retalho.

A porção distal do retalho é então incisada e a artéria radial e suas veias concomitantes são identificadas no punho e isoladas. É realizada uma incisão ao longo da margem radial do retalho, e esta continua em direção à fáscia profunda. A dissecção prossegue em direção ulnar abaixo desta camada e pára no septo intermuscular, que contém os vasos perfurantes septocutâneos. A ramificação superficial do nervo radial deve ser identificada e preservada onde ele penetra através ou abaixo do tendão braquiorradial e cursa próximo à veia cefálica no punho.

A incisão proximal é então realizada, tomado-se cuidado para identificar e preservar a veia cefálica. Os nervos antebraquiais cutâneos lateral e medial são identificados, dissecados por mais 4 cm proximal ao molde de pele ligados com Prolene 7-0, e depois seccionados.

Posteriormente, a margem ulnar do retalho é incisada e elevada na direção do rádio, abaixo da fáscia profunda. Os vasos perfurantes cutâneos da artéria ulnar devem ser ligados e seccionados. A dissecção continua até que o lado ulnar do septo intramuscular, contendo as perfurantes septocutâneas da artéria radial, é encontrado. Neste momento, a artéria radial e suas veias concomitantes são elevadas de seu leito da parte distal para a proximal, mobilizando-as cuidadosamente da margem ulnar do músculo braquiorradial, para o rádio. As ramificações musculares são ligadas ou coaguladas com um eletrocautério bipolar. A dissecção arterial continua proximalmente até identificar a bifurcação da artéria braquial.

A dissecção das veias concomitantes prossegue até que as duas veias se unam em uma única. Se esta dissecção continua mais proximalmente, as veias concomitantes unem-se à veia cefálica através da veia ulnar profunda, a qual é uma veia sem válvulas, que conecta os sistemas venosos superficial (cefálica) e profundo (veias concomitantes) do antebraço. Esta dissecção adicional torna possível que uma veia de calibre maior drene os dois sistemas venosos (Figura 67-3).

Incisões transversas de espessura total são feitas conectando a porção distal da pele da neo-uretra localizada centralmente às margens radial e ulnar do retalho (Figura 67-4).

Neste momento, libera-se o torniquete, o retalho é perfundido e realiza-se a hemostasia. O retalho fica preso apenas por seu feixe vascular radial. Pequenas pinças vasculares são aplicadas à porção distal deste feixe, observando-se a perfusão da mão. Somente depois que a circulação ulnar adequada da mão for confirmada, o feixe vascular radial é seccionado. Se, em uma circunstância rara em que a perfusão do lado radial da mão ficar comprometida, a pinça vascular é removida da artéria radial e um enxerto de veia é coletado para realizar a reconstrução da artéria radial.

A porção do retalho que forma a neo-uretra é tunelizada sobre uma sonda urinária nº 12 de *silastic* e fechada em quatro camadas. Primeiro, a pele da neo-uretra é presa à pele da neo-uretra centralmente. A margem livre da faixa ulnar desepitelizada é dobrada e fixada sobre esta linha de sutura. Depois, a faixa radial desepitelizada é avançada e suturada, e a pele volar do corpo é fechada (Figura 67-5). Finalmente, o retalho é virado e a pele dorsal é suturada.

As asas da neoglande são cortadas no seu formato apropriado e enroladas no corpo. A porção distal do corpo que ficará por baixo da neoglande é desepitelizada (Figura 67-6). A neoglande é então suturada em uma posição enrolada com pontos contínuos de "chuleio" de náilon na espessura total (Figura 67-7). Deixa-se o neofalo construído no braço, aderido ao seu pedículo vascular proximal, até que o local receptor esteja preparado.

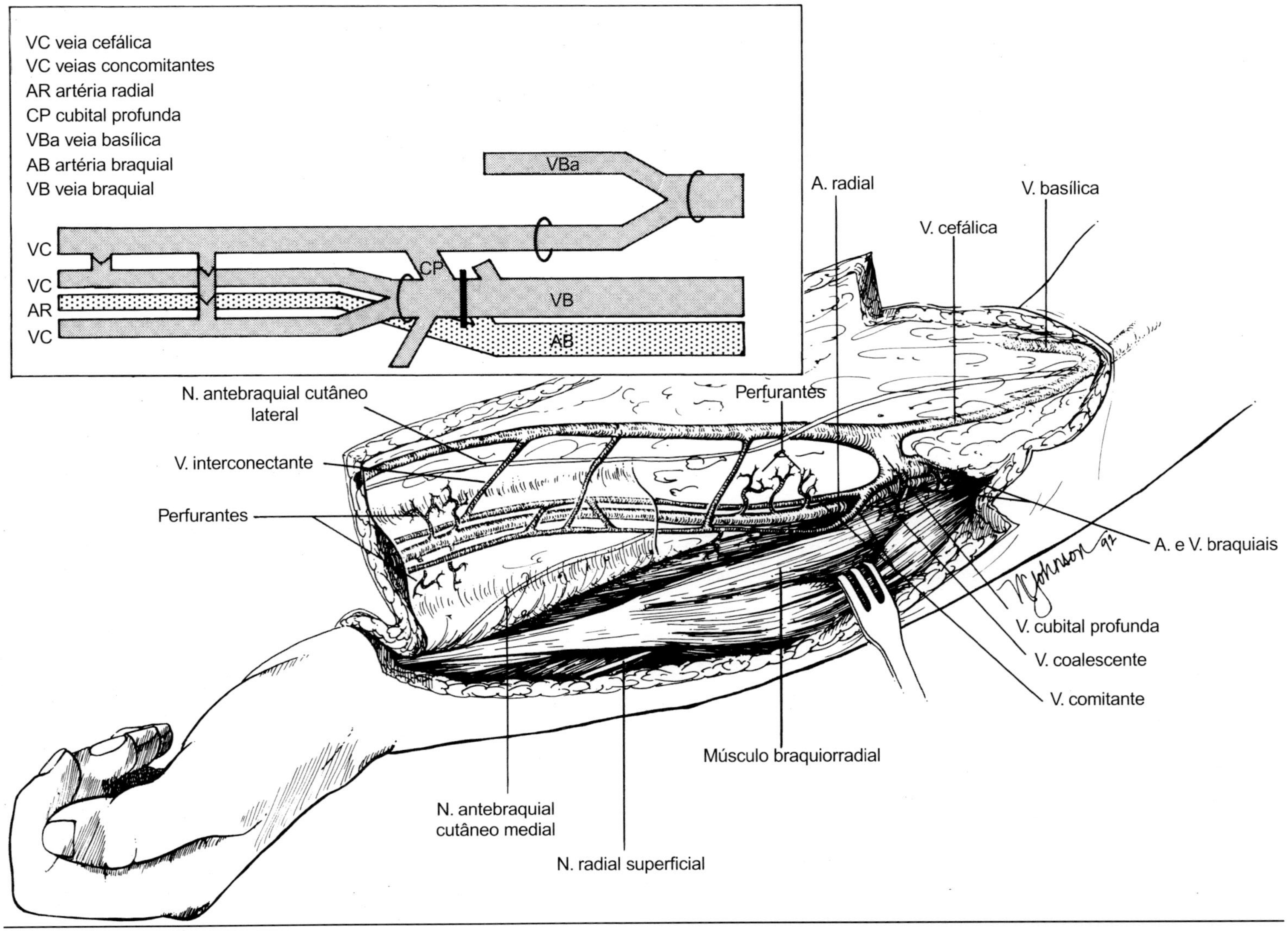

Figura 67-3. Anatomia venosa do retalho. Notar a coalescência das veias comitantes, as quais emergem na veia cefálica através da veia cubital profunda, cruzando acima o nervo antebraquial cutâneo lateral. No detalhe, a barra preta vertical demonstra o local da transecção, os círculos representam os possíveis locais para anastomose venosa.

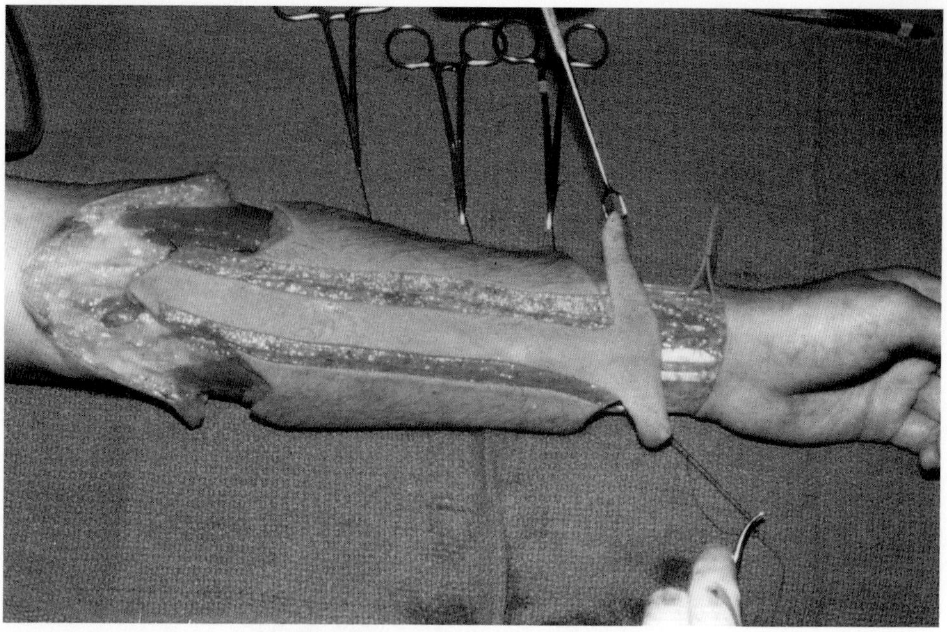

Figura 67-4. Retalho elevado. As incisões transversas separam as partes da glande e da haste. A neo-uretra está pronta para ser "tunelizada".

Durante a elevação do retalho, uma segunda equipe cirúrgica prepara o local pubiano e os vasos e nervos receptores. Aproximadamente 20 cm da veia safena é retirada da coxa e é deixada unida à veia femoral na fossa oval. A extremidade distal da veia safena é então anastomosada à artéria femoral para criar uma fístula de alça arteriovenosa temporária. Esta pode ter fluxo por até 20 minutos, até que o retalho esteja pronto para a transferência.

Se não há nenhuma remanescência do pênis, é feita uma incisão sobre a sínfise púbica. Se ainda existe alguma porção do falo, é feita uma incisão de desluvamento. As ramificações penianas dorsais do nervo pudendo (em transexuais as ramificações clitorianas dorsais) são isoladas. Se os nervos não estão aparentes, a dissecção é continuada em direção ao períneo e os nervos pudendos são identificados conforme eles emergem do canal de *Alcock* e seguem ao longo da ramificação inferior do púbis.

No caso dos transexuais, as incisões em V invertido são realizadas na porção superior dos grandes lábios (Figura 67-8). Os grandes lábios são retrodeslocados inferiormente para criar o neo-escroto. Os transexuais podem passar então por uma vaginectomia. As superfícies mediais dos grandes lábios são suturadas, criando a rafe mediana do neo-escroto. Uma parte dos pequenos lábios é modificada no formato de um tubo para formar uma extensão da uretra natural (Figura 67-9).

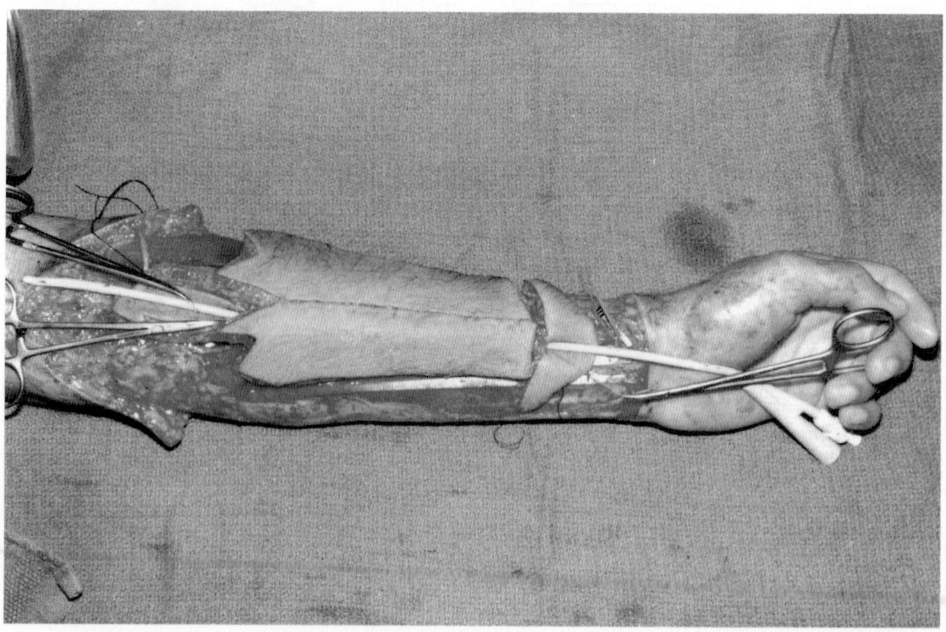

Figura 67-5. Fechamento do tubo neo-uretral em múltiplas camadas.

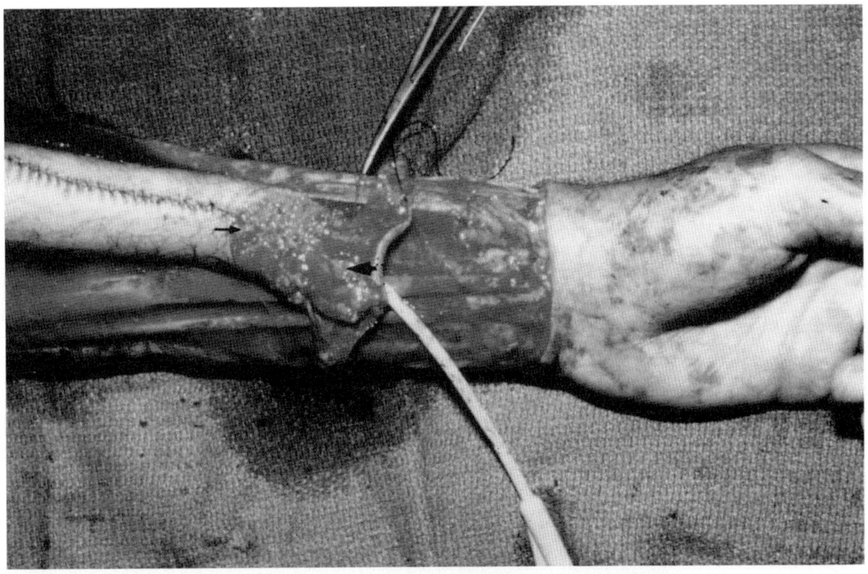

A

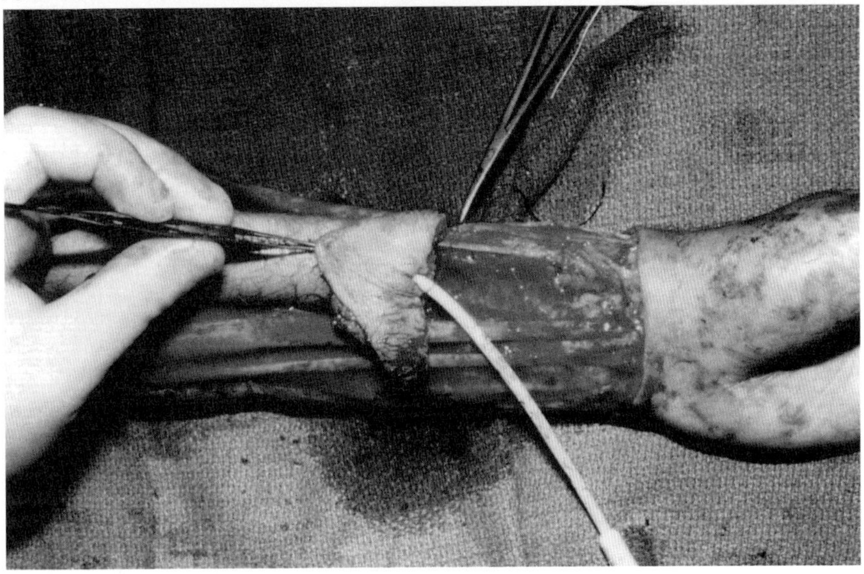

B

Figura 67-6. Construção da neoglande. A, a seta grande está direcionada para a extensão ainda não dobrada do retalho ("asas") que irá formar a neoglande. A região distal do corpo é desepitelizada (seta menor). B, as asas que irão formar a neoglande são dobradas para trás sobre o corpo.

A incisão utilizada para a coleta da veia safena é unida à incisão do leito receptor do retalho para prevenir compressão, rotação ou cisalhamento dos enxertos de veia.

Retira-se então o neofalo do braço, que é suturado ao local receptor utilizando pontos de reparo. Quando possível uma anastomose uretral primária, é realizada uma anastomose término-terminal em duas camadas com fio absorvível 4-0, após passar a sonda de Foley do retalho através da uretra natural até a bexiga. As suturas não devem atravessar o lúmen a fim de reduzir a possibilidade de formação de fístula.

A alça da veia safena é seccionada e a veia cefálica é anastomosada de modo término-terminal ao braço venoso da alça safena com fio de náilon 8-0, utilizando o microscópio. Esta é seguida por uma anastomose término-terminal da artéria radial até o braço arterial da alça safena com náilon 8-0.

São realizadas neurorrafias epineurais entre os nervos pudendos pareados e os nervos antebraquiais cutâneos lateral e medial com náilon 9-0 (Figura 67-10).

As áreas cruentas remanescentes da haste proximal do neofalo e dos vasos femorais são suturadas (Figura 67-11). Uma sonda percutânea suprapúbica é colocada

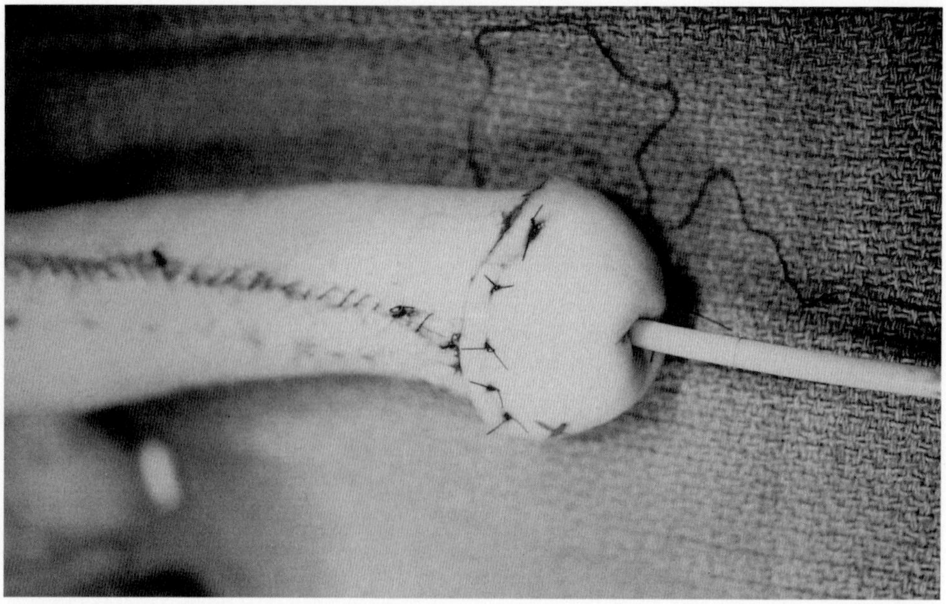

Figura 67-7. Neoglande dobrada suturada com pontos de colchoeiro. Observe a ausência de uma linha de sutura meatal circunferencial.

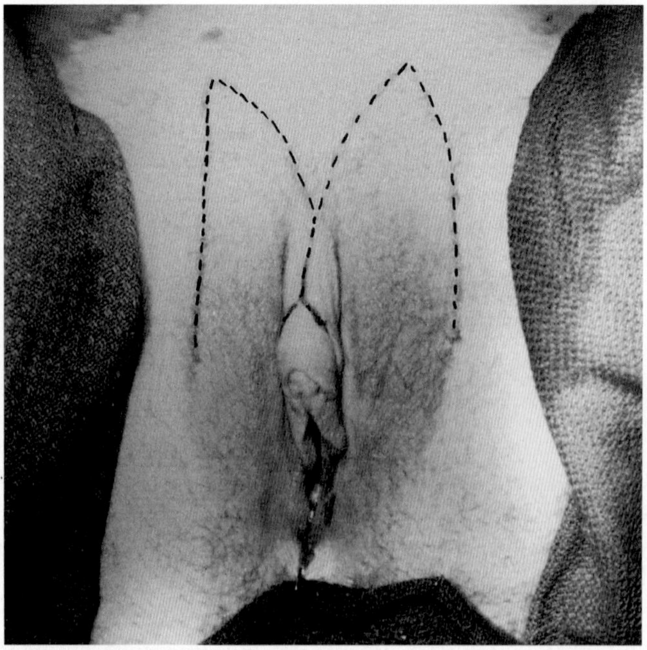

Figura 67-8. Marcação da pele no local receptor em transexuais.

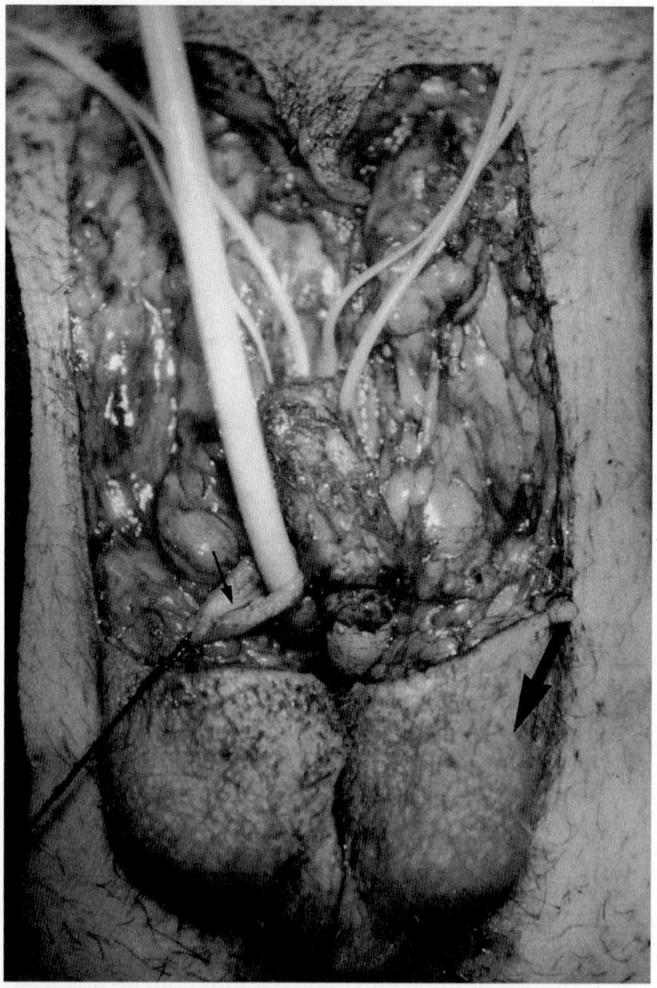

Figura 67-9. Grandes lábios retrodeslocados para criar o neo-escroto (seta grande). Os lábios menores são tunelizados para estender a uretra natural (seta pequena). Vasos ao redor dos nervos do clitóris.

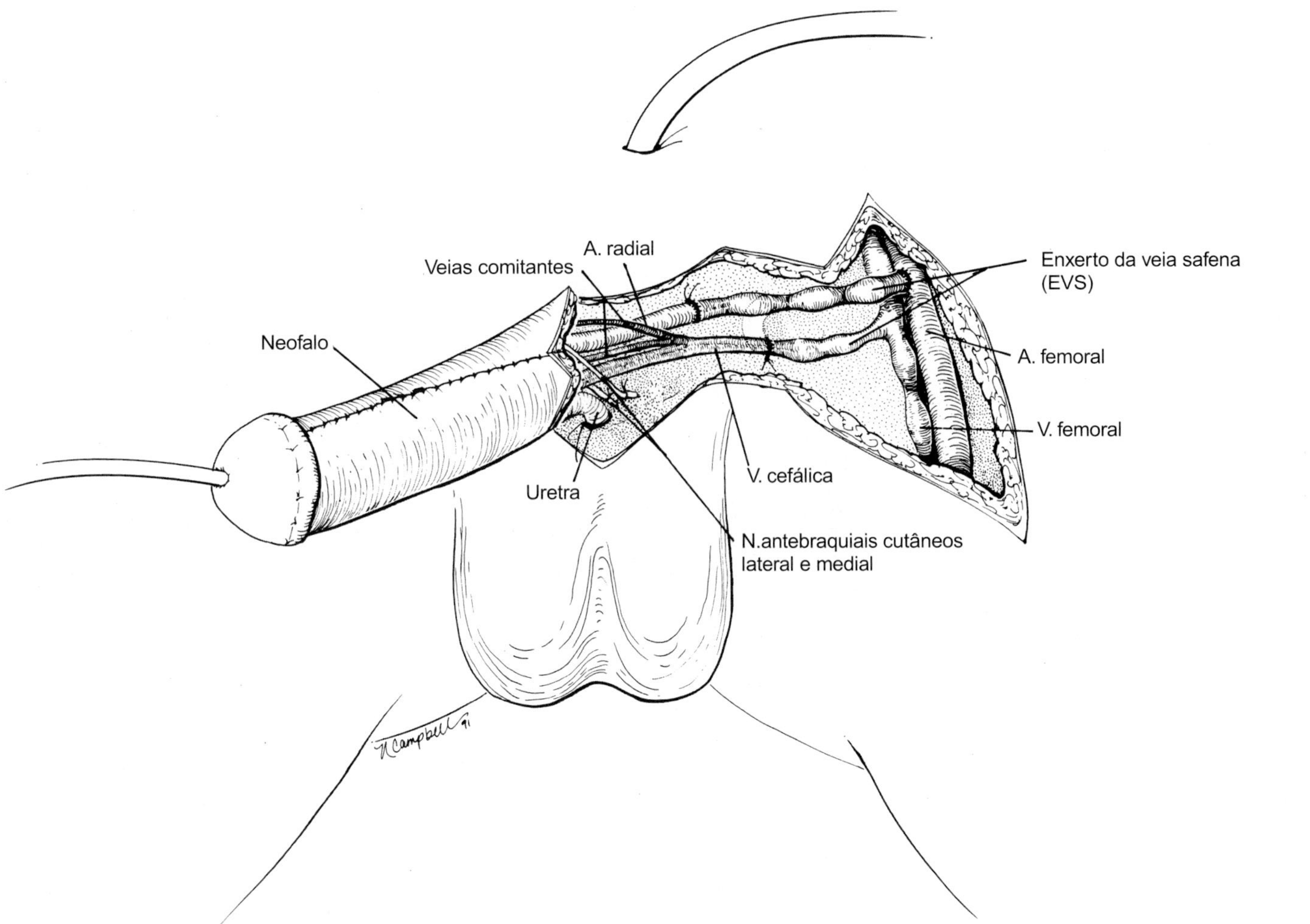

Figura 67-10. Representação esquemática das conexões uretrais e neurovasculares.

para permitir a drenagem durante a cicatrização da neouretra.

Os músculos do antebraço no leito do local doador são aproximados sobre tendões expostos com fio absorvível para diminuir as irregularidades de contorno. Um enxerto de pele de espessura total é retirado do quadril ou da coxa e colocado no antebraço.

O curativo pós-operatório incorpora um grande cálice com Styrofoam, preso com uma fita nos quadris, para manter o neofalo apoiado na posição ereta durante o período pós-operatório inicial. Uma grande tala para o braço é utilizada para imobilizar o cotovelo, punho e dedos.

CUIDADOS PÓS-OPERATÓRIOS

A viabilidade do retalho é avaliada por sinais clínicos que incluem a cor da pele, turgor e perfusão capilar. Adicionalmente, verifica-se o pulso de hora em hora e são realizados exames com Doppler no leito.

Em todos os casos são empregados antibióticos perioperatórios, heparina subcutânea e baixas doses de aspirina. Antibióticos intravenosos são descontinuados no segundo dia após a operação e antibióticos por via oral são administrados até que as sondas uretrais e suprapúbicas sejam removidas.

A fisioterapia para o membro superior doador começa assim que os curativos iniciais sejam removidos, no sétimo dia pós-operatório. Um curativo compressivo é colocado e utilizado por três a seis meses e uma tala para o punho é usada por duas semanas.

A urina é drenada através da sonda suprapúbica, permitindo que a sonda uretral seja fechada. Isto reduz a tensão no neopênis e meato. Na terceira para quarta semana pós-operatória, uma uretrografia retrógrada é realizada inserindo-se uma pequena sonda ao longo do interior da sonda uretral permanente. A sonda uretral pode ser removida se não existir evidência de extravasamento ou fístula. A sonda suprapúbica é removida um a dois dias após a estabilização da micção normal.

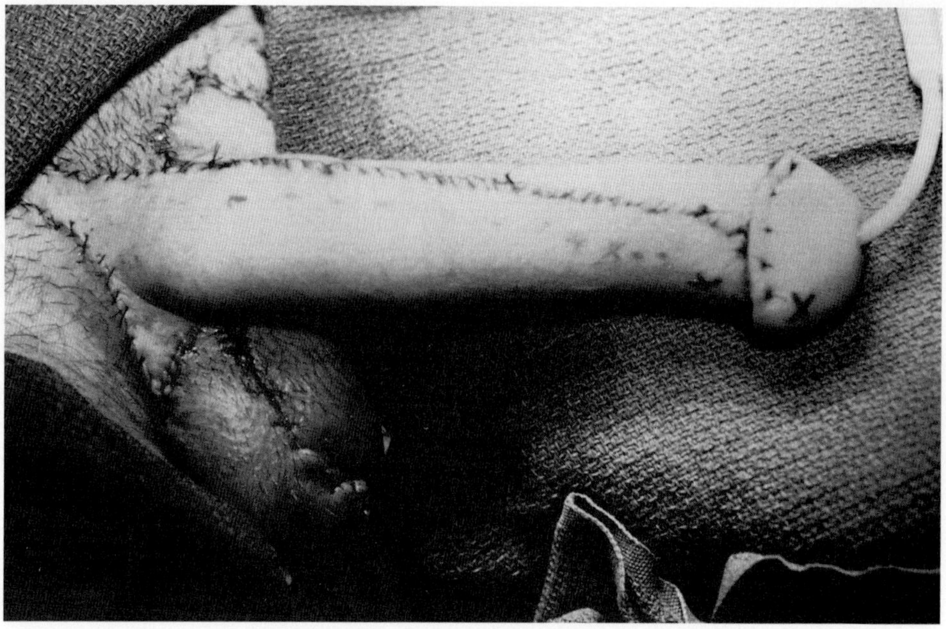

Figura 67-11. Neofalo ao final da operação.

O neofalo permanece insensível durante o primeiro mês pós-operatório. A maioria dos pacientes recupera grande parte da sensibilidade tátil em quatro a seis meses. A prótese peniana é inserida somente depois que a sensação de proteção estiver presente. De seis a nove meses, os pacientes são geralmente capazes de estimular a haste do neopênis para sentir orgasmo e os pacientes sexualmente ativos descrevem a sensação erógena que leva a um orgasmo.

PRECAUÇÕES

A estenose meatal não tem sido um problema nestes pacientes, já que se evita uma linha de sutura meatal circunferencial. A formação de cálculos uretrais não foi observada nestes pacientes, a despeito da presença de pêlos no antebraço. Presume-se que os pêlos finos na pele do braço não tenham a mesma propensão de formar cálculos que os pêlos mais grossos da pele do escroto. As complicações das anastomoses uretrais proximais, incluindo os seios, fístulas e estreitamentos, são relativamente incomuns. A maioria das fístulas resolve-se espontaneamente. O estreitamento da linha de sutura anastomótica uretral pode ser tratado com uma uretrotomia interna. Em nossa experiência, uma destas duas uretrotomias por *laser* de *neodymium: yttrium-aluminum-garnet* (Nd:YAG), ou de lâmina, seguidas por um curto período de autocateterização, resultaram em uma uretra permeável ampla e estabilizada. Todos os nossos pacientes foram capazes, posteriormente, de urinar na posição em pé.

Manter uma crista coronal boa é difícil. A técnica de sutura descrita na Figura 67-7 leva a resultados variáveis a longo prazo. Adicionar uma faixa de tendão ou de derme não parece ajudar muito. Recentemente, nós suturamos a porção enrolada da neoglande de forma frouxa, e enxertamos pele no tecido subcutâneo exposto.

A grande desvantagem do retalho radial do antebraço é a aparência ruim do local doador. Quanto mais grosso o enxerto utilizado para fechá-lo, melhor o resultado estético. A disfunção da extremidade do local doador é rara, embora tenhamos um paciente com uma paralisia do nervo radial que se resolveu e um outro paciente com síndrome do túnel do carpo pós-operatória, que necessitou de liberação. Considerando-se a alta qualidade da construção peniana possível com o retalho radial do antebraço, a cicatriz resultante no local doador é geralmente bem aceita pelos pacientes.

Leituras Selecionadas

Biemer E. Penile construction by the radial arm flap. *Clin Plast Surg* 1988;15:425.

Chang T-S, Hwang W-Y. Forearm flap in one-stage reconstruction of the penis. *Plast Reconstr Surg* 1984;74:251.

Cherup LL, Gottlieb LJ, Zachary LS, Levine LA. The sensate functional total phallic reconstruction. *Plast Surg Fórum* 1989;25.

Gilbert DA, Horton CE, Terzis JK, et al. New concepts in phallic reconstruction. *Ann Plast Surg* 1987;18:128.

Gilbert DA, Williams MW, Horton CE, et al. Phallic innervation via the pudendal nerve. *J Urol* 1988;41:160.

Gottlieb LJ, Levine LA. A new design for the radial forearm free flap phallic construction. *J Plast Reconstr Surg* 1993;92:276.

Gottlieb LJ, Tachmes L, Pielet RW. Improved venous drainage of the radial artery forearm free flap: use of the profundus cubitalis vein. *J Reconstr Microsurg* 1993;9:281.

Koshima I, Tai T, Yamasaki M. One-stage reconstruction of the penis using an innervated radial forearm osteocutaneous flap. *J Reconstr Microsurg* 1986;1"9.

Levine LA, Zachary LS, Gottlieb LJ. Prosthesis placement after total phallic reconstruction. *J Urol* 1993;149:593

Meyer R, Daverio PJ, Dequesne J. One-stage phalloplasty in transsexuals. *Ann Plast Surg* 1986;16:472.

Sadove RC, Sengezer M, McRoberts JW, et al. One-stage total penile reconstruction with a free sensate osteocutaneous fibula flap. *J Plast Reconstr Surg* 1993;92:1314.

Semple JL, Boyd JB. The "cricket bar forearm flap" in one-stage reconstruction of the penis. Presented at the Annual Meeting of the Canadian Society of Plastic Surgery, Pointe-du-Lac, Quebec, June 22, 1988.

Shenaq SM, Dinh TA. Total penile and urethral reconstruction with an expanded sensate lateral arm flap. Case report. *J Reconstr Microsurg* 1989;5:245.

Trengove Jones G, Colon LB, Horton C, et al. A new concept in peno-scrotal reconstruction: the one-stage free sensory combined peno-scrotal reconstruction. Presented at the American Society of Reconstructive Microsurgery meeting, Scottsdale, Arizona, 1992.

Young VL, Khouri RK, Lee GW, et al. Advances in total phalloplasty and urethroplasty with microvascular free flaps. *Clin Plast Surg* 1992;19:4.

Parte

XI

Reconstrução Vaginal e Perineal

Capítulo 68

Reconstrução Vaginal Utilizando o Retalho do Reto Abdominal

Bonnie J. Baldwin ◆ Gregory P. Reece

A reconstrução da vagina geralmente é realizada em pacientes que passaram por uma ressecção abdominoperineal, ou exenteração pélvica, no caso de um carcinoma do colo uterino, vagina ou reto. A reconstrução vaginal é indicada tanto para a reabilitação psicológica, como para a cicatrização das feridas perineais. A reconstrução imediata após ressecção vaginal parcial ou total facilita a cura primária de defeitos perineais, diminui a perda de fluidos da pelve, reduz a taxa de infecção e diminui as necessidades nutricionais. Ademais, o retalho fornece uma neovascularização do tecido pélvico remanescente, que constitui uma consideração importante no sucesso da cicatrização. Esta é uma questão particular se a paciente passou por radiação na área, ou planeja-se uma terapia pós-operatória com radiação. Mesmo em pacientes sexualmente inativas, quanto mais rápida for a cura e o aumento da auto-estima, mais positivas são as conseqüências da cirurgia.

AVALIAÇÃO DO DEFEITO

A reconstrução da vagina utilizando a técnica do retalho miocutâneo do reto abdominal após uma ressecção abdominoperineal, ou uma exenteração pélvica, é a mais facilmente realizada no momento da ressecção. Atrasos na reconstrução necessitam de repetidas laparotomias e da redissecção da pelve. A comunicação com o cirurgião responsável pela ressecção antes, e também durante o procedimento operatório, garante a avaliação segura do defeito vaginal. Dependendo da extensão da doença, uma elipse vertical do retalho miocutâneo do reto abdominal pode ser utilizada para reparar uma perda vaginal parcial, como da parede anterior ou posterior. A perda do intróito vaginal, assim como de parte do fundo, necessita de um planejamento cuidadoso para fornecer o desenho do retalho com comprimento e largura adequados para prevenir uma estenose do intróito vaginal. Os defeitos do assoalho perineal algumas vezes requerem uma reconstrução adicional com uma tela de Marlex, um retalho omental, ou um segundo retalho do reto abdominal para evitar o espaço morto e fechar a cavidade abdominal. A reconstrução total da vagina geralmente necessita de reconstrução com um grande seguimento do retalho miocutâneo do reto abdominal.

INDICAÇÕES

O retalho miocutâneo do reto abdominal é apropriado tanto para grandes reconstruções parciais ou perda total da vagina. Os defeitos de tamanho pequeno a médio podem ser reparados geralmente utilizando retalhos locais da coxa ou das nádegas. O retalho é particularmente útil na reconstrução após uma exenteração, na qual a vagina distal mantida torna a utilização do retalhos do grácil mais difícil. Embora este procedimento também possa ser utilizado para a reconstrução no caso de agenesia vaginal, usualmente os métodos mais simples de enxertos de pele ou dilatação são empregados.

O retalho do reto abdominal pode ser desenhado na área planejada para uma colostomia ou ileostomia. Neste caso, o retalho da reconstrução é dissecado e o defeito da área doadora da fáscia é fechado antes da colocação da estomia. Hérnias, ou comprometimentos dos canais, não apresentaram problemas.

As discussões pré-operatórias incluem as possíveis complicações e os resultados esperados da vagina reconstruída. A paciente é orientada de que o retalho do reto não proporcionará a sensibilidade normal, e dos efeitos desta mudança nas relações sexuais. As pacientes podem sofrer de dores crônicas após a cirurgia, especialmente se existe alguma dor antes da operação, e se a paciente já passou por terapia com radiação. Não se deve esperar que a reconstrução cirúrgica alivie essas dores crônicas.

CONTRA-INDICAÇÕES

O retalho miocutâneo do reto abdominal não pode ser utilizado para a reconstrução se for desenhado do lado do abdômen onde as cicatrizes cirúrgicas interrompem o suprimento sangüíneo da ilha de pele (p. ex., cicatrizes paramedianas) ou relativas ao suprimento sangüíneo dos vasos epigástricos inferiores (p. ex., as cicatrizes de uma apendicectomia). Se o fornecimento de sangue dos vasos epigástricos inferiores foi lesado durante a ressecção pélvica, o retalho contralateral pode ser utilizado. A utilização do retalho do lado da colostomia é contra-indicada, pois existe uma interrupção possível das perfurantes umbilicais principais no momento da confecção do canal. A reconstrução vaginal em uma paciente obesa necessita de considerações especiais do menor volume da pelve e do fundo vaginal, bem como avaliação da espessura da ilha de pele. Um volume excessivo pode resultar em estreitamento do canal vaginal ou comprometimento vascular da ilha cutânea.

PREPARAÇÃO DA SALA

A paciente é colocada na posição de litotomia tanto para a ressecção quanto para a reconstrução subseqüente (Figura 68-1). O abdômen e o períneo são preparados e cobertos. A colocação de dois ou mais eletrocautérios permite que os cirurgiões responsáveis pela reconstrução e pela ressecção operem simultaneamente.

MARCAÇÃO DA PACIENTE

Após a definição da extensão do defeito, a ilha de pele é marcada como uma elipse vertical centralizada sobre a metade superior do músculo reto, certificando-se de incluir as perfurantes periumbilicais, pois isto proporciona que o pedículo tenha um comprimento maior. A pele na extremidade superior da ilha de pele é mantida para prevenir possíveis problemas relativos à estenose, já que esta área irá reconstruir a entrada vaginal. É de grande ajuda aproximar a incisão da linha medial e grampeá-la, após a ressecção e antes da marcação da paciente, para estabilizar o retalho. A margem medial da ilha de pele deve estar na linha medial da incisão da laparotomia, permitindo que seja utilizada uma única linha medial para o fechamento abdominal. As dimensões da ilha de pele dependem da largura e do comprimento do defeito vaginal. Para uma reconstrução total da vagina, uma ilha de pele de 12 a 14 cm de largura proporciona um diâmetro neo-

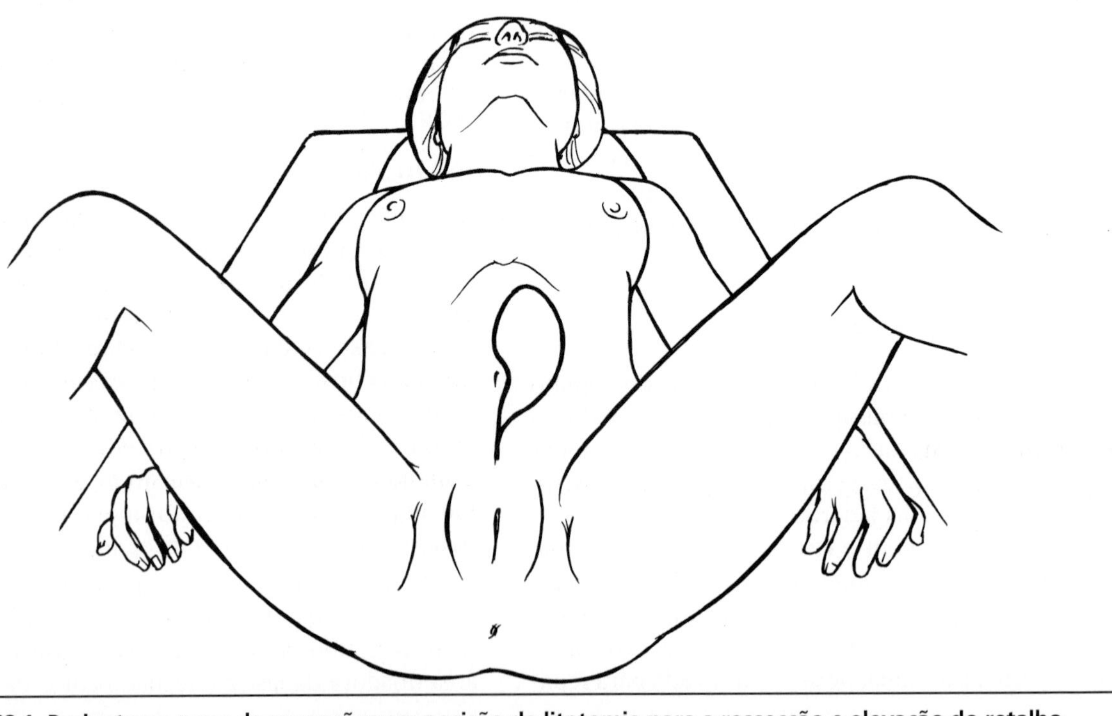

Figura 68-1. Paciente na mesa de operações em posição de litotomia para a ressecção e elevação do retalho miocutâneo do reto abdominal simultâneas.

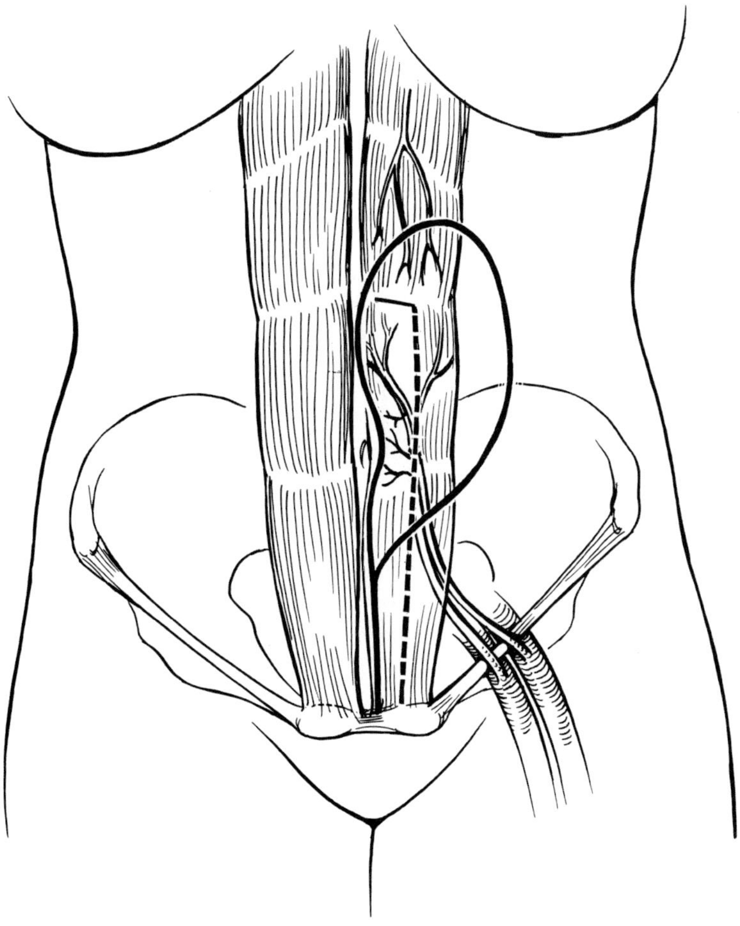

Figura 68-2. A ilha de pele é marcada como uma elipse vertical para incluir as perfurantes e para proporcionar o comprimento e largura adequados para a reconstrução total da vagina.

vaginal de 4 cm quando em forma tubular. O retalho se estende da margem costal até a região logo abaixo do umbigo (Figura 68-2).

Além do desenho do retalho, os locais da colostomia e ileostomia devem ser marcados pré-operatoriamente em consenso entre os cirurgiões responsáveis pelos procedimentos plástico e oncológico, e também pela enfermeira responsável pelas estomias para assegurar que os canais não atravessem o músculo reto abdominal que será usado para a reconstrução. Se há necessidade de estomias de ambos os lados, as marcações para a colocação são realizadas antes da operação, e o retalho é confeccionado antes da realização da colostomia ou da ileostomia.

TÉCNICA CIRÚRGICA

Depois que os cirurgiões oncológicos terminaram a parte abdominal da ressecção e definiram a extensão do defeito vaginal, são feitas as marcações para o retalho miocutâneo do reto abdominal. Alternativamente, se os cirurgiões responsáveis pela ressecção puderem descrever o defeito planejado antes da ressecção, o retalho pode ser elevado antes da incisão da laparotomia. O perímetro da ilha de pele é incisado na fáscia anterior do reto. A ilha cutânea é incisada no nível logo acima da fáscia medialmente, e lateralmente até que ambos os grupos de perfurantes sejam identificados (Figura 68-3). A pele epigástrica é suprida pelas perfurantes dos vasos epigástricos inferiores do músculo reto abdominal que saem através da fáscia anterior do reto. Os vasos epigástricos inferiores e superiores se interligam em uma rede anastomótica logo acima do umbigo, fornecendo o suprimento sangüíneo para o músculo reto e para a ilha cutânea sobre ele. A fáscia anterior do reto é incisada, incluindo as perfurantes e usualmente deixando 1 cm de fáscia medialmente, adjacente à linha alba, e 3 cm lateralmente, adjacente à aponeurose do oblíquo externo.

O músculo é transeccionado na margem costal próximo ao ápice da ilha de pele, dividindo os vasos epigástricos superiores. O músculo reto junto com a ilha de pele são dissecados da bainha posterior do reto, de modo retrógrado, dividindo o feixe neurovascular lateral em seqüência, até que o pedículo esteja longo o bastante para alcançar o defeito vaginal sem tensão.

O retalho é inserido ao defeito vaginal após o posicionamento da ilha de pele. Os defeitos parciais (anteriores e posteriores) podem ser suturados ao ápice da exposição abdominal e são finalizados na posição de litotomia (Figura 68-4). Isto permite a finalização da colostomia enquanto o restante do retalho é posicionado. Geralmente, a superfície

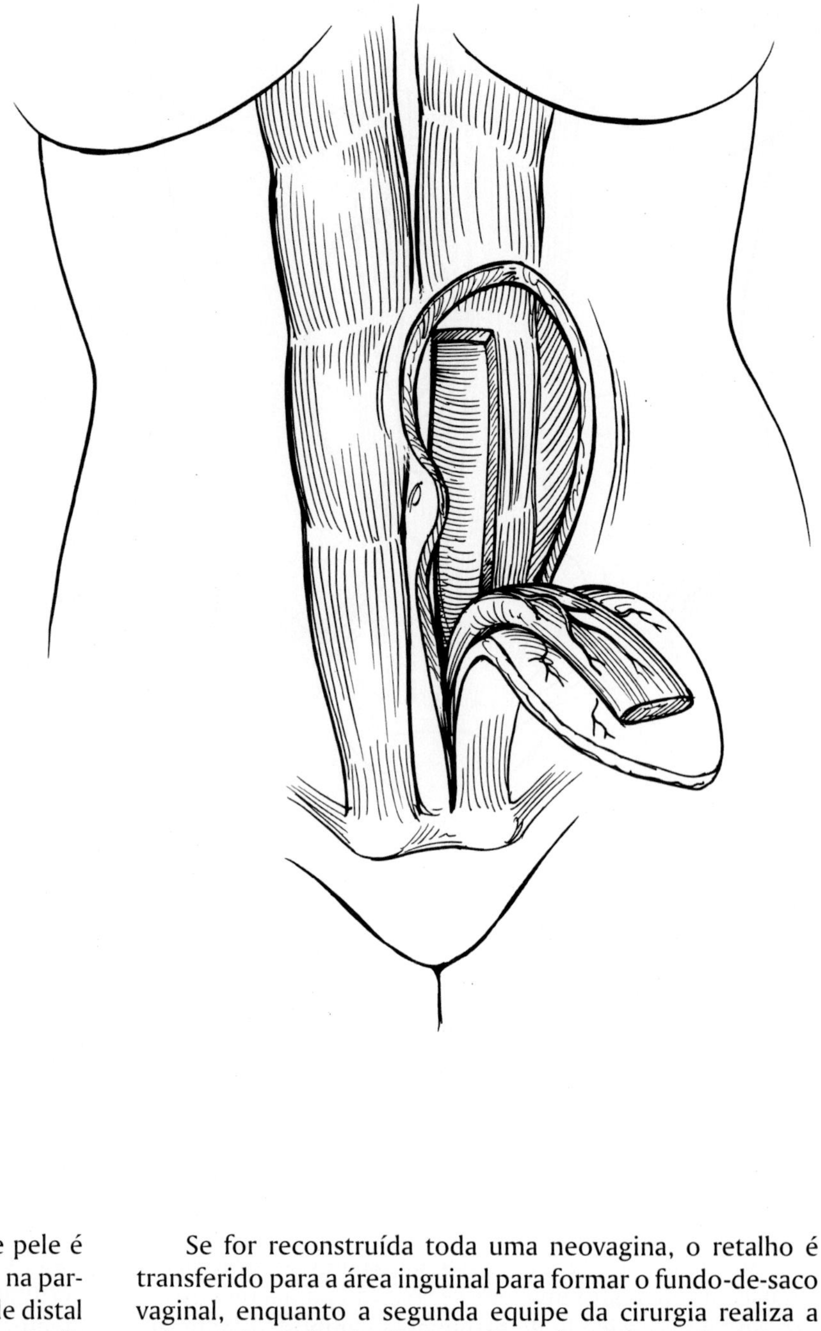

Figura 68-3. Suprimento sangüíneo para a ilha cutânea consiste nas perfurantes miocutâneas dos vasos epigástricos inferiores do músculo reto abdominal.

mais distal (em direção à margem costal) da ilha de pele é colocada no intróito da vagina, com o ápice formado na parte proximal do retalho de pele. A pele da extremidade distal é inserida no intróito vaginal para prevenir estenose. Realiza-se uma rotação de 180 graus com o retalho para dentro do defeito pélvico. A inserção do reto abdominal no púbis geralmente permanece fixada para prevenir tensão no pedículo epigástrico inferior. O retalho penetra na pelve através da fáscia posterior do reto e do peritônio. O plano fascial é reaproximado de forma frouxa ao redor do pedículo do reto, permitindo o edema do retalho sem estrangular o suprimento sangüíneo. A inspeção continuada dos vasos epigástricos inferiores durante a inserção permite que a reconstrução seja modificada com o objetivo de prevenir tensão no pedículo vascular. São usadas suturas absorvíveis interrompidas, tais como monofilamento de poliglactina 2-0 e 3-0, para aproximar a margem do retalho de pele da mucosa vaginal.

Se for reconstruída toda uma neovagina, o retalho é transferido para a área inguinal para formar o fundo-de-saco vaginal, enquanto a segunda equipe da cirurgia realiza a colostomia. O fundo-de-saco da vagina é formado dobrando-se o retalho longitudinalmente em forma de um tubo. As bordas mediais e laterais da ilha de pele são aproximadas ao longo de uma única linha de sutura para recriar o tubo da vagina. A superfície da pele é suturada com suturas absorvíveis interrompidas simples. O ápice da neovagina é construído virando-se a extremidade distal da elipse de pele em forma de V invertido terminal de volta para a linha de sutura do tubo, para formar um fundo-de-saco cego (Figura 68-4). O retalho é passado para dentro da pelve através da incisão perineal da linha medial e a extremidade aberta é suturada dentro do defeito perineal (Figura 68-5).

O defeito fascial do reto anterior é fechado geralmente com uma sutura não-absorvível do tipo Prolene 1 ou 0. A incisão fascial da linha medial é fechada primariamente. Se

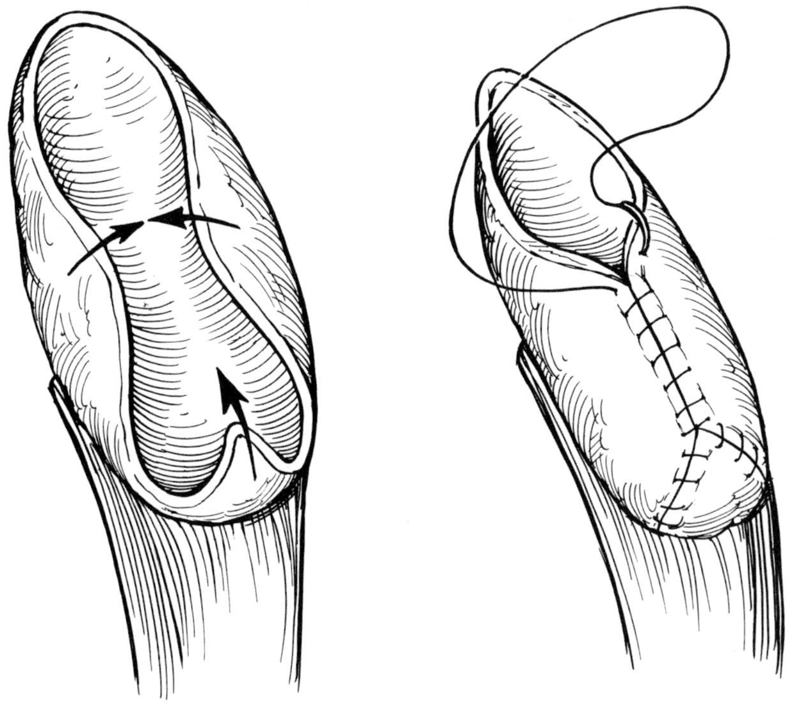

Figura 68-4. O molde de pele vertical do reto abdominal é suturado longitudinalmente, e seu ápice não é dobrado antes da inserção na pelve.

este fechamento dificultar o fechamento da incisão da linha medial da laparotomia por causa da tensão, a interposição de uma tela Marlex é feita para recriar a fáscia anterior do reto. O defeito do molde de pele cutâneo é fechado diretamente em continuidade com a incisão da laparotomia. Os drenos de sucção a vácuo são utilizados na área doadora e receptora.

Pós-operatoriamente, acompanha-se a vascularização do retalho com uma inspeção da ilha de pele no intróito vaginal. O exame do retalho proximal é bastante adequado para assegurar a viabilidade de toda a ilha de pele, já que este é o segmento mais distal do retalho cutâneo.

CUIDADOS PÓS-OPERATÓRIOS

O monitoramento pós-operatório do retalho inclui os exames por inspeção visual da parte proximal do retalho no leito em 48 a 72 horas para avaliar a circulação. O enchimento capilar de 2 a 3 segundos e uma coloração rosada são esperadas. Uma fonte de luz (um pequeno feixe de luz) é necessária para observar a ilha de pele adequadamente. Se o retalho parece congesto, a paciente deve passar por um exame mais completo e possivelmente retornar à mesa de operações. Depois de sete a dez dias, o edema pós-operatório se resolve o bastante para realizar um exame mais profundo utilizando um espéculo.

Nenhum curativo especial é necessário. Os curativos com Bacitracina ou absorventes secos são aplicados à incisão abdominal. As bolsas da colostomia ou do canal ileal são mantidas para prevenir a contaminação do ferimento. Já que a reconstrução da neovagina é realizada com tecido bem vascularizado do retalho miocutâneo, não é usada nenhuma sonda. Curativos não são usados no períneo. A pele pode secar ao ar livre. As incisões da pele podem ser limpas com soro fisiológico, diariamente ou quando for necessário. Os drenos são removidos quando o produto da drenagem for menor que 30 ml em um período de 24 horas.

A paciente permanece em repouso na cama por 48 a 72 horas e então pode começar a andar. Só é permitido sentar uma semana após a cirurgia. Um fisioterapeuta é muito útil para ajudar a paciente a sair da cama sem se sentar na área perineal. A paciente é alertada para se abster de levantar objetos pesados por quatro a seis meses para diminuir as chances de formação de hérnia. As pacientes podem fazer uma ducha vaginal no início do terceiro dia pós-operatório, se os cortes vaginais estiverem curados. A atividade sexual é liberada após cinco a seis semanas da cirurgia, se a paciente não apresentar dor.

PRECAUÇÕES

O sucesso da reconstrução vaginal utilizando o retalho miocutâneo do reto abdominal é facilitado por uma boa comunicação entre os cirurgiões responsáveis pela ressecção, em relação ao tamanho do defeito e da possível localização da colostomia. Isto é importante para o planejamento correto da ilha de pele e para facilitar a possibilidade de trabalho simultâneo de duas equipes. O retalho de pele é desenhado tanto para incluir as perfurantes periumbilicais quanto para fornecer o comprimento e a largura adequados para reconstruir a cúpula vaginal e o intróito, se necessário. Durante a cirurgia, o cirurgião monitora continuamente a posição do

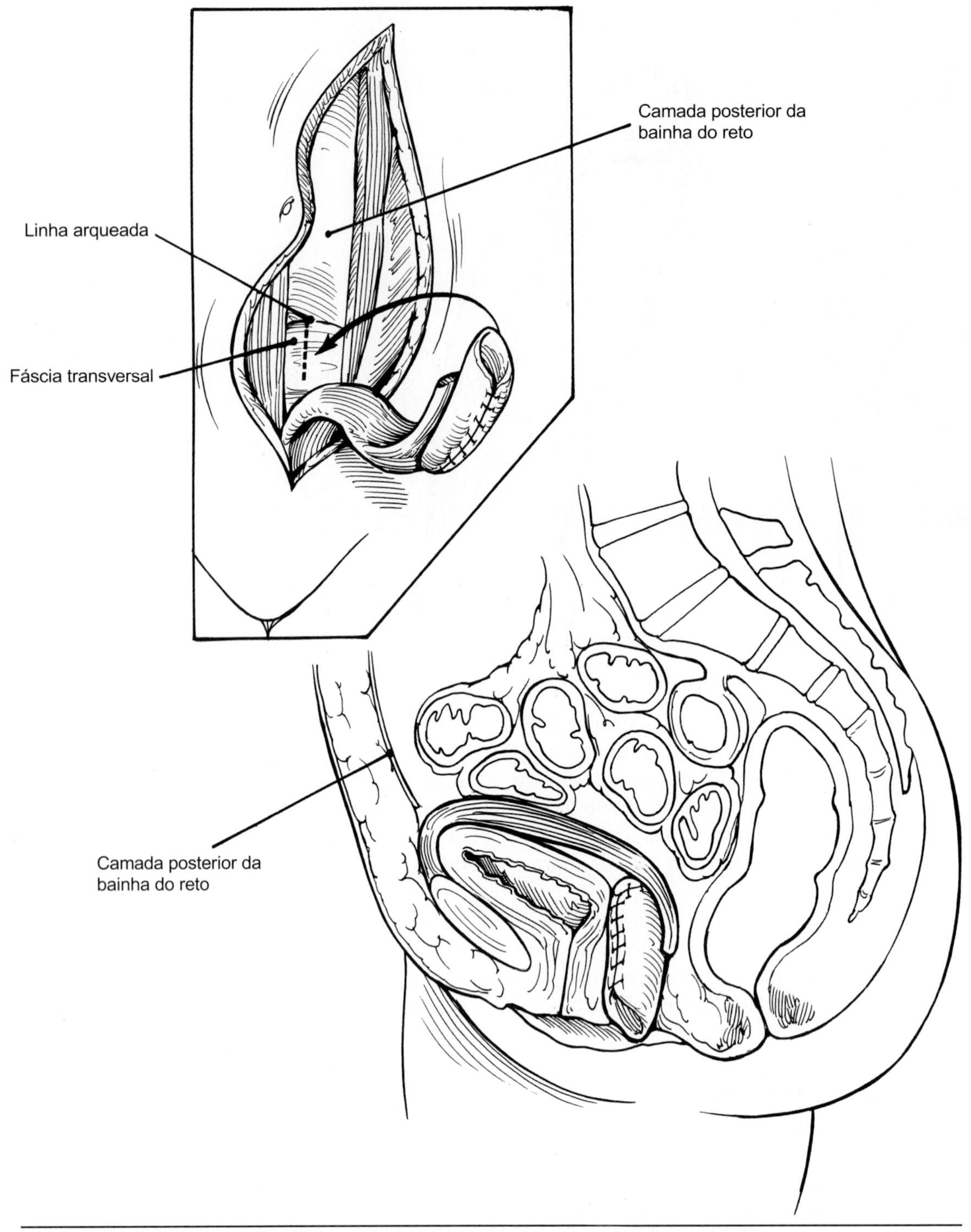

Figura 68-5. Orientação do retalho miocutâneo através do defeito fascial posterior dentro do peritônio.

pedículo vascular do retalho, da mesma forma que a perfusão e o enchimento capilar do retalho, já que ele está inserido dentro do defeito vaginal para prevenir tensão no pedículo ou lesão das perfurantes cutâneas. Os esforços por parte da equipe médica para preparar a paciente para um monitoramento pós-operatório necessário, e a necessidade de um retorno gradual, supervisionado às atividades diárias após um determinado período de severo repouso na cama, ajudam na cooperação e recuperação da paciente após a reconstrução desta difícil área.

Leituras Selecionadas

Carlson JW, Soisson AP, Fowler JM, et al. Rectus abdominis myocutaneous flap for primary vaginal reconstruction. *Gynecol Oncol* 1993;51:323.

Tobin GO, Parcel SH, Day TG Jr. Refinements in vaginal reconstruction using rectus abdominis flaps. *Clin Plast Surg* 1990;17:705.

Tobin GR, Day TG. Vaginal and pelvic reconstruction with distally based rectus abdominis myocutaneous flaps. *Plast Reconstr Surg* 1988;81:62.

McCraw J, Kemp G, Given F, Horton CE. Correction of high pelvic defects with the inferiorly based rectus abdominis myocutaneous flap. *Clin Plast Surg* 1988;15:449.

Xiong S, Zhan W, Cheng X, et al. Vaginal reconstruction with an island flap of the inferior epigastric vascular pedicle. *Plast Reconstr Surg* 1993;92:271.

Capítulo

69

Reconstrução Perineal Utilizando o Retalho do Reto Abdominal

Gregory R. D. Evans ◆ Robert F. Lohman

AVALIAÇÃO DO DEFEITO

Os ferimentos perineais, suprapúbicos, e na virilha podem ser uma fonte significativa de morbidade. As tentativas em fechá-los primariamente geralmente não são prósperas devido ao tamanho dos ferimentos com relação ao tecido local disponível. Além disso, os tecidos locais podem estar comprometidos com radioterapia prévia ou conter cicatrizes de outras cirurgias. Os retalhos miocutâneos locais, como o do grácil, e retalhos a distâncias, como o do grande dorsal, tensor da fáscia lata, ou do omento, têm sido utilizados para o fechamento destes defeitos. Acreditamos que o retalho do músculo reto abdominal pode ser tanto durável quanto versátil, proporcionando grandes volumes de pele e músculo saudáveis e bem perfundidos. Quando é utilizado um retalho com pedículo padrão, baseado nos vasos epigástricos inferiores, os defeitos na virilha e na região suprapúbica podem ser facilmente cobertos. O reto abdominal também pode ser empregado como um retalho transpélvico, permitindo que os defeitos no períneo sejam reconstruídos. A orientação para a ilha de pele e o tamanho podem variar, permitindo o fechamento de defeitos pequenos ou grandes.

Uma variedade de fatores pode ser considerada na reconstrução perineal. Da mesma forma que em qualquer outra localização, os esforços para a reconstrução começam com a definição cuidadosa do defeito ao redor do períneo e da virilha (Figura 69-1). Antes de escolher o método de reconstrução, é feita uma lista mental dos fatores que podem influenciar o sucesso da operação. Para o caso de ferimentos crônicos, o debridamento detalhado do tecido necrótico infectado deve preceder a reconstrução. As estruturas contaminadas e os aloenxertos devem ser removidos. Os retalhos também devem ser removidos se a infecção não pode ser controlada através da cobertura do músculo. No caso de feridas limpas, os pedículos vasculares expostos, as estruturas e outros materiais protéticos devem ser cobertos com retalhos de músculo (Figura 69-2). A grande possibilidade de contaminação na pelve e ao redor da mesma é devida à alta concentração de microorganismos entéricos, assim é essencial a utilização de retalhos de músculo bem vascularizados. A falha na colocação deste tecido bem vascularizado pode levar a infecção da ferida e falha do tratamento. Desvios urinários ou fecais também podem ser necessários para evitar a contaminação das incisões. Um tratamento farmacológico alternativo da freqüência de excreção pode ser necessário. A irradiação prévia da área, freqüentemente exclui a possibilidade de utilização dos retalhos locais. O espaço morto quando presente deve ser preenchido. Os retalhos cortados e desepitelizados são ideais para este propósito. A falha em enfatizar estas questões leva à alta taxa de contaminação local e deiscência do ferimento.

Os defeitos na virilha ou suprapúbicos são cobertos efetivamente com pele e músculos; porém, os ferimentos pélvicos e perineais geralmente são mais complicados (Figura 69-3). Após grandes ressecções pélvicas e perineais, a integridade da sustentação pélvica deve ser avaliada. A falha na reconstrução da sustentação pélvica resulta em herniação dos conteúdos abdominais dentro do escroto ou dos grandes lábios. A sustentação pélvica pode ser reconstruída tan-

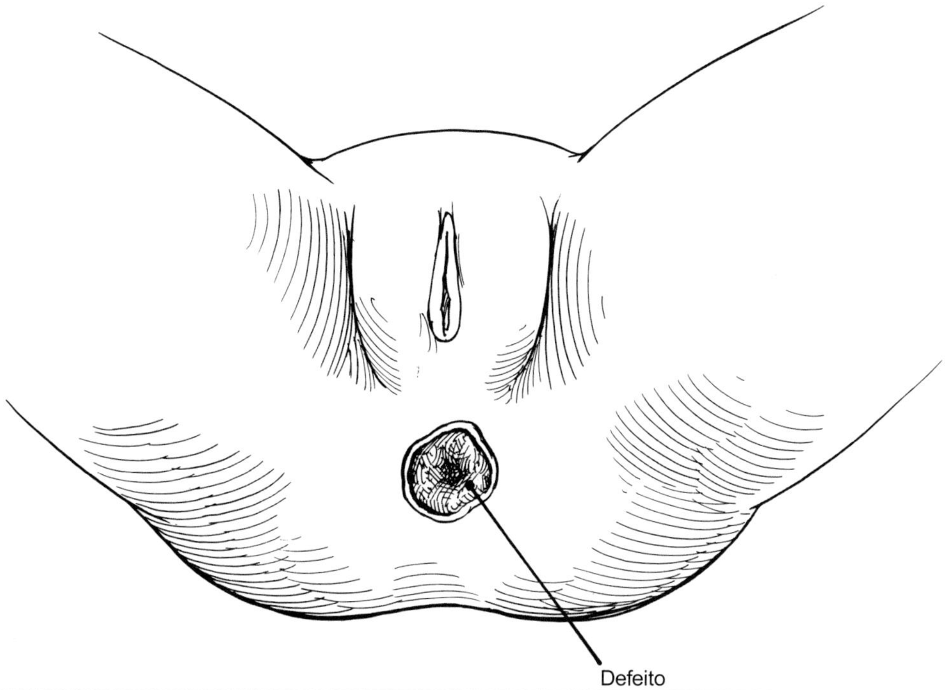

Figura 69-1. Exemplo de defeito perineal após uma ressecção abdominoperineal.

to com tecido autólogo ou com uma rede sintética. Se a rede for necessária, ela deve se coberta com tecidos autólogos. Posteriormente, as superfícies ósseas da pelve devem ser cobertas para prevenir que o intestino se torne aderente. A falha neste procedimento irá resultar na formação de uma fístula ou de obstrução intestinal. Finalmente o cirurgião deve considerar os defeitos em outras estruturas que demandam uma reconstrução simultânea. Por exemplo, durante a ressecção de um câncer retal, a parte posterior da vagina é geralmente sacrificada. A reconstrução pode ocorrer com o mesmo retalho utilizado para o períneo.

INDICAÇÕES

O retalho miocutâneo do reto abdominal é indicado para a reconstrução de grandes defeitos que ocorrem após a ressecção de cânceres pélvicos, retais ou anais, quando o fechamento primário não é possível. Estes retalhos também podem ser utilizados para uma reconstrução tardia, mas ainda é preferível uma reconstrução imediata. O retalho miocutâneo do reto abdominal também pode ser usado para cobrir novamente o períneo quando algum dano de radiação resultou em ferimentos crônicos. Com menor freqüência, estes retalhos são utilizados no estabelecimento de fístulas perineais mais difíceis, trauma ou reconstrução de alguma queimadura. O local doador é facilmente escondido com roupas. Já que o sistema arterial do músculo reto abdominal possui uma circulação extensa, um tecido bem vascularizado fica disponível para a cobertura das estruturas expostas. O músculo proporciona volume,

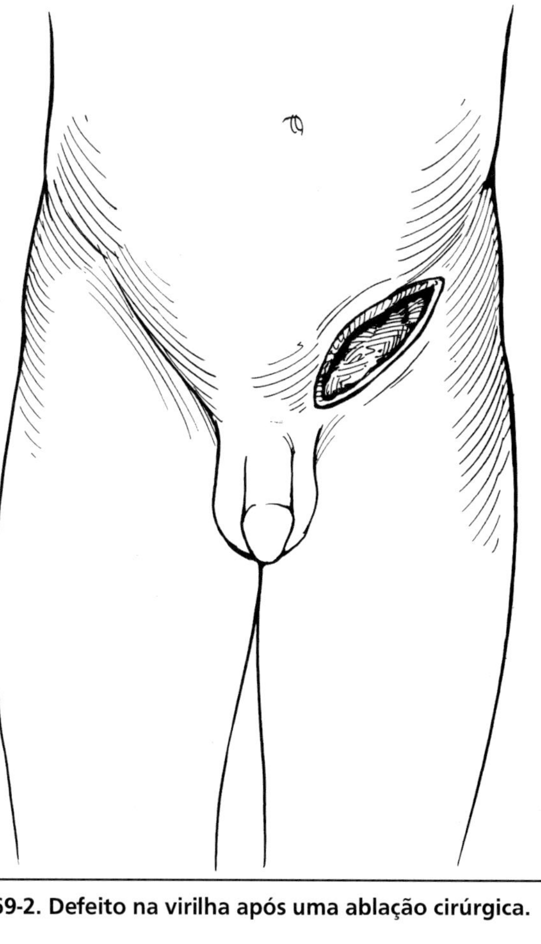

Figura 69-2. Defeito na virilha após uma ablação cirúrgica.

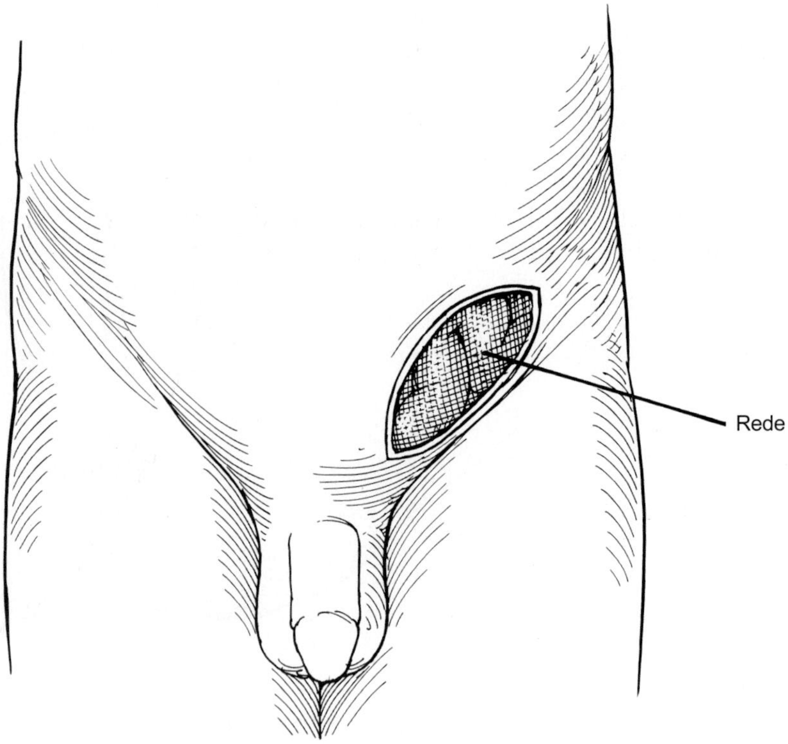

Figura 69-3. Utilização de uma rede no defeito da virilha. A rede previne uma herniação nos conteúdos abdominais.

diminui o espaço morto e se encaixa nas estruturas e dispositivos protéticos que trazem os agentes quimioterápicos e antibióticos até o ferimento. O músculo tolera bem a irradiação e melhora a cura do ferimento em áreas tratadas pré-operatoriamente com terapia adjuvante. A porção cutânea do retalho pode ser utilizada para substituir a pele perineal e as porções da vagina. As porções musculares podem ser empregadas para corrigir as fístulas ou para reparar algum comprometimento da bexiga. As porções subcutâneas do retalho podem ser utilizadas tanto para prevenir que o intestino penetre na pelve com o fechamento da estreito pélvico, quanto para obliterar o espaço morto. O músculo reto abdominal é um grande veículo para a reconstrução. A sua versatilidade, fácil dissecção, tolerância, e suas fibras bem vascularizadas são geralmente tentadoras e consistentes para o microcirurgião da reconstrução. Em contraste, os retalhos locais e regionais geralmente não são confiáveis ou são muito pequenos para serem considerados como um padrão para a reconstrução de grandes defeitos perineais.

O retalho do reto abdominal possui um papel secundário no tratamento de ferimentos da virilha. O colapso do ferimento, deixando expostos os enxertos vasculares, pode ser tratado com o debridamento e fechamento do músculo, ou do retalho miocutâneo. O reto abdominal pode ser uma opção melhor do que o retalho tradicional do sartório, especialmente no caso de ferimentos contaminados.

Os retalhos do reto abdominal também são importantes adjuntos no tratamento de próteses infectadas no quadril. O espaço morto resultante deve ser preenchido com tecido bem vascularizado para erradicar a infecção. Geralmente os tecidos circundantes são endurecidos no ponto onde o fechamento primário é impossível e uma pele de local distante, baseada no reto abdominal, pode ajudar no fechamento do ferimento. Outras lesões na virilha e nas regiões suprapúbicas resultam tanto de complicações de irradiação, ressecção local ou trauma e também podem ser cobertos pelos retalhos do reto abdominal. O reto abdominal tem nossa preferência sobre todos os retalhos locais da perna. A preservação da musculatura dos membros inferiores auxilia na deambulação precoce, que pode já estar comprometida por alguma ressecção pélvica e perineal. O músculo grácil freqüentemente é muito pequeno e o molde de pele distal não é confiável nestes casos.

CONTRA-INDICAÇÕES

A utilização do retalho do reto abdominal depende da perfusão através dos vasos epigástricos inferiores. Se estes vasos foram divididos previamente, a utilização deste retalho é contra-indicada. As incisões abdominais paramediana e transversa devem alertar para danos prováveis. Uma herniorrafia ou apendicectomia também podem comprometer estes vasos. As incisões medianas ou subcostais não são contra-indicações para a utilização do retalho inferiormente baseado no reto abdominal. Se existe alguma preocupação à respeito da integridade dos vasos epigástricos inferiores, é realizado um estudo pré-operatório de fluxo com Doppler para avaliar tanto a presença quanto a direção do fluxo sangüíneo nesses vasos. Após um trauma ou irradiação na região dos vasos epigástricos profundos inferiores, o retalho deve ser baseado nos vasos contralaterais não danificados. Se isto não é possível, deve ser considerado um retalho diferente. Estomias da bexiga ou intestino excluem a possibilidade do retalho do reto abdominal.

A aterosclerose significativa não é comum nos vasos epigástricos inferiores. Entretanto, o fluxo nestes vasos pode ser limitado se os vasos ilíacos externos estão doentes. Alternativamente, se existe doença aortoilíaca vascular, o único suprimento sangüíneo para a perna pode-se originar através da artéria mamária interna e o fluxo retrógrado subseqüente via artéria epigástrica inferior. A dissecção do reto abdominal nesta situação resultaria em isquemia da perna. Os pacientes com doenças vasculares periféricas são geralmente sintomáticos, e uma revisão pré-operatória cuidadosa dos sintomas permite o rastreamento e a avaliação para a necessidade de um estudo do fluxo com um Doppler, ou angiografia. No momento da operação, se o pulso não está palpável na artéria epigástrica inferior, enquanto a artéria epigástrica superior é bloqueada, o músculo reto abdominal não deve ser transferido.

Um histórico de tabagismo aumenta o risco de necrose do retalho, especialmente se é empregada uma ilha de pele transversa. A ilha de pele não é segura se há obesidade mórbida e pode-se esperar necrose parcial do retalho. Além do mais, a porção cutânea do retalho pode ser muito grande para caber dentro do defeito ou alcançar o períneo sem tensão. O fechamento abdominal é tecnicamente mais difícil e sujeito a complicações nos pacientes obesos. Algumas destas complicações podem ser evitadas desenhando-se o retalho com uma ilha de pele vertical a qual é perfundido diretamente pelas perfurantes do músculo subjacente. Se é necessária uma grande porção de pele, dois retalhos do reto orientados com a quantidade máxima de pele sobre o músculo podem ser apropriados para aumentar a sobrevivência do retalho.

Os músculos retos abdominais são flexores da espinha e fornecem um certo grau de estabilidade às costas. A coleta de ambos os músculos retos do abdômen pode não ser indicada em pacientes com dores lombares crônicas ou instabilidade. Da mesma forma, a coleta de ambos os músculos não será indicada em um paciente que não irá aceitar perda alguma da força abdominal.

PREPARAÇÃO DA SALA

A posição de litotomia permite a coleta simultânea do retalho e a dissecção da pelve e períneo. No caso de defeitos suprapúbicos e da virilha, a posição supina padrão é adequada. A antissepsia da pele deve-se estender desde o defeito até as margens costais superiores. A preparação do intestino não é indicada especificamente para a parte reconstrutiva da operação, mas geralmente é requisitada pelos cirurgiões responsáveis pela ressecção do defeito.

MARCAÇÃO DO PACIENTE

O músculo reto abdominal é quase sempre transferido com uma ilha de pele, a qual pode ser vertical, transversa, ou oblíqua, como for necessário para fechar o defeito. A ilha de pele deve ser desenhada baseando-se em um padrão que combine com o defeito. As menores ilhas de pele são orientadas verticalmente e devem estar centralizadas diretamente sobre o músculo, o qual é desenhado tipicamente como uma elipse. Se for necessário mais pele, ou se a pele desepitelizada ou a gordura subcutânea forem necessárias para preencher o espaço morto, a ilha de pele pode ser orientada transversalmente. As ilhas de pele localizadas próximas ao umbigo irão capturar o maior número de perfurantes dos músculos subjacentes. A máxima quantidade de pele pode ser obtida com uma ilha orientada obliquamente, que pode ser estendida paralela às costelas, tanto quanto a linha axilar média, se a fáscia subjacente for preservada. Alternativamente, um desenho em formato de bastão de hóquei, utilizando perfusão da pele aleatória e baseado nas perfurantes, pode ser empregado.

TÉCNICA CIRÚRGICA

Anatomia

O reto abdominal é um músculo longo, plano, que se origina da cartilagem costal da quinta, sexta e sétima costelas e insere-se no púbis (Figura 69-4). Um suprimento sangüíneo duplo e interligado perfunde o músculo. A artéria epigástrica superior penetra no músculo lateralmente ao processo xifóide e percorre ao longo de sua superfície posterior por uma pequena distância antes de se inserir no corpo muscular. O suprimento sangüíneo dominante vem através dos vasos epigástricos inferiores profundos, que se originam dos vasos ilíacos externos, e então percorrem, medialmente, deixando algumas ramificações na superfície transversal da fáscia. A artéria e a veia epigástrica inferior profunda passam anteriormente à linha arqueada, e então se voltam, superiormente, para percorrer ao longo da superfície da bainha posterior do reto. Dois grupos verticais de perfurantes cutâneas inserem-se no músculo para suprir a pele sobre eles. As maiores perfurantes estão geralmente no grupo medial, logo abaixo do umbigo. Não existem perfurantes significativas inferiores à linha arqueada.

Desenho do Retalho

A maioria dos defeitos perineais são cobertos adequadamente por uma única ilha de pele orientada verticalmente. Um molde do defeito perineal é transferido para a pele que cobre o músculo reto. Se a parede vaginal posterior deve, da mesma forma, ser reconstruída, o molde de pele sobre o reto é estendido caudalmente para cobrir este defeito. Quando o retalho é passado através da pelve, a porção inferior da ilha de pele irá ficar localizada anteriormente, formando a nova parede da vagina, enquanto a porção superior da ilha de pele se localizará posteriormente, cobrindo o defeito perineal

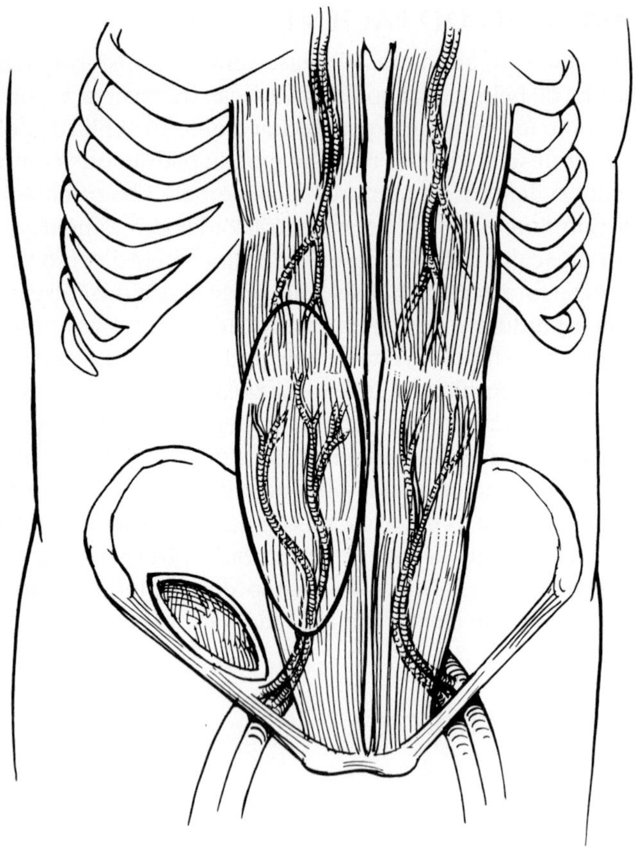

Figura 69-4. Anatomia e delimitação do molde de pele do reto abdominal com inervação do nervo.

(Figura 69-5). Se a ilha de pele deve cobrir somente o períneo, ele é inserido para que a parte inferior da ilha de pele esteja na margem anterior do defeito (Figura 69-6). Uma ilha de pele orientada oblíqua ou transversalmente pode ser usada para grandes defeitos. Alternativamente, ambos os músculos retos podem ser usados, com uma ilha de pele menor sobre cada músculo. Com esta técnica, toda a superfície perineal pode ser recoberta. Desenhando-se uma ilha de pele em forma de trevo, a porção central pode ser inserida no defeito perineal, enquanto as extensões laterais podem ser desepitelizadas e utilizadas para reconstruir a área pélvica.

Desenhar um retalho para se encaixar em defeitos da virilha e suprapúbicos é geralmente menos complicado. O retalho faz uma rotação para que a ilha de pele, centralizada sobre o músculo e próximo ao umbigo, alcance estes defeitos. Um molde, ou medições corretas do defeito ajudam a planejar a forma da ilha de pele. Da mesma forma que acontece com os defeitos perineais, os pequenos ferimentos são cobertos de forma melhor com uma ilha de pele orientada verticalmente, enquanto os defeitos maiores podem ser cobertos com segmentos cutâneos transversos ou oblíquos. Tanto o músculo reto ipsilateral quanto o contralateral podem ser usados.

Dissecção

É feita uma incisão ao redor da ilha de pele, e a dissecção é realizada externamente para capturar as perfurantes. A dissecção é desenvolvida em direção à bainha anterior do reto em um plano logo acima dos músculos oblíquos. Os grupos medial e lateral das perfurantes são identificados sobre a bainha anterior do reto, por meio de uma dissecção cuidadosa. Uma vez que as perfurantes foram identificadas, a bainha anterior do reto é aberta, enquanto toma-se cuidado para preservar ambas as perfurantes e as faixas da fáscia lateralmente, e ao longo da linha alba, permitindo o fechamento abdominal. Depois que a bainha anterior do reto estiver aberta, são aplicadas pinças de Allis na porção lateral. Uma leve tração para cima, feita pelo assistente, permite que a bainha seja separada do músculo reto subjacente, utilizando o eletrocautério em intensidade baixa. Quando a margem lateral do músculo reto for encontrada, a atenção se dirige para a porção medial. As pinças de Allis são utilizadas novamente para aplicar tração para cima na margem medial da bainha do reto até que a margem medial seja encontrada. É necessário cuidado especial nas intersecções tendinosas para assegurar que o músculo esteja descolado

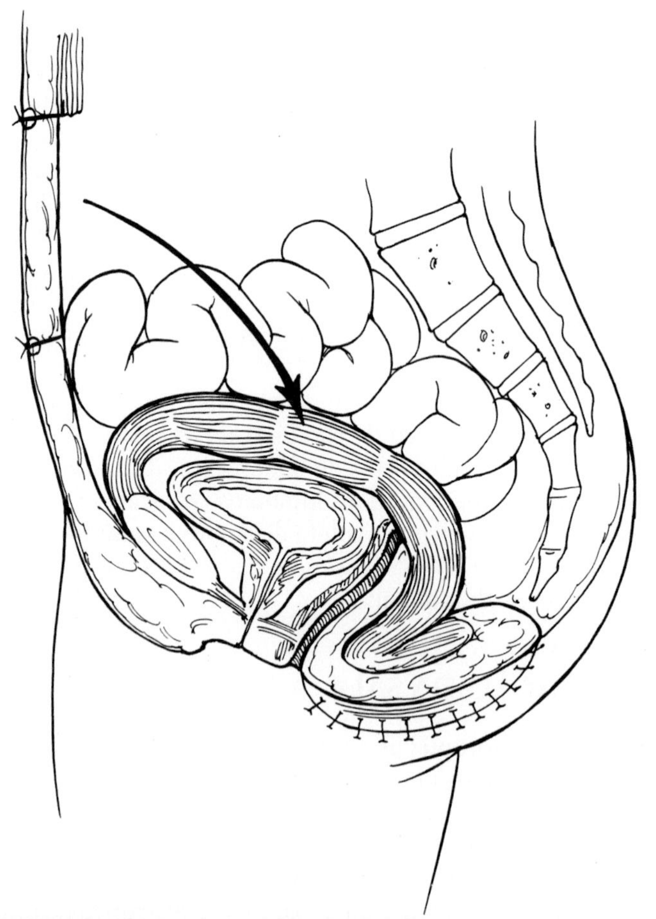

Figura 69-5. Cobertura do defeito perineal ao longo da parede vaginal posterior.

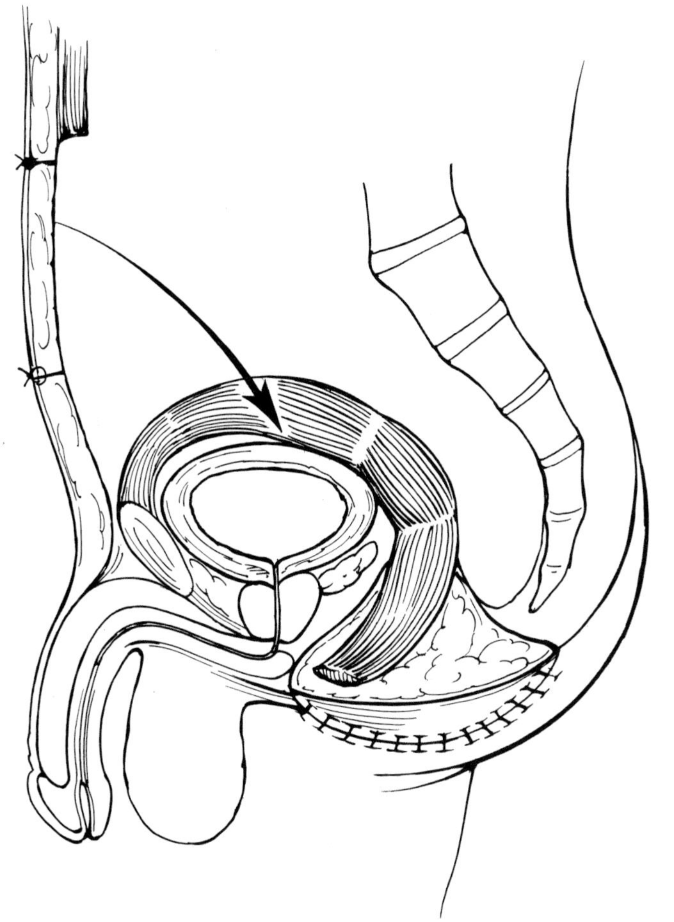

Figura 69-6. Cobertura do defeito perineal.

sem danos e que a fáscia localizada sobre ele não tenha sido perfurada.

Uma vez que o músculo está separado da bainha anterior do reto, as pinças de Babcock são aplicadas à margem medial do músculo e são gentilmente puxadas para fora da linha medial. Sob visualização direta, o músculo é separado da bainha posterior subjacente. O curso dos vasos epigástricos inferiores deve ser identificado para que eles não sejam acidentalmente danificados. Vários pequenos vasos serão encontrados no tecido areolar frouxo entre o músculo reto e a bainha posterior. O maior destes vasos deve ser ligado, e os menores podem ser cauterizados. O músculo é inicialmente separado da bainha posterior do reto na extremidade superior do retalho, e seccionado com o cautério. Os vasos epigástricos superiores são encontrados e ligados. A dissecção prossegue inferiormente em direção à origem do pedículo vascular. Alguns pontos podem ser dados temporariamente entre a pele, a bainha anterior do reto e o músculo do retalho, para prevenir tração e lesão dos perfurantes musculocutâneos. Os nervos e os vasos intercostais serão encontrados penetrando lateralmente no músculo. Estes são ligados. Alternativamente, o músculo pode ser dividido permitindo a inervação lateral da principal porção do músculo.

Não é necessário converter o retalho em uma ilha seccionando sua inserção na crista púbica. O retalho irá facilmente alcançar a maioria dos defeitos sem a necessidade de fazer isto, e a inserção muscular no púbis age como uma sustentação, prevenindo alguma tensão no pedículo vascular. Entretanto, a divisão pode permitir que haja menos tensão enquanto o retalho é inserido. Os vasos epigástricos inferiores são esqueletizados por meio da divisão das numerosas ramificações na superfície anterior da fáscia transversal. Isto aumenta a mobilidade do retalho e previne torções ou lacerações nestas ramificações, as quais podem causar sangramentos incômodos ou espasmos. Pequenas quantidades aderidas de gordura também devem ser removidas dos vasos. Finalmente, a bainha posterior do reto e a fáscia transversal são divididas ao longo dos vasos para permitir a rotação livre para dentro da pelve (Figuras 69-7 a 69-10).

Transferência do Retalho

No casos de defeitos perineais, o retalho é passado através da incisão medial do abdômen e da pelve para o períneo. A porção muscular do retalho é suturada à parede lateral da

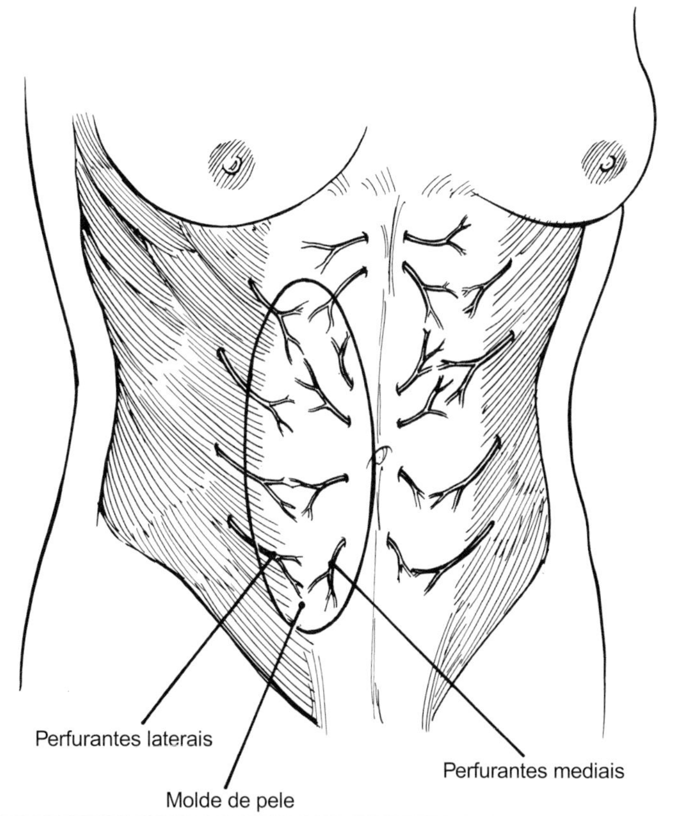

Figura 69-7. Molde de pele com as perfurantes mediais e laterais acrescidas pela pele.

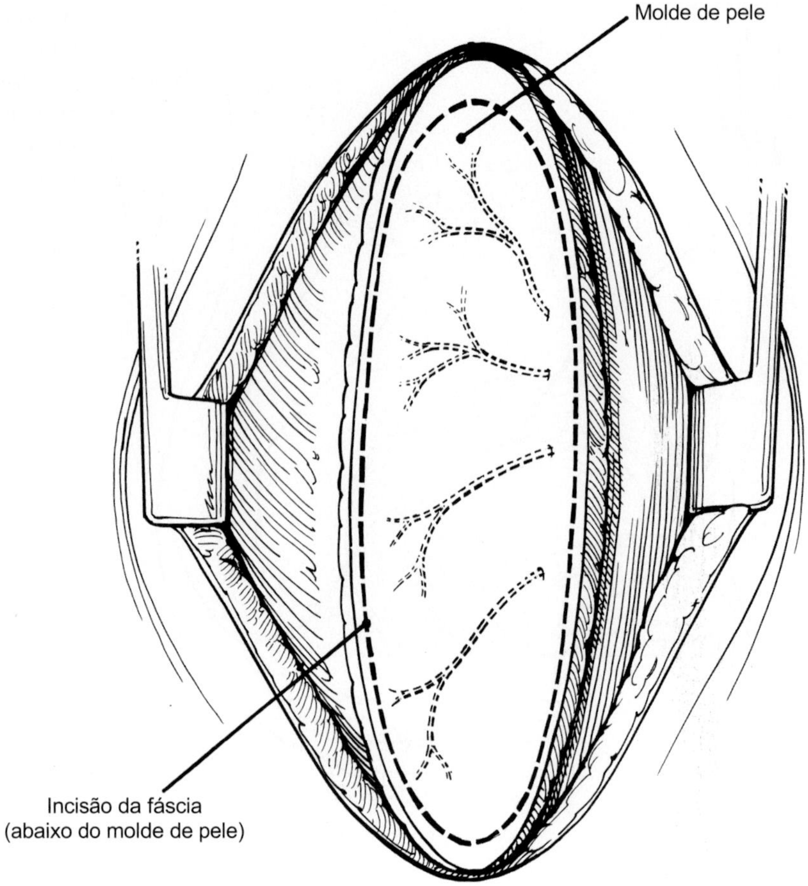

Figura 69-8. Incisão na pele com exposição da fáscia.

pelve com uma série de pontos separados absorvíveis ou não-absorvíveis. Ocasionalmente, o periósteo da pelve remanescente é utilizado para ancorar o retalho. Isto é necessário para fechar a entrada pélvica com o retalho, ou para prevenir qualquer herniação do intestino dentro da pelve. As porções cutâneas do retalho (Figura 69-11) podem ser desepitelizadas e suturadas à parede lateral para reconstruir o assoalho pélvico. Com esta técnica, evita-se a utilização de uma tela sintética. Se a tela for usada, no entanto, para reconstruir o assoalho pélvico, é essencial a cobertura com tecido autólogo. O omento é apropriado, mas geralmente não é disponível, e nestas circunstâncias, deve ser empregado um segundo retalho. O retalho é inserido dentro da pele perineal com uma série de pontos dérmicos separados seguidos pelo fechamento da pele. O *design* do retalho pode ser confeccionado conforme o necessário, utilizando tanto partes cutâneas desepitelizadas quanto musculares para reforçar os reparos (por exemplo: bexiga, vagina, fístulas). Podem ser deixados um ou dois drenos de sucção no períneo.

Os retalhos inseridos na virilha ou nos defeitos suprapúbicos devem primeiramente ser segurados com algumas suturas absorvíveis entre o músculo reto e a base do ferimento. Uma série de pontos dérmicos é utilizada para ancorar a ilha de pele com mais firmeza à pele circundante ao defeito, e os drenos de sucção devem ser deixados abaixo do retalho.

Fechamento Abdominal

As margens da bainha anterior do reto são fechadas com suturas não-absorvíveis. A margem lateral, incluindo a aponeurose do oblíquo interno, é aproximada à forte linha medial da fáscia, localizada na linha alba. Pode ser necessário dobrar a bainha do reto sobre o defeito do local doador para evitar uma grande projeção na superfície superior do fechamento. Se o fechamento estiver muito tenso ou inadequado, ele deve ser reforçado com uma tela. Um dreno de sucção a vácuo é deixado sobre a bainha fechada do reto, e então são colocadas suturas absorvíveis interrompidas antes de se fechar a pele. Não é necessário nenhum curativo especial.

CUIDADOS PÓS-OPERATÓRIOS

O paciente pode sentar e caminhar à vontade. Uma dieta oral pode ser iniciada juntamente com o retorno efetivo do peristaltismo intestinal, a menos que seja contra-indicada por outro motivo. Sonda nasogástrica não é indicada especificamente mas deve ser considerada se o fechamento abdominal

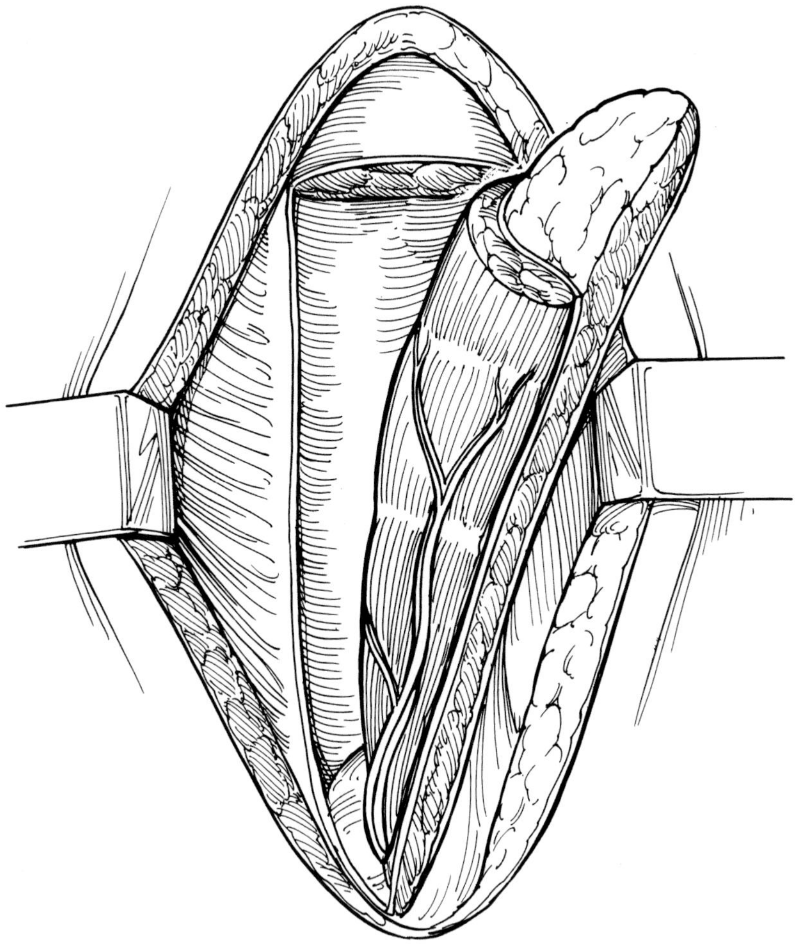

Figura 69-9. Incisão fascial lateral com exposição do músculo reto e vasos epigástricos inferiores.

estiver muito tenso. Os drenos podem ser removidos quando o produto cair abaixo de 30 ml em 24 horas.

PRECAUÇÕES

Os retalhos do reto abdominal baseados nos vasos epigástricos inferiores são geralmente confiáveis e fáceis de realizar. Talvez o erro mais freqüente seja relativo à sua falta de utilização. Os defeitos na virilha, especialmente sobre articulações protéticas ou enxertos vasculares, são complexos e as complicações como deiscências são catastróficas. É muito melhor cobrir estes ferimentos com pele e músculo saudáveis. Os ferimentos pélvicos também são complexos, e sem considerar a facilidade de fechamento da pele, o assoalho pélvico deve ser reconstruído e o espaço morto deve ser preenchido.

Quando o músculo é elevado da bainha posterior do reto, pode-se instilar papaverina dentro dos tecido periadventícios em uma tentativa de prevenir o espasmo vascular.

Quando os defeitos suprapúbicos e da virilha são priorizados é melhor abrir uma ponte de pele sobre a base do retalho e o defeito, do que passar a ilha de pele sob um túnel criado entre o local doador e o defeito. Colocar o retalho dentro deste túnel pode comprimir o músculo quando ocorrer o edema pós-operatório.

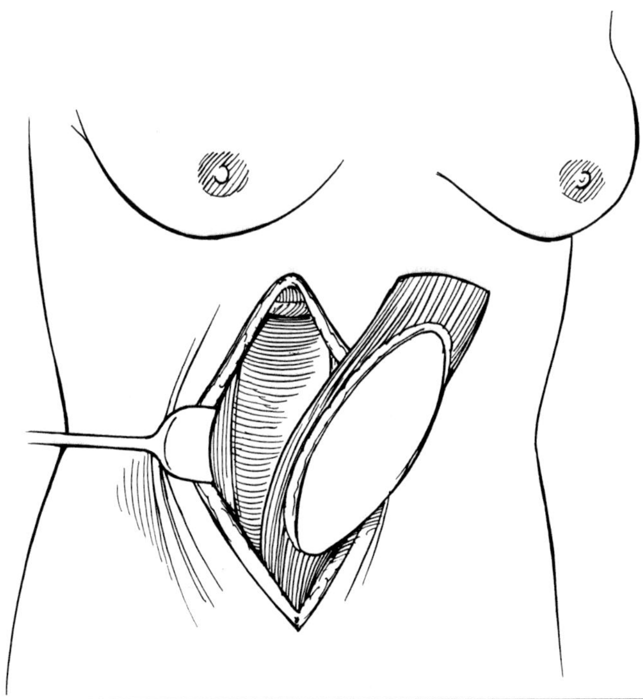

Figura 69-10. Elevação do retalho com divisão do músculo lateral ou medial.

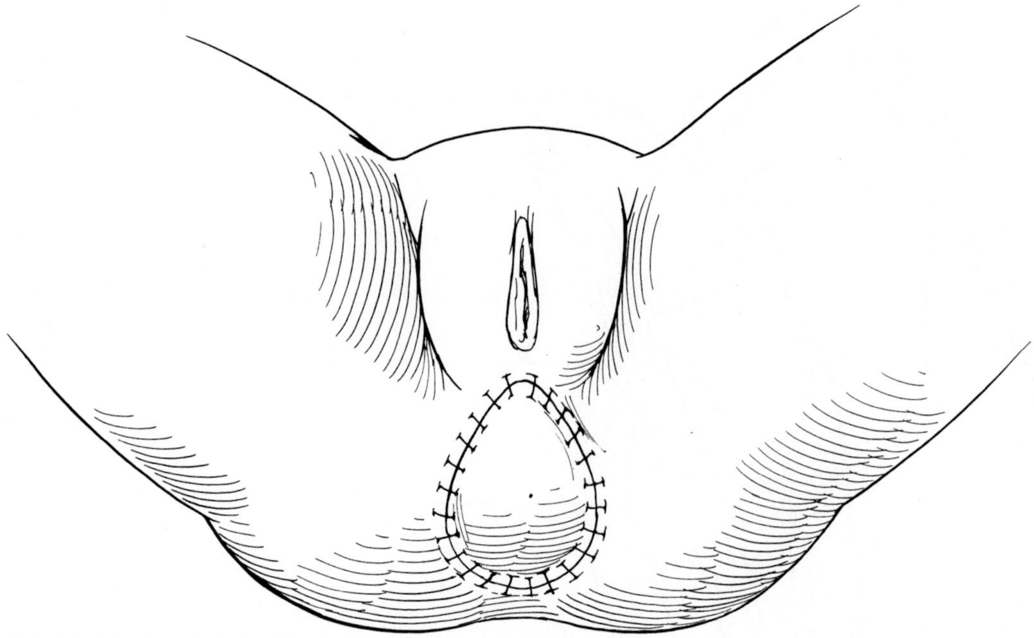

Figura 69-11. Porção cutânea do retalho suturado à parede lateral pélvica.

Leituras Selecionadas

Carlson JW, Carter JR, Saltzman AK, et al. Gynecologic reconstruction with a rectus abdominis myocutaneous flap: an update. *Gynecol Oncol* 1996;61:364-668.

de Hass WG, Miller MJ, Temple WJ, et al. Perineal wound closure with the rectus abdominis musculocutaneous flap after tumor ablation. *Ann Surg Oncol* 1995;2:400-406.

Evans GRD, Goldburg DP, Ames FC. Complex abdominal-perineal reconstruction: options for pelvic bone resection. *Plast Reconstr Surg* 1996;98:735-739.

Kroll SS, Pollock R, Jessup JM, Ota D. Transpelvic rectus abdominis flap reconstruction of defects following abdominal-perineal resection. *Am J Surg* 1995;55:632-637.

Moon HK, Taylor GI. The vascular anatomy of the rectus abdominis musculocutaneous flap based on the deep superior epigastric system. *Plast Reconstr Surg* 1988;82:815-832.

Skene AI, Gault DT, Woodhouse CRJ, et al. Perineal, vulval and vaginoperineal reconstruction using the rectus abdominis musculocutaneous flap. *Br J Surg* 1990;77:635-637.

Taylor GI, Carlett R, Boyd JB. The extended deep inferior epigastric flap: a clinical technique. *Plast Reconstr Surg* 1983;72:751-765.

Tobin GR, Day TG. Vaginal and pelvic reconstruction with distally based rectus abdominis musculocutaneous flaps. *Plast Reconstr Surg* 1988;81:62-73.

Capítulo 70

Reconstrução Vaginal Utilizando o Retalho do Grácil

Gregory P. Reece ◆ Bonnie J. Baldwin

A reconstrução da vagina geralmente é realizada em pacientes que passam por uma ressecção abdominoperineal ou exenteração de um carcinoma na cérvice, vagina ou reto. A reconstrução vaginal é indicada tanto para a reabilitação psicológica quanto para a cura de ferimentos perineais. A reconstrução imediata após a ressecção vaginal parcial ou total facilita a cura primária do defeito perineal, diminui a perda de fluidos da pelve, reduz as taxas de infecção e diminui as necessidades nutricionais. Adicionalmente, o fechamento do retalho proporciona a neovascularização dos tecidos pélvicos remanescentes, uma consideração importante para a cura dos ferimentos com sucesso. Esta questão é particularmente importante se a paciente sofreu irradiação na área, ou para a qual se planeja uma terapia pós-operatória com irradiação. Mesmo em pacientes sexualmente não-ativas, a cura mais rápida e o aumento na auto-estima são conseqüências positivas desta cirurgia.

AVALIAÇÃO DO DEFEITO

As pacientes que necessitam de uma ressecção radical de um tumor geralmente possuem vários fatores que devem ser considerados antes de se realizar uma reconstrução vaginal. Geralmente, estes fatores ajudam a determinar o melhor retalho(s), para ser usado no reparo, e o retorno da paciente ao estado funcional. Alguns destes fatores incluem: se a reconstrução será realizada em condição imediata ou tardia; se a vaginectomia irá resultar em um defeito parcial ou total; se o defeito estará localizado na parede vaginal anterior, posterior ou distal; se serão realizadas uma cistectomia ou uma ressecção abdominoperineal concomitantes; e o tamanho do "espaço morto" criado com a ressecção do tumor. Outros fatores que podem ser considerados incluem a localização da ileostomia ou da colostomia na parede abdominal em relação ao músculo reto abdominal, a orientação das cicatrizes abdominais de cirurgias anteriores, e a dosagem total de terapia radioativa prévia.

INDICAÇÕES

O retalho miocutâneo do grácil é indicado para a reconstrução vaginal como um método de fechamento do ferimento após a ressecção do tumor, para preencher o "espaço morto" anatômico e melhorar a cura do ferimento no tecido irradiado, assim como para aumentar o bem-estar da paciente restaurando sua anatomia para um estado funcional.

CONTRA-INDICAÇÕES

Em geral, o retalho miocutâneo do grácil não é uma opção muito aceita para a reconstrução vaginal ou perineal se a paciente já passou por uma cirurgia anterior que violou o suprimento sangüíneo do músculo grácil ou sua ilha de pele, se a paciente é obesa mórbida, ou se a paciente possui um histórico significativo de tabagismo.

Já que o retalho do grácil é suprido por ramificações dos vasos femorais profundos e ocasionalmente pelos vasos femorais circunflexos, uma cirurgia anterior que necessitou de uma ligação dessas ramificações deve ser considerada como uma contra-indicação absoluta na utilização deste retalho para a reconstrução. Da mesma forma, os procedimentos, tais como uma cirurgia anterior ou altas doses de irradiação na área da ilha de pele, assim como condições que tornem a ilha de pele não-confiável, tais como obesidade mórbida e uso de tabaco, são contra-indicações relativas.

PREPARAÇÃO DA SALA

A paciente deve estar na posição de litotomia dorsal, a qual permite o acesso do abdômen até o períneo, de forma que o cirurgião oncológico e o cirurgião da reconstrução possam trabalhar simultaneamente o máximo de tempo possível. Esta posição permite que as partes mediais das coxas sejam preparadas e cobertas de forma que os retalhos dos gráceis possam ser elevados de seus leitos e transferidos para a área vaginal sem reposicionar a paciente. Para prevenir uma compressão do nervo peroneiro, a parte lateral do joelho e a parte superior da panturrilha devem ser cuidadosamente apoiadas, quando as pernas da paciente forem posicionadas nas perneiras.

MARCAÇÃO DA PACIENTE

A ilha de pele do retalho miocutâneo do grácil pode ser desenhada com a paciente na posição de pé, ou, se for o caso, intra-operatoriamente, com as coxas da paciente abduzidas (posição de litotomia dorsal) (Figura 70-1). Ambas as técnicas têm suas vantagens e desvantagens. A posição de pé permite que a paciente ajude na marcação do retalho, contraindo o músculo, o que permite que o cirurgião desenhe com precisão a ilha de pele para incluir as perfurantes que vêm do músculo para a pele sobre ele. A marcação do retalho durante a cirurgia é mais conveniente e permite que a ilha de pele

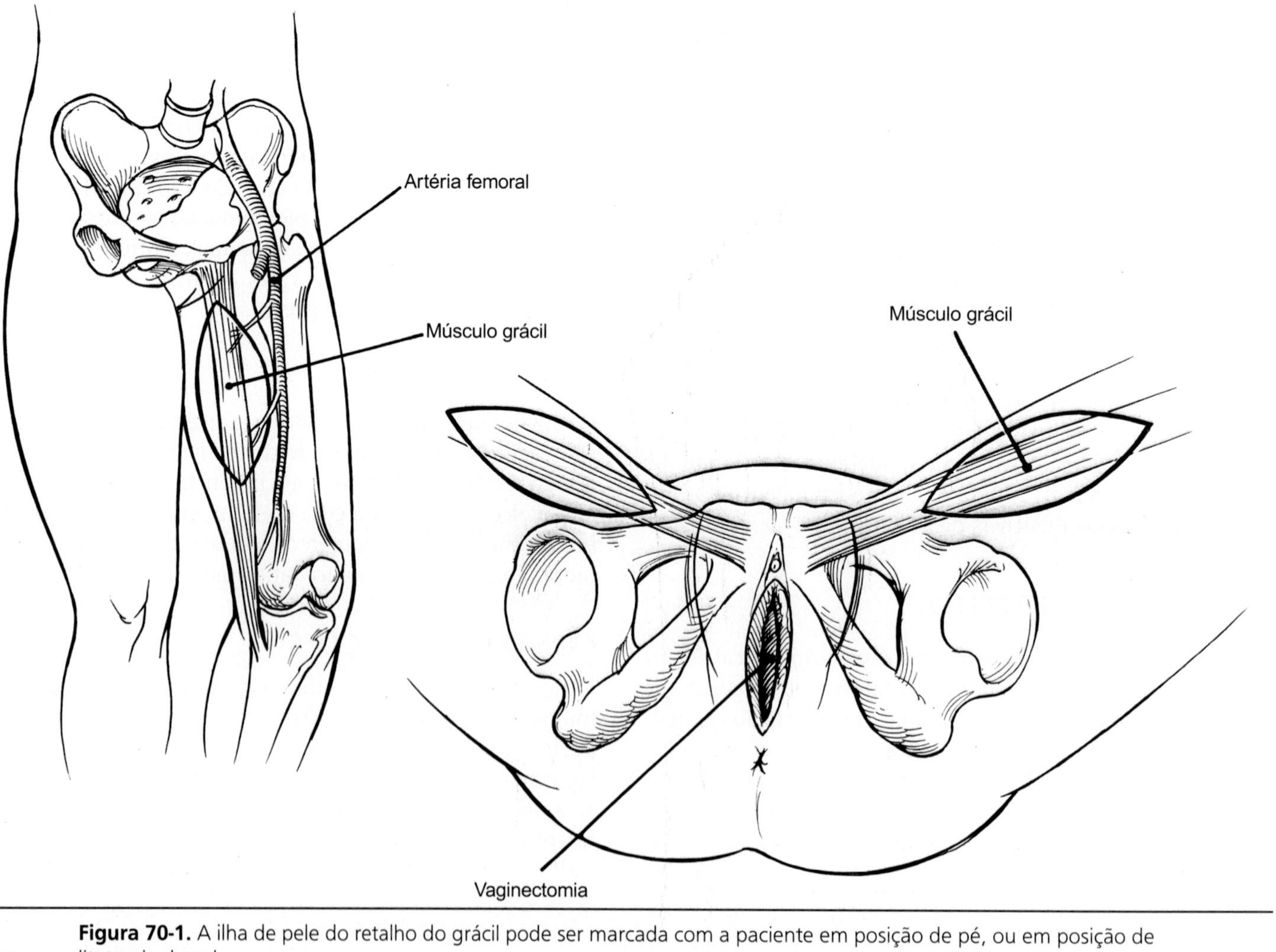

Figura 70-1. A ilha de pele do retalho do grácil pode ser marcada com a paciente em posição de pé, ou em posição de litotomia dorsal

seja desenhada de acordo com o tamanho real do defeito. Entretanto, quando a ilha de pele é marcada com a paciente em posição supina, toma-se cuidado para permitir as mudanças gravitacionais da verdadeira ilha de pele inferior (posterior) ao músculo. A falha na consideração desta mudança pode resultar em uma fraca perfusão e necrose subseqüente da ilha de pele.

O músculo grácil se origina da sínfise púbica e se insere no côndilo tibial medial. Os vasos nutrientes dominantes do retalho geralmente surgem das ramificações dos vasos femorais profundos, porém eles ocasionalmente surgem dos vasos femorais circunflexos. Estes vasos formam o suprimento sangüíneo dominante do músculo e penetram no músculo aproximadamente de 8 a 10 cm abaixo da sua origem. As ramificações adicionais dos vasos femorais penetram no músculo em seu terço distal. O fornecimento de sangue da pele sobre o músculo é suprido pelas perfurantes que vêm do grácil, contudo, somente o músculo e os dois terços da pele sobre o retalho são seguramente perfundidos quando o retalho está baseado nos vasos sangüíneos dominantes.

O retalho é delimitado por uma linha ao longo da margem anterior do músculo grácil (Figura 70-2). Isto é feito localizando-se a margem posterior do músculo adutor longo no tubérculo púbico, e desenhando uma linha desde este ponto até a extremidade distal do tendão do grácil na sua inserção no côndilo tibial medial. Uma vez que a linha foi desenhada, o retalho pode ser delimitado. Os limites anteriores do retalho podem ser estendidos de 2 a 3 cm an-

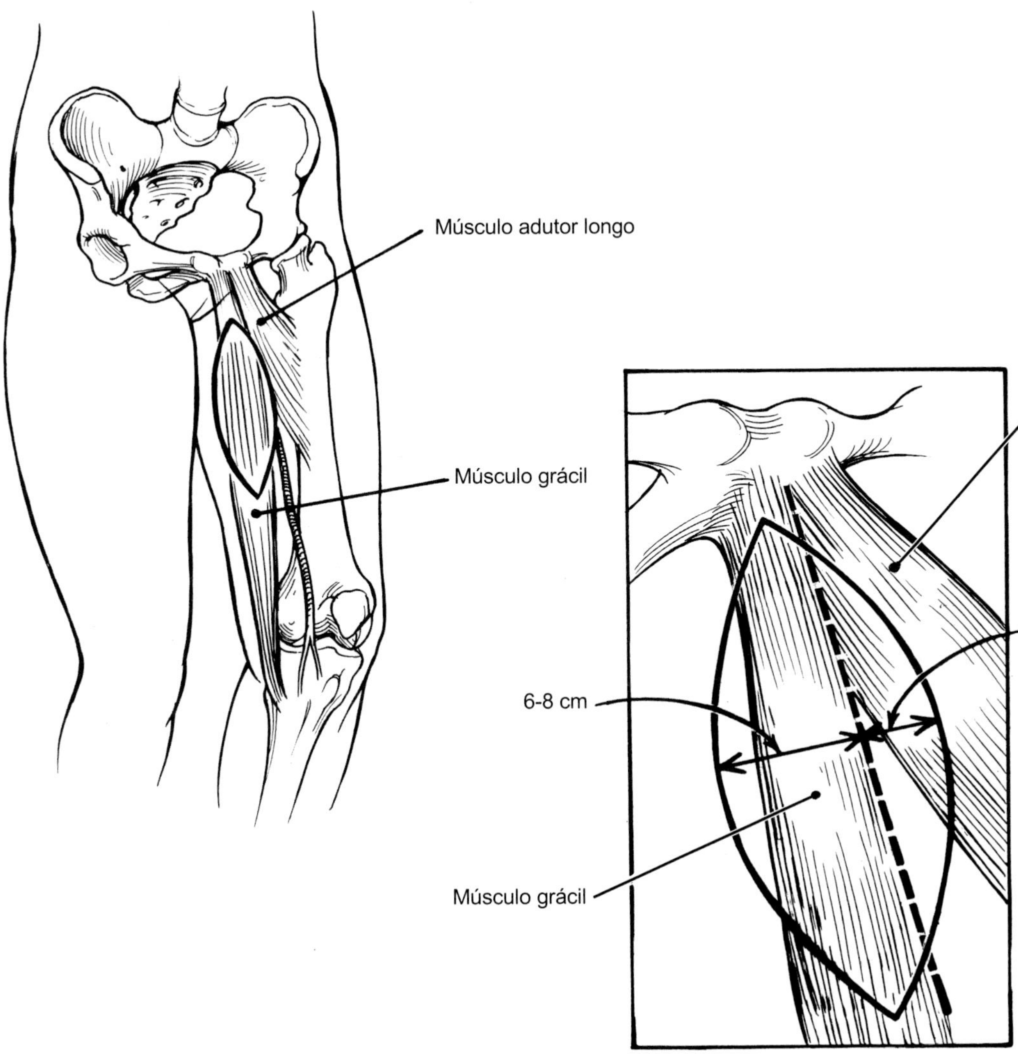

Figura 70-2. A ilha de pele é delimitada sobre os dois terços proximais do músculo, a ilha de pele sobre o terço distal do grácil possui bem poucos vasos sangüíneos perfuradores e não é confiável. É desenhada uma linha desde o tubérculo púbico até o côndilo medial tibial logo posterior para apalpar facilmente o músculo adutor longo. A linha delineia a margem anterior do músculo grácil.

teriores à linha, e de 6 a 8 cm posteriores à linha (Figura 70-2). Embora uma ilha de pele de tamanho 11 × 27 cm possa ser delimitada, a ilha de pele não ultrapassa mais do que 8 a 9 cm, geralmente, o que assegura o fechamento primário do local doador na maioria dos casos.

Já que pode ser necessário um retalho do músculo reto abdominal, o cirurgião responsável pela reconstrução deve estar sempre alerta de que a maioria dos cirurgiões do aparelho digestivo prefere fazer a colostomia e os condutos ileais transversos ao músculo reto do abdômen. Assim, adicionalmente ao desenho do retalho, os locais para a colostomia e condutos ileais devem ser marcados com a paciente na posição de pé, em consenso entre o cirurgião plástico e o oncologista.

TÉCNICA OPERATÓRIA

Com a paciente na posição de litotomia dorsal, os retalhos miocutâneos do grácil são elevados enquanto o cirurgião oncologista realiza a parte abdominal do procedimento oncológico. Se é planejada somente uma vaginectomia parcial, o retalho do grácil é colhido somente do mesmo lado do procedimento vaginal, de outra forma, ambos os retalhos são realizados. O lado superior (anterior) da ilha de pele é incisado e dissecado até a fáscia da coxa, inclinando-se além do retalho 1 ou 2 cm. Após incisar a fáscia muscular, a fáscia é suturada ao músculo grácil para evitar a avulsão da ilha de pele a partir do músculo subjacente. A atenção é voltada à incisão e elevação do lado inferior (posterior) do retalho, da mesma

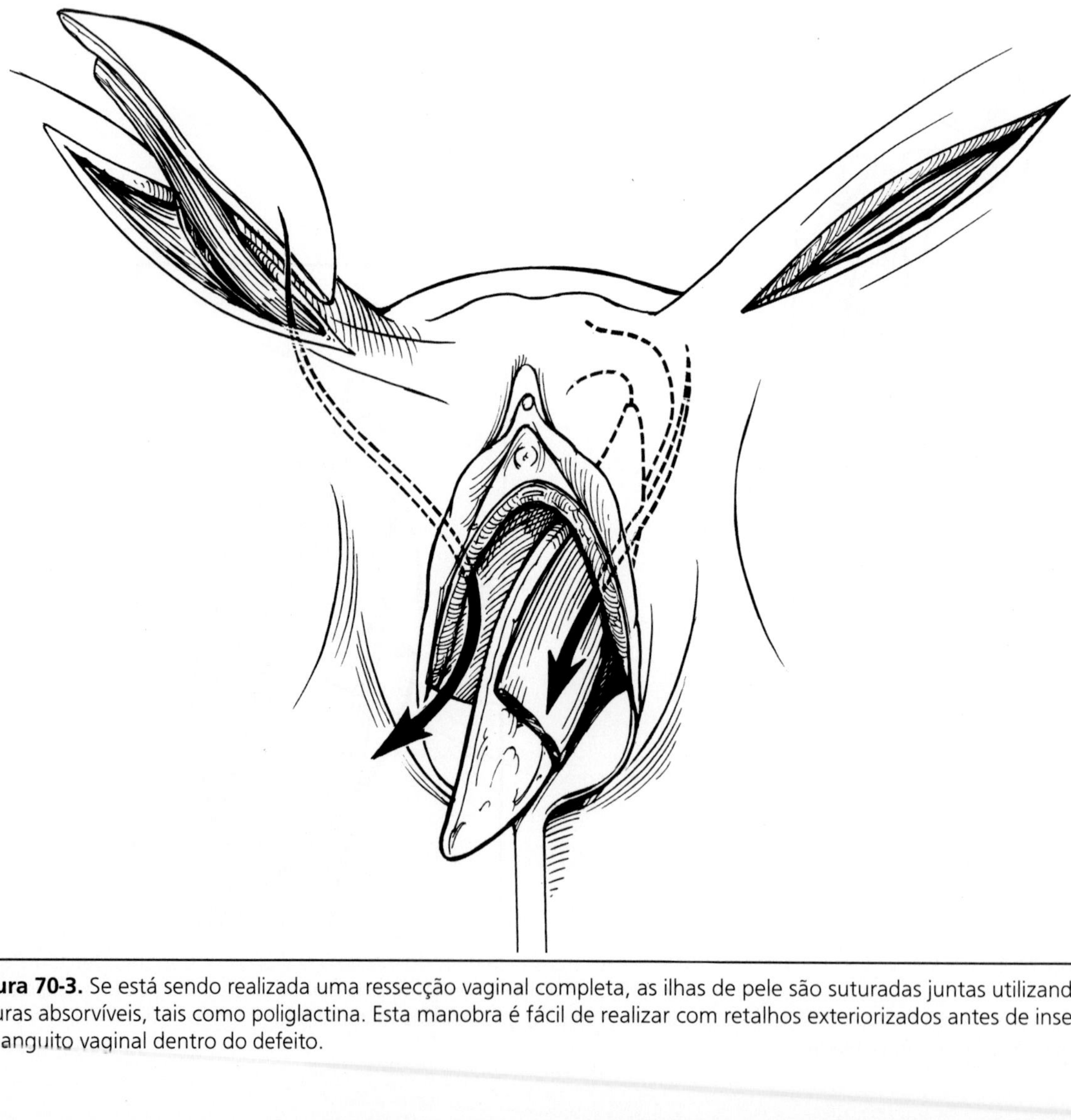

Figura 70-3. Se está sendo realizada uma ressecção vaginal completa, as ilhas de pele são suturadas juntas utilizando suturas absorvíveis, tais como poliglactina. Esta manobra é fácil de realizar com retalhos exteriorizados antes de inserir o manguito vaginal dentro do defeito.

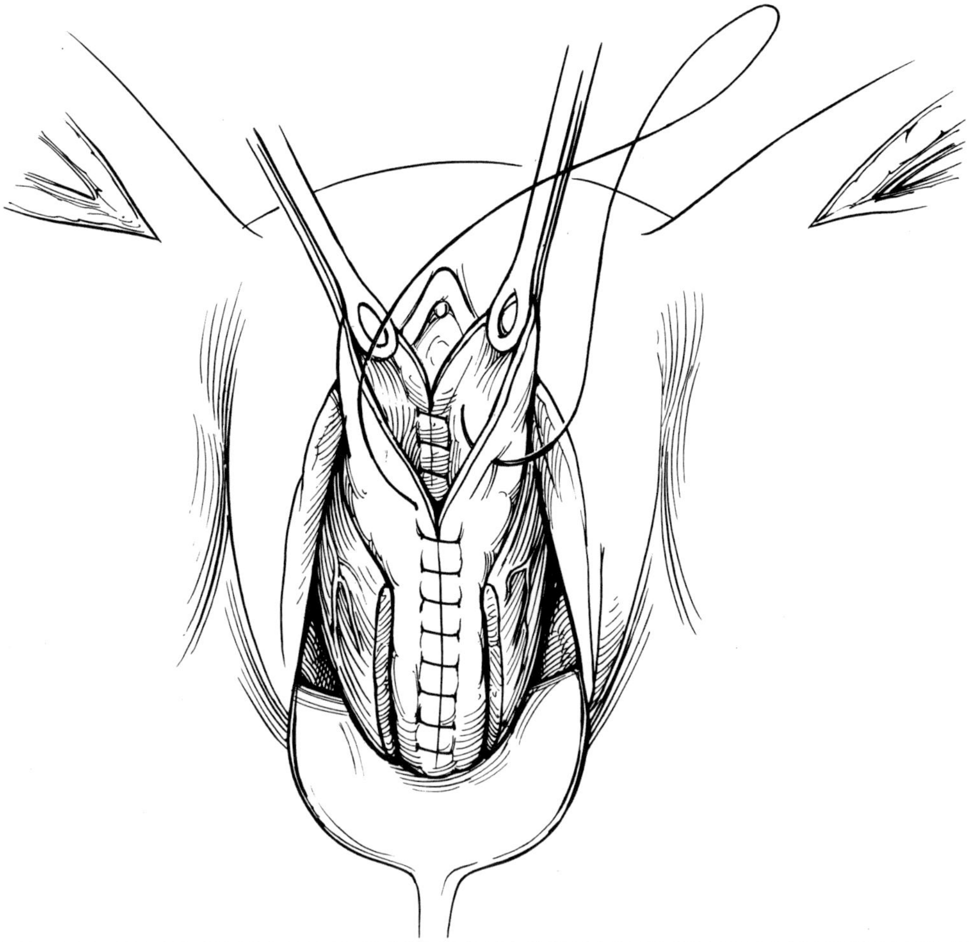

Figura 70-4. Antes de colocar o manguito vaginal suturado, é feita uma pequena incisão de 1 a 2 cm na mucosa vaginal remanescente, próximo aos lábios, para prevenir a formação de estenose vaginal da linha de incisão circular.

forma. A inserção tendinosa do retalho é identificada, dividida, e é colocada uma sutura de tração no tendão cortado para elevar o retalho de seu leito. Os vasos nutrientes distais do retalho são ligados e a dissecção procede em direção ao pedículo proximal dominante do retalho. Este pedículo é dissecado o mais longe possível em direção aos vasos femorais profundos para evitar o dobramento do pedículo, e a extremidade distal do retalho (origem) é transeccionada para permitir uma transferência do retalho sem restrições. O retalho é voltado para a pele ao redor do local doador temporariamente, até que o procedimento esteja terminado.

Depois da finalização do procedimento oncológico, o retalho(s) do grácil pode ser passado através de um túnel subcutâneo criado a partir do local doador até o local do defeito vaginal. No caso de defeitos totais da vaginectomia, os retalhos são posicionados de forma que as superfícies da pele se encontrem e as margens da pele dos retalhos sejam suturadas juntas, utilizando suturas absorvíveis interrompidas, tais como uma sutura de poliglactina 3-0 (Figura 70-3). As margens de pele proximais são deixadas sem sutura, e a extremidade distal da neovagina é colocada dentro do defeito vaginal. As paredes laterais da mucosa vaginal remanescente são incisadas por volta de 1 a 2 cm, e deixadas se expandir abertas para prevenir uma estenose vaginal próxima à entrada da vagina (Figura 70-4). Os pontos proximais de cada retalho são mais bem inseridos dentro destas incisões e das margens do defeito vaginal, utilizando uma sutura absorvível. No caso de defeitos parciais da vaginectomia, o retalho é inserido e as margens da pele do retalho são suturadas à mucosa vaginal circunferencialmente, utilizando a mesma técnica de sutura (Figura 70-5). O fundo-de-saco neovaginal (retalhos suturados do grácil) é então suturado, utilizando poliglactina 3-0, em vários lugares do periósteo do púbis para prevenir a herniação da neovagina.

Se a paciente é obesa mórbida, um retalho miocutâneo geralmente não é possível, pelas razões discutidas anteriormente. Todavia, um ou ambos os músculos gráceis podem ser elevados com uma pequena ilha de pele, dependendo da

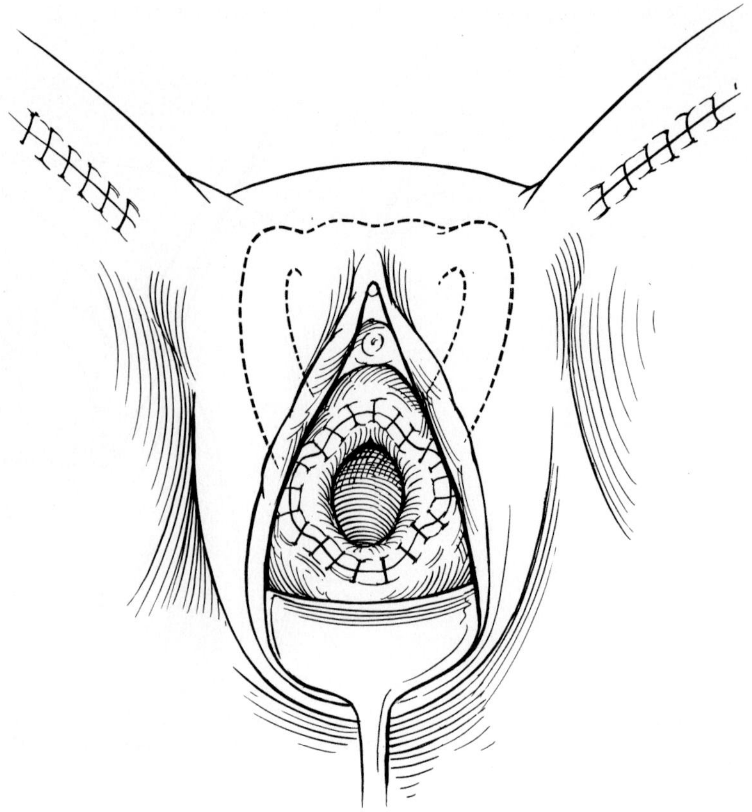

Figura 70-5. O retalho é inserido dentro do defeito utilizando suturas de poliglactina interrompidas para aproximar a pele do retalho do grácil da mucosa vaginal remanescente ou da pele labial. As alças da ilha de pele do grácil são inseridas dentro de pequenas incisões localizadas na pele labial lateral, dos dois lados.

extensão do defeito vaginal. A pele e a maioria do tecido adiposo são removidos do músculo grácil, e a pele é utilizada como um enxerto de espessura total. Se necessário, a gordura subjacente imediatamente sobre o músculo pode ser deixada no mesmo lugar para fornecer o volume adequado para preencher o espaço morto.

No caso de defeitos totais de vaginectomia, os músculos gráceis são passados por dentro do defeito vaginal e suturados juntos ao longo de seus perímetros para criar um fundo-de-saco muscular (Figura 70-6). Se algum tecido gorduroso foi deixado no músculo, é usado o lado sem a gordura para formar a superfície interior do fundo-de-saco muscular. A gordura subdérmica é removida afiadamente da superfície inferior dos enxertos de pele, e ambos os enxertos são suturados juntos (o lado dérmico para fora) ao redor de um molde vaginal (Figura 70-7). A sonda vaginal do enxerto de pele é colocada dentro do fundo-de-saco muscular, e tanto a sonda quanto o fundo-de-saco são posicionados dentro do defeito vaginal. Os grandes lábios são suturados juntos temporariamente por aproximadamente sete dias para permitir que o enxerto de pele se adapte e para prevenir que o molde seja acidentalmente removido da neovagina. Este mesmo procedimento é utilizado para os defeitos parciais da vagina, sendo que ele é necessário somente para o retalho do grácil e enxerto de pele.

Os drenos são colocados de cada lado através de um túnel perineal subcutâneo e dos lados de cada retalho. Estes drenos podem sair da pele na parte súpero-posterior da coxa através de uma pequena incisão. A pele do local doador do grácil é fechada em duas camadas, a derme é fechada utilizando suturas interrompidas de poliglactina, e a camada epidérmica é fechada com aproximação subcuticular com sutura de monofilamento de poliglactina. É aplicado um bálsamo antibiótico bacitracina em todas as incisões.

CURATIVOS

Não é necessário nenhum curativo especial, porém podem ser aplicados curativos absorventes secos nas incisões do local doador do grácil, se desejado. Já que a neovagina é formada por pele saudável, não-irradiada e vascularizada, não é necessária uma sonda vaginal. Os moldes vaginais somente são utilizados quando a neovagina é formada por um enxerto de pele.

CUIDADOS PÓS-OPERATÓRIOS

Os cuidados pós-operatórios de rotina englobam a checagem da microcirculação dos retalhos miocutâneos durante as primeiras 24 a 48 horas pós-operatórias, e mantendo os ferimentos perineais e as sondas de drenagem limpas. O monitoramento do retalho é mais bem realizado com uma inspeção visual para checar a coloração rósea e enchimentos capilares em 2-3 segundos. Isto pode ser feito através de

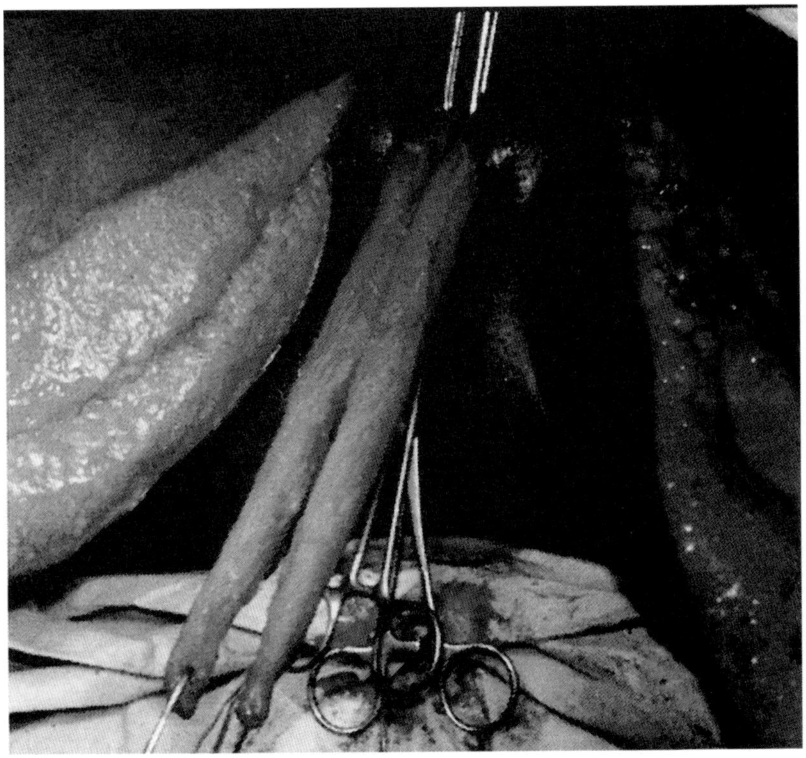

Figura 70-6. Em pacientes obesas, os músculos gráceis com ou sem o tecido subcutâneo sobre ele são suturados juntos com suturas de poliglactina de um modo contínuo da extremidade proximal até a distal (a extremidade distal está segura por pinças de Allis) em cada um dos lados dos dois músculos, formando um manguito muscular para inserir uma sonda vaginal maleável coberta com um enxerto de pele. O retalho contendo a sonda é inserido dentro do defeito vaginal.

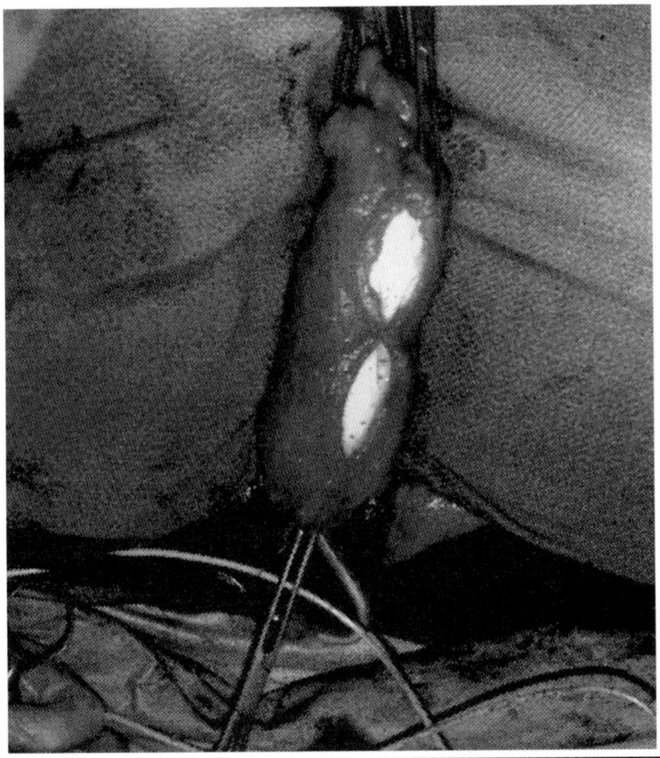

Figura 70-7. O molde vaginal coberto com um enxerto de pele de espessura total (lado da derme para fora) é colocado no manguito muscular, o qual é fechado. A extremidade proximal do manguito muscular é aberta para a remoção da sonda após aproximadamente uma semana pós-operatória.

uma leve tração nos lábios para observar as margens proximais do retalho, sob boa iluminação. Já que a área vulvar é fortemente edematosa, e de certa forma dolorosa, a inspeção da extremidade distal dos retalhos é geralmente reservada até que um pouco do edema e da dor pós-operatória tenham cessado, isto ocorre usualmente por volta do sétimo dia pós-operatório. Embora esta abordagem de monitoramento dos retalhos não permita o exame de toda a neovagina imediatamente após a cirurgia, nós descobrimos que se a extremidade proximal do retalho do grácil parece estar bem perfundida, a extremidade distal geralmente está, da mesma forma, bem perfundida. Se existe alguma dúvida sobre a perfusão do retalho, a paciente deve passar por uma inspeção completa da neovagina e retornar para a sala de operações, se necessário.

Como via de regra, as pacientes são encorajadas a andar curtas distâncias no segundo ou terceiro dia pós-operatório e para progredir nas caminhadas como for tolerado. Entretanto, não é permitido sentar pelos primeiros cinco a sete dias pós-operatórios, já que isto parece causar uma congestão significativa e edema no retalho.

Já que a remoção do molde é geralmente dolorosa, as pacientes que passaram por uma reconstrução vaginal utilizando o retalho com enxerto de pele têm o molde removido no sétimo dia pós-operatório na sala de operações, sob sedativos e anestesia local, se esta for necessária. Esta abordagem permite que o cirurgião obtenha uma boa visualização da neovagina para substituir adequadamente o molde sem danificar os enxertos de pele.

O períneo e a área vulvar são limpos três vezes ao dia, diariamente, ou como for necessário, com peróxido de hidrogênio diluído em água na proporção 1:4. Descobriu-se que os ferimentos curam melhor e previne-se a maceração da pele perineal se o períneo puder receber ar seco, sendo que esta abordagem também elimina a necessidade de curativos. Os locais de saída na pele ao redor das sondas de drenagem do ferimento são limpos pelo menos duas vezes por dia com peróxido de hidrogênio e é aplicado ao local um antibiótico tópico. Os drenos são removidos quando o produto da drenagem for menor que 30 ml em um período de 24 horas.

As pacientes que passaram por uma reconstrução miocutânea podem começar a usar uma ducha vaginal uma vez por semana, começando na terceira semana pós-operatória, se as feridas estiverem curando sem dificuldades. Esta ducha geralmente consiste de vinagre diluído e é injetada levemente dentro da neovagina. As pacientes podem começar a ter relações sexuais depois que os ferimentos estiverem curados, geralmente de quatro a seis semanas após a operação. As pacientes que tiveram uma reconstrução vaginal com enxerto de pele requerem mais tempo para que os enxertos cicatrizem. Começamos geralmente este protocolo pós-operatório aproximadamente de duas a três semanas mais tarde do que no caso de um retalho miocutâneo.

REABILITAÇÃO

Para a maioria das pacientes, a reconstrução vaginal resulta em uma excelente reabilitação. Após a reconstrução, a paciente não terá, geralmente, sensibilidade na neovagina. Este fato pode ser preocupante para algumas pacientes, e elas devem ser aconselhadas sobre este problema antes da operação. Ao mesmo tempo, algumas pacientes sentem dores crônicas pós-operatórias, sendo que isto prevalece em pacientes que tiveram dores crônicas geralmente relacionadas com a terapia por irradiação pré-operatória. Algumas pacientes sentem esta dor presente o tempo todo, e outras a sentem somente durante a relação sexual. Em todos os casos de dores pós-operatórias, a paciente deve ser cuidadosamente examinada. As pacientes que evoluíram bem, mas tiveram dores inexplicadas, devem ser encaminhadas a um especialista em dores crônicas ou de reabilitação. As pacientes que tiverem estenose vaginal necessitam de imobilização ou dilatações duas vezes por dia. As pacientes com estenose resistente que não respondem às dilatações repetidas podem necessitar de uma excisão parcial da estenose e uso de retalhos de pele dos pequenos lábios, ou enxerto de pele de espessura total. A estenose vaginal é usualmente prevenida através da incisão da mucosa nas paredes vaginais laterais, próximas à vulva, e inserindo a porção proximal do retalho no momento da reconstrução vaginal.

Como foi estudada por uma tomografia computadorizada axial, a tendência natural do músculo grácil é a atrofia. A despeito deste fato, o retalho do grácil previne a formação de fístulas entre o reto e a vagina (reconstrução parcial) ou da neovagina, por meio da remoção da tensão do ferimento e preenchendo o "espaço morto" pélvico com tecidos bem vascularizados, que não receberam radiação. A remoção do retalho miocutâneo do grácil raramente causa algum problema significativo no local doador. Embora a força de abdução da articulação do quadril decresça em 11%, segundo um estudo feito com 42 pacientes que passaram pela elevação de seus músculos gráceis, a diminuição da força não foi observada pelas próprias pacientes. No entanto, 41% das pacientes deste estudo reclamaram de algumas hiperestesias correspondentes ao território cutâneo do nervo obturador. Não obstante, a reconstrução com este retalho em pacientes selecionadas apropriadamente restabelece a paciente ao convívio diário e compensa os problemas menos importantes associados a este retalho.

PRECAUÇÕES

O retalho miocutâneo do grácil é um retalho de confiança em pacientes cuidadosamente selecionadas, entretanto, as seguintes precauções devem ser lembradas: (1) A pele sobre o terço distal do retalho não é confiável, especialmente em pacientes que são obesas mórbidas ou utilizam produtos com tabaco; e (2) o cirurgião deve considerar a mudança da verdadeira ilha de pele do retalho do grácil quando for marcar a paciente na posição supina, ou uma ilha de pele pouco perfundida será dissecada.

Leituras Selecionadas

Deutinger M, Kuzbari R, Paternostro-Sluga T, et al. Donor-site morbidity of the gracilis flap. *Plast Reconstr Surg* 1995;95:1240-1244.

Epstein DM, Arger PH, LaRossa D, et al. CT evaluation of gracilis myocutaneous vaginal reconstruction after pelvic exenteration. *Am J Roentgenol* 1987;148:1143-1146.

Freshwater MF, McCraw JB. Intraoperative identification of the gracilis muscle for vaginal reconstruction. *Plast Reconstr Surg* 1980;65:358-395.

McCraw JB, Horton CE, Horton CE Jr. Basic techniques in genital reconstructive surgery. In: McCarthy JG, ed. *Plastic Surgery.* Vol. 6. *The Trunk and Lower Extremity.* Philadelphia: WB Saunders, 1990:4128-4137.

McCraw JB, Massey FM, Shanklin KD, Horton CE. Vaginal reconstruction with gracilis myocutaneous flaps. *Plast Reconstr Surg* 1976;58:176.

Sezeur A, Hautefeuille P, Trevidic P. Immediate vaginal reconstruction with a musculocutaneous flap from the gracilis muscle after extended abdomino-perineal resection. *Ann Chir* 1995;49:534-538.

Capítulo

71

Retalho do Grácil para Reconstrução Perineal e Reconstrução na Incontinência Anal

Gregory R. D. Evans ◆ Andrew Khoo

O cirurgião plástico enfrenta uma variedade de dificuldades na tentativa de fechar ferimentos perineais. São fatores comuns a estes ferimentos a história de cirurgias anteriores, a presença de defeitos muito grandes e a instabilidade estrutural. A proximidade do músculo grácil permite a utilização de tecido local e bem vascularizado para a reconstrução perineal e pélvica quando outras opções não estão disponíveis. Além disso, a capacidade da inervação muscular permite a reconstrução do esfíncter anal, como foi descrita por Pickrell, em 1956.

AVALIAÇÃO DO DEFEITO

Uma grande variedade de fatores deve ser considerada na reconstrução perineal. A alta concentração de organismos entéricos requer um fechamento seguro, à prova d'água, com tecido bem vascularizado. A falha na colocação deste tecido vascularizado pode levar a uma infecção da ferida e falha no procedimento. Derivação urinária e fecal podem ser necessárias para evitar a contaminação da ferida. Alternativamente, o controle farmacológico da freqüência urinária e intestinal pode ser necessário.

Freqüentemente, a área já passou por radiação para a excisão de tumor. Os retalhos locais devem ser evitados em tais circunstâncias e a rotação do grácil, com seu ótimo suprimento sangüíneo, pode evitar os efeitos combinados de lesões de irradiação e um campo contaminado. A cicatrização da ferida pode ser melhorada com a excisão cirúrgica deste tecido anteriormente irradiado na ocasião do fechamento do defeito.

Na avaliação do defeito após a excisão cirúrgica, devem ser considerados a natureza e a quantidade de tecidos moles e ósseo, bem como de estruturas especiais, tais como o assoalho pélvico ou o esfíncter anal. É possível transferir pele, tecido subcutâneo e músculo utilizando o retalho do grácil. A quantidade de pele necessária para fechar o defeito é geralmente óbvia. No caso de defeitos que não necessitam de substituição da pele, o músculo, a gordura subcutânea e a pele desepitelizada podem ser utilizados para preencher o "espaço morto" (Figura 71-1).

Os defeitos perineais requerem um tecido que possa suportar cargas e prevenir uma herniação do conteúdo pélvico. A camada dérmica desepitelizada do retalho do grácil é ideal para este objetivo. Se o retalho não é suficiente para um suporte estrutural, a colocação de uma malha sintética pode permitir um acréscimo na estabilidade (Figura 71-2). Nestas circunstâncias, o músculo grácil e a pele podem servir como uma cobertura vascularizada, prevenindo possíveis exposições e contaminações. Pequenas falhas no osso, após uma ressecção parcial na sínfise púbica, por exemplo, podem ser preenchidas por tecido cutâneo desepitelizado. O tamanho máximo do tecido cutâneo do retalho miocutâneo do grácil é de aproximadamente 20 × 8 cm. Entretanto, a pele sobre o terço distal do músculo possui um suprimen-

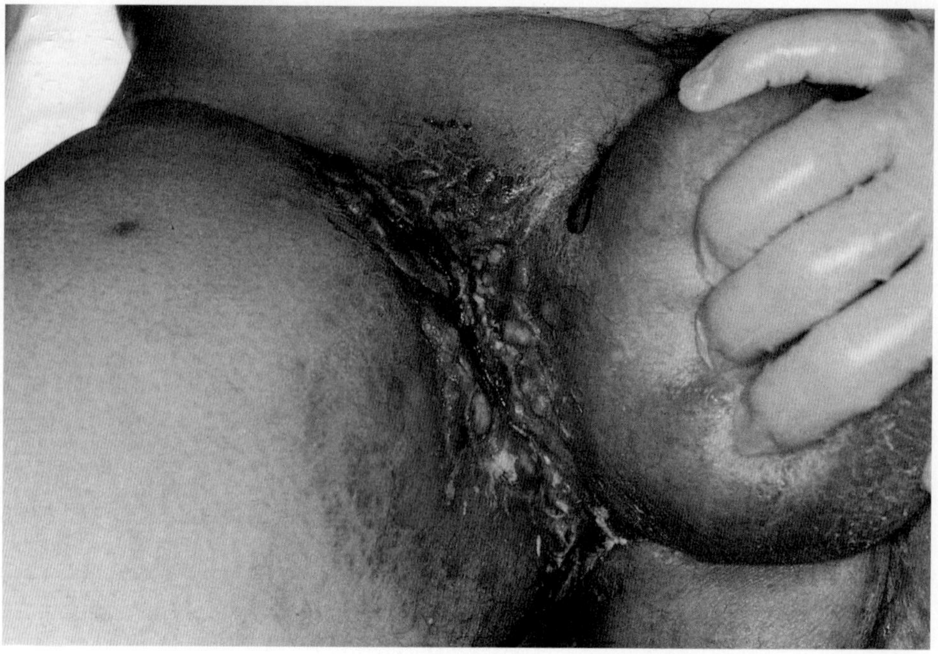

Figura 71-1. Carcinoma das células escamosas que metastatizou na região inguinal direita em um homem de 43 anos.

to sangüíneo não-confiável e deve ser utilizada com cautela. Ocasionalmente, o músculo é fino e não possui volume suficiente para preencher grandes defeitos. Nestas circunstâncias, pode ser mais adequado um retalho do músculo reto abdominal.

Todos os pacientes para os quais considera-se uma reconstrução do esfíncter anal passam por uma avaliação pré-operatória, utilizando um estadiamento padronizado. Este pode diferenciar graus menores de incontinência, tais como vazamento de muco ou perda de controle dos gases, da verdadeira incontinência fecal. Em casos de real incontinência fecal, os melhores resultados após o reparo cirúrgico são observados em pacientes com incontinência resultante de trauma, neuropatia pudenda e anomalias congênitas. Os exames clínicos são seguidos por uma avaliação fisiológica anorretal. Esta inclui uma manometria, capacidade e complacência retal, eletromiografia anal e ultra-sonografia anal. Em pacientes nos quais se suspeita de uma neuropatia, a latência do nervo pudendo motor terminal é recomendada.

INDICAÇÕES

O músculo grácil, que consiste em um retalho fino e flexível, é indicado para os defeitos perineais moderados que envolvem pele, tecidos moles, osso e o assoalho pélvico (Figura 71-3). Estes incluem os defeitos da exenteração pélvica anterior, posterior e total, ressecções abdominoperineais radicais, prostatectomias radicais e ressecções de ossos púbicos e pélvicos osteorradionecróticos. Este retalho versátil também pode ser utilizado na reconstrução da genitália externa masculina e feminina, e da região suprapúbica. A derivação externa dos conteúdos urinários ou fecais pode excluir outros retalhos, principalmente o do reto abdominal, deixando somente o grácil disponível para a reconstrução. Finalmente, o retalho do músculo grácil tem sido utilizado para a reconstrução do esfíncter anal em casos selecionados de incontinência fecal.

CONTRA-INDICAÇÕES

O espasmo vascular representa o maior problema na utilização do retalho do grácil. Conseqüentemente, os pacientes com alto risco de falha no retalho, tais como pessoas que fumam muito, diabéticos e pacientes obesos, devem ser identificados. Os fumantes devem ser alertados para parar de fumar duas semanas antes da cirurgia e se abster de chicletes contendo nicotina e *patches*, já que eles possuem as mesmas propriedades vasoconstritoras dos cigarros. Um procedimento de autonomização para aumentar o suprimento sangüíneo do molde de pele deve ser considerado nesses casos.

Há casos de uma variação anatômica não-freqüente, na qual o suprimento sangüíneo vem do pedículo secundário. Alternativamente, o pedículo primário pode estar muito distal, restringindo, desta forma, o arco de rotação do retalho e excluindo a possibilidade da sua utilização.

O retalho e a integridade da pele podem não estar adequados naqueles pacientes com grandes dimensões corporais. Freqüentemente, a dissecção nestes pacientes é difícil e as perfurantes cutâneas variam. Uma cirurgia anterior que necessitou da ligação dos vasos circunflexos femorais mediais e dos femorais profundos deve ser vista como uma

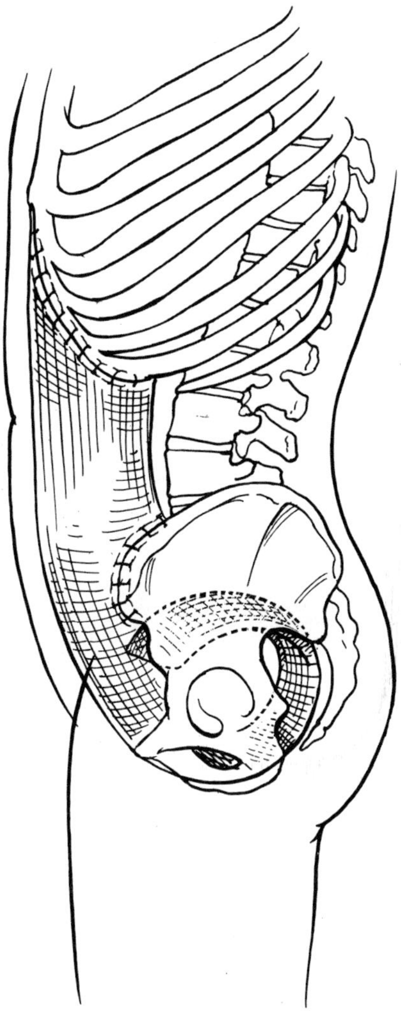

Figura 71-2. Exemplo da posição de uma malha sintética no assoalho pélvico para o suporte das estruturas.

contra-indicação absoluta na utilização deste retalho. Finalmente, a elevação do retalho do grácil que foi envolvido na radioterapia pode implicar em uma vascularização e cicatrização insuficientes. Deve-se tomar cuidado para evitar a tensão e diminuir o trauma a estes tecidos, a fim de alcançar um bom resultado.

PREPARAÇÃO NA SALA

O retalho pode ser elevado com o paciente colocado na posição de litotomia, com as coxas preparadas circunferencialmente. Isto permite que o cirurgião reconstrutor trabalhe enquanto a excisão cirúrgica procede. Para prevenir a compressão do nervo fibular, a parte lateral do joelho e músculos da porção superior da panturrilha devem ser cuidadosamente acolchoados quando as pernas do paciente forem posicionadas. Alternativamente, o paciente pode ser colocado na posição supina com as coxas abduzidas.

MARCAÇÃO DO PACIENTE

O retalho pode ser muscular ou miocutâneo. O paciente pode estar em pé quando for marcado. Entretanto, a marcação também pode ser feita intra-operatoriamente, com as coxas do paciente abduzidas. A vantagem da marcação no paciente em pé é a capacidade do paciente poder contrair o músculo e assim permitir que o cirurgião desenhe a ilha de pele com maior precisão. Freqüentemente, a marcação da ilha de pele com o paciente na posição supina deixa a porção de pele muito anterior. Isto deve ser lembrado quando o retalho for desenhado (Figura 71-4).

Desenha-se uma linha do tubérculo púbico até o côndilo medial do fêmur, e uma segunda linha 2 a 3 cm posterior a esta primeira linha. A segunda linha, que fica mais posterior, é a linha superficial do eixo longitudinal do músculo. As ramificações terminais dos vasos femorais circunflexos mediais penetram a superfície póstero-medial do músculo aproximadamente 8 a 10 cm abaixo do tubérculo púbico. Se é desejado somente um retalho muscular, é realizada uma incisão ao longo da linha superficial do eixo longitudinal do músculo. No caso de um retalho miocutâneo a ilha de pele pode ser orientada na direção transversa ou vertical. Se for desejada uma ilha vertical, a ilha de pele pode ter até 15 × 18 cm e ficar centralizada sobre o terço proximal da coxa interior. A viabilidade desta ilha de pele, todavia, deve ser observada com cautela. Se é utilizada ilha de pele transversa, ela pode medir até 20 × 6 cm.

TÉCNICA OPERATÓRIA

Pode ser elevado um retalho muscular com uma incisão ao longo da linha superficial do eixo longitudinal do músculo. O músculo é identificado facilmente posterior ao adutor longo, o qual pode ser palpado, na maioria dos pacientes, com a coxa abduzida. Se for desejada uma ilha de pele, é essencial centralizar a ilha sobre os dois terços mais proximais do músculo grácil. A dissecção se inicia com uma incisão feita distalmente à ilha de pele, e a inserção musculotendinosa do músculo é identificada. O corpo do músculo grácil pode então ser confirmado aplicando-se tração no tendão, criando uma tensão. Neste momento, se for desejada uma ilha de pele, a porção anterior desta é incisada. Enquanto a tensão é aplicada, com o músculo identificado, a porção posterior da ilha da pele pode ser então incisada. Incisões são feitas na fáscia anterior e posterior e levadas até a margem do músculo grácil (Figura 71-5). Toma-se cuidado para deixar uma camada de fáscia e epimísio no músculo, já que isto preserva as perfurantes septocutâneas, o que garante o suprimento sangüíneo da ilha de pele. Na realidade, uma porção de fáscia mais ampla pode ser elevada, se isto for desejado. A ilha de pele é então fixada por meio de pontos ao músculo subjacente para diminuir a intensidade das forças de cisalhamento nas perfurantes. O músculo é elevado da região distal para a proximal. O pedículo menor dos vasos femorais superficiais pode ser ligado depois da identificação do pedículo domi-

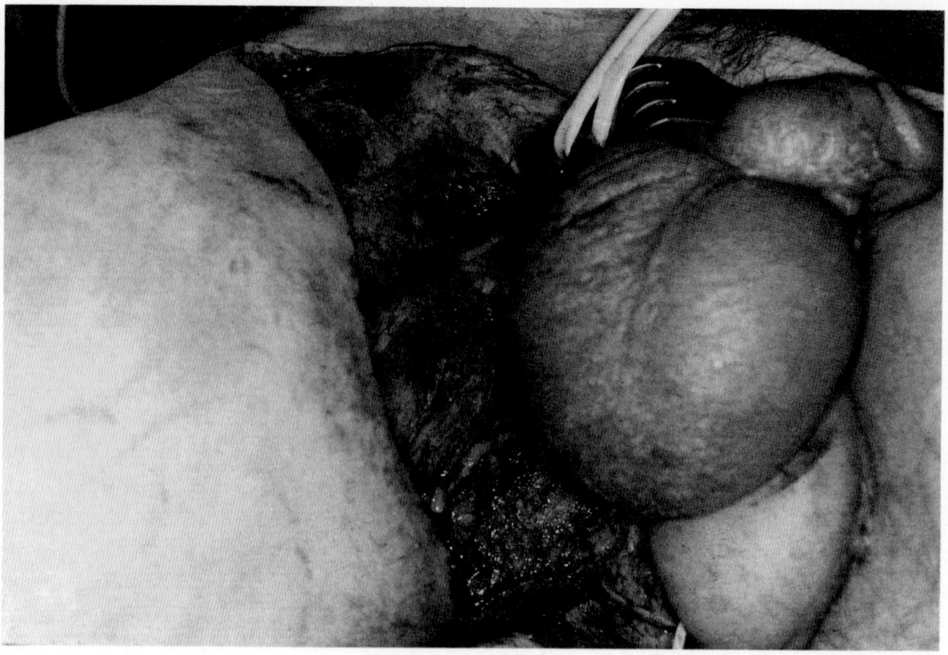

Figura 71-3. Defeito inguinal e perineal após a excisão cirúrgica de um carcinoma das células escamosas.

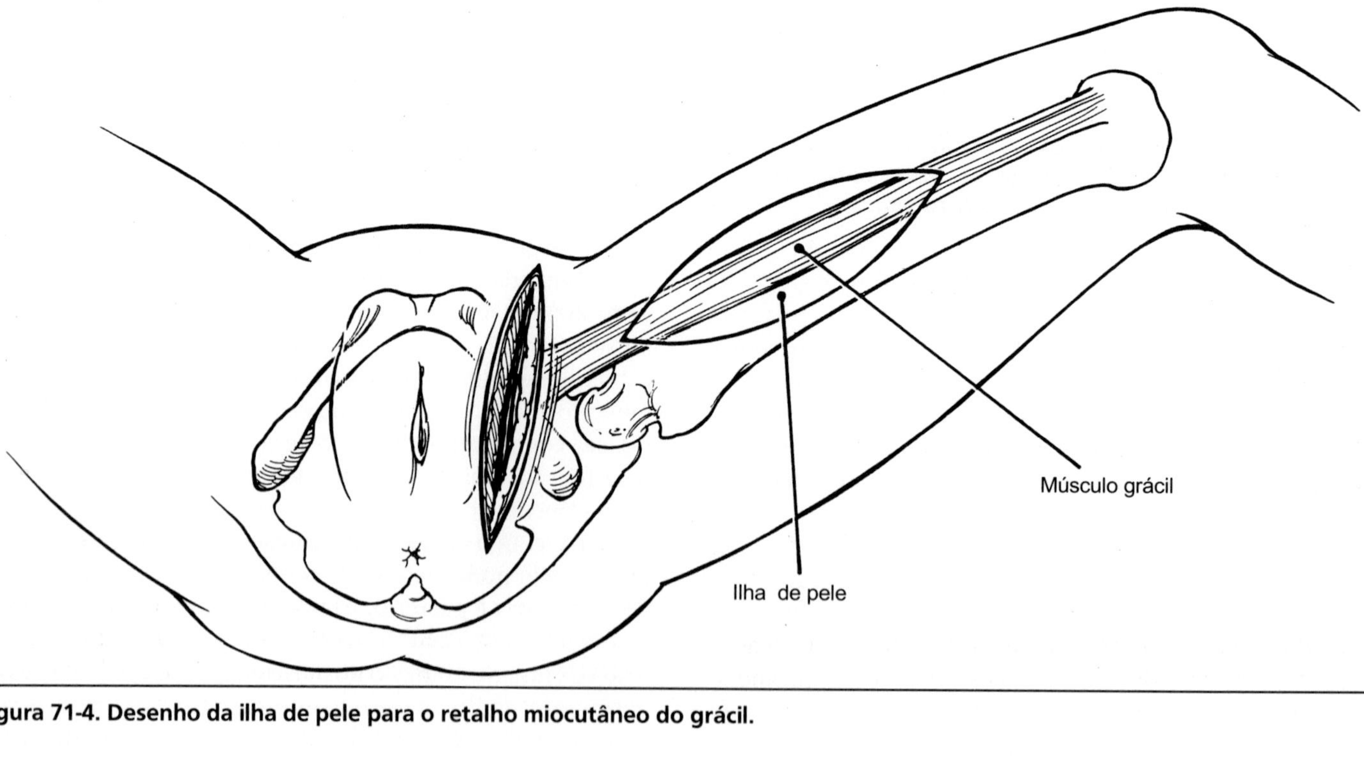

Figura 71-4. Desenho da ilha de pele para o retalho miocutâneo do grácil.

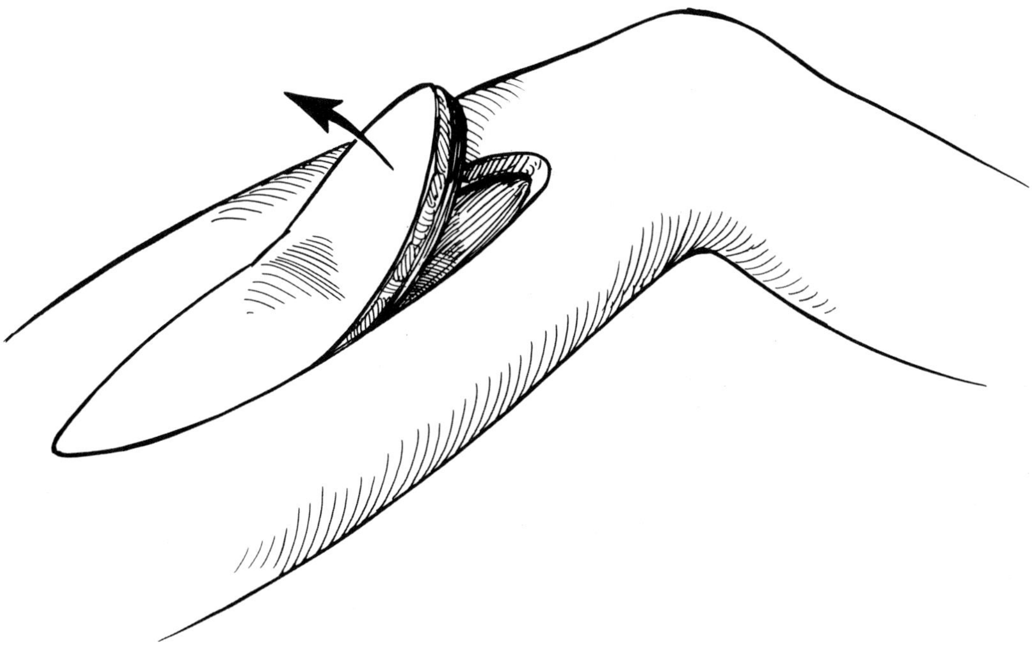

Figura 71-5. Elevação inicial do retalho. A ilha de pele é mantida ao músculo subjacente. O retalho é elevado do sentido caudal para cranial.

nante mais proximal. O pedículo vascular pode ser facilmente localizado com o afastamento do músculo adutor longo medialmente, em um ponto aproximadamente a 10 cm abaixo do tubérculo púbico. Pode-se realizar uma rotação do retalho através da secção da ilha de pele proximalmente, ou criando-se um retalho em ilha e realizando uma rotação do retalho baseada no pedículo vascular (Figura 71-6). Toma-se cuidado para evitar a torção do pedículo vascular. O retalho é fixado utilizando-se suturas absorvíveis. Enquanto o retalho é suturado, a ilha de pele deve ser adequada para cobrir o defeito de pele perineal (Figura 71-7).

O excesso de pele pode ser desepitelizado para preencher o espaço morto e para reconstruir o assoalho pélvico como for necessário. Isto irá prevenir a formação de herniações das vísceras dentro do períneo. Se for usada uma malha sintética para ajudar na estabilidade pélvica, o retalho do músculo grácil previne adequadamente sua exposição. A viabilidade da porção de pele distal deve ser avaliada antes de se inserir o retalho. Se é necessário um comprimento maior no retalho (especialmente em defeitos suprapúbicos), o pedículo pode ser alongado pela dissecção até os vasos femorais profundos.

Reconstrução do Esfíncter Anal

A reconstrução do esfíncter anal é realizada em três estágios. O primeiro estágio envolve a criação de uma colostomia de derivação e um procedimento de autonomização para o retalho do músculo grácil. Os dois ou três vasos sangüíneos distais ao músculo grácil são seccionados. O segundo estágio é realizado quatro a seis semanas após. O retalho do músculo grácil é elevado da forma padrão. Todo o abdômen, tórax, períneo e pernas até a metade da panturrilha são preparados. O procedimento pode ser realizado ao mesmo tempo com duas equipes. Durante a elevação do retalho do grácil, deve-se ter cuidado para elevar o máximo do tendão distal possível. O grácil é isolado em seu pedículo neurovascular, e o nervo é exposto junto ao músculo adutor curto.

São feitas duas contra-incisões de 3 a 4 cm ântero-posteriores em ambos os lados do ânus. A dissecção deve ser realizada no sentido lateral e cefálico. A incisão não deve ser muito superficial, já que pode resultar em exposição do tendão. Uma pinça longa é então usada para unir as incisões laterais, ambas, anterior e posterior. O toque retal ou vaginal pode ajudar a evitar uma possível lesão a estas estruturas. O músculo é transferido através de um túnel que se origina na coxa ao redor do ânus. O objetivo é que o ânus seja envolto pelo músculo e não pelo tendão. Isto permite um reparo mais dinâmico em uma configuração alfa (α) (Figura 71-8). O músculo é suturado à tuberosidade isquiática ipsilateral com fios inabsorvíveis. O contorno final do músculo pode ser colocado mais superficial, ou profundo, mas a maioria dos cirurgiões prefere a disposição superficial. Coloca-se um estimulador na parede abdominal e a ligação é passada

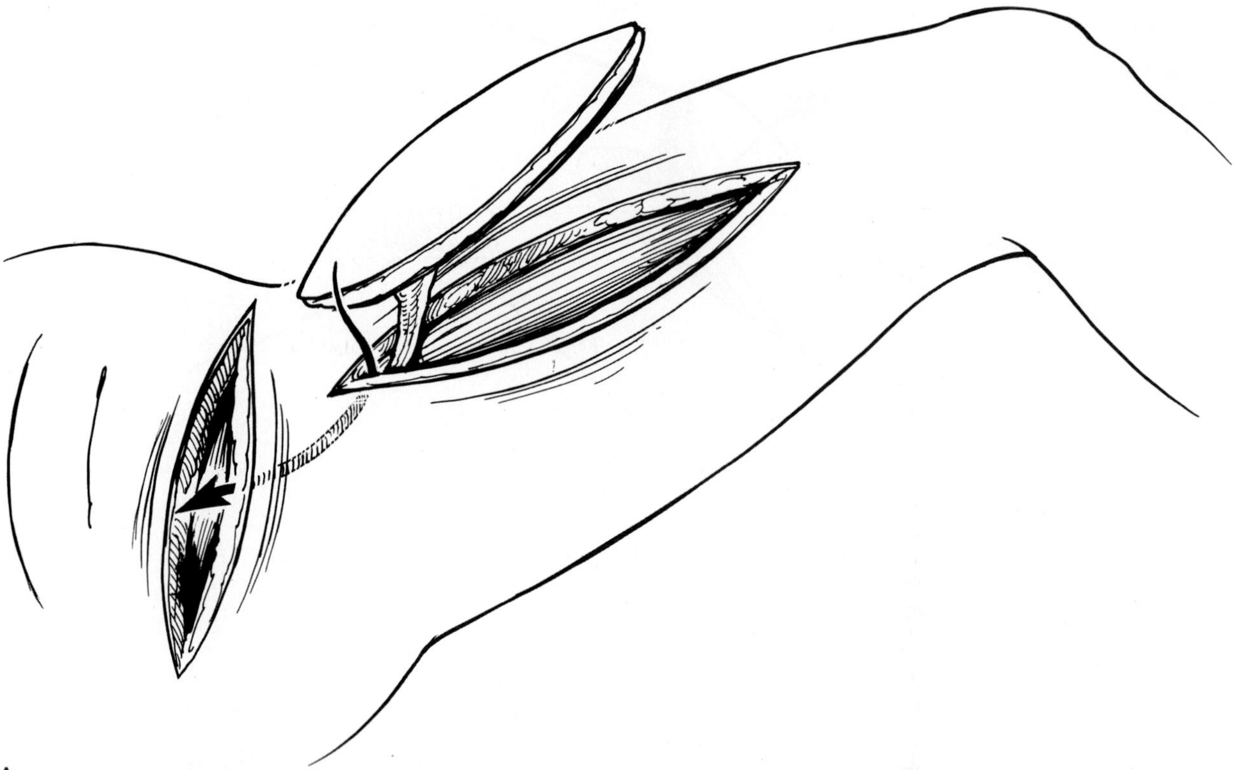

A

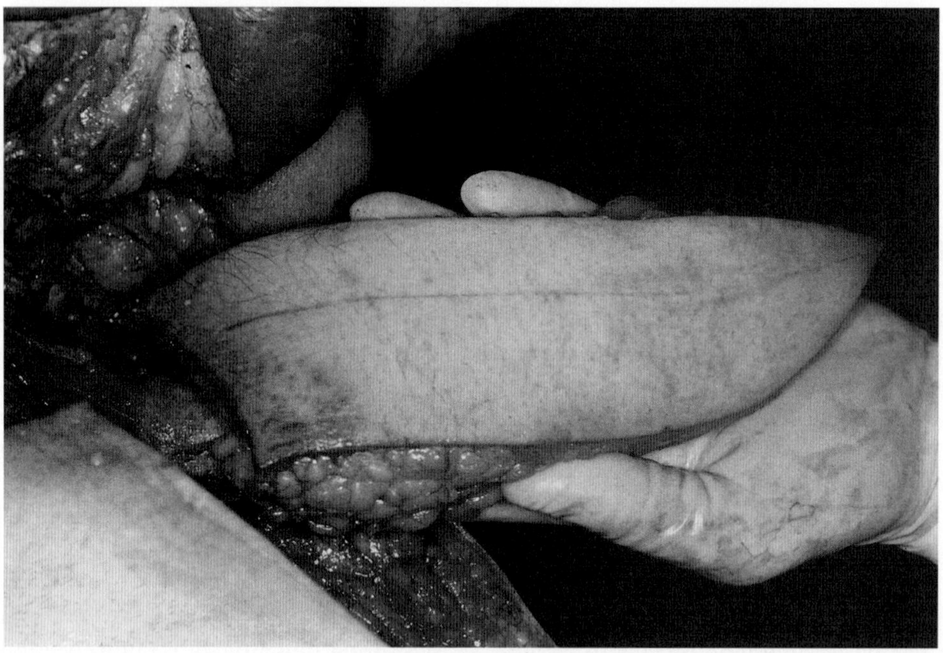

B

Figura 71-6. A, o retalho pode ser rodado levando a porção de pele proximalmente ou pela rotação em torno do pedículo vascular nos casos em que seja confeccionada uma ilha. B, a fotografia demonstra a rotação do retalho musculocutâneo ipsilateral do músculo grácil para o fechamento de um defeito inguinal e perineal direito após a excisão cirúrgica.

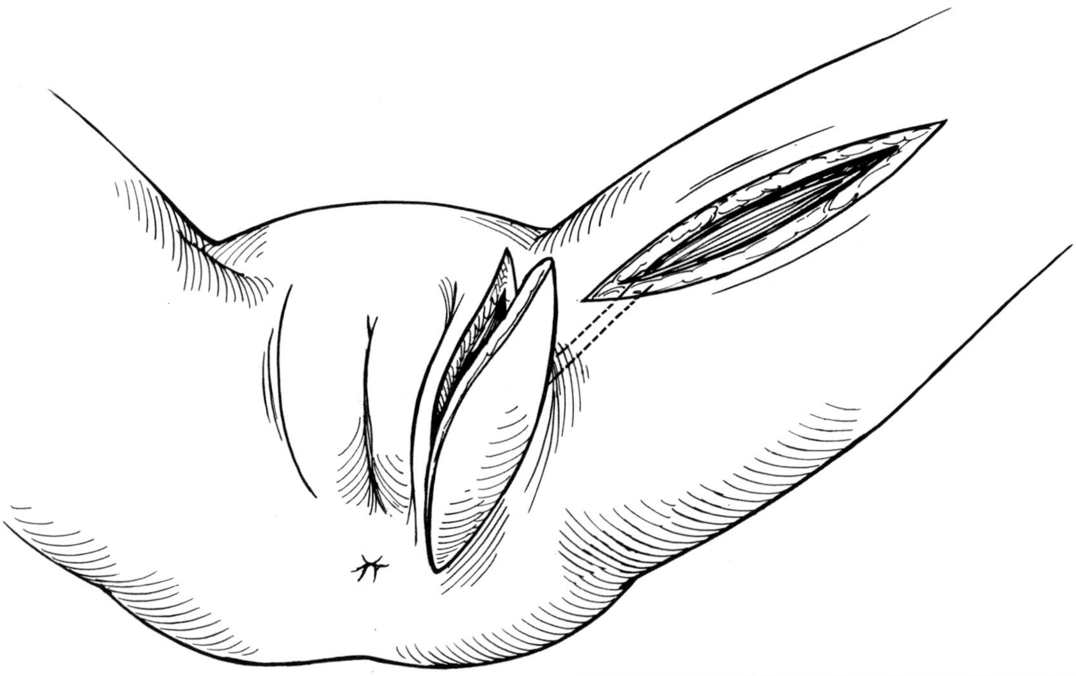

Figura 71-7. Acomodação do retalho. O excesso de pele pode ser desepitelizado para preencher o espaço morto e reconstruir o assoalho pélvico.

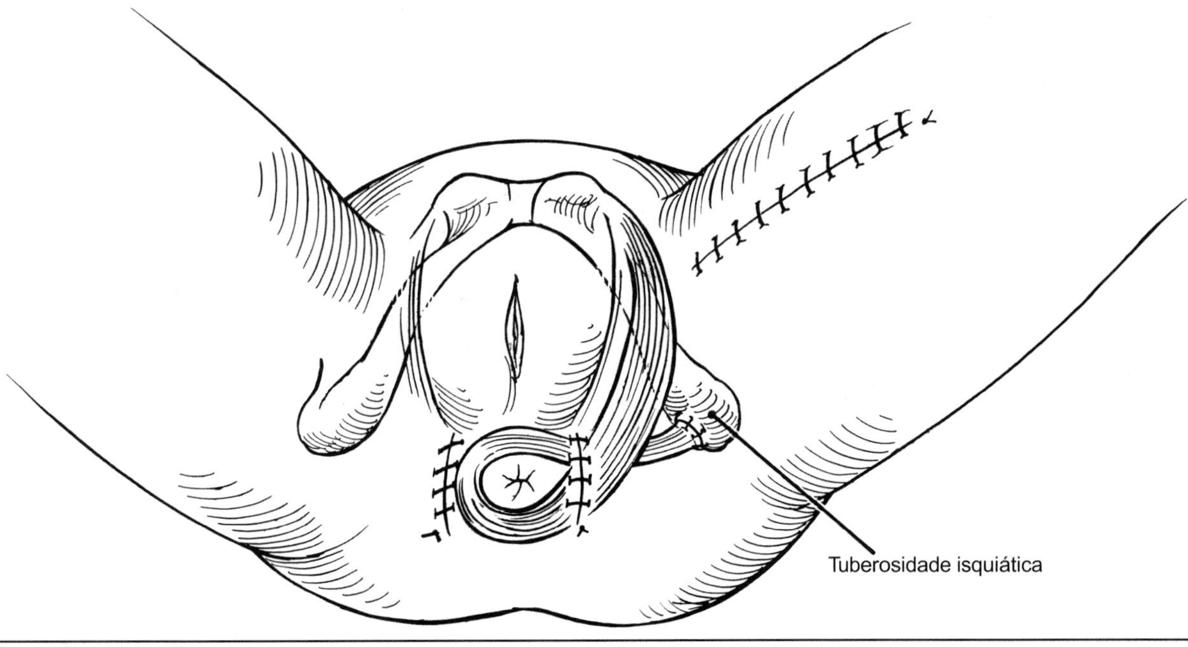

Figura 71-8. A acomodação do músculo grácil em alça ao redor do ânus para restauração da incontinência anal.

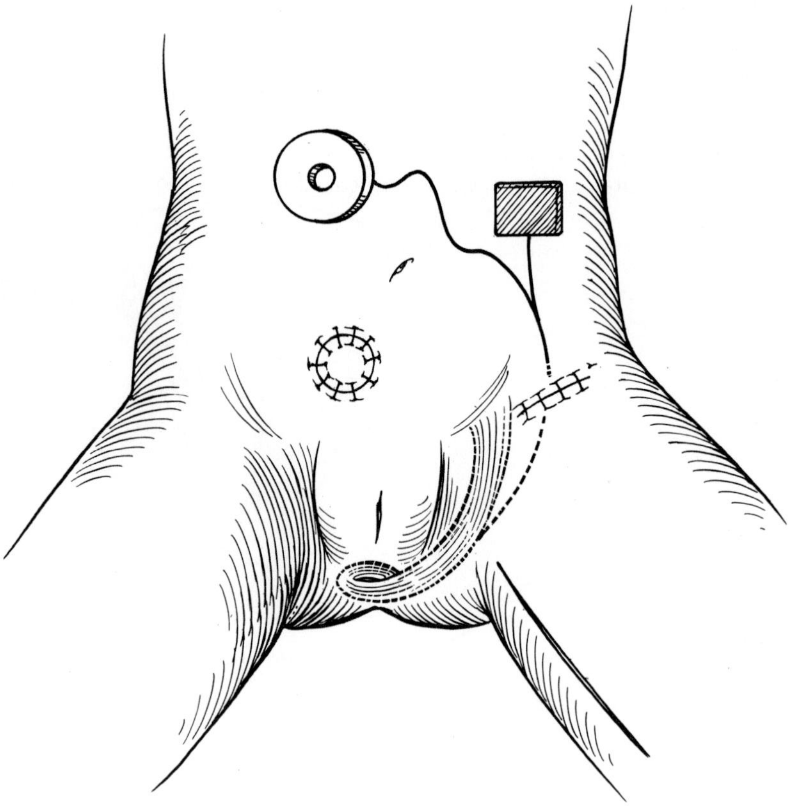

Figura 71-9. Disposição de um dispositivo estimulador no subcutâneo do abdômen e fechamento da colostomia são a etapa final da reconstrução da continência anal.

para a face medial da coxa. O eletrodo é fixado ao nervo proximal e testado com uma avaliação da contração muscular após o estímulo. O eletrodo é fixado ao perineuro com pequenas suturas não-absorvíveis (Figura 71-9).

O terceiro e último estágio é o fechamento da colostomia.

CUIDADOS PÓS-OPERATÓRIOS

Um curativo feito com bandagens Kerlix ou Ace pode ser utilizado para reduzir o inchaço na área doadora. O curativo não deve ser aplicado proximalmente, já que isto pode causar uma compressão vascular no pedículo e comprometimento do retalho. São colocados drenos na coxa para evitar seroma. Os pacientes são mantidos imóveis por três a cinco dias, dependendo da localização da reconstrução com o retalho do grácil. Deambulação é iniciada depois deste período.

Geralmente, não é necessária nenhuma reabilitação especial quando o retalho for utilizado para a cobertura de pele e tecidos moles, já que a morbidade do local doador é mínima.

Existem alguns aspectos importantes nos pós-operatórios quando o retalho do músculo grácil é usado para a reconstrução do esfíncter anal. O paciente é colocado em uma tala adutora, na sala de operações, e esta condição é mantida por três dias pós-operatoriamente. Uma sonda urinária, antibióticos e tratamento profilático contra trombose venosa profunda são, da mesma forma, mantidos até que o paciente esteja andando. O paciente pode andar, a partir do quarto dia, com auxílio de um fisioterapeuta, e são ensinados a ele os cuidados com o ferimento perineal. O dispositivo de estimulação do grácil é mantido inicialmente em baixa freqüência, e no modo de baixa voltagem. A quantidade de tempo durante o qual o músculo é estimulado aumenta gradualmente com o objetivo de alcançar uma estimulação em tempo integral. Isto geralmente é alcançado com um programa de 12 semanas com seis sessões em intervalos de duas semanas. O resultado final é avaliado objetivamente com a fisiologia anorretal e cinedefecografia.

PRECAUÇÕES

A versatilidade do músculo grácil faz dele uma excelente escolha para a reconstrução perineal. Sua utilização, no entanto, está sujeita às seguintes limitações: a despeito do excelente suprimento sangüíneo do músculo, a porção de pele freqüentemente não é confiável. Isto acontece especialmente no caso do terço distal da parte cutânea. Além do mais, a porção cutânea geralmente é desenhada muito anterior na superfície da face medial da coxa em pacientes obesos. Isto pode ser prevenido planejando-se a porção cutânea numa disposição bem posterior ao eixo do músculo adutor longo e desenhando o retalho nestes pacientes enquanto na posição em pé.

O pedículo principal que supre o músculo pode ficar um pouco inferior, o que irá restringir o arco de rotação para o fechamento do defeito.

Finalmente, em casos de reconstrução do esfíncter anal, toma-se muito cuidado para colocar o músculo em uma disposição subcutânea profunda. A colocação do músculo em um plano muito superficial pode causar uma necrose da pele sobre ele, exposição do retalho e fracasso.

Leituras Selecionadas

Giordano PA, Abbes M, Pequignot JP. Gracilis blood supply: anatomical and clinical re-evaluation. *Br J Plast Surg* 1990;43:266.

Granick MS, Solomon MP, Larson DL. Management of radiation associated pelvic wounds. *Clin Plast Surg* 1993;20:581.

Labandter HP. The gracilis muscle flap and musculocutaneous flap in the repair of perineal and ischial defects. *Br J Plast Surg* 1980;33:95.

Orticochea M. A new method of total reconstruction of the penis. *Br J Plast Surg* 1972;25:347.

Orticochea M. The musculocutaneous flap method: an immediate and heroic substitute for the method of delay. *Br J Plast Surg* 1972;25:106.

Pickrell K, Georgiade N, McGuire C, Crawford H. Gracilis muscle transplants for rectal incontinence. *Surgery* 1956;40:349.

Wexner SD, Gonzalez-Padron A, Teoh TA, Moon HK. The stimulated gracilis neosphincter for fecal incontinence: a new use for an old concept. *Plast Reconst Surg* 1996;98:693.

Parte XII

Reconstrução das Extremidades

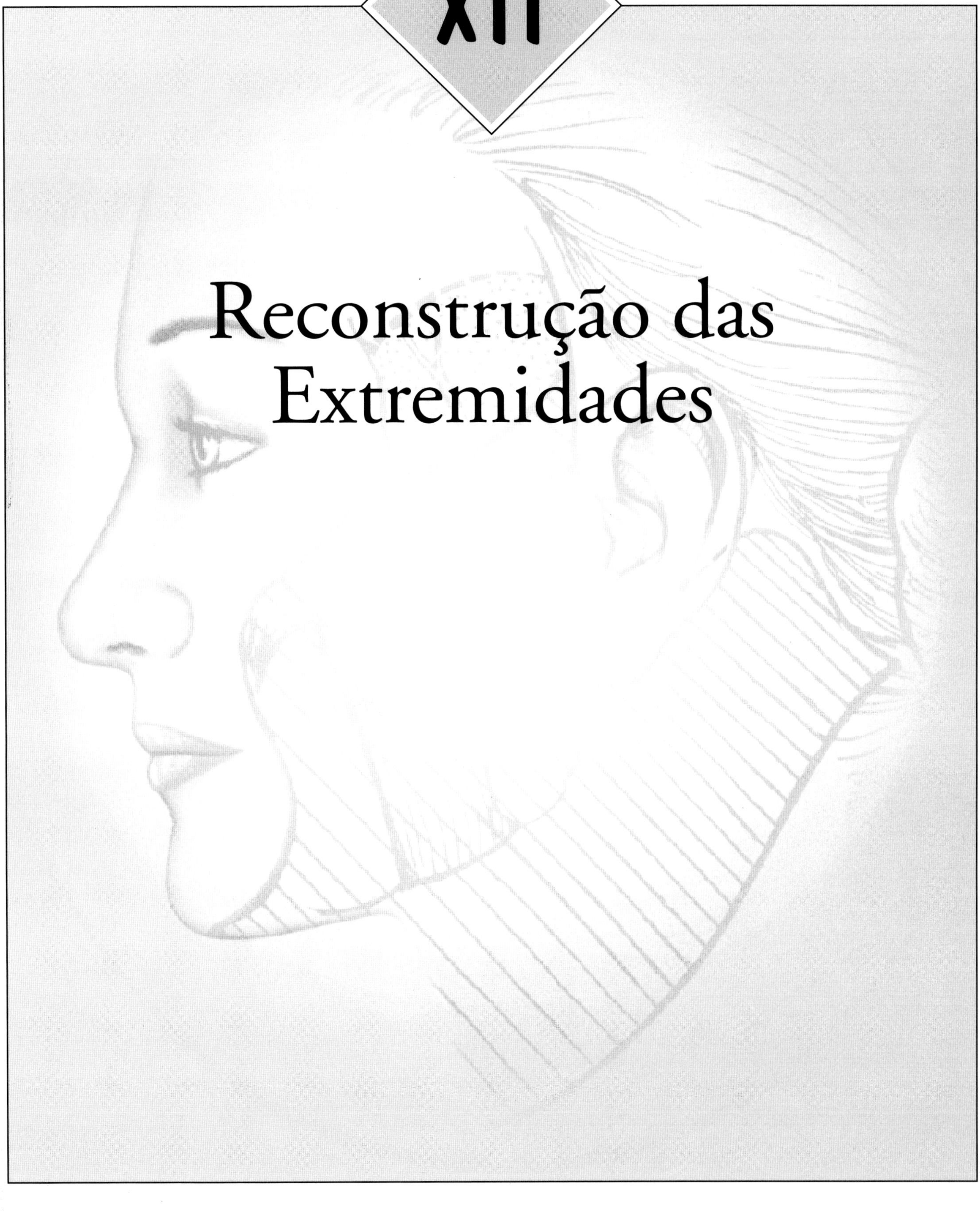

Capítulo

72

Reconstrução da Perna Proximal Utilizando o Retalho do Gastrocnêmio

Howard N. Langstein

Uma certa melhora na técnica do retalho cruzado da perna no caso da reconstrução dos membros inferiores foi avançada por Ger e outros, na qual a "mioplastia" do músculo gastrocnêmio foi utilizada para cobrir defeitos expostos. Esta estratégia foi usada pelo trabalho principal de Mathes, Nahai, Arnold, McCraw e Vasconez, o qual estabeleceu a segurança e aplicabilidade das transferências musculares e musculocutâneas. Os retalhos de músculo demonstraram aumentar a liberação antibiótica para as localizações infeccionadas, e se tornaram um padrão no tratamento de osteomielite e ferimentos abertos da parte proximal da tíbia, com os retalhos do gastrocnêmio. A utilização do retalho do gastrocnêmio também foi descrita para o salvamento de uma prótese exposta do joelho, e também para proporcionar a cobertura para as estruturas utilizadas em uma cirurgia a fim de poupar um membro, no caso de sarcomas no osso ao redor do joelho. Os territórios cutâneos sobre o retalho do músculo gastrocnêmio foram definidos por McCraw, que juntamente com Arnold, publicaram posteriormente sofisticações na elevação e utilização do retalho miocutâneo. A maioria dos cirurgiões, no entanto, concorda agora com Nahai, que defendeu a utilização de um retalho de músculo sem uma cobertura de pele, e um enxerto de pele para evitar deformidades no local doador. Alternativamente, os retalhos fasciocutâneos podem ser utilizados para os defeitos do terço superior do membro inferior, em vez de retalhos musculares ou musculocutâneos. Entretanto, estes retalhos geralmente necessitam de um enxerto de pele no local doador, e isto pode não ser preferível em diversas situações clínicas. Resumindo, por causa de sua confiabilidade e facilidade de transferência, o músculo gastrocnêmio é aceito como o tecido principal para defeitos nesta localização.

AVALIAÇÃO DO DEFEITO

A avaliação do defeito começa com um inventário de quais elementos da perna estão faltando. Se um tecido subcutâneo de qualidade plausível continua no leito do ferimento, então, um enxerto de pele deve ser suficiente para a cobertura. No caso de exposição do osso, tendões, ou estruturas neurovasculares, é necessária uma cobertura mais estável e substancial. Os retalhos musculares e fasciocutâneos são usados tipicamente para este propósito. O retalho do gastrocnêmio também é escolhido quando o defeito está localizado em um leito irradiado, já que os enxertos de pele e os retalhos fasciocutâneos não são confiáveis nesta situação.

Este retalho é capaz de recobrir a maioria dos defeitos no terço superior da perna. É importante, contudo, antecipar se o defeito debridado será significativamente maior do que o defeito preexistente, isto irá representar a necessidade real de tecido. Em várias situações, um único debridamento agressivo é adequado para preparar o ferimento para o fechamento. Na maioria das vezes, este debridamento cirúrgico, seguido pela mudança de curativos com bandagens úmidas, prepara o ferimento para a cobertura. É claro; isto depende do grau de contaminação. Se a viabilidade óssea é duvidosa, então podem ser necessários mais de um debridamento para remover todo o osso possivelmente não-viável.

Após o debridamento, a simples medição do déficit cutâneo e a antecipação da profundidade do ferimento fornecem ao cirurgião plástico a informação necessária para escolher ou rejeitar o retalho do gastrocnêmio. Raramente será necessário um exame radiográfico, com a exceção da avaliação de anormalidades ósseas, as quais necessitam de um debridamento. Como é mencionado a seguir, os feixes neurovasculares são usualmente preservados, na maioria dos casos de doença vascular periférica e um angiograma não é necessário. Se a pulsação femoral estiver ausente, então mesmo a rica rede anastomótica ao redor do joelho pode não ser adequada para nutrir os músculos gastrocnêmios quando os retalhos forem elevados. Deve-se considerar a hipótese de um angiograma neste caso, principalmente para avaliar se um procedimento de influxo, desvio cirúrgico ou angioplastia pode ser realizado. Quando um tumor do terço proximal da perna for removido, pode ser necessário um angiograma para planejar a ressecção, que pode ser usado para determinar se existe um fluxo adequado para os músculos gastrocnêmios. Na maior parte das vezes, o único método confiável de avaliação vascular do retalho é feito pela elevação do retalho e verificação do sangramento na extremidade distal cortada.

INDICAÇÕES

O retalho do músculo gastrocnêmio, ou algumas de suas variantes, deve ser tido como a primeira opção de transferência de tecido para reconstrução de defeitos localizados desde a coxa inferior até a junção do terço superior e médio do membro inferior. Como é visto na Figura 72-1A e B, o alcance das cabeças dos músculos gastrocnêmios se estende confortavelmente da parte inferior da coxa até a maior parte

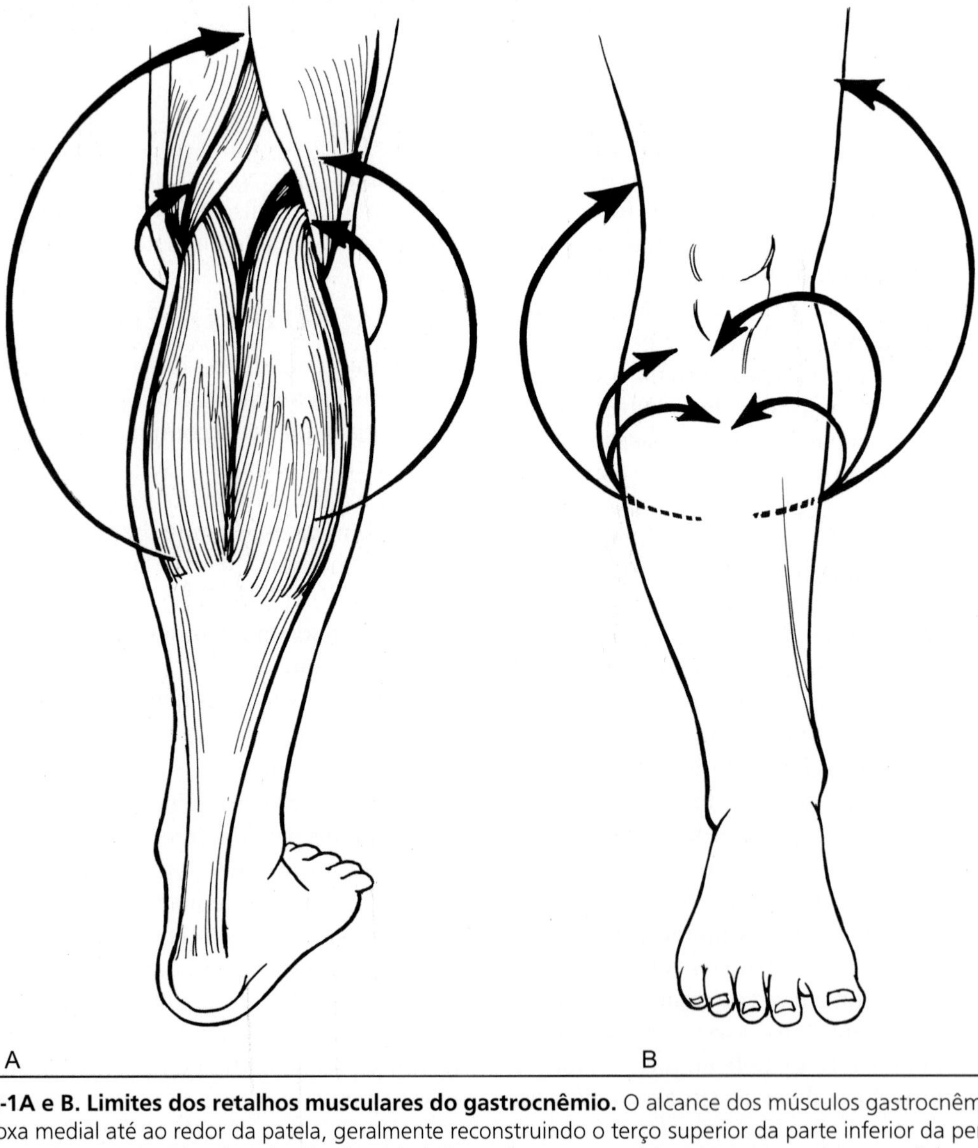

Figura 72-1A e B. Limites dos retalhos musculares do gastrocnêmio. O alcance dos músculos gastrocnêmios vai desde a coxa medial até ao redor da patela, geralmente reconstruindo o terço superior da parte inferior da perna. O arco de rotação e o tamanho do músculo disponível dita o alcance, o qual é maior para a cabeça medial. *(De acordo com Ramon Llull, MD, PhD.)*

do terço superior da perna. Quando o defeito está muito próximo ao terço medial da perna, o retalho do sóleo é geralmente escolhido. Deve-se lembrar sempre que ambas as cabeças do gastrocnêmio podem ser transferidas anteriormente para que elas se encontrem cobrindo toda a região patelar. No caso de defeitos anteriores, a largura das cabeças do músculo gastrocnêmio determina quantidade de tecido disponível na dimensão súpero-inferior, por causa da geometria da rotação de 90 graus. Por este motivo, os defeitos na linha média de até aproximadamente 9 cm e defeitos laterais de 5 a 7 cm podem ser fechados aplicando-se as larguras normais destas estruturas. As manobras, tais como alongamento do músculo ou orientação oblíqua, podem estendê-lo além destas dimensões. Quando defeitos maiores são encontrados, o sóleo pode ser usado adicionalmente à cabeça medial do gastrocnêmio. Defeitos longos e estreitos da parte superior da tíbia podem ser fechados trazendo-se ambas as cabeças juntas sobre o osso, através de uma incisão posterior, geralmente um enxerto de pele não é necessário se o defeito é menor que 4 cm. Em casos selecionados, também pode ser escolhida a transferência microcirúrgica.

CONTRA-INDICAÇÕES

Raramente o músculo gastrocnêmio será contra-indicado. Entretanto, se o paciente passou por algum trauma recente na panturrilha, é possível que o músculo esteja nesta área de lesão, portanto não tolerando uma transferência. Este pode ser o caso em uma lesão de esmagamento grave da perna.

Uma doença vascular periférica não é uma contra-indicação específica, e a utilização do gastrocnêmio, mesmo em uma situação de reconstrução arterial, já foi descrita anteriormente.

Essencialmente, a única contra-indicação é um defeito muito grande para ser coberto com um retalho do gastrocnêmio, ou uma de suas variações.

PREPARAÇÃO DA SALA

Dependendo da localização do defeito, a abordagem pode ser anterior ou posterior. A cabeça medial pode ser confortavelmente elevada através de uma incisão ântero-medial com a perna abduzida na posição de "perna de sapo" lateral. Uma incisão ântero-lateral pode ser utilizada para encontrar a cabeça lateral. Ambas as cabeças podem ser abordadas através de uma incisão "emenda de meia", a qual requer a posição prona.

MARCAÇÃO DO PACIENTE

Os pontos de identificação na superfície dos músculos gastrocnêmios são bastante óbvios com o pé em dorsiflexão e servem como uma referência tosca da colocação da incisão (Figura 72-2). A fenda entre as duas cabeças também pode ser apreciada da superfície, e serve como uma linha para a incisão "emenda de meia".

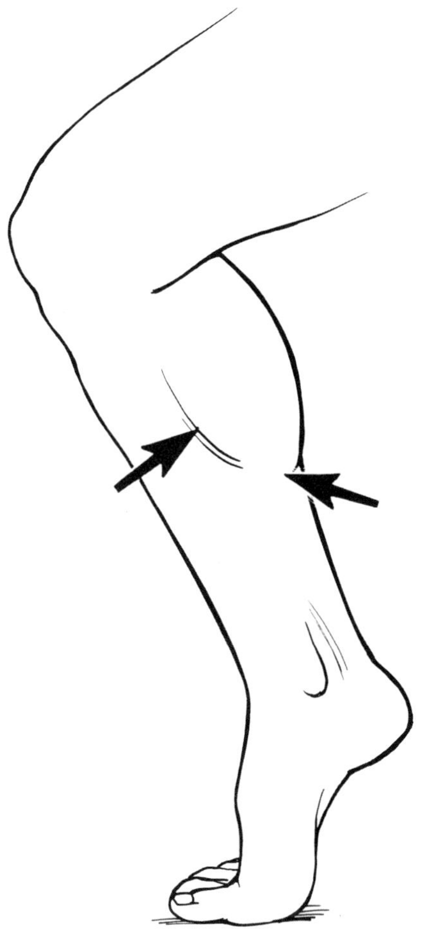

Figura 72-2. Marcas superficiais dos músculos gastrocnêmios. Em flexão plantar, os limites dos músculos gastrocnêmios ficam evidentes na superfície e são facilmente marcados. *(De acordo com Ramon Llull, MD, PhD.)*

TÉCNICA OPERATÓRIA

Anatomia Cirúrgica

Os pontos anatômicos do complexo do gastrocnêmio podem ser observados na superfície posterior da panturrilha, especialmente na flexão plantar (Figura 72-2). Cada cabeça se origina dos respectivos côndilos femorais e une-se a outra na linha medial antes de se juntar com o músculo sóleo subjacente, e inserir-se no tendão calcâneo (Figura 72-3). Durante a flexão, as cabeças do gastrocnêmio atuam na flexão plantar do tornozelo, e em menor grau, na flexão do joelho. Em todos, menos nos pacientes atletas, a flexão plantar adequada pode ser preservada com a manutenção de um destes músculos – o sóleo, ou uma das cabeças do gastrocnêmio. A cabeça medial é a maior das duas componentes. O pedículo neurovascular, que varia de 2 a 5 cm em comprimento, consiste na artéria e veia sural e também nas ramificações do nervo da tíbia. Os pedículos penetram no corpo do músculo proximalmente, a partir de suas superfícies tibiais, alguns poucos centímetros distal às origens condilares (Figura 72-4). O músculo gastrocnêmio é assim considerado um

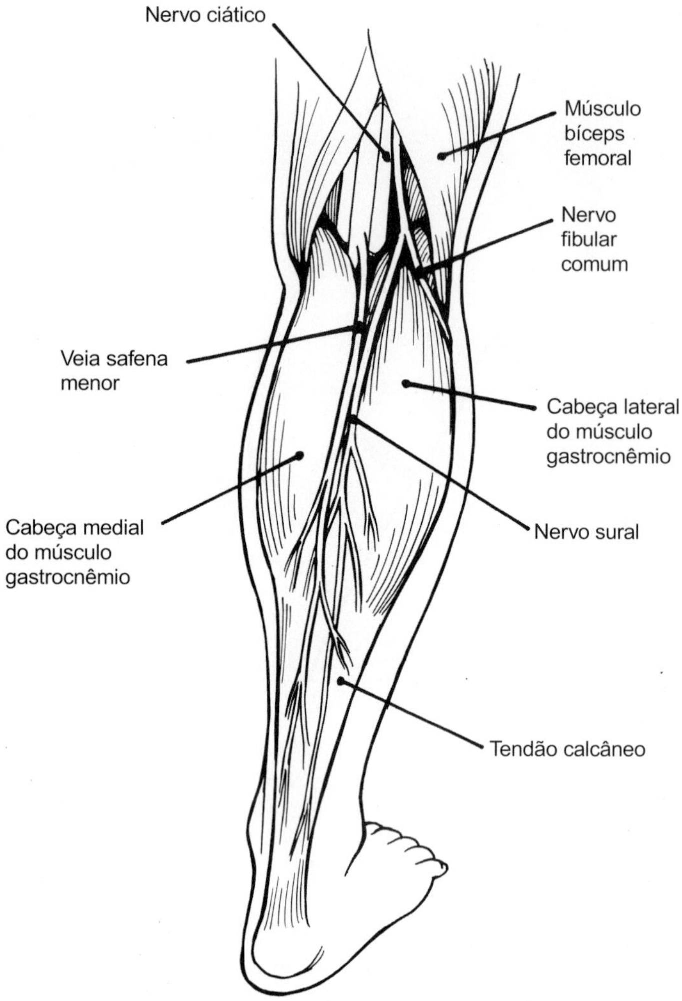

Figura 72-3. Anatomia superficial da parte posterior da pele. Visão posterior da panturrilha com pele e tecidos subcutâneos removidos para demonstrar a posição das cabeças dos corpos dos músculos gastrocnêmios, suas inserções ao tendão calcâneo, e o curso da veia safena menor e dos nervos sural, fibular comum e ciático. *(De acordo com Ramon Llull, PhD.)*

músculo do tipo I por Mathes e Nahai, e pode sobreviver completamente com um retalho em ilha baseado em seu pedículo proximal.

Um importante ponto anatômico é o curso da veia safena menor e do nervo sural, o qual percorre próximo da região maleolar lateral, até subir na perna, na fissura entre as cabeças do músculo gastrocnêmio, ao longo da superfície posterior. Se possível, o nervo sural deve ser preservado, já que o seu sacrifício pode resultar em uma anestesia problemática na superfície lateral do pé.

O curso do nervo fibular comum também é relevante para a coleta da cabeça lateral do músculo gastrocnêmio. Este nervo se ramifica do nervo ciático na fossa poplítea, para percorrer sobre a cabeça da fíbula, entre a porção da cabeça lateral do gastrocnêmio e o tendão do músculo bíceps femoral (Figura 72-4). A divisão deste nervo desnerva os compartimentos laterais e anterior, na maioria das vezes resultando na queda do pé e perda da sensibilidade do dorso do pé.

Mais profundo ao gastrocnêmio está localizado o músculo sóleo, o qual se funde com o próprio músculo gastrocnêmio distal, e se insere da mesma forma, no tendão cutâneo. Na parte superior da perna, existe um plano entre o gastrocnêmio e o sóleo, porém mais distalmente, eles devem ser separados cuidadosamente. O tendão do músculo plantar se localiza entre o sóleo e a cabeça medial do gastrocnêmio, e ajuda a confirmar este plano anatômico.

Variações do Retalho

Elevação da Cabeça Medial mais o Enxerto de Pele

Esta variação é a mais comum do retalho do gastrocnêmio, já que a cabeça medial é bem maior e mais fácil de ser transferida do que a cabeça lateral. Em primeiro lugar, no caso de lesões traumáticas à área superior da tíbia, a cobertura não deve ser usada até que o debridamento de todo o tecido desvitalizado seja realizado. Isto é difícil, especialmente quando se decide o quanto de osso será removido, pois uma remoção significativa pode requerer um enxerto ósseo também significativo para manter a estabilidade. Entretanto, este é um passo inestimável e, se não for realizado, pode deixar uma quantidade de bactérias suficiente para arruinar a maior parte de um retalho, mesmo que meticulosamente preparado. O sucesso ou a falha do retalho do gastrocnêmio na prevenção ou tratamento de osteomielite se baseia na relevância do debridamento.

A cabeça medial do gastrocnêmio pode ser abordada tanto com incisões estendidas a partir de um defeito anterior, ou por uma incisão de "emenda de meia" (Figuras 72-5 e 72-6). No caso de incisões estendidas, sempre é necessário estender ambas obliquamente, em direção proximal à fossa poplítea e distalmente até o tendão calcâneo, para deixar a inserção exposta (Figura 72-5). O retalho criado a partir destas incisões deve ser dissecado até o nível da fáscia que envolve o próprio músculo. A veia safena maior geralmente passa por esta área e pode ser necessário dividi-la. Este retalho é dissecado além da superfície da cabeça medial, parando na superfície posterior do complexo, o qual representa a junção das cabeças medial e lateral. A veia safena menor e o nervo sural se localizam nesta fissura. A seguir, a superfície profunda proximal da cabeça medial pode ser separada do músculo sóleo subjacente por meio de dissecção romba, mas deve ser dissecada com bisturi na parte mais distal.

Tudo o que falta é a liberação distal para proximal da cabeça medial, partindo da superfície profunda do tendão calcâneo e passando pela interface da cabeça lateral. O pedículo vascular não precisa ser deliberadamente descoberto, já que a separação da cabeça proporciona o comprimento suficiente para a transferência na maioria dos defeitos. Em pacientes jovens que caminham, pode ser indicado dissecar

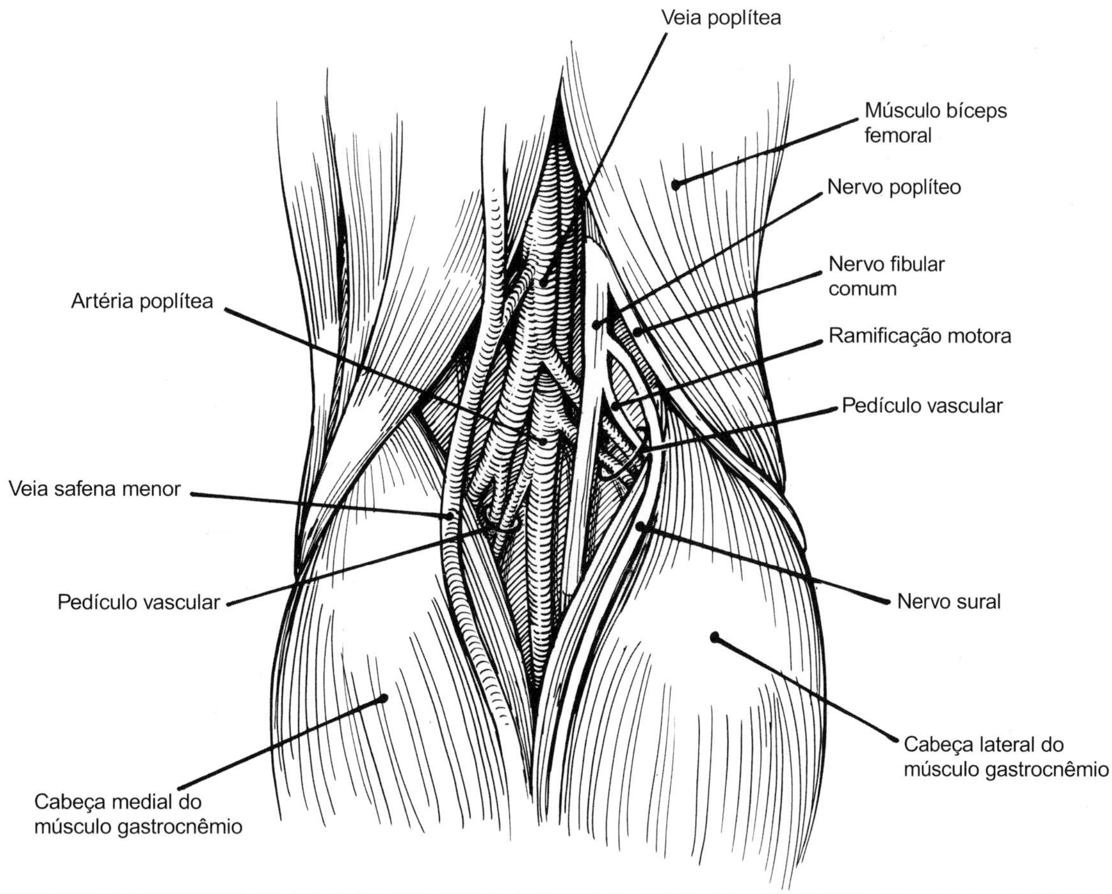

Figura 72-4. Anatomia profunda da região poplítea. Os feixes neurovasculares surgem da artéria poplítea, veias e nervos e entram nos corpos musculares a partir de sua superfície inferior proximal. *(De acordo com Ramon Llull, MD, PhD.)*

o nervo do pedículo e seccioná-lo para prevenir uma contração indesejada do músculo transferido da panturrilha.

O próximo passo para aumentar o alcance do músculo, mesmo antes de dividir a sua origem, é cortar ou remover completamente a fáscia em uma das superfícies profunda ou superficial, ou ambas. Isto não só aumenta o seu comprimento em até 4 cm, mas também permite melhor suporte para o enxerto de pele e que o músculo entre o contato com as superfícies ósseas lesionadas para ajudar na liberação de antibióticos para os tecidos em risco.

Quando ainda se deseja mais comprimento, a origem do músculo pode ser removida do fêmur por uma extensão proximal da incisão dentro da fossa poplítea para criar um retalho em ilha (Figura 72-7). É recomendável localizar o pedículo sural e protegê-lo, quando a origem do músculo for seccionada. O retalho que foi elevado para descobrir o músculo gastrocnêmio é então recolocado na mesma posição, e sempre deve ser aparado para permitir a passagem do músculo para o defeito livre de pressão. Assim, o defeito é aumentado, com parte do músculo sendo exposta onde deveria estar um túnel constritor.

Se for escolhido elevar o músculo através de uma incisão em "emenda de meia", esta linha então deve ser colocada sobre a fissura palpável na panturrilha e desenhada desde o terço distal da perna até uma extensão "frouxa em S" dentro da fossa poplítea (Figura 72-6). A incisão é rapidamente levada até o complexo do músculo, localizando e preservando o nervo sural e a veia safena menor, enquanto as cabeças são dissecadas. O plano superficial do músculo é aberto. Posteriormente, a dissecção é direcionada sobre a cabeça medial até a superfície profunda. Este plano é rapidamente separado rombamente mais para cima, mas deve ser separado com cuidado na superfície mais distal. O músculo distal é dividido do tendão calcâneo e liberado proximalmente. O túnel subcutâneo, o qual não deve ser excessivamente constritor, necessário para a passagem do músculo, é criado. Procede com a inserção do retalho.

Se a extremidade distal do defeito não é preenchida adequadamente com a cabeça medial, a elevação do músculo sóleo deve ser considerada. Alternativamente, a cabeça medial pode ser avançada mais distalmente com a divisão do pedículo vascular e inserção dos enxertos de veia como um retalho microcirúrgico "local".

A inserção do músculo é facilitada deixando-se uma borda de fáscia no perímetro do músculo, permitindo uma melhor aplicação das suturas. Uma forma simples de segurar o retalho muscular às margens do defeito é utilizar suturas absorvíveis pesadas de monofilamento, atadas sobre um

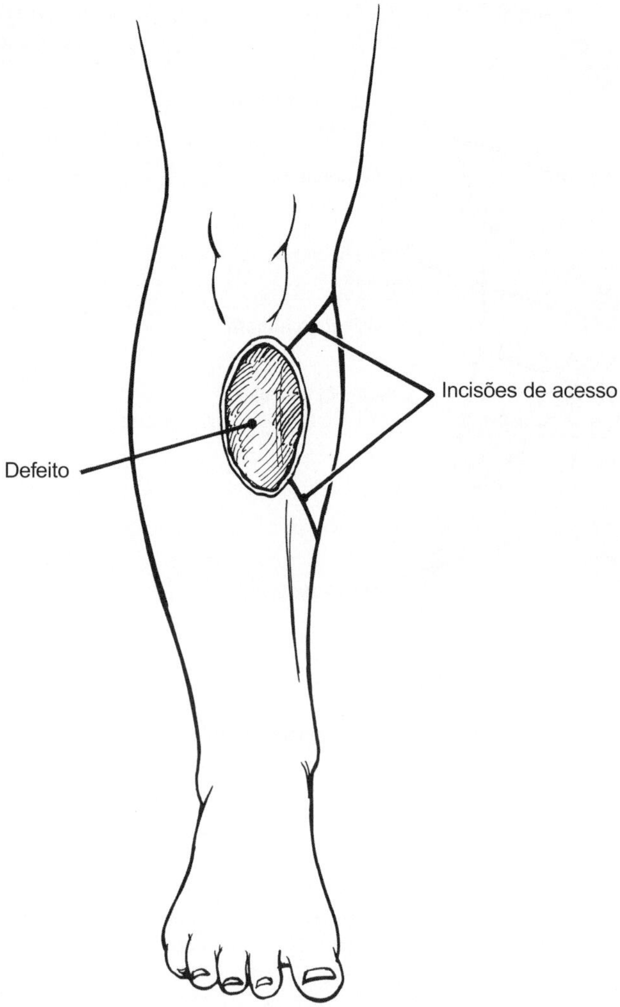

Figura 72-5. Abordagem medial profunda para a elevação da cabeça medial do gastrocnêmio. As incisões proximal e distal oblíquas são feitas a partir do defeito típico anterior revelando a cabeça medial do gastrocnêmio. *(De acordo com Ramon Llull, MD, PhD.)*

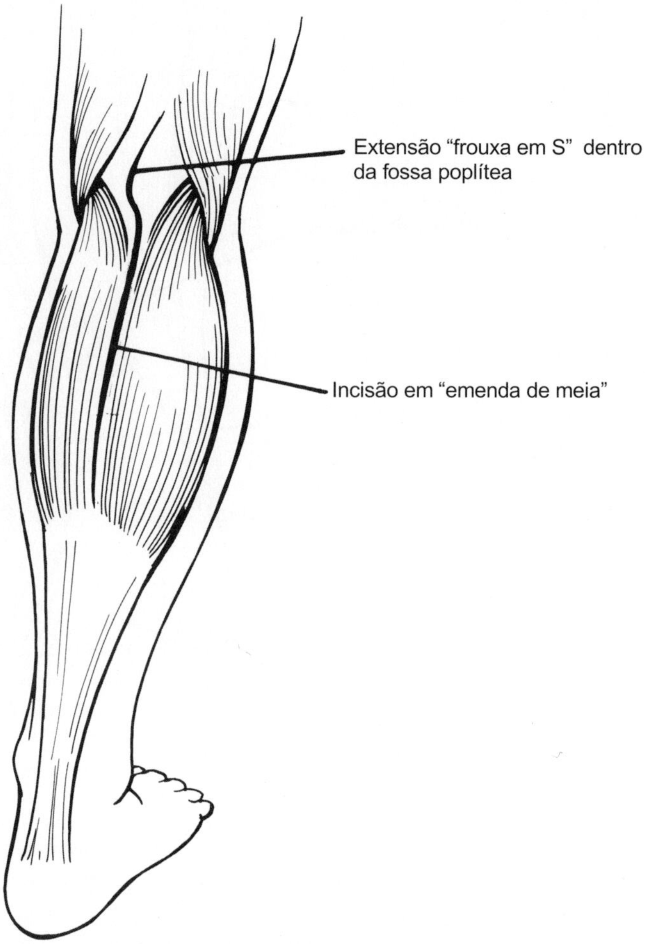

Figura 72-6. Incisão de "emenda de meia" com extensão para dentro da fossa poplítea. Ambas as cabeças do músculo gastrocnêmio podem ser abordadas através desta incisão. É mais fácil utilizar esta abordagem, porém ela necessita de um posicionamento prono do paciente e talvez de uma nova mudança no posicionamento para a inserção do retalho. *(De acordo com Ramon Llull, MD, PhD.)*

travesseiro de Xeroforme, confeccionando os pontos para segurar o músculo à superfície subjacente do defeito nas margens de pele as quais devem ser enfraquecidas levemente. Estas suturas devem ser deixadas no local por pelo menos duas semanas e preferivelmente por mais tempo, para ajudar a assegurar que a união dos músculos com o defeito seja forte. O músculo exposto recebe um enxerto de pele, com uma lâmina de pele de espessura parcial em rede, da coxa. Os drenos de sucção fechados são utilizados para drenar a região sob o retalho do músculo conforme ele se coloca sobre o defeito e também no local posterior de onde a cabeça foi elevada.

Elevação da Cabeça Lateral do Músculo Gastrocnêmio

Devido ao fato de que a cabeça lateral do músculo gastrocnêmio é substancialmente menor que a cabeça medial, a sua utilização fica limitada a pequenos defeitos e àqueles na superfície lateral do terço superior da perna. A incisão em "emenda de meia" posterior é preferível, através da qual a cabeça lateral é separada da cabeça medial. A chave para a elevação lateral é continuar a incisão mais proximalmente para dentro da fossa poplítea para visualizar o feixe neurovascular e o nervo fibular comum. Este nervo passa entre o

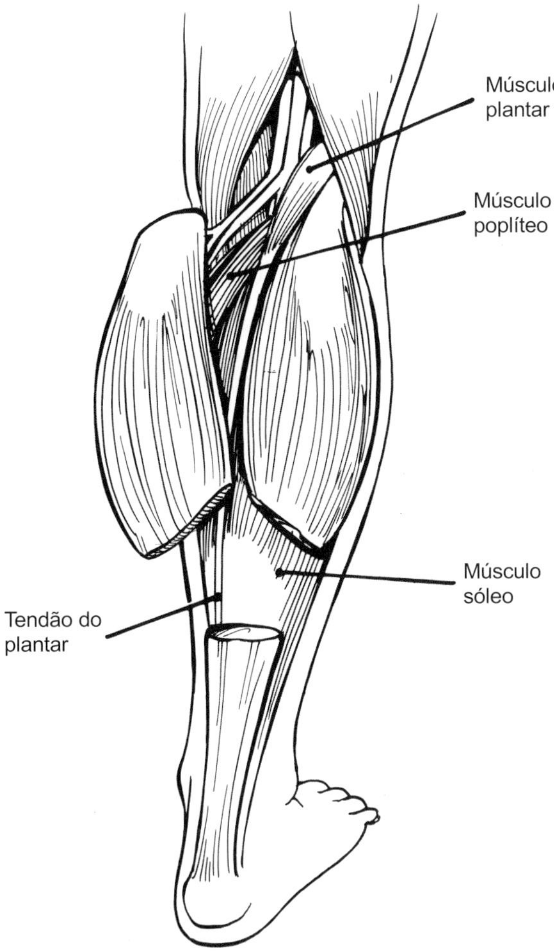

Figura 72-7. Retalho da ilha de músculo da cabeça medial do músculo gastrocnêmio. Se com o corte da fáscia muscular o comprimento adequado do músculo for alcançado. O músculo pode ser retirado em uma ilha pura. É recomendável localizar e proteger o pedículo quando a origem for dividida do fêmur. *(De acordo com Ramon Llull, MD, PhD.)*

bíceps femoral e a cabeça lateral antes de se envolver ao redor da cabeça da fíbula. O restante do procedimento é igual ao da cabeça medial.

Elevação do Retalho Miocutâneo do Gastrocnêmio

Deve-se reconhecer que manter a pele e o tecido subcutâneo inseridos ao músculo gastrocnêmio geralmente necessita de um enxerto de pele para o fechamento do local doador, e eventualmente podem existir situações em que isto é preferível. O resultado estético é inferior ao que é alcançado com o retalho do músculo e com o enxerto de pele, e isto deve ser lembrado. A ilha de pele é centralizada sobre a cabeça a ser transferida e, se for bem pequena, pode ser fechada primariamente. Geralmente, é escolhida uma ilha grande, que é elevada da mesma forma que os métodos descritos anteriormente. Já que não é relacionado com a reconstrução do terço posterior, todo tecido da panturrilha pode ser avançado distalmente para cobrir os defeitos do terço posterior distal simplesmente se dividindo ambas as inserções musculares e liberando o complexo do sóleo subjacente. Neste caso, o local doador é fechado com um avanço em V–Y.

Contorno do Retalho

O músculo gastrocnêmio, especialmente a cabeça medial, pode ser excessivamente volumoso para alguns defeitos. Felizmente, a maioria do volume do músculo diminui com o tempo e a necessidade de revisão é rara. Todavia, se o músculo exceder muito o nível do defeito, em mais que 2 a 3 cm, é plausível aplanar discretamente o excesso de volume na reconstrução inicial. Isso pode causar um sangramento, e um hematoma pode prejudicar a "pega" do enxerto de pele. Felizmente, o músculo volumoso inicialmente atrofia consideravelmente e o contorno volta ao normal com o tempo.

CURATIVOS APROPRIADOS

Os curativos da inserção deste retalho são bem simples. Deve-se evitar um curativo oclusivo justo, já que isto pode bloquear o retalho, uma melhor opção é colocar diretamente no enxerto um pedaço de gaze impregnada com bacitracina, e cobrir com algumas camadas de gaze. Depois disso, uma tala bem acolchoada, partindo de cima do joelho até os artelhos, é colocada e não é removida até o quinto dia pós-operatório, no mesmo momento que a gaze é removida e institui-se o programa de reabilitação apropriado. Até que os espaços entre o enxerto de pele tenham se epitelizado, o paciente precisa de curativos com gazes não-aderentes e um agente hidratante. É envolvida diariamente uma bandagem elástica (Ace) desde os artelhos até o local sobre o retalho para limitar o edema da perna, o qual acompanha de forma notória tal reconstrução.

MONITORAMENTO DO RETALHO

Já que o gastrocnêmio é um retalho muito confiável, geralmente não é necessário monitorar de perto a viabilidade do retalho. Ocasionalmente, se a inserção for muito agressiva, a viabilidade do retalho pode ser desafiada, o que fica claro, porém, na sala de operações. É necessário avaliar o retalho quanto aos seus hematomas subjacentes, os quais podem prejudicar o retalho e também resultar em uma coleção infectada embaixo do retalho. Por este motivo, uma pequena abertura é feita na gaze não-aderente através da qual se pode observar periodicamente o músculo e o enxerto de pele. Naturalmente, aparecendo um hematoma significativo, deve-se voltar imediatamente à sala de operações para a evacuação.

REABILITAÇÃO

Dependendo do estado ósseo subjacente, o qual pode excluir a possibilidade de se pegar peso por um período de tempo considerável, o retalho do gastrocnêmio não necessita de um regime de reabilitação complicado. Se o retalho e o enxerto de pele estão viáveis quando os curativos e a tala forem removidos, no quinto dia pós-operatório, é indicado começar em poucos dias a levantar gradualmente objetos de peso limitado, com ajuda de muletas ou de um andador. Os grampos e as suturas ainda ficam no local neste ponto, e acrescentam alguma força mecânica ao ferimento. É claro, se o paciente possui algum fator de risco para uma cura difícil, é autorizado um período de imobilização correspondente. Geralmente a condição que precipita a necessidade do retalho do gastrocnêmio é que dita as atividades com carga de peso que devem ser evitadas na perna afetada por um período maior que uma semana, já que a mobilidade é um ponto limitante. Certamente, por volta de três semanas após a cirurgia, o retalho está seguro o bastante para resistir a cargas completas. Mais um mês ou dois são tipicamente reservados para exercícios de força, após os quais a perna deve ser utilizada ao máximo.

PRECAUÇÕES

A transferência do retalho é rotineira e confiável, mas existem algumas áreas em potencial onde complicações menores podem aparecer. A perda completa do retalho é rara, porém irá ocorrer com a torção excessiva do pedículo ou com uma inserção extremamente agressiva. O mais comum é a necrose parcial do retalho, resultante de uma constrição no túnel e uma simples pressão no próprio músculo. Isto pode ser prevenido através da abertura discreta de qualquer túnel que esteja apertado e possa causar uma isquemia. Felizmente, o pedículo vascular se ramifica logo depois que entra na parte proximal do músculo e este fato permite uma organização agressiva. Raramente, este fato pode ser exagerado, e o músculo distal considerado não-viável.

Os nervos fibular comum e sural ficam vulneráveis durante a elevação do músculo e devem ser cuidadosamente evitados. Da mesma forma, o nervo tibial é um risco possível durante a dissecção distal, embora isto seja mais comum quando o sóleo também for usado. O tendão calcâneo pode ser lesado, mas será deixado intacto se forem removidas somente as fibras da articulação mais distal com o tendão. É claro, a dissecção do plano anatômico correto é crítica para elevar apropriadamente qualquer uma das cabeças; se a dissecção proceder muito profunda, o sóleo pode ser descoberto por engano.

Leituras Selecionadas

Arnold P, Mixter RC. Making the most of the gastrocnemius muscles. *Plast Reconstr Surg* 1983;72:38-48.

Barfod B, Pers M. Gastrocnemius-plasty for primary closure of compound injuries of the knee. *J Bone Joint Surg* 1970;52B:124-127.

Barfred T, Reumert T. Myoplasty for covering exposed bone or joint on the lower leg. *Acta Orthop Scand* 1973;44:532-538.

Byrd H, Cierny G, Tebbets JB. The management of open tibial fractures with associated soft-tissue loss: external pin fixation with early flap coverage. *Plast Reconstr Surg* 1981;68:73-79.

Dibbell D, Edstrom LE. The gastrocnemius myocutaneous flap. *Clin Plast Surg* 1980;7:45-50.

Elsahy N. Cover of the exposed knee joint by the lateral head of the gastrocnemius. *Br J Plast Surg* 1978;31:136-137.

Ersek R, Abell JM, Calhoon JH. The island pedicle rotation advancement gastrocnemius musculocutaneous flap for complete coverage of the popliteal fossa. *Ann Plast Surg* 1984; 12:533-536.

Feldman J, Cohen BE, May JW. The medial gastrocnemius myocutaneous flap. *Plast Reconstr Surg* 1978;61:531-539.

Ger R. Muscle transposition for treatment and prevention of chronic post-traumatic osteomyelitis of the tibia. *J Bone Joint Surg* 1977;59A:784-791.

Ger R. Surgical management of ulcerative lesions of the leg. *Curr Probl Surg* 1972:1-52.

Gryskiewicz J, Edstrom LE, Dibbell DG. The gastrocnemius myocutaneous flap in lower extremity injuries. *J Trauma* 1984; 24:539-543.

Hallock G. Local knee random fasciocutaneous flaps. *Ann Plast Surg* 1989;23:289-296.

Keller A, Shaw W. The medial gastrocnemius muscle flap: a local free flap. *Plast Reconstr Surg* 1984;73:974-976.

Lentz M, Noyes FR, Neale HW. Muscle flap transposition for traumatic soft tissue defects of the lower extremity. *Clin Orthop Related Res* 1979;143:200-210.

Malawer M, Price WM. Gastrocnemius transposition flap in conjunction with limb-sparing surgery for primary bone sarcomas around the knee. *Plast Reconstr Surg* 1984;73:741-750.

Mathes S, Alpert BS, Chang N. Use of the muscle flap in chronic osteomyelitis: experimental and clinical correlation. *Plast Reconstr Surg* 1982;69:815-828.

Mathes S, McCraw JB, Vasconez LO. Muscle transposition flaps for coverage of lower extremity defects. *Surg Clin North Am* 1974;54:1337-1354.

Mathes SJ, Nahai F. Classification of the vascular anatomy of muscles: experimental and clinical correlation. *Plast Reconstr Surg* 1981;67:177.

Mathes S, Vasconez LO, Jurkiewicz MJ. Extensions and further applications of muscle transposition. *Plast Reconstr Surg* 1977; 60:6-13.

McCraw J, Arnold PG. *McCraw and Arnold's Atlas of Muscle and Musculocutaneous Flaps.* Norfolk: Hampton Press, 1986:733.

McCraw J, Dibbell DG, Carraway JH. Clinical definition of independent myocutaneous vascular territories. *Plast Reconstr Surg* 1977;60:341-352.

McCraw J, Fishman JH, Sharzer LA. The versatile gastrocnemius myocutaneous flap. *Plast Reconstr Surg* 1978;62:15-23.

Meller I, Ariche A, Sagi A. The role of the gastrocnemius muscle flap in limb-sparing surgery for bone sarcomas of the distal femur: a proposed classification of muscle transfers. *Plast Reconstr Surg* 1997;99:751-756.

Nahai F, Mathes SJ. Musculocutaneous flap or muscle flap and skin graft? *Ann Plast Surg* 1984;12:199-203.

Neale H, Stern PJ, Kreilein JG, et al. Complications of muscle flap transposition for traumatic defects of the leg. *Plast Reconstr Surg* 1983;72:512-515.

Russell R, Graham DR, Feller AM, et al. Experimental evaluation of the antibiotic carrying capacity of a muscle into a fibrotic cavity. *Plast Reconstr Surg* 1988;81:162-170.

Saliban A, Anzel SH. Salvage of an infected total knee prosthesis with medial and lateral gastrocnemius muscle flaps. *J Bone Joint Surg* 1983;65:681-684.

Saunders R, O'Neill T. The gastrocnemius myocutaneous flap used as a cover for the exposed knee prosthesis. *J Bone Joint Surg* 1981;62B:383-386.

Stark R. The cross-leg flap procedure. *Plast Reconstr Surg* 1952;9:173-204.

Strauch B, Yu HL. *Atlas of Microvascular Surgery.* New York: Thieme Medical, 1993:560.

Vasconez L, Bostwick J, McCraw J. Coverage of exposed bone by muscle transposition and skin grafting. *Plast Reconstr Surg* 1974;53:526-533.

Capítulo 73

Retalho do Sóleo para Reconstrução da Parte Inferior da Perna

Jeffrey Friedman

AVALIAÇÃO DO DEFEITO

O exame físico da extremidade envolvida continua o ponto de partida para a avaliação e o futuro tratamento da ferida. Uma inspeção geral da perna é inicialmente realizada e costuma fornecer uma quantidade significativa de informação útil. Sinais de infecção residual de partes moles, isquemia crônica ou aguda e edema persistente deveriam ser identificados. Nestas circunstâncias, estas alterações deveriam ser corrigidas antes da tentativa de cobertura definitiva da ferida. O repouso absoluto no leito por 48 a 72 horas melhora e, freqüentemente, resolve um edema significante de partes moles na perna, o que torna a mobilização e a transferência dos tecidos envolvidos muito mais fácil. A arteriografia pré-operatória não é realizada nem recomendada rotineiramente. Na maioria dos casos, a avaliação clínica dos pulsos dorsal do pé e tibial posterior fornecem uma avaliação acurada da perfusão distal da extremidade. A simples palpação dos pulsos, porém, não é suficiente. A compressão alternada das artérias tibial posterior e dorsal do pé deve ser realizada para garantir a presença de fluxo normal, não-retrógrado, nestes vasos.

Como na maioria das feridas infectadas, o controle do meio local da ferida é de importância fundamental. Isto se traduz na necessidade de debridamento operatório no caso de haver tecido necrótico ou infecção localizada. Caso o sóleo resida na zona de lesão, deve-se estar preparado para explorar o compartimento posterior para avaliar a viabilidade do músculo. Isto é particularmente importante nos casos em que houve trauma significante na região do pedículo vascular proximal. Todavia, dada a natureza segmentar do suprimento sangüíneo, não se pode avaliar de maneira acurada a presença ou ausência de fluxo suficiente neste nível. De maneira análoga, radioterapia prévia nesta área afeta a tomada de decisão com respeito às opções de cobertura. Tecidos com cicatrizes importantes e que apresentam isquemia pela irradiação freqüentemente não representam bons receptores de enxertos, e nesta situação, uma cobertura mais confiável com retalhos musculares pode ser necessária. Como regra geral, a irradiação prévia na área do músculo sóleo e seu pedículo não limita seu uso como retalho de rotação. Todavia, a consideração das dosagens e tipos de radiação, bem como o aspecto geral do músculo podem alterar a decisão quanto ao uso ou não deste retalho.

A avaliação do osso subjacente ou exposto é particularmente necessária em casos de osteomielite. Um tratamento ideal determinaria a remoção de toda tíbia ou fíbula inviáveis antes da cobertura da ferida. Isto pode resultar na criação de grandes falhas ósseas entre as tíbias proximal e distal; todavia, isto pode ser efetivamente resolvido com futura distração ou com enxertos ósseos não-vascularizados. O osso é debridado até a identificação de uma cultura negativa no osso residual; todavia, podem ser necessários vários debridamentos até que este resultado seja alcançado. Defeitos segmentares na fíbula têm pouca conseqüência, particularmente quando se localizam longe das articulações do tornozelo e do joelho.

Uma vez que a ferida esteja preparada para a cobertura, uma avaliação cuidadosa dos tecidos subjacentes e das dimensões do defeito em particular é realizada. A avaliação da dimensão longitudinal da ferida é crítica, pois o músculo sóleo possui um arco de rotação estreito, o que limita o uso deste músculo para defeitos longos. Apesar de não haver dimensões específicas da área a ser recoberta que contra-indiquem o uso do retalho do sóleo, feridas com mais de 10 cm de comprimento devem ser abordadas com cautela.

INDICAÇÕES

O músculo sóleo é geralmente usado para a reconstrução de partes moles na extremidade inferior. Na maior parte das circunstâncias, isto envolve a cobertura de segmentos expostos da tíbia. Apesar de estes defeitos se localizarem tipicamente no terço médio da tíbia, algumas vezes este retalho pode ser usado para cobertura de feridas localizadas no terço distal da perna e em torno dos maléolos medial e lateral. A maioria destes defeitos do terço médio é localizada na região pré-tibial anterior, pois a região posterior da perna possui abundância de partes moles para cobertura com um enxerto de pele ou vários retalhos fasciocutâneos locais. Estes defeitos geralmente resultam de fraturas expostas, osteomielite crônica, ressecção tumoral, queimaduras e, em alguns casos, perda de partes moles no tornozelo com exposição do espaço articular subjacente. Claramente, a natureza e causa da fenda influenciam as opções de tratamento com relação ao momento ideal para a operação e as opções de retalhos.

Como o suprimento sangüíneo dominante se localiza proximalmente na perna, o retalho do sóleo é ideal para a cobertura de defeitos do terço médio. O arco de rotação é usualmente feito na zona de transição entre os terços proximal e médio da perna, onde o pedículo vascular se localiza. Isto necessariamente cria um retalho com base larga, subseqüentemente produzindo um arco de rotação estreito, o qual limita o movimento do retalho. Defeitos curtos e relativamente estreitos podem ser facilmente fechados; todavia, amplos defeitos nesta área podem não ser adequados para esta forma de cobertura. Caso o músculo sóleo se estenda ao nível do tornozelo, isto permitirá a cobertura de defeitos no terço distal da perna e tornozelo. Nestes casos, tem sido útil a exploração da porção distal do músculo no início, antes de se optar por técnicas alternativas.

Retalhos do hemissóleo, os quais são freqüentemente mencionados na literatura, obviamente promovem ainda menos volume que as técnicas-padrão. Apesar da possibilidade disto representar uma transferência confiável, este autor considera sua dissecção muito tediosa, e a mesma não é muito usada na prática clínica. Retalhos baseados distalmente podem ser elevados nas perfurantes distais mediais que derivam da artéria tibial posterior. Deve-se tomar cuidado para garantir a adequação destas perfurantes antes da transferência. A musculatura proximal do sóleo é relativamente não-confiável nestas transferências e não deve ser valorizada para a cobertura por partes moles da fenda específica. O exame pré-operatório por Doppler deste pedículo é muito útil no planejamento deste retalho de base distal.

CONTRA-INDICAÇÕES

Existem relativamente poucas contra-indicações absolutas para o uso do retalho do sóleo. Como mencionado previamente, as dimensões da fenda podem excluir o uso deste retalho para a cobertura da extremidade inferior. A exploração e avaliação do músculo podem fornecer ao cirurgião uma idéia do tamanho relativo deste músculo e da adequação da transferência. Caso isto resulte numa quantidade inadequada de partes moles para a cobertura, a viabilidade da utilização de tecido adicional da região ou de uma transferência microcirúrgica deve ser considerada.

Claramente, a falta de fluxo adequado contra-indica o uso deste retalho. Isto pode ocorrer na presença de isquemia aguda ou crônica da extremidade inferior. Pacientes com claudicação e dor de repouso devem ser avaliados no pré-operatório para se determinar o grau de prejuízo à perfusão. Estudos Doppler não-invasivos podem delinear áreas de obstrução segmentar e áreas de hipofluxo regional. Caso sejam identificados múltiplos níveis de oclusão proximal, deve-se tomar cuidado antes de considerar este retalho como uma opção. Em muitos casos, a revascularização com enxertos em desvio ou uma angioplastia podem fornecer o fluxo necessário para uma transferência com sucesso. A isquemia aguda, geralmente pós-trauma, costuma ser corrigida no momento da lesão inicial. Reparos vasculares realizados acima do joelho normalmente não afetam o uso deste retalho. A situação mais complicada ocorre quando a lesão vascular envolve o segmento da perna abaixo do joelho. Nesta situação, geralmente existe lesão direta do músculo sóleo e a possibilidade de interrupção das principais perfurantes segmentares. Contusão muscular severa e áreas de descontinuidade do músculo também podem ocorrer e limitar significantemente seu uso potencial. A história de uma síndrome compartimental prévia também denota uma agressão significante nesta região. A imediata liberação do compartimento sem maior evidência de necrose muscular, na maioria dos casos, permite o uso deste retalho. Quando estas situações ocorrem, a atuação prudente tipicamente envolve a exploração do músculo antes da transferência, a qual pode freqüentemente ser realizada no momento do debridamento da ferida. Havendo dúvida a respeito da integridade do retalho, outras opções para a cobertura por partes moles, como a transferência microcirúrgica, devem ser consideradas.

PREPARAÇÃO DA SALA CIRÚRGICA

Como a maioria destes procedimentos é realizada para defeitos anteriores, o paciente deve ser colocado em posição supina. O posicionamento em pronação também pode ser usado; todavia, este torna a inserção do retalho bastante difícil. Uma extensão colocada no pé da mesa operatória é essencial. Esta manobra simples permite ao cirurgião espaço suficiente para sentar-se confortavelmente próximo ao campo operatório sem sofrer restrições pelas articulações da mesa. Um torniquete é sempre usado, o que permite a operação em campo exangue. A utilização de um torniquete estéril facilita o uso da extremidade ipsilateral para a obtenção de um enxerto de pele de espessura parcial quando necessário. O posicionamento de um coxim em forma de rolo sob o quadril contralateral permite acesso fácil à porção medial do membro afetado. Esta manobra simples torna a dissecção da metade proximal do sóleo muito mais fácil.

MARCAÇÃO DO PACIENTE

A abordagem medial do músculo sóleo continua a ser o método mais simples e seguro para a obtenção deste retalho. Embora uma abordagem posterior possa ser utilizada, esta torna a dissecção do gastrocnêmio sobrejacente um tanto trabalhosa. Como mencionado previamente, a inserção do retalho em um defeito anterior, dada esta posição, seria um tanto complicada para o cirurgião e seu assistente. Uma dissecção lateral é limitada pela presença da fíbula, isto sem mencionar a proximidade do nervo fibular, não sendo, então, recomendada.

Como o sóleo é bastante aderido à porção póstero-lateral da tíbia, a incisão é marcada numa direção vertical ao longo do lábio posterior da tíbia. Este se estende da origem do tendão de Aquiles até uma área a aproximadamente 6 cm abaixo do joelho. Havendo necessidade de maior comprimento, a incisão pode ser estendida tanto na direção proximal quanto distal.

TÉCNICA OPERATÓRIA

Anatomia Pertinente

O sóleo é um músculo longo, largo e plano, localizado no compartimento posterior da perna. O músculo situa-se entre as duas cabeças do gastrocnêmio posteriormente e o septo intermuscular do compartimento posterior profundo anteriormente. O tendão plantar, quando presente, situa-se entre os músculos sóleo e gastrocnêmio e serve para identificar grosseiramente a rafe mediana entre as cabeças medial e lateral do sóleo. O sóleo origina-se na superfície posterior proximal da fíbula e na superfície posterior e medial da tíbia. Distalmente, o sóleo se junta às extensões fasciais do gastrocnêmio para formar o tendão de Aquiles. A porção muscular do sóleo estende-se muito além da zona fascial do gastrocnêmio e, em muitos casos, pode ser encontrada ao nível do tornozelo.

O suprimento sangüíneo para o sóleo é segmentar, com o que é considerado um suprimento sangüíneo proximal dominante. Este músculo é, portanto, classificado como um músculo tipo II. Os vasos segmentares derivam das artérias poplítea, tibial posterior e fibular. Proximalmente, todos os três vasos contribuem para o suprimento sangüíneo e permanecem a fonte dominante de fluxo nutriente. Na porção distal da perna, a artéria tibial posterior supre a cabeça distal medial do sóleo com a artéria fibular suprindo o segmento lateral. Esta perfusão distal serve como base para o retalho do sóleo reverso. De maneira semelhante, a inervação das duas cabeças do músculo é independente; os nervos poplíteo medial e tibial proporcionam esta inervação. Retalhos miocutâneos também podem ser elevados, baseados nos vasos cutâneos acompanhantes, particularmente nas porções mais distais da perna.

Técnica

O acesso ao sóleo no compartimento posterior é simples. Com a perna exangüinada e o torniquete aplicado, a lesão anterior é usualmente estendida proximal e distalmente a um nível imediatamente posterior à tíbia, ao longo da porção medial da perna (Figura 73-1). Usando a dissecção por cautério, o tecido subcutâneo é aberto até o nível da fáscia do compartimento posterior. Freqüentemente, a veia safena magna pode ser preservada apenas por retração posterior da mesma. Proximalmente, a cabeça medial do músculo gastrocnêmio é identificada e o plano entre o gastrocnêmio e o sóleo é aberto (Figura 73-2). Múltiplas ramificações perfurantes entre estes dois músculos são controladas por meio de clipes cirúrgicos ou cautério, havendo necessidade de cuidado para evitar a lesão do tendão plantar (Figura 73-3). Novamente o tendão plantar identifica a rafe mediana do músculo sóleo, a qual é útil nos casos de rotação de retalho de hemissóleo. Anteriormente, o sóleo é dissecado de sua origem tibial. Deve- se tomar cuidado para evitar a entrada no compartimento posterior profundo, localizado imediatamente anterior ao músculo sóleo, no qual pode ocorrer lesão dos feixes vasculonervosos tibial posterior e fibular.

A elevação do sóleo inicia-se mais facilmente na porção distal do músculo, na sua junção com o tendão de Aquiles. Retratores com trava são colocados entre a tíbia anteriormente e o gastrocnêmio e o tendão de Aquiles posteriormente, para facilitar a exposição. Um bisturi é usado para dissecar cuidadosamente as fibras do sóleo da porção anterior do tendão. Esta dissecção pode ser facilitada pelo uso do bisturi em ângulo de 45 graus em relação ao tendão de Aquiles. Conforme a dissecção progride proximalmente, pequenos vasos são controlados com cautério, o que facilita a hemostasia no momento em que o torniquete é retirado. Uma pinça de Allis é posicionada na porção distal do músculo, de modo a permitir uma tração, a qual facilita a dissecção. Caso seja escolhido um retalho hemissóleo, a rafe mediana é dividida conforme a dissecção progride proximalmente. As grandes perfurantes das artérias tibial posterior e fibular são ligadas, tão logo sejam localizadas, com clipes cirúrgicos. A dissecção deve prosseguir proximalmente, tanto quanto for necessário para permitir adequada rotação anterior para cobertura do defeito adjacente (Figura 73-4). Todavia, deve-se preservar as ramificações das perfurantes proximais de modo a evitar a desvascularização do retalho. O descolamento lateral do músculo sóleo da tíbia pode me-

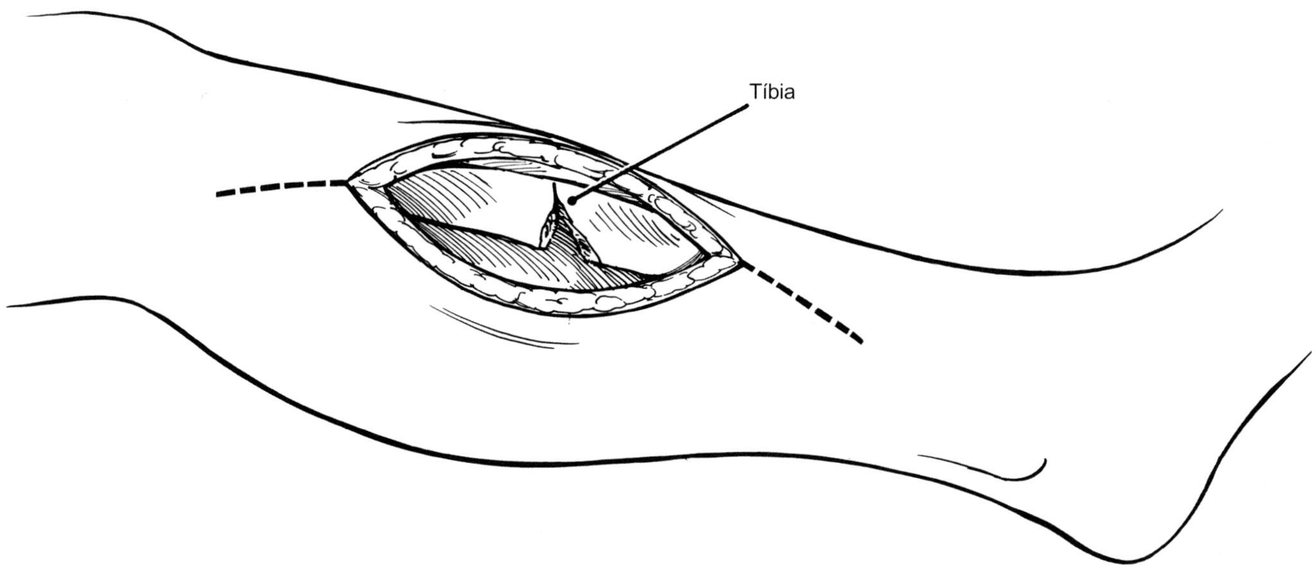

Figura 73-1. Grande fratura aberta e deformidade nos tecidos moles no terço medial da perna. O debridamento foi completado e o torniquete inflado. As incisões são estendidas proximal e distalmente abaixo da margem posterior da tíbia para ganhar o acesso à loja posterior subjacente.

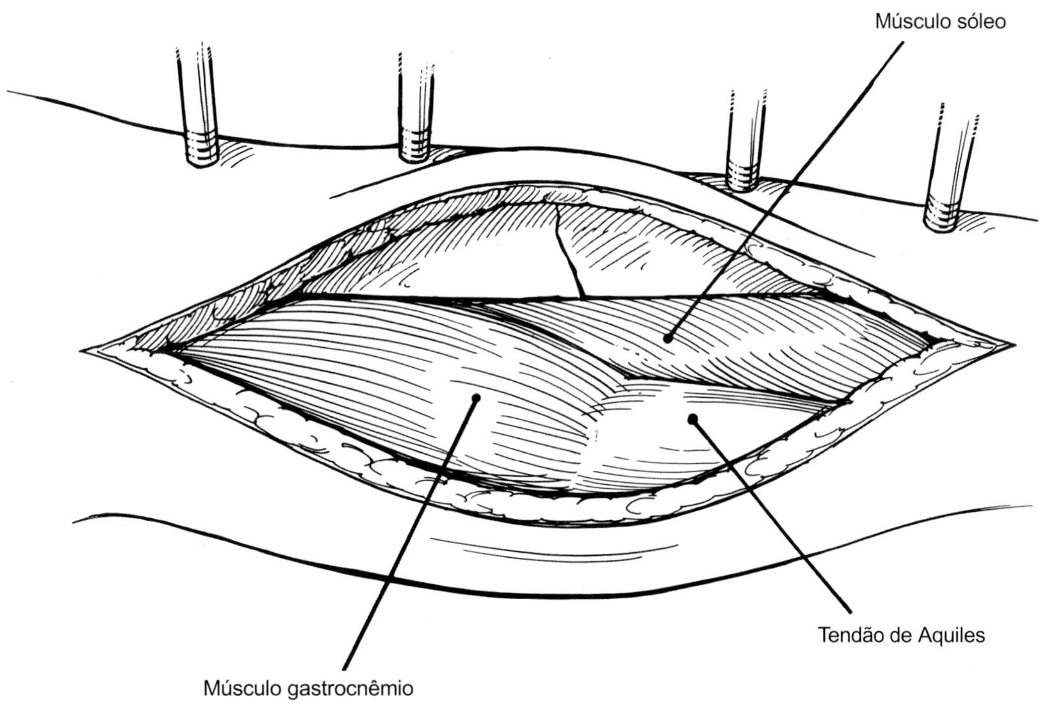

Figura 73-2. O plano entre os músculos gastrocnêmio e sóleo é identificado e aberto. Isto é realizado de uma melhor maneira no terço medial da perna, proximal ao tendão de Aquiles.

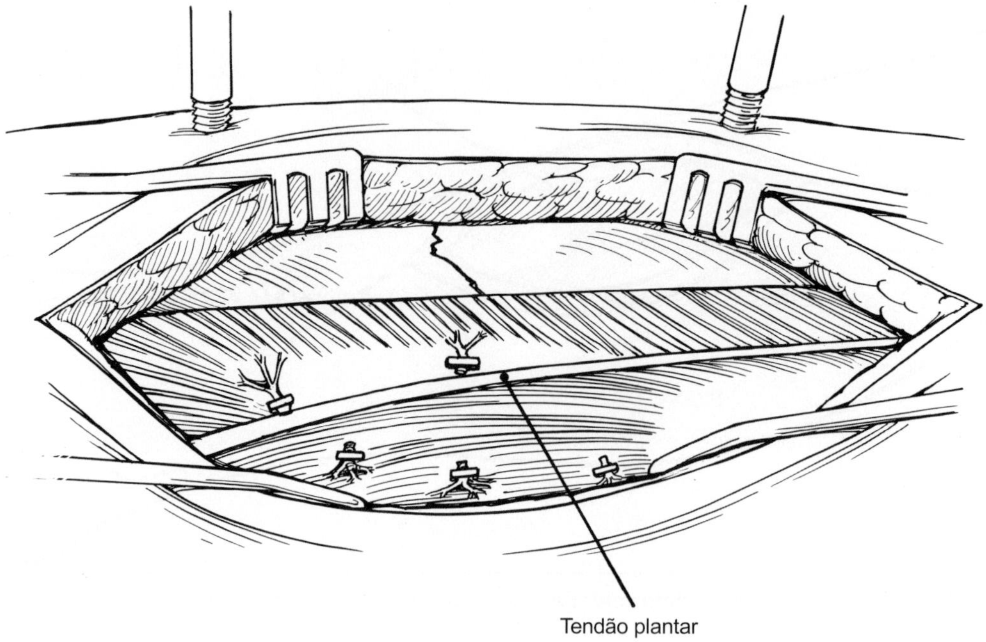

Figura 73-3. Os vasos perfurantes entre o gastrocnêmio e o sóleo são divididos com um cautério ou com clipes cirúrgicos, permitindo a identificação do tendão plantar na linha medial.

lhorar o arco de rotação sem o risco de lesão do suprimento sangüíneo. Caso este procedimento seja realizado na porção mais proximal da perna, deve-se tomar cuidado para evitar lesão ao nervo fibular, por ocasião de sua entrada na loja lateral. Uma vez alcançada a rotação desejada, o músculo é inserido no defeito. Para este fim são usadas suturas tipo colchoeiro horizontais com fios de náilon 3-0 (Figura 73-5). Suturando o retalho por trás da margem livre do músculo, o mesmo é trazido sob a margem livre da pele conforme as suturas são atadas. Deste modo, a enxertia de pele de espessura parcial toma-se mais simples, facilitando, ainda, o contato com o músculo subjacente. Um dreno aspirativo é posicionado na loja posterior para evitar um hematoma pós-operatório. Um dreno adicional pode ser posicionado sob o retalho nos casos em que uma drenagem significativa seja esperada. As incisões de acesso são suturadas em dois planos, sem aproximação da fáscia da loja posterior.

Tão logo o retalho esteja fixo na posição, o torniquete é liberado e a perfusão é avaliada. O excesso de tensão no músculo pode impedir o fluxo sangüíneo adequado, podendo ser necessária uma liberação proximal adicional. Caso o retalho esteja bem perfundido, pode-se realizar a enxertia de pele de espessura parcial. Como dito anteriormente, o enxerto pode ser obtido na porção proximal da coxa. Com o dermátomo regulado em 0,016 polegada, a pele é retirada e fixada com categute cromado 5-0 (Figura 73-6). O enxerto de pele não é em malha por razões estéticas.

CURATIVO E APARELHOS

Ao final do ato operatório, um curativo adequado é essencial para que se obtenha um bom resultado. O enxerto de pele é recoberto por um curativo de gaze não-aderente, impregnado com antibiótico tópico. Esta gaze não-aderente também é usada para cobrir as linhas de sutura e para circundar os locais de saída dos drenos. A cobertura circunferencial é realizada com gaze de metro e um molde acolchoado é colocado desde a metade da coxa até a altura das cabeças dos metatarsos. O calcanhar deve receber um coxim feito de espuma macia para prevenir uma eventual úlcera de pressão. O curativo é finalizado com uma longa goteira gessada na perna, a qual é mantida no lugar com bandagens Ace. É essencial que o tornozelo fique em posição neutra para manter a musculatura do gastrocnêmio sem alongamento, e para evitar uma possível deformidade em eqüino. Uma leve flexão no joelho também evita a tendência a lesões por pressão na fossa poplítea.

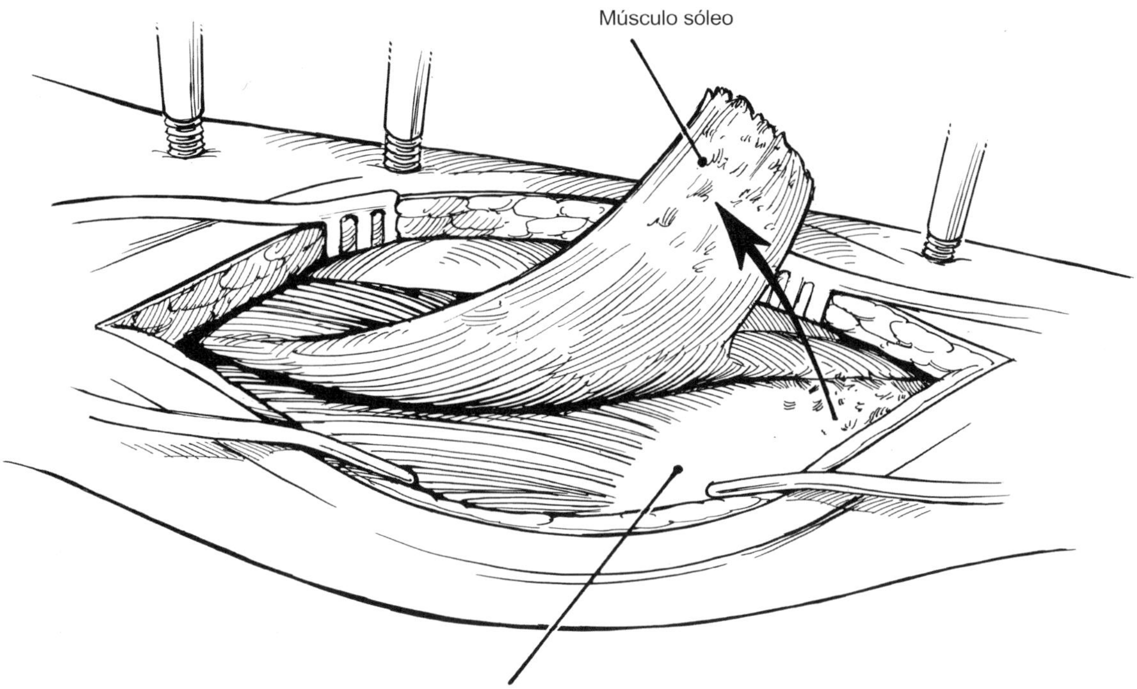

Figura 73-4. As fibras terminais do sóleo são precisamente dissecadas da superfície anterior do tendão de Aquiles. Estas fibras geralmente se estendem abaixo do maléolo em crianças e em alguns adultos. A dissecção prosegue proximalmente até que o arco de rotação apropriado seja alcançado.

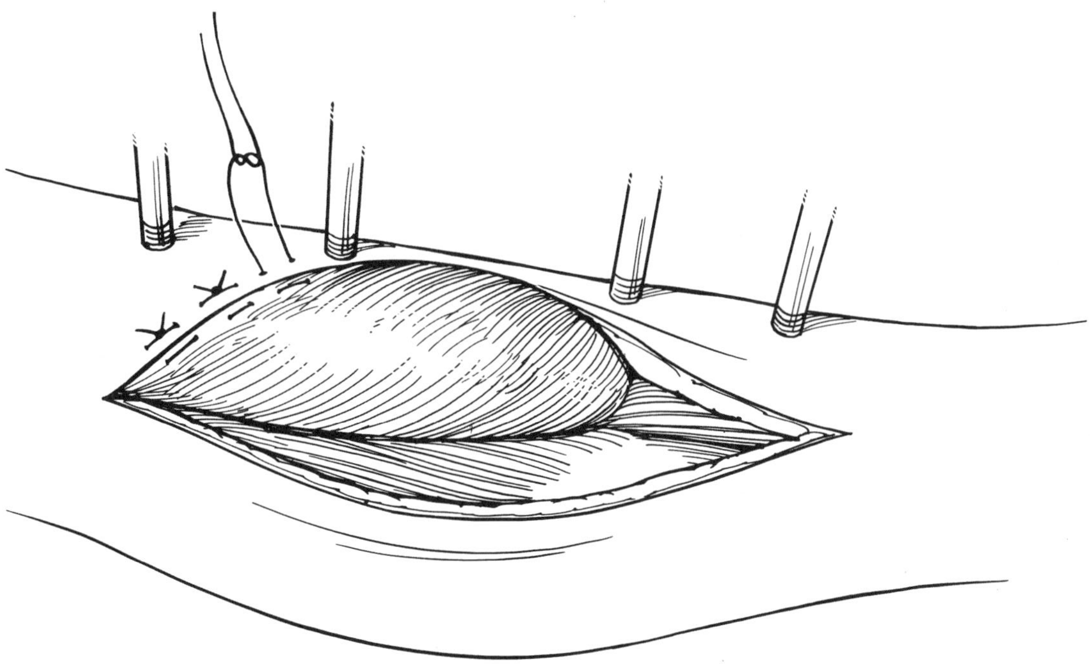

Figura 73-5. Após a dissecção completa do retalho, o sóleo é rodeado anteriormente e para preencher o defeito de tecidos moles. As suturas horizontais de colchoeiro são colocadas para trazer o músculo para baixo da margem de pele adjacente.

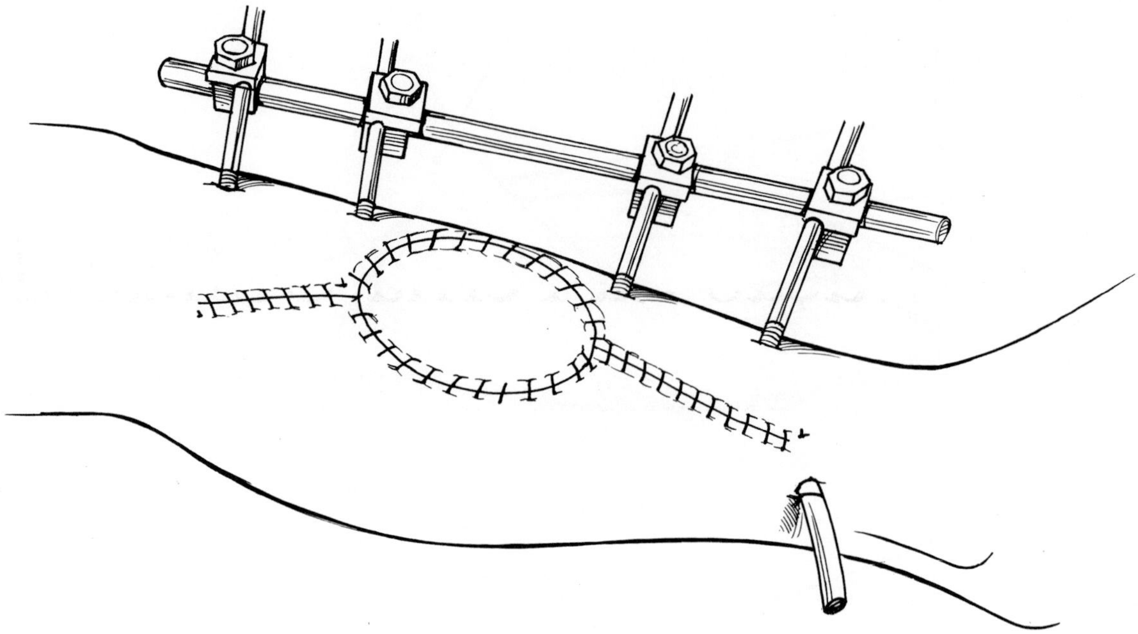

Figura 73-6. O enxerto de pele de espessura parcial é colocado e fixo com suturas contínuas de cromado 5-0. São preferíveis enxertados laminais. Rotineiramente é utilizada uma sonda de sucção fechada.

CUIDADOS PÓS-OPERATÓRIOS

O componente principal do tratamento pós-operatório envolve a elevação do membro operado. Esta manobra evita o excesso de edema no retalho, a deiscência das suturas e a formação de hematomas. O gesso e o curativo original são mantidos no lugar por cinco dias, quando são trocados e os drenos removidos. A remoção cuidadosa do curativo permite a observação da viabilidade do enxerto de pele. Os curativos com gaze não-aderente são substituídos e mantidos por mais 10 a 14 dias. O uso do gesso além da primeira semana depende do estado ortopédico da tíbia e da fíbula envolvidas. As suturas são removidas duas ou três semanas após o ato operatório, e durante este período recomenda-se a elevação contínua do membro afetado. Neste momento, inicia-se um exercício de pendência progressiva da perna por períodos de 5 a 10 minutos. Caso não ocorra nenhum edema significativo, estes períodos podem ser rapidamente aumentados após a primeira ou segunda semana. Neste ponto, o paciente pode iniciar esforços, caso o estado ortopédico do membro assim o permitir. Durante este período é útil manter a perna envolta em bandagens Ace para evitar um edema desnecessário no membro. A fisioterapia começa tão logo seja possível, caso os procedimentos recomendados tenham sido seguidos.

PRECAUÇÕES

O retalho do músculo sóleo representa um método seguro para a cobertura de partes moles no terço medial da perna e, em alguns casos, no terço distal também. O planejamento cuidadoso das dimensões do retalho pode influenciar amplamente a adequação deste retalho para a cobertura de um determinado defeito. A elevação do retalho é mais adequada quando se usa o torniquete, além de dissecção delicada quando da liberação do músculo do tendão de Aquiles. Suturas de colchoeiro horizontais permitem a inserção do músculo sob a margem de pele, e enxertos de pele não em malha proporcionam melhor efeito estético em longo prazo.

Leituras Selecionadas

McCraw JB, Arnold G. *McCraw and Arnold's Atlas of Muscle and Musculocutaneous Flaps.* Norfolk, Virginia: Hampton Press, 1986;545-547.

Patzakis MJ, Abdollahi K, Sherman R, et al. Treatment of chronic osteomyelitis with muscle flaps. *Orthop Clin North Am* 1993;24:505-509.

Tobin GR. Soleus flaps. In: Strauch B, Vasconez LO, Hall-Findlay EJ, eds. *Grabb's Encyclopedia of Flaps.* Vol. 3. Boston: Little, Brown, 1990:1706-1711.

Capítulo 74

Reconstrução da Perna Utilizando Retalhos do Latíssimo Dorsal e do Grácil

Randy Sherman

AVALIAÇÃO DO DEFEITO

Os ferimentos nos membros inferiores que necessitam de reconstrução variam amplamente quanto à sua localização, tamanho, causa e tipo de deficiência que o defeito acarreta. A reconstrução microcirúrgica, utilizando tanto o latíssimo dorsal quanto o grácil, geralmente, mas não sempre, envolve feridas resultantes de perda de tecido composto. Os mecanismos de lesão predominantes incluem traumas musculoesqueléticos, resultando em fraturas expostas com perda concomitante de partes moles, osteomielite crônica, defeitos após ressecções de tumores musculoesqueléticos, e próteses totais de articulação expostas ou infeccionadas. Raramente, a reconstrução microcirúrgica pode ser aplicada após alguma lesão térmica severa ou por radiação na extremidade, e raramente, em cirurgias corretivas por anormalidades congênitas.

A avaliação de qualquer defeito em particular antes da decisão sobre as alternativas de reconstrução deve começar com uma história detalhada. Vários fatores nos antecedentes pessoais do paciente podem afetar adversamente a escolha do método de fechamento do ferimento. Procedimentos cirúrgicos anteriores e qualquer história prévia de trauma, irradiação, fumo, ou terapias de longo prazo com medicamentos devem ser considerados. Os antecedentes ocupacional, familiar e social são fundamentais para que seja desenvolvida uma estratégia em longo prazo para a reconstrução do membro inferior, já que todos os esforços da reconstrução devem ter como seus objetivos principais não somente o fechamento do ferimento, mas também o retorno a um estilo de vida produtivo, pré-morbidade e devem ser comparados com o padrão de uma amputação precoce com adaptação de uma prótese funcional. A avaliação física deve ser detalhada e deve englobar todos os sistemas em ambos os membros inferiores. Além de examinar o defeito em si, a qualidade da pele e dos tecidos moles do paciente deve ser avaliada procurando sinais de qualquer procedimento cirúrgico prévio, infecções ou terapias de irradiação anteriores. Devem-se procurar e observar sinais clássicos de doenças do fluxo arterial ou insuficiência venosa. Pulsos periféricos devem ser documentados e quantificados. Exame dermatológico de sensibilidade é essencial e devem ser focadas principalmente as superfícies que recebem cargas de peso. A amplitude de movimentos de cada articulação deve ser avaliada e comparada com o lado normal oposto. Qualquer discrepância adicional no comprimento do membro deve ser observada. As avaliações suplementares além dos exames físicos limitam-se a radiografias do local do trauma, suplementadas por imagens de tomografia computadorizada (TC) ou imagens de ressonância magnética (IRM) (o que for mais apropriado para a situação oncológica). Os exames vasculares podem ser documentados ainda por imagens não-invasivas de ultra-som Doppler dupla. A angiografia permanece como o teste radiológico definitivo para o exame da árvore arterial.

Parâmetros do Ferimento

Os parâmetros essenciais necessários para compreender uma ferida em particular do membro inferior envolvem o tamanho e a localização do defeito, os tecidos específicos que foram perdidos, assim como o tipo de tecidos ou de implantes de tecidos que foram expostos. Enquanto a maioria dos livros que tratam dos princípios de reconstrução de membros inferiores dividem a tíbia em terços, a abordagem mais precisa é avaliar o tamanho do defeito sem levar em consideração a sua localização. Grandes defeitos compostos do membro inferior, não importando se eles estão no joelho e ao redor do mesmo, ou próximos ao tornozelo, irão mais freqüentemente necessitar de uma reconstrução microcirúrgica, enquanto defeitos pequenos e localizados (p. ex., área do seio), com pouca ou nenhuma perda real de tecidos moles, podem ser mais facilmente corrigidos com rotação de retalhos locais.

Mesmo em ferimentos que envolvam grandes áreas de abrasão, queimaduras superficiais ou desluvamento de pele, com o debridamento adequado seguido por uma limpeza apropriada pode-se alcançar um ferimento que é eminentemente fechado utilizando-se um enxerto de pele de espessura parcial. A perda de tecidos compostos resultando na exposição de estruturas ósseas, espaços articulares, tendões, ou estruturas neurovasculares é situação candidata a fechamento da ferida através de retalhos microcirúrgicos. Mais comumente, as fraturas expostas tipo III da tíbia, com cominuição óssea e perda dos tecidos moles que cobrem este osso, necessitam de um retalho microcirúrgico para que o ferimento fique curado adequadamente e diminua a possibilidade de uma osteomielite crônica subseqüente. Em casos agudos, uma relação precisa de cada estrutura que foi lesada ou perdida ajuda o cirurgião reconstrutor a focar a sua decisão em relação às alternativas para a reconstrução. No caso de ferimentos crônicos, é imperativo avaliar o defeito somente depois de realizar um debridamento profundo e completo. Se a opção para reconstrução for escolhida antes de completar o debridamento, inevitavelmente haverão subestimativa do tamanho e complexidade da ferida. Quando forem avaliados ferimentos no pé e tornozelo e ao redor dos mesmos, a dinâmica da deambulação deve ser levada em conta: o defeito está em uma área de suporte de peso? Como isto irá afetar a escolha das opções de cobertura com retalhos?

INDICAÇÕES

Latíssimo Dorsal

O latíssimo dorsal ganhou sua reputação como a área doadora mais confiável para ser utilizada pelo cirurgião reparador por um bom motivo (Figura 74-1). O latíssimo dorsal possui uma área de superfície grande e triangular. Ele é mais fino e logo torna-se mais largo a partir de suas fibras de inserção,

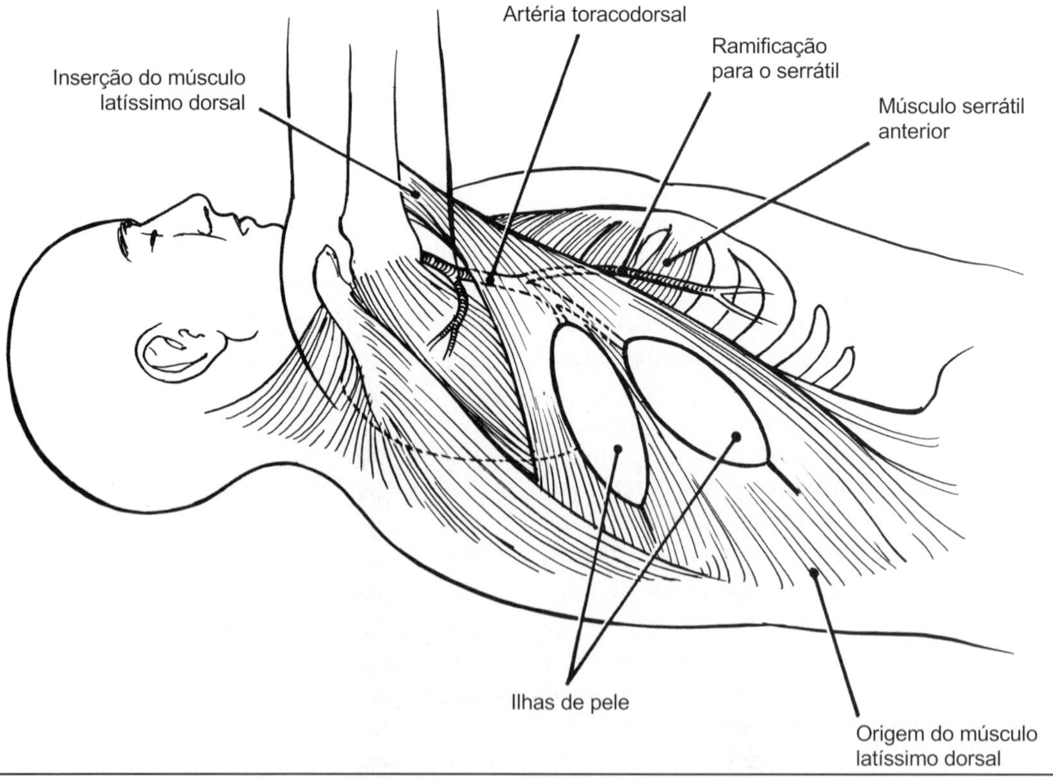

Figura 74-1. O latíssimo dorsal pode ser dissecado como um retalho muscular ou miocutâneo. Ele pode vir acompanhado pelo músculo serrátil e por um retalho escapular/paraescapular (com ou sem osso), todos os quais são alimentados pelo sistema subescapular. O latíssimo dorsal é largo, triangular e superficial. Seu pedículo dominante é o toracodorsal, com pedículos secundários intercostais.

proporcionando um músculo grande e em forma de losango, que pode ser transferido praticamente por inteiro com seu pedículo proximal. A artéria e a veia toracodorsal se estendem inferiormente a partir do sistema subescapular, o qual pode ser incluído na dissecção do pedículo. Isto fornece aproximadamente 9 cm no comprimento do pedículo entre a sua origem nos vasos axilares e a penetração dentro do corpo do músculo. O músculo pode ser levado sozinho, ou com um coxim subcutâneo sobrejacente. Esta última opção é raramente utilizada na reconstrução de defeitos nos membros inferiores, por causa de seu volume excessivo. A ramificação do serrátil anterior que surge a partir dos vasos toracodorsais permite a coleta conjunta da porção do músculo serrátil anterior, em circunstâncias nas quais é necessário cobrir uma área extremamente grande (Figura 74-2).

Uma outra opção para obtenção de um retalho microcirúrgico maior é a transferência simultânea dos retalhos paraescapulares ou fasciocutâneos escapulares baseados na artéria escapular circunflexa que parte do eixo escapular. Embora esta opção seja raramente empregada, ela permite a cobertura quase total da extremidade distal do membro inferior, em situações extremas. Na maioria dos casos, o latíssimo dorsal tem provado ter complicações mínimas relacionadas com a área doadora. A perda funcional do latíssimo dorsal é surpreendentemente insignificante. Entretanto, os atletas que seguem carreira em esporte como esqui, tênis, beisebol ou basquetebol devem ser avisados das possíveis limitações funcionais após a retirada deste músculo. Por causa de seus atributos, o latíssimo dorsal é primariamente indicado para defeitos grandes do membro inferior. Este músculo permite uma recobertura substancial e a obliteração do espaço morto. Já que o pedículo arteriovenoso logo se ramifica de forma abundante intramuscularmente, o tecido pode ser dividido longitudinalmente para preencher, ao mesmo tempo, várias necessidades de um defeito composto. Seu pedículo de longo e grande diâmetro vascular proporciona a vantagem adicional de uma anastomose fora de uma grande zona de lesão. Adicionalmente, este é o único músculo que pode ser efetivamente anastomosado diretamente nos vasos poplíteos infrageniculados, sem interposição suplementar de enxertos de veia. Isto traz uma vantagem particular à utilização do latíssimo dorsal no caso de defeitos grandes e compostos dentro e ao redor do joelho, do fêmur distal, e no tubérculo tibial. Uma outra indicação principal para o latíssimo dorsal envolve a cobertura imediata de uma prótese interna, colocada após a ressecção de um tumor musculoesquelético. A cobertura da prótese necessita de uma quantidade incrivelmente grande de tecido, a qual, quando acrescida ao fechamento do ferimento e à recobertura, deixa poucas opções além do latíssimo dorsal.

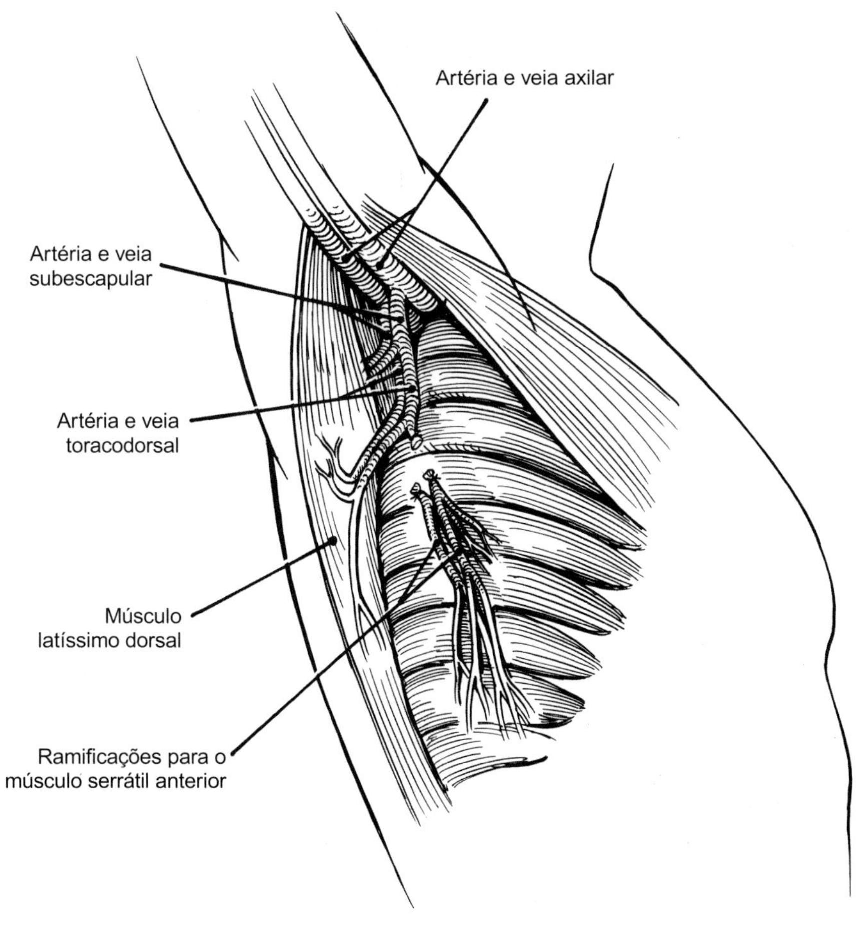

Figura 74-2. Quando latíssimo dorsal é retirado, o músculo é mobilizado extensivamente antes da visualização do pedículo. A ramificação do serrátil deve ser retirada próximo à sua origem, de forma a aumentar o comprimento do pedículo.

Músculo Grácil

O retalho microcirúrgico do músculo grácil, originalmente descrito por Harii, é usado mais apropriadamente no caso de defeitos compostos de tamanho pequeno a médio nas porções média a distal do membro inferior. Este músculo é longo, estreito, e envolto em seu próprio compartimento fascial localizado na porção medial da coxa. O terço distal da unidade de musculotendinosa contém poucas fibras musculares e contribui pouco para a superfície útil do grácil. O comprimento máximo disponível do pedículo neurovascular circunflexo femoral que supre o grácil é de 7 cm. Assim, o músculo fica limitado ao uso em defeitos compostos bem definidos do membro inferior, com acesso ao pedículo vascular próximo à área receptora. Os exemplos clássicos incluem defeitos traumáticos ou causados por osteomielite, localizados no terço distal medial, e exposição da articulação do tornozelo, defeitos calcâneos e defeitos na superfície plantar do antepé, os quais são comuns em pacientes diabéticos.

CONTRA-INDICAÇÕES

Uma vez que foi determinada a necessidade de retalho microcirúrgico para cobrir o ferimento no membro inferior, as contra-indicações tanto para o latíssimo dorsal quanto para os retalhos do grácil são baseadas nas capacidades de adaptação do tecido da área doadora em particular. Como estabelecido anteriormente, o músculo grácil seria contra-indicado no caso de uma superfície de um grande defeito ou que necessite de uma grande quantidade de volume de tecido para preencher o espaço morto e cobrir os tecidos. Adicionalmente, no caso de haver uma fibrose extensiva do pedículo vascular na região da lesão distante ao local real do defeito, o comprimento dos vasos femorais circunflexos fica limitado, o que pode comprometer sua utilidade em defeitos nos quais seria favorável uma anastomose vascular distante. Uma alternativa seria a interposição, que pode ser usada para trazer fluxo sangüíneo de origem proximal para o retalho. Inevitavelmente, isto aumenta a complexidade e a taxa de incidência de trombose de qualquer reconstrução em particular.

Em relação às áreas doadoras, as contra-indicações absolutas para que os músculos não possam ser utilizados são raras. Como foi dito antes, as deficiências funcionais após a transferência de qualquer um destes músculos foram raramente descritas. Seria relativamente contra-indicado retirar o latíssimo dorsal de um paciente que é inteiramente dependente da sua musculatura braquiocefálica para a locomoção (p. ex., paraplégicos). Uma cirurgia torácica prévia, como uma toracotomia póstero-lateral, para ressecção pulmonar, geralmente divide o latíssimo dorsal no meio de seu corpo. Um antecedente como esse, ou a presença de tal incisão deve desviar o foco do microcirurgião reparador para outra área doadora que não seja esta, em qualquer situação. Uma dissecção axilar realizada anteriormente ou irradiação em casos de câncer de mama representa um sinal de uma possível transecção do pedículo toracodorsal ou a perda de fluxo sangüíneo proximal secundária a uma vasculite obliterativa, respectivamente. Em qualquer um destes casos, se o latíssimo dorsal for considerado como uma opção para a transferência, a patência da artéria e veia toracodorsais deve ser assegurada pré-operatoriamente por meio de uma angiografia.

PREPARAÇÃO DA SALA

Da mesma forma que em qualquer procedimento microvascular, a configuração física do ambiente da sala de operações é fundamental. A luz, a temperatura ambiente da sala apropriadamente controlada, o conforto do cirurgião e a disponibilidade de ferramentas microcirúrgicas apropriadas são os elementos-chave para uma preparação da sala com sucesso.

Iluminação

Nenhum dos outros aspectos no ambiente cirúrgico é tão fundamental como a ótima visualização do campo. O mais delicado dos instrumentos microcirúrgicos, assim como o microscópio, de nada valem se a iluminação não for otimizada para demonstrar o defeito da ferida, os vasos receptores e o campo cirúrgico do local doador. Na nossa experiência, mais erros cruciais já foram realizados em construções microcirúrgicas devido à falta de uma visualização adequada do que por causa de quaisquer outros fatores mencionados. Conseqüentemente, a inspeção pré-operatória da preparação da sala deve incluir uma inspeção visual dos focos cirúrgicos acima das cabeças da fonte de luz no microscópio, e sua fonte de luz de segurança, e também de quaisquer dispositivos operatórios que possuam iluminação, incluindo focos frontais ou fontes de luz portáteis.

Temperatura Ambiente da Sala

Freqüentemente, no meio de uma anastomose microvascular, o cirurgião frustrado irá questionar o anestesista sobre a temperatura do paciente, e ouvirá a calma resposta "34,5°C, do jeitinho que o ortopedista gosta". O fluxo vascular periférico distal das extremidades é excepcionalmente sensível à temperatura ambiente e à temperatura central do paciente. O ideal é que o paciente seja mantido normotérmico antes, durante e depois da cirurgia. Isto excluiria a vasoconstrição periférica temperatura-dependente, já que é uma variável negativa indesejável nestes procedimentos mais difíceis. Para alcançar uma normotermia constante, entretanto, o microcirurgião reconstrutivo deve estar sempre atento e ativo no manuseio tanto da temperatura ambiente quanto da temperatura interna do paciente. Os pacientes devem ser aquecidos com cobertores de fluxo de ar ou outros cobertores quentes antes de entrarem na sala de operações. A sala de operações deve ser da mesma forma aquecida antes que o paciente entre e especialmente durante a introdução e a preparação do procedimento da anestesia. É pouco benéfico que a enfermeira que está circulando aumente a temperatura da sala de operações que esteja gelada, enquanto o paciente está sendo preparado. Geralmente, uma queda abrupta da temperatura já ocorreu, e a sala se torna intolerantemente quente, o paciente continua hipotérmico, enquanto o cirurgião, o anestesista, e a equipe presente na sala de operações se tornam hipertérmicos, o que representa uma situação indesejável para todos. Uma vez que a anestesia foi aplicada no paciente, e ele foi posicionado e os campos colocados, a sala pode ser refrescada, ocorrendo perda mínima da temperatura central do paciente. Novamente, o cirurgião reconstrutivo deve tomar a responsabilidade pela seqüência dos acontecimentos, já que ela é singular para a condução destas operações e contra-instintiva ao protocolo operatório de rotina.

Conforto do Cirurgião

Os aspectos menos discutidos e mais subjugados de uma conduta bem-sucedida de qualquer operação microcirúrgica são as variáveis ergonômicas na microcirurgia reconstrutiva. Já que estas operações requerem dissecções em vários locais, trabalho nas mais incomuns posições, e a utilização de vários tipos de aumento da visão, deve-se prestar muita atenção para aumentar a facilidade da manipulação cirúrgica, para que não aconteça uma fadiga prematura durante estes procedimentos longos e meticulosos. A fadiga pode ter um efeito direto na obtenção de resultados bem-sucedidos quando se tenta uma técnica perfeita de anastomose, que é um requisito essencial na prevenção de trombose microvascular.

O posicionamento do paciente é o primeiro passo fundamental para favorecer a ergonomia cirúrgica. Deve ser utilizada uma mesa que permita o posicionamento seguro e flexível do paciente, com um acesso fácil tanto para local doador quanto receptor. Adicionalmente, os suportes da mesa cirúrgica abaixo do plano operatório devem ser eliminados para assegurar o acesso dos membros inferiores do cirurgião em baixo do local onde serão realizadas a anastomose e a dissecção. Na sala deve existir espaço suficiente para que as mesas de instrumentos e as mesas Mayo possam ser movidas para dentro e para fora durante os vários estágios da operação.

Tradicionalmente, se o cirurgião não está envolvido com esta preparação pré-operatória, o anestesista e seu equipamento de suporte ocupam uma parte excessiva da sala, limitando desta forma o cirurgião e seus instrumentos a espaços restritos na sala de operação. Este é mais um fator que parece fácil de ser resolvido, se precocemente, mas pode tornar-se posteriormente um fator prejudicial durante fases cruciais da operação. Todos os microcirurgiões reconstrutivos em prática devem exigir uma cadeira confortável, que pode ter braços, ou apoio para os pés e dorso, se desejado. Enquanto alguns cirurgiões desejam a mobilidade de rodinhas na base da cadeira, outros preferem bancos fixos. Qualquer que seja o tipo preferido, bancos que tenham pedais para mudar a altura e a base das costas aumentam bastante a ergonomia cirúrgica sob o microscópio. Finalmente, suportes para os braços, cotovelo e punho são fundamentais para diminuir a carga nas mãos e dedos, e para permitir que o cirurgião se concentre na manipulação fina da anastomose cirúrgica.

Instrumentação

Não é necessário falar muito sobre as particularidades da instrumentação cirúrgica em procedimentos microcirúrgicos. Todos os microcirurgiões têm a sua preferência em relação a tipos diferentes de instrumentação para pinçar, cortar e suturar – manobras básicas utilizadas sob o microscópio. O ponto mais importante, a meu ver, é a avaliação do comprimento do cabo dos instrumentos escolhidos para qualquer local receptor em particular. Algumas vezes, o cirurgião encontra-se utilizando os melhores tipos de instrumentos, mas sentindo-se extremamente desconfortável, por causa do comprimento não apropriado do cabo da ferramenta selecionada. Geralmente, os instrumentos de cabo médio (13 cm) trabalham bem no caso de anastomoses nos membros inferiores. Entretanto, as escolhas individuais pesam muito nesta decisão, e cada cirurgião deve encontrar a zona de conforto própria. É fundamental, no entanto, para todos aqueles que desejam realizar uma operação segura e eficaz, checar pessoalmente seus instrumentos antes de cada operação, verificando se existem instrumentos suficientes, e se o funcionamento dos componentes dinâmicos de cada ferramenta está adequado. Se forem utilizados aparelhos de imagem Doppler durante o curso da operação, cada um deve ser checado pré-operatoriamente, para evitar atrasos frustrantes enquanto tenta-se adquirir peças substitutas no centro de materiais durante a anastomose.

RETALHO DO LATÍSSIMO DORSAL

Marcação do Paciente

O latíssimo dorsal quase sempre é retirado com o paciente colocado em decúbito lateral. As marcações pré-operatórias do paciente devem refletir um entendimento detalhado da anatomia do latíssimo dorsal. A inserção do músculo no sulco bicipital do úmero deve ser identificada. A margem anterior do latíssimo dorsal pode então ser palpada a partir de sua inserção em direção caudal, ao longo da margem axilar posterior até suas fibras de origem, nos segmentos anteriores mais distais do gradeado costal. O músculo também se origina da crista ilíaca e da fáscia toracolombar medialmente, estas margens devem ser marcadas. O músculo trapézio deve ser marcado em sua margem superior e medial, fazendo também um traço em sua margem interna onde ele cobre a origem súpero-medial do latíssimo dorsal. A extremidade inferior da escápula é palpada, sendo o próximo ponto a ser marcado. É traçada uma linha a partir da inserção do latíssimo dorsal, passando por um trajeto imediatamente superior à ponta da escápula, percorrendo transversalmente em direção à coluna. Isto define a margem superior do músculo latíssimo dorsal. Uma incisão angulada da região súpero-lateral até ínfero-medial pode ser feita para retirar o músculo. Alternativamente, podem ser planejadas ilhas de pele elípticas sobre o músculo latíssimo dorsal, geralmente com suprimento vascular proveniente das perfurantes ao longo das margens anteriores ou superiores do músculo. Um erro freqüente na marcação inicial do paciente é limitar a extensão súpero-lateral da incisão. Isto leva somente à limitação da exposição do pedículo neurovascular e da origem do músculo. Estendendo-se a incisão diretamente para esta direção facilita-se muito a dissecção e nenhuma morbidez estética ou funcional para o local doador é acrescentada.

Técnica

O paciente deve estar posicionado em decúbito lateral para a dissecção do latíssimo dorsal. A posição deve ser mantida através de apoio em bolsa inflável, coxim para região lombar, ou suportes de artroplastia total. Deve-se posicionar o paciente de modo que seu dorso fique nivelado com a mesa mais próximo ao cirurgião da operação. Todo o hemitórax deve ser preparado e coberto, sendo que o braço deve ser incluído no campo cirúrgico e coberto com uma malha cirúrgica cilíndrica estável. A manipulação do braço pelo assistente permite uma visibilidade máxima durante a dissecção do pedículo. O assistente e o primeiro cirurgião devem evitar o excesso de abdução ou extensão dos ombros para prevenir uma braquioplexopatia.

Como foi mencionado anteriormente, a linha de incisão pode ser colocada obliquamente para expor o músculo diretamente ou elipticamente para a dissecção de um retalho miocutâneo do latíssimo dorsal com uma ilha de pele previamente medida. Por meio de palpação, pode ser identificada a localização exata da artéria axilar. O local onde a artéria toracodorsal penetra no músculo fica aproximadamente 10 cm distal a esse ponto, com o braço em posição abduzida. Dependendo das necessidades de exposição do corpo, as marcas da incisão podem ser colocadas em uma linha que divide o corpo do músculo, ou orientadas mais anteriormente. Mais uma vez, deve-se voltar a atenção para a exposição adequada do pedículo neurovascular dentro da prega axilar. Ao se planejar um retalho musculocutâneo do latíssimo dorsal, a ilha de pele, uma vez desenhada, deve ser pinçada entre o dedo indicador e o polegar. Os tecidos remanescentes do local doador devem ser aproximados, sem tensão. Se isso for difícil de ser realizado antes da operação, a marcação pré-operatória da ilha de pele deve ser reduzida em tamanho menor.

Começa-se a incisão através da pele e dos níveis superiores da derme utilizando uma lâmina nº 10. Após a retração das margens incisadas da pele, um eletrocautério com função de corte-coagulação permite uma dissecção mais clara, através do tecido subcutâneo, até a fáscia do latíssimo dorsal. Quando for dissecada uma ilha de pele, uma inclinação externa em bizel a partir da margem da pele até o músculo ajuda a assegurar a máxima captura de perfurantes musculocutâneos. Uma vez que a fáscia muscular é identificada, ou que o segmento de pele tenha sido ilhado, os retalhos sobre o latíssimo dorsal são elevados, primeiro na região ínfero-lateral, e depois súpero-medial. Quando a exposição completa da quantidade desejada de músculo for obtida, a superfície anterior do latíssimo dorsal pode ser identificada. Distalmente, os fusos musculares com os feixes anteriores do músculo serrátil anterior são mais difíceis de separar. Mais proximalmente, existe um plano aureolar que varia de um espaço virtual até um espaço com grande quantidade de gordura, dependendo do tamanho do paciente. A dissecção deste plano pode ser iniciada entre o latíssimo dorsal e o serrátil neste momento, e proceder distalmente. Quando forem expostos o comprimento e o volume adequados do músculo desejado, o latíssimo dorsal pode ser transeccionado distal e medialmente utilizando o cautério. Deve-se prestar atenção nas perfurantes secundárias que surgem dos espaços intercostais à medida que a dissecção caminha medialmente, o que é facilmente realizado até a origem fascial ao longo da espinha torácica.

A dissecção de porção superior inicia-se através da identificação da margem ínfero-lateral do trapézio. Este, é elevado, revelando as fibras súpero-mediais das quais se origina o latíssimo dorsal. Estas fibras podem ser divididas e seguidas lateralmente sobre a região inferior da escápula. A dissecção ao longo deste plano permite a separação do latíssimo dorsal do músculo redondo maior adjacente. Toma-se muito cuidado nesta área, para se prevenir uma elevação acidental das fibras originárias do músculo serrátil anterior.

Com o músculo liberado ao longo de suas margens lateral inferior e súpero-medial, vários autores recomendam que o músculo deve ser rebatido para cima e para fora a fim de começar a dissecção do pedículo. Eu acredito que seja mais fácil continuar a liberação do músculo súpero-lateralmente ao longo da margem lateral da escápula. Isto pode ser feito utilizando um fórceps de Debakey e uma tesoura longa para tenotomia, em uma dissecção relativamente sem sangue. Esta manobra adicional permite uma facilidade muito maior para expor todo o comprimento dos pedículos toracodorsal e subescapular proximal. Quando esta manobra tiver sido realizada, a inserção do latíssimo dorsal ou das fibras musculares que se inserem nele podem ser facilmente isoladas, circundadas, e seguramente resseccionadas, utilizando o eletrocautério.

O músculo, agora isolado, pode ser manipulado com facilidade, permitindo a exposição máxima do feixe neurovascular toracodorsal (Figura 74-3). O isolamento dos vasos inclui a identificação do pedículo arteriovenoso do serrátil anterior. Relatos de casos isolados discutem a elevação e a transferência do músculo com base apenas na ramificação serrátil nos casos em que a artéria e a veia toracodorsal estejam ocluídas proximalmente. Embora isto seja possível, não é uma prática realizada com freqüência, e deve ser reservada para circunstâncias excepcionais. À medida que o pedículo é dissecado mais além, encontra-se o pedículo escapu-

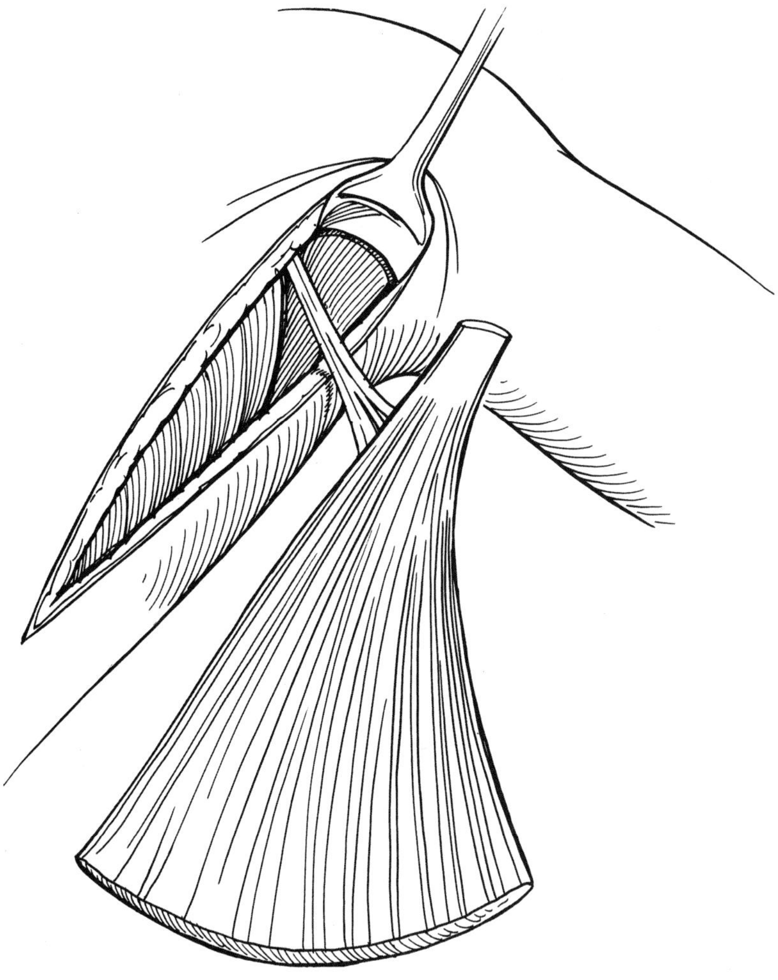

Figura 74-3. O músculo pode ser ilhado completamente, o que amplia o arco de rotação, se for usado como retalho pediculado, e permite o comprimento máximo de dissecção do pedículo, se usado como retalho microcirúrgico.

lar circunflexo e, caso se deseje um comprimento maior, esta ramificação é ligada e seccionada. As ramificações menores adicionais que levam à superfície lateral da escápula devem ser evitadas, e, se forem encontradas, devem ser novamente ligadas e seccionadas. Agora que o músculo está ilhado e o comprimento do pedículo vascular foi maximizado, o retalho deve ser checado quanto à sua coloração e sangramento nas margens. Não se deve aplicar nenhuma tensão sobre o pedículo em momento algum. O retalho está agora pronto para a transferência.

TÉCNICA DO GRÁCIL

Marcação do Paciente

O músculo grácil é retirado com o paciente em posição supina, com o quadril abduzido e o joelho flexionado. O músculo deve ser desenhado utilizando uma caneta marcadora cirúrgica, refletindo o conhecimento do cirurgião sobre a anatomia muscular (Figura 74-4). A origem do músculo é marcada ao longo da ramificação púbica inferior com a sua inserção na porção medial da tuberosidade tibial. Uma linha reta é desenhada a partir da origem até a inserção, e divide o corpo do músculo longitudinalmente. A artéria dominante do grácil, a artéria femoral circunflexa medial, penetra no músculo distalmente aproximadamente a 10 cm do ponto de origem. A ramificação anterior do nervo obturador, que supre o músculo grácil, penetra obliquamente a partir de uma fenda entre os músculos adutor longo e magno, entrando no corpo do grácil junto aos vasos femorais mediais circunflexos. Embora possam existir de um a quatro pedículos vasculares, todos surgindo da artéria femoral superficial, existem dois pedículos predominantes que podem ser localizados com um aparelho Doppler, e marcados, se for desejado (Figura 74-5). O músculo em si é de natureza retangular, com um estreitamento cônico no terço distal em direção ao tendão do grácil, localizado na região supercondilar que cursa distalmente cruzando a articulação do joelho.

Técnica

Com o paciente colocado na posição supina, deve-se preparar todo o membro inferior, incluindo a parte inferior do quadril e da virilha. O quadril deve ser abduzido e o joelho flexionado, e as marcas devem ser colocadas como descrito anteriormente. Se o músculo adutor longo é utilizado por causa da facilidade na sua identificação, sabe-se que o corpo do grácil se localiza

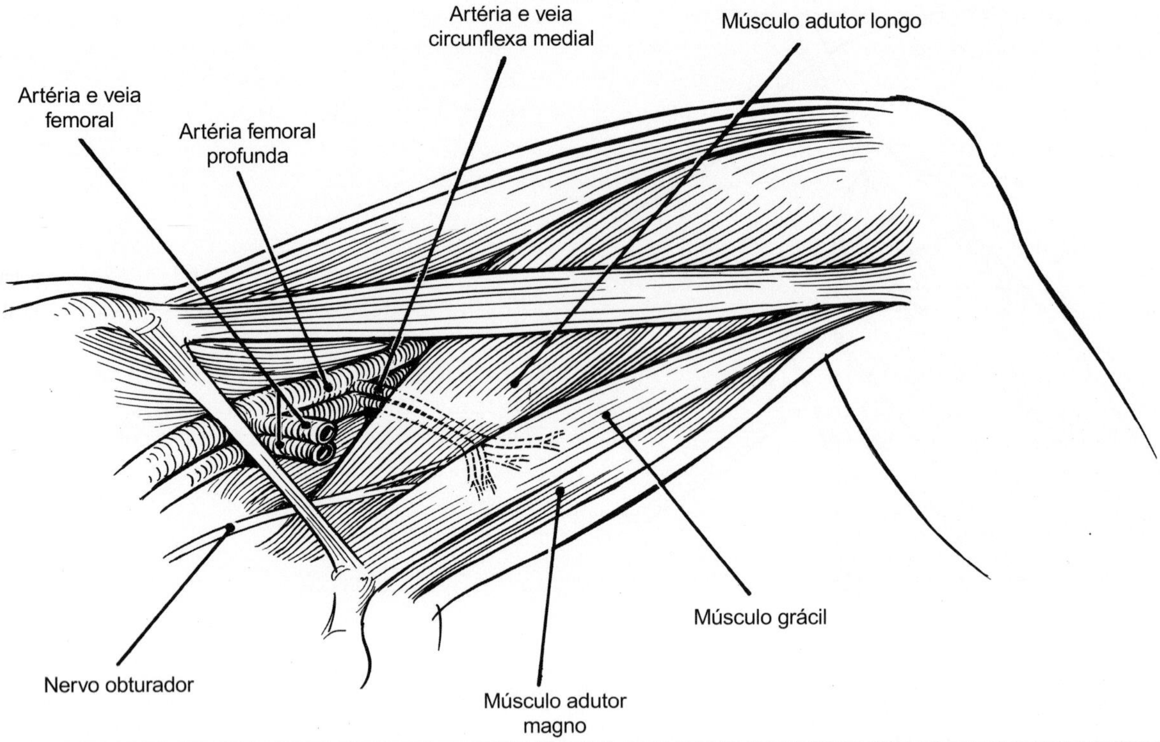

Figura 74-4. Relações anatômicas do músculo grácil na parte medial da coxa.

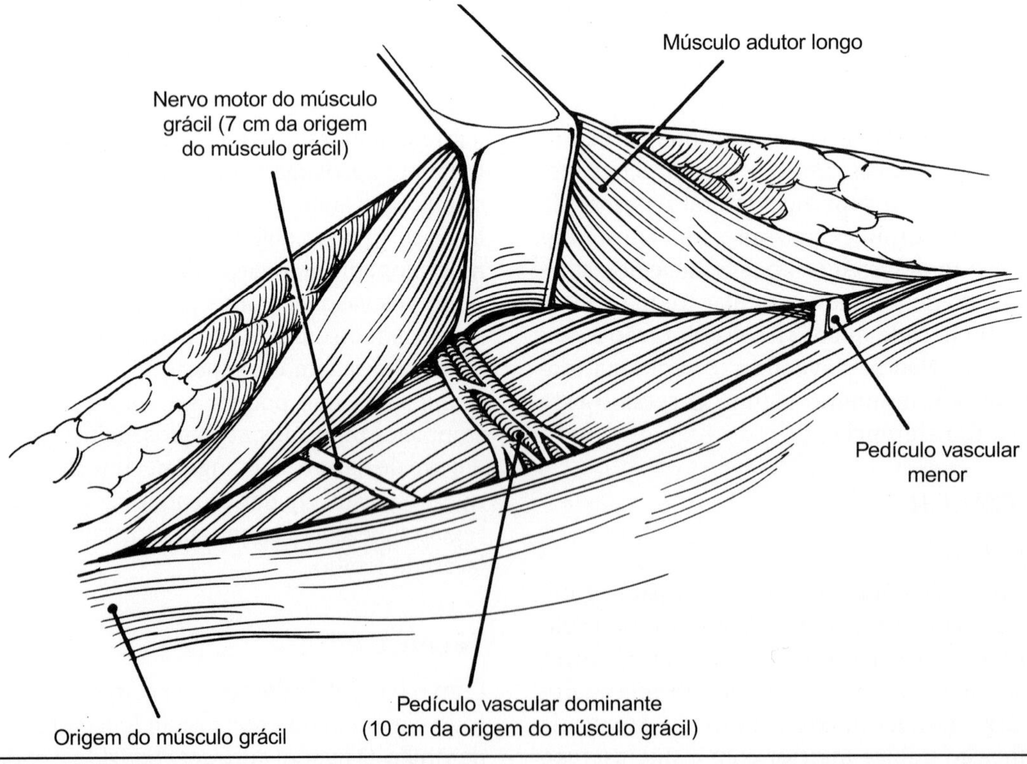

Figura 74-5. O pedículo arteriovenoso dominante surge dos vasos profundos, aproximadamente 10 cm distal à origem do músculo. A ramificação motor do nervo obturador supre o músculo grácil discretamente.

posterior a este ponto. Vários cirurgiões microvasculares iniciantes começaram sua dissecção ao lado desta linha, movendo-se anteriormente, e retiraram incorretamente o músculo sartório. Pode ser incluída uma ilha de pele para desenvolver um envelope miocutâneo. Inicialmente, pensava-se que as perfurantes, que seriam confiáveis somente no terço proximal do músculo, permitiam sobre ele um segmento de pele longo e fino, orientado longitudinalmente. Porém, mais recentemente, alguns autores demonstraram que um segmento de pele orientado transversalmente é mais confiável, desde que sejam incluídas as perfurantes musculocutâneas centrais, que geralmente estão localizadas ao nível do hilo vascular. Na maioria dos casos, é realizada uma incisão nos dois terços proximais da perna, ao longo da porção média do músculo grácil, como descrito. As linhas de referência transversas podem ser colocadas com uma caneta marcadora para permitir uma reaproximação mais segura das margens de pele, uma vez que os tecidos moles tendem a se modificar quando são incisados.

A dissecção continua através do tecido subcutâneo até o músculo grácil, o qual é facilmente identificado em seu próprio envelope fascial. Se ficar alguma dúvida sobre a identificação do músculo, uma pequena contra-incisão pode ser feita na região suprapatelar e identificando-se o tendão do grácil logo abaixo do sartório, e puxando-o distalmente, pode-se identificar o músculo grácil tenso.

Abre-se o envelope da fáscia do grácil e disseca-se facilmente o músculo posteriormente, ao longo de toda sua extensão, descolando-o do adutor magno. Depois, de uma forma semelhante, deve-se separar o músculo grácil anteriormente do adutor longo sobre ele. Dependendo do comprimento desejado do músculo, uma vez separados os planos fasciais, os vasos dominantes e o nervo obturador, o primeiro pedículo menor deve ser visualizado. Alguns autores recomendam que se deixe a inserção e a origem no lugar durante toda a dissecção, para evitar um excesso de tensão no pedículo neurovascular. Entretanto, se for tomado este cuidado, tanto a origem quanto a inserção, ou qualquer nível do comprimento do músculo, podem ser incisados, permitindo uma maior facilidade na manipulação do músculo durante a dissecção do pedículo.

Neste momento, as atenções se voltam para aumentar o comprimento do pedículo e para a obtenção de um nervo doador adequado, se isto for desejado. O nervo obturador obliquamente orientado pode ser liberado, no espaço entre o adutor longo e o adutor magno, retirando-se qualquer comprimento necessário. Qualquer ramificação proximal ao adutor magno e aos tecidos subcutâneos deve ser poupada, se possível. Uma vez que o nervo for dividido, o adutor longo deve ser tracionado proximal e distalmente ao pedículo. É feita uma incisão na fáscia do adutor longo, primeiro longitudinalmente, depois transversalmente, próximo aos vasos circunflexos mediais na fáscia do adutor longo e depois distais aos mesmos. Isto permite que o pedículo vascular se separe do músculo, facilitando a identificação, ligadura e divisão meticulosa das numerosas ramificações que cursam da artéria femoral circunflexa medial para dentro do adutor longo (Figuras 74-6 e 74-7). Quando estas ramificações estiverem ligadas com sucesso, reposicionam-se os retratores para um plano mais profundo, e continua-se a dissecção do pedículo por toda a extensão até a origem dos vasos femorais profundos. As ramificações adicionais que vão para o adutor magno podem ser encontradas e devem ser manipuladas da mesma forma. Periodicamente, deve-se elevar o músculo grácil para fora de seu leito e assegurar que todas as inserções posteriores dos feixes vasculares estejam liberadas. Geralmente existe uma artéria calibrosa com duas veias concomitantes, partindo dos vasos femorais profundos como um pedículo dominante. Quando o músculo estiver completamente dissecado, e o comprimento do pedículo vascular for aumentado, deve-se prestar atenção na coloração e na perfusão do músculo. É fácil aplicar tensão excessiva no pedículo vascular, causando um espasmo no vaso no hilo; a utilização de uma lupa de aumento, e a visualização da pulsação do pedículo no local em que ele penetra no músculo confirmam a ausência de espasmos. Se isto não for observado, deve ser aplicada vasodilatação tópica no músculo, e o músculo deve ser mantido no local sem tensão, até que a pulsação seja visível novamente.

Curativos

Depois de vários anos realizando reconstruções microvasculares nos membros inferiores, eu passei a utilizar progressivamente menos curativos. Se ao final da cirurgia o ferimento é fechado com um enxerto de pele sobre o músculo transferido ou com um coxim cutâneo sobre ele, poucos benefícios são obtidos com a colocação de curativos volumosos sobre o local da operação. Minha principal preocupação no período pós-operatório imediato é o monitoramento adequado do retalho. Na minha instituição, existem vários tipos de monitoramento, incluindo ausculta com Doppler, monitoramento com *laser*-Doppler, checagem visual e monitoramento de temperatura. O monitoramento mais confiável é realizado por enfermeiras bem treinadas que avaliam o retalho microcirúrgico diretamente. Para melhorar a inspeção visual, nós achamos mais vantajoso diminuir os curativos. Conseqüentemente, enquanto o paciente estiver na unidade de terapia intensiva, todos os músculos e enxertos de pele transferidos e colocados sobre ele são deixados expostos. Os tecidos circundantes podem ser cobertos com uma variedade de curativos combinados para o conforto do paciente e para melhorar a aparência. Um curativo tipo ABD pode ser colocado para cobrir a área do retalho quando a mesma não está sendo monitorizada. Isto permite uma aparência adequada durante as visitas familiares.

Retalhos Microcirúrgicos e Fixadores Externos

Na maioria dos casos de reconstrução de membros inferiores, um dispositivo colocado ortopedicamente, o qual ocasi-

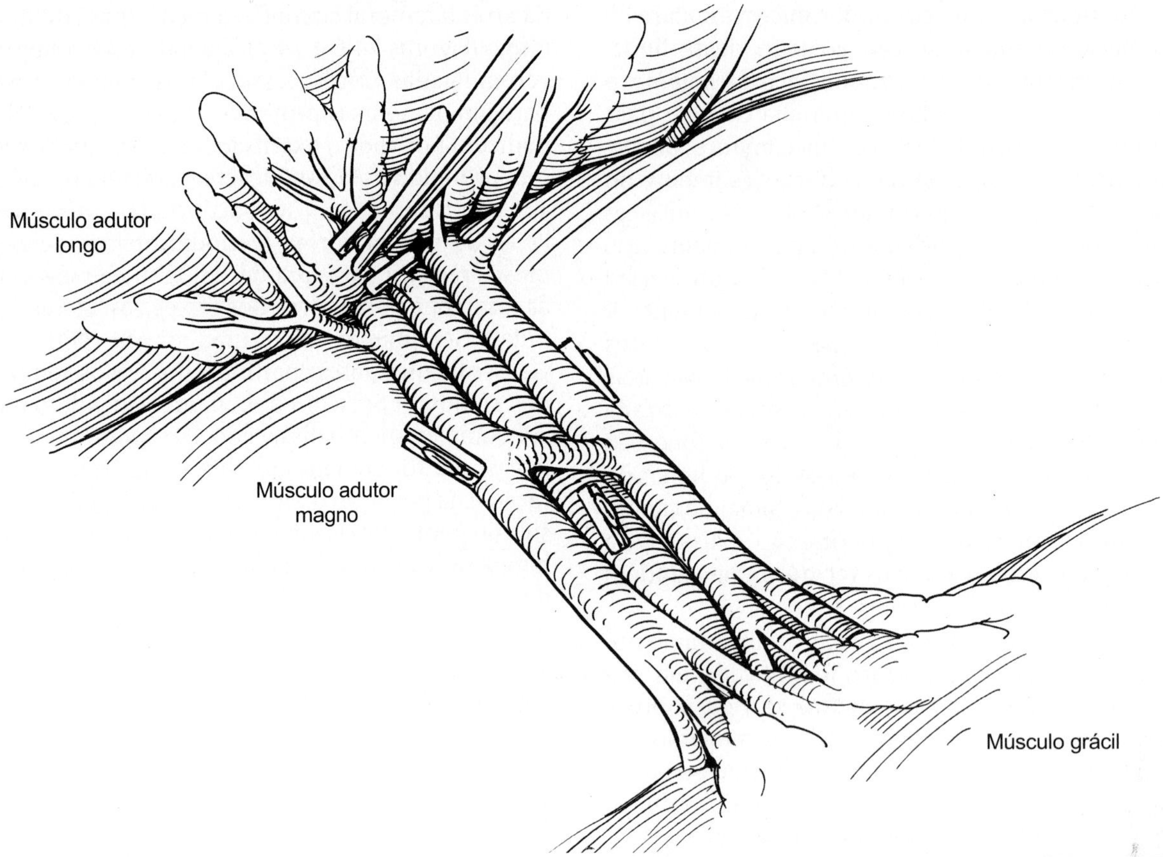

Figura 74-6. Pedículo dominante do músculo grácil. Deve-se prestar uma atenção especial na ligadura completa e meticulosa de todas as ramificações que vão para o adutor longo, para aumentar o comprimento do pedículo.

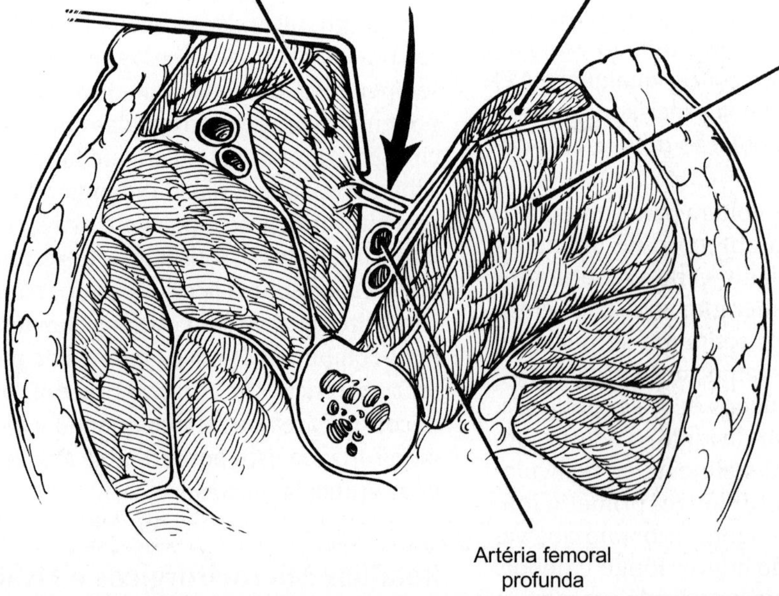

Figura 74-7. Secção transversa demonstrando ainda a região onde várias ramificações do adutor longo devem ser ligadas e divididas.

onalmente é uma endoprótese ou placa, mas que na grande maioria, é um fixador interno, é parte do quadro operatório. O microcirurgião responsável pela reconstrução deve entender a linguagem e o raciocínio por trás dos dispositivos de fixação externa. Somente depois de chegar a um completo entendimento do objetivo e da técnica de aplicação específica dos dispositivos de fixação externa, é que estes podem ser utilizados com vantagem. O fixador externo é colocado mais objetivando o tratamento do ferimento do que a redução e alinhamento da fratura. O microcirurgião reconstrutivo deve ter participação no planejamento da estratégia de colocação. O único pré-requisito neste caso é que todos os cirurgiões participantes estejam presentes durante a colocação do fixador externo. Algumas vezes, as extensões adicionais no fixador externo permitem a elevação da perna, o que facilita a colocação de curativos no ferimento, ou a monitoração do retalho. Os drenos, se forem utilizados, são removidos uma vez que o débito máximo obtido por dia for de 30 ml. Os fixadores externos podem ser removidos e substituídos por gesso ou órteses, quando o ferimento estiver fechado e sem nenhuma necessidade de cuidados locais.

Fisioterapia e Reabilitação

Muitas das limitações quanto à carga de peso suportável e à deambulação após a transferência de retalhos microcirúrgicos para o membro inferior são baseadas na cura da fratura e remodelamento do osso. O treinamento para deixar o membro pendente, entretanto, pode começar bem antes de se tentar suportar algum peso ou caminhar. Minha experiência demonstra que, após cinco dias, ocorre elevação minimamente significante na pressão venosa dentro do retalho com um abaixamento limitado do membro. Entretanto, eu já vi mais de uma vez a perda do enxerto de um retalho quando o membro foi deixado pendente por um período de tempo prolongado, de mais de cinco a sete dias. De acordo com isso, meu protocolo quanto a deixar o membro pendente começa em duas semanas pós-operatórias, incorpora um pequeno aumento na tolerância da perna, mantida pendente por 5 minutos a cada hora, por três dias, começando na segunda semana após a transferência do retalho. Esse procedimento aumenta para 10 minutos a cada hora por três dias, enquanto o paciente está acordado, e termina com a perna mantida pendente por 15 minutos a cada hora. Até o paciente começar o programa de suporte do peso e caminhada, eu acredito que a pendência prolongada sem a locomoção seja geralmente prejudicial para a cura do membro, e eu desencorajo os pacientes a colocar a perna para baixo por períodos de tempo prolongados. No entanto, uma vez que o paciente iniciar a caminhada suportando seu peso e a atividade muscular no membro inferior estiver reconstruída, os períodos de pendência podem ser ajustados de acordo com a atividade do paciente.

PRECAUÇÕES

1. A iluminação da sala deve ser otimizada para expor o defeito do ferimento, os vasos receptores e o campo do local doador. Na minha experiência, os erros cruciais são resultantes com mais freqüência da visualização inadequada.
2. Deve-se aumentar o conforto do cirurgião para evitar uma condição de fadiga prematura durante estes longos e meticulosos procedimentos. A fadiga pode afetar diretamente a capacidade do cirurgião de realizar uma anastomose tecnicamente perfeita, a qual é essencial para a prevenção de uma trombose microvascular.
3. No procedimento do latíssimo dorsal, o assistente pode ajudar a aumentar a visualização do pedículo durante a dissecção movendo o braço do paciente. Tanto o assistente quanto o cirurgião principal devem evitar um excesso de abdução ou de extensão do ombro, para prevenir uma braquioplexopatia.
4. A liberação do latíssimo dorsal súpero-lateralmente ao longo da borda lateral da escápula permite a exposição máxima de todo o comprimento dos pedículos toracodorsal e subescapular proximal.
5. Quando for feita a marcação para a retirada do músculo grácil, é útil desenhar linhas de referência transversais para permitir uma reaproximação mais segura das margens de pele, já que os tecidos moles tendem a sofrer uma alteração, quando divididos.
6. Quando o músculo grácil for coletado, deve-se tomar cuidado para não aplicar muita tensão no pedículo vascular, o que pode causar um espasmo no hilo. É utilizada uma lupa para ampliação, para se checar visualmente a pulsação do pedículo no local em que ele penetra no músculo, o que confirma a ausência de espasmos. Se a pulsação não for observada, deve-se administrar vasodilatadores tópicos e manter o músculo no local sem tensão alguma até que a pulsação retorne visualmente.
7. Eu desencorajo os pacientes a colocar a perna para baixo por períodos prolongados de tempo até que eles iniciem um programa de suporte do peso do corpo e caminhada. A pendência prolongada pode ser prejudicial para a cura do membro.

Leituras Selecionadas

Acland RD. Refinements in lower extremity free flap surgery. *Clin Plast Surg* 1990;17:733-744.

Bartlett SP, May JW, Yaremchuk JM. The latissimus dorsi muscle: a fresh cadaverous study of the primary neurovascular pedicle. *Plast Reconstr Surg* 1981;67:631.

Godina M. Selection of recipient vessels in the lower leg for microvascular flap transfer. Thesis on the management of injuries to the lower extremity. Ljublijana, Slovenia: Presernova Irbzba, 1991.

Harri K, Ohmori K, Sekiguchi J. The free musculocutaneous flap. *Plast Reconstr Surg* 1976;57:294.

Maxwell GP, Steuber K, Hoopes J. A free latissimus dorsi musculocutaneous flap. *Plast Reconstr Surg* 1978;62:462.

McCraw JB, Dibbell DG. Experimental definition of independent myocutaneous vascular territories. *Plant Reconstr Surg* 1977;60:212.

Serfin D, Sabatier R, Morris R, Georgiade N. Reconstruction of the lower extremity with vascularized composite tissue: improved tissue survival and specific indications. *Plast Reconstr Surg* 1980;66:230.

Capítulo 75

Reconstrução do Pé Utilizando o Retalho Plantar

David W. Chang ◆ Michael J. Miller

O retalho plantar medial é um retalho de padrão axial retirado de uma área da planta do pé que não recebe carga de peso, entre o calcanhar e as cabeças dos metatarsos. Geralmente, referimo-nos a ele como o retalho do peito do pé, um nome que é na verdade errado. A expressão "peito do pé" define a parte dorsal do arco do pé. Desta forma, o retalho é mais apropriadamente chamado como do "meio da sola", "mesoplantar", ou "retalho plantar medial".

O retalho pode ser levado como um retalho de pedículo ou livre, baseado tanto nas artérias plantar medial ou lateral, ou ambas. Incluindo as ramificações do nervo plantar medial, o retalho pode fornecer possivelmente uma função sensória ou motora.

Shanaham e Gingrass, em 1979, relataram pela primeira vez a transferência de um retalho sensorial plantar baseado na artéria plantar medial e no nervo para a cobertura de defeitos no calcanhar. Em 1981, Harrison e Morgan descreveram subseqüentemente a utilização de uma ilha do retalho medial plantar para a cobertura de defeitos plantares. A transferência livre do retalho plantar medial foi descrita pela primeira vez por Morrison, em 1983.

INDICAÇÕES

A indicação principal para o retalho plantar medial é a necessidade de cobertura de uma região que deve suportar peso no calcanhar. Suas características anatômicas especiais fazem com que ele seja ideal para a cobertura desta região:

1. A pele, que é grossa e altamente queratinizada, é fixada por vários septos fibrosos a um tecido fibroadiposo subcutâneo e à forte fáscia plantar. Isto proporciona um tecido duro, estável e durável (Figura 75-1).
2. Com base no pedículo neurovascular plantar medial, o retalho pode ser utilizado como um retalho sensitivo.

Utilizações Possíveis para o Retalho Plantar Medial

Retalho com Ilha Fasciocutânea

Este retalho fasciocutâneo baseado no feixe neurovascular plantar medial é capaz de proporcionar sensibilidade e um tecido estruturalmente semelhante para o pé ipsilateral.

1. A parte plantar do calcanhar, o tendocalcâneo, e a parte inferior da pele.
2. A parte plantar do antepé, como um retalho de ilha reserva.

Retalho Fasciocutâneo Livre

1. A cobertura do pé oposto, quando um retalho local não estiver disponível. Por exemplo, quando o peito do pé e o calcanhar perderam ou possuem uma circulação inadequada da artéria tibial posterior ou da dorsal do pé, exclui-se a possibilidade de utilização de uma ilha de retalho.
2. Defeitos palmares ou volares digitais.
3. Cobertura de cotos em amputação.

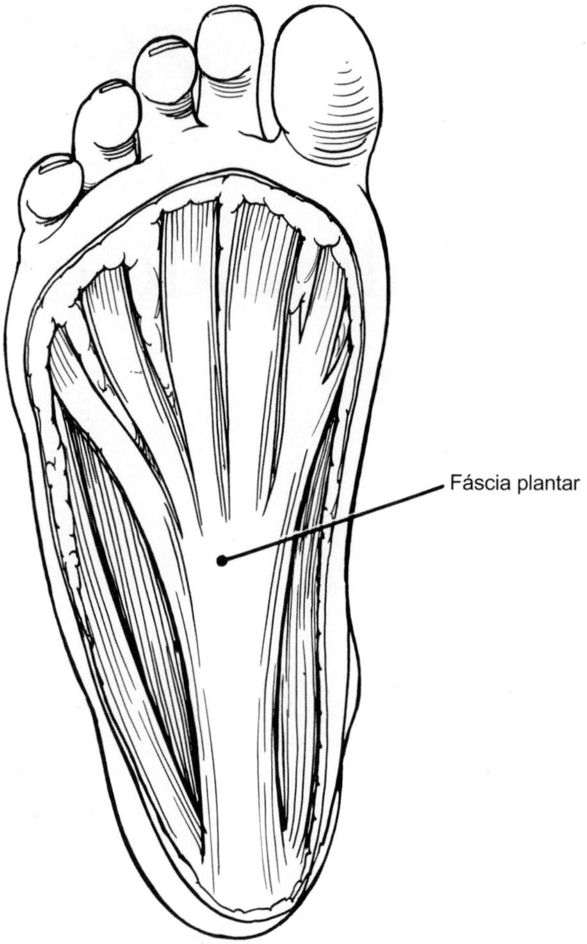

Figura 75-1. Fáscia plantar.

Retalho Musculofasciocutâneo

O músculo flexor curto dos dedos ou o músculo adutor do hálux podem ser incluídos no retalho. O músculo adutor do hálux pode ser incluído como um retalho musculofasciocutâneo para a reconstrução de defeitos palmares. A ramificação motora do adutor do hálux é preservada através de uma dissecção intraneural e suturada à ramificação palmar motora do nervo mediano. Isto fornece um certo volume para a região plantar e a possibilidade de reconstrução simultânea do lado oposto do polegar.

CONTRA-INDICAÇÕES

A desobstrução das artérias dorsal do pé e tibial posterior é essencial. Em pacientes com ausência tanto da artéria dorsal do pé quanto da tibial posterior, a utilização do retalho plantar medial é contra-indicada. O suprimento sangüíneo dominante do antepé é feito por meio destas artérias. Assim, com a ausência do fluxo da artéria dorsal do pé, a elevação do retalho plantar medial pode resultar em um comprometimento vascular do pé. Além do mais, desde que a artéria plantar medial consiste em uma ramificação da artéria tibial posterior, o fluxo arterial posterior intacto é essencial para o retalho plantar medial.

PREPARAÇÃO DA SALA

O retalho pode ser elevado com o paciente colocado tanto na posição supina quanto na prona, dependendo da localização do defeito e da preferência do cirurgião. Um torniquete é colocado na perna ao redor da coxa para a realização de um retalho sem sangramento excessivo. A dissecção é auxiliada pelo uso de uma lupa de aumento e de um cautério bipolar.

MARCAÇÃO DO PACIENTE

O retalho é desenhado na região que não está sujeita a cargas na sola, entre o calcanhar e as cabeças o metatarso. A margem lateral plantar sobre o quinto metatarso deve ser evitada. Embora o retalho plantar medial seja geralmente baseado na artéria plantar medial, ele também pode ser elevado na artéria plantar lateral (Figura 75-2).

TÉCNICA CIRÚRGICA

Anatomia Relevante

A *artéria tibial posterior* passa abaixo do retináculo dos flexores e divide-se em duas artérias, a plantar medial e a plantar lateral, abaixo da origem do abdutor do hálux. A *artéria plantar medial*, a menor das duas ramificações, percorre entre o abdutor do hálux e o músculo flexor curto dos dedos. Ela envia ramificações para o abdutor do hálux e ramificações cutâneas perfuram a fáscia plantar e suprem a pele sobre a superfície plantar medial. Na base do primeiro osso do metatarso, ela passa ao longo do lado medial do hálux e finalmente termina em ramificações para o primeiro e segundo dedo. A *artéria plantar lateral*, a sua ramificação maior, percorre obliquamente sob o terço proximal do flexor curto dos dedos suprindo este músculo. Ela continua então distalmente, entre o flexor curto dos dedos e o adutor do dedo mínimo para se juntar ao arco plantar profundo. A drenagem venosa é mantida através de uma veia concomitante que acompanha estas artérias.

O *nervo plantar medial* origina-se do nervo tibial 1 a 3 cm abaixo do maléolo medial e acompanha a artéria plantar medial. O nervo percorre distalmente até o túnel do tarso, onde surgem as ramificações motoras do flexor curto dos dedos e do abdutor do hálux. O nervo então se divide em duas ramificações. A divisão medial do nervo fica medial à fáscia plantar e, assim, não se situando realmente em uma posição "subfascial". Ele dá origem às ramificações sensoriais subcutâneas que curvam ao redor da fáscia plantar para inervar a metade medial da pele. A ramificação lateral do nervo passa abaixo da fáscia plantar e termina criando ramificações para os espaços em rede e os dedos. O *nervo plantar lateral* passa obliquamente para frente, acompanhando a artéria plantar lateral. Suas ramificações cutâneas suprem o terço lateral da sola do pé.

Avaliação Pré-Operatória

A presença da pulsação nas artérias dorsal do pé e tibial posterior é essencial. Ambas as artérias devem ter sua pulsação pal-

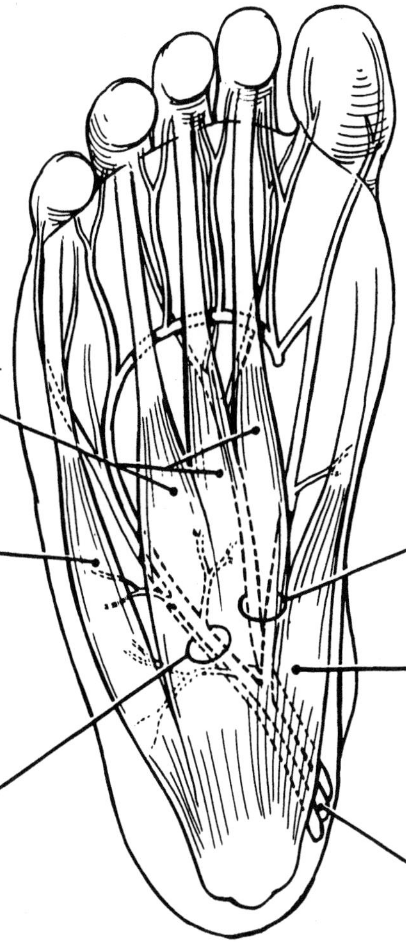

Figura 75-2. Anatomia relevante da região plantar do pé.

pável. O cálculo dos índices arteriais é de grande ajuda: a proporção de pressão sangüínea, do tornozelo ao braço, maior que 0,8 é aceitável. Em caso de dúvida, o exame pré-operatório com Doppler e uma angiografia devem ser realizados para avaliar a desobstrução funcional destas artérias.

Técnica

A dissecção é auxiliada por um torniquete de perna e uma lente de aumento. Desenha-se uma ilha de pele baseada na artéria plantar medial. A região da sola entre o calcanhar e as cabeças do metatarso, exceto pela margem lateral sobre o quinto metatarso, pode proporcionar uma área máxima de praticamente 10 × 10 cm. Antes de elevar o retalho, deve-se localizar a margem medial da aponeurose plantar. Esta pode ser marcada desenhando-se uma linha entre o centro do calcanhar posteriormente, e o sesamóide medial do hálux. Esta linha indica a área onde as perfurantes emergem da artéria plantar medial (Figura 75-3).

A margem distal do retalho é incisada e a fáscia plantar é dividida transversalmente. O feixe neurovascular plantar medial é identificado na fissura entre o abdutor do hálux e o flexor curto dos dedos. As ramificações do nervo cutâneo do retalho de pele são identificadas conforme surgem do nervo plantar medial. O feixe vascular é separado do nervo plantar medial e então dividido. O retalho é elevado até o nível entre a fáscia plantar e o músculo flexor curto dos dedos, mantendo o feixe vascular plantar medial e as ramificações do nervo cutâneo intactas junto com o retalho. Este é elevado da direção distal para proximal e dorsal para plantar (Figura 75-4). Deve-se prestar muita atenção quanto às ramificações cutâneas desde o nervo até o retalho. Conforme se eleva o retalho proximalmente, estes feixes do nervo cutâneo são mantidos no retalho através de uma dissecção interfascial meticulosa, deixando o tronco do nervo no pé. Traçando proximalmente o feixe neurovascular plantar medial, a dissecção procede para expor suas bifurcações com o feixe neurovascular plantar lateral. O músculo abdutor do hálux é dividido parcial ou completamente para liberar o pedículo neurovascular (Figura 75-5). A realização do retalho é finalizada com uma incisão circunferencial, com a fáscia plantar inclusa no retalho (Figura 75-6).

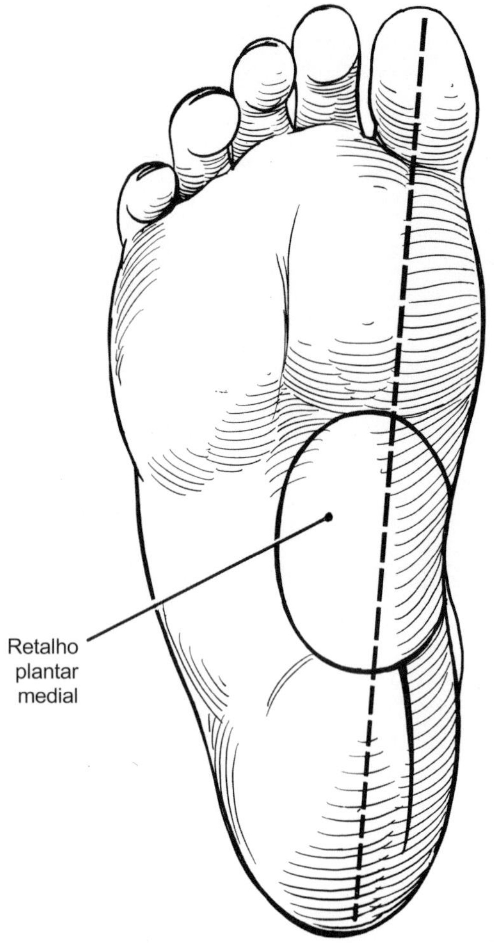

Figura 75-3. Desenho do retalho plantar medial.

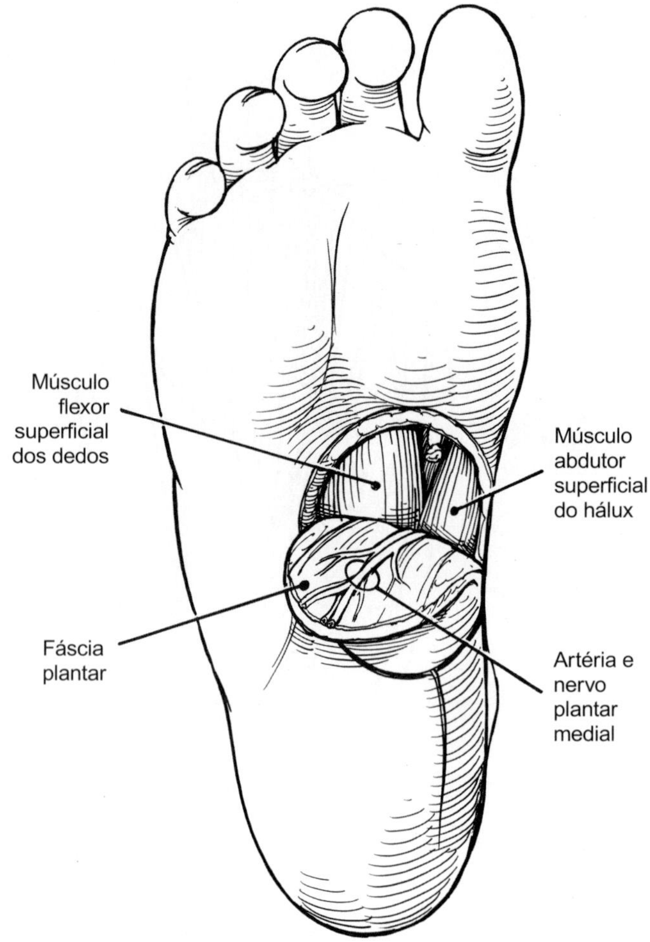

Figura 75-4. Retalho elevado do sentido distal para o proximal.

Uma vez que o retalho está finalizado, o músculo dividido é reinserido, e o defeito do local doador do pé é coberto com um enxerto de pele de espessura parcial. O enxerto de pele é segurado com um curativo de *brown*. Uma sonda de sucção fechada é colocada abaixo do retalho, e o pé e o tornozelo são imobilizados em um aparelho gessado.

Retalho Livre

No caso de uma transferência de retalho livre, o pedículo é dividido na sua origem, imediatamente distal à divisão, nas artérias plantares lateral e medial.

Se é necessário um pedículo vascular maior e mais longo, a permeabilidade da artéria dorsal do pé deve ser confirmada antes da ligação da artéria plantar lateral e da divisão da artéria tibial posterior. Esta última pode ser reconstruída com um enxerto de veia, se necessário.

Tendão do Calcâneo e Tíbia Distal

A dissecção segue o mesmo modelo anteriormente descrito, com algumas variações. Não é feita nenhuma tentativa para preservar as ramificações cutâneas do nervo plantar medial no retalho. Geralmente, não é possível uma dissecção entre os feixes por toda essa distância. Para mover o retalho mais além e manter esses feixes cutâneos seria necessário sacrificar as ramificações digitais comuns do nervo plantar medial no lado metatársico do retalho.

O músculo abdutor do hálux é dividido próximo ao calcâneo para aumentar o grau de liberação do pedículo. A artéria plantar lateral é dividida logo depois de se ramificar da artéria tibial posterior. O retalho, agora baseado na artéria tibial posterior, possui um pedículo vascular de comprimento suficiente para alcançar o tendão do calcâneo ou a parte inferior da perna. O sistema arterial dorsal do pé deve ser confirmado antes de ligar a artéria plantar lateral.

Parte Plantar do Antepé

Neste caso, o retalho é elevado do sentido proximal para o distal. Seguindo a delimitação do retalho, é feita uma incisão primeiro na margem proximal do retalho. Após a identificação da artéria plantar medial, este vaso é temporariamente interrompido com uma pinça vascular. A viabilidade do retalho pode ser avaliada desta forma através do fluxo retrógra-

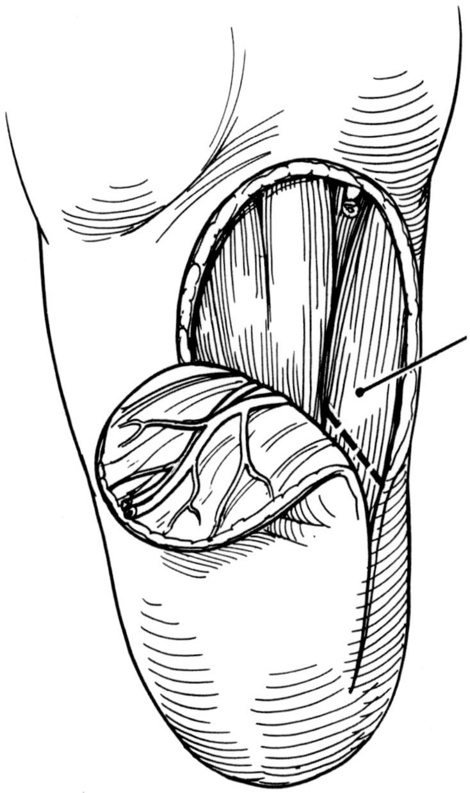

Figura 75-5. O músculo abdutor do hálux é dividido para expor o pedículo subjacente.

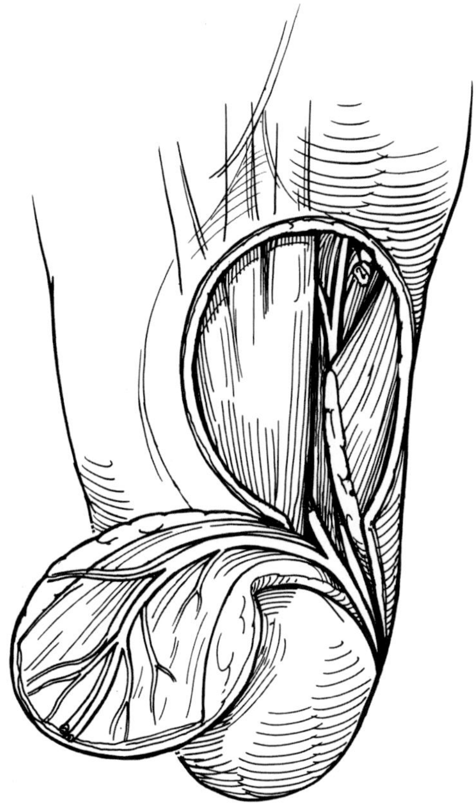

Figura 75-6. O retalho é completado com uma incisão circunferencial.

do dentro da porção distal da artéria plantar medial. A artéria dorsal do pé, por meio do vaso principal de comunicação dorsal metatársica, e da artéria plantar lateral, através do arco plantar distal, proporciona o fluxo retrógrado. A divisão do pedículo vascular plantar medial proximal permite que o retalho plantar medial faça uma rotação distal. Esta rotação fornece a cobertura de tecidos moles satisfatória para a parte de suporte de cargas do antepé. O nervo plantar medial e seus componentes digitais são preservados intactos.

Sistema Plantar Lateral

O feixe neurovascular plantar lateral é identificado e dividido na parte distal do retalho na fissura entre o músculo flexor curto dos dedos medialmente e do abdutor do dedo mínimo lateralmente. Proximalmente, o flexor curto dos dedos é dividido e as ramificações vasculares do músculo são ligadas para permitir a liberação dos vasos e dos nervos.

Retalho Musculofasciocutâneo

O músculo abdutor do hálux pode ser incluído no sistema arterial plantar medial, ou então, o flexor curto dos dedos pode ser incluído no sistema arterial plantar lateral, tanto como retalhos livres ou pediculados. As ramificações motoras destes músculos podem ser preservadas para o caso da possibilidade de transferências funcionais de tecido musculofasciocutâneo livre.

CUIDADOS PÓS-OPERATÓRIOS

A perna é rigidamente elevada e imobilizada em um aparelho posterior por um período de sete a dez dias. O curativo de *brown* no enxerto de pele é removido em sete dias, enquanto a sonda é retirada quando o débito for menor que 30 ml em 24 horas. Não é permitido o esforço físico durante quatro semanas.

PRECAUÇÕES

Na maioria dos pacientes, a elevação de um retalho plantar medial, baseada no pedículo neurovascular plantar medial, não prejudica significativamente o suprimento nervoso e sangüíneo para o pé. O suprimento sangüíneo dominante é feito através das artérias dorsal do pé e plantar medial. A artéria plantar medial desempenha um papel pequeno na circulação dos dedos. Mantendo os sistemas dorsal do pé e tibial anterior intactos, o retalho plantar medial pode ser elevado sobre o pedículo plantar medial sem nenhum comprometimento vascular subseqüente do antepé. Da mesma forma, a inervação proporcionada pelo nervo plantar lateral é mais importante para a sensibilidade da área de suporte de peso do que o nervo plantar medial.

Quando é estendido além da superfície plantar até a parte distal da perna, são perdidas várias das vantagens do retalho baseado na artéria plantar medial. A inervação não pode ser preservada sem a desnervação do antepé, e os tecidos mais duros e grossos não são requisitados especificamente nas superfícies de suporte de peso. Além do mais, a transferência estendida deste retalho no pedículo vascular tibial posterior deixa o pé dependente da artéria dorsal do pé.

O defeito do local doador no pé não causa nenhuma dificuldade na aceitação, exceto no caso de uma hiperqueratose marginal. A hiperqueratose parece ser mais freqüente se a linha de sutura fica em uma área de suporte de cargas ou sob tensão.

Este retalho sensorial em geral parece razoavelmente insensível no período logo após a operação. Isto, entretanto, melhora com o passar das semanas seguintes para proporcionar uma sensação de proteção.

Leituras Selecionadas

Altchek ED. Instep flap: misnomer? [Letter]. *Plast Reconstr Surg* 1984;73:501.

Amarante J, Reis J. The medial plantar flap. [Comment. Letter.] *Plast Reconstr Surg* 1990;86:1041-1042.

Baker GL, Newton ED, Franklin JD. Fasciocutaneous island flap based on the medial plantar artery. *Plast Reconstr Surg* 1996; 85:47.

Harrison DH, Morgan BDG. The instep island flap to resurface plantar defects. *Br J Plast Surg* 1981;34:315.

Hidalgo DA, Shaw WW. Anatomic basis of plantar flap design. *Plast Reconstr Surg* 1986;78:627.

Ibararki K, Kanaya F. Free vascularized medial plantar flap with functioning abductor hallucis transfer for reconstruction of thenar defects. *Plast Reconstr Surg* 1995;95:108.

Ikata Y, Murakami T, Yoshioda K. Reconstruction of the heel pad by flexar digitorum brevis musculocutaneous flap transfer. *Plast Reconstr Surg* 1984;74:86.

Inoue T, Kobayahi M, Harashina T. Finger pulp reconstruction with a free sensory medial plantar flap. *Br J Plast Surg* 1988;41:657-659.

Isik S, Gular MM, Selmanpakoglu N. Salvage of foot amputation stumps of Chopart level by free medial plantar flap. *Plast Reconstr Surg* 1998;101:745-750.

Isik S, Sezgin M, Ozturk S, et al. Free musculofasciocutaneous medial plantar flap for reconstruction of thenar defects. *Br J Plast Surg*. 1997;50:116-1120.

Masquelet AC, Romana MC. The medialis pedis flap: a new fasciocutaneous flap. *Plast Reconstr Surg* 1990;85:765.

Miyamoto Y, Ikuta Y, Shigeki S. Current concepts of instep island flap. *Ann Plast Surg* 1987;19:97.

Morrison WA, Crabb DM, O'Brien BM, Jenkins A. The instep of the foot as a fasciocutaneous island and as a free flap for heel defects. *Plast Reconstr Surg* 1996;97:1489-1493.

Ninkovic M, Wechselberger G, Schwabegger A, Anderl H. The instep free flap to resurface palmar defects of the hand. *Plast Reconstr Surg* 1996;97:1489-1493.

Nohira K, Shintomi Y, Sugihara T, Ohura T. Replacing losses in kind: improved sensation following heel reconstruction using the free instep flap. *Reconstr Microsurg* 1989;5:1-6.

Reiffel RS, McCathy JG. Coverage of heel and sole defects: a new subfascial arterialized flap. *Plast Reconstr Surg* 1980;66:250.

Shanahan RE, Gingrass RP. Medial plantar sensory flap for coverage of heel defects. *Plast Reconstr Surg* 1979;64:295.

Shaw WW, Hidalgo DA. Anatomic basis of plantar flap design: clinical applications. *Plast Reconstr Surg* 1986;78:637.

Strauch B, Yu HL. Medial plantar flap. In: *Atlas of Microvascular Surgery. Anatomy and Operative Approaches.* New York: Thieme Medical, 1993:341.

Capítulo

76

Reconstrução da Perna e Pé Utilizando Retalhos do Grácil e Reto Abdominal

Robert L. Walton ◆ Kevin Maguire ◆ Elisabeth K. Beahm

AVALIAÇÃO DO DEFEITO

A demanda de reconstrução talvez não seja tão grande em qualquer outro lugar do corpo quanto na parte distal do membro inferior e no pé: a reconstrução deve ser duradoura, proporcionando forma, função, e (idealmente) sensibilidade para proteção. A estratégia de reconstrução específica deve não somente considerar os defeitos anatômicos e funcionais mas também as necessidades individuais de cada paciente, seus desejos, e acima de tudo, seu estado físico. As questões que influenciam a abordagem reconstrutiva incluem a avaliação do mecanismo de ferimento (p. ex., traumas, cirurgias, radiação), o tempo e as circunstâncias da lesão, e o histórico de intervenção terapêutica. O exame físico deve definir a condição vascular do membro. Uma avaliação angiográfica é autorizada se os achados físicos ou o histórico sugerem condições que poderiam possivelmente comprometer os esforços da reconstrução. A avaliação da sensibilidade é igualmente importante, embora não seja necessária do ponto de vista da escolha do tipo de retalho. Os retalhos sem sensibilidade colocados em regiões críticas de suporte de peso encaixam-se particularmente bem se tratados com atenção no período pós-operatório de reabilitação. A perda da função do nervo tibial posterior, principalmente em pacientes adultos, no entanto, pode excluir a possibilidade de qualquer esforço para a reconstrução, em lugar de uma amputação. As avaliações pré-operatórias pertinentes podem também incluir radiografias planas (tridimensionais), para avaliar a integridade do osso e da articulação, ou imagens mais seletivas como de tomografia computadorizada (TC) ou ainda imagens de ressonância magnética (IRM).

Um grande número de retalhos locais, com pedículos regionais, e distantes foi utilizado com sucesso na reconstrução da parte distal da perna e do pé. A transferência microcirúrgica de tecidos livres excepcionalmente diminui as limitações impostas pela pouca quantidade de tecidos locais ajustáveis. Os músculos grácil e reto são altamente válidos para a reconstrução de membros inferiores, graças a sua disponibilidade, tamanho modificável, facilidade de coleta, e comprometimento mínimo do local doador. Enquanto estes retalhos podem suportar um molde de pele, a inclusão de pele geralmente não é autorizada por conta do volume excessivo que esta configuração exige. As exceções para esta abordagem consistem no preenchimento de defeitos de ferimentos grandes, tais como no caso da extirpação de um câncer. Quando é aplicado um retalho muscular livre, este é coberto com um enxerto de pele de espessura parcial, e cada um destes músculos pode fornecer o fechamento do ferimento bem vascularizado, exibindo um excelente contorno e fornecendo um volume mínimo.

INDICAÇÕES

Retalho do Músculo Grácil

O grácil é um músculo longo com características únicas, que se projeta da parte medial da coxa, e possui uma média de comprimento de 32 cm. Ele se origina do tubérculo púbico e da ramificação inferior do púbis, e se insere no pé anserino no joelho medial. A despeito de seu grande comprimento, a largura máxima do músculo é de somente 5 a 6 cm (na sua extremidade proximal), a qual se estreita para 2

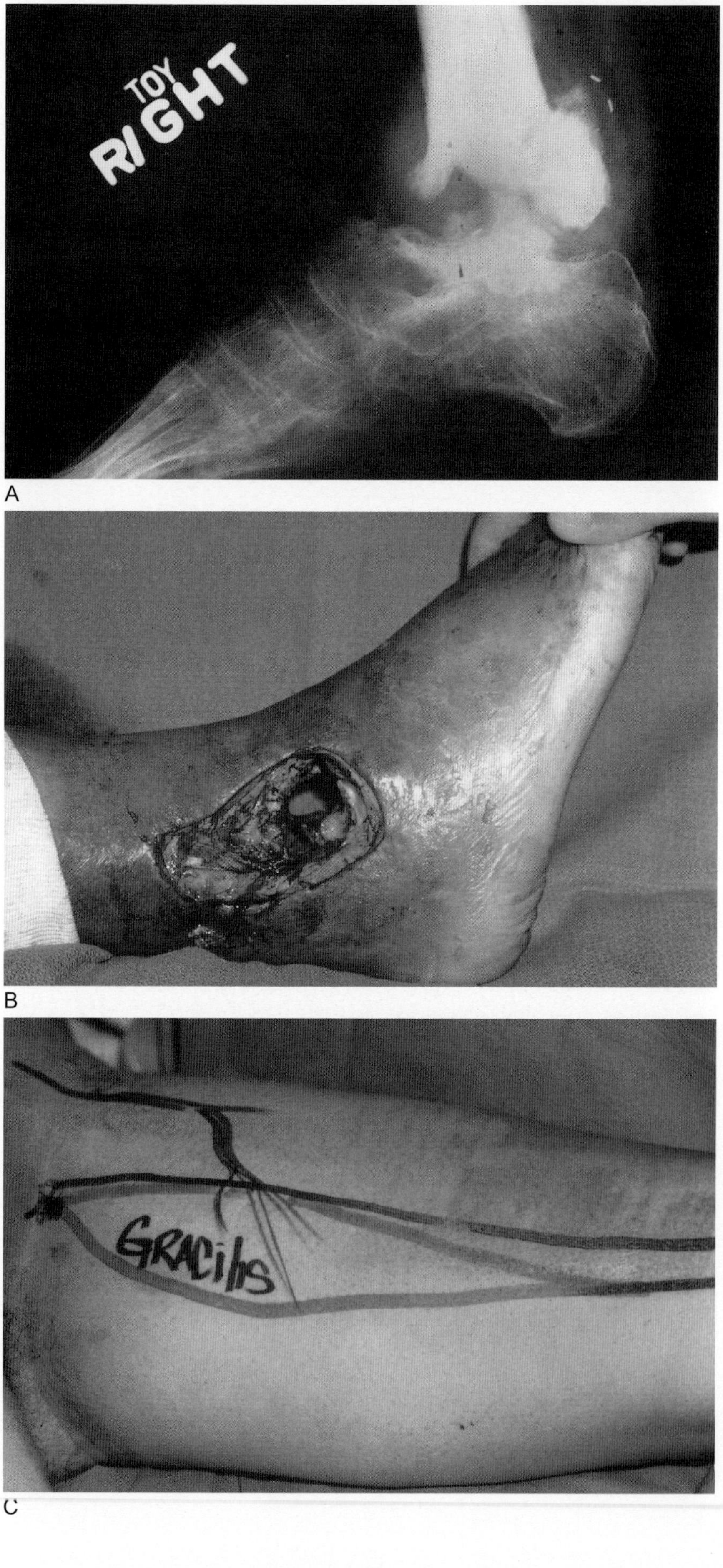

Figura 76-1. A, um homem de 22 anos com uma fratura trimaleolar que progrediu para uma ferida infeccionada. B, os vários debridamentos resultaram em um defeito cada vez mais profundo no tornozelo. C, retalho livre do grácil marcado para a coleta.

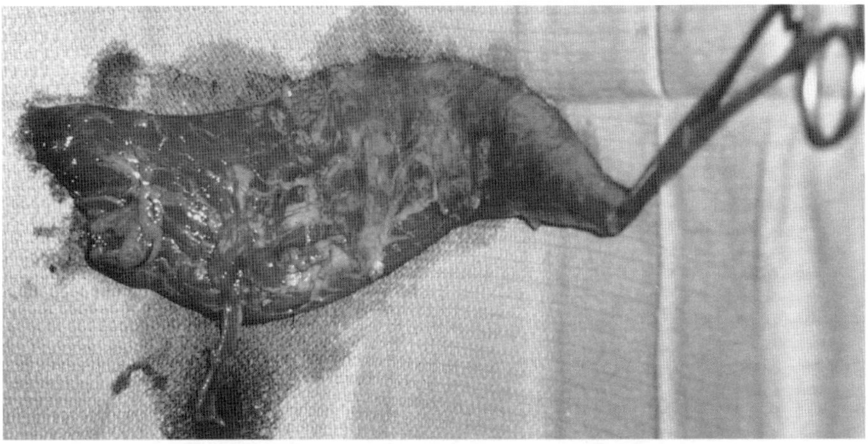

D

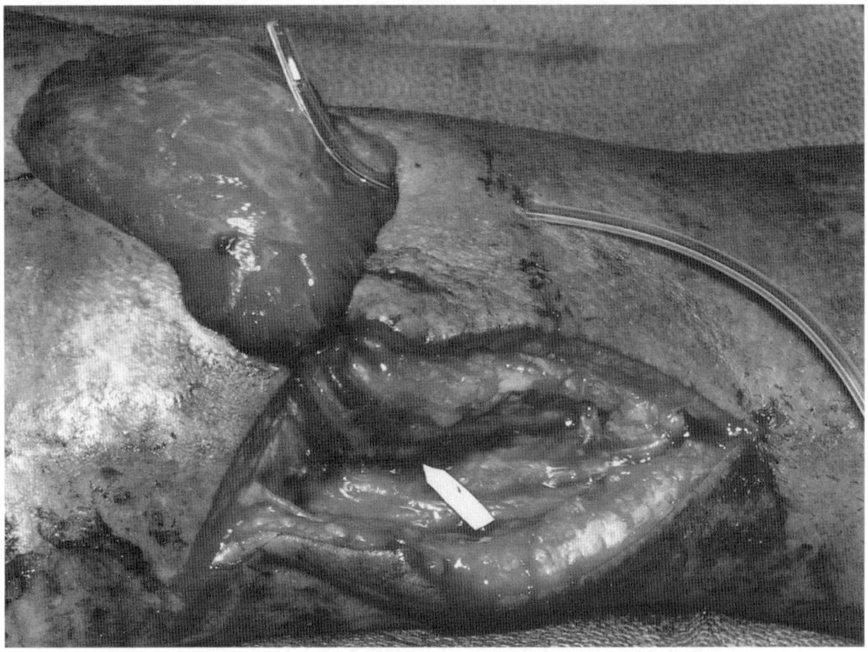

E

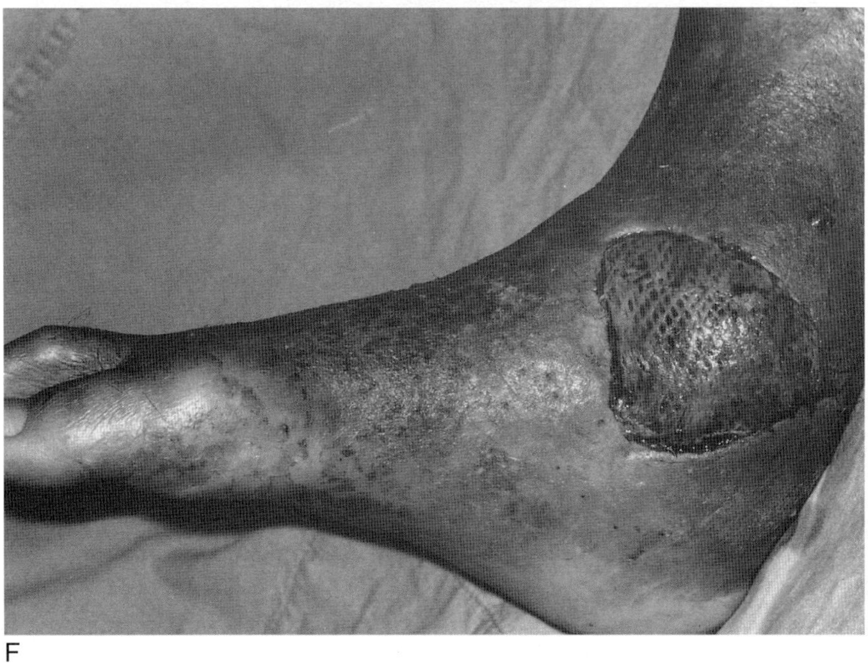

F

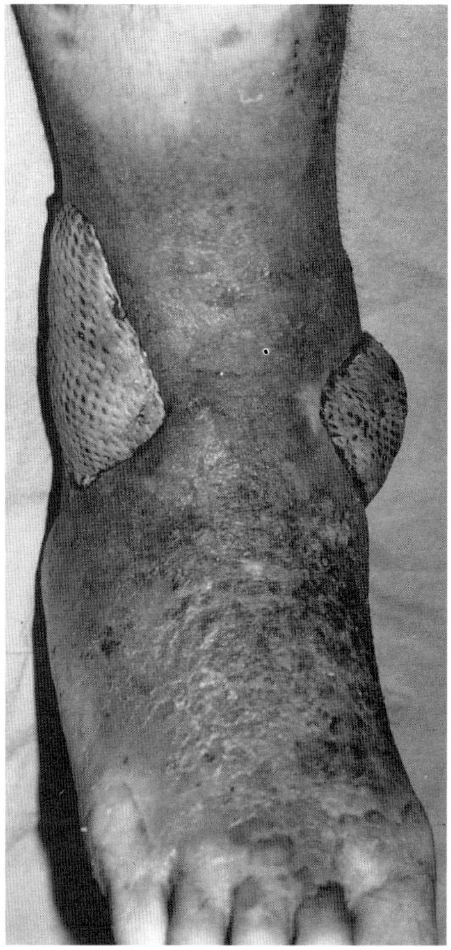

G

Figura 76-1 (Continuação). D, o retalho livre do músculo grácil foi dissecado e (E) revascularizado com os vasos tibiais posteriores (seta). F e G, o músculo foi afunilado através do defeito do tornozelo e as superfícies lateral e medial expostas foram cobertas com enxerto de pele de espessura parcial.

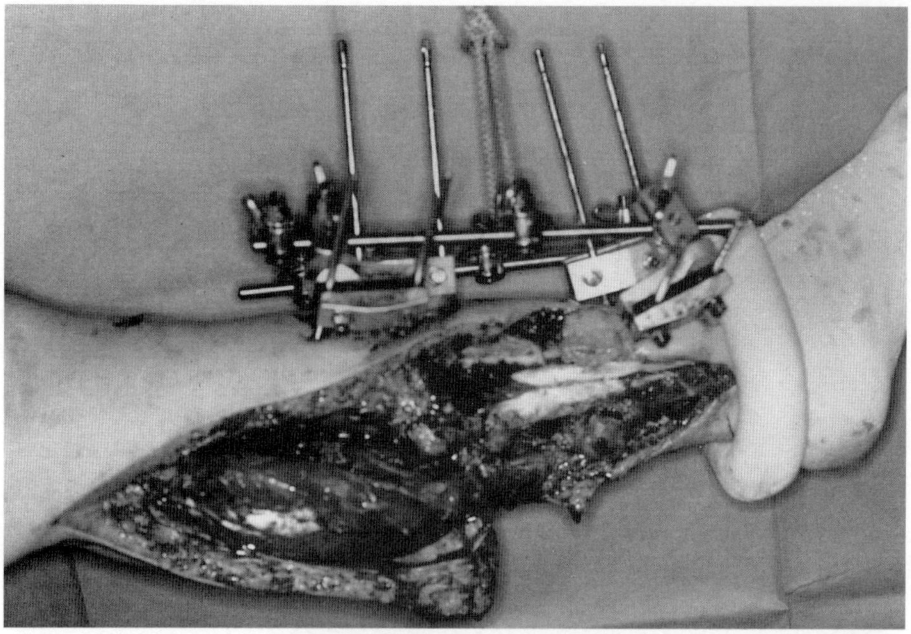

A

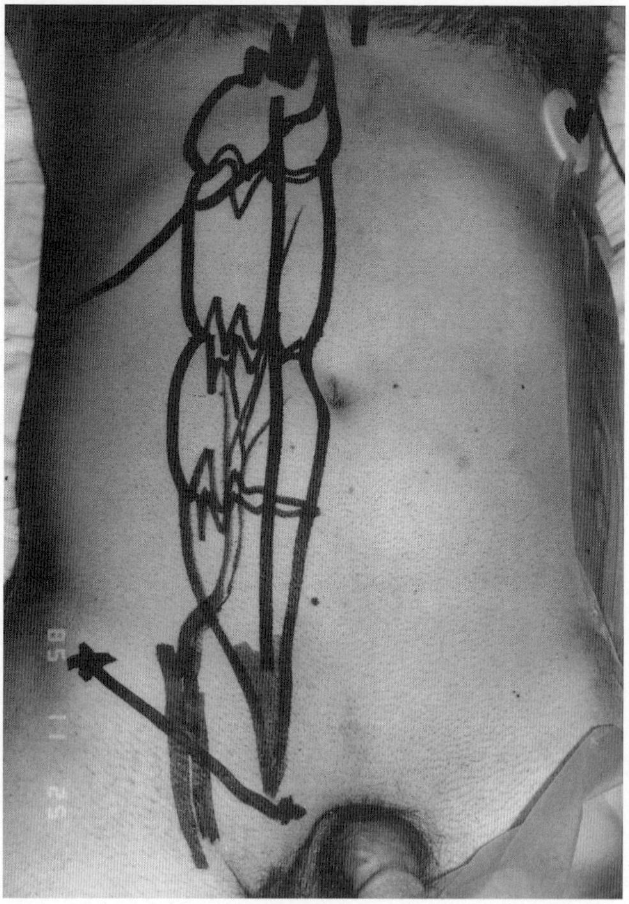

B

Figura 76-2. A, um homem de 26 anos com uma fratura tibial Gustillo nível 3B, resultante de um acidente de moto, com perda significativa de tecidos moles. B, o retalho do reto abdominal foi selecionado, pois o defeito é muito grande.

a 3 cm na região adjacente à sua inserção tendinosa. Estes dados limitam a utilização do grácil para a reconstrução de defeitos relativamente pequenos (Figura 76-1). No entanto, o grácil livre proporciona uma reconstrução neurotizada e tem se mostrado útil no tratamento adjuvante de osteomielite e restauração da função de extensão do pé e do tornozelo. A área doadora é relativamente imperceptível e bem aceita. O músculo grácil age como um flexor acessório para o joelho, e abdutor da coxa, e pode ser retirado sem o medo de déficit funcional.

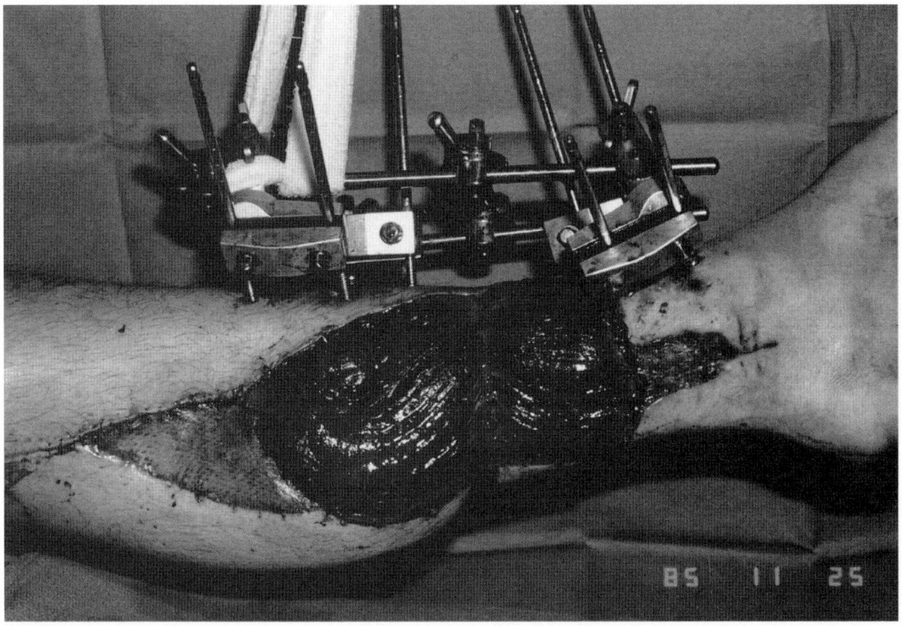

C

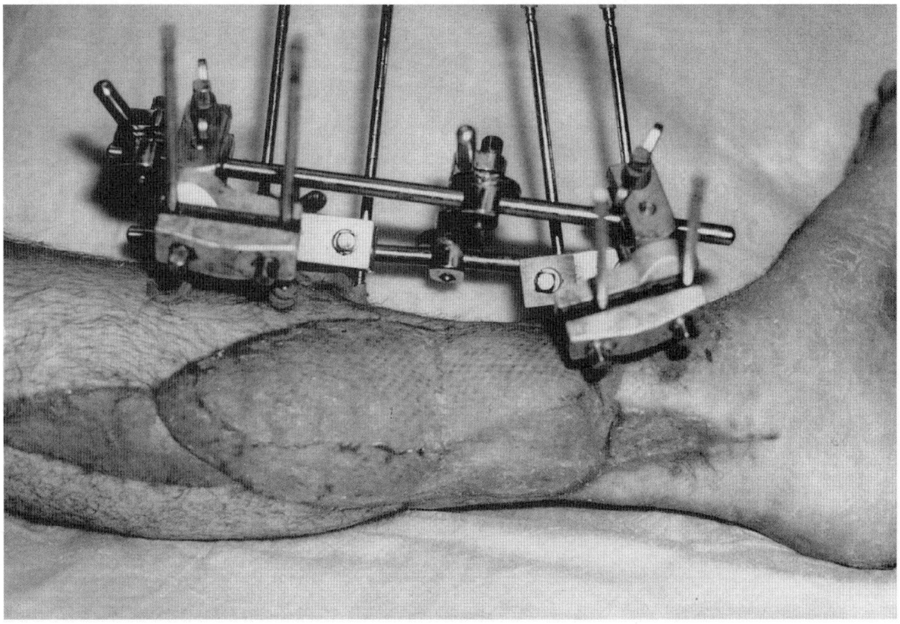

D

Figura 76-2 (Continuação). C, o músculo foi inserido e enxertado com pele. D, três meses depois da operação, o contorno da deformidade é evidente, o que demonstra a melhora.

Retalho Muscular do Reto Abdominal

A dupla dos músculos retos abdominais forma os maiores músculos longitudinais da parede abdominal anterior. Cada músculo tem uma média de comprimento de 26 cm e aproximadamente 8 cm de largura, em cada uma de suas porções. O músculo reto abdominal se origina da sexta até a oitava costela e se insere no tubérculo e na crista púbica. Superior e anteriormente, o músculo com sua bainha inclusa está fundido nas origens do peitoral maior e no serrátil anterior, os músculos oblíquos lateralmente e a linha alba medialmente. O reto abdominal auxilia na flexão da parede abdominal, portanto, a perda de ambos os músculos retos abdominais pode comprometer a inclinação pélvica. A coleta de um único músculo é geralmente bem aceita, se o envelope da fáscia for poupado. Certos cuidados particulares no fechamento do defeito fascial, especialmente na parede abdominal mais inferior, devem ser tomados para evitar uma hérnia ou uma protrusão logo após ou posteriormente à operação. O músculo reto abdominal livre serve peculiarmente para a cobertura de ferimentos longos, estreitos, que envolvem a parte distal da perna e o pé (Figuras 76-2, 76-3 e 76-4).

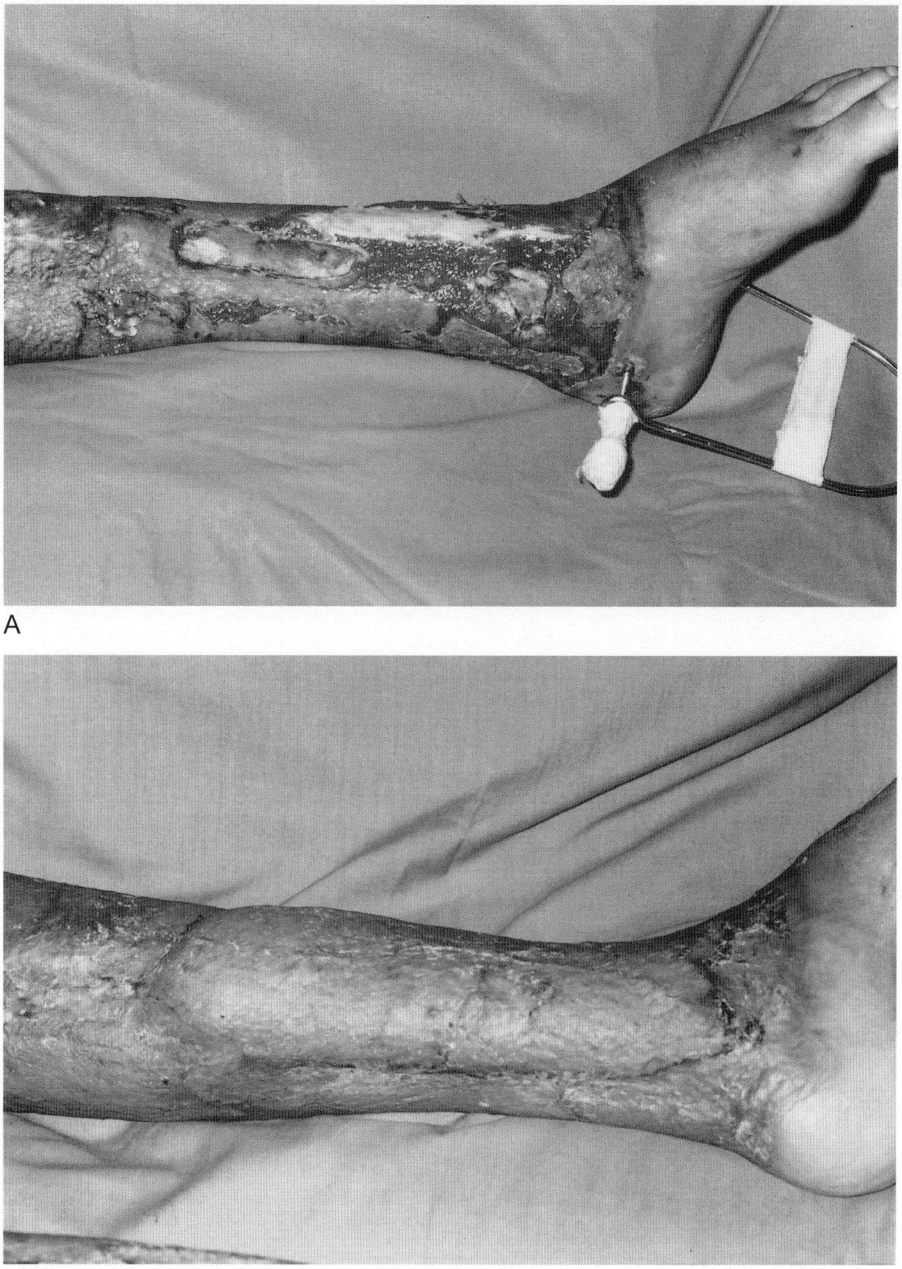

A

B

Figura 76-3. A, um homem de 32 anos que sofreu uma lesão térmica de espessura total, com exposição de uma porção significativa da tíbia. B, o retalho do músculo reto abdominal foi usado para a cobertura.

CONTRA-INDICAÇÕES

Os retalhos do reto abdominal e do grácil são grandes retalhos confiáveis com pedículos vasculares de comprimento e calibre adequado, utilizados freqüentemente. As contra-indicações ao uso destes retalhos para a reconstrução são basicamente de: (1) seleção não apropriada dos retalhos por causa de incompatibilidade no tamanho ou orientação do defeito e do músculo, ou (2) comprometimento do pedículo vascular a partir de uma cirurgia anterior abdominal ou no membro inferior, ou mesmo uma doença vascular intrínseca em processo. As preocupações específicas para a utilização do retalho do reto abdominal existem em pacientes que sofrem de doença pulmonar obstrutiva crônica. Estes pacientes podem ser considerados como em risco considerável de desenvolvimento de uma atelectasia pós-operatória, ou pneumonia, como resultado de dores abdominais e desconforto. Nestes casos, a seleção de um retalho alternativo, tal como do latíssimo dorsal, pode ser prudente. Devido à natureza imprevisível da ilha de pele do grácil, as reconstruções que necessitam de um componente cutâneo constituem uma contra-indicação relativa para a utilização deste retalho.

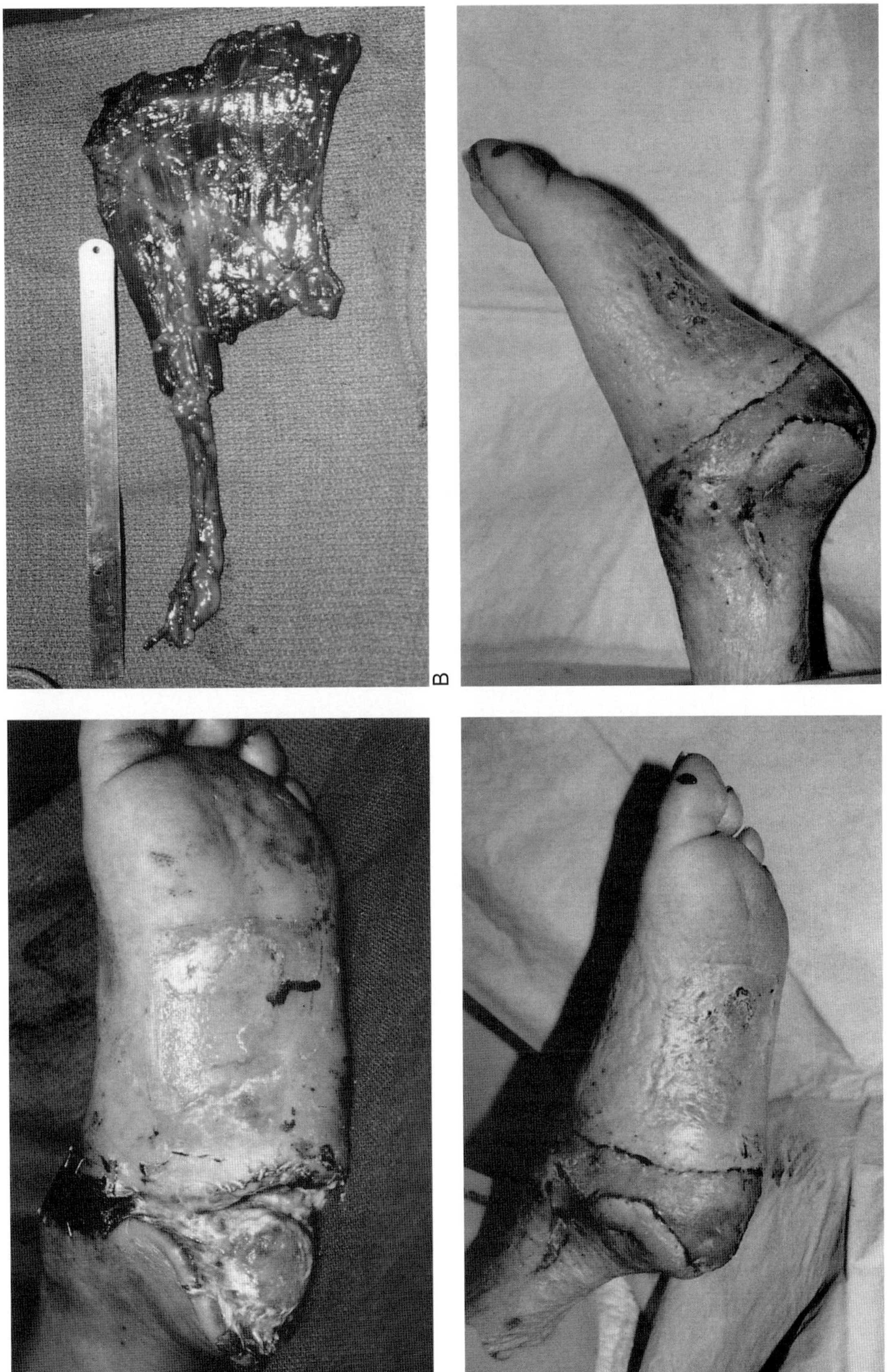

Figura 76-4. A, uma mulher de 67 anos com diabetes melito e doença vascular periférica que possuía uma grande úlcera do calcanhar que não curava. B, o retalho do reto abdominal coberto com enxerto de pele foi utilizado para restaurar o defeito significativo dos tecidos moles. C e D, seis meses depois da cirurgia, o ferimento curou bem, apesar da vascularidade subjacente comprometida no membro da paciente *(Cortesia do Dr. Lawrence J. Gottlieb).*

PREPARAÇÃO DA SALA

A abordagem operatória para o músculo grácil é realizada mais apropriadamente com o paciente colocado na posição supina, com o quadril flexionado e aduzido (posição de "perna de sapo"). A dissecção começa com a identificação da proeminência do adutor longo na coxa medial, a qual é acentuada na posição de perna de sapo, assim diminuindo a "tentativa" de dissecção do sartório, ou de músculos adjacentes no lugar do grácil. A elevação do reto abdominal é direta, e realizada com o paciente na posição supina.

MARCAÇÃO DO PACIENTE

A marcação da superfície do paciente é importante para guiar a dissecção do músculo grácil. O grácil e o tendão proximal do adutor longo formam uma fissura na coxa medial proximal, a qual é facilmente observada, ou palpada com o paciente na posição supina e com o quadril flexionado, realizando uma rotação externa, e aduzido. A identificação da proeminência do adutor longo na coxa medial é a chave para proteger a identificação e a dissecção apropriada do retalho do músculo grácil. Ao nível da inserção do adutor no púbis, é desenhada uma linha ao longo da coxa medial até o côndilo femoral medial (Figura 76-5). A incisão cirúrgica fica paralela a esta linha, mas é colocada a 2 cm inferior a ela. O músculo reto abdominal é facilmente identificado, e as marcas específicas na pele são menos úteis com este retalho.

TÉCNICA OPERATÓRIA

Considerações Gerais

Diversas considerações gerais são verdadeiras no tratamento cirúrgico destes dois retalhos musculares. As anastomoses término-laterais diminuem a possibilidade de qualquer erro de tamanho dos vasos e limitam o comprometimento da circulação distal. Sempre que possível as anastomoses microvasculares devem ser realizadas fora da zona de lesão, sendo esta zona resultado de trauma, infiltração química ou radiação. Em reconstruções pós-traumáticas, o grau de energia liberada no ferimento, refletido na extensão do osso e nos danos aos tecidos moles e, como derivado do mecanismo histórico de lesão, é o fator mais significativo na influência da falha anastomótica.

Para a maior parte dos pacientes adultos é dada aspirina pré-operatoriamente, e antes do pinçamento dos vasos, 4.000 a 5.000 U de heparina sódica são instiladas intravenosamente como dose única. Nós deixamos a utilização de anticoagulantes pós-operatórios para aqueles casos nos quais

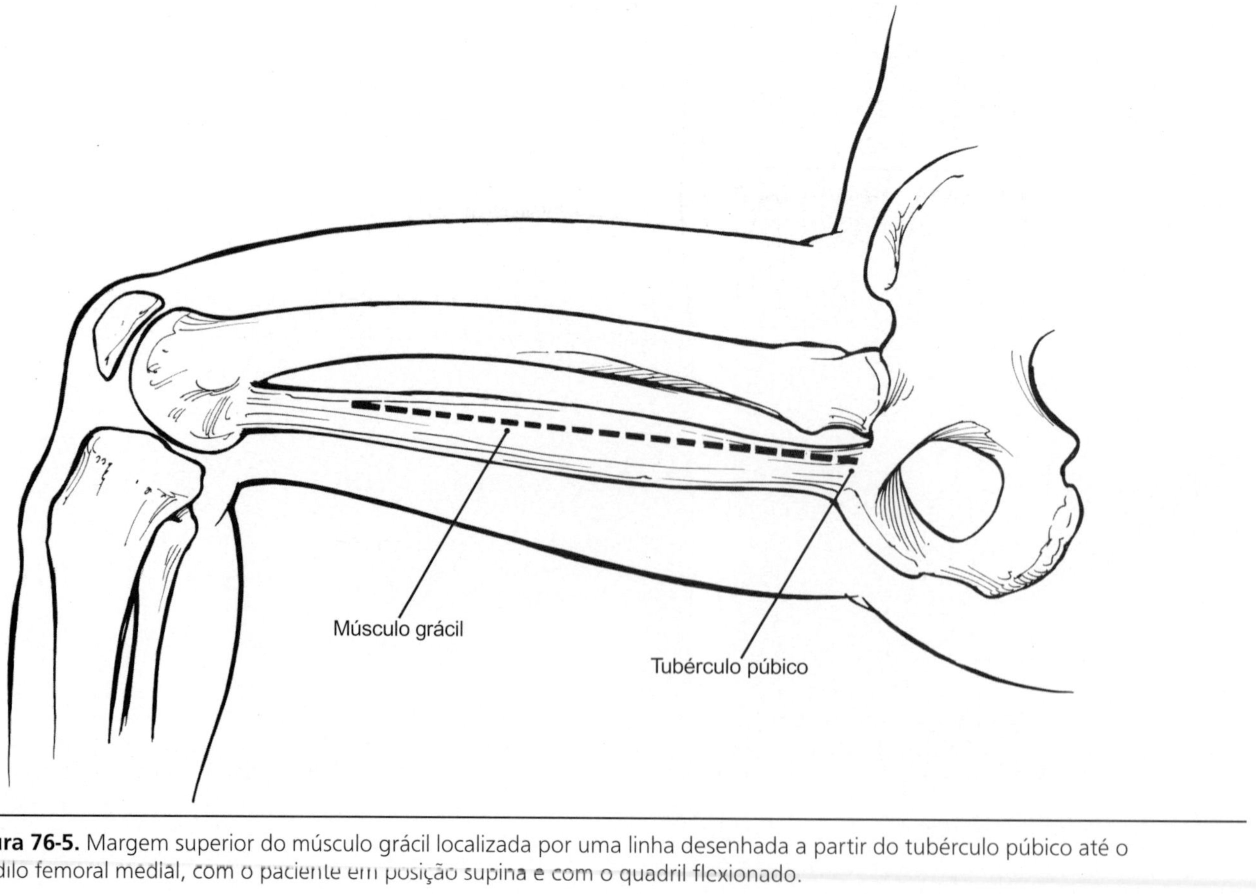

Figura 76-5. Margem superior do músculo grácil localizada por uma linha desenhada a partir do tubérculo púbico até o côndilo femoral medial, com o paciente em posição supina e com o quadril flexionado.

ocorre a trombose anastomótica intra-operatória, em estados hipercoagulantes, ou em vasos doadores e receptores que estejam em risco de trombose.

O músculo é inserido à margem do ferimento com suturas sintéticas interrompidas absorvíveis (p. ex., poliglactina e polidiaxanone) com agulhas atraumáticas (SH ou RB1). É importante diminuir as margens do ferimento de 1 a 1,5 cm antes da inserção do retalho, para permitir uma fácil transição entre o retalho e a pele. Não se considera necessária a colocação de chumaços de algodão para segurar o retalho no leito do ferimento, o que pode levar a um comprometimento da vascularização da pele circundante com uma cicatrização causada por necrose de pressão. Uma sonda maleável de silicone é colocada abaixo do músculo e exteriorizada através de uma incisão separada na pele adjacente. Utilizam-se enxertos de pele com espessura parcial para cobrir o retalho, a menos que o tamanho do defeito seja grande. Os enxertos cicatrizam com uma consistência suave uniforme, a qual é esteticamente superior ao acabamento cruzado *(cross hatch matte finish)*, e à cicatrização que resulta de um enxerto de pele em malha (Figuras 76-3 e 76-4). Os enxertos são suturados precisamente para cobrir o músculo exposto e suturados a pontos-chave com suturas cromadas 5-0 para controlar um possível deslocamento.

Dissecção do Músculo Grácil

Anatomia

O músculo grácil exibe um molde de pele vascular do tipo II (Figura 76-6). O pedículo arterial dominante se origina da artéria

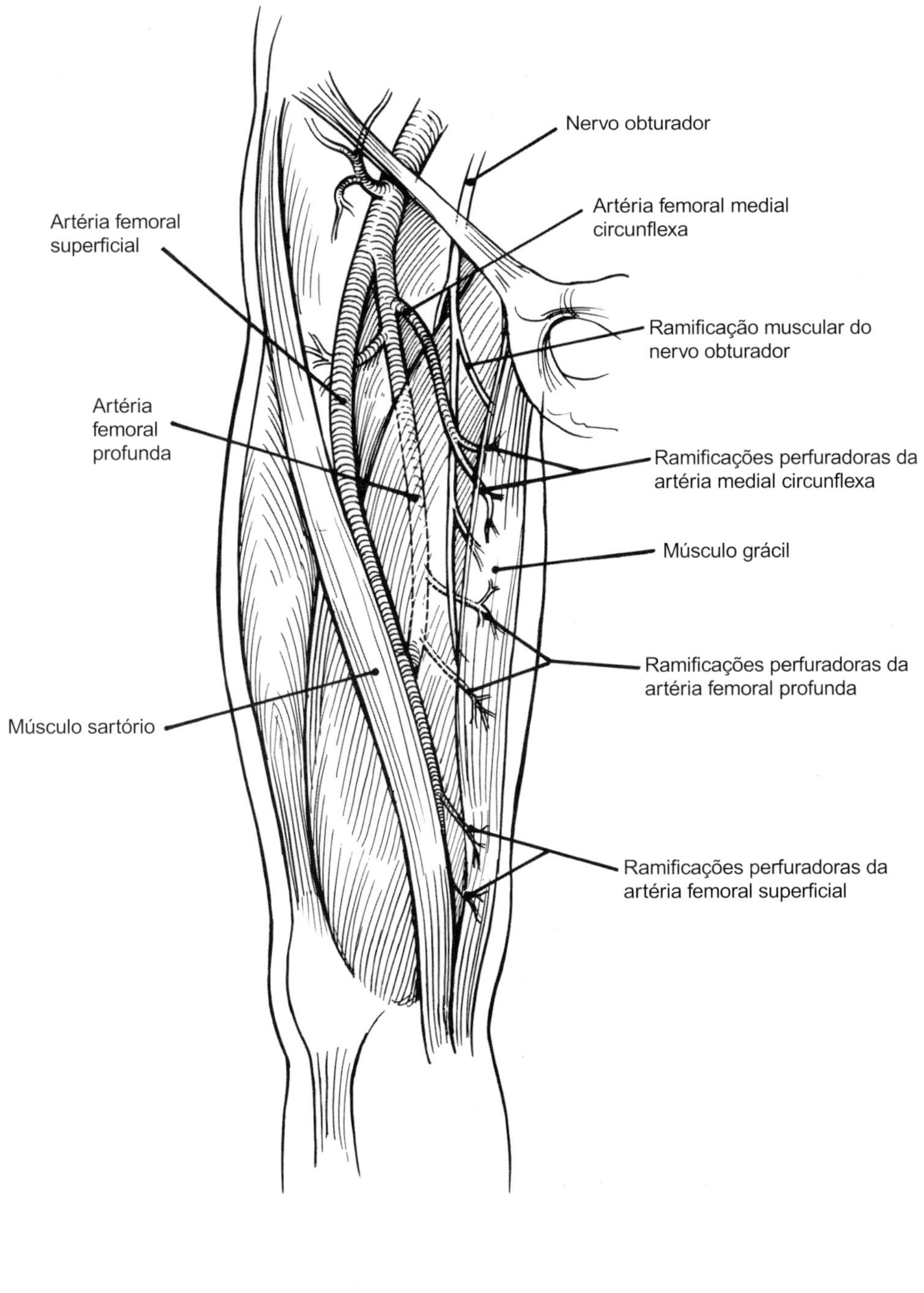

Figura 76-6. O músculo grácil se localiza diretamente sobre o músculo adutor magno e entre os músculos sartório e o semitendinoso. O pedículo vascular dominante (ramificação da artéria circunflexa medial) penetra no músculo a partir do lado inferior, aproximadamente 8 a 10 cm abaixo do tubérculo púbico.

femoral circunflexa e entra no grácil em sua superfície anterior. Uma rede secundária de ramificações da artéria femoral profunda se distribui através do músculo e constitui o pedículo vascular menor. O pedículo vascular proximal tipicamente se insere no músculo a 9 e 10 cm abaixo do ligamento inguinal, mas pode também penetrar a 15 cm abaixo do ligamento. O pedículo vascular possui geralmente o comprimento razoável (6 a 8 cm) e o calibre suficiente para permitir uma anastomose microcirúrgica. A média da artéria é de 1 a 1,5 mm quanto ao seu diâmetro externo, e é acompanhada por duas veias concomitantes, cada uma com 2 a 3 mm de diâmetro. A ramificação anterior do nervo obturador consiste no único nervo motor para o grácil e penetra no músculo de 2 a 3 cm proximal à artéria. Este nervo é tipicamente composto por três feixes que permitem o mapeamento e a dissecção entre eles. O grácil possui uma área cruzada (10 a 18 cm^2) e uma força de contração significativa com uma excursão de aproximadamente 10 cm.

Na parte proximal da coxa, o adutor magno se localiza profundamente em relação ao grácil. Mais distalmente, o grácil fica situado entre o sartório, anteriormente, e aos músculos semitendinosos, posteriormente. O músculo adutor longo se localiza diretamente anterior e é o ponto anatômico-chave para a identificação.

Dissecção do Retalho

O retalho deve ser realizado com o paciente colocado na posição supina e com o quadril flexionado e aduzido (posição de perna de sapo). A incisão cirúrgica deve ser paralela à linha desenhada ao nível da inserção do adutor em direção ao púbis, ao longo da coxa medial até o côndilo femoral medial (Figura 76-5), mas colocado, no entanto, a 2 cm inferior a ele. A incisão é estendida para permitir a dissecção do músculo inteiro: uma incisão típica possui 18 cm de comprimento. A fáscia superficial é incisada longitudinalmente e a junção do grácil e do adutor longo é identificada. A fáscia lata envolvente é liberada subseqüentemente ao longo da superfície anterior do grácil. Se a anatomia é diferente do esperado no atlas cirúrgico, o cirurgião está provavelmente no plano errado, dissecando um outro músculo. Um dispositivo Doppler pode ser utilizado intra-operatoriamente para auxiliar na identificação do pedículo vascular no local em que ele penetra na superfície anterior do músculo, geralmente de 8 a 10 cm distal ao tubérculo púbico. Este ponto é marcado e utilizado para referência durante a elevação do retalho.

Uma vez que o pedículo vascular foi identificado, o músculo grácil é liberado de suas inserções fasciais. O músculo distal é transeccionado e dissecado proximalmente. Ficando liberado do adutor longo, anteriormente, e do adutor magno, posteriormente (Figura 76-7). Os pedículos menores são ligados conforme são encontrados ao longo da superfície do adutor magno. A retração do músculo adutor longo permite a confirmação da localização do pedículo vascular dominante. Este pedículo é dissecado até a sua origem (os vasos femorais circunflexos mediais). Um certo número de ramificações vasculares a partir do pedículo é encontrado penetrando nos músculos circundantes da coxa medial. Estes vasos são ligados no próprio local e divididos subseqüente-

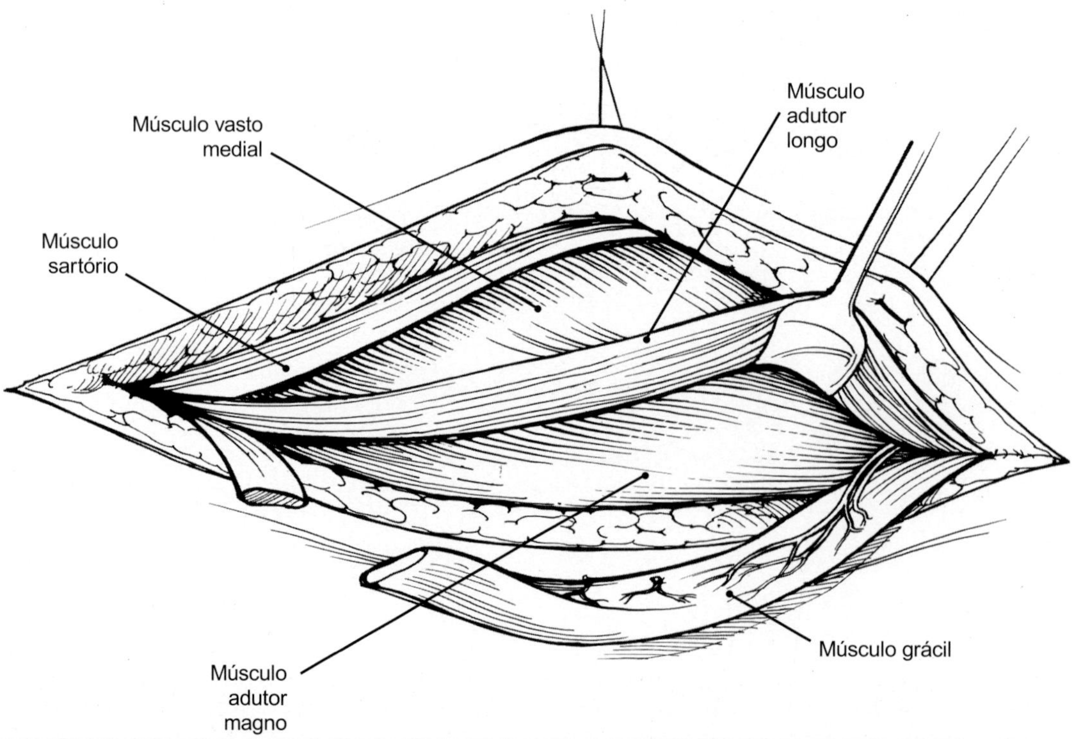

Figura 76-7. O retalho do músculo grácil é dissecado do sentido distal para o proximal. As ramificações das perfurantes musculares são ligadas, isolando o músculo em seu pedículo neurovascular.

mente. A ramificação anterior do nervo do obturador é localizada 2 cm superior ao hilo vascular dominante e dissecada no seu comprimento conforme for indicado pelas necessidades da reconstrução. O músculo proximal é liberado de sua inserção no tubérculo púbico e isolado em seu pedículo vascular dominante, pronto para a transferência.

O fechamento do local doador é direto: a fáscia superficial é reaproximada sobre drenos de aspiração direta e é realizado um fechamento da pele em camadas.

Dissecção do Músculo Reto Abdominal

Anatomia

O reto abdominal possui um suprimento sangüíneo duplo (classe III) proveniente dos sistemas da artéria epigástrica inferior profunda (AEIP) e da artéria epigástrica superior profunda (AESP), os quais apresentam uma área divisora de águas na região periumbilical. Adicionalmente, o músculo recebe uma contribuição direta dos vasos perfurantes intercostais posteriores (T8 ou T12) e dos vasos mamários internos (Figura 76-8).

A área AESP é a menor dos dois sistemas vasculares dominantes. Ela se ramifica da artéria mamária interna e penetra na superfície interna do músculo reto abdominal entre o processo xifóide e a oitava costela. A AEIP, uma ramificação da artéria ilíaca externa, constitui o pedículo vascular principal, fornecendo vasos mais cabíveis para a anastomose vascular. Este proporciona um comprimento de 8 a 10 cm e possui duas veias acompanhantes concomitantes. O comprimento do pedículo pode ser ampliado com a dissecção da

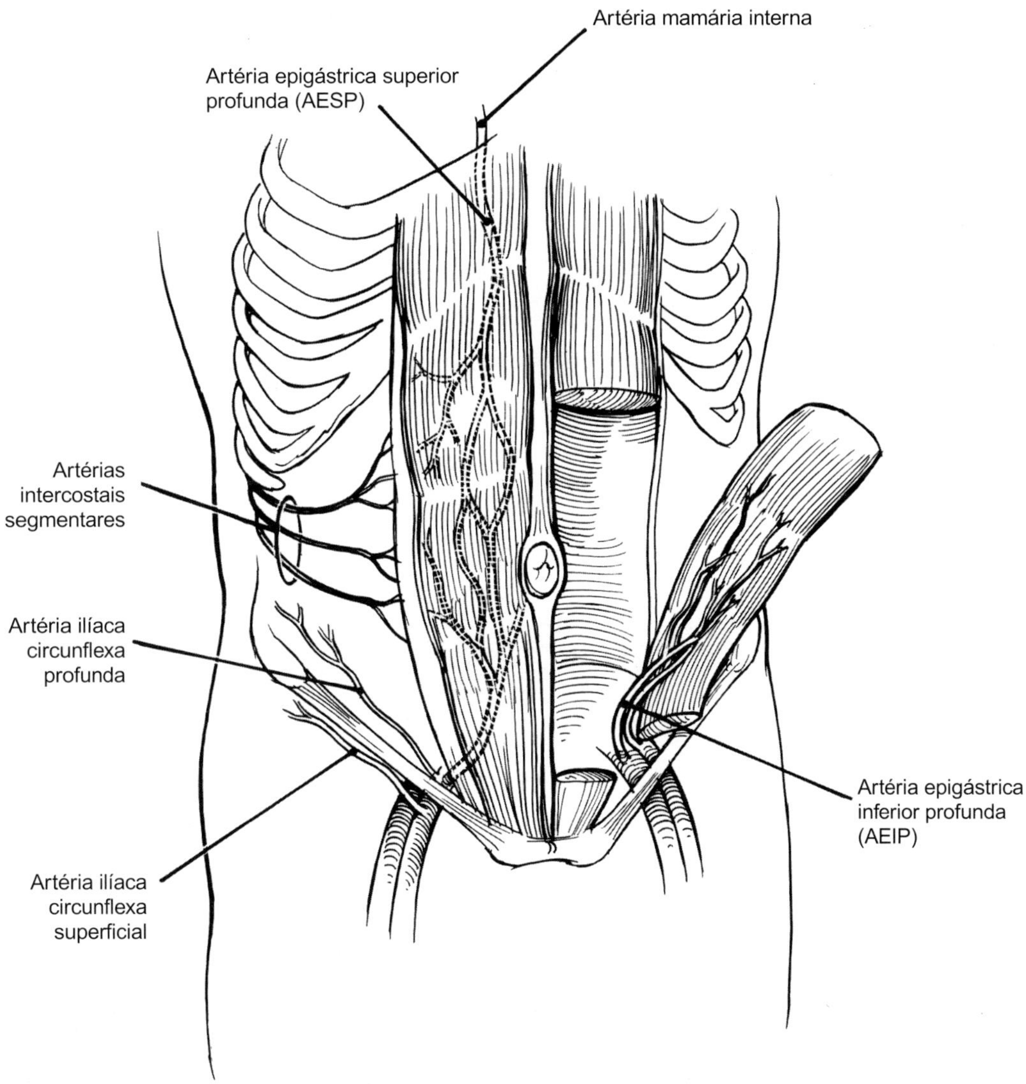

Figura 76-8. O suprimento dominante do reto abdominal, artéria epigástrica inferior profunda (AEIP) (ramificação da ilíaca externa) é o mais adaptável para uma anastomose microvascular. A AEIP se comunica com uma ramificação da artéria mamária interna, da artéria epigástrica superior profunda (AESP), na área divisora de águas periumbilical. O músculo reto abdominal também recebe contribuições vasculares diretas dos vasos perfuradores intercostais posteriores e mamários internos.

AEIP até a sua origem e seguindo as veias concomitantes até o ponto onde elas coalescem. A AEIP penetra no reto abdominal na sua superfície profunda lateral à linha medial do músculo e logo superior à linha arqueada. Dentro do corpo do músculo, a artéria se ramifica para originar as ramificações laterais e mediais. A ramificação medial continua para cima, onde se comunica com a AESP através de vários vasos estrangulados adjacentes ao umbigo. A inervação motora segmentar do músculo exclui a aplicação de unidades funcionais motoras.

Dissecção do Retalho

A abordagem paramediana proporciona uma exposição bem melhor, já que podem ser utilizadas uma incisão Pfannenstiel ou paramediana para dissecção do retalho, sendo esta última também de grande utilidade quando o músculo for dissecado com todo o seu comprimento. A fáscia anterior do reto é identificada e incisada aproximadamente a 2 cm laterais à linha alba. Para localizar e avaliar o estado dos vasos epigástricos inferiores profundos, a margem medial do músculo é dissecada livremente e retraída. Após a confirmação do pedículo, a fáscia anterior é separada do músculo. As intersecções tendíneas do músculo são um tanto vasculares, e para diminuir o sangramento, cada intersecção tendínea é cauterizada com um cautério bipolar antes da divisão. A dissecção do músculo a partir da bainha posterior do reto procede rapidamente, desde que existam poucas intersecções neste plano. As ramificações vasculares segmentares que penetram no músculo em sua superfície lateral são ligadas e divididas. O pedículo vascular é dissecado completamente até o sistema ilíaco externo, onde, na maioria dos nossos casos, as veias concomitantes coalescem para dentro de uma única grande veia. Quando o pedículo for dissecado livremente de todas as inserções dos tecidos moles, a inserção do músculo é dividida.

O fechamento do local doador no reto abdominal necessita de uma atenção especial e deve ser realizado, de preferência, por um ou mais membros seniores da equipe cirúrgica. Após a dissecção do retalho, é colocado um dreno nº 15 entre as camadas da bainha do reto e exteriorizado através de uma incisão no monte pubiano. As margens fasciais são aproximadas de forma interrompida com monofilamentos 2-0 polipropileno em uma configuração em forma de oito. A fixação das suturas é aumentada, voltando cada margem fascial em direção a cada uma delas, para que seja criada uma camada para realizar a sutura. Ao nível da linha arqueada, a fáscia anterior é dobrada com a bainha posterior com suturas de colchoeiro interrompidas para estreitar o fechamento. O fechamento de uma das bainhas do reto produz um deslocamento lateral do pedículo umbilical. Para corrigir isto, a bainha anterior contralateral do reto é pregueada com suturas de polipropileno interrompidas, próximas ao comprimento total do músculo. Evita-se colocar suturas permanentes correntes na bainha anterior do reto, pois descobriu-se que estas podem produzir um estreitamento da bainha no abdômen, ou uma extensão do tronco, o que pode ser bastante desconfortável. A utilização de tela para reforçar o fechamento fascial é restrita àqueles casos nos quais a fáscia é extremamente fina e atenuada. A tela é utilizada para reforçar o fechamento fascial abaixo da linha arqueada, e é colocada em uma posição de aposto na fáscia anterior e fixada com suturas interrompidas.

CUIDADOS PÓS-OPERATÓRIOS

A aplicação de curativos pode ser um tanto problemática nas reconstruções de membros inferiores por causa da possibilidade de ser aplicada uma força de cisalhamento no movimento da perna ou do pé, de ocorrer uma necrose de pressão (particularmente nos retalhos da perna posterior e calcanhar) e pelos riscos de comprometimento do fluxo microcirúrgico, se o curativo for ou se tornar constritor após o edema pós-operatório. Por estes motivos, é extremamente útil elevar o membro inferior no período pós-operatório com tração esquelética. São colocados dois ou três parafusos tibiais enroscados no meio e na parte proximal da tíbia e envolvidos com a aplicação de um aparelho para conexão com um sistema de tração equilibrada, suspenso em uma estrutura ortopédica na cama. Isto permite o acesso de 360 graus para a perna, para o pé e para o ferimento, e evita qualquer pressão no membro reconstruído. Os dispositivos de suspensão são extraordinariamente úteis, seguros, e bem aceitos pelo paciente. Os curativos cirúrgicos são compostos por uma gaze leve embebida com petrolato, aplicada diretamente ao músculo enxertado, e coberta com um curativo de algodão volumoso estéril, segurado com uma estrutura comercial em rede, a qual é aberta para a observação do retalho.

Pós-operatoriamente, o local operado é mantido estritamente elevado por um período de 10 a 14 dias. Mesmo um breve período de dependência desprotegida resulta em congestão venosa e sangramento do enxerto, o que pode causar trombose vascular, perda do enxerto de pele, ou ambos. A caminhada começa de forma gradual e é supervisionada de perto, os curativos são removidos e o pé e a perna são envolvidos circunferencialmente com bandagens elásticas (Ace). É fundamental monitorar a tensão com a qual é aplicada a bandagem. O membro é mantido pendente primeiramente por 10 a 15 minutos e então retorna à sua posição suspensa, observando-se sua coloração e integridade do retalho e do enxerto. Nos dois dias seguintes, permite-se alguns períodos progressivos de pendência do membro (deixando o membro pendente ou sentando), até que seja alcançado um período total de 30 minutos de pendência protegida. Neste ponto, é permitida uma caminhada sem suportar cargas (sem exceder 30 minutos em uma única sessão), somente se o paciente ganhou força suficiente para suportar seu próprio peso com muletas ou com um andador. Após três semanas desta rotina, a bandagem é removida e é utilizada uma meia elástica padrão, abaixo do joelho (fazendo uma pressão de 30 a 40 mmHg). O paciente pode então caminhar sem restrições. (O suporte elástico continua por pelo menos três meses e, em alguns pacientes, indefinidamente.)

Os curativos com bandagens elásticas diminuem o edema no retalho e facilitam seu contorno. Entretanto, o envolvimento pode causar conseqüências indesejáveis se for aplicado com muita tensão, pois pode restringir o fluxo sangüíneo, levando à morte do retalho. Os retalhos colocados na parte distal da perna e no pé são os mais vulneráveis a estes acontecimentos.

Após uma epitelização completa, o retalho e a pele circundante tendem a ficar bastante secos e são sujeitos à esfoliação e hiperqueratose. Para evitar estas seqüelas, utilizam-se cremes hidratantes abundantemente, pelo menos duas vezes ao dia.

Os retalhos colocados em locais de suporte de peso crítico do pé e do tornozelo estão em risco de lesões de pressão e de cisalhamento. Para evitar estes problemas é necessário que o paciente entenda suas causas e utilize medidas de prevenção. A ferramenta física mais importante é um aparelho ortopédico bem contornado e construído. É feito um molde do pé em uma espuma ortopédica, a qual é adaptada a um sapato convencional que possui um amplo suporte e espaço para o pé reconstruído. Este parâmetro do tratamento é amplamente facilitado pela consulta com um especialista em podiatria com interesse e perícia nesta área de reabilitação. Os pacientes são instruídos para usar meias claras de algodão, as quais são feitas especialmente para a absorção de suor e para proporcionar uma superfície interna para aqueles lugares mais duros nos cantos do sapato. A educação do paciente é fundamental para a manutenção do sucesso da reconstrução. As inspeções diárias são realizadas para identificar áreas de vermelhidão, formação de vesículas e equimose, o que prevê alterações na atividade de caminhada ou na adaptação do aparelho ortopédico ou do sapato, ou ambos.

PRECAUÇÕES

1. Os retalhos de músculo são inseridos nas margens do ferimento com suturas absorvíveis interrompidas sintéticas 4-0 (poliglactina, polidiaxanone) e com agulhas atraumáticas (SH ou RB1). É útil diminuir as margens do ferimento em 1 a 1,5 cm antes da inserção do retalho, pois isto permite uma boa transição entre o retalho e a pele. Não é considerada necessária a utilização de chumaços de algodão para segurar o retalho no leito do ferimento, pois estes podem levar a um comprometimento da vascularização da pele circundante com cicatrização resultante de necrose de pressão.
2. Utilizam-se pedaços de enxerto de pele de espessura parcial para cobrir o retalho de músculo, a menos que o tamanho do retalho seja grande. Os enxertos em pedaço curam com uma consistência suave uniforme, a qual é esteticamente superior ao acabamento cruzado *(cross hatch matte finish)*, e a cicatrização, os quais resultam de um enxerto de pele em malha. Os enxertos são suturados precisamente em pontos-chave com suturas cromadas 5-0 para controlar qualquer deslocamento possível.
3. É extremamente útil elevar o membro pós-operatoriamente com uma tração esquelética. São colocados dois ou três parafusos enroscados na tíbia, na parte do meio e na proximal, e envolvidos com a aplicação de um aparelho para conexão com um sistema de tração equilibrada suspenso em uma estrutura ortopédica presa na cama. Isto permite o acesso de 360 graus na perna, no pé, e no ferimento para evitar qualquer pressão no membro reconstruído.
4. As preocupações específicas com a utilização do retalho do reto abdominal existem no caso dos pacientes que sofrem de doença pulmonar obstrutiva crônica. Estes pacientes podem ser considerados de risco considerável para desenvolver uma atelectasia ou pneumonia pós-operatória como resultado de dor abdominal e desconforto. Nestes pacientes, a seleção de um retalho alternativo, como o do latíssimo dorsal, pode ser mais prudente.
5. Devido à natureza imprevisível da ilha de pele do grácil, as reconstruções que requerem um componente cutâneo podem constituir uma contra-indicação relativa ao uso do retalho do grácil.
6. Quando o retalho do grácil for dissecado, se a anatomia variar do que é esperado no atlas cirúrgico, o cirurgião está provavelmente no plano errado, dissecando outro músculo.
7. Evita-se colocar suturas correntes permanentes na bainha anterior do reto, pois estas suturas podem produzir uma aproximação da bainha no abdômen quando se realiza uma extensão do tronco, o que pode ser bastante desconfortável.

Leituras Selecionadas

Salvamento de Membro e Reconstrução de Membro Inferior

Chick L, Walton RL, Colen L. Free flaps in the elderly. *Plast Reconstr Surg* 1992;90:87-94.

Cordiero PG, Neves RI, Hidalgo DA. The role of free tissue transfer after oncologic resection in the lower extremity. *Ann Plast Surg* 1994;33:9.

Drake D. Reconstruction for limb-sparing procedures in soft-tissue sarcomas of the extremities. *Clin Plast Surg* 1995;22:123.

Finn HA, Simon MA. Limb salvage in the treatment of osteosarcoma in skeletally immature individuals. *Clin Orthop* 1991; 282:108.

Hidalgo DA, Neves RI, Cordeiro PG. The role of free tissue transfer following oncologic resection in the lower extremity. *Ann Plast Surg* 1994;33:9.

Rougraff BT, Simon MA, Kneisl JS, et al. Limb salvage compared with amputation for osteosarcoma of the distal end of the femur: a long-term oncological, functional, and quality-of-life study. *J Bone Joint Surg* 1994;76-A:649.

Walton RL, Rothkopf DM. Judgement and approach for management of severe lower extremity injuries. *Clin Plast Surg* 1991;18:525.

Retalho do Músculo Reto Abdominal

Boyd JB, Taylor GI, Corlett RJ. The vascular territories of the superficial epigastric and deep inferior epigastric systems. *Plast Reconstr Surg* 1984;73:1.

Hartrampf CR. Abdominal wall competence in transverse abdominal island flap operations. *Ann Plast Surg* 1984;12:139.

Kroll SS, Schusterman MA, Reece GP, et al. Abdominal wall strength, bulging, and hernia after TRAM flap reconstruction. *Plast Reconstr Surg* 1995;96:616.

Meland NB, Fisher J, Irons GB, et al. Experience with 80 rectus abdominis free-tissue transfers. *Plast Reconstr Surg* 1989; 84:108.

Taylor GI, Corlett RJ, Boyd JB. The extended deep inferior epigastric flap: a clinical technique. *Plast Reconstr Surg* 1983; 72:751.

Taylor GI, Corlett RJ, Boyd JB. The versatile deep inferior epigastric (inferior rectus abdominis) flap. *Br J Plast Surg* 1984; 37:330.

Retalho do Músculo Grácil

Harii K, Ohmori K, Sekiguchi J. The free musculocutaneous flap. *Plast Reconstr Surg* 1976;57:294.

O'Brien BC, Morrison WA, Macleod AM, Weiglein OV. Free microneurovascular muscle transfer in limbs to provide motor power. *Ann Plast Surg* 1982;9:381.

Manktelow RT. *Gracilis in Microvascular Reconstruction. New York: Springer-Verlag, 1986:37-44.*

Mathes SJ, Albert BS. Advances in muscle and musculocutaneous flaps. *Clin Plast Surg* 1980;7:15.

May JW, Gallico GG, Lukash FN. Microvascular transfer of free tissue for closure of bone wounds of the distal lower extremity. *N Engl J Med* 1982;306:253.

McCraw JB, Dibbell DG, Carraway JH. Clinical definition of independent vascular territories. *Plast Reconstr Surg* 1977;60:341.

Serafin D. The gracilis musculocutaneous flap. Chapter 24. In: Serafin D, ed. *Atlas of Microsurgical Composite Tissue Transplantation.* Philadelphia: WB Saunders, 1996;293-302.

Parte

XIII

Cirurgia de Mão

Capítulo 77

Lesões do Leito Ungueal

John V. Shufflebarger ◆ Luis R. Scheker

As lesões das pontas dos dedos são as lesões mais comuns nos membros superiores. Elas são responsáveis por mais de 6 milhões de atendimentos no setor de emergências e custam mais de 10 bilhões por ano para os americanos. Dessas lesões, 24% incluem danos ao leito ungueal. Reparos com sucesso requerem conhecimento da anatomia e fisiologia do leito ungueal, do mecanismo e extensão da lesão, das técnicas de reconstrução e julgamento cirúrgico. O tratamento das lesões deve considerar a história médica do paciente e ocupacional, o mecanismo de lesão e exame físico. O objetivo do tratamento deve ser a restauração de um dedo funcional, sensível, durável e esteticamente aceitável.

A maioria das lesões do leito ungueal ocorre em homens de 4 a 30 anos de idade, igualmente nas mãos direita e esquerda, e mais freqüentemente envolvendo o dedo médio. As lesões do leito ungueal são geralmente causadas por trauma (geralmente causado pelo próprio paciente), embora muitas outras causas tenham sido relatadas, incluindo doenças sistêmicas, tumores, causas iatrogênicas, infecções, efeito de drogas e anomalias congênitas. A maioria das lesões traumáticas de ponta de dedo é causada por esmagamento e acidentes com máquinas (Tabela 77-1).

AVALIAÇÃO DO DEFEITO

Na avaliação das lesões do leito ungueal deve-se considerar o mecanismo de lesão e incluir um exame físico cuidadoso da ponta lesionada para verificar quais componentes estão envolvidos, assim como radiografias ântero-posterior, lateral, e oblíquas. O tratamento cirúrgico deve incluir um debridamento mínimo, aposição meticulosa, preservação do comprimento e fixação do osso.

O leito ungueal localiza-se entre duas estruturas, a placa ungueal e a falange distal. Quando a força é direcionada contra a unha, ela se dissipa mais de 2 cm^2. Por este motivo, é necessária uma força significativa para quebrar, penetrar, lacerar, ou causar avulsão da placa ungueal. Embora instrumentos pontiagudos possam produzir uma laceração real, o mecanismo de lesão geralmente inclui um componente de esmagamento que seja forte o bastante para deformar ou penetrar na placa ungueal, fraturar a falange distal, ou ambos. Aproximadamente 50% das lesões ao leito ungueal têm fraturas associadas.

A ruptura do leito ungueal sob uma unha que permanece intacta pode resultar em um hematoma subungueal doloroso. Forças aplicadas a áreas estreitas causam um esmagamento linear com laceração (Figura 77-1A), ao passo que forças aplicadas em áreas mais extensivas produzem uma explosão do leito ungueal (Figura 77-1B). Ferramentas de movimentos rápidos e irregulares, tais como serras e brocas, produzem esmagamento perioniquial e do leito ungueal com lacerações múltiplas (Figura 77-1C), enquanto esteiras e polidores geralmente produzem lesões por avulsão (Figura 77-1D). Quando uma força é aplicada à extremidade distal da falange, as matrizes germinal e estéreis aderem firmemente à placa ungueal. Também podem ocorrer fraturas da falange distal ou lacerações e roturas lineares (Figura 77-2).

As lesões do leito ungueal podem ser classificadas pelo tipo de lesão (Tabela 77-2). Embora 90% dos reparos no leito ungueal tenham um resultado de bom a excelente, resultados pobres são vistos em esmagamento ou avulsão, em lesões que interessam a maior parte ou todo o leito ungueal e a área da prega ungueal, e em lesões associadas a fraturas da falange distal ou com infecção pós-lesão. Laceração do

TABELA 77-1. FREQÜÊNCIA DAS CAUSAS DE TRAUMA DE LEITO UNGUEAL

Mecanismo de lesão	*Pacientes (nº)*	*Pacientes (%)*
Esmagamento (em porta ou entre objetos)	142	46
Máquinas	44	14
Serra	31	10
Cortador de grama	21	7
Machado, faca ou vidro	17	5
Ventiladores	13	4
Outros	42	14
Total	**310**	**100**

(Derivado de Guy RJ. Etiologies and mechanisms of nail bed injuries. Hand Clin 1990;6:9-21.)

leito ungueal com perda de pele e da polpa e a amputação da ponta do dedo também podem ser classificadas como um tipo de lesão do leito ungueal, envolvendo relativamente mais traumas e apresentando um prognóstico relativamente pior. Van Beek e colaboradores propuseram um sistema de classificação mais complexo, baseado na lesão às matrizes germinal e estéril. Este sistema oferece mais informações com as quais se planeja o tratamento e determina-se o prognóstico (Tabela 77-3).

INDICAÇÕES, CONTRA-INDICAÇÕES E TRATAMENTO DA LESÃO

O reparo da maioria das lacerações mais simples e estreladas do leito da unha pode ser realizado na sala de emergência ou no ambulatório ou na sala de pequenos procedimentos, desde que as técnicas de esterilização e os princípios básicos de avaliação e o reparo não sejam comprometidos. Crianças, adultos que não cooperam ou ansiosos, lesões mais complexas (p. ex., avulsões, fraturas da falange distal que requerem fixação, outras lesões associadas na mão), envolvimento de vários dedos, e contaminação severa, devem ser tratados no centro cirúrgico. As indicações e as contra-indicações para a intervenção operatória na unha, leito ungueal e lesões perioniquiais estão listadas na Tabela 77-4.

Preparação Pré-operatória

Antes da cirurgia, o estado da imunização contra tétano do paciente deve ser checado e tanto toxóide tetânico quanto soro antitétano são administrados quando necessário. No caso de um único dedo que não esteja complicado, é suficiente um bloqueio do nervo digital. No caso de um paciente que não coopera, ou daqueles que possuem lesões múltiplas ou mais complexas, deve ser utilizada anestesia geral, anestesia regional intravenosa, bloqueios digitais, bloqueio do punho, ou bloqueio axilar, suplementados com sedação intravenosa. Nós preferimos administrar a anestesia por injeção intratecal.

A utilização de antibióticos perioperatórios é controversa. Vários grandes estudos prospectivos, incluindo uma série de 368 pacientes com lacerações nas mãos, não demonstraram diferença significativa na taxa de infecções entre pacientes tratados com antibiótico e grupos-controle. Os efeitos colaterais dos medicamentos, o desenvolvimento de resistência bacteriana, e dor na administração também foram citados como motivos para que antibióticos perioperatórios não sejam usados. Nós utilizamos antibióticos perioperatórios (cefazolina) em pacientes com fraturas expostas ou com ferimentos severamente contaminados, ou ambos, mas não utilizamos tratamentos prolongados, nem mesmo permitimos que antibióticos tomem o lugar da irrigação adequada e do debridamento do ferimento.

Para começar a cirurgia, o paciente é colocado na posição supina com a extremidade lesada estendida em uma braçadeira, e é preparado um campo exsanguíneo utilizando-se um torniquete. Pode ser usado um torniquete braquial bem acolchoado juntamente com a anestesia geral ou axilar. Um torniquete no antebraço pode ser bem tolerado por curtos períodos, com bloqueios digitais ou no punho. A pressão do torniquete é estabelecida em 100 a 150 mmHg acima da pressão sistólica do paciente, é mantida por não mais de duas horas, quando começam a ser observadas lesões capilares e celulares. Geralmente, utilizamos um dreno Penrose de ¼ polegada pinçado na base do dedo comprometido. Marcando-se espaços de 26 em 26 mm no dreno e enrolando-o de tal maneira que as marcas fiquem na face palmar dos dedos, foi relatada uma variação da pressão entre 250 e 375 mmHg. O nível exato de pressão acima do qual ocorre uma lesão neurovascular digital não foi relatado, mas deve-se ter cuidado na aplicação do torniquete para que não haja nenhum dano adicional à circulação, ou à sensibilidade do dedo lesado. Finalmente, a mão e o braço lesados são envolvidos de forma esterilizada padrão, tomando-se cuidado para manter a solução anti-séptica fora dos ferimentos abertos e limpar cuidadosamente por baixo das unhas.

ANATOMIA E FISIOLOGIA

A unha protege a ponta do dedo e possui um papel importante na sensibilidade tátil e em habilidades motoras finas. Outras funções incluem arranhar para se defender, adornos estéticos, identificação de digitais e regulação da circulação. O entendimento da anatomia e da fisiologia do leito ungueal, que foram descritos por Zook e colaboradores, é vital para o tratamento apropriado de lesões do leito ungueal.

De acordo com Zook, a perioníquia inclui todo o complexo da unha, leito ungueal (matrizes germinal e estéril), e a paroníquia circundante (tecido que margeia a unha). A unha cresce 0,1 mm por dia, mas é necessário aproximadamente um ano de crescimento após a lesão, para que sejam alcan-

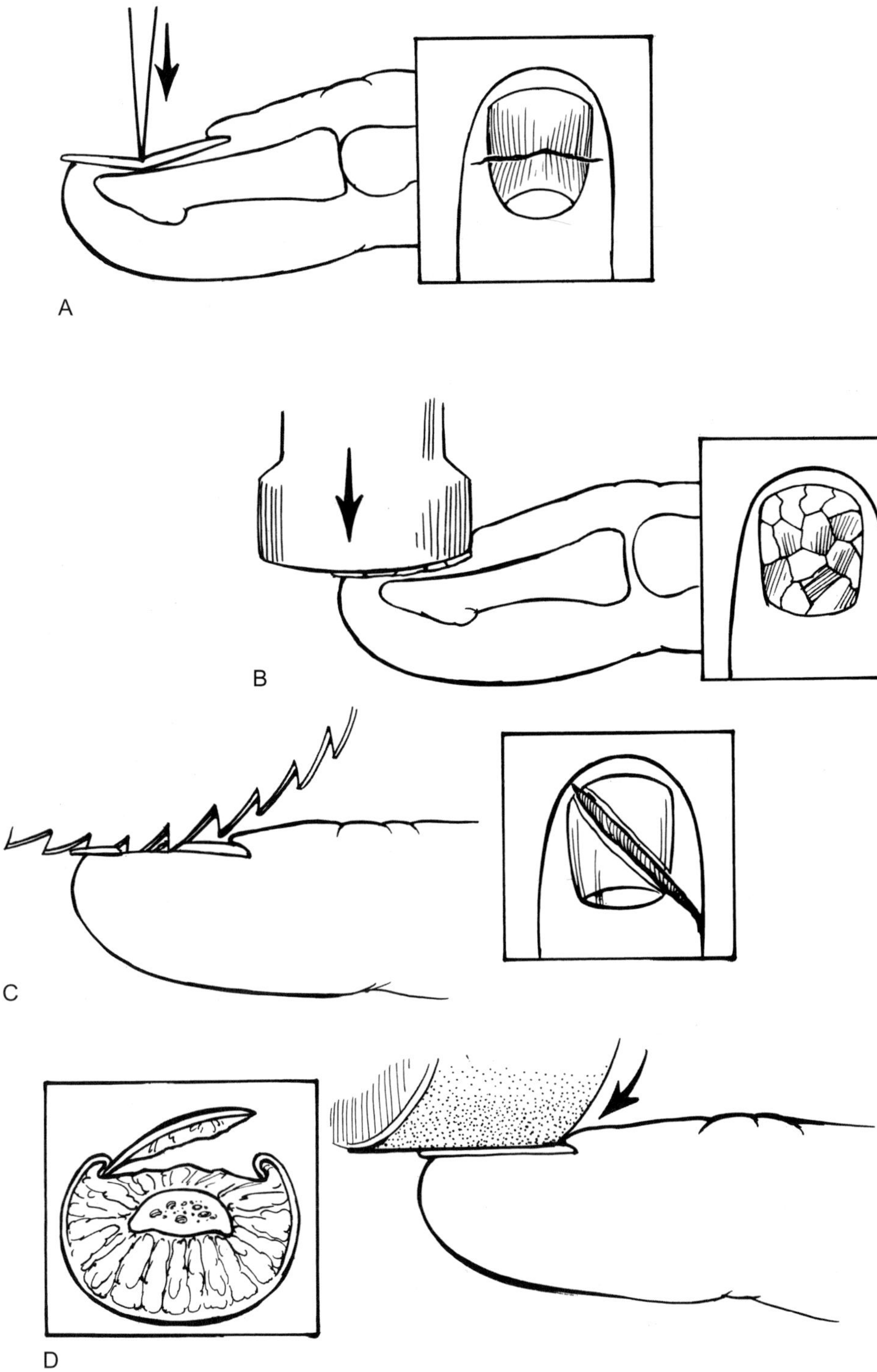

Figura 77-1. Tipos de lesão do leito ungueal. A, laceração linear ou por esmagamento causada por força aplicada estreitamente. B, explosão do leito ungueal causada por força aplicada extensamente. C, esmagamento do leito ungueal e esmagamento peroniquial com lacerações múltiplas causadas por ferramentas de movimentos rápidos e irregulares, tais como serras ou brocas. D, lesão por avulsão causada por esteira e polidor.

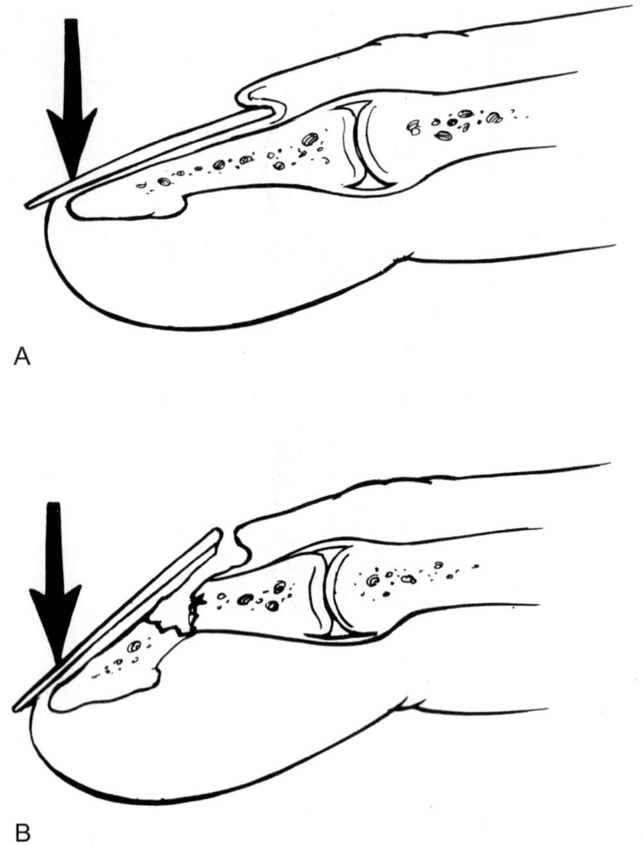

Figura 77-2. Lesões por força aplicada à extremidade distal de uma unha intacta. A, a falange distal é curvada sem fratura, mas ocorre o deslocamento das matrizes germinal e estéril. B, a falange distal é fraturada, e também pode ocorrer o deslocamento das matrizes germinal e estéril, lacerações lineares ou estreladas.

TABELA 77-3. CLASSIFICAÇÃO DE LESÕES DO LEITO UNGUEAL

Classificação	*Tipo de lesão*
Lesão à matriz estéril	
S I	Pequenos hematomas ungueais (< de 50% da unha)
S II	Lacerações da matriz estéril, grandes hematomas subungueais (> de 50% da unha)
S III	Laceração da matriz estéril com fratura em tufos
S IV	Fragmentação da matriz estéril
S V	Avulsão da matriz estéril
Lesão da matriz germinal	
G I	Pequenos hematomas subungueais na unha proximal (25% da unha)
G II	Lacerações da matriz germinal, grandes hematomas subungueais (50% da unha)
G III	Laceração e fratura da matriz germinal
G IV	Fragmentação da matriz germinal
G V	Avulsão da matriz germinal

(Derivado de Van Beek Al, Kassan MA, Adson MH, Dale V. Management of acute fingernail injuries. Hand Clin *1990; 6:23-36.)*

çados o endurecimento e o contorno máximos. As unhas dos dedos da mão crescem mais rapidamente que as unhas dos pés, numa razão de 4:1, o que pode ser um fator a se considerar quando se realiza enxerto da matriz ungueal do pé para a mão.

A anatomia da ponta do dedo está ilustrada na Figura 77-3. A unha e o leito ungueal são contínuos, com uma densa aderência entre a placa e a matriz estéril subjacente. A matriz germinal produz mais de 90% da unha e se estende da prega proximal da unha até a extremidade distal da lúnula. Estas células são empurradas para cima e correm distalmente no assoalho ventral. A matriz germinal no teto dorsal acrescenta brilho à unha, e a matriz estéril (distal à lúnula) fornece a dureza, compensando o revestimento dorsal. O hiponíquio é a área sob a margem distal livre da unha. Ele representa uma barreira imunológica e mecânica importante contra infecções na unha, e marca a extensão terminal do suporte ósseo para o leito ungueal. Após cruzar a articulação interfalangiana distal (IFD) as artérias digitais se unem formando o arco palmar distal. As artérias laterais que surgem deste arco palmar se comunicam via uma fina rede reticular no periósteo, no leito ungueal e na polpa. Dois arcos arteriais dorsais, um ao nível da lúnula e o outro ao nível do hiponíquio, suprem o leito ungueal, a prega ungueal e a matriz estéril. Ocorre uma coalescência venosa proximal à prega ungueal dorsal, permitindo anastomose microcirúrgica imediatamente distal à articulação IFD. O nervo digital se divide em três ramificações logo depois da articulação IFD, enviando uma ramificação para a prega ungueal, uma para a extremidade do dedo e a outra para a polpa. As ramificações dorsais formam uma densa rede no leito ungueal ao nível da lúnula e do hiponíquio. O sistema linfático do leito ungueal está entre os mais densos do corpo.

TABELA 77-2. TIPO DE LESÃO E TAXA DE OCORRÊNCIA

Lesão	*Taxa de ocorrência (%)*
Laceração simples	36
Laceração estrelada	27
Lesão severa por esmagamento	22
Avulsão	15

(Derivado de Guy RJ. Etiologies and mechanisms of nail bed injuries. Hand Clin *1990;6:9-21.)*

TABELA 77-4. INDICAÇÕES E CONTRA-INDICAÇÕES PARA CIRURGIAS EM LESÕES DA UNHA

Indicações	*Contra-indicações*
< 25% de hematoma subungueal visível (descompressão estéril)	Instabilidade clínica ou outras contra-indicações para um procedimento local
> 25% de hematoma subungueal visível	Presença de infecção de tecidos moles ou óssea
Esmagamento ou avulsão do leito ungueal	
Lesão às estruturas da prega ungueal	
Fraturas da falange distal	
Avulsão completa da placa ungueal (presença da prega ungueal)	
Avulsão da unha proximal à prega ungueal, ou da perioníquia com a unha deixada no local	

(Derivado de Zook EG. Discussion of "Management of acute fingernail injuries." Hand Clin *1990;6:37-38.)*

TÉCNICAS DE REPARO DO LEITO UNGUEAL PARA LESÕES SIMPLES, ESTRELADAS E ESMAGAMENTOS SEVEROS

A cirurgia do leito ungueal deve sempre ser realizada sob magnificação com uma lupa. Se menos de 25% da parte visível da unha estiver dissecado por um hematoma subungueal e o paciente tiver dor latejante severa, é indicada a evacuação por perfuração da unha (Figura 77-4). A mão deve ser preparada antes da evacuação para prevenir qualquer contaminação do hematoma e subseqüente osteomielite falangiana distal. Utilizamos um microcautério que funciona à bateria para realizar a evacuação, porém o método de clipe de papel aquecido ou o uso de uma agulha número 18 como uma broca também são apropriados. Deve-se tomar cuidado para não causar nenhuma lesão adicional ao leito ungueal.

No caso de hematomas subungueais com mais de 25% da área ungueal e qualquer uma das indicações mais óbvias para reparo do leito ungueal, a placa ungueal deve ser cuidadosamente removida para permitir a inspeção do ferimento. A placa ungueal é removida por meio da inserção de um elevador Freer abaixo da margem distal da unha no hiponíquio e realizando um leve movimento de ventilação, trabalhando proximalmente (Figura 77-5A). Deve-se remover o suficiente da placa ungueal para expor e permitir o reparo da laceração do leito ungueal (aproximadamente 2 mm de cada lado da área ferida). Na maioria das situações, será necessária a remoção de toda a unha para permitir a avaliação da lesão por completo. A unha deve ser preservada em solução de povidona- iodo diluída (Betadine) após aparar e lixar a superfície inferior com um bisturi nº 15 para remover qualquer excesso de tecido mole ou sujeira.

Após a remoção da unha, o ferimento é irrigado copiosamente com solução salina ou solução de Ringer lactato através de uma seringa de 20 cm^3 e de um cateter de agulha 18 (Angiocath). Para realizar um reparo livre de tensão, somente o debridamento mínimo da unha é tolerado. O osso contaminado e exposto deve ser curetado, e os fragmentos ósseos soltos ou protruídos devem ser aplanados ou removidos, se necessário, para fornecer uma superfície macia para o crescimento da nova unha. As fraturas com deslocamento da falange distal devem ser reduzidas anatomicamente e fixadas percutaneamente com um único fio metálico longitudinal de 0,035 polegada K-wire, se uma redução estável não for alcançada com o reparo das partes moles apenas. Uma falange distal irregular resulta em deformidade da unha. Mínima dissecção das margens do leito ungueal lacerado reduz posteriormente a tensão no reparo e permite uma leve reversão das margens do ferimento.

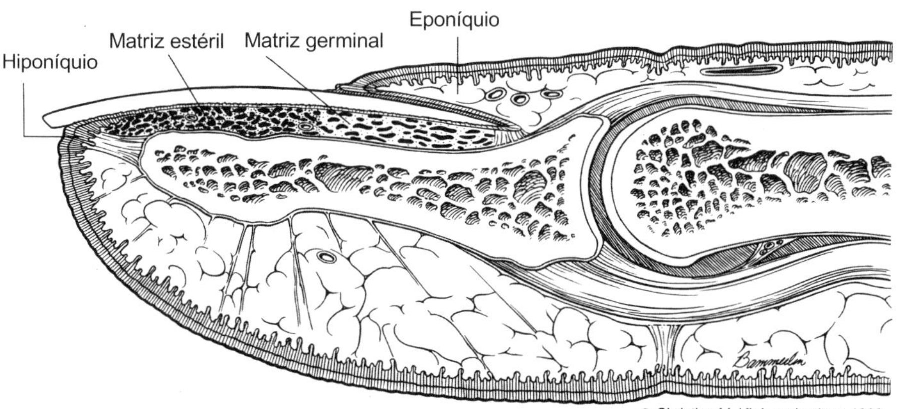

Figura 77-3. Corte transverso da anatomia da unha. *(Reproduzida, com permissão, do Christine M. Kleinert Institute for Hand and Microsurgery, Inc.)*

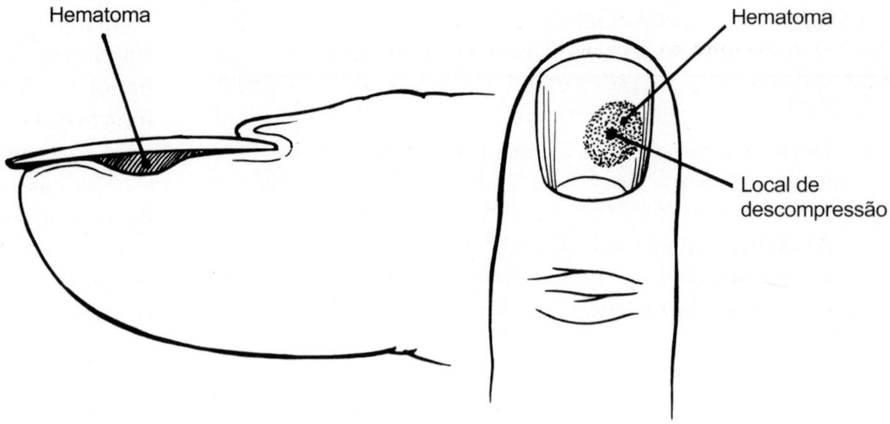

Figura 77-4. A evacuação por perfuração da unha é realizada no caso de hematoma subungueal de menos de 25% da parte visível da unha.

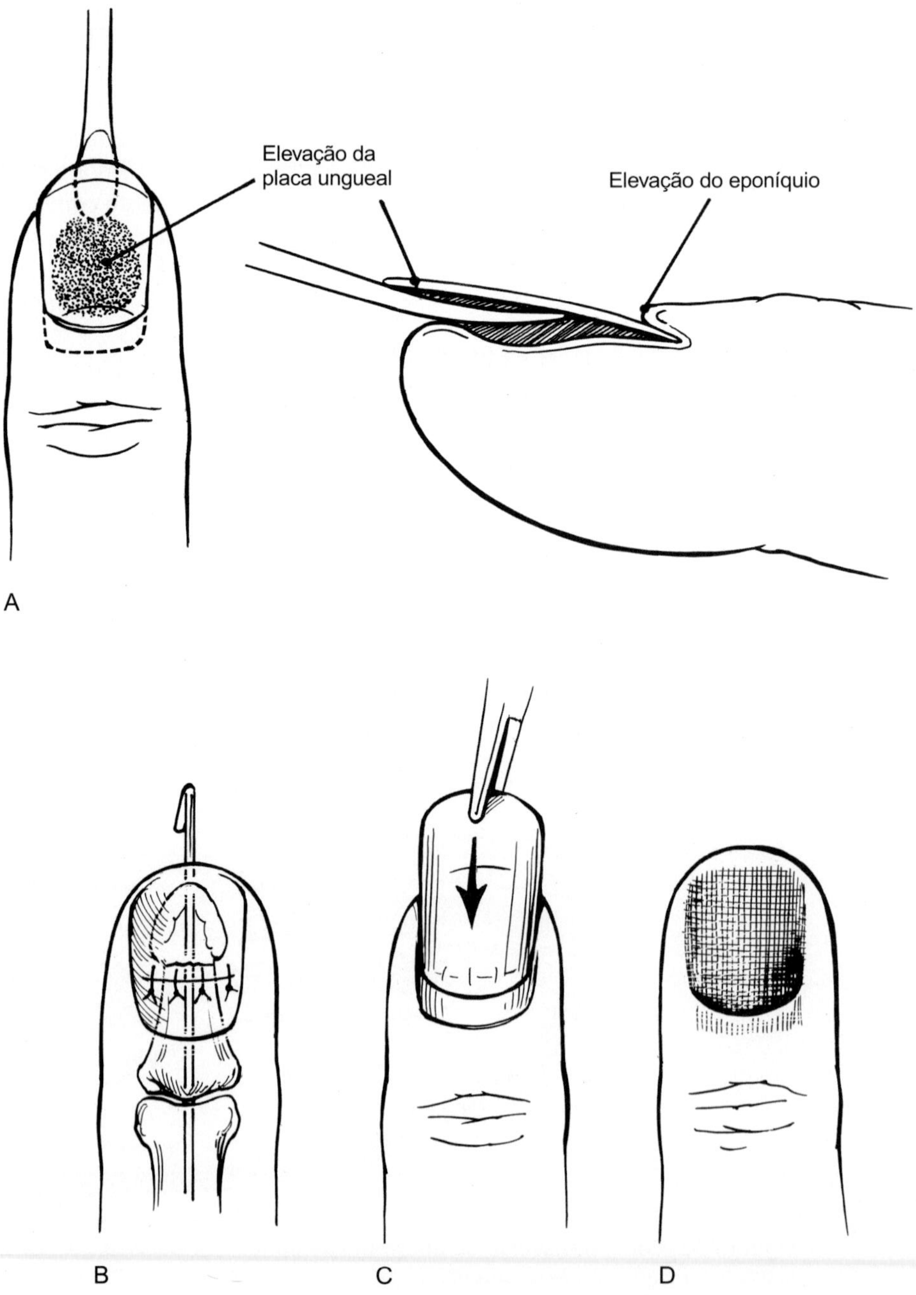

Figura 77-5. Tratamento para lesões do leito ungueal com hematomas subungueais com mais de 25% da parte visível da unha ou por outras razões óbvias para o reparo do leito da unha. A, placa ungueal é removida para se examinar a lesão do leito ungueal. B, fraturas com deslocamento da falange distal podem ser reduzidas anatomicamente e fixadas percutaneamente com um único fio de Kirschner longitudinal. O reparo é fechado com pontos separados com fio cromado 7-0 usando pequenas agulhas canuladas ou espatuladas.C, a placa ungueal é reaplicada. D, se a placa ungueal não pode ser reaplicada, podem ser aplicadas gaze não-aderente, uma folha de metal da embalagem dos fios, ou uma unha fabricada com placa de silicone estéril de 0,020 polegada neste local.

O reparo é fechado com pontos separados de fio cromado 7-0, utilizando-se uma agulha estreita ou espatulada (Figura 77-5B). No caso de lesões estreladas severas ou por esmagamento, a circulação para pequenos retalhos deve ser preservada e as áreas desvascularizadas do leito ungueal devem ser substituídas por enxertos. O alinhamento preciso e o reparo de todas as estruturas paroniquiais são fundamentais. As matrizes germinais dorsal e ventral devem ser reparadas com pontos separados com fio cromado 7-0 e a pele da prega ungueal (parede da unha) com náilon 6-0.

Curativos

Quando a placa ungueal é removida, a camada superior da matriz estéril é também removida, deixando uma tenra área não diferente de uma área doadora de enxerto de pele. Uma vez que o reparo é completado, a placa ungueal deve ser reaplicada (Figura 77-5C). Esta não deve ser fixada com suturas, já que isto somente se acrescenta à lesão e aumenta o desconforto pós-operatório quando as suturas são removidas. A placa ungueal serve como um curativo biológico que mantém o ambiente umedecido, promovendo a cicatrização e reduzindo a dor pós-operatória. Isto também mantém a prega ungueal, prevenindo sinéquias do dorso ao assoalho ventral da matriz germinal que iria bloquear o crescimento da unha. Se a placa ungueal estiver faltando ou estiver muito lesionada para ser recolocada, podem ser utilizadas gazes não-aderentes (Xeroforme ou Adaptic) uma folha de metal da embalagem dos fios de sutura, ou uma unha fabricada a partir de um pedaço de silicone estéril de 0,020 polegada (Figura 77-5D). Uma vez que o curativo estiver no seu lugar, o torniquete pode ser liberado e a vascularização na extremidade é observada. Um curativo frouxo de gaze não-aderente, pomada com antibiótico, gaze esterilizada e uma tala de espuma e alumínio (sobre a articulação IFD somente) são aplicados para manter o conforto e a proteção.

TÉCNICAS DE REPARO DO LEITO UNGUEAL NO CASO DE LESÕES POR AVULSÃO

As lesões por avulsão do leito ungueal são mais severas e trazem um prognóstico pior para a deformidade ungueal. Forças aplicadas dorsalmente e do meio da unha até a parte distal na placa ungueal freqüentemente produzindo a avulsão do leito ungueal proximal desde a prega ungueal, deixando um retalho de leito distal ungueal (Figura 77-6A). Estas lesões devem ser reparadas utilizando três pontos de colchoeiro horizontais para levar a matriz germinal avulsa de volta para debaixo da prega ungueal. Os pontos de fio cromado 7-0 são passados através da porção proximal da prega para a margem livre do leito ungueal e trazidos de volta através do dorso distal da prega ungueal (Figura 77-6B).

Quando a placa ungueal é completamente avulsa, parte do leito ungueal também pode ser separada, com a outra parte ainda aderida à sua superfície ventral. Todos os esforços devem ser feitos para salvar a placa ungueal e quaisquer outros tecidos amputados. Uma das técnicas de reparo substitui a unha e o leito ungueal como um todo, pois esta manobra permite um melhor alinhamento (e portanto a inosculação) e a compressão do enxerto. Embora ela envolva um pequeno trauma adicional ao tecido, tivemos melhores resultados removendo cuidadosamente o leito ungueal avulso da placa ungueal, e então suturando este no seu local (Figura 77-6C). Deve-se tomar cuidado para manter a orientação original do segmento avulso. Embora o enxerto do leito ungueal possa ser mantido no lugar usando-se o curativo de Brown, um curativo aplicado cuidadosamente é geralmente suficiente devido à natureza convexa da falange distal.

A falange distal é um dos únicos lugares no corpo onde o osso cortical irá aceitar um enxerto de leito ungueal ou de pele. Quando parte da unha foi perdida, ela pode ser reconstruída utilizando-se o hálux como área doadora. O fragmento do hálux deve ser extremamente delgado para que sobreviva como um enxerto. Deve-se evitar uma incisão na prega eponiquial tanto na área doadora quanto na receptora. Se o defeito for muito pequeno, o dedo adjacente ao lesionado pode ser usado como doador. Deve-se tomar cuidado para não remover um enxerto muito espesso. Se isto acontecer, ele não terá sucesso e a área doadora será lesada. Os enxertos com matriz estéril parcial obtidos do dedo adjacente não-lesionado ou do hálux podem alcançar resultados estéticos aceitáveis com morbidez mínima ou nenhuma para a área doadora. O enxerto de espessura total da matriz germinal é necessário para substituir defeitos na matriz germinal maiores que 25% da largura do leito ungueal e foram relatados como prósperos utilizando-se um outro dedo amputado, que não pode ser salvo, ou parte ou todo o leito ungueal de um artelho como área doadora.

Os enxertos de espessura parcial são obtidos utilizando-se magnificação com uma lupa ou mesmo um microscópio operatório. Um molde do defeito é transferido à área doadora, e o enxerto é obtido utilizando-se um movimento sutil de serra com uma lâmina cirúrgica. O enxerto deve ser tão delgado que a ponta do bisturi possa ser vista através dele, geralmente entre 0,007 e 0,011 polegada (Figura 77-7A), e deve ser 1 a 2 mm mais largo que o defeito (Figura 77-7B). O enxerto deve ser colocado apropriadamente, de maneira que seja aplicado com a mesma orientação que na área doadora, ou uma crista irá aparecer onde o tecido receptor e o enxerto se encontrarem. Na área doadora é feito curativo com a reaplicação da unha, seguido por um curativo não-aderente e uma capa protetora, quando for possível (Figura 77-7C). Quando for colhida toda a unha do artelho, a área doadora é fechada com um enxerto de pele de espessura parcial. Uma faixa longitudinal de matrizes germinal e estéril juntamente com uma margem de tecido subjacente pode ser tomada da superfície lateral do leito ungueal do artelho, com fechamento direto da área doadora, evitando, assim, a ablação completa da unha do pé. Qualquer leito da unha do pé obtido em espessura total, incluindo a matriz germinativa, deixa um defeito na área doadora não muito desejável.

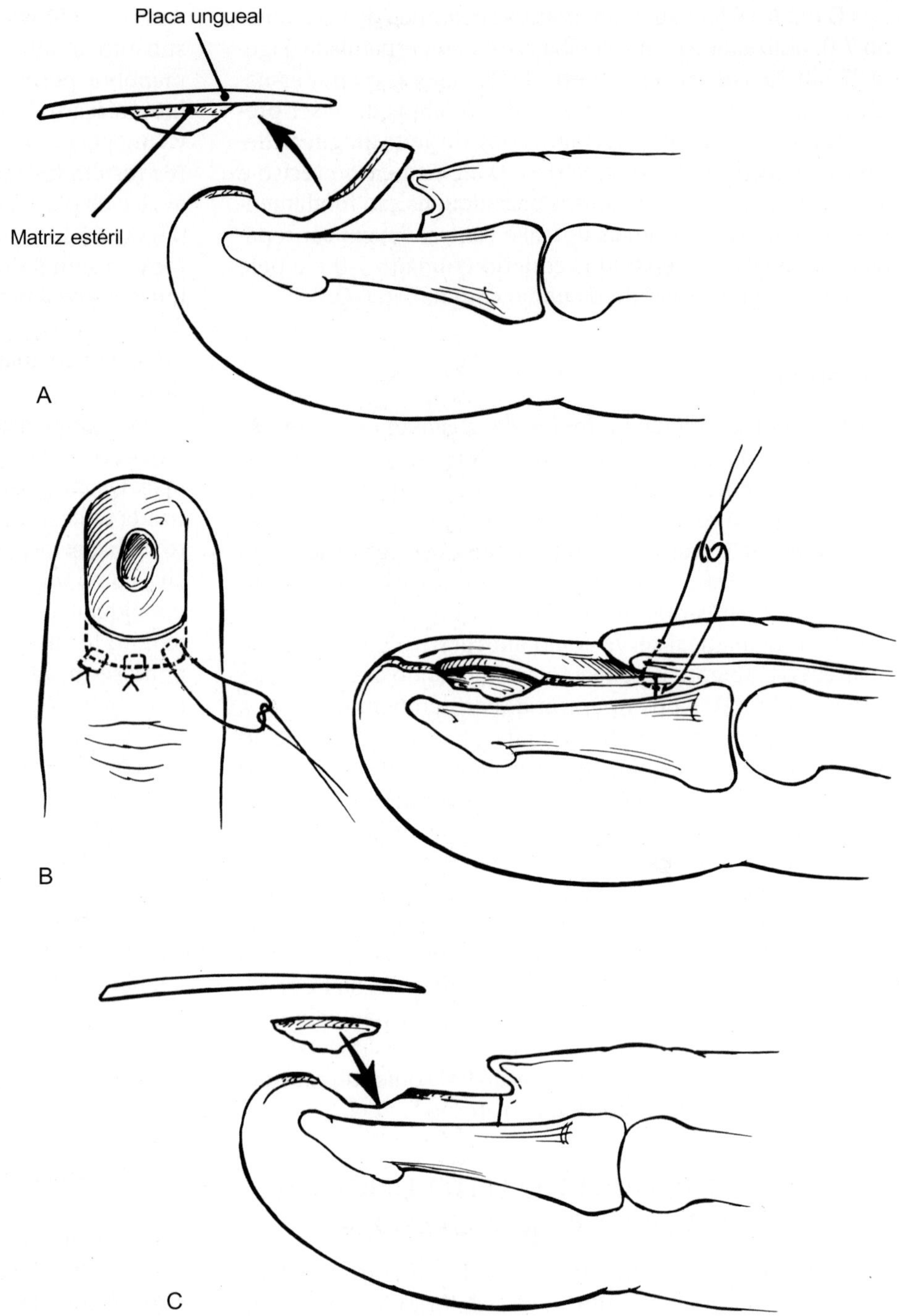

Figura 77-6. Tratamento para avulsões do leito ungueal. A, avulsão do leito proximal da unha desde a prega ungueal, deixando retalho distal do leito ungueal. B, são passados pontos com fio cromado 7-0 através da porção proximal da prega na margem livre do leito ungueal e de volta através do teto dorsal da prega ungueal. C, a parte avulsa do leito ungueal é removida da placa e suturada no lugar.

O enxerto é aplicado com pontos cromados 7-0 (Figura 77-7D). Após o enxerto, é usada uma secção da placa ungueal doadora ou da placa ungueal original, e é aplicado cuidadosamente um curativo não-aderente. Um pequeno buraco é deixado na placa ungueal para permitir a drenagem adequada.

Laceração do Leito Ungueal com Perda de Pele, Polpa e Osso

Os objetivos do reparo de qualquer amputação da ponta do dedo devem ser adequados à recuperação sensorial, preservação do comprimento, função da articulação, durabilidade do fechamento do ferimento, aparência normal (incluindo a unha), segurança do paciente, possibilidades econômicas e morbidez mínima da área doadora. A consideração quanto à natureza e função dos tecidos perdidos ou expostos (p. ex., osso) após a amputação da ponta do dedo é vital na escolha da opção mais apropriada para a reconstrução. O ângulo e o nível da amputação, da mesma forma que o prognóstico, determinam amplamente o método de fechamento (Figura 77-8).

A perda da pele palmar e da polpa sem exposição óssea (Figura 77-8A) pode cicatrizar por segunda intenção com bons resultados, isto se o ferimento não for maior que 1 cm^2. Isto é feito através da aplicação de curativo seco/úmido ou com sulfadiazina de prata duas vezes por dia durante quatro

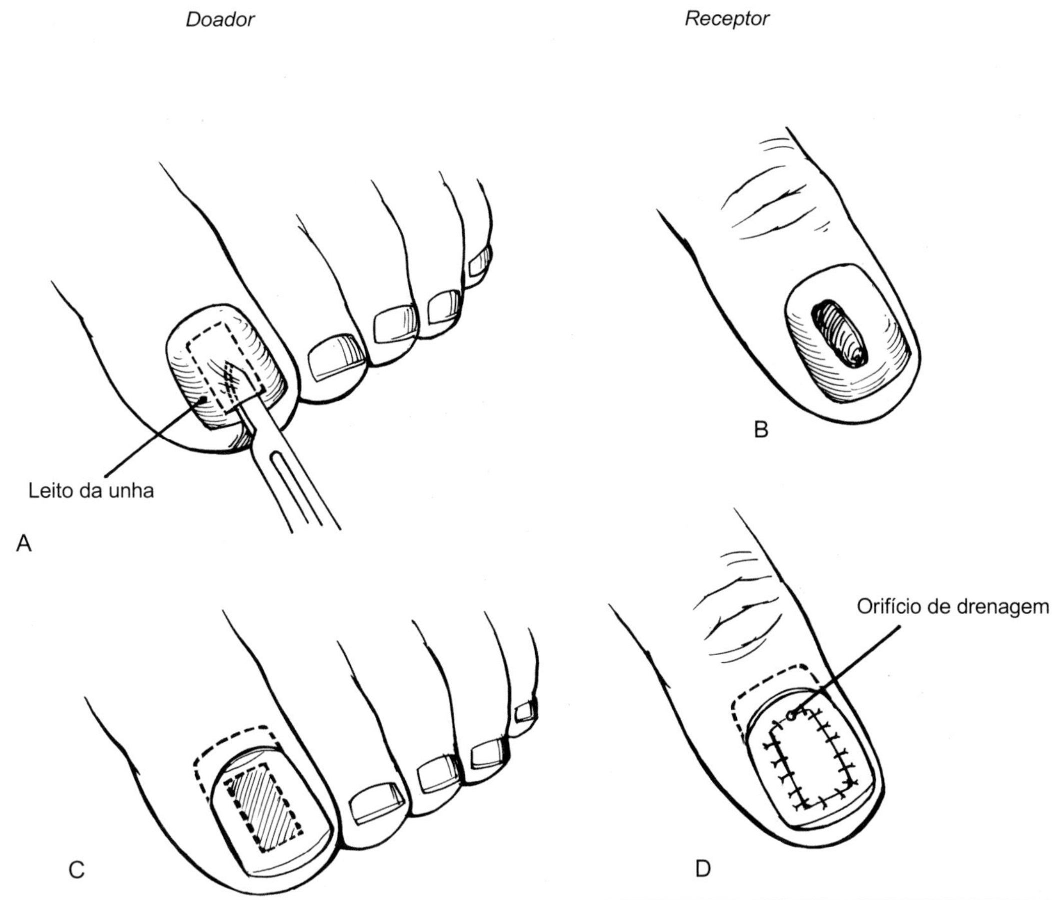

Figura 77-7. A, um enxerto parcial de matriz estéril é retirado do hálux. B, área receptora com o defeito. O enxerto deve ser tão fino que a ponta do bisturi possa ser visualizada através dele. C, reaplicação da unha na área doadora. D, enxerto suturado à área receptora e unha reaplicada.

a oito semanas. Os ferimentos maiores requerem enxertos de pele de espessura parcial ou total. Preferem-se os enxertos de espessura parcial, pois eles contraem mais, mantendo a área insensível resultante mínima. As áreas doadoras podem incluir a região ulnar da mão, o antebraço ventral, a prega inguinal, ou o próprio segmento amputado do dedo. Podem ser usados um curativo de Brown para o enxerto e a área receptora, e Xeroforme e Bacitracina, para a área doadora. Embora alguma recuperação sensorial seja observada nos enxertos de pele, talvez a sensação real do tato nunca se desenvolva, limitando sua aplicação na mão para áreas muito pequenas, preferencialmente áreas não-táteis. Nenhuma diferença significativa na recuperação sensorial é notada quando são utilizados retalhos locais, retalhos residuais viáveis em vez de enxertos de espessura parcial, o que faz dos enxertos a escolha mais lógica quando o osso não estiver exposto.

Amputações tipo guilhotina da ponta do dedo (transversas) envolvendo somente 2 a 3 mm da falange distal (Figura 77-8C) podem ser tratadas com encurtamento do osso e fechamento primário. Perdas da polpa da ponta do dedo de mais de um terço do comprimento da falange requerem a substituição das partes moles com retalho local para suporte da unha distal e para prevenir uma deformidade "em gancho" da unha.

No caso de amputações anguladas no sentido palmar, com grandes defeitos de pele e polpa, e osso exposto (Figura 77-8B), os retalhos locais clássicos freqüentemente são inadequados por causa da grande tensão necessária para fechá-los. Nestes casos, são necessários geralmente retalhos de Kutler estendidos, ou retalhos regionais (Figura 77-9). As amputações anguladas dorsalmente são mais fáceis de reparar do que as amputações anguladas palmares, pois a amputação dorsal da ponta do dedo poupa a parte mais sensível da pele palmar. Estas amputações dorsais (Figura 77-8D) necessitam de cobertura com retalho local, tal qual o retalho de avanço volar V–Y (Figura 77-10).

Para defeitos palmares pequenos do polegar, particularmente aqueles distais à articulação interfalangiana, o retalho palmar de avanço de Moberg é uma boa escolha (Figura 77-11). Este retalho mantém a sensibilidade próxima do normal, e a circulação dorsal do polegar supre a pele dorsal. Os pacientes com grandes defeitos palmares no polegar e nos outros dedos, particularmente aqueles que envolvem superfícies táteis importantes, podem ser candidatos para

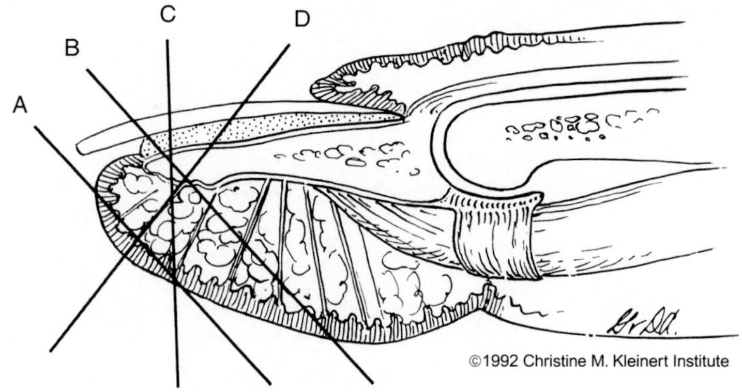

Figura 77-8. Níveis e ângulos de amputação. A, perda de pele volar e da polpa sem deixar o osso exposto. B, perda de grande quantidade de pele volar e da polpa com falange distal exposta. C, amputação da ponta do dedo em guilhotina. D, amputação dorsal da ponta do dedo deixando uma pequena porção do leito ungueal. *(Reproduzida, com permissão, do Christine M. Kleinert Institute for Hand and Microsurgery, Inc.)*

um retalho em ilha neurovascular de Litter. Os defeitos palmares menores dos dedos e do polegar podem ser fechados com um retalho tipo *cross finger* (cruzados) padrão ou modificado (Figura 77-12) ou com um retalho tenar.

Para os pacientes com idade acima de 40 anos, nos quais os retalhos cruzados dos dedos e retalhos tenares são contraindicados por causa das complicações freqüentes com relação a contraturas na flexão da articulação, deve ser considerada amputação de revisão em todos os dedos, exceto do polegar. As avulsões do teto dorsal e da parede da unha podem ser reparadas com retalhos locais de rotação dorsal ou por retalho cruzado reverso do dedo (Figura 77-13).

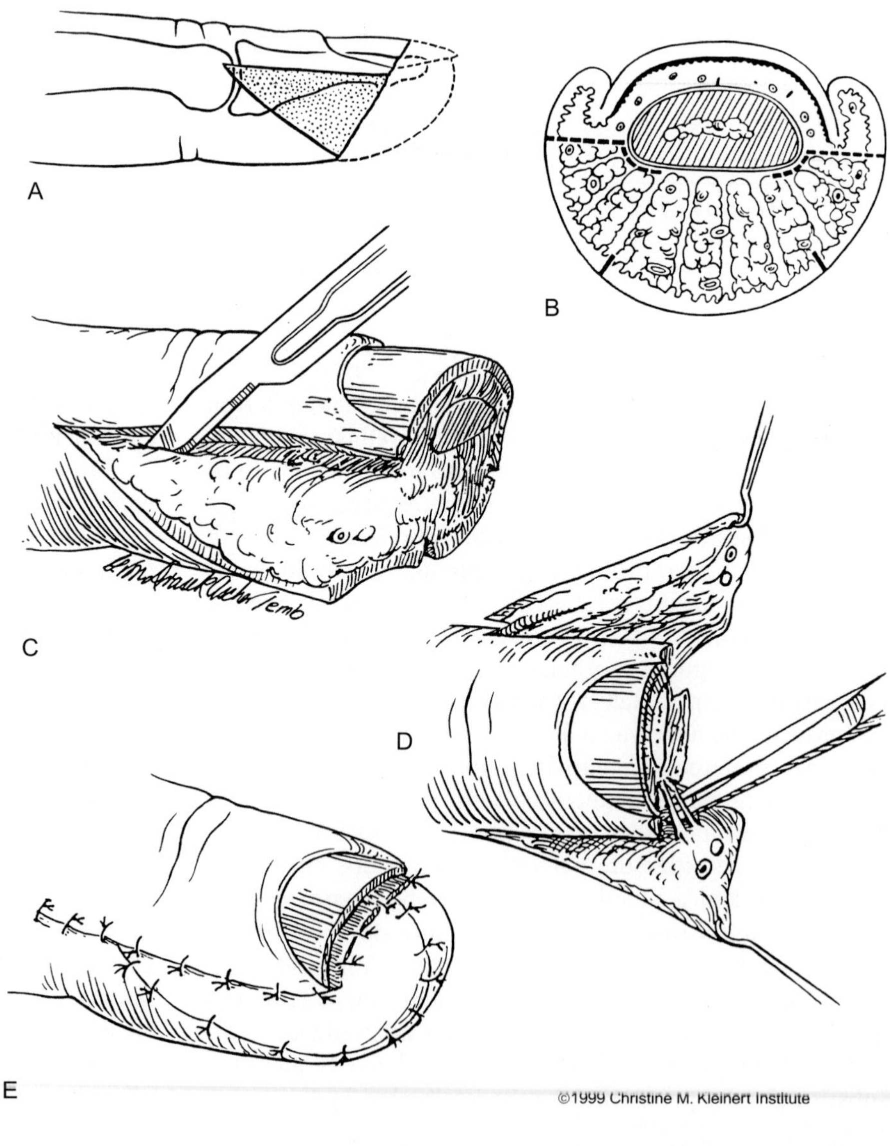

Figura 77-9. Retalho de Kutler estendido. A, desenho do retalho. B e C, incisão dorsal aprofundada para liberar o retalho da falange distal. D, divisão dos septos enquanto os vasos e nervos são preservados. E, retalhos avançados e fechados utilizando-se a técnica de V–Y. *(Reproduzida, com permissão, do Christine M. Kleinert Institute for Hand and Microsurgery, Inc.)*

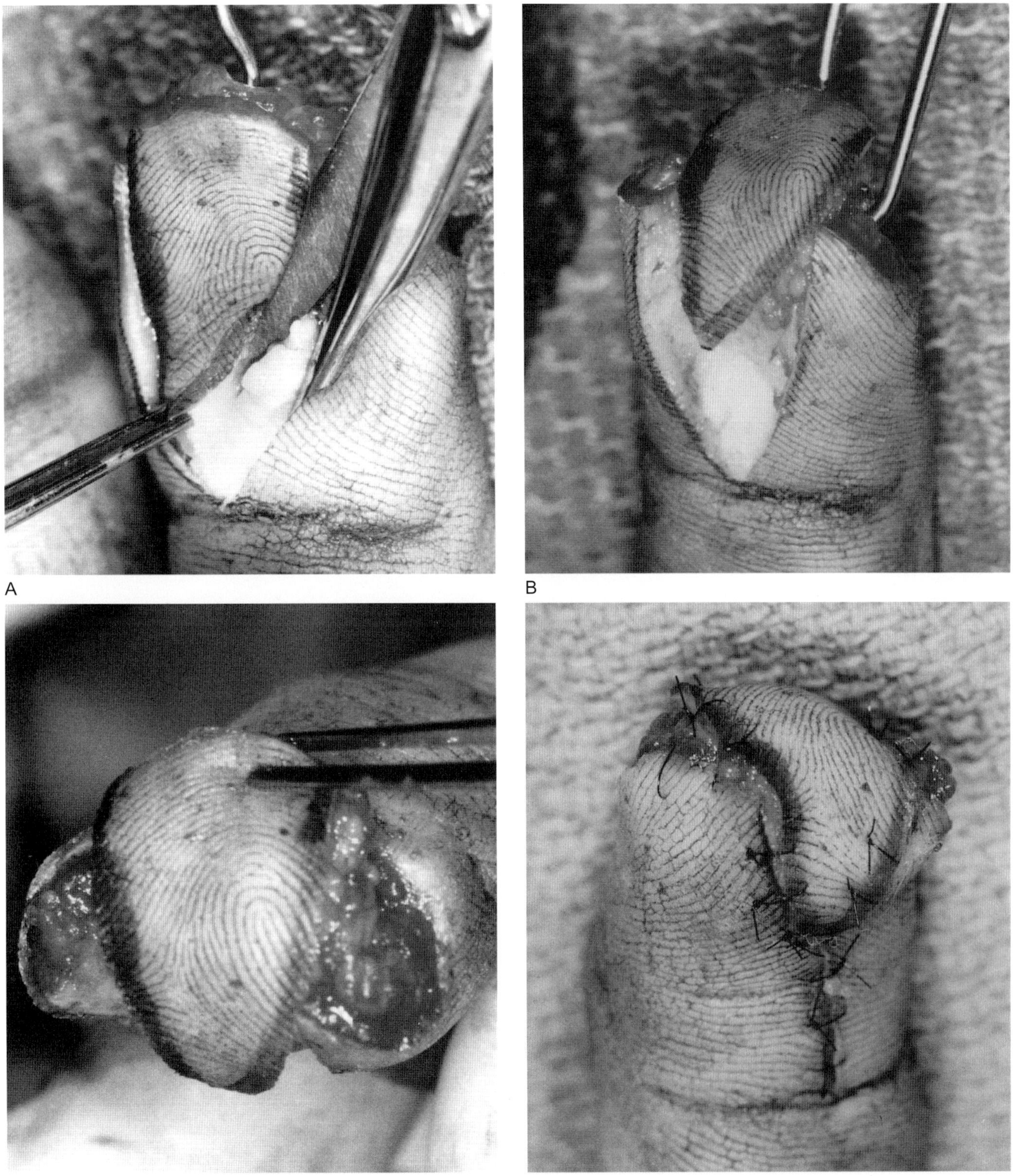

A B C D

Figura 77-10. Retalho com avanço volar V–Y. A, incisão da pele. O ápice do retalho é localizado na fissura distal. A base do retalho é feita com largura igual à do leito da unha. B e C, mobilização do retalho. D, retalho avançado e a incisão é fechada com a conversão V–Y. *(Reproduzida, com permissão, do Christine M. Kleinert Institute for Hand and Microsurgery, Inc.)*

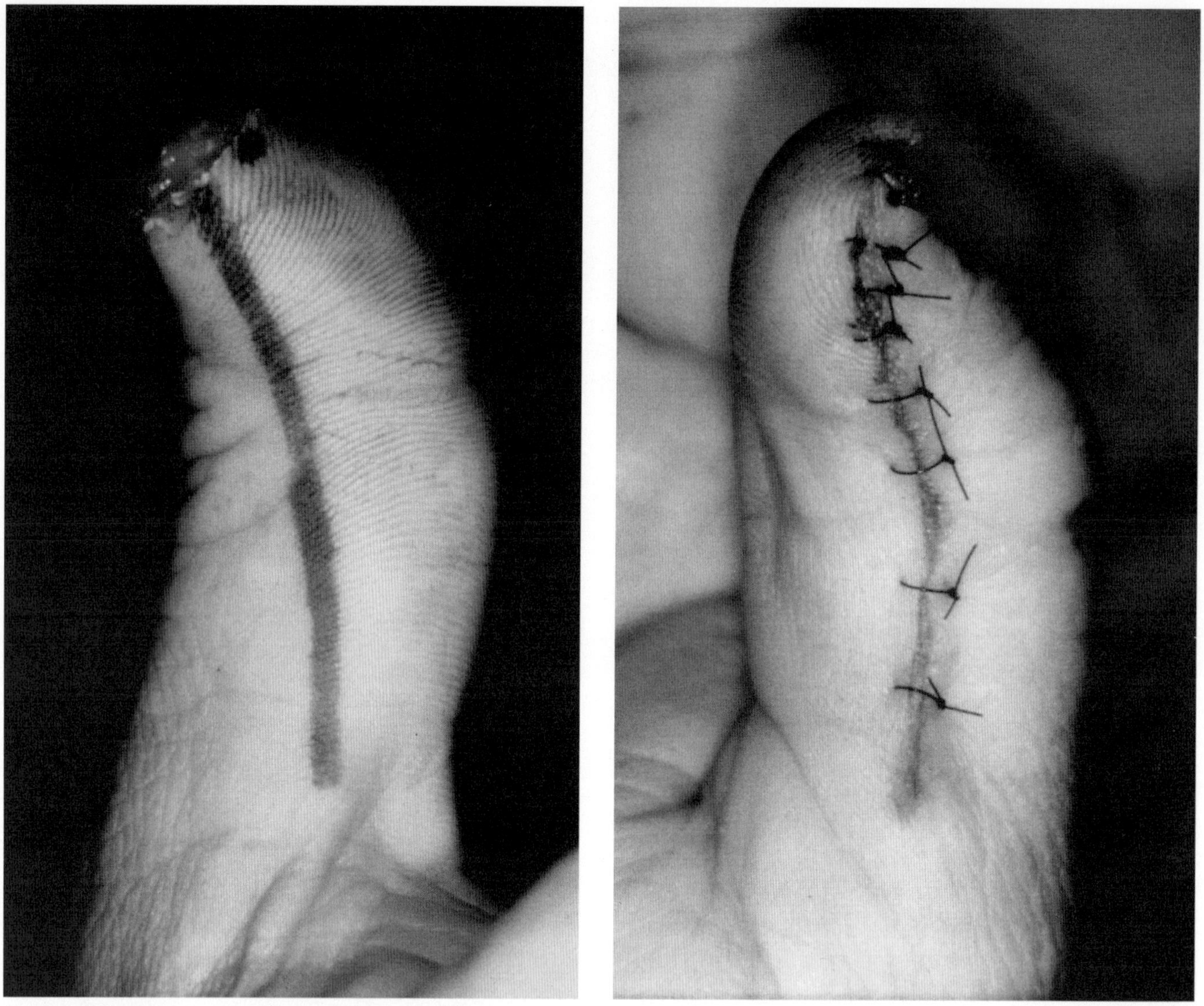

A B

Figura 77-11A e B. Retalho com avanço volar de Moberg. *(Reproduzida, com permissão, do Christine M. Kleinert Institute for Hand and Microsurgery, Inc.)*

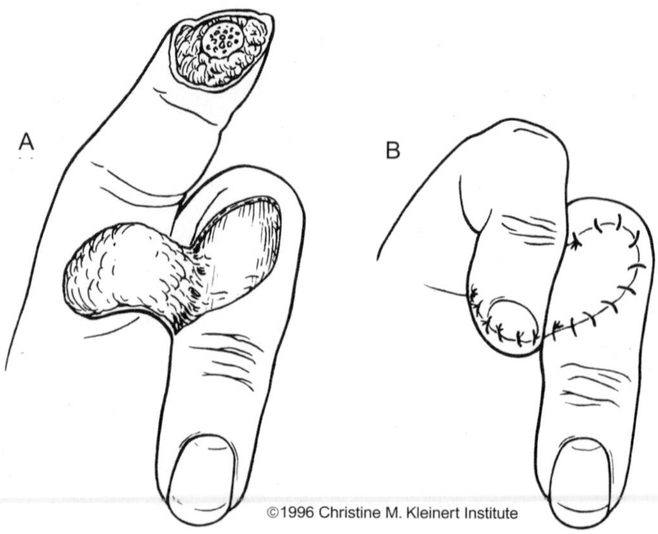

Figura 77-12. Retalho cruzado do dedo. A, a amputação volar oblíqua da ponta do dedo indicador esquerdo. Elevação do retalho cruzado. B, retalho suturado às margens do defeito. *(Reproduzida, com permissão, do Christine M. Kleinert Institute for Hand and Microsurgery, Inc.)*

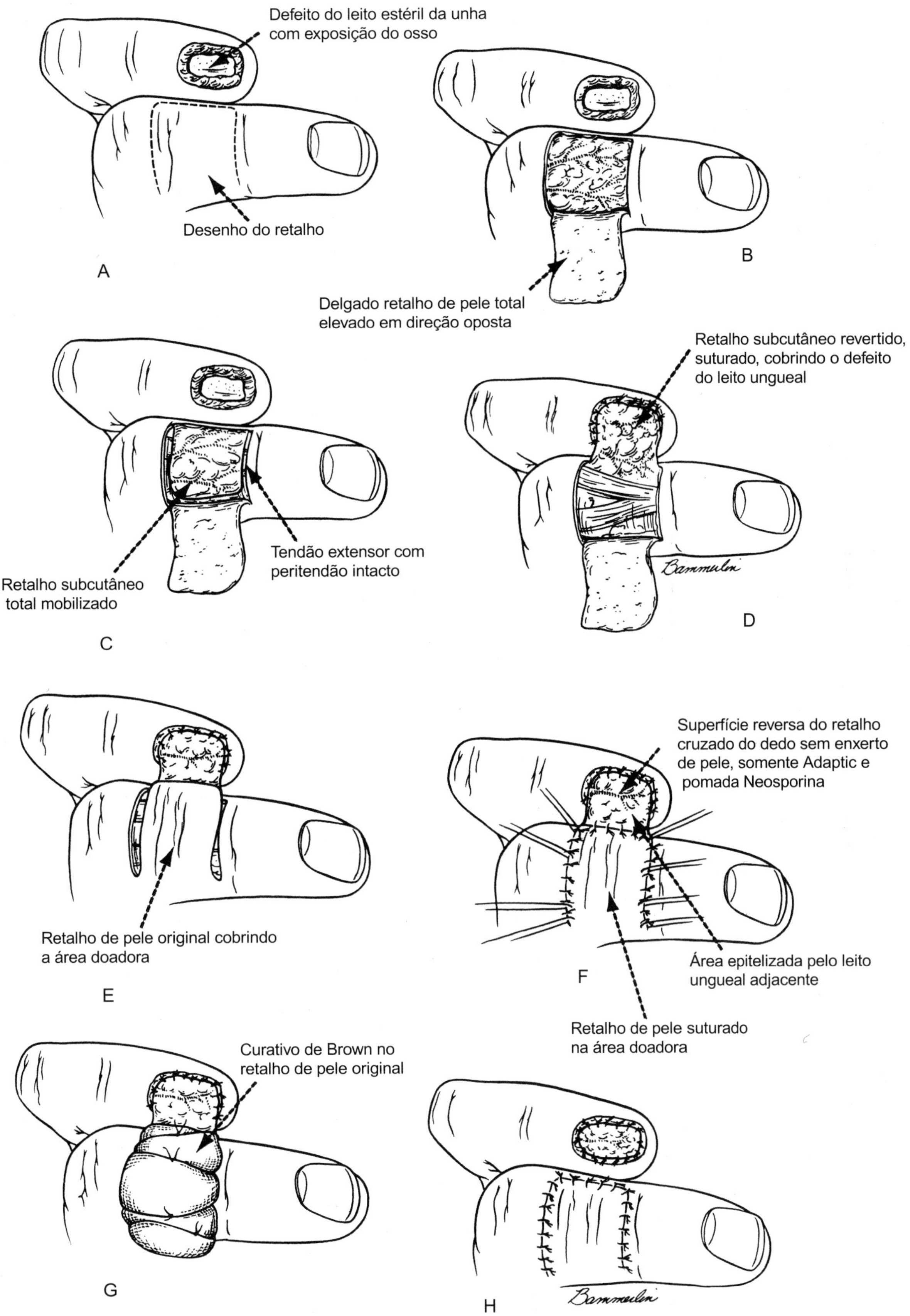

Figura 77-13A-H. Retalho cruzado reverso do dedo. *(Reproduzida, com permissão, do Christine M. Kleinert Institute for Hand and Microsurgery, Inc.)*

Enxertos Compostos e Transferência Microcirúrgica das Unhas dos Pés

Foi reportado que a reimplantação na, ou distal à, articulação IFD tem alcançado 81% de viabilidade quanto à sensibilidade adequada. Entretanto, a reimplantação microcirúrgica distal à articulação IFD para o caso de amputações de um único dedo permanece controversa, assim como tecnicamente difícil. A amputação no nível da lúnula apresenta problema no fluxo venoso, freqüentemente necessitando de artifícios, como sanguessugas medicinais. A sobrevida de enxertos compostos na lúnula ou distais a ela em bebês e crianças com menos de dois anos é excelente, e deveriam ser realizados em todos os casos com um mínimo de debridamento, com o braço imobilizado em uma tala acima do cotovelo. O reimplante composto de amputações das pontas dos dedos em adultos tem muito menos sucesso, e um estudo mostra 20% de taxa de sobrevida em amputações ao nível da lúnula e 25% de incidência de necrose pelo menos parcial neste nível.

Rose propôs a técnica do "capuz", na qual o segmento amputado é cortado em filetes e reaplicado como um capuz sobre a ponta do osso da falange distal (Figura 77-14). Rose reavivou as bordas em aproximadamente 6 mm de tecidos moles do coto proximal da falange distal, tomando cuidado para manter pelo menos 2 mm da matriz germinal. O objetivo era aumentar a área de contato entre o tecido composto e o vascularizado. Para evitar a área afiada na superfície palmar do coto, desgastamos o córtex volar, deixando o osso intacto sob a unha. No estudo feito por Rose, todos os seis pacientes com amputações ao nível da lúnula tiveram uma sobrevida total com uma média de discriminação de dois pontos de 6,5 mm. No entanto, o enxerto composto em adultos permanece muito arriscado, com uma grande chance de falha, e os resultados não são evidentes até seis semanas, aproximadamente, após a cirurgia.

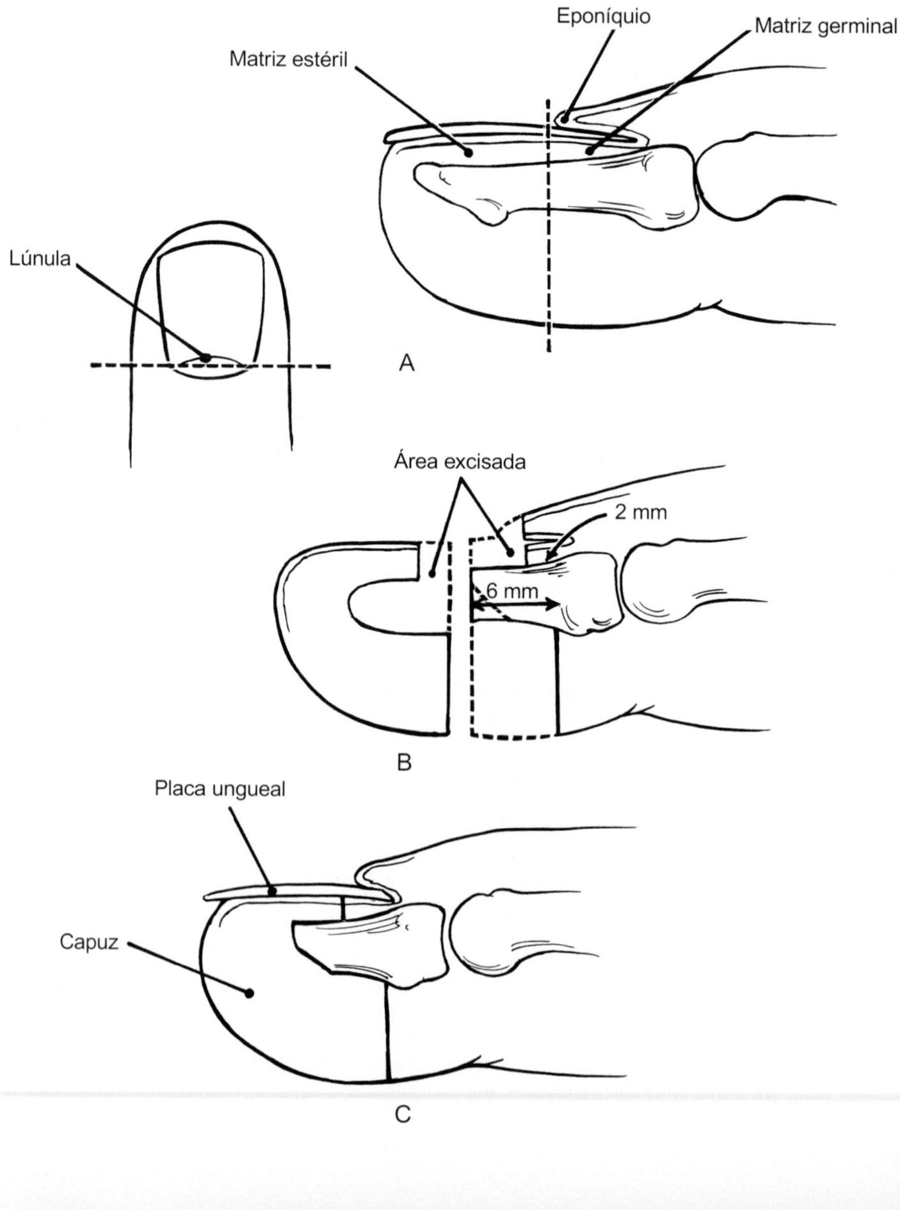

Figura 77-14. Técnica de "capuz" para uma reparação composta. A, amputação transversa atravessando a lúnula. B, o tecido mole é liberado do coto proximal, mantendo 2 mm de matriz germinal. O córtex volar do coto é desgastado. C, reaplicação do "capuz" de partes moles distal sobre a falange distal remanescente.

Finalmente, a transferência microcirúrgica da unha do pé foi relatada por Shibata e colaboradores como tendo uma alta taxa de sucesso e bons resultados estéticos. Este procedimento demanda técnica e deve ser reservado para situações especiais, tais como quando existe uma forte pressão cultural para possuir as dez unhas normais das mãos.

LESÕES DO LEITO UNGUEAL EM CRIANÇAS

As lesões do leito ungueal representam aproximadamente dois terços das lesões ocorridas nas mãos de crianças. Estas lesões devem ser reparadas utilizando as mesmas técnicas meticulosas que são realizadas em adultos, ou ocorrerá uma deformidade. Já que a necrose tecidual ocorre mais facilmente em crianças, deve-se tomar cuidado extra no fechamento de partes moles nas pontas dos dedos para evitar tensão excessiva. Cicatrização por segunda intenção e enxertos compostos têm mais sucesso em crianças do que em adultos. Este reparo deve ser protegido com uma tala longa no braço.

CUIDADOS PÓS-OPERATÓRIOS

Após a cirurgia, o paciente é liberado com instruções para manter a mão elevada e para tomar os analgésicos adequados via oral. Em cinco a sete dias, os curativos pós-operatórios iniciais são removidos, sendo a mão colocada de molho em solução salina normal e peróxido de hidrogênio. Se foi aplicado um enxerto de pele ou do leito ungueal, o curativo é deixado no lugar por dez dias, a menos que se tenha alguma preocupação quanto a infecções. A placa ungueal é mantida no lugar e geralmente se torna aderente. Lentamente, ela é empurrada para fora em um a três meses pela unha nova. Se uma gaze não aderente ou uma folha foram utilizadas para suportar a prega ungueal, ela deve ser deixada no local por duas semanas, para prevenir a adesão. O paciente deve ser informado que deve-se passar um ano do crescimento da nova unha até que possa ser feita uma avaliação do resultado final da deformidade. São comuns hipersensibilidade e intolerância ao frio após lesões na ponta dos dedos. Iniciamos um protocolo de dessensibilização e reeducação sensorial para todos os nossos pacientes, começando uma semana após a lesão. Este tratamento consiste na tapotagem da ponta do dedo em superfícies firmes de uma forma progressivamente mais forte juntamente com o reconhecimento de vários objetos colocados dentro de uma bolsa, utilizando apenas as pontas dos dedos. A maioria dos pacientes responde bem a estes programas, e não tem problemas adicionais. No caso de problemas persistentes, terapias manuais e outras técnicas, como imersão, vibração, estimulação elétrica ou estimulação elétrica do nervo transcutâneo (TENS), podem ser recomendadas.

PRECAUÇÕES

As lesões do leito ungueal e das pontas dos dedos são extremamente comuns e inicialmente incapacitantes. O conhecimento da anatomia e da fisiologia da ponta dos dedos, os mecanismos de lesão e as várias técnicas de reparo são vitais para serem evitadas deformidade e incapacidade a longo prazo. Quando necessário cirurgia, técnica meticulosa é fundamental para que o reparo tenha sucesso.

Leituras Selecionadas

Abbase EA, Tadjalli HE, Shenaq SM. Fingertip injuries. *Postgrad Med* 1995;98:222-236.

Ashbell TS, Kleinert HE, Putcha SM, et al. The deformed fingernail, a frequent result of failure to repair nail bed injuries. *J Trauma* 1967;7:177-190.

Atasoy E, O'Neill WL Jr. Local flap coverage about the hand. *Atlas Hand Clin* 1998;3:179-234.

Beasley R. Reconstruction of amputated fingertips. *Plast Reconstr Surg* 1969;44:349-352.

Braun M, Horton RC, Snelling CFT. Fingertip amputation: review of 100 digits. *Can J Surg* 1985;28:72-75.

Cohen MS, Hennrikus WL, Botte MJ. A dressing for repair of nail bed injury. *Orthop Rev* 1990;19:882-884.

Day TK. Controlled trial of prophylactic antibiotics in minor wounds requiring suture. *Lancet* 1975;2(7946):1174-1176.

Ditmars DM Jr. Finger tip and nail bed injuries. *Occup Med Rev* 1989;4:449-461.

Dove AF, Sloan JP, Moulder TJ, et al. Dressings of the nailbed following nail avulsion. *J Hand Surg* 1988;13B:408-410.

Elsahy NI. When to replant a fingertip after its complete amputation. *Plast Reconstr Surg* 1977;60:14-21.

Goldner RD, Stevanovic MV, Nunley JA, et al. Digital replantation at the level of the distal interphalangeal joint and the distal phalanx. *J Hand Surg* 1989;14A(2:Pt 1):214-220.

Guy RJ. Etiologies and mechanisms of nail bed injuries. *Hand Clin* 1990;6:9-21.

Hixson FP, Shafiroff BB, Werner FW, et al. Digital tourniquets: a pressure study with clinical relevance. *J Hand Surg* 1986;11A:865-868.

Inglefield CJ, D'Archangelo M, Kolhe PS. Injuries to the nail bed in childhood. *J Hand Surg* 1995;20B:258-261.

Lister GD. *The Hand: Diagnosis and Indications.* 3rd ed. New York: Churchill Livingstone, 1993.

Lubahn JD, Koeneman J, Kosar K. The digital tourniquet: how safe is it? *J Hand Surg* 1985;10A:664-669.

Roberts AHN, Teddy PJ. A prospective trial of prophylactic antibiotics in hand lacerations. *Br J Surg* 1977;64:394-396.

Rose EH, Norris MS, Kowalski TA, et al. The "cap" technique: nonmicrosurgical reattachment of fingertip amputations. *J Hand Surg* 1989;14A:513-518.

Russell R. Fingertip injuries. In: McCarthy JG, May JW Jr, Littler JW, eds. *Plastic Surgery.* Philadelphia: WB Saunders, 1990:4477-4496.

Saito H, Suzuki Y, Fujino K, et al. Free nail bed graft for treatment of nail bed injuries of the hand. *J Hand Surg* 1983;8A:171-178.

Schiller C. Nail replacement. I: finger tip injuries. *Plast Reconstr Surg* 1957;19:521-530.

Shepard GH: Management of acute nail bed avulsions. *Hand Clin* 1990;6:39-56.

Shibata M, Seki T, Yoshizu T, et al. Microsurgical toenail transfer to the hand. *Plast Reconstr Surg* 1991;88:102-109.

Sims N. Upper extremity anesthesia. In: McCarthy JG, May JW Jr, Littler JW, eds. *Plastic Surgery.* Philadelphia: WB Saunders, 1990:4302-4328.

Strauch B, de Maura W. Arterial System of the fingers. *J Hand Surg* 1990;15A:148-154.

Terzis JK. Functional aspects of reinnervation of free skin grafts. *Plast Reconstr Surg* 1976;58:142-156.

Van Beek AL, Kassan MA, Adson MH, et al. Management of acute fingernail injuries. *Hand Clin* 1990;6:23-36.

Wilgis EF. Observations on the effects of tourniquet ischemia. *J Bone Joint Surg* 1971;53A:1343-1346.

Wilgis EF, Maxwell GP. Distal digital nerve grafts: clinical and anatomical studies. *J Hand Surg* 1979;4:439-443.

Zook EG. Discussion of "Management of acute fingernail injuries." *Hand Clin* 1990;6:37-38.

Zook EG, Brown R. The perionychium. In: Green DP, ed. *Operative Hand Surgery.* 3rd ed. New York: Churchill Livingstone, 1993:1283-314.

Zook EG, Guy RJ, Russell RC. A study of nail bed injuries: causes, treatment, and prognosis. *J Hand Surg* 1984;9A:247-252.

Zook EG, Van Beek AL, Russell RC, et al. Anatomy and physiology of the perionychium: a review of the literature and anatomic study. *J Hand Surg* 1980;5:528-536.

Capítulo 78

Reparo do Tendão Extensor

Richard E. Brown ◆ Michael W. Neumeister

Os tendões extensores são vulneráveis à lesão por causa de sua localização superficial no dorso da mão e no antebraço. Isto é ainda mais evidente sobre as articulações interfalangianas e metacarpofalangianas, onde o tecido subcutâneo é relativamente escasso. Embora o reparo dos tendões extensores não seja considerado por alguns tão desafiador tecnicamente como o dos tendões flexores, este reparo requer um tratamento cirúrgico e pós-cirúrgico preciso para que resultados ótimos sejam alcançados.

O reparo e a reabilitação dos tendões extensores serão discutidos conforme a zona de lesão.

ZONAS I E II: AVALIAÇÃO DO DEFEITO

A ruptura dos tendões extensores nas zonas I e II é bastante comum. As lesões do tendão terminal, ligamento triangular, e tendões conjuntos podem ser fechadas ou abertas. A laceração ou ruptura do tendão terminal geralmente resulta de uma lesão fechada por hiperflexão. O tendão terminal pode estar unicamente envolvido, ou pode estar associado a uma pequena fratura da superfície dorsal da falange distal. Ocorre um déficit na extensão com a perda da extensão ativa da falange distal (dedo em martelo) (Figura 78-1). A subluxação palmar ou deslocamento da falange distal também pode ser aparente se os ligamentos colaterais estiverem rompidos. Existe uma variação normal de movimento e função da articulação interfalangiana proximal (IFP). Tendões lesados na porção terminal que não receberam tratamento, podem desenvolver deformidades em martelo crônicas não redutíveis. Adicionalmente, uma deformidade secundária em forma de pescoço de cisne (flexão da falange distal e hiperextensão da articulação interfalangiana proximal) pode-se manifestar como resultado de uma atenuação do ligamento triangular e retináculo transverso, translocação dorsal das bandas laterais e sobrecarga concomitante do tendão profundo. Eventualmente, o retináculo oblíquo e as bandas laterais contraem, dificultando a redução. A fáscia palmar também pode diminuir para aumentar a hiperextensão da IFP. A flexão da articulação interfalangiana sincronizada é interrompida (por exemplo, a flexão da falange média é secundária à flexão da falange distal, o que é o oposto da função normal). Esse é o resultado das forças de resistência das bandas laterais deslocadas dorsalmente, que precisam ser vencidas pelos flexores superficial e profundo, para realizar a flexão. É obviamente preferível tratar a deformidade em martelo o mais cedo possível para prevenir uma seqüela secundária.

No caso de lesões ósseas em martelo, um fragmento da falange distal permanece inserido ao tendão terminal. Nas lesões abertas do tendão terminal, os dedos apresentam uma característica semelhante à da lesão fechada. As lacerações parciais do tendão são comuns e devem ser suspeitadas quando houver dor durante a extensão contra resistência. Não existe um déficit na extensão pois parte do tendão pode ainda estender a falange distal. A articulação interfalangiana distal (IFD) pode estar envolvida em uma lesão aberta. Da mesma forma, a matriz ungueal pode estar lesada, resultado de sua grande proximidade com a inserção do tendão terminal. Um exame detalhado destas estruturas é requisitado se elas estão próximas ou dentro da zona de lesão.

TÉCNICA OPERATÓRIA

O tratamento de uma lesão fechada do tendão terminal deve ser conservador. Um *splint* ou tala mantém a extensão da falange distal (Figura 78-2). A falange é mantida em uma

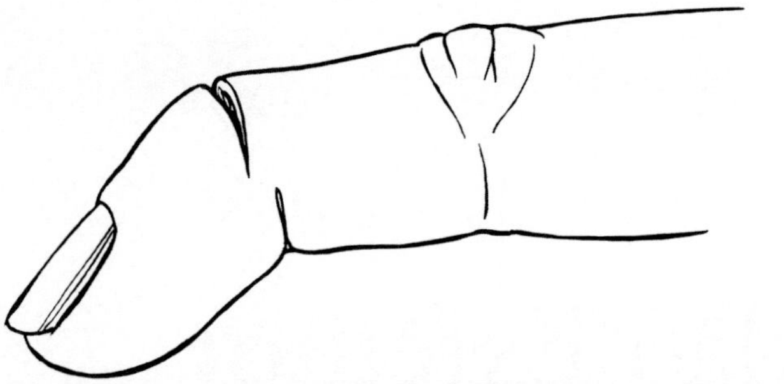

Figura 78-1. Deformidade em martelo do dedo. O déficit na extensão é secundário à ruptura do tendão profundo.

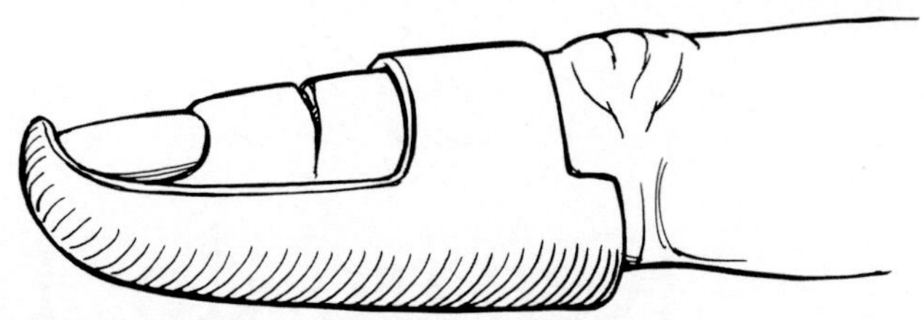

Figura 78-2. *Splint* tipo *stack*. A falange distal é mantida em uma hiperextensão neutra e leve. A articulação interfalangiana proximal permanece amplamente móvel.

hiperextensão leve ou neutra por seis semanas, quando o aparelho passa a ser utilizado somente à noite ou em situações de proteção. Uma terapia com uma variação de movimentos ativos leves pode ser iniciada. A partir da oitava semana, iniciam-se os exercícios com movimentos passivos e movimentos com bloqueio. Ocasionalmente, um déficit na extensão ainda é presente após seis semanas de utilização do *splint*. Este deve então permanecer no lugar por mais duas a quatro semanas, antes da terapia começar.

O tratamento de avulsões com fraturas e fragmento ósseo no tendão terminal depende da estabilidade da articulação interfalangiana e do tamanho do fragmento. O fragmento ósseo geralmente se alinha anatomicamente mantendo-se a falange distal em uma hiperextensão neutra ou leve. Um fio metálico K-wire passado da falange distal através da articulação IFD até a falange média pode manter a posição adequada. Um *splint* é utilizado também por seis semanas. O fio K-wire é removido, e a terapia então começa como foi descrita acima. Fragmentos ósseos maiores que envolvem mais de 30% da superfície articular podem ser instáveis e não apresentar redução anatômica, se for utilizada uma técnica fechada. A subluxação volar instável da falange distal com fratura necessita de uma redução aberta. É feita uma incisão curvilínea dorsalmente sobre a articulação IFD. Os retalhos são dissecados até o paratendão e mantidos sob tensão com uma sutura de náilon 4-0 para se visualizar o local da fratura. Desta forma, a redução anatômica é alcançada. Um fio de aço (ou náilon 3-0) é passado através do tendão terminal, do fragmento ósseo e da falange distal até a superfície palmar do dedo (Figura 78-3). O fio ou a sutura são atados em um botão (Figura 78-4). Uma outra alternativa de fixação do fragmento consta na utilização de um parafuso de atraso do fragmento até a falange distal. Um único fio longitudinal K-wire é introduzido da falange distal através da articulação IFD e dentro da falange medial. Os ferimentos são fechados com suturas de náilon 5-0, onde é aplicado antibiótico. O *splint* é adaptado e usado por seis semanas. O botão e os fios que passaram pelo dedo são removidos em quatro semanas. A terapia começa da mesma maneira como descrita acima, depois que o fio de aço foi removido dentro de seis semanas. O acompanhamento por meio de raios X confirma a integridade apropriada da superfície articular da falange distal.

As lesões abertas devem ser abordadas imediatamente. Sob anestesia local, prepara-se a mão com uma solução anti-séptica apropriada e a mão é coberta para facilitar a manipulação do dedo. O ferimento é estendido nos sentidos distal e proximal. Isto é alcançado por meio de uma incisão proximal de uma das margens do ferimento e distalmente a partir da outra margem. Os retalhos de pele são mantidos sob tração com suturas de náilon 4-0. Os retalhos são elevados na altura do paratendão. Deve-se tomar muito cuidado

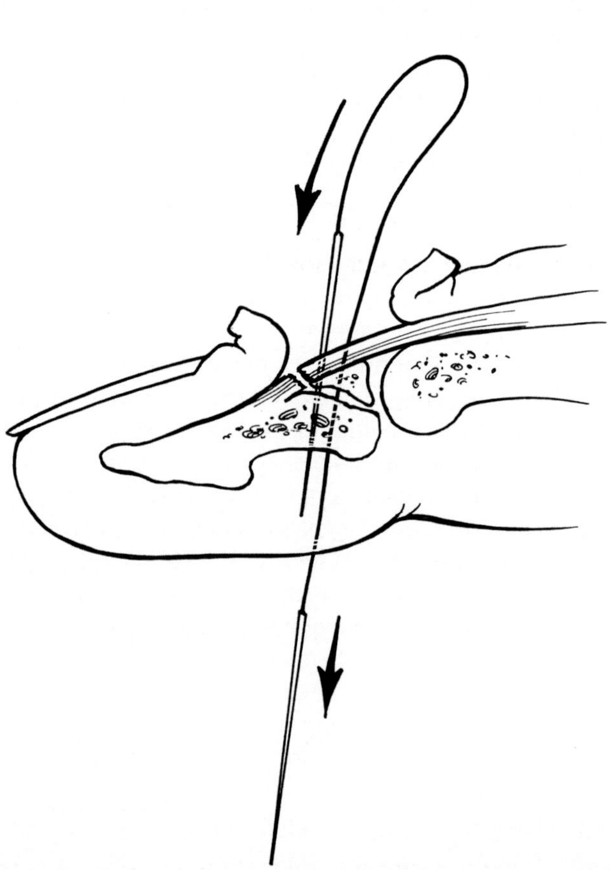

Figura 78-3. Os fios de aço são passados através do tendão terminal e do fragmento ósseo dorsal até a superfície volar do dedo.

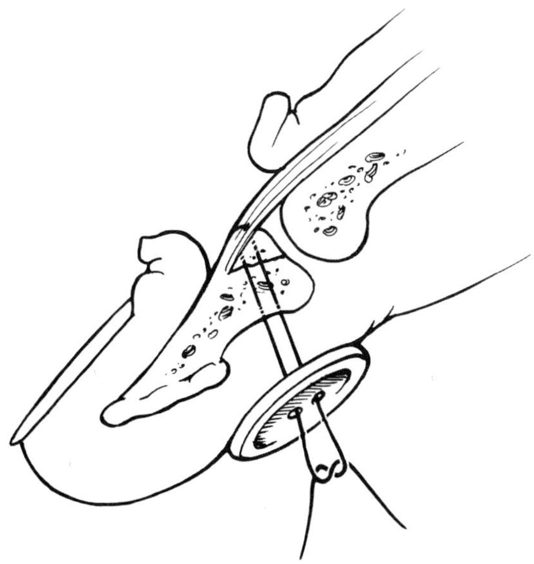

Figura 78-4. O tendão terminal e o fragmento ósseo dorsal são mantidos em posição anatômica passando o fio através de um botão.

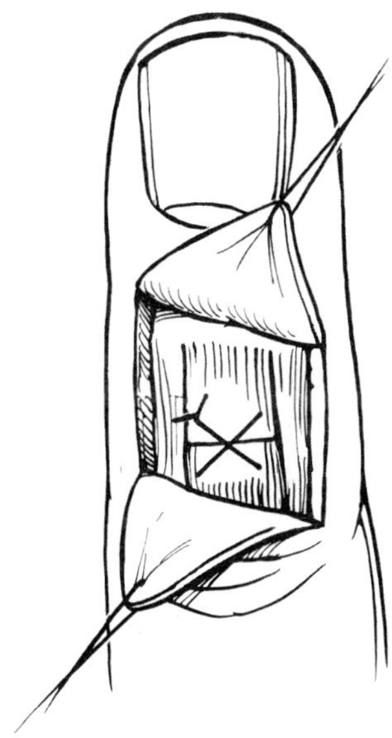

Figura 78-5. Tendão terminal exposto e reparo com sutura de náilon 4-0 em forma de oito.

para não causar nenhuma lesão à matriz da unha, a qual é imediatamente distal à inserção do tendão terminal. A articulação é lavada exaustivamente, com solução salina. O tendão é então reparado com suturas de náilon 4-0 em forma de oito (Figura 78-5). Podem ser ainda necessárias duas suturas para a coaptação apropriada. As margens do tendão não devem ser suturadas. A pele é então novamente posicionada sobre o tendão e fechada com uma sutura de náilon 5-0. A articulação IFD é imobilizada em extensão, enquanto a articulação IFP é mantida móvel.

CUIDADOS PÓS-OPERATÓRIOS

Depois de seis semanas pós-operatórias, o *splint* é usado somente à noite ou no caso de situações que requerem proteção. A continuação da imobilização por outras duas a quatro semanas só é determinada se houver algum déficit na extensão. Caso contrário, é iniciada fisioterapia com variações de movimentos ativos leves da articulação IFD. A variação de movimentos passivos e de exercícios com bloqueio é iniciada em oito semanas. É importante avaliar continuamente o *splint* para manter a postura correta do dedo.

ZONAS III E IV: AVALIAÇÃO DO DEFEITO

As lesões do extensor nas zonas III também podem ser fechadas ou abertas. A inserção da banda central pode ser avulsionada com ou sem fragmento ósseo da superfície proximal da falange medial. Estas lesões fechadas podem ser associadas a uma subluxação volar ou ao deslocamento da falange medial. As avulsões da banda central são geralmente difíceis de avaliar amplamente durante um exame inicial, mas devem, porém, ser suspeitadas no caso de lesões de hiperflexão na articulação IFP, ou no caso daqueles pacientes que sofrem um inchaço pós-traumático dessa mesma articulação. Pode haver, ou não, um déficit na extensão da articulação IFP, já que em uma situação aguda, as bandas laterais ainda funcionam estendendo a articulação IFP. O aumento na tensão nas bandas laterais puxa a falange distal da mesma forma para que esta realize uma extensão. Um sinal de que a banda central não está funcionando apropriadamente pode ser obtido segurando a articulação IFP em extensão total, e observando a flexão passiva da falange distal. O dedo com a banda central rompida demonstra um aumento na resistência à flexão da articulação IFD por causa do aumento relativo na tensão das bandas laterais que puxam o tendão terminal, e conseqüentemente levam a falange distal, para uma extensão. Da mesma forma, um atraso na extensão (de 15 a 20 graus) pode ser notado se a articulação metacarpofalangeal (MCF) e o punho estão flexionados enquanto se tenta estender a articulação IFP.

A perda da banda central cria um desbalanço anatômico e fisiológico nas forças do flexor e do extensor que agem sobre o dedo. O ligamento triangular diminui e as bandas laterais deslocam-se então, em direção palmar. O ligamento retinacular transverso encurta, da mesma forma que as bandas laterais e o ligamento de Landsmeer (ligamento retinacular oblíquo). Estes ligamentos agora puxam volarmente em direção ao eixo do *pivot* da articulação IFP. Este fato, juntamente com a tração do tendão do músculo flexor superficial dos dedos, age puxando a articulação IFP para uma flexão, enquanto a IFD é forçada a realizar uma extensão. Se isto for deixado sem tratamento, esta deformidade em botoeira pode-se tornar irredutível conforme a placa volar se contrai e ocorrem alterações ósseas articulares. É portanto, importante, reconhecer as lesões centrais e a significância do reparo da banda central.

INDICAÇÕES E CONTRA-INDICAÇÕES

Os ferimentos contaminados severamente, tais como mordidas humanas, requerem uma irrigação abundante destes cortes. O fechamento subseqüente é retardado, ou é permitido que ele cicatrize por segunda intenção. Uma infecção grande necessita de uma resolução completa antes que os tendões possam ser reparados. Os ferimentos são irrigados novamente com solução salina e o fechamento tardio da pele é realizado com suturas de náilon 5-0. Alternativamente, permite-se que os ferimentos cicatrizem por segunda intenção, sendo que os tendões são reparados quatro a seis semanas depois.

TÉCNICA OPERATÓRIA

As lesões fechadas podem ser geralmente tratadas mantendo a articulação IFP em *splints*, em extensão, durante seis semanas. As articulações IFD e MCF podem ser mantidas móveis.

As lesões abertas do sistema extensor nas zonas III e IV devem seguir a mesma avaliação descrita acima. O reparo do tendão nestas zonas pode geralmente ser realizado em um setor de emergência equipado adequadamente sob anestesia local (bloqueio de anel). Os ferimentos contaminados seriamente ou fraturas complexas associadas devem ser tratadas no centro cirúrgico sob anestesia regional ou geral. No caso da lesão isolada do tendão, entretanto, o bloqueio de anel é instilado na base do dedo e a mão é preparada com uma solução anti-séptica e coberta para facilitar a manipulação da mão e do dedo. Todo o tecido não-viável é debridado, e o ferimento é irrigado profusamente com solução salina. Se a articulação IFP também foi lesada, é necessária uma irrigação abundante com fluidos para limpá-la. O tendão é reparado com suturas ocultas de náilon 4-0 em forma de oito. A lesão da banda lateral associada deve ser reparada dessa mesma forma. Os tendões estão um tanto finos e relativamente frágeis nesta altura, e, por esta razão, é necessária a aquisição das suturas adequadas para manter o reparo. Entretanto, deve-se tomar cuidado para não sobrepor as margens do tendão. Um mínimo de 2 mm de superposição do extensor ou de perda pode levar a uma grave diminuição na flexão de IFP. A pele é fechada com suturas de náilon 5-0 e coloca-se um *splint* no dedo, em extensão. Novamente, se as bandas laterais não estão envolvidas, somente a articulação IFP deve ser mantida em extensão. Se as bandas laterais estão envolvidas, as articulações IFP, IFD e MCF devem ser incluídas no aparelho. IFD e IFP são colocadas no aparelho em extensão total, e MCF em 45 graus de flexão.

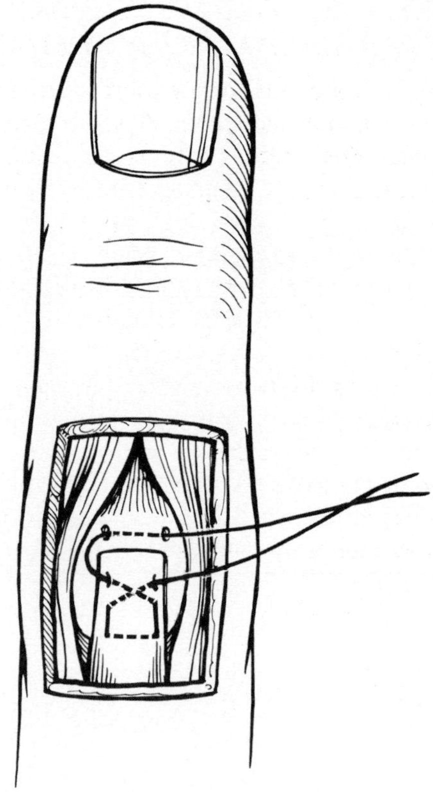

Figura 78-6. É criado um túnel transverso na superfície dorsal da base da falange média. É passada uma sutura horizontal (náilon 4-0) através da banda central e do osso. O ajuste da sutura reaproxima a banda central do tendão.

As avulsões da banda central podem não ter corpo tendinoso suficiente distalmente para serem suturadas ao segmento proximal. Nestes casos, um orifício transverso é perfurado no dorso da superfície proximal da falange média. Passa-se uma sutura através do orifício, e a banda central é avançada para o osso (Figura 78-6).

CUIDADOS PÓS-OPERATÓRIOS

As lacerações isoladas da banda central requerem a colocação da IFP em *splints* em extensão total por cinco a seis semanas. Já as articulações IFD e MCF podem ser mantidas móveis. Se as bandas laterais estiverem também laceradas, a IFD deve ser incluída no aparelho. Em seis semanas, o aparelho é mantido somente durante a noite, e inicia-se fisioterapia de variação de movimentos ativos. A flexão passiva e os exercícios com bloqueio começam na sétima ou oitava semana nas articulações IFP e IFD. Depois de oito semanas, são promovidos os exercícios de extensão contra-resistência.

LACERAÇÕES DO TENDÃO EXTENSOR NAS ZONAS V E VI: AVALIAÇÃO DO DEFEITO

As lacerações no tendão extensor sobre a articulação MCF (zona V) ou no dorso da mão (zona VI) são lesões comuns. A descontinuidade dos tendões extensores nestas zonas geralmente acontece no caso de uma laceração direta, embora nesta região já tenha sido descrita a ruptura de tendões. O paciente geralmente apresenta um ferimento aberto no dorso da mão, geralmente sobre o próprio tendão extensor. Existe uma incapacidade para se estender ativamente a falange proximal. A presença de uma junção tendínea intacta distalmente à laceração pode permitir que o paciente faça a extensão ativa da falange proximal. No entanto, mantendo-se todas as articulações do MCF em flexão, pode-se minimizar a ação das junções tendinosas e confirmar as lacerações definitivas do extensor. As lacerações dos tendões na zona V são geralmente concomitantes com uma laceração da cápsula articular. É fundamental que a articulação MCF seja irrigada, porém o reparo da cápsula é considerado, de certa forma, opcional. As lacerações parciais do tendão do extensor nestas zonas são verificadas quando se apresenta um aumento na dor durante uma extensão contra-resistência.

TÉCNICA OPERATÓRIA

As lacerações parciais ou totais requerem uma exploração e irrigação do ferimento. Isto é realizado em um setor de emergência bem equipado, utilizando técnicas apropriadamente esterilizadas. Alternativamente, o reparo pode ser realizado na sala de cirurgias, especialmente no caso de envolvimento de múltiplos tendões.

Os ferimentos são irrigados e os tecidos desvitalizados são debridados. As lacerações são alongadas de maneira curvilínea, ambas proximal e distalmente, e a pele é rebatida, utilizando suturas de náilon 4-0. Geralmente é necessária uma extensão mínima, das lacerações, ja que a retração dos tendões nesta área é pequena. As lacerações parciais são suturadas com náilon 4-0 em forma de oito. O epitendão local é dissecado antes das suturas para permitir uma coaptação apropriada das extremidades do tendão. Os nós são ocultados para prevenir a formação de granulomas de corpo estranho. Os tendões são pinçados com um fórceps de Bishop-Harmon em suas margens lesadas. Deve-se tomar muito cuidado para não traumatizar o tendão extensor com o pinçamento sobre áreas não-lesadas, já que isto pode levar à formação de aderências. Da mesma forma, deve-se cuidar para não danificar as extremidades do tendão. É utilizada uma sutura de náilon 4-0 em forma de oito para coaptar as extremidades.

CUIDADOS PÓS-OPERATÓRIOS

Nas quatro primeiras semanas após a cirurgia, a articulação MCF fica imobilizada com 10 a 20 graus de flexão e a articulação IFP imobilizada em extensão total. O punho é mantido em aproximadamente 20 a 30 graus de extensão. Na quarta semana, retira-se o uso diário da tala e passa a ser permitido realizar flexão e extensão ativas com todas as articulações. No entanto, continua-se a usar a tala durante a noite, e também é permitida uma extensão passiva. Na sexta semana, pode-se realizar uma flexão passiva, seguida na oitava semana por exercícios de extensão contra-resistência.

Um meio mais recente e alternativo de reabilitação pós-operatória envolve um *splint* dinâmico. Este é estimado por alguns como sendo mais importante no caso de lesões complexas associadas a fraturas e perda de tecidos moles que necessitou de cobertura secundária. Esta forma de reabilitação, entretanto, pode também ser aplicada a lacerações mais simples do tendão extensor nestas zonas. O *splint* dinâmico deve incluir todos os dedos afetados no aparato *outrigger*, da mesma forma que os dedos adjacentes, para não permitir que a articulação adjacente os puxe (Figura 78-7). Um aparelho dinâmico ortoplástico de extensão é geralmente aplicado dentro de três a cinco dias. O aparelho é confeccionado para permitir 30 graus de flexão ativa na articulação MCF pelas primeiras duas semanas e 45 graus de flexão ativa, nas duas semanas seguintes. A extensão é alcançada passivamente com faixas elásticas. O punho é colocado em 10 a 20 graus de extensão. Alguns milímetros de excursão do tendão extensor ocorre no dorso da mão com este protocolo, ajudando a diminuir a formação de aderências e promovendo a cicatrização. Encoraja-se o paciente a realizar exercícios 10 vezes ao dia, com 25 repetições por série. Após quatro semanas é instituído um regime de exercícios de reabilitação semelhante ao utilizado com o aparelho estático.

LACERAÇÕES DO EXTENSOR NAS ZONAS VII E VIII: AVALIAÇÃO DO DEFEITO

As lacerações no tendão extensor nas zonas VII e VIII também são comuns. A grande proximidade com os compartimentos dorsais faz das lesões múltiplas dos tendões acontecimentos comuns, da mesma forma que lesões a outras estruturas, como o nervo radial superficial, a ramificação dorsal cutânea do nervo ulnar e os nervos antebraquiais. Os achados clínicos das lacerações do extensor são semelhantes aos das zonas V e VI, já que ocorre uma incapacidade de estender as articulações MCF dos dedos envolvidos ou da articulação interfalangiana do polegar, se o tendão do extensor longo do polegar (ELP) estiver lacerado. A laceração do primeiro compartimento dorsal (tendões do abdutor longo do polegar e do extensor curto do polegar) resulta em uma fraqueza na extensão do polegar, na articulação MCF e na abdução do polegar, no metacarpo. Da mesma forma, a laceração do ELP também enfraquece a abdução do primeiro metacarpo. Se a integridade do segundo compartimento dorsal estiver violada (por exemplo, se o extensor radial longo do punho (ELRP) e o extensor radial curto do punho

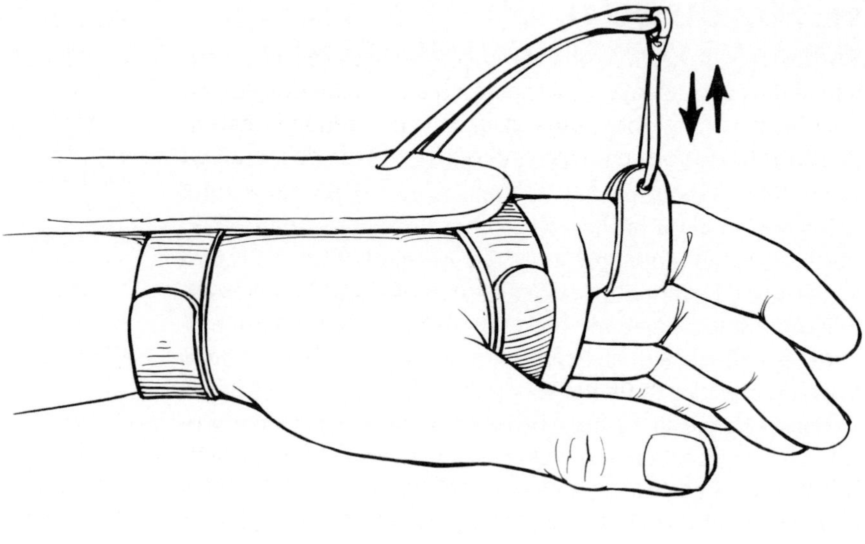

Figura 78-7. Aparelho dinâmico para garantir o imediato movimento passivo dos dedos.

(ECRP) estiverem lesados), acontece um enfraquecimento da extensão do punho. O dedo indicador possui dois extensores longos que auxiliam na extensão da articulação MCF (extensor próprio do indicador e extensor comum dos dedos). A transecção destes tendões é comum na zona VII. O tendão do extensor próprio do indicador (EPI) é volar e levemente ulnar ao tendão do extensor comum dos dedos (ECD) nesta área. Se somente um tendão estiver seccionado, o paciente ainda será capaz de realizar uma extensão da articulação MCF, embora exista um déficit de aproximadamente 10 a 15 graus na extensão. A extensão do dedo mínimo também é controlada por dois tendões extensores, o extensor do dedo mínimo (EDM) e pelo ECD. Se este primeiro estiver transeccionado, ainda assim a articulação MCF poderá ser estendida pelo tendão do ECD, embora também ocorra um déficit de aproximadamente 10 a 15 graus. Fraqueza na extensão e desvio radial podem ser resultado de uma lesão no tendão extensor ulnar do punho no sexto compartimento dorsal. Deve ser realizado um exame detalhado no setor de emergências para delimitar a extensão total das lacerações aos extensores nas zonas VII e VIII.

TÉCNICA OPERATÓRIA

Os princípios de reparo do tendão são semelhantes àqueles realizados nas outras zonas, com debridamento dos tecidos não-viáveis e irrigação dos ferimentos. Estes reparos devem ser realizados no centro cirúrgico. Infla-se um torniquete na parte superior do braço. O ferimento é irrigado profundamente e alongado proximal e distalmente em forma de ziguezague ou curvilínea, se necessário, para visualizar toda a extensão da lesão. Deve-se tomar muito cuidado para evitar uma lesão aos nervos superficiais ou à artéria radial. Se necessário, e para se alcançar um acesso melhor, o retináculo do extensor pode ser elevado tanto radial quanto ulnarmente, ou mesmo dividido na forma de ziguezague, para que as margens possam ser reposicionadas (na forma de Z-plastia modificada) após o reparo. Os tendões lesados são identificados, alinhados apropriadamente e as margens dos tendões são debridadas de filamentos danificados. Deve-se ter cuidado para não remover mais de 1 cm do total do tendão, já que isto irá interferir na capacidade de extensão e flexão do dedo. O fórceps de Bishop-Harmon é utilizado para pinçar, de uma forma que não produza traumas, a extremidade lesada do tendão. É realizada uma sutura em forma de oito nas extremidades proximal e distal do tendão. Podem ser usadas duas séries de suturas para manter apropriadamente a integridade da coaptação, os fios de náilon 4-0 serão suficientes para este propósito. O retináculo é reposicionado sobre os tendões reparados, e suturado no seu local com fios não-absorvíveis. Na zona VIII, pode ser difícil encontrar as extremidades do tendão proximal, por causa de sua retração para dentro do corpo muscular. Adicionalmente, a laceração pode estar localizada na junção musculotendinosa, onde pode ser bem mais difícil suturar. É realizada uma sutura com náilon 4-0 em forma de oito. Os ferimentos são profundamente irrigados com solução salina. Qualquer lesão concomitante nos nervos ou vasos pode ser reparada neste momento. Os ferimentos são fechados com suturas de náilon 5-0. São aplicados nos ferimentos curativos com gaze não-aderente e Bacitracina, seguidos por um outro curativo frouxo.

CUIDADOS PÓS-OPERATÓRIOS

O punho é colocado em uma tala com aproximadamente 15 a 20 graus de extensão, enquanto a articulação (MCF) é mantida em 20 graus de flexão com as articulações interfalangianas livres. O paciente mantém este aparelho por aproximadamente quatro semanas, quando será eliminada a utilização da tala durante o dia. Continua-se porém a utilização à noite por mais duas semanas. A flexão e extensão ativa podem se reiniciar em quatro semanas. A fisioterapia com movimentos passivos variáveis é iniciada em seis semanas, e a extensão contra-resistência em oito semanas.

PRECAUÇÕES

É necessário um grande nível de suspeita para a lesão do tendão após qualquer laceração no dorso da mão ou dos dedos. O cirurgião deve obter uma visualização adequada estendendo as lacerações para que cada extremidade dos tendões possa ser cuidadosamente examinada. É necessária uma atenção total para os detalhes, para que o alinhamento anatômico dos mecanismos de extensão sejam alcançados. As suturas em forma de oito com nós ocultos proporcionam uma excelente coaptação e força. Deve ser mantida uma relação próxima com o fisioterapeuta da mão para início e seguimento através de métodos restritos de reabilitação. As modificações nas talas podem ser necessárias, dependendo do estado funcional do paciente, motivação e submissão ao tratamento. Lesões adicionais ao tendão podem ser evitadas pinçando-se somente as extremidades laceradas dos tendões. Uma boa relação com o paciente é útil para melhorar os resultados.

Leituras Selecionadas

Schneider LH. Extensor tendon injuries. *Hand Clin* 1995;11:3.

Doyle JR. Extensor tendons and acute injuries. In: Green DP, ed. *Green's Operative Hand Surgery.* 4th ed. Philadelphia: Churchill Livingstone, 1999:1950-1987.

Chang P. Extensor tendon repairs in zones 1-2. In: Blair WF, Steyers CM, eds. *Techniques in Hand Surgery.* Philadelphia: Lippincott, 1996:91-95.

Anderson DJ. Extensor tendon repairs in zones 3-4. In: Blair WE, Steyers CM, eds. *Techniques in Hand Surgery,* Philadelphia: Lippincott, 1996:96-103.

Newport ML. Extensor tendon repair in zones 5-6. In: Blair WE, Steyers CM, eds. *Techniques in Hand Surgery.* Philadelphia: Lippincott, 1996:104-111.

Evans RB. An update on extensor tendon management. In: Hunter JM, Mackin EJ, Callahan AD, eds. *Rehabilitation of the Hand: Surgery and Therapy.* St. Louis: Mosby-Year Book, 1995:565-608.

Aulicino PL. Acute injuries of the extensor tendons proximal to the metacarpophalangeal joints. *Hand Clin* 1995;11:403-410.

Capítulo 79

Reparo do Tendão do Flexor

Michael W. Neumeister ◆ Richard E. Brown

A interrupção e o reparo subseqüente nos tendões dos flexores representam um desafio formidável para o cirurgião de mãos. Num esforço para recuperar o movimento dos tendões envolvidos, o resultado definitivo depende de um certo número de variáveis, incluindo o nível de lesão, os seus mecanismos e os traumas associados à pele, às articulações, aos feixes neurovasculares e ao osso. O resultado final, entretanto, é diretamente proporcional à cicatrização, fibrose, aderências e formação de espaços que limitam o retorno da função normal do tendão e o movimento final dos dedos.

LESÕES DA ZONA I: AVALIAÇÃO DO DEFEITO

A avaliação inicial da lesão deve incluir um histórico adequado. A conscientização do mecanismo causador da lesão permite que o cirurgião reconheça as lesões dos tecidos locais, incluindo pele, osso, nervos e vasos sangüíneos. Lesões da zona I incluem avulsões e lacerações. As lesões de avulsão no tendão do flexor profundo dos dedos (FPD) tipicamente resultam de uma extensão forçada durante uma flexão ativa dos dedos (por exemplo, lesão de ponto de futebol), que afeta com mais freqüência o dedo anular. A lesão ao tendão do FPD nesta zona resulta na perda de flexão da falange distal. O vínculo intacto do tendão distal do FPD pode prevenir a retração e manter este tendão próximo de seu comprimento próprio. Uma retração proximal tardia pode afetar o movimento na articulação interfalangiana proximal (IFP). O tendão do FPD pode ser localizado na, ou próximo à, articulação IFP, restringindo o movimento por causa do excesso de volume dentro do canal fibroósseo nesta altura. Este excesso de volume pode ser causado por um fragmento de osso, ou ser secundário a um edema. Se o tendão se retrair ainda mais proximalmente para dentro da palma, deve estar presente alguma massa palmar. O tendão do flexor superficial dos dedos (FSD) permite a flexão normal da falange na articulação IFP, ocorrendo somente a perda da flexão da falange distal.

A ação independente do FPD deve ser avaliada. O paciente não consegue flexionar ativamente a falange distal quando mantém o dedo em extensão na articulação IFP se o tendão do FPD estiver lesado neste nível. Adicionalmente, a flexão natural em cascata é perdida naquele dedo em questão, por causa da ação não-oponente do tendão terminal do extensor que puxa a falange distal para uma extensão (Figura 79-1). Perde-se a flexão na articulação interfalangiana distal (IFD), enquanto se testa o efeito de tenodese quando o punho está em extensão (causando uma flexão composta do dedo). O suprimento neurovascular da parte distal do dedo deve ser avaliado neste momento.

TÉCNICA OPERATÓRIA

Os ferimentos são limpos profundamente no setor de emergências; no entanto, os reparos definitivos são realizados na sala de cirurgia. O paciente deve receber um antibiótico profilático (por exemplo, cefazolina) antes da operação. Deve-se verificar o estado do paciente quanto ao tétano enquanto ele está no setor de emergência. Sob anestesia local ou regional (bloqueio de Bier ou axilar), o paciente é preparado com solução de povidine e envolvido da maneira apropriada. Os ferimentos são expostos tanto proximal quanto distalmente com a incisão de Bruner (em forma de Z com os ápices de cada retalho voltados para a margem palmar de cada vinco da pele) (Figura 79-2). Deve-se tomar cuidado para não lesar os feixes neurovasculares e as pontas dos retalhos de Bruner.

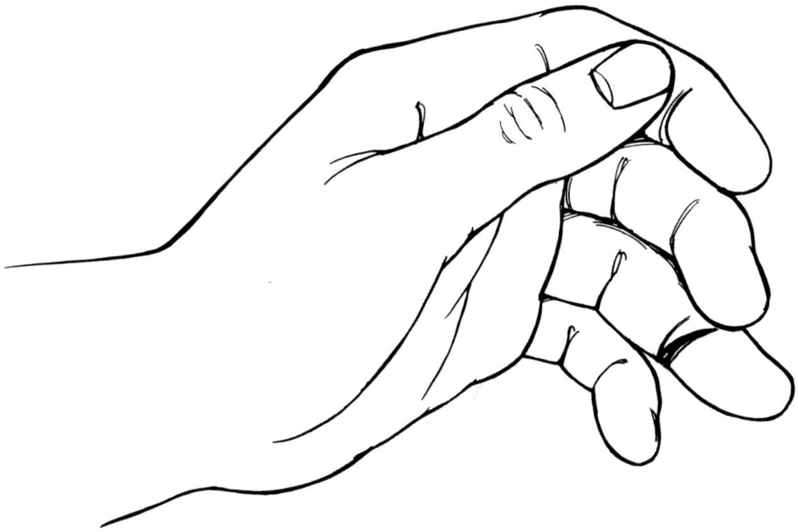

Figura 79-1. O dedo anular perdeu sua postura normal em cascata com relação aos outros dedos. A falange distal permanece estendida por causa da ação sem oposição do tendão terminal.

O tecido subcutâneo é liberado da bainha do flexor adjacente e a quantidade de tendão distal é verificada. Se 1 cm de tendão estiver disponível, pode-se realizar um reparo primário com suturas. Os tendões do FPD mantidos pela víncula intacta podem ser facilmente salvos através da bainha do flexor com uma pinça mosquito ou hemostática. Conforme o tendão é trazido distalmente para fora, uma agulha de Bunnell ou uma agulha 25 é utilizada proximalmente através da pele e dos tendões do flexor, para manter o tendão FPD fora do comprimento. Os tendões são manuseados com cuidado nas margens lesadas com uma pinça de Bishop-Harmon (Figura 79-3). Antes do reparo, as margens danificadas devem ser debridadas. É usado um fio de náilon ou polietileno 6-0 para suturar a superfície posterior das extremidades coaptadas do tendão, aproximando somente o epitendão. É usada uma sutura interna de náilon ou polietileno 4-0 com a técnica modificada de Kessler: uma única sutura é passada através de uma das extremidades laceradas, estendendo-se na margem lateral palmar, passada horizontalmente através do tendão para o outro lado, e então é repassada através da margem cortada do tendão para continuar passando da mesma maneira na extremidade proximal do tendão. A sutura é atada para manter o nó oculto dentro do reparo. O tendão não deve ser unido quando a sutura for feita (Figura 79-4), então a sutura 6-0 do epitendão pode ser continuada ao redor da superfície anterior do tendão. É removida a agulha de Bunnell. A polia A4 é reparada com a sutura 6-0 se ela foi lacerada ou incisada para facilitar o reparo do tendão. Os ferimentos são limpos profundamente com solução salina. Qualquer lesão neurovascular pode ser reparada neste momento, com auxílio do microscópio e a pele é então fechada definitivamente com uma sutura de náilon 5-0. Um curativo não-aderente e Bacitracina são aplicados, e a mão é colocada em um aparelho com bloqueio dorsal. O punho também é imobilizado em 10 a 20 graus de flexão, a articulação metacarpofalangiana (MCP) em 60 a 70 graus de flexão, e as articulações interfalangianas são estendidas. Se o reparo não passou pela polia A4, o movimento pode na verdade ser melhorado, dividindo-se e aumentando o comprimento desta polia, embora possa ocorrer algum arqueamento. Alternativamente, um dos deslizamentos do FSD pode ser deslocado distalmente para aumentar ou reconstruir a polia A4.

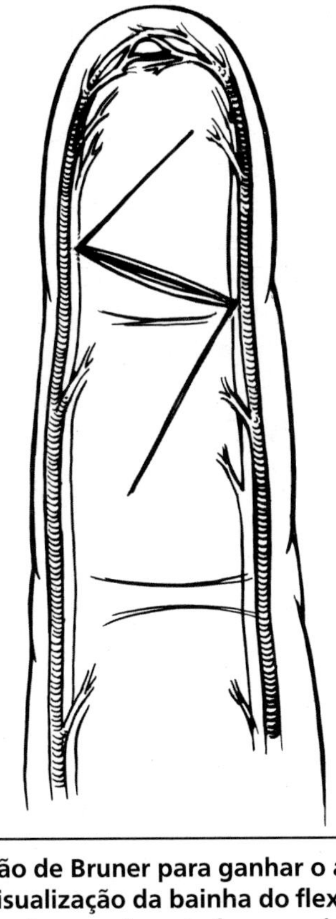

Figura 79-2. Incisão de Bruner para ganhar o acesso apropriado e a visualização da bainha do flexor. Os feixes neurovasculares localizam-se de certa forma na face palmar e são situados próximos aos ápices dos retalhos de Bruner. Nos dedos, o nervo fica medial com relação à artéria.

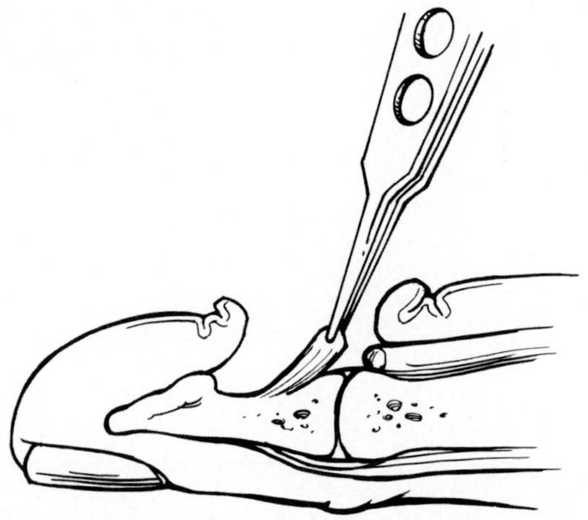

Figura 79-3. Manuseio cuidadoso do tendão do flexor previne uma lesão posterior ao epitendão. As margens lesadas são manuseadas com pinças delicadas.

O tendão do FPD pode posteriormente se retrair na direção da palma. Geralmente depois são necessárias incisões de Bruner na superfície palmar do dedo, para visualizar o tendão proximal. Pode ser necessário, também, incisar uma parte da polia para permitir que o tendão fique centralizado dentro do canal fibroósseo e seja tracionado até o ferimento distal. Geralmente, pode ser usado um tubo de alimentação pediátrico para este propósito. Ela é passada do sentido distal para o proximal (Figura 79-5A). O tendão é suturado à extremidade proximal da tuba e puxado através

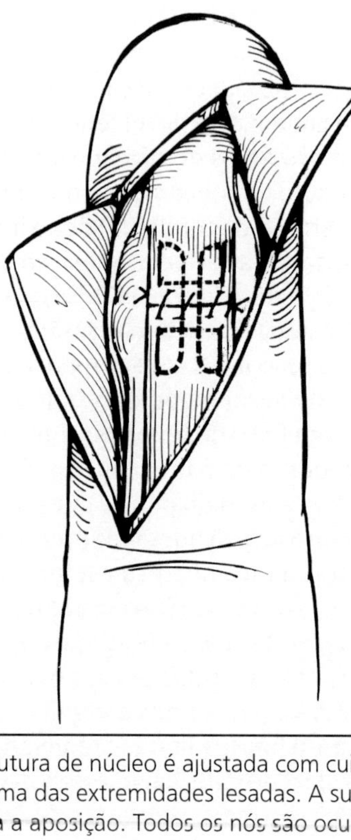

Figura 79-4. A sutura de núcleo é ajustada com cuidado para prevenir um edema das extremidades lesadas. A sutura do epitendão realiza a aposição. Todos os nós são ocultados dentro do local do reparo.

do canal fibroósseo (Figura 79-5B). O reparo é realizado então como foi descrito anteriormente.

Ocasionalmente, o FPD é lacerado na, ou bem próximo à, sua inserção, necessitando de métodos diferentes para coaptar as extremidades do tendão. Um retalho periosteal tendinoso é elevado na falange distal por uma distância de aproximadamente 5 a 6 mm. O córtex do osso é raspado com uma rugina (Figura 79-6). O tendão é recoberto como é descrito acima e mantido no seu comprimento com uma agulha de Bunnell. A sutura (trançada com polietileno ou com fio metálico 4-0) é colocada na extremidade do tendão proximal da maneira de Bunnell (cruzada). São perfurados dois buracos através da falange distal da superfície palmar até o dorso do dedo. A sutura é passada através destes buracos e atada sobre um botão cirúrgico na parte distal do dorso do dedo ou através do leito ungueal. Conforme a sutura é puxada ajustadamente, o tendão do FPD deve ser puxado abaixo do retalho do tendão periosteal e para dentro de um espaço feito por meio de uma raspagem no córtex falangeal. Os ferimentos são irrigados e fechados da mesma forma descrita acima. Deixa-se o botão no local por aproximadamente quatro a seis semanas. O paciente segue o mesmo protocolo de reabilitação descrito na próxima parte.

As avulsões fechadas do tendão FPD seguem os mesmos princípios cirúrgicos exceto nos casos em que uma fratura com fragmento separou a falange distal do tendão do FPD. Se o fragmento é bastante grande, o tendão pode ser trazido no seu comprimento total como descrito acima e a fratura reduzida é mantida em redução com um pequeno parafuso, de 0,028 polegada, alfinetes ou um fio metálico interósseo. Os fragmentes menores devem ser debridados e o tendão FPD é reinserido à falange distal com uma sutura, como foi descrito anteriormente.

LESÕES DA ZONA II

A meta no reparo de tendões na zona II é conseguir que o tendão deslize dentro do canal fibroósseo. Isto requer não só a diminuição da formação de adesões, mas também a preservação das polias dos tendões. Os tendões flexores lesados na zona II devem ser reparados primariamente. É aceitável, no entanto, realizar um reparo primário tardio sem a necessidade de enxerto de tendões. Este atraso no reparo deve ser realizado dentro dos primeiros 7 a 14 dias para alcançar ótimos resultados.

AVALIAÇÃO DO DEFEITO

Um histórico apropriado e um exame físico realizados no setor de emergências geralmente podem identificar a extensão da lesão. A identificação da posição dos dedos no momento da lesão irá ajudar o cirurgião a prever a localização das extremidades distais e proximais dos tendões lesados. Se os dedos estavam em posição flexionada no momento da lesão (por exemplo, se o paciente estava segurando uma faca) a extremidade distal do tendão está possivelmente

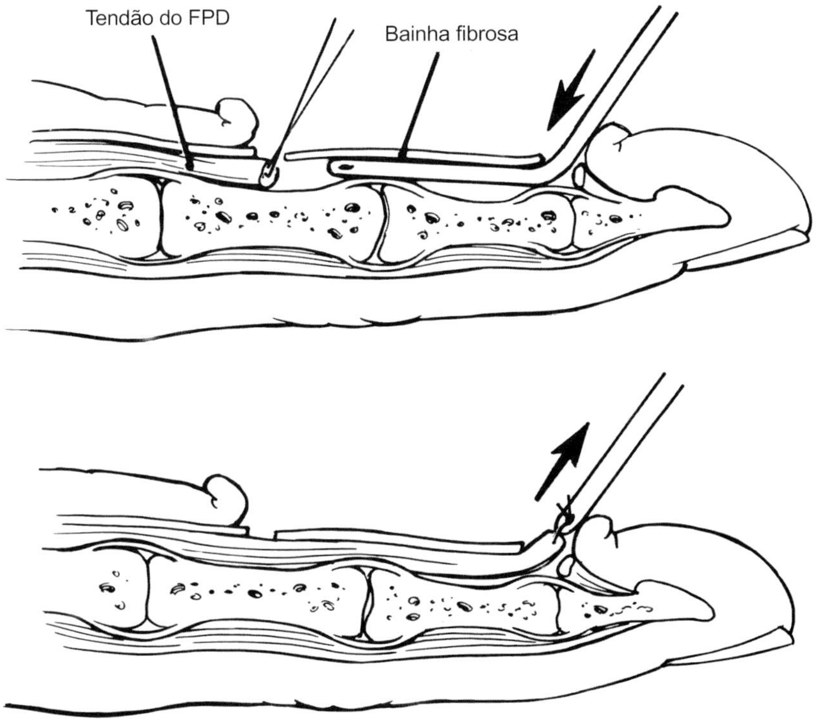

Figura 79-5. É introduzido um tubo de alimentação pediátrico dentro do canal fibroósseo na extremidade distal. O tendão profundo é suturado ao tubo, e puxado para fora distalmente, puxando o tendão junto com ele. As extremidades lesadas do tendão profundo podem agora ser coaptadas.

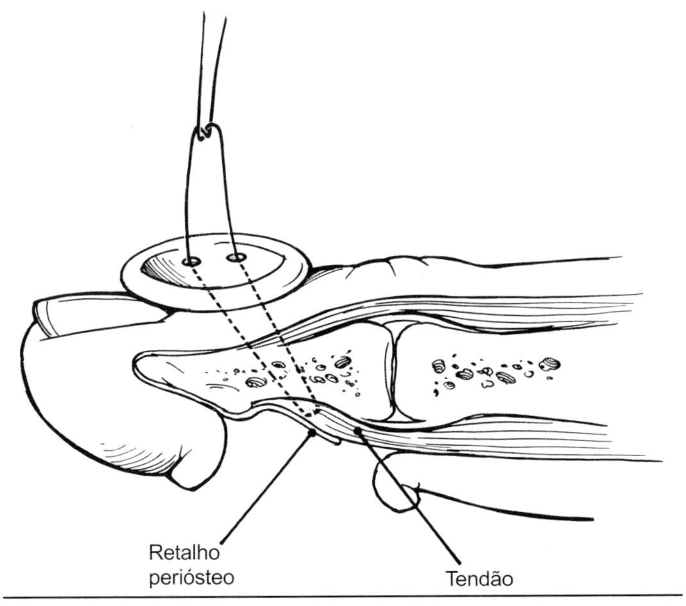

Figura 79-6. O retalho remanescente do periósteo tendinoso é elevado distalmente. O córtex é raspado com uma rugina, para permitir a fixação apropriada do tendão profundo. São atados fios de aço puxados através de um botão localizado dorsalmente depois que o tendão estiver perfeitamente fixado.

bem mais distal no dedo, com relação às lacerações da pele. Se os dedos estavam em posição estendida, os tendões provavelmente estão próximos do nível de laceração da pele. A cascata normal dos dedos em repouso é perdida no dedo afetado com a laceração do tendão. O dedo irá manter-se em extensão por causa da ação sem oposição dos extensores extrínsecos e intrínsecos (Figura 79-7). Se somente o tendão do FPD estiver lacerado, os dedos mantêm uma posição de flexão nas articulações IFP e MCF, embora a falange distal fique estendida. A continuidade do tendão do flexor pode ser testada com um efeito de tenodese (por exemplo, observando a posição dos dedos enquanto se flexiona e estende-se o punho). A extensão do punho deve resultar na flexão dos dedos, enquanto a flexão do punho irá resultar na extensão dos dedos. Alternativamente, a compressão no antebraço proximal irá levar os tendões intactos a flexionar os dedos. Cada um dos dedos pode ser testado enquanto os dedos adjacentes são mantidos em extensão total. Pede-se que o paciente flexione os dedos afetados. Se o tendão do FPD estiver intacto, a falange medial deve flexionar na articulação IFP. A articulação IFD é isolada segurando-se a IFP em extensão total com o dedo indicador do examinador enquanto o seu polegar pressiona a falange medial. Pede-se

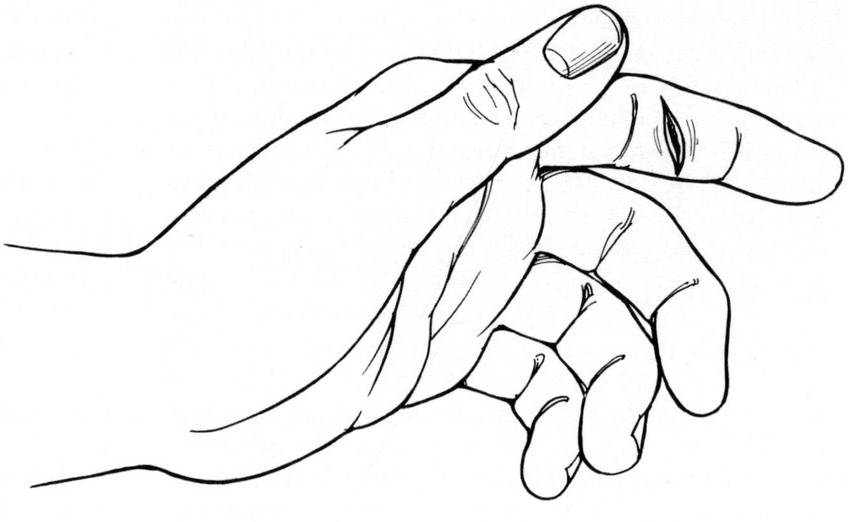

Figura 79-7. Perda da cascata normal dos dedos resultante de uma tração dos extensores sem oposição.

que o paciente flexione novamente o dedo afetado. Se o tendão FPD estiver intacto, ele irá realizar a flexão da falange distal; se ele estiver lesado, a falange distal irá permanecer em extensão.

Ocasionalmente, a extremidade proximal do tendão pode ser palpada conforme limita a retração. A extensão da retração depende de um certo número de fatores; se a víncula estiver intacta, o tendão ainda permanece no nível da polia A2 e raramente pode acontecer um aumento de volume no dedo proximal. Os tendões irão retrair para dentro da palma se as vínculas não foram preservadas, e então, ocasionalmente, um volume pode ser palpado na palma. A retração do tendão pode ser ainda maior se os dedos estavam em flexão ativa no momento da lesão.

O suprimento sensorial e vascular dos dedos deve ser cuidadosamente avaliado. Os feixes neurovasculares são volares, embora levemente laterais aos tendões. O nervo digital é medial à artéria digital e, ambas estas estruturas, (geralmente juntas) podem estar envolvidas na lesão. A laceração do feixe neurovascular bilateral irá resultar em um dedo isquêmico e insensível. É possível, contudo, que o dedo permaneça viável nestas circunstâncias, poupado pelo suprimento sangüíneo colateral e dorsal. A isquemia relativa dos dedos pode comprometer a cura do tendão ou do retalho de pele. Uma artéria é suficiente para revascularizar o dedo, e, embora o dedo possa estar mais suscetível à intolerância ao frio, a cicatrização do retalho e do tendão pode ser comprometida e a reinervação pode levar mais tempo.

As lacerações parciais do tendão podem não ser aparentes, a menos que seja feito um exame cuidadoso. A cascata postural dos dedos pode não ser alterada. O efeito de tenodese e o exame individual dos dedos também podem ter um resultado normal. Geralmente, existe uma certa sensibilidade e dor na tentativa de flexionar o dedo envolvido, especialmente contra alguma resistência. Isto geralmente dificulta a avaliação porque existe a presença de uma possível dor da própria laceração da pele. A exploração do ferimento pode confirmar o diagnóstico da laceração parcial do tendão.

INDICAÇÕES E CONTRA-INDICAÇÕES

Existem algumas contra-indicações ao reparo primário ou tardio dos tendões flexores envolvidos na zona II. Os tendões devem ser reparados em conjunto com o reparo das lacerações dos nervos ou artérias. As fraturas nas falanges também não excluem o reparo dos tendões flexores. No entanto, a infecção consiste em uma contra-indicação ao reparo primário, ao passo que uma contaminação séria dos ferimentos e a perda de pele e subcutâneo na região palmar são contra-indicações relativas ao reparo primário.

TÉCNICA OPERATÓRIA

Os ferimentos são estendidos tanto proximal quanto distalmente, conforme for necessário. Isto é realizado com uma incisão do tipo Bruner em Z sozinha, ou juntamente com uma incisão longitudinal lateral, dependendo da localização e da direção das lacerações. Os ferimentos são aprofundados com dissecção afiada e obtusa até a bainha do flexor. Deve-se tomar o cuidado de não violar a integridade das estruturas neurovasculares. Os retalhos de Bruner devem ser mantidos finos sobre os feixes neurovasculares para prevenir uma lesão a estas estruturas. Entretanto, os retalhos que ficam muito finos podem resultar em necrose, especialmente no caso de lesões por esmagamento. A pele é manuseada delicadamente com ganchos de pele e mantida em retração com suturas de náilon. A dissecção deve deixar a bainha do flexor livre dos tecidos subcutâneos. O limite proximal e o distal das incisões depende de onde as extremidades dos tendões lesados estão localizadas. É geralmente possível resgatar a extremidade proximal do tendão com uma pinça mosquito fina, pinça hemostática, ou um recuperador de tendões. Isto deve ser feito com cuidado já que pinçar a bainha do flexor pode causar aderências. Os tendões devem ser pinçados somente na extremidade lesada, pois, de outra forma, pode ocorrer algum dano aos tendões necessitando de um encurtamento durante o reparo. Os tendões são puxados para fora em seu comprimento e as suas posições são mantidas com a introdução de uma agulha de Bunnell ou Keith ou com um calibrador de agulha 25, através da pele e do tendão proximalmente. Deve-se tomar cuidado para que durante a entrada destas estruturas nenhum feixe neurovascular seja lesado. O tendão distal remanescente geralmente está muito distal dentro do canal fibroósseo e a passagem do tendão proximal dentro deste canal pode ser um tanto difícil. Pode-se passar um tubo pediátrico de alimentação da parte distal para a proximal por dentro da bainha. O tendão é suturado à sua extremidade e então puxado através dela. Alternativamente, uma pinça mosquito fina pode agir no pinçamento dos tendões e tracioná-los. As polias A2 e A4 devem ser preservadas para diminuir o eixo dos braços, e um arqueamento, finalmente mantendo uma excursão apropriada do tendão para a proporção de flexão do dedo. Pode ser necessário, no entanto, incisar parte das polias para permitir a passagem dos tendões. Isto geralmente pode ser realizado com uma incisão em forma de L feita transversalmente sobre a margem proximal da polia e longitudinalmente até a margem lateral. Esta age como uma abertura em funil da bainha para auxiliar na passagem do tendão. A polia é reparada com sutura de náilon ou polietileno 6-0 após o reparo do tendão. Também podem ser realizada uma Z-plastia na polia, o que permite maior espaço dentro do canal para a excursão ilimitada do tendão (Figura 79-8).

Se ambos os tendões FPD e FSD estiverem lacerados, os deslizamentos do FSD, os quais são planos, são reparados primeiramente com suturas de náilon 5-0 em forma de oito. O tendão FPD pode então ser reparado (Figura 79-9). Pinçar as extremidades dos tendões em locais onde estas não estão lesadas pode romper a integridade do epitendão e pode, da mesma forma, promover adesões, restringindo finalmente a excursão do tendão. Por este motivo, deve ser usada uma pinça delicada, sobretudo uma pinça de Bishop-Harmon, para pinçar o tendão nas extremidades lesadas recentemente. Do mesmo modo, pequenas incisões nas margens do tendão podem ser feitas no local do reavivamento. A sutura é colocada enquanto a região que será debridada é pinçada (Figura 79-10). É colocada uma sutura de polietileno 4-0 ou de núcleo de náilon da maneira de Kessler modificada, certificando-se de que os tendões não sejam unidos.

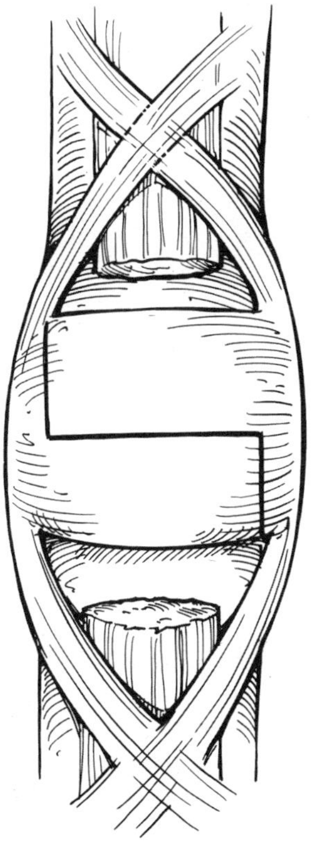

Figura 79-8. Pode ser realizada uma Z-plastia na articulação, para aumentar o volume do canal fibroósseo neste nível.

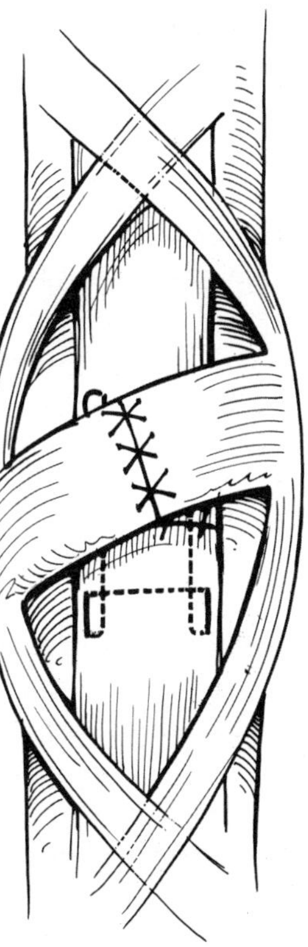

Figura 79-9. A transferência dos retalhos da articulação após o reparo dos tendões superficiais e profundos.

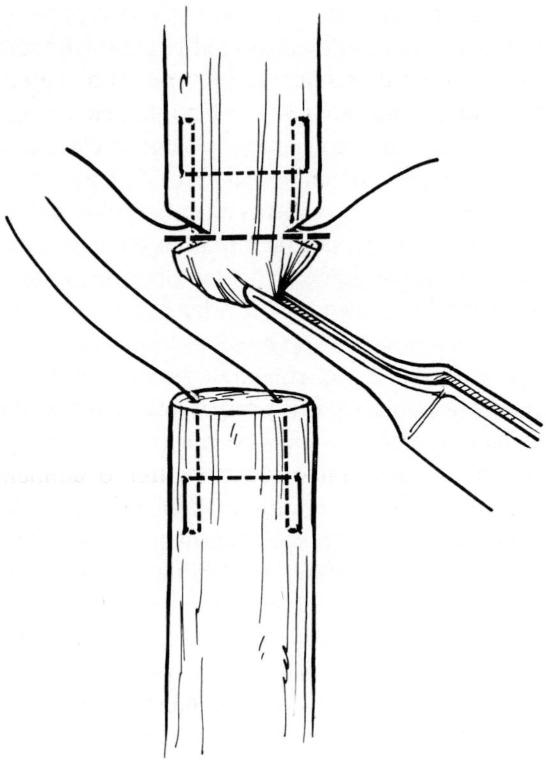

Figura 79-10. As pinças finas pinçam somente as extremidades danificadas do tendão. As incisões são feitas no tendão, próximas à sua extremidade; sutura de náilon 4-0 é passada próxima a esta incisão. A extremidade danificada é excisada após a realização da sutura.

Uma sutura de polietileno 6-0 ou náilon circunda o reparo para diminuir a exposição das margens cruentas do tendão.

Da mesma forma que ocorre com as lesões da zona I, o reparo do epitendão na parede posterior do tendão pode ser realizado inicialmente com suturas de polietileno 6-0 ou de náilon antes da colocação das suturas centrais de náilon. Estas, devem ser colocadas aproximadamente a 1 cm das extremidades do tendão nos seus dois terços palmares, desta forma prevenindo uma lesão à vascularidade longitudinal do tendão. Se as estruturas neurovasculares necessitarem de reparo, isto é realizado sob visualização do microscópio subseqüentemente ao reparo dos tendões.

CUIDADOS PÓS-OPERATÓRIOS

A pele é fechada com suturas de náilon 5-0. Os ferimentos são cobertos inicialmente com um curativo não-aderente e pomada com antibiótico. Um curativo com gaze é aplicado, então, e todos os dedos são imobilizados na posição de flexão do punho em 10 a 20 graus e a MCF em 60 a 70 graus, as articulações IFP em extensão e a IFD em 0 a 30 graus de flexão. Os dedos devem ser liberados para flexionar dentro do aparelho enquanto se recuperam da anestesia e o paciente dorme, para prevenir alguma resistência contra a flexão. Os pacientes devem iniciar uma terapia com variação de movimentos previamente, em 48 a 72 horas após a operação. A maioria dos protocolos pós-operatórios para o caso de reparos nos tendões flexores necessitam de programas de controle de movimentos prévios. Tradicionalmente, estas técnicas de movimento antecipado são passivas e aumentam a força de tensão previamente, segundo foi relatado, enquanto previne-se a formação de aderência restritivas. Pode-se iniciar um protocolo de Duran com um paciente bem motivado e obediente. De outra forma, pode ser seguido um protocolo de Kleinert com faixas elásticas inseridas em ganchos fixos às unhas dos dedos. A técnica de Duran requer que os dedos afetados fiquem imóveis com faixas de velcro e protegidos dorsalmente pelo aparelho. A cada vez que o paciente acorda, ele flexiona passivamente todas as articulações e estende ativamente os dedos. Isto é repetido de 15 a 25 minutos por série. A técnica de Kleinert utiliza a mesma seqüência de terapia, exceto pelas fitas elásticas inseridas aos ganchos das unhas e também a parte volar do aparelho, assim flexionando passivamente os dedos. O paciente estende contra a resistência mínima das faixas elásticas. Deve-se acrescentar polias na parte distal da palma para obter a máxima flexão da IFD. As faixas elásticas são removidas à noite. Os pacientes são instruídos para estender passiva e totalmente a articulação IFP dentro do aparelho, para evitar contraturas de flexão.

As modificações de Mayo, nestas técnicas, utilizam um elemento para a extensão do punho. O protocolo de Duran é usado, porém, modificado, para permitir 30 graus de extensão do punho no aparelho. Os dedos são flexionados passivamente e o punho é então estendido. O paciente mantém ativamente esta posição dos dedos por cinco segundos, o punho é flexionado, e por um efeito de tenodese, os dedos são estendidos passivamente. Isto é repetido por 25 vezes por hora. Estas técnicas, ou mesmo os aparelhos, podem ser modificados, para recuperar a extensão total, a despeito das técnicas de imobilização inicial, se se desenvolver uma contratura por flexão.

Estes protocolos são utilizados por quatro semanas após o procedimento. Durante a quarta ou sexta semana, o aparelho básico pode ser removido e utilizado somente à noite, enquanto a tração elástica pode ser interrompida definitivamente. A variação leve de movimentos nas articulações IFD e IFP são iniciadas, continuando com a flexão passiva. A excursão do FPD e FSD é exercitada com aparelhos para bloqueio. Da sexta para a oitava semana após o reparo, exercícios mais vigorosos são iniciados, e a imobilização noturna pode ser cessada. Inicia-se a extensão passiva das articulações MCF, IFP, e IFD, continuando com os exercícios de bloqueio. De oito a 10 semanas após os reparos, os médicos devem encorajar o início de exercícios de flexão resistida. As contraturas de flexão podem ser tratadas com aparelhos de extensão dinâmica, durante a fisioterapia do paciente. Os protocolos de compressão dos dedos e dessensibilização são utilizados para promover a cura e facilitar a formação da variação de movimentos. Os nervos digitais são reparados durante a cirurgia inicial e não devem atrasar o protocolo de terapias pós-operatórias. Entretanto, o reparo da artéria digital pode provocar este atraso por até sete a 10 dias, para diminuir a chance de trombose.

Uma terapia prévia para variação de movimentos pode ser benéfica para a cura e para a excursão total dos tendões flexores. Os estudos realizados quanto aos volumes de tendões flexores demonstraram que durante o movimento passivo do tendão flexor existe uma pequena mudança no diâmetro e na circunferência do tendão. Na verdade, pode existir uma tendência de "agrupamento" nas articulações. Durante a contração ativa, os músculos que dão força aos tendões puxam-nos para dentro de uma disposição tensa, o que diminui o diâmetro total do tendão, especialmente no caso do FPD. A variação ativa de movimento deve ser controlada, é claro, já que muita tensão irá causar um rompimento dos tendões.

ZONAS III, IV E V: AVALIAÇÃO DOS DEFEITOS

A laceração dos tendões dos flexores na palma, dentro do túnel do carpo, ou na parte distal do antebraço são associadas freqüentemente a outras lesões neurovasculares. O nervo mediano é extremamente vulnerável a lesões dentro da palma e do túnel do carpo. A artéria radial, o nervo mediano e o nervo ulnar e a artéria são da mesma forma vulneráveis na parte distal do antebraço. Uma avaliação completa é essencial durante a análise pré-operatória. Tipicamente, as lacerações na zona III com comprometimento dos tendões flexores irão ocasionar a falta da cascata naqueles dedos afetados. O dedo ficará na posição estendida se ambos os tendões FPD e FSD estiverem lesados. Já que o FSD é superficial ao tendão do FPD neste nível, a cascata normal dos dedos estará presente somente se o FSD estiver lesado. No entanto, existirá uma certa sensibilidade na flexão resistida dos dedos. A integridade dos vasos e nervos dos dedos deve ser bem especificada já que uma lesão ao arco palmar superficial ou aos vasos comuns dos dedos e aos nervos é bastante comum.

TÉCNICA OPERATÓRIA

O reparo primário nas estruturas localizadas nas zonas III, IV, e V é indicado. O ferimento é irrigado no setor de emergências, porém os reparos definitivos devem ser realizados na sala de operações. São administrados antibióticos profiláticos (geralmente cefazolina). O membro superior é preparado sob anestesia regional (bloqueio axilar ou supraclavicular) ou geral, com soluções antissépticas, e aplica-se também um torniquete sobre a parte superior do braço. O ferimento é estendido proximalmente em forma de Z.

O ligamento transverso do carpo é liberado nas lesões da zona IV para identificar as condições patológicas subjacentes. É essencial realizar uma avaliação profunda do nervo mediano. A divisão do nervo mediano em três ramificações é identificada e as suas ramificações são seguidas no sentido distal. A continuidade do arco palmar e dos vasos comuns dos dedos também é inspecionada, se eles estão dentro da área de lesão. Os tendões do FPD e do FSD são reparados inicialmente, seguidos pelos vasos e pelos nervos. Do lado ulnar do punho, é mais fácil reparar o nervo e a artéria ulnar, seguidos pelo tendão do flexor ulnar do carpo. É usada uma sutura de Kessler modificada ou em forma de oito para coaptar as extremidades dos tendões. Toma-se cuidado para pinçar somente as extremidades lesadas do tendão, com uma pinça de Bishop-Harmon, utilizada para sutura 4-0 de polietileno. É realizada sutura contínua de polietileno 6-0 ou de náilon no epitendão, para manter o alinhamento apropriado das margens do tendão, e também para dar força. Qualquer lesão neurovascular associada é reparada com a utilização do microscópio. Os ferimentos são irrigados com solução salina, a hemostasia é mantida e a pele é fechada definitivamente com suturas de náilon 5-0. São aplicados curativos feitos com gaze não-aderente e Bacitracina, uma cobertura volumosa e um aparelho de bloqueio dorsal. O aparelho é aplicado para manter o punho em aproximadamente 10 a 20 graus de flexão, articulações MCP em 60 e 70 graus de flexão e as articulações interfalangianas em extensão total.

As lesões da zona V são tratadas da mesma forma, embora as margens tendinosas sejam aproximadas, geralmente, em sutura de forma de oito, já que os tendões são mais planos. Geralmente, é difícil localizar inicialmente essas extremidades do tendão na junção musculotendinosa já que eles se retraem para dentro do corpo muscular. Eles podem ser pinçados com uma pinça hemostática de Halstead e as margens dos tendões são debridadas com uma lâmina nº 15, ou são usadas suturas de polietileno 4-0. O procedimento pós-operatório é semelhante ao das lesões nas zonas III e IV.

CUIDADOS PÓS-OPERATÓRIOS

Os pacientes permanecem com os curativos iniciais por aproximadamente três a cinco dias. Um aparelho ortoplástico é adaptado para manter a posição dos dedos e do punho. Esta posição é mantida por aproximadamente quatro semanas. Segue-se um regime pós-operatório semelhante ao protocolo de reabilitação da zona II, seguido da quarta até a décima semana.

PRECAUÇÕES

O propósito do reparo dos tendões dos flexores na mão é restabelecer e manter a função dos dedos e a mão como uma só unidade. Deve-se manter um alto nível de suspeita no caso de uma lesão do tendão em todas as lesões da mão, enquanto se presta atenção aos detalhes do exames físicos. A cascata normal dos dedos será perdida, se o flexor do tendão estiver lacerado. A visualização apropriada e as incisões adequadas são fundamentais, nunca é apropriado trabalhar em uma perfuração. O manuseio delicado dos tendões irá prevenir uma lesão posterior a estas estruturas, da mesma forma que adesões subseqüentes. É prudente, portanto, pinçar somente as extremidades laceradas dos tendões durante a manipulação e colocação cuidadosa das suturas centrais, e a atenção a detalhes irá assegurar a força e diminuir os traumas dos tendões. Uma sutura contínua epitendinosa não acrescenta somente força, mas também melhora o contorno do reparo do tendão. As polias A2 e A4 devem ser mantidas ou reconstruídas para prevenir um arqueamento.

É importante encorajar o estabelecimento de uma relação próxima com o fisioterapeuta de mãos para iniciar, manter e mediar os regimes de reabilitação. Uma boa proximidade é necessária para que o paciente entenda e responda de acordo quanto às questões de aceitação, motivação e condições de trabalho, assim como as possíveis complicações. A terapia deve ser iniciada imediatamente após a operação, para melhorar os resultados.

Leituras Selecionadas

Stewart KM, VanStrien G. Postoperative management of flexor tendon injuries. In: Hunter JM, Mackin EJ, Callahan AD, eds. *Rehabilitation of the Hand: Surgery and Therapy.* 4th ed. St. Louis: Mosby-Year Book, 1995:443-462.

Strickland JW. Flexor tendon injuries. In: Strickland JW, ed. *The Hand: Master Techniques in Orthopaedic Surgery.* Philadelphia: Lippincott-Raven, 1998:474-489.

Strickland JW. Flexor tendons–acute injuries. In: Green DP, ed. *Green's Operative Hand Surgery.* 4th ed. Philadelphia: Churchill Livingstone, 1999:1851-1897.

Taras J, Schneider LH. Flexor tendon repairs. *Atlas Hand Clin* 1996;1:1.

Wagner WF Jr, Carroll C, Strickland JW, et al. A biomechanical comparison of techniques of flexor tendon repair. *J Hand Surg (Am)* 1994;19:979-983.

Wang E. Tendon repair. *J Hand Ther* 1998;11:105-110.

Capítulo 80

Reparo de Nervos

Keith Brandt

A arte de reparar nervos vai além da simples mecânica de suturar as duas extremidades de um nervo. Juntamente com um reparo preciso, devem ser feitos esforços concentrados para direcionar as fibras motoras para os músculos e as fibras sensoriais para os receptores sensoriais. Se durante a regeneração das fibras não ocorrer a conexão com a extremidade do órgão apropriado, o resultado funcional será inapropriado, mesmo se cada fibra cruzar o local do reparo.

AVALIAÇÃO DO DEFEITO

O tratamento de lesões nervosas necessita de uma avaliação cuidadosa tanto do grau quanto da extensão da lesão. Diferentemente dos vasos, os nervos possuem uma capacidade própria de se regenerar mesmo após uma transecção completa. O sucesso desta regeneração sem uma intervenção cirúrgica depende do grau de lesão. Segue uma descrição de cada nível de lesão a um nervo (Figura 80-1).

- *Lesão de primeiro grau (neuropraxia).* Uma lesão de primeiro grau produz um segmento de desmielinização, resultando em um bloqueio de condução localizado. Já que os próprios axônios não foram lesados, a regeneração não é necessária. Após a remielinização, que acontece geralmente dentro de 12 semanas, a recuperação deve estar completa.
- *Lesão de segundo grau (axonotmese).* A lesão do axônio ocorre quando o segmento distal do nervo passa por uma degeneração walleriana. Por definição, as camadas de tecidos conectivos do endoneuro, perineuro e epineuro não foram lesadas. A regeneração ocorre na proporção de 1 polegada por mês e pode ser seguida por um avanço no sinal de Tinel. A recuperação será completa, a menos que a distância entre a lesão e a extremidade do órgão resulte em uma desnervação tão prolongada que a recuperação motora seja afetada adversamente.
- *Lesão de terceiro grau.* No caso de uma lesão do terceiro grau, a degeneração walleriana é combinada com uma fibrose no endoneuro. A recuperação será incompleta, já que a cicatriz dentro do endoneuro bloqueia ou causa um desencontro das fibras regeneradoras com a extremidade distal apropriada do órgão.
- *Lesão de quarto grau.* Uma cicatriz que causa um bloqueio completo ocorre após uma lesão de quarto grau a um nervo. A regeneração não ocorre, a menos que o bloqueio seja removido e o nervo seja reconstruído.
- *Lesão de quinto grau (neurotmese).* O nervo é completamente dividido. Ocorre um espaçamento entre as extremidades cortadas do nervo, excluindo qualquer recuperação das fibras regeneradoras para tentar cruzar o espaço.
- *Lesão de sexto grau.* Esta representa uma combinação de qualquer uma das cinco lesões anteriores. Por causa da natureza longitudinal das lesões de esmagamento, podem ser vistos diferentes níveis de lesão aos nervos em várias localizações ao longo do próprio nervo.

Assim como acontece nas lesões vasculares, o cirurgião deve considerar a zona de lesão quando for tratar as lesões nervosas. Os nervos periféricos permanecem geralmente intactos, mesmo após um alongamento severo de lesões explosivas. A lesão do nervo, entretanto, pode-se estender por uma distância considerável tanto proximal quanto distalmente a partir do centro da lesão. A menos que o nervo

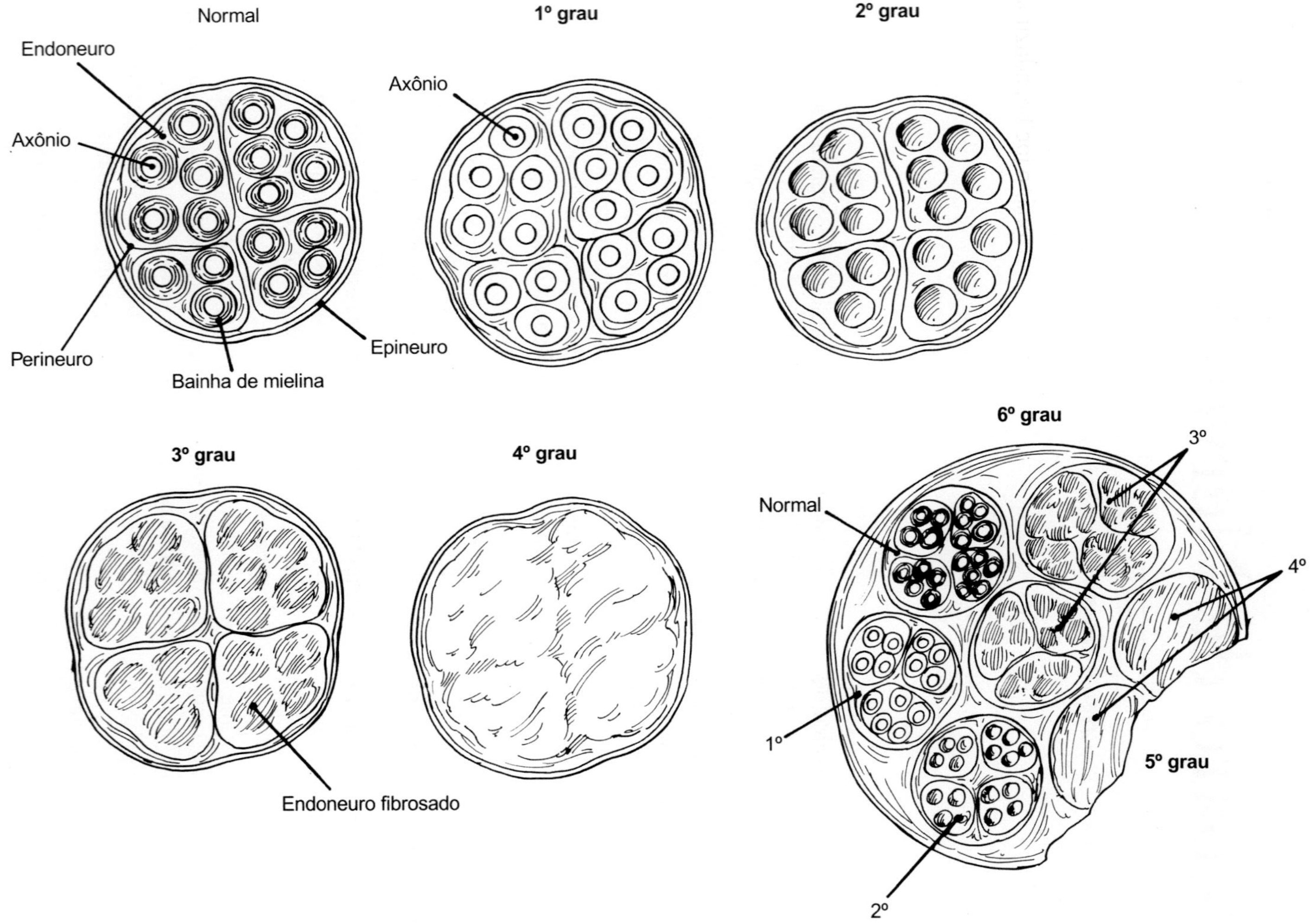

Figura 80-1. Níveis de lesões nos nervos.

seja dividido afiadamente por um vidro ou bisturi, as áreas de lesão são encontradas proximais e distais ao local da divisão. A extensão da lesão pode somente ser avaliada depois que o nervo formou um neuroma, geralmente após 30 dias. Se o grau de lesão demandar um tratamento cirúrgico, toda a área lesionada deve ser removida.

INDICAÇÕES E CONTRA-INDICAÇÕES

As lesões nervosas não reparadas podem resultar em uma diminuição das funções e neuropatias dolorosas. As limitações da regeneração nervosa, no entanto, forçam o cirurgião a selecionar cuidadosamente quais os nervos que devem ser reconstruídos. A regeneração do nervo progride em uma proporção de 1 polegada por mês, mas infelizmente, a atrofia muscular começa imediatamente após a desnervação. Dependendo da distância que o nervo que está se regenerando deve percorrer, pode acontecer uma atrofia considerável do músculo antes que o nervo regenerado alcance o músculo. Eventualmente, os músculos desnervados sofrem uma fibrose completa, de forma que a recuperação funcional se torna impossível, mesmo após a reinervação. É esperada uma recuperação muscular muito pequena após período de 18 a 24 meses. A reconstrução dos nervos motores, por esta razão, deve ser realizada somente quando se espera uma reinervação antes da atrofia completa do músculo, e se os músculos supridos por este nervo não foram lesados.

No caso de lesões muito proximais ou várias lesões nervosas, o cirurgião deve priorizar quais nervos ele irá reparar. Por exemplo, em uma lesão do plexo braquial, não se deve esperar uma recuperação dos músculos intrínsecos da mão, já que eles sofrerão uma atrofia antes que o nervo reconstruído se possa regenerar até a mão. Em vez disso, o cirurgião deve-se concentrar nos músculos mais proximais do ombro e do braço, e restaurar a flexão do cotovelo e a estabilidade do ombro. Deve-se considerar também a restauração da sensação de proteção para o lado ulnar da mão.

Todas as partes de um nervo individual não precisam de reconstrução. Especialmente no caso de grandes nervos mistos motores e sensoriais, o cirurgião deve decidir se é benéfico reparar todo o nervo. Os nervos mistos podem conter componentes motores importantes com componentes sensoriais sem importância, ou vice-versa. Para limitar a morbidade do nervo doador, o cirurgião deve escolher o reparo somente da parte mais importante do nervo lesado e deixar o restante não reparado, ou utilizá-lo como material doador. Por exemplo, no caso de uma lesão do nervo radial proximal, a restauração da função motora de extensão seria o mais indicado, e, no caso da restauração da função sensorial radial, esta é considerada como menos importante. Se a reconstrução requer o enxerto de um nervo, a morbidade do local doador pode ser limitada excluindo-se os fascículos sensoriais do reparo (Figura 80-2). Alternativamente, os feixes sensoriais podem ser colhidos como enxertos doadores e utilizados para o reparo dos feixes motores.

PREPARAÇÃO DA SALA

O equipamento necessário para o reparo dos nervos é semelhante àquele necessário para as anastomoses microvasculares, exceto pelas drogas vasoativas e soluções heparinizadas, que não são necessárias. O paciente deve ser posicionado de forma que permita um fácil acesso para ambos os locais, doador e receptor. Infelizmente, a maioria dos nervos de membros superiores são mais bem abordados com o paciente na posição supina, o que proporciona um acesso restrito aos enxertos doadores localizados posteriormente no nervo sural. A melhor maneira é flexionar o joelho, aduzir a coxa, e inclinar a mesa para longe do cirurgião, expondo desta forma o membro inferior posteriormente. A dissecção dos locais doador e receptor é auxiliada por torniquetes proximais.

O microscópio da sala de operações deve estar posicionado de forma a permitir que dois cirurgiões acessem confortavelmente o local a ser reparado. A transecção dos nervos para remover os segmentos lesados é realizada com um bisturi cirúrgico novo ou com uma lâmina de navalha contra uma superfície firme (uma lâmina de extremidade redonda). Os dispositivos especiais para o corte dos nervos estão disponíveis, porém, estes ficam de acordo com a preferência do cirurgião. É utilizado um cautério bipolar microcirúrgico para controlar os vasos epineurais menores. Também são úteis materiais coloridos para o fundo do ambiente durante o reparo. Já que se prefere um reparo sem tensão, não são necessárias pinças especiais para segurar os nervos. A instrumentação é de certa forma a mesma para o caso dos reparos microvasculares.

TÉCNICA OPERATÓRIA

O nervo lesado deve ser exposto até que o nervo não cicatrizado seja identificado proximal e distal ao local da lesão. A exposição pode precisar ser aumentada se o molde de ramificações do nervo for necessário para definir seus componentes individuais. Os neuromas são removidos em seqüência como um "pão fatiado" até que seja identificado um novo molde fascicular não-lesado (Figura 80-3). Utilizando uma técnica de neurólise interna, as porções do nervo que devem ser removidas do reparo são dissecadas para fora do nervo remanescente ou colhidas como material doador.

No caso de um nervo lesado recentemente, os feixes protegem o plano do epineuro do perineuro por causa da pressão endoneural normal. Se os feixes protetores não forem aparados no nível do plano do nervo, eles serão desviados quando for realizado um reparo epineural (Figura 80-4). Este desvio irá causar um extravio das fibras que estão se regenerando conforme elas se aproximam das fibras distais.

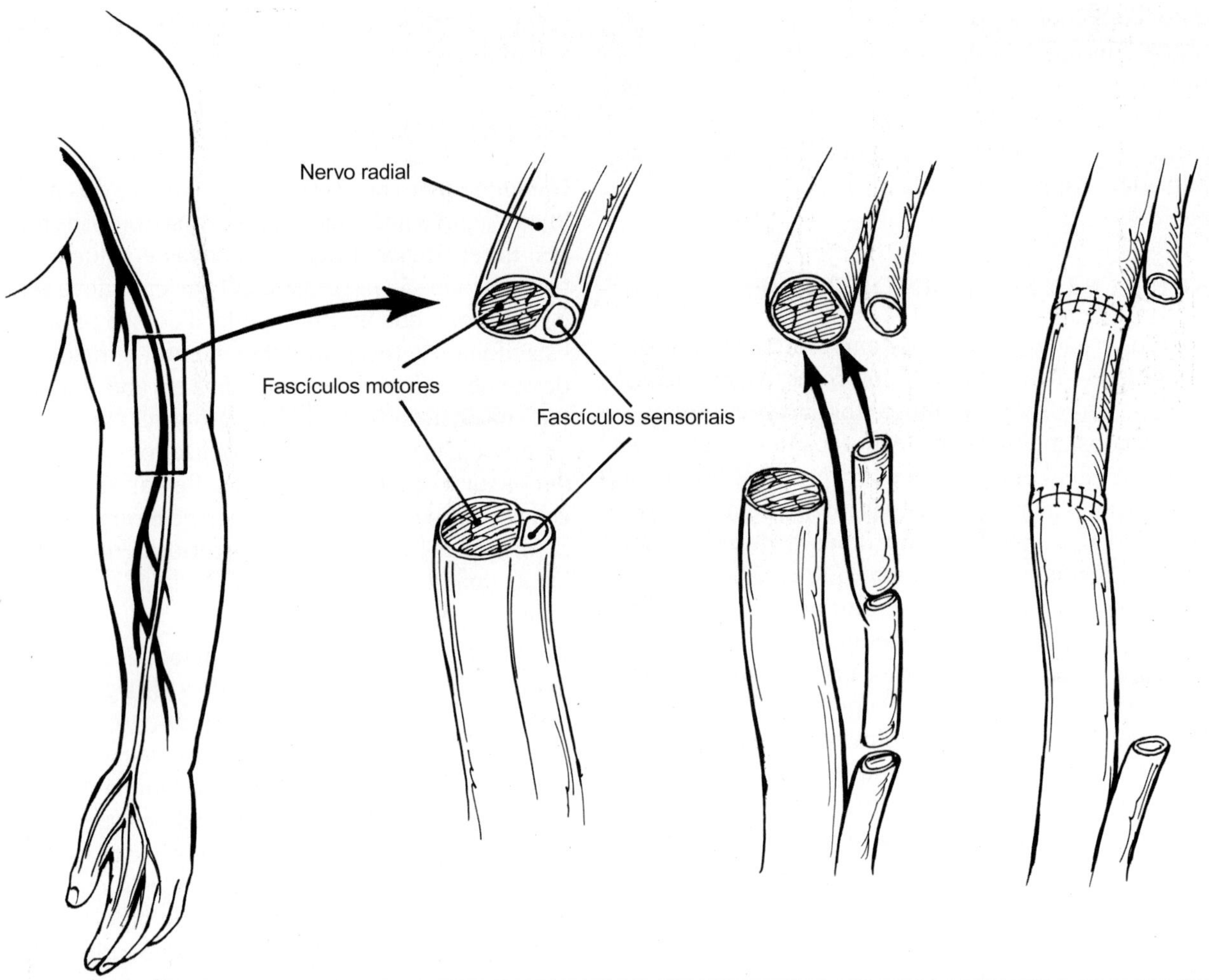

Figura 80-2. Topografia do nervo radial na altura do úmero. O nervo é dividido em dois segmentos. O segmento fascicular maior contém a maioria dos feixes motores para o grupamento do extensor na parte superior do braço. O segmento fascicular menor contém as fibras sensoriais do nervo radial sensorial e pode ser utilizado como material doador.

Os reparos dos nervos devem ser livres de tensão. A capacidade de uma microssutura 8-0 ou 9-0 de manter as extremidades do nervo coaptadas funciona como um medidor para a tensão apropriada. O posicionamento postural da extremidade para alcançar um fechamento sem tensão é desencorajado. Em vez disso, deve ser feita a interposição de um enxerto de nervo com o membro em uma posição neutra.

O conhecimento da topografia interna de um nervo ajuda a direcionar os feixes funcionais ou regionais para seu ponto de aproveitamento nas extremidades. Por exemplo, o nervo ulnar localizado no antebraço na parte medial para a distal contém três feixes distintos que mantêm uma orientação previsível (Figura 80-5). Este conhecimento pode ser utilizado para alinhar corretamente o fascículo motor distalmente, e, da mesma forma, para alinhar os fascículos sensoriais. Os nervos mediano, radial, peroneiro e ciático, todos possuem uma topografia interna previsível que pode ajudar a orientar corretamente os fascículos durante o reparo. Os fascículos são reparados com microssuturas finas 9-0 ou 10-0. O epineuro também é reparado e acrescido ao comprimento total. Se não é necessária uma combinação fascicular para ajudar diretamente a regeneração das fibras, não há vantagem no reparo fascicular sobre o reparo epineural.

Enxertos de Nervos

Se não há a possibilidade de se alcançar um reparo de nervo sem tensão primariamente, com o membro em uma posição neutra, é indicado um enxerto de nervo. O desafio com os enxertos de nervos é que quanto maior for o defeito, o molde fascicular tem maior possibilidade de mudar do segmento distal com relação ao segmento proximal do nervo. Isto faz com que o alinhamento apropriado dos fascículos motores e sensoriais fique mais difícil. A tarefa pode ser simplificada quando se conhece a topografia interna dos nervos periféricos e excluem-se os componentes não-fundamentais

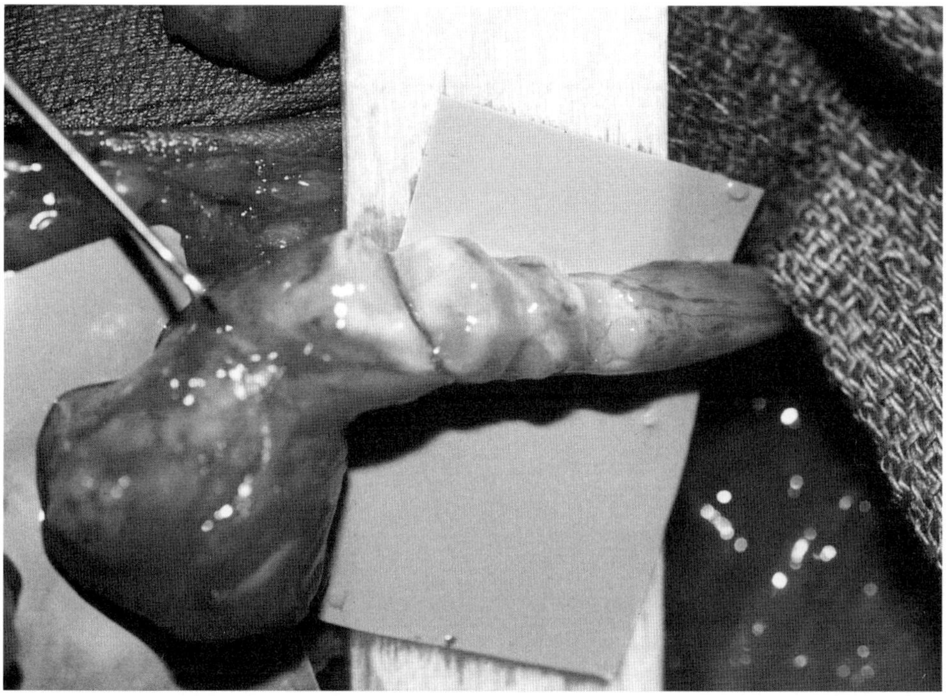

Figura 80-3. Nervo ulnar com neuroma de descontinuidade de nível 4. O neuroma é removido usando uma técnica de "fatiar pão" até que um molde fascicular limpo possa ser visualizado em ambas as extremidades.

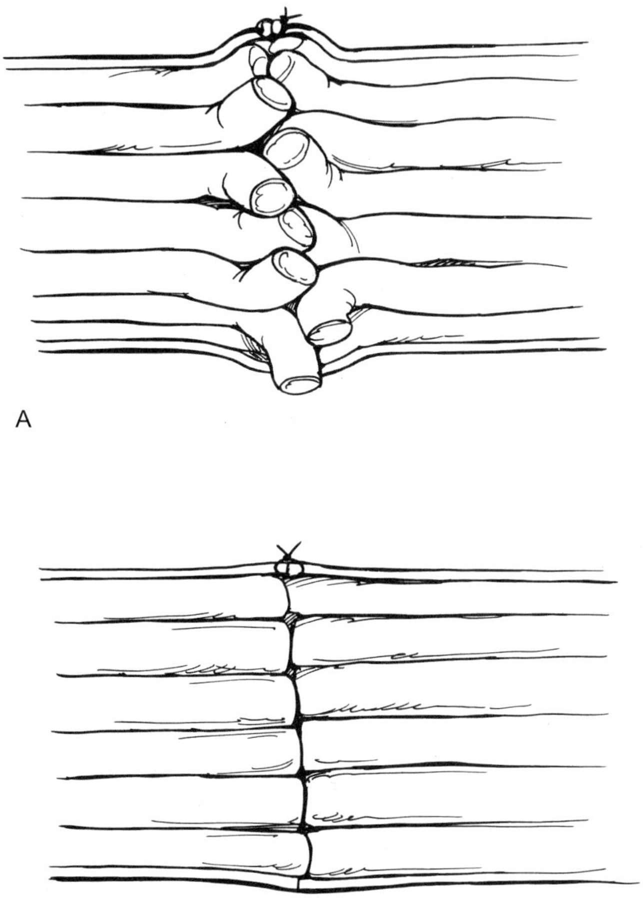

Figura 80-4. As fibras que estão se regenerando podem ter sua direção desviada (A) se os fascículos individualizados não forem aparados até o nível do epineuro. Os fascículos aparados juntam-se ao epineuro facilitando o alinhamento ideal (B).

dos nervos lesados. Os componentes diferentes do nervo proximal podem ser identificados com o conhecimento de sua topografia interna, coloração fascicular ou estimulação elétrica. Os componentes do segmento do nervo distal são identificados por topografia, estimulação elétrica (se for realizada antes que se inicie uma degeneração walleriana, em aproximadamente 72 horas após a lesão) e dissecção distal da ramificação. Utilizando vários pequenos enxertos em cabo, os feixes no segmento proximal podem ser ligados aos seus feixes distais correspondentes.

A menos que um enxerto de ramificação de um nervo seja necessário para reparar especificadamente um único nervo proximal ou dois ou mais nervos distalmente, todos os enxertos de ramificações devem ser revertidos. Se um enxerto é colocado na direção anterógrada e todas as ramificações não foram reparadas, as fibras que estão se regenerando podem-se perder através das ramificações laterais. Se o enxerto for revertido, então todos os fascículos na extremidade proximal do enxerto irão se prolongar até a extremidade distal, já que não existe nenhuma ramificação aparente em seu caminho.

Nervos Doadores

O nervo sural pode proporcionar até 35 cm de enxerto de nervo por extremidade, se são necessários grandes volumes de enxertos. Ele é facilmente identificado, adjacente à veia safena parva e imediatamente posterior ao maléolo lateral. Tipicamente, ele é coletado através de uma incisão que se estende proximalmente entre as duas cabeças do gastrocnêmio. A coleta do nervo sural resulta na perda da sensibilidade sobre o lado dorsolateral do pé. Estão disponíveis outros locais de enxerto para necessidades mais específicas. Se é

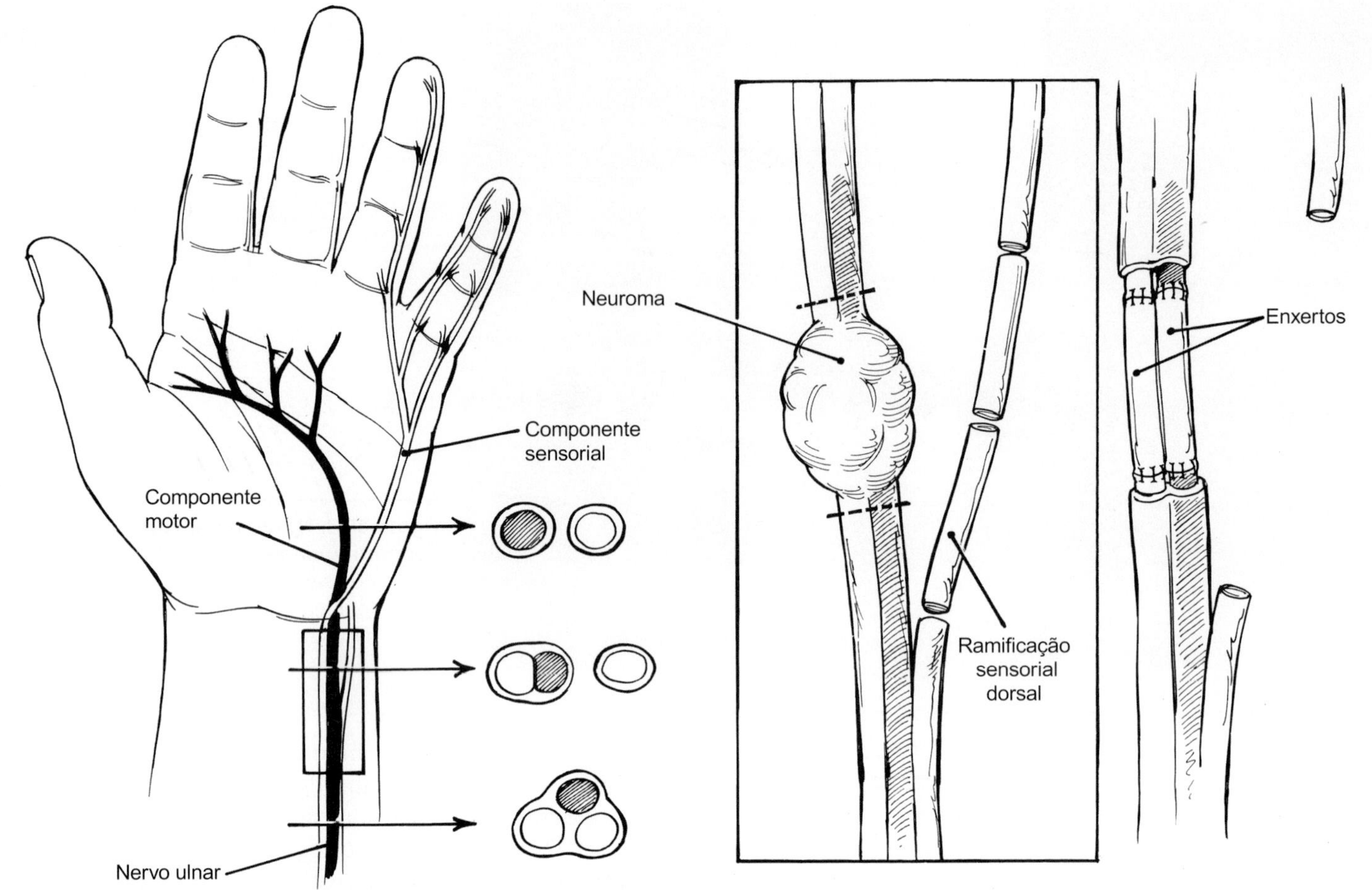

Figura 80-5. Descrição da topografia do nervo ulnar da parte medial à distal do antebraço. O padrão topográfico do nervo ulnar é confiável e pode ser utilizado para identificar seguramente os fascículos motores e sensoriais permitindo reparo enxerto precisos. A ramificação sensorial dorsal pode ser sacrificada e utilizada como enxerto.

necessário um pequeno segmento de enxerto de nervo para reparar o nervo de um dedo, por exemplo, então os nervos antebraquiais cutâneos lateral e medial podem proporcionar os enxertos adequados com uma morbidade mínima. Quando o nervo mediano for reconstruído, o nervo do terceiro espaço de teia da mão pode ser considerado como material doador. Através da sua liberação por meio de dissecção do nervo mediano remanescente, ele pode proporcionar até 20 cm de enxerto de nervo. As funções não são limitadas à perda das sensações no terceiro espaço de teia, e pode-se evitar um local doador alternado.

Mapeamento Fascicular

No caso de uma lesão incompleta de um nervo onde parte do nervo permanece funcionando, deve-se realizar um esforço para preservar os fascículos que estão funcionais. Para chegar a isto, no momento da reconstrução é realizada uma neurólise interna proximal e distal ao local da lesão para separar os fascículos individualmente. Utilizando uma estimulação nervo a nervo intra-operatória e gravando os fascículos funcionais proximais podem ser combinados aos seus fascículos distais correspondentes. Uma vez que os fascículos funcionais foram identificados, eles podem passar pelo neuroma sem qualquer distúrbio. Qualquer tentativa de dissecá-los do neuroma resulta em uma lesão adicional e degradação de suas funções. Os fascículos que não são funcionais são seccionados proximal e distalmente com relação ao neuroma, e são utilizados enxertos de nervos para reconstruir estes feixes ao redor do neuroma (Figura 80-6).

Pode ser utilizada uma técnica semelhante para reconstruir os nervos durante a remoção de um tumor. Se o nervo é funcional, porém, a ressecção é iminente por causa da invasão ou proximidade, pode ser utilizado um mapeamento fascicular para combinar os fascículos individuais proximal e distalmente, antes da ressecção. Os enxertos de nervos em cabo são utilizados para reconstruir os fascículos individualmente após a retirada do tumor (Figuras 80-7 e 80-8). No caso de uma reconstrução do nervo ciático, a morbidade do local doador pode ser limitada com a reconstrução somente do nervo tibial posterior e da porção motora somente do nervo peroneiro. A porção sensorial do nervo peroneiro pode ser colhida como enxerto doador.

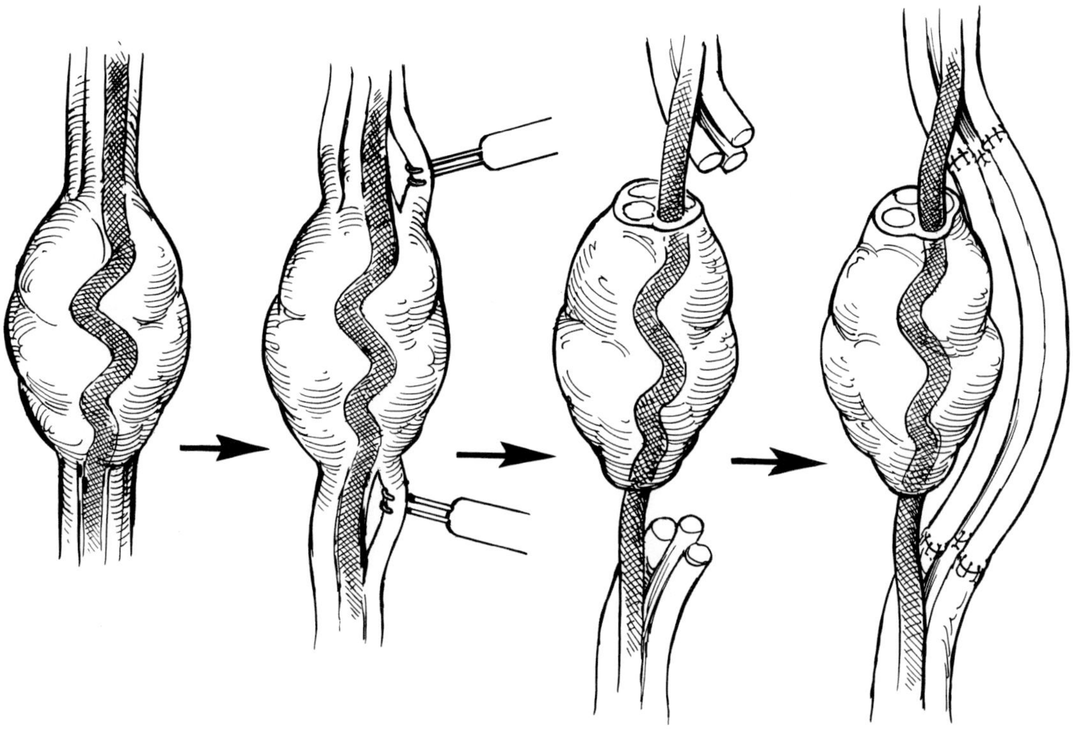

Figura 80-6. O nervo cura ocasionalmente com a descontinuidade do neuroma, o qual contém tanto os fascículos funcionais quanto os não-funcionais. Os fascículos devem ser separados individualmente e preservados por meio de um teste de condução nervosa intra-operatório. Os fascículos não-funcionais podem ser enxertados ao redor do neuroma.

CUIDADOS PÓS-OPERATÓRIOS

Os reparos de nervos podem ser protegidos com a imobilização das articulações proximais e distais ao reparo por sete a 14 dias. As reconstruções do plexo superior do braço e o braquial podem ser protegidas com um imobilizador de ombro. As reconstruções na parte proximal do membro inferior requerem um molde em espiga do quadril, especialmente para crianças.

Se o reparo é realizado com o membro em uma posição neutra, então os exercícios de flexão e extensão passiva e ativa podem ser iniciados sete dias após a cirurgia. Os exercícios com variação de movimentos devem avançar progressivamente até que seja restabelecida toda a variação de movimentos. Se ocorreu alguma perda funcional por causa da lesão ao nervo, deve-se continuar com a imobilização para proteção e com a terapia, para prevenir contraturas a longo prazo.

Reeducação Sensorial

O resultado sensorial final não é determinado unicamente pelo alinhamento fascicular no momento do reparo. Em uma situação ideal, todas as fibras transeccionadas do nervo iriam se regenerar pelo local do reparo, e conectar-se novamente com a extremidade sensorial de seu órgão. Mais possivelmente, contudo, a maioria das fibras se reconectam com uma extremidade sensorial do órgão diferente, em comparação com a situação anterior à lesão. Por exemplo, após um reparo do nervo mediano no punho, uma fibra que originalmente se conectava com um corpúsculo de Paccini no lado radial do dedo indicador sobre a falange distal, pode-se regenerar com relação a um corpúsculo de Paccini no lado ulnar do dedo médio. Felizmente, o cérebro possui a capacidade de refazer sua interpretação dos sinais recebidos destas fibras e adaptar-se à nova situação topográfica. Este processo, chamado reeducação sensorial, pode ser melhorado e acelerado com a terapia adequada. Vários estímulos combinados com a localização visual podem auxiliar o cérebro nestes ajustes. Uma série de exercícios estimulantes progressivos foi desenvolvida, e a maior parte das unidades de terapia ocupacional podem administrar este programa.

PRECAUÇÕES

Várias técnicas foram apresentadas e podem ser usadas para reconstruções bem adaptadas de nervos. A utilização sem cuidados destas técnicas, entretanto, pode piorar os resultados. Os reparos intrafasciculares realizados sem considerar a topografia interna podem resultar em um "extravio perfeito", e os resultados funcionais serão menores do que aqueles alcançados com uma regeneração aleatória. O resultado funcional desejado deve ser claramente identificado antes da operação.

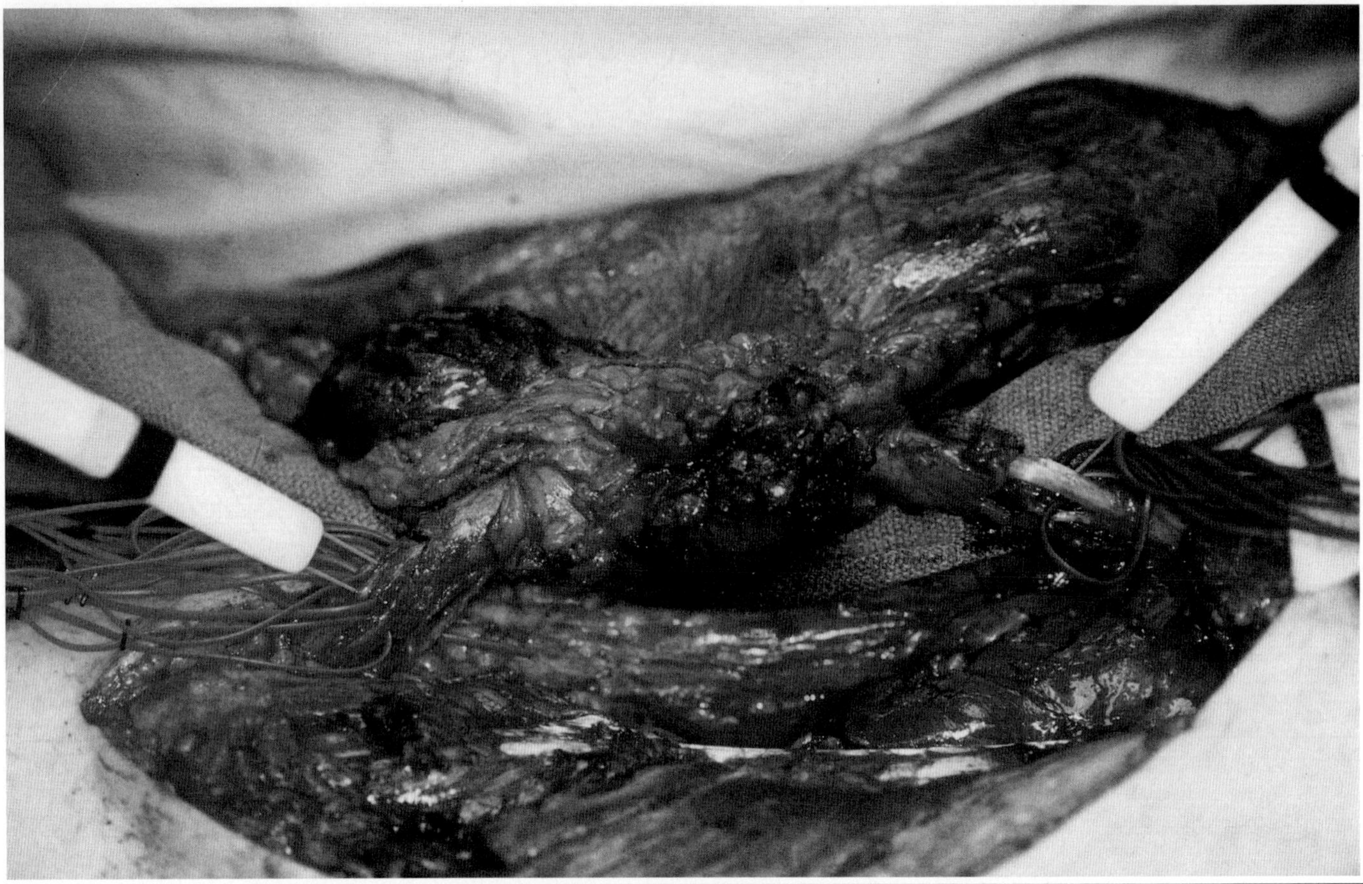

Figura 80-7. Sarcoma posterior da coxa invadindo o nervo ciático. Logo antes da secção do nervo ciático funcional, os fascículos são identificados individualmente proximais e distais ao tumor. O fascículo proximal é combinado ao seu fascículo distal correspondente por meio de um teste de condução nervosa intra-operatório e ambos são marcados da mesma forma. Após a ressecção do tumor, cada fascículo proximal individual pode ser enxertado ao seu fascículo distal correspondente.

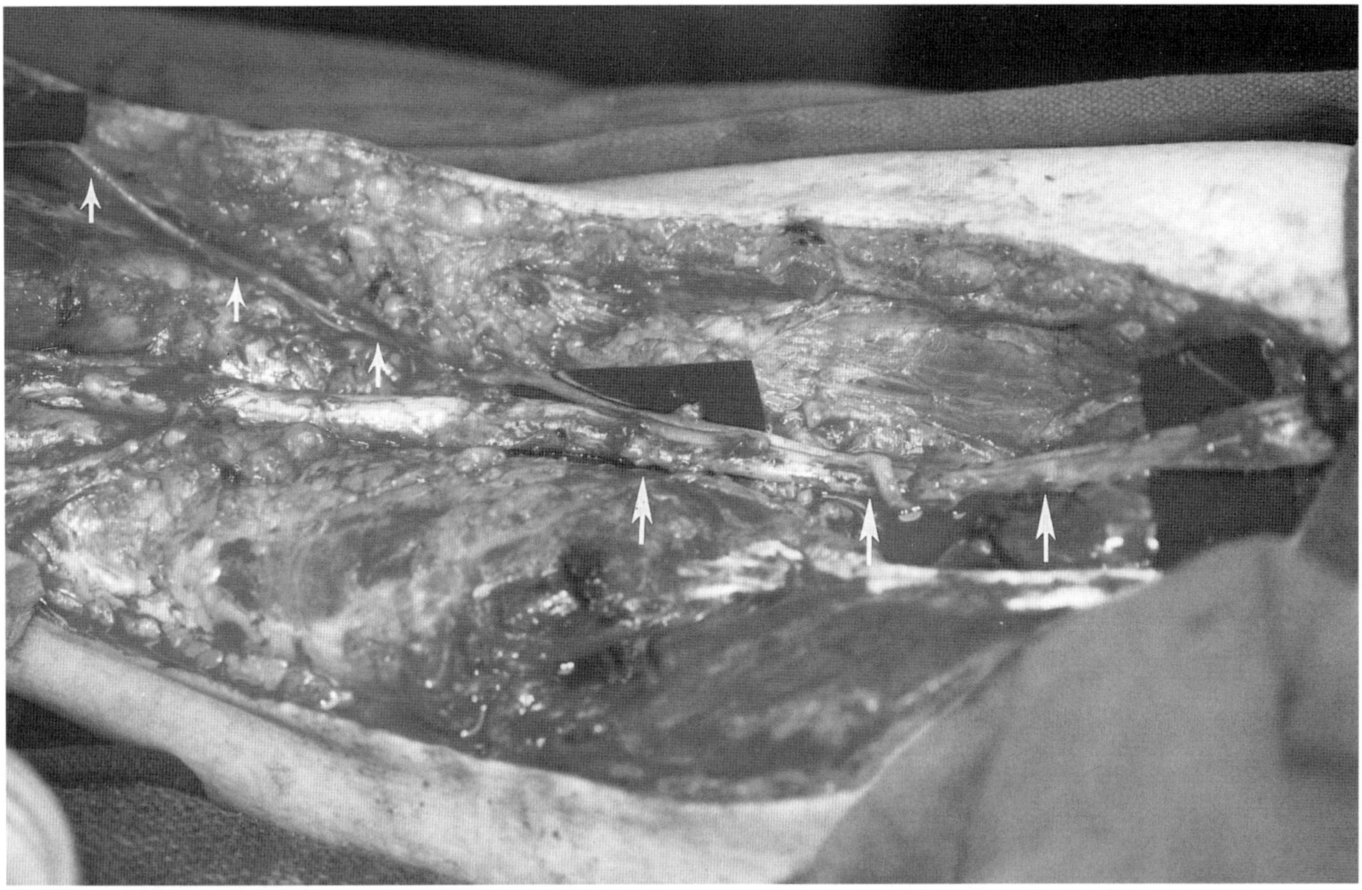

Figura 80-8. Porção tibial posterior do nervo ciático após a reconstrução com um grande enxerto em cabo (setas maiores). O nervo fibular comum, a partir de sua origem no nível da cabeça da fíbula, foi utilizado como material para enxerto, para reconstruir a porção tibial posterior do nervo ciático. A única porção do nervo fibular comum que deve ser reconstruída é a ramificação ao tibial anterior, feita com uma única faixa de enxerto do nervo sural (setas menores), colhida da mesma perna.

Todas as técnicas auxiliares devem ser utilizadas durante a reconstrução para que os resultados funcionais sejam ainda melhores.

Leituras Selecionadas

Brandt KE, Mackinnon SE. Microsurgical repair of peripheral nerves and nerve grafts. In: Aston SJ, Beasley RW, Thorne CH, eds. *Grabb and Smith's Plastic Surgery.* 5th ed. New York: Lippincott-Raven, 1997:79-90.

Brushart TM, Tarlov E, Mesulam M. A comparison of motor neuron pool organization after epineural and perineural repair of the rat sciatic nerve. *Orthop Trans* 1980;4:19-20.

Chabaud HE, Rodkey WG, McCarrol HR. Peripheral nerve injuries: studies in higher nonhuman primates. *J Hand Surg* 1980;5:201-206.

Dellon AL. *Evaluation of Sensibility and Re-education of Sensation in the Hand.* Baltimore: John D. Lucas, 1988.

Hallin RG. Microneurography in relation to intraneural topography: somatotopic organization of median nerve fascicles in humans. *J Neurol Neurosurg Psychiatr* 1990;53:736.

Jabaley ME, Wallace WH, Heckler FR. Internal topography of major nerves in the forearm and hand: a current review. *J Hand Surg* 1980;5:1.

Kanaya F, Ogden L, Breidenbach WC, et al. Sensory and motor fiber differentiation with Karnovski staining. *J Hand Surg* 1991;16A:851.

Lee G, Mackinnon SE, Brandt K, et al. A technique for nerve reconstruction following resection of soft tissue sarcoma. *J Reconstr Microsurg* 1993;9:139.

Mackinnon SE, Dellon AL. *Surgery of the Peripheral Nerve.* New York: Thieme, 1988.

Williams HB, Jabaley ME. The importance of internal anatomy of peripheral nerves to nerve repair in the forearm and hand. *Hand Clin* 1986;2:689.

Capítulo

81

Reimplante

Keith Brandt

Um reimplante de sucesso não é mais determinado pela sobrevivência da parte reinserida, mas sim por meio de uma avaliação das eventuais funções do órgão reimplantado. Com a microcirurgia tendo-se tornado mais comum, uma atenção apropriada tem sido direcionada para a restauração das funções. Todas as funções do paciente são de importância fundamental, e o cirurgião responsável pelo reimplante deve considerar a extensão e os mecanismos da lesão, as lesões associadas, e a saúde e a ocupação do paciente, antes de decidir pelo reimplante. Este procedimento não é mais limitado às extremidades. A literatura possui registros de reimplantes do couro cabeludo, orelhas e da genitália.

O reimplante requer a união dos esforços dos serviços de transporte de emergência, equipe da sala de emergências, equipe de cirurgia, anestesistas habilidosos e de enfermeiras para o pós-operatório, o que deve ser praticado casualmente. Ao leitor interessado, refiro-me a diversos capítulos sobre o estabelecimento de um serviço de reimplante feito por Bunke.

AVALIAÇÃO DO DEFEITO

Um reimplante de sucesso começa com o tratamento inicial. Os sangramentos persistentes devem ser controlados com uma leve pressão. Inicia-se uma ressuscitação com os fluidos apropriados para prevenir os efeitos prejudiciais de uma hipovolemia. É realizada uma anamnese detalhada e exames físicos para descobrir a existência de quaisquer lesões associadas e comorbidades que possivelmente representem uma complicação. O mecanismo de lesão é crucial, já que os resultados variam conforme as lesões lineares, de esmagamento e de avulsão. O tempo da lesão e o tratamento da parte amputada também influenciam nos resultados. Os músculos proximais da extremidade amputada toleram até seis horas de uma isquemia moderada. As amputações de dedos, que contêm pouca musculatura, podem suportar longos períodos de isquemia, sendo relatados reimplantes de dedos com sucesso com até 24 horas de isquemia. As chances de um reimplante de sucesso são maiores, entretanto, quando o tempo de isquemia é limitado. O cirurgião deve permanecer ciente das necessidades de fasciotomias e ser rápido para tratar uma hemoglobinúria se tiver ocorrido uma lesão muscular extensa.

A parte amputada deve ser protegida com uma gaze embebida em solução salina e guardada dentro de uma bolsa plástica. A bolsa deve ser colocada em um recipiente com gelo esmagado e solução salina. Se a parte lesada está desvascularizada mas não foi amputada completamente, deve-se cobrir a lesão com uma gaze embebida em solução salina e circundar esta bandagem com bolsas de gelo. As partes amputadas completamente podem ser levadas para o centro cirúrgico antes do paciente, para que o médico a examine sob o microscópio. Este exame adicional pode influenciar a decisão de proceder com o reimplante.

INDICAÇÕES E CONTRA-INDICAÇÕES

Se se começa com a premissa de que qualquer parte amputada deve ser considerada para um reimplante, a decisão para operar deve ser modificada baseando-se na lesão específica e nas condições do paciente. As contra-indicações mais fortes incluem aqueles pacientes que possuem lesões significativas associadas ou doenças crônicas ou cuja saúde do paciente seja afetada adversamente por um procedimento cirúrgico prolongado. O reimplante não é recomendado em casos de vários níveis de amputação ou lesões de esmagamento sérias, já que estas lesões adicionais irão prejudicar a revascularização e diminuir os resultados funcionais. Mesmo que o nível de amputação pareça cortante, o cirurgião deve procurar por sinais de avulsão. Estrias vermelhas ao lado dos dedos podem indicar uma avulsão das artérias e extravasamento de sangue. O exame da parte amputada pode revelar várias estruturas, geralmente tendões e nervos, pendendo da parte amputada, que foram separados da extremidade proximal. Neste caso, mesmo que os vasos possam ser divididos no nível da amputação, o cirurgião deve presumir que existe uma lesão significativa nos vasos proximais e distais ao local da divisão.

Contra-indicações Relativas

O cirurgião responsável pelo reimplante deve reconhecer que a reimplantação de uma única margem proximal do dedo na articulação interfalangiana proximal (IFP) pode prejudicar toda a função da mão. A menos que o dedo indicador trabalhe perfeitamente, o paciente irá excluir subconscientemente o dedo indicador e utilizar preferencialmente o dedo médio para pinçar algo entre dois dedos e para a manipulação fina. O dedo indicador lesionado será mantido em extensão e pode-se tornar um obstáculo se a mão for usada em espaços apertados ou ao redor de objetos móveis. O reimplante de um dedo ulnar próximo à articulação IFP irá prejudicar os outros dedos ulnares, já que eles possuem uma origem comum dos tendões profundos.

As avulsões de anel são lesões geralmente associadas a uma lesão significativa de tecidos moles, tanto proximal quanto distalmente. O reimplante pode ser considerado se o nível de amputação do osso é distal à inserção do músculo superficial e se o tratamento cirúrgico inclui artrodese da articulação interfalangiana distal (IFD). A necrose do músculo é previsível após o reimplante de amputações proximais que sofreram mais de seis horas de isquemia moderada. A recuperação funcional será reduzida pela necessidade de debridar os tecidos necróticos resultantes da isquemia. Os pacientes de idade avançada não se recuperam da mesma forma, mesmo após lesões não-desvascularizantes, uma imobilização prolongada irá causar um enrijecimento permanente, inclusive dos dedos que não foram lesionados. Estes fatores, além da possibilidade de uma doença vascular periférica ou cardiovascular concomitante, aumentam os riscos de um reimplante em idosos. Embora o reimplante ofereça uma excelente oportunidade para debridar agressivamente os tecidos contaminados, existirão certas situações de grave contaminação em que não é indicado um reimplante. Lesões prévias que conduziram a um dedo sem função podem impedir qualquer função útil após o reimplante.

As contra-indicações relativas são consideradas menos importantes nas três situações seguintes. Todas as tentativas devem ser feitas para reimplantar o polegar, já que ele é necessário para a oposição e possui uma importância funcional maior que os outros dedos. O polegar reimplantado pode realizar suas funções mesmo com movimentos limitados nas articulações interfalangianas ou metacarpofalangianas (MCF), e sensibilidade diminuída. Os resultados funcionais após o reimplante são melhores em crianças, e o reimplante deve sempre ser tentado. Já que a vocação das crianças é desconhecida, todos os dedos devem ser reimplantados. Qualquer dano resultante pode ser modificado ou eliminado quando o paciente alcançar uma idade adulta. Deve-se tentar um reimplante em todos os casos de perda da mão ou de dois ou mais dedos. No caso de múltiplos dedos amputados, a restauração das funções deve ser a principal preocupação. Os dedos podem ser reimplantados em uma posição heterotópica, se isto irá resultar em uma melhora nos movimentos da articulação, restauração do comprimento apropriado ou melhora da sensibilidade. Deve-se lembrar da importância da oposição e restaurar primeiramente as funções do polegar. A prioridade é dada posteriormente para os dedos médio e anular, seguidos pelo mínimo e finalmente pelo indicador. Os dedos que não podem ser reimplantados são excelentes fontes de material para enxertos de pele e pele vascularizada na reconstrução dos dedos que foram reimplantados.

PREPARAÇÃO DA SALA E MONITORAMENTO

Uma grande sala com o espaço adequado para duas equipes de operação é o desejável. A sala deve ser aquecida para prevenir qualquer vasoconstrição do paciente. Os métodos adicionais para manter a temperatura do paciente incluem cobertores aquecidos, fluidos intravenosos aquecidos e circuitos de ventilação aquecida. Dois torniquetes devem estar disponíveis para o membro lesado e qualquer membro potencialmente doador. Os locais que irão doar enxertos de vasos, pele e tendão devem ser incluídos na preparação inicial. Devem estar disponíveis na mesa: solução de irrigação heparinizada e agentes de dilatação tópica (lidocaína e papaverina). De acordo com a preferência do cirurgião, também devem estar disponíveis o fio de Kirschner, sistemas de placas, e fluoroscopia. Um carrinho contendo material de microssuturas, instrumentos de microssucção, instrumentos sobressalentes, clampes vasculares e cotonetes facilita o acesso a estes materiais especiais necessários para a maior parte dos procedimentos microcirúrgicos.

O monitoramento da pulsação e da diurese permite uma avaliação da volemia do paciente. O tratamento agressivo quanto à hipovolemia impede uma resposta favorável à vasoconstricção periférica. Embora um bloqueio supraclavicular ou axilar possa ser considerado para auxiliar na vasodilatação, este deve ser usado como adjuvante da anestesia geral. A anestesia geral proporciona o controle adequado das dores se o bloqueio falhar, e também previne o movimento do paciente quando o cirurgião estiver operando sob o microscópio. Os cobertores aquecidos, fluidos intravenosos aquecidos, e aquecimento da temperatura da sala devem ser utilizados em conjunto para manter a temperatura do paciente acima de 36°C e prevenir uma resposta simpática. A administração de heparina sistêmica intravenosa pode ser considerada no caso de lesões de esmagamento, mas não é usada rotineiramente no caso de uma cirurgia de reimplante.

TÉCNICA CIRÚRGICA

Idealmente, duas equipes de cirurgiões devem estar disponíveis para permitir a preparação simultânea da parte amputada e da extremidade lesada. O debridamento inicial de todo o tecido desvitalizado deve ser realizado sob o controle do torniquete para auxiliar na identificação de estruturas importantes. No caso de amputações proximais, deve-se perfundir a artéria principal da extremidade amputada com solução de Ringer lactato. Remove-se qualquer tecido que não "goteje" o líquido perfundido. O debridamento final das estruturas neurovasculares deve ser realizado sob o microscópio da sala de operações. Os nervos e os vasos são etiquetados com microssuturas para permitir a identificação.

A seqüência de reparos das estruturas é importante em uma cirurgia de reimplante. Mesmo a manipulação mínima após o reparo em um vaso pode causar espasmos no mesmo e prejudicar sua permeabilidade. A seqüência usual começa com a fixação do osso, seguida pelo reparo do tendão. As artérias e os nervos são reparados posteriormente, seguidos pela anastomose venosa e fechamento da pele. No caso de amputações proximais com isquemia prolongada, o influxo arterial pode ser restabelecido com a utilização de desvios temporários *(shunts)* enquanto a estabilização do osso e o reparo do tendão são realizados. Os metabólitos venosos iniciais devem ser descartados, já que eles contêm subprodutos tóxicos do metabolismo anaeróbio. Posteriormente, o fluxo venoso deve ser controlado também, com desvios. O reparo das estruturas individuais agora é discutido com mais detalhes.

Os ossos geralmente têm que ser encurtados para permitir o reparo primário dos tendões e as anastomoses dos vasos sem a necessidade de interposição de enxertos. Se a amputação envolve a articulação IFD, é realizada uma artrodese de encurtamento. No caso de um operário manual, a articulação IFD deve ser fixada em 15 graus de flexão. Quando a articulação IFP estiver irreparavelmente lesada, esta deve passar primeiramente por uma artrodese. Se as articulações MCF e IFP estão móveis, o dedo será capaz de apertar fortemente com a palma dos dedos. Dependendo das necessidades de cada um, pode-se considerar uma artroplastia tardia da articulação IFP em um dedo que não seja externo. O reimplante de um dedo que possui uma articulação MCF que não tem um funcionamento correto é contra-indicado por conta de alguma doença. Se a cobertura com tecidos moles é excelente e os reparos dos ligamentos capsulares são considerados como possíveis, pode-se considerar a possibilidade de uma artroplastia protética primária. De outra forma, o reimplante deve proceder somente se se acredita na necessidade de uma artroplastia tardia ou transferência de uma articulação vascularizada do pé. Um polegar reimplantado pode realizar uma oposição útil, mesmo quando as articulações MCF e as interfalangianas foram fundidas, já que a articulação carpometacarpiana permanece móvel.

Já que os movimentos realizados logo após a operação melhoram os resultados funcionais, a fixação do osso deve ser adequada para permitir que a reabilitação ocorra logo. A fixação com fio de Kirschner cruzado é geralmente o meio mais conveniente de fixação de osso, mas pode não se mostrar muito estável para permitir movimentos previamente. Da mesma forma, para proporcionar uma fixação estável, os fios Kirschner podem ser necessários para cruzar articulações não-lesadas, atrasando a reabilitação. Vários sistemas de placa podem proporcionar pequenas placas designadas especialmente para a fixação falangiana e metacarpiana. Estas placas especiais, juntamente com parafusos, reduzem o tempo necessário para a fixação das placas. Presumindo-se que a apresentação do paciente não foi adiada, a fixação da placa ou técnicas de atraso na colocação do parafuso são métodos aceitáveis de fixação e permitem a mobilização cedo.

O reparo dos tendões também deve ser realizado mantendo em mente o período de reabilitação. As extremidades dos tendões devem ser recuperadas com fórceps para pinçar tendões, e as extremidades proximais e distais devem ter o tecido danificado aparado. Deve-se ter consciência que o excesso no aparo pode resultar em uma flexão muito ajustada do dedo, o que irá representar dificuldades no caso de reparos neurovasculares microscópicos. Uma técnica de reparo de tendões, tal como as técnicas modificadas de Kessler ou de Strickland, que permitirão uma mobilização imediata dos tendões, deve ser realizada. Somente o tendão profundo deve ser reparado segundo uma lesão de zona II.

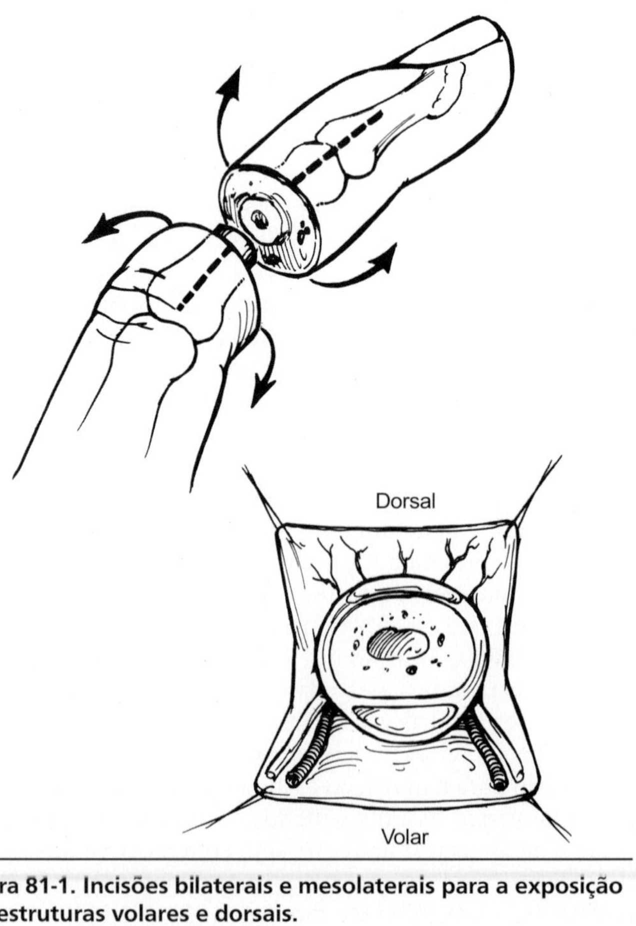

Figura 81-1. Incisões bilaterais e mesolaterais para a exposição das estruturas volares e dorsais.

Incisões

No dedo, as incisões bilaterais, mesolaterais permitem a elevação de retalhos proximais e distais, que fornecem uma excelente exposição de todas as estruturas (Figura 81-1). As incisões devem ser colocadas de forma que mesmo que elas não possam ser fechadas, a abertura não se localize sobre os pedículos neurovasculares. Para prevenir uma constrição circunferencial, deve-se realizar uma Z-plastia ao fechamento. Em todas as amputações distais, a incisão em Z, descrita por Tsai, permite a exposição das veias palmares superficiais. Uma única incisão mesolateral localizada na altura da articulação IFP no caso de uma amputação do anular permite o acesso à articulação para uma artrodese, e da artéria distal para o enxerto (Figura 81-2). Para prevenir a exposição das estruturas neurovasculares no caso de amputações proximais, as incisões devem ser colocadas sobre grupamentos musculares. O edema deve dificultar o fechamento primário e os enxertos de pele, também são mais bem adaptados sobre grupamentos musculares. Fasciotomias de compartimentos musculares anteriores, posteriores e interósseos devem ser realizadas, caso for indicado.

Reparo Arterial

Antes do reparo arterial, deve-se verificar se o influxo é adequado. O torniquete é liberado e o fluxo sangüíneo pulsátil observado. Se este não for observado, a extremidade distal da artéria deve ser aparada e embebida com solução salina heparinizada. Se o fluxo ainda estiver inadequado, o caso deve ser tratado com agentes dilatadores (lidocaína e papaverina). A utilização prudente de sondas de Fogarty é possível no caso de vasos comuns dos dedos ou maiores. Se mesmo assim, o fluxo adequado não estiver estabelecido, o ferimento deve ser estendido para se procurar por alguma lesão ou obstrução nas áreas proximais, se não, deve-se escolher uma fonte arterial diferente. O encurtamento do osso geralmente permite o reparo primário de estruturas arteriais sem a necessidade de enxertos. O reparo arterial de vasos dos dedos é realizado, utilizando uma técnica término-terminal com suturas de 9-0 ou 10-0.

Se o debridamento dos tecidos lesados resultar em um espaço significativo, prefere-se um enxerto sobre a articulação de flexão para diminuir esse espaço. As veias na superfície palmar do antebraço podem fornecer o enxerto de tama-

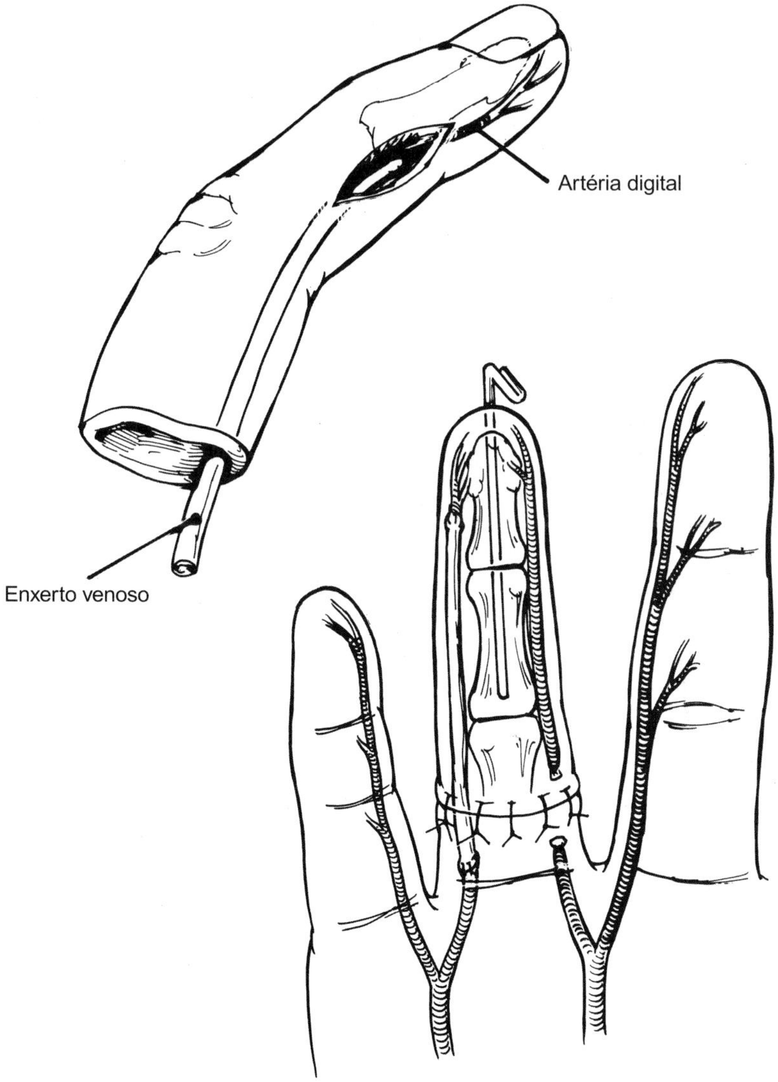

Figura 81-2. Uma única incisão mesolateral localizada no nível da articulação IFD no caso de uma amputação com avulsão do anular permite o acesso da articulação para artrodese, e da artéria digital para um enxerto da veia distal.

nho apropriado para o reparo dos vasos dos dedos. Para um reparo arterial, as veias devem ser invertidas para permitir a orientação apropriada das válvulas. Antes da coleta, o comprimento do enxerto deve ser marcado, para que possa ser restaurado após a transferência. Isso irá prevenir o dobramento ou a rotação do enxerto após a recuperação do fluxo sangüíneo. Deve-se permitir que o sangue flua através do enxerto depois de realizar a anastomose proximal para alongar e desfazer a rotação do enxerto antes de aparar finalmente a anastomose distal. Deve-se irrigar o enxerto com uma solução salina heparinizada e pinçar próximo à anastomose proximal antes de realizar a anastomose distal. Se é necessário um enxerto mais longo e a sua coleta resulta em uma discrepância luminal impossível de ser fechada, deve-se considerar a possibilidade de um enxerto arterial. Os locais doadores possíveis incluem as artérias dorsal do pé, interóssea posterior e circunflexa ilíaca superficial.

Raramente, a revascularização de um dedo amputado requer a utilização da artéria proximal no lado do dedo e da artéria distal do lado oposto. Este defeito pode ser alcançado com a ligação das artérias sobre a superfície volar do tendão dos flexores, mas quase sempre requer a utilização de um enxerto (Figura 81-3). Mudar o curso de uma artéria também pode ser benéfico na presença de um enxerto de espessura total no defeito volar do polegar. Para evitar a exposição da anastomose na superfície palmar, a artéria principal do polegar pode ser abordada através do dorso no primeiro espaço de teia e retirada de seu curso através do músculo adutor. Pode-se modificar o curso desta artéria sob a pele ulnar dorsal intacta para ser anastomosada com a artéria ulnar distal. Esta manobra pode também fornecer um comprimento adicional, evitando a necessidade de um enxerto (Figura 81-4).

A maior parte dos cirurgiões que realiza reimplantes está consciente da disponibilidade de tecidos não-reimplantáveis, que servem como material doador, mas nem sempre podem reconhecer uma possível fonte de tecido para ser doado a partir do coto proximal de um órgão que não pode ser reimplantado. Considere uma situação de uma lesão severa no lado radial da mão, no qual o reimplante do dedo médio iria necessitar de um enxerto de veia muito longo e o dedo indicador não pode ser reimplantado. Se considerar-se uma amputação do dedo indicador em raio, o seu pedículo neurovascular pode ser longo o bastante para suprir a artéria proximal e o nervo necessários para o dedo médio, excluindo a necessidade de um enxerto. A coleta de pedículos neurovasculares de dedos não-lesados é, no entanto, desencorajada.

O conhecimento profundo do sistema vascular dos dedos facilita qualquer reimplante muito distal. Smith descreve o arco palmar distal formado pelas duas artérias digitais, as quais estão presentes em 95% dos espécimes. A média do tamanho do vaso é de 0,7 a 0,9 mm, dependendo do dedo. A ligação do arco de um lado estendendo-o distalmente acrescenta um comprimento adicional (Figura 81-5).

Reparo Venoso

As veias dorsais dos dedos que podem ser anastomosadas começam aproximadamente a 4 mm, proximais à prega ungueal. A amputação distal a este ponto requer uma anastomose das veias palmares, que formam uma rede anastomótica superficial densa na polpa. Quanto ao número de veias que devem ser reparadas, são várias as sugestões. Em geral, todas as veias de calibre determinado devem ser reparadas. As veias são identificadas comprimindo-se manualmente a palma ou o dedo. Se a isquemia não for prolongada, o reparo venoso pode ser facilita-

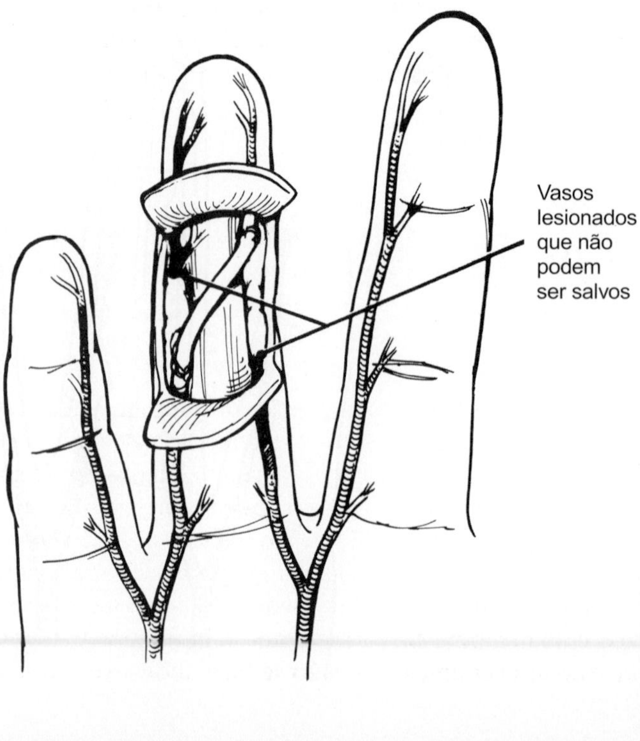

Figura 81-3. Algumas lesões podem necessitar de um enxerto arterial cruzado para fornecer o influxo melhor vindo da artéria contralateral.

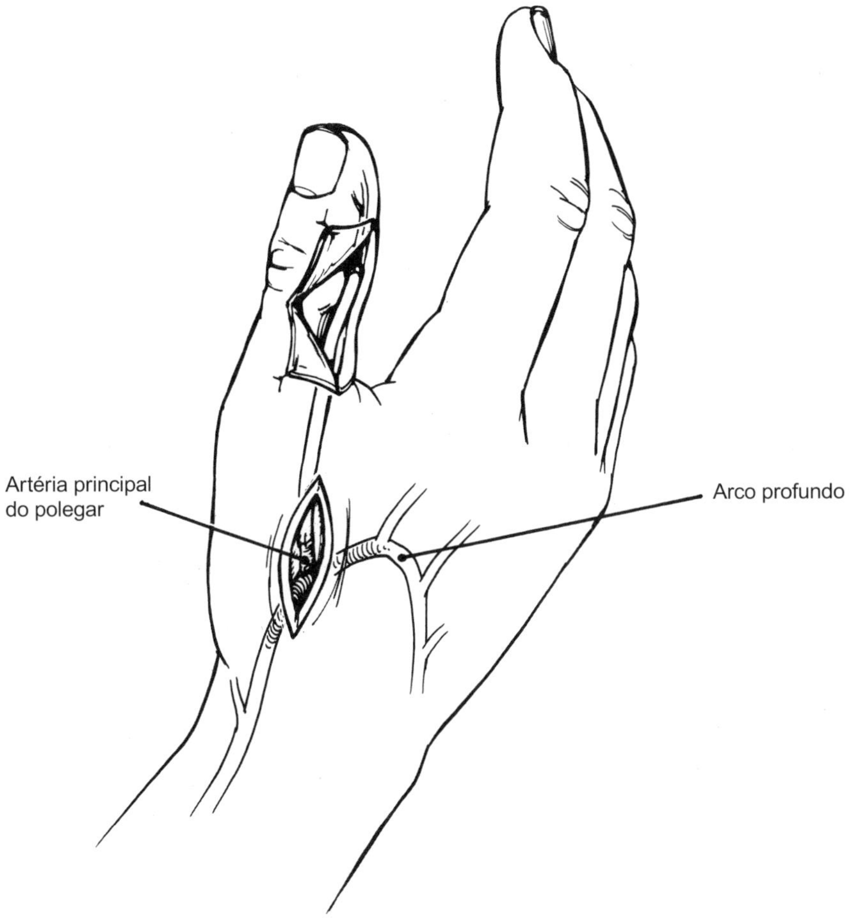

Figura 81-4. Lesões com perda de tecidos moles volares. Os enxertos vasculares devem ser colocados dorsalmente. Distalmente, o enxerto é anastomosado à artéria ulnar dos dedos, enquanto proximalmente, a anastomose pode ser desviada para a artéria principal do polegar ou para a artéria radial, por meio de uma anastomose término-lateral.

do ainda pela realização sob o controle de um torniquete antes do reparo arterial. Esta seqüência oferece a vantagem de um campo operatório limpo, com perda reduzida de sangue e diminuição dos edemas.

As veias suscetíveis para o reparo devem ser identificadas antes da revascularização arterial. O fluxo de sangue venoso, livre tanto da veia proximal quanto da distal, deve ser verificado antes da anastomose. Se o fluxo não estiver presente, deve ser feito um aparamento adicional para remover o tecido lesionado. A colocação de solução salina heparinizada e o tratamento com agentes tópicos de dilatação também podem ajudar. Todos os vasos lesados devem ser removidos, mesmo se isto causar a necessidade de um enxerto. Os reparos realizados com tecidos danificados aumentam o risco de falência do reimplante. Os reparos venosos nos dedos são realizados com suturas 10-0 ou 11-0, utilizando uma técnica término-terminal altamente ampliada.

Quando o reparo venoso não for possível, ou inadequado, o sangramento direto da extremidade pode permanecer por quatro a cinco dias, até que sejam criadas novas comunicações venosas internas. Isto pode ser alcançado com a remoção da unha ou sacrificando o leito da unha ou com uma incisão tangencial de uma parte da polpa. O sangramento é mantido, com a aplicação repetida de bandagens umedecidas com heparina. Se o sangramento direto não for suficiente e acontecer uma congestão venosa, indica-se a utilização de sanguessugas medicinais. A terapia com sanguessugas traz o risco de infecção com *Aeromonas hydrophilia*, e portanto um tratamento profilático com cefoxitina deve ser considerado.

Reimplante com Defeito da Pele Associado

É muito comum que o reimplante venha acompanhado por um defeito de espessura total da pele, o qual ameaça a exposição do reparo vascular, ou cria a necessidade de um enxerto vascular. Vários retalhos locais e livres foram descritos, fornecendo tanto a cobertura com tecidos moles quanto dos canais vasculares.

Retalhos Contendo Veias

Os retalhos cruzados reversos da derme do dedo podem proporcionar a cobertura segura e canais venosos do dedo adjacente. Delimita-se um retalho pediculado de tamanho adequado em um dedo adjacente não-lesado, baseado no lado adjacente do dedo que sofreu a lesão. O retalho é incisado através da derme, enquanto se realiza uma dissecção calma proximal e distalmente, de forma que as veias sejam identificadas. Deve ser colhida uma quantidade adicional de veia, proximal e distalmente, correspondente a 2 a 3 mm, juntamente com o retalho. Este, é elevado, transferido para o defeito, e fixado com suturas interrompidas. As veias do retalho são alinhadas com as veias do dedo lesado e as anas-

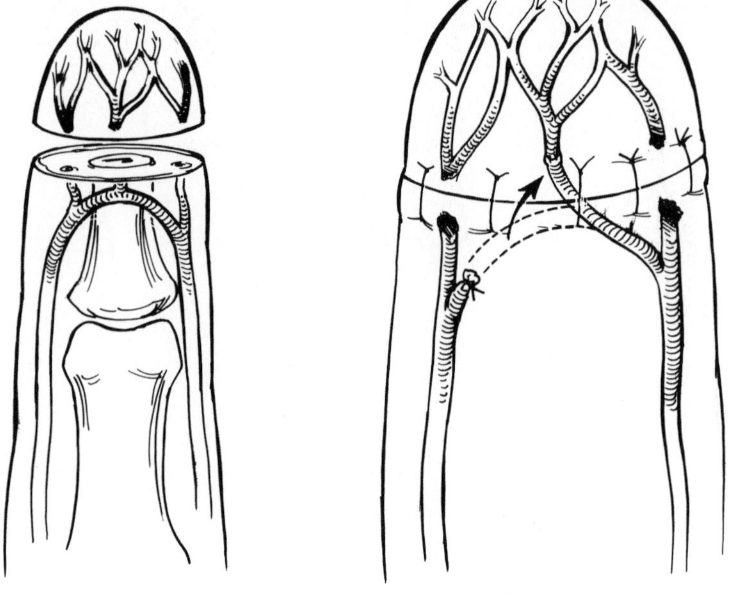

Figura 81-5. Ligação e despregueamento do arco palmar para proporcionar um comprimento extra.

tomoses são feitas como foi descrito anteriormente. Este retalho proporciona tanto a cobertura com tecidos moles quanto os canais vasculares para a reconstrução do defeito venoso.

Se o defeito é proximal à articulação IFP, um retalho em ilha pediculado pode fornecer a cobertura e o fluxo venoso somente através das anastomoses distais. O retalho é proximalmente baseado na artéria metacarpiana proximal adjacente ao dedo para o qual o retalho deverá ser transferido. A extremidade distal do retalho deve ser incisada através da derme e deve ser colhido um adicional de 2 a 3 cm de cada veia ao longo do retalho (Figura 81-6). O retalho é elevado do sentido distal para o proximal, tomando o cuidado de preservar o paratendão sobre o tendão subjacente, para um enxerto de pele subseqüente. Na base do retalho, toma-se o cuidado de preservar também as veias subcutâneas proximais e as que passam ao longo da artéria axial. Um retalho em pipa incluindo uma veia fornece vantagens semelhantes para a cobertura do polegar.

A transferência de tecidos livres de pequenos retalhos, incluindo veias, pode fornecer pele, gordura subcutânea e uma rede venosa superficial. O fluxo sangüíneo através das anastomoses proximais e distais deve ser suficiente para suportar estes pequenos retalhos. Estes retalhos compostos podem ser colhidos do dorso do pé, da superfície anterior do antebraço, ou da superfície dorsal dos dedos, e pode ser usado para cobrir defeitos dorsais dos dedos e da mão. Os retalhos locais compostos para a cobertura de defeitos palmares são mais limitados. Os defeitos palmares dos dedos podem ser cobertos com um retalho-padrão cruzado do dedo. A dissecção do retalho pode incluir um segmento de uma artéria e de um nervo vindos do dedo doador, fornecendo o enxerto vascular e neural para os vasos lesados. Estão disponíveis diversos retalhos livres que contêm os canais de fluxo com tamanhos apropriados dos vasos para a reconstrução arterial dos dedos. Entre estes estão incluídos o retalho temporoparietal, um filete do retalho do dedo, retalho dorsal do pé, e o minirretalho livre.

CUIDADOS PÓS-OPERATÓRIOS

A extremidade reimplantada deve ser coberta com um curativo de grande volume, tomando o cuidado para prevenir uma constrição circunferencial. O sangue que ficou coagulado nos curativos pode ser uma fonte de constrição, devendo-se trocar os curativos cuidadosamente. A mão deve ser mantida em elevação contínua, a partir do pólo intravenoso ou um outro suporte. São realizadas checagens vasculares de hora em hora por pessoas treinadas. O dedo é examinado quanto à sua coloração e suprimento capilar. Uma descoloração azulada com enchimento rápido pode indicar uma congestão venosa. Um enchimento lento e uma coloração pálida indicam um fraco fluxo arterial. Qualquer uma dessas situações necessita de reabordagem cirúrgica.

Grandes séries de reimplantes não demonstraram um benefício significativo por conta da utilização de heparina intravenosa ou dextrina. Todos os pacientes receberam aspirina, 650 mg/dia, e antibióticos profiláticos por 48 horas. Mantém-se o repouso em cama por 24 horas, e então o paciente pode caminhar com a extremidade elevada. Dependendo da natureza da lesão original e dos acontecimentos pós-operatórios, inicia-se a mobilização dos dedos por volta do oitavo dia pós-operatório.

A seleção cuidadosa dos pacientes e dos procedimentos pode fazer do reimplante uma experiência compensadora. Infelizmente, Kleinert relatou, após uma série grande, que os resultados funcionais do reimplante "dependem amplamente da motivação individual". Vários refinamentos na prática de reimplante aumentaram os índices de sucesso e de

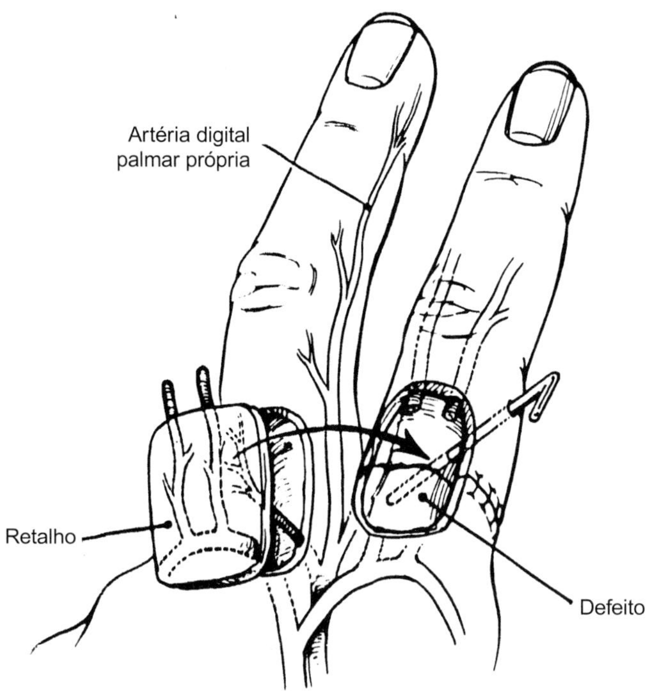

Figura 81-6. Um retalho em bandeira pediculado pode ser usado para fornecer a cobertura dos tecidos moles e o afluxo venoso. Uma veia adicional, distal ao retalho, deve ser colhida para permitir uma anastomose após a transferência.

resultados funcionais. As áreas de pesquisa em desenvolvimento incluem a farmacomanipulação de mecanismos de cobertura, sanguessugas artificiais e a melhora da preservação das partes até o momento do reimplante.

PRECAUÇÕES

Se o órgão estiver completamente amputado, deve-se poupar o tempo válido procedendo na sala de operações com a parte amputada enquanto o paciente é preparado para a cirurgia. Deve-se debridar a amputação e então identificar e marcar as estruturas. Após a fixação do osso, e do reparo do tendão, utilizar o microscópio operatório para realizar a dissecção final e preparar os vasos e nervos para o reparo. Finalizar todos os reparos do lado palmar da mão antes de começar os reparos venosos do lado dorsal.

Leituras Selecionadas

Arashiro K, Ohtsuka H, Ohtani K, et al. Entire scalp replantation: case report and review of the literature. *J Recon Microsurg* 1995;11:245-250.

Brandt K, Khouri R, Upton J. Free flaps as flow-through vascular conduits for simultaneous coverage and revascularization of the hand and digit. *Plast Reconstr Surg* 1996;98:321-327.

Bunke H, Bernard A, Lineaweaver W, et al. Organization of the replantation unit. In: Bunke H, ed. *Microsurgery: Transplantation-Replantation.* Philadelphia: Lea & Febiger, 1991:589-592.

Foucher G, Norris R. The venous dorsal digital island flap or the "neutral" flap. *Br J Plast Surg* 1988;41:337-343.

Ishida O, Ikuta Y, Shirane T, Nakahara M. Penile replantation after self-inflicted complete amputation: case report. *J Reconstr Microsurg* 1996;12:23-26.

Jabaley M, Freeland A. Rigid internal fixation in the hand: 104 cases. *Plast Reconstr Surg* 1986;77:288-300.

Kessler I. The "grasping" technique for tendon repair. *Hand* 1973;5:253-255.

Kleinert H, Jablon M, Tsai T. An overview of replantation and results of 347 replants in 245 patients. *J Trauma* 1980;20:390-398.

Lister G. Replantation. In: Smith J, Aston S, eds. *Grabb and Smith's Plastic Surgery.* 4th ed. Boston: Little, Brown, 1991: 1079-1112.

Martin D, Kaplan I, Kleinert J. Use of a reversed cross-finger flap as a vascularized vein graft carrier in ring avulsion injuries. *J Hand Surg* 1990;15A:155-159.

Merle M, Dautel G. Advances in digital replantation. *Clin Plast Surg* 1997;24:87-105.

Safak T, Ozcan G, Kecik A, Gursu G. Microvascular ear replantation with no vein. *Plast Reconstr Surg* 1993;92:945-948.

Smith D, Oura C, Kimura C, Toshimori K. Arterial anatomy and tortuosity in the distal finger. *J Hand Surg* 1991;16A:297-302.

Stickland J. Flexor tendon repair. *Hand Clin* 1985;1:55-68.

Tsai T, Matiko J, Breidenbach W, Kutz J. Venous flaps in digital revascularization and replantation. *Reconstr Microsurg* 1987;3:113-119.

Tsai T, Sabapathy R, Martin D. Revascularization of a finger with a thenar mini-free flap. *J Hand Surg* 1991;16A:604-606.

Urbaniak J, Replantation. In: Green D, ed. *Operative Hand Surgery.* New York: Churchill Livingstone, 1993:1085-1103.

Capítulo 82

Dedo em Gatilho

Rajiv Sood

AVALIAÇÃO DO DEFEITO

A tenossinovite estenosante dos tendões flexores na parte palmar dos dedos ou na base do polegar é geralmente chamada de dedo (ou polegar) em gatilho. Este é um dos problemas mais comuns vistos na prática das cirurgias de mãos e, quando reconhecida, é fácil de ser tratada.

Duas formas de "gatilho" são descritas. A mais comum, a forma primária, é vista em mulheres entre 40 e 60 anos e geralmente envolve um só dedo. A forma secundária é observada associada a doenças vasculares do colágeno, diabetes, gota, artrite reumatóide e em mucopolissacaridose. Os pacientes geralmente apresentam dores, ou estalidos do dedo envolvido, que podem ser localizados incorretamente na articulação interfalangiana proximal (IFP), pelo médico que executa o exame. Pode ocorrer um bloqueamento durante a flexão (o que é comum) ou durante a extensão. Os dedos em gatilho também podem ocorrer em crianças em que a apresentação acontece geralmente com uma flexão fixa da deformidade na articulação interfalangiana (Figura 82-1).

A anatomia do sistema de polia do dedo já foi bem descrita anteriormente. A bainha do tendão do flexor consiste essencialmente em um sistema fechado formado por uma porção membranosa e uma retinacular (polias). Existem três sistemas de polias: a transversa, a retinacular e a cruciforme (Figura 82-2). A patogenia exata do dedo em gatilho ainda é debatida. A teoria mais aceita parece dizer que a causa é uma metaplasia fibrocartilaginosa na polia A1, relativa a um aumento nas forças de fricção e de compressão. Esta metaplasia fibrocartilaginosa diminui a habilidade dos tendões flexores de deslizar por sobre a polia. Outras causas do dedo em gatilho incluem laceração parcial do tendão, tumores nos tecidos moles, presença de um osso sesamóide e doença de de Quervain.

INDICAÇÕES

Os pacientes com dedo em gatilho podem reclamar de que este varia de movimentos lentos do dedo tanto em flexão quanto extensão até uma "travada" do dedo, resultando em uma flexão ou extensão fixa. Alguns pacientes também podem reclamar de uma dor associada ao "gatilho" que fica localizada na articulação interfalangiana proximal do dedo ou do polegar. Deve ser realizado um histórico cuidadoso para excluir a forma secundária da doença, que inclui diabetes, e síndrome do túnel do carpo, contratura de Dupuytren e doença reumática. Da mesma forma deve ser obtido um histórico relativo a qualquer trauma anterior.

O exame físico deve-se concentrar no dedo envolvido, mas também examinar toda a variação de movimentos dos outros dedos e a presença ou ausência de um nódulo no tendão flexor no local da polia A1. Eu geralmente indico ao paciente para iniciar o processo de "gatilho" enquanto eu apalpo cuidadosamente a polia A1 para chegar ao ponto de maior sensibilidade, confirmando portanto meu diagnóstico. A dor é geralmente expressa durante a extensão da articulação interfalangiana distal (IFD) do dedo envolvido, já que ambos os tendões do flexor superficial dos dedos (FSD) e o flexor profundo dos dedos (FPD) precisam excursionar através da polia A1 inflamada. Os pacientes podem desenvolver mecanismos de proteção pelos quais eles limitam a flexão dos dedos nas articulações IFP e IFD para diminuir a quantidade de desconforto. Este achado pode, de fato, dar uma idéia da duração e da severidade do problema.

O tratamento dos dedos em gatilho divide-se em duas categorias: a conservadora (não-cirúrgica) e a cirúrgica (Tabela 82-1). A maioria dos autores recomendam o tratamento conservador para a doença primária. O tratamento conservador pode constar de uma modificação nas atividades do

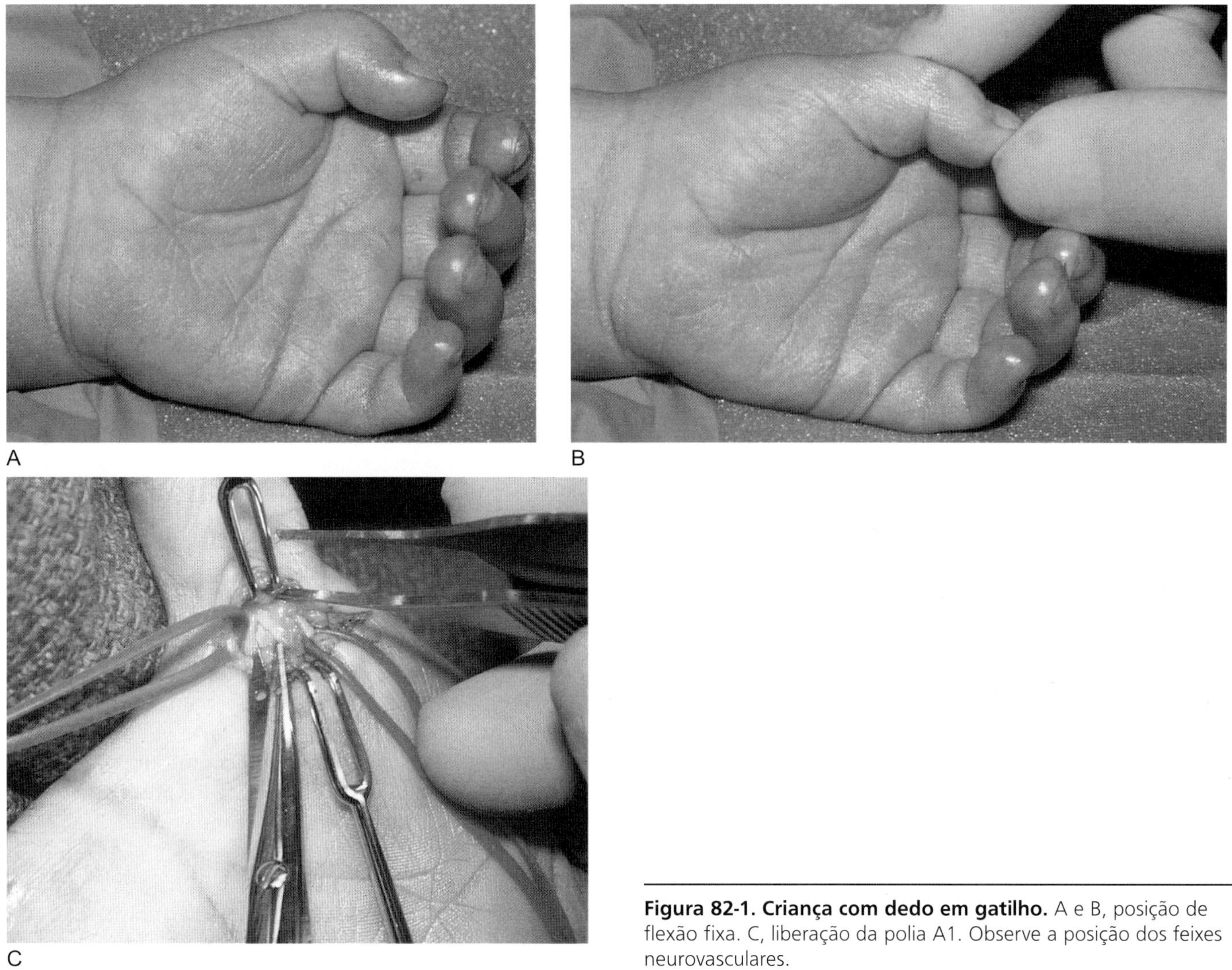

Figura 82-1. Criança com dedo em gatilho. A e B, posição de flexão fixa. C, liberação da polia A1. Observe a posição dos feixes neurovasculares.

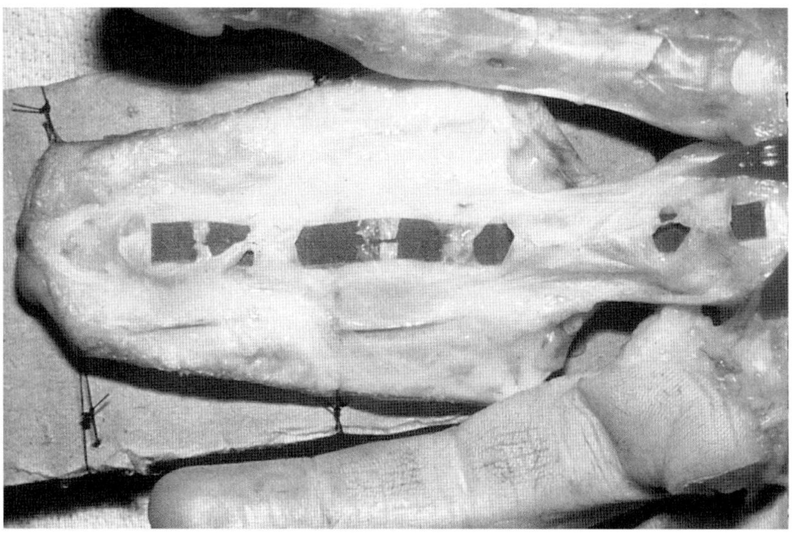

Figura 82–2. Dissecção do sistema de polias em um cadáver.

TABELA 82-1. OPÇÕES PARA O TRATAMENTO DE DEDOS EM GATILHO

Conservador (não cirúrgico)
Modificar as atividades diárias
Imobilização
Injeções de corticosteróides
Cirúrgico
Liberação percutânea
Liberação aberta

paciente e imobilização, combinados com uma medicação não-esteróide antiinflamatória, ou injeção de corticosteróides ou anestésicos locais na bainha do flexor. O tratamento conservador deve ser oferecido para aqueles pacientes que sofrem da doença primária, e que possuem um "gatilho" mínimo, uma pequena duração dos sintomas, e não possuem deformidades fixas nas articulações. À noite, é utilizada uma tala estática de extensão da articulação metacarpofalangiana (MCF), com restrições com relação a atividades repetitivas, se possível, combinada com uma medicação antiinflamatória não-esteróide, o que pode proporcionar um certo alívio dos sintomas em praticamente metade dos pacientes que sofrem da forma primária da doença, quando esta for detectada precocemente.

Vários estudos têm avaliado a eficácia das injeções de corticosteróides e da imobilização. Entretanto, os resultados têm-se misturado; em primeiro lugar, por causa das imperfeições na estrutura dos estudos, incluindo a combinação de dedos em gatilho primários e secundários, misturando pacientes com sintomas de duração diferente, injeções únicas *versus* injeções múltiplas, e injeção em vários lugares. Um grande número de outras variáveis também podem influenciar o sucesso da injeção de corticosteróides e da imobilização, incluindo se o "gatilho" é causado por um edema nodular discreto do tendão e da bainha, ou se o edema é difuso. Adicionalmente, o simples fato de injetar placebo pode ter uma certa eficácia em 16% a 20% dos pacientes. Para resumir estes estudos, uma única injeção de corticosteróides proporciona alívio em quase todos os pacientes que recebem a injeção, e injeções múltiplas proporcionam alívio em quase três quartos dos pacientes que são inspecionados. Os resultados parecem ser melhores em pacientes que sofrem da forma primária, com relação aos que sofrem da forma secundária do dedo em gatilho.

TABELA 82-2. SEIS ESTÁGIOS DA TENOSSINOVITE ESTENOSANTE DOS DEDOS

*Estágio**	*Movimentos dos dedos*
1	Normal
2	Áspero
3	Gatilho, estalidos ou trava
4	Bloqueio do dedo em flexão ou extensão, desbloqueado pelo movimento ativo do dedo
5	Bloqueio do dedo em flexão ou extensão, desbloqueado por movimentos passivos dos dedos
6	Dedo bloqueado em flexão ou extensão

*Cada estágio pode apresentar ou não dores.
Derivado de Patel MR, Bassini L. Trigger fingers and thumb: when to splint, inject or operate. J Hand Surg *1992; 17A: 10-113.*

Vários outros tentaram estabelecer critérios de inclusão para o sucesso do tratamento conservador. Embora pareça não haver um consenso, os seguintes critérios parecem ser os mais consistentes nestes estudos: a forma primária da doença, o envolvimento de um único dedo e a duração de menos de quatro meses, e se o dedo envolvido não é o polegar. Patel e seus colaboradores descreveram um sistema de estadiamento para o caso de tenossinovite (Tabela 82-2). Este sistema de classificação pode ser útil na tentativa de decidir por uma opção terapêutica.

Uma vez que o paciente já foi avaliado, e a terapia conservadora não foi considerada como uma opção, ou falhou, duas formas de terapia cirúrgica estão disponíveis: a liberação percutânea ou a abertura da polia A1. A liberação percutânea está recentemente em foco como um procedimento realizado no consultório, levado pela natureza econômica e conveniente da cirurgia.

A indicação para a liberação percutânea na maioria das séries é o dedo em gatilho primário. A maioria dos autores concorda que o polegar deve ser excluído, pois o risco de lesão das estruturas neurovasculares é muito maior. Isto acontece na maioria das vezes por conta da localização mais superficial do feixe neurovascular, sua proximidade à bainha do tendão e da rigidez do osso sesamóide radial com relação aos nervos digitais. Patel relatou um aumento na taxa de sucesso (96% contra 89%) em pacientes que foram tratados primeiramente com injeção de cortisona e passaram subseqüentemente por uma liberação percutânea. Suas recomendações foram para realizar a injeção em pacientes que possuem um dedo ou polegar em gatilho, já que a técnica possui uma taxa de sucesso de 60% a 90% dos pacientes. Se a injeção falhar, ele recomenda uma liberação percutânea, já que esta é próspera em 90% dos pacientes, com a conversão para uma técnica aberta, se a liberação percutânea não conseguir liberar o gatilho.

Várias séries documentaram a eficácia da técnica aberta. Embora os resultados variem nessas séries entre 83% e 97%, nas taxas de sucesso, vários fatores podem explicar a discrepância. Para a maioria dos pacientes, embora liberados do gatilho, pode resultar uma pequena cicatriz dolorida. Adicionalmente, quando "cirurgiões juniores" realizaram estas operações, a taxa de complicações, incluindo a transecção do nervo digital e infecções do ferimento, pareceu ser maior.

CONTRA-INDICAÇÕES

Existem poucas contra-indicações para a imobilização de um paciente com o dedo ou polegar em gatilho. No caso de injeções de corticosteróides, as contra-indicações óbvias incluem um histórico de alergia ou infecção ativa, incluindo espécies de *Mycobacterium* atípicas. Deve-se considerar a diabetes como uma contra-indicação relativa. A absorção sistêmica dos corticosteróides é um tanto rara com a utilização de pequenas doses e pode ser ainda reduzida com a imobilização após a injeção. Um histórico de trauma, especialmente no caso de fraturas nas cabeças do metacarpo, deve alertar o examinador para evitar o tratamento conservatório. Tumores óbvios ou massas na bainha do tendão também devem ser tratados cirurgicamente. Embora exista uma discordância com relação a quantas injeções de corticosteróides são plausíveis, eu acredito que um paciente com a forma primária da doença deve receber duas ou três injeções com um intervalo de pelo menos três a quatro semanas. Se não acontecer nenhuma diminuição nos sintomas, deve ser realizada uma liberação percutânea ou aberta. Da mesma forma, pacientes com o polegar ou com mais dedos em gatilho, devem ser encaminhados para a liberação aberta em estágio precoce. Os pacientes que apresentam artrite reumatóide devem ser abordados cautelosamente, posto que a liberação da polia A1 nestes pacientes pode potencializar um desvio ulnar do dedo.

PREPARAÇÃO DA SALA

A cirurgia para os dedos em gatilho pode ser realizada em caráter ambulatorial. Eu prefiro a utilização de anestesia local com um torniquete colocado no antebraço (Figura 82-3). Geralmente não é necessário nenhum sedativo. A técnica percutânea também pode ser realizada no consultório, sem a necessidade de nenhum equipamento especial. No caso de uma liberação percutânea, um grande número de autores tem utilizado um meniscótomo ou qualquer outro dispositivo para efetuar a liberação. Entretanto, uma vez que o cirurgião se familiariza com a técnica, a utilização de um calibrador de agulha 18 tem-se mostrado bastante adequada.

MARCAÇÃO DO PACIENTE

A polia A1 localiza-se do sulco palmar proximal até o sulco MCF dos dedos no dedo indicador, e do sulco palmar distal até o sulco MCF dos dedos nos dedos anular e mínimo, e finalmente, entre o dedo medial. No caso do polegar, a porção proximal da polia A1 fica na altura do sulco de flexão da MCF (Figura 82-4). No caso de uma injeção de corticosteróides, o conhecimento da localização da polia de cada dedo deve ser suficiente. Em uma técnica percutânea, eu apalpo e marco o curso dos tendões flexores dos dedos envolvidos e aproximo a localização da porção proximal da polia A1.

Para a técnica aberta, foram propostas várias incisões (Figura 82-5). Novamente, eu marco pré-operatoriamente a localização da polia, a localização dos tendões flexores, e a incisão proposta. Eu prefiro uma incisão longitudinal ou uma oblíqua nos dedos, que permitem uma exposição mais fácil da polia longitudinal A1. Para o caso do polegar, uma incisão em forma de "Chevron" ou uma abordagem transversa são razoáveis.

TÉCNICA

Injeção de Corticosteróides

Prepara-se o paciente que deve ser coberto com campos estéreis (Figura 82-6). Enche-se uma seringa de 3 cc e uma agulha de 25 de 5/8 polegadas com 1 ml de triancinolona acetonida (Kenalog 10) e 2 ml de lidocaína a 1% sem epinefrina. A injeção pode ser realizada na bainha, tanto na origem da polia A1 quanto na base do dedo na linha medial dos tendões flexores. A agulha é colocada através dos tendões FSD e FPD e removida. A posição é confirmada movendo-se o dedo e assegurando-se de que a agulha não se move com uma fle-

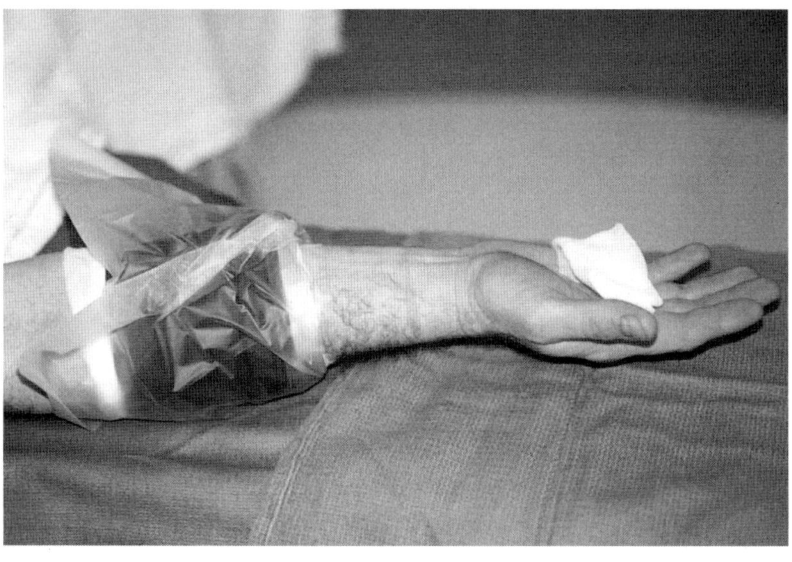

Figura 82-3. Preparação do paciente para uma liberação aberta.

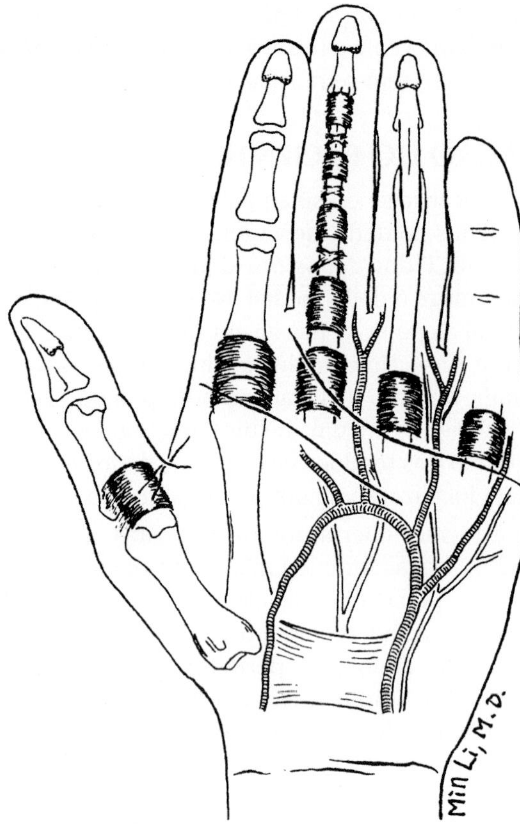

Figura 82-4. Localização da polia A1. Observe a posição dos feixes neurovasculares adjacentes à polia. *(Cortesia de Min Li, MD.)*

xão ou extensão. É importante aspirar para excluir a possibilidade de uma injeção intravascular, que é rara. Injetam-se de 2 a 3 ml na bainha. Deve haver pouca ou nenhuma resistência a esta injeção. A variação ativa de movimento deve ser encorajada após a injeção. Pode-se repetir essa injeção de corticosteróides de duas a três vezes em intervalos de três a quatro semanas.

Liberação Percutânea

Eu aconselho fortemente que cirurgiões que não são familiarizados com a técnica percutânea façam uma tentativa antes de prosseguir com uma liberação aberta (Figura 82-7). Uma incisão na pele pode ser feita para determinar se a técnica teve sucesso. Uma vez que a familiarização com esta técnica estiver estabelecida, a liberação percutânea pode certamente ser desenvolvida como um procedimento ambulatorial. Como eu mencionei anteriormente, eu prefiro não liberar a polia do polegar da forma percutânea, embora outros autores não hesitem em utilizar esta técnica.

A técnica para a liberação percutânea é a seguinte: deve-se preparar e cobrir o paciente. O cirurgião pode se sentar tanto do mesmo lado quanto do lado oposto à mão estendida. A margem proximal da polia A1 e o caminho dos tendões FSD e FPD deve ser marcado. Deve-se infiltrar 1% de solução de lidocaína na área da polia A1, utilizando uma agulha 18, de 2,5 cm em uma seringa de 3 cm^3, localiza-se a extremidade proximal da polia A1 diretamente no curso dos tendões flexores. Alguns autores defendem a realização de uma pequena incisão na pele, mas uma agulha pode certamente ser usada para fazer esta incisão. Move-se a agulha do sentido proximal para o distal, se o cirurgião estiver sentado lateralmente, ou do distal para o proximal, se ele estiver sentado do outro lado do paciente, e localiza-se a margem da polia A1. Com a ponta da agulha, deve-se incisar a polia A1.

O procedimento continua até que não haja mais nenhum estalido ou bloqueamento com o movimento ativo. Os pacientes que permanecem sintomáticos após a liberação percutânea devem passar pela técnica de liberação aberta.

Técnica Aberta

A localização da polia A1 já foi descrita anteriormente neste capítulo (Figura 82-4). Eu prefiro utilizar uma incisão oblíqua sobre a polia. Para o caso do polegar, eu utilizo uma incisão transversa sobre o sulco do MCF ou uma incisão em forma de "Chevron" com o ápice centralizado sobre este sulco (Figura 82-5). A cirurgia é realizada com o auxílio de um torniquete no antebraço e anestesia local. O paciente é preparado e coberto. É infiltrado 1% de solução de lidocaína na incisão

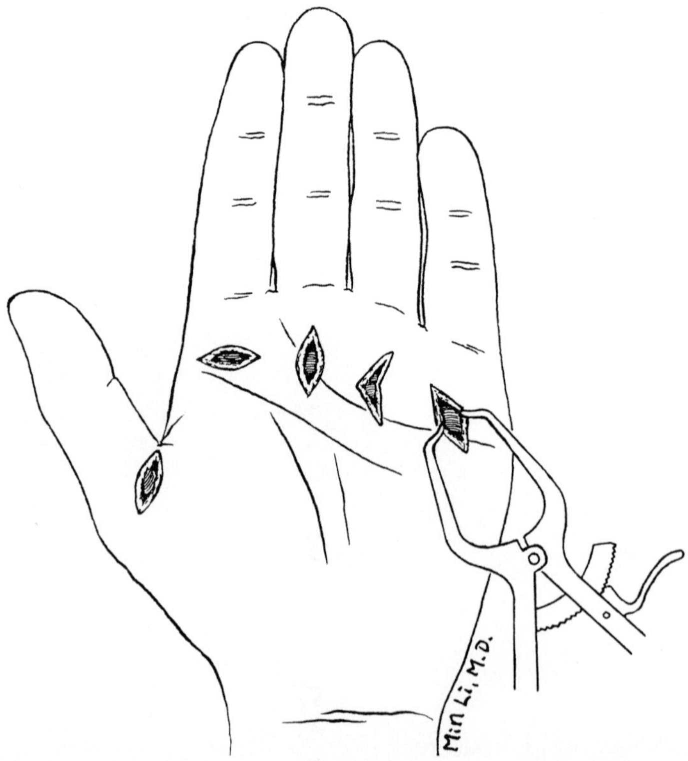

Figura 82-5. Incisões para a liberação de um dedo em gatilho: transversa, em divisa, longitudinal e oblíqua. *(Cortesia de Min Li, MD.)*

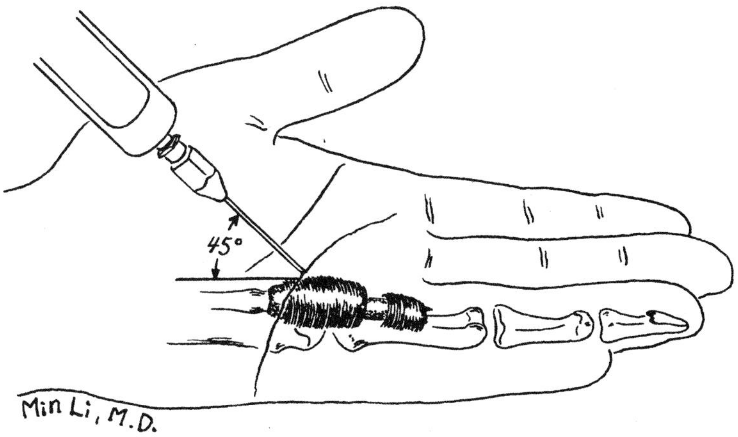

Figura 82-6. Locais para a injeção percutânea no caso de dedo em gatilho. *(Cortesia de Min Li, MD.)*

planejada. A extremidade é elevada e exsangüinada com o torniquete inflado em 250 a 300 mmHg. A pele é incisada com uma lâmina nº 15, e é utilizado um cautério bipolar para obter a hemostasia. Utilizando pinças de tenotomia de Stevens, as faixas fibrosas que ancoram a pele são divididas e a gordura é separada paralelamente ao curso dos tendões e do feixe neurovascular. A dissecção deve ser realizada diretamente até a bainha do tendão do flexor. Dois retratores Ragnell (ou de veia) são colocados profundamente para expor a polia A1 e a bainha do flexor. Deve-se identificar a polia A1 (1 a 1,5 cm de comprimento) e incisá-la com uma lâmina nº 11 ou 15. Após a incisão, as extremidades da polia são inspecionadas, se elas estiverem hipertróficas, a porção da polia na margem principal é excisada (Figura 82-8). Após a liberação, pede-se ao paciente que ele flexione e estenda o dedo para assegurar que este não está mais em gatilho ou travado. Se o gatilho persistir, deve-se excluir um nódulo do flexor, ou ocorreu uma liberação incompleta da polia. Toma-se muito cuidado para evitar a liberação da polia A2, já que isto pode resultar em um arqueamento pós-operatório dos tendões flexores. Após a liberação completa, o torniquete é liberado, a hemostasia é realizada e a pele é fechada com suturas simples de náilon 4-0. Eu utilizo curativos de Xeroforme e esponjas com curativos volumosos de 4 × 4 e Kerlix.

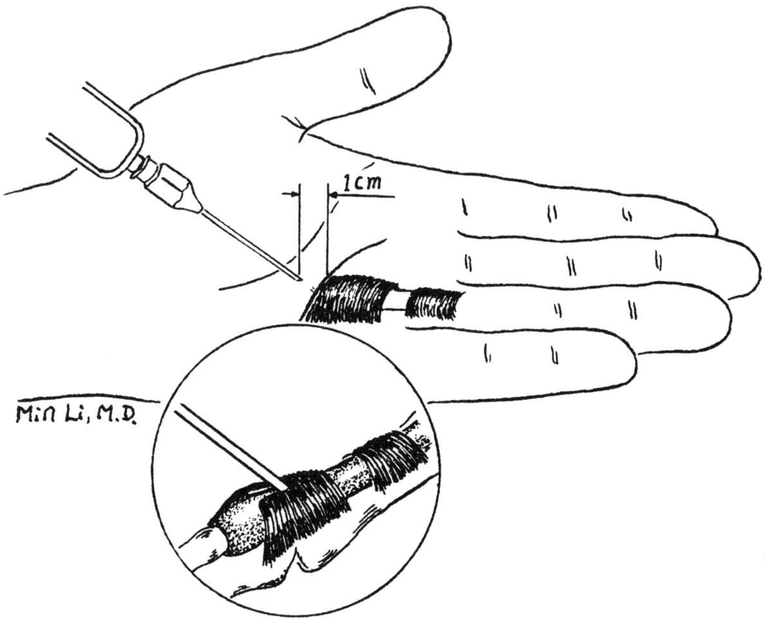

Figura 82-7. Técnicas de liberação percutânea. *(Cortesia de Min Li, MD.)*

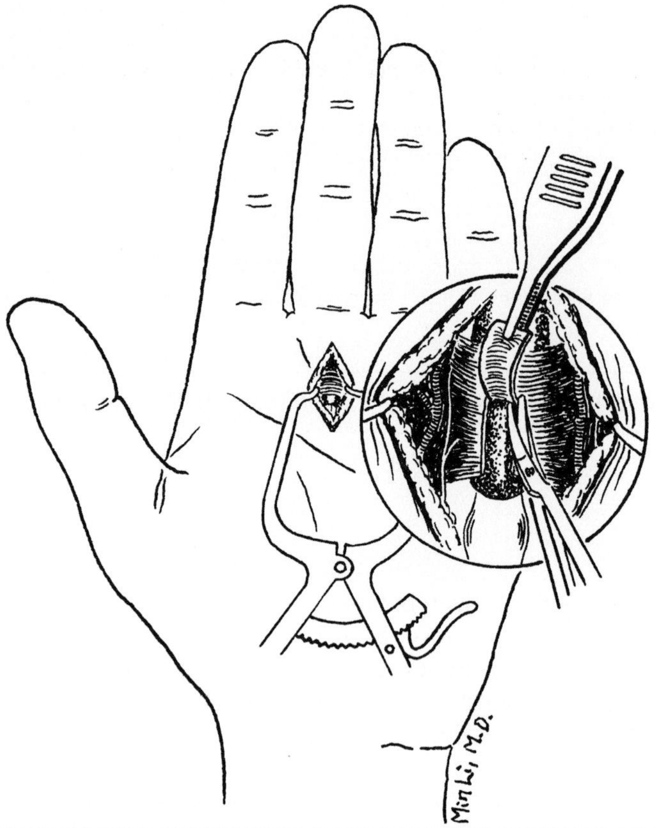

Figura 82-8. Ilustração da ressecção de parte de uma polia hipertrófica. *(Cortesia de Min Li, MD.)*

CUIDADOS PÓS-OPERATÓRIOS

Depois da operação é aplicado um curativo volumoso e macio. Este, pode ser trocado após 48 horas pelo paciente, e substituído por um pequeno curativo. A terapia ativa de variações de movimentos pode ser iniciada em 48 horas. Eu vejo normalmente o paciente em 10 a 14 dias após a operação, para a remoção das suturas.

PRECAUÇÕES

Na maior parte dos pacientes, o tratamento pós-operatório depois da liberação do dedo em gatilho é mínimo. No entanto, as complicações podem ser observadas em 7% destes. Deve-se prestar atenção em particular às reclamações sobre a perda na sensibilidade do dedo operado, já que a laceração de um nervo digital, particularmente o nervo radial do polegar, é uma complicação possível. Uma contratura de flexão pré-operatória na articulação IFP deve ser observada e pode necessitar de um fisioterapeuta para uma mobilização dinâmica após a operação. Pode acontecer arqueamento do tendão, perda da flexão, ou desvio ulnar do dedo indicador, devido a um seccionamento acidental da polia A2, o que requer uma reconstrução subseqüente.

Um outro possível problema pós-operatório é a cicatriz dolorosa. Eu indico que o paciente faça massagens na cicatriz e consulte um fisioterapeuta se os sintomas não melhorarem. Em geral, a maioria dos pacientes e cirurgiões ficam extremamente satisfeitos com os resultados do tratamento do dedo em gatilho. Na minha opinião, a insatisfação acontece quando foi realizado um diagnóstico impreciso e os sintomas não se resolveram completamente, após a liberação da polia A1.

Leituras Selecionadas

Al-Quattan MM, Posnik JC, Lynn KY. Triggering after partial tendon laceration. *J Hand Surg* 1993;18B:241-246.

Benson LS, Ptaszek AJ. Injection versus surgery in the treatment of trigger finger. *J Hand Surg* 1997;22A:138-144.

Bonnici AV, Spencer JD. Survey of "trigger finger" in adults. *J Hand Surg* 1988;13B:202-203.

Brown M, Manketlow RT. A new cause of trigger thumb. *J Hand Surg* 1992;17A:688-690.

Carlson CS, Curtis RM. Steroid injection for flexor tenosynovitis. *J Hand Surg* 1984;9A:286-287.

Clark DD, Ricker JH, MacCollum MS. The efficacy of local steroid injection and in the treatment of stenosing tenosynovitis. *Plast Reconstr Surg* 1973;51:179.

Conklin JE, White WL. Stenosing tenosynovitis and its possible relation to the carpal tunnel syndrome. *Surg Clin North Am* 1960;40:531-540.

Doyle JR. Anatomy of the finger flexor tendon sheath and pulley system. *J Hand Surg* 1988;13A:473-484.

Eastwood DM, Cupta KJ, Johnson DP. Percutaneous release of trigger finger: an office procedure. *J Hand Surg* 1992;17A: 114-117.

Evans RB, Hunter JM, Burkholter WB. Conservative management of trigger finger: a new approach. *J Hand Ther* 1988;13:59.

Fialla J. Differential diagnosis of hand pain: tendinitis, ganglia and other syndromes. In: Primer CA, ed. *Surgery of the Hand and Upper Extremity.* 1st ed. New York: McGraw-Hill, 1996: 1223-1251.

Freiberg A, Mulholland RS, Levine N. Non-operative teatment of trigger fingers and thumbs. *J Hand Surg* 1989;14A:553-558.

Froimson A. Tenosynovitis and tennis elbow. In: Green DP, ed. *Operative Hand Surgery.* 3rd ed. New York: Churchill Livingstone, 1993:1989-2006.

Greider JL. Trigger thumb and finger release. In: Blair WP, ed. *Techniques in Hand Surgery.* 1st ed. Baltimore: Williams & Wilkins, 1996:567-573.

Howard LD, Pratt DR, Bunnell S. The use of compound F (hydrocortisone) in operative and non-operative conditions of the hand. *J Bone Joint Surg* 1953;35A:994-1002.

Janecki CJ, Jr. Triggering of the finger caused by flexor-tendon laceration. *J Bone Joint Surg Am* 1976;58A:1174-1175.

Lambert MA, Morton RJ, Sloan JB. Controlled study of the use of local steroid injection in the treatment of trigger finger and thumb. *J Hand Surg* 1992;17B:69.

Leadbetter WB. Corticosteroid injection therapy in sports injuries. In: Leadbetter WB, Buckwalter JA, Gordan SL, ed. *Sports-Induced Inflammation: Clinical and Basic Science Concepts.* Partridge, Ill.: American Academy of Orthopedic Surgeons, 1989:527-545.

Murphy D, Failla JM, Konluch MP. Steroid versus placebo injection for trigger finger. *J Hand Surg* 1995;20A:628.

Patel MR, Bassini L. Trigger fingers and thumb: when to splint, inject or operate. *J Hand Surg* 1992;17A:110-113.

Patel MR, Moradia VJ. Percutaneous release of trigger digit with or without cortisone injection. *J Hand Surg* 1997;22A:150-155.

Quinnell RC. Conservative management of trigger finger. *Practitioner* 1980;224:187-190.

Rankin EA, Reid B. An unusual ethiology of trigger finger: a case report. *J Hand Surg* 1985;10A:904-905.

Rhoades CE, Gelberman RH, Manjarris JF. Stenosing tenosynovitis of the fingers and thumb. *Clin Orthop Relat Res* 1984;190:236.

Rosenthal EA. Tenosynovitis: tendon and nerve entrapment. *Hand Clin* 1987;3:585-607.

Sampson SP, Badalmente MA, Hurst LJ, Seidman J. Patholobiology of the human Al pulley in trigger finger. *J Hand Surg* 1991;16A:714-721.

Stefanich RJ, Peimer CA. Longitudinal incision for trigger finger release. *J Hand Surg* 1989;14A:316-17.

Stockley I, Norris SH. Trigger finger secondary to soft tissue chondroma. *J Hand Surg* 1990;15B:468-469.

Tanaka J. Muraji M, Negoro H. Subcutaneous release of trigger thumb and fingers in 210 fingers. *J Hand Surg* 1990;15B: 463-465.

Thorpe AP. Results of surgery for trigger finger. *J Hand Surg* 1988;13B:199-201.

Turowski GA, Zdankiewicz PD, Thompson JG. The results of surgical treatment of trigger finger. *J Hand Surg* 1997;22A:145-149.

Viegas SF. Trigger thumb of de Quervain's disease. *J Hand Surg* 1986;11A:235-237.

Wolin I. The management of tenosynovitis. *Surg Clin North Am* 1957;35:59.

Capítulo 83

Excisão de Lesões Císticas

Victor Cohen ◆ David T. Netscher

AVALIAÇÃO DA LESÃO

As lesões císticas são os tumores mais comuns dos tecidos moles das mãos. Eles são cistos cheios de mucina, de origem desconhecida, que se comunicam com os compartimentos sinoviais, e, geralmente, estes também podem conectar-se com a articulação subjacente, com o tendão ou com a bainha do tendão. Em ordem de freqüência, os cistos ocorrem: (1) na parte dorsal do punho, (2) na face palmar da articulação escafolunar, surgindo a partir das articulações escafóides, e (3) na bainha do tendão do flexor, na área da polia A1 e da articulação interfalangiana distal (IFD) (cisto mucoso) (Figura 83-1). A representação mais comum é uma massa. Ocasionalmente, ocorre dor associada, especialmente com o aumento das atividades. As localizações menos comuns são cistos interósseos e intertendinosos, associados a uma bossa carpometacárpica, ao compartimento extensor primário ou à articulação interfalangiana proximal (IFP); e dentro do túnel do carpo ou do canal de Guyon, causando uma compressão significativa do nervo (Figura 83-2). Os cistos intra-ósseos geralmente produzem dor. Estes cistos são observados nos ossos do carpo, assim como nas falanges e nos ossos do metacarpo. As radiografias de rotina e tomografias computadorizadas (CT) são bastante úteis, e a curetagem e o enxerto de osso pode tratar adequadamente esta condição. Os cistos intratendinosos são diagnosticados clinicamente através da palpação de uma massa bem delimitada que se move com a excursão do tendão. A maioria se encontra nos tendões dos extensores. Quando o diagnóstico é feito, a excisão é realizada com o reparo do tendão ou uma tenossinovectomia (Figura 83-3).

INDICAÇÕES

Vários cistos permanecem inalterados ou se resolvem espontaneamente, deste modo, um período inicial de observação e de repouso deve ser avaliado. As indicações para um tratamento subseqüente inclui a persistência da dor, aumento, preocupações estéticas ou sintomas de síndrome de aprisionamento sugestivo ou concomitante do nervo. Os tratamentos não-cirúrgicos incluem ruptura por pressão ou por aspiração. A aspiração é feita utilizando uma grande agulha, geralmente de calibre 16 ou 18, para retirar o fluido viscoso (Figura 83-4). Estes métodos possuem um sucesso limitado e altas taxas de recorrência. Por este motivo, a intervenção operatória é recomendada.

AVALIAÇÃO PRÉ-OPERATÓRIA

O histórico e o exame físico são partes essenciais da avaliação dos pacientes. Os exames devem incluir uma revisão geral do histórico médico e uma avaliação detalhada da integridade das estruturas musculoesqueléticas e neurovasculares da mão. Deve ser realizado um teste de Allen para confirmar a desobstrução das artérias ulnar e radial. As investigações especiais incluem exame no sangue e de raios X. Uma radiografia de rotina do punho e da mão, possivelmente pode estabelecer ou confirmar vários diagnósticos, incluindo um cisto intra-ósseo, padrões de instabilidade estática, e artrite. Os cistos dorsais do punho são associados ocasionalmente à dissociação escafolunar e podem ser culpados pela instabilidade carpal depois da sua excisão. Um terço dos

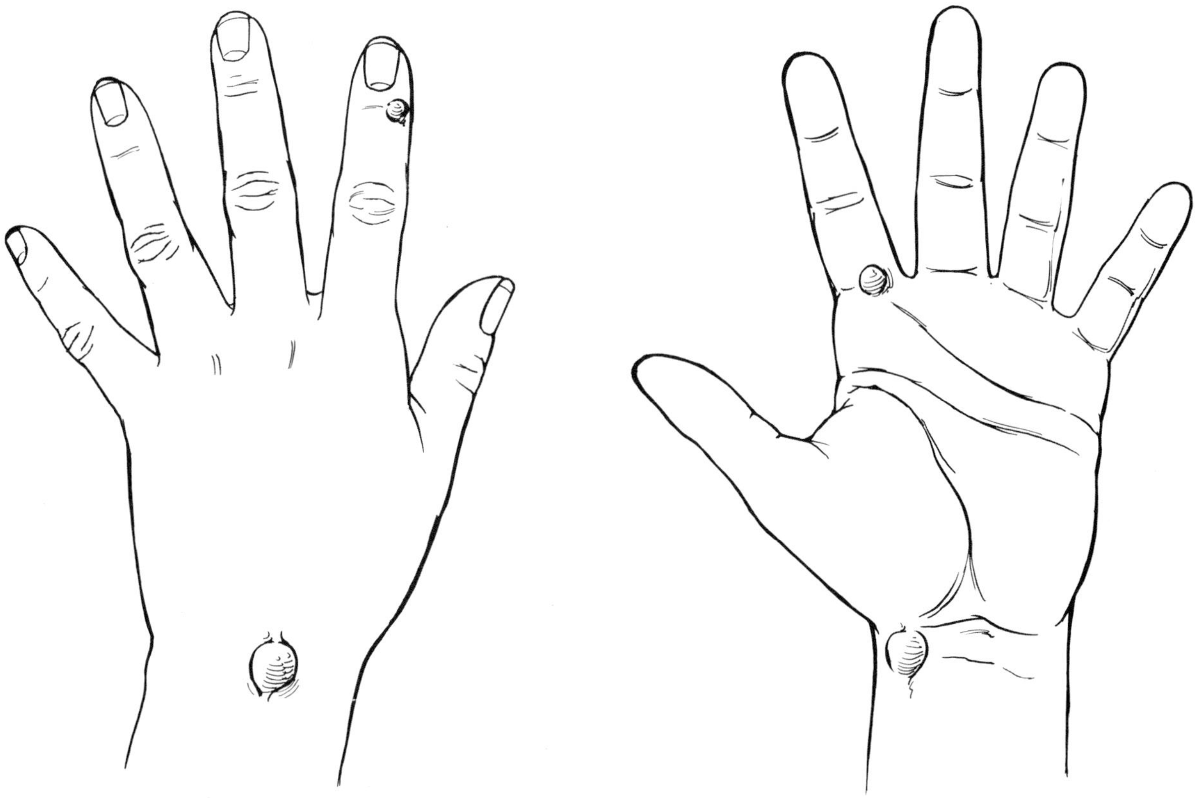

Figura 83-1. Locais comuns de cistos na mão e no punho.

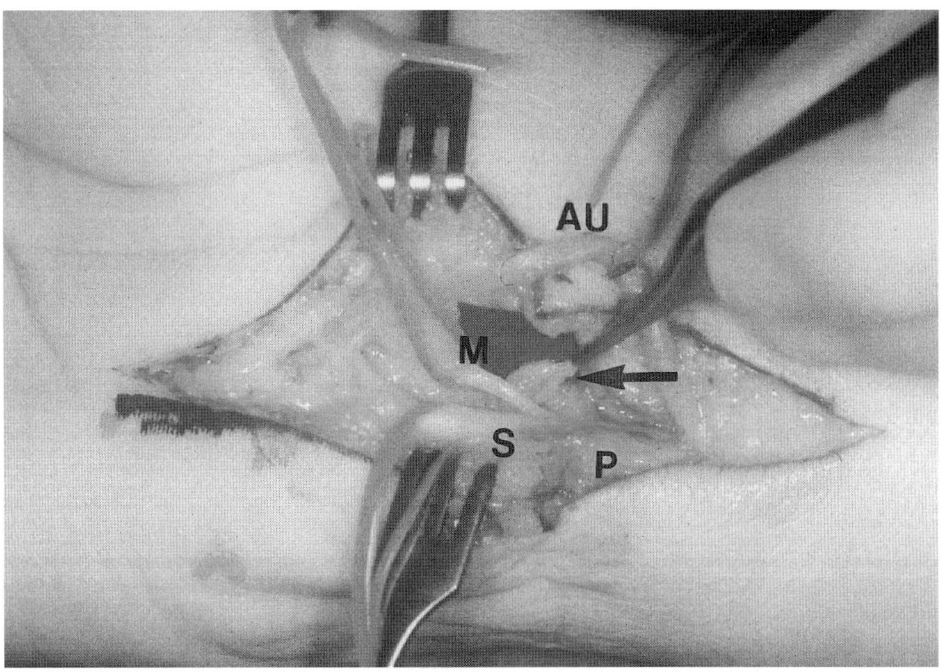

Figura 83-2. Paciente que apresentou sinais e sintomas de compressão do nervo ulnar. Foi encontrado na cirurgia um gânglio dentro do canal de Guyon (seta). AU, representa a artéria ulnar; M, ramificação motora do nervo ulnar; S, ramificação sensorial do nervo ulnar; P, osso pisiforme.

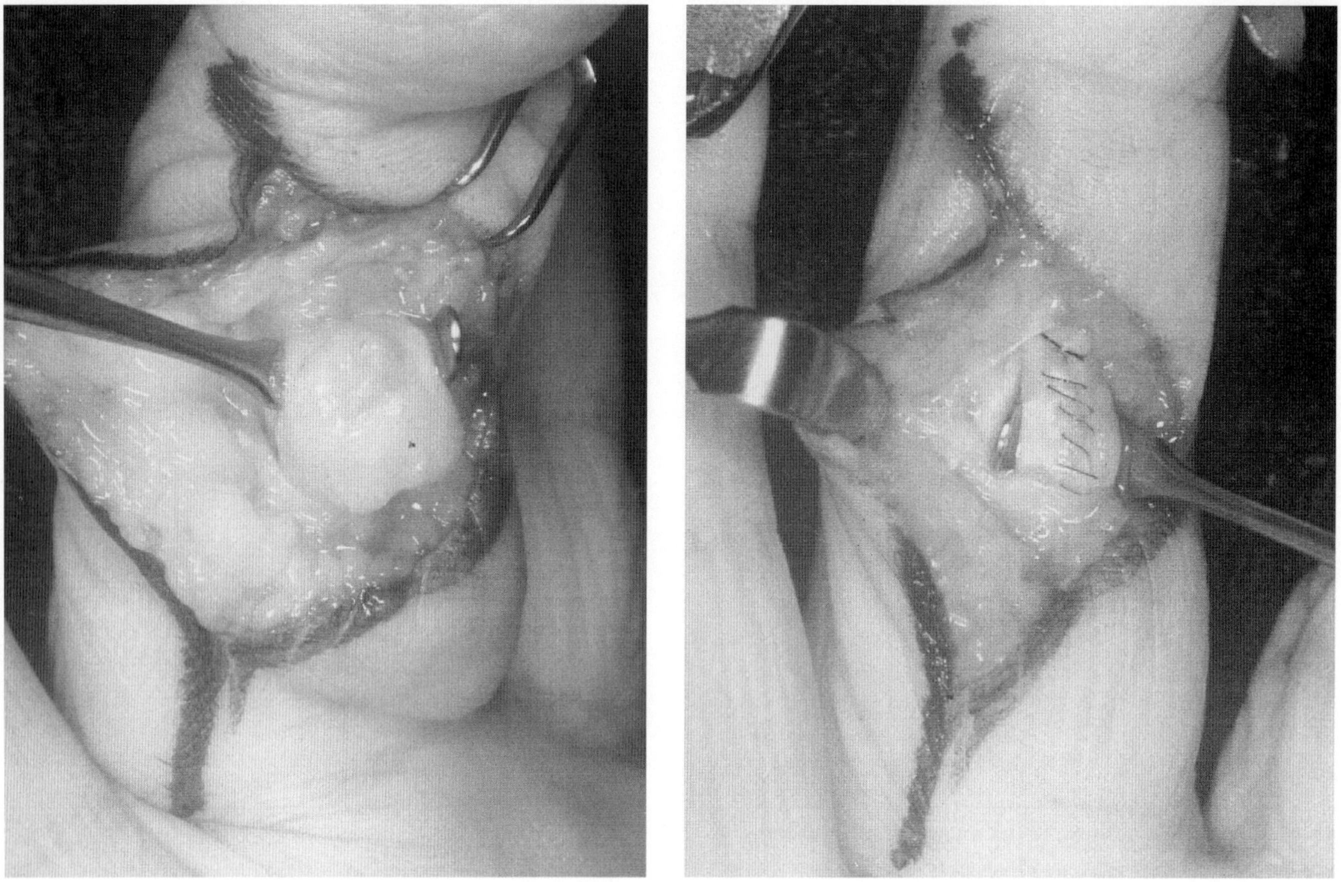

A B

Figura 83-3. Gânglios intratendinosos. A, intra-operatório. O cisto é excisado de dentro do tendão através de uma abordagem longitudinal. Toma-se cuidado para evitar uma incisão nas polias anulares, especialmente a A2 e a A4. B, suturas de náilon 6-0 unem delicadamente as margens do tendão para produzir um reparo regular.

gânglios palmares do punho são associados a artrite carpal, e da mesma forma os cistos mucosos sempre acontecem juntamente com modificações ostreoartríticas na articulação IFD.

PREPARAÇÃO DA SALA E ANESTESIA

Da mesma forma que ocorre com outras cirurgias nas mãos, a cirurgia é realizada em uma sala de operações com controle de sangramento com um torniquete pneumático, com uma boa anestesia regional, e com uma lente de aumento.

TÉCNICA OPERATÓRIA

Cisto Dorsal do Punho

O cisto dorsal do punho representa cerca de 60% a 70% de todas as cirurgias de cistos da mão e punho. A sua variante é chamada de cisto dorsal oculto. Este cisto é pequeno e não pode ser apalpado. Ele pode ser a causa de uma dor não-explicada no punho, que ocorre aparentemente por causa da pressão no nervo interósseo posterior no quarto compartimento extensor. Inicialmente, ele é mais bem tratado de forma conservadora, com imobilização e injeções de corticosteróides na cápsula dorsal do punho. Estudos com imagens de ultra-sonografia e ressonância magnética (IRM) proporcionam informações úteis ao diagnóstico (Figura 83-5).

Os cistos dorsais do punho (Figuras 83-6 e 83-7) localizam-se em geral diretamente sobre o ligamento escafolunar. A abordagem cirúrgica é feita através de uma incisão transversa, que oferece uma cicatriz excelente e ampla exposição. Tipicamente, o cisto aparece entre os tendões do extensor longo do polegar e o extensor comum dos dedos. O cisto principal e seu pedículo são mobilizados até a cápsula articular subjacente. Esta cápsula é aberta para expor as extensões do cisto principal, e a cápsula é então incisada. Os cistos menores e as conexões dos ductos com o ligamento escafolunar são geralmente observados. O cisto e suas inserções são excisados tangencialmente. Os pequenos cistos intra-articulares e a sua porção da cápsula também são

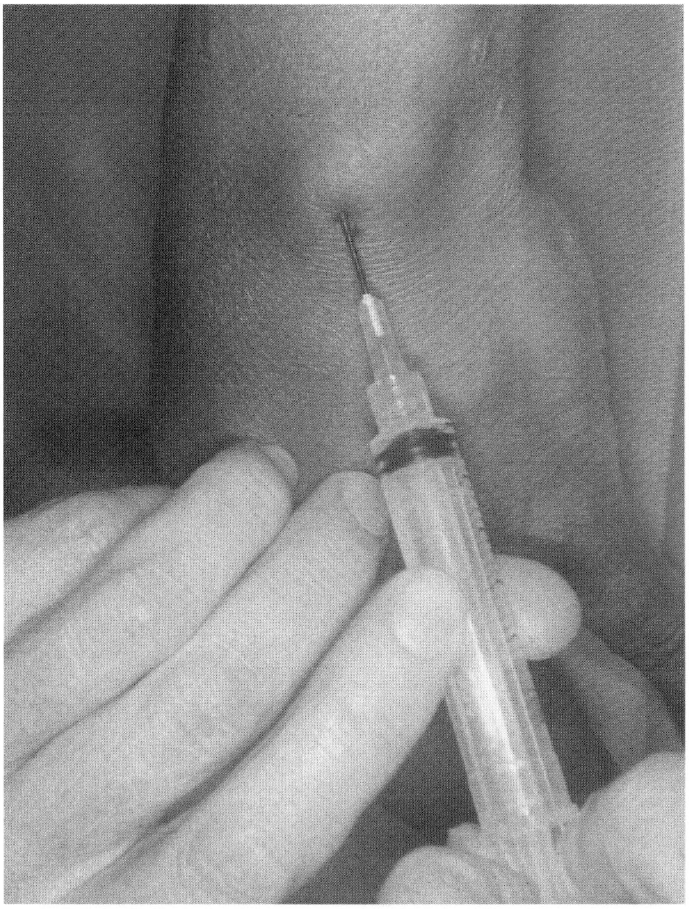

Figura 83-4. Aspiração de um cisto dorsal do punho. Depois que a pele é anestesiada, o cisto é puncionado e aspirado com uma agulha de grande calibre para remover todo o líquido viscoso.

removidos para diminuir a possibilidade de recorrência. A articulação é deixada aberta. Após a hemostasia, a pele é fechada e é realizado um curativo. É recomendada uma imobilização, que mantenha uma posição neutra, para o conforto do paciente.

Cisto Palmar do Punho

O cisto palmar do punho (Figura 83-8) é freqüentemente relacionado intimamente com a artéria radial. Por este motivo, não deve ser feita uma aspiração. Prefere-se uma excisão cirúrgica. Antes da cirurgia, é realizado um teste de Allen para confirmar a desobstrução das artérias radial e ulnar. O gânglio é abordado por meio de uma incisão curvilínea através do punho (Figura 83-9). Esta incisão fornece uma boa visibilidade e permite uma extensão curvilínea dentro do canal do carpo ou na base dos músculos da palma da mão. Se for necessária uma extensão para dentro do canal do carpo, deve-se tomar cuidado principalmente para evitar a secção dos nervos palmares cutâneos. A fáscia subjacente da pele é incisada. O cisto é mobilizado com uma dissecção meticulosa para evitar lesão à artéria radial e às ramificações do nervo radial superficial. (Se a artéria radial estiver lesionada, ela deve ser reparada microscopicamente.) O cisto é dissecado até a articulação palmar e excisado com uma porção pequena da cápsula envolvida. Na presença de uma artrite carpal associada, também são realizados uma sinovectomia e o debridamento das articulações do carpo envolvidas. A hemostasia é realizada, a pele é fechada e é utilizado um curativo simples. A imobilização com extensão do punho completa a operação.

Cisto Palmar da Bainha do Flexor

O cisto palmar da bainha do flexor (Figuras 83-10 e 83-11) surge do ligamento anular proximal ou da polia A1 da bainha do tendão do flexor. Este cisto geralmente desaparece após a aspiração, já que a ruptura é realizada com uma agulha de calibre 20. Se for necessária uma cirurgia, a lesão é abordada da seguinte maneira: é realizada uma incisão angular para permitir a exposição, identificação e mobilização adequada dos feixes neurovasculares. O cisto é explorado e excisado com uma margem circundante da bainha do tendão. Após a hemostasia, o fechamento da pele é feito e realizado um simples curativo. Deve-se encorajar a movimentação precoce pós-operatória.

Cistos Mucosos

Os cistos mucosos (Figuras 83-12 e 83-13) são cistos da articulação IFD. O primeiro sinal clínico pode ser uma depressão (sulco) longitudinal na unha, causada por pressão na sua

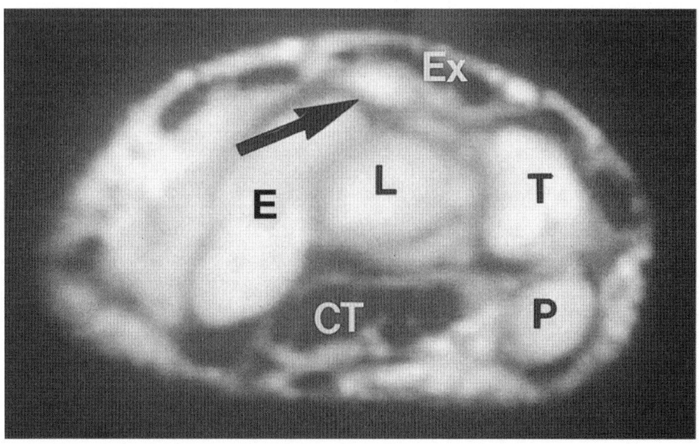

Figura 83-5. Gânglio dorsal oculto: imagens de RM do punho através do túnel do carpo na altura do pisiforme. A estrutura de sinal mais elevado logo acima do escafóide e lunar representa o gânglio (seta), E, escafóide; L, lunar; T, triquetro; P, pisiforme; Ex, tendões extensores; CT, são os conteúdos do túnel do carpo.

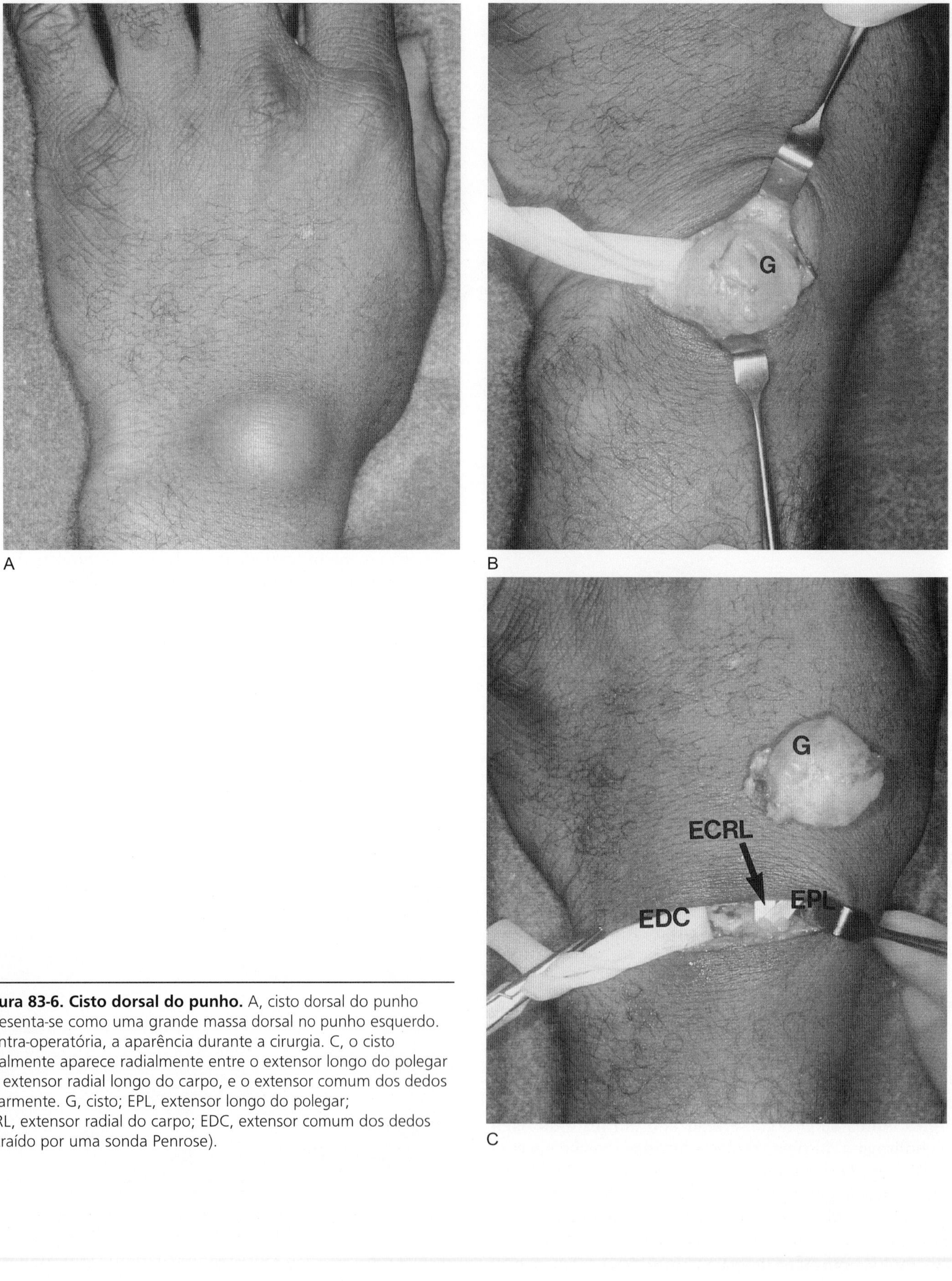

Figura 83-6. Cisto dorsal do punho. A, cisto dorsal do punho apresenta-se como uma grande massa dorsal no punho esquerdo. B, intra-operatória, a aparência durante a cirurgia. C, o cisto geralmente aparece radialmente entre o extensor longo do polegar e o extensor radial longo do carpo, e o extensor comum dos dedos ulnarmente. G, cisto; EPL, extensor longo do polegar; ECRL, extensor radial do carpo; EDC, extensor comum dos dedos (retraído por uma sonda Penrose).

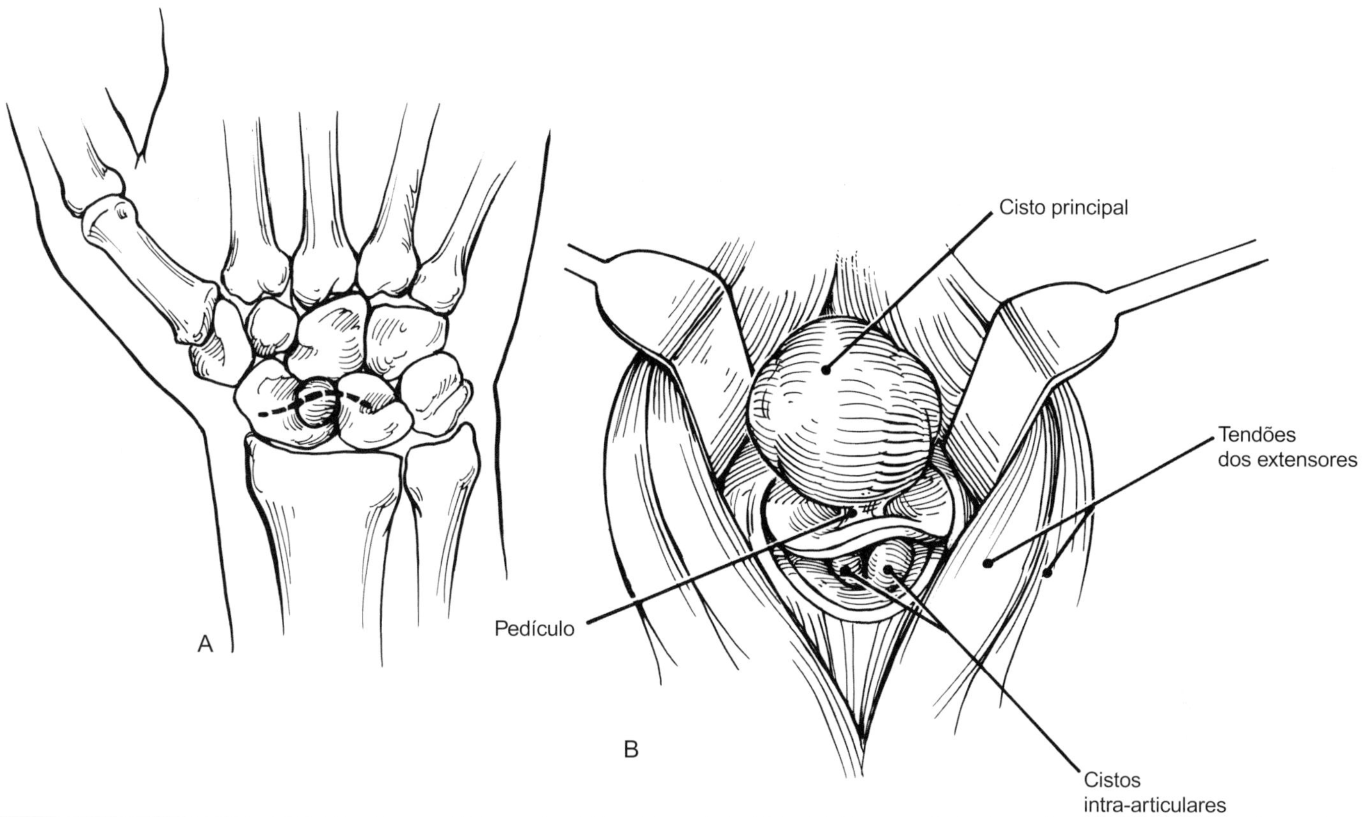

Figura 83-7. Técnica cirúrgica: excisão do cisto dorsal do punho. A, uma incisão transversa é delimitada. B, os tendões dos extensores são retraídos para expor o cisto principal. C, o cisto e o pedículo são mobilizados até a articulação subjacente e então excisados. Todos os cistos acessórios e parte da cápsula articular são removidas para diminuir a possibilidade de recorrência. Toma-se cuidado para preservar o ligamento escafolunar. EPL, extensor longo do polegar; ECRL, extensor radial longo do carpo; EDC, extensor comum dos dedos.

matriz. Geralmente, apresenta-se como uma massa pequena, firme e redonda ao lado do tendão do extensor e entre a fissura da articulação dorsal distal e o eponíquio. O tratamento não-cirúrgico do cisto mucoso inclui o rompimento por pressão, o rompimento com uma agulha e o congelamento com nitrogênio líquido. Estes métodos têm um resultado de sucesso limitado, e altas taxas de recorrência. O tratamento definitivo é a excisão cirúrgica (Figura 83-14). A exposição é feita através de uma incisão curvilínea, e a pele envolvida que não pode ser separada do cisto subjacente deve ser removida. O cisto é mobilizado e explorado até a articulação. Toma-se cuidado para evitar uma lesão à matriz da unha e ao tendão do extensor. O cisto é removido com porções da cápsula articular. Todos os cistos acessórios, geralmente conectados por um istmo sob o tendão do extensor, e os tecidos sinoviais hipertrofiados também são removidos. Os esporões de osso e os osteófitos são nivelados com uma pequena rugina. Se existe uma deformidade em martelo, ela pode ser corrigida com o ajustamento do tendão alongado do extensor com suturas. A pele é fechada, e prefere-se o fechamento simples; no entanto, podem ser necessários uma rotação do retalho ou enxertos de pele. É utilizado um fio metálico transarticular longitudinal Kirschner para manter a articulação em posição neutra. (Após a remoção dos esporões de osso, o fio protege o tendão do extensor atenuado na sua inserção.) Uma tala de alumínio proporciona uma proteção a mais ao dedo.

CUIDADOS PÓS-OPERATÓRIOS

É realizado um curativo para proteger o ferimento e absorver a drenagem de secreções. O curativo é trocado por volta do quarto dia pós-operatório. Pode ser utilizada, para conforto do paciente, uma imobilização do braço. As imobilizações são usadas geralmente após uma sinovectomia ou de-

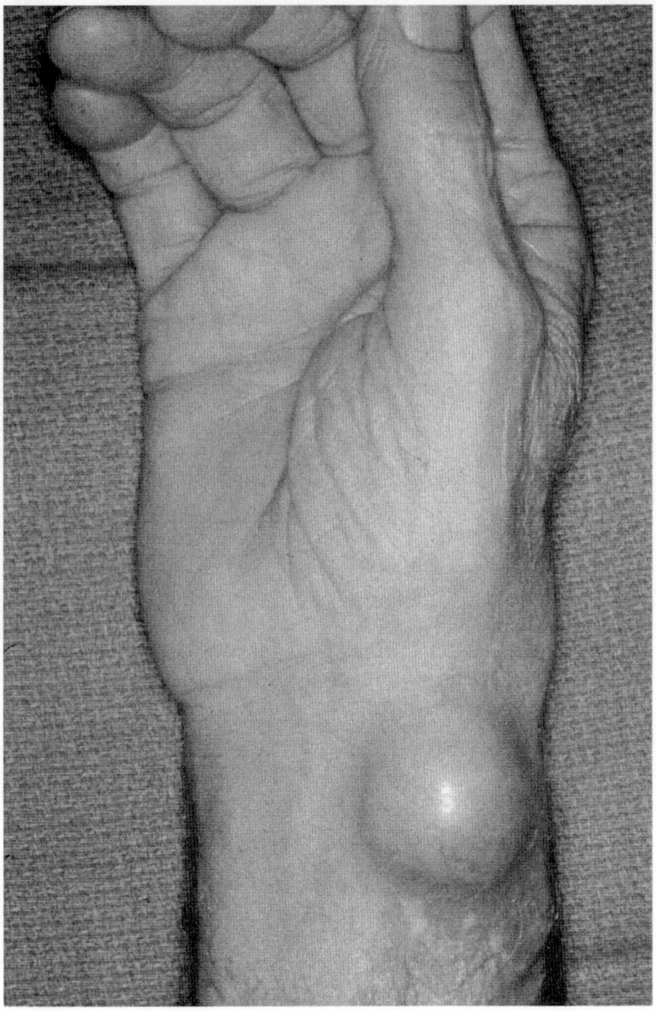

Figura 83-8. Cisto palmar do punho.

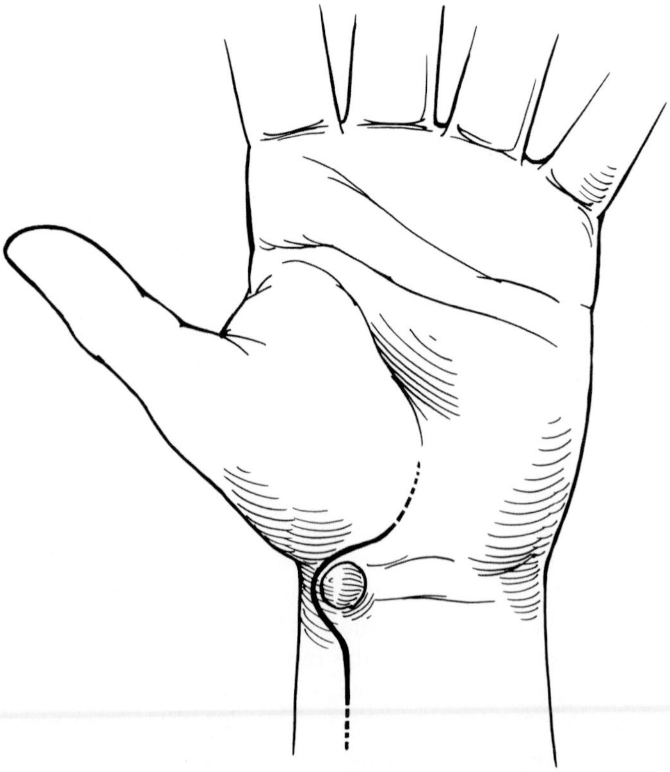

Figura 83-9. Incisão usual para expor o cisto palmar.

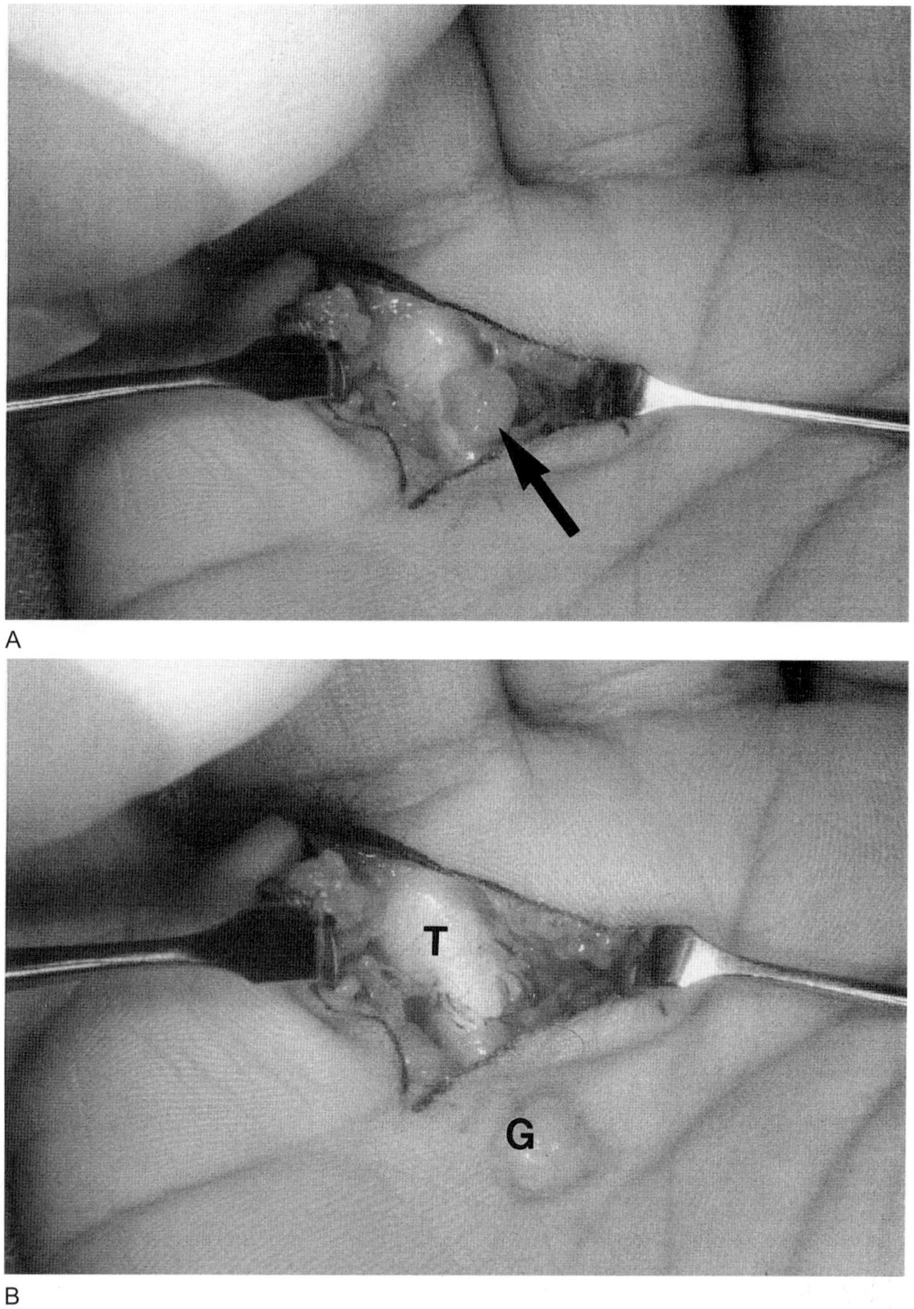

Figura 83-10. Cisto palmar da bainha do flexor. A, o paciente apresenta uma massa sensível, e arredondada na palma distal. O cisto é encontrado na bainha do tendão flexor (seta). B, a aparência após a remoção do cisto. T, tendão e bainha do tendão; G, cisto (excisado).

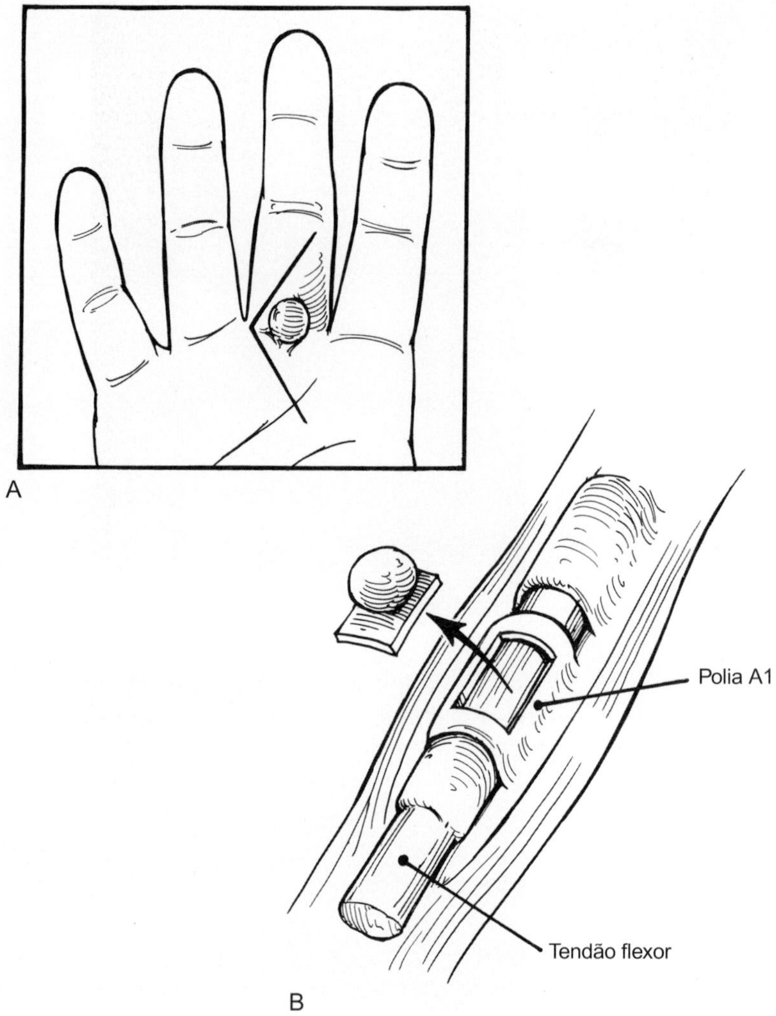

Figura 83-11. Técnica cirúrgica: excisão do cisto da bainha do tendão flexor. A, incisão usual para expor o cisto da bainha do tendão flexor. B, o cisto é procurado e excisado com uma margem circundante da bainha do tendão.

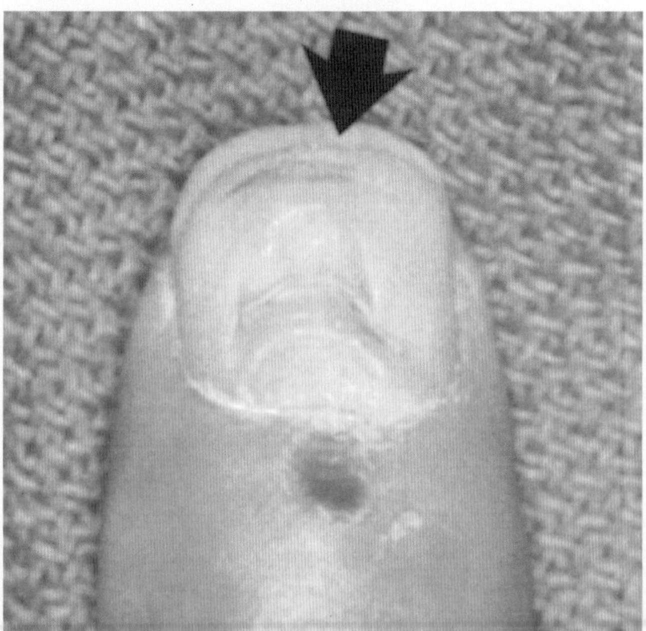

Figura 83-12. Sulco na unha (seta) causado por um cisto mucoso pressionando a unha na matriz.

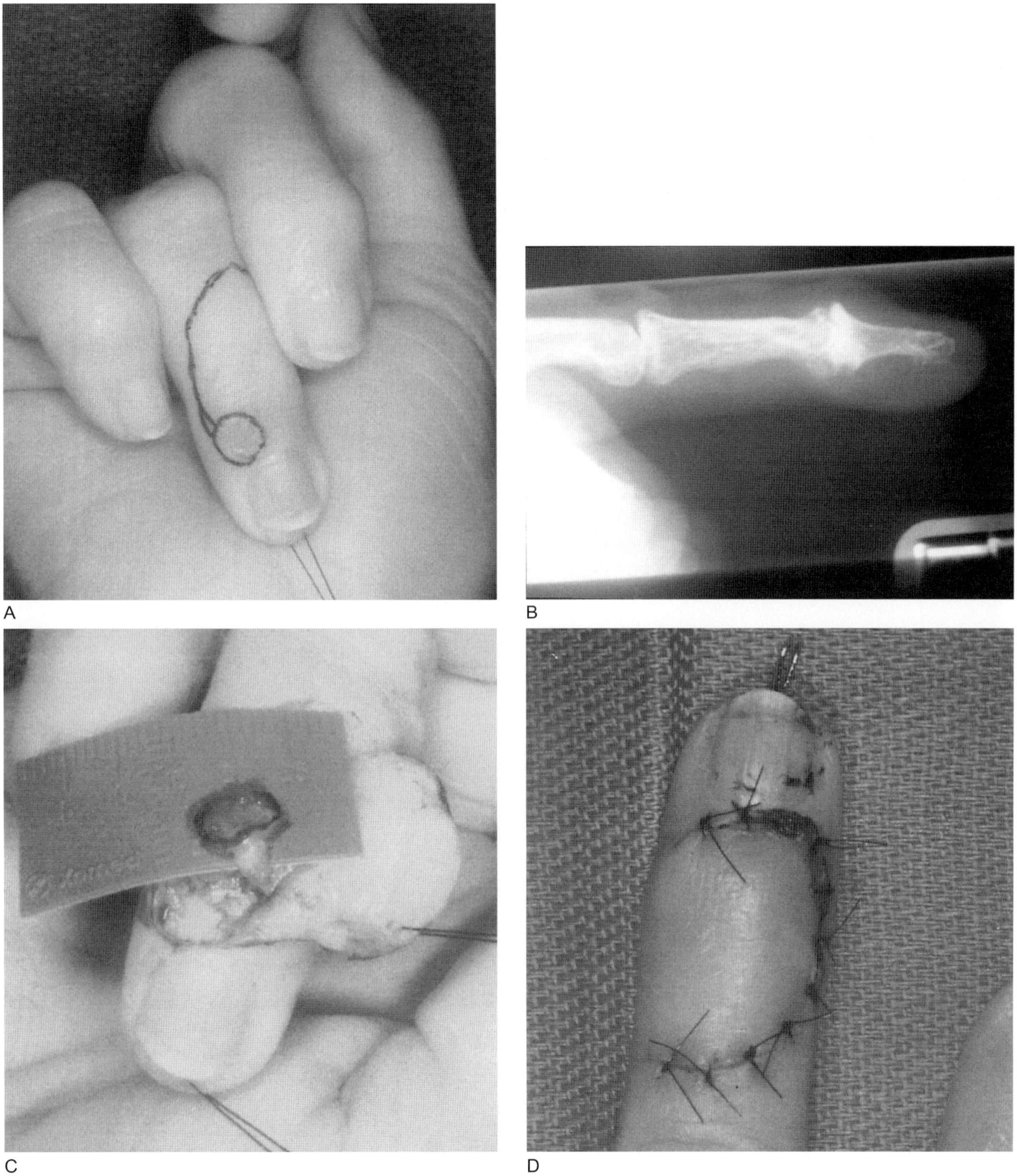

Figura 83-13. Cisto mucoso. A, incisão cirúrgica proposta para a exploração de um cisto mucoso com envolvimento da pele sobre ele. B, uma radiografia demonstra uma artrite degenerativa associada na articulação IFD. C, o cisto (com a pele que o cobria aderida) excisado e seguido até a articulação. D, mostra o fechamento do retalho com rotação e a colocação de uma haste percutânea na articulação IFD.

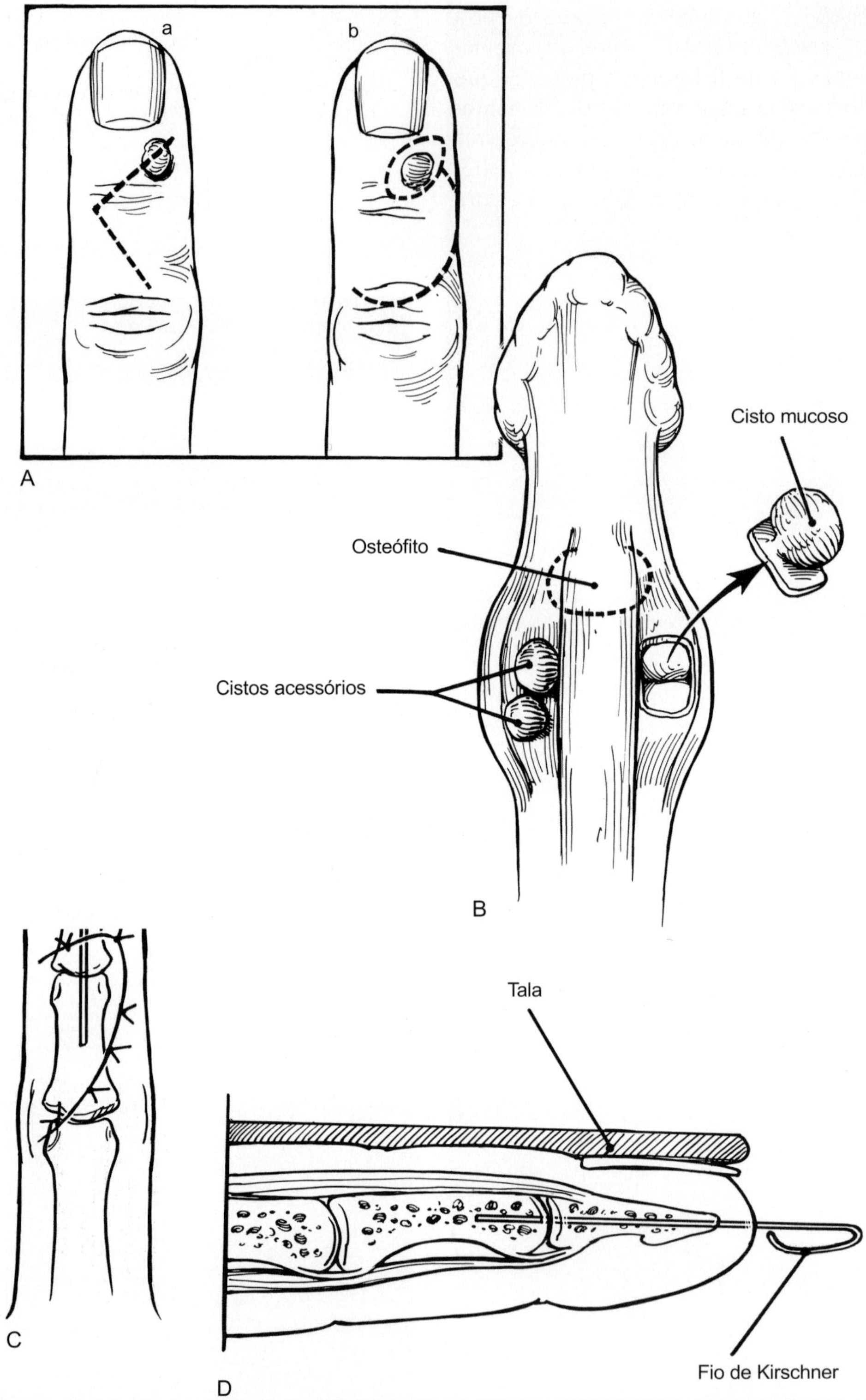

Figura 83-14. Excisão de um cisto mucoso. A, um cisto sem envolvimento da pele e a incisão (a); cisto com envolvimento da pele (b); incisão gentilmente curvilínea, incluindo a excisão elíptica da pele aderida. B, o cisto é mobilizado, e explorado até a articulação IFD, e então excisado com parte da cápsula articular. Todos os cistos acessórios e tecidos sinoviais hipertrofiados são removidos. C, os esporões são nivelados com uma pequena rugina. D, o simples fechamento e colocação de um fio Kirschner para manter a articulação em uma posição neutra. Talas dorsais proporcionam uma proteção adicional ao dedo.

bridamento da articulação, e são removidos dentro de 10 a 14 dias. As suturas de pele são removidas após duas semanas. Encoraja-se a realização de fisioterapia precoce, que continua até que seja alcançada ampla variação de movimentos. Após a excisão do cisto dorsal do punho, pode ocorrer uma perda temporária da capacidade do movimento de flexão, que irá necessitar da força de vontade do paciente para ser realcançado.

Leituras Selecionadas

Angelides AC. Ganglions of the hand and wrist. In: Green DP, ed. *Operative Hand Surgery,* 3rd ed. New York: Churchill-Livingstone, 1993:2157-2171.

Crawford GP, Taleisnik J. Rotary subluxation of the scaphoid after excision of dorsal carpal ganglion and wrist manipulation: a case report. *J Hand Surg* 1983;8:921.

Croft JD, Jacox RF. Rheumatoid "ganglion" as an unusual presenting sign of rheumatoid arthritis. *JAMA* 1968;203:144.

Hoglund M, Tordai P, Muren C. Diagnosis of ganglions in the hand and wrist by sonography. *Acta Radiologica* 1994;35:35-39.

Holm PCA, Pandey SD. Treatment of ganglia of the hand and wrist with aspiration and injection of hydrocortisone. *Hand* 1973;5:63.

Kleinert HE, Kutz JE, Fishman JH, et al. Etiology and treatment of the so-called mucous cyst of the finger. *J Bone Joint Surg* 1972;54A:1455.

Lister GD, Smith RR. Protection of the radial artery in resection of adherent ganglions of the wrist. *Plast Reconstr Surg* 1978; 61:127.

Matthews P. Ganglia of flexor tendon sheaths in the hand. *J Bone Joint Surg* 1973;53B:612.

Sanders WE. The occult dorsal carpal ganglion. *J Hand Surg* 1985;10B:257.

Seidman GD, Margles SW. Intratendinous ganglia of the hand. *J Hand Surg* 1993;18:707-710.

Shapiro PS, Sietz WH Jr. Nonneoplastic tumors of the hand and upper extremity. *Hand Clin* 1995,11:133-158.

Capítulo 84

Fasciectomia e Fasciotomia Palmar na Moléstia de Dupuytren

David J. Wainwright

A moléstia de Dupuytren é um distúrbio fibrótico que acomete a fáscia palmar da mão e dos dedos, podendo levar a uma deformidade significativa, afetando a função da mão. Apesar de descrita pela primeira vez por Felix Platter em 1614, foi assim denominada depois que o Barão Guillaume Dupuytren, cirurgião francês, a descreveu em 1831. Não foi identificado nenhum fator etiológico relacionado diretamente com a doença, embora haja uma certa predisposição genética. Uma multiplicidade de técnicas cirúrgicas foram descritas para o tratamento da moléstia de Dupuytren, nenhuma apresenta vantagem em relação às outras. Há, no entanto, um consenso entre os cirurgiões de que o tratamento deve ser individualizado, conforme o comprometimento da doença. Independente da técnica cirúrgica utilizada, a terapia pós-operatória desempenha um papel vital para um resultado final satisfatório.

CARACTERÍSTICAS DA DOENÇA

Epidemiologia

Embora nenhum fator específico seja diretamente responsável pela contratura de Dupuytren, uma tendência herdada geneticamente foi observada: 25% a 50% dos pacientes relatam um histórico familiar (Tabela 84-1). Foi sugerido que um gene autossômico dominante de penetrância variável seja o responsável, sendo que a penetrância é mais completa em homens, considerando a sua prevalecência nesta população. A doença ocorre em um grupo de idade mais avançada, com o pico entre 40 e 60 anos. Existe também uma predisposição racial, com a maior incidência em caucasianos de origem celta. O curso da doença é geralmente mais benigno nas mulheres e possui um longo período de latência. Um certo número de doenças associados foi identificado, o que pode ou não ser relacionado diretamente com a doença. Este inclui epilepsia, tuberculose pulmonar, alcoolismo e diabetes melito. Pode haver associação com outros distúrbios fibróticos: nódulos em articulação (nódulos de Garrod) e nódulos plantares (doença de Ledder-Hose). Associação com a doença de Peyronie é controversa. Historicamente, suspeita-se que a contratura de Dupuytren seja secundária a um trauma, particularmente a microtraumas, embora esta teoria não tenha sido levada adiante. Todavia, pode ser que o trauma dê início à doença em um paciente com predisposição genética.

Histopatologia

A contratura de Dupuytren é um processo patológico hiperproliferativo que envolve elementos subcutâneos fasciais na palma da mão e nos dedos. Ela consiste em um processo celular ativo, resultando em formação nodular micro e macroscópica. As células envolvidas incluem tanto fibroblastos quanto mioblastos, sendo que estes últimos exibem características semelhantes para as células musculares lisas. O colágeno produzido é semelhante àquele encontrado no tecido cicatricial ou de granulação e em cicatrizes hipertróficas com uma quantidade aumentada de colágeno dos tipos III e V, e de colágeno reparado do tipo I.

TABELA 84-1. FATORES QUE CONTRIBUEM PARA A CONTRATURA DE DUPUYTREN

Idade
Genética
Raça
Sexo
Doenças associadas

A doença desenvolve-se em três estágios. O primeiro estágio é a fase proliferativa. Os nódulos são formados secundários a adesão e agregação progressiva de fibroblastos dentro da fibrina polimerizante. Os nódulos eventualmente se tornam massas de fibroblastos hiperplásicos envolvidos densamente, sendo predominante o colágeno tipo III. A fase ativa (involucional) é caracterizada por um espessamento nodular e contratura progressiva. O tipo celular predominante é o miofibroblasto e a produção de colágeno do tipo I é aumentada. A fase avançada (residual) é a terceira e última fase. O espessamento fibrótico difuso aumenta com a progressão posterior da contratura. O tipo de célula dominante agora é o fibrócito e o colágeno do tipo I permanece como o tipo mais comum. Esta fase representa a doença inativa.

Anatomia

Normal

Para entender a anatomia alterada da contratura de Dupuytren, é necessário um entendimento claro dos elementos fasciais normais da palma da mão e dos dedos, já que somente alguns componentes das estruturas fasciais da palma e dos dedos estão envolvidos (Figura 84-1). Por convenção, primeiramente proposto por Luck, os elementos normais da fáscia são referidos como bandas, e a fáscia doente como "cordões". Existem quatro camadas fasciais na palma. A mais profunda é a fáscia anterior interóssea, que se localiza superficialmente aos músculos interósseos. A próxima camada é a camada transversa, que inclui o ligamento transverso superficial. Esta estrutura é profunda à faixa pré-tendinosa, e não está envolvida, exceto ocasionalmente na região do polegar. Skoog recomenda a preservação do ligamento transverso su-

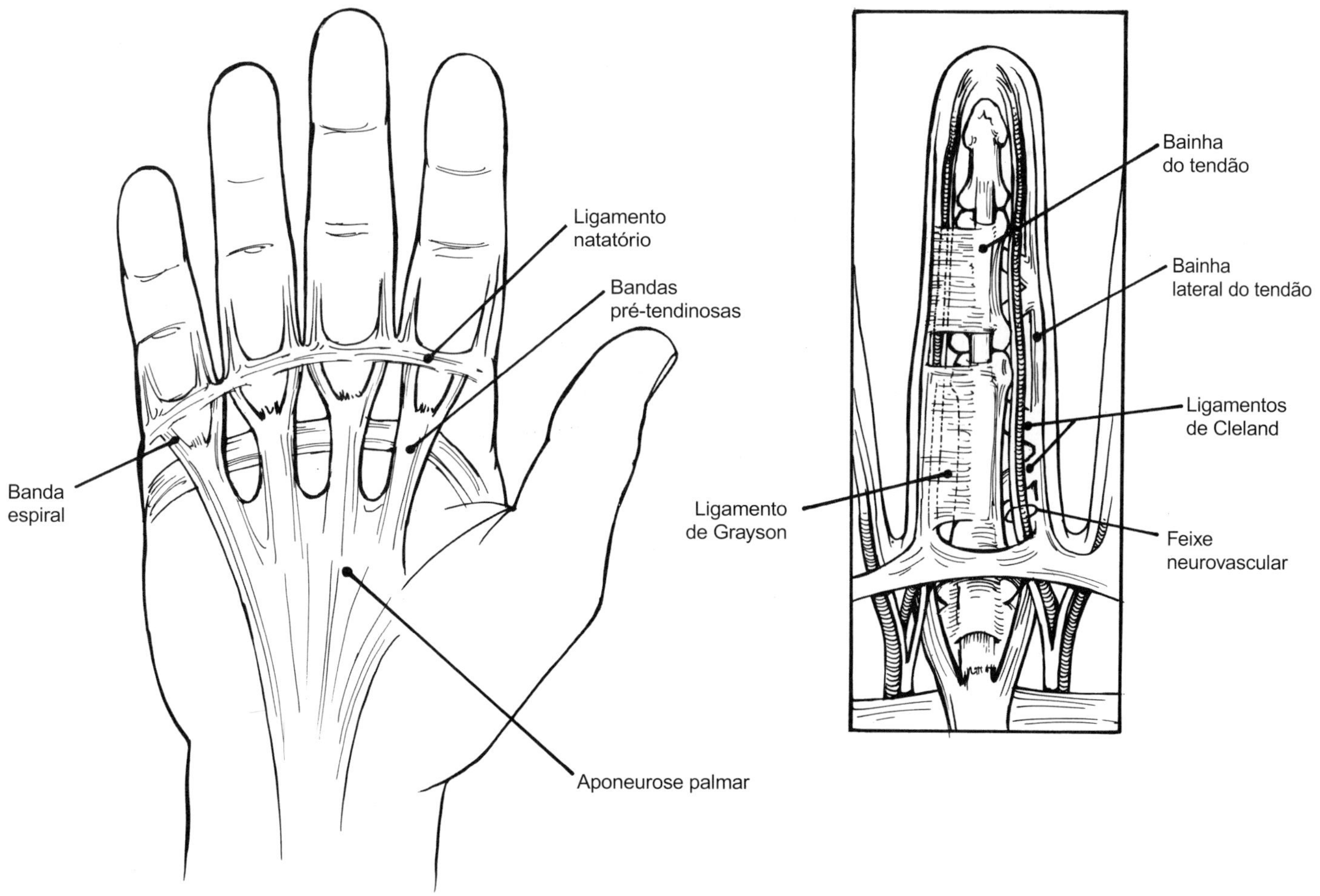

Figura 84-1. Fáscia digital palmar normal.

perior para suportar as estruturas transversas profundas da palma. A terceira camada é a camada longitudinal e é a principal estrutura envolvida na contratura de Dupuytren na palma. Esta representa as fibras longitudinais da aponeurose palmar, e é chamada geralmente como a faixa pré-tendinosa. Ela se insere na pele na altura da fissura palmar distal e bifurca-se distalmente à articulação metacarpofalângica (MCF) para contribuir com a banda espiral. A fáscia palmar superficial localiza-se logo acima desta última e não é envolvida com a doença.

O ligamento natatório passa de um lado para o outro dentro dos espaços em rede entre os dedos. Algumas fibras também passam distalmente em ambos os lados do dedo. O ligamento natatório também é observado no espaço em rede do polegar e termina na fissura proximal deste dedo. A banda espiral é uma continuação da banda pré-tendinosa. Ela é chamada desta forma por causa das fibras espirais ao redor do feixe neurovascular. Ele contribui para a bainha lateral dos dedos, a qual também pode receber as fibras do ligamento natatório. O ligamento de Grayson é uma estrutura fibrosa transversa que passa da bainha do tendão até a pele, e localiza-se volar com relação ao feixe neurovascular. Ele pode estar envolvido na doença mas o seu compartimento dorsal, o ligamento de Cleland, raramente está envolvido. Este ligamento passa do lado das falanges até a pele, e localiza-se dorsalmente com relação ao feixe neurovascular. Também pode haver fibras orientadas longitudinalmente, profundas (dorsal) ao feixe neurovascular, chamadas de faixa retrovascular.

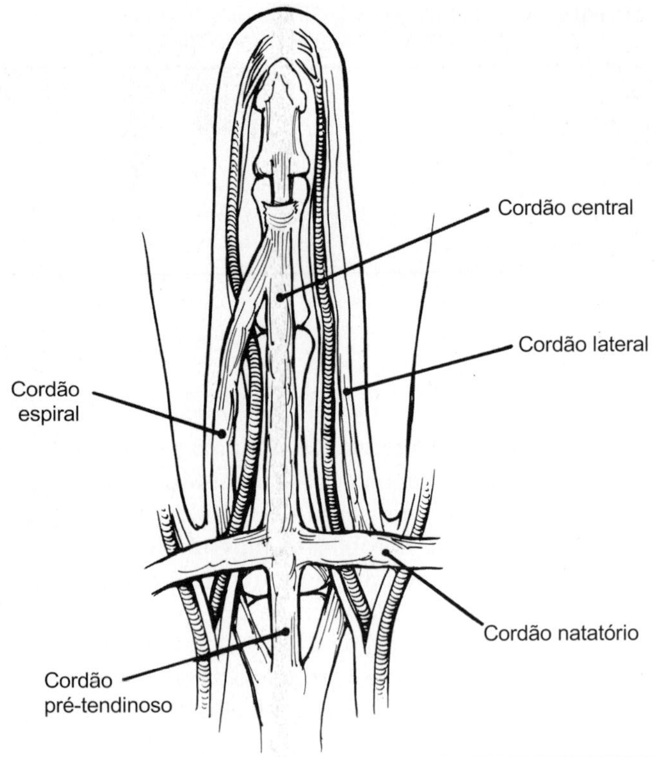

Figura 84-2. Fáscia dissecada em uma contratura de Dupuytren.

Patológica

Na palma da mão, a contratura de Dupuytren primeiramente envolve as fibras longitudinais da aponeurose palmar (Figura 84-2 e Tabela 84-2). A banda pré-tendinosa forma o cordão pré-tendinoso. Esta estrutura fixa-se à pele na fissura palmar distal mas não afeta o curso do feixe neurovascular. O cordão central é formado por uma continuação fascial do cordão pré-tendinoso distalmente dentro do dedo. Ele se insere ao osso, à bainha do tendão, e à pele da falange medial. Ele é aderente à pele por todo o seu curso mas não à bainha do tendão, sobre a falange proximal, e está localizado superficial e central aos feixes neurovasculares. Deriva-se da fáscia fibrogordurosa superficial entre estas estruturas. O cordão natatório previne a separação dos dedos por causa da sua localização dentro da rede. Este também pode contribuir para as contraturas da articulação interfalangiana proximal (IFP) e, quando ele estiver envolvido também com o polegar, ele pode impedir a sua abdução e extensão. O cordão lateral é intimamente inserido à pele ao longo de sua extensão e pode se inserir à bainha do tendão através das fibras do ligamento de Grayson. O cordão espiral origina-se a partir de componentes das bandas pré-tendinosa e espiral, da bainha lateral dos dedos e do ligamento de Grayson (Figura 84-3). O cordão espiral pode ser tanto uma continuação do cordão pré-tendinoso através da banda espiral, quanto surgir da junção musculotendínea de um músculo intrínseco. O cordão espiral insere-se distalmente ao osso e à bainha do tendão da falange medial. A contração deste cordão leva à flexão da articulação IFP e ao deslocamento do feixe neurovascular central, proximal e superficialmente. É produzido um cordão retrovascular, envolvendo a fáscia profunda orientada longitudinalmente até o feixe neurovascular.

Como foi indicado anteriormente, o único local de envolvimento do ligamento transverso superficial com a contratura de Dupuytren é na rede do polegar, e isto pode levar a uma contratura da rede neste local. Ela se insere na pele na base do polegar.

Fisiopatologia

As contraturas da articulação MCF são secundárias somente ao encurtamento do cordão pré-tendinoso. As contraturas da articulação IFP, entretanto, podem ser secundárias às mudanças progressivas em mais de um cordão. Estas incluem os cordões central, espiral, natatório, lateral e retrovascular. Os cordões lateral e retrovascular são as únicas estruturas que irão provocar as contraturas da articulação interfalangiana distal (IFD), e este fato é sempre acompanhado por contraturas também na articulação IFP. A abdução

TABELA 84-2. BANDAS PALMARES NORMAIS E DOENTES NA CONTRATURA DE DUPUYTREN

Faixas normais	*Cordões doentes*
Banda pré-tendinosa	Cordão pré-tendinoso
Septo vertical de Legeau e Juvara	Não afetados
Tecido fibrogorduroso central	Cordão central
Extensão profunda de Gosset	Cordão espiral
Ligamento transverso superficial	Não afetado
Ligamento natatório de Grapow	Cordão natatório
Superfície lateral digital de Gosset	Cordão lateral
Ligamento de Grayson	Parte dos cordões central espiral e lateral
Ligamento de Cleland	Parte dos cordões lateral e espiral
Ligamento de Landsmeer	Não afetado
Banda retrovascular	Cordão retrovascular

(Derivado de Mc Farlane RM. Patterns of the diseased fascia in the fingers in Dupuytren's contracture. Plast Reconstr Surg *1974; 54:31-44.)*

do dedo pode ser restringida pelo cordão natatório, enquanto o cordão espiral pode ser a única estrutura responsável pelo deslocamento do feixe neurovascular. A contratura do polegar pode ser causada pela presença da doença na banda pré-tendinosa, no ligamento natatório ou no ligamento transverso superficial. Geralmente, isto não é tão grave, e o feixe neurovascular não é afetado.

Apresentação Clínica

A contratura de Dupuytren geralmente apresenta um ou mais nódulos endurecidos do tamanho de uma ervilha na palma da mão ou na base dos dedos. O paciente geralmente é homem por volta dos 40 a 50 anos. O nódulo palmar desenvolve-se em um cordão longitudinal e pode finalmente progredir para uma contratura da articulação, embora ela possa ser interrompida em qualquer estágio durante o seu desenvolvimento. A articulação MCF é geralmente a primeira articulação a ser afetada, e a IFP é envolvida somente em alguns casos. A contratura da articulação IFD é incomum e representa o estágio avançado da doença. A doença é lenta e progressiva, embora possa ser mais rápida quando acontece em idades mais jovens. Com o desenvolvimento do cordão prétendinoso na palma da mão, a pele sobre ele se torna fina, aderida e finalmente enrugada, formando pequenas depressões. A pele enrugada pode levar a problemas com higiene e maceração. No estágio avançado da doença, a contratura pode levar à flexão total do dedo. Uma doença duradoura pode resultar em mudanças crônicas fibróticas periarticulares, e, com isso, a contratura não pode ser corrigida completamente somente pela remoção da fáscia. Freqüentemente a mão direita é a mais envolvida, mesmo se esta não for a mão. A doença é bilateral em mais de 50% dos pacientes, e o dedo anular é o mais freqüentemente envolvido, seguido pelos

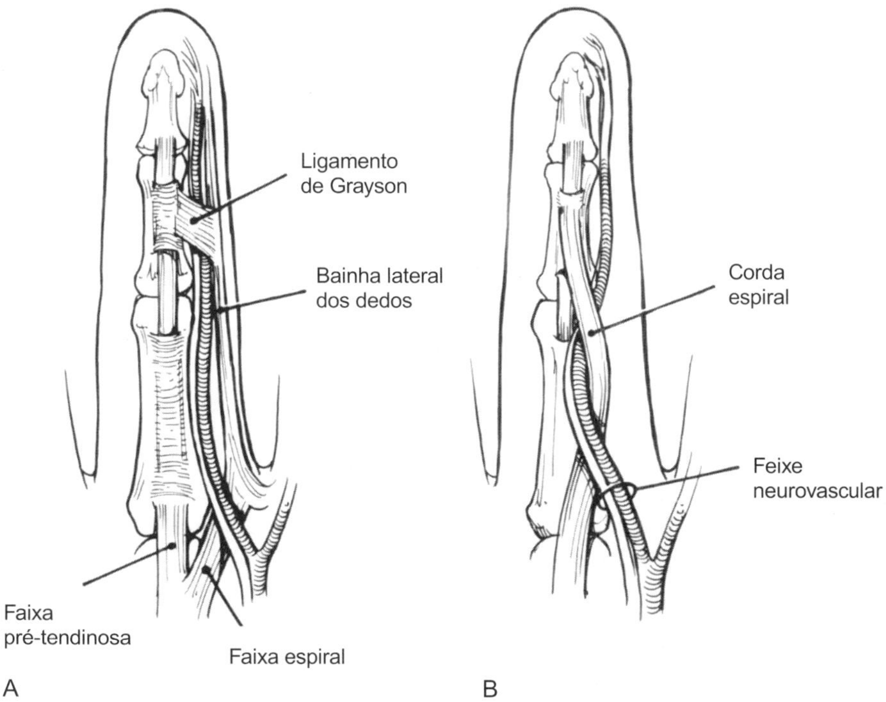

Figura 84-3. A, anatomia normal. A faixa pré-tendinosa, a faixa espiral, a bainha lateral dos dedos e o ligamento de Grayson contribuem para o cordão espiral. B, o cordão espiral com o deslocamento do feixe neurovascular.

dedos mínimo, médio e indicador, nesta ordem. O envolvimento do polegar é raro. Quase todos os pacientes têm pelo menos algum componente da fáscia doente na palma da mão. Um nódulo dolorido pode representar um problema, embora o desconforto geralmente não seja uma característica comum desta doença. Na medida que a contratura da articulação aumenta, o paciente irá encontrar maior dificuldade para pegar grandes objetos e pode encontrar dificuldade também em algumas tarefas simples, como colocar a mão em um bolso da calça.

Também foi descrita uma diátese de Dupuytren, sendo que esta é uma forma mais agressiva da doença, que parece representar uma predisposição constitucional para o desenvolvimento desta condição. O curso clínico é mais agressivo e rápido e geralmente é bilateral. A doença requer um tratamento cirúrgico prévio e possui uma alta taxa de recorrência e ocorre mais cedo do que o observado normalmente nesta doença. Ela abrange uma população mais jovem, e, geralmente, pode ser documentado um histórico familiar mais forte. Adicionalmente, é comum o envolvimento do coxim gorduroso das articulações dos dedos.

INDICAÇÃO CIRÚRGICA

Há um grupo definido de indicações para a intervenção cirúrgica. A presença de um único nódulo palmar não é uma indicação para a exploração cirúrgica. Se uma contratura da articulação MCF progrediu mais que 30 graus de flexão ou é presente em qualquer contratura da articulação IFP, é indicada a remoção cirúrgica da fáscia doente antes que ocorra um enrugamento ou encurtamento da pele. O tratamento prévio da articulação IFP é defendido, especialmente antes que ocorra a fibrose do ligamento extensor, o qual irá dificultar o sucesso da correção da deformidade. Adicionalmente, se existe alguma deterioração da função do feixe neurovascular dos dedos, a remoção do cordão afetado é necessária. Ocasionalmente, se um nódulo ou cordão não incapacitante estiverem presentes, e a contratura da articulação MCF for menor que 30 graus, o cirurgião pode optar pela cirurgia se houver ruptura da pele, ou se, no caso, a higiene local for um problema pela presença de pregas ou depressões profundas. O envolvimento do polegar é raramente incapacitante e pode geralmente esperar até que o tratamento da doença seja indicado para qualquer outro local.

CONTRA-INDICAÇÕES

Existem poucas contra-indicações absolutas com relação ao tratamento cirúrgico para a contratura de Dupuytren. Pacientes com patologias que levam a um alto risco anéstésico podem ser submetidos a anestesia regional. Condições que podem resultar em sangramento (coagulopatia), má cicatrização (por exemplo, desnutrição), certamente aumentam o risco de complicações e têm um resultado funcional insatisfatório. Os déficits neurológicos ou cognitivos que impedem a cooperação e participação do paciente na terapia pós-operatória fazem do tratamento cirúrgico menos eficaz, a menos que a cirurgia tenha sido realizada simplesmente por problemas de higiene.

PREPARAÇÃO DA SALA

A sala de cirurgia é organizada como na maioria das cirurgias de mão. O paciente é colocado na mesa de cirurgia na posição supina, com a mão afetada em um suporte para o braço. É colocado um torniquete cuidadosamente na parte superior do braço, e se possível é realizado um bloqueio anestésico axilar. Não é preciso nenhum instrumento mais sofisticado, embora sejam necessários um bisturi de lâmina nº 15 e ganchos de pele afiados finos. Um afastador do tipo auto-estático é geralmente útil para facilitar a exposição, especialmente se não houver um assistente.

TÉCNICA CIRÚRGICA

Embora a imobilização e a fisioterapia possam atrasar o progresso da contratura de Dupuytren, este efeito é mínimo e temporário, fazendo da cirurgia a base da terapia. O principal objetivo do tratamento cirúrgico é a restauração da função, eliminando a contratura da articulação e restaurando a amplitude de movimentos.

Anestesia

Embora a escolha da anestesia seja dependente das condições clínicas e das preferências do paciente, a maioria dos procedimentos cirúrgicos são mais bem realizados com a utilização de anestesia regional. É preferível um bloqueio axilar em vez de um bloqueio de Bier, já que a anestesia não é perdida quando o torniquete é desinflado ao final do procedimento quando se realiza a hemostasia. Este passo é importante, já que o sangramento no campo cirúrgico é um acontecimento comum e mesmo pequenos hematomas podem prejudicar significativamente a mobilização pós-operatória. Agentes anestésicos de longa duração podem ser usados no bloqueio axilar, os quais podem prolongar o alívio das dores no período pós-operatório. O bloqueio axilar pode também ser suplementado com bloqueios periféricos para ajudar no controle pós-operatório da dor. A anestesia local não representa um papel importante na cirurgia, embora a irrigação do leito do ferimento com anestésicos de longa ação, como bupivacaína (Marcaína), possam reduzir a dor pós-operatória.

Visão Geral

Sem levar a técnica em consideração, alguns princípios cirúrgicos devem ser seguidos em todos os casos operatórios da contratura de Dupuytren. O plano entre a fáscia doente e os tecidos adjacentes, especialmente a pele, geralmente não é aparente de imediato, e, portanto, o uso de uma lente de aumento é extremamente útil para definir o plano de dissec-

TABELA 84-3. OPÇÕES CIRÚRGICAS

Incisões		*Doença*	*Fechamento do ferimento*
Palmar	***Digital***		
Longitudinal ± Z-plastia	Longitudinal ± Z-plastia	Fasciotomia	Aberta
Bruner	Bruner	Fasciectomia parcial	EPEP
Transversa	V–Y	Fasciectomia total	EPET
–	Transversa	Dermofasciectomia	Fechamento da incisão

EPEP, enxerto de pele de espessura parcial; EPET, enxerto de pele de espessura total.

ção adequado. Isto também ajuda na identificação, dissecção e preservação dos feixes neurovasculares. Embora a dissecção romba utilizando pinças seja um componente importante da técnica cirúrgica, especialmente quando se trata de um feixe neurovascular, a dissecção com um bisturi é necessária para a separação da fáscia doente dos tecidos adjacentes, especialmente da pele. Deve-se tomar cuidado para evitar o adelgaçamento ou estreitamento da pele. Uma técnica útil é retrair a pele com um gancho, na mão não-dominante do cirurgião, colocando o dedo anular ou médio na superfície da pele, fornecendo ao cirurgião uma referência tátil da profundidade da dissecção. Ainda que a utilização de um torniquete seja essencial para manter um campo cirúrgico seco, não é realizada compressão com bandagem de Esmark antes da colocação do torniquete. Deixando uma pequena quantidade de sangue dentro dos vasos da mão, eles podem ser mais facilmente identificados durante a dissecção, e podem ser tratados com um eletrocautério no momento adequado.

Existe um grande número de opções de procedimentos para o tratamento da contratura de Dupuytren, e a técnica deve ser realizada considerando-se tanto a extensão do envolvimento da mão quanto as queixas do paciente (Tabela 84-3).

Fasciotomia

Uma fasciotomia consiste na simples secção do cordão prejudicado e pode incluir a excisão de um nódulo palpável. Esta técnica foi descrita para a realização subcutânea ou direta, com uma abordagem aberta e consiste em um método de tratamento minimamente invasivo, através de meio de incisões pequenas. A pele pode ser fechada; no entanto, alguns autores recomendem deixar o ferimento aberto e permitir que ele feche secundariamente. Aqueles que defendem esta última abordagem acreditam que, deixando o ferimento aberto, as extremidades seccionadas do cordão não serão capazes de se reaproximar, e, portanto, desta forma, previne-se a recorrência da doença. A recorrência é comum quando é realizada somente a fasciotomia. Esta técnica é utilizada com mais freqüência em pacientes mais idosos, para proporcionar a melhora das funções, sem a possibilidade de problemas e de um prolongamento na reabilitação, que pode ocorrer no caso de procedimentos cirúrgicos mais extensos.

Fasciectomia

Marcação do Paciente e Incisões

A fasciectomia, ou a remoção cirúrgica de uma fáscia, requer uma exposição maior e, portanto, incisões mais extensas para se visualizar adequadamente o tecido que deve ser removido (Figura 84-4). Foram descritas incisões transversas nas fissuras dos flexores (fissura palmar distal, fissuras palmares dos flexores dos dedos); entretanto, esta exposição limitada aumenta o risco de uma remoção incompleta, lesão às estruturas neurovasculares e uma maior dificuldade na obtenção de uma hemostasia mais criteriosa. Já que se evita uma incisão longitudinal, existe um risco menor de contratura da cicatriz; porém, ao mesmo tempo, não é possível nenhum alongamento da pele. O cirurgião tem a opção de fechamento primário do ferimento, de deixá-lo aberto, ou de enxertar o defeito.

A incisão clássica de Bruner também pode ser utilizada, caracterizada por uma incisão em ziguezague sobre as falanges com os ângulos sobre as fissuras dos flexores. Esta opção tem a vantagem de uma melhor exposição, e evita a possibilidade de contratura de uma incisão longitudinal direta. Entretanto, a incisão de Bruner não permite o alongamento da pele, e, por este motivo, só pode ser usada no caso da doença inicial, e menos severa. Além disso, existe o risco de isquemia das extremidades dos retalhos se a pele estiver excessivamente fina o que pode levar a uma dissecção desnecessária de áreas onde a fáscia não está envolvida.

Skoog defende a utilização de incisões longitudinais sobre os cordões doentes, que são alongadas posteriormente por Z-plastias (Figura 84-5). A Z-plastia permite a exposição de elementos doentes na parte lateral do dedo, permite o alongamento da pele e evita a cicatriz longitudinal. Esta téc-

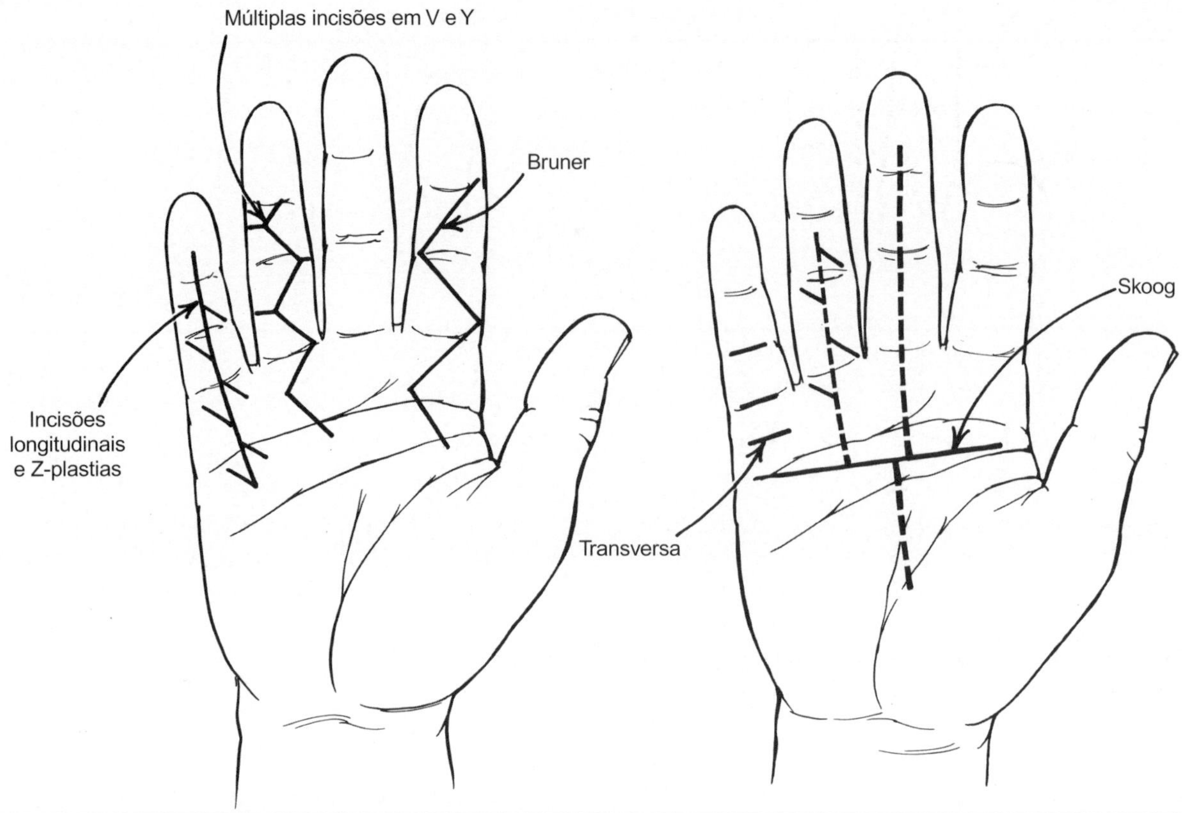

Figura 84-4. Opções de incisões eletivas para uma fasciectomia parcial.

nica é descrita adiante com mais detalhes. King descreveu uma modificação da incisão de Bruner com um retalho em V–Y na extremidade dos retalhos de Bruner. Esta, possui a vantagem de proporcionar uma boa exposição e também de permitir o alongamento da pele encurtada na presença da contratura do dedo.

Extensão da Incisão

Antes de se escolher a técnica de exposição apropriada, o cirurgião deve primeiro determinar o quanto extensa a excisão fascial será. Historicamente, vários autores recomendam uma fasciectomia radical para incluir tanto a fáscia doente quanto a que não está envolvida na palma. Os que defendem esta abordagem apontam que a fáscia que não sofre da doença possui a possibilidade de fazê-lo posteriormente durante a vida, e, geralmente, a fáscia clinicamente normal contém nódulos microscópicos quando esta é examinada sob a luz do microscópio. Aqueles que propõem esta técnica, acham que removendo toda a fáscia palmar, o risco de recorrência fica significativamente menor. Um dos defensores deste método, McIndoe, removeu a fáscia palmar através de uma incisão transversa na fissura palmar distal através de uma incisão palmar em ziguezague. Foi mantida uma parte da pele entre a fissura palmar distal e a base do dedo. Como aspecto negativo, esta dissecção maior possuiu um risco também maior de isquemia e maior incidência de micose, hematoma e retração cicatricial, o que poderia prejudicar o resultado funcional final. A maioria dos cirurgiões de hoje realiza uma fasciectomia parcial. Esta, envolve a excisão direta da parte clinicamente doente da palma, ao longo de sua parte complementar no dedo, podendo envolver o tecido adjacente, clinicamente não-envolvido, para melhorar o tratamento da contratura de flexão e para prevenir a recorrência.

Fechamento da Ferida

Existe também uma variabilidade no tratamento do ferimento, uma vez que a excisão do tecido envolvido é finalizada. Uma técnica aberta reduz os riscos de formação de hematomas, e pode permitir um estreitamento maior dos dedos envolvidos. Aqueles que utilizam esta técnica também acreditam que a recorrência da doença seja menos comum. No entanto, este método deixa um ferimento aberto e dolorido, que necessita de trocas regulares de curativos, o que retarda e limita a capacidade de o paciente participar confortavelmente de um programa de reabilitação pós-operatória. Outros cirurgiões recomendam a cobertura do ferimento com um enxerto de pele de espessura parcial ou de espessura total para antecipar o fechamento e evitar uma fase prolongada de cicatrização, assim como a dor associada a esta téc-

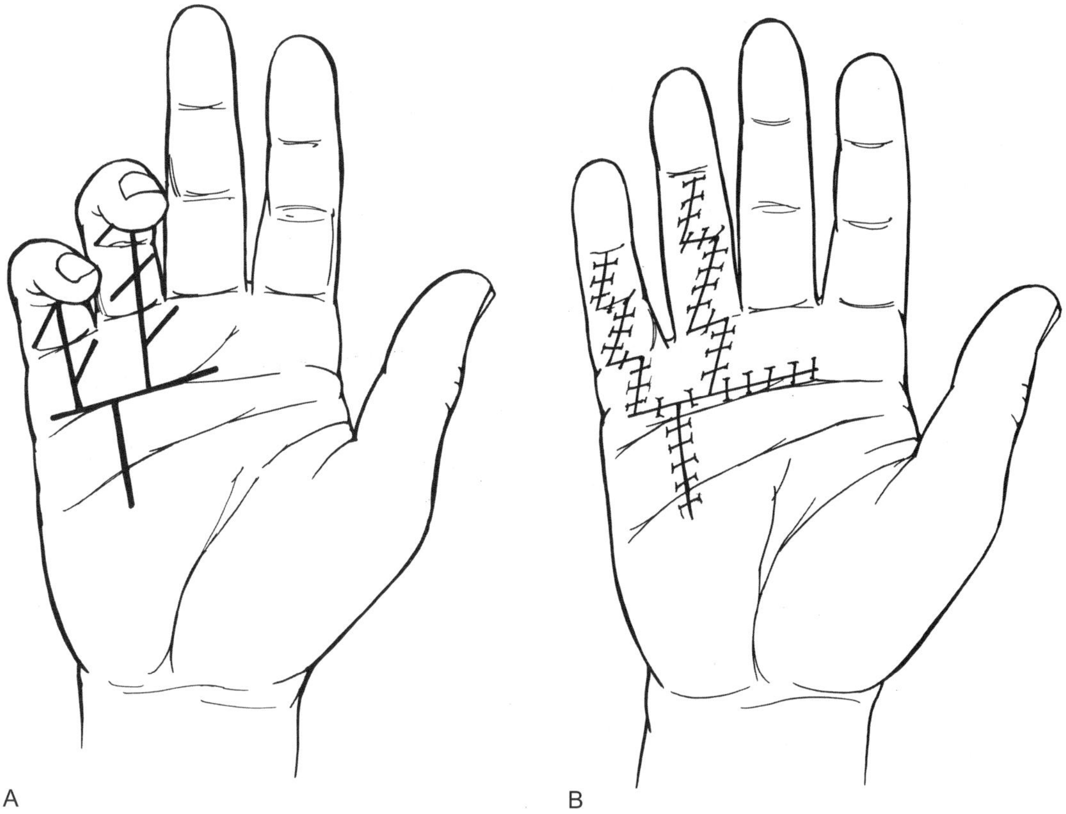

Figura 84-5. Técnica de Skoog. Marcas pré-operatórias (A) e fechamento final da pele (B) seguindo uma transposição com retalhos em Z-plastia.

nica. Os seguidores deste método alegam uma outra vantagem quanto à diminuição da recorrência, já que esta nunca foi observada sob um enxerto de pele. A maioria dos cirurgiões, contudo, prefere o fechamento primário do ferimento e a realização de um alongamento da pele, se necessário, com a Z-plastia.

Dermofasciectomia

Um abordagem mais radical é descrita por Hueston, que recomenda uma dermofasciectomia, ou seja, remoção do cordão doente e da pele sobre ele. O ferimento é fechado com um enxerto de pele. Hueston sustenta que a doença nunca recorre profunda ao enxerto de pele, e ele salienta a presença de miofibroblastos, não somente na fáscia doente, mas também na derme. Ele defende a utilização de seu método quando a contratura envolve as articulações interfalangianas. Entretanto, na maioria das vezes, a pele pode ser separada da fáscia doente com uma técnica meticulosa, e existe um certo número de cordões que não está inserido à pele sobre eles. A exposição dos tendões é um problema adicional, já que esta técnica não irá proporcionar um leito adequado para o suporte de um enxerto de pele.

Procedimentos Auxiliares

No caso de contraturas severas, e que já existem há um bom tempo, pode ser aplicada uma amputação em casos especiais. Esta é uma alternativa cirúrgica razoável para contraturas fixas, severas, com flexão de mais de 90 graus, em pacientes idosos, particularmente se isto envolve o dedo mínimo. Uma outra alternativa inclui a osteotomia em cunha da falange distal proximal, ou artrodese da articulação afetada. Alguns cirurgiões recomendaram a substituição da articulação (artroplastia) no caso de indivíduos selecionados.

Técnica Pessoal Detalhada (Fasciectomia Parcial)

Incisões e Exposição

A exposição cirúrgica é mais bem alcançada utilizando a combinação de incisões longitudinais na palma da mão e nos dedos. Se o paciente apresenta doença no cordão prétendinoso em um raio único, a fáscia doente é abordada com uma incisão diretamente sobre o comprimento do cordão. No entanto, se existem cordões pré-tendinosos em dois raios adjacentes, ambos os lados podem ser tratados utilizando uma incisão longitudinal localizada entre os dois cordões. Apesar de esta exposição ser menos direta, evita as múltiplas incisões longitudinais sobre cada cordão, que podem comprometer a viabilidade da pele (Figura 84-6). Se existe um considerável encurtamento da pele, a excisão longitudinal pode ser alongada com uma Z-plastia na extremidade do procedimento.

Os dedos também são abordados através de incisões longitudinais realizadas centralmente na superfície palmar. A incisão é feita na altura da articulação MCF distalmente com relação a um ponto além da parte clinicamente evidente da doença. Se está sendo tratado um único raio, a incisão longitudinal pode constar de uma única linha direta, começando sobre a fáscia doente na palma e estendendo-se até o dedo. Se estiveram envolvidos vários dedos, a incisão longitudinal da palma encontra-se com incisões longitudinais dos dedos através de uma incisão transversa na fissura palmar distal, que corresponde a aproximadamente o nível da articulação MCF. Na conclusão do procedimento, as incisões dos dedos são convertidas para várias Z-plastias (Figura 84-6). Isto evita uma cicatriz palmar longitudinal problemática, que pode levar à contratura, e também há a vantagem de alongamento da pele, que geralmente é encurtada quando ocorre uma contratura do dedo. As Z-plastias são geralmente feitas no nível das articulações MCF e IFP, e, ocasionalmente, na palma da mão. É preferível, mas não é obrigatório, que seja colocado um braço transverso na Z-plastia na fissura do flexor. Uma outra vantagem adicional na criação dessas plastias no final do procedimento, mais do que utilizar qualquer outra técnica de exposição descrita (por exemplo, incisões de Bruner, de "Y" e "Z" e aquelas descritas por King), é que o cirurgião é capaz de escolher o local e a orientação. As Z-plastias ajudam a facilitar a exposição dos elementos fasciais doentes lateralmente no dedo, e pode ser escolhido o local específico para se chegar a isto. Da mesma forma, durante a dissecção, algumas áreas de pele podem-se tornar mais finas, com possibilidade de diminuição no suprimento sangüíneo e deficiência na viabilidade da pele. Atrasar a formação das Z-plastias e as incisões até que esta informação esteja disponível permite que o cirurgião escolha melhor a localização das incisões e portanto se preserve o máximo de suprimento sangüíneo para os retalhos de pele. Se o cirurgião possui alguma preocupação específica sobre a espessura da pele e sua viabilidade, a área pode ser tratada como um enxerto de pele.

Dissecção e Excisão

O tratamento vigente envolve a excisão de somente a fáscia doente na palma e nos dedos. Isto evita os problemas comuns envolvidos com técnicas de excisão mais radicais com seu maior risco de hematoma, necrose da pele e cicatrização

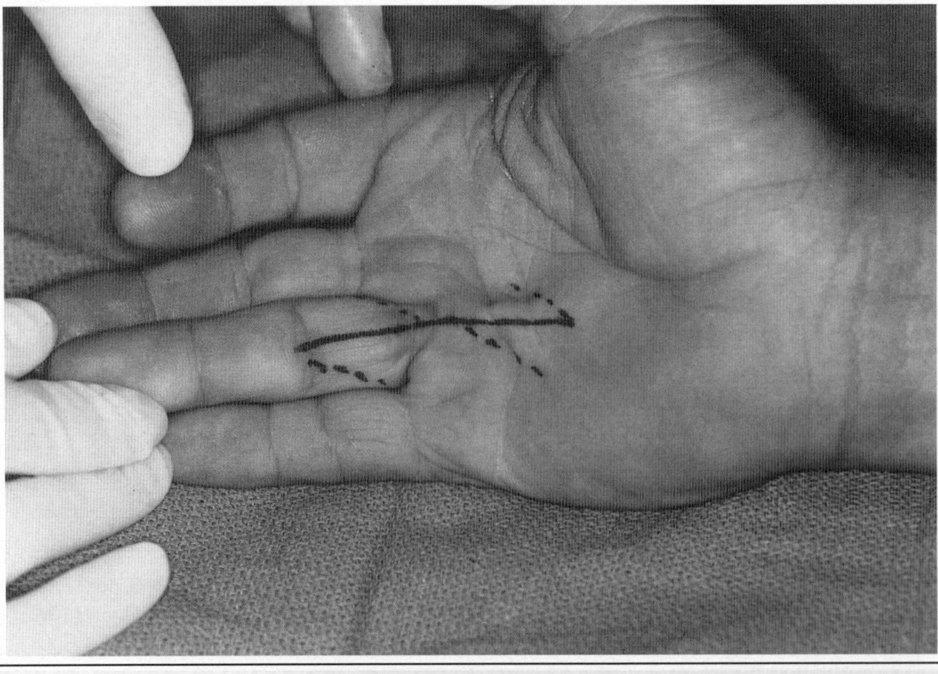

Figura 84-6. Marcas pré-operatórias para uma fasciectomia parcial de um só raio. As incisões propostas para a Z-plastia são indicadas pelas linhas pontilhadas.

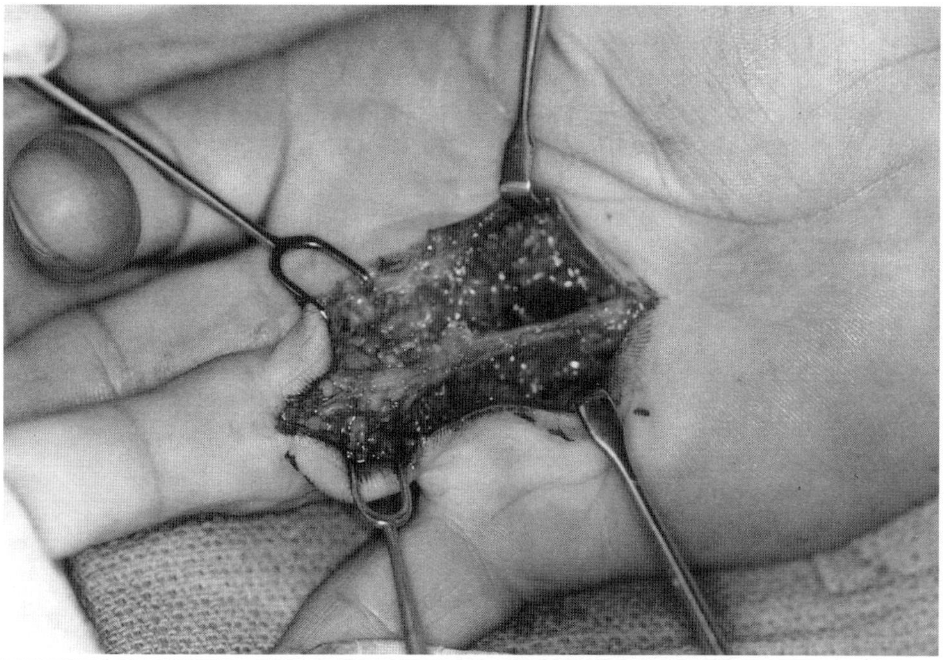

Figura 84-7. Retalhos elevados com exposição dos cordões pré-tendinoso e central doentes.

pós-operatórios. A doença palmar é abordada primeiramente por meio de uma incisão longitudinal dissecando a pele do cordão pré-tendinoso em ambos os lados da superfície. Isto é realizado da direção proximal para a distal até o ponto onde o cordão pré-tendinoso se torna o cordão central e doa fibras para a banda espiral (Figura 84-7). Neste ponto, a dissecção é realizada lateralmente em ambos os lados do cordão pré-tendinoso para localizar os feixes neurovasculares dos dedos. Estes, são identificados e preservados (Figura 84-8). Se existe um cordão espiral, o feixe neurovascular é dissecado até o ponto onde ele é cruzado pelo cordão espiral, que é dividido neste ponto em cordões central e lateral. Uma vez que isso foi realizado em ambos os lados dos dedos, pode começar a remoção do cordão pré-tendinoso. Este cordão é seccionado proximalmente, e com uma dissecção cuidadosa e preservando os feixes neurovasculares, é separado do tecido normal subjacente (Figura 84-9). Os elementos fasciais são preservados, já que não estão envolvidos na doença e podem fornecer suporte para as estruturas mais profundas. Ocasionalmente, o cordão pré-tendinoso deve ser seccionado previamente para permitir a extensão do dedo e o acesso à parte doente dos dedos. Esta remoção do cordão pré-tendinoso inclui distalmente o componente central do cordão espiral e o cordão central no dedo. Uma vez que esta fáscia central doente foi removida, os elementos laterais podem ser identificados. É neste momento que as Z-plastias, ao longo das incisões longitudinais e digitais, podem ser feitas, já que isto facilita a exposição e a remoção da fáscia doente na parte lateral do dedo. A excisão começa com a extremidade proximal separada do componente lateral do cordão espiral, juntamente com a excisão do cordão lateral. Após a remoção do restante do componente do cordão espiral e do cordão lateral, deve-se examinar a fáscia profunda ao feixe neurovascular, à procura de um cordão retrovascular, que pode ser removido neste momento. Por todo o procedimento cirúrgico, deve-se enfatizar a manutenção de uma visualização constante do feixe neurovascular, para prevenir qualquer lesão a esta estrutura e para se realizar uma dissecção meticulosa da fáscia doente desde a pele sobre ela, para prevenir um adelgaçamento ou perfuração indesejáveis. Este último, é um problema, particularmente onde a fáscia doente se insere realmente na pele sobre ela. Os locais de preocupação incluem a inserção do cordão pré-tendinoso na pele na fissura palmar distal, a inserção do cordão central na pele sobre a falange medial e a aderência do cordão lateral à pele em sua extensão.

Na finalização da excisão fascial, o torniquete é desinflado e a hemostasia é realizada com uma combinação de pressão e de um eletrocautério. É extremamente importante assegurar a hemostasia rigorosa neste momento, posto que a formação de hematomas pode não só comprometer a viabilidade da pele superficial, mas também pode levar a dor e fibrose adicionais, que podem comprometer a recuperação funcional do paciente. Os feixes neurovasculares

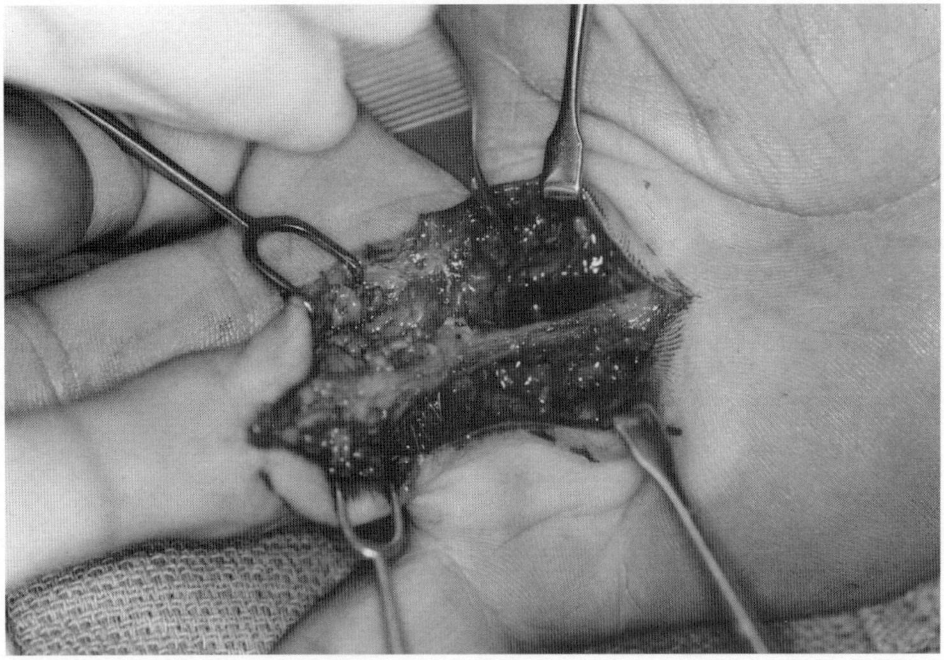

Figura 84-8. O feixe neurovascular é identificado e preservado.

devem ser inspecionados novamente quanto à sua integridade e fluxo sangüíneo. A ponta do dedo deve ser verificada cuidadosamente em toda a sua extensão, pois o estreitamento excessivo de um dedo contraído seriamente pode levar a um distúrbio vascular, tanto por estiramento ou vasoespasmo, e finalmente pode levar também a uma isquemia do dedo, sendo que isto, em parte, determina o posicionamento do dedo na colocação final do curativo.

A pele é então fechada com suturas de náilon monofilamentar 4-0 ou 5-0, usando uma combinação de suturas simples e de pontos invertidos para assegurar a precisão da aproximação e a eversão das margens de pele (Figura 84-10).

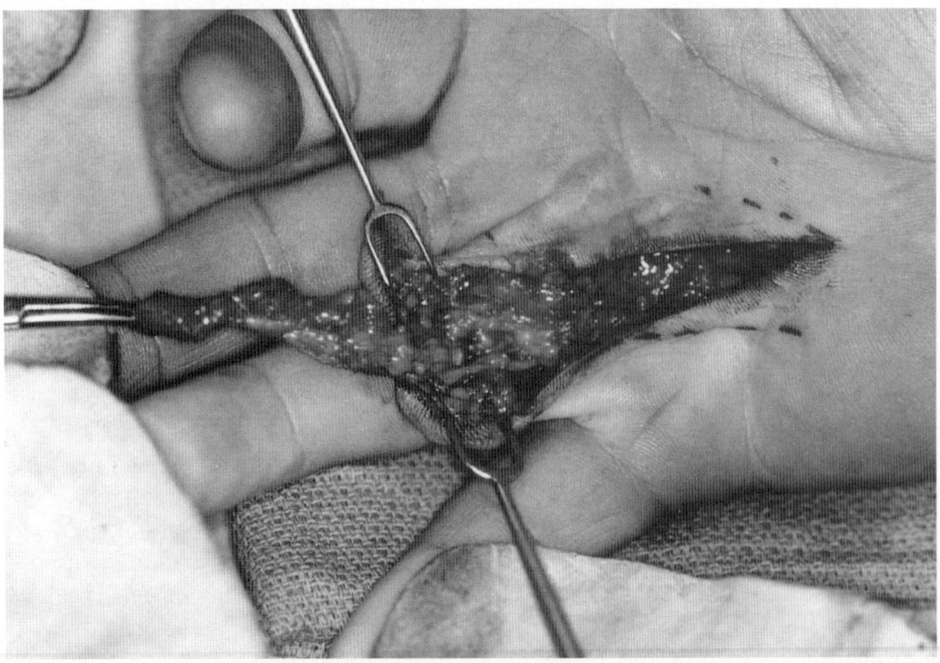

Figura 84-9. A fáscia doente é dividida proximalmente e elevada dos tecidos subjacentes.

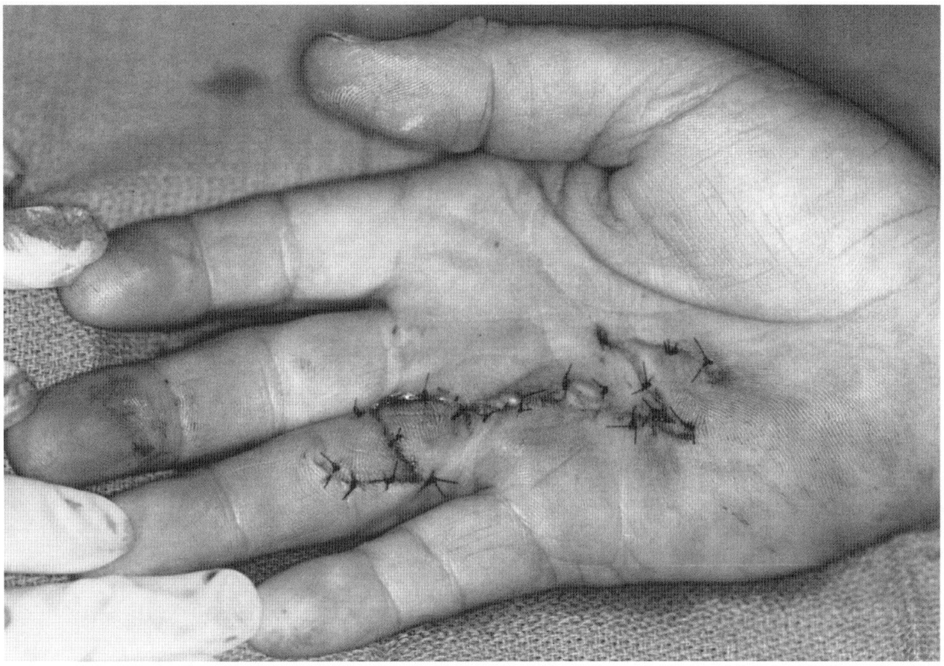

Figura 84-10. Fechamento final da pele incorporando as múltiplas Z-plastias.

TÉCNICAS PARA COLOCAÇÃO DOS CURATIVOS

É colocada uma camada de gaze não-aderente diretamente sobre a incisão, e coberta com uma gaze 4 × 4 aberta, embebida em solução salina. O autor descreve que esta camada embebida facilita a remoção na primeira mudança de curativo, quando já ocorreu uma pequena quantidade de sangramento. A gaze seca é colocada sobre a gaze umedecida, e também entre os dedos, fazendo uma separação e prevenindo a maceração da pele. É colocada uma gaze fofa dentro da palma da mão, e este curativo é mantido nesta posição com uma bandagem Kerlex, que segura mas não aperta. É utilizada uma órtese palmar para manter a mão e os dedos em uma "posição funcional" de aproximadamente 30 graus de extensão do punho, 70 a 90 graus de flexão da MCF, e 0 a 15 graus de flexão nas articulações interfalangianas. Estes ângulos recomendados podem ser modificados se este grau de extensão interfalangiana levar à isquemia da ponta dos dedos.

CUIDADOS PÓS-OPERATÓRIOS

A mão é mantida em um curativo volumoso e imóvel por tês a quatro dias. A elevação estrita da mão é necessária para diminuir a dor e para prevenir a formação de edemas e hematomas, ambos os quais podem comprometer a movimentação subseqüente. A primeira troca de curativos acontece três ou quatro dias após a cirurgia, e é aplicada uma leve bandagem para permitir os movimentos dos dedos, o paciente aprende os cuidados simples com a incisão. As suturas são removidas entre 10 a 14 dias.

Terapia Ocupacional

Com a maioria dos pacientes, deve ser iniciado um programa de reabilitação da mão, pois eles serão relutantes em movimentar a mão por vontade própria. O terapeuta ocupacional representa um papel importante nos cuidados pós-cirúrgicos por este motivo, direcionando cuidados tais como tratamento do edema, movimentação, alongamento e tratamento da cicatriz. Isso geralmente envolve exercícios simples de variação de movimentos ativos e passivos leves, tais como ultra-som, hidroterapia, líquidos, estimulação elétrica, e imobilização dinâmica, que podem ser indicados para alguns indivíduos selecionados. Se não foi possível a extensão total no momento da cirurgia, pode ser alcançada a extensão progressiva completa dos dedos utilizando um aparelho dinâmico dorsal ou a imobilização seriada. A flexão é promovida com exercícios e banhos de parafina, ou com o envolvimento, se indicado. Aparelhos com resistência variável são úteis como um componente do programa de alongamento. Uma órtese mantendo a mão em posição funcional geralmente é útil para a noite durante as primeiras semanas. Se for encontrado algum edema significativo, podem ser prescrito um envoltório de Coban ou uma luva de compressão sob medida. É importante proporcionar a analgesia adequada por toda a fase pós-operatória, para ampliar a participação do paciente no programa da terapia. Onde for possível, as atividade funcionais que complementam o regime de exercícios deve ser encorajada. Adicionalmente, o programa doméstico é um componente importante para a terapia do paciente, e as diretrizes e exercícios específicos, incluindo massagem na cicatriz, devem ser bem definidos. Sem contar com um programa de terapia agressivo, e a complacência de um bom paciente, a recuperação deve ser lenta em pacientes com casos avançados da doença, ou que envolvem vários dedos.

PRECAUÇÕES E COMPLICAÇÕES

O hematoma é talvez a complicação mais comum após a cirurgia na contratura de Dupuytren. Ele é visto com mais freqüência no caso de excisões radicais, envolvendo uma fasciectomia, pois a dissecção é mais ampla, e é visto com menos freqüência quando a ferida é cicatrizada por segunda intenção, já que não existe um local para o hematoma se acumular. O sangramento é talvez um pouco mais freqüente após uma excisão da fáscia palmar doente na contratura de Dupuytren do que em qualquer outro procedimento eletivo de mãos. Esta complicação pode ser prevenida com a hemostasia cuidadosa ao final do procedimento, quando o torniquete é desinflado. Os hematomas podem levar a problemas adicionais que incluem perda de pele, infecção, edema, atraso na cicatrização e fibrose a longo prazo. Esta última pode ainda comprometer o sucesso da cirurgia e levar à rigidez permanente da mão, e diminuição das suas funções. A necrose da pele é a segunda complicação mais comum vista logo após a cirurgia, e geralmente é resultado de retalhos muito finos, com um comprometimento do suprimento vascular. A infecção não é comum, e pode ser prevenida pela irrigação com solução antibiótica, uma vez que a hemostasia foi alcançada, e por um curto período de antibióticos perioperatórios.

A lesão do feixe neurovascular pode ocorrer como uma lesão direta durante a dissecção. Isso é mais comum quando é encontrado um cordão espiral, o qual desloca o feixe neurovascular de sua posição anatômica normal. Deve-se ter um cuidado especial no início da dissecção, quando é presente o cordão espiral, para identificar o feixe neurovascular e para dissecá-lo por toda sua extensão antes da remoção da fáscia doente. Pode ocorrer ainda uma necrose na ponta dos dedos, por causa da lesão ao feixe neurovascular, ou mesmo um endurecimento excessivamente agressivo dos dedos, que foram contraídos significativamente por um período prolongado. Este endurecimento excessivo no final do procedimento pode causar um rompimento da camada íntima ou vasoespasmo, levando à isquemia na ponta dos dedos.

Os problemas a longo prazo incluem cicatrização, rigidez e recorrência da doença. Algumas vezes esta é secundária à excisão incompleta da fáscia doente, particularmente de um cordão retrovascular não-tratado. Adicionalmente, as contraturas duradouras podem ter mudanças periarticulares fibróticas que resultam no encurtamento das estruturas, o que não pode ser tratado somente por meio da excisão da fáscia doente. Um foco crônico ou doloroso pode levar finalmente a um reflexo de distrofia simpática, que pode ser reconhecido previamente e tratado agressivamente para prevenir problemas funcionais a longo prazo. Naqueles métodos que incluem enxertos de pele, pode-se encontrar perda do enxerto, como um resultado da imobilização inadequada, ou formação de hematomas.

A recorrência da doença ou de uma contratura persistente geralmente envolve a contratura da articulação interfalangiana proximal, pois a recorrência da articulação MCF não é comum. A recorrência pode ser relativa à remoção incompleta da fáscia doente, particularmente dos cordões retrovasculares, ou encurtamento das estruturas periarticulares no caso de uma doença de muito tempo. O tratamento desta condição é geralmente difícil, pois o cirurgião está lidando com uma combinação de fáscia doente e tecido cicatrizado. Já que a anatomia está distorcida, o risco de lesão ao feixe neurovascular é maior, e deve-se tomar cuidado para identificar e preservar esta estrutura desde o começo da dissecção. Uma vez que ela foi visualizada sobre todo o seu comprimento, a fáscia doente e a cicatriz podem ser removidas. Se ainda existe uma limitação em extensão total, pode-se realizar uma incisão na bainha do tendão do flexor, já que esta estrutura pode estar encurtada. Se ainda assim houver uma restrição, o cirurgião deve-se direcionar para as estruturas periarticulares para liberação dos ligamentos controladores ou a liberação dos ligamentos colaterais acessórios e da placa palmar. É mais comum no caso de uma recorrência observar uma quantidade significativa de pele envolvida, o que aumenta o risco de um grande adelgaçamento ou de lesão na pele. O cirurgião pode portanto escolher descartar esta pele bastante lesionada, e substituí-la por um enxerto de espessura total. Isso não só reduz os riscos de necrose e de atraso na cura, mas possivelmente também reduz o risco de uma nova recorrência, já que não foi observado um caso de doença sob enxertos de pele.

Leituras Selecionadas

Dupuytren G. De la retraction des doigts par suite d'une affection de l'aponevrose palmaire. Description de la maladie. Operation chirurgicale qui convient dans ce cas. *J Univ Hebd Med Chirprat* 1831;5:352-365.

Gonzalez RI. Various views and techniques: management of the skin. Part 4: limited fasciectomy and skin graft. In: McFarlane RM, McGrouther DA, Flint MH, eds. *Dupuytren's Contracture: Biology and Treatment.* The Hand and Upper Limb Series, Vol. 5. Edinburgh, Scotland: Churchill Livingstone, 1990:321-324.

Hueston JT. Dermofasciectomy for Dupuytren's contracture. *Bull Hasp Joint Dis* 1984;44:224-232.

King EW, Bass DM, Watson HK. Treatment of Dupuytren's contracture by extensive fasciectomy through multiple Y-V-plasty incisions: short-term evaluation of 170 consecutive operations. *J Hand Surg* 1979;4:234-241.

Luck JV. Dupuytren's contracture: a new concept of the pathogenesis correlated with surgical management. *J Bone Joint Surg* 1959;41A:635-664.

McCash CR. The open palm technique in Dupuytren's contracture. *Br J Plast Surg* 1964;17:271-280.

McFarlane RM. Patterns of the diseased fascia in the fingers it Dupuytren's contracture. *Plast Reconstr Surg* 1974;54:31-44.

McIndoe A, Beare RLB. The surgical management of Dupuytren' contracture. *Am J Surg* 1958;95:197-203.

Skoog T. The transverse elements of the palmar aponeurosis in Dupuytren's contracture. *Scan J Plast Surg* 1967;1:51-63.

Capítulo 85

Infecções

Scott D. Oates

As infecções das mãos podem levar a uma morbidez significativa, incluindo rigidez, déficits e até mesmo amputação. Com o advento da terapia antibiótica e o desenvolvimento de técnicas cirúrgicas específicas voltadas para diferentes tipos de infecções, as seqüelas foram diminuídas. Contudo, ainda ocorre uma morbidez significativa como resultado de atrasos no diagnóstico, ou tratamento cirúrgico inadequado referido a estes problemas comuns. Este capítulo ilustra as abordagens cirúrgicas mais comuns para infecções das mãos que não são tratáveis ou que não respondem à terapia medicamentosa.

AVALIAÇÃO DO DEFEITO

A maioria das infecções que despertam a atenção do cirurgião de mãos já passaram além do ponto em que os antibióticos sozinhos iriam curar o problema. A própria anatomia da mão predispõe a infecções, dentro de vários espaços fechados e inacessíveis para os antibióticos sistêmicos. O tratamento inicial da maioria das infecções nas mãos é empírico, com antibióticos, a menos que estejam presentes alguns pontos fundamentais. A elevação e a imobilização da mão também podem auxiliar a evitar a progressão dos sintomas. Se a infecção não demonstrar progresso depois de 24 a 36 horas de terapia com antibióticos, a cirurgia passa a ser indicada. A escolha do antibiótico é inicialmente empírica, e então passa a ser guiada pelas culturas do ferimento ou do sangue. O organismo mais comum é o *Staphylococcus aureus*, seguido pelas espécies de *Streptococcus*.

TIPOS DE INFECÇÃO

Infecções da Ponta dos Dedos

Paroníquia

A paroníquia é o termo aplicado a infecções ao redor da unha. A paroníquia clássica envolve uma infecção ao redor da prega paroniquial de um dos lados da unha, assim como eritema e inchaço estão presentes imediatamente adjacentes à unha. Esta infecção pode-se estender até a região do eponíquio ou, algumas vezes, ao redor de toda a base da unha, produzindo o abscesso chamado "run around". Unheiros, cortes na unha e manipulação por manicures freqüentemente causam estas infecções. O organismo responsável quase sempre é o *S. aureus*. O tratamento primário é com antibióticos orais e compressas quentes no dedo, com solução salina morna, podem resolver a infecção se isso for aplicado logo, mas geralmente é necessária uma descompressão cirúrgica.

Paroníquia Crônica

A paroníquia crônica ocorre como resultado de uma infecção recorrente por fungos, geralmente *Candida albicans*, na prega proximal da unha. A infecção recorrente e a obstrução da prega ungueal são os fatores preconizantes. Mulheres de meia-idade, especialmente aquelas que mantêm suas mãos dentro d'água, e pacientes diabéticas são afetadas mais comumente. A eliminação da exposição das mãos a ambientes úmidos, e a utilização de agentes antifúngicos e corticoesteróides tópicos pode ser eficaz.

Panarício

Panarício é um abscesso subcutâneo da polpa distal do dedo. Ele está contido nas múltiplas trabéculas presentes na polpa, produzindo uma tensão característica, inchaço e dores pulsantes. Um histórico que apresenta traumas recentes por penetração pode ser evocado, mas nem sempre é recordado. Se este problema não for tratado, podem acontecer necrose dos tecidos locais, formação de fístulas, osteomielite da falange distal, e, raramente, tenossinovite. O organismo causador mais comum é o *S. aureus*. Da mesma forma que ocorre no caso da paroníquia, a celulite prévia da polpa pode ser tratada com antibióticos e compressas, mas uma vez formado, um panarício real necessita de drenagem cirúrgica.

Paroníquia Herpética

A paroníquia herpética é uma infecção viral da ponta do dedo causada por um vírus simples de herpes. Ela é geralmente observada em pessoas que trabalham com cuidados médicos ou dentais. Esta doença se caracteriza por dores, eritema e pequenas vesículas coalescentes, tornando a diferenciação da paroníquia ou do panarício algumas vezes difícil. As vesículas são geralmente cheias de um líquido claro e não purulento. Uma vez reconhecida, o tratamento expectante resulta na resolução dos sintomas dentro de três a quatro semanas. Deve-se sempre considerar a paroníquia herpética no diagnóstico diferencial das infecções dos dedos, pois é contra-indicada a intervenção cirúrgica operatória neste caso, e esta pode ainda levar à superinfecção bacteriana, produzindo possivelmente uma morbidez adicional para o dedo.

Infecções da Superfície Palmar Profunda

Abscessos do Espaço de Teia (Botão de Colarinho)

Esta infecção envolve o espaço de teia da palma distal. Ela começa como uma infecção superficial na pele palmar próxima ao espaço de teia. Na palma da mão, a pele é fortemente aderida à fáscia palmar. Isto torna a extensão lateral dos abscessos subcutâneos mais difícil. Como resultado, o abscesso desenvolve-se em forma de ampulheta, estendendo-se dorsalmente através do defeito na fáscia palmar próximo ao ligamento transverso do metacarpo. Dores e inchaço nesta região, assim como a abdução dos dedos adjacentes, auxiliam no diagnóstico. O inchaço pode ser mais proeminente na superfície dorsal, mas o componente volar não pode ser desconsiderado.

Infecções Mesopalmares e Tenares

ANATOMIA. Existem dois espaços possíveis para a formação de abscessos na palma. O primeiro é o espaço mesopalmar. Ele é profundo aos tendões flexores dos dedos médio, anular e mínimo, e limitado dorsalmente pelos espaços interósseos e metacarpos. Radialmente, ele é limitado pelo septo mesopalmar ou oblíquo. Este septo se origina da superfície volar do terceiro metacarpo e estende-se até a fáscia palmar. Ulnarmente, o espaço mesopalmar é definido pela fáscia dos músculos hipotenares.

O espaço tenar localiza-se radial ao septo oblíquo e volar ao músculo adutor do polegar. Ele fica profundo aos flexores do dedo indicador, e estende-se para a margem lateral do adutor do polegar. Um outro espaço adicional, o espaço hipotenar, é descrito, mas é extremamente rara uma infecção isolada neste espaço (Figura 85-1).

INFECÇÕES DO ESPAÇO MESOPALMAR. As infecções do espaço mesopalmar resultam com mais freqüência de um trauma por penetração na palma. Elas também podem ocorrer por causa de uma tenossinovite rompida do flexor dos dedos médio ou anular. A tenossinovite do dedo mínimo acompanha proximalmente através da bolsa ulnar. Volarmente sobre o espaço se desenvolvem dores e inchaço, e este último também ocorre dorsalmente, da mesma forma que uma perda na concavidade normal da palma, um sinal-chave para esta infecção.

INFECÇÕES DO ESPAÇO TENAR. As infecções do espaço tenar freqüentemente são resultado de um trauma por penetração ou tenossinovite rompida dos dedos indicador ou polegar. Os pacientes apresentam dores e inchaço do primeiro espaço de teia. O polegar é abduzido caracteristicamente, e a sua movimentação é dolorida.

Tenossinovite do Flexor

A infecção purulenta da bainha do flexor é uma das mais temidas infecções na mão por causa de seu potencial para o desenvolvimento de adesões e necrose do tendão. Geralmente, estas infecções resultam de lesões por penetração e afetam os dedos anular, médio e indicador. O organismo causador mais comum é o *S. aureus*. Kanavel descreveu os quatro achados clássicos da tenossinovite piogênica do flexor: (1) posição flexionada do dedo, (2) aumento simétrico do dedo, (3) sensibilidade sobre a bainha do tendão, e (4) dores severas na extensão passiva do dedo. Os pacientes nos quais a doença é reconhecida logo (dentro de 24 a 48 horas) podem ser tratados com antibióticos parenterais, imobilização, elevação e observação próxima. Se os sintomas não se resolverem dentro de 24 horas, é indicada uma intervenção operatória.

INDICAÇÕES

Todos os procedimentos devem ser desenvolvidos na sala de operações com exceção de infecções sem maiores complicações da ponta dos dedos, nas quais pode ser feita uma drenagem tratável sob anestesia local no próprio consultório. Os princípios cirúrgicos descritos abaixo, que são geralmente aplicáveis para a cirurgia de mãos, também são importantes quando for realizada uma drenagem de abscessos da mão. As incisões devem ser colocadas de forma a evitar lesões aos nervos subjacentes, às artérias e aos tendões. A prega de flexão deve ser cruzada em ângulos de 45 graus ou menos, para

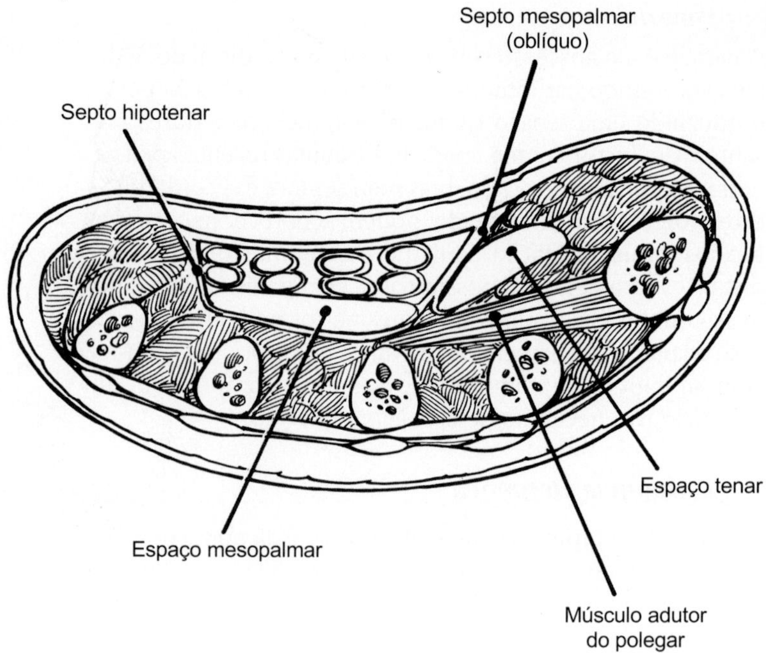

Figura 85-1. Possíveis espaços mesopalmares.

prevenir contraturas de flexão. As incisões devem ainda ser paralelas às pregas de flexão da palma sempre que possível. Devem ser usadas incisões diretas somente nas posições mesolateral ou mesoaxial dos dedos, ou sobre o dorso da mão. As incisões devem ser colocadas sobre o lado ulnar dos dedos indicador, médio e anular, e do lado radial, no caso dos dedos polegar e mínimo, sempre que possível. São recomendados torniquetes, mas é contra-indicada a utilização de uma exsangüinação forçada, já que uma simples elevação deve servir para exsangüinar a mão. Devem-se obter líquidos suficientes para cultura e para coloração de Gram.

CONTRA-INDICAÇÕES

Condições concorrentes que representam perigo à vida não relacionadas com a infecção são contra-indicações para a cirurgia. Mesmo assim, pode-se tentar uma drenagem simples ao lado da cama, deixando para depois um tratamento mais definitivo. A septicemia sistêmica, embora seja rara, não deve excluir a possibilidade de tratamento cirúrgico destas infecções, isto se ela parecer ser o fator causador.

PREPARAÇÃO DA SALA

Embora bloqueios axilares e no punho possam ser apropriados em alguns pacientes com infecções mais limitadas, prefere-se anestesia geral. A anestesia com bloqueio de Bier é contra-indicada, pois existe a necessidade de exsangüinação da extremidade. É usado um torniquete na parte superior do braço, para manter o campo sem sangue. São utilizados instrumentais específicos para a mão e uma mesa para a mão. A cama é voltada em 90 graus com a mesa para mão colocada no meio da sala, de forma que o cirurgião e o assistente possam sentar-se em lados opostos. É recomendada ainda uma ampliação com lente de aumento (2,5×) para a dissecção das estruturas vitais. São usados dispositivos de irrigação do pulso para limpar as áreas envolvidas após a drenagem inicial e coleta das culturas. São usadas tanto solução salina quanto antibiótica para irrigar as infecções profundas.

TÉCNICA OPERATÓRIA

Paroníquia

A abordagem mais comum envolve a remoção de um quarto a um terço proximal da unha do lado afetado. Isto pode ser feito sob anestesia com bloqueio digital utilizando um elevador Freer ou um outro instrumento de superfície plana, para elevar a prega eponiquial da unha. A cavidade do abscesso é penetrada diretamente da margem lateral para a proximal da unha, e, esta, é separada cuidadosamente de seu leito, utilizando o Freer ou uma pequena pinça. A parte proximal da unha é então removida, utilizando tesouras afiadas, e finalmente a cavidade é irrigada.

Se for necessária uma incisão, ela é feita ao longo da prega paroniquial, direcionada para fora do leito da unha e da matriz germinal. Incisões adicionais podem ser necessárias para o caso de abscessos mais extensos *(run around)* (Figura 85-2). Deve-se utilizar, no entanto, um número míni-

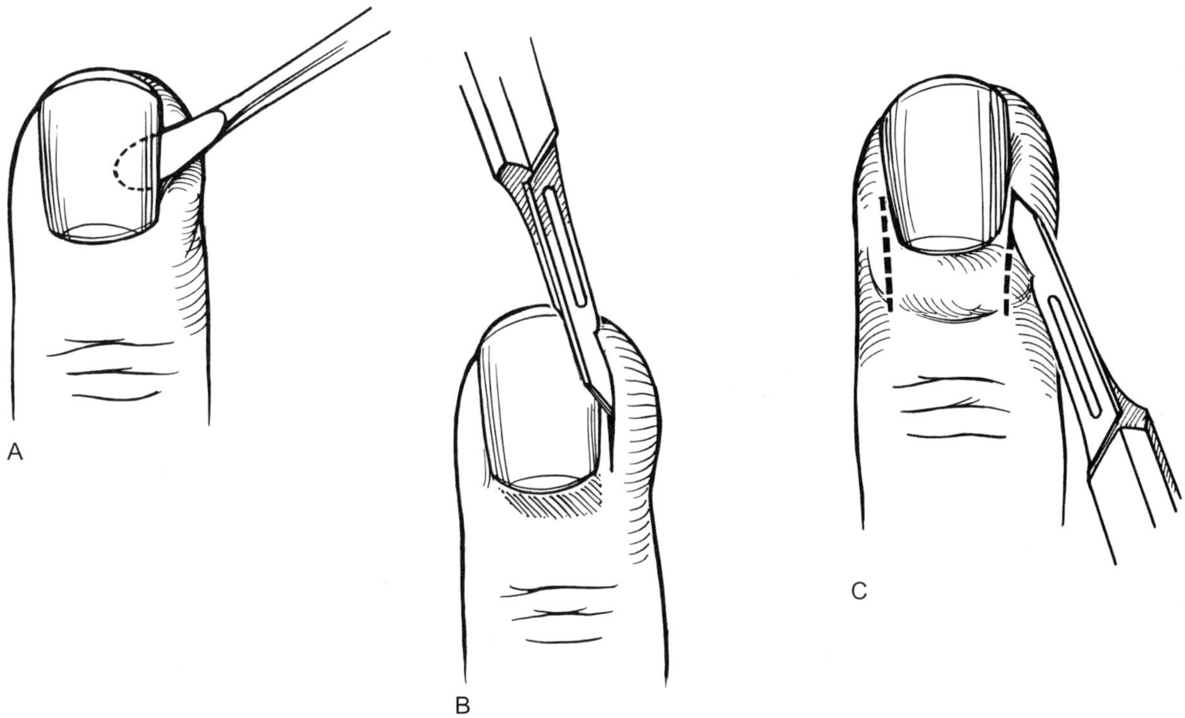

Figura 85-2. Incisões para a drenagem de diferentes graus de paroníquia. A, utilização de um elevador Freer, para penetrar a cavidade de uma paroníquia típica. B, incisão usada para uma infecção mais extensa. C, incisões usadas para um abscesso *run around*.

mo de incisões para acessar a unha proximalmente, e para drenar adequadamente o abscesso.

Paroníquia Crônica

Se for necessário um tratamento cirúrgico, a marsupialização da prega eponiquial, como é descrita por Keyser e Eaton, pode ser bastante eficaz. Uma cunha de pele em forma de arco imediatamente proximal à prega eponiquial é removida até, mas sem incluir, a matriz germinal, sob bloqueio digital e controlado por torniquete (Figura 85-3). É colocado um curativo esterilizado sobre o ferimento, que é trocado em 48 a 72 horas. A matriz é completamente exteriorizada e permite-se que o ferimento feche secundariamente com as trocas de curativos. A melhora da unha depois da cura é lenta, e pode ainda ocorrer uma deformidade residual.

Panarício

Já foi descrito um grande número de abordagens diferentes para a drenagem de panarícios. As que são usadas com mais freqüência são as incisões longitudinal unilateral e a longitudinal volar, estas descritas em detalhes. Pode ser utilizado o bloqueio com anestesia digital e o procedimento é realizado ao lado da cama, no consultório, ou no setor de emergência.

A incisão longitudinal unilateral é feita ao longo do lado ulnar dos dedos indicador, médio ou anular, ou do lado radial dos dedos polegar ou mínimo. Ela começa a 5 mm distal à prega da articulação interfalangiana distal (IFD) e continua logo depois da extremidade lateral da unha, sem se estender para a polpa. Ela deve ser mantida elevada na linha mesoaxial da falange distal, mantendo o tecido da polpa volar unido. A dissecção é desenvolvida até o osso e o abscesso é penetrado imediatamente volar à falange distal. A extensão com uma pinça divide os septos fibrosos para uma drenagem completa.

A incisão longitudinal volar é feita sobre o ponto de maior sensibilidade no coxim volar e é estendida proximalmente até a prega da articulação IFD, mas sem a cruzar. Novamente, os septos fibrosos são divididos utilizando uma pinça. Deve-se diminuir a sondagem proximal para evitar uma extensão para dentro da bainha do flexor. Se houver fístulas, estas são removidas com uma pequena elipse na pele (Figura 85-4).

Outras incisões incluem a "boca de peixe", que circunda toda a extremidade da ponta do dedo. Esta abordagem é condenada universalmente por causa do risco de perda da polpa, instabilidade posterior na polpa, e uma cicatriz mais sensível. Alguns autores recomendam uma incisão em J, ou de "taco de hóquei", no entanto, a extensão desta incisão

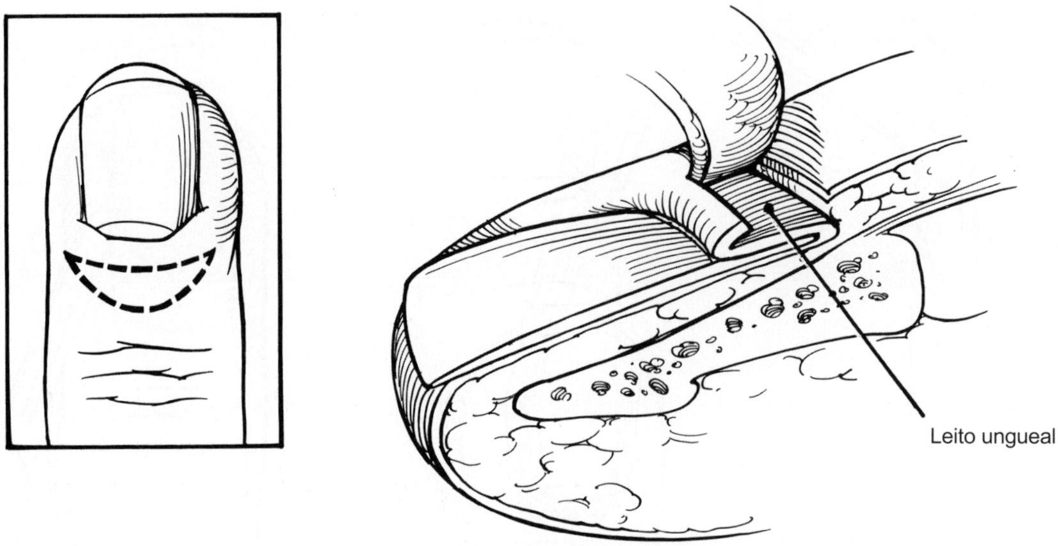

Figura 85-3. Marsupialização eponíquial para o caso de paroníquia crônica.

sobre a ponta do dedo distal não é necessária para se alcançar a drenagem adequada da maioria dos panarícios e pode resultar em uma cicatriz dolorosa. A incisão transversa volar é útil na remoção de fístulas e pode alcançar a drenagem adequada do abscesso, mas aumenta o risco com relação aos nervos digitais (Figura 85-5).

Abscessos de Espaços de Teia

Tipicamente esta infecção necessita tanto de incisões dorsais quanto volares para a drenagem adequada. Foram descritas tanto incisões curvadas quanto em ziguezague para o lado volar. Elas se estendem desde uma posição proximal à teia

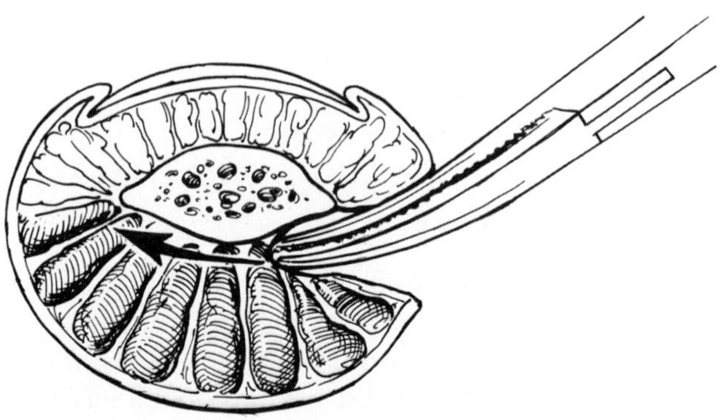

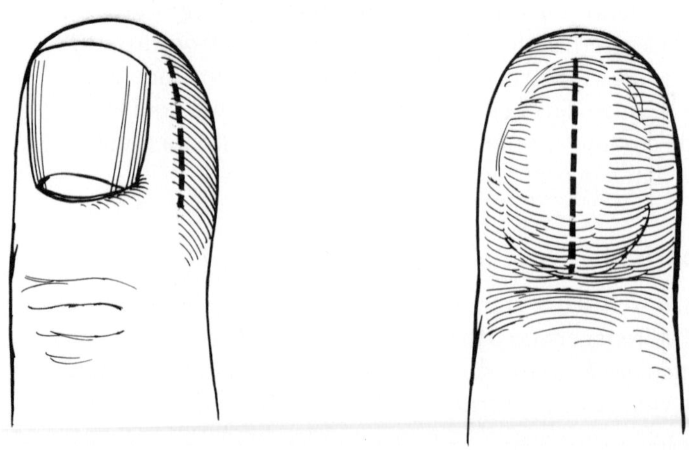

Figura 85-4. Incisões recomendadas para a drenagem de panarício. A, mostra uma incisão longitudinal unilateral. B, a incisão longitudinal volar.

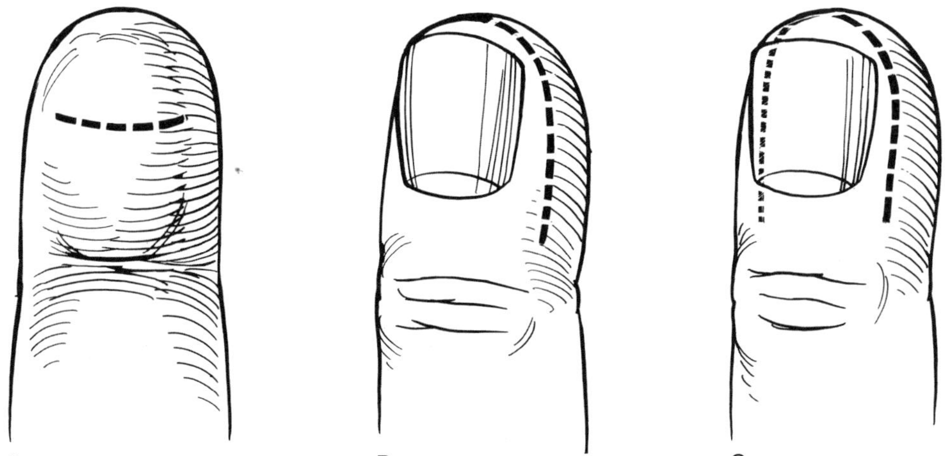

Figura 85-5. Incisões que devem ser evitadas no caso de drenagem do panarício. A, a incisão transversa volar. B, a incisão em taco de hóquei. C, a incisão em boca de peixe.

até uma imediatamente distal à prega mesopalmar. Os tecidos subcutâneos são divididos diretamente utilizando uma pinça, até que se encontre a purulência. A cavidade é então aumentada com a divisão da fáscia palmar adjacente com a utilização de tesouras. Dorsalmente, é feita uma incisão longitudinal direta por volta de 1,5 cm de comprimento entre as cabeças do metacarpo (Figura 85-6). A comunicação larga entre os dois lados é desenvolvida diretamente.

Entre as incisões alternativas estão incluídas a incisão volar transversa na margem do espaço de teia e a incisão

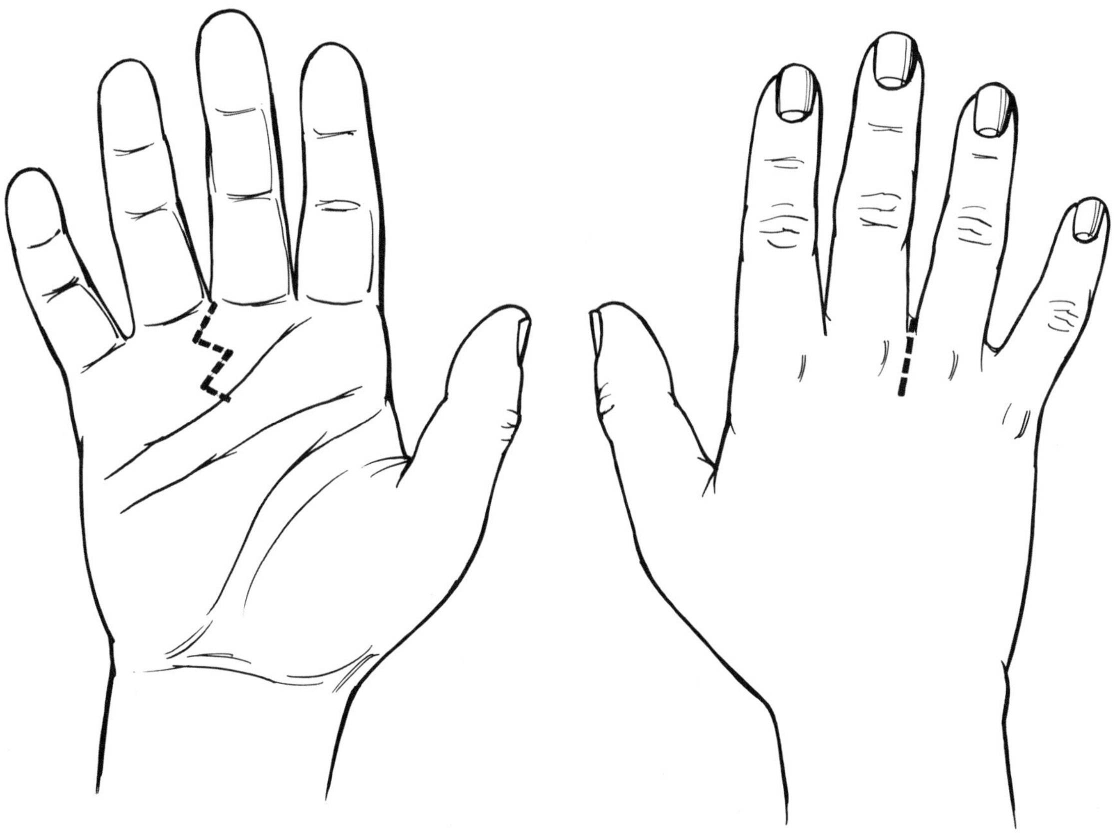

Figura 85-6. Incisões volar e dorsal para a drenagem dos abscessos de espaços de teia.

volar longitudinal. A primeira pode resultar em uma contratura do espaço de teia se for realizada muito além, enquanto a segunda pode não proporcionar a exposição adequada.

Infecções do Espaço Mesopalmar

É usada uma incisão oblíqua, começando da prega palmar distal sobre o terceiro raio, estendendo-se proximal e ulnarmente, paralela à prega tenar (Figura 85-7). A fáscia palmar é dividida com tesouras de tenotomia. A bainha do flexor do dedo anular guia a entrada no espaço passando-se uma pinça em ambos os lados até que se ache a purulência. Os vasos e nervos próximos devem ser protegidos. A cavidade é aumentada ao longo do caminho da bainha do flexor (sem a violar) para permitir a drenagem adequada.

Foram também descritas incisões transversas e longitudinais, da mesma forma que uma incisão combinada, porém, ou elas limitam a exposição, ou são mais extensas do que o necessário.

Infecções do Espaço Tenar

Foram descritas uma abordagem dorsal e uma volar. A incisão volar deve ser feita próxima e paralela à prega tenar. Deve-se ter cuidado para evitar uma lesão nas ramificações dos nervos cutâneos palmares, ou na ramificação motora do nervo mediano até a musculatura tenar. O espaço é penetrado utilizando uma dissecção romba com uma pinça, e então é irrigado. A dissecção é realizada dorsalmente sobre o músculo adutor na área localizada entre ele e o primeiro músculo dorsal interósseo.

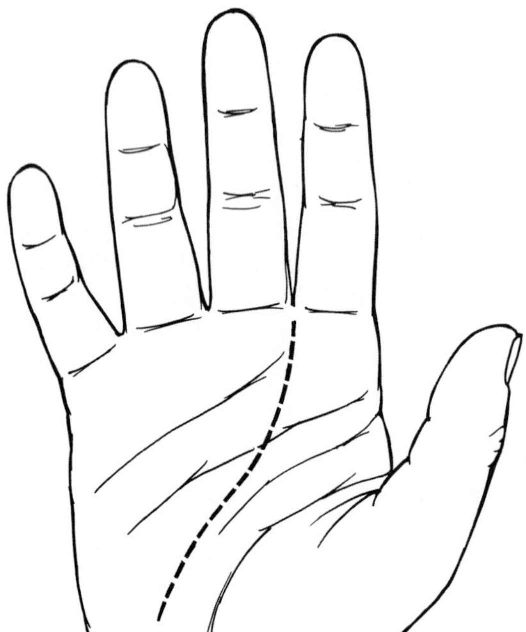

Figura 85-7. Incisão única para a drenagem do espaço mesopalmar.

Se for usada uma incisão dorsal, ele percorre perpendicular à primeira teia ao longo do primeiro espaço interósseo dorsal. O intervalo entre o adutor e o primeiro espaço interósseo dorsal é penetrado, utilizando dissecção romba, da mesma forma, com uma pinça, e então este é evacuado. As críticas quanto a esta abordagem dizem que ela proporciona uma exposição inadequada para a porção volar do espaço tenar. Alguns recomendam ambas as abordagens para se alcançar uma drenagem adequada (Figura 85-8). Foi descrita uma incisão volar transversa, mas ela compromete desnecessariamente os nervos digitais do polegar.

Tenossinovite do Flexor

A maioria dos autores recomenda a irrigação fechada da bainha do tendão para tratar este problema. É feita uma incisão na palma distal sobre a extremidade proximal da bainha. A bainha é aberta próxima à polia A1. É feita também uma incisão adicional na linha mesoaxial do dedo através da prega da articulação IFD. Esta bainha é acessada dorsal aos feixes neurovasculares e excisada distal à polia A4. É inserida uma sonda de calibre grande (calibre 14 ou 16) em uma abertura na bainha proximal de 1,5 a 2,0 cm. A sonda é suturada à pele e esta é fechada. A bainha é então abundantemente irrigada com solução salina ou antibiótica. É colocado um pequeno tubo no ferimento distal, e a pele é fechada frouxamente ao redor dele (Figura 85-9). O sistema é irrigado novamente para checar sua permeabilidade e aptidão da drenagem antes de se deixar a sala de operações.

CUIDADOS PÓS-OPERATÓRIOS

Os cuidados posteriores para a maioria das infecções envolvem curativo aberta dos ferimentos ou sistemas de irrigação fechada, por 24 a 48 horas. Uma vez que os sinais de infecção começarem a declinar, as sondas de irrigação e os tubos são removidos. As compressas mornas com intensidade de um quarto de solução Dakin ou salina podem ser iniciadas por 20 minutos a cada quatro horas, para dissolver a fibrina e as cascas. As trocas de curativos, utilizando solução salina normal ou um quarto ou metade de intensidade de solução Dakin, são feitas três vezes ao dia até que o ferimento feche secundariamente. A hidroterapia pode ser benéfica por vários dias logo no período pós-operatório.

Paroníquia

A cavidade é fechada por 48 a 72 horas com 6,5 cm de camada de gaze. A curativo é removida e iniciam-se as compressas mornas. A sonda da prega ungueal germinal é necessária, se foi removida toda a unha proximal.

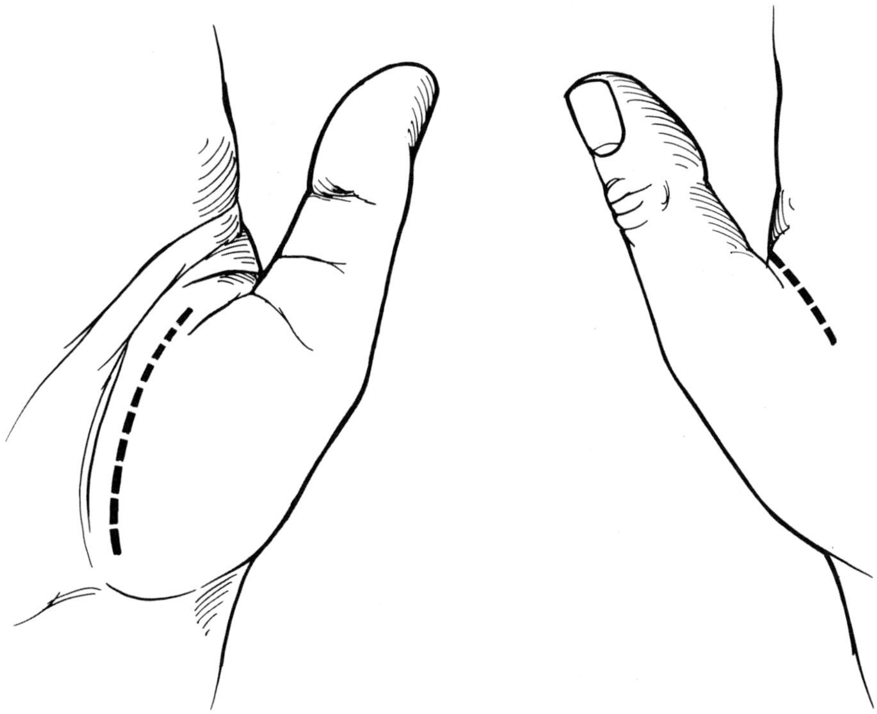

Figura 85-8. Abordagens volar e dorsal para a drenagem de abscessos dos espaços tenares.

Panarício

Sem levar em conta a abordagem utilizada, uma vez que foi alcançada a drenagem adequada, a cavidade é envolvida por 48 a 72 horas com uma camada de gaze. Após a remoção do curativo, começam as compressas e deixa-se que o ferimento feche secundariamente. As técnicas pós-operatórias alternativas incluem a utilização de óxido de zinco para prevenir um fechamento prematuro do ferimento ou uma irrigação contínua da cavidade utilizando sondas em um paciente hospitalizado.

Abscessos de Espaços de Teia

O espaço é envolvido com gaze em ambos os lados, a qual é removida em 48 a 72 horas. As trocas de curativos ou a hidroterapia podem ser iniciadas neste momento. Um regime alternativo pós-operatório inclui a irrigação com uma sonda colocada volarmente dentro do ferimento e costurada em posição na palma da mão. A drenagem dorsal é auxiliada pela utilização de um dreno Penrose. A sonda é irrigada com solução salina normal intermitentemente, ou com uma goteira contínua de 20 a 30 ml/hora durante 48 horas. Após a remoção das sondas e tubos, é encorajada a movimentação da mão, assim que isto for suportado.

Infecções do Espaço Mesopalmar

O espaço é envolvido ou drenado com uma sonda Penrose por 48 horas e então os curativos ou a hidroterapia são iniciados. Alternativamente, pode-se usar pós-operatoriamente um sistema de irrigação fechada, o que permite um fechamento primário flexível do ferimento e uma cura mais rápida.

Infecções dos Espaços Tenares

Após a irrigação, os tubos e os drenos Penrose são colocados dentro de uma ou de ambas as incisões, e deixados por lá durante 48 horas. As trocas de curativos, hidroterapia, ou uma combinação de ambos é iniciada neste momento. Pode-se usar após a operação uma irrigação fechada do espaço, com uma aproximação flexível dos ferimentos, permitindo o fechamento primário.

Tenossinovite do Flexor

A mão é imobilizada e elevada. A sonda é conectada a uma bomba intravenosa, e irrigada com 20 a 30 ml/hora de solução salina ou antibiótica. Depois de 48 horas, os curativos são removidos e o dedo é avaliado, e, se os sinais de infecção se dissolveram, as sondas são removidas. As trocas de curativo ou hidroterapia podem começar imediatamente. Os ferimentos podem fechar secundariamente.

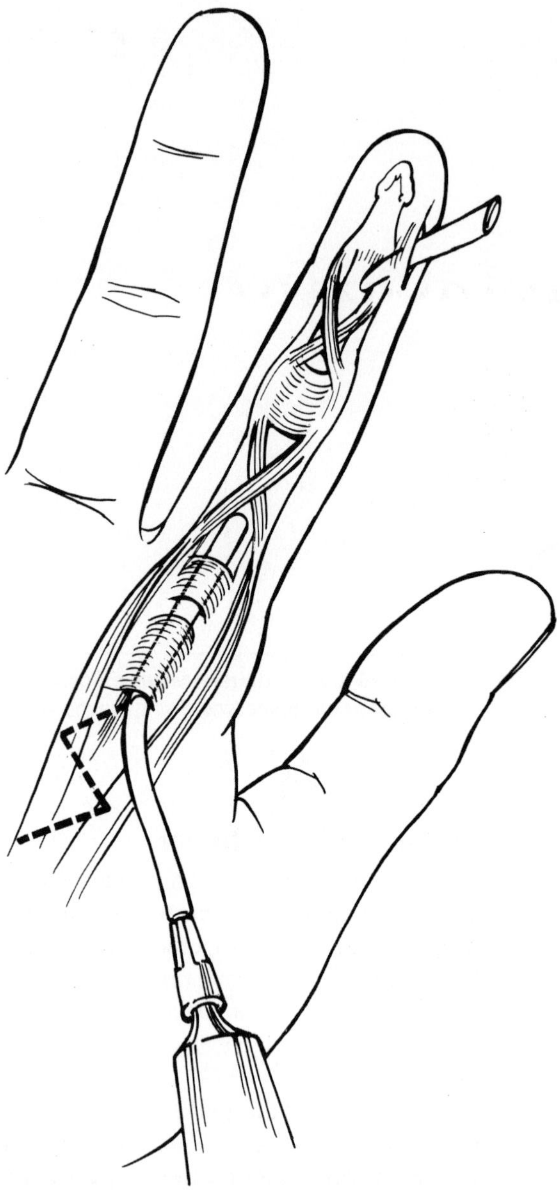

Figura 85-9. Irrigação fechada da bainha do tendão para o caso de tenossinovite do flexor.

REABILITAÇÃO

A maioria dos paciente passa por uma resolução rápida das dores e do inchaço após a drenagem adequada dos abscessos e a iniciação da terapia antibiótica. Os movimentos são encorajados assim que as sondas e os tubos são removidos, e se ela for tolerada pelo paciente. O acompanhamento freqüente precoce é necessário para assegurar o retorno adequado dos movimentos. Infecções crônicas ou prolongadas podem produzir uma rigidez suficiente para requerer uma recomendação para uma terapia ocupacional formal.

PRECAUÇÕES

Existem diversas abordagens cirúrgicas para quase todas as infecções descritas neste capítulo, que podem ser utilizadas para se chegar a um resultado favorável. Cada cirurgião deve escolher a mais confortável, ou aquela que seja mais apropriada, para cada tipo de infecção. A execução incompleta ou descuidada destas abordagens pode levar a uma morbidez adicional, que pode de certa forma ser evitada. O reconhecimento precoce e a intervenção são vitais para produzir um resultado satisfatório em pacientes com estes tipos de infecção.

Leituras Selecionadas

Burkhalter WE. Deep space infections. *Hand Clin* 1989;5:553-559.

Canales FL. Newmeyer WL, Kilgore ES. The treatment of felons and paronychias. *Hand Clin* 1989;5:515-523.

Crandon JH. Common infections of the hand. In: Jupiter JB, ed. *Flynn's Hand Surgery.* 4th ed. Baltimore: Williams & Wilkins, 1991.

Kanavel AB. *Infections of the Hand.* 7th ed. Philadelphia: Lea & Febiger, 1943.

Keyser J, Eaton RG. Surgical cure of chronic paronychia by eponychial marsupialization. *Plast Reconstr Surg* 1976;58:66.

Linscheid RL. Dobyns JH. Common and uncommon infections of the hand. *Orthop Clin North Am* 1975;6:1063-1104.

Neviaser RJ. Infections. In: Green DP, ed. *Operative Hand Surgery.* 3rd ed. New York: Churchill Livingstone, 1993.

Neviaser RJ. Tenosynovitis. *Hand Clin* 1989;5:525-531.

Capítulo 86

Fraturas do Metacarpo

David T. Netscher ◆ Victor Cohen

AVALIAÇÃO DO DEFEITO

O objetivo no tratamento de fraturas nas mãos é a restauração da anatomia e do funcionamento normal. As opções terapêuticas são numerosas e dependem não só do padrão e localização da fratura, mas também das lesões associadas aos tecidos moles, assim como da idade e ocupação do paciente. O mecanismo de lesão, como as lesões abertas ou por esmagamento e forças de deformação biomecânicas, também desempenham papéis importantes.

Várias fraturas do metacarpo e falangianas não necessitam de redução aberta ou mesmo de manipulação fechada. As fraturas sem deslocamento são simplesmente imobilizadas, e a mão é elevada, permitindo uma certa movimentação de forma resguardada, quando o processo de cura permitir. As fraturas de deslocamento são geralmente tratadas com redução fechada e imobilização com gesso. Aquelas que podem ser reduzidas mas demonstram alguma instabilidade significativa são tratadas com manipulação fechada e colocação percutânea de pinos. A redução aberta e a fixação interna se tornam necessárias se não puder ser obtida uma redução fechada satisfatória, ou quando a colocação percutânea de pinos não é possível.

Quando a redução aberta é escolhida, a exposição cirúrgica é planejada para oferecer a visualização suficiente dos fragmentos de osso para ganhar uma fixação segura, tomando-se cuidados especiais para diminuir a desvascularização e limitar a ocorrência de adesões na dissecção dos tecidos moles. Na maioria dos casos, é usada uma incisão dorsal na linha medial da pele. Uma segunda incisão, de imobilização longitudinal do tendão extensor, geralmente proporciona uma exposição muito boa. Quando a lesão envolve a parte distal do dedo, a dissecção procede em um ou em ambos os lados do mecanismo extensor.

A fixação interna é realizada por meio de diversos métodos. Parafusos, placas, fios de Kirschner, barras intra-óssea, ou faixas metálicas de tensão, todos podem ser usados. Estas técnicas são suplementadas por imobilização com gesso, ou programas precoces de movimentação quando indicados, e, algumas vezes, um procedimento adicional para a remoção subseqüente de dispositivos é necessário.

Embora tanto o tratamento conservador quanto operatório possa ser apropriado para fraturas isoladas da mão, a estabilização operatória é *essencial* para lesões complexas envolvendo lesões combinadas de osso e tecidos moles. A seqüência do reparo é um componente importante para o tratamento ótimo dessas lesões e exige um planejamento pré-operatório cuidadoso. A fixação do osso segue o debridamento e é um quesito preliminar necessário para outras medidas restauradoras dos tecidos moles. A fixação é alcançada de várias formas, incluindo métodos de fixação interna, ou de fixação esquelética externa, dependendo dos ferimentos existentes, quantidade de cominuição do osso e do grau de contaminação. Cada método possui suas vantagens e desvantagens. Os defeitos ósseos criados por uma cominuição severa ou perda de osso são reconstruídos utilizando fios metálicos ou espaçadores protéticos, com a incorporação primária de enxertos de osso autógeno, ou com fixação externa. Isto proporciona a base para se alcançar uma arquitetura esquelética estável e permite que o cirurgião de mãos enfoque exclusivamente as necessidades de todas as outras estruturas traumatizadas e tecidos moles. Os nervos e os tendões são reparados logo, mas o seu reparo é adiado em casos de lesão por esmagamento ou contaminação, ou até que o tecido mole adequado esteja no lugar. A cobertura com tecidos moles é abordada mantendo a escala adequada de reconstrução na cabeça, e pode envolver medidas simples, ou necessitar de procedimentos mais complexos, incluindo a realização de retalhos pediculados ou transferência microvascular de tecidos livres. Finalmente, os exercícios precoces de variação de movimentos protegidos são instituídos assim que seja viável para permitir a recuperação dos movimentos eficazes e o funcionamento da mão.

TÉCNICAS DE FIXAÇÃO

As técnicas de fixação de fraturas na mão são precisas e exigentes. O controle destas técnicas exige um profundo entendimento dos procedimentos e sua aplicação apropriada, da mesma forma que o conhecimento de vários implantes e dispositivos disponíveis.

Fios Kirschner

Os fios Kirschner, ou simplesmente fio-K, são fios de 10 ou 15 cm de ponta dupla de metal e de vários diâmetros, (p. ex., 0,07112, 0,0889, 0,1143 e 0,15875 cm). Eles são usados após uma redução fechada para assegurar a estabilidade, ou na redução aberta, e podem ser utilizados sozinhos em planos diferentes ou como um suplemento de outros métodos de fixação.

Os fios-K são inseridos utilizando uma broca manual de força. Os fios podem ser cortados ao nível da pele e a pele pode ser puxada sobre a extremidade do fios, ou mesmo, os fios podem ser deixados protuberantes sobre a pele (com uma proteção na ponta afiada). Os pinos não necessitam de uma cirurgia secundária para a remoção. Eles são retirados usando anestesia local e um encorpado porta-agulhas ou um removedor especial de fio-K.

Este tipo de fixação é usado comumente para várias fraturas do metacarpo ou falangianas. Entretanto, a maior desvantagem é que ela não proporciona, uma estabilidade suficiente para possibilitar movimentação prévia. Adicionalmente, eles são associados a complicações ocasionais, porém sérias,

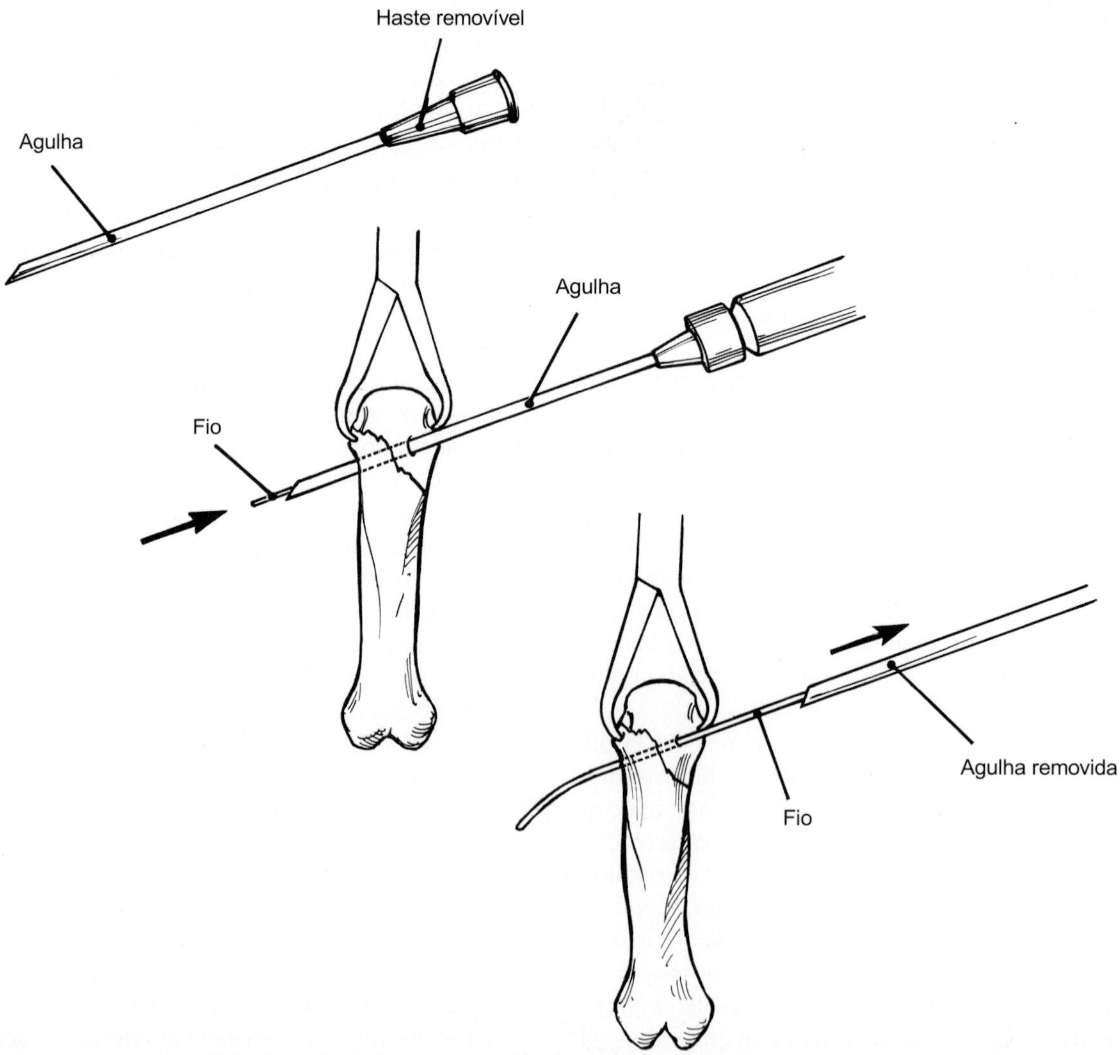

Figura 86-1. Agulha hipodérmica utilizada como broca para passar o fio. Uma agulha hipodérmica de calibre 19, com a haste removida, pode ser usada como broca para passar o fio. O fio é passado através do orifício oco da agulha, e logo depois a agulha é removida.

incluindo a transfixação de tecidos moles, alargamento dos fios e infecção do trajeto dos fios.

Suturas Metálicas Intra-Ósseas

As suturas metálicas intra-ósseas são fios metálicos de aço inoxidável passados através de buracos feitos com uma broca de força manual. Uma agulha hipodérmica de calibre 19, com o seu centro removido, pode ser usada como uma broca intraóssea para passar o fio. O fio é passado através do furo oco feito pela agulha, através do qual a agulha é depois retirada (Figura 86-1). Os fios são aplicados em configurações diferentes, dependendo do tipo da fratura. No caso da técnica de fiação tipo A de Lister, a parte intra-óssea do fio corre paralela à linha da fratura, e é colocado um único fio-K, passando de um córtex para o outro através da fratura sem penetrar a articulação. Este tipo de fixação é empregado no caso de fraturas de diáfise. Na técnica de fiação do tipo B de Lister, o fio intraósseo passa perpendicular à linha de fratura. Quando o fragmento é muito pequeno para ser perfurado, o fio pode ser passado através do ligamento inserido, firme contra o osso. Outras configurações incluem fios 90/90 e a alça em forma de oito ou faixa metálica de tensão (Figuras 86-2 e 86-3).

A técnica de fiação intra-óssea é aplicável a fraturas articulares ou fraturas cominutivas com vários fragmentos pequenos. Ela também pode ser usada como adjunta em outros métodos de fixação interna.

Faixas Metálicas de Tensão

Uma faixa metálica de tensão consiste em um fio intra-ósseo aplicado na forma de uma alça em forma de oito no lado convexo da fratura reduzida. Ela proporciona uma compressão dinâmica na superfície da fratura (Figura 86-3). As faixas metálicas de tensão são indicadas principalmente para fraturas com avulsão, para a fixação de artrodeses, e ocasionalmente, para a inserção de enxertos de osso.

Fixação de Parafusos

Os parafusos proporcionam uma alta estabilidade. Os parafusos menores são escolhidos para ossos menores e fragmentos menores. Como via de regra, um fragmento deve ser pelo menos três vezes o diâmetro do parafuso que será usado, ou haverá um grande risco de quebra do fragmento. Os parafusos de 1,5 mm e de 2,0 mm de diâmetro são geralmente usados para as falanges e podem ser usados também para segurar pequenos fragmentos nos metacarpos. Os parafusos de 2,0 mm e 2,7 mm de diâmetro são usados para fraturas nos ossos do metacarpo. Para cada tamanho de parafuso, existe um jogo de instrumentos análogos, incluindo unidades de brocas, guias de brocas, um perfurador, um calibrador de profundidades para determinação do comprimento, um campo cirúrgico e uma chave de fenda.

Os parafusos usados para segurar dois fragmentos de osso são inseridos de forma que as hastes não ganhem acesso ao fragmento proximal, e sim deslizem através dele para ganhar acesso no fragmento distal. Um parafuso aplicado desta forma converte forças possivelmente de ruptura, e assimétricas, para forças de compressão na linha da fratura, e segura os fragmentos de osso lado a lado, para que o movimento não ocorra entre eles. Isto é chamado como o *princípio de retardamento de parafuso* (Figura 86-4).

A fixação com parafusos sozinha é aplicável especialmente no caso de fraturas intra-articulares desalinhadas com grandes fragmentos, fraturas periarticulares com luxações, e fraturas espirais e oblíquas de diáfises de falanges e metacarpos. Além destas situações, os parafusos podem ser usados com outros meios de fixação, tais como placas e dispositivos de fixação externa.

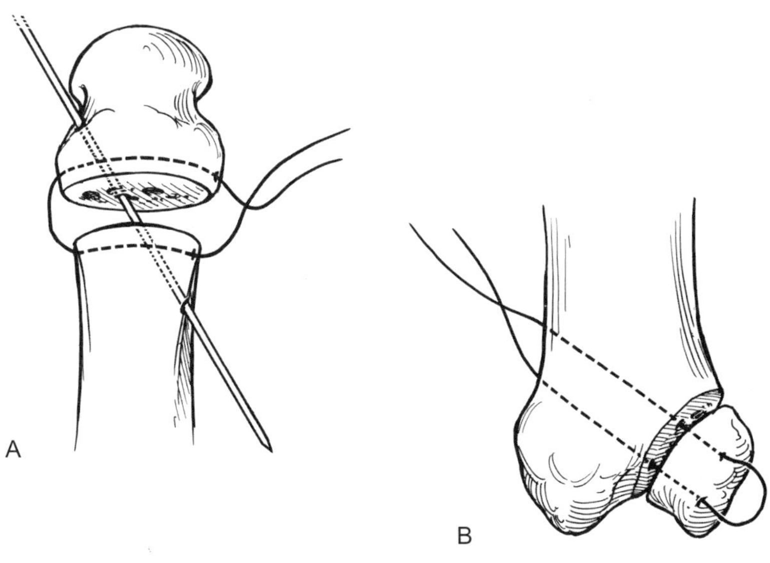

Figura 86-2. Sutura com fio intra-ósseo. A, tipo A de Lister. A porção intra-óssea do fio passa paralela à linha da fratura e um único fio Kirschner é adicionado, passando de um córtex para o outro, através da fratura, sem penetrar na articulação. Este método de fixação é usado para fraturas de diáfise. B, o tipo B de Lister. O fio intra-ósseo passa perpendicular à linha de fratura. Onde o fragmento for muito pequeno para ser perfurado, o fio pode ser passado através do ligamento inserido nele, fortemente contra o osso.

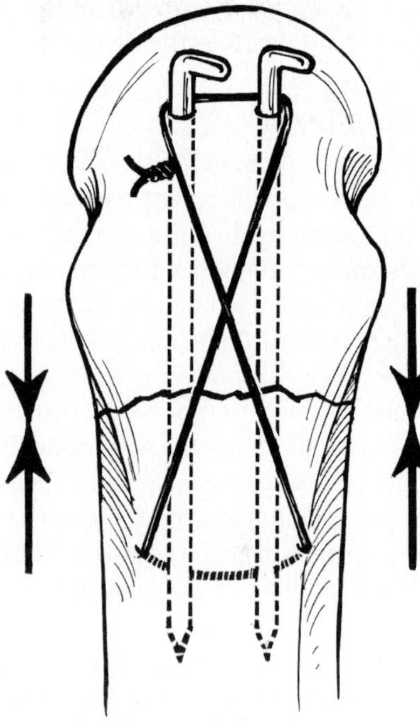

Figura 86-3. Faixa metálica de tensão. A faixa metálica de tensão é colocada na superfície convexa da fratura reduzida e proporciona uma compressão no local da fratura.

Fixação de Placas

As placas usadas na mão são classificadas por sua forma e função. Elas podem ser planas, tubulares, retas, em forma de T, em forma de L, e ainda placas de compressão dinâmica. Suas funções variam de "imobilizar", ou "fazer uma ponte", neutralizar, escorar ou comprimir. As placas de 2,0 mm e seus parafusos correspondentes são usados para os ossos do metacarpo ou falanges, enquanto as placas de 2,7 mm e seus parafusos correspondentes são usados para fraturas nos ossos do metacarpo (Figura 86-5).

A placa minicondilar pode ser útil para fraturas imediatamente proximais à cabeça de uma falange ou de um osso do metacarpo (tirando o seu componente T) onde uma placa comum iria interferir na mecânica da articulação ou requerer uma dissecção excessiva dos ligamentos colaterais (Figura 86-6).

As placas de compressão também são bastante úteis. Elas são desenhadas com um número bem variado de buracos ovais por todo o eixo da placa. A parte estreita do buraco fica para fora. A compressão axial dos fragmentos das fraturas, quando se faz uso destes implantes, é obtida perfurando-se um buraco através da parte estreita do buraco para dentro do osso. O parafuso é então acoplado no osso, e

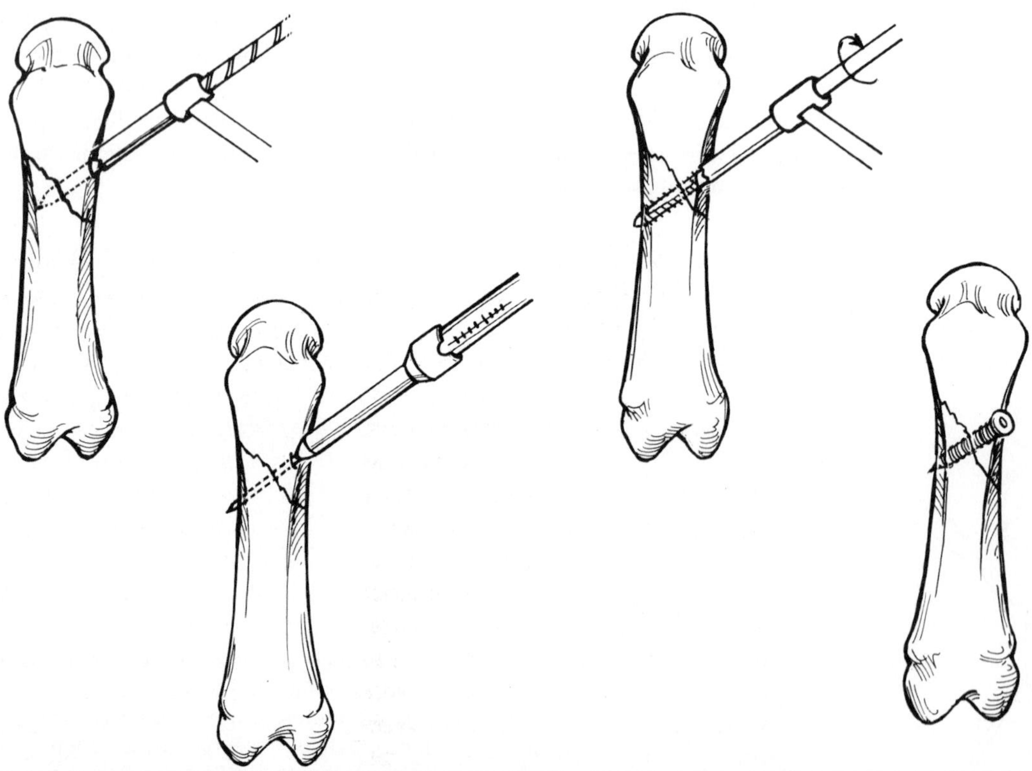

Figura 86-4. Fixação do parafuso de retardamento. É perfurado um orifício inclinado no fragmento proximal com uma unidade, e é feito um orifício de diâmetro menor no fragmento distal. O orifício inclinado é medido pela cabeça do parafuso e o seu comprimento é determinado com um calibrador profundo. O orifício é esvaziado e o parafuso é inserido.

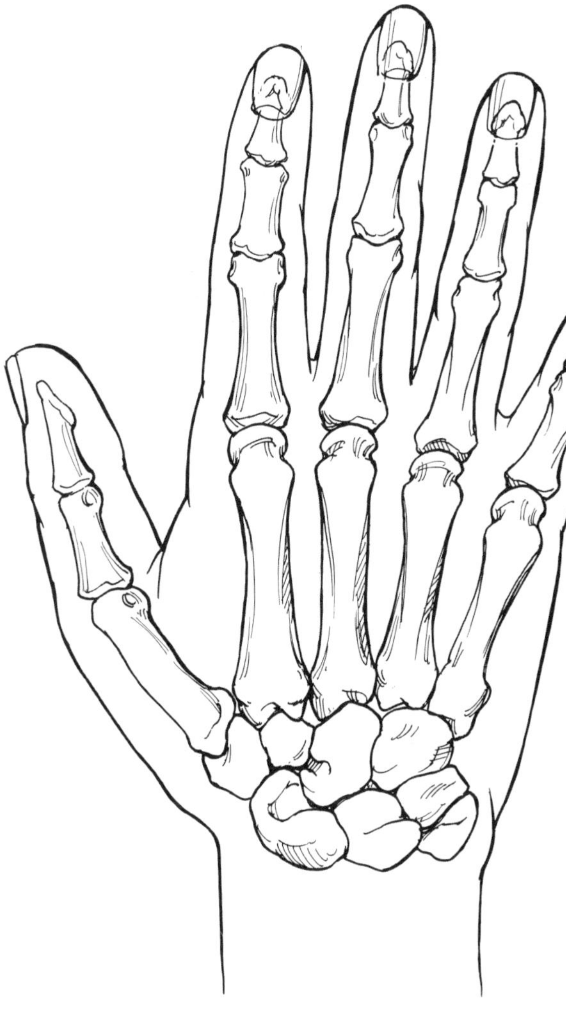

Figura 86-5. Guia para a seleção do tamanho da placa e dos parafusos para os ossos da mão.

apertado, fazendo com que a cabeça do parafuso fique forçada à parte mais larga da placa, produzindo uma compressão das extremidades do osso (Figura 86-7).

As placas são geralmente indicadas quando é necessária uma redução aberta e fixação das fraturas de diáfise dos ossos do metacarpo e quando a linha da fratura não é oblíqua o bastante para acomodar parafusos de retardamento. Se houve perda de osso, um enxerto de osso corticogradeado pode ser incorporado junto com a fixação da placa (e parafusos).

Esqueleto de Fixação Externa

O esqueleto de fixação externa usado para reparo de fraturas e reconstrução da mão e punho é conseguido através de um grande número de sistemas. O mais comum é o *minifixador externo* de 2,5 mm. Este fixador possui os seguintes componentes:

- Pinos com rosca, de 2,5 mm de diâmetro, e 150 mm de comprimento.
- Bastões de conexão, de 4,0 mm de diâmetro, e de 60 a 200 mm de comprimento.
- Pinças giratórias de dois tamanhos: 4,0/2,5 mm para utilização com fio-K, e 4,0/4,0 mm para montar os bastões de conexão.
- Parafusos Schanz, de 4,0 mm de diâmetro, com roscas de 2,7 e 3,5 mm para uso no bastão de conexão de 4,0 mm.

Dois pinos para cada fragmento de osso maior, proximal e distal ao local da fratura, são suficientes para a maior parte dos casos. Os locais dos pinos no osso são expostos por meio de incisões longitudinais mantidas abertas com pequenos retratores, para diminuir o risco de lesão aos tecidos moles. Antes da inserção dos pinos, os buracos são pré-perfurados, com as unidades de 1,5 a 2,0 mm através dos guias de perfuração, o que previne o superaquecimento e a necrose do osso adjacente ao buraco do pino. Os pinos são inseridos manualmente dentro do segmento maior do osso com um mandril manual. Os porta-pinos são aplicados formando a primeira conexão entre os pinos e as pinças giratórias são colocadas em uma barra de conexão formando um sistema. Depois que a posição correta dos ossos estiver assegurada, todos os parafusos nas pinças giratórias são apertados. Para obter uma compressão ou a dispersão dos fragmentos ósseos, o parafuso que segura a pinça giratória à barra de cone-

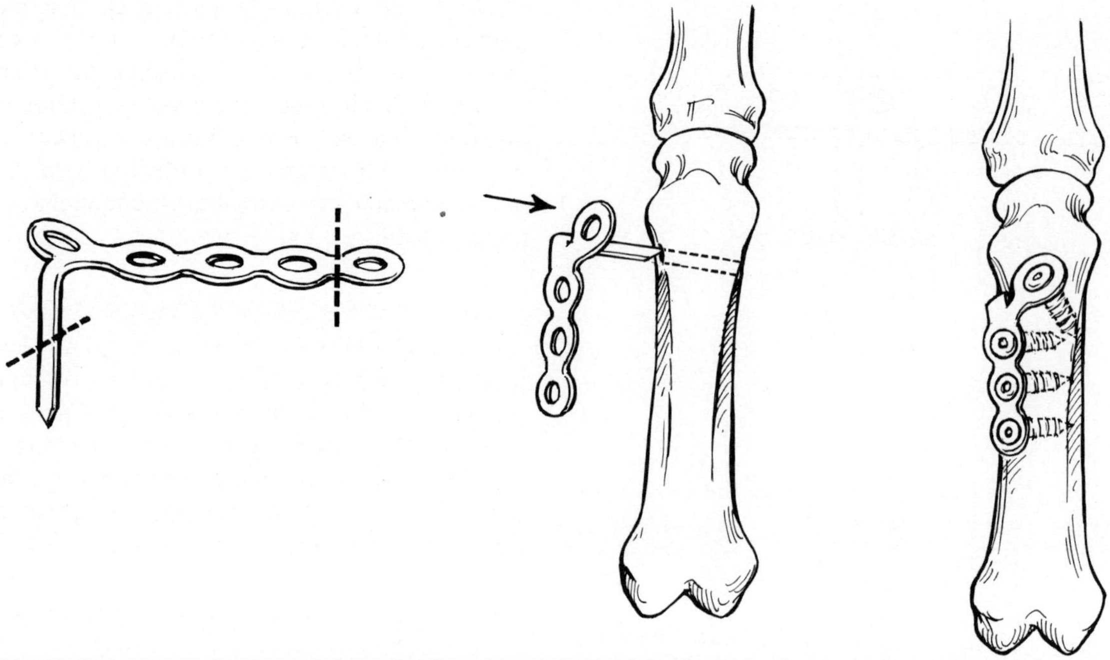

Figura 86-6. Aplicando uma placa minicondilar. O comprimento do pino intra-ósseo e a parte diafisária devem ser adaptados de acordo com a anatomia. É possível que eles tenham que ser encurtados com um fórceps para corte de placas. O buraco transverso para o pino é pré-perfurado no fragmento distal, paralelo à linha articular. O pino é temporariamente inserido para checagem, e se necessário, para corrigir o ângulo do pino, e a placa é contornada com os alicates de entortar. O pino é inserido e o parafuso da placa distal é introduzido e apertado, esse parafuso pode ser retardado através da fratura, se desejado. Finalmente, os parafusos da diáfise são introduzidos para fornecer uma compressão interfragmental.

xão é afrouxado e o mecanismo é girado. O sistema único é um sistema básico para a mão, e é suficientemente estável para a maioria das situações. Pode-se obter uma estabilidade maior adicionando um segundo sistema, o qual pode ser triangular ou quadrangular. Desta forma, uma variedade de configurações da mais simples à mais complexa pode ser planejada, de acordo com a situação.

O minifixador externo é útil para uma variedade de circunstâncias. Ele pode ser usado temporariamente até que aconteça a fixação mais rígida, ou mantido definitivamente até que o osso cure, no caso de fraturas expostas ou complexas com perda extensiva de tecidos moles, fraturas múltiplas e fraturas complicadas com a perda de osso.

AVALIAÇÃO CIRÚRGICA E PREPARAÇÃO

Indicações para a Cirurgia

As fraturas do metacarpo geralmente resultam de um impacto direto, tal como uma fratura de boxeador, ou especialmente no caso do metacarpo do polegar, de forças de abdução. Estas lesões podem ser divididas em quatro grupos segundo a anatomia: (1) fraturas da cabeça, (2) fraturas subcapitais ou do pescoço, (3) fraturas de diáfise, e (4) fraturas da base.

A maioria destas fraturas é tratada com métodos fechados. Um número substancial necessita de colocação percutânea de pinos e algumas vezes de fixação interna aberta. As indicações gerais para a estabilização cirúrgica incluem falha ao se tentar obter e manter uma redução fechada satisfatória, deformidade rotacional, angulação severa ou deslocamento apto à estabilização, fraturas e fraturas-luxações com uma configuração instável, *step-offs* articulares irredutíveis, fraturas expostas (particularmente aquelas com lesões complexas de tendões, nervos ou vasos sangüíneos adjacentes), fraturas cominutivas ou com perda de osso e fraturas múltiplas (Tabela 86-1).

Avaliação Pré-Operatória

A avaliação começa com um histórico e exames físicos. A mão é examinada quanto a deformidade, inchaço, sensibilidade e limitações dos movimentos, e o alinhamento é checado com os dedos flexionados para dentro da palma. São tiradas as radiografias apropriadas, sendo que estas sempre devem incluir três vistas: ântero-posterior (AP), lateral e oblíqua. As vistas especiais que podem ser úteis são: (1) vistas de Brewerton, que consiste nas articulações metacarpofalangianas (MCF) flexionadas em 65 graus com o dorso dos dedos posicionado na mesa de raios X e o tubo angulado 15 graus ulnar

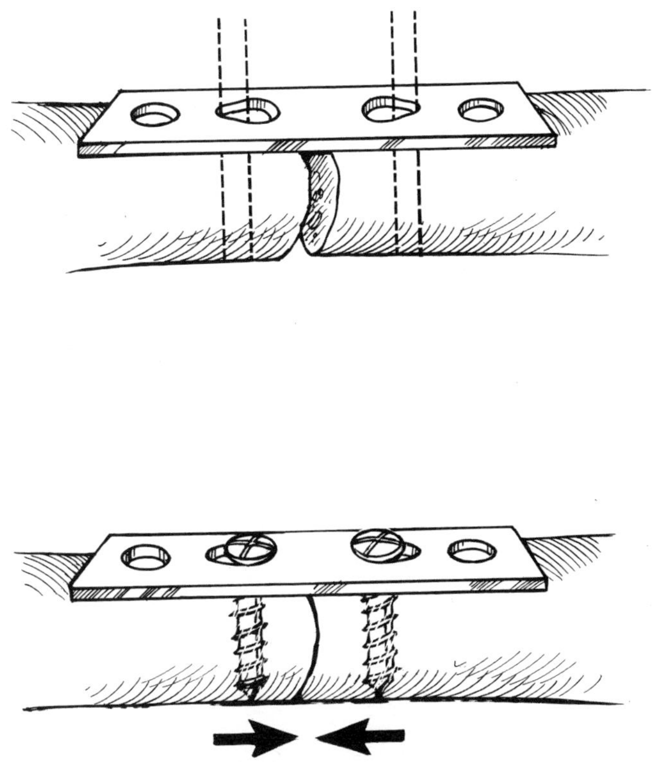

Figura 86-7. Compressão axial da fratura com uma placa de compressão dinâmica. As placas de compressão são desenhadas com um número variado de buracos ovais, ao longo do eixo da placa. A porção mais estreita do buraco fica para fora.
A compressão axial dos fragmentos da fratura usando implantes é obtida perfurando-se um buraco para dentro do osso através da parte mais estreita do buraco da placa. O parafuso é acoplado e apertado, fazendo com que sua cabeça seja forçada a ficar na parte mais larga do buraco da placa, produzindo uma compressão nas extremidades do osso.

ao radial. Este método é usado para detectar fraturas da cabeça do metacarpo. A (2) vista de Robert, que consiste em vistas reais AP e lateral do polegar, é usado para avaliar a base do osso metacarpo do polegar. Os estudos auxiliares tais como tomografia, leitura com tomografia computadorizada (TC), ou imagens de ressonância magnética (IRM) podem ser também necessários para documentar a avaliação da extensão das fraturas metafisárias ou articulares.

Antes da cirurgia, devem ser realizados testes de sangue de rotina. No caso de fraturas expostas, também é administrado um tratamento profilático contra tétano, e toma-se uma amostra das culturas, enquanto se inicia a terapia antibiótica.

TABELA 86-1. INDICAÇÕES GERAIS PARA UMA REDUÇÃO ABERTA

Insatisfação na redução fechada
Deformidade rotacional
Fraturas com uma angulação severa
Fraturas com deslocamento severo
Fraturas com uma configuração instável
Descolamentos articulares irredutíveis
Fraturas abertas
Fraturas cominutivas
Fraturas com perda de osso
Fraturas múltiplas

Preparação da Sala e Instrumentação

A preparação básica para a sala de operações é idêntica à usada para outros procedimentos de cirurgia de mãos. São recomendados um torniquete pneumático e uma lente de aumento. Os instrumentos que serão usados são o jogo básico para cirurgia de mãos e instrumentos suplementares para osso (Tabela 86-2). Os implantes metálicos e os dispositivos que podem ser usados para a fixação de fraturas estão listados na Tabela 86-3. Se se planeja uma fixação percutânea, é necessário um equipamento de raios X fluoroscópico na sala de operações.

Anestesia

A cirurgia é mais bem realizada com bloqueio regional adequado (p. ex., bloqueio axilar ou de Bier, e ocasionalmente, bloqueio do punho ou digital), ou mesmo anestesia geral. Se o envoltório apertado com bandagem elástica estiver exces-

TABELA 86-2. INSTRUMENTOS PARA OSSO

Broca manual para operação elétrica
Fio de Kirschner de tamanhos:
0,07112 cm
0,0889 cm
0,1143 cm
0,15875 cm
Cortadores de arame
Alicates para entortar arame
Unidades de broca (variadas)
Guias de broca e campos cirúrgicos
Chaves de fenda
Calibrador
Fórceps de cortar placas
Alicates para entortar placas e ferros tortos
Fórceps de redução
Retratores
Curetas
Ruginas
Goivas
Ganchos para osso
Projéteis de osso
Porta-agulhas grandes

TABELA 86-3. IMPLANTES METÁLICOS E FIXADORES PARA A FIXAÇÃO DE FRATURAS DA MÃO

Fio-K
0,07112 cm
0,0889 cm
0,1143 cm
0,15875 cm
Fios intra-ósseos
Calibre 24
Calibre 26
Parafusos
2,7 mm (diâmetro)
2,0 mm (diâmetro)
1,5 mm (diâmetro)
Placas
Série de 2,7 mm
Placa tubular de um quarto
Placa de compressão dinâmica
Placa T
Placa oblíqua em L
Séries de 2,0 e 1,5 mm
Placa lisa
Placa T
Placa minicondilar
Placa mini-H
Placa de compressão dinâmica de 2,0 mm
Fixador externo de 2,5 mm

sivamente doloroso pode assim excluir a possibilidade de anestesia com bloqueio de Bier.

TÉCNICAS CIRÚRGICAS PARA LESÕES ESPECÍFICAS

Fraturas da Cabeça

As fraturas da cabeça podem ser não-articulares, intra-articulares, ou lesões com avulsão do ligamento colateral. Na maior parte, estas fraturas são tratadas com métodos fechados e imobilização externa. A articulação MCF é imobilizada em flexão para evitar que os ligamentos colaterais fiquem apertados, o que poderia limitar permanentemente a flexão total da articulação. As lesões abertas, além do tratamento da fratura, requerem o debridamento adequado dos tecidos necróticos e material supurativo, combinado com a terapia antibiótica.

As fraturas com deslocamento não-articulares e fraturas intra-articulares com fragmentos envolvendo mais de 20% da superfície articular necessitam de redução aberta e fixação interna. As lesões com avulsão do ligamento colateral com deslocamento significativo também se beneficiam da redução aberta para restabelecer a integridade do ligamento e da articulação, bem como sua estabilidade e seu funcionamento.

Técnica Operatória

A exposição da cabeça do metacarpo e da articulação MCF são mais bem alcançadas com uma incisão longitudinal (Figura 86-8). A articulação MCF pode ser revelada com imobilização do tendão extensor ou com uma incisão da faixa sagital e retração do tendão. A cápsula articular é dissecada e aberta separadamente. O periósteo é então cortado, e mantido ao lado com um elevador para periósteo pequeno. Se necessário, pode ser conseguido um acesso ainda melhor puxando para baixo o ligamento colateral ulnar. O ligamento colateral radial dos dedos geralmente deve ser preservado, por causa da estabilidade necessária para movimentos de pinça contra o polegar. (Na articulação MCF do polegar, pelo contrário, o ligamento ulnar é o mais importante na influência da estabilização.) Os fragmentos da fratura são reduzidos usando os fórceps de redução, e depois são fixados com fio-K, parafusos, ou fiação intra-óssea. Dá-se preferência para a técnica de fixação que ofereça a maior estabilidade e ainda seja segura o bastante para permitir a movimentação ativa o mais cedo possível. Na finalização da fixação, as camadas mais profundas são fechadas com suturas atraumáticas finas, enquanto suturas trançadas não-absorvíveis 4-0 ou 5-0 podem ser usadas para o ligamento colateral e o tendão. A pele é fechada com suturas interrompidas não-absorvíveis 3-0 ou 4-0. Pós-operatoriamente, a articulação é imobilizada em flexão quando ela não estiver em movimento.

Fraturas do Pescoço

As fraturas do pescoço do metacarpo resultam de impacto direto, mais freqüentemente de um impacto nas dobras dos dedos quando o punho está cerrado. O quinto metacarpo é o envolvido com mais freqüência.

A fratura do pescoço do quinto metacarpo é chamada de fratura de boxeador. A angulação dorsal e a impactação são características. Como via de regra, uma angulação mínima, ou de menos de 40 graus, pode ser tratada conservadoramente com imobilização e exercícios funcionais. Uma angulação de mais de 40 graus deve ser corrigida com redução fechada, e devem ser aplicados um aparelho em goteira ou gesso (Figura 86-9). Já uma angulação significativa residual que não pode ser reduzida e estabilizada, ou ainda uma deformidade rotacional que não pode ser corrigida, deve ser tratada com fixação percutânea de pinos ou redução aberta e fixação interna.

Técnica Operatória

As incisões e a abordagem são semelhantes àquelas recomendadas para as fraturas da cabeça. Uma incisão longitudinal dorsal e fixação com fio-K ou faixas metálicas de tensão são adequadas (Figura 86-10). Após a operação, um aparelho

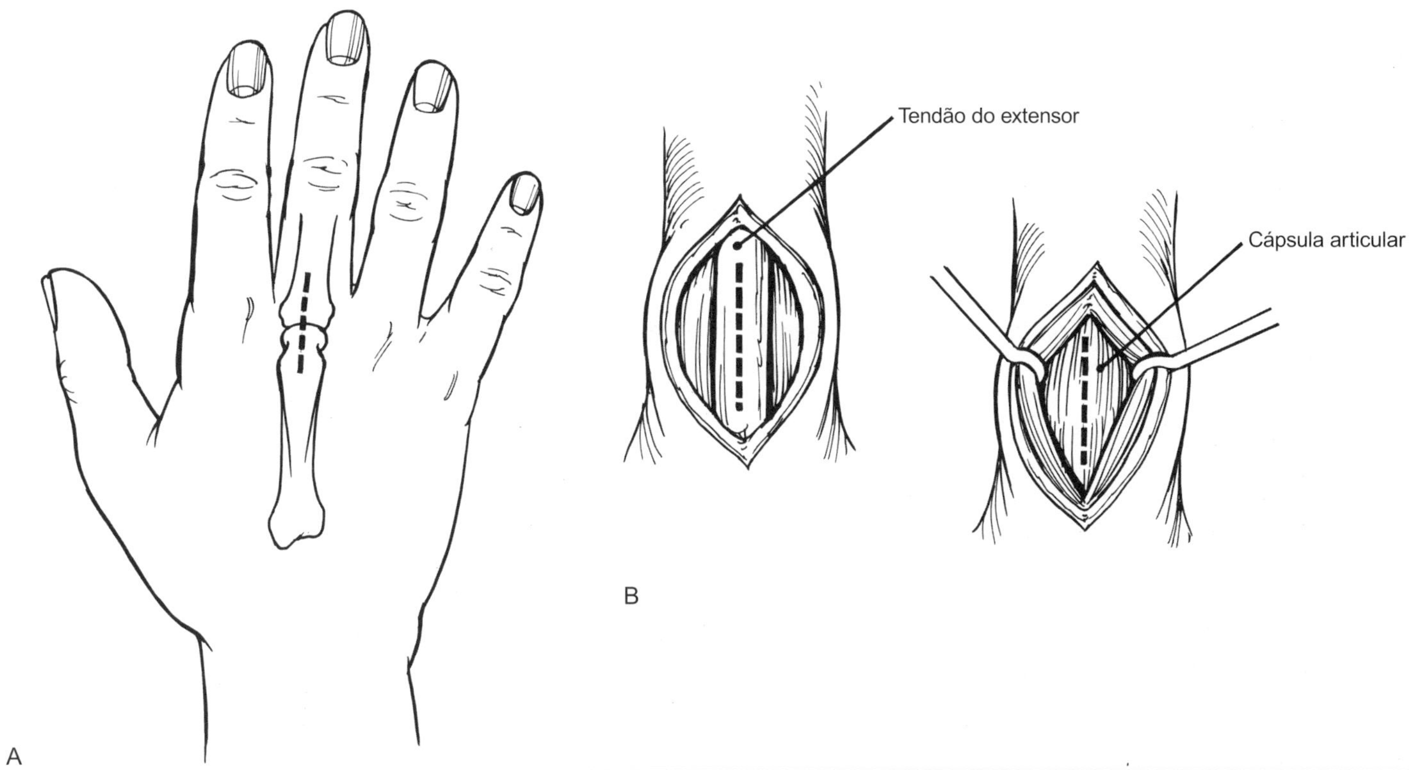

Figura 86-8. Abordagem cirúrgica para a cabeça do metacarpo e abertura da articulação metacarpofalangiana (MCF). A, a incisão da pele. É usada uma incisão longitudinal para expor a articulação MCF. B, as camadas mais profundas. O tendão do extensor é incisado longitudinalmente, e uma incisão longitudinal separada é feita na cápsula e no periósteo. Na finalização da fixação, ambas as estruturas são fechadas com suturas atraumáticas finas.

de imobilização é aplicado. O aparelho removível é substituído e os exercícios de variação de movimentos são iniciados tão logo a estabilidade da fratura permita.

São usadas as mesmas técnicas para as fraturas anguladas do pescoço dos outros metacarpos. A redução aberta é quase sempre necessária, porque, diferente das fraturas do quinto metacarpo, existe uma angulação residual considerável que não pode ser compensada por um movimento da articulação carpometacárpica (CMC), o que pode causar uma massa palmar dolorida e retardamento do extensor. Uma angulação de mais de 15 graus não é aceitável para as fraturas dos pescoços do segundo e terceiro metacarpo, e no caso de fratura do pescoço do quarto metacarpo, a angulação de mais de 30 graus também não é aceitável.

Fraturas de Diáfise

As fraturas de diáfise ocorrem em vários padrões. Elas podem ser transversas, oblíquas, espirais, ou cominuídas, ou ainda resultar de perda segmentar. Uma perda segmentar aguda de osso é comum no caso de lesões abertas e complexas. Estas fraturas são suscetíveis a deformidades causadas por má rotação, encurtamento e angulação, atribuídas em parte às forças de deformação geradas pelos músculos intrínsecos.

A maioria das fraturas de diáfise do metacarpo pode ser tratada satisfatoriamente com redução fechada e imobilização com gesso. As fraturas que não podem ser reduzidas mas demonstram uma instabilidade significativa, geralmente as fraturas espirais, são tratadas com redução fechada e fixação percutânea de fio-K. São usados dois métodos: (1) a transfixação de fio-K para o metacarpo adjacente, e (2), a colocação intramedular de fio-K. As fraturas que não podem ser reduzidas, e aquelas com angulação severa (p. ex., angulação de mais de 10 graus no segundo e no terceiro metacarpos, e de mais de 20 graus no quarto e quinto metacarpos, no caso de encurtamento excessivo e de deformidade rotacional) que não podem ser corrigidas, necessitam de redução aberta e fixação interna. As fraturas múltiplas e fraturas expostas também podem se beneficiar da fixação interna.

Técnica Operatória

A exposição é feita através de uma incisão longitudinal sobre o osso envolvido (Figura 86-11). Os nervos dorsais pequenos são preservados, da mesma forma que as veias principais, as quais proporcionam a maior parte do retorno venoso da periferia da mão. O tendão extensor é cuidadosamente elevado e retraído. Pode haver a necessidade de dividir a junção tendinosa para que o tendão possa ser retraído, sendo que

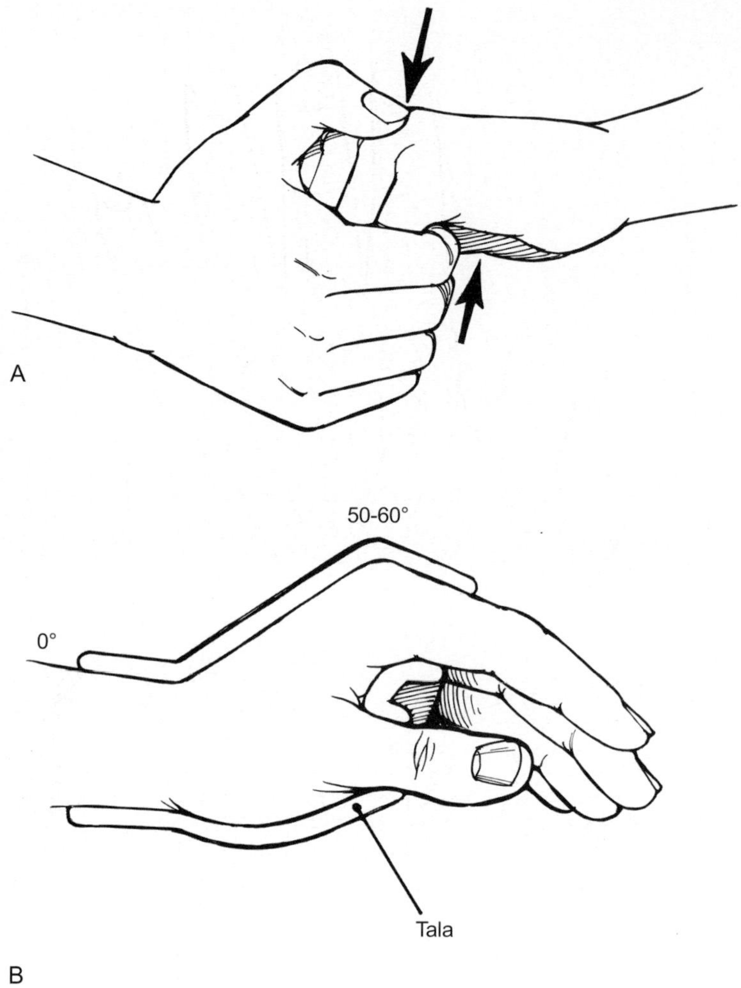

Figura 86-9. Método de redução fechada para a fratura de boxeador. A anestesia é realizada através de um bloqueio do nervo ulnar. A injeção é feita logo abaixo do tendão do flexor ulnar do carpo. A aspiração assegura que a artéria ulnar adjacente não tenha sido penetrada, são injetados 3 a 5 ml de lidocaína sem epinefrina, utilizando uma agulha de calibre 25 de 1,5 cm. Também é injetada uma pápula dorso-ulnar para assegurar a anestesia da ramificação cutânea do nervo ulnar. A, é realizada uma redução fechada através da flexão máxima da articulação MCF, a qual relaxa desfigurando os músculos interósseos, e aperta o ligamento colateral, permitindo que a falange proximal exerça uma influência sobre a cabeça do metacarpo. Aplica-se uma tração axial para exagerar na deformidade e remover o impacto dos fragmentos. A cabeça do metacarpo é então puxada dorsalmente com a falange proximal flexionada, enquanto é exercida uma pressão para baixo, sobre o ápice da fratura angulada dorsalmente. B, o aparelho em goteira ou a caixa (estendendo-se, mas não incluindo as articulações interfalangianas distais dos dedos adjacentes não envolvidos) é aplicado com o punho colocado em posição neutra e as articulações MCF em 50 a 60 graus de flexão. O princípio geral da imobilização de fraturas é imobilizá-las pelo menos na articulação proximal à sua articulação e imediatamente distal ao local da fratura.

ela é reaproximada com suturas no final do procedimento. O periósteo é cortado longitudinalmente e é rebatido moderadamente, para expor o fragmento da fratura. A fratura é reduzida com fórceps de redução e fixada utilizando fios-K, faixas metálicas de tensão, parafusos, ou placas, dependendo da natureza da lesão, e da carga que o osso recebe. As fraturas transversas e oblíquas curtas são mais bem fixadas com uma placa, especialmente o segundo e quinto metacarpos, que são mais móveis. As fraturas oblíquas longas e espirais são fixadas com fio-K ou parafusos (Figuras 86-12 e 86-13). As fraturas cominutivas são fixadas com fio-K, e se necessário, recebem enxertos de osso. Após a operação, é usado um

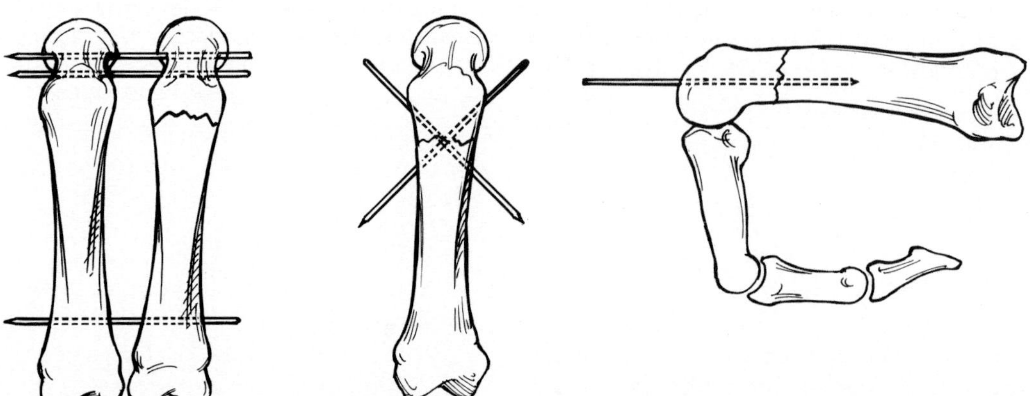

Figura 86-10. Fixação com fio de Kirschner para o caso de fraturas do pescoço do metacarpo. Em A, transfixação para o metacarpo adjacente. B, fios-K cruzados. C, fixação axial de fios-K.

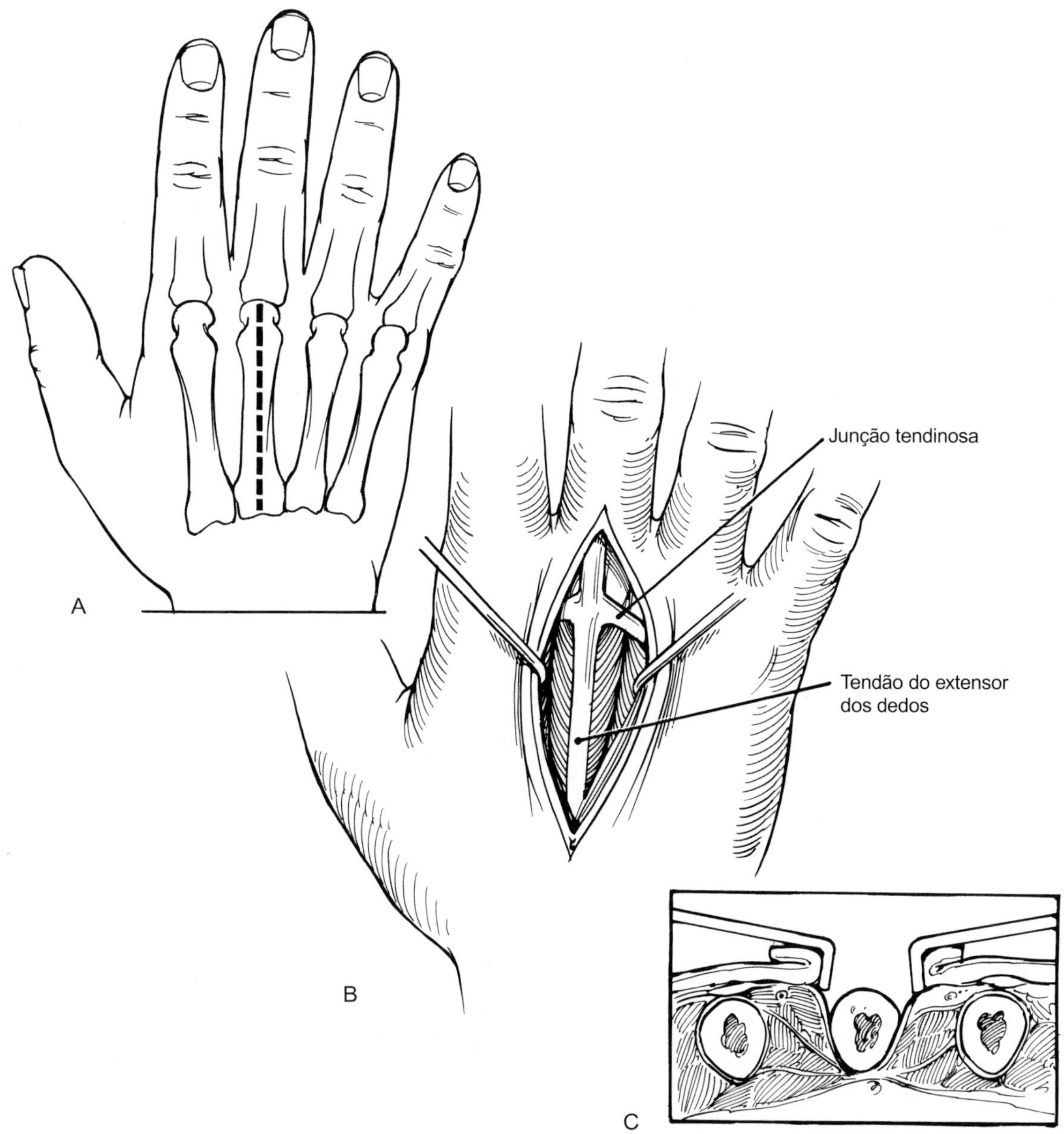

Figura 86-11. Abordagem cirúrgica para o metacarpo. A, incisões da pele. É usada uma incisão longitudinal diretamente sobre o osso do metacarpo afetado. Podem ser expostos também dois ossos do metacarpo adjacentes por meio de uma única incisão longitudinal interóssea entre dois metacarpos. B, topografia das camadas superficiais com veias e fibras nervosas retraídas. O tendão do extensor com a junção tendinosa são mostrados percorrendo coaxialmente com o osso do metacarpo. C, o periósteo é cortado longitudinalmente e rebatido moderadamente para expor o fragmento da fratura. A fratura é reduzida com um fórceps de redução, e fixada utilizando fios-K, faixas metálicas de tensão, parafusos ou placas, dependendo da natureza da lesão e da carga que o osso recebe. O periósteo é suturado, reaproximando parcialmente os músculos interósseos removidos e prevenindo adesões com o tendão sobre eles.

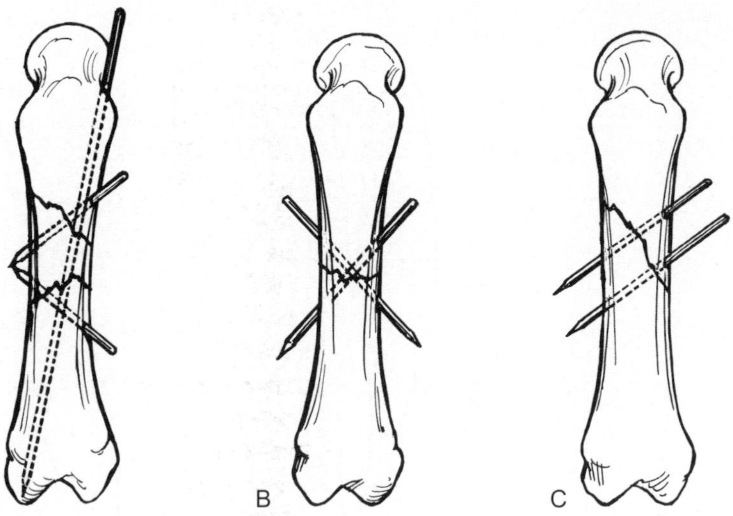

Figura 86-12. Fios-K utilizados para a fixação de fraturas da diáfise do metacarpo. A, a fixação usada para fraturas cominutivas. O fio-K é introduzido através da superfície lateral da cabeça na área de origem do ligamento colateral e então até a diáfise, para que o fio não permaneça dentro da articulação MCF. Podem ser colocados um ou mais fios obliquamente, para acrescentar mais estabilidade. B, a fixação cruzada de fio-K para fraturas transversas. C, a fixação para o caso de fraturas oblíquas.

aparelho removível, e são iniciados os exercícios de movimentação ativa assim que a estabilidade for obtida.

Fraturas da Diáfise do Polegar

As fraturas do osso metacarpo do polegar são instáveis por causa da força dos músculos e tendões. A maioria é resistente à redução por métodos fechados, e necessita de uma redução aberta e fixação interna.

Técnica Operatória

A fratura é conduzida através de uma abordagem de imobilização do tendão, entre o extensor longo do polegar e o extensor curto do polegar, poupando os nervos digitais dorsais. O tendão do extensor é cuidadosamente elevado e o periósteo é cortado. É usada uma placa T para a fixação. Uma vez que foi alcançada a estabilidade, é usado um molde em espiga para o polegar entre os períodos de exercício de movimentação ativa, até que a lesão esteja curada tanto clínica quanto radiograficamente, em geral em um período de quatro a seis semanas.

Fraturas da Base

As fraturas isoladas da base do segundo, terceiro e quarto metacarpos não são muito comuns por causa do forte apoio dos ligamentos e da falta de movimentos da articulação CMC. As fraturas da base do quinto metacarpo e do primeiro metacarpo, ou do polegar, são muito mais comuns.

As fraturas da base do quinto metacarpo são freqüentemente intra-articulares e geralmente acompanhadas por uma subluxação da articulação CMC. O deslocamento é acentuado pela força do extensor ulnar do carpo. Estas lesões são tratadas mais efetivamente com redução fechada, usando suportes para a mão, tração distal e colocação percutânea de

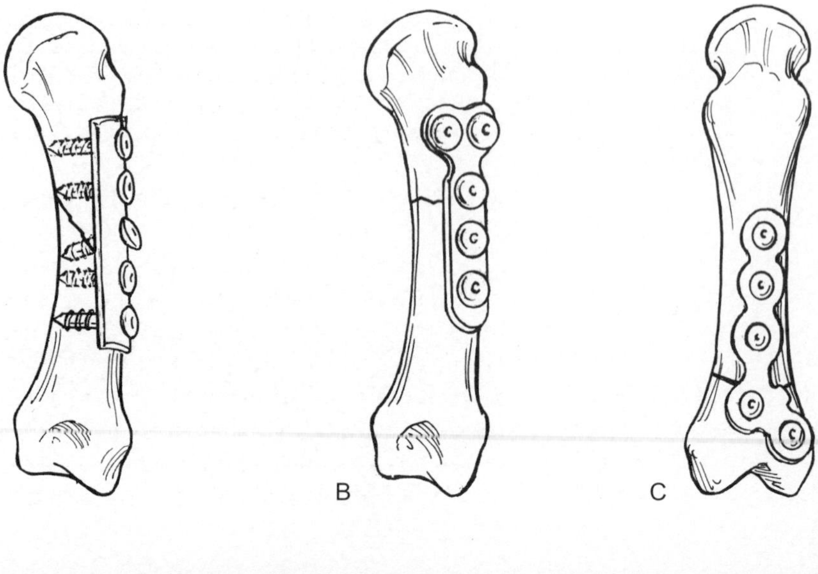

Figura 86-13. Fixação de placa para fraturas da diáfise do metacarpo. São usadas diferentes placas, dependendo do tipo de fratura. A, placa tubular de quarto, com parafusos interfragmentais para o caso de fraturas oblíquas. B, placa em T para uma fratura transversa distal. C, placa minicondilar para uma fratura próxima à articulação.

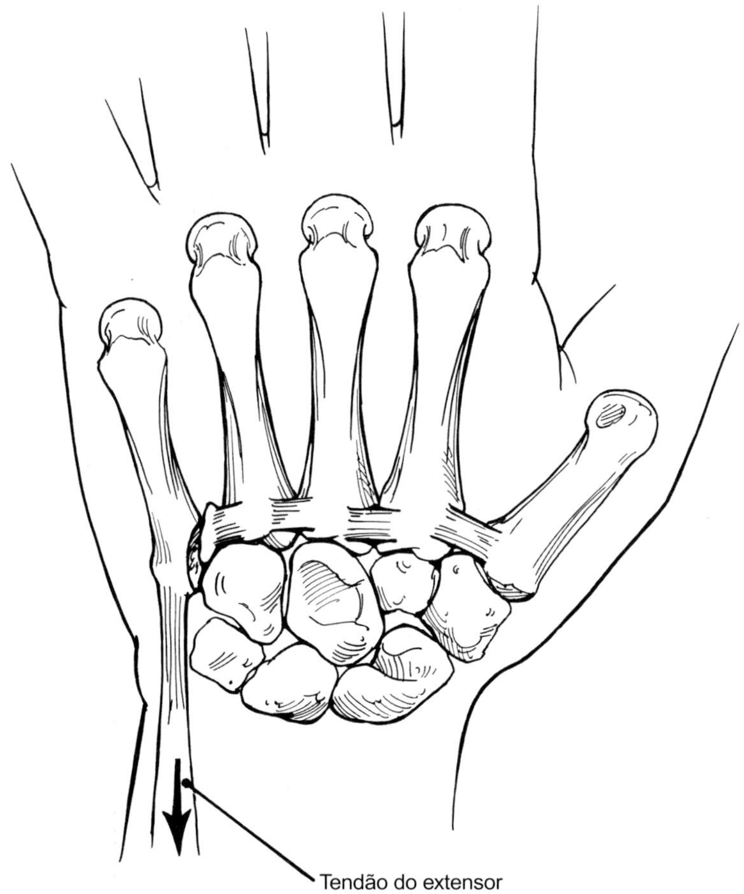

Figura 86-14. Fratura da base do quinto metacarpo. A fratura da base do quinto metacarpo é geralmente observada com subluxações proximais e dorsais ou algumas vezes mesmo com uma luxação completa. A força de deformação fica na inserção do tendão do extensor ulnar do carpo, a qual é análoga à fratura de Bennett e as vezes é chamada fratura reversa de Bennett. Esta fratura é geralmente tratada com redução fechada e colocação percutânea de pinos, com sucesso.

pinos no metacarpo intacto adjacente ou nos ossos do carpo (Figura 86-14). Os pinos são cortados abaixo da pele, e é aplicado um molde curto para o braço, que deixe as articulações MCF livres, o qual é usado por duas semanas. Começam os movimentos dos dedos assim que a estabilidade da fratura permitir, e os pinos são removidos em quatro a oito semanas. A redução aberta é necessária quando não pode ser alcançada uma redução com métodos fechados. É realizada uma incisão dorsal com fixação com uma placa T para minifragmentos.

As fraturas da base do metacarpo do polegar podem ser extra ou intra-articulares. As fraturas extra-articulares são tratadas da mesma forma que as outras fraturas do metacarpo. As fraturas intra-articulares representam um problema mais difícil. Elas ocorrem em dois padrões distintos: a fratura de Bennett e a fratura de Rolando.

A *fratura de Bennett* é uma lesão de fratura com desvio (Figura 86-15). Ela é caracterizada por pequenos fragmentos intra-articulares do metacarpo não-deslocados, com deslocamento e desvio da diáfise do metacarpo (causados por uma força do abdutor longo do polegar). Esta fratura com desvio requer redução precisa e estabilização. Algumas vezes isto pode ser alcançado com redução fechada e fixação percutânea com fio-K (Figura 86-16). Em outras circunstâncias, são necessárias redução aberta e uma fixação interna bastante rígida. O método aberto é recomendado se a redução fechada não for satisfatória e no caso de fraturas com grandes fragmentos.

Técnica Operatória (Fratura de Bennett)

A abordagem cirúrgica é radiovolar (Figura 86-17). Ela começa com uma incisão em "taco de hóquei" ou em forma de L, com a parte mais longa voltada sobre o osso do metacarpo e com a parte transversa sobre a prega transversa proximal da eminência tenar. As pequenas ramificações superficiais do nervo radial que suprem o dorso do polegar são capturadas e protegidas. O tendão do abdutor longo do polegar é identificado e retraído. Os músculos tenares são removidos com moderação para o lado, e a articulação pode então ser aberta transversalmente e inspecionada. A fratura é reduzida sob visualização direta e fixada com fio-K, parafusos, ou uma pequena placa T. Depois da imobilização pós-operatória, pode-se iniciar a movimentação, assim que a estabilidade da fratura permitir. É usado um molde removível em espiga para o polegar entre os períodos de exercícios de movimentação ativa, até que a lesão esteja curada tanto clínica quanto radiograficamente, o que ocorre geralmente em quatro a seis semanas.

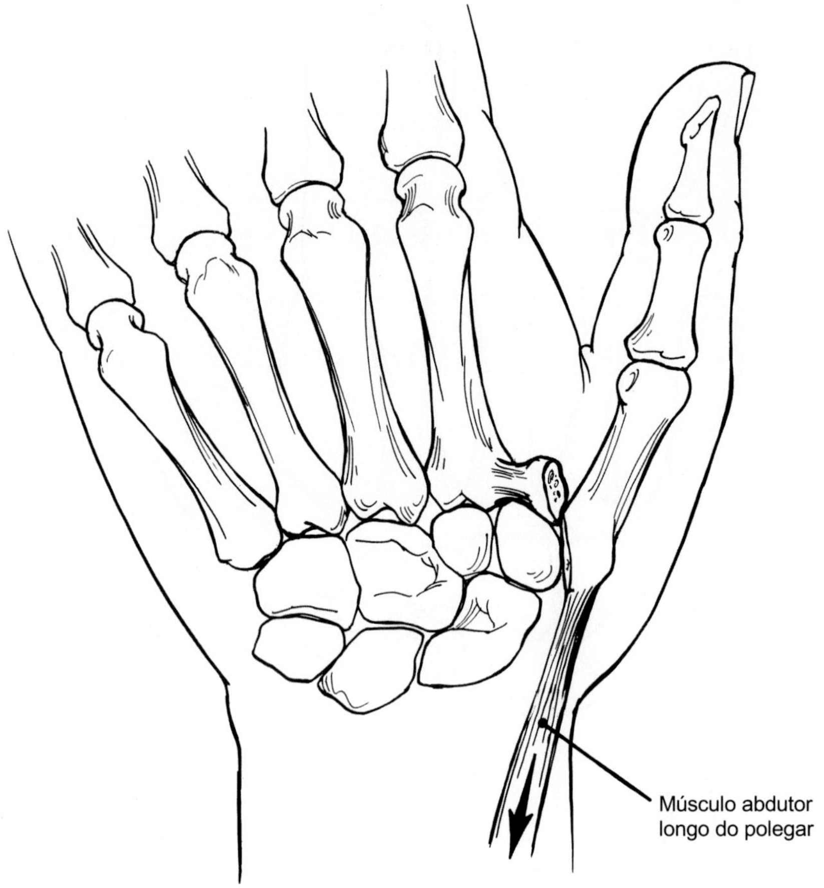

Figura 86-15. Fratura de Bennett. A fratura de Bennett é uma fratura-luxação do metacarpo do polegar. O abdutor longo do polegar puxa o metacarpo do polegar proximalmente, fazendo com que ele se desloque.

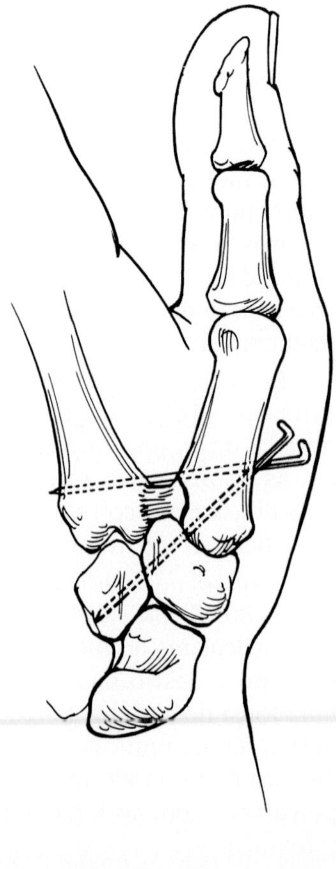

Figura 86-16. Fixação percutânea com fio-K para o caso de uma fratura de Bennett. A fratura é reduzida com tração inicial longitudinal nas falanges proximais e distais do polegar e uma contratração do antebraço. O polegar é pronado e um fio-K é inserido do primeiro metacarpo até o carpo. Não é necessário segurar um pequeno fragmento palmar-ulnar. O segundo fio-K é perfurado através do primeiro e do segundo osso do metacarpo. Um equipamento portátil de fluoroscopia é usado para auxiliar na redução da fratura e para ajudar na colocação do fio-K.

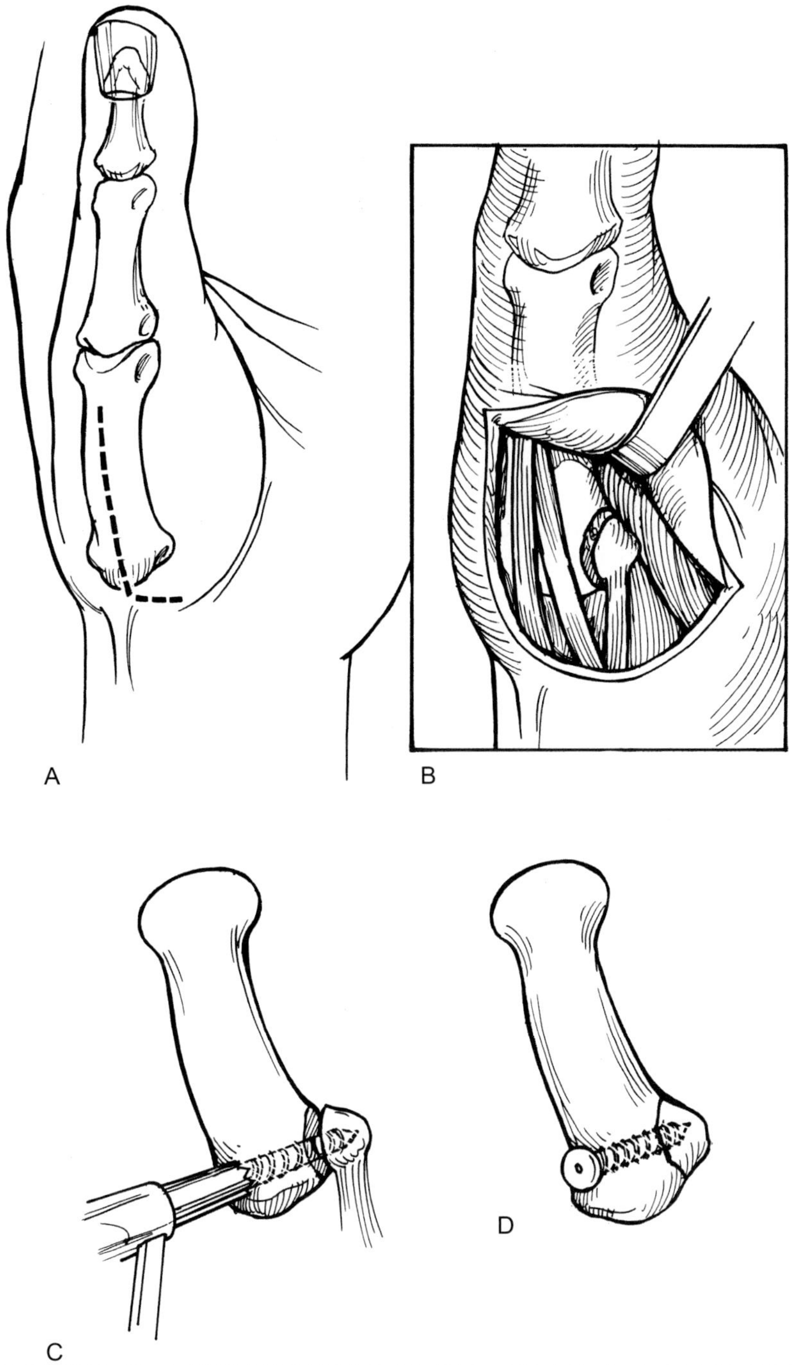

Figura 86-17. Abordagem cirúrgica para uma redução aberta e fixação com parafusos na fratura de Bennett. A, incisão na pele, com possíveis extensões. A incisão deve ser em forma de L, com a parte maior centralizada sobre o osso do metacarpo na junção da pele dorsal e palmar e o componente transverso sobre a prega proximal da eminência tenar. B, os músculos tenares são removidos para o lado e a articulação é aberta. A exposição da articulação pode ser melhorada com a elevação do tendão do abdutor longo do polegar para fora de sua inserção distal junto com o retalho da cápsula articular. C, antes da redução, é perfurado um buraco inclinado, no fragmento maior, a fratura é reduzida e segurada com o fórceps. D, o buraco da rosca é perfurado através de uma manga de inserção, enroscado, e o parafuso é inserido.

Figura 86-18. Fixação interna da fratura de Rolando. A fratura de Rolando é uma fratura de padrão T ou Y na base do metacarpo do polegar, que envolve a margem volar e uma grande margem dorsal do fragmento. Ela pode ser considerada como um tipo de fratura de Bennett cominutiva. Se a fratura possuir dois fragmentos grandes, as técnicas de redução aberta e fixação interna são possíveis. É usada uma incisão em forma de L. A fratura é reduzida sob visualização direta e fixada com uma placa T única ou combinada com fixação preliminar de parafusos no fragmento da articulação, dependendo do tipo de lesão.

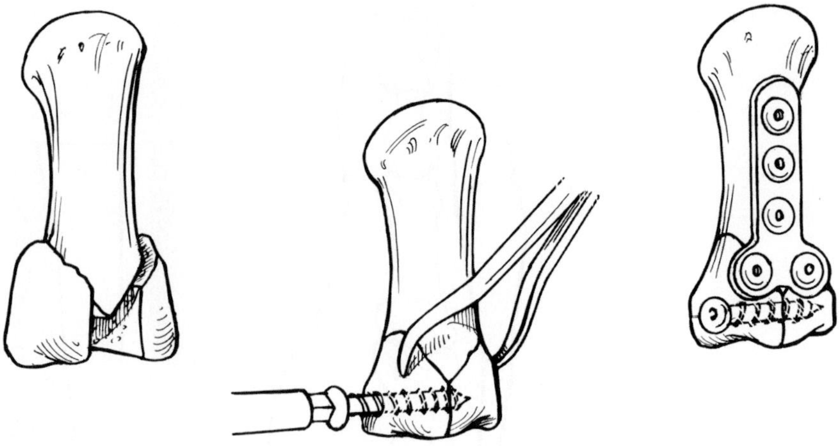

A *fratura de Rolando* é uma fratura intra-articular, usualmente de configuração em forma de T ou Y. O tratamento é individualizado, mas a redução aberta e a fixação interna no caso de cominuição podem ser tratadas em um molde em espiga para o polegar, durante quatro a seis semanas. O prognóstico com uma cominuição significativa é pobre.

Técnica Operatória (Fratura de Rolando)

A abordagem operatória é semelhante àquela usada para a fratura de Bennett. São usadas uma incisão em L e fixação com fio-K, parafusos ou uma placa (Figura 86-18).

Fraturas Complexas

As fraturas complexas da mão incluem polifraturas, fraturas segmentares, fraturas com grande cominuição e fraturas complicadas por perda de osso. Freqüentemente, estas fraturas ocorrem com danos, contusão ou perda dos tecidos moles, destruição de músculos e desvitalização, e lesões a outras estruturas mais profundas, como tendões, nervos e vasos sangüíneos (Figura 86-19).

As lesões complexas da mão justificam o tratamento cirúrgico agressivo para a restauração da anatomia, assegurando a cura e aumentando a recuperação funcional. A cirurgia inicial é realizada o mais rápido possível, preferencialmente dentro de um período de 24 horas, e consiste no cuidado inicial com o ferimento e estabilização temporária do esqueleto. Os componentes expostos de uma fratura mais simples são fixados com fio-K, parafusos, ou combinações dos dois. As fraturas com perda de tecido ósseo são fixadas com espaçadores metálicos (Figura 86-20), ou espaçadores protéticos, tais como blocos de silicone, fios de transfixação, fixadores externos, ou a combinação destes, dependendo da localização e do tipo da fratura, incluindo o tamanho do fragmento, defeitos e ferimentos existentes, e o grau de contaminação. Os dispositivos de fixação externa são recomendados quando existe um maior trauma dos tecidos moles.

Uma vez alcançada a cobertura adequada dos tecidos moles, é realizado o enxerto do osso, se este for necessário. Os enxertos de osso autógeno são necessários para a restauração de defeitos ósseos, como suplemento para assegurar a cura de áreas de cominuição, e para artrodese no caso de uma fratura intra-articular irreparável.

CUIDADOS PÓS-OPERATÓRIOS

O tratamento pós-fratura inclui a elevação e outras táticas para controle de edemas, da mesma forma que a imobilização adequada, geralmente por quatro a seis semanas. Isto é seguido por exercícios de variação de movimentos da mão e dos dedos. Logo após a lesão, é dada atenção específica para a movimentação das articulações não afetadas, incluindo o cotovelo e o ombro, para evitar o enrijecimento e a perda de movimentos.

Se a fratura é tratada cirurgicamente, são aplicados os mesmos princípios básicos de cuidado, como por exemplo, a elevação e controle do edema, exercícios de movimentação da parte lesionada e mobilização das articulações que não foram afetadas. Os exercícios de movimentação são iniciados o mais rápido possível, assim que a estabilidade permitir, sendo que os fios-K não são estáveis e os exercícios são realizados somente depois de 10 a 14 dias. As placas e os parafusos são mais seguros e permitem que os exercícios sejam iniciados quase que imediatamente. Após a operação, os curativos são reduzidos ou removidos completamente por volta do quarto dia, quando é aplicado o aparelho removível. As suturas da pele são removidas depois de duas semanas. São ainda realizados exames repetidos de raios X e os filmes de acompanhamento são tomados de acordo com o tempo. Os fios-K podem ser removidos uma vez que ocorra a união clínica (p. ex., ausência de dores e sensibilidade no local da fratura). Geralmente, as placas e os parafusos são deixados no lugar, a menos que eles causem algum tipo de irritação nos tecidos moles e se tornem proeminentes e palpáveis.

PRECAUÇÕES

Uma deformidade rotacional nunca será remodelada, mesmo em crianças. Assim, enquanto um certo grau de deformidade pode ser aceito, a deformidade rotacional sempre

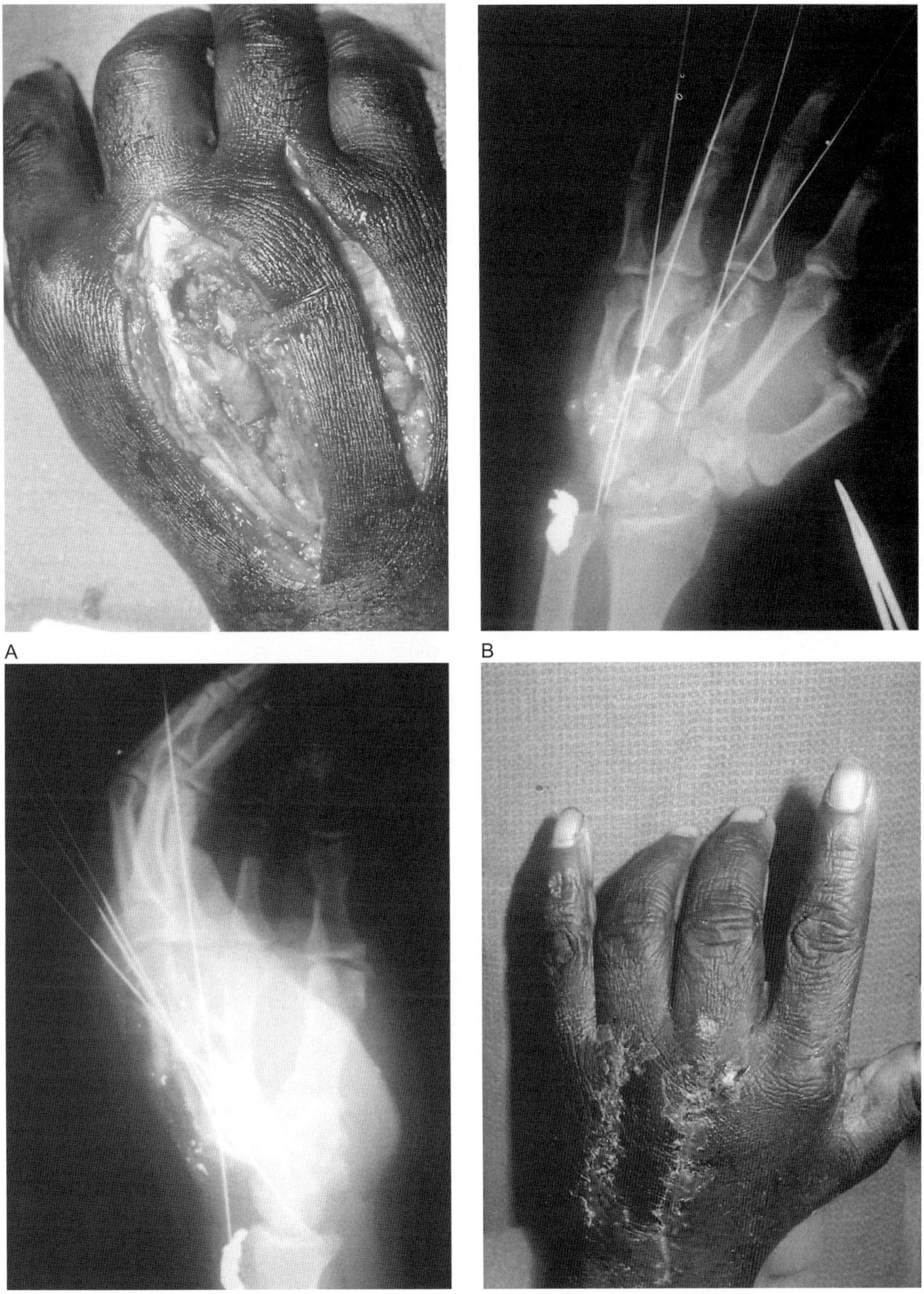

A B C D

Figura 86-19. Lesão complexa da mão. Uma fratura exposta do terceiro e do quarto metacarpos com cominuição, perda de osso e encurtamento. A, descompressão preliminar do ferimento e limpeza cirúrgica. B e C, fixação de um esqueleto provisório realizada usando fio-K. D, depois da cirurgia inicial, ocorre um encurtamento significativo do metacarpo e deformidades de retardamento no extensor dos dedos envolvidos. *(Continua.)*

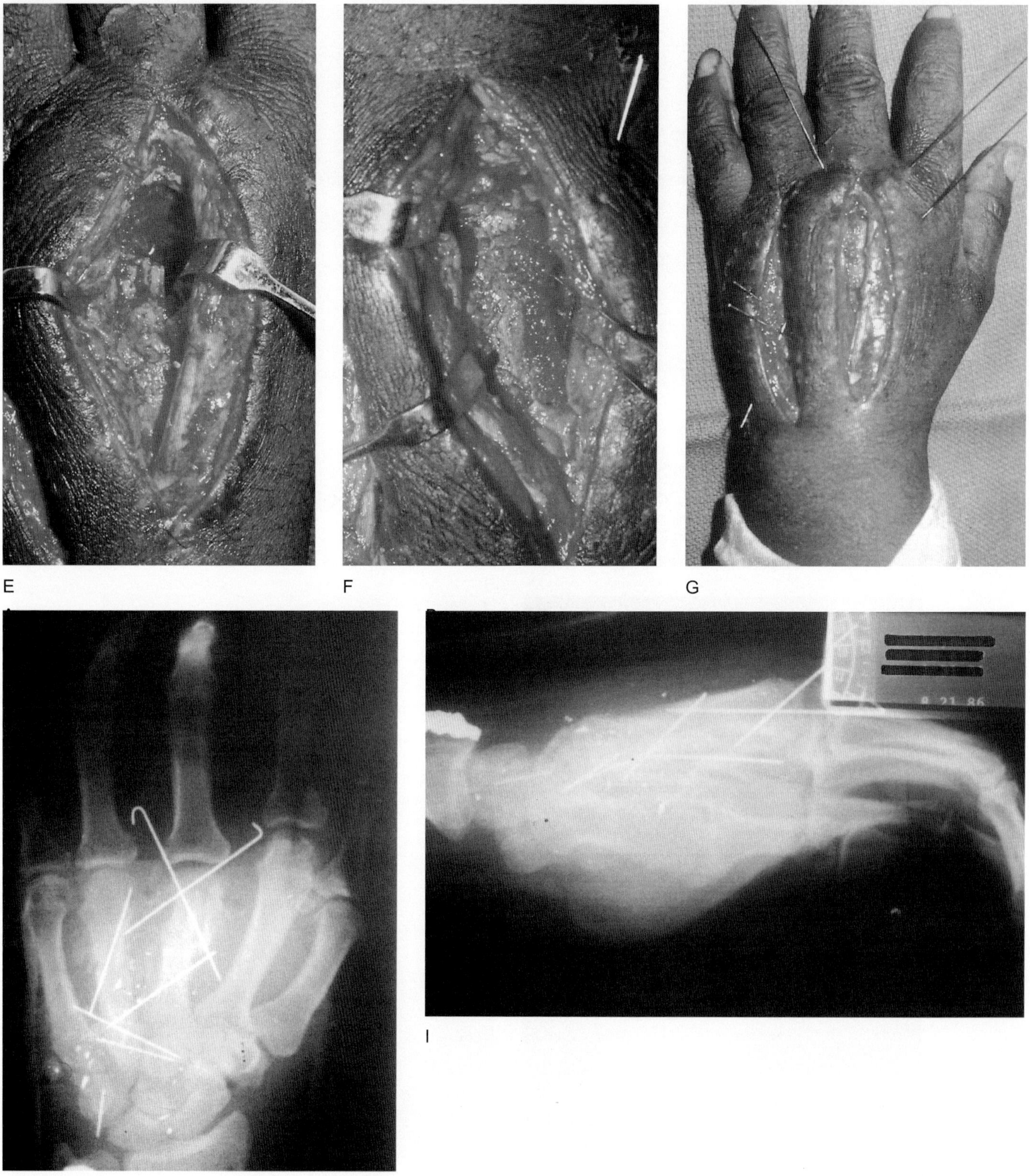

Figura 86-19. (Continuação). E, são colocados enxertos posteriores de osso autógeno nos defeitos. Aqui é demonstrado que são fabricados em canal e em forma de cunha para receber os enxertos. F, o osso é colocado no lugar. G, os enxertos são segurados com fio-K. H e I, mostram as visões ântero-posterior e lateral de radiografias tiradas após o enxerto do osso.

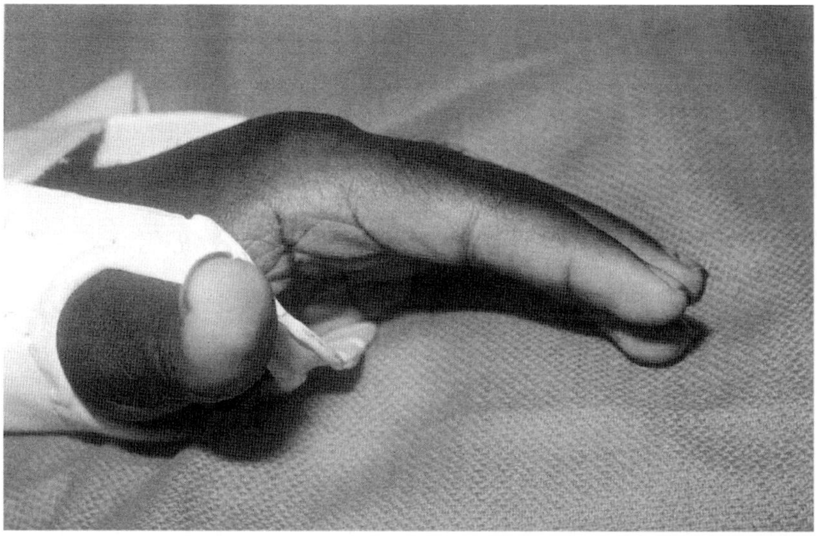

J

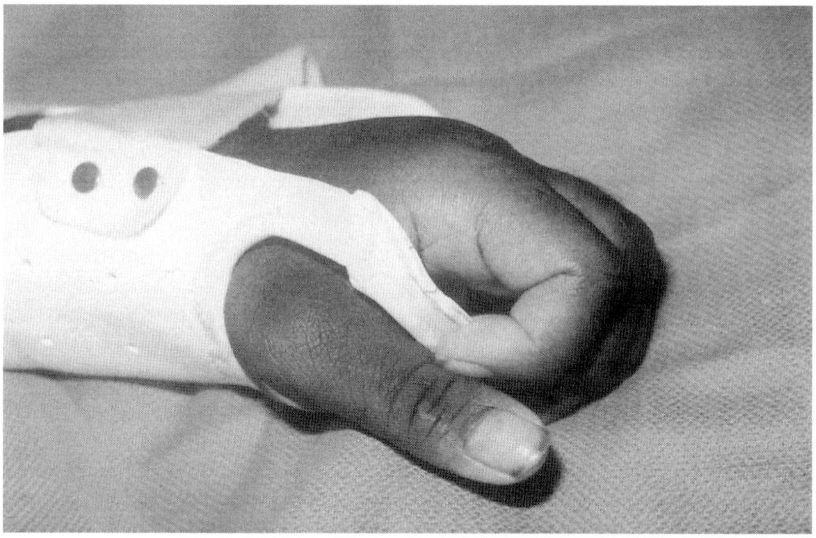

K

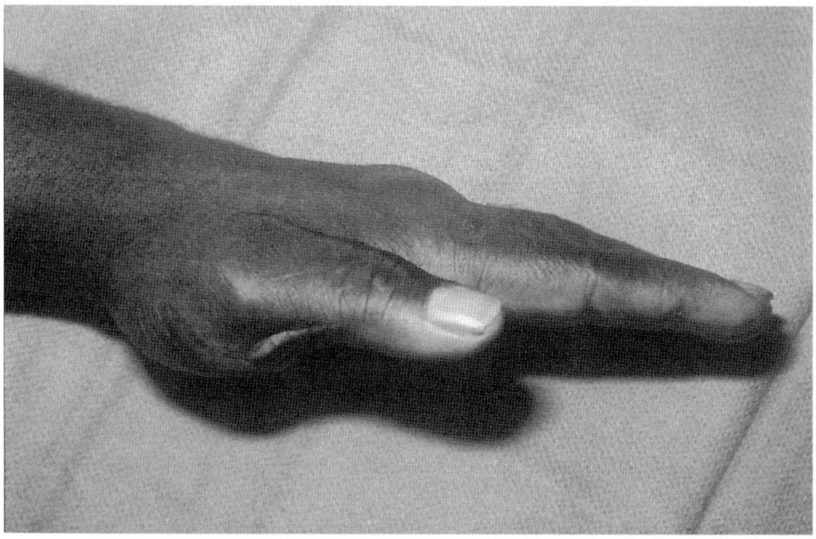

L

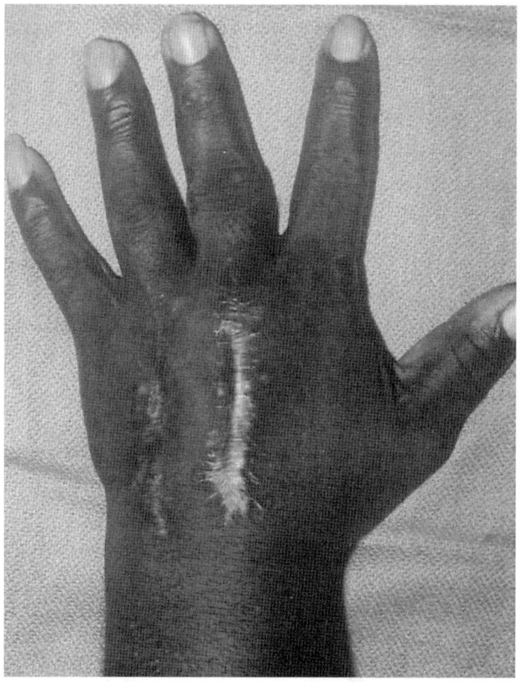

M

Figura 86-19. (Continuação). J e K, quatro semanas depois da cirurgia, as fraturas são unidas e os fios-K são removidos. O paciente possui já uma boa variação de movimentos e quase toda a recuperação funcional. L e M, aparência dois anos após a cirurgia.

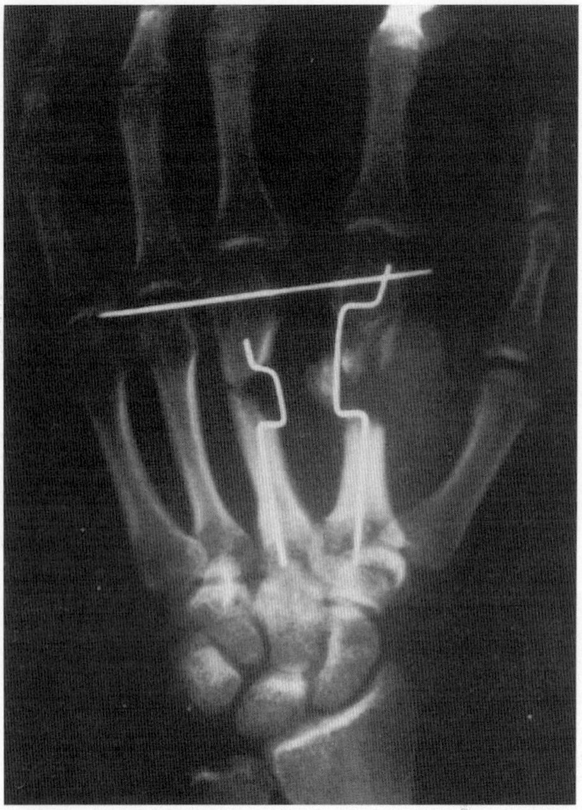

Figura 86-20. Fios espaçadores. As fraturas com perda segmental do osso podem ser fixadas provisoriamente utilizando espaçadores metálicos.

será corrigida, e de outro modo, a sobreposição dos dedos irá ocorrer e será mais notada com os dedos em posição flexionada.

Da mesma forma que ocorre em qualquer outra escala de reconstrução, o procedimento mais simples que serve para determinado propósito deve ser usado. Dessa forma, medidas menos invasivas, como a manipulação fechada e colocação percutânea de pinos em fraturas instáveis devem geralmente ser tentadas antes de se proceder com uma redução aberta, sempre que possível. Entretanto, em nossa opinião, uma vez que foi tomada uma decisão clínica de que o local da fratura deve ser operado cirurgicamente, deve ser escolhido o tipo de fixação mais rígido. Nos metacarpos, isto geralmente implica a fixação com parafusos de retardamento, placas e parafusos, ou uma placa minicondilar. Enquanto pode ser necessária uma maior dissecção cirúrgica para a fixação da placa do que para a colocação de fio-K, a rigidez adicionada na fixação habilita a movimentação prévia protegida, a qual irá auxiliar a superação do enrijecimento e das adesões dos tendões.

A maioria das fraturas do metacarpo pode ser tratada com uma simples imobilização em um aparelho. Talvez o erro mais freqüente seja não imobilizar a articulação MCF em flexão suficiente. Freqüentemente, a dor e o inchaço excluem esta possibilidade. A anestesia com bloqueio no punho, eliminando a dor, possibilita uma posição melhor do dedo no aparelho (mesmo quando não é necessária especificamente a manipulação da fratura). Assim que o inchaço se dissolver, pode ser possível mudar o aparelho e posicionar progressivamente a articulação MCF em uma flexão melhor. Nunca se deve deixar os dedos imobilizados em extensão por períodos prolongados. As contraturas decorrentes da extensão, nas articulações MCF, são bastante difíceis de ser corrigidas subseqüentemente.

Leituras Selecionadas

Difficult fractures of the hand and wrist. *Hand Clin* 1988;4:349-556.

Heim U, Pfeiffer KM. *Internal Fixation of Small Fractures: Techniques Recommended by the AO-ASIF Group.* 3rd ed. Berlin: Springer-Verlag, 1988.

Idler RS, Schreiber D, Strickland JW. Complications in fractures of the phalanges and metacarpals. In: Boswick JA, ed. *Complications in Hand Surgery.* Philadelphia: WB Saunders, 1986;128-144.

Kasparyan NG, Hotchkiss RN. Dynamic skeletal fixation in the upper extremity. *Hand Clin* 1997;13:643-663.

Stern PJ. Fractures of the metacarpals and phalanges. In: *Green's Operative Hand Surgery.* 4th ed. Philadelphia: Churchill Livingstone, 1999:711-771.

Capítulo 87

Fraturas Falangianas

David T. Netscher ◆ Victor Cohen

As fraturas falangianas podem ser divididas por conveniência em fraturas não-articulares e fraturas articulares. A maioria das fraturas não-articulares compreende fraturas de diáfise. As fraturas articulares incluem as fraturas condilares (unicondilar e bicondilar), fraturas por avulsão e fraturas articulares da base.

INDICAÇÕES E PRINCÍPIOS BÁSICOS DO TRATAMENTO

Os princípios básicos do tratamento são os mesmos relatados para todas as fraturas da mão: redução e estabilização com métodos abertos ou fechados, elevação e controle do edema, mobilização das articulações não envolvidas para evitar o enrijecimento e perda de movimentos, e movimentação ativa da parte lesada quando os processos de reparação permitirem.

A maioria das fraturas é tratada por redução fechada ou colocação percutânea de pinos. Algumas requerem os métodos de redução aberta. Os métodos abertos contribuem para a reparação óssea e pode-se ter previsão quanto aos seus resultados funcionais, melhor que os métodos fechados. No entanto, os métodos abertos devem ser selecionados sábia e cautelosamente por causa das pequenas dimensões dos ossos das falanges e de fragmentos da fratura envolvidos, da grande demanda técnica desses procedimentos, e das possíveis complicações, incluindo cicatrizes não-funcionais e formação de aderências no tendão. As fraturas são selecionadas para a redução aberta e fixação interna se elas não puderem ser reduzidas com técnicas fechadas, se puderem ser reduzidas mas possuem uma configuração instável, se estiverem seriamente deslocadas, se estiverem com tendência a uma deformidade secundária angular ou má rotação, ou ainda se forem intra-articulares com uma distorção significativa da superfície articular.

AVALIAÇÃO PRÉ-OPERATÓRIA

A avaliação começa com a obtenção do histórico e exame físico. A mão é examinada quanto a sensibilidade, edema, limitação de movimentos e deformidades, enquanto o alinhamento também é checado com os dedos flexionados em direção à palma. São tiradas as radiografias apropriadas, incluindo vistas ântero-posterior, lateral isolada e oblíquas. Os estudos auxiliares, tais como tomografias, tomografia computadorizada (TC) e imagens de ressonância magnética (IRM) podem ser necessários para documentar e avaliar a extensão das fraturas de metáfises ou articulares.

Antes da cirurgia, são realizados testes sangüíneos de rastreamento. Em lesões com fraturas abertas, é aplicada uma profilaxia para tétano, realiza-se uma cultura e inicia-se a terapia antibiótica.

PREPARAÇÃO DA SALA E INSTRUMENTAÇÃO

A preparação básica da sala de operações é idêntica àquela usada para todos os procedimentos de cirurgias de mãos. São recomendados um torniquete pneumático e uma lente de aumento. O grupo de instrumentos básicos para a cirurgia de mãos e os suplementares para osso constituem os instrumentos usados para esta cirurgia. Implantes metálicos e dispositivos para a fixação de fraturas incluem um fio metálico de Kirschner (fio-K) parafusos (geralmente de 1,5 mm) e raramente, placas. A cirurgia é mais bem realizada sob anestesia geral ou regional.

■ LESÕES NÃO-ARTICULARES

FRATURAS DA FALANGE DISTAL

As fraturas da falange distal estão entre as fraturas mais comumente encontradas na mão (Tabela 87-1). O mecanismo de lesão é geralmente uma lesão por esmagamento, comumente acompanhada por danos aos tecidos moles. O tratamento consiste em cuidados com o ferimento e proteção até que o paciente esteja confortável. Quando é necessário um debridamento, a unha é preservada, se possível, ou recolocada para ajudar a imobilizar os tecidos moles. No caso de lesões fechadas com hematoma subungueal, pode ser necessária uma descompressão para aliviar a dor. Isso deve ser realizado de uma forma estéril, utilizando uma broca para unha ou um dispositivo cautério fino, pois as considerações com a fratura tomam uma segunda posição. A imobilização protetora do osso é necessária por três a quatro semanas. O aparelho usado é um dispositivo de alumínio com espuma no fundo, aplicado dorsal ou palmarmente, e que inclui somente a articulação distal. As lesões com presença de rompimento suficiente de tecidos moles para que a falange perca a estabilidade necessitam de imobilização interna, a qual é executada com fixação longitudinal por fio-K (a estabilização geralmente não é necessária, mas é útil em casos bem selecionados de instabilidade). Também pode ser usada uma técnica que utiliza uma seringa fixa a uma agulha hipodérmica de calibre 18 ou 20 que é usada para perfurar manualmente o osso (Figura 87-1). Esta última técnica é empregada na sala de emergências, ou no consultório, onde o equipamento correto não está disponível. A reconstrução dos tecidos moles ajuda a estabilizar os fragmentos ósseos e pode variar de um simples reparo do leito ungueal até a confecção de retalhos locais, tais como um retalho subcutâneo cruzado do dedo.

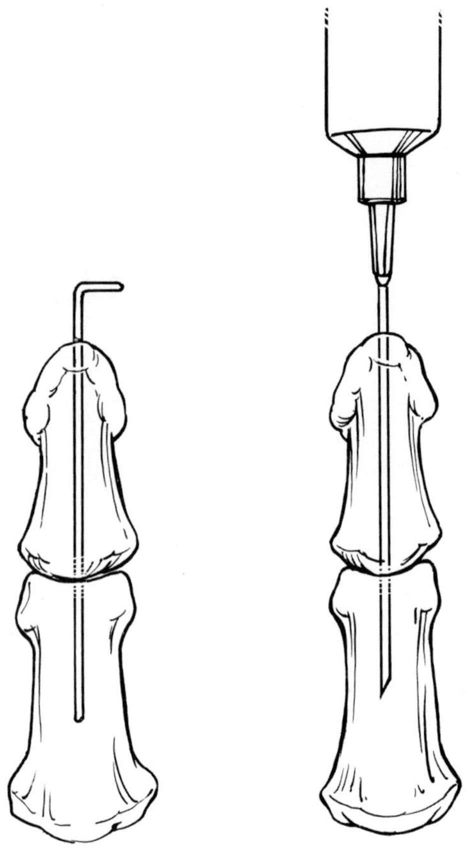

Figura 87-1. Fratura de diáfise da falange distal.
A, a estabilização da falange deslocada com um fio-K longitudinal, o qual é removido dentro de quatro semanas. B, a fixação interna pode ser alcançada também com uma agulha de calibre 18 ou 20 hipodérmica (colocada em uma seringa), que é perfurada para dentro do osso.

FRATURAS DA FALANGE MEDIAL E PROXIMAL

As fratura mediais falangianas sem deslocamento são tratadas sem operação, com imobilização e então com envolvimento dos dedos adjacentes com uma fita para proteger os movimentos. As fraturas com deslocamento são tratadas com redução fechada e imobilização com gesso, com a mão colocada em um aparelho em goteira onde as articulações metacarpofalangianas (MCF) estão flexionadas em 70 graus, as articulações interfalangianas proximais (IFP) estão em flexão neutra, em 20 graus, e o punho está colocado em dorsiflexão de 20 graus (Figura 87-2). Os aparelhos baseados na mão e o envolvimento do dedo adjacente com uma fita (Figura 87-3) são usados uma vez que já foi garantido o tratamento adequado, o qual é indicado com a ausência de sensibilidade sobre o local da fratura. A redução fechada pode ser realizada (especialmente no caso de fraturas transversas) onde é mantida com a flexão máxima da articulação MCP para estabilizar o fragmento proximal, e então, aplicar tensão distalmente. Se a fratura puder ser reduzida mas demonstrar alguma instabilidade significativa, pode-se tentar a fixação percutânea com fio-K. A colocação fechada de pinos age particularmente bem no caso de fraturas oblíquas ou espirais (Figura 87-4). A redução aber-

TABELA 87-1. CLASSIFICAÇÃO DAS FRATURAS DAS FALANGES DISTAIS

Distal: fraturas em topete
Simples
Cominutiva
Central: fraturas de diáfise
Estáveis: os tecidos moles proporcionam estabilidade
Instáveis: os tecidos moles são rompidos suficientemente para que as falanges percam a sua estabilidade
Proximal: fraturas articulares
Articular palmar
Articular dorsal (fraturas em martelo)
Separação epifisária

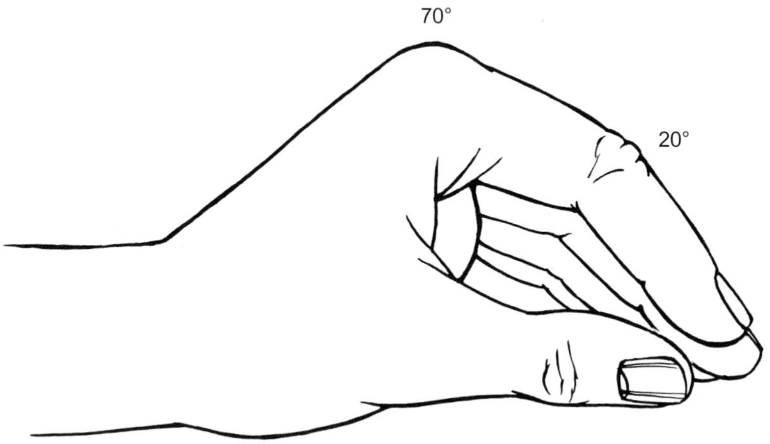

Figura 87-2. Posição da mão na imobilização. A posição segura deve ser usada sempre que possível no tratamento de fraturas das falanges. A articulação MCF é flexionada em 70 graus para evitar o encurtamento dos ligamentos colaterais, o que ocorre quando a mão é imobilizada em extensão. As articulações IFP são mantidas em 20 graus de flexão para prevenir contraturas nos ligamentos colaterais envolvidos e da placa volar, o que ocorre na flexão.

ta com fixação é necessária quando os métodos acima não obtiverem sucesso.

As fraturas falangianas proximais são tratadas da mesma forma. No caso de fraturas basais transversas, foram obtidos resultados excelentes com a inserção percutânea medular de fio-K através da articulação MCF (Figura 87-5). Sempre que possível, a transfixação dos tendões extensores deve ser evitada. Dois dispositivos de fios-K longitudinais medulares colocados obliquamente irão controlar a rotação.

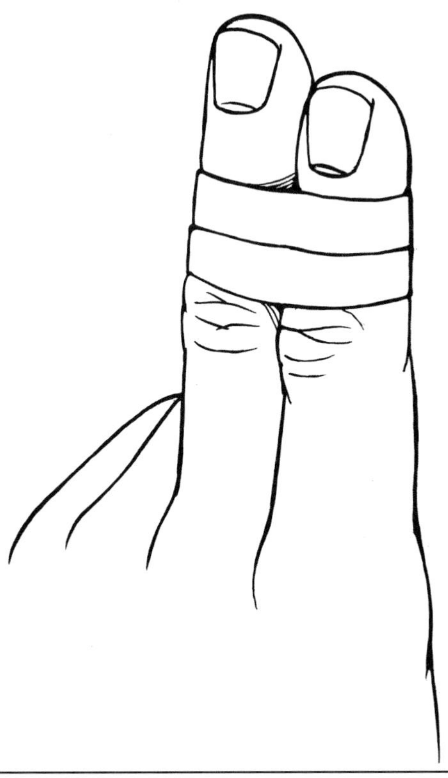

Figura 87-3. Técnica de envolvimento com fita do dedo adjacente *(buddy taping)*. O envolvimento do dedo lesionado ao seu vizinho permite um movimento prévio protegido.

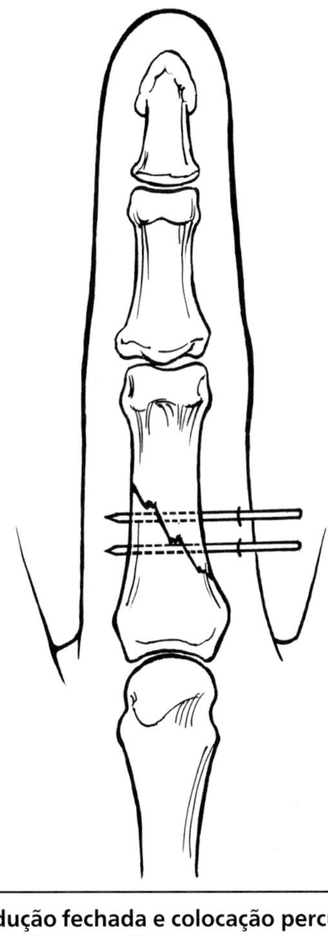

Figura 87-4. Redução fechada e colocação percutânea de pinos em uma fratura oblíqua da falange. A fratura é reduzida usando tração longitudinal e é comprimida com a utilização de uma pinça tenacular, enquanto o fio-K é inserido transversalmente através da fratura.

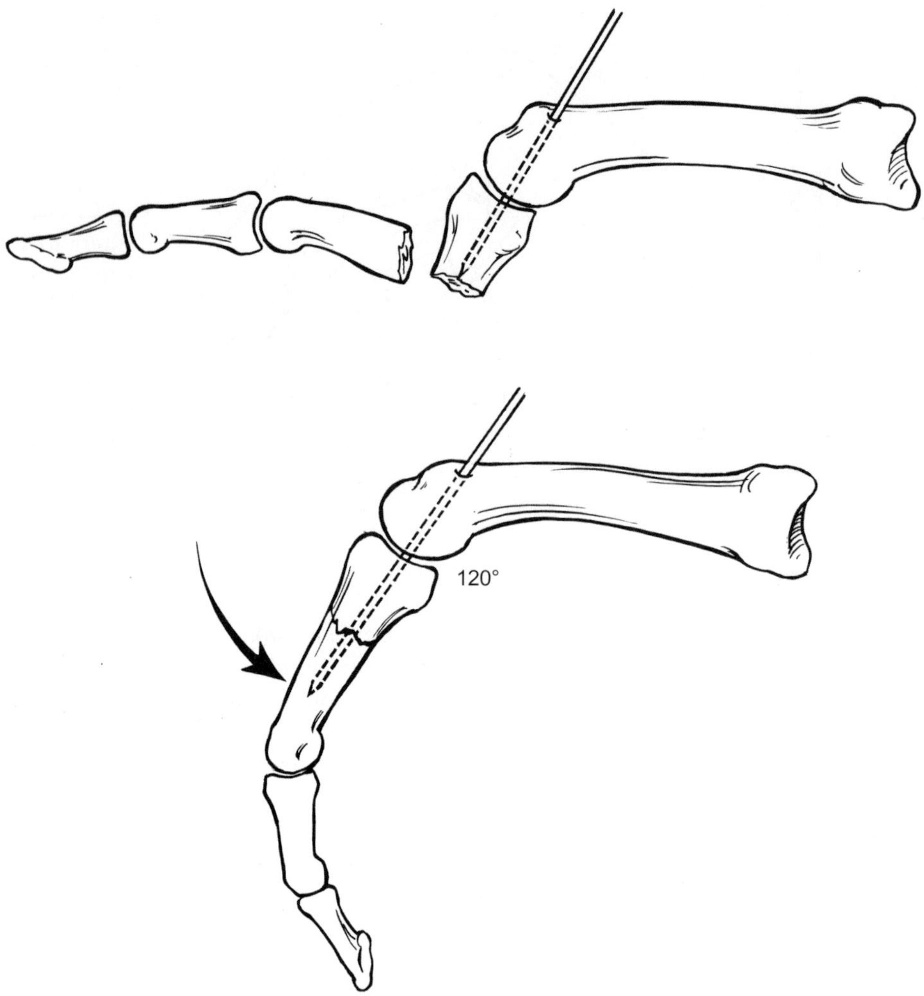

Figura 87-5. Fixação medular percutânea de fio-K em fratura basal da falange proximal. O fio-K é inserido dentro da cabeça do metacarpo em sua superfície dorsal em um ângulo de mais ou menos 60 graus. Checa-se o alinhamento com relação aos dedos vizinhos. O fio é primeiramente inserido através da articulação dentro do fragmento proximal e depois é empurrado através da fratura. Checa-se novamente o alinhamento distal e a extremidade do fio é curvada e grampeada. É aplicado um aparelho de gesso no dedo operado e imobilizado junto com um dedo adjacente. Este aparelho é usado por mais ou menos três semanas.

Técnica Operatória

Para as fraturas da falange medial e da diáfise distal da falange proximal, é utilizada uma incisão longitudinal dorsal. Chega-se à exposição com a incisão entre o deslizamento central e uma ou ambas as faixas laterais. Devem-se tomar cuidados especiais para não lesar o deslizamento central. O periósteo é dissecado e aberto separadamente. Os fragmentos da fratura são reduzidos, utilizando fórceps de redução, e fixados com dispositivos de fios-K ou parafusos, dependendo do tipo do padrão. As fraturas transversas são mais bem fixadas com fio-K, utilizando um destes dois métodos: colocação retrógrada de pino cruzada (Figura 87-6), ou colocação direta de pino. As fraturas oblíquas ou espirais são fixadas com fio-K paralelos, ou pequenos parafusos.

É usada uma incisão longitudinal de imobilização do tendão extensor para fraturas envolvendo a porção proximal da falange proximal, a pele é aberta e o tendão do extensor é imobilizado longitudinalmente. É feita uma incisão longitudinal separada no periósteo. A fixação é alcançada utilizando os métodos descritos acima. Durante o final da fixação, as camadas mais profundas são fechadas com suturas atraumáticas finas, e podem ser usadas suturas não-absorvíveis trançadas 4-0 ou 5-0, para os tendões. A pele é fechada utilizando suturas 3-0 e 4-0 interrompidas não-absorvíveis. Pós-operatoriamente, inicia-se a movimentação assim que a estabilidade da fratura permitir.

■ LESÕES ARTICULARES

FRATURAS DA ARTICULAÇÃO INTERFALANGIANA DISTAL

As fraturas da articulação interfalangiana distal (IFD) incluem as fraturas da base da falange distal, geralmente causadas por lesões de avulsão do tendão e fraturas da cabeça da falange média.

As fraturas da base da falange distal podem ser fraturas articulares palmares ou fraturas articulares dorsais. As fraturas articulares palmares são as lesões de avulsão do tendão flexor nas quais uma poderosa flexão ativa realizada pelo paciente encontra repentinamente uma resistência e o dedo sofre uma extensão forçada na articulação IFD (Tabela 87-2). Isto ocorre, na maioria de suas descrições clássicas, quando um zagueiro de *rugby* ou futebol pega fortemente na camisa de um adversário que se lança para longe com força. O dedo anular é o dedo mais comumente envolvido. Estas fraturas

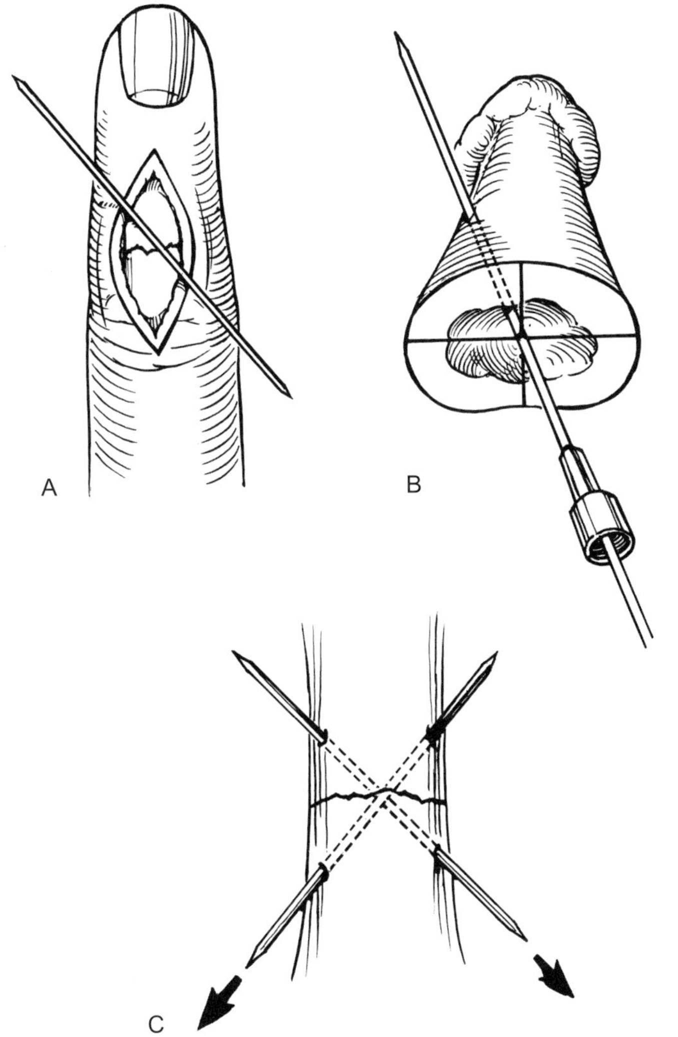

Figura 87-6. Redução aberta com colocação de pinos retrógrada de fratura falangiana transversa. A, um pino de previsão é colocado sobre a fratura reduzida para ajudar a planejar a direção do pino e o ângulo de entrada. B, pode ser usada uma grande agulha como um guia de perfuração para prevenir o desvio do pino ao longo do córtex. Os pinos são inseridos de forma que eles fiquem no meio do canal medular e no plano coronal. Os pinos são inseridos através do córtex e recuados até o nível da fratura. C, a fratura é reduzida e suas extremidades são comprimidas, enquanto dois pinos são inseridos dentro do outro fragmento de forma retrógrada.

são tratadas de acordo com o tempo de apresentação e o tamanho do fragmento da fratura. O reparo pode ser feito até quatro semanas após a lesão. Depois de quatro semanas, o encurtamento do tendão geralmente impede a redução da fratura e a excisão do fragmento, e deve-se considerar a fusão da articulação IFD. Em lesões associadas com um pequeno fragmento ósseo, o reparo é feito utilizando a técnica de puxar para fora o fio metálico de Bunnell (Figura 87-7). Mais recentemente, as suturas de ancoramento ósseo foram utilizadas por alguns cirurgiões. O tratamento destas lesões com um fragmento grande é a redução aberta e a fixação,

TABELA 87-2. CLASSIFICAÇÃO DE LEDDY E PACKER PARA LESÕES DE AVULSÃO DO TENDÃO DO FLEXOR

Tipo I: a extremidade do tendão está localizada na palma com ambos os vínculos rompidos
Tipo II: o tendão, juntamente com um pequeno fragmento de osso da falange distal, se retrai até o nível da articulação interfalangiana proximal com o vínculo intacto
Tipo III: a lesão é associada com um grande fragmento de osso

utilizando a mesma técnica de Bunnell para o reparo, acrescentando os fios-K finos, se necessário. O reparo necessita de três semanas de imobilização protetora, seguida por exercícios funcionais. O fio a ser retirado é removido de quatro a seis semanas pós-operatórias.

As fraturas articulares dorsais, ou fraturas em martelo, são fraturas de avulsão da inserção do tendão do extensor. A maioria pode ser tratada com imobilização em extensão total por seis a oito semanas (Figura 87-8). A redução aberta e a fixação interna são recomendadas para o caso de fraturas com subluxações volares e para o caso de fragmentos maiores que envolvem mais de 30% da superfície articular (Figura 87-9).

Quando as fraturas da cabeça da falange medial ocorrem em lesões de torção na articulação IFD, são consideradas como fraturas de tipo condilar e podem ser classificadas como as seguintes: grau 1, não foi deslocada e é tratada com

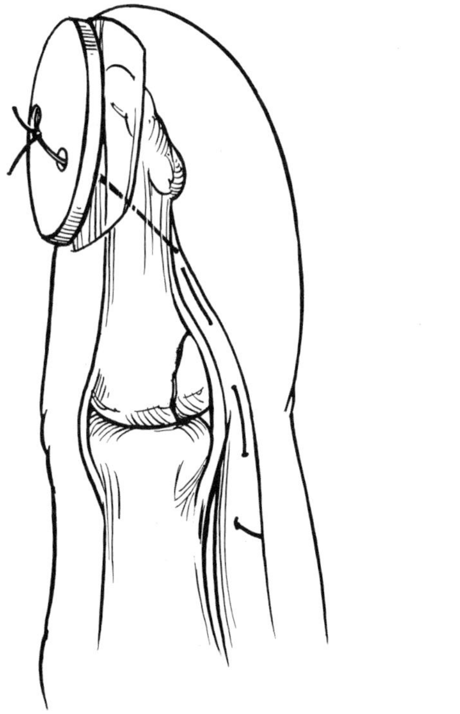

Figura 87-7. Técnica de puxar o fio para fora de Bunnell para reparo das fraturas articulares palmares.

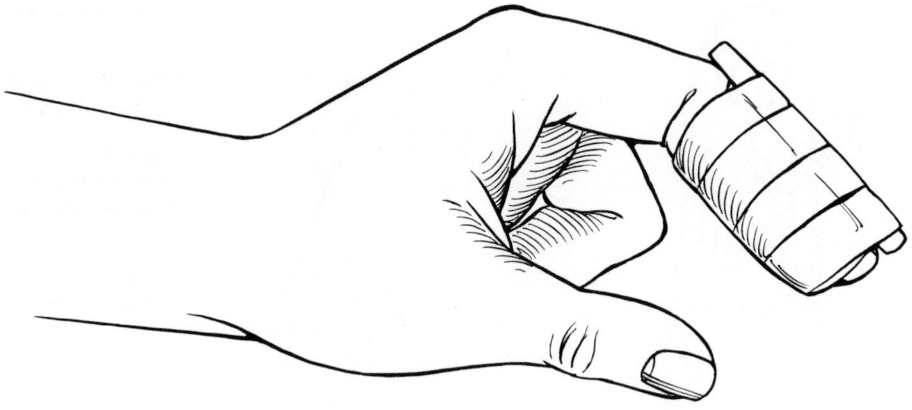

Figura 87-8. Método de imobilização para uma fratura em martelo.

imobilização do dedo por três semanas, seguida por exercícios de movimentação. Grau 2 é condilar, deslocada e é tratada com redução aberta e fixação com fios-K finos. O tamanho pequeno dos fragmentos de osso neste nível exclui a aplicação de técnicas de fixação interna, tais como fixação de parafusos ou fixação utilizando placas condilares pequenas. Grau 3 é bicondilar, cominutiva, e geralmente causada por um trauma direto: ela não pode ser reduzida anatomicamente. Esta lesão pode necessitar de uma artrodese ou mesmo uma amputação, dependendo da extensão dos danos aos tecidos moles.

Cirurgicamente, a articulação IFD é abordada dorsalmente através de uma incisão na pele em forma de Y ou H (Figura 87-10). A cápsula articular é dissecada livremente e aberta para expor a articulação.

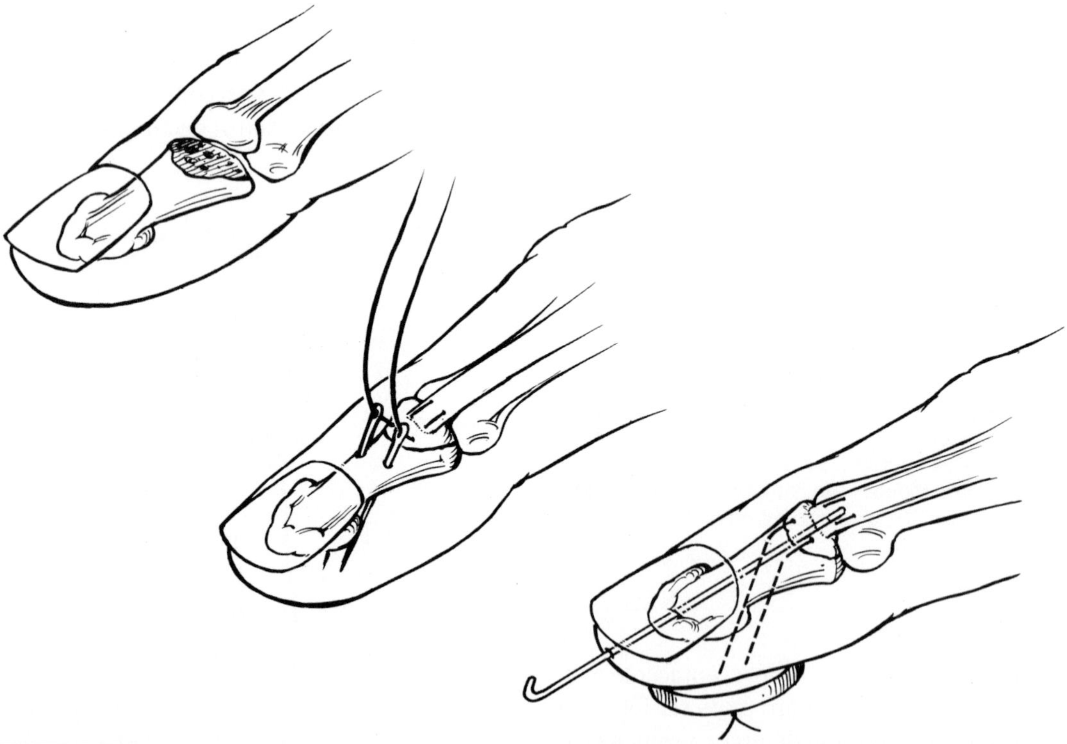

Figura 87-9. Fratura articular dorsal (fratura em martelo): reparo usando a técnica de Bunnell de sutura puxando o fio. O fragmento da fratura é mantido no lugar com uma sutura de fio metálico de monofilamento não-absorvível, passada através do tendão do extensor e da superfície palmar do dedo através da falange distal. As agulhas diretas podem ser passadas como brocas através da falange distal para guiar a sutura através do osso. O fio ou a sutura são atados sobre o bolo, ou sobre um botão com um acolchoamento de algodão. É usado um fio-K transarticular para manter a articulação próxima em posição neutra (o fio-K protege o tendão do extensor na sua inserção). A ponta do dedo é checada geralmente para evitar que a pressão se desfaça no botão e no algodão. A sutura ou o fio podem ser removidos depois de quatro a seis semanas cortando-se um dos fios e puxando gradualmente o outro.

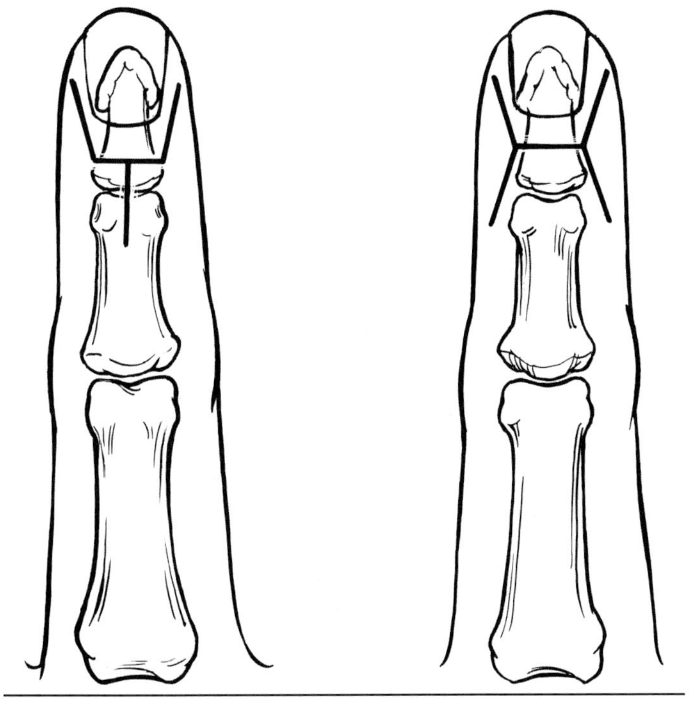

Figura 87-10. Abordagem para a articulação IFD. A articulação IFD é abordada através de uma incisão em forma de Y ou H na pele.

FRATURAS DA ARTICULAÇÃO INTERFALANGIANA PROXIMAL

As fraturas na região da articulação IFP podem afetar tanto a falange medial quanto a falange proximal. As fraturas da falange medial são muito mais comuns e incluem fraturas por avulsão e fraturas da base intra-articular ou do *plateau*. As fraturas com avulsão geralmente ocorrem por meio de tensão e avulsão da inserção do ligamento colateral no osso, e envolvem a superfície lateral volar do osso. Os objetivos mais importantes no tratamento destas lesões são a restauração dos ligamentos e da integridade da articulação, estabilidade, e função. Os pequenos fragmentos podem não necessitar de tratamento ou no máximo, um envolvimento com o dedo adjacente com uma fita por 14 a 18 dias, seguido por exercícios de movimentação. Os fragmentos grandes são tratados com métodos de redução fechada. Se o deslocamento final com métodos fechados continuar significativo, pode ser necessária uma estabilização com um fio-K metálico transarticular percutâneo oblíquo ou extra-articular. Estas lesões raramente requerem uma redução aberta e fixação interna. Mas, se for necessário o tratamento aberto, os fragmentos menores são excisados e geralmente o ligamento é reparado. Ocasionalmente, o fragmento avulso é de tamanho e corpo suficiente para ser reduzido e segurado da forma aberta. Podem ser utilizados fios-K geralmente suplementados com uma faixa metálica para tensão, fiação intra-óssea ou um pequeno parafuso (Figura 87-11).

As fraturas da base intra-articular ou de *plateau* resultam mais de impacto do que de avulsão. Estas fraturas estão entre as mais difíceis de ser tratadas: o resultado freqüentemente é insatisfatório e complicado por uma rigidez e por contratura. Estas fraturas tendem a envolver uma grande quantidade de superfície articular e são geralmente associadas à instabilidade da articulação e subluxação ou desloca-

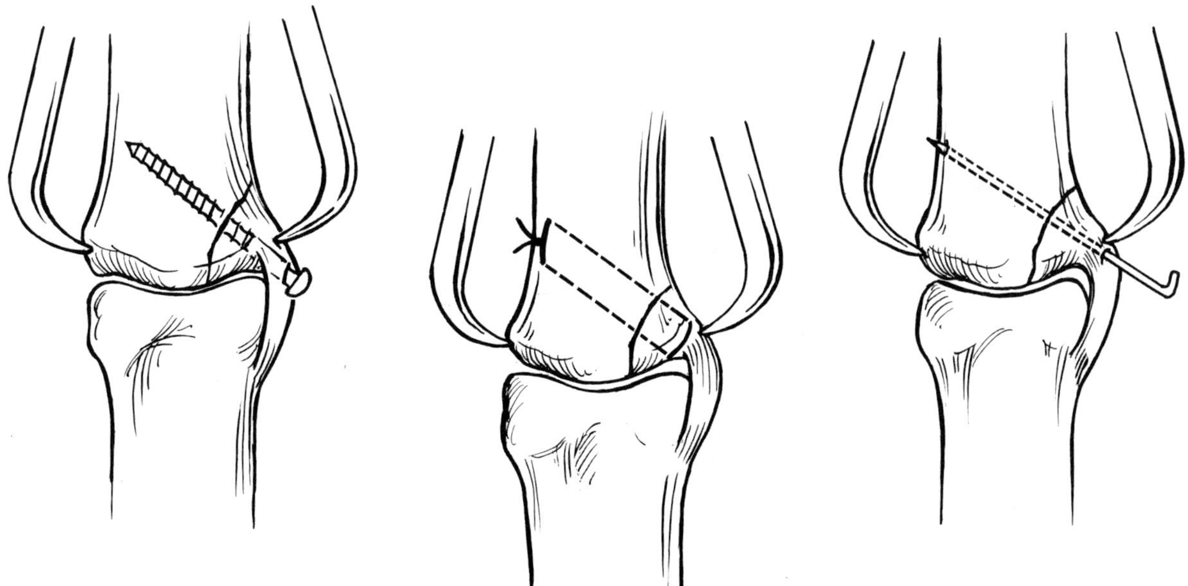

Figura 87-11. Fratura com avulsão na base volar lateral da falange média. Grandes fragmentos de avulsão requerem redução aberta e fixação interna. Pequenos parafusos, fiação interóssea de Lister do tipo B, ou fio-K, geralmente suplementados com uma faixa metálica de tensão, podem ser usados. Esta técnica permite uma variação ativa de movimentos prévios, o que possui uma grande importância na restauração da integridade funcional.

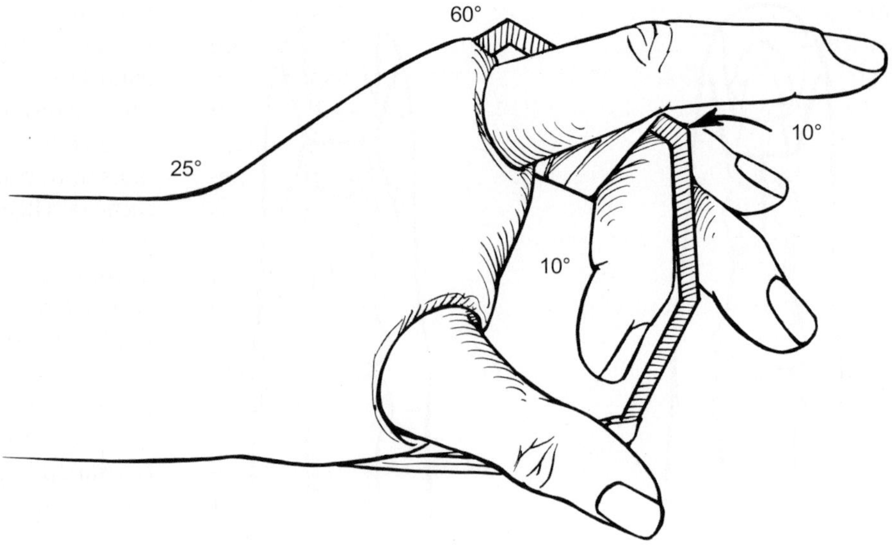

Figura 87-12. Imobilização com bloqueio da extensão. A imobilização com bloqueio da extensão é um dos exemplos de vários métodos aplicáveis para o tratamento de luxações-fraturas na articulação IFP. Ela permite a flexão ativa prévia da articulação IFP, prevenindo, no entanto, a extensão além do ponto predeterminado no qual a luxação sofre uma subluxação ou luxação. O aparelho clássico de bloqueio de extensão incorpora um aparelho dorsal de alumínio com a falange proximal fixa no aparelho com fita, enquanto um outro pedaço de fita adesiva mantém a extremidade do aparelho de forma que ela não seja estendida acidentalmente. O punho é mantido em 25 graus de extensão, a articulação MCF é flexionada em 60 graus, e a articulação IFP fica com mais 10 graus de flexão que o ponto de instabilidade (geralmente de 45 a 60 graus).

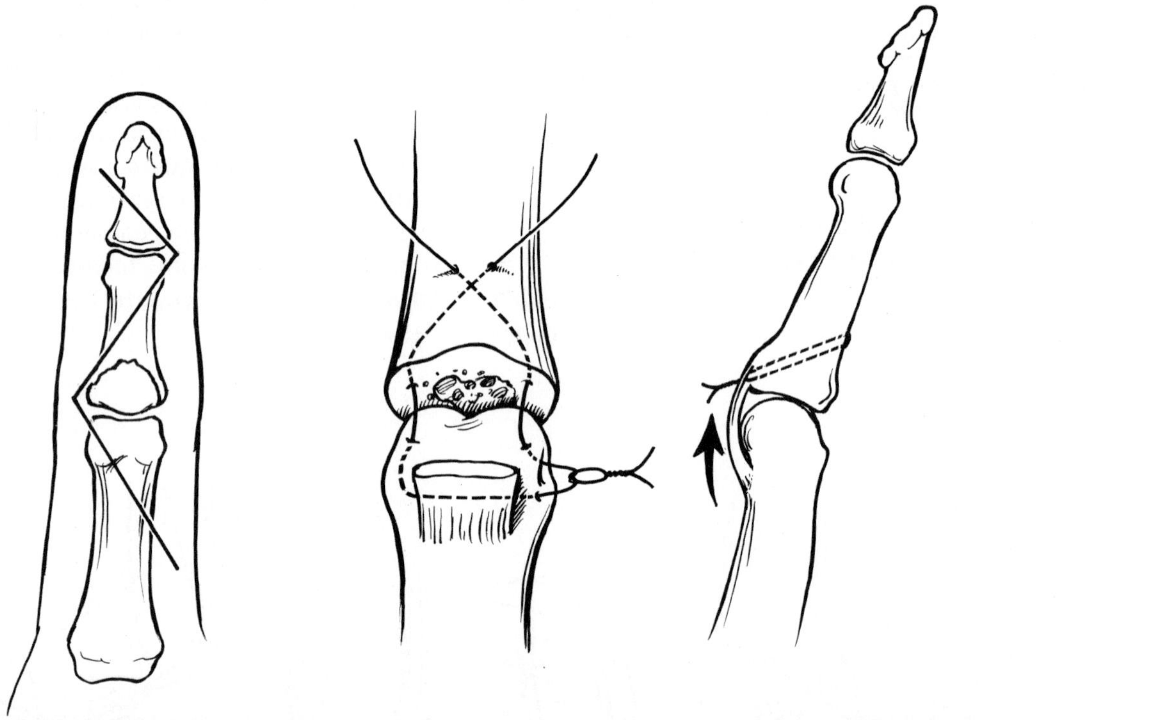

Figura 87-13. Técnica de avanço da placa volar da articulação IFP. A abordagem é feita através da incisão de Brumer centralizada sobre a articulação IFP. Também pode ser usada uma abordagem dorsal. A bainha do flexor é aberta da polia A2 até a A4 para permitir o movimento lateral dos tendões e assim ganhar a exposição para a superfície volar da articulação IFP. Os ligamentos colaterais que permanecem inseridos à falange medial são excisados (sendo que a porção principal fica remanescente à placa volar) e a articulação é hiperestendida ao máximo, proporcionando uma visão completa das superfícies articulares opostas. Os fragmentos ósseos soltos e o segmento inserido à placa são debridados, e é formado um defeito no osso na forma de uma fossa transversa. A placa é mobilizada para avançar distalmente para dentro do defeito com uma sutura de fio metálico a ser puxado para fora, na qual as espirais ao longo das margens laterais da placa são passadas através de buracos perfurados nas margens laterais do defeito. Os buracos localizam-se o máximo dorsal possível para levar a placa contra a margem da cartilagem articular dorsal remanescente. A tração das suturas emerge do dorso das falanges média conforme é reduzida simultaneamente com o avanço da placa. É usado fio-K para manter a articulação reduzida em 30 graus de flexão. A imobilização é continuada por duas semanas, enquanto o fio-K é então removido e inicia-se uma flexão ativa, usando um aparelho de bloqueio de extensão. A extensão ativa sem restrições só é permitida quatro semanas após a cirurgia. A imobilização com extensão dinâmica é iniciada seis semanas após a cirurgia, se não for possível uma extensão completa. O inchaço pode persistir por vários meses, e podem ser necessários de seis a oito meses para recuperar a variação de movimentos completa.

mento dorsal da falange média. As fraturas com menos de 40% de envolvimento da superfície articular são geralmente estáveis e podem ser tratadas utilizando um aparelho de bloqueio de extensão ou dorsal, para manter a articulação IFP posicionada por volta de 45 a 60 graus de flexão (Figura 87-12). Os exercícios de flexão deste ponto podem ser iniciados após uma semana e devem ser continuados por seis semanas, com aumentos progressivos na variação da extensão conforme o local fica curado. Se estas fraturas estiverem instáveis, elas são tratadas com redução aberta e fixação interna. Uma variedade de técnicas é usada, incluindo a fixação de um fio-K com ou sem faixas metálicas de tensão adicionais, fiação intra-óssea e fixação de minifragmentos com parafusos.

As fraturas da base com pequenos fragmentos cominuídos envolvendo até um terço da superfície articular volar podem ser tratadas com excisão dos fragmentos e avanço da placa volar (Figura 87-13). A articulação é então imobilizada temporariamente com colocação de pinos, seguida por movimentação progressiva utilizando uma imobilização protetora com bloqueio de extensão. As fraturas que apresentam uma cominuição extensa (chamadas fraturas de "pilão") são tratadas com cirurgia, que é restrita à elevação dos fragmentos, realinhamento da articulação, e enxerto de osso, se a lesão é apta à fixação interna ou tração dinâmica. O método de tração dinâmica tornou-se a forma preferida para o tratamento destas lesões mais difíceis: este método combina o uso de movimentos e a tração. O movimento pode ser tanto contínuo quanto intermitente, assim como pode ser passivo ou ativo. A tração cria uma mudança angular na articulação e fornece as forças de tração distal que produzem vários efeitos úteis, incluindo a redução dos fragmentos articulares e o realinhamento da superfície da articulação, previne colapsos dos fragmentos da fratura, previne a contratura dos ligamentos das articulações, e outras estruturas periarticulares, assim como a expansão da regeneração da cartilagem e a cura. Os resultados combinados destes efeitos representam a realização da simetria articular, e, mais importante ainda, a recuperação funcional, com uma variação de movimentos excelente. Dois dispositivos são utilizados comumente e adaptados para o uso com técnicas de tração dinâmica. Estes são o aparelho de tração Schenck e o dispositivo de Hotchkiss, ou compasso da articulação pivô IFP (Figuras 87-14 e 87-15).

As fraturas da articulação IFP que envolvem a falange proximal são as fraturas condilares e estas podem ser tanto unicondilares quanto bicondilares, e qualquer um dos dois tipos pode apresentar um deslocamento (Figura 87-16). As

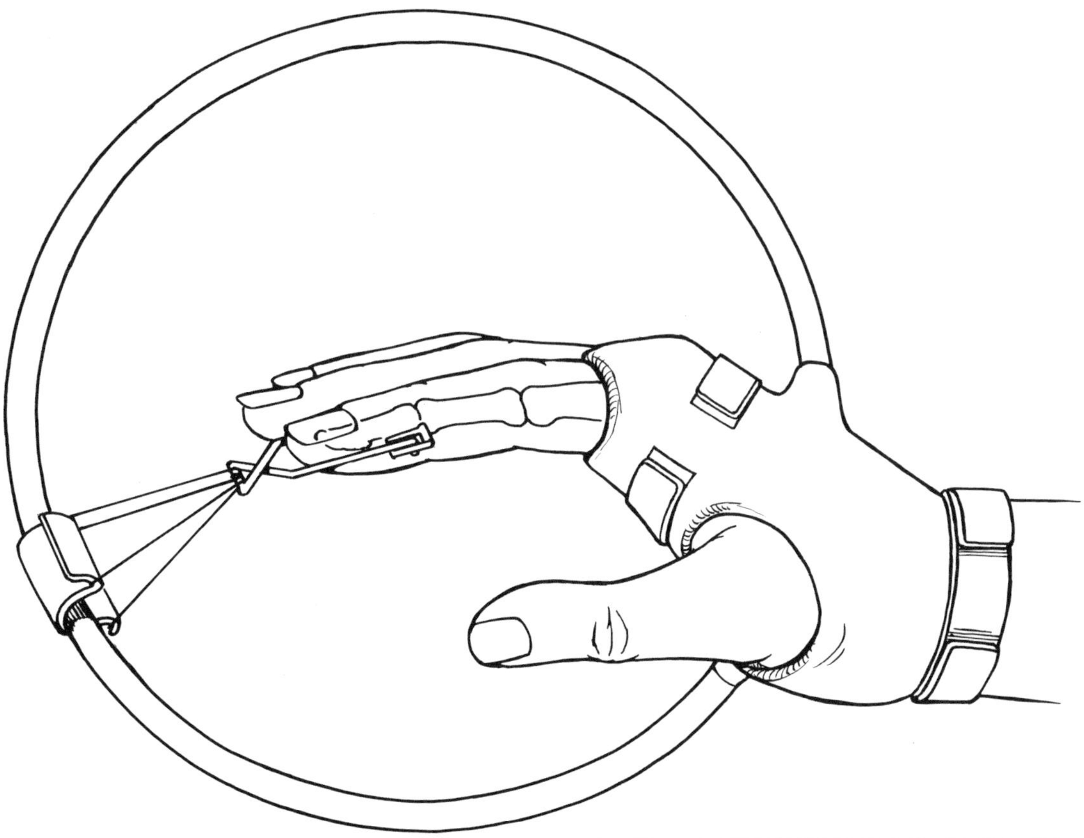

Figura 87-14. Aparelho de tração dinâmica. O aparelho consiste de um arco com três polegadas de raio, centralizado sobre o eixo da articulação IFP. A força de tração dinâmica distal é suprida por uma faixa de borracha passada de uma extremidade do fio transósseo sobre o círculo, e o componente móvel da outra extremidade do fio.

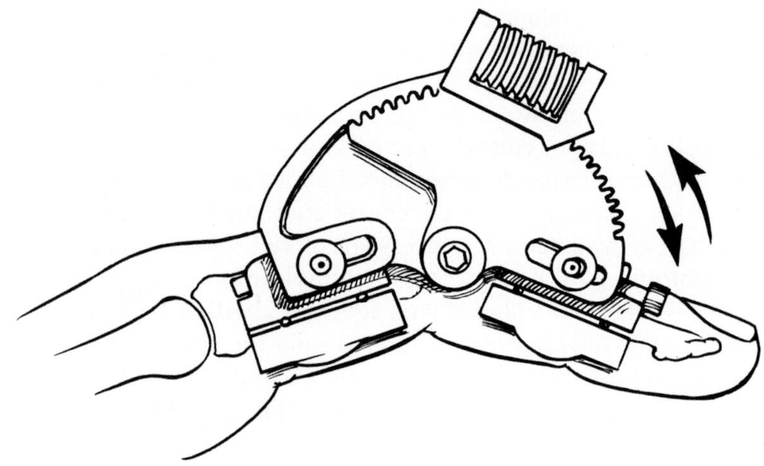

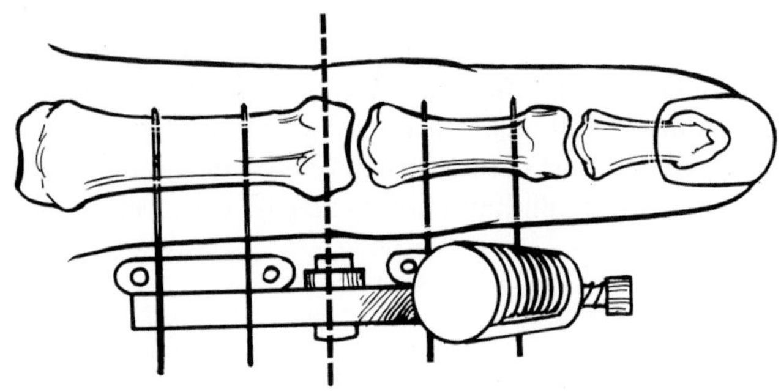

Figura 87-15. Compasso de pivô da articulação interfalangiana proximal (dispositivo de Hotchkiss). O dispositivo consiste em uma dobradiça unilateral externa colocada com fixação esquelética em ambos os lados da articulação com fios-K suaves de aço inoxidável. O *design* permite movimentação passiva controlada, com ou sem a retirada da tração, para permitir a movimentação prévia protegida.

fraturas unicondilares sem deslocamento são basicamente instáveis e tendentes a um deslocamento subseqüente. A maioria deve ser tratada com a colocação percutânea de pinos para proteger contra tal deslocamento, e permitir uma variação de movimentos prévia. Quando ela estiver deslocada, é possível, certas vezes, a redução fechada, com o desvio do dedo para fora do côndilo fraturado, e a compressão dos dois côndilos juntos com uma pinça externa. A fratura pode ser fixada percutaneamente com fios-K (Figura 87-17). Se não puder ser alcançada uma redução fechada satisfatória, são necessárias uma redução aberta e a fixação interna, para uma restauração precisa e definitiva da superfície articular. A fixação com fio-K ou com um parafuso de compressão interfragmentária de 1,5 mm é adequada (Figura 87-18). Os exercícios de variação de movimentos ativa são iniciados logo cedo, e o dedo é protegido entre os exercícios, tanto com o envolvimento do dedo adjacente com uma fita, quanto com extensão em um aparelho de goteira da articulação IFP.

As fraturas bicondilares são menos freqüentes porém mais difíceis de se tratar e restaurar sua função. A regra consta de algumas limitações permanentes nos movimentos da articulação IFP. As fraturas sem deslocamento são tratadas de forma fechada com aparelhos de extensão em

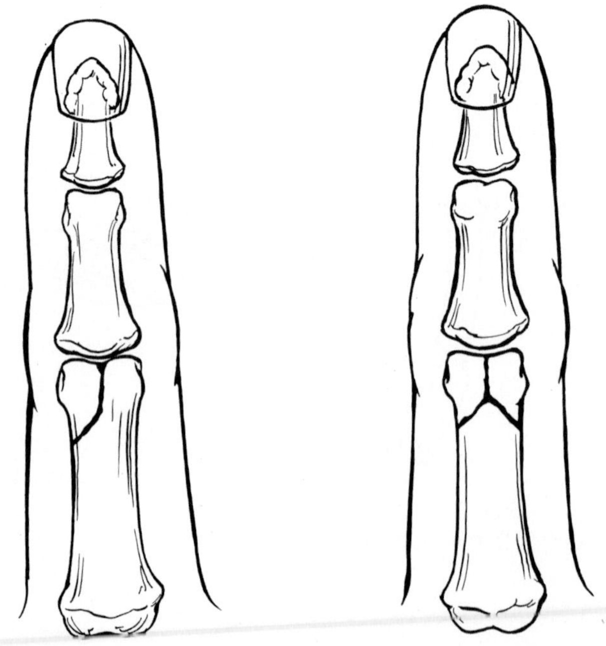

Figura 87-16. As fraturas articulares interfalangianas proximais podem ser tanto unicondilares (A), ou bicondilares (B), e ambos os tipos podem sofrer luxações.

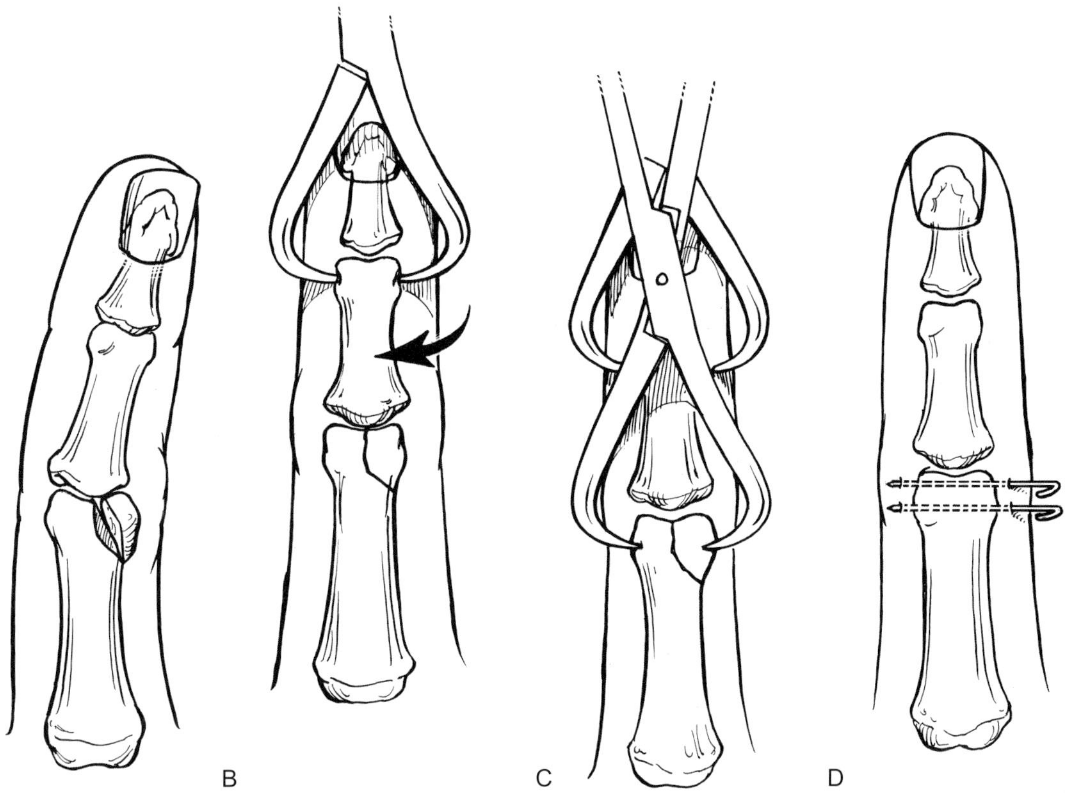

Figura 87-17. Redução seqüencial e fixação percutânea de pinos em uma fratura unicondilar com luxação, na falange proximal. A, a fratura unicondilar com luxação resulta em uma angulação e deformidade do dedo na articulação IFP. B, uma pinça tenacular é aplicada transcutaneamente até a parte distal da falange média para corrigir a deformidade e reduzir a fratura. C, uma segunda pinça tenacular aplicada no local da fratura completa e comprime a redução. D, a fratura é fixada com um ou dois fios-K de calibre pequeno colocados de forma transversa. O monitoramento com raios X fluoroscópicos é bastante útil.

goteira. Já as fraturas deslocadas são tratadas com redução fechada e colocação de pinos percutânea; no entanto, mais freqüentemente necessitam de redução aberta e fixação interna com fios-K ou parafusos. Ocasionalmente, é usada a fixação com uma miniplaca.

Técnica Operatória

A pele é aberta utilizando uma incisão longitudinal dorsal. Obtém-se a exposição com uma incisão entre o deslizamento central e a faixa lateral. Deve-se tomar um cuidado especial para evitar uma lesão no deslizamento central. A cápsula articular é dissecada e aberta separadamente. O periósteo é cortado e mantido ao lado com um elevador periosteal pequeno. Se for necessário, o acesso pode ser melhorado removendo-se o ligamento colateral. Os fragmentos da fratura são reduzidos, utilizando uma pinça de redução ou um clipe de toalha, e então ela é fixada.

FRATURAS DA ARTICULAÇÃO METACARPOFALANGIANA

As fraturas da cabeça do metacarpo da mesma forma que as incisões e as abordagens cirúrgicas utilizadas na exposição da articulação MCF são revisadas no capítulo 86.

A falange proximal pode ser lesada por uma força de carga axial ou por avulsão do ligamento colateral a partir de um fragmento de osso periarticular (ou por uma lesão fiseal em crianças). Os fragmentos articulares envolvendo menos de 20% da articulação são tratados com envolvimento com o dedo adjacente com uma fita, por seis semanas. A mobilização ativa ou passiva é encorajada. O envolvimento articular de mais de 20% necessita de uma redução aberta e fixação interna com fios-K. As fraturas cominutivas são reduzidas abertamente, e, se necessário, recebem um enxerto de osso.

As fraturas que envolvem a falange proximal do polegar são geralmente de avulsão ligamentosa que afetam as superfícies radial ou ulnar do osso, e são normalmente associadas à instabilidade da articulação MCF. As lesões ao ligamento colateral ulnar que ocorrem por causa de uma hiperextensão e abdução vigorosas são chamadas "fraturas de couteiro". Se não ocorreu deslocamento, elas são tratadas fechadas com imobilização em gesso. Se elas são deslocadas significativamente e envolvem uma grande quantidade de superfície articular, é indicada uma redução aberta e a fixação interna. Os fragmentos extremamente pequenos são fixados com maior segurança por uma fiação com faixa de tensão de calibre 26, ou com fiação intra-óssea, enquanto os fragmentos maiores são estabilizados com fios-K su-

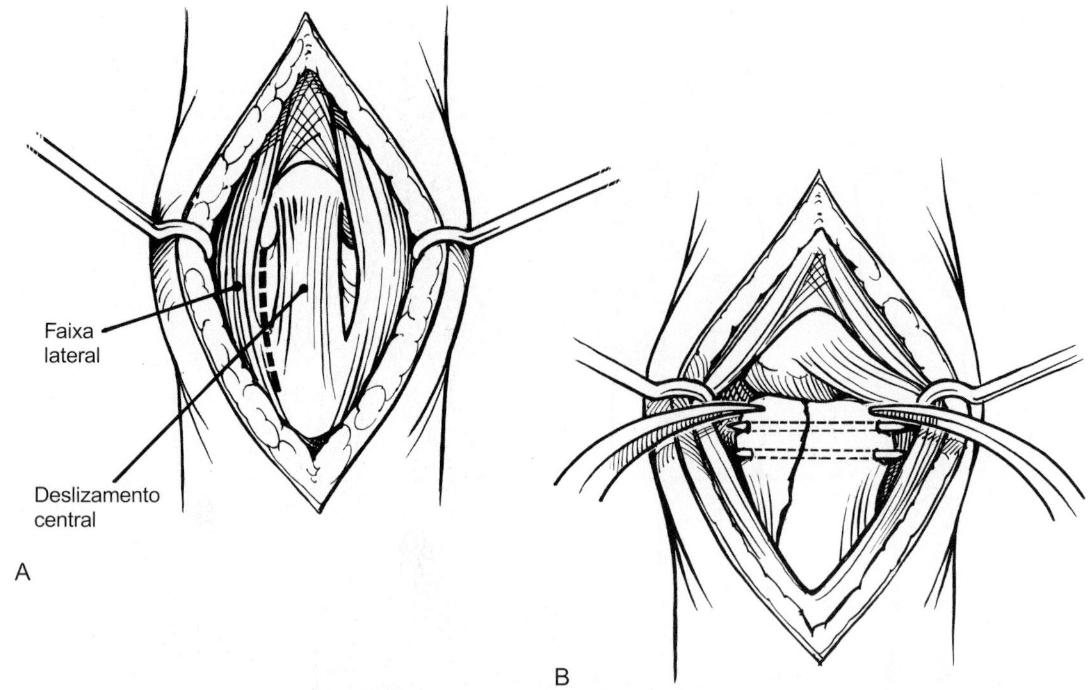

Figura 87-18. Redução aberta de fratura condilar da falange proximal. A, a fratura é exposta entre o deslizamento central e a faixa lateral. Deve ser evitada qualquer lesão da inserção do deslizamento central até a base do dorso da falange medial. B, é aplicada uma pinça tenacular para reduzir e segurar a fratura. A fixação interna é alcançada com dois fios-K transversos ou com pequenos parafusos.

plementados com um fio metálico de calibre 26 ou 28. Os parafusos devem ser reservados para grandes fragmentos que excedam em tamanho três vezes o diâmetro do parafuso. A fratura é exposta através de uma incisão de imobilização da aponeurose dorsal extensora. É aplicado pós-operatoriamente um molde em espiga do polegar, o qual é usado por quatro semanas (Figura 87-19).

CUIDADOS PÓS-OPERATÓRIOS

O acompanhamento para o tratamento não-cirúrgico das fraturas inclui a elevação e outras táticas para controle de edemas, assim como a imobilização apropriada, geralmente por um período de quatro a seis semanas. Este é acompanhado por exercícios com variação de movimentos para a mão e para os dedos. Logo após o tratamento, é dada atenção específica para os movimentos das articulações não afetadas, incluindo o cotovelo e o ombro, para evitar rigidez e perda de movimentos.

Se a fratura for tratada cirurgicamente, os mesmos princípios básicos de cuidados são aplicados, como a elevação e o controle de edema, exercícios de movimentação das partes lesadas, e mobilização das articulações não afetadas. Os exercícios de movimentação são iniciados o mais rápido que a estabilidade permitir, no entanto, os fios-K não são estáveis e os exercícios são realizados somente depois de 10 a 14 dias. As placas e os parafusos são mais seguros e permitem que os exercícios sejam iniciados quase imediatamente.

Após a operação, os curativos são reduzidos ou removidos completamente por volta do quarto dia enquanto é aplicado um aparelho removível. As suturas da pele são retiradas depois de duas semanas. São realizados raios X de repetição, e os filmes de acompanhamento são tomados em seqüência de tempo. Os fios-K são removidos uma vez que a união definida clinicamente tiver ocorrido (ausência de dor local e sensibilidade no local da fratura). Em geral, as placas e os parafusos são mantidos no local, a menos que eles se tornem proeminentes e causem uma certa irritação no tecido que os cobre.

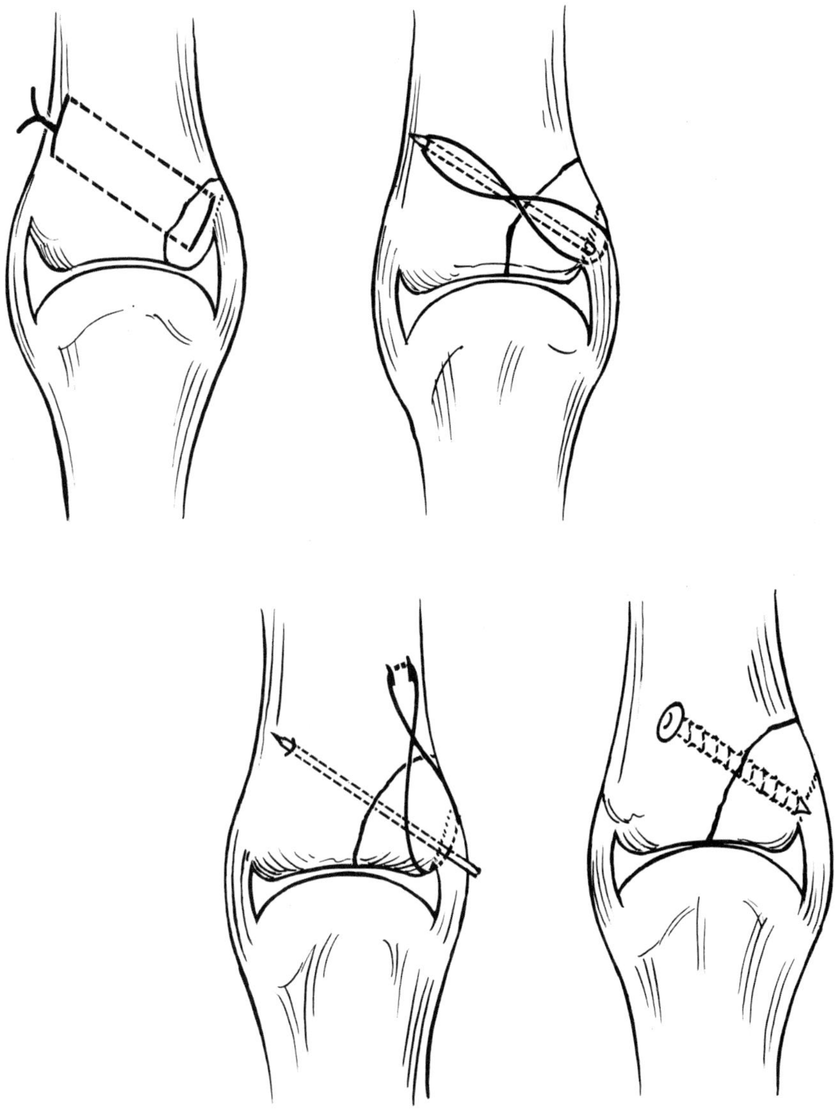

Figura 87-19. Fixação de uma fratura de couteiro. O método depende do tamanho do fragmento. Fragmentos extremamente pequenos são segurados com maior segurança com faixas de tensão metálicas, e fiação interóssea de Lister do tipo B, adequadas para pequenos fragmentos, estabilizadas por fio-K de 0,0889 e 0,07112 cm, suplementados por um fio metálico de calibre 26 ou 28. Os parafusos devem ser preservados para grandes fragmentos que excedam três centímetros de diâmetro em tamanho.

Leituras Selecionadas

Difficult fractures of the hand and wrist. *Hand Clin* 1988;4:349-556.

Freeland AE, Sennett BJ. Phalangeal fractures. In: Peinter CA, ed. *Surgery of the Hand and Upper Extremity.* New York: McGraw-Hill, 1996:921-937.

Heim U, Pfeiffer KM. *Internal Fixation of Small Fractures: Techniques Recommended by the AO-ASIF Group.* 3rd ed. Berlin: Springer-Verlag, 1988.

Idler RS, Schreiber D, Strickland JW. Complications in fractures of the phalanges and metacarpals. In: Boswick JA, ed. *Complications in Hand Surgery.* Philadelphia: WB Saunders, 1986:128-144.

Kasparyan NG, Hotchkiss RN. Dynamic skeletal fixation in the upper extremity. *Hand Clin* 1997;13:643-63.

Schenck RR. The dynamic traction method: combining movement and traction for intra-articular fractures of the phalanges. *Hand Clin* 1994;10:187-98.

Stern PJ. Fractures of the metacarpals and phalanges. In: *Green's Operative Hand Surgery.* 4th ed. Philadelphia: Churchill Livingstone, 1999:711-771.

Capítulo

88

Fraturas e Luxações do Carpo

Peter C. Innis ◆ E. F. Shaw Wilgis

As fraturas e luxações do carpo acontecem, somente em menor freqüência que as fraturas distais do rádio, dentro das lesões de membros superiores. Várias destas lesões são omitidas nas avaliações iniciais, e podem ser responsáveis por incapacidade significante a longo prazo. Existe uma ampla discussão sobre as fraturas e luxações do carpo, que está além do alcance deste capítulo. Entretanto, são aqui discutidos a classificação, os mecanismos, o diagnóstico e o tratamento da maior parte das lesões do carpo, com ênfase nas fraturas escafóides e luxações perilunares.

Os oito ossos do carpo incluem o escafóide, o semilunar, o tríquetro, e o pisiforme na fileira proximal, e também o trapézio, o trapezóide, o capitato e o hamato, na série distal. A série proximal age como um segmento intercolado conectado ao rádio e à série distal pelo escafóide. A função de ponte do escafóide faz deste osso, e de suas inserções ligamentosas ao semilunar, particularmente vulnerável a lesões. O conhecimento completo da anatomia dos ligamentos do punho é requerida para o entendimento de vários padrões das fraturas e luxações do carpo, assim como de seu tratamento. Os ligamentos do punho são localizados tanto dorsal quanto volarmente. Estes últimos são bem mais fortes e mais significativos clinicamente (Figura 88-1). Os ligamentos volares são dispostos em uma configuração de duplo V, com uma área de fraqueza relativa na junção capitolunar, chamada de "espaço de Poirier". Esta fraqueza anatômica volar é responsável pela freqüência e pelos padrões de luxações perilunares e semilunares nas hiperextensões do punho. Da mesma forma, várias fraturas do carpo são causadas por avulsão dos ligamentos ou inserções capsulares.

O escafóide é o osso do carpo mais freqüentemente fraturado, sendo o responsável por 80% destas lesões. Essas, são geralmente lesões por hiperextensão em homens que estão entre a segunda e quarta décadas de vida. A fratura é rara em crianças, visto que a epífise radial distal geralmente é lesada. Com diagnósticos precoces e tratamento apropriado, mais de 90% das fraturas escafóides solidificam-se. A localização do escafóide fazendo uma ponte com os ossos proximais e distais do carpo é responsável pela instabilidade inerente da fratura do escafóide. Ambos os fragmentos da fratura freqüentemente se deslocam: o fragmento distal flete-se com os ossos distais do carpo e o fragmento proximal estende-se com o semilunar e a série proximal do carpo. Isso leva à "deformidade em corcunda" observada em vários pacientes nos quais o escafóide não uniu, ou onde houve má união óssea. Estas lesões causam um grau significativo de incapacidade no membro superior; o atraso no diagnóstico e no método e duração do tratamento podem ter conseqüências profundas a longo prazo para as funções do punho.

A maioria das luxações do carpo e fraturas-luxações fazem parte do espectro das lesões perilunares. A anatomia óssea e ligamentosa do punho diz que a zona vulnerável para estas lesões fica ao redor do semilunar: dissociação escafolunar (DEL), ou subluxação rotatória do escafóide, luxação perilunar dorsal (LPL), ou fratura-luxação; e luxações semilunares volares resultam de um mecanismo de lesão semelhante, no qual o punho é hiperestendido e desviado ulnarmente com supinação intercarpal. Estas lesões representam a desestabilização progressiva do carpo. Mayfield classificou estas lesões em quatro estágios, começando com a luxação escafolunar (estágio 1) e progredindo para a luxação perilunar (estágios 2 e 3) até a luxação semilunar (estágio 4). A luxação escafolunar é o ligamento análogo de uma fratura escafóide e é a lesão significativa mais comum do punho. As

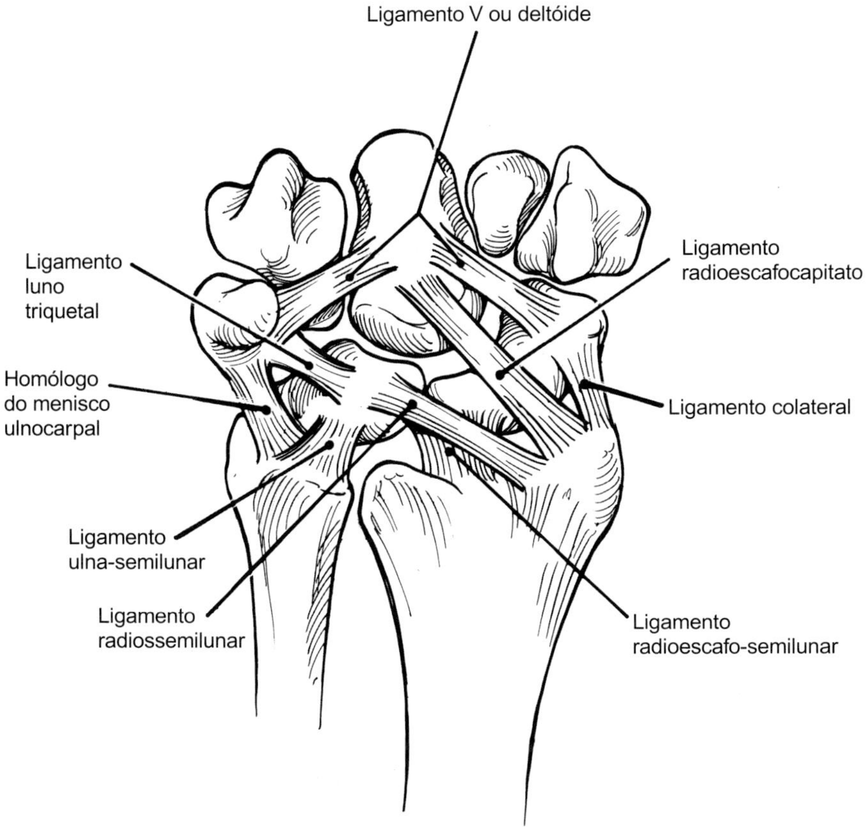

Figura 88-1. Ligamentos volares do punho com ligamentos extrínsecos e intrínsecos e espaço de Poirier.

luxações perilunares e transescafóides perilunares dorsais representam cerca de 5% a 10% das luxações-fraturas do carpo. Estas lesões não são diagnosticadas em 25% a 30% dos pacientes e são freqüentemente reconhecidas de seis a 12 semanas depois, quando o paciente continua a reclamar de dor, deformidade, e disfunção. Nestas lesões, o capitato desloca-se dorsalmente com relação ao semilunar. As fraturas escafóides ou o ligamento escafolunar está rompido, ou ambos. O semilunar quase sempre se desloca volarmente e pode estar dentro do túnel do carpo (Figura 88-2).

AVALIAÇÃO DO DEFEITO

O diagnóstico da fratura escafóide começa com um histórico detalhado, exame físico e um alto índice de suspeição. A história de uma queda com hiperextensão do punho em um homem jovem, que apresenta dor e edema sobre o escafóide ou sobre a tabaqueira anatômica, deve ser tratada como uma fratura escafóide até que se prove o contrário. O sinal clínico importante de uma fratura escafóide é a sensibilidade à apalpação na tabaqueira anatômica sobre a tuberosidade volar, ou no pólo proximal dorsalmente logo distalmente ao tubérculo de Lister. Uma fratura escafóide e uma DEL aguda podem resultar nos mesmos achados físicos e devem ser tratadas da mesma forma. No caso da DEL, o ponto sensível geralmente fica dorsalmente no ligamento escafolunar. A movimentação passiva com desvio ulnar para radial com pressão sobre o tubérculo distal do escafóide pode provocar um ruído e dor (teste positivo de Watson para desvio escafóide). A LPL e a luxação-fratura são lesões de alta energia, que geralmente resultam de uma queda de altura significativa ou acidente de automóvel. Geralmente há dor severa, inchaço e deformidade. É comum a disfunção do nervo mediano (10% dos pacientes), no entanto a neuropatia ulnar, lesão arterial e danos ao tendão também podem ser observados. Este quadro clínico deve levantar suspeitas para estas lesões e radiografias-padrão póstero-anterior (PA) e laterais auxiliam no diagnóstico.

Um profundo conhecimento da anatomia óssea do carpo facilita a compreensão do padrão radiográfico normal. Até um terço das fraturas do carpo e luxações não são diagnosticadas nas radiografias iniciais por observadores inexperientes. Freqüentemente são necessárias incidência e estudos especiais. Uma PA e um perfil da mesma forma que a incidência oblíqua devem ser realizados em qualquer punho lesionado. Na incidência PA, os espaços articulares intercarpais devem ser de 1 a 2 mm e simétricos. Os três arcos do carpo descritos por Gilula devem ser observados (Figura 88-3). Estes são a superfície proximal da fileira proximal dos ossos do carpo, a superfície distal dos óssos proximais do

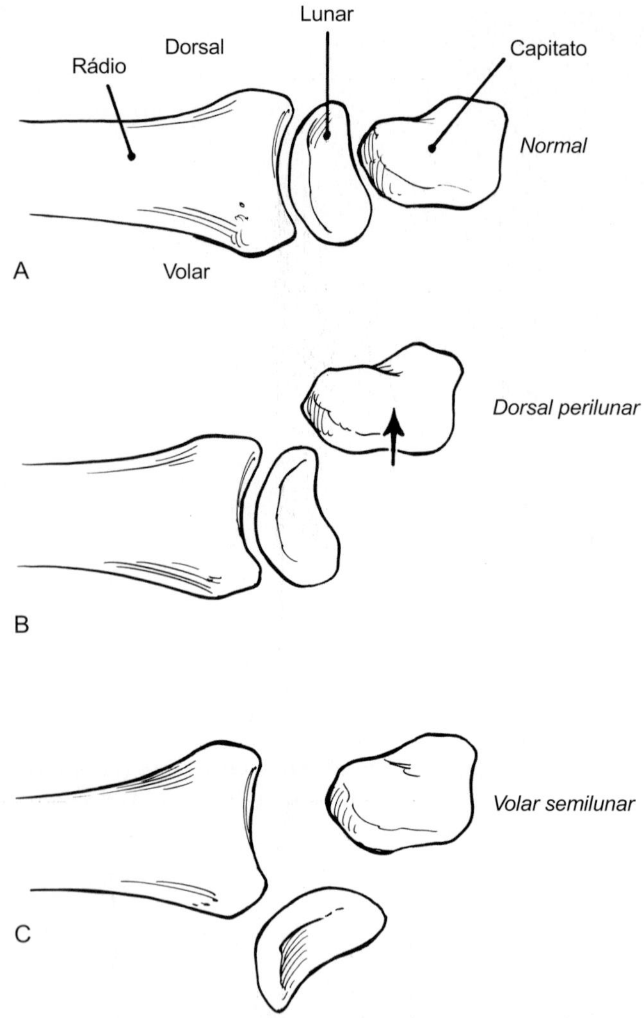

Figura 88-2. Luxações perilunares e semilunares, diagrama lateral. A, normal. B, perilunar. C, lunar.

carpo e as superfícies proximais do capitato e do hamato. O formato do escafóide deve ser de certa forma alongado. A radiografia lateral é crucial no diagnóstico de luxações semilunares e perilunares. Devem ser observados três formas concêntricas em C das superfícies articulares: o rádio distal, o semilunar distal, e o capitato proximal. Todos devem estar paralelos com seus eixos formando uma única linha reta. O ângulo escafolunar normal é de 47 graus, com uma variação de 30 a 60 graus. Este ângulo é medido ao longo do eixo longitudinal do escafóide e uma linha perpendicular ao pólo dorsal e volar do semilunar (Figura 88-4).

No caso de suspeita de fraturas escafóides, a avaliação inicial deve incluir radiografias PA e lateral em desvio ulnar e posição neutra. Se os resultados forem normais, recomenda-se uma tala curta braço-primeiro quirodáctilo e reexame e estudos radiográficos adicionais dentro de uma a duas semanas. Por volta deste período, ou o escafóide não estará mais doendo, ou a fratura será visível radiograficamente, por causa da reabsorção no local da fratura. Se os resultados radiográficos continuarem a ser negativos após uma segunda avaliação de imobilização e os sintomas persistirem, então tomografia computadorizada, mapeamento ósseo, ressonância magnética (IRM) ou exames de ultra-som podem ser utilizados para avaliar o problema mais a fundo.

Na LPL o hiato escafolunar fica significativamente mais largo em uma incidência PA. Um hiato escafolunar maior que 3 mm levanta uma suspeita, e se ele for maior que 5 mm representa uma confirmação. Uma incidência sob tensão com o punho cerrado pode aumentar o hiato. O escafóide é diminuído, e pode haver um "sinal de anel de sinete" o que representa uma densidade dupla do pólo distal do escafóide sobre o corpo, causado por uma má rotação volar que é observada na laceração completa do ligamento escafolunar. A incidência lateral demonstra um ângulo escafolunar maior que o normal de 47 graus (Figura 88-5). Valor maior de 60 graus é suspeito e maior que 80 graus é confirmatório de lesão. Na LPL dorsal o capitato desloca-se dorsalmente "ao

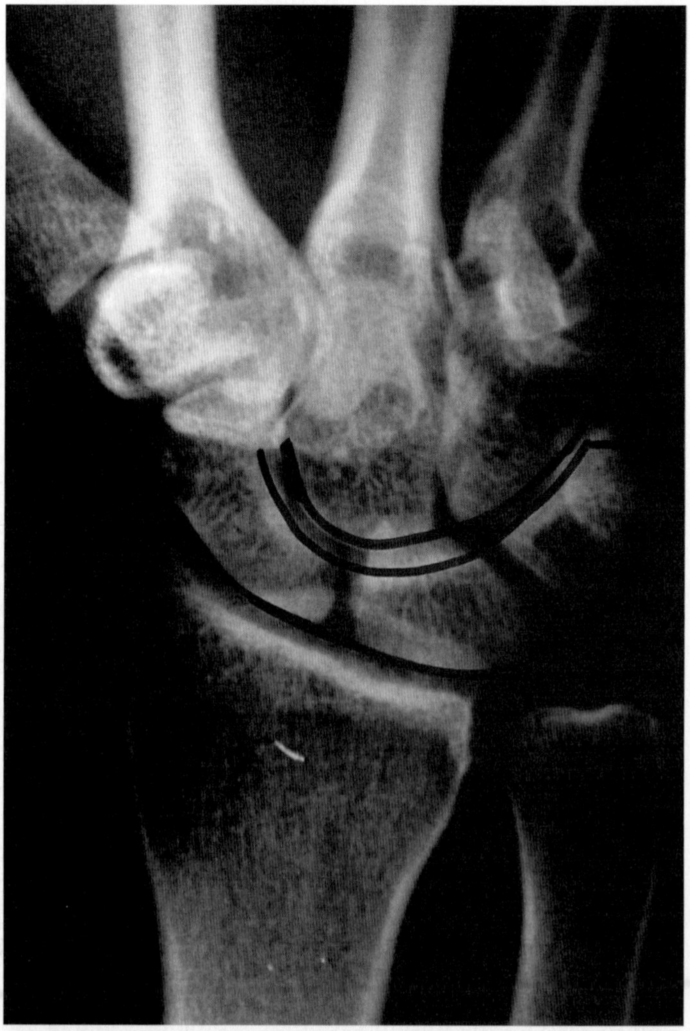

Figura 88-3. RX, incidência póstero-anterior: três arcos de Gilula.

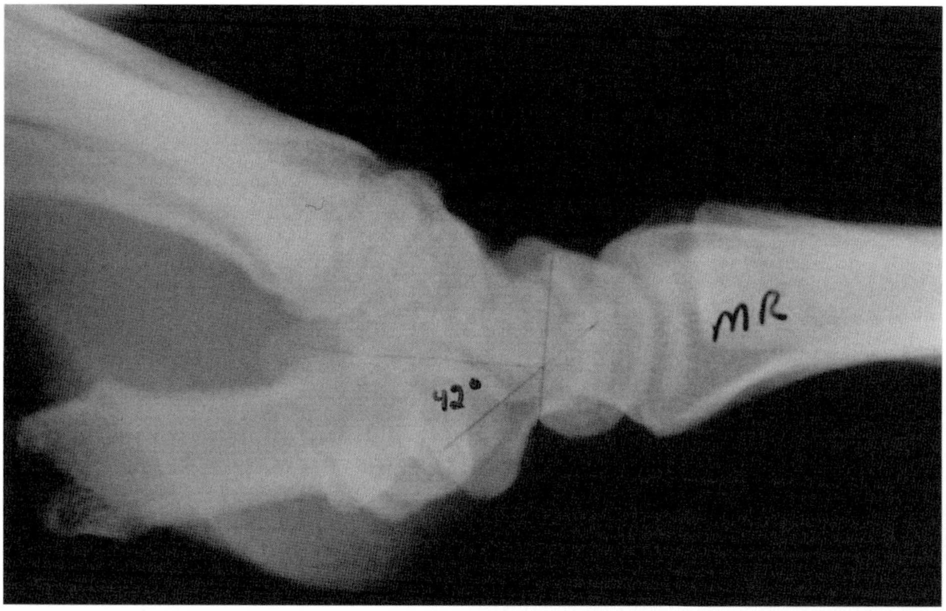

Figura 88-4. Radiografia lateral: ângulo escafo-semilunar 42 graus.

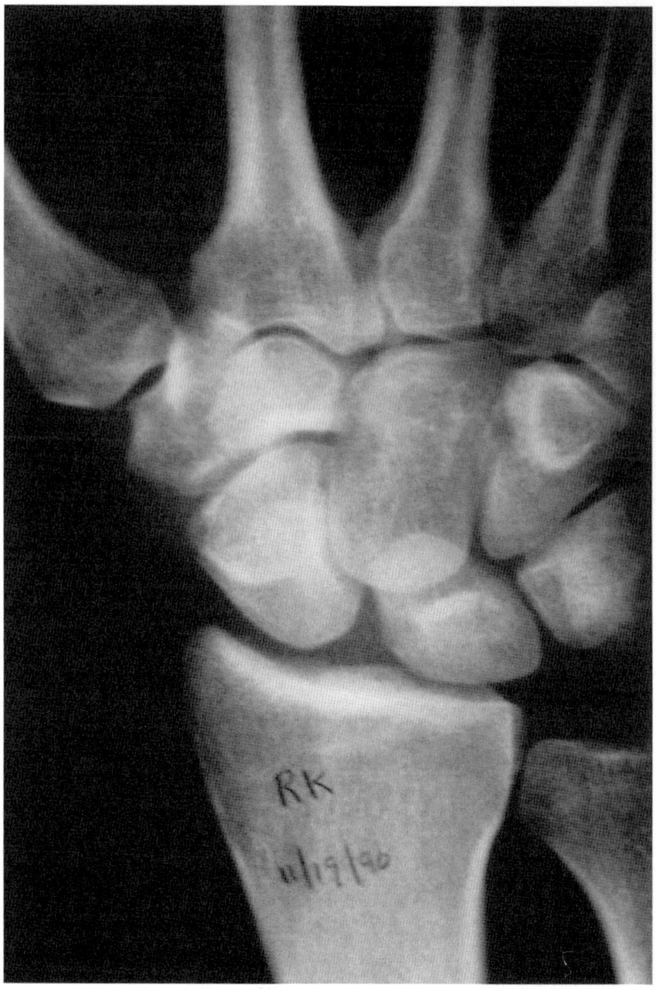

A

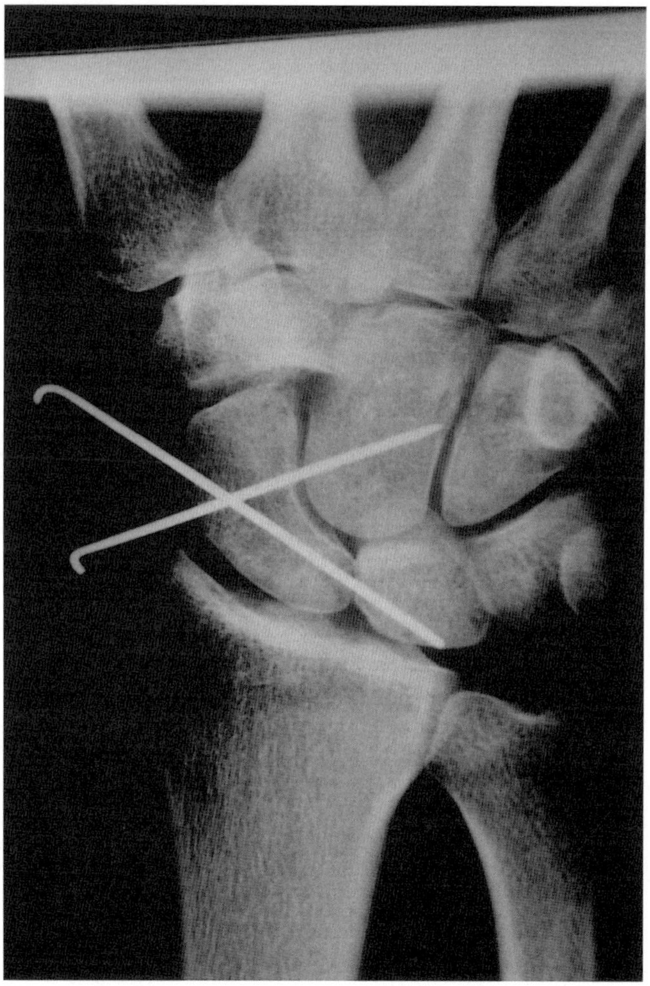

B

Figura 88-5. A, dissociação escafo-semilunar (DES), incidência póstero-anterior. B, DES com fios de Kirschner, incidência póstero-anterior.

redor" do semilunar, que permanece na fossa do rádio. Quando o semilunar se desloca, ele quase sempre faz isto volarmente, pelo espaço de Poirier e freqüentemente no canal do carpo, produzindo a síndrome do túnel do carpo agudamente. As incidências sob tração obtidas com os sedativos e anestesia apropriados podem ser especialmente úteis nas fraturas-luxações perilunares mais complexas, e em alguns casos, podem ser necessários um *scan* tomográfico ou uma tomografia para delimitar completamente a lesão. O resultado da radiografia PA é semelhante àquele observado na DEL, com o acréscimo de um semilunar triangular (causado pela má rotação) e sobreposição entre o semilunar e o capitato na articulação mediocarpal. Uma fratura do processo estilóide do rádio deve levantar suspeitas quanto a esta lesão. A radiografia lateral irá demonstrar claramente a luxação dorsal do capitato (Figura 88-6).

INDICAÇÕES

As fraturas escafóides podem ser classificadas pela localização da fratura bem como se elas têm deslocamento ou não (Figura 88-7). A fratura transversa possui o melhor prognóstico para cura, mas a instável vertical oblíqua possui o maior risco de luxação e não-união como resultado das forças de

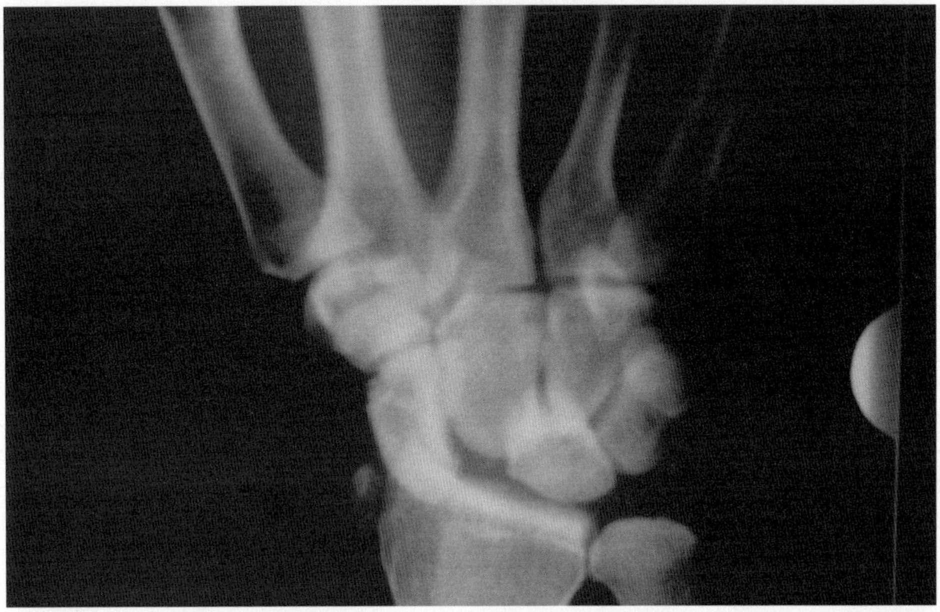

A

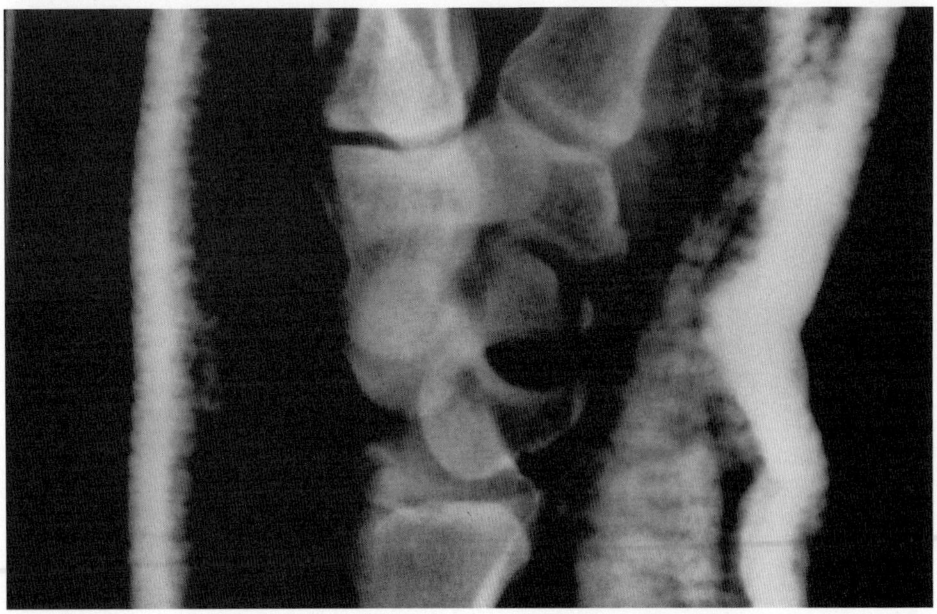

B

Figura 88-6. Radiografia de luxação perilunar (LPL). A, incidência póstero-anterior com estilóide fixado, hiato, semilunar triangular, sinete. B, incidência lateral.

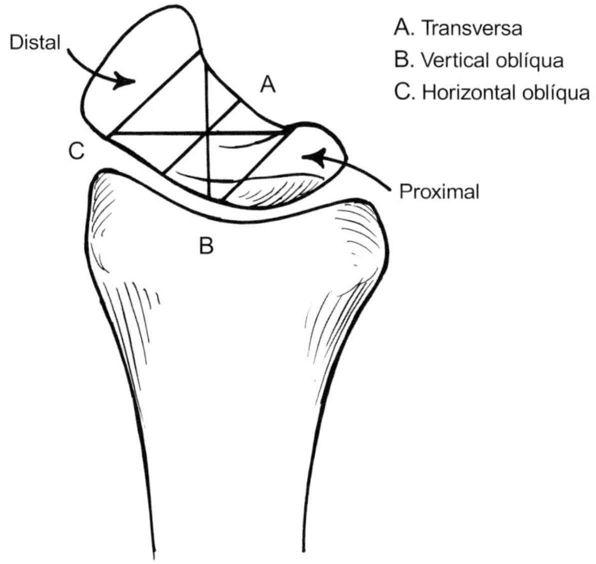

Figura 88-7. Classificação escafóide.

cisalhamento significativas agindo sobre o local da fratura. Luxação significativa é geralmente definida como a separação dos fragmentos por 1 mm ou mais. As taxas de não-união variam de 5% a 10% para cintura e fraturas distais de 50% a 90% para fraturas do pólo proximal com luxações. Quanto mais proximal a linha da fratura, maior a incidência de necrose avascular. Claramente, todas as fraturas escafóides são diferentes e é fundamentalmente importante identificar os 10% a 20% dessas fraturas instáveis e problemáticas que podem beneficiar-se do tratamento operatório. Fraturas escafóides sem deslocamento tratadas dentro de quatro semanas da data da lesão podem ser imobilizadas com uma tala para o polegar, com mais de 90% de taxas de cura. A maioria dos autores recomenda o tratamento inicial por três a seis semanas com uma longa tala braço-primeiro quirodáctilo, especialmente no caso de fraturas oblíquas ou mais proximais, seguida de uma tala curta braço-primeiro quirodáctilo até que haja evidências clínicas e radiográficas de união. A fixação percutânea de fraturas de escafóide é raramente realizada e a maioria das fraturas instáveis ou complicadas são tratadas com redução aberta e fixação interna (RAFI).

A história da não-união do escafóide é agora bem estabelecida. Vários estudos indicam uma progressão direta de modificações artríticas com o passar do tempo. O tratamento não-operatório permanece como uma opção para essas não-uniões sem luxações ou colapso, e consegue-se alcançar a união em 80% a 90% destes casos selecionados. A não-união com luxação, deformidades com colapso ou modificações císticas sérias deveriam ser tratadas operatoriamente: quase todas necessitam de enxerto ósseo.

Em uma LPL completa, com mudanças estáticas observadas em radiografias planas, o tratamento não-operatório e imobilização externa não são apropriados. Esta lesão requer redução fechada sob anestesia adequada e colocação de pinos percutânea, no mínimo. A redução fechada freqüentemente falha e a maioria dos autores recomenda a RAFI para reduzir completamente e reparar o rompimento dos ligamentos. Uma LPL deve ser reduzida com urgência. Ela pode ser redutível, por método fechado sob adequada anestesia e relaxamento muscular, e pode ser mesmo receptível à colocação percutânea de pinos. Na maioria das LPLs o capitato deslocado dorsalmente pode ser reduzido por método fechado, mas o hiato escafolunar e o ângulo escafolunar permanecem não-anatômicos, necessitando de RAFI, exceto talvez em indivíduos idosos. Todas as LPLs transescafóides requerem RAFI. Se o cirurgião não estiver completamente familiarizado com a técnica operatória, é melhor optar por uma redução fechada da LPL e realizar a RAFI alguns dias depois, uma vez que o edema inicial já diminuiu. As luxações semilunares volares freqüentemente se apresentam com sintomas agudos do nervo mediano, e o paciente deve ser submetido a uma redução fechada urgentemente, embora o rompimento ligamentoso necessite de RAFI. Neuropatias leves a médias com parestesia e discriminação entre dois pontos, normal a levemente anormal, podem ser seguidas, mas neuropatias severas com ausência de discriminação de dois pontos necessitam de uma descompressão aguda do túnel do carpo.

CONTRA-INDICAÇÕES

A fratura sem luxação do escafóide e as DEL anatomicamente reduzidas são contra-indicações relativas para a cirurgia. Problemas médicos significativos agudos ou crônicos que excluam a possibilidade de anestesia regional ou geral podem ser as únicas contra-indicações absolutas para a cirurgia de luxações-fraturas do carpo, discutidas.

PREPARAÇÃO DA SALA

O paciente é colocado na posição supina com o membro lesionado sobre uma braçadeira. Os resultados das radiografias ou exames de imagens devem estar na sala para revisões. O procedimento é realizado com torniquete sob controle e anestesia regional ou geral. Uma orientação fluoroscópica *mini-C-arm* simplifica significativamente o procedimento e geralmente é colocada no canto superior da braçadeira. Imagens radiográficas são geralmente obtidas e avaliadas criticamente antes de se deixar a sala de operações.

TÉCNICAS OPERATÓRIAS

RAFI Escafóide

As decisões operatórias em fraturas escafóides incluem a abordagem, o método de fixação e a suplementação com enxertos ósseos. As fraturas mais agudas (menos de seis semanas de lesão) não requerem enxerto de osso. A abordagem preferida é geralmente volar para o punho e fraturas distais e dorsais para fraturas do pólo proximal. Alguns métodos de fixação, tais como parafusos de Herbert ou Whipple (Zimmer Inc.), requerem uma exposição volar para utilizar um suporte de compressão, o qual segura os fragmentos da fratura enquanto o parafuso é inserido. A exposição volar tem menos chances de lesionar a importante crista dorsal de suprimento vascular da crista dorsal.

RAFI Escafóide Volar

A incisão da pele é delineada sobre o tendão do flexor radial do carpo (FRC) e gentilmente se curva radialmente na extensão proximal do tubérculo escafóide na eminência tenar (Figura 88-8). A bainha do tendão FRC é identificada e incisada. O tendão FRC é mobilizado distalmente à musculatura tenar, cruzando o tubérculo escafóide e é retraído ulnarmente. A ramificação superficial da artéria radial é ligada. O pronador quadrado e os ligamentos palmares radiocarpais são visualizados. Estes ligamentos são divididos longitudinalmente do lado radial e mobilizados para permitir a visualização das margens articulares do escafóide e do local da fratura. A exposição através do assoalho do tendão do FRC limita a lesão da artéria radial. A ramificação palmar cutânea do nervo mediano é vulnerável no tubérculo escafóide e eminência tenar. Deve-se evitar qualquer lesão do importante ligamento interósseo escafolunar. Freqüentemente é de ajuda começar a dissecção no rádio distal, e então se deslocar distalmente para evitar confusão entre a fratura e a articulação escafotrapezial (especialmente em casos de não-união escafóide). Uma vez que a fratura é visualizada, podem ser usados pequenos fios de Kirschner (fio-K) (0,45 a 0,62 mm) como "manches" para reduzir os fragmentos da fratura enquanto eles estão provisoriamente colocados no lugar com pinos. Se forem usados parafusos de Herbert ou de Whipple, o suporte é colocado neste ponto, para obter uma compressão temporária e para facilitar a perfuração e o tapotamento antes da colocação do parafuso. Estes parafusos são desenhados especialmente para a utilização dentro do escafóide e para permitir a compressão por meio de uma inclinação diferencial nas extremidades parafusadas. A cabeça posterior pode estar "enterrada" logo abaixo da cartilagem articular e não necessita de remoção. Esta fixação é bastante rígida, muitos autores defendem a movimentação precoce supervisionada do punho, na fisioterapia e um *splint* removível para fraturas escafóides tratadas por este método, com taxas de cicatrização próximas a 100%. Se os fios-K são usados para a fixação, tanto por preferência quanto necessidade, eles são geralmente colocados de uma direção distal para proximal, e curvados logo abaixo da pele para prevenir a migração. Eles são removidos dentro de oito a 10 semanas, quando a união é evidente radiograficamente. É importante reparar os ligamentos radiocarpais palmares para evitar instabilidade secundária do carpo.

RAFI Escafóide Dorsal

As fraturas do pólo escafóide proximal são mais bem abordadas dorsalmente. É usada uma incisão longitudinal curvilínea imediatamente radial ao tubérculo de Lister, a qual é estendida distalmente (Figura 88-9). Múltiplas ramificações da ramificação superficial do nervo sensitivo radial e do nervo cutâneo

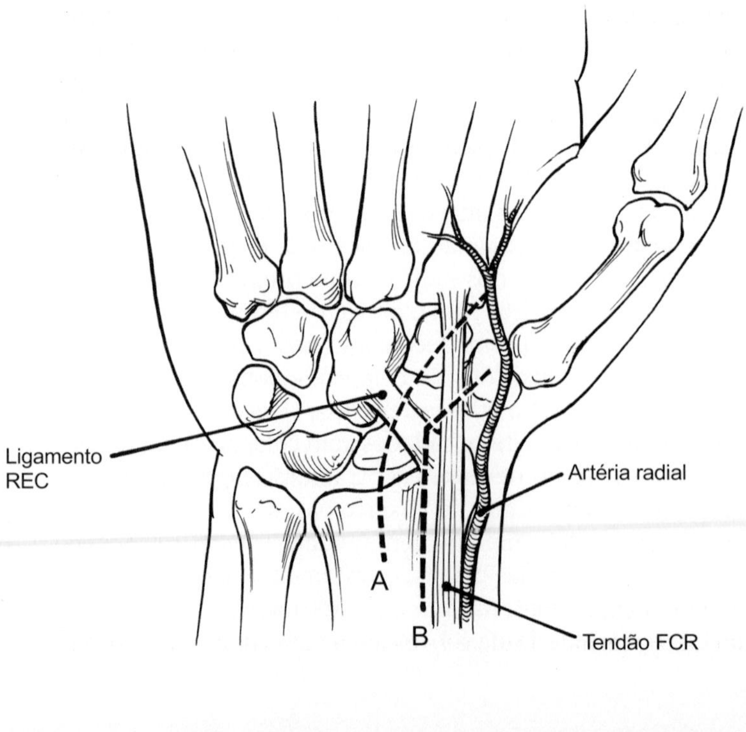

Figura 88-8. Escafóide com exposição volar. A incisão na pele sobre ele através do assoalho do flexor radial do carpo (FRC), através dos ligamentos radioescafocapitato (REC) e radiolunotriquetral (RLT).

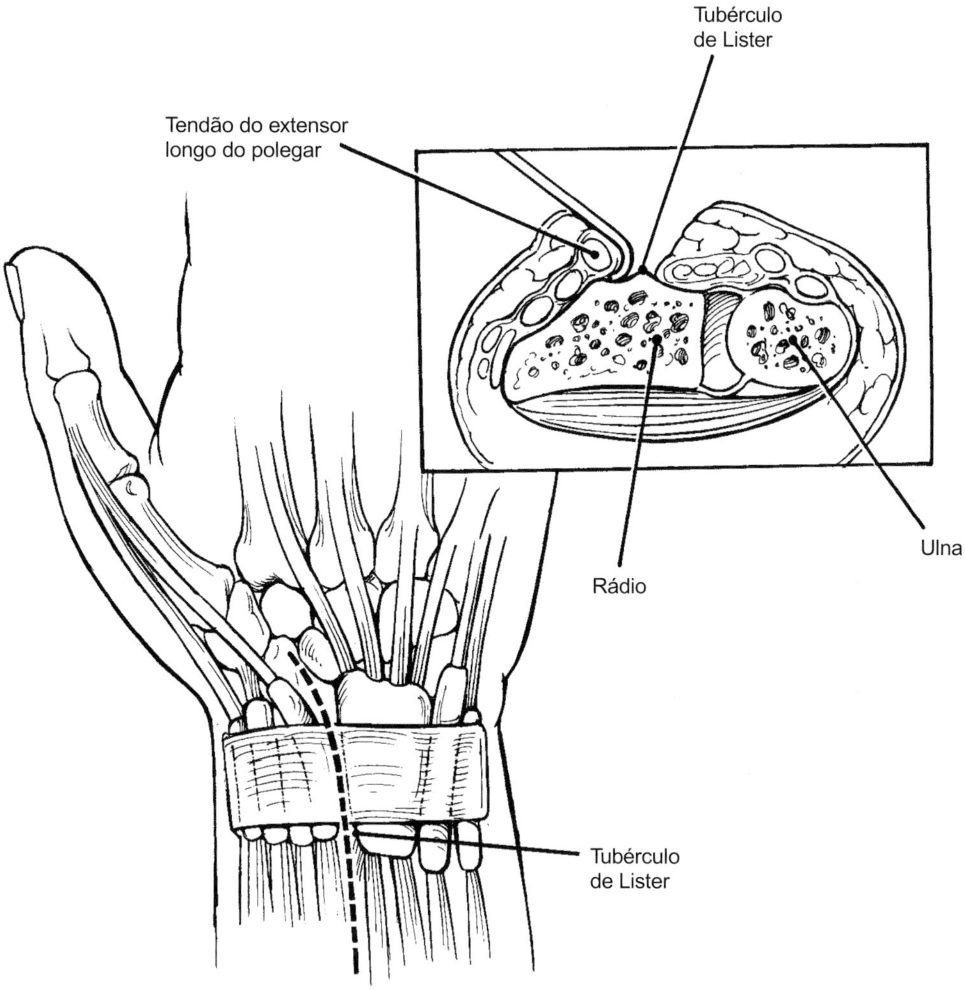

Figura 88-9. Redução dorsal aberta e fixação interna (RAFI), escafóide. Incisão da pele com o tendão do extensor longo do polegar (ELP), tubérculo de Lister, extensor comum dos dedos (ECD). O detalhe mostra uma visão mais profunda do intervalo do tendão, corte transversal.

antebraquial lateral podem ser encontradas no plano subcutâneo e devem ser preservadas sempre que possível. O terceiro compartimento dorsal é identificado e o tendão do extensor longo do polegar (ELP) é mobilizado. A dissecção distal expõe a superfície articular dorsal, do escafóide, e o ligamento escafolunar (EL) deve ser preservado. Os importantes vasos da crista dorsal não devem ser lesionados. A manipulação da fratura e a fixação provisória são realizadas como na abordagem volar. A fixação dos parafusos é realizada a mão livre, sem um suporte, tomando cuidado para que nenhum parafuso cruze o local da fratura, especialmente no caso de pequenas fraturas do pólo proximal. Se são usados fios de Kirschner para a fixação definitiva, eles são trazidos distalmente para evitar lesão, e um possível afrouxamento na articulação radiocarpal. É realizado um fechamento por planos, utilizando-se um dreno, se necessário.

Não-União Escafóide

As decisões operatórias com relação à não-união escafóide incluem a técnica de enxerto ósseo e a área doadora, abordagem cirúrgica e técnicas para a fixação. Para não-uniões escafóides sem a presença de uma deformidade em corcunda significativa, podem ser considerados a curetagem, o enxerto de osso *cancellous*, obtido ou de uma janela oval na metáfise dorsal ou volar do rádio ou da crista ilíaca. Esta última pode ser conseguida através de uma abordagem "tipo porta secreta", elevando a crista no seu córtex interno ou externo, com uma cânula ou trépano. A fixação é então obtida com fio-K ou parafusos. A técnica de Russe, que consiste em dois pinos correspondentes corticais gradeados colocados em um canal retângulo escavado no córtex volar, ainda tem popularidade em alguns círculos e freqüentemente não requer fixação adicional (Figura 88-10A). Foram alcançadas taxas de 97% de união com esta técnica. Se existe uma destruição óssea significativa, ou uma deformidade em corcunda, é necessário um enxerto em cunha trapezoidal ou em bloco, como foi descrito por Fisk e depois foi modificado por Fernandez (Figura 88-10B). A fixação destas fraturas desafiadoras pode ser realizada novamente com parafusos ou fio-K. Taxas de união com esta técnica foram alcançadas em quase

100%, exceto quando estão envolvidas fraturas de pólo proximal avascular.

Recentemente, foi relatado que enxerto ósseo vascularizado produz um aumento na taxa de união nas não-uniões do pólo proximal que possuem uma vascularização duvidosa. Pode ser elevado um bloco de osso esponjoso volar radial, pediculado no pronador quadrado, fazendo uma rotação distalmente para dentro do local da não-união. Zaidemberg descreveu um bloco de osso esponjoso dorsal vascularizado por uma ramificação ascendente da artéria radial, que supre a área entre o primeiro e o segundo compartimentos dorsais. Este enxerto é obtido através de uma abordagem radial dorsal e roda distalmente em seu pedículo para dentro de um canal feito no escafóide (Figura 88-11). A fixação é feita com fios-K (fios de Kirschner) para diminuir os danos ao enxerto. Hori e Fernandez utilizaram um pedículo vascular da segunda artéria intermetacarpal e suas veias concomitantes, elevadas e implantadas em um orifício perfurado de 2,7 mm de dorsal para volar, no pólo avascular proximal do escafóide. Se o pólo proximal é realmente revascularizado com essa técnica de implantação isto ainda é questionável, e necessita de uma investigação mais profunda. Adicionalmente, pode ser realizada uma estiloidectomia radial para a exposição ou na artrite radioescafóide limitada. Se existem mudanças artríticas significativas, o paciente irá requerer uma artrodese limitada ou total do punho, ou ainda uma carpectomia dos ossos proximais (CSP) como um procedimento de salvamento.

Técnica da DEL

Sob anestesia adequada, uma DEL aguda pode ser reduzida por métodos fechados por meio de desvio ulnar e compressão lateral e colocação percutânea de pinos. Os manches (fios-K de 0,45 até 0,62 mm) podem ser necessários para reduzir o hiato do ângulo escafolunar. Pelo menos dois fios-K são necessários: um do pólo proximal do escafóide até o semilunar, para reduzir o intervalo escafolunar e um para o pólo distal do escafóide até o capitato, para prevenir uma rotação volar (Figura 88-5B). Os fios ("Kirschner") são geralmente deixados logo abaixo da pele na tabaqueira anatômica radial por oito semanas. A redução fechada geralmente falha na redução da DEL, e a maioria dos autores recomenda uma RAFI para reduzir completamente e reparar o rompimento do ligamento. É usada uma exposição dorsal semelhante àquela usada no caso do RAFI escafóide, centralizada sobre o tubérculo de Lister. O tendão ELP é mobilizado e rebatido radialmente. A cápsula articular dorsal é incisada, se não for visível uma laceração, e então, o rompimento ligamentar fica óbvio. Furos com broca através do escofóide ou lunato ou suturas de ancoramento facilitam o reparo ligamentar com suturas não-absorvíveis 2-0 ou 3-0. Freqüentemente ocorre a combinação de uma capsulodese com esta técnica para aumentar o reparo, como foi descrito por Blatt e Talesnik. O escafóide e o semilunar são reduzidos com fios de Kirschner e recebem pinos como descrito para o procedimento percutâneo. A orientação fluoroscópica simplifica bastante o procedimento, embora radiografias devam sempre ser obtidas e avaliadas criticamente antes de se deixar a sala de operações. Os pinos são geralmente deixados abaixo da pele, e a imobilização pós-operatória é semelhante à da colocação percutânea de pinos.

Técnica de LPL

A LPL pode ser abordada dorsal ou volarmente, ou mesmo em uma combinação destas duas. A abordagem dorsal, semelhante àquela usada por DEL, é estendida distalmente,

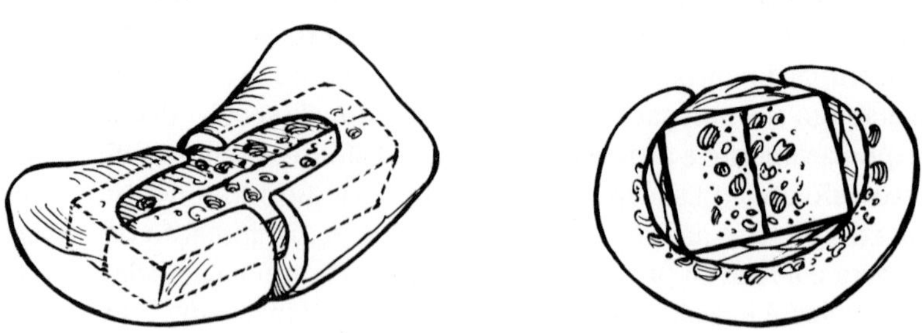

A

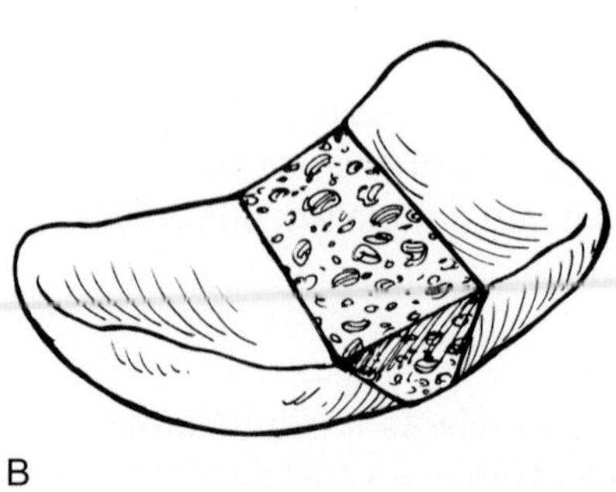

B

Figura 88-10. A, técnica de enxerto ósseo de Russe e diagrama de secção transversa. B, enxerto em cunha (AP).

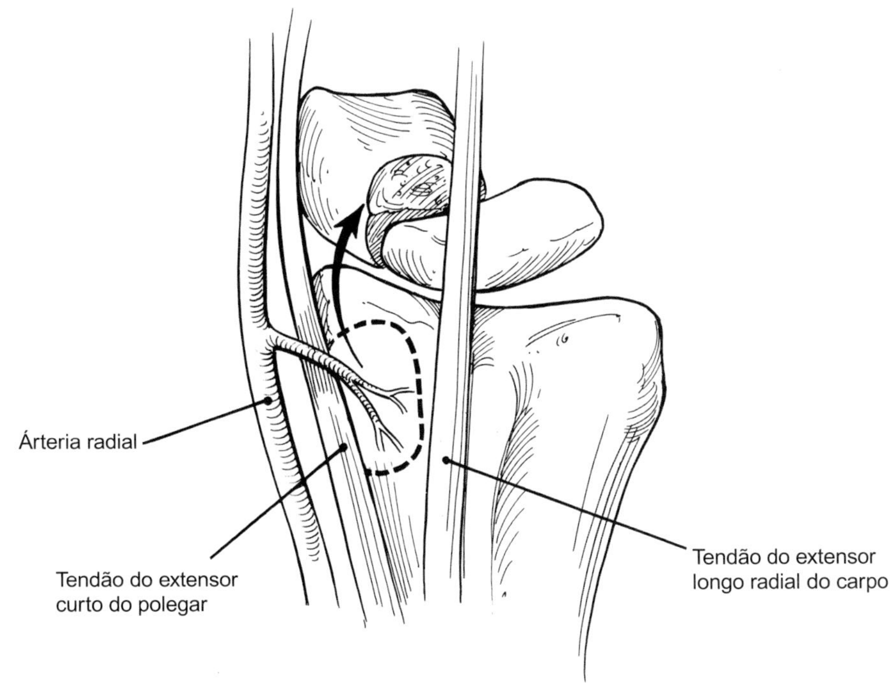

Figura 88-11. Enxerto ósseo vascularizado, Zaidemberg (vista dorsal).

para permitir uma visualização completa da junção capitolunar. Os ossos são reduzidos e recebem pinos, as lesões ligamentares são reparadas, e a reabilitação pós-operatória é a mesma para as lesões DEL. A redução do deslocamento por manipulação dos ossos do carpo é mais bem realizada dorsalmente, embora alguns autores achem que a exposição volar, para permitir o reparo dos ligamentos volares extrínsecos, seja necessária. Nós geralmente usamos uma abordagem somente dorsal, a menos que haja uma neuropatia mediana severa ou uma luxação semilunar volar. Neste último caso, uma abordagem do túnel do carpo estendida é utilizada. A incisão começa na extensão distal do ligamento transverso do carpo e segue em linha com o quarto raio. A prega do punho é cruzada obliquamente em direção à margem ulnar do palmar longo, e a incisão estendida proximalmente. Toma-se cuidado para evitar-se uma lesão à ramificação cutânea palmar do nervo mediano. A fáscia palmar é incisada e a margem ulnar do ligamento transverso do carpo é dividida. Pode haver um hematoma significativo dentro do túnel do carpo, distorcendo a anatomia. O nervo mediano e o tendão do flexor longo do polegar (FLP) são retraídos radialmente, e os tendões flexores restantes são retraídos ulnarmente. Lesão capsular volar ou deslocamento semilunar são então evidentes. A luxação é reduzida e os ligamentos volares são reaproximados com fios não-absorvíveis 2-0 ou 3-0, depois que são colocados pinos nos ossos do carpo. Fraturas radiais estilóides sempre devem ser reduzidas e devem receber pinos, visto que importantes ligamentos radiais extrínsecos se originam deste fragmento.

CUIDADOS PÓS-OPERATÓRIOS

Todas as fraturas e luxações do carpo são colocadas após a operação em uma tala braço-polegar, com elevação estrita do membro envolvido por pelo menos 48 horas. Quando indicados, são utilizados drenos. A tala é geralmente trocada na primeira visita sete a 10 dias após a operação, a menos que tenha sido alcançada uma fixação estável com parafusos, no caso de uma fratura escafóide aguda. Já que a fixação com fios de Kirschner é mantida por pelo menos oito semanas nas fraturas escafóides e lesões perilunares, eles geralmente são deixados abaixo da pele para evitar problemas com o trajeto do pino. Movimentos dos dedos, sem agarrar ou forçar, podem começar imediatamente, mas a movimentação do punho não começa até que os pinos sejam removidos, para evitar rompimento da fratura ou do reparo ligamentar e um possível afrouxamento dos pinos, ou mesmo a quebra. Em casos de fraturas escafóides, tratadas com fixação por pinos, é freqüentemente difícil decidir por meio de radiografias, quando a união foi alcançada, para a remoção dos pinos, e freqüentemente são necessários estudos adicionais, como *scans* ou tomografias. Os movimentos de força são começados em geral em oito a 10 semanas, e carga com hiperextensão (por exemplo: puxar para cima, e levantar pesos) é evitada geralmente por quatro a seis meses.

PRECAUÇÕES

As complicações mais comuns no tratamento destas lesões são a redução inadequada da fratura escafóide e o rompimento ligamentar. Uma neuropatia do nervo mediano que não foi tratada, que freqüentemente leva à distrofia simpática reflexa, pode ter profundas conseqüências. A formação de hematomas e a infecção são algumas vezes inevitáveis. Problemas residuais incluem enrijecimento do punho e perda dos movimentos, dor (especialmente com atos de apertar fortes ou prolongados), assim como instabilidade residual do carpo ou osteoartrite. Entre os procedimentos mais agressivos "de salvamento", incluem-se artrodese intracarpal, carpectomia dos ossos proximais e artrodese total do punho.

Leituras Selecionadas

Adkison JW, Chapman MW. Treatment of acute lunate and perilunate dislocations. *Clin Orthop* 1982;164:199-207.

dos Reis FB, Koeberle G, Leite NM, Katchburian V. Internal fixation of scaphoid injuries using the Herbert screw through a dorsal approach. *J Hand Surg* 1993;8A:792-797.

Barton NJ. Twenty questions about scaphoid fractures. *J Hand Surg* 1992;17B:289-310.

Blatt G. Capsulodesis in reconstructive hand surgery: dorsal capsulodesis for the unstable scaphoid and volar capsulodesis following excision of the distal ulna. *Hand Clin* 1987;3:81-102.

Cooney WP, Bussey R, Dobyns JH, Linscheid RL. Difficult wrist fractures: perilunate fracture-dislocations of the wrist. *Clin Orthop* 1987;214:136-147.

Cooney WP, Dobyns JH, Linscheid RL. Fractures of the scaphoid: a rational approach to management. *Clin Orthop* 1980;149:90-97.

Fernandez DL. A technique for anterior wedge-shaped grafts for scaphoid nonunions with carpal instability. *J Hand Surg* 1984:9A:733-737.

Fernandez DL, Eggli S. Nonunion of the scaphoid: revascularization of the proximal pole with implantation of a vascular bundle and bone grafting. *J Bone Joint Surg* 1995;77A:883-893.

Fisk G. Operative surgery. In: Bentley G, ed. *Orthopedics.* Kent, England: Butterworth's, 1979:540.

Garcia-Elias M, Irisarri C, Henriquez A, et al. Perilunar dislocation of the carpus: a diagnosis still often missed. *Ann Chir Main* 1986;5:281-287.

Gelberman RH, Wolock BS, Siegel DB. Fractures and nonunions of the carpal scaphoid. *J Bone Joint Surg* 1989;71A:1560-1565.

Gilula LA, Destouet JM, Weeks PM, et al. Roentgenographic diagnosis of the painful wrist. *Clin Orthop* 1984;187:52-64.

Green DP. Carpal dislocations and instabilities. In: Green DP, ed. *Operative Hand Surgery.* 3rd ed. New York: Churchill Livingstone, 1993:861-928.

Green DP. The effect of avascular necrosis on Russe bone grafting for scaphoid nonunion. *J Hand Surg* 1985;10A:597-605.

Herbert T, Carter P. *Surgical Techniques for Fixation of Scaphoid and Other Small Bones.* Warsaw, Ind.: Zimmer, 1993.

Herbert TJ, Fisher WE. Management of the fractured scaphoid using a new bone screw. *J Bone Joint Surg* 1984;6B:114-123.

Herndon JH, ed. *Scaphoid Fractures and Complications: American Academy of Orthopedic Surgeons Monograph Series.* Rosemont, Ill.: American Academy of Orthopedic Surgeons, 1993:8-15.

Hori Y, Tamai S, Okuda H, et al. Blood vessel transplantation to bone. *J Hand Surg* 1979;17A:23-33.

Kawai H, Yamamoto K. Pronator quadratus pedicled bone graft for old scaphoid fractures. *J Bone Joint Surg* 1988;70B:829-831.

Lavernia CJ, Cohen MS, Taleisnik J. Treatment of scapholunate dissociation by ligamentous repair and capsulodesis. *J Hand Surg* 1992;17A:354-359.

Linscheid RL, Dobyns JH, Beabout JW, Bryan RS. Traumatic instability of the wrist: diagnosis, classification, and pathomechanics. *J Bone Joint Surg* 1992;17B:289-310.

Linscheid RL, Dobyns JH, Cooney WP. Pathogenesis of carpal scaphoid nonunion and malunion with biomechanical analysis. *Orthop Trans* 1983;7:482.

Mack GR, Bosse MJ, Gelberman RH, Yu E. The natural history of scaphoid non-union. *J Bone Joint Surg* 1984;6A:504-509.

Mayfield JK. Mechanism of carpal injuries. *Clin Orthop* 1980;149:45-54.

Mayfield JK. Wrist ligamentous anatomy and pathogenesis of carpal instability. *Orthop Clin North Am* 1984;15:209-216.

Mayfield JK, Johnson RP, Kilcoyne RK. Carpal dislocations: pathomechanics and progressive perilunar instability. *J Hand Surg* 1980;5:226-241.

Mayfield JK, Johnson RP, Kilcoyne RF. The ligaments of the human wrist and their functional significance. *Anat Rec* 1976;186:417-428.

Ruby LK, Stinson J. The natural history of scaphoid non-union: a review of fifty-five cases. *J Bone Joint Surg* 1985;67A:428-432.

Russe O. Fracture of the carpal navicular: diagnosis, nonoperative treatment and operative treatment. *J Bone Joint Surg* 1960;42A:759-768.

Siegert JJ, Frassica FJ, Amadio PC. Treatment of chronic perilunate dislocations. *J Hand Surg* 1988;13A:206-212.

Stewart MJ. Fractures of the carpal navicular (scaphoid): a report of 436 cases. *J Bone Joint Surg* 1954;36A:998-1006.

Taleisnik J. The ligaments of the wrist. *J Hand Surg* 1976;1A:110-118.

Verdan C, Nakaras A. Fractures and pseudoarthrosis of the scaphoid. *Surg Clin North Am* 1968;48:1083-1095.

Watson HK, Ashmead D, Makhlouf MV. Examination of the scaphoid. *J Hand Surg* 1988;13A:657-660.

Whipple TL. *Surgical Techniques for Fixation of Scaphoid and Other Small Bones.* Warsaw, Ind.: Zimmer, 1993.

Zaidemberg C, Siebert JW, Angrigiani C. A new vascularized bone graft for scaphoid nonunion. *J Hand Surg* 1991;16A:474-478.

Índice Remissivo

Os números de páginas em **bold** são referentes aos Quadros.

A

B

C

D

E

F

G

H

I

K

L

M

N

O

P

Q

R

S

T

U

V

Z